U0904768

中国科学院教材建设专家委员会规划教材
全国高等医学院校规划教材

案例版™

供临床、预防、基础、口腔、麻醉、影像、药学、检验、护理、法医等专业使用

内 科 学

主 编 刘世明 罗兴林

科学出版社

北京

郑重声明

为顺应教育部教学改革潮流和改进现有的教学模式,适应目前高等医学院校的教育现状,提高医学教学质量,培养具有创新精神和创新能力的医学人才,科学出版社在充分调研的基础上,引进国外先进的教学模式,独创案例与教学内容相结合的编写形式,组织编写了国内首套引领医学教育发展趋势的案例版教材。案例教学在医学教育中,是培养高素质、创新型和实用型医学人才的有效途径。

案例版教材版权所有,其内容和引用案例的编写模式受法律保护,一切抄袭、模仿和盗版等侵权行为及不正当竞争行为,将被追究法律责任。

图书在版编目(CIP)数据

内科学:案例版/刘世明,罗兴林主编.—北京:科学出版社,2008
中国科学院教材建设专家委员会规划教材·全国高等医学院校规划教材
ISBN　978-7-03-020104-1

Ⅰ.内…　Ⅱ.①刘…②罗…　Ⅲ.内科学-医学院校-教材　Ⅳ.R5

中国版本图书馆 CIP 数据核字(2008)第 027831 号

策划编辑:李　婷　李　君/责任编辑:周万灏　李国红/责任校对:刘小梅
责任印制:张　伟/封面设计:黄　超

科学出版社出版
北京东黄城根北街 16 号
邮政编码:100717
http://www.sciencep.com
北京虎彩文化传播有限公司 印刷
科学出版社发行　各地新华书店经销
*
2008 年 5 月第　一　版　　开本:850×1168　1/16
2019 年 5 月第七次印刷　　印张:59 3/4
字数:1 858 000
定价:158.00 元
(如有印装质量问题,我社负责调换)

《内科学》编写人员名单

主　　编　刘世明　罗兴林

副 主 编　杨　凌　赵铭山　马依彤

编　　委　（以姓氏笔画为序）

马依彤（新疆医科大学第一临床医学院心血管病专科医院）
马祖等（南华大学第二附属医院）
王其新（青岛大学医学院附属医院）
王季猛（南华大学第二附属医院）
刘　红（南通大学附属医院）
刘　宏（南方医科大学珠江医院）
刘世明（广州医学院第二附属医院）
刘晓青（广州医学院第一附属医院，广州呼吸疾病研究所）
汤爱萍（南昌大学第二附属医院）
何　勤（昆明医学院第二附属医院）
张扣兴（中山大学附属第三医院）
张红苗（昆明医学院第二附属医院）
李万根（广州医学院第二附属医院）
李志军（蚌埠医学院附属医院）
李国平（泸州医学院附属医院）
杨　凌（昆明医学院）
杨玉萍（昆明医学院第一附属医院）
杨晋辉（昆明医学院第二附属医院）
汪洪毅（青岛大学医学院附属医院）
陈晓辉（广州医学院第二附属医院）
武　革（广东医学院附属医院）
罗兴林（泸州医学院附属医院）
范亚平（南通大学附属医院）
金家贵（成都医学院第一附属医院）
赵铭山（滨州医学院附属医院）
钟　健（暨南大学医学院第一附属医院）
倪润洲（南通大学附属医院）
徐米清（广州医学院第二附属医院）
陶　怡（广州医学院第二附属医院）
阎胜利（青岛大学医学院附属医院）
黄才斌（赣南医学院第一附属医院）
韩学文（滨州医学院附属医院）
梁　东（广东医学院附属医院）
黎毅敏（广州医学院第一附属医院，广州呼吸疾病研究所）

学术秘书　徐米清（广州医学院第二附属医院）

目　录

第一篇　绪　论

第二篇　呼吸系统疾病

第三篇　循环系统疾病

第四篇　消化系统疾病

第五篇　泌尿系统疾病

第六篇 血液系统疾病

第七篇 内分泌系统疾病

第八篇　代谢疾病和营养疾病

第九篇　结缔组织病和风湿性疾病

第十篇　理化因素所致疾病

第一篇

绪　　论

医学是生命科学的重要组成部分，是一门探讨疾病发生、发展规律，研究疾病的诊断和治疗的科学。前人在与疾病做斗争的过程中，积累了丰富的经验，创立了大量的理论，这些经验和理论经过不断的整理和归纳、研究和发展，逐渐形成了近代医学。

大约到19世纪初，随着医学的不断发展，它所探讨的范围也不断扩大，医学逐渐分为基础医学、临床医学和预防医学三大领域。临床医学是研究人体各系统疾病发生的机制、对疾病的诊断和治疗的学科。传统上临床医学分内科学、外科学、妇产科学、儿科学、眼科学、耳鼻咽喉科学、皮肤病学及口腔医学等。

在西方，内科学（internal medicine）一词来源于19世纪的德文 *Inneren medizin*，强调疾病的生理学和化学，而不仅仅是临床表现的类型及演变，有别于临床医学。在中国，中医书籍中首先使用"内科"一词的是明朝薛己的《内科摘要》（公元1529年）。实际上，古代医学发展的历史也就是内科学的发展历史，在使用"内科学"一词之前，内科学久已存在。

医学发展的早期阶段，依靠实践经验积累和不断总结，形成了以经验为主的防病治病医学体系。从16世纪末开始，逐渐摆脱了以经验为基础的医学，建立起实验医学，在自然科学和生物科学的基础上，建立起近代医学体系，形成了"生物医学模式"。"生物医学模式"认为人是自然和生物的人，疾病的发生都应在器官、组织、细胞或分子水平上找到形态或理化的改变，都有其生物上的特定原因，并据此制定防治措施。但是，随着科学技术的发展和人类文明的进步，当人们对病因、发病机制进行更深入、更广泛研究的时候，发现作为社会的人，其健康和所患的疾病均受社会、心理、经济状况等影响，大气污染、噪音、吸烟、酗酒及心理、精神因素等对疾病的发生、发展亦起着重要的作用，用生物医学模式已不能解释这些现象。因此，提出了"生物-心理-社会模式"。在这个新模式中，强调人不仅是自然的人，还是社会的人；医学的本质不是纯粹的自然科学，其内涵渗透着人文社会科学。"生物-心理-社会模式"强调卫生服务的整体性，在医疗活动中，要求实现从局部到整体、从医病到医人、从个体到群体、从生物医学到社会医学的转变。

【内科学的范围和内容】

内科学在研究人体各系统疾病的诊断、治疗中，以治疗措施不具创伤性（如体格检查、药物治疗）或创伤性小（如介入治疗）为特色，用非手术方法治疗疾病而有别于外科学。内科学的范围很广，随着内科学的不断发展，按不同系统进一步分为呼吸病学、心血管病学、消化病学、肾病学、内分泌和代谢病学、风湿病学等专业学科。另外，原属于内科学的传染病学、神经病学、精神病学等，因其各自具有一定的特征而分离成为独立的学科。在部分院校，急诊医学或危重病学也成为独立的学科。专业学科的发展是医学科学发展的必然趋势，一个人的知识和实践经验都是有限的，大内科划分为各专业学科有利于专业学科的发展和提高。但专业分工过细，会使知识面变窄，对疾病缺乏整体认识，容易造成误诊误治。因此，在内科医生的培养上要注意打好大内科基础，在实际工作中要重视各专业的密切协作。

内科学是临床医学中一个涉及面广、整体性强的学科，既是临床各科的基础，又与临床各科有密切的关系。近年来，随分子生物学技术、医学影像技术、介入治疗技术等快速发展，以及医学模式的转变，临床医学正快速发展，内科学也同样处在一个飞跃发展的新时期。

本书的内容按我国传统的内科学内容分为十个部分，每部分冠以总论，简要介绍该部分疾病的共同要点。每一疾病的编写由病例引导，内容包括概述、病因、发病机制、病理与病理生理、临床表现、诊断和鉴别诊断、治疗、预后和预防等

笔记栏

内容。

【内科学的任务和学习内科学的方法】

在临床实践中，内科疾病范围很广，有许多疾病是严重危害人民健康的常见病、多发病。因此，认识和研究内科疾病，不断提高诊断和防治水平，对解除患者疾苦，增进人民健康，保护生产力具有重要的意义。

学习内科学不仅是为了防治内科系统疾病打好基础，同时也为其他各科的学习提供最基本的知识、理论和技能。内科学所阐述的各种疾病的病因、发病机制、发展规律和诊治原则，在临床医学的理论和实践中具有普遍性，是学习和掌握其他临床学科的重要基础；而其他学科从各自不同的特点来阐明疾病，又与内科学相互补充和渗透，丰富了内科学的内容，对于更全面而深入的掌握内科学知识，起着相互促进的作用。

内科学课程分系统学习和临床实习两部分。在系统学习阶段，主要学习内科学基本知识，同时进行临床见习；毕业实习阶段，在上级医生的指导下进行临床实践，直接为患者服务，通过理论和实践结合，学习内科疾病的诊断和治疗方法。内科学的学习效果既依赖于个人的勤奋和刻苦，又与正确的学习方法密切相关。正确的学习方法可以起到事半功倍的作用。

（一）内科学的学习，要牢固树立救死扶伤的观念，并发扬革命人道主义精神，培养高尚的医德

医务人员不仅要重视疾病，更要重视患者，要充分了解患者的心理，以高度的责任感、同情心和实事求是的作风，满腔热情地对待患者。

不能把患者看做是症状、体征、功能障碍、器官损伤和精神紊乱的集成。患者是人，他们恐惧、希冀、寻求解脱，希望得到帮助和保证。患者就医时是把自己的生命托付给医生的。医生必须承担这份责任。单凭熟练的技术操作和治疗不能满足这样的需求。医生可以在感情冷漠的情况下完成在技术上完全正确的诊断和治疗，其结果也可能使病情好转甚至痊愈，但患者却不能通过这样的交往得到满足。患者需要同情和理解，患者要求医生除了为他解除痛苦外，还希望能对医生尽情倾诉内心最深的思想感情，希望医生能成为他最可信赖的朋友。特别是在当前，患者用法律方式来表示对医疗保健机构不满的趋势逐渐增多(如医疗纠纷诉讼)，这对保持医疗工作的人道主义精神和保持医生的优良医德是一个特殊的挑战。强调这一点，现在比以往任何时候都重要。

笔 记 栏

（二）联系基础学科知识，认真学好内科学基本理论

扎实的医学基础知识是学好临床医学的基础。在内科学的学习过程中，要求及时复习基础学科的知识，这样才能做到知识的融会贯通，举一反三，从根本上掌握疾病的发生、发展及其治疗机制。对疾病过程的认识，有赖于对新的科学知识的掌握水平。例如：了解蛋白质是如何合成并折叠成其高级构象及蛋白质的物理特征，就有助于理解为什么会出现镰状红细胞，有助于理解为什么会发生淀粉样变，以及他们是如何影响器官功能的。了解 DNA 的合成、突变的基本过程及基因表达的改变，有助于解释一些遗传性疾病的发病机制等。在学习疾病的发病机制时，联系病理生理、病理解剖、微生物与免疫学、遗传学等学科的相关知识；学习临床表现时，联系病理、病理生理知识；学习治疗时，联系药理学知识等。

由于内科学是临床医学各学科的基础，有不少患者即使患了属于其他专科的疾病，也常会首先到内科就医。因此，内科医师在掌握内科领域的基本理论、基本知识和基本技能外，还需努力学习新的与医学科学相关的基础理论知识、新的诊断和医疗技术，以及其他有关的科学知识，不断扩大知识的广度和深度。

（三）加强临床技能培养

诊断是在病史、体格检查和实验室检查的基础上作出的。虽然现代医学已更多地关注实验室检查，但大多数诊断还是通过病史询问和体格检查得出的，这样，医生在进行实验室检查之前已将诊断的可能性集中在更小的范围以内。

1. 病史询问 医生的技巧、知识和经验在询问病史中能最充分地显示出来。询问病史最好由患者以自己的语言来叙述其症状或发现的问题。医生要避免暗示性过强的提问。有时患者自己认为是严重的症状并没有重要意义；相反，似乎无关紧要的陈述反而对诊断十分重要。为此，医生应该经常保持清醒的头脑，注意患者所叙述的全部症状表现，有时甚至是很琐碎、很遥远的症状可能是解决诊断问题的关键。一份高质量的病史，要求达到客观、真实，能反映出患者问题的水平。

询问病史的过程为医生提供了一个与患者加强联系的机会，而这种联系是医生与患者之间良好关系的基础。

2. 体格检查 体征是疾病客观存在的征象。体征应与病史相互呼应，病史中的阳性症状

提示体格检查的重点所在，而体征又启发医生对某些系统的病史进行更详细的询问。有时体征是疾病的唯一诊断依据。

体格检查应按正规方法全面进行，并应注意患者的体态舒适，尊重患者的人格。体格检查时很容易将注意力集中到病史所提示的患病器官，但必须强调，对新患者应从头到足系统地进行检查，客观地寻找异常体征。如果不进行系统的检查，则很可能遗漏主要的体征。单纯凭技术不能全面、准确地发现体征，体格检查技能的提高还需要经验的累积，如散在的出血点、很轻的舒张期杂音、腹部的小肿块等的发现，并不需要敏锐的视、听和触觉，更重要的是要想到出现这些体征的可能原因。因此，体格检查技能所反映的主要是医生的思维方法，其次才是操作方法。体征是可变的，在疾病的病程中，异常体征也常发生改变，因此，应根据临床病情变化反复进行体格检查。

3. 实验室检查和影像检查 实验室检查和影像检查是诊断疾病的重要依据。但随着实验室检查项目的日益增多，临床上依赖实验室检查和影像检查来解决问题的倾向越来越明显。值得指出的是，不应忽视实验室检查和影像检查的局限性。一些实验室检查和影像检查凭借其不受个人影响的特性和技术的复杂性，常给人以一种权威的感觉，容易忽视进行试验和结果判断中人的因素，以及忽视仪器本身难以避免的误差。因此，不能用实验室检查和影像检查代替医生对患者的细心观察和研究。应合理进行的筛选试验，而不应无选择性地盲目检查。血液常规检查、尿液分析及血液生化检查常可为疾病的诊断提供重要线索。超声波检查、各种同位素扫描、X线计算机断层摄影（computed tomography，CT）、磁共振显像（magnetic resonance imaging，MRI）、正电子发射体层摄影等技术为诊断开辟了新的前景，在很多情况下代替了侵入性检查。

（四）重视临床实践

医学实践是科学和医学技艺的结合。科学的发展无疑带来医学的巨大进步，但建立在科学基础上的医学技艺是解决很多临床问题的必要条件。即使能最娴熟地使用高尖的实验室技术和最新的治疗方法，也不能成为一个好的内科医师。在医师在日常工作中，每天都要做出很多重要的抉择，而要做出正确的抉择必须具备很多方面的能力，例如：面对许多相互矛盾的体征及大量由计算机提供的实验室检查结果，如何判断哪几项是有决定性意义的；对于一个重症病例要判断是否还有继续治疗的价值；对于所发现的某一个临床现象要继续深究或视而不见，以及要权衡为患者所选择的治疗措施，患者所承担的风险是否比疾病本身的风险性更大等。这种医学知识、直觉与判断能力的结合就是医学的艺术。要掌握这门艺术，必须加强临床实践能力的培养。

临床思维能力的培养尤为重要。临床思维是指医生在对患者进行诊断和治疗过程中的全部思维活动。医生应用自己的医学知识和临床经验，结合患者的临床资料进行综合、分析、逻辑推理，从错综复杂的线索中找出主要矛盾，并加以解决的过程，是一个观察、思考的过程。故而，从疾病的诊断到疾病的治疗都贯穿着医生的思维活动。临床实践的第一步总是先对患者的疾病进行了解，疾病的形式千差万别，病情轻重不等，医生通过询问病史、体格检查及必要的辅助检查做出初步的诊断，在诊断时应尽量用一种疾病来解释所观察到的临床现象；多考虑常见病；先考虑器质性疾病，后考虑功能性疾病。然后，再根据诊断给予必要的治疗。由于疾病的复杂性及患者对治疗的反应各异，在治疗的过程中还需要加强对患者的观察，根据病情的变化不断调整诊断和治疗方案，直至患者痊愈。临床实践正是这样由初步诊断、治疗到再认识、再次调整治疗方案，反复不断地进行，直到问题的解决。

临床思维涉及医学、心理学、社会学等多学科知识，在临床实践中要坚持理论联系实际，学会运用辩证唯物主义的观点和方法分析和评价疾病的诊断、治疗和预防。无论内科学的教科书还是参考书，对疾病的描述和防治措施的选择都是典型的。然而，疾病的临床过程却是千变万化的。因此，在临床思维方法中特别应该注意主观与客观、整体与局部、共性与个性的关系，使自己的主观认识尽量与患者的实际情况相一致。内科学理论在实践中的应用必须是批判的和辩证的，一切诊断假设的建立和干预措施的选择都必须因病而异、因人而异，要在综合评价的基础上做出有科学依据的决策。

（五）勤于思考，善于总结

在日常临床工作中，一些同学虽然能够较好的完成医疗任务，但是忙于事务，思考不多，遇到困难时不能通过自己的思考来求得解决问题的方法，而是简单地依赖上级医师的指导；另一些同学在工作中勤于思考，不断发掘问题，结合问题去学习或请教别人。很显然，后者的业务知识和技术水平的提高快于前者。工作年限和条件基本相同的医师，在若干年后彼此的知识水平会相差很大，其原因之一与工作中是否经常用心思考，发现问题后能否勤于学习和通过独立思考来

笔记栏

加以解决有一定关系。

(六) 积极参加临床科研

医学实践本身,无论是收集和分析临床资料(询问病史、进行体检和实验室检查等),还是提出某种假设(拟定初步的临床诊断),其实都包含着科学研究的许多基本原则。因此,除应熟练掌握内科学的知识外,还应积极参加临床科学研究,通过科研熟悉科学研究的过程,如如何收集和分析临床和实验室的资料;如何提出、修正或放弃假设;如何归纳、推理和求证;如何理解结论的局限性等。只有掌握科学研究的方法,才能为毕业后进一步提高奠定基础。

在内科学的学习中,除应培养临床实践能力外,还应培养外语能力、计算机使用能力、获取和处理信息的能力、管理卫生保健资源的能力、医患沟通能力等。要养成不断学习的习惯,内科学与医学的其他学科一样,知识更新的速度很快,只有不断地学习才能跟上医学发展的步伐。

【患者的诊断和治疗的某些问题】

对患者的治疗始于医生与患者开始接触之时。如果患者缺乏对医生的信赖,则任何治疗措施的效果均会受到影响。在很多情况下,如果医生取得了患者的信任,则可消除患者的疑虑,这是最好的治疗,而且也是最必要的。某些疾病没有有效的治疗方法,如果患者信任医生,他们会感到医生已尽了力,并已采取了所有可供选择的、重要的措施。临床上,医生在决定患者的治疗方案时,应考虑到患者的"生活质量",要正确判断针对每一个患者什么是最重要的。要做出这样的判断,要求医生深入了解患者,耐心、审慎、反复地与患者交谈。在某些情况下,如果已不可能完全消除患者的症状和体征,则治疗的主要目的就在于提高患者的生活质量。

(一) 循证医学

循证医学(evidence based medicine,EBM)要求以当前最新、最可靠的临床研究结果为依据,结合医生的临床技能和经验,同时考虑患者的需求,为患者做出最佳决策。循证医学要求为患者使用最合适的诊断方法,最准确的预后估计及最安全有效的治疗方法。在临床工作中,循证医学的实施步骤是:①提出临床问题;②根据问题检索有关文献;③评价证据的有效性和相关性,一般来说,系统综述和临床实践指南的有效性最好;④最后,结合临床实际,将上述证据用于具体的患者。目前,在互联网上有很多 EBM 工具,便于获取相关文献。

(二) 实用指南(practical guideline)

明智的医学实践由针对不同的患者和临床情况选择最合适的诊断和治疗组成。国内外许多专业学会制订了一系列的临床实践指南 clinical practice guideline 用于指导临床实践。随着临床证据的不断增多,指南可以为特定诊断或症状的患者的治疗提供工作框架。实用指南有助于规范临床诊断和治疗,具有权威性。但指南可能使复杂的医学问题简单化,也不能考虑每个患者的不同特点,因而,临床医生应将指南中有用的推荐结合到临床实践中去,而不能盲目接受指南或为指南所束缚。

(三) 医学决策

在疾病的诊断和治疗过程中均需要医学决策 medical decision-making。包括确定诊断试验、会诊及有关治疗的决定等。这个过程需要深刻理解疾病的病理生理学和疾病的自然史。临床决策应以证据为基础,这样患者才能从科技进步中受益。鉴别诊断的形成,不仅需要广博的知识,而且要具备评价各种疾病相对可能性的能力,以及理解误诊的危害。达成诊断需要应用科学的方法,无论接受或排除一个特定的诊断,先形成假设,收集资料,最后得出客观的结论。分析鉴别诊断是一个反复的过程,随新信息或试验结果的增加,所鉴别的疾病可适当增加或减少。

尽管 EBM 非常重要,许多临床决策仍依赖于医生的判断,这是一个很难定量甚至定性的过程,尤其是缺乏相关的证据时,医生必须应用其知识和经验,权衡已知因素与不确定因素做出合理的判断。为此,近年出现了一些计算机定量诊断工具,如诊断试验、Baye's 理论及多变量统计模型,这些诊断工具在综合诊断信息方面具有很高的价值,诊断的正确性与临床专家相当。但许多临床决策不容易整合到实用指南或计算机程序中,因此,医生的临床知识和对患者的理解,辅以定量诊断工具,应是目前临床实践的最佳途径。

(四) 医源性疾病

当某种诊断性或治疗性措施对患者产生了有害的作用,而这些有害作用从病理上与原有的疾病并不关联,即称之为医源性疾病。无论患者的临床情况如何,医生均有责任谨慎而明智地使用有效的诊治措施,对每一个措施均应全面考虑到它们的作用、危险性和经济代价。任何诊治措施都有其不利的一面,但如果强调可能发生的危险性而拒绝采取合理的措施,则不可能为患者提

笔 记 栏

供现代化医学技术的帮助，这也是片面的。所谓“合理”的是医生已权衡了这一措施的利弊，并认为利大于弊时值得采用。采用这一措施基本上可以解除患者的不适，治疗或缓解痛苦，而不良反应不会太大。例如，在系统性红斑狼疮时，使用糖皮质素可阻止其病情发展，但又有发生库欣综合征的危险，这种情况下利大于弊，选用这一措施是合理的。

医生的行为给患者带来的危害不仅限于药物或操作方面，医生对患者不恰当或不正确的陈述，同样会给患者带来不利影响。医生的语言和态度可对患者造成伤害。作为医生决不能单纯考虑疾病的本身，而忘记患者是疾病的受害者。医学的发展非常容易使医生只对疾病的表现感兴趣，而完全不考虑患者的恐惧心理、对痛苦与死亡的担忧，及对工作、家庭、医疗费用的考虑。

（五）知情同意和患者的自主权

医学伦理学的基本原理是保护患者的最大利益和尊重患者的自主权。大多数患者医学知识有限，需要医生的指导。在诊断和治疗过程中，要尊重患者的自主权，充分解释诊治方法的好处、风险及可能的后果。

当采用有痛苦和有一定危险的诊治措施时，患者在接受手术操作前要签署一份同意书，其主要意义在于让患者清楚地了解操作的目的和在操作过程中可能发生的危险。医生有责任以通俗易懂的方式向患者讲解他们将接受的操作过程中可能发生的危险。认真地进行这一工作，将大大减少患者由于不了解而产生的担忧。

（六）医疗中的费用-效益关系

由于医疗费用持续上升，资金来源愈来愈紧缩，因而医务人员对资金的使用要认真考虑，以求用最少的花费获得最大的防治效果。对每一个具体的患者来说，尽可能地降低住院费用。每个医师对他们处方上的药物、所开具的检查，在效果和价格方面要心中有数，要合理用药，选择合理的检查，使有限的医疗资源得到最优利用。

（刘世明　罗兴林）

第二篇

呼吸系统疾病

第1章 总 论

临床医学近年来发展迅速，新的研究成果不断出现，新的理论不断提出，发病机制不断丰富、完善并得以进一步证实，诊断和治疗技术不断变化及提高。当然，呼吸内科也不例外，尤其是急性呼吸窘迫综合征、睡眠呼吸暂停综合征、支气管哮喘的发病机制，社区与医院内获得性肺炎的新认识，支气管肺癌的放、化疗技术，以及机械通气治疗方法改进等取得明显突破。呼吸重症监护病房(RICU)及内科重症监护病房(MICU)的建立，监测技术及治疗技术的改进及发展，明显提高了呼吸危重症患者的救治成功率。由于呼吸系统疾病仍然是危害人类健康的常见病及多发病，且个别病种有明显的上升趋势，应引起高度重视。

【呼吸系统的基本结构】

呼吸系统是由鼻、咽、喉、气道和肺等器官组成，其主要功能是吸入氧气和呼出二氧化碳。呼吸道以环状软骨下缘为界，分为上呼吸道及下呼吸道两部分。上呼吸道由鼻、鼻窦、咽、喉构成，其功能除传导气体外，还有吞咽，湿化、加温、净化空气，嗅觉及发音功能。传导气道由鼻、咽喉、气管、支气管、段支气管、细支气管及终末细支气管组成，气管以下部分为下呼吸道。气管分叉角度取决于胸腔形态、横膈高度及体位，小儿分叉角为70°～80°，成人分叉角为55°～60°。分叉角有重要的临床意义，角度过大，可能是由于器官分叉下有肿大的淋巴结；角度过小，则有可能因一侧支气管受压移位所导致。

右支气管较左支气管粗、短而陡直，与气管中轴延长线间夹角一般为25°～30°，因此，异物坠入右支气管机会较多，吸入性肺炎、肺脓肿也以右侧为多，尤以右肺下叶为多。左支气管较右支气管细而长，更趋水平位，与气管中轴延长线间夹角一般为40°～50°。在吸气状态下，管径大于2mm者统称大气道，如叶、段支气管，小于或等于2mm者为小气道，如小支气管、细支气管等。气管、支气管以树枝形式逐渐分级，直至呼吸性细支气管、肺泡，可达23级。虽然气管、支气管逐渐分级其直径逐级减小，但分支的数目逐渐增多，其相应的横断面积逐级增大。以上结构特点会使气流速度逐渐减缓，到达肺泡内的气体会基本达到均匀，更利于气体的交换。另外，混于气体中的微粒会沉积于气道黏膜上，不至于进入肺的深部。

气管和支气管的组织结构相似，管壁均由黏膜、黏膜下层和外膜组成。黏膜上皮为假复层纤毛柱状上皮，上皮表层几乎全由纤毛柱状上皮细胞构成，呈柱状，高约20μm，宽7μm，基底狭窄，宽仅2μm。在细胞顶端有指向管腔的纤毛。在纤毛柱状上皮细胞间散在分布杯状细胞，该细胞基底狭，顶端宽，细胞浆内有很多黏液颗粒，正常情况下与黏液腺一起分泌黏液。支气管分支越细，杯状细胞数目越少，至细支气管时黏膜仅为一层纤毛细胞和极少的杯状细胞。炎症时，杯状细胞数目增多，黏液分泌增加。杯状细胞与黏液腺不同，不需通过迷走神经，在直接刺激作用下增加黏液分泌。

黏膜下层为疏松的结缔组织层，黏膜下层中紧附于基膜处有一毛细血管网。还有弹力纤维纵行成束沿黏膜皱襞分布，并与黏膜以及纤维软骨层中的软骨和环形弹力纤维相连接。

外膜由透明软骨和纤维组织构成。气管软骨呈马蹄形，缺口位于背侧，由平滑肌束和结缔组织连接，构成膜壁。平滑肌收缩时，气管管径变小。横行肌层处还有大量斜行和纵行的肌纤维。在4～5级以下的较小支气管中，软骨则被不规则的软骨片所代替，随支气管树越伸向边缘

笔记栏

部分，支气管中的软骨片越小。达到细支气管时，壁内即不再有软骨存在。无软骨包绕的细支气管其外膜平滑肌渐呈纵行排列近如螺旋状，当平滑肌收缩时，使支气管变狭窄、变短。

肺泡是气体交换的场所，为多面形薄壁囊泡。它的一面与肺泡囊、肺泡管（或呼吸性支气管）相通，其他各面则与相邻的肺泡彼此紧密相接。相连部即为肺泡壁或肺泡隔。肺泡壁表面覆盖有肺泡上皮，壁内有丰富的毛细血管网以及大量的网状纤维、弹力纤维和胶原纤维。网眼内含有巨噬细胞、白细胞等。肺泡的平均直径约0.25mm，大小因呼吸深度而异。估计每侧肺约有3亿～7亿个肺泡，总呼吸面积约为$100m^2$。

在肺泡上皮细胞的基膜和毛细血管内皮细胞的基膜间存在一广大的空间间隙。有的地方由于两基膜融合，间隙不复存在，此间隙是非连续的。在有间隙的地方充填着弹力纤维、胶原纤维、网状纤维和基质。这些构成肺间质（也就是肺泡间隔），是肺毛细血管网的支撑结构。它们与邻近细支气管、小叶间隔中的结缔组织相延续，形成周围性和轴性结缔组织，从而使结缔组织成为遍布于肺脏内的连续体。周围结缔组织与脏层胸膜相连接，形成纤维束在各肺段、亚段、肺小叶和腺泡之间构成不完整的隔膜，它还横向与肺静脉和淋巴管相联系。肺间质在肺内起着十分重要的支撑作用，肺泡毛细血管间的气体交换和呼吸生理的通气功能皆因之方能完成。

近年来的研究提出，肺基质不只是一惰性的支持物，还主动参与细胞的增生、分化、黏附等行为，不但与胚胎发育、生物老化等生理过程有关，也在不少肺部疾病的发病中起重要作用。

肺有双重循环系统提供血液，一为肺循环，全身各器官回心静脉血均流经肺循环，在肺内进行气体交换，由肺动脉干及其分支、静脉和毛细血管组成；另一为支气管循环，包括支气管动脉和静脉，是肺、气道和胸膜等的营养血管。肺循环与支气管循环之间通过动脉-动脉和静脉-静脉吻合支互相交通。因此，当肺动脉分支阻塞时，其所支配的区域可由支气管动脉供血。

【呼吸系统的防御机制】

肺直接与外界交通。空气中存在尘粒、化学物质、微生物等，肺由于其生物学屏障作用以及免疫防御机制的存在，以最大程度地保护呼吸系统免受损害或使损害减轻，从而减少疾病的发生或削弱疾病发展的程度。

上呼吸道是调节吸入气体温度和湿度的主要部位，尤以弯曲的鼻道最为重要。鼻腔内黏膜面积很大，表面布有丰富的毛细血管网，它与深层组织中易于膨胀的小动脉网相连。鼻孔周围的皮肤对空气中温度的变化极为敏感，冷空气刺激可促使深层动脉网和表层毛细血管网充血和血流量增加，散发出较多的热量，同时黏膜的充血肿胀使鼻腔孔道变狭窄，气流速度减慢，空气与黏膜接触时间延长，从而得以充分温化。同时湿度也受到相应的调节，吸入至下呼吸道的空气经常保持在饱和湿度的状态。冷空气在鼻腔加温、湿化所需要的水分，主要由充血黏膜的渗出及腺体和杯状细胞的分泌物提供，另外口腔、咽喉对吸入气也有一定的温化、湿化作用。

空气中有大量的微粒（包括细菌、孢子、花粉、烟尘等），其中直径$>10\mu m$的微粒在吸入时几乎全部被鼻毛挡住。$\leqslant 10\mu m$的微粒进入气道主要根据其大小、轻重的差异，通过惯性冲撞或重力沉降作用而黏附或沉积在不同水平的气道黏膜上。微粒的惯性冲撞主要发生在气流方向的主干部位，微粒由于惯性运动而撞击在障碍物上。绝大部分直径5～10μm大小和半数直径3μm左右的微粒撞击而黏附在鼻咽部和咽后壁的黏膜上；其余直径3～10μm大小的微粒常冲撞黏附于气管隆突和第1～2级支气管分叉处，直径为0.6～5μm大小的微粒易在此处受到重力沉降作用的影响而沉积于各级终末细支气管和呼吸性细支气管的管壁上；直径0.1～0.5μm大小的颗粒约20%可以长驱直入肺泡内，尽管它占吸入微粒总量的比例极小，但是在病因学上具有重要意义；直径$<0.1\mu m$的微粒，其惯性冲撞力不足，沉降作用也很小，但它可受气体分子的碰撞，产生分子运动（Brown运动）而自由扩散并黏附于下呼吸道的管壁黏膜上。对于有害气体，上呼吸道对其中水溶性的低浓度气体（如二氧化硫、氨、氯等），几乎能够全部吸收，从而防止其对下呼吸道的损伤作用；但低溶解度的臭氧、氮氧化合物能长驱直入。

吸入气中的微粒未被上呼吸道滤除者进入下呼吸道中仍有可能被拦截并被黏液及纤毛活动清除，以保证气道表面的净化。纤毛柱状细胞（ciliated columnar cell）、杯状细胞（goblet cell）、Clara细胞、气道黏膜下腺体分泌黏液或浆液以及组织渗出液，形成黏液。黏液在气道内的防御作用主要有黏液铺衬在气道内壁表面，可以防止上皮脱水并缓和各种外来理化因素对黏膜的刺激；可黏附异物微粒，防止其侵袭小气道和终末单位；在气道黏膜上形成黏液毯，有助于将异物微粒排除纤毛活动。黏液中尚含有具有一定抗菌作用的物质。

笔记栏

黏液铺衬于气道黏膜表面，形成黏液毯，总

厚度约为 5～7μm，可分为两层：紧贴黏膜的水样层，其上为凝胶层。纤毛浸浴在水样层中，其顶端的爪状结构突破水样层而穿入凝胶层，并以 1000～1500 次/分的频率做拍击样摆动。它的每一次摆动分快相和慢相。快相为有效性摆动，以推动凝胶层，将异物微粒推向喉部，随后通过咳嗽而清除，或移向咽部而下咽入胃，纤毛的慢相活动为复位性摆动。正常的纤毛摆动在时相上非常协调，形成节奏性波浪式运动，使黏附有异物微粒的凝胶层借助密集的纤毛摆动被运载和清除。

保护性反射包括喷嚏、喉头和支气管收缩、呼吸暂停、黏膜分泌增加及咳嗽等，其中，以咳嗽反射最为重要。上述反射的主要作用在于避免异物（或微粒）、上呼吸道分泌物及胃反流物吸入气道，或促进其从气道随痰排出，以保持下呼吸道的洁净和通畅。

气道上皮是第一道防线，它一旦受到损伤，各种微生物和有害物质便可能迅速向呼吸气管的深部组织侵袭，使气道反应性增强。病毒和各种病原体感染、臭氧及其他化学性气体的吸入及变态反应原的接触等都可能导致上皮损伤甚至上皮细胞脱落，从而使气道失去保护性屏障。

正常的气道上皮细胞不仅具有机械的屏障作用，还分泌中性肽链内切酶，其为肽降解酶，可迅速裂解 P 物质和血管活性肠肽（vasoactive intestinal peptide，VIP），后者是气道上皮细胞释放的一种强有力的支气管平滑肌松弛因子（relaxant factor）。气道上皮的损伤，使这种松弛因子的释放减少或缺失，从而导致支气管收缩反应过强。

在呼吸道，从鼻咽部到呼吸性细支气管的周围都成簇地分布有淋巴结、淋巴小结、淋巴滤泡或支气管相关的淋巴组织（bronchial associated lymphoid tissue，BALT）；从气道黏膜到肺小叶和胸膜下小叶的间质中都广泛地分布有弥散的或集合的淋巴细胞。它们对入侵的异物微粒起滤器作用，也是呼吸道淋巴细胞与吸入的抗原性物质相互作用的场所。

除淋巴细胞外，其他免疫细胞如单核细胞、巨噬细胞、肥大细胞及某些粒细胞等也参与免疫应答或与免疫应答有关。

气道分泌物中含有很多防御因子，除细胞成分外尚有溶菌酶、α_1-抗胰蛋白酶、乳铁蛋白、干扰素、补体及免疫球蛋白（主要是 IgG 和 IgA）。

【呼吸系统疾病的病史采集与体格检查要点】

（一）病史采集的方法

笔记栏

询问病史是了解病情的重要手段，通过与患者及其家属的交谈和讨论，可以了解患者疾病的临床表现，获得准确的病史资料是临床确立诊断的第一重要步骤。

询问病史时，应创造出轻松的气氛，消除患者的不安情绪。要让患者平静、有条理而自由地叙述，获取其病史中重要的资料，避免进行诱导和暗示等。对患者的病情叙述表示出关心和认真听取的态度，不应表现出漠不关心；交谈时语言应通俗，而不要使用医学术语，所交谈和讨论的内容确实是在关心和探讨其所患的疾病，使患者更好的配合。询问病史时，一旦明确患者的主要症状及其发病时间，即应从患者最初出现不适的时间开始按顺序了解其症状的发生和发展情况，伴随的症状，过去和现在的用药情况，食物或药物过敏情况，以及传染病接触史等；并了解其家庭成员或同事有无类似症状，询问以前有关检查或诊断试验的资料。

除了需要有针对性地问诊，一般性资料也同样重要。有无可能导致呼吸系统疾病的危险因素：如吸入有害气体或微粒可通过直接毒性或免疫机制导致呼吸系统疾病。因此，应了解患者家居及工作环境，业余爱好如种植花草或养宠物。有无同时患有其他疾病情况，如慢性鼻炎、鼻窦炎或胃食管反流可能是长期咳嗽的原因；结缔组织病可能导致胸膜炎、肺血管炎或肺实质疾病；感染 HIV 或患血液系统恶性肿瘤或淋巴瘤导致宿主抵抗力减弱，容易合并机会感染。

由于其他疾病的治疗措施可能带来呼吸系统并发症：如糖皮质激素及免疫抑制剂治疗增加了感染尤其是特殊感染的机会，肿瘤的化疗、放疗均可直接导致肺部损伤，β 受体阻断剂及镇静安眠药能使呼吸困难加重，血管紧张素转换酶抑制剂（ACEI）导致咳嗽等。

应当注意对既往史、吸烟史、职业史、家族史的询问。

（二）主要症状

呼吸系统主要症状以呼吸困难（气短）和咳嗽、咳痰最常见，其次为咯血、胸痛。

1. 呼吸困难 静息时胸闷，活动后反而减轻者多为神经症。活动引起的气短多为器质性病变，活动后才出现的气短可能由于活动导致支气管痉挛和分泌物增多引起。

无症状而急性发病者（持续数小时至数日）通常为肺栓塞、气胸、哮喘、急性肺水肿和急性肺炎。亚急性病程（数日至数周）的疾病包括哮喘、慢性支气管炎、卡氏肺囊虫肺炎、结核菌感染、真菌性肺炎、韦格肉芽肿、嗜酸细胞肺炎、格林-巴利综合征、重症肌无力、胸腔积液、充血性心力衰竭等。慢性病程(数月至数年)提示可能为慢性阻塞性肺疾病、肺间质疾病、慢性心脏疾病。肺实质疾病通常缓慢而不可逆。气道疾病可呈间歇性发作,哮喘的呼吸困难时有时无,并可能呈季节性发作。肺间质疾患常表现为静息状态下症状较轻或无症状,轻微活动后呼吸困难明显加重。

2. 咳嗽 呼吸系统的大部分疾病都能导致咳嗽。应注意咳嗽是急性还是慢性,有无发热或咳痰,痰液的量、颜色、性状及有无异味。吸烟及慢性支气管炎患者可长期咳嗽,咯少量黏液痰。临床以慢性咳嗽为单一症状的患者多见,通常咳嗽持续 3 周以上,既往无慢性呼吸病史,不伴咯血,胸片也无明显异常。最常引起这类慢性咳嗽的情况为支气管哮喘或支气管炎后气道高反应性、鼻后滴流综合征和胃食管反流性疾病。部分哮喘患者以阵发性干咳为主要表现而没有明显的喘息症状,但症状的发作规律仍类似于一般的哮喘,并可能有季节性。服用 ACEI 者 5%～20%会出现干咳。

3. 咯血 呼吸道咯出来的血通常为鲜红色,pH 通常为碱性,而胃肠道出血为暗红色,pH 呈酸性。应仔细询问血痰的性质,如黏液血丝痰、脓血性痰或完全血性痰,并注意有无恶臭味。按咯血部位不同大致可分为气道来源、肺实质来源和肺血管来源。

气道来源的出血主要见于急性支气管炎、支气管扩张、囊性纤维化、支气管肺癌。支气管炎、支气管扩张或支气管肺癌导致的咯血主要是支气管动脉出血。肺实质来源的出血又可分为局限性和弥散性。前者可由肺炎、肺脓肿、结核、烟曲菌感染引起;后者见于凝血机制异常、Goodpasture 综合征、显微镜下多动脉炎和特发性肺出血。在凝血机制异常的患者,咯血有可能是肺部感染的首发症状。直接由肺血管疾病导致的咯血见于肺栓塞、肺动静脉畸形、肺淤血。

4. 胸痛 除了呼吸系统的疾病以外,胸痛还可由心肌缺血或坏死、心包炎、主动脉瘤或动脉夹层撕裂、胃食管疾病、神经肌肉骨骼疾病引起,部分患者疼痛症状主要由心理原因所致。

呼吸系统疾病导致的胸痛通常是胸膜性的,即所谓胸膜刺激痛,来源于壁层胸膜,随呼吸运动而加重,局部压痛不明显。

胸壁内的肌肉、肋骨或脊柱、神经疾病均可导致疼痛。肋软骨炎及胸肋关节炎是最常导致前胸痛的情况,一般为游走性的短暂锐痛,但也有患者表现为持续数小时的钝痛。

纵隔内脏器的炎症或肿瘤本身可直接导致疼痛。胸骨后不适可由心肌缺血或梗死、夹层主动脉瘤、大面积肺栓塞或肺动脉高压引起。反流性食管炎引起烧灼样痛,与进食或立卧位的变换有关。

(三) 体格检查

体格检查的基本要求是进行细致而全面的检查,不应局限于肺或胸部的检查,为临床诊断提供第一手资料。

视诊(inspection)时,应对头部、颈部和胸部进行仔细的观察。头部检查时,重点检查耳、鼻和咽部,因下呼吸道疾病常与上呼吸道疾病有关,如支气管哮喘患者常合并过敏性鼻炎。慢性阻塞性肺病(COPD)患者的视诊应注意检查颈部静脉。合并右心衰竭时,常可见颈静脉充盈。有气道阻塞时常可见吸气时颈静脉塌陷。上腔静脉阻塞患者,可见颈静脉明显扩张,并伴颈部、眼睑和双上肢水肿,以及前胸壁静脉扩张。视诊时,应注意呼吸频率、方式、深度、对称性。快速、用力、辅助肌群的参与(胸锁乳突肌紧张)说明呼吸需求增加或呼吸功的增加。

胸廓或呼吸的不对称性提示大气道内阻塞、单侧肺实质或胸膜病变、单侧膈神经瘫痪。

触诊(palpation)对呼吸系统疾病的部位和性质判定有一定帮助。应检查气管的位置和活动度,纵隔移位可引起气管移位,但肿瘤或纵隔纤维化所致的纵隔固定则导致气管活动度降低。通过比较气管与两侧锁骨头的距离即可查明气管的位置。从后方触诊,较易查出颈部或锁骨上结节或肿块。锁骨上淋巴结肿大多为肺癌或胃癌转移的征象,但亦可见于良性疾病如淋巴结结核或结节病等。

胸壁触诊时应注意有无压痛。近期有外伤或胸痛者,应仔细检查。触诊检查有无捻发感,以判断是否存在肋骨骨折或皮下气肿,还可对胸廓活动度和语音传导进行评价。对有胸痛的患者应仔细检查有无胸膜摩擦感。触诊时,应注意语音震颤的检查,这对鉴别肺部实变和肺不张及胸腔积液具有重要价值。

叩诊(percussion)在胸部体格检查中占据重要地位。胸部叩诊音可分为清音、过清音、鼓音、浊音和实音。胸腔积液、肺实变、巨大胸内肿瘤或肺不张,叩诊呈现浊音或实音,但肺实变范围 3cm 以上才能在叩诊时发现。气胸或过度含气如肺气肿和哮喘发作时,叩诊音为过清音,气胸叩诊则呈鼓音,但在严重肺气肿患者,由于明显的过清音,可使小量气胸的征兆不明显而造成漏诊。

听诊(auscultation)过程中,听诊器的胸件应紧贴胸壁,以防听诊器与皮肤之间的摩擦。让患

笔记栏

者安静深呼吸，注意呼吸音的性质、强度以及啰音的情况。进行双侧对比非常重要。

啰音是肺部听诊时呼吸音以外的附加音。非连续性附加音即湿啰音，连续性附加音即干啰音，包括喘鸣音和鼾音。喘鸣音通常呼气时更响亮。还有一种干啰音为哮鸣，吸气时明显，为上气道狭窄所致，通常见于婴儿。

听诊非连续附加音（干啰音）时要注意啰音的粗/细、多/少、吸气相/呼气相、早/晚。听诊连续性附加音（湿啰音）时要注意的特点包括吸气相/呼气相、长/短、单发/多发。

爆裂音是由于肺泡突然开放产生的。肺泡或小气道随呼吸而开放及闭合，气体的快速膨胀产生啪啦声，爆裂音其实是一系列细小的啪啦声。在间质性肺疾病、微型肺不张、肺间质水肿或肺泡被液体充盈时，都可能出现爆裂音。

胸膜摩擦音亦属额外听诊音，提示胸膜炎症，通常在吸气相与呼气相均能听到，有时需与爆裂音相鉴别。

有时肺部听诊需要患者同时做深呼吸，有助于提高听诊质量，避免漏诊。

【呼吸系统疾病的检查手段】

（一）血液检查

过敏性疾病，血液中嗜酸粒细胞增多，如支气管哮喘、过敏性鼻炎等；感染性疾病血液中白细胞总数增多，中性粒细胞增多。某些感染性疾病可考虑做血液培养，进行病原学诊断。

（二）痰液检查

痰液收集非常重要，如果收集经口咳出的痰标本，极易受到污染，应注意清水漱口后留集。痰不易咳出者，可考虑应用湿化雾化方法，刺激排痰。痰涂片在诊断肺炎链球菌中应用最多。洗痰和痰定量培养技术可以提高痰培养的敏感性和特异性。痰培养可提高检查的敏感性，并能确定致病菌种。注意"痰标本"留集质量，最好在应用抗生素之前留集，及时送检。为防止污染，可考虑环甲膜穿刺吸引、纤维支气管镜或者防污染双套管毛刷采样。

（三）脱落细胞检查

痰脱落细胞检查常用于肺癌的诊断，方法简单，阳性率高，一般在70%～80%。少数患者不能从痰中检到癌细胞，呈假阴性；由于痰中的脱落细胞已发生变性、变形，易出现假阳性。胸腔积液的脱落细胞亦如此。

笔记栏

（四）皮肤过敏原测定（PPD）

此测定有助于对支气管哮喘患者确定过敏原。PPD试验对结核病的诊断，特异性在小儿要比成年人高。

（五）胸腔积液检查

可鉴别渗出液与漏出液，溶菌酶、腺苷脱氨酶、癌胚抗原、染色体分析等，有助于结核病与恶性肿瘤的鉴别。

（六）影像学检查

临床上可以应用于胸部疾病诊断的影像技术有：①传统X线检查技术包括胸部平片、体层摄影和造影（血管造影DSA）；②CT检查技术、常规CT扫描、高分辨率CT扫描（HRCT）、增强CT扫描和螺旋CT扫描（CT血管造影：CTA）；③胸部超声检查、普通超声检查和心血管超声成像；④放射性核素显像技术，如肺通气和灌注核素显像、心肌核素显像等；⑤磁共振成像技术（MRI）。

胸部含气的肺具有良好的自然对比，传统X线检查可以发挥良好的诊断效果，能够发现比较明显的病变，应用历史悠久，可以解决许多疾病的诊断问题。因此，它可以作为首选的检查技术，在此基础上再选择其他的影像学检查方法。

CT检查由于具有较高的密度分辨率和其他诸多优点，在胸部疾病的诊断具有广泛的应用价值，这是胸部影像检查的一大进步，具有以下优点：①对于传统X线检查能够发现的病变，CT检查能更清楚地显现病变位置和形态特征，可以提出更加明确的定位定性诊断。②临床上高度怀疑胸内病变，而传统X线检查阴性的患者，胸部CT扫描可以发现某些隐蔽区的病变和不明显的病变，如痰细胞学检查阳性，而X线检查阴性，CT扫描可以发现微小隐蔽的肺癌；再者，长期咯血的患者，X线检查阴性，如果进行胸部CT扫描，特别是高分辨率CT扫描能够清楚地显示支气管扩张的部位、范围和程度，明确诊断，绝大部分的病例可以不必进行有创的支气管造影。③肺内弥漫性间质病变，传统X线检查有很大的限制。一方面不能早期发现不甚明显的病变；另一方面它不能很好地鉴别间质性浸润和间质纤维化，前者经治疗可以吸收甚至消失。CT扫描，特别是高分辨率CT扫描可以比较清楚地鉴别上述两种疾病，这对治疗是有指导意义的。④肺气肿是常见的呼吸系统疾病，然而传统X线检查有很大限制，CT检查能够早期发现肺气肿，对肺气肿的定性、分型和程度具有良好的诊断价值，特别是高分辨率CT扫描可优于肺功能检查。⑤CT检查不仅对肺癌的定性诊断有帮助，而且对肺癌的分期可发挥很好的作用，有利于肺癌治疗方案的确定。⑥肺内孤立的结节影像诊断定性比较困难，如行CT引导下肺组织穿刺活检可以明确诊断。穿刺部位准确和获取病变组织是本项检查成功的关键。

MRI检查技术是20世纪80年代发展起来的又一新的成像技术，它在中枢神经系统方面具有广泛的应用价值，此项技术在胸部目前是有选择性的补充性检查，特别是在肺门、纵隔和心脏大血管方面具有比较明确的诊断价值。肺门阴影的增大，可以是肺门血管异常增粗，亦可以是肺门淋巴结肿大，二者的鉴别诊断有时很困难，MRI检查可以起到鉴别诊断的作用，血管呈流空的无信号表现；淋巴结肿大呈中等信号的软组织结节。MRI检查还可多方位成像，非常有利于纵隔病变的定位诊断，由于MRI具有组织特性分辨率，从而有利于纵隔病变的定性诊断，如纵隔脂肪瘤、气管支气管囊肿和畸胎瘤等具有比较明确的诊断价值；在心脏、大血管疾病方面，MRI检查具有良好的诊断价值，如动脉瘤、主动脉夹层、肺动脉血栓性疾病和各种器质性心脏病，均可得到比较明确的诊断；颈、胸、臂交界区域是一个特殊部位，传统X线和常规CT检查都具有一定的困难和限制，MRI具有多方位成像的特点和组织分辨率高的优势，在此部位可发挥优良的诊断效果。

胸部超声学检查技术在胸部疾病的诊断中亦可发挥一定的诊断作用，如胸腔积液的定位、指导穿刺活检。

（七）支气管镜及胸腔镜检查

自纤维支气管镜应用于临床30多年以来，适应证越来越广泛，对肺部疾病的诊断和治疗起到了重要作用，使很多疾病的病因得以明确，也使很多肺部疾病得到了治疗。利用纤维支气管镜还可进行活检、刷检、灌洗、针吸术等。目前电视支气管镜已逐渐取代传统的纤维支气管镜，电视支气管镜能获得优良的支气管内图像，并可用作教学活动。电视支气管镜图像能以多种数字化形式储存，并能通过网络传输，具有纤维支气管镜不可比拟的优点，正在日益普及。

（八）放射性核素扫描检查

氙-133雾化吸入和聚巨颗粒人白蛋白锝-99m静脉注射对肺区域性通气/灌注情况、肺血栓栓塞症和血流缺损，以及占位病变的诊断有帮助。镓-67对间质性肺纤维化的肺泡炎、结节病和肺癌等诊断有一定参考价值。正电子发射计算机体层扫描技术（PET），采用^{18}F二脱氧葡萄糖，^{11}C乙酸或^{13}N氨水可以较为准确地对$<$1cm的肺部阴影及肺癌伴或不伴纵隔淋巴结转移有重要帮助。

（九）呼吸功能测定

通过测定可明确疾病对肺功能损害的性质及程度，有利于某些呼吸系统疾病的早期诊断。临床上应根据不同的肺部疾患选择较敏感的呼吸功能测定方法。

（十）血气分析

血气分析在呼吸系统疾病中应用非常广泛，尤其呼吸衰竭急危重患者的监测。一方面，可了解酸碱失衡、缺氧、二氧化碳潴留等情况；另一方面，可指导及调整临床用药及治疗方案。

（十一）肿瘤标志物的检查

肿瘤标志物一般指肿瘤细胞合成和释放的生物性物质，或机体对肿瘤组织反应而产生的物质，可存在于体循环、体腔液中，以及细胞膜、细胞质或细胞核中。通过测定其存在及含量，对肺部肿瘤的诊断、分析病程、指导治疗、判断预后、是否复发等有重要作用。

（十二）肺活体组织检查

其方法有经纤维支气管镜活检、经X线、超声或CT引导下定位活检。对于疑难病症不能确诊者，有必要时可行开胸肺活检，主要是对病原微生物、细胞或组织病理检查。某些疾病还可考虑行胸膜活检或淋巴结活检。

【呼吸系统防治前景】

我国大部分城市空气污染严重，包括二氧化硫、降尘、氮氧化物含量远远超标，必须严格执行国家环保部门制定的空气污染允许标准。改造工业和家用燃料，将工业废气及室内空气污染降低到联合国卫生组织规定的标准或以下，农村居住环境差，室内空气环境污染相当严重，化肥、农药、化工产品等使用不当，严重损害人民健康。

吸烟的危害性尚未引起广大公众的认识，青少年吸烟，青年女性"时髦性"吸烟不容忽视。禁烟、戒烟措施有待进一步宣传及加强，吸烟与慢性阻塞性肺病、肺癌密切相关。目前，我国烟草的生产量居世界首位，吸烟人数最多。加强宣传吸烟有害，采取强有力禁烟、戒烟措施是一项艰巨而重要的任务。

肺结核仍然是危害人类健康的主要传染病。20世纪80年代中期以来，结核病出现全球恶化

笔记栏

趋势。大多数结核病疫情低的发达国家结核病卷土重来，许多发展中国家结核病明显回升，其原因是多方面的。对结核病的普查、管理、控制、早期正规治疗欠缺，缺乏警惕性；结核菌耐药菌株及结核分枝杆菌感染增多，免疫缺陷疾病（如AIDS）的流行，落后贫困等因素的存在是重要的影响因素。1993年，世界卫生组织（WHO）提出结核病处于"全球紧急状态"，因此结核病的防治工作任务艰巨。

近年来，气道内诊断取得了很大进展。随着新的支气管镜的生产，如电视支气管镜、荧光支气管镜、超声支气管镜等，经支气管镜治疗方法有了重大突破，可行针吸活检术、超声检查、支气管内近距离放射治疗、激光治疗、支气管内电热灼术、冷冻疗法、氩等离子体表凝固、气管内支架放置、气道扩张、药物注射等前景广阔。

获得性免疫缺陷综合征（acquired immunodeficiency syndrome，AIDS）已经全球流行。因而由HIV/AIDS引起的相关呼吸道感染明显增多，如肺炎链球菌感染、假单胞菌肺炎、流感杆菌肺炎、卡氏肺囊虫肺炎、肺结核、巨细胞病毒感染、新型隐球菌感染及弓形虫病等，目前对于HIV尚无特效药物及有效治疗方法，因此预防尤为重要。

近年来，社区获得性肺炎（community-acquired pneumonia，CAP）和医院内获得性肺炎（hospital acquired pneumonuia，HAP）逐渐受到重视。由于感染菌种的差异及耐药菌种增加，因此，病原学检查尤为重要，可指导临床用药，防止滥用抗生素。

近几年分子生物学技术发展迅速，如缺失基因的补充，基因转染，人重组抗体，反义寡核苷酸技术抑制原癌基因，致炎因子的合成及其活性，增强抑癌基因、抑炎因子的活性或加速细胞凋亡，基因密码解读，有望从基因水平治疗临床疾病。

重症监护病房（ICU）组织及管理系统的建立，重症监护医学理论完善及仪器设备的创新，特别是呼吸支持技术的发展与完善，极大地丰富了危重症患者如呼吸衰竭抢救，降低了死亡率。

睡眠呼吸暂停综合征进一步得到充分的认识，监测设备的更新，使诊断更加合理和完善，无创通气技术的开展及与有创治疗方法的紧密结合，为本病的诊断和治疗开辟了一条新路。

传染性非典型肺炎（简称"非典"）是一种传染性极强的呼吸系统疾病，2002年底在我国广东发现。2003年3月，WHO将其命名为"严重急性呼吸综合征"（severe acute respiratory syndrome，SARS）。SARS在短时间内蔓延世界许多国家，我国疫情更为严重，虐噬了许多人的生命。经研究认为，病原体为新冠状病毒，称SARS冠状病毒或SARS病毒。近年无再发病例，是否会卷土重来，我们应严阵以待。

新型药物的研究，尤其是抗生素及抗癌药物，缩短了临床病程，取得了更好的效果。

随着医学影像设备的更新，放射介入用于诊断和治疗呼吸系统疾患，其适应证越来越广，效果显著。

各种微创技术的开展、机械通气模式的改进、血液净化技术的发展，为呼吸危重患者带来福音。

（赵铭山）

笔记栏

第2章 急性上呼吸道感染和急性气管-支气管炎

第一节 急性上呼吸道感染

案例 2-2-1

患者,女,20岁。因"发热、鼻塞、流涕、咽痒3天"于2005年12月21日入院。

患者于3天前开始发热,T 38.0℃,鼻塞,打喷嚏,流清水样涕。自服"感冒冲剂、臣功再欣"治疗,热退,次日再次发热,T 38.2℃,出现咽痒,轻咽痛、头痛,口服罗红霉素,肌内注射阿尼利安(安痛定)治疗,效果不显著,遂来诊被收入院。

体格检查:T 38.1°C,P 90次/分,R 18次/分,BP 110/70mmHg(14.6/9.3kPa)神志清,精神可,咽部充血,双侧扁桃体Ⅰ°肿大,充血,未见脓血,颈部查体无异常,双肺呼吸音清,未闻及干湿啰音,心率90次/分,律齐,无杂音,腹软,肝脾未触及。

问题:

1. 结合病史与体格检查,初步诊断是什么?
2. 须做哪些实验室检查?
3. 应与哪些疾病鉴别?
4. 应给予哪些相应的处理?

急性上呼吸道感染(acute upper respiratory tract infection)是最为常见的疾病,是鼻腔、咽或喉部急性炎症的概称。常见病原体为病毒,少数是细菌。其发病无年龄、性别、职业和地区差异。一般病情较轻,病程较短,有自限性,预后良好。但由于发病率高,具有一定的传染性,偶有严重并发症,甚至危及生命。

本病以冬春季节为多发,可通过咳嗽、喷嚏的飞沫或被污染过的物品而传播,多为散发,有时可流行。引起上呼吸道感染的病毒类型多,机体产生免疫力较弱而短暂,因而,人体可反复发生本病。

【病因和发病机制】

急性上呼吸道感染多由病毒引起。细菌感染可直接或继发于病毒感染之后发生,以溶血性链球菌、流感嗜血杆菌、肺炎链球菌和葡萄球菌为多。当有受凉、淋雨、过度疲劳、短时间内从暖到冷温差大的环境改变等诱发因素,使全身或呼吸道局部防御功能降低时,病毒或细菌可迅速繁殖,引发本病。

【临床表现】

根据病因不同,可分为以下不同类型:

1. 普通感冒(common cold) 是一种轻度、能自限的上呼吸道感染。又称"伤风"、急性鼻炎或上呼吸道卡他,常见病原体有鼻病毒、冠状病毒、流感病毒、副流感病毒、呼吸道合胞病毒、柯萨奇病毒和腺病毒等。其中以鼻病毒和冠状病毒最为常见。感冒通常在寒冷季节发病率较高。年幼的儿童常常是呼吸道病毒的主要携带者,故抚养儿童的成人比较容易患感冒。

感冒的临床表现个体差异很大。普通感冒的潜伏期较短、起病急。早期有咽部不适、干燥、流泪、打喷嚏、流清涕、鼻塞。全身症状有畏寒、低热。咳嗽、鼻部分泌物增加是普通感冒的特征性症状。起病初患者鼻部出现清水样分泌物,以后可变稠,呈黄脓样。感冒如进一步发展,可侵入喉部、气管、支气管,出现声音嘶哑、味觉迟钝、呼吸不畅、咳嗽加重或有少量黏液痰。症状较重者有全身不适,周身酸痛、头痛、乏力、食欲减退、腹胀、便秘或腹泻。部分患者可伴发单纯性疱疹。

普通感冒后继发性细菌感染并不多见。有时可继发鼻窦炎、扁桃体炎、咽鼓管炎、中耳炎等。此时,患者有发热和局部疼痛、肿胀。

流感病毒、柯萨奇病毒等感染后偶可损伤心肌,或进入人体繁殖而间接作用于心肌,引起心肌局限性或弥漫性炎症。一般在感冒1～4周内出现心悸、气短、呼吸困难、心前区闷痛及心律失常,且活动后加剧,此时应考虑急性心肌炎的可能。

2. 病毒性咽炎和喉炎 急性病毒性咽炎由鼻病毒、腺病毒、流感病毒、副流感病毒以及肠病毒、呼吸道合胞体病毒等引起。临床特征为咽部发痒和灼热感,咽痛不明显。当有吞咽疼痛时,常提示有链球菌感染,咳嗽少见。急性喉炎多为流感病毒、副流感病毒及腺病毒等引起,临床特

笔记栏

征为声嘶、讲话困难、咳嗽时疼痛，常有发热、咽痛或咳嗽。查体可见咽部充血，喉部水肿、充血，局部淋巴结轻度肿大和触痛，有时可闻及喉部的喘息声。

3. 咽峡炎和咽结膜热 咽峡炎可表现为明显咽痛、发热，检查可见咽出血，软腭、悬雍垂、咽及扁桃体有灰白色疱疹或浅表溃疡。儿童发病率高，多由柯萨奇病毒A引起。咽结膜热可表现为发热、咽痛、畏光、流泪，检查可见咽及结膜明显充血。夏季多发，儿童多见，易通过游泳传播，主要由腺病毒、柯萨奇病毒引起。

4. 细菌性咽-扁桃体炎 主要表现为起病急、发热、畏寒、体温可达39°C以上，咽痛明显，检查可见咽部充血明显，扁桃体肿大、充血，表面有黄色点状渗出物，可出现颌下淋巴结肿大、压痛。多由溶血性链球菌引起，其次为流感嗜血杆菌、肺炎链球菌、葡萄球菌引起。

案例 2-2-1

1. 起病急，冬季发病。

2. 发热，鼻塞、流涕、打喷嚏、咽痒、轻咽痛、头痛。

3. 查体：T 38°C，咽部充血，双侧扁桃体Ⅰ°肿大，充血，心肺正常。

【实验室检查】

1. 血象 病毒性感染时白细胞计数多为正常或偏低，淋巴细胞比例升高。细菌感染时有白细胞计数与中性粒细胞增多和核左移现象。

2. 病原学检查 视需要可用免疫荧光法、酶联免疫吸附检测法、血清学诊断和病毒分离鉴定等方法确定病毒的类型，区别病毒和细菌感染。细菌培养可判断细菌类型并做药物敏感试验以指导临床用药。

3. 其他 疑合并急性心肌炎时，可行心电图和心肌酶谱检查。部分患者可引起肝脏转氨酶升高。

案例 2-2-1

1. 血常规：WBC 3.9×10^9/L，N 0.52，L 0.48。

2. 酶联免疫吸附法及病毒分离鉴定为腺病毒。

3. X线胸片示：心肺正常。

【诊断与鉴别诊断】

急性上呼吸道感染为常见病。临床上，根据病史、症状、体征、实验室检查可做出初步诊断，白细胞降低、病原学检查有助于病因诊断。由于许多疾病发病初期或机体抵抗力下降、免疫缺陷等原因以本病为首发表现，应值得注意，以免误诊或漏诊。本病须与下列疾病相鉴别。

(1) 过敏性鼻炎：其特点是起病急骤、鼻腔发痒、频繁喷嚏、流清水样鼻涕，发作与环境或气温突变有关，有时异常气味亦可引起发作，数分钟至1～2小时内症状消失。检查见鼻黏膜苍白、水肿，鼻分泌物涂片可见嗜酸粒细胞增多。

(2) 流行性感冒：其特点是流行性发病，起病急，全身症状较重，高热、全身酸痛、眼结膜炎症状明显，但鼻咽部症状较轻。取患者鼻洗液中黏膜上皮细胞的涂片标本，用荧光标记的流感病毒免疫血清染色，荧光显微镜检查有助于早期诊断，病毒分离或血清学诊断可供鉴别。

(3) 急性传染病前驱症状：如麻疹、脊髓灰质炎、流行性出血热、脑炎等在患病初期常有上呼吸道症状，在这些病的流行季节或流行区应密切观察，并进行必要的实验室检查，以资区别。

(4) 白血病、免疫缺陷疾病等均可以本病表现起病，应引起临床重视。

案例 2-2-1

1. 起病急，冬季发病。

2. 发热、鼻塞、流涕、咽痒、头痛。

3. 体格检查：T 38.1°C，咽部充血，扁桃体Ⅰ°肿大，充血，心肺正常。

4. 实验室检查：血常规 WBC 3.9×10^9/L，N 0.52，L 0.48。酶联免疫吸附法及病毒分离鉴定为腺病毒。

诊断：急性上呼吸道感染（病毒性咽炎）

【治疗】

急性上呼吸道感染，多为病毒所致。目前，尚无特殊有效的药物，临床上以休息、多饮水、对症处理、中医中药应用及防治继发性感染为主。

1. 抗病毒药物的应用

(1) 抗病毒药物应早期应用：利巴韦林有较广的抗病毒谱，对流感病毒、副流感病毒和呼吸道合胞病毒等有较强的抑制作用。奥司他韦(oseltamivir)对甲、乙型流感病毒神经氨酸酶有强效的抑制作用，可缩短病程。金刚烷胺、吗啉胍可考虑选用。

(2) 依据中医的辨证施治：中药汤剂及清热解毒的抗病毒中成药有较好的疗效。咽喉炎症时，可选用中成药含化片。

2. 抗生素的应用 对确有细菌感染或临床症状重、估计有继发细菌感染者，可选用抗生素。否则不予应用，防止滥用抗生素。可选用青霉素族、头孢菌素类、大环内酯类或喹诺酮类抗生素。

3. 对症治疗 高热者可选用退热剂及清热解毒、具有退热作用的中成药。一般发热者，不选用西药退热剂。

案例 2-2-1

处方及医生指导

1. 休息、鼓励多饮水。
2. 利巴韦林静脉用药。
3. 中医辨证施治，中药汤剂或清热解毒中成药，如牛黄解毒片、六神丸、含化片等。

【预防】

(1) 坚持体育活动，增强体质，防止劳累过度。

(2) 秋季始冷水洗面，锻炼上呼吸道功能。

(3) 经常感冒者，在冬季来临之前，适当应用增强抵抗力及免疫功能药物。

(4) 已发生急性上呼吸道感染者，要进行隔离，防止交叉感染。

案例 2-2-1

预防建议

1. 注意身体锻炼，防止过度劳累。
2. 患者隔离，防止交叉感染。

第二节　急性气管-支气管炎

案例 2-2-2

患者，男，32 岁。因“发热、咳嗽 3 天，咳痰 1 天”于 2004 年 11 月 28 日入院。

3 天前患者受凉后出现鼻塞、流涕、咽痒、咳嗽、发热，T 37.5℃，并感身体不适、乏力、不思饮食，自服“罗红霉素、大青叶片、止咳糖浆”，疗效不显著，咳嗽加剧。昨日始咳痰，呈黏液性白痰，夜间咳嗽明显。今日来院就诊被收入院。

体格检查：神志清，T 37.6℃，R 16 次/分，P 80 次/分，BP 126/80mmHg。咽部充血，扁桃体无肿大，颈部淋巴结无肿大。双肺呼吸音清，右下肺偶可闻及少许干啰音。腹部肝脏未触及。余无异常。

实验室检查：血常规示：WBC 6.5×10^9/L，N 0.70，L 0.30。X 线胸部透视示：心肺无异常。

问题：

1. 根据提供的资料，目前诊断是什么？
2. 如进一步确诊，应进一步做哪些检查？
3. 与哪些疾病相鉴别？
4. 目前应给予哪些治疗？

急性气管-支气管炎（acute tracheobronchitis）是一种自限性的下呼吸道疾病，通常有病毒感染参与其病程，主要临床特征为持久和严重的咳嗽、咳痰。急性气管-支气管炎是一种相当常见的疾病，在门诊患者中比肺炎病例多 20 倍，比支气管哮喘多 10 倍。大多数急性气管-支气管炎患者在病程初期有病毒感染，几乎所有能在呼吸道内寄生的病毒都可参与急性气管-支气管炎的发病，流感病毒、副流感病毒、柯萨奇病毒、鼻病毒、腺病毒和冠状病毒为最常见的病原体。患者的痰液中有时也能培养出肺炎链球菌、流感杆菌等细菌，但这些细菌在急性气管-支气管炎中的致病作用并不肯定。肺炎支原体和肺炎衣原体为呼吸道感染的重要病原体，也可能参与急性气管-支气管炎的发病。

急性气管-支气管炎时，气管和支气管常伴发气道炎症和溃疡。许多病毒，尤其是流感病毒和呼吸道合胞体在患者呼吸道感染的 5 周时间内能产生大量的组胺，与咳嗽的平均病程时间大致相当。应用抗生素的治疗效果不能肯定。

【临床表现】

急性气管-支气管炎发病初期常表现为上呼吸道感染症状，患者通常有鼻塞、流清涕、咽痛和声音嘶哑等临床表现。而全身症状较为轻微，但可出现低热、畏寒、周身乏力，自觉咽喉部发痒，并有刺激性咳嗽及胸骨后疼痛。早期痰量不多，但痰液不易咳出，2～3 日后痰液可由黏液型转为黏液脓性。受凉、吸入冷空气或刺激性气体往往可使咳嗽加剧或诱发咳嗽。患者在晨起时或夜间咳嗽常常较为显著。咳嗽也可为阵发性，有时呈持久性咳嗽。咳嗽剧烈时常伴有恶心、呕吐及胸部、腹部肌肉疼痛。如伴有支气管痉挛，可有哮鸣和气急。其病程一般有一定的自限性，全身症状可在 4～5 天内消退，但咳嗽有时可迁延数周。严重并发症较少见，只有相当少的患者会发生肺炎。偶尔严重的咳嗽可造成肋骨骨折，有时会发生晕厥、呕吐、尿失禁。

笔记栏

体查有时可发现干性啰音，咳嗽后消失，肺底部偶可闻及湿啰音，伴有支气管痉挛时，可闻及哮鸣音。

案例 2-2-2

本病临床特点：

1. 青年男性，受凉后起病。

2. 发热不显著，开始表现为“上呼吸道感染”症状，如鼻塞、咽痒、流涕、咳嗽。

3. 咳嗽逐渐加重，伴咳黏液性白痰。

4. 查体：T 37.6℃，咽部充血，右下肺偶可闻及干啰音。

【实验室检查】

周围血中白细胞计数和分类多无明显改变。合并细菌感染较重时，白细胞总数和中性粒细胞增高，痰培养可发现致病菌。X线胸片检查，大多数表现正常或仅有肺纹理增粗。

案例 2-2-2

实验室检查：

1. 白细胞总数不高，中性粒细胞不高(WBC 6.5×10^9/L，N 0.70，L 0.30)。

2. X线胸片透视示：心肺正常。

3. 入院后第2天分离出副流感病毒。3天后痰培养无致病菌生长。

诊断：急性气管-支气管炎

【诊断和鉴别诊断】

急性气管-支气管炎的诊断主要依靠病史和临床表现，X线检查无异常或仅有肺纹理增粗。病毒感染者白细胞计数并不增高，淋巴细胞相对轻度增加，合并细菌感染时则白细胞总数和中性粒细胞比例均升高。痰涂片或痰培养、血清学检查等有时能发现致病的病原体。

流行性感冒的症状与急性气管-支气管炎颇为相似，但从流感的广泛性流行、急骤起病、全身明显的中毒症状、高热和全身肌肉酸痛等鉴别并不困难，病毒分离和补体结合试验可以确诊。

多种急性感染性疾病，如肺结核、肺脓肿、支原体肺炎、麻疹、百日咳、急性扁桃体炎等，以及鼻后滴流综合征、咳嗽变异型哮喘、胃食管反流性疾病、间质性肺疾病、急性肺栓塞和肺癌等在发病时常常有咳嗽，类似于急性气管-支气管炎的咳嗽症状，临床上需进一步检查加以区别。

案例 2-2-2

1. 本病起病类似上呼吸道感染，注意与流行性感冒、肺部感染性疾病、急性扁桃体炎、咳嗽变异型哮喘等疾病相鉴别。

2. 注意病情发展，进一步加重可以继发细菌性感染。

【治疗】

1. 一般治疗　休息、保暖、多饮水、补充足够的热量，必要时静脉补充液体。

2. 药物治疗　但国外应用抗生素治疗急性气管-支气管炎的六项对照研究表明，抗生素并无明显的治疗效果，研究表明，抗生素与支气管扩张剂的疗效是一致的，对缓解症状并无显著性差别。因此，在治疗急性时应避免滥用抗生素。但如果患者出现发热、脓性痰和重症咳嗽，则是应用抗生素的指征。对急性气管-支气管炎的患者应用抗生素治疗，可应用针对肺炎衣原体和肺炎支原体的抗生素，如红霉素，每日1g，分4次口服，也可选用克拉霉素(clarithromycin)或阿奇霉素(azithromycin)。应用抗病毒药物疗效亦不十分理想。中医辨证，可用中成药或中药汤剂。

3. 对症治疗　可适当应用镇咳药物，对久咳不愈的患者，必要使用可待因：10～30mg，每日4次，或苯佐那酯(benzonatate)，100mg，每日3次。痰量较多或较黏时，可应用祛痰剂，如沐舒坦30mg，每日3次，或溴已新(必嗽平)16mg，每日3次。对有家族史的患者，如查体发现哮鸣音，可吸入支气管扩张剂，如沙丁胺醇(喘乐宁)或喘康速(特布他林)等，每4小时2喷。发热高者，可用退热剂。

案例 2-2-2

处方及医生指导

1. 休息，多饮水，注意保暖，可考虑静脉补液。

2. 可应用中药制剂，清热解毒类药物静脉给药。补充维生素C、维生素B_6等。

3. 可用强镇咳药，尤其夜间咳嗽已影响睡眠，注意仅限于夜间，睡眠前用药，同时应用祛痰药物，单纯镇咳不利于痰液排出，易加重病情。

4. 抗生素暂不考虑应用，如体温进一步升高，痰变为黏脓性，白细胞升高等提示细菌感染可考虑应用。

笔记栏

推荐阅读

Konno M, Baba S, Mikawa H, et al. 2006. Study of upper respiratory tract bacterial flora: first report. Variations in upper respiratory tract bacterial flora in patients with acute upper respiratory tract infection and healthy subjects and variations by subject age. J Infect Chemother, 12: 83～96

Musher DM. 2003. Medical progress: how contagious are common respiratory tract infections? N Engl J Med, 348: 1256～1266

Wenzel RP, Fowler AA 3rd. 2006. Clinical practice: acute bronchitis. N Engl J Med, 355: 2125～2130

（赵铭山）

第3章 肺部感染性疾病

【肺炎概述】

肺炎(pneumonia)指终末气道、肺泡和肺间质的炎症,可由病原微生物、理化因素、免疫损伤、过敏及药物所致。细菌性肺炎是最常见的肺炎,也是最常见的感染性疾病之一。社区获得性肺炎和医院内获得性肺炎年发病率近年有增加的趋势。肺炎病死率门诊患者为1%～5%,住院患者平均为12%,发病率和病死率高与人口老龄化、吸烟、伴有基础疾病和免疫功能低下有关,如COPD、心力衰竭、肿瘤、糖尿病、艾滋病、应用免疫抑制剂和器官移植、病原体变迁、医院获得性肺炎发病率增加有关。另外,病原学诊断困难、不合理使用抗生素导致细菌耐药性增加和部分人群贫困化加剧等也与高发病率和高死亡率有关。

【分类】

肺炎可按解剖、病因或患病环境加以分类。

(一) 解剖分类

1. 大叶性(肺泡性)肺炎 病原体先在肺泡引起炎症,经肺泡间孔(Cohn孔)向其他肺泡扩散,致使部分或整个肺段、肺叶发生炎症改变。X线胸片显示肺叶或肺段的实变阴影。

2. 小叶性(支气管性)肺炎 病原体经支气管入侵,引起细支气管、终末细支气管及肺泡的炎症,常继发于其他疾病。X线显示为沿肺纹理分布的不规则斑片状阴影,边缘密度浅而模糊,无实变征象。肺下叶常受累。

3. 间质性肺炎 以肺间质为主的炎症,可由细菌、支原体、衣原体、病毒或卡氏肺囊虫等引起。累及支气管壁及其周围组织,有肺泡壁增生及间质水肿,因病变仅在肺间质,故呼吸道症状较轻,异常体征较少。X线通常表现为一侧或双侧肺下部的不规则条索状阴影,从肺门向外伸展,可呈网状,其间可有小片肺不张阴影。

(二) 病因分类

1. 细菌性肺炎 如肺炎链球菌、金黄色葡萄球菌、甲型溶血性链球菌、肺炎克雷伯杆菌、流感嗜血杆菌、铜绿假单胞菌肺炎等。

2. 非典型病原体所致肺炎 如军团菌、支原体和衣原体等。

3. 病毒性肺炎 如冠状病毒、腺病毒、呼吸道合胞病毒、流感病毒、麻疹病毒、巨细胞病毒、单纯疱疹病毒等。

4. 真菌性肺炎 如白色念珠菌、曲霉菌、放线菌等。

5. 其他病原体所致肺炎 如立克次体(如Q热立克次体)、弓形虫(如鼠弓形虫)、原虫(如卡氏肺囊虫)、寄生虫(如肺包虫、肺吸虫、肺血吸虫)等。

6. 理化因素所致的肺炎 如放射性损伤引起的放射性肺炎、胃酸吸入引起的化学性肺炎等。

(三) 患病环境分类

1. 社区获得性肺炎(community acquired pneumonia, CAP) 是指在医院外罹患的感染性肺实质炎症,包括具有明确潜伏期的病原体感染而在入院后平均潜伏期内发病的肺炎。

2. 医院获得性肺炎(hospital acquired pneumonia, HAP) 亦称医院内肺炎(nosocomial pneumonia, NP),是指患者入院时不存在、也不处于潜伏期,而于入院48小时后在医院内发生的肺炎。

第一节 细菌性肺炎

案例 2-3-1

患者,男,28岁。因"寒战、高热、咳嗽、呼吸困难、四肢厥冷4天"入院。

患者于4天前受凉后突然出现寒战、高热,T 40.2℃,伴咳痰、咳暗红色血性痰,胸痛且逐渐加重,呼吸困难、烦躁、四肢厥冷、出汗而入院。以往体健,无重要病史。

体格检查:T 39.6℃,P 120次/分,R 28次/分,BP 75/41mmHg。神志恍惚,烦躁不安,对提出的问题不能正确回答,急性热病容,口唇发绀,四肢冰凉。右肺下野叩诊呈浊音,语颤增强,可闻及支气管呼吸音,心律齐,心脏各瓣膜听诊区未闻及杂音,心率120次/分,腹软,无压痛,肝脾未触及,双下肢无浮肿,指端发绀。

笔记栏

实验室检查：血常规：WBC 15.0×10^9/L，L 0.08，N 0.92。X线胸片显示右肺下野可见大片状致密阴影。

问题：

1. 根据病史、体征和辅助检查，诊断及诊断根据是什么？
2. 入院应该对患者做什么检查？
3. 下一步需如何检查确诊？
4. 目前应如何处理？

一、肺炎链球菌肺炎

肺炎链球菌肺炎（pneumococcal pneumoniae）是由肺炎链球菌（streptococcus pneumoniae）引起的急性肺部炎症，为院外感染的细菌性肺炎中最常见的一种。肺炎链球菌为革兰阳性球菌，常寄生于正常人呼吸道，尤其是在冬春季节呼吸道疾病流行期间，带菌率可达40%～70%，但仅在呼吸道防御功能受到损害或全身抵抗力削弱时致病。多发于冬春季，其诱因如上呼吸道感染、受寒、饥饿、疲劳、醉酒、吸入有害气体、外科手术、昏迷、肿瘤、心力衰竭、长期卧床等。细菌侵入肺泡引起充血、水肿和渗出，随炎症渗液经肺泡间孔或呼吸性细支气管向邻近肺组织蔓延，累及整个肺叶，典型者表现为大叶性肺炎，近年来典型者少见。

【临床特点】

起病急，先有寒战，继之高热，体温可达39～40℃，多呈稽留热。数小时内即有明显呼吸道症状，早期为干咳，渐有少量黏痰或脓性黏痰，典型者咳铁锈色痰。大部分病例累及胸膜，有胸痛，如为下叶肺炎可累及膈胸膜，疼痛放射至上腹部，易误诊为急腹症。少数病例出现恶心、呕吐等上消化道症状。严重感染可发生周围循环衰竭，甚至起病时即表现为休克。一般没有明显的异常体征。严重者可有急性病容，呼吸急促及肺实变体征和湿性啰音，累及胸膜时可闻及胸膜摩擦音。白细胞总数增多及中性粒细胞核左移，可见中毒性颗粒，白细胞总数减少者预后差。痰涂片可见革兰阳性成对的球菌，在白细胞内者对诊断意义较大，培养可确定菌属。胸部X线检查，早期仅见纹理增多或淡薄、均匀阴影。典型者为大叶性、肺段或亚肺段分布的均匀密度增高阴影。累及胸膜时可有胸腔积液。经有效治疗，2周内迅速消散，老年人消散较慢。并发症尚不多见，如病程延长、治疗过程中又出现体温升高、白细胞持续上升时，应考虑有并发症的可能，如脓胸、脑膜炎、心肌炎、败血症等，严重者可并发感染性休克。

案例 2-3-1

1. 痰细菌培养结果为肺炎链球菌。
2. X线胸片示右下肺大叶性肺炎（图2-3-1）。

临床诊断：

1. 肺炎链球菌肺炎
2. 感染性休克

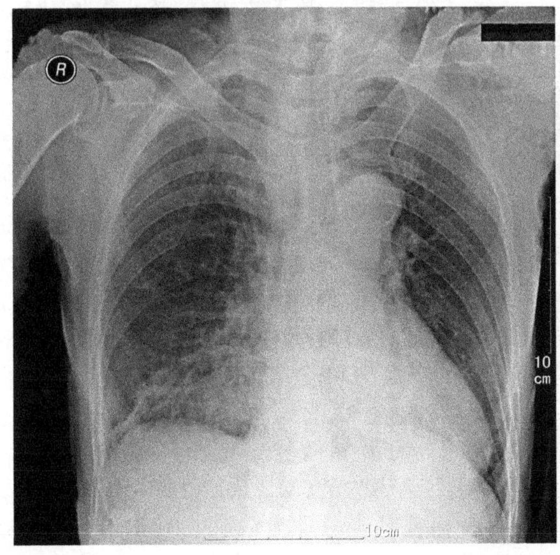

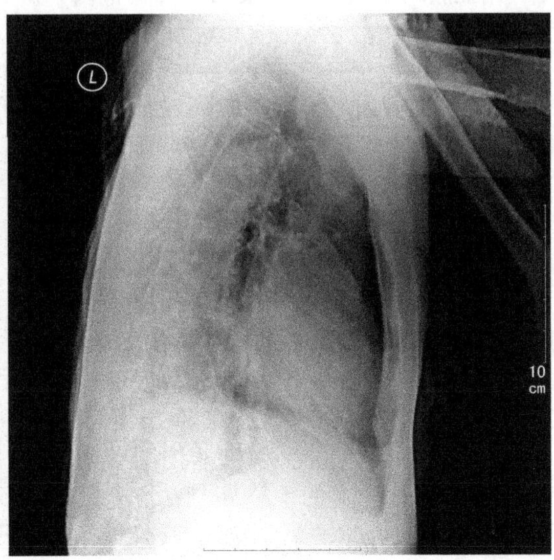

图 2-3-1　右肺炎 X 线胸片

【治疗】

(一) 一般治疗

卧床休息，进食易消化饮食，补充足够热量和蛋白质。高热患者宜用物理降温，必要时可用退热剂，注意补充水分，根据病情决定补液的量和种类。一般不用镇咳剂，宜给予祛痰止咳药如氯化铵或棕色合剂等。老年人或慢性阻塞性肺疾病患者应注意呼吸道通畅，必要时配合应用支气管扩张剂，缓解支气管痉挛，以利于痰液排出。缺氧者给予吸氧。

(二) 抗生素的应用

一经诊断，经痰涂片初筛选，不必等待细菌培养结果，可用抗生素治疗。青霉素G仍是治疗肺炎链球菌肺炎首选药。用药途径视病情轻重和有无并发症而定。一般剂量为480万～800万U/d，静脉注射，病情稍重者，可用至1000万～3000万U/d，分次静脉滴注。对青霉素过敏者可用红霉素1.2～1.8g/d，分次静脉滴注。也可用林可霉素或克林霉素1.8～2.4g/d，静脉滴注，重症者还可用头孢菌素，如头孢唑啉4～6g/d，头孢拉定4～6g/d等静脉滴注。

近年来耐青霉素肺炎链球菌株的报道不断增多，且颇受关注，MIC≥0.1～1.0mg/L者为中度耐药，MIC≥2.0mg/L则为高度耐药，一般认为，中度耐青霉素肺炎链球菌感染者对青霉素或氨苄西林仍有效。高度耐青霉素肺炎链球菌感染者可选用头孢曲松，每日1次，1～2g，静脉滴注，或头孢噻肟静脉滴注，重症者(如并发脑膜炎者)可用亚胺培南或万古霉素加三代头孢菌素。

(三) 并发感染性休克的处理

1. 补充血容量 一般静脉滴注低分子右旋糖酐和平衡盐液补充血容量，维持收缩压在90～100mmHg、脉压＞30mmHg和适当尿排出量(＞30ml/h)，若有条件检测中心静脉压，维持其在5～10cmH_2O(0.59～0.98 kPa)为宜。

2. 血管活性药物的应用 输液中可加入适量的血管活性药物，血管活性药物有缩血管和扩血管两类。以使用血管扩张药为主，常用药物有多巴胺、间羟胺、卞胺唑啉、去甲肾上腺素、山莨菪碱等。

3. 控制感染 迅速、积极地控制感染是治疗肺炎并感染性休克的重要环节。抗生素选用原则：有效、强力及联合静脉给药，最好根据病菌的药敏试验结果选用抗生素。

4. 糖皮质激素的应用 对病情严重、中毒症状明显或经上述处理血压仍不回升时，在应用强有力抗生素前提下，可给予氢化可的松100～200mg或地塞米松5～10mg静脉滴注，病情好转后迅速停药。

5. 纠正水、电解质和酸碱失衡 治疗过程中应密切监测酸碱和电解质变化，如发现失衡应及时纠正。

6. 处理并发症 应保护心、脑、肾功能，及时处理并发症，防止多器官功能衰竭。

案例 2-3-1

1. 本病并发感染性休克。

2. 处理原则：

(1) 补充血容量，一般先输低分子右旋糖酐或平衡盐液以维持有效血容量，减低血液黏稠度，预防血管内凝血。

(2) 血管活性药物的应用，输液中加入适量血管活性药物防止心排血量下降导致组织血液灌注减少。故在补充血容量的情况下，应用血管扩张剂以改善微循环。

(3) 当休克并发肾衰竭时，可用利尿剂，合并心力衰竭时酌情用强心剂。

(4) 控制感染，加大青霉素剂量，每日1 000万～3 000万单位静脉滴注，亦可用头孢唑啉，或2～3种广谱抗生素联合应用。

(5) 糖皮质激素的应用，对病情严重患者，抗生素和血管活性药仍不能控制时，可静脉滴注氢化可的松100～200mg或地塞米松10～20mg。

(6) 纠正水、电解质和酸碱紊乱，要随时监测并纠正钾、钠和氯离子紊乱以及酸、碱失衡。有代谢性酸中毒时，酌情给予碱性药物。

(7) 保护重要器官功能，防止器官功能衰竭。

二、葡萄球菌肺炎

葡萄球菌肺炎(staphylococcal pneumonia)主要由金黄色葡萄球菌引起的肺部急性化脓性炎症，病情严重，病死率高，其发病率近年有所增加。葡萄球菌为革兰阳性菌，主要分为金黄色葡萄球菌(简称金葡菌)和表皮葡萄球菌两种。医院内金葡菌对青霉素G耐药率高达90%以上，耐甲氧西林金葡菌和耐甲氧西林凝固酶阴性葡萄球菌(MR-SA和MRSCN)亦在增加。金葡菌肺炎分原发(吸入)性与继发(血源)性两类。前者经呼吸道感染，成人多发生于体弱、免疫缺陷、呼吸道传染病、糖尿病、肺囊性纤维化以及应用激素、抗癌药物及其他免疫抑制

笔记栏

剂治疗者。后者常来自皮肤疖肿、创口感染等，经血液播散至肺，有时原发灶不明。主要病理变化为化脓性炎症，有单个或多发性脓胸，累及胸膜并发脓胸或脓气胸。

【临床特点】

临床表现与肺炎球菌肺炎较为相似。但起病更急，全身中毒症状更重，持续时间更长，呼吸困难、咳嗽，胸痛进行性加重，咳粉红色乳样或脓性痰。常有末梢循环衰竭、休克表现。肺部体征较少，可闻及呼吸音减低或湿性啰音，如并发脓胸和气胸者则出现相应的体征。血白细胞计数明显增加，中性粒细胞比例增高，核左移，有中毒性颗粒。痰涂片革兰染色可见大量成堆的葡萄球菌和脓细胞，白细胞内发现球菌有诊断意义，痰培养有助诊断，血源性感染者血培养半数可呈阳性。X线检查，原发性感染者早期呈大片絮状、浓淡不匀的阴影，可成节段或大叶分布，亦有呈小叶样浸润，病变短期内变化很大，出现空洞或蜂窝状透亮区，或在阴影周围出现大小不等气肿大泡。血源性感染者多呈两肺多发斑片状或团块状阴影及多发性小的液体空洞。

【治疗】

(一) 抗生素的应用

早期选用敏感抗生素是取得良好疗效的关键，对于敏感菌仍可使用青霉素G，剂量往往大于常规量，由于耐青霉素的菌株增多，因此，一般认为应选用耐β-内酰胺酶的半合成青霉素如苯唑西林或氯唑西林6～12g/d，分次静脉滴注，亦可用头孢噻吩4～6g/d，分次静脉给药。对青霉素过敏者可选用红霉素1.2～1.8g/d或克林霉素1.8～2.4g/d、氨基糖苷类如阿米星0.4～0.8g/d等分次给药，氟喹诺酮类抗菌药物也有较好的疗效。严重感染者应联合用药。

MRSA及MRSCN引起的肺炎则宜选用万古霉素，1～2g/d，静脉滴注，国产去甲万古霉素与万古霉素作用相似，亦可选用。严重病例或单用该药治疗效果不够满意者应加用利福平、磷霉素或氨基糖苷类抗生素等。

(二) 并发症治疗

并发脓胸时应彻底引流，并发脑膜炎时需加大苯唑西林或氯唑西林用量，为12g/d；由于这两种抗生素透过血脑屏障较差，严重病例宜选用万古霉素和利福平等。

(三) 对症支持治疗

对症支持治疗包括给氧、保暖、保持呼吸道的湿化和通畅，同时应保护心、脑、肾功能，防止多器官功能衰竭。

三、化脓性链球菌肺炎

化脓性链球菌肺炎主要是由A族链球菌(group A *Streptococci*)引起的肺部急性炎症，多为内源性感染，传染源为带菌者本身，机体抵抗力降低时，呼吸道吸入含菌分泌物而感染。主要发病对象为儿童和老年体弱者，免疫缺陷者易感，常为麻疹、百日咳、流感后的并发症，好发于冬季。主要病理变化为支气管周围的肺实质炎症，发生水肿、实变，可有肺组织坏死和脓肿形成，也可出现肺气囊肿，累及胸膜可合并脓胸。

【临床特点】

起病急，寒战、高热、咳嗽、咳痰，痰呈脓性、血性或粉红色，多较稀薄，常有胸痛、呼吸困难。肺部体征可有双侧下肺呼吸音减弱及湿性啰音，合并胸膜腔积液者可出现相应的体征。X线检查表现为受累部位支气管周围出现不规则片状或斑点状模糊阴影，可有小块肺实变区伴小脓肿或肺不张。血白细胞计数增加，中性粒细胞比例升高，核左移，可见中毒颗粒。痰涂片可见大量的中性粒细胞和成对或链状排列的革兰阳性球菌。痰培养分离出致病菌即可确诊。

【治疗】

(一) 抗生素的应用

体外药敏试验至今尚未发现青霉素耐药株，故化脓性链球菌肺炎首选青霉素G治疗，一般每日480万～800万U静脉注射。重症患者，可加大青霉G剂量静脉滴注，疗程不少于2周。对青霉素过敏者可选用克林霉素1.8～2.4g/d，或红霉素1.2～1.8g/d，分次静脉滴注。对上述药物不能耐受者可考虑用头孢菌素类抗生素。

(二) 对症支持治疗

对症支持治疗包括给氧、保暖、保持呼吸道的湿化和通畅，同时应保护心、肺、肾功能。

四、肺炎克雷伯杆菌肺炎

肺炎克雷伯杆菌(Klebsiella pneumoniae)又称肺炎杆菌，是引起肺炎最多的革兰阴性杆菌，

笔记栏

其所致肺炎占细菌性肺炎的1%～5%，平均为2%，在社区获得性和医院获得性革兰阴性杆菌肺炎中分别占18%～64%和30%。肺炎杆菌肺炎的病死率较高，为20%～50%。肺炎杆菌为条件致病菌，据调查2%～25%正常人上呼吸道可有本菌定植，老年、住院、慢性肺部疾病、大量使用抗生素者，口咽部细菌检出率和分泌物中浓度均明显增加。机体免疫功能下降如较长期使用激素和免疫抑制剂，严重疾病包括糖尿病、慢性肝病、尿毒症、晚期癌肿，以及创伤性检查、创伤性治疗可成为肺炎杆菌的易感因素。

【临床特点】

本病起病突然，部分病前有上呼吸道感染症状，好发于冬季，但近年来季节差别已不明显。主要临床表现为寒战、发热、咳嗽、咳痰、呼吸困难等。早期全身衰竭较常见。痰液无臭，黏稠，痰量中等。血液和黏液混合成砖红色痰被认为是肺炎杆菌的一项特征，但临床上比较少见。亦有咳铁锈色痰或痰带血丝，或伴明显咯血。

体检患者呈急性病容，常有呼吸困难甚至发绀，严重者可有全身衰竭、休克、黄疸。肺部检查可于相应部位发现实变体征，触觉语颤和语音传导增强，可有支气管样或支气管肺泡呼吸音。湿啰音常见。实验室检查有白细胞和中性粒细胞增多，核左移；白细胞减少者预后差。痰培养可有肺炎杆菌生长，但由于一般人群的口咽部也可有较高的肺炎杆菌携带率，仅普通痰培养所分离的细菌不能区分肺炎的病原菌或口咽部定植菌。

X线表现包括大叶实变、小叶浸润和脓肿形成。大叶实变多位于右上叶，约半数的社区获得性肺炎杆菌肺炎的小叶浸润病变可累及多个肺叶，16%～50%伴肺脓肿形成。

【治疗】

(一) 一般治疗

保持气道通畅、祛痰、止咳、给氧、纠正水、电解质和酸碱失衡、补充营养等。

(二) 抗生素治疗

早期使用有效抗生素是治愈的关键。抗生素时代之前，肺炎杆菌的病死率高达51%～97%；在抗生素治疗下，病死率已有明显下降。但由于肺炎杆菌耐药率较高，病死率为20%～30%。可选用第一、第二或第三代头孢菌素、广谱菌素、氨基糖苷类抗生素、氟喹诺酮类及其他如亚胺培南和氨曲南等。近年来多用阿米卡星，用量为0.4～0.6g/d，静脉注射，1次给药，可减少肾脏毒性。头孢菌素以头孢唑啉和头孢拉定为首选，剂量为4～6g/d，分2～4次静脉滴注；也可用第二代头孢菌素如头孢呋辛、头孢孟多、头孢西丁等，剂量同第一代头孢菌素，总体疗效较佳。广谱青霉素如哌拉西林、替卡西林以及与酶抑制剂混合的复合制剂对肺炎杆菌有较好的治疗效果。通常剂量为4～6g/d，分2～4次静脉滴注。对重症感染可采用β-内酰胺类抗生素与氨基糖苷类联合使用。对多重耐药菌感染、难治性感染，除第三代头孢菌素外，也可试用亚胺培南或氟喹诺酮类的环丙沙星、氧氟沙星或氨曲南等。

五、肠球菌肺炎

肠球菌肺炎系肠球菌(*Enterococcus*)引起的急性肺化脓性炎症，在细菌性肺炎中占少数，多为院内感染。肠球菌为革兰阳性菌，主要包括粪肠球菌(*E. faecalie*)、屎肠球菌(*E. faecim*)、坚忍肠球菌(*E.durans*)，系人类消化道正常菌群，一般情况下不致病。感染主要发生于机体免疫力低下的患者，如恶性肿瘤、器官移植、免疫抑制及心、肺、肝、肾疾病的患者。鼻饲营养及机械通气等治疗时，则可能引起肠球菌肺炎。侵入性操作和广泛使用广谱抗生素与肠球菌的感染密切相关。

【临床特点】

临床表现与一般化脓菌所致肺炎无明显区别。可有发热、咳嗽、咳脓痰、胸痛、气急等。体征为肺实变体征。少数患者可合并肠球菌败血症、休克和弥漫性血管内凝血，胸片检查可见斑片状密度增高影或大叶性密度增高影。血象检查白细胞计数和中性分类多升高。合并菌血症或败血症时血细菌培养可阳性。只有依靠防污染毛刷经纤维支气管镜下呼吸道取材或进行支气管肺泡灌洗，取灌洗液做细菌定量培养及鉴定才能确诊。

【治疗】

(一) 抗生素的应用

肠球菌对许多抗生素有天然或固有耐药性，给临床选用抗菌药物带来很大困难，青霉素与氨基糖苷类抗生素联合应用具有协同作用。粪肠球菌感染者，敏感菌可选用青霉素G加庆大霉素，或氨苄西林加庆大霉素治疗，也可选用万古

笔记栏

霉素加庆大霉素治疗。肠球菌的耐药性逐渐增加，且出现了多重耐药，因此，有效抗菌药物的选用最终应根据细菌培养及药敏试验结果及临床治疗效果的观察进行。

(二) 对症支持治疗

吸氧、保暖、保持呼吸道的湿化和通畅，同时应保护心、脑、肾功能。

六、卡他莫拉菌肺炎

卡他莫拉菌(*M catarrhlis*)过去被认为无致病性，但近30年来研究表明该菌可引起临床的多种感染，而且产β-内酰胺酶菌株迅速增多。卡他莫拉菌是支气管肺感染中一种重要的条件致病菌，成为继流感嗜血杆菌，肺炎链球菌之后引起原有慢性肺部疾病患者肺部感染的第三位常见病原体。卡他莫拉菌为革兰阴性双球菌，呈咖啡豆状或四联状，偶见成堆排列，系常驻于人类鼻咽部共生菌，为上呼吸道的正常菌群，健康人很少感染患病，某些恶性肿瘤、血液病、糖尿病、免疫缺陷性疾病患者，以及使用糖皮质激素或免疫抑制剂等情况下，可侵入呼吸道导致感染，多为老年人，冬末春初多发。

【临床特点】

临床表现与其他细菌性肺炎相似，可表现为发热、咳嗽、咳脓痰、胸痛，重者可有寒战、呼吸困难等，但程度相对较轻，周围血象白细胞计数大多在正常范围内，X线检查无特异性，可见局灶浸润阴影，主要累及下叶，部分表现支气管肺炎改变，有时可见胸腔积液。其诊断与鉴别诊断主要依赖于病原学检查，咳痰定量培养细菌浓度$\geqslant 10^7$ cfu/ml，或经气管支气管保护性样本刷培养$\geqslant 10^3$ cfu/ml可确诊本病。

【治疗】

(一) 抗生素治疗

卡他莫拉菌对多种抗生素具有耐药性，几乎100%的菌株产β-内酰胺酶，并对青霉素G、氨苄西林、阿莫西林耐药，对克林霉素、万古霉素、甲氧嘧啶耐药率亦高达90%以上，对第二、三代头孢菌素、大环内酯类、氯霉素、四环素、氨苄西林/舒巴坦复方制剂及氟喹诺酮类高度敏感。

(二) 对症支持治疗

吸氧、保暖、保持呼吸道的湿化和通畅，同时应保护心、脑、肾功能，防止多器官功能衰竭。

七、脑膜炎奈瑟菌肺炎

脑膜炎奈瑟菌(*Neisseria meningitidis*)主要引起流行性脑脊髓膜炎，至于脑膜炎奈菌肺炎，有不少人认为是继发于脑膜炎奈瑟菌败血症的一种少见的化脓性迁徙合并症。该菌又称脑膜炎双球菌，为需氧革兰阴性球菌，其传播途径主要通过飞沫直接从空气传播，呼吸道感染了流感病毒或腺病毒的人群更具有易感性。其病理改变为渗出性化脓性炎症，沿肺泡或支气管肺泡分布，个别呈大叶浸润甚至肺组织坏死和脓肿形成。

【临床特点】

临床表现与肺炎球菌肺炎类似，表现为咳嗽、咳脓痰或泡沫痰、胸痛、畏寒、高热，以及相伴出现的肺实变、湿啰音等体征变化。X线表现无特异性，包括斑片状阴影的支气管肺炎和大叶浸润，常见于下叶或右中叶。临床过程无特殊性，因而临床上易漏诊。痰涂片上发现中性粒细胞内有革兰阴性肾形双球菌，应高度怀疑本病，确诊依赖于进一步的细菌学检查。

【治疗】

(一) 抗生素治疗

青霉素对多数病例也是有效的，并发脓胸或其他并发症患者仍可选用青霉素，但剂量应加大至每日800万U以上。对青霉素过敏者，可选用第三代头孢菌素、磺胺嘧啶、利福平。

(二) 对症支持治疗

吸氧、保暖、保持呼吸道的湿化和通畅，同时应保护心、脑、肾功能。

八、大肠埃希菌肺炎

大肠埃希菌(*Escherichia coli*，简称大肠杆菌)肺炎近年来明显增加，是引起社区获得性革兰阴性杆菌肺炎的仅次于肺炎克雷伯杆菌的第二位常见病原菌，占革兰阴性杆菌肺炎的12%～45%，也是医院获得性肺炎的主要病原菌之一，占革兰阴性杆菌肺炎的9.0%～15.0%。该菌为肠道正常菌群，人和动物粪便中大量存在，广泛分布于自然界。对热抵抗力较强，可受药物和其他菌群的抑制，大肠杆菌产超广谱β-内酰胺酶(ESBLS)的比例迅速增加，国外报道ESBLS

笔记栏

的产生率为2.2%～28%，国内为5%～32.4%。

【临床特点】

临床表现与一般急性肺炎相似，可表现为寒战、发热、咳嗽、咳痰、胸痛、发绀及呼吸困难等。痰常为黏稠或脓性，可有腥臭味。部分病例伴肠胃道症状如恶心、呕吐、腹痛、腹泻。严重病例可有嗜睡等意识障碍和末梢循环障碍。肺部体征可有双下肺呼吸音减低并有湿啰音，肺部实变体征少见。40%患者可伴发脓胸并可见相应体征。实验室检查示外周血白细胞和中性粒细胞增多，核左移。痰、胸水、血液甚至尿等多种标本可培养分离出大肠杆菌。X线表现为多叶弥漫性斑片状浸润阴影，以两下肺为主，偶有实变征象，常可发现中等大小的脓腔形成和胸腔积液。

【治疗】

(一) 一般治疗

止咳、祛痰、止痛、止血，适量补充液体，维持水、电解质和酸碱平衡。注意保暖，保证休息，进食足够营养和易消化的食物。缺氧时给予氧疗。积极处理原发病和基础疾病。

(二) 抗生素治疗

根据病情轻重不同和耐药情况等不完全相同，故应根据具体情况选用适当药物，合理用药。

1. β-内酰胺类　头孢菌素或广谱青霉素联合氨基糖苷类抗生素是治疗大肠杆菌肺炎的常用治疗方案。头孢唑啉、头孢拉定及第二代的头孢呋辛应用较多，近年来耐药比例迅速增加。第三代头孢菌素如头孢噻肟(2～12g/d)、头孢哌酮(2～8g/d)、头孢他啶(2～6g/d)等，对重症感染、难治性感染等很有必要，可单用或与其他药物合用。哌拉西林以及与酶抑制剂混合的复合制剂如氨苄西林＋舒巴坦钠(6～12g/d)、哌拉西林＋他唑坦钠(13.5g/d)等对大肠杆菌及其他革兰阴性杆菌有较好的杀菌作用，可以应用。对医院获得性难治性感染亦可选用亚胺培南(1.5～4g/d)及氨曲南(1.5～6g/d)。

2. 氨基糖苷类　庆大霉素[3～5mg/(kg·d)]、妥布霉素[3～5mg/(kg·d)]、阿米卡星[15mg/(kg·d)]及奈替米星[4～6mg/(kg·d)]等均可用于大肠杆菌肺炎的治疗，可作首选联合用药之一，主张每日一次用药，老年人减量。

3. 喹诺酮类　环丙沙星(0.2～0.4g/d)、氧氟沙星(0.2～0.4g/d)、左旋氧氟沙星(0.2～0.4g/d)、司帕沙星(0.2g/d)等对大肠杆菌有强大的抗菌作用，对医院获得性或耐药菌引起的大肠杆菌肺炎是比较理想的药物。

笔记栏

(三) 并发症治疗

对发生肺脓肿、胸腔积液或脓胸的患者应加大抗生素的剂量和疗程，脓胸形成者应进行引流，抗生素胸腔内注射，防胸膜增厚及粘连。并发休克、心肺功能不全者，应给予相应处理。

九、变形杆菌肺炎

变形杆菌属(*Proteus*)为肠杆菌科，为条件致病菌，可引起泌尿道感染、肺炎、败血症和伤口感染。变形杆菌肺炎多继发于一些原发疾病，如糖尿病、慢性肺部疾病、肾脏疾病等。在医院获得性肺炎中占3.5%～4.5%。常经医务人员的手和器械传播。变形杆菌肺炎属机会性、继发性感染，主要为院内获得性感染，以老年男性为主，好发于有慢性肺部疾病、酒精中毒、肾脏病、糖尿病的个体，其他易患因素包括长期应用抗生素、糖皮质激素、免疫抑制剂等，另外，机械通气、ICU病房长期居留亦是易感因素。

【临床特点】

临床表现缺乏特异性，与多数肠杆菌科细菌性肺炎的表现类似。表现为寒战、发热(体温可达40℃)、咳嗽加剧、咳痰、胸痛、呼吸困难，可伴有神经系统症状。部分患者可以神经系统症状为首发表现。体检除一般全身体征外，可发现肺实变体征，大多数患者可闻及管状呼吸音。血液常规检查有明显的白细胞总数升高，可见核左移现象，偶有贫血。痰培养是确诊变形杆菌的主要依据。可用纤维支气管镜辅助取痰，结合革兰染色。培养基上迁徙生长现象和生化反应可鉴定。胸部X线检查缺乏特异性。血源性变形杆菌肺炎病变可发生于多个肺叶，吸入性者病变多于上叶后段或下叶背段。部分患者有受累肺叶的容积缩小，致气管偏移。多发脓腔多见，也可呈支气管肺炎表现。

【治疗】

(一) 一般治疗

保持呼吸道通畅，吸氧，给予足够的营养和液体，以保持机体处于安全和稳定状态。及时治疗原发病，如慢性肺部疾病、糖尿病、酒精中毒和肾脏病等。

（二）抗生素治疗

目前主张选用针对革兰阴性杆菌的第三代头孢菌素，或与氨基糖苷类抗生素合用。常用药物有头孢曲松，2～4g/d，头孢他啶，2～6g/d，疗程7～10d。氨基糖苷类，最常使用的为阿米卡星，剂量为0.4g/d，疗程10～14d，但对有肾脏功能不全者或老年人应注意毒副反应，可与第三代头孢菌素合用。对头孢菌素和氨基糖苷类抗生素反应不佳时可选用喹诺酮类抗菌药物，静脉应用如环丙沙星（0.2～0.4g/d）、氧氟沙星（0.2～0.4g/d）、左旋氧氟沙星（0.2～0.4g/d）、司帕沙星（0.2g/d），疗程为7～10天。

十、铜绿假单胞菌肺炎

铜绿假单胞菌（*Pseudomonas Aeruginosa*）又称绿脓杆菌，属于革兰阴性非发酵菌群假单胞菌属。在自然界广泛分布，亦常寄居于正常人呼吸道、胃肠道、皮肤等处。在医院环境中的医疗设备，如各种导管、人工呼吸器、湿化器、雾化器、床头柜、被褥、水龙头等均可分离到。其生物学特点是毒力强，但侵入力弱。通常在机体防御能力下降时致病，是院内感染的常见的条件致病菌之一。近年来，发病率有明显的增加，在医院获得性肺炎中占10%～30%。在ICU中，尤其是气管插管或切开72小时后发生的呼吸机相关肺炎，铜绿假单胞菌占50%左右，已成为最常见的病原菌。在社区获得性肺炎中，铜绿假单胞菌感染比较少见。

【临床特点】

临床表现与其他肺炎相似，无特征性的临床表现。好发于易感人群。可急性起病或慢性反复感染。急性起病者，常表现为重症肺炎，全身症状明显，寒战、高热，疲乏、呼吸困难、常有败血症样或休克表现。慢性反复感染者，如化脓性支气管扩张急性加重，常表现为咳嗽、咳黄脓痰和气促增加，但全身症状可不明显，仅有部分患者出现发热、疲乏、胃纳差等症状。痰呈绿色和特殊的臭味。但个别病例可完全没有上述特征。体征与其他类型的肺炎相似。

胸部X线表现以支气管肺炎型（多为两下肺）为常见，亦可表现为局部实变型和肺脓肿型。治疗不及时者易形成多发性的小脓肿，最终形成片状的机化性肺炎。痰培养是最常见的诊断方法。应用自动细菌培养诊断仪可缩短检验的时间，在24～36小时内获得鉴定和药敏试验的结果。血培养、胸腔积液培养结果有确诊意义。免疫学检查包括血清铜绿假单胞菌凝集试验、痰免疫荧光抗体染色法诊断铜绿假单胞菌肺部感染，其临床应用价值有待进一步研究。

【治疗】

（一）一般治疗

保持气道和痰液引流的通畅，提高机体免疫力等。气道通畅和痰液引流对提高疗效非常重要。

（二）抗生素治疗

治疗的原则是早期、足量、联合、足疗程。首选半合成青霉素类（如氧哌嗪青霉素）、第三代头孢菌素类（如头孢他定）或碳青霉烯类（如亚胺培南）。也可选用氟喹诺酮类（如环丙沙星、左旋氧氟沙星）、单环类（如氨曲南）、第四代头孢菌素（如头孢吡肟）、氨基糖苷类（如妥布霉素、阿米卡星）、头孢哌酮与舒巴坦或替卡西林与棒酸合剂等。

按病情的需要和具体情况来选用药物和治疗方案。目前，对铜绿假单胞菌治疗药物虽然较多，但耐药菌株也不断增多。而且容易出现继发性耐药，在ICU的患者中显得尤为突出，给治疗带来困难。

（三）药物应用时

动态监测细菌学和耐药性的变迁，以便及时调整用药。应用β-内酰胺类药物时应使用较大的剂量。治疗失败而需调整药物时，应选用交叉耐药率低的药物。联合应用氨基糖苷类通常有协同或加和作用，但不宜单独应用。氟诺喹酮类品种较多，但存在明显的交叉耐药。

第二节　非典型病原体所致肺炎

案例 2-3-2

患者，男，19岁，因"发热、干咳5天，咳痰3天"于2004年9月30日入院。

患者于5天前无明显诱因出现发热，体温37.8℃，无寒战，干咳，同时服"头孢氨苄"胶囊4天，未见明显好转。且体温有上升，达38.6℃，咳嗽加重，并咳少许白色黏痰，偶有痰中带血丝，无关节疼痛，来院就诊被收入院。

体格检查：T 38.2℃，R 18次/分，P 96次/分，BP 115/80mmHg。面部略潮红，口

笔记栏

唇无发绀。双肺呼吸音略粗，右下肺可闻及少许细湿啰音。

辅助检查：X线胸片结果显示右侧中下肺野可见大小不等的片状密度增高阴影，边界不清。

问题：

1. 该患者有何临床特点？可能的致病病原体是什么？

2. 应做哪些相关检查？

3. 在未确立病原学诊断前，应选用的药物是什么？

一、军团菌肺炎

军团菌肺炎（Legionnaries' pneumonia）是指由军团杆菌引起的细菌性肺炎。我国于1982年在南京发现首例患者以来，发病例数日益增多。

军团菌肺炎多发于夏末秋初，男性多于女性，任何年龄人群均可发病。孕妇、老年人、器官移植、免疫抑制剂治疗、长期住院，以及免疫功能低下的慢性阻塞性肺疾病患者为好发人群。暴发流行多见于医院和旅馆等公共场所。本病病死率为5%。军团杆菌为革兰染色阴性菌。

【临床特点】

本病系全身性疾病，临床表现多样，轻者仅有流感样症状（又称 pontiac 热），重者则表现为以肺部感染为主的全身多脏器损害。典型患者常为亚急性起病，初为疲乏，软弱无力，肌痛、食欲不振和畏寒发热。上呼吸道症状较轻，1～2d后症状加重，出现高热、寒战、头痛、胸痛，继而咳嗽加剧，咳黏痰，痰中可带少量血丝或血痰。早期消化道症状明显。神经系统症状也较为常见。部分患者可出现关节痛和肌痛。

体征主要表现为急性热病容，体温升高，相对缓脉，早期肺部可闻及湿性啰音，部分可闻及哮鸣音。可有少量胸腔积液，随着肺部炎症的发展，可出现肺实变体征，严重者可出现明显呼吸困难和发绀。

可出现以下并发症：心脏病并症、急性肾功能衰竭、休克和DIC、闭塞性细支气管炎（bronchiolitis obliterans，BO）或闭塞性细支气管炎伴机化性肺炎（bronchiolitis obliterans with organizing pneumonia，BOOP）。X线主要表现为片状肺泡浸润，少数患者早期也可见到间质浸润。病变继续发展，邻近肺叶受累，并可累及到对侧。出现空洞和肺脓肿改变。可有少量胸腔积液。

实验室检查白细胞计数中度升高，中性粒细胞比例升高，血沉明显增快，严重者血小板减少。约1/2患者出现肾功能损害。肝功能损害主要表现为转氨酶轻度升高。电解质紊乱主要表现为低钠、低钙、低磷，低钠血症最为突出。

由于军团菌生长条件要求严格，虽然细菌培养是军团菌肺炎最可靠的诊断方法，但仍无法满足临床诊断的需要。直接荧光抗体法（DFA）检测细菌抗原，有利于早期诊断，但应注意交叉反应。基因探针采用分子杂交技术在分子水平监测军团菌，具有简便、快捷、特异的优点。血清特异性抗体检测主要有间接免疫荧光（IFA）、ELISA、微量凝集试验与试管凝集试验，可用于临床诊断及流行病学调查。

【治疗】

（一）抗生素治疗

军团菌肺炎的经典治疗主要是红霉素，2～4g/d。阿奇霉素是非常值得推崇的大环内酯类药物。喹诺酮类抗菌药物如司帕沙星和曲发沙星的抗菌活性最强，环丙沙星、左氧沙星、氧氟沙星和洛美沙星次之，氟帕沙星最弱。但所有喹诺酮类药物的药敏实验表明均具有良好的抗菌活性和较低的MICs。环丙沙星400m/d，左氧沙星500mg/d，氧氟沙星400～800mg/d，培氟沙星800mg/d，司帕沙星第1天400mg，此后200mg/d。利福平是一种对细胞内和细胞外军团菌均具有明显抗菌效应的药物。由于利福平可产生耐药性，因此临床上不推荐单药治疗。红霉素和利福平具有协同效应。在使用环丙沙星时加入红霉素，或利福平加环丙沙星也可观察到同样的协同效应。

（二）对症治疗和积极治疗并发症

及时纠正低钠血症、休克、呼吸衰竭、DIC等，渗出性胸膜炎可穿刺引流。急性肾动能衰竭时应做血液透析治疗。

二、肺炎支原体肺炎

支原体肺炎（mycoplasmal pneumonia）是由肺炎支原体（*Mycoplasma pneumoniae*）所引起的呼吸道和肺部的急性炎症改变。肺炎支原体的感染近年来明显增多。支原体肺炎约占非细菌性肺炎的1/3以上，占各种原因引起肺炎的10%。秋冬季节发病较多，但季节性差异不显著。肺炎支原体是通过呼吸道传播，健康人吸入肺炎支原体感染患者咳嗽、喷嚏时喷出的口鼻分泌物，可引起肺部感染。支原体肺炎的基本病理

笔记栏

变化是一种化脓性细支气管炎，继而发生支气管肺炎或间质性肺炎。虽然肺支原体肺炎是良性自限性疾病，偶尔也可危及生命，可发生呼吸衰竭(急性呼吸窘迫综合征)。肺炎支原体感染可同时合并呼吸道病毒感染或细菌感染。

【临床特点】

多数起病缓慢，发病初可见感冒症状，如乏力、头痛、咽痛、鼻塞、流涕、畏寒、发热、肌肉酸痛、食欲下降、恶心呕吐等。2～3 天后出现明显咳嗽，咳少量黏痰或黏液脓性痰，有时痰中带血。多有咽部充血，少数有鼻窦炎、眼结合膜炎体征，颈淋巴结可肿大。病变广泛患者可见发绀(少见)。25%患者可出现斑丘疹、红斑或口唇疱疹。约半数患者吸气末可闻及干性或湿性啰音。少数呈肺实变体征。可并发自身免疫性溶血性贫血、雷诺现象、血小板减少性紫癜和弥散性血管内凝血、无黄疸型肝炎、急性胰腺炎、非特异性肌痛和关节痛、皮疹、口腔溃疡、结合膜炎、尿道炎(Stevens-Johnson 综合征)；心包炎或心肌炎、心包积液、急性心功能不全、心脏节律或传导异常；脑膜炎、横断性脊髓炎、脑肉芽肿性血管炎、小脑共济运动失调、格林-巴利综合征、舞蹈症、癫痫发作、精神失常等。X 线检查示明显异常的肺部 X 线表现(与相对较轻的症状及肺部体征不成比例)，且肺部病变 X 线表现多样化。早期为间质性肺炎，见肺纹理增加及模糊阴影，近肺门较深。75%～90%的病灶发生在下叶，约半数为单叶或单肺段分布。有时浸润广泛、有实质。实验室检查白细胞多正常，少数可超过 $10.0\times10^9/L$，淋巴细胞轻度增多，血沉加快。偶尔有肝脏转氨酶增高。有心电图异常时，提示心包炎或心肌炎。血清学检查是诊断肺炎支原体感染最好的方法。约半数患者红细胞冷凝集试验阳性，滴定效价在 1∶32 以上，恢复期效价 4 倍增加的意义大。40%患者链球菌 MG 凝集试验阳性，效价在 1∶40以上，滴度增高 4 倍则更有意义。补体结合试验(CFT)适合于肺支原体肺炎急性期及恢复期的抗体检测。免疫荧光试验(IFT)检测肺支原体肺炎患者血清中肺炎支原体特异性抗体。肺炎支原体 IgM 效价≥1∶16 和肺炎支原体 IgG 效价上升 4 倍可判定为阳性结果。该方法敏感性为 87%，特异性为 81%。肺炎支原体特异性 IgM 的敏感性为 89%，特异性为 93%。肺炎支原体抗原直接检测和特异性核酸检测阳性有诊断意义。固相酶免疫技术 ELISA 法、多克隆抗体免疫荧光法、单克隆抗体免疫印迹法直接检测呼吸道感染者鼻咽部分获痰标本中肺炎支原体抗原。核酸杂交技术和聚合酶链反应技术可直接检测痰、咽拭子，或支气管分泌物中肺炎支原体特异性核酸，用于肺炎支原体的诊断，可达到早期、快速的要求。

> **案例 2-3-2**
>
> 1. 行痰培养及药敏试验，结果未培养出致病菌。
> 2. 冷凝集试验 1∶64(阳性)，肺炎支原体 IgM 效价 1∶64(阳性)。
> 3. 嗜军团菌抗体检查阴性，痰检抗酸杆菌三次阴性。

【治疗】

(一) 一般治疗

注意保暖，卧床休息，供给足量的蛋白质、维生素、热量和水分。注意支持疗法。

(二) 抗生素治疗

大环内酯类抗生素仍是肺炎支原体感染的首选药物。如红霉素每日 1.5g，分 3 次口服；交沙霉素每日 1.2～1.8g，分 2 次口服；新的大环内酯类抗生素如甲基红霉素、罗红霉素、克拉霉素、阿奇霉素等具有组织浓度高、半衰期长、抗菌作用更强、胃肠道反应小等优点。罗红霉素 150mg，口服，每日 2 次，收到满意疗效。严重病例可静脉滴注。近来国外有报道将氟喹诺酮类药物应用于治疗肺支原体肺炎，临床疗效好。亦可配合清热解毒类中药。

(三) 对症治疗

对全身中毒症状明显及有肺部并发症的病例，早期短程给予糖皮质激素可迅速改善临床症状、缩短疗程。注意并发症的处理。

> **案例 2-3-2**
>
> 1. 诊断：右肺支原体肺炎
> 2. 处理原则：
>
> (1) 一般治疗：休息、营养支持，补充液体。
>
> (2) 抗生素选择，开始未明确病原体之前，可能选择抗生素有困难，也可能选择错误的抗生素，根据临床病情观察及实验室检查结果，及时调整抗生素，本病已明确支原体肺炎；应选用大环内酯类抗生素，效果不显著亦可加用喹诺酮类抗菌药物。青霉素类及头孢类无效。
>
> (3) 注意并发症的处理。

笔记栏

三、肺炎衣原体肺炎

肺炎衣原体肺炎(chlamydia pneumonia)是由肺炎衣原体(*Chlamydia pneumoniae*)引起的急性肺部炎症,常在聚居场所的人群中流行,如军队、学校、家庭,通常感染所有的家庭成员。肺炎衣原体是专性细胞内细菌样寄生物,属于衣原体科。引起人类肺炎的还有鹦鹉热衣原体。肺炎衣原体是一种人类致病原,属于人-人传播,可能主要是通过呼吸道的飞沫传染,也可能通过污染物传染。年老体弱、营养不良、COPD、免疫功能低下者易被感染。

【临床特点】

起病多隐袭,早期表现为上呼吸道感染症状。临床上与支原体肺炎颇为相似。症状较轻,表现为发热、寒战、肌痛、干咳、胸痛、头痛、不适和乏力,少有咯血。发生咽喉炎者表现为咽喉痛、声音嘶哑,有些患者可表现为双阶段病程:开始表现为咽炎,经对症处理好转,1～3 周后又发生肺炎或支气管炎,咳嗽加重。少数患者可无症状。肺炎衣原体感染时也可伴有肺外炎症,如中耳炎、关节炎、甲状腺炎、脑炎、格林-巴利综合征等。肺部偶闻湿啰音,随肺部病变加重湿啰音可变得明显。血白细胞正常或稍高,血沉加快。可从痰、咽拭子、咽喉分泌物、支气管肺泡灌洗液中直接分离肺炎衣原体。也可用 PCR 方法对呼吸道标本进行 DNA 扩增。原发感染者,早期可检测血清 IgM,急性期血清标本如 IgM 抗体滴度≥1∶16 或急性期和恢复期的双份血清 IgM 或 IgG 抗体有 4 倍以上的升高。再感染者 IgG 抗体滴度≥1∶512 或 4 倍增高,或恢复期 IgM 有较大的升高。咽拭子分离出肺炎衣原体是诊断的金标准。X 线表现以单侧、下叶肺泡渗出为主。可有少到中量的胸腔积液,多在疾病的早期出现,少数在后期出现。也可为双侧,表现为肺间质和肺泡渗出混合存在。

【治疗】

(一) 一般治疗

同其他肺炎一样,注意肺外炎症的治疗。

(二) 抗生素治疗

肺炎衣原体肺炎首选红霉素,2.0g/d,分 4 次口服。亦可选用多西环素 0.1g,每日 2 次,首日加倍。克拉霉素 0.5g,每日两次。疗程均为 14～21 天。阿奇霉素 0.5g/d,连用 5 天。喹诺酮类也可选用。对发热、干咳、头痛等可对症治疗。

笔 记 栏

第三节　病毒性肺炎

案例 2-3-3

患者,男,23 岁,因"咽痛、头痛、发热 5 天,干咳、胸痛 2 天"于 2003 年 3 月 17 日入院。

患者于 5 天前出现咽干、咽痛、头痛、乏力、鼻塞、流涕、发热,体温 37.5℃,自服"罗红霉素、大青叶片、含化片"治疗效果不显著。2 天前,咳嗽,呈干咳,偶咳少量黏液,胸痛,体温 38℃,来院就诊,门诊行胸片检查后入院。

体格检查:T 38.1℃,R 16 次/分,P 86 次/分,BP 120/80mmHg,精神可,口唇无发绀,肺部叩诊无异常,左下肺可闻及少量干啰音,心率 86 次/分,律齐,无杂音。

实验室检查:WBC 5.0×10^9/L,N 0.51,L 0.49;胸部 X 片示左肺下叶肺纹理增粗,可见片状及网格状阴影。

问题:

1. 该病例诊断及诊断依据?
2. 应进一步做哪些检查?
3. 与已学过的肺炎相比较,其临床特点是什么?
4. 该病例的治疗原则是什么?

病毒性肺炎(viral pneumonia, VP)是由多种不同种类的病毒侵犯肺实质而引起的肺部炎症,通常由上呼吸道感染向下蔓延所致,常伴气管-支气管炎。临床表现无特异性,主要为发热、头痛、全身酸痛、干咳及肺部浸润等。引起病毒性肺炎的病毒以呼吸道合胞病毒(RSV)、流行性感冒病毒和腺病毒为常见,其他有副流感病毒、巨细胞病毒(CMV)、鼻病毒、冠状病毒、EB 病毒和某些肠道病毒如柯萨奇病毒、埃可病毒等,以及单纯疱疹(HSV)、水痘病毒、带状疱疹、风疹病毒、麻疹病毒等。新发现人类免疫缺陷病毒(HIV)、汉塔病毒、尼派病毒也可引起肺炎。本病主要经飞沫和直接接触传播,但器官移植的病例可以通过多次输血,甚至供者的器官途径导致病毒感染。在非细菌性肺炎中,病毒性肺炎约占 25%～50%。近年来由于免疫抑制药物广泛应用于肿瘤、器官移植和获得性免疫缺陷综合征(AIDS)的出现及其流行,HSV、水痘-带状疱疹病毒(VZV)、CMV 等都可引起严重的病毒性肺炎。

【临床特点】

病毒性肺炎好发于病毒疾病流行季节，同期内往往有多人发病。一般发病缓慢，但也有起病较急者。抗菌药物治疗常无效。无特异性症状。常有上呼吸道感染的前驱症状如咽干、咽痛，继之喷嚏、鼻塞、流涕、头痛、乏力、发热、食欲减退以及全身酸痛等。病变进一步向下发展累及肺实质发生肺炎，则表现为咳嗽，多呈阵发性干咳，可咳少量白色黏液痰，气急、胸痛，持续高热。部分患者可并发细菌性肺炎。病毒性肺炎胸部体征不明显或无阳性体征。本病临床症状较重，而肺部体征较少或出现较迟为其特征。实验室检查：白细胞计数一般正常，亦有稍高或偏低，血沉大多正常。继发细菌感染时白细胞总数和中性粒细胞均增多。痰涂片可见白细胞，以单核细胞为主，痰培养常无致病菌生长。痰白细胞核内出现包涵体，则提示病毒感染。病毒分离、双份血清病毒抗体滴度测定和特异性诊断技术如免疫荧光法、聚合酶链反应(PCR)等都有助于病原学诊断。胸部X线检查主要为间质性肺炎的改变，两肺呈网格状阴影，肺纹理增粗、模糊。严重者两肺中下野可见弥漫性结节性浸润。X线表现一般在两周后逐渐消退。

案例 2-3-3

1. 临床特点：①年轻患者；②类似“感冒”起病；③干咳，少痰，痰呈白黏痰，胸痛；④体温一般性升高；⑤血中白细胞总数不高，中性粒细胞不高；⑥X线示左肺内较轻炎性病变。
2. 本例经辅助检查，确为病毒性肺炎。

【治疗】

(一) 一般治疗

加强护理，注意休息，保持室内空气流通、新鲜，环境干净整洁，室内温度以20℃左右为宜，注意隔离消毒，避免交叉感染。特别注意保持面部和口腔清洁。进食易消化的营养食物，多饮水，维持水、电解质平衡。

(二) 保持呼吸道通畅

对有呼吸困难和发绀的患者需保持呼吸道通畅，可雾化或湿化气道，给予祛痰药物，并行体位引流，清除呼吸道痰液。对有喘息症状者适当给予支气管扩张剂，如并发ARDS，应及早进行机械通气，并加用呼气末正压通气(PEEP)治疗。

(三) 对症治疗

对于发热、烦躁不安或发生惊厥者，应及时降温及镇静治疗。对咳嗽有痰者，一般祛痰剂可以达到减少咳嗽的作用，不用镇咳剂。干咳，特别是因咳嗽引起呕吐及影响睡眠者可服用右美沙芬，每次0.3mg/kg，每日3次，或用0.5%可待因糖浆，每次0.1ml/kg，一日1～3次。对咳嗽明显者用一般止咳药效果欠佳者，可雾化吸入糖皮质激素治疗。对肺部啰音经久不消的患者，可用光疗、电疗、超短波等以减轻肺部淤血，促进肺部渗出物的吸收。

(四) 抗病毒药物治疗

主要是针对各种病毒正确选择和应用有效化学药物，发挥其抑制病毒作用，以减轻症状、缩短病程。常用于临床的有以下几种。

利巴韦林(ribavirin，RBV)又称三氮唑核苷、病毒唑，是一种鸟苷类似物，通过干扰鸟苷酸合成而发挥抗病毒作用，为广谱抗病毒药物。该药可以口服、静脉或吸入给药，但前两种给药途径可引起骨髓抑制及贫血，临床疗效也不确切。

阿昔洛韦(acyclovir，ACV)又称无环鸟苷，对病毒DNA多聚酶呈强大抑制作用，阻止病毒DNA的合成，具有广谱、强效和起效快的特点，每次5mg/kg，静脉滴注，每日3次，7天为一疗程。

阿糖腺苷又称阿糖腺嘌呤，为嘌呤核苷化合物，能抑制病毒DNA的合成，具有广泛的抗病毒作用。用法：5～15mg/(kg·d)，静脉滴注，缓慢静脉滴注。

金刚烷胺和金刚乙胺为人工合成的胺类抗病毒类药物，能阻止某些病毒进入人体细胞内，并有退热作用。

更昔洛韦(gancilovir)又名丙氧鸟苷，属无环鸟苷的衍生物，但比阿昔洛韦又更强更广谱的抗病毒作用。用法2.5～5mg/kg，8～12小时1次，每次静脉滴注1g以上。

中药制剂如双黄连、鱼腥草、大青叶、炎琥宁等或中药汤剂均有抗病毒作用。

(五) 免疫治疗

1. 干扰素(interferon，IFN)　干扰素并不是直接抗病毒，而是通过与细胞表面的受体结合，激活细胞内抗病毒基因并诱导多种效应蛋白质分子的合成，通过某些酶类而发挥抗病毒作用的。

2. 白细胞介素-2(interleukin2，IL-2)　IL-2由辅助性T细胞(Th)产生，在防御和治疗病毒感染中起着中重要作用。

笔记栏

3. 特异性抗病毒免疫核糖核酸（immune RNA,iRNA） iRNA是一种具有重要免疫潜能的免疫制剂,有较强的免疫调节作用。据报道应用抗病毒iRNA治疗呼吸道合胞病毒和腺病毒肺炎。

4. 转移因子和胸腺肽 转移因子3U/d,每日1次,皮下或肌内注射,7～10天。胸腺肽4～5mg/d,每日1次,肌内注射或静脉滴注,7～14天。

5. 被动免疫治疗 输血和新鲜血浆或高效价特异免疫球蛋白和抗体。前者为CMV-IgG,主要用于骨髓移植和AIDS患者的CMV肺炎。

（六）抗生素的应用

无细菌感染者,不选用抗生素,不排除细菌感染或有证据证明合并感染者,可选用抗生素。

（七）糖皮质激素的应用

应掌握好适应证,必要时短期应用。

案例 2-3-3

1. 一般治疗:注意休息,保持室内空气流通,减少探视,补充营养及液体。缺氧者可考虑吸氧。

2. 对症处理:发热轻者,一般不做处理,体温高者可行物理降温,或用一般退热剂,头痛显著者,可对症处理。

3. 抗病毒药物应用:如能确定病毒类型,尽可能选用针对性抗病毒药物静脉应用,有证据证明合并细菌感染者,可选用抗生素联合应用。抗病毒的中药制剂、中成药及中药汤剂可考虑选用。

4. 免疫治疗:病重、病程长者可考虑选择性应用。

第四节　肺部真菌病

案例 2-3-4

患者,男,62岁,因"发热、咳嗽、咳痰8天"于2004年7月6日入院。

患者于8天前出现发热,体温37.8℃,咳嗽,咳白色泡沫痰,偶带血,酵臭味,当地医院给予"头孢噻啶、左氧氟沙星"及祛痰药物治疗5天疗效不显著,体温逐渐上升达38.9℃,痰量增多,血性痰亦明显,并有胸闷、气短。经门诊收入院诊治。患者9个月前因"右侧中央型肺癌(高分化鳞癌)"在当地医院行右肺下叶手术切除,术后化疗2次,并用激素治疗。住院期间及出院后间断应用抗生素治疗,多为两种以上。

体格检查:T 38.6℃,R 22次/分,P 98次/分,BP 136/86mmHg。消瘦,口唇无发绀,颈部淋巴结无肿大,气管居中,右下肺叩诊呈浊音,左肺下及右肺上可闻及少量干湿啰音,右下肺呼吸音消失。肝脾未及。

辅助检查:WBC 11.0×10^9/L,N 0.80,L 0.20;X线胸片:右肺下叶切除术后改变,右胸膜肥厚,左肺下野及右肺上野有纤维条索影伴散在大小不等、形状不一的片状、结节状阴影。

问题:

1. 该病例的初步诊断是什么?

2. 该病例与以前学过的各种肺炎相比,有哪些异同点?

3. 应进一步做哪些检查?

4. 目前采取哪些治疗措施?

一、肺念珠菌病

肺念珠菌病(candidiasis或moniliasis)是由白色念珠菌或其他念珠菌所引起。念珠菌常存在于人类皮肤、口腔、胃肠道和阴道等处,其中以消化道带菌率最高,约为50%,一般不致病,但在一定条件下可致病,引起内源性感染。外源性感染主要来源于食物、饮料及医护人员手上的带菌。本病多继发于慢性呼吸道炎症、结核、肺癌或存在免疫功能低下疾病的基础上,原发者少见。

【临床特点】

具有诱发本病的原因,如广谱抗生素、激素、免疫抑制剂和体内放置的导管等,临床上有支气管和(或)肺部的表现、体征及X线表现。可分为二型:①支气管炎型:有类似慢性支气管炎症状,咳嗽,咳白色黏液痰,有时呈乳白色,偶有痰中带血丝,多不发热。X线显示两肺中下野纹理增粗;②肺炎型:临床症状加重,类似急性肺炎,发热、畏寒,咳白色黏液痰,有酵臭味,可呈胶胨状,有时咯血、气急。X线显示两肺中下野有弥漫点状或小片状阴影,也可病变融合成大片状肺炎阴影,时有变化起伏,还可有多发性脓肿。少数病例可并发渗出性胸膜炎,在念珠菌败血症时,血、尿和脑脊液培养可呈阳性。

笔记栏

案例 2-3-4

1. 经痰培养及保护性纤维毛刷取样培养均查出白色念珠菌。

2. 临床诊断：双肺念珠菌病，右肺中央型肺癌，右肺下叶手术切除后，右侧胸膜肥厚。

3. 本病临床特点：①老年男性，发热，咳嗽，咳白色泡沫状痰，酵臭味，血性痰；②抗生素联合应用效不著；③有肺癌手术史，化疗史，长期应用抗生素、激素史；④查体：双肺少量干湿啰音；⑤白细胞总数略升高，中性粒细胞增高。X线片有双肺纤维条索影伴散在大小不等片状、结节影；⑥经实验室最终检查出白色念珠菌。

4. 注意点：①临床注意有部分患者属于混合感染，既有细菌感染又有真菌的感染。②长期大量应用抗生素，免疫抵抗力低下，细胞毒性药物应用、免疫抑制剂的应用等为诱发真菌感染的条件。

【治疗】

轻症在停止诱发本病原因（如广谱抗生素、激素、免疫抑制剂和体内放置的导管）后常能自行好转。重症则需用两性霉素B治疗，先每日0.1mg/kg溶于5%葡萄糖水中缓慢避光静脉滴注，逐渐增至1mg/(kg·d)，疗程6～12周，总剂量2～3g。静脉滴注中加用肝素有助于防止血栓性静脉炎。药物不良反应有肾、肝功能损害、心律失常、消化道不适以及寒战、发热等，应注意观察。亦可用氟胞嘧啶，每日口服50mg/kg，1～3个月。不良反应有胃肠道不适、药物热、骨髓受抑制和肝功能损害，单用时白色念珠菌容易产生耐药性。氟康唑每日顿服50mg，必要时可增至每日100～200mg，也可先静脉滴注。酮康唑每日口服0.2～0.4g，偶有肝功能损害，较长期服用者应检查肝功能。咪康唑也具有广谱抗菌作用，每日600～1200mg，分2～3次溶于5%葡萄糖液250ml中于1～2小时滴完，疗程2～6周或更长。

案例 2-3-4

治疗原则：

1. 一般治疗：休息、补液、祛痰、吸氧等。

2. 抗真菌治疗：先用口服酮康唑或咪康唑治疗，效果不好时可考虑静脉用药。合并细菌感染者，应准确选用抗菌谱窄的有针对性的抗生素。

3. 加强营养，支持疗法。

二、肺曲霉病

肺曲霉病（pulmonary aspergillosis）主要是由烟曲霉（*Aspergillosis fumigatus*）引起，该菌常寄生在上呼吸道，只有在慢性病患者机体免疫力降低时才能致病。在秋冬和阴雨季节，当储藏的谷草发热霉烂时有更多的曲霉孢子。当大量吸入曲霉孢子时可引起急性气管-支气管炎或肺炎。农民、家畜饲养者或酿造车间工人常因接触发霉的谷物、饮料，大量曲霉污染空气，吸入后而致病。临床上一般将本病分为曲霉球、变态反应性支气管肺曲霉病（ABPA）和侵入性肺曲霉病（IPA）等三种类型。

【临床特点】

在原发性或继发性免疫功能低下的基础上，特别是有中性粒细胞减低，在接受抗生素治疗的同时仍有发热迁延不愈的患者，应高度警惕本病的可能。

曲霉的内毒素使组织坏死，病灶为浸润性实变、支气管周围炎或粟粒状弥漫性病变。①曲霉球：曲霉寄生在肺部慢性疾病所伴有的空腔内，如肺囊肿、支气管扩张、肺结核空洞，使其繁殖、储积，与纤维蛋白和黏膜细胞凝集而成，在X线下可见在原有的慢性空洞中有一球形阴影，随体位改变而在空腔内移动。患者无明显全身症状，但有反复咳嗽和咯血；②变态反应性支气管肺曲霉病：曲霉过敏者吸入大量孢子后，阻塞小支气管，引起短暂性肺不张，也可引起远端肺部出现反复游走性浸润。患者畏寒、发热、乏力、有刺激性咳嗽，咳棕黄色浓痰，有时带血。痰中有大量嗜酸细胞和曲霉丝。烟曲霉培养阳性，可有显著哮喘，周围血嗜酸细胞增多；③侵入性肺曲霉病：患者病情严重，有发热、咳嗽、咳脓性痰、胸痛、咯血和呼吸困难，并有播散至其他器官引起的相应症状和体征。X线表现早期为浸润或结节状阴影，常融合成实变或坏死形成空洞，少数有胸腔积液。

确诊有赖于培养和组织学检查，多次痰涂片或经纤维支气管镜刷检取样，可以见到菌丝和直径约2～3mm的圆形棕色或暗绿色孢子，顶端膨大如菊花状。培养出现灰绿色芽生菌落，镜检证实有分孢子和成链的孢子。血清沉淀试验（存在IgG抗体，Ⅲ型变态反应）或琼脂扩散试验对本病诊断也有帮助。

【治疗】

曲霉球一般对抗真菌药物治疗无效，应争取手

笔记栏

术治疗;对于变态反应性支气管肺曲霉病,糖皮质激素是治疗最有效的药物,可抑制变态反应、减少痰液,使支气管管腔不利于曲霉种植。口服泼尼松0.5mg/(kg·d),有助于肺浸润吸收。也可联合应用两性霉素B,雾化吸入治疗效果较好。常用地塞米松2.5mg和两性霉素B 5mg加入生理盐水10ml中雾化吸入,每日2次。对顽固性患者应做支气管镜冲洗;侵入性肺曲霉病主要采用抗真菌药物治疗。两性霉素B为首选药。两性霉素B静脉注射治疗,每日剂量0.7~1.0mg/kg,联合应用利福平有协同作用,可给予利福平450mg/d,空腹1次口服。也可采用氟胞嘧啶或羟芪巴脒(hydroxystilbamidin)。伊曲康唑抗真菌活性强,对曲霉感染具有良好疗效,用量200mg/d增至400mg/d,分1~2次服用。对顽固性或复发性、侵入性肺曲霉病者,若病灶局限,可做部分肺切除。

三、肺隐球菌病

肺隐球菌病(pulmonary cryptococcosis)是由新型隐球菌引起的亚急性或慢性肺真菌病。感染途径可能是吸入空气中的新型隐球菌孢子,鸽粪中的病菌是人类隐球菌病的重要来源,孢子被吸入后停留在肺部造成肺部感染。食入被新型隐球菌感染的食物,造成肠道感染,或进入血循环播散至全身或破损的皮肤黏膜感染本菌后也可再入血循环至全身。人的免疫功能低下为其发病的重要原因。可经血行播散至全身,倾向于累及中枢神经系统,以隐球菌脑膜炎最常见。

【临床特点】

原发性肺部感染一般症状较轻,约有1/3病例无症状。初发常有上呼吸道感染症状,进而出现低热、咳嗽、咳黏液痰,痰中可有多量隐球菌。偶有咯血和胸膜炎症。不少患者在胸透时意外发现,常误诊为肿瘤。X线胸片显示肺纹理增加或结节状阴影,偶有空洞形成。急性间质性炎症可表现为弥漫性浸润或粟粒样病灶。痰涂片采用墨汁染色可见圆形厚壁孢子,可有出芽现象,孢子内有反光颗粒。若痰涂片或培养找到隐球菌可提示诊断。组织活检可行肿大淋巴结组织活检。对无症状者,用间接免疫荧光法在血液中找到循环抗体才能确诊。

【治疗】

针对不同的病情给予不同的治疗。双肺有弥漫性病变,并有肺外播散,此时常较严重,应积极给予治疗,常用的药物主要是两性霉素B和氟胞嘧啶,两者有协同作用。两性霉素B首次剂量1mg,次日为3mg,第3天为5mg,以后成人每日增加5mg(儿童为1~2mg),直至每日0.6~1mg/kg。氟胞嘧啶(5-Fc)常用剂量为50~150mg/(kg·d),每日口服给药3~4次。也可用1%5-Fc注射液静脉滴入,其不良反应较小,但可有恶心、呕吐、皮疹、寒战、尿素氮增高、肝功能损害等。对原发性肺隐球菌病或其他隐球菌病合并有肺部感染者,可加用两性霉素B超声雾化吸入治疗,浓度为0.125%,每日2次。氟康唑静脉滴注或口服给药治疗隐球菌脑膜炎获得一定疗效,每日400mg,单次给药。对于肺局限性病灶而内科治疗无效、不能控制症状者,可手术切除。

第五节　其　　他

一、严重急性呼吸综合征

案例 2-3-5

患者,女,36岁,因"发热、寒战、咳嗽、咳血丝痰8天"于2003年3月2日入院。

8天前,患者到中国香港及广东探亲后,始发热,体温38℃,寒战、头痛、咳嗽,服用"感冒药"治疗,疗效不显著,继之咳嗽加重,胸闷,气促,肌痛,咯血丝痰。

体格检查:T 38.1℃,P 102次/分,R 26次/分,BP 14.7/9.3kPa(110/70mmHg),神志清,口唇轻诱发绀,双肺下可闻及湿啰音,腹软,肝脾未及。

辅助检查:WBC 3.3×10^9/L,N 0.88,L 0.12,X线片示:双下肺浸润性病变。

入院后给予广谱抗生素治疗3天,以及其他对症处理,病情加重。出现低氧血症、呼吸衰竭,X线胸片示:双下肺浸润病变扩大,给予呼吸机通气治疗。

问题:

1. 本病例的临床特点是什么?
2. 与其他肺炎相比有何不同?
3. 可能诊断是什么?
4. 应做哪些进一步检查?

传染性非典型肺炎是由SARS冠状病毒(SARS-CoV)引起的一种具有明显传染性、可累及多个脏器系统的特殊肺炎,世界卫生组织(WHO)将其命名为严重急性呼吸综合征(severe acute respiratory syndrome,SARS)。WHO把从

笔记栏

SARS患者分离出来的病原体命名为SARS冠状病毒(SARS associated coronavirus, SARS-CoV),简称SARS病毒(SARS virus)。SARS病毒和其他人类及动物已知的冠状病毒相比较,基因序列分析数据显示SARS病毒并非为已知的冠状病毒之间新近发生的基因重组所产生,是一种全新的冠状病毒。SARS病毒通过短距离飞沫、气溶胶或接触污染的物品传播。发病机制未明,病理改变主要是弥漫性肺泡损伤和炎症细胞浸润,早期的特征是肺水肿、纤维素渗出、透明膜形成、脱屑性肺炎及灶性肺出血等病变;机化期可见到肺泡内含细胞性的纤维黏液样机化渗出物及肺泡间隔的成纤维细胞增生,少部分病例出现明显的纤维增生,导致肺纤维化甚至硬化。人群易感,聚集性发病,多见于青壮年,病死率为9.3%。

【临床特点】

潜伏期2~10天。起病急骤,多以发热为首发症状,体温常高于38℃,咳嗽、少痰,偶有血丝痰,心悸、气促,严重者可进而出现ARDS。可伴有肌肉酸痛、头痛、关节痛、乏力和腹泻。患者多无上呼吸道卡他症状。肺部体征不明显,部分患者可闻及少许湿啰音,或有肺实变体征。血白细胞计数一般不升高,或降低,常有淋巴细胞减少,可有血小板降低。部分患者血清转氨酶、乳酸脱氢酶等升高。X线早期可无异常,一般1周内逐渐出现肺纹理粗乱的间质性改变、斑片状或片状渗出影,典型的改变为磨玻璃影及肺实变影。可在2~3天内波及一侧肺野或两肺,约半数波及双肺。病灶多在中下叶并呈外周分布。CT还可见小叶内间隔和小叶间隔增厚(碎石路样改变)、细支气管扩张和少量胸腔积液。后期部分患者肺部有纤维化改变。早期可用鼻咽部冲洗/吸引物、血、尿、便等标本进行病毒分离和聚合酶链反应(PCR)。平行检测进展期和恢复期双份血清SARS病毒特异性IgM、IgG抗体,抗体阳转或出现4倍及4倍以上升高有助于诊断和鉴别诊断,常用免疫荧光抗体法(IFA)和酶联免疫吸附法(ELISA)检测。

案例2-3-5

1. 发病12天后血清检测冠状病毒抗体阳性。

2. 诊断:传染性非典型肺炎(SARS)。

问题:

1. 限于当时条件,能做项目少,你认为诊断本病目前能做哪些有确诊意义的检查?

2. SARS X线检查有哪些特征?进一步发展可能会出现哪些改变?

【治疗】

(一)一般治疗

同其他肺炎相同,注意并发症的处理及器官支持治疗。

(二)抗病毒治疗

抗菌药物治疗无效,抗病毒药物效果不佳,可考虑用中医辨证进行治疗。

(三)其他

病情重者可酌情使用糖皮质激素,具体剂量及疗程应根据病情而定,并应密切注意糖皮质激素的不良反应和SARS并发症。对出现低氧血症的患者,可使用无创机械通气,应持续使用至病情缓解,如效果不佳或出现ARDS,应及时进行有创机械通气治疗。

案例2-3-5

治疗原则:

1. 一般治疗:休息,加强营养,退热,祛痰,吸氧,补液等。

2. 抗病毒治疗:可选用抗病毒药物,但疗效不佳,可考虑选用中医中药清热解毒疗法。

3. 其他:病情重者可选用糖皮质激素治疗,剂量、疗程据情况而定,注意糖皮质激素的不良反应。由于本病进展快,极易出现ARDS,一旦出现,应根据ARDS治疗原则处理。除此之外应及时处理并发症,防止多器官功能障碍综合征发生。

二、卡氏肺囊虫肺炎

卡氏肺囊虫(*Pneumocystis carinii*, PC)所引起的肺炎称为卡氏肺囊虫肺炎(*pneumocystis carinii* pneumonia, PCP)。PCP是免疫功能低下患者最常见、最严重的机会感染性疾病之一。近年来,PCP急剧增加,主要与器官移植、免疫抑制剂、糖皮质激素等的广泛应用以及艾滋病(AIDS)的出现和流行有关。PC有3种结构形态,即滋养体、包囊和子孢子(囊内体)。PC可寄生于多种动物,也可寄生于健康人体。它广泛分布于自然界,如土壤、水等。主要感染途径为空气传播和体内潜伏状态PC的激活。PC在肺内繁殖并逐渐充满整个肺泡腔,引起肺泡上皮细胞空泡化,脱落。肺实变,体积增大,外观呈不规则结节状或棘状。肺泡上皮细胞增生，Ⅰ型上皮细胞可呈现退行性变、细胞脱落和肺泡壁坏死，但无脓性改变。Ⅱ型上皮细胞肿胀。肺间质充血水肿、肺泡间隔增宽。间质中淋巴细胞、巨噬细胞和浆细胞浸润，亦可见中性粒细胞和嗜酸粒细胞。

【临床特点】

PCP潜伏期一般为2周。PCP临床表现差异甚大，通常分两型：

（一）流行型或经典型

主要见于早产儿、营养不良儿，年龄多在2～6个月，可在育婴机构内流行。起病常常隐匿，进展缓慢。初期大多有拒睡或食欲下降、腹泻、低热，体重减轻，逐渐出现干咳、气急，并进行性加重，发生呼吸困难、鼻翼扇动和发绀。有时可发生脾大，如不及时治疗，可死于呼吸衰竭，病死率为20%～50%。

（二）散发型或现代型

多发于免疫缺陷者，偶见于健康者。化学药物治疗(简称化疗)或器官移植患者并发PCP时进展迅速，而AIDS患者并发PCP时进展较缓慢。初期表现有食欲不振、体重减轻，儿童可有发育停滞。继而出现干咳、发热、发绀、呼吸困难，很快出现呼吸窘迫，未及时发现和治疗者病死率高达70%～100%。PCP患者常表现症状和体征分离现象，即症状虽重，体征常缺如。白细胞升高，部分患者减少，分类正常或核左移，嗜酸粒细胞增加，淋巴细胞绝对值减少，乳酸脱氢酶明显升高。X线早期典型改变为双侧肺门弥漫性渗出，呈网状和小结节状影，然后迅速进展成双侧肺门的蝶状影，呈肺实变，可见支气管充气征。病原学检查可用痰或诱导痰标本，纤维支气管镜刷检、经支气管活检、支气管肺泡灌洗、经皮肺穿刺和开胸肺活检等标本染色观察包囊壁、囊内结构和滋养体。使用基因扩增技术较常规染色方法可明显提高诊断的敏感性和特异性。

【治疗】

（一）一般治疗

对症治疗和基础病治疗。

（二）病原治疗

可用复方磺胺甲噁唑、氨苯砜、羟乙基磺酸戊烷脒及三甲曲沙等。

笔记栏

第六节　肺　脓　肿

肺脓肿(lung abscess)是肺组织化脓性病变，早期为化脓性肺炎，继而坏死、液化、脓肿形成。临床上以高热、咳嗽、咳大量脓臭痰，X线显示一个或数个含气液平的空洞为特征。

【病原体】

肺脓肿绝大多数是内源性感染，主要由吸入口咽部菌群所致。常见病原体与上呼吸道、口腔的寄居菌一致。厌氧菌是肺脓肿最常见的病原体，肺脓肿病原谱中需氧菌和兼性厌氧菌亦占一定比例，主要包括金黄色葡萄球菌、肺炎链球菌、溶血链球菌和肺炎克雷伯杆菌、大肠杆菌、变形杆菌、铜绿假单胞菌等。

院内感染中需氧菌比例通常较高。血源性肺脓肿中病原菌以金葡菌最为常见，肠道术后则以大肠杆菌、变形杆菌等较多，腹腔盆腔感染可继发血源性厌氧菌肺脓肿。其他可引起肺部脓肿性改变的少见病原体尚有诺卡菌、放线菌、真菌如曲霉、分枝杆菌和寄生虫如溶组织内阿米巴等，但临床所谓之“肺脓肿”含义通常不包括此类特殊病原体所致者。

【发病机制】

（一）吸入性肺脓肿

口鼻咽腔寄居菌经口咽吸入，是急性肺脓肿的最主要原因。正常情况下，吸入物经气道黏液-纤毛运载系统、咳嗽反射和肺巨噬细胞，可迅速清除。但扁桃体炎、鼻窦炎、齿槽溢脓等脓性分泌物，口腔鼻咽部手术后的血块、齿垢或呕吐物等，在昏迷、全身麻醉等情况下，经气管而被吸入肺内，造成细支气管阻塞，病原菌即可繁殖致病。国内外报告分别有29.3%和23%的患者未发现明显诱因，可能是在受寒、极度疲劳等诱因的影响下，全身免疫功能与呼吸道防御功能降低，在深睡时吸入口腔的污染分泌物而发病。

本型常为单发性，其发生部位与解剖结构及体位有关。由于右总支气管较陡直，且管径较粗，吸入性分泌物易进入右肺。在仰卧时，好发于上叶后段或下叶背段；坐位时好发于下叶后基底段；右侧位时，好发于右上叶前段后段形成的腋亚段。

（二）血源性肺脓肿

皮肤创伤感染、疖痈、骨髓炎、腹腔感染、盆腔感染、亚急性感染性心内膜炎等所致的菌血症，病原菌脓毒栓子，经循环至肺，引起小血管栓塞，进而引起肺组织炎症、坏死，形成脓肿。此型病变常为多发性，叶段分布不定，但常发生于两肺的边缘部，中小脓肿为多。病原菌多为金黄色葡萄球菌等原发感染病原体。

(三) 继发性肺脓肿

多继发于其他肺部疾病。空洞型肺结核、支气管扩张、支气管囊肿和支气管肺癌等继发感染，可引起肺脓肿。肺部邻近器官化脓性病变或外伤感染、膈下脓肿、肾周围脓肿、脊柱旁脓肿、食管穿孔等，穿破至肺亦可形成脓肿。阿米巴肺脓肿多继发于阿米巴肝脓肿。由于阿米巴肝脓肿好发于右肝顶部，易穿破膈肌至右肺下叶，形成阿米巴肺脓肿。

【病理】

早期吸入部位细支气管阻塞，进而肺组织发生炎症，小血管栓塞，肺组织化脓、坏死，终至形成脓肿。病变可向周围组织扩展，甚至超越叶间裂侵犯邻接的肺段。菌栓使局部组织缺血，助长厌氧菌感染，加重组织坏死。液化的脓液积聚在脓腔内引起脓肿张力增高，最终致使脓肿破溃到支气管内，咳出大量脓痰。若空气进入脓腔内，则脓肿内出现液平面。有时炎症向周围肺组织扩展，可形成一个至数个脓腔。若支气管引流不畅，坏死组织残留在脓腔内，炎症持续存在，转为慢性肺脓肿。此时脓腔周围纤维组织增生，脓腔壁增厚，周围的细支气管受累，可致变形或扩张。

【临床表现】

(一) 症状

急性吸入性肺脓肿起病急骤，患者畏寒、发热，体温可高达 39～40℃，伴咳嗽、咳黏痰或黏液脓性痰。炎症波及壁层胸膜可引起胸痛。病变范围较大者可出现气促。此外，还可有精神不振、乏力、纳差等。约 7～10 天后，咳嗽加剧，肺脓肿破溃于支气管，随之咳出大量脓臭痰，每日可达 300～500ml，体温旋即下降。由于病原菌多为厌氧菌，故痰常带腥臭味。有时痰中带血或中等量咯血。

慢性肺脓肿患者可有慢性咳嗽、咳脓痰、反复咯血、继发感染和不规则发热等，常有贫血、消瘦等消耗症状。

血源性肺脓肿多先有原发病灶引起的畏寒、高热等感染中毒症的表现。经数日或数周后才出现咳嗽、咳痰，痰量不多，极少咯血。

(二) 体征

胸部检查局部常有叩诊浊音，呼吸音减低，湿性啰音或胸膜摩擦音；即使有空洞形成，亦很少有典型的空洞体征。并发胸膜渗液时有胸腔积液的体征。慢性肺脓肿有杵状指（趾）。

【实验室和辅助检查】

(一) 周围血象

外周血白细胞计数及中性粒细胞比例均显著增加，总数可达 $(20\sim30)\times10^9/L$，中性粒细胞在0.8～0.9 以上。慢性肺脓肿患者的白细胞无明显改变，但可有轻度贫血，血沉加快。

(二) 病原学检查

病原学检查对肺脓肿诊断、鉴别诊断以及指导治疗均十分重要。由于口腔中存在大量厌氧菌，重症和住院患者口咽部也常有可引起肺脓肿的需氧菌或兼性厌氧菌如肺炎克雷伯杆菌、铜绿假单胞菌、金黄色葡萄球菌等定植，咳痰培养不能确定肺脓肿的病原体。较理想的方法是避开上呼吸道直接至肺脓肿部位或引流支气管内采样。但这些方法多为侵入性，应根据情况选用。怀疑血源性肺脓肿者血培养可发现病原菌。但由于厌氧菌引起的菌血症较少，对吸入性肺脓肿血培养结果往往仅能反映其中部分病原体。而伴有脓胸或胸腔积液者，胸液病原菌检查阳性结果直接代表肺脓肿病原体，污染机会极少，即使污染亦易于判断。对免疫力低下者的肺脓肿，还应行真菌和分枝杆菌的涂片染色和培养检查。阿米巴肺脓肿者痰检可发现滋养体和包囊，从而可确诊。

(三) 影像学检查

肺脓肿的 X 线表现根据类型、病期、支气管的引流是否通畅以及有无胸膜并发症而有所不同。

吸入性肺脓肿在早期化脓性炎症阶段，典型的 X 线征象为大片浓密模糊炎性浸润阴影，边缘不清，分布在一个或数个肺段，与细菌性肺炎相似。脓肿形成后，大片浓密炎性阴影中出现圆形或不规则透亮区及液平面(图 2-3-2)。在消散期，脓腔周围炎症逐渐吸收，脓腔缩小而至消失，或最后残留少许纤维条索阴影。

慢性肺脓肿脓腔壁增厚，内壁不规则，周围炎症略消散，但不完全，伴纤维组织显著增生，并有程度不等的肺叶收缩，胸膜增厚。纵隔向患侧

笔记栏

移位，其他健肺发生代偿性肺气肿。

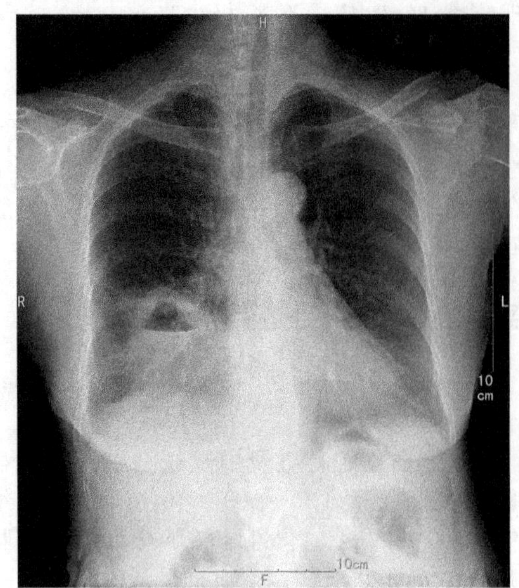

图 2-3-2 右肺脓肿 X 线胸片

血源性肺脓肿在一肺或两肺边缘部见多发的、散在的小片状炎症阴影，或呈边缘较整齐的球形病灶，其中可见脓腔及平面或液化灶。炎症吸收后可呈现局灶性纤维化或小气囊。

胸部 CT 扫描多有浓密球形病灶，其中有液化；或呈类圆形的厚壁脓腔，脓腔内可有液平面出现，脓腔内壁常表现为不规则状，周围有模糊炎性影。伴脓胸者尚有患侧胸腔积液改变。

（四）纤维支气管镜检查

可明确有无支气管腔阻塞及其病因或解除阻塞恢复引流。亦可行纤维支气管镜防污染毛刷采样、防污染灌洗微生物检查以及吸引脓液，必要时尚可于病变局部注入抗生素。

【诊断和鉴别诊断】

（一）诊断

对有口腔手术、昏迷、呕吐或异物吸入史，突发畏寒、高热、咳嗽和咳大量脓臭痰的患者，其血白细胞总数及中性粒细胞显著增加，X 线示浓密的炎性阴影中有空腔、气液平面，可做出诊断。有皮肤创伤感染、疖、痈等化脓性病灶或静脉吸毒者患心内膜炎，出现高热不退、咳嗽、咳痰等症状，X 线胸片示两肺多发性肺脓肿者，可诊断为血源性肺脓肿。痰、血培养包括厌氧菌培养以及抗菌药物敏感试验，对确定病因诊断、抗菌药物的选用有重要价值。

（二）鉴别诊断

笔记栏

1. 细菌性肺炎 早期肺脓肿与细菌性肺炎在症状和 X 线胸片表现上很相似，但常见的肺炎链球菌肺炎多伴有口周疱疹、铁锈色痰而无大量脓臭痰，X 线胸片示肺叶或段性实变或呈片状淡薄炎症病变，边缘模糊不清，没有空洞形成。当用抗生素治疗高热不退，咳嗽、咳痰加剧并咳出大量脓痰时应考虑为肺脓肿。

2. 空洞型肺结核 发病缓慢，病程长。胸部 X 线片示空洞壁较厚，其周围可见结核浸润卫星病灶，或伴有斑点、结节状病变。空洞内一般无液平，有时伴有同侧或对侧的结核播散病灶。痰中可找到结核杆菌。当合并肺炎时，可出现急性感染症状和咳大量脓臭痰，且由于化脓性细菌大量繁殖，痰中难以找到结核分枝杆菌，此时要详细询问病史。如一时不能鉴别，可按急性肺脓肿治疗，控制急性感染后，胸片可显示纤维空洞及周围多形性的结核病变，痰结核杆菌可阳转。

3. 支气管肺癌 肿瘤阻塞支气管引起支气管远端的肺部阻塞性炎症，呈肺叶段分布。癌灶坏死液化形成癌性空洞。发病较慢，常无或仅有轻度毒性症状。胸部 X 线片示空洞常呈偏心，壁较厚且内壁凹凸不平，一般无液平，空洞周围无炎症反应。由于癌肿经常发生转移，故常见有肺门淋巴结肿大。通过 X 线体层摄片、胸部 CT 扫描、痰脱落细胞检查以及纤维支气管镜检查可确诊。

4. 支气管肺囊肿继发感染 肺囊肿呈圆形，腔壁薄而光滑，常伴有液平面，周围轻度炎性反应。患者常无明显的毒性症状或咳嗽。若有感染前的 X 线片相比较，则更易鉴别。

其他如 Wgener 肉芽肿亦需排除。

【治疗】

治疗的原则是选择敏感药物抗感染和采取适当方法进行脓液引流。

（一）抗菌药物治疗

吸入性肺脓肿多有厌氧菌感染存在，治疗可选用青霉素、克林霉素和甲硝唑。青霉素 G 对急性肺脓肿的大多数感染细菌都有效，故最常用，可根据病情严重程度决定青霉素剂量，轻度者 120 万～240 万 U/d，病情严重者可用 1 000 万 U/d，分 4 次静脉滴注，以提高坏死组织中的药物浓度。脆弱拟杆菌和产黑色素拟杆菌对青霉素耐药，可予林可霉素或克林霉素治疗。早期经验性治疗应针对多种口腔菌群，可选择静脉应用青霉素、头孢菌素或第三代头孢菌素与克林霉素或甲硝唑联合。酗酒、医院获得性肺脓肿者应使用有抗假单胞菌活性的第三、四代头孢菌素如头孢他定联合克林霉素或甲硝唑。有效治疗下体温3～10天可下降至正常。此时可将静脉给药改为口服给药（如氟喹诺酮类）。抗生素总疗程8～10周，或直至临床症状完全消失，X线片显示脓腔及炎性病变完全消散，仅残留纤维条索状阴影为止。

血源性肺脓肿疑似金黄色葡萄球菌感染者可选用耐酶青霉素或第一代头孢菌素治疗。对β内酰胺类过敏或不能耐受者可改为克林霉素或万古霉素。对MRSA则需用万古霉素。化脓性链球菌以青霉素G为首选。需氧革兰阴性杆菌引起的感染，应尽量根据体外药敏选药。或根据本地区的革兰阴性杆菌药敏情况选药。亚胺培南对肺脓肿的常见病原体均有较强的杀灭作用，是重症患者较好的经验性治疗备选药物。

（二）痰液引流

肺脓肿的治疗应强调体位引流，尤其在患者一般情况较好且发热不高时。操作时使脓肿部位处于高位，在患部轻拍，每天2～3次，每次10～15分钟。但对脓液甚多且身体虚弱者体位引流应慎重，以免大量脓痰涌出而造成窒息。有明显痰液阻塞征象者可经纤维支气管镜冲洗吸引。而有异物者需行纤维支气管镜摘除异物。痰液黏稠、有支气管痉挛存在时，可考虑对症使用黏液溶解剂以及支气管扩张剂治疗，亦可采用雾化以稀释痰液。贴近胸壁的巨大脓腔，可留置导管引流和冲洗。合并脓胸时应尽早胸腔抽液、引流。

（三）外科治疗

适应证为：①肺脓肿病程超过3个月，经内科治疗脓腔不缩小，或脓腔过大(5cm以上)估计不易闭合者；②大咯血经内科治疗无效或危及生命者；③伴有支气管胸膜瘘或脓胸经抽吸和冲洗疗效不佳者；④支气管阻塞限制了气道引流，如肺癌。对病情重不能耐受手术者，可经胸壁插入导管到脓腔进行引流。术前应评价患者一般情况和肺功能。

【预防】

要重视口腔、上呼吸道慢性感染病灶如龋齿、化脓性扁桃体炎、鼻窦炎、牙槽脓肿等的治疗。口腔和胸腹手术前应注意保持口腔清洁，手术中注意清除口腔和上呼吸道血块和分泌物，鼓励患者咳嗽，及时取出呼吸道异物，保持呼吸道引流通畅。昏迷患者更要注意口腔清洁，合并肺炎应及时使用抗生素治疗。

推荐阅读

File TM Jr, Garau J, Blasi F, et al.2004.Guidelines for empiric antimicrobial prescribing in community-acquired pneumonia.Chest,125:1888～1901

Halm EA,Teirstein AS.2002.Management of community-acquired pneumonia. N Engl J Med,347:2039～2045

Loeb M. 2006. Community acquired pneumonia. Clin Evid,(15):2015～2024

Miyashita N, Fukano H, Okimoto N, et al.2002.Clinical presetation of community-acquired Chlamydia Pneumoniae Pneumonia in adults.Chest,121:1776～1781

Peiris JSM, Yuen KY, Osterhaus ADME, et al. 2003. Current concepts: the severe acute respiratory syndrome.N Engl J Med,349:2431～2441

（赵铭山）

笔记栏

第4章 支气管扩张

案例 2-4-1

患者，男，32岁，因"反复咳嗽、咳痰，发热18年，咯血5年，加重2天"于2004年11月20日入院。

患者于18年前因咳嗽、咳痰被诊为肺炎，经治疗痊愈。以后经常咳嗽、咳痰，开始痰量少。近10年来痰量增多，每日约250ml，呈黄色、发热无规律。有时高热，经抗感染治疗好转。近5年来，出现咯血，开始为痰中带血，后咯血量增加，2天前因"感冒"后，高热、咳嗽、咳黄脓痰、咯血，每日咯血量约150ml来诊。发病以来，乏力，体重下降，无盗汗。

体格检查：T 39.2℃，P 114次/分，R 25次/分，BP 126/80mmHg。神志清，急性热病容，呼吸急促。口唇无发绀。右下肺可闻及湿啰音。心率114次/分，心律齐，各瓣膜听诊区未闻及杂音。腹软，肝脾未触及，杵状指(趾)，双下肢无浮肿。

问题：

1. 根据病史与查体，初步诊断是什么？
2. 应与哪些疾病相鉴别？
3. 进一步检查的项目有哪些？
4. 应给予哪些相应性的处理？

支气管扩张(bronchiectasis)是指近端中等大小的支气管由于管壁的肌肉和弹性成分被破坏导致其异常扩张，为常见的慢性支气管疾病，多见于儿童和青年，主要表现为慢性咳嗽、咳大量脓痰、反复咯血。易出现反复的支气管细菌感染。另一类支气管扩张，不伴有排大量脓性痰，而以咯血为主要表现，则称之为"干性支气管扩张"。

【病因】

支气管扩张是管壁弹力层和肌层破坏性改变引起的支气管持续性扩张，病变可以是广泛的，也可以是局部的。支气管扩张可分为先天性与继发性两种，继发性支气管扩张较为常见。支气管扩张的发病因素较多，可一种或多种病因同时存在。根据其作用机制的不同，可将支气管扩张分为支气管-肺组织感染和支气管阻塞两大类，且两者之间存在相互影响，最终导致支气管管壁结构破坏而发生支气管扩张。

(一) 支气管-肺感染

儿童时期麻疹、百日咳、流感病毒、腺病毒及呼吸道合胞病毒感染，是引起支气管扩张的重要原因，可导致病毒性细支气管炎，亦可诱发支气管、肺脏的细菌感染，损害支气管壁，使支气管弹性减弱，最终发生支气管扩张。

(二) 细菌感染

结核杆菌、金黄色葡萄球菌、克雷伯杆菌、铜绿假单胞菌、流感杆菌是支气管肺感染的常见病原菌。细菌感染可直接造成支气管壁的破坏，另一方面，感染病灶愈合后的纤维组织可收缩牵拉，引起支气管扩张，以肺结核为多见。

(三) 支气管阻塞

支气管阻塞也是引起支气管扩张的重要因素。引起阻塞的常见管内原因有结核产生的肉芽肿或瘢痕性狭窄、支气管内异物、支气管腺瘤及其他良性或恶性肿瘤。管外原因有肿瘤或肿大淋巴结的压迫。在阻塞的远段，由于分泌物引流不畅和继发感染，引起支气管壁的炎性病变和损坏，以及肺不张，从而导致支气管扩张。尽管支气管阻塞本身并不引起支气管扩张，但它导致局部支气管廓清功能下降，促进细菌感染。另外，可增加受累气道周围的肺泡内压力，促进支气管扩张的发生。

(四) 遗传和先天的因素

先天性支气管扩张是由于支气管先天发育不良，或伴发于其他先天性疾病所引起的。各种遗传性或后天获得性的免疫缺陷病，因有各种细菌或体液免疫的异常，造成气道防御机理缺陷，经常伴有细菌感染，并常累及鼻旁窦和呼吸道，从而导致支气管扩张。

(五) 化学因素

在少数情况下，由于支气管内吸入腐蚀性化学物质，如碳氢化合物等，造成支气管损伤，致支气管扩张。同样，由于昏迷、咳嗽及吞咽神经肌肉的损伤、胃食管括约肌功能不全及鼻胃插管等，可使胃液反复吸入支气管内，因化学因素致

笔记栏

支气管壁溃疡，伴发细菌感染，甚至可引起慢性支气管炎及哮喘，久而造成弥漫性支气管扩张。

【发病机制】

支气管扩张患者在含软骨的近段支气管部分都存在着异常的扩张。其主要原因是炎症，这是由聚集到肺部的中性粒细胞释放的弹性蛋白酶、胶原酶以及其他物质介导的，而中性粒细胞聚集很大程度上是巨噬细胞和气道上皮细胞释放的细胞因子（白细胞介素-8和白三烯 B_4）引起的。由于支气管扩张的原因不同，炎症的最初原因也不同，最终结果是其管壁弹性和肌肉成分的破坏，周围未损害的肺组织的收缩力将受损支气管牵张从而造成影像学上特征性的扩张改变。周围肺组织牵拉所造成的慢性支气管过度扩张也引起肌性成分的收缩，从而造成其增生和肥厚。在病程较长的支气管扩张，支气管周围的肺组织也因受到炎症破坏，从而导致弥漫的支气管周围纤维化。炎症过程同样可造成鳞状上皮化生，也可造成远端支气管或细支气管的减少，改变了正常状态下支气管的树枝状结构。

黏液-纤毛功能障碍、α_1-抗胰蛋白酶缺乏、囊性纤维化(CF)均可导致支气管腔阻塞，如纤毛不动综合征(immotile cilia syndrome)为纤毛存在动力臂缺失或变异所致；杨氏综合征(Young's syndrome)为纤毛无节拍运动或不运动所致；体液和细胞免疫缺陷，是由于气管-支气管分泌物中，免疫抗体及免疫球蛋白的缺乏，易招致病毒及细菌的反复感染从而导致支气管扩张。

由于重力的因素，双肺下叶的后基底段是病变最常累及的部位。双侧下叶受累可见于 1/3 的患者。上叶支气管扩张通常发生在后段和尖段，通常原因是支气管内膜结核、过敏性支气管肺曲霉病和囊性纤维化。与系统性疾病相关的支气管扩张可以发生在肺内任何部位。支气管扩张患者气道解剖学的改变所引起的最重要的功能改变是气管支气管清除能力的下降，使细菌容易在气道内生长。

支气管扩张患者存在支气管动脉的扩张，在支气管动脉和肺动脉之间存在着广泛的血管吻合，增加动脉容积和支气管循环的血流量，这种现象可能与慢性炎症以及支气管壁和支气管周围的肉芽肿形成有关。在严重的支气管扩张患者，由于阻塞性动脉内膜炎造成肺动脉血流减少，肺泡低氧的存在也可能造成肺循环横截面积功能性的减少。在这种情况下，由于大量的血液通过支气管-肺吻合进入肺动脉，会造成肺动脉高压的恶化，直至两个循环压力达到平衡。

大多数支气管扩张患者肺功能检查提示不同程度的阻塞性的改变，也可能会有轻度的限制性通气功能障碍。弥散功能可以减低。由于通气-血流失衡和肺内分流的存在，大多数患者会存在轻度的低氧血症。由于在支气管扩张患者中，低氧血症一般不太严重，只有少数患者会发展成为肺心病。

【病理】

支气管扩张可以是弥漫性发生于双肺多个肺叶，也可局限性一、二处病灶。肺下叶比上叶多，左侧多于右侧，右中叶单发性者也不少见，炎性支气管扩张多见于下叶，因为下叶易发生引流不畅。由于左下叶支气管较右下叶支气管更细长，与气管的夹角较大，又受心脏血管压迫，易致引流更为不畅，故左下叶支气管扩张更多见。右中叶支气管有内、外、前三组淋巴结围绕，当发生感染时，淋巴结可肿大，使右中叶支气管易受挤压，发生肺不张，进而引起继发感染和支气管扩张。右舌叶支气管的开口接近下叶支气管，易被下叶炎症分泌物所感染而损害，故左下叶与舌叶支气管常同时发生扩张。上叶支气管扩张一般以后支为多见。

支气管扩张的早期病理变化是支气管黏膜柱状上皮细胞呈急性和慢性炎性变化，并常有溃疡形成。支气管壁和肺泡间有大量淋巴细胞积聚，形成淋巴滤泡，并向管壁内凸出，造成支气管阻塞和感染加重。也常伴有支气管周围炎及微小脓肿形成，从而依次损坏管壁的弹力纤维、平滑肌和软骨，这些破坏的组织均被纤维组织替代，使管壁弹性减弱而形成扩张。支气管壁内的纤毛柱状上皮细胞发生鳞状上皮化生和萎缩，使支气管黏膜失去了黏液纤毛系统的清洁和防御功能。

支气管扩张的病理形态可分为柱状、囊状和囊柱状三型。柱状最常见，约占 60%，一般发生于第 6～8 级支气管分支，临床症状较少，多数为干性支气管扩张。囊状扩张约占 10%，主要发生于第 4 级支气管分支。囊柱状扩张约占 25%，也称曲张型扩张。目前认为这种分型无重要意义，破坏的程度以囊状扩张最为严重。

伴随支气管的扩张，支气管动脉可以发生栓塞、肥厚、扩张、脆弱和扭曲，并常常与肺动脉的终末支发生吻合，形成动静脉瘘，由于血管受到感染的浸润，周围又缺乏支持，当咳嗽时，所受压力增加而易破裂，引起反复咯血。

【临床表现】

支气管扩张病程多呈慢性过程，可发生于

笔 记 栏

任何年龄。但以小儿和青年为多见。部分患者在幼年曾有麻疹、百日咳或支气管肺炎的病史。

多数支气管扩张患者呈慢性咳嗽、脓痰、发热、乏力和体重下降。咳痰的量和性状取决于病情轻重及是否合并感染。咳嗽通常发生于早晨和晚上，患者晨起时由于体位变化，痰液在气道内流动而刺激气道黏膜引起咳嗽和咳痰，痰液为脓性或黏液脓性。合并感染时每日痰量可达500～600ml。有厌氧菌感染者，常有臭味和呼出气有恶臭。收集全日痰量并静置于玻璃瓶中，数小时后痰液可分离成四层：上层为黏液泡沫，中层为浑浊浆液，下层为脓液，最下层为坏死组织，此为典型支气管扩张的痰液改变。

在支气管扩张患者中，反复咯血为本病特点，约占50%～70%，通常咯血程度不重，表现为脓痰中带血丝，随病情的发展，咯血量由少到多，咯血间隔时间由长到短；一些患者可以咯血为首发表现；另一些患者无咳嗽和咳痰，而以咯血为唯一表现，称为干性支气管扩张，可出现反复咯血。出血通常是来自支气管动脉或体循环压力下的支气管-肺吻合支。

支气管扩张长期迁延不愈而反复发作者，可有食欲减退、消瘦和贫血。最近研究证实，由于支气管的持续性炎症反应，部分患者可出现可逆性的气流阻塞和气道高反应性，表现为喘息、呼吸困难和发绀。重症支气管扩张患者由于支气管周围肺组织化脓性炎症和广泛的肺组织纤维化，可并发阻塞性肺气肿，严重者，可导致心脏负担加重，发生右心功能衰竭、下肢水肿、胸腔积液和呼吸困难等。

支气管扩张患者的体检无特异性改变。部分患者中呼出气有恶臭，可有杵状指（趾）、发绀。可能会有鼻息肉或慢性鼻窦炎。肺基底部可以闻及啰音，也可以闻及哮鸣音，支气管扩张患者并发化脓性炎症时，可通过局部蔓延引起化脓性胸膜炎（脓胸）、心包炎，或病菌经血液循环导致转移性脑脓肿。

案例 2-4-1

1. 患者，男，32岁，反复咳嗽，咳痰18年。

2. 咯血5年，开始痰中带血，咳血量逐渐增加。

3. 间歇性高热、咳嗽、咳痰、咯血。

4. “感冒”后易诱发。

5. T 39.2℃，R 25次/分，呼吸急促，右下肺可闻及湿啰音，杵状指（趾）。

【实验室检查】

1. 外周血 在发热感染期可有白细胞计数增高，中性粒细胞数量增高，核左移，血沉多增快。

2. 肺功能 可有阻塞性通气功能障碍或轻度限制性通气功能障碍，通气/血流比例失调，低氧血症。

3. 痰涂片细菌检查 可初步判定致病菌种，便于指导临床用药。痰细菌培养、药敏试验，可进一步明确致病菌，指导选择抗生素。

4. 胸片 胸片常显示一侧或双侧下肺肺纹理明显粗乱、增多，边缘模糊，在增多的纹理中可有管状透亮区，为管壁明显增厚的支气管影，称为“轨道征”。肺纹理常密集而聚拢，提示有肺膨胀不全（图2-4-1）。严重病例肺纹理可成网状，其间有透亮区，类似蜂窝状，代表被纤维组织包围的肺气肿病变。部分扩张支气管内因有分泌物贮留而呈杵状增粗影。囊性支气管扩张时，较为特征性的改变为卷发样阴影，表现为多个圆形的薄壁透亮区，直径为0.5～3cm，有时囊底有小液平面，多见于肺底部或肺门附近。继发感染时可引起肺实质炎症，胸片显示多数小片或斑点状模糊阴影，或呈大片非均匀性密度增高影，一般局限于扩张部位。炎症消散缓慢（持续3～4周以上），或在同一部位反复出现。支气管扩张与肺不张同时存在，并互为因果，因此有时胸片可显示肺不张的征象，左下叶尤易发生，其病变常被心缘遮盖，勿遗漏。慢性病例可有胸膜增厚。上述改变是非特异性的，也不能从胸片决定支气管扩张的范围，不少支气管扩张患者，胸片可以无明显异常。

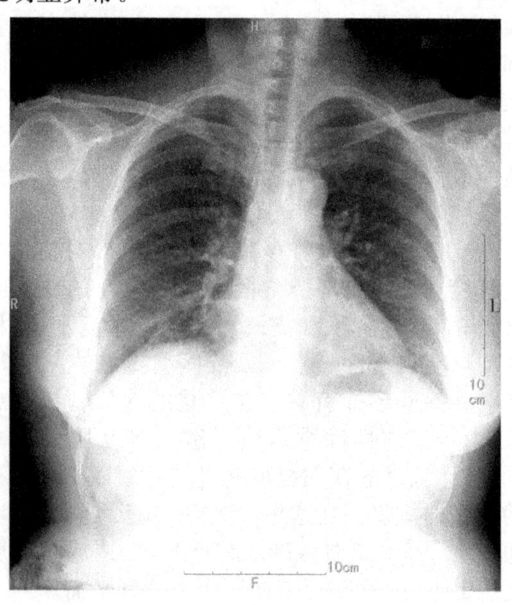

图 2-4-1 支气管扩张X线胸片

笔 记 栏

5. CT 扫描 普通 CT 扫描诊断支气管扩张的敏感性和特异性分别是 66%和 92%，由于高分辨 CT(HRCT)弥补了普通 CT 的不足，诊断的敏感性和特异性达到了 90%以上。支气管扩张在 HRCT 上的比较特征性的表现包括：支气管扩张，支气管管壁增厚，支气管由中心向外周逐渐变细的特点消失以及扩张气管内气液平的存在(图 2-4-2)。当支气管内径大于相伴行支气管动脉时，可以考虑支气管扩张的诊断。

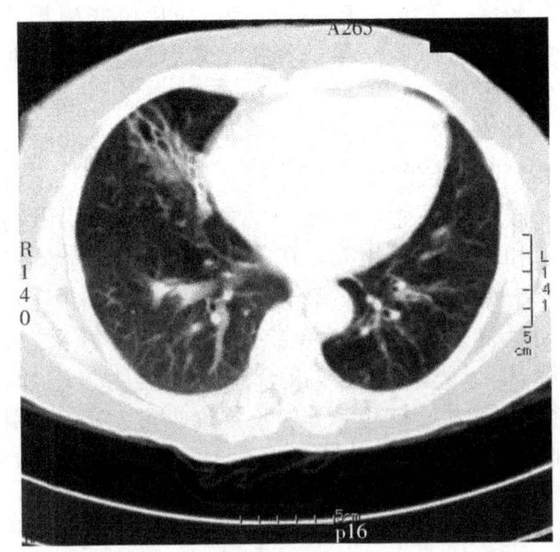

图 2-4-2 支气管扩张 CT 扫描

6. 支气管碘油造影 支气管碘油造影是诊断支气管扩张的最重要方法，它可以确定支气管扩张的存在，病变的部位、程度和范围，也是考虑是否手术和决定手术范围的不可或缺的材料。支气管造影对于无典型症状的病例和咯血原因的诊断很有意义，也有助于了解坏死性肺炎、肺脓肿、支气管阻塞和支气管异物远端的支气管情况，并可了解有无支气管先天发育异常。

如果支气管扩张的临床表现非常明确，且估计为双侧性，已不宜手术者，或已有明显心肺功能代偿不全的情况下，则不应做支气管造影术，以免给患者带来痛苦和危害。为了使造影满意和防止并发症，造影术必须在肺部急性炎症控制 2～3 周之后进行，造影前应进行充分的支气管引流使痰液尽量排出，否则会造成造影剂充盈不全而导致错误的结论。有大咯血者，必须在停止咯血两周以上，才能考虑支气管造影术。长期反复少量咯血患者为查明咯血原因，必要时可以不受此限制。通常应做双侧造影，肺功能不良的患者可先做病变严重一侧的造影，以后再做另一侧。造影时要有良好的麻醉，使患者能合作。造影剂要有合适黏稠度，大体上能灌注到第 7～8 级支气管，应防止造影剂进入肺泡。必须完全灌入各叶和各段的支气管，尤其要注意上叶充盈程度，因其较难灌入。如根据未完全灌注的支气管造影进行手术，易残留病变，致手术效果不良。必要时可做选择性支气管碘油造影。灌注碘油后，摄片应包括正位、侧位和两侧前斜位，尽量避免两侧支气管相互重叠，这样可清楚地观察碘油在各肺叶支气管的分布。偶有少数患者对碘油会发生过敏反应，或产生嗜酸性肺泡炎，需几个月后才消失。还应注意，在支气管碘油造影术后两周内，不应作选择性的肺切除术，以便恢复正常呼吸道功能。

7. 其他 纤维支气管镜检查对支气管扩张的诊断价值不大，但可明确支气管阻塞或出血的部位。刷检可帮助做病原学诊断。冲洗检查可解除痰栓阻塞及炎性物质的清除，亦可助于鉴别诊断。鼻窦片有助于明确是否合并鼻窦炎。免疫指标测定有助于对免疫缺陷者的诊断。

案例 2-4-1

1. 血常规：WBC 19×10^9/L，N 0.93，L 0.07；血沉 45mm/h。

2. X 线胸片：右肺中下野纹理增多、粗乱，网状改变，其中有多个不规则椭圆状透亮阴影，部分阴影中可见液平。

3. 肺 CT 扫描：右肺下叶多发灶，大小不等类圆形透光影，部分内可见液平。

【诊断与鉴别诊断】

支气管扩张主要表现为间歇性发热，反复咳嗽，咳黏脓痰，咯血进行性加重；如同一肺叶或肺段，有反复发作肺炎时应高度怀疑本病。胸片、肺部 CT 有重要的诊断意义，支气管造影术可以确诊，并可以明确支气管扩张的部位、范围，为手术切除提供依据。

支气管扩张应与慢性支气管炎相鉴别，除症状体征外，X 线胸片、肺 CT 可帮助鉴别。肺炎和肺不张，支气管可有可逆性扩张，经过一段时间可恢复正常，应引起注意。支气管肺曲霉病、肺结核亦可继发引起支气管扩张。先天性支气管扩张与先天性肺囊肿容易混淆，后者无远端肺组织发育不全。

案例 2-4-1

1. 18 年前患过肺炎。

2. 间歇性发热，反复咳嗽、咳脓痰、咯血，进行性加重，乏力，体重下降，抗感染有效。

笔记栏

3. T 39.2℃，呼吸急促，右下肺湿啰音，杵状指(趾)。

4. 白细胞总数增高，中性粒细胞增高，血沉增快。

5. X线胸片：右肺下叶纹理增多，粗乱，可见多个椭圆状透亮阴影，部分可见液平。

6. 肺CT扫描：右肺下叶多发大小不等类圆形透光影，部分内可见液平。

诊断：右下肺支气管扩张

【治疗】

支气管扩张的治疗原则是去除病源，引流痰液，控制感染，处理并发症，有适应证者可手术治疗。

(一) 病源治疗

支气管扩张解剖上的破坏性改变是不可逆的，因此药物治疗的目标是控制症状以及延缓疾病的进展。支气管扩张通常继发于其他疾病，如慢性鼻窦炎、慢性牙龈炎、齿槽溢脓、慢性扁桃体炎等，这些病变如不根治，经常有脓液或分泌物流到支气管，使支气管反复感染，因此必须根除这些疾患。

(二) 物理排痰

痰液排出畅通对治疗支气管扩张并感染有极为重要的意义。具体方法包括体位引流、胸腔叩击、胸腔振荡、胸腔摇动、辅助性咳嗽和用力呼气锻炼等。对有较多分泌物的患者，每天进行数次体位引流和胸部叩击有助于排出黏液，对支气管扩张的治疗具有重要价值。体位引流的效果与所选择的体位正确与否有关，一般根据扩张支气管所在的部位选择不同的引流体位，其原则为将病变部位抬高，引流支气管开口向下，使痰液流入大气道而咳出，一般在饭前进行，每次引流15～30分钟，每日2～3次。在体位引流时，先用盐水雾化吸入，使痰液变稀薄，再辅以祛痰药物和胸部叩击则效果更佳。有支气管痰栓阻塞或引流效果不佳者，可考虑行纤维镜支气管冲洗，术毕可局部应用抗生素。

(三) 药物祛痰

祛痰剂可使痰液稀薄，便于排出，如蛋白分解酶制剂能使黏液糖蛋白裂解，对支气管扩张患者的脓痰有效，临床常用脱氧核糖核酸酶，每次5万～10万U，以生理盐水5ml稀释后雾化吸入，或采用α-糜蛋白酶雾化吸入。或用多糖纤维分解剂，如溴己新，每次口服8～16mg，每日3次；或氨溴索(ambroxol)每次口服30mg，每日3次；亦可将氨溴索经雾化吸入；或稀化黏素每次口服300mg，每日3次。

(四) 抗生素的应用

支气管扩张急性加重并感染，治疗的重点是应用抗生素。支气管扩张由于反复细菌感染，多长期使用抗生素，因此，其呼吸道感染的耐药致病菌较多。对急性感染发作者，应尽可能根据痰培养及药敏试验结果选择抗生素，可能使用的时间要较长。

有人主张对支气管扩张呼吸道感染采用定期雾化吸入抗生素进行治疗。研究证明，对伴有铜绿假单胞菌感染的支气管扩张患者采用干粉吸入和小剂量雾化吸入庆大霉素，可明显降低患者痰中铜绿假单胞菌密度，疗效优于静脉用药。长期反复发作的支气管扩张，革兰阴性杆菌、厌氧菌、铜绿假单胞菌或混合感染机会明显增加，长期滥用大量抗生素，亦可导致二重感染，应引起临床的重视。

(五) 咯血的治疗

若支气管扩张患者少量咯血，可给予卡巴克络(carbazochrome)、云南白药或维生素K_4等药物；若支气管扩张患者出现大咯血，应静脉应用止血剂或垂体后叶素。效果不理想者，可考虑行支气管动脉栓塞术或紧急手术治疗。

(六) 支气管扩张剂使用

部分病例由于气道敏感性增高或支气管炎的刺激，可出现支气管痉挛，影响痰液的排出。在不咯血的情况下，可应用支气管扩张药，如氨茶碱0.1g，一日3次；或二羟丙茶碱0.2g，一日3次；或茶碱缓释片200mg，早晚各一次。

(七) 外科手术切除

从理论上讲，支气管扩张的根治方法是外科手术切除，但对于双侧广泛支气管扩张，或并发肺气肿，或年老体弱患者，估计病变切除后，将导致呼吸功能严重损害者，则不宜手术。手术适应证包括：①症状明显，病变局限在一叶或一侧肺组织，而无手术禁忌证者；②虽为双侧病变，但主要病变集中在一个肺叶，全身情况和心肺功能良好者；③反复大咯血患者，咯血稳定后诊断明确并确定病变部位，以及时进行手术治疗，大咯血保守治疗无效者，也可急诊手术治疗；④对于终末期支气管扩张患者以及呼吸衰竭的患者可以考虑肺移植。

案例 2-4-1

处方及医生指导

1. 吸氧,健侧卧位,防止大咯血窒息,利于体位引流排痰。

2. 合理选择抗生素,联合应用。

3. 口服云南白药,静脉应用垂体后叶素及止血药。

4. 禁用拍背、叩击胸部等,以防加重咯血。

5. 选用口服祛痰药。

6. 雾化应用抗生素、祛痰剂。

7. 适当应用退热剂。

【预防】

支气管扩张是可以预防的,如积极治疗婴幼儿的呼吸道感染和肺不张,早期通过支气管镜或支气管切除术去除异物或腺瘤,积极早期治疗支气管结核和淋巴结结核,切除支气管的瘢痕性狭窄等。只要支气管壁各层的组织尚未受到严重破坏,扩张的支气管有可能恢复正常。

避免吸入有毒浓烟、气体、烟雾及有害粉尘,有预防支气管扩张或降低其严重程度的作用。避免饮酒过量,积极治疗神经疾病、胃肠道疾病。同样,睡前避免口腔或鼻腔内使用油性滴剂或矿物油,因可被吸入肺内。平时注意体质锻炼,增强气管的防御能力。注意保暖,预防感冒。

案例 2-4-1

预防指导建议

1. 好转出院后,继续行物理疗法,体位引流。

2. 加强营养,增强体质,注意保暖,预防感冒。

3. 注意口腔卫生,夜间睡眠一定要刷牙。

4. 避免从事重体力活动。

推荐阅读

Barker AF. 2002. Medical progress: bronchiectasis. N Engl J Med,346:1383～1393

King P, Holdsworth S, Freezer N, et al. 2006. Bronchiectasis. Intern Med J,36:729～737

Rosen MJ. 2006. Chronic cough due to bronchiectasis: ACCP evidence-based clinical practice guidelines. Chest, 129 (1 Suppl):122S～131S

(赵铭山)

第5章 肺结核

案例 2-5-1

患者，男，23岁。因“咳嗽半年，加重伴低热、痰中带血1个月”于2005年6月12日入院。

患者半年前无明显诱因出现阵发性咳嗽，咳少许白色黏痰，并渐感疲乏无力和食欲不振。无咯血、发热。在当地医院诊断为“支气管炎”，口服“阿莫西林”、“阿奇霉素”及静脉滴注“青霉素”等药物治疗2周后，咳嗽略有缓解。1个月前“上呼吸道感染”后咳嗽、咳痰明显加重，咳黄白色脓痰，有时痰中带有鲜血，午后发热、体温37.5～38.8℃，盗汗，疲乏倦怠和消瘦，就诊后入院。精神和饮食不佳，体重减轻约5kg。既往身体健康，其爷爷1年前曾患“开放性肺结核”住院治疗，由患者照顾。

体格检查：T 38.3℃，P 92次/分，R 18次/分，BP 120/70mmHg，神清，皮肤黏膜无黄疸及发绀，浅表淋巴结未及肿大，咽充血，双侧呼吸动度对称，右上肺触觉语颤略增强，右上肺叩诊音略浊，右上肺呼吸音粗、可闻及病理性支气管呼吸音，未闻及干、湿啰音。心率92次/分，律齐，未闻杂音。腹部正常。

问题：

1. 该病例首先应考虑做何诊断？
2. 在明确诊断之前，应做哪些实验室检查？
3. 如何明确诊断？
4. 如何治疗？

结核病是由结核分枝杆菌引起的慢性传染病，可侵袭人体的诸多脏器，但以感染肺部形成肺结核最为常见。肺结核(pulmonary tuberculosis，TB)属于国家法定乙类传染病，是我国重点控制的主要传染病之一，排菌患者为其重要的传染源。肺结核的基本病理特征为渗出、干酪样坏死及其他增殖性病变，可形成空洞。除少数患者起病急骤外，大多数患者呈慢性过程。主要表现有低热、盗汗、消瘦、乏力等全身症状及咳嗽、咯血等呼吸系统表现。若能及时诊断及合理治疗，大多数患者可获临床治愈。

1882年，著名的德国科学家Robert Koch发现了结核分枝杆菌，给人类控制结核病带来了希望，尤其是20世纪60年代以异烟肼为代表的抗结核药物的问世，揭开了结核病化学治疗的新纪元，使结核病疫情得到有效的控制。但是自20世纪80年代中期以来，由于全球人口的迅速增长、战争、移民、贫困人群增加，特别是人类免疫缺陷病毒(HIV)感染和艾滋病(AIDS)的流行，多重耐药结核杆菌(multiple-drug resistance tuberculosis，MDRT)感染率的增加等原因，致使发展中国家结核病的疫情呈现明显回升的态势，而发达国家的结核病也死灰复燃，结核病的疫情出现全面恶化的趋势，成为了全球性严重的公共卫生问题。因此1993年世界卫生组织(WHO)宣布结核病处于“全球紧急状态”，并将每年3月24日定为“世界防治结核病日”，随后WHO又制定和启动了特别项目以积极推动全球(尤其是发展中国家)实施结核病的全程督导短程化疗(directly observed treatment short-course，DOTS)，以期遏制全球结核病疫情。

【流行病学】

(一) 结核病疫情

1. 全球疫情 全球1/3的人口(约20亿)感染结核分枝杆菌，全球现有肺结核患者约2000万，每年新发病例约800万，每年近300万人死于结核病。WHO将印度、中国、俄罗斯、南非等22个国家列为结核病的高负担、高危险性国家，全球绝大多数的结核病患者和新发病例均集中在这些国家，而美国和欧洲等发达国家由于HIV感染率和AIDS患病率的逐渐增高，结核病疫情也呈现回升趋势。

2. 我国疫情 中国是全球22个结核病高负担国家之一，至2000年国家卫生部分别组织进行过四次全国结核病流行病学抽样调查，分析得出我国的结核病疫情特点为：

(1) 高感染率：目前全国约有5.5亿人感染过结核杆菌，感染率达到44.5%，高于全球1/3的感染率水平。

(2) 高患病率：2000年，活动性肺结核和痰涂片阳性(简称涂阳)肺结核的患病率分别为367/10万和122/10万，估计病例数分别为500

笔记栏

万和150万。

(3) 高耐药率：2000年，初始耐药率为18.6%，获得性耐药率为46.5%，初始耐多药率和获得性耐多药率分别为7.6%和17.1%。

(4) 死亡人数多：全国每年约有13万人死于结核病，死亡平均年龄为55.2岁。结核病死亡居各种疾病死亡的第6～7位。

(5) 患病率递减率低：1990～2000年，涂阳肺结核患病率、涂阳肺结核患病率年均递减率约为3.2%、3.6%。

(6) 患病率地区差异大：结核病疫情在经济不发达的西部地区最高，西部地区活动性肺结核患病率和涂阳肺结核患病率均高于全国平均水平；而农村人口的活动性和涂阳肺结核患病率也高于城镇人口。

3. 实施DOTS项目地区的患病率和耐药率较低 我国自1992年起在河北等13个省、市、自治区开展了结核病控制项目，确立了以发现和治疗涂阳肺结核患者为主要目标的控制策略，对发现的涂阳肺结核患者实施DOTS，2000年实施DOTS项目的地区涂阳肺结核患病率下降比非项目地区明显，而且结核病的耐药率也比较低。

(二) 肺结核的流行环节

1. 传染源 人型结核分枝杆菌是人类结核病的主要病原菌，继发性肺结核患者是结核病主要的传染源。而传染性的大小取决于细菌的数量，直接涂片法查出结核分枝杆菌者属于大量排菌，是结核病传播的主要传染源；直接涂片法阴性而仅培养出结核分枝杆菌者属于微量排菌，传染性相对较小；肺外结核患者一般不具有传染性。

2. 传播途径 肺结核的主要传染途径是通过飞沫经呼吸道传染。患者通过咳嗽、喷嚏、大声谈话等方式将含有结核分枝杆菌的飞沫排到空气中传播。肺结核患者随地吐痰的痰液干燥后结核分枝杆菌也会随灰尘四处飞扬，被其他人吸入呼吸道后可能引起感染。经消化道、皮肤、宫内感染等其他途径所传播的结核病现已罕见。

3. 易感人群 人类对结核分枝杆菌普遍易感，影响人群对结核分枝杆菌易感性的主要因素是机体的自然抵抗力及获得性特异性抵抗力两个方面。婴幼儿细胞免疫功能不完善、老年人免疫功能减退、HIV感染者、免疫抑制药物长期使用者、慢性疾病等引起患者机体的免疫功能低下，这些原因使患者成为结核病的易感人群。而感染过结核分枝杆菌或接种卡介苗却使机体获得对结核分枝杆菌的特异性抵抗力，山区及生活在远离城市的居民结核分枝杆菌的自然感染率较低，但移居到城市后也成为结核病易感人群。另外生活贫困、居住条件拥挤和营养低下的人群很可能成为结核病的易感人群。目前认为结核病的发生与遗传因素也有关联，HLABW-15和Bcg基因与结核病感染的易感性有关。

【病因和发病机制】

(一) 病原学

结核分枝杆菌(*M.tuberlosis*)简称结核杆菌(*tubercle bacillus*)，属于放线菌目、分枝杆菌科、分枝杆菌属，是引起结核病的病原菌。对人有致病性的结核分枝杆菌有人型、牛型和非洲型，导致人类结核病的主要病原菌是人型结核分枝杆菌，少数是牛型和非洲型结核分枝杆菌。

结核分枝杆菌呈细长稍弯曲两端圆形，大小约(1.0～4.0)μm×(0.3～0.4)μm，痰标本中结核分枝杆菌呈现T、V、Y字形，细菌数量多时也可呈束状、丛状等多种形态排列。结核分枝杆菌耐酸染色为红色，并可以抵抗盐酸酒精的脱色作用，故被称为抗酸杆菌。结核分枝杆菌为需氧菌，生长比较缓慢，培养时间一般需要2～8周，最适生长温度为37℃。结核分枝杆菌对干燥、酸碱、寒冷、染料等有较强的抵抗力，在干燥环境中可以存活数月或数年；在阴湿处也能生存数月；在低温条件下可以存活数年；但结核分枝杆菌不耐湿热，在液体中加热至80℃持续5分钟、95℃1分钟即被杀死，高压蒸汽灭菌(120℃)持续30分钟是最佳的灭菌方法。结核分枝杆菌对紫外线也比较敏感，直接日光照射数小时可被杀死，常用于结核病患者衣服、书籍等的消毒；结核分枝杆菌对乙醇也敏感，在70%乙醇中2分钟即会死亡。

结核分枝杆菌菌体成分比较复杂，含有类脂质、蛋白质和多糖类。结核杆菌细胞壁所含的类脂约占细胞壁干重的50%～60%，其含量与细菌毒力密切相关，类脂质的主要成分为磷脂、脂肪酸和蜡质复合物，它们大多与蛋白质和多糖结合成复合物存在于细胞壁中；其中磷脂能刺激单核细胞增生，并能抑制蛋白酶对组织的分解作用，使病灶组织溶解不完全，形成干酪样坏死，引起细胞结核性病变，形成结核结节；蜡质复合物是一种肽糖脂与结核分枝杆菌的复合物，能引起迟发型变态反应，并具有佐剂作用。蛋白质属于完全抗原，是结核菌素的主要成分，可诱发皮肤变态反应。糖类是结核菌细胞中的重要物质，大多与类脂质结合存在于细胞壁中，多糖类与血清反应等免疫应答有关。

笔记栏

(二)人体的反应性

1. 免疫与变态反应 人体对结核菌的自然免疫力(先天免疫力)是非特异性的。接种卡介菌或感染结核菌后获得的免疫力(后天性免疫力)则具有特异性,能将入侵的结核菌杀死或严密包围,制止其扩散,使病灶愈合。

结核病的主要免疫保护机制是细胞免疫,体液免疫对控制结核分枝杆菌感染并不重要。结核病的细胞免疫是以T细胞为介导、巨噬细胞为效应细胞的免疫反应,主要步骤为巨噬细胞吞噬结核菌及处理和递呈抗原,T细胞对抗原特异性识别与结合,以及T细胞增殖分化、释放细胞因子、巨噬细胞激活和杀菌等一系列过程。人体受结核杆菌感染后,入侵的结核菌被巨噬细胞黏附及吞噬,黏附在巨噬细胞表面的大多数结核杆菌被吞噬进入吞噬体内,与溶酶体融合后被消化,部分结核菌则可经过逃逸、抗溶酶体酶、抗氧化杀菌等自身抗吞噬杀菌作用在巨噬细胞内复制。单核/巨噬细胞或其他辅助细胞加工处理抗原后,将抗原信息递呈给T淋巴细胞,T淋巴细胞有识别特异性抗原的受体,在结核病的细胞免疫过程中$CD4^{+}$ T细胞具有促进免疫反应的效应,在淋巴因子的作用下分化为Th1和Th2辅助性T细胞,一旦T淋巴细胞活化,则Th淋巴细胞和单核巨噬细胞产生及释出多种淋巴因子(包括趋化因子、巨噬细胞移动抑制因子、巨噬细胞激活因子等),使巨噬细胞聚集在细菌周围,吞噬并杀灭细菌,然后变成类上皮细胞及朗汉斯(Langhans)细胞,最终形成结核结节,使病变局限化。

结核菌侵入人体4~8周后,人体组织对结核菌及其代谢产物所发生的敏感反应称为变态反应,与T淋巴细胞释放的炎性介质、皮肤反应因子及淋巴细胞毒素等有关。此时如果用结核菌素作皮肤试验,可呈阳性反应;注射局部组织充血水肿,并有大量致敏的T淋巴细胞浸润。人体对结核菌及其代谢产物的此种细胞免疫反应,属于迟发型变态反应。感染结核菌后,尚可发生皮肤结节性红斑、多发性关节炎或疱疹性结合膜炎等,均为结核病变态反应的表现,常发生于原发结核感染患者。

2. 初次感染与再次感染 给未感染过结核菌的豚鼠皮下注射一定量的结核菌,约10~14天之后注射局部出现红肿、溃烂,逐渐形成深溃疡,经久不愈,结核菌大量繁殖,到达局部淋巴结,并沿淋巴结及血液循环向全身播散,豚鼠死亡,表明豚鼠对结核菌无免疫力。但给4~6周前已受结核菌感染、结核菌素阳性的豚鼠体内注射同等量的结核菌,2~3天后注射局部出现组织红肿、溃疡、坏死等剧烈反应,继之局部组织病变很快愈合,并无局部淋巴结肿大,也无全身性结核播散和豚鼠死亡。这种机体对结核菌初感染与再感染所表现出的不同反应现象,称为科赫(Koch)现象。初次感染结核菌者由于机体未曾发生变态反应,也缺乏细胞免疫,感染很快扩散;再次感染结核菌者由于体内的T淋巴细胞已经致敏,再次受到结核菌的入侵后发生了迟发性变态反应,导致局部组织的剧烈反应,也由于产生了细胞免疫,则感染并未向全身扩散。

3. 原发性和继发性感染

(1) 原发性感染:在结核病流行的区域,人们很容易受结核杆菌的入侵,但是否被感染取决于结核杆菌的毒力和机体肺泡巨噬细胞的吞噬杀菌能力,如果结核杆菌通过自身的抗吞噬杀菌作用在巨噬细胞内存活下来,在巨噬细胞内外生长繁殖,引起肺组织的结核性炎症,即表现为肺部原发病灶。原发病灶中的结核杆菌沿引流区域淋巴而扩散,形成结核性淋巴管炎和肺门淋巴结结核,统称原发综合征。当机体抵抗力增强时,原发病灶内的细菌停止繁殖、淋巴管炎消失、淋巴结缩小或钙化。机体抵抗力减弱时,结核杆菌经支气管、淋巴管或血循环播散,形成全身性粟粒结核。

(2) 继发性感染:继发性感染是指在原发感染时期遗留的潜在病灶中的结核分枝杆菌重新活动发生的结核病。原发感染遗留于体内的结核杆菌引起的继发性结核病为内源性复发;而受到外来结核杆菌的再度感染则为外源性重染。继发性结核病患者的临床症状比较明显,表现也呈现多样化,更为重要的是结核病灶容易形成空洞和排菌,成为结核病的重要传染源。

案例 2-5-1

1. 患者男性,23岁。

2. 阵发性咳嗽半年,加重伴低热、痰中带血1个月。其爷爷一年前曾经患"开放性肺结核",由患者照顾。

患者有"开放性肺结核"患者的密切接触史,可能受到结核菌的感染。

【病理改变】

(一)结核病的基本病变

1. 渗出性病变 往往在结核病初期或病变恶化时出现。表现为充血、水肿与白细胞浸润。早期渗出性病变中有中性粒细胞,以后逐渐被巨噬细胞和淋巴细胞所代替。如果渗出性病变发

笔记栏

生在浆膜腔，可发生浆液性或浆液纤维素性炎症。当入侵的结核菌数量大、毒力强、患者机体免疫力低下或变态反应性增高等条件下，渗出性病变可发展为干酪性坏死，甚至液化形成空洞；而当患者机体免疫力增强时，渗出性病变则完全吸收消散或转变为增殖性病灶。

2. 增殖性病变 增生为主的病变多发生在入侵的结核菌数量较少、人体细胞免疫占优势的情况下。初始阶段可表现为一个短暂的渗出过程，当致敏淋巴细胞增多时，就形成结核结节，结核结节的中央为朗汉斯细胞、周围由类上皮细胞聚集，在其外围常有较多的淋巴细胞，典型的结核结节是结核病的特征性病变。但结核结节中通常不易找到结核分枝杆菌。

3. 干酪样坏死 发生在渗出或增生性病变的基础上。当入侵的结核菌数量较多，而患者机体的抵抗力降低、结核杆菌引起的变态反应又比较强烈时容易发生。渗出性病变中的结核杆菌在巨噬细胞内不断繁殖，使细胞浑浊肿胀，继而发生脂肪变性，细胞核溶解碎裂，直至细胞完全坏死。炎症细胞坏死后释放蛋白溶解酶，使组织溶解坏死，形成凝固性坏死。因病灶内含有较多的脂质使其在肉眼观察下呈黄灰色，质松而脆，状似干酪，故名干酪样坏死。

上述三种病变可能同时存在于同一病变部位，但往往以某一种病变为主，如在渗出性及增殖性病变的中央，出现少量干酪样坏死；而干酪样坏死为主的病变，也可伴有不同程度的渗出性病变及结核结节的形成。

（二）基本病变的转归

1. 吸收 在人体免疫力增强或使用抗结核药物治疗时，由于单核-吞噬细胞系统的吞噬作用，结核病的渗出性病变可以逐渐吸收消散，病灶逐渐愈合，甚至不留瘢痕；在有效的抗结核药物治疗后范围较小的干酪样坏死或增殖性病变也可以吸收、缩小，或仅遗留轻微的纤维瘢痕病变。

2. 纤维化 随着病变部位炎性成分的吸收，结节性病灶中纤维组织增生形成纤维化；未被吸收的渗出性病变或小范围的干酪样病灶也可以逐渐纤维化；类上皮细胞可转化为成纤维细胞，参与病灶纤维化的形成。纤维化往往从病灶的外围开始，偶从中央出现。纤维化提示结核病变静止或者趋向愈合。

3. 钙化 局限性的干酪病灶亦可因失水、收缩及钙盐沉着，最终形成钙化灶而表明结核病的愈合。

4. 恶化 结核病灶扩大或播散均提示结核病恶化。结核病灶扩大常见的是病灶干酪样坏死、液化，使病变范围不断扩大，也可以是陈旧的结核病灶内新出现渗出性病变。结核分枝杆菌还可以循支气管、淋巴管及血循环播散；干酪样坏死病灶中结核分枝杆菌大量繁殖引起病变组织液化、排出，液化坏死物质排出后形成肺内空洞，而含有大量结核分枝杆菌的干酪样坏死物质则沿着支气管在肺内播散；坏死性的病灶侵蚀血管后，大量结核分枝杆菌进入血循环引起全身的血源性结核播散；结核分枝杆菌入侵淋巴管则导致结核分枝杆菌向机体其他器官播散。

【临床表现】

肺结核的临床表现呈多样化，与临床类型、病变范围等许多因素有关。

（一）全身症状

表现为午后低热、乏力、食欲减退、消瘦、盗汗等。在肺结核发生急性血行播散或继发性肺结核出现干酪样坏死、病灶播散等病变恶化进展时，患者常出现不规则高热。育龄妇女有月经失调或闭经。

（二）呼吸系统症状

1. 咳嗽、咳痰 是肺结核最常见的症状。通常为干咳或咳嗽、咳少量黏液痰；继发感染时，痰呈黏液脓性；合并支气管结核时患者出现刺激性干咳。

2. 咯血 约 1/3 患者出现不同程度的咯血，多数患者为少量咯血，大咯血比较少见。炎症累及毛细血管可出现痰中带血或少量咯血；病灶内的小血管损伤引起中等量咯血；而空洞壁的血管瘤破裂或病变累及支气管动脉时会发生大咯血，大咯血时可能引发失血性休克，或因血块阻塞大气道引起窒息，此时患者表现为极度烦躁、焦虑紧张、坐卧不安、胸闷气促、明显发绀。

3. 胸痛 病灶炎症累及壁层胸膜或合并结核性胸膜炎时，患者会出现胸痛，并随呼吸及咳嗽加重。

4. 呼吸困难 常见于慢性重症肺结核或合并慢性阻塞性肺病、肺心病的患者，由于呼吸功能受损出现渐进性呼吸困难；也见于并发气胸或大量胸腔积液的患者，这时患者呼吸困难的症状尤为严重。

（三）体征

早期病灶范围较小或病灶位于肺组织深部的患者，多无异常体征。若病变范围较大，则可出现相应的体征。因为继发性肺结核好发于肺上叶尖后段及下叶背段，故锁骨上下、肩胛间区

笔记栏

叩诊音略浊，咳嗽后偶可闻及湿啰音，对诊断有参考价值。当出现大范围的渗出性病变或干酪样坏死时，检查患者的肺部可发现肺实变体征：患侧呼吸动度减弱，触觉语颤增强，叩诊浊音，听诊呼吸音减低，闻及支气管呼吸音和湿啰音等。当肺部病变发生广泛纤维化或胸膜粘连增厚时，气管向患侧移位，患侧胸廓下陷，肋间隙变窄，叩诊浊音，听诊呼吸音减低，对侧出现代偿性肺气肿征。当合并结核性胸膜炎时可出现胸腔积液征：气管向健侧移位，患侧胸廓饱满，触觉语颤减弱，叩诊实音，听诊呼吸音减低或消失。

(四) 特殊表现

少数患者可出现类似风湿热样表现，称为结核性风湿症，呈急性或慢性经过，以多发性关节炎、结节性红斑为主，青年女性多见，抗风湿治疗无效，抗结核治疗显效。

案例 2-5-1

1. 患者咳嗽、咳痰半年，经抗生素治疗呼吸道症状无明显缓解，随后出现痰中带血和低热、盗汗、疲乏无力和消瘦等结核中毒症状。有“开放性肺结核”密切接触史。

2. 体检：T 38.3℃，右上肺实变征(＋)。

患者起病缓慢，病程较长，有呼吸道症状：咳嗽、咳痰和痰中带血，一般抗感染治疗效果不明显；并出现结核中毒症状。体检有发热和右上肺实变体征。有结核病密切接触史。符合肺结核的临床表现。

【实验室和其他辅助检查】

(一) 痰结核菌检查

痰中查到结核菌是确诊肺结核的最重要依据，也是发现传染源、观察抗结核治疗的疗效和进行结核病流行病学调查的主要指标。

1. 痰涂片检查 痰涂片查结核菌的方法主要有直接涂片法和集痰涂片法。直接涂片法的厚涂片抗酸染色光镜检查具有快速、简便和可靠等优点，若排菌量超过 $10^4 \sim 10^5$/ml，直接涂片法可为阳性。集痰法可以提高痰结核菌检测的阳性率。由于排菌量少者，往往一次难以查到结核菌，临床上应反复取痰检查。痰涂片抗酸染色直接镜检不能区分结核分枝杆菌或非结核分枝杆菌，但是因为非结核分枝杆菌极少，因此痰查结核菌阳性对肺结核的诊断有着极其重要的价值。除了痰标本外，超声雾化诱导痰、下呼吸道采样、支气管冲洗液、支气管肺泡灌洗液(BALF)均可进行痰结核菌检查。

2. 痰结核菌培养 痰结核菌培养查结核菌的结果比较准确可靠，痰结核菌培养阳性是诊断肺结核的金指标，也可以为菌种鉴定和药物敏感性测定提供菌株。结核杆菌生长缓慢，需要培养4～8周才有结果。近来采用测定细菌代谢产物的 Bactec TB460 方法培养结核杆菌，约两周左右可获得结果，而且可以快速鉴别结核分枝杆菌与非结核分枝杆菌。结核菌药物敏感试验为指导临床制定合理的抗结核治疗方案、临床诊断耐药病例及流行病学监测提供可靠依据。

3. 其他检测方法 PCR、核酸探针检测结核菌的 DNA 片段、应用 ELISA 方法测定结核菌的特异性抗原、抗体等方法，均是快速诊断结核病的新手段，但是这些检验技术尚待改进和完善。

(二) 结核菌素试验

结核菌素是由结核分枝杆菌培养物经过加热灭活和过滤提炼制出的结核菌代谢产物。结核菌素试验对儿童和青少年结核病的诊断有参考价值。因为许多国家和地区普遍推广了接种卡介苗，结核菌素试验阳性的结果可能是结核杆菌的自然感染或是卡介苗接种的免疫反应，必须结合临床和其他检查结果综合分析和判断。目前世界卫生组织及国际防痨和肺病联合会推荐使用纯蛋白衍生物(purified protein derivative, PPD)取代旧结核菌素(old tuberculin, OT)来做结核菌素试验。

做结核菌素皮肤试验时，通常取 0.1ml (5U)结核菌素稀释液在左前臂曲侧中、下 1/3 交界处皮肤做皮内注射，使之形成 6～10mm 大小的皮丘。注射后48～72小时，根据前臂注射部位皮肤的硬结直径判定机体的反应程度：硬结直径＜5mm为阴性，硬结直径 5～9mm 为弱阳性，硬结直径在 10～19mm 为中度阳性反应，硬结直径大于 20mm 或皮肤表面出现水疱与坏死为强阳性反应。我国是结核病的高流行国家，儿童普遍接种卡介苗，因此结核菌素试验阳性对确诊结核病的意义并不十分重大，结核菌素试验阳性仅表示结核感染，并不一定提示患病/发病；但是结核菌素试验对婴幼儿结核病诊断的意义较大，＜3 岁的儿童结核菌素试验呈强阳性反应，往往提示新近有结核菌的感染。结核菌素试验阴性除表明未受结核菌感染外，还可见于下列特殊情况：一般结核菌感染后 4～8 周才能建立免疫反应，在此之前结核菌素试验可呈阴性反应；急性传染病(麻疹、水痘等)、营养不良、慢性消耗性疾病、HIV 感染、重症结核病、应用免疫抑制剂、癌症等造成机体的免疫功能低下或受干扰时，结核菌素可以不出现阳性结果，待病情好转及免疫功能恢复后结核菌素可能转为阳性。

（三）影像学检查

1. 胸部X线检查 胸部X线检查是诊断肺结核十分有效的辅助手段，对确定病变部位、范围、性质及其演变有重要价值，典型X线胸片可以初步诊断肺结核，如果疑诊肺结核患者的X线胸片缺乏肺结核的特征性表现，则应该注意与其他肺部疾病相鉴别。一般而言，肺结核胸部X线表现的特点包括：病变多发生在肺上叶尖后段、肺下叶背段、后基底段，部分病例的肺部病变也可呈多肺段发布；X线影像呈现多种形态表现，即可以同时出现渗出、增殖、纤维化、干酪样和钙化性病变；病灶内空洞易见；常常伴支气管播散病灶、胸腔积液、胸膜增厚与粘连等病变；结核球的直径多在3cm左右，周围有卫星病灶；病变吸收慢。

2. 胸部CT检查 胸部CT检查有助于发现微小或隐蔽的结核病灶；还可以早期发现肺内的粟粒阴影；有助于肺结核与其他原因所致的肺部浸润阴影、肿块、空洞、孤立结节等的鉴别及结核性胸腔积液与其他原因所致胸腔积液的鉴别诊断；了解肺门、纵隔淋巴结肿大情况；鉴别纵隔淋巴结结核与肿瘤等；也可用于引导穿刺、引流和介入治疗等。

（四）纤维支气管镜检查

纤维支气管镜检查可直接观察支气管病变，常用于支气管结核及淋巴结支气管瘘的诊断；纤维支气管镜冲洗、刷检的标本也可行结核菌检测，或经纤维支气管镜钳取支气管或肺内病灶的活体组织，进一步做病理学检查明确诊断。因此纤维支气管镜检查尤其适用于痰菌阴性及临床诊断困难的患者。

案例 2-5-1

实验室检查及其他辅助检查：

1. 血常规：WBC 11.1×10^9/L，N 0.78，L 0.22，Hb 126g/L，PLT 118×10^9/L。
2. 血沉增快：100mm/h。
3. PPD试验强阳性。
4. 痰查抗酸杆菌（+）。
5. X线胸片：右肺上叶见斑片状密度增高的云絮状致密阴影、边缘模糊，病灶中可见高密度的纤维条索状影像以及虫蚀状空洞，右中下肺野还可见斑点状高密度阴影。符合肺结核的X线表现。

【诊断】

（一）肺结核的诊断程序

对于出现下列可疑病症者：如呼吸道感染病程慢性迁延，且抗感染治疗效果不明显或无效的患者；痰中带血、咯血或长期低热的患者；有与肺结核患者密切接触史或有结核病好发危险因素（糖尿病、HIV感染、AIDS等）的患者近期出现呼吸道感染症状及胸部X线异常病变；既往有肺外结核病的患者等应该高度警惕，及时行相关检查以明确或排除肺结核的诊断，暂时不能确诊者更要严密追踪观察。如果肺结核的诊断已经成立，要根据临床表现、实验室检查及X线胸片检查结果确定有无活动性。最后依据痰菌检查结果判定有无传染性。

（二）结核病的分类和诊断要点

1999年，我国制定了结核病的分类标准，将结核病分为原发型肺结核、血行播散型肺结核、继发型肺结核、结核性胸膜炎、其他肺外结核及菌阴肺结核六种类型。

1. 原发型肺结核 含原发综合征及胸内淋巴结结核。原发型肺结核多发生于儿童，多数患者无症状，或仅有轻微类似感冒的症状，如低热、轻微咳嗽、食欲减退、体重减轻等。多数患者有结核病家庭接触史，结核菌素试验常为强阳性。X线胸片表现为哑铃形阴影，可见由肺部原发灶、引流淋巴管炎及肿大的肺门淋巴结组成的典型病变（图2-5-1）。大多数病灶常自行吸收，一般不留痕迹或仅成为细小钙化灶。若只有肺门淋巴结肿大，则为胸内淋巴结结核（图2-5-2）。在临床上肺门或纵隔淋巴结结核较原发综合征更为常见。

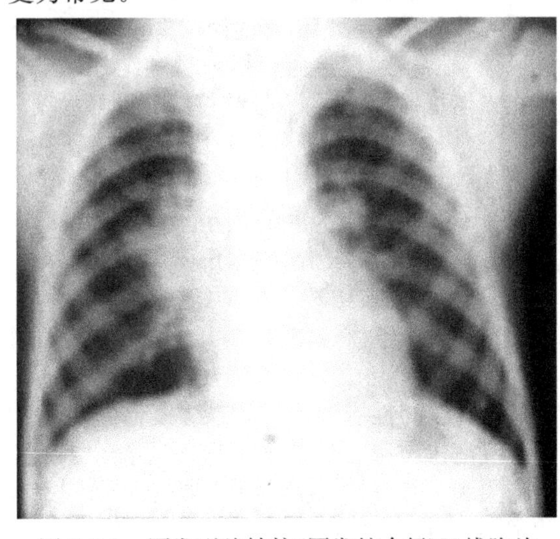

图2-5-1 原发型肺结核（原发综合征）X线胸片

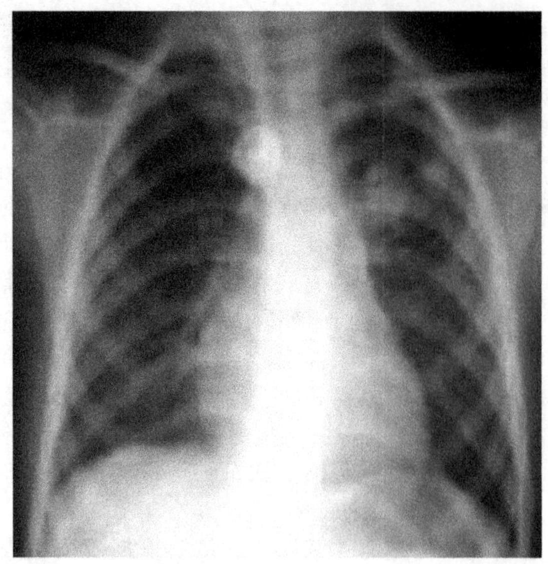

图 2-5-2 原发型肺结核X线胸片(左胸内淋巴结结核)

2. 血行播散型肺结核 含急性血行播散型肺结核(急性粟粒型肺结核)、亚急性和慢性血行播散型肺结核。急性粟粒型肺结核是各型肺结核中最严重的一种类型,是急性全身血行播散型结核病的一部分,常由原发型肺结核发展而来。多见于婴幼儿和青少年、尤其是营养不良、长期应用免疫抑制剂或患有其他传染病等原因造成免疫功能明显降低的患者。急性粟粒型肺结核起病急,全身毒血症状严重,持续高热,常伴有结核性脑膜炎。全身浅表淋巴结和肝脾肿大,有时可以发现皮肤淡红色粟粒疹,合并结核性脑膜炎患者脑膜刺激征阳性,约1/3患者眼底检查可以发现脉络膜结核结节。患者的结核菌素常呈阴性反应,病情好转后可转为阳性。在起病初期X线胸片检查仅仅表现为肺纹理增多、增粗,病后两周左右X线胸片显示双肺在浓密的网状阴影上,由肺尖至肺底满布大小、密度和分布三均匀的粟粒状结节阴影,结节直径约2mm左右(图2-5-3)。亚急性、慢性血行播散型肺结核的发生是在人体抵抗力较强,少量结核菌分批经血循环进入肺部所致,病情进展比较缓慢,患者往往无自觉症状,偶于X线胸片检查时才被发现,X线胸片呈双上中肺野为主的大小不等、密度不同、分布不均的粟粒状或结节状阴影。

3. 继发型肺结核 是肺结核的主要类型,包括浸润性肺结核、纤维空洞肺结核及干酪样肺炎等。

(1) 浸润性肺结核:是肺结核最常见的类型。浸润渗出病灶和纤维干酪增殖病灶多发生在肺尖和锁骨下,X线胸片表现为小片状或斑点状阴影,病灶可融合或形成空洞(图2-5-4)。

(2) 空洞性肺结核:空洞形态不一,以干酪渗出性病变溶解排出后形成的洞壁不明显、多个空洞组成的虫蚀状空洞多见,空洞周围往往有浸润病变。空洞性肺结核常有支气管播散,因此患者的痰中经常排菌,是结核病的主要传染源。部分空洞性肺结核患者在有效的抗结核药物治疗后,空洞壁被纤维组织或上皮组织所覆盖,虽空洞长期不能闭合,但反复多次查痰菌阴性,称其为"净化空洞";一些患者的空洞内可能残留有干酪组织,反复多次查痰菌也为阴性,称其为"开放菌阴综合征",但是后者必须注意随访。

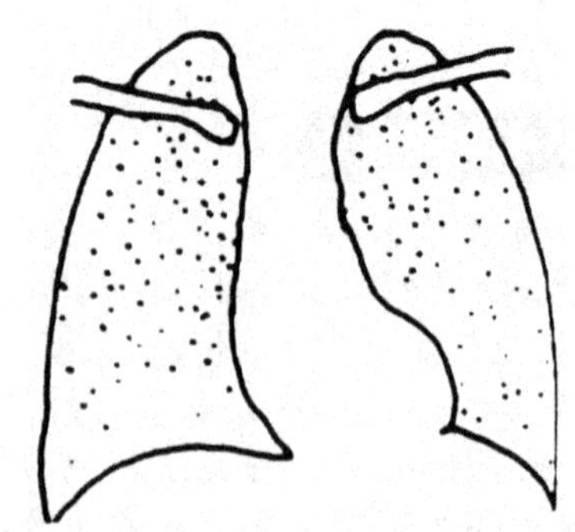

图 2-5-3 急性粟粒型肺结核示意图

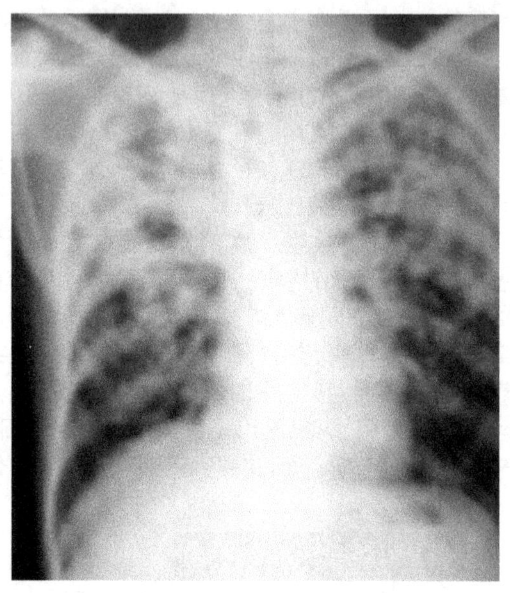

图 2-5-4 双肺浸润性肺结核X线胸片

(3) 结核球:干酪样坏死病灶部分吸收消散后,周围有纤维组织形成的包膜;或空洞的引流支气管阻塞,空洞内的干酪样物质难以排出,凝成球形病灶就形成了"结核球"。结核球的直径一般为2~4cm,周围往往有卫星病灶,结核球内可见钙化灶或空洞(图2-5-5)。

(4) 干酪样肺炎:当人体的免疫力减弱,又受到大量结核菌入侵时可能发生结核性肺炎,即干酪样肺炎。干酪样肺炎常呈急性进展,有严重的全身中毒症状。X线胸片表现:大叶性干酪样

笔记栏

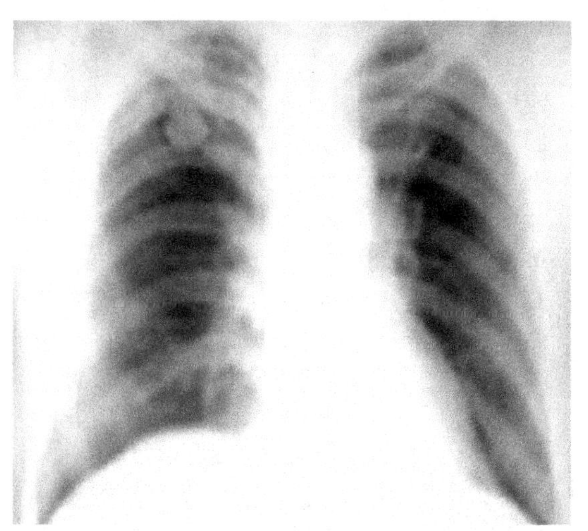

图 2-5-5　右上肺结核球 X 线胸片

肺炎呈现以肺叶为单位分布的边缘模糊、密度增高的絮状阴影，其内可见虫蚀样空洞，并有肺内播散病灶(图 2-5-6)；痰菌阳性。小叶性干酪样肺炎的症状和体征比较轻微，X 线胸片肺内呈现小叶斑片状病灶，以双肺中下部多见。

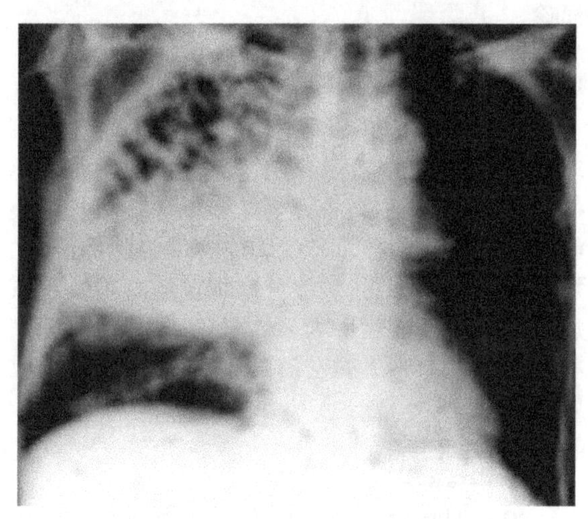

图 2-5-6　右肺干酪样肺炎 X 线胸片

(5) 纤维空洞性肺结核：纤维空洞性肺结核的病程迁延，随着患者机体免疫力的变化，肺部的结核病灶吸收、修复与恶化、进展交替发生，临床症状时好时坏。由于肺组织受到广泛破坏，纤维组织增生和肺内空洞长期不愈，空洞壁增厚及病灶周围出现广泛的纤维化，使肺功能严重受损。X 线胸片显示一侧或两侧单个或多个厚壁空洞，伴有支气管播散病灶及明显的胸膜增厚；因肺组织纤维收缩，肺门被牵拉向上，肺纹理呈垂柳状阴影，纵隔牵向病侧；邻近或对侧肺组织常有代偿性肺气肿，往往并发慢性支气管炎、支气管扩张、继发感染或慢性肺源性心脏病。痰菌长期检查阳性，且耐药菌株多见(图 2-5-7)。

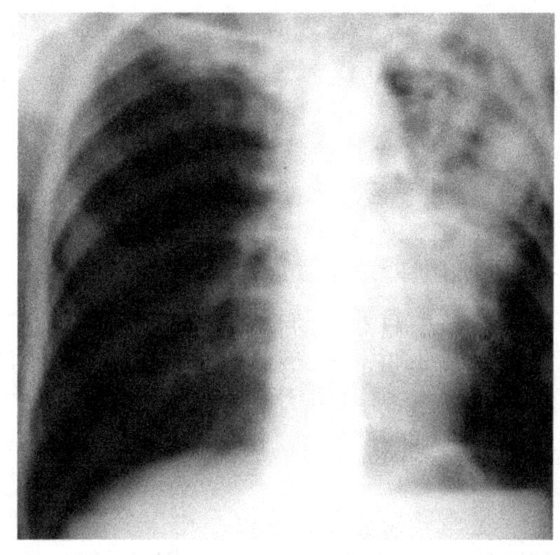

图 2-5-7　左肺纤维空洞性肺结核 X 线胸片

4. 结核性胸膜炎　包括结核性干性胸膜炎、结核性渗出性胸膜炎、结核性脓胸。

5. 其他肺外结核　按部位及脏器命名，如骨关节结核、结核性脑膜炎、肾结核、肠结核等。

6. 菌阴肺结核　菌阴肺结核为三次痰涂片及一次培养阴性的肺结核。诊断标准为：①典型肺结核临床症状和胸部 X 线表现；②抗结核治疗有效；③临床可排除其他非结核性肺部疾患；④PPD(IU)强阳性，血清抗结核抗体阳性；⑤痰结核菌 PCR 和探针检测呈阳性；⑥肺外组织病理证实结核病变；⑦BAL 液中检出抗酸分枝杆菌；⑧支气管或肺部组织病理证实结核病变。具备①～⑥中的 3 项或⑦～⑧条中任何 1 项可确诊。

(三) 不典型肺结核

某些特殊人群患肺结核或不典型肺结核患者在症状、体征和胸部 X 线表现及临床经过等诸多方面与典型肺结核存在有一些不同之处，称为“不典型肺结核”，容易造成误诊或漏诊。

1. 免疫损害者　指原发免疫缺陷性疾病或接受放化疗及免疫抑制药物治疗者，由于皮质激素或其他免疫抑制药物和因素的干扰或掩盖，肺结核的症状隐匿或轻微，可能缺乏呼吸道症状，或由于免疫防御机制受损以突发高热起病，病变进展迅速呈暴发性经过。

2. 免疫损害的肺结核　以血行播散肺结核居多，合并胸膜炎或肺外结核多见。X 线胸片表现的“多形性”不明显，以均质性片状、絮状阴影表现居多，病变可以发生在典型结核病的非好发部位，如中下肺叶及上叶前段，需要与急性肺炎相鉴别。

3. 极度免疫功能低下　可首先出现高热，结核杆菌侵犯肝、脾和淋巴结等的全身症状，而 X

笔记栏

线胸片的异常病变出现时间明显延长或长时间表现为不典型粟粒样病变的无反应性结核病(暴发性结核性败血症)。

4. 艾滋病合并肺结核 可出现肺门、纵隔淋巴结肿大,中下肺野浸润病变多见,类似原发型肺结核的表现,常常合并胸膜炎及肺外结核,PPD试验呈阴性反应等。

5. 糖尿病合并肺结核 X线胸片特点以渗出性及干酪性病变为主,呈现大片状、巨块状的病灶,易形成空洞,好发于肺门区及中下肺野,病变进展快,要注意与急性肺炎、肺化脓性炎症、肺癌鉴别。

6. 支气管结核 病变多在中下肺野及其邻近的肺段,由于有支气管狭窄等因素存在,易于合并细菌感染使临床表现不典型,容易与肺炎相混淆,肺不张常是支气管结核的并发症。

(四)肺结核的记录格式

按结核病的分类、病变部位、范围、痰菌情况、化疗史的顺序书写记录。

1. 痰菌检查情况的记录 以涂(+)、涂(-)、培(+)、培(-)表示。当患者无痰或未查痰时,需记录(无痰)或(未查)。

2. 治疗状况的记录

(1) 初治:尚未开始抗结核化疗的患者;正在进行标准化疗方案但用药未满疗程的患者;不规律化疗未满1个月的患者。

(2) 复治:初治失败的患者;规律用药满疗程后痰菌又复阳的患者;不规律化疗超过1个月的患者;慢性排菌患者。

3. 诊断记录案例 原发型肺结核左中涂(+)初治。继发型肺结核双上涂(+)复治。继发型肺结核可注明(浸润性)或(空洞性)等。血行播散型肺结核可注明(急性)或(慢性)。并发症(如自发性气胸、肺不张等)、并存病(如糖尿病、HIV感染等)、手术(如肺叶切除术等)均可以按照并发症、并存病、手术的顺序记录在化疗史后面。

案例 2-5-1

临床特点:

1. 病史特点:患者,男,23岁。起病缓慢,病程较长,有呼吸道症状:咳嗽、咳痰,经抗生素治疗呼吸道症状无明显缓解,随后出现痰中带血和低热、盗汗、疲乏无力和消瘦等结核中毒症状。有"开放性肺结核"密切接触史。体检:T 38.3℃,有右上肺实变征。

2. 实验室检查及其他辅助检查特点:血常规:WBC 1.1×10^9/L,N 0.78。血沉增快100mm/h。PPD试验强阳性提示体内有活动性结核感染。痰查抗酸杆菌(+)是诊断肺结核的重要依据。X线胸片显示病变部位位于上肺,是肺结核的好发部位;肺部病变以浸润性病变为主,其内见纤维条索状影像及虫蚀状空洞,体现了肺结核病变的多样性特点;右中下肺野还可见斑点状高密度阴影,说明右中下肺有支气管播散病灶,也是肺结核较典型的表现。

临床诊断:继发型肺结核(干酪样肺炎)右上涂(+)初治

【鉴别诊断】

肺结核的症状、体征、X线表现等与多种肺部疾病及全身性疾病相似,在得出临床诊断前必须要细致完成鉴别诊断的过程,以免漏诊或误诊。

(一)肺炎

主要与继发型肺结核相鉴别。虽然各种病原菌所致肺炎的临床特点各异,但一般均急性起病,发热等全身感染中毒症状多见,咳嗽、咳脓痰等呼吸道症状明显。X线胸片表现为肺部浅淡、均匀的斑片状阴影,痰涂片或细菌培养可发现致病菌。抗感染治疗后大多体温很快下降,临床症状明显改善,1~2周左右肺部病变便开始吸收好转。

(二)肺癌

中央型肺癌在肺门处有结节影或有肺门纵隔淋巴结转移,需与淋巴结结核鉴别;周围型在肺野外周有小片浸润性病灶或结节影,需与浸润性肺结核病灶或结核球相鉴别。肺癌的发病年龄多为40岁以上,有长期吸烟史,常有刺激性咳嗽、咳痰及痰中带血的病史,随着病情的进展患者可出现进行性消瘦、恶液质等恶性肿瘤的表现。X线胸片显示肺癌的肿块往往呈现分叶状,有毛刺和切迹,原发病灶周围无卫星灶,癌组织坏死液化后形成偏心厚壁空洞;外周型肺癌可见胸膜内陷征等。通过胸部CT检查,结合痰查抗酸杆菌、痰脱落细胞检查及病灶的活体组织检查等方法可以对二者进行鉴别。值得注意的是肺结核与肺癌可能同时并存,在临床鉴别比较困难而又高度怀疑肺癌的情况下应该考虑剖胸探查,以便及时诊治。

（三）慢性阻塞性肺病

慢性阻塞性肺病患者在呼吸功能受到损害后出现呼吸困难等表现，需要与慢性纤维空洞性肺结核患者鉴别。但是慢性纤维空洞性肺结核患者的痰结核菌检查常呈阳性，且有特征性的X线表现，易于与慢性阻塞性肺病鉴别。

（四）肺脓肿

肺脓肿患者起病急，有高热、咳大量脓臭痰等感染中毒症状，X线胸片表现为肺部出现有液平面的空洞、空洞周围明显的炎性浸润病灶。血常规检查白细胞总数和中性粒细胞计数明显升高，痰结核菌检查阴性，但痰细菌涂片及痰细菌培养均可发现致病菌。

（五）支气管扩张

支气管扩张患者有慢性咳嗽、咳痰及反复咯血的病史，需要与肺结核鉴别。但是支气管扩张的X线胸片常无异常或仅见局部肺纹理粗乱，部分典型病例可见卷发影，支气管造影或高分辨CT检查可确诊。

（六）其他疾病

各种类型的肺结核均可有不同程度的发热，需要与其他常见的发热性疾病相鉴别。急性粟粒型肺结核常有高热、肝脾肿大、白细胞减少或类白血病样反应等表现，应与伤寒、败血症、白血病等疾病相鉴别。但是伤寒典型的热型是稽留热，有相对缓脉、皮肤玫瑰疹、血清伤寒凝集试验阳性，血、粪便或骨髓伤寒杆菌培养阳性等临床特点。败血症起病急骤，弛张热型多见，可发现原发感染病灶，血常规检查白细胞总数和中性粒细胞计数明显升高，血或骨髓细菌培养阳性。白血病患者除发热外，还有贫血、出血等临床表现，外周血象和骨髓象有典型白血病的表现，X线胸片也有助于鉴别。支气管淋巴结结核有发热和肺门淋巴结肿大，易与淋巴瘤、结节病等相混淆，鉴别要点为淋巴瘤常有浅表淋巴结及肝脾肿大，淋巴结活检可以确诊。结节病的肺门淋巴结肿大多是双侧对称性，结核菌素试验呈阴性反应，糖皮质激素治疗有效，两者鉴别困难时需考虑活组织检查确诊，以免糖皮质激素治疗引起肺结核活动或者结核病灶的扩散。

【并发症】

（一）支气管扩张

支气管结核可导致支气管扩张；肺结核病灶内支气管壁的正常组织结构受到破坏也可继发支气管扩张，出现咯血或继发细菌感染。

（二）慢性阻塞性肺病及慢性肺源性心脏病

当肺结核病变迁延不愈或治疗不当造成肺组织广泛破坏，呼吸功能也将随之受损，可造成肺组织纤维化、肺大泡等病变，而并发慢性阻塞性肺病；随着病情的进展甚至并发慢性肺源性心脏病。

（三）肺外播散

当肺结核病灶中的结核杆菌随血液播散到机体的其他脏器时出现肺外结核，如结核性脑炎或脑膜炎、骨结核、泌尿生殖系统结核等。在规范化的抗结核化疗普遍开展后，肺外结核病已趋于减少。

【治疗】

（一）抗结核化学治疗（简称化疗）

1. 化疗原则 早期、联合、适量、规律、全程化疗是抗结核化学治疗的原则。

（1）早期：一旦确诊结核病应立刻开始化疗。肺结核早期病灶局部血管丰富，药物容易渗透进入病变部位，炎性病灶易于吸收好转，空洞也容易缩小或闭合；有效治疗后病灶的吸收愈合对降低肺结核的传染性具有重要意义；早期结核病灶中的结核菌往往处于生长繁殖、代谢旺盛的时期，也有利于抗结核药物迅速发挥杀菌作用。

（2）联合：是指抗结核化疗方案往往同时选择多种抗结核药物联合治疗，联合用药是抗结核合理化疗的基础。联合用药不仅增加药物之间的协同作用，使化疗方案取得最佳疗效；更重要的是可以有效避免或延缓结核菌耐药性的发生。

（3）适量：严格按照医嘱规定的药物剂量用药也是保证疗效的重要环节。药物剂量不足，血药浓度过低，达不到杀菌或抑菌的目的，也是诱发细菌产生耐药性的主要原因；而药物剂量过大，血药浓度过高，可能引发严重的毒副反应，尤其是对肝脏的毒副作用。因此结核病患者应当在专科医生的指导下用药。不漏服、不任意停药；也不随意增加或减少药物的用量。

（4）规律：按照规范的化疗方案和疗程，坚持规律用药是抗结核治疗成功的关键。患者必须严格按照化疗方案规定的用药方案有规律地坚持治疗，不可无故停药或随意间断用药；而医务人员也不应当随意更改治疗，否则不仅会导致治疗失败，更容易诱发耐药菌株。

（5）全程：全程完成既定的抗结核化疗方案

笔记栏

是提高结核病治愈率和降低复发率的重要举措。

2. 结核分枝杆菌的生物学特性

(1) 结核分枝杆菌的代谢状态及药物对结核分枝杆菌的作用：结核分枝杆菌依据其代谢状态的不同分为4种菌群。A菌群，此类细菌处于生长繁殖、代谢旺盛时期，大多位于巨噬细胞外或空洞内，占结核杆菌的绝大部分；异烟肼(INH)、利福平(RFP)和链霉素(SM)能迅速杀灭或抑制这类细菌。B菌群，大多时间处于半代谢或半静止状态，多位于巨噬细胞内酸性环境中及空洞壁坏死组织中；吡嗪酰胺(PZA)对这类细菌的作用最佳。C菌群，处于半休眠状态，但在短时间内有突发、短暂的生长繁殖；RFP对这类细菌作用最强。D菌群，处于休眠状态，不繁殖，数量极少；抗结核药对其无任何作用。随着结核病变的变化及抗结核药对细菌的作用，各细菌菌群之间将会相互发生变化。一般来说A菌群对大多数抗结核药比较敏感，抗结核药可以在短时期内杀灭细菌，有效降低结核病的传染性；B菌群和C菌群处于半静止状态，需要比较长时间的化疗药物作用才能杀灭或抑制这两类细菌，一旦化疗疗程不足或失败，B菌群或C菌群未被完全消灭，就容易造成结核病的复发。药物对D菌群无效，主要依靠人体抵抗力加以控制，一旦人体抵抗力低下或环境适合时，D菌群也可能生长繁殖。

(2) 耐药性：耐药性指原来对抗结核药物敏感的结核分枝杆菌变得不敏感或对抗结核药物产生了耐受性。分为原发性耐药、获得性耐药与初始耐药。原发性耐药是指那些从未被治疗过的结核病患者或曾经接受抗结核治疗而少于1个月的患者所感染的结核分枝杆菌对一种或多种抗结核药物耐药。获得性耐药是指的是结核病患者开始接受抗结核药物治疗后，在治疗过程中(已经接受抗结核治疗1个月以上)结核分枝杆菌对一种或多种药物产生耐药性。初始耐药是指从未使用过或不能肯定使用过抗结核化疗药物的患者感染的结核分枝杆菌对抗结核药物产生的耐药性。不合理应用抗结核化疗药物是结核分枝杆菌产生耐药性的主要原因。

3. 常用抗结核药物

(1) 第一线药物

1) 异烟肼(isoniazid，INH，H)：自1952年问世以来异烟肼一直是杀菌力最强的抗结核药物，尤其是结核治疗早期最强的杀菌药物。异烟肼被结核菌摄取，在结核菌内活化后干扰结核菌叶酸的合成而发挥作用。异烟肼对巨噬细胞内外的结核分枝杆菌均有强大的杀菌作用。口服后吸收迅速，最低抑菌浓度为0.025～0.05μg/ml，血药浓度为最低抑菌浓度的20～100倍，胸水、干酪样病灶及脑脊液中的药物浓度也较高。成人剂量每日300mg(或每日8～10 mg/kg)，一次顿服，儿童每日5～10mg/kg(每日不超过300mg)；急性血行播散型肺结核及结核性脑膜炎的患者剂量可以加倍。

异烟肼常规剂量给药时毒副反应的发生率比较低，常见的有药物性肝炎及周围神经炎，偶可发生中枢神经系统的毒副反应；如果发生周围神经炎，可加用维生素B_6以缓解或消除症状；用药期间应注意观察肝功能，肝功能异常者慎用。

2) 利福平(rifampicin，RFP，R)：利福平是一种抗生素，对巨噬细胞内外的结核分枝杆菌均有快速杀菌作用，特别对C菌群有独特的杀菌活性。临床上RFP常与INH联合使用取得较强的杀菌效果，并可缩短抗结核治疗的疗程。利福平是利福霉素的半合成衍生物，其作用机制是抑制RNA聚合酶以阻止RNA合成发挥作用。口服1～2小时后血药浓度达高峰，半衰期3～8小时，有效血浓度可持续6～12小时，药物在组织中浓度也较高。利福平主要在肝脏代谢，经胆汁排泄。未经代谢的药物还可再通过肠道吸收，即药物的肠肝循环，可以保持较长时间的高峰血药浓度，因此推荐早晨空腹或者早餐前半小时口服。成人剂量每日8～10 mg/kg，体重<50kg者每日450mg，体重>50kg者每日600mg，儿童每日10～20mg/kg，顿服；间歇用药每日600～900mg，每周2～3次。利福平及其代谢产物为橘红色，因而服药后大小便、眼泪及汗液可变成橘红色。

用药期间如果出现一过性肝功能损伤应同时进行保肝治疗，并密切观察；若出现黄疸须立刻停药。其他不良反应为流感样症状、溶血性贫血、血小板减少等。RFP与INH合用时引起肝功能损伤的发生率高于单用一种药物引起的肝功能损伤，在联合用药的情况下更要严密观察肝功能。

其他利福平类药物：利福布汀(rifabutin，RBU)为半合成的另一种利福霉素类抗生素，其疗效及用法与RFP相仿，但不良反应略轻微。利福喷汀(rifapentine，RPT)，其优势在于半衰期较RFP延长4～5倍，属于长效抗结核药。

3) 链霉素(streptomycin，SM，S)：链霉素为氨基糖苷类抗生素，通过抑制细菌蛋白质的合成杀灭细菌，对巨噬细胞外碱性环境中的结核分枝杆菌有杀菌作用。成人每日0.75g，肌内注射，每周5次；间歇用药每次0.75～1.0g，每周2～3次。链霉素毒性反应主要有耳毒性、肾毒性和对第Ⅷ对脑神经的损害等，患者可能出现耳鸣、耳

笔记栏

聋、眩晕等症状，也可能出现肾功能损害或过敏反应。老人、儿童、妊娠和哺乳期妇女、肾功能不全、听力障碍者要慎用或禁用。

4）吡嗪酰胺(pyrazinamide，PZA，Z)：对巨核细胞内酸性环境中的B菌群作用较强，PZA与INH和RFP联合用药是现代标准短程化疗方案中的主要药物。用法：成人每日1.5g，分3次口服；或每周3次服药、每日1.5～2.0g；儿童每日30～40mg/kg。最常见的毒副反应为肝脏毒性反应和高尿酸血症，皮疹和胃肠道反应少见。

（2）第二线药物

1）乙胺丁醇(ethambutol，EMB，E)：通过抑制结核杆菌的RNA发挥抗菌作用，与其他抗结核药物无交叉耐药性，是目前抗结核药物中最常用的抑菌剂。用法：成人常用量每日0.75～1.0g，或每周3次服药、每日1.0～1.25g。不良反应主要为球后视神经炎、过敏反应、药物性皮疹等，最好在治疗前测定视力和视野，治疗过程中严密观察，如发现患者有视力异常应停药并给以相应的治疗。

2）对氨基水杨酸钠(para-aminosalicylic acid，PAS，P)：通过与对氨苯甲酸竞争影响叶酸的合成，或是干扰结核菌生长素的合成来达到抑菌作用，对结核菌的作用较弱。用法：成人每日8～12 g，分2～3次口服；或对氨水杨酸每日8～12 g溶于5%葡萄糖液500ml内静脉滴注，值得注意的是药物需要新鲜配制，并且在静脉滴注过程中要避光。药物的毒副反应主要有明显的胃肠道反应、肝脏损害、过敏反应等。目前临床较少选用，大多被EMB所取代。

3）其他：氨硫脲(thosemicarbazone，TB1)、卷曲霉素(capreomycin，CPM)、乙硫异烟肼(ethinamade，1314Th)和丙硫异烟肼(prothionamidam，1321Th)等抗结核药物由于抗菌作用较弱而毒副反应明显，故目前临床已较少选用。

（3）抗结核药物的固定复合剂：是将2～3种抗结核药物按固定剂量的配比制成的复合制剂，如异烟肼、利福平、吡嗪酰胺组成的复合制剂卫非特(rifater)，异烟肼、利福平组成的复合制剂卫非宁(rifanh)已经投入临床使用，抗结核药物复合剂有利于保证患者对治疗的依从性，便于治疗的督导管理，有利于推广DOTS。但是如果发生药物不良反应则难以判定是某种药物所致。

（4）具有抗结核作用的药物：氟喹诺酮类药物具有较强的抗结核分枝杆菌的功效。由于结核分枝杆菌对氟喹诺酮类药物产生自发耐药性较低，且与其他抗结核药物之间不容易产生交叉耐药性，故目前已经成为耐药结核病治疗的主要选择药物。但是因为氟喹诺酮类药物可以影响儿童和胎儿的骨骼发育，故孕妇和儿童禁止使用，哺乳期妇女在服药期间要停止哺乳。新大环内酯类抗生素(如罗红霉素等)也对结核分枝杆菌具有抗菌作用。常用抗结核药物成人剂量和主要不良反应见表2-5-1。

表2-5-1　常用抗结核药物成人剂量和主要不良反应

药　名	缩写	每日剂量(g)	间隙疗法一日量(g)	作用机制	主要不良反应
异烟肼	INH，H	0.3	0.6～0.8	DNA合成	周围神经炎、偶有肝功能损害
利福平	RFP，R	0.45～0.6*	0.6～0.9	mRNA合成	肝功能损害、过敏反应
链霉素	SM，S	0.75～1.0△	0.75～1.0	蛋白合成	听力障碍、眩晕、肾功能损害
吡嗪酰胺	PZA，Z	1.5～2.0	2～3	吡嗪酸抑菌	胃肠道不适、肝功能损害、高尿酸血症，关节痛
乙胺丁醇	EMB，E	0.75～1.0**	1.5～2.0	RNA合成	视神经炎
对氨基水杨酸钠	PAS，P	8～12***	10～12	中间代谢	胃肠道不适、过敏反应、肝功能损害
丙硫异烟肼	1321Th	0.5～0.75	0.5～1.0	蛋白合成	胃肠道不适、肝功能损害
卡那霉素	KM，K	0.75～1.0△	0.75～1.0	蛋白合成	听力障碍、眩晕、肾功能损害
卷曲霉素	CPM，Cp	0.75～1.0△	0.75～1.0	蛋白合成	听力障碍、眩晕、肾功能损害

*：体重<50kg用0.45，≥50kg用0.6；S、Z、Th用量亦按体重调节；**：前2个月25mg/kg，其后降至15mg/kg；***：每日分2次服用(其他药均为每日1次)；△老年人每次0.75 mg

4. 化学治疗方案　抗结核化学药物治疗对控制结核病起着关键作用，合理化疗可消灭病灶内的结核菌，最终达到治愈结核病的目的。化疗方案的选择需要依据肺结核的类型、病情轻重程度、痰菌阳性或阴性、细菌耐药情况等来确定，化疗方案的实施必须要符合前述的化疗原则方能奏效。肺结核患者的化疗分为两个阶段，第一阶段为强化治疗阶段，化疗的目的是尽可能杀灭繁殖期的结核杆菌，使细菌数量急剧减少，痰菌转阴，迅速控制病情。第二阶段为巩固期治疗，继续化疗的目的在于杀灭生长缓慢、代谢低下及间隙生长的半休眠期细菌，经过一段较长时间的治疗彻底治愈肺结核，并防止复发。

目前对于多数肺结核患者采取的是不住院

笔记栏

治疗的方式，取得不住院情况下化疗成功的关键是必须对肺结核患者实施有效的治疗管理，即WHO推荐的在医务人员直接督导下的化疗以确保肺结核患者在治疗全过程中规律、联合、适量和不间断地实施规范治疗，规范化疗也是降低或延缓结核菌耐药性发生的有效措施。另外由于结核病患者的个体差异性、患者对抗结核化疗药物耐受性的不同等因素，因此，在为患者制定化疗方案时必须遵循个体化用药的原则，在确保化疗顺利完成的前提下，尽量减少药物不良反应对患者机体的损害。

(1) 初治方案

1) 定义：有下列情况之一者为初治：①尚未开始抗结核治疗的患者；②正在进行标准化疗方案，但用药未满疗程的患者；③不规则化疗未满1个月的患者。

2) 初治方案：强化期2个月/巩固期4个月。书写记录格式为药名前数字表示用药月数，药名右下方数字表示每周用药次数。常用方案：2S(E)HRZ/4HR；2S(E)HRZ/4H_3R_3；2S_3(E_3)$H_3R_3Z_3$/4H_3R_3；2S(E)HRZ/4 HR E ；2rifater/4rifanah(rifater：卫非特，rifanah：卫非宁)。

如果初治强化期的第2个月末痰涂片仍然阳性，强化治疗方案可以延长1个月，总疗程6个月不变(巩固期缩短1个月)。若治疗的第5个月痰涂片仍然阳性，第6个月阴性，则巩固期延长2个月，总疗程为8个月 。对粟粒型肺结核(不伴结核性脑膜炎的患者)上述方案的疗程可适当延长，主张每日给药，不采用间歇治疗方案，建议治疗方案为强化期3个月，巩固期用HR方案6～9个月，总疗程9～12个月。

菌阴肺结核患者可在上述方案的强化期中删除链霉素或乙胺丁醇 。

(2) 复治方案：对于复治的肺结核病例，应尽可能获得痰结核杆菌培养及药物敏感试验结果，选择结核杆菌敏感的抗结核药物是复治肺结核患者化疗成功的关键所在，而且复治肺结核患者被认为是易于发展为耐多药结核病的高危人群，因此，在开始结核病治疗的强化阶段最好采取至少3个月的督导化疗，在整个治疗过程中医务人员更要注意随访，加强督导治疗，以保证患者能够按医嘱规律服药，坚持完成化疗疗程。临床上常常根据患者既往的用药情况，选择过去未用过、很少用过或是曾经规范联合使用过的抗结核药物来治疗复治肺结核患者，而且必须要联合两种或两种以上敏感药物进行治疗。

1) 定义：有下列情况之一者为复治：①初治失败的患者；②规则用药已经满疗程后痰菌又复阳的患者；③不规律化疗超过1个月的患者；④慢性排菌患者。

2) 复治方案：强化期3个月/巩固期5个月。常用方案：2SHRZE/1HRZE/5HRE；2SHRZE/1HRZE/5$H_3R_3E_3$；2$S_3H_3R_3Z_3E_3$/1$H_3R_3Z_3E_3$/5$H_3R_3E_3$。对复治患者均应该做药敏试验以指导用药；对于上述化疗方案无效的复治排菌病例可参考耐多药肺结核的化疗方案，并根据药敏试验加以调整；一般认为慢性排菌者应用上述方案治疗的效果不理想，具备手术条件的患者可考虑手术治疗。对久治不愈的排菌者要警惕非结核分枝杆菌感染的可能性。

(3) 耐多药肺结核的治疗

1) 定义：对至少包括INH和RFP两种或两种以上药物产生耐药的肺结核为耐多药肺结核(MDR-TB)，MDR-TB的诊断必须依据痰结核菌检测及结核菌药敏试验结果确定。

2) 化疗方案：目前主张采用每日用药的治疗方案，选择至少2～3种敏感或未曾使用过的抗结核药物，强化期最好选择5种药物联合治疗，巩固期至少也要保证有3种药物，特别强调要实施全程督导化疗；在痰菌转阴后仍然还需巩固治疗18～24个月左右。

3) WHO推荐可以选择一线和二线抗结核药物联合用于治疗MDR-TB，一线抗结核药物中除MDR-TB对INH和RFP耐药外，可以根据结核杆菌的敏感情况选用的其他药物包括：①SM，可推荐作为标准化疗方案强化期治疗所选择的药物，儿童、老年人或不方便注射的患者可用EMB替代。②PZA，建议选择PZA在标准短程化疗方案的强化期使用，结核杆菌对该药的耐药频率比较低，是目前国际上推荐治疗MDR-TB的常用药物。③EMB，EMB的抗菌作用与SM相仿，结核菌对它的耐药频率也比较低。二线抗结核药物是治疗MDR-TB的主要药物，推荐使用的主要药物包括：氨基糖苷类抗生素的阿米卡星(amikacin，AMK)和多肽类卷曲霉素(CPM)等；硫胺类，如乙硫异烟胺(1314Th)和丙硫异烟胺(1321Th)；氟喹诺酮类抗菌药物，如氧氟沙星(ofloxacin，OFLX)和左氟沙星(levofloxacin，LVFX)，与PZA联合使用对杀灭巨噬细胞内的结核菌有协同作用；对氨基水杨酸钠，与其他抗结核药物联合使用，以预防结核杆菌对其他药物产生耐药性；利福布汀，部分耐RFP的菌株仍然对利福布汀敏感。在选择上述药物治疗MDR-TB时要注意交叉耐药性，如卡那霉素与阿米卡星、乙硫异烟胺与丙硫异烟胺存在交叉耐药性；喹诺酮类药物之间有完全交叉耐药性，只要结核杆菌对一种药物耐药，就无须再选择其他的药物。

笔记栏

(二) 对症治疗

1. 咯血 咯血是肺结核的常见症状。若患者仅表现为痰中带血或小量咯血，在抗结核治疗的基础上可以采取以对症治疗为主的治疗措施，如休息、镇静、口服卡络柳钠（安络血）等药物止血；出血量较多时可以给以静脉滴注酚磺乙胺（止血敏）、氨甲苯酸（止血芳酸）等药物治疗。肺结核患者合并大咯血是呼吸系统的紧危重症，患者可以因为大量的出血引起呼吸道阻塞而发生窒息，并可能造成肺内结核播散，因此必须立刻实施急救，应让患者严格卧床休息，采取患侧卧位并及时清除呼吸道的血液和分泌物以保证患者的呼吸道通畅；多安慰患者、予以镇静治疗，以消除患者的紧张情绪，药物止血治疗首选垂体后叶素静脉注射或静脉滴注，可用垂体后叶素 5～10U 加入 25%葡萄糖液 40ml 中缓慢静脉注射，注射时间 15～20 分钟，然后再将垂体后叶素加入 5%葡萄糖液以 0.1U/(kg·h)的速度静脉滴注。垂体后叶素有强烈收缩小动脉的作用，禁用于高血压、冠状动脉粥样硬化性心脏病、心力衰竭的患者及孕妇，注射过快可引起恶心、便意、心悸、面色苍白等不良反应。咯血量过多的患者还可考虑酌情适量输血。药物治疗无效时可采用纤维支气管镜直视下局部滴入止血药物止血；还可应用 Fogarty 气囊，经纤维支气管镜导入支气管的病变部位，扩张气囊压迫止血。对支气管动脉硬化造成的大咯血可采用支气管动脉栓塞术。如上述治疗方法仍然不能奏效、病变部位比较局限、出血部位基本明确的患者，亦可考虑外科手术治疗。

当患者突然出现呼吸急促、面色苍白、发绀、烦躁不安等症状，要及时判断可能由于大咯血引起窒息，应立刻将患者放置为头低足高位，拍击患者的背部，尽快清除呼吸道的积血，有条件时应用纤维支气管镜吸引以保持呼吸道通畅，必要时进行气管插管或气管切开。

2. 糖皮质激素的应用 在有效抗结核药物治疗的同时，应用糖皮质激素可以减轻或缓解肺结核患者的严重结核毒性症状。对于结核性胸膜炎伴大量胸腔积液的患者，在强有力抗结核治疗的基础上，可以加用糖皮质激素以促进胸腔积液的吸收及减轻胸膜的肥厚粘连。常用泼尼松口服，每日 15～20mg，维持 1～2 周后逐渐递减，每周递减 5mg，疗程 4～8 周。

(三) 外科手术治疗

目前外科手术已经较少用于肺结核的治疗，肺结核的手术适应证主要有：合理规范的化疗 9～12个月后痰菌仍然阳性的厚壁空洞、大面积的干酪坏死病灶、结核性脓胸或支气管胸膜瘘、大于 3cm 的结核球与肺癌难以鉴别时、毁损肺、合并肺癌、大咯血保守治疗无效等的患者，可做肺叶或全肺切除。

【结核病控制措施】

(一) 督导化疗与管理

保证患者在治疗过程中坚持规律用药、完成既定的疗程是肺结核治疗能否成功的关键。督导化疗是指结核病防治机构的医务人员必须对肺结核患者的化疗全过程实施督导治疗管理，患者的每次用药都必须在医务人员的面视下进行，因故漏服药时必须及时采取补救措施。WHO 倡导的 DOTS 策略有利于对非住院治疗的肺结核患者实施统一、规范、经济的全程督导化疗，实现和加强对肺结核患者的治疗管理，确保肺结核患者得到合理、正确、有效的治疗，提高结核病的治愈率，降低复发率和死亡率。我国制定的督导化疗主要措施是对痰菌阳性肺结核患者实施监控治疗，以及对不能实施督导管理的痰菌阳性和痰菌阴性肺结核患者采取的家庭随访、家庭督导等治疗管理手段。督导化疗的推行是将控制结核病的主要责任具体落实到结核病防治机构的医务人员，确保结核病规范治疗的目的，是解决目前由于结核病患者不能规范合理治疗所导致结核病的低治愈率、高复发率和高耐药率等严重后果的有效途径。

(二) 归口管理

按照我国法规要求，各级医疗卫生单位发现肺结核患者或疑似肺结核患者时应及时向当地卫生保健机构报告，并将患者转至结核病防治机构进行统一检查，一旦确诊，则患者必须在专科医生的指导下接受督导化疗。结核病防治机构的医务人员还要对确诊的肺结核病例进行登记管理，掌握患者发病、治疗、病情转归的全过程，并通过病例登记管理实现督导化疗管理、指导预防患者的家庭内传染、动员新发现患者的家庭接触者到结核病防治机构进行检查等。

(三) 病例报告和转诊

按照《中华人民共和国传染病防治法》的规定，肺结核属于乙类传染病。各级医疗预防机构要有专人负责及时、准确、完整地报告肺结核的疫情，并及时将肺结核患者或疑似肺结核患者转至结核病防治机构进行诊断。

笔记栏

(四) 住院与不住院治疗

痰菌阴性的肺结核患者可以不住院治疗，但必须在专科医生的指导下、按照医嘱进行正规的化疗，结核病防治机构履行相应的督导化疗管理的职责。结核病专科医院负责急危重肺结核患者和有严重并发症或合并症、出现抗结核药物毒副反应及耐多药结核病等肺结核患者的住院治疗，若肺结核患者在出院时尚未痊愈，结核病专科医院应将患者转到结核病防治机构继续督导化疗，完成规定疗程。

(五) 卡介苗接种

卡介苗(bacillus of calmette-guerin，BCG)是活的无毒力牛型结核菌疫苗，接种后可使人体获得对结核菌的免疫力。其接种对象是未受感染的新生儿、儿童及青少年。已感染过结核菌者(结核菌素试验阳性)无须再接种卡介苗。新中国成立以来我国大规模推广接种卡介苗，使儿童结核病，尤其是急性血行播散型肺结核和结核性脑膜炎的发病率与死亡率显著降低，所以 WHO 将卡介苗列入儿童扩大免疫计划，强调继续加强对新生儿进行卡介苗接种。我国新生儿出生时规定必须接种卡介苗，保护力约维持 5～10 年，隔数年后对结核菌素试验阴性者再予复种，直至 15 岁。

(六) 预防性化学治疗

对于下列结核分枝杆菌的易染、高危人群，可在专科医生的指导下进行预防性抗结核治疗：HIV 感染者、涂阳肺结核患者密切接触者、吸毒者、糖尿病患者、长期应用糖皮质激素或免疫抑制剂治疗者、营养不良者、<35 岁、结核菌素试验硬结≥15mm 等。可用异烟肼，成人每日 300mg，儿童 4～8mg/kg，顿服，6～8 个月；或利福平及异烟肼联合使用 3 个月，每日顿服或每周 3 次。

案例 2-5-1

1. 一般治疗：住院治疗，卧床休息，进行呼吸道隔离。

2. 抗结核化疗：选择初治方案：2S (E) HRZ/4 HR 或 2S (E) HRZ/4 H_3R_3 或 2S3 (E_3) $H_3R_3Z_{3/4}$ H_3R_3，治疗期间定期检测肝功能，严密观察药物的不良反应。

3. 疗效的观察：治疗过程中隔期复查血常规、肝功能、痰结核菌检查和 X 线胸片。

4. 定期随访：病情好转出院时要嘱咐患者仍然坚持服药治疗，完成化疗疗程，并定期到院复诊，由专科医生判断肺结核是否治愈、能否停药？

推荐阅读

Goldfeld AE. 2004. Genetic susceptibility to pulmonary tuberculosis in Cambodia. Tuberculosis (Edinb). 84：76～81

INFECTIOUS DISEASES SOCIETY OF AMERICA，CENTERS FOR DISEASE CONTROL AND PREVENTION. 2003. Treatment of tuberculosis. Am J Respir Crit Care Med，167：603

Small PM，Fujiwara PI. 2001. Medical Progress：Management of Tuberculosis in the United States. N Engl J Med，345：189～200

WORLD HEALTH ORGANIZATION. 2003. Treatment of Tuberculosis. Guidelines for National Programmes. Geneva：World Health Organization

（杨玉萍）

笔 记 栏

第6章 慢性阻塞性肺疾病

案例 2-6-1

患者，男，66岁，因"反复咳嗽、咳痰30年，双下肢水肿3年，复发伴加重6天"入院。

30年前患者受凉后出现咳嗽，咳痰，无喘息，发热，经口服抗生素（药名不详）治疗后缓解；但患者每年冬季和受凉后，以上症状复发，咳嗽和咳痰以清晨为甚；入院前3年出现双下肢浮肿，口服螺内酯（氨体舒通）（20mg，每天2次）后水肿可减轻，但冬季或受凉后，双下肢水肿有所加重。6天前患者受凉后，出现咳嗽、咳痰加重，痰为黄色稠痰，伴喘息，呼吸困难，双下肢浮肿，口服罗红霉素（150mg，每天2次）、氨茶碱（0.1g，每天3次）症状无缓解，遂收入院。患者有40年吸烟史，每天20支。

体格检查：T 38℃，P 112次/分，R 24次/分，BP 130/64mmHg。神志清楚，发绀，呼吸急促，桶状胸，肺部叩诊为过清音，双肺可闻及散在哮鸣音，双肺底可闻及少许湿啰音，心率110次/分，律齐，P_2亢进，无杂音。双下肢轻度凹陷性水肿。

问题：

1. 该患者的诊断最可能是什么？诊断依据如何？
2. 该患者应该完善哪些检查？
3. 治疗原则如何？

慢性阻塞性肺疾病（chronic obstructive pulmonary disease，COPD）是一种以不完全可逆性气流受限为特征的疾病，与肺部对有害气体或有害颗粒的异常炎症反应导致慢性支气管炎和慢性阻塞性肺病有关，气流受限不完全可逆，呈进行性发展，可以伴有气道高反应。使用支气管扩张剂后 $FEV_1/FVC<0.7$ 可判断存在不完全可逆性气流受限。

近年来，COPD的患病率和死亡率均高，并有逐年上升趋势。在世界范围内，COPD居死亡原因的第四位。根据世界银行/世界卫生组织预计，至2020年COPD将成为世界疾病经济负担的第五位，加强COPD的预防和防治已成为一个重要的公共卫生问题。

既往的流行病学调查显示我国COPD患病率为3%；我国"十五"课题最新统计数据（2005年公布）显示40岁以上人口COPD患病率为8%。估计全国有4 000万人罹患此病，每年因COPD死亡的人数达100万，致残人数达500万～1 000万，COPD居我国疾病负担的首位。2001年，美国国立心、肺、血液研究所和世界卫生组织共同发表了《慢性阻塞性肺疾病全球创议》（Global Initiative for Chronic Obstructive Lung Disease，GOLD），2002年我国也发表了《慢性阻塞性肺疾病诊治指南》，并于2007年进行了修订，为我国COPD的规范防治提供了依据。

大部分COPD患者具有慢性阻塞性肺气肿和慢性支气管炎的特征。慢性支气管炎是指在气管、支气管黏膜及其周围组织的慢性非特异性炎症。临床上以过度分泌黏液为特征，患者每年咳嗽、咳痰3个月以上，并连续2年或以上者，排除其他慢性咳嗽原因可诊断为慢性支气管炎。肺气肿则指肺部终末细支气管远端（呼吸细支气管、肺泡管、肺泡囊和肺泡）气腔出现异常持久的扩张，并伴有肺泡壁和细支气管的破坏而无明显的肺纤维化。

当慢性支气管炎、肺气肿患者肺功能检查出现气流受限、并且不完全可逆时，可以诊断为COPD。如患者只有慢性支气管炎和（或）肺气肿等症状，而无气流受限，则不能诊断为COPD，可将具有咳嗽、咳痰症状的慢性支气管炎视为COPD的高危期。

【病因和发病机制】

COPD的发生是个体因素和环境因素相互作用的结果，其风险因素见表2-6-1。

表 2-6-1 COPD的风险因素

COPD的风险因素	
个体因素	基因（遗传性 α_1-AT缺乏等）
	气道高反应
	营养和发育
暴露	吸烟
	职业性粉尘和化学物质
	室内外空气污染
	感染
	社会经济地位有关

笔记栏

有毒气体和颗粒、氧化应激和蛋白酶均参与了COPD的发生。COPD是以慢性炎症为特征,炎症存在于气道、肺实质和肺血管。活化的炎症细胞释放各种炎症介质包括蛋白酶、氧化剂、有毒多肽、白介素(interleukin,IL)-8、白三烯B_4(leukotriene B_4,LTB_4)和肿瘤坏死因子(tumor necrosis factor,TNF)-α是COPD发病机制重要的炎症介质,IL-8、LTB_4和TNF-α或中性粒细胞导致肺组织结构破坏(图2-6-1)。

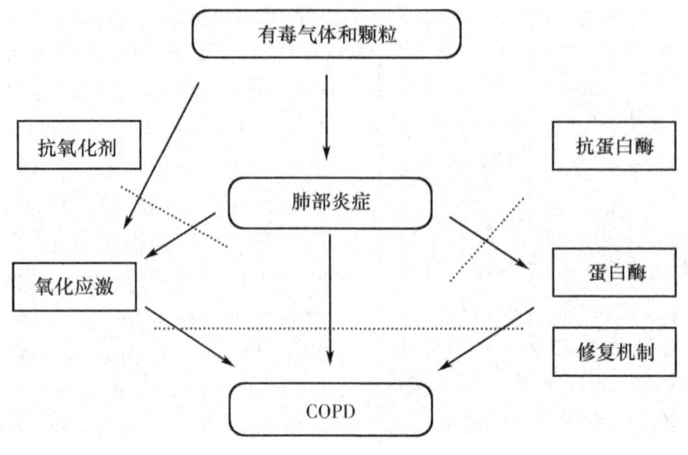

图 2-6-1　COPD发病机制

(一) 个体因素

1. 基因　一些遗传因素可以增加个体患COPD的危险。COPD相关的遗传因素是α_1-抗胰蛋白酶(α_1-AT)缺乏,遗传性α_1-AT缺乏并不是在我国肺气肿发生的主要危险因素。其他的候选基因包括与炎症、蛋白酶-抗蛋白酶、氧化-抗氧化相关的一些基因。基因的多态性与COPD的易感性有关。蛋白酶-抗蛋白酶失衡可导致肺组织弹性纤维和胶原纤维的破坏。

2. 营养和发育　如出生时低体重、早产儿、营养不良儿或儿时反复下呼吸道感染者等。出生时低体重和儿童时期的环境暴露可能对肺的发育产生不良影响,导致成年后肺功能水平低于正常而易于发生COPD。

(二) 环境因素

1. 吸烟　吸烟是COPD最主要的病因。几乎所有的吸烟者均有肺功能的迅速下降,肺功能下降与吸烟量和吸烟时间有关;15%患者在40～50岁发展到有明显的临床症状;80%COPD患者有吸烟史,余下20%的COPD患者与暴露到环境中的香烟烟雾,职业粉尘和化学物质有关。与不吸烟者相比,成人吸烟者肺功能FEV_1的年下降率更大,COPD患病率更高。国外资料显示,约15%～20%的吸烟者发展成COPD。我国部分地区调查表明,吸烟者COPD的患病率是不吸烟者的2～4倍。

2. 职业性粉尘和化学物质　长时间接触高浓度职业性粉尘和大气中的有害化学物质(工业废气、刺激性物质、烟雾等)可以导致COPD。一些刺激性物质、有机粉尘、过敏原等可使已有损伤的气道更易发生气道高反应。

3. 室内外空气污染　化学气体如二氧化氮、二氧化硫、氯气等对气道黏膜上皮有刺激和细胞毒作用。取暖和烹调使用的生物燃料是造成的室内空气污染也是发生COPD的一个危险因素。

4. 感染　呼吸道感染是COPD发生和急性加重的重要原因,大部分COPD患者急性加重与感染有关。流感嗜血杆菌、肺炎链球菌、卡他莫拉菌是COPD急性加重的主要病原菌。鼻病毒、流感病毒、副流感病毒、腺病毒、呼吸道合胞病毒等对COPD的发生、发展亦起重要作用。肺炎衣原体和肺炎支原体也是致COPD急性加重的较常见病原体。

5. 其他因素　COPD发病与患者的社会经济地位有关,这包括室内外空气污染程度、居住条件和营养状况的差异等。

【病理改变】

COPD特征性的病理学改变在中央气道、外周气道、肺实质和肺的血管系统。

1. 中央气道、外周气道　中央气道包括气管、支气管和内径>2～4mm的细支气管,中央气道主要的炎症细胞为巨噬细胞、T淋巴细胞($CD8^+$);其主要病理变化为黏膜充血、水肿、分泌物增多、鳞状上皮化生、出现气道黏膜纤毛功能障碍,胶原增生,慢性炎症导致气道壁损伤和

笔 记 栏

修复，反复的炎症则导致气道重塑和瘢痕组织形成，从而引起气道阻塞，后者是导致不完全可逆性气流受限的病理基础。气管、支气管及内径>2mm的细支气管的炎性细胞浸润表层上皮、黏液分泌腺增大和杯状细胞数量增多与黏液过度分泌有关。外周气道指内径<2mm的小支气管和细支气管，外周气道的炎症细胞以巨噬细胞、T淋巴细胞（$CD8^+$）和嗜酸粒细胞（部分患者）为主，慢性炎症导致了反复的气道损伤与修复。修复过程导致气道壁重构、胶原含量增加及瘢痕组织形成，结果使气道管腔狭窄，引起固定性气道阻塞（图2-6-2）。

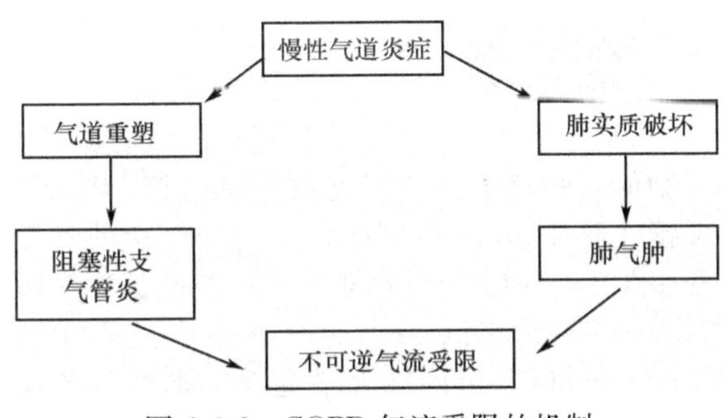

图2-6-2　COPD气流受限的机制

2. 肺实质改变　主要为阻塞性肺气肿的病理改变，终末细支气管远端膨胀、气腔增大，并伴有细支气管和肺泡组织结构的破坏。慢性阻塞性肺病病理上分为小叶中央性肺气肿和全小叶性肺气肿。小叶中央性肺气肿是指呼吸性细支气管破坏融合，而肺泡导管和肺泡壁正常；全小叶性肺气肿是指终末呼吸性细支气管远端气腔全部破坏、融合。COPD患者典型的肺实质破坏为小叶中央型肺气肿，包括呼吸性细支气管的扩张和破坏。病情较轻时，这些破坏常发生于肺的上部，但病情发展时可波及全肺，并有肺毛细血管床破坏。肺内源性蛋白酶和抗蛋白酶的失衡（由于遗传因素或炎性细胞和介质的作用）为肺气肿的主要机制，氧化效应也起一定的作用。

3. 肺血管改变　炎症和肺泡壁的破坏，累及肺毛细血管，肺血管面积减少，血管壁增厚，管腔变窄，导致肺血管阻力增加。COPD肺血管的改变以血管壁的增厚为特征，这种增厚始于疾病的早期，内膜增厚是最早的结构改变，接着出现平滑肌细胞增加和血管壁炎性细胞的浸润。COPD加重时，平滑肌细胞、蛋白多糖和胶原的增多进一步使血管壁增厚。

【病理生理】

COPD的病理变化如慢性气道炎症、气道重塑导致气道阻力增加，从而导致气流受限，呼气流速受限是COPD病理生理改变的标志，主要是由气道固定性阻塞及随之发生的气道阻力增加所致；肺泡附着的破坏，使小气道开放的能力受损，但在气流受限中所起的作用较小。COPD进展时，外周气道阻塞、肺实质破坏及肺血管的异常减少了肺气体交换量，产生低氧血症，以后出现高碳酸血症。慢性肺气肿导致肺残气量增加，出现肺通气功能障碍，加之肺气肿导致肺毛细血管床大量减少；肺毛细血管床大量减少会导致肺血管阻力增加，是肺动脉高压形成的解剖性因素，形成肺动脉高压；肺毛细血管床减少会导致肺通气-血流比例失调，从而导致缺氧和二氧化碳潴留，是肺动脉高压形成的功能性因素。在COPD晚期（Ⅲ级：重度COPD）出现的肺动脉高压是COPD重要的并发症，与肺心病的形成有关，提示预后不良。

老年人支气管和肺的解剖结构改变更易加重COPD的病理生理变化。在年龄增长过程中，肺组织出现退行性变，虽然肺泡数量没有明显减少，但肺泡明显变薄，肺泡腔变大，弹性减退，肺泡壁微血管逐渐减少甚至部分丧失，血管内膜出现不同程度的退行性变，胶原成分增多，细小支气管扩张，使肺残气量（RV）逐渐增加，肺活量FVC（用力呼气容积）逐渐减少。与30岁年轻人比较，60岁以上老年人RV增加近1倍，并进一步影响解剖死腔、肺泡死腔和气体交换。此外，老年人还存在呼吸系统化学感受器和神经感受器敏感性减退，导致老年人对低氧和二氧化碳通气刺激反应的减退，易发生肺泡低通气，或更容易表现为低氧和二氧化碳潴留。上述因素导致老年人患COPD后会出现更加严重的病理生理改变。

【临床表现】

COPD呈慢性过程，病情进行性加重。

1. 症状

（1）慢性咳嗽和咳痰：长期存在，终生不愈，咳嗽最初以晨间和夜间为甚，逐渐发展为白天和夜间均较为明显，冬季和受凉后加重；痰多为白色泡沫痰，痰量每天少于60ml，急性加重时痰变为黄色黏稠痰，戒烟后患者痰量减少。

（2）气短或呼吸困难：气短或呼吸困难是COPD的常见症状，患者通常在60岁或70岁出现气短或呼吸困难，并进行性加重，后者通常与肺功能下降有关。从患者开始吸烟到出现明显呼吸困难需要较长时间，这与患者肺功能下降缓慢有关；不吸烟的健康人，在30岁左右，其FEV_1

每年下降 25～30ml，而吸烟者 FEV_1 每年下降 125ml，从吸烟到出现明显症状一般需要 30 年以上时间。

(3) 喘息和胸闷：COPD 患者在急性加重期或长期存在喘息和胸闷，有时患者只有在夜间或运动时才出现喘息和胸闷。

(4) 其他：COPD 可出现咯血症状，咯血通常出现在 COPD 急性加重期，通常为痰中带少量的血。应引起注意的是，咯血同样可能是 COPD 患者合并肺癌的临床症状。严重 COPD 患者通常有体重下降。

2. 体征 肺气肿体征。桶状胸，语颤减弱，叩诊呈过清音，心浊音界缩小，肺下界和肝浊音界下移，呼吸音普遍减弱，呼气延长，部分可闻及干性和湿性啰音。

案例 2-6-1

1. 患者主要症状为受凉后出现咳嗽、咳痰，冬季和受凉后症状复发，咳嗽和咳痰以清晨为甚。

2. 患者出现双下肢浮肿。

3. 患者有急性加重的症状，出现咳嗽、咳痰加重，痰为黄色稠痰。

4. 主要体征：发绀(缺氧体征)，桶状胸，肺部叩诊为过清音(肺气肿体征)，双肺闻及散在哮鸣音，双肺底少许湿啰音，P_2 亢进，双下肢轻度凹陷性水肿(右心功能不全体征)。

【实验室及特殊检查】

(一) 肺功能检查

肺功能检查在诊断、病情严重程度评估和疗效判断中的重要地位，尤其是 FEV_1/FVC、$FEV_1\%$ 预计值以及肺总量和残气量等指标。

1. FEV_1/FVC 是评价气流受限的敏感指标。

2. $FEV_1\%$预计值是评估 COPD 严重程度的良好指标。

3. 吸入支气管舒张剂后，$FEV_1/FVC < 70\%$及 $FEV_1 < 80\%$预计值，可确定有不完全可逆的气流受限。

4. TLC、FRC、RV、RV/TLC 增高，提示肺过度充气。

(二) 肺部影像学检查

主要用于鉴别诊断和确定有无并发症。

1. 胸部 X 线 缺乏特异性，可出现肺气肿征象；

2. 胸部 CT 不作为 COPD 常规检查，主要用于鉴别诊断和科研。

(三) 血气分析

用于判断有无呼吸衰竭、呼吸衰竭类型和酸碱失衡。

(四) 其他

强调痰病原学检测的临床意义。

【诊断与鉴别诊断】

(一) 诊断

COPD 的诊断主要根据危险因素接触史、肺功能检查有不完全可逆的气流受限，伴或不伴慢性咳嗽、咳痰等症状。不完全可逆的气流受限是诊断 COPD 的客观标准。判断标准为吸入支气管扩张剂后 $FEV_1/FVC < 70\%$，且 $FEV_1 < 80\%$预计值，可确立为不完全可逆的气流受限。若 $FEV_1/FVC < 70\%$、$FEV_1 \geq 80\%$预计值，是发展成不完全可逆气流受限的早期预计指标；有暴露于危险因素的咳嗽、咳痰病史的患者，即使无呼吸困难症状也应该做肺功能检查。

案例 2-6-1

1. 患者有长期吸烟史、慢性咳嗽、咳痰等症状。

2. 患者应该做肺功能检查了解有无不完全可逆的气流受限，不完全可逆的气流受限是诊断 COPD 的客观标准。吸入支气管扩张剂后 $FEV_1/FVC < 70\%$，且 $FEV_1 < 80\%$预计值，可确立为不完全可逆的气流受限。

COPD 诊断和分级的唯一方法是肺功能检测。严重程度分级见表 2-6-2。目前的分级标准是一种人为的界定，0 级单独分出来是为了强调早期识别和监测高危人群，以达到早期诊断和治疗的目的。值得注意的是，COPD 患者肺功能损害的严重程度和症状的严重度之间存在不一致性，有些患者甚至完全没有任何症状，但肺功能已出现中重度损害；部分患者没有典型的咳嗽、咳痰等呼吸道症状，但就诊时已处于疾病的终末期，肺功能受损已达Ⅲ级以上；此外，部分患者有典型的咳嗽、咳痰等呼吸道症状，但肺功能检查正常，因此，不能只依据咳嗽、咳痰等症状来判断是否患 COPD。

笔记栏

表 2-6-2 COPD 严重程度分级

分 级	分级标准
0 级：高危	有 COPD 的危险因素 肺功能在正常范围 有慢性咳嗽、咳痰症状
Ⅰ级：轻度	$FEV_1/FVC<70\%$ $FEV_1\geqslant 80\%$预计值 有或无慢性咳嗽、咳痰症状
Ⅱ级：中度	$FEV_1/FVC<70\%$ $50\%\leqslant FEV_1<80\%$预计值 有或无慢性咳嗽、咳痰症状
Ⅲ级：重度	$FEV_1/FVC<70\%$ $30\%\leqslant FEV_1<50\%$预计值 有或无慢性咳嗽、咳痰症状
Ⅳ级：极重度	$FEV_1/FVC<70\%$ $FEV_1<30\%$预计值 或 $FEV_1<50\%$预计值，伴慢性呼吸衰竭

COPD 按照病程可分为急性加重期和稳定期。急性加重期是指在疾病过程中，患者短期内咳嗽、咳痰、呼吸困难加重，痰液颜色或黏度改变，呈脓性或黏液脓性，可伴有发热，神志改变，发绀或原有发绀加重，外周水肿，右心功能不全等表现。稳定期指患者咳嗽咳痰、呼吸困难等症状稳定或症状轻微。

案例 2-6-1

1. 需要肺功能检查对患者病情严重程度进行评估；

2. 患者有急性加重的症状出现咳嗽、咳痰加重，痰为黄色稠痰，应为急性加重期。

（二）鉴别诊断

1. 肺结核 肺结核患者多有结核中毒症状，如午后低热、盗汗、消瘦、乏力等症状，X 线检查和痰结核菌检查可以明确诊断；X 线胸片示肺浸润性病灶或肺结核特征性改变。

2. 支气管哮喘 发病年龄多在幼年或青年，有个人或家族过敏史，先出现喘息，呈发作性，常有诱发因素，支气管扩张剂可迅速缓解症状，气流阻塞大部分可逆。COPD 通常在中年发病，症状缓慢进展，有长期吸烟史，活动后气促，大部分为不可逆性气流受限。二者在病程晚期鉴别较困难，因其治疗原则相同，鉴别已显得不十分重要。

3. 支气管扩张 慢性咳嗽、大量脓痰和反复咯血史，支气管造影或高分辨 CT 可鉴别，支气管造影或高分辨 CT 示支气管扩张、管壁增厚。

4. 支气管肺癌 常为刺激性咳嗽或慢性咳嗽性质发生变化，常有咯血和慢性消耗体质，可行 CT 检查、痰脱落细胞及纤维支气管镜活检以资鉴别。

5. 其他原因所致呼吸腔扩大 临床表现可出现呼吸困难和肺气肿体征，但肺功能检查没有气流受限的改变。

6. 弥漫性泛细支气管炎 多为男性非吸烟者，几乎所有患者均有慢性鼻窦炎，胸部 X 线片和高分辨 CT 显示弥漫性小叶中央结节影和过度充气征。

7. 闭塞性细支气管炎 发病年龄较轻，且不吸烟，可能有类风湿关节炎病史或烟雾接触史，CT 在呼气相显示低密度影。

【并发症】

（1）慢性呼吸衰竭。

（2）自发性气胸。

（3）慢性肺源性心脏病。

案例 2-6-1

1. 需要做 X 线胸片检查以排除肺结核、支气管肺癌等疾病。

2. 患者有发绀说明患者存在慢性呼吸衰竭，需做血气分析以明确，双下肢水肿是慢性肺源性心脏病右心功能不全的临床表现，如有条件应做心脏超声检查。

【治疗】

COPD 是进行性加重而不可逆转的疾病，但积极治疗能减缓疾病发展。COPD 治疗包括避免暴露于危险因素、药物治疗、外科治疗及其他治疗。

（一）避免暴露于危险因素

戒烟、减少职业粉尘和化学品吸入及减少室内外空气污染是预防 COPD 发生和防止病情进展的重要措施。戒烟是唯一最有效而经济的降低 COPD 危险因素并中止其进行性发展的重要措施，一旦患者戒烟，其肺功能下降明显减缓。由于患者对烟成瘾，部分患者很难戒烟，戒烟患者会出现戒断综合征症状，如消沉、失眠、易怒、焦急、注意力不集中、体重增加等症状。抗焦虑药物（buproprion，wellbutrin）能有效减轻戒断综合征症状；抗焦虑药物能单独或与尼古丁替代治疗联合使用。尼古丁替代治疗包括尼古丁口香糖（nicotine gum）、尼古丁片剂和尼古丁喷鼻剂。每片尼古丁口香糖包含 2mg 尼古丁，它能有效减轻戒断综合征。

笔记栏

（二）稳定期的处理

1. 稳定期 COPD 患者治疗 现有治疗 COPD 的药物均不能缓解肺功能的下降趋势，因而 COPD 的药物治疗主要是改善症状和减少并发症。①支气管扩张剂是改善症状的主要措施，可按需给药或规则用药以预防和减轻症状。主要支气管扩张剂有：$β_2$受体激动剂、抗胆碱能药物、茶碱及这些药物两种或多种联合制剂。规则吸入皮质激素治疗，仅适用于对糖皮质激素治疗有效的并有症状且经肺功能检查证实的 COPD 患者，或 FEV_1＜50％预计值，症状反复加重，且需抗生素和(或)口服糖皮质激素治疗者，应避免长期应用全身激素治疗；②长期氧疗(＞15h/d)用于慢性呼吸衰竭的患者可提高生存率；③所有患者均可在康复锻炼中获益，可以改善运动耐力和呼吸困难及疲劳的症状。

2. COPD 阶梯治疗方法(表 2-6-3) ①轻度 COPD(Ⅰ级)：按需给予患者短效支气管扩张剂；②中度 COPD(Ⅱ级)：应用一种或数种支气管扩张剂进行规则治疗及康复治疗，如果能显著地改善症状和肺功能可应用吸入糖皮质激素；③重症 COPD(Ⅲ级)患者：规则应用一种或数种支气管扩张剂，对于能显著地改善症状和肺功能或反复加重的患者，可应用吸入糖皮质激素；治疗并发症；康复治疗；如有呼吸衰竭可长期氧疗；如有手术指征可考虑外科治疗。上述各级治疗均应避免危险因素，如注射流感疫苗。

表 2-6-3 COPD 阶梯治疗方法

0 级：高危	Ⅰ级：轻度	Ⅱ级：中度	Ⅲ级：重度	Ⅳ级：极重度
有 COPD 的危险因素 肺功能在正常范围 有慢性咳嗽、咳痰症状	FEV_1/FVC＜70％ FEV_1≥80％预计值 有或无慢性咳嗽、咳痰症状	FEV_1/FVC＜70％ 50％≤FEV_1＜80％预计值 有或无慢性咳嗽、咳痰症状	FEV_1/FVC＜70％ 30％≤FEV_1＜50％预计值 有或无慢性咳嗽、咳痰症状	FEV_1/FVC＜70％ FEV_1＜30％预计值 或 FEV_1＜50％预计值，伴慢性呼吸衰竭
避免 COPD 危险因素；流感疫苗				
	按需使用短效支气管扩张剂			
		规则应用一种或数种长短效支气管扩张剂		
			反复加重的患者，可应用吸入糖皮质激素	
				有呼吸衰竭可长期氧疗；考虑外科治疗

3. 药物治疗 药物治疗可用于预防和控制症状，减少急性加重的发作次数和严重程度，改善健康状态，提高运动耐量。

(1) 支气管扩张剂：为治疗 COPD 的主要药物，包括$β_2$受体激动剂、抗胆碱能药和茶碱类。支气管扩张剂能松弛支气管平滑肌。首选吸入途径给药，可根据药物和患者应用后症状改善情况及其不良反应，选用$β_2$受体激动剂、抗胆碱药物、茶碱或联合制剂；可按需或规则使用支气管扩张剂，以预防和减轻症状；应用长效吸入支气管扩张剂，与增加单一支气管扩张剂的剂量相比，支气管扩张剂联合制剂能改善疗效和减少不良反应。

$β_2$受体激动剂：$β_2$受体激动剂主要通过兴奋呼吸道的$β_2$受体，激活腺苷酸环化酶，使细胞内的环磷腺苷(cAMP)含量增加，减少游离 Ca^{2+}，从而松弛支气管平滑肌，缓解支气管痉挛和气流阻塞；$β_2$受体激动剂同样能增加黏液清除和呼吸肌收缩能力。

$β_2$受体激动剂分为短效制剂(沙丁胺醇、特布他林)和长效制剂(沙美特罗、福莫特罗)。短效制剂起效时间为 15～20 分钟，维持 4～6 小时，主要用于迅速缓解气喘等症状；相反，长效$β_2$受体激动剂主要优势在于其疗效维持时间长，有效时间为 12 小时，但长效$β_2$受体激动剂起效时间长，不能迅速发挥作用，因而不能迅速缓解气喘等症状。$β_2$受体激动剂有血压升高、心动过速和肌肉震颤等不良反应。

抗胆碱能药：抗胆碱药是 COPD 患者支气管扩张最有效的药物之一，对 COPD 的作用优于$β_2$受体激动剂，被推荐作为中度以上 COPD 长期治疗的一线药物。抗胆碱能药可以阻断节后迷走神经通路，降低迷走神经兴奋性，阻断因吸入刺激物引起的反射性支气管收缩而起舒张支气管作用，但不能立即发挥作用，故不能迅速缓解气喘等症状，规律吸入抗胆碱能药能有效松弛支气管平滑肌。常用吸入抗胆碱能药包括异丙托溴铵(Atrovent，爱全乐)，吸入起效慢，但维持时间长，30～90 分钟达最大效果，维持 6～8 小时，剂量 40～80μg/次，每天 3～4 次。由于异丙托溴铵是非选择性阻断M受体，青光眼或前列腺肥大患者应慎用。选择性长效抗胆碱能药噻托溴铵（tiotropium，M_1和M_3受体拮抗剂）单剂量给药可以提供至少24小时的支气管扩张作用。相对于短效药抗胆碱药物异丙托溴铵来说，该药支气管扩张作用更持久，效果更显著。可比特（combivent）是短效β_2受体激动剂（albuterol）和抗胆碱能药（ipratropium）的联合制剂，联合制剂疗效优于两种药物分别使用。抗胆碱能药舒张支气管平滑肌作用优于β_2受体激动剂，而无心动过速和心房颤动不良反应。

茶碱类：茶碱类药物不仅具有扩张支气管作用，同时具有抗炎和免疫调节作用；茶碱类除能抑制磷酸二酯酶，提高平滑肌细胞内的cAMP浓度外，同时具有腺苷受体的拮抗作用；刺激肾上腺分泌肾上腺素，增强呼吸肌的舒张；增强气道纤毛清除功能和抗炎及免疫调节作用。其血清有效安全药物浓度为5～15μg/ml，能缓解气喘等症状，避免药物不良反应；长效茶碱能有效缓解COPD患者夜间症状，并增强膈肌收缩力。

(2) 糖皮质激素：能有效抑制气道炎症和减少黏液产生，但长期应用糖皮质激素疗效有待于进一步研究；部分患者使用吸入糖皮质激素治疗能减少COPD急性发作和改善症状，但吸入糖皮质激素治疗COPD并不能延缓FEV_1的下降；10%～15%COPD患者吸入糖皮质激素治疗能改善FEV_1，故对于COPD建议试用吸入糖皮质激素6周到3个月，以判断其长期疗效；长期吸入高剂量糖皮质激素治疗可产生严重的不良反应，不推荐COPD患者长期口服皮质激素。

(3) 其他药物：①疫苗接种：流感病毒常导致COPD患者急性发作，而肺炎链球菌是COPD患者细菌性肺炎最主要的病原菌；接种流感疫苗和肺炎疫苗可减少COPD严重发作，并降低死亡率。②黏痰溶解剂：黏痰高分泌常导致气道狭窄，增加COPD患者症状，但目前黏痰溶解剂药物只有很少疗效。③抗生素：抗生素只用于感染引起的COPD急性加重，患者频繁急性发作，伴随大量脓痰，可以在每月前十天有计划预防性使用抗生素；不推荐常规使用抗生素。④抗氧化剂：*N*-乙酰半胱氨酸可减少COPD急性发作的次数，对治疗反复发生急性加重的患者有效，但尚需进一步作临床评价。⑤免疫调节剂：免疫刺激剂可以降低急性加重的严重程度，但据现有的资料尚不能推荐作为常规使用。⑥镇咳药：咳嗽对COPD患者有显著的保护作用，稳定期COPD患者禁忌常规使用镇咳药。⑦镇静剂：可引起呼吸抑制和加重高碳酸血症，禁止用于COPD患者。

4. 非药物治疗 氧疗是唯一提高患者生存率的治疗方法。长期家庭氧疗（LTOT）可提高COPD慢性呼吸衰竭的生活质量和生存率。

(1) LTOT指征有：$PaO_2 \leqslant 55mmHg$或$SaO_2 \leqslant 88\%$，有或没有二氧化碳潴留；PaO_2 50～60mmHg，或$SaO_2 < 89\%$，并有肺动脉高压、心力衰竭水肿或红细胞增多症。

(2) LTOT方法：鼻导管给氧，氧流量1.0～2.0L/min，吸氧时间＞15h/d，维持在静息状态下，$PaO_2 \geqslant 60mmHg$和（或）$SaO_2 \geqslant 90\%$。

长期家庭氧疗能改善血流动力学、增加运动能力、改善肺功能和精神状态。目标是使PaO_2至少达到60mmHg和（或）动脉血氧饱和度（SaO_2）达到90%。

5. 营养支持治疗 营养支持对于体重下降的COPD患者具有重要作用，推荐使用高脂肪低糖的饮食。

6. 手术治疗 手术治疗主要有肺大泡切除术、肺减容术（lung volume reduction surgery）、肺移植术。肺大泡切除术可减轻呼吸困难和改善肺功能；肺减容术手术适应证少，只有20%～40%患者适应，目前不推荐广泛开展。肺移植术适合于非常晚期的COPD患者，可改善生活质量和肺功能。

（三）急性加重期的处理

急性加重期的治疗首先应确定急性加重期的原因和病情严重程度；根据病情严重程度决定门诊或住院治疗。COPD急性加重的常见诱因为呼吸系统感染，80%～90%的COPD患者急性加重的主要诱因为呼吸系统感染，而气道痉挛、排痰障碍、合并心功能不全、气胸、反流误吸、不适当吸氧、镇静剂或利尿药、呼吸肌疲劳等也是COPD急性加重的诱因。

1. 院外治疗 ①吸入支气管扩张剂（特别是β_2受体激动剂和（或）抗胆碱能药物）、茶碱、应用糖皮质激素（优先使用口服制剂，泼尼松20～30mg/d）可有效地治疗COPD急性加重。②有呼吸道感染征象的COPD急性期患者，如痰量增多、出现脓痰、伴有发热等，可使用抗生素治疗。③控制性氧疗是COPD急性加重期治疗的基本措施，能有效改善缺氧。

2. 院内治疗 COPD患者急性加重，通常伴有急性呼吸衰竭或肺心病心衰或气胸等并发症；COPD急性加重的院内治疗包括吸氧、吸入抗胆碱能药物和β_2受体激动剂、抗生素和糖皮质激素治疗；茶碱类药物使用应监测血清中茶碱药物浓度。

笔 记 栏

(1) 控制性氧疗：氧疗开始后，应在30分钟内作动脉血气分析，以保证适当的氧合水平，避免CO_2潴留或酸中毒。

(2) 支气管扩张剂：可选短效、吸入性β_2受体激动剂或抗胆碱药，也可两者合用。茶碱对肺容积有微小的改善作用，但也可以恶化气体交换和加重低氧血症。COPD急性加重时，可加用口服或静脉应用茶碱，但需密切监测血清中茶碱浓度，以避免茶碱的不良反应。

(3) 糖皮质激素：COPD急性加重时，可应用口服或静脉注射糖皮质激素，泼尼松每日30～40mg，持续应用10～14天，或静脉滴注甲泼尼龙80～160mg/d，较为安全而有效。长期应用可能增加不良反应。

(4) 抗生素：当COPD患者呼吸困难、咳嗽加重、痰量增加且呈脓性有明显感染时应使用抗生素，并根据肺炎链球菌、流感嗜血杆菌和卡他莫拉菌的药物敏感性，选用抗生素（表2-6-4，表2-6-5）。

(5) 机械通气：对重症COPD患者应用机械通气的主要目的是降低死亡率和减轻症状。机械通气支持包括正压无创通气（NIPPV）和有创（常规）通气两种，无创正压通气的成功率达80%，在治疗初4小时内可提高pH值，降低$PaCO_2$，减轻呼吸困难，且可缩短住院时间，进而降低死亡率和插管率。

NIPPV的选择标准为：①中至重度呼吸困难；②中至重度酸中毒和高碳酸血症；③呼吸频率>25次/分。以下情况不适合应用NIPPV：①呼吸停止；②心肌梗死；③昏迷；④有高度误吸的危险性；⑤近期有面部或胃食管手术史；⑥有颅面部创伤、鼻咽部异常；⑦过度肥胖。

表2-6-4　COPD急性加重抗生素治疗和潜在微生物感染分组

分组	定义	微生物
A组：不需住院治疗（Ⅰ级：轻度）	轻度急性加重	肺炎链球菌、流感嗜血杆菌、卡他莫拉菌、支原体和病毒
B组：需住院治疗（Ⅱ-Ⅳ级：中-极重度）	中-极重度急性加重，无铜绿假单胞菌感染的危险因素	A组病原微生物加肠杆菌科
C组：需住院治疗（Ⅱ-Ⅳ级：中-极重度）	中-极重度急性加重，有铜绿假单胞菌感染的危险因素	B组病原微生物铜绿假单胞菌

表2-6-5　COPD急性加重抗生素治疗

	口服	可选	静脉
A组	如无感染症状，不需使用抗生素；如存在感染症状，使用β-内酰胺类、大环内酯类抗生素或复方新诺明片	β-内酰胺类和β-内酰胺酶抑制剂、大环内酯类抗生素、头孢菌素、大环内酯类红霉素衍生物（泰利霉素）	
B组	β-内酰胺类和β-内酰胺酶抑制剂	氟奎诺酮类抗菌药	β-内酰胺类和β-内酰胺酶抑制剂、大环内酯类抗生素、头孢菌素、大环内酯类红霉素衍生物（泰利霉素）
C组	氟奎诺酮类抗菌药		氟奎诺酮类抗菌药、具有抗铜绿假单胞菌β-内酰胺类抗生素

有创机械通气：常用通气模式有辅助与控制通气（A/C）、间歇指令通气（IMV）和压力支持通气（PSV）。有创机械通气的指征：①有严重呼吸困难；②呼吸频率>35次/分；③有威胁生命的严重低氧血症；④严重的酸中毒（pH<7.25）和高碳酸血症（$PaCO_2$>60mmHg）；⑤呼吸停止；⑥有嗜睡、精神状态损伤；⑦有心血管并发症；⑧有代谢异常、脓毒血症、肺炎、肺栓塞、肺气压伤、大量胸腔积液并发症；⑨NIPPV失败或不适宜进行NIPPV的患者。

案例2-6-1

急性加重期的治疗

1. 确定急性加重期的原因和病情严重程度。

2. 根据病情严重程度决定门诊或住院治疗。

3. 支气管扩张剂。

4. 控制性吸氧：低流量低浓度给氧。

5. 控制感染：治疗的关键。

6. 糖皮质激素：急性期可考虑短期使用。

7. 并发症的处理：详见相关章节。

【预防】

(1) 戒烟。

(2) 避免暴露于危险因素。

(3) 改善环境卫生。

笔记栏

(4) 加强体育及耐寒锻炼，提高抗病能力。

(5) 注意保暖，积极防治呼吸道感染。

推荐阅读

Mapp CE.2000.Inhaled glucocorticoids in chronic obstructive pulmonary disease.N Engl J Med,343:1960～1961

Pauwels RA, Buist AS, Calverley PM, et al.2001.Global strategy for the diagnosis, management, and prevention of chronic obstructive pulmonary disease. NHLBI/WHO Global Initiative for Chronic Obstructive Lung Disease (GOLD) Workshop summary. Am J Respir Crit Care Med,163(5):1256～1276

Sutherland ER, Cherniack RM.2004.Current concepts: management of chronic obstructive pulmonary disease.N Engl J Med,350:2689～2697

(李国平)

笔记栏

第7章 支气管哮喘

案例 2-7-1

患者，女，37岁，因“反复咳嗽、喘息5年，加重7天”入院。

患者5年前开始反复出现咳嗽、喘息，时有痰，为白黏痰，无痰中带血，咳嗽、喘息为发作性，在吸入冷空气、闻及香烟及油烟后可诱发，症状可自行或用药（具体不详）后缓解。7天前受凉后咳嗽、喘息加重，伴咳黄黏痰，量中，晨起及夜间发作，用药（氨茶碱）后无好转，遂来我院进一步诊治。起病以来无畏寒、发热、胸痛、盗汗，精神可，大小便正常。既往体健，无药物过敏史。其父亲患“哮喘”。

体格检查：T 36.7℃，R 26次/分，P 108次/分，BP 120/80mmHg，坐位呼吸，无三凹征，口唇无发绀，胸廓正常，双侧叩诊清音，双肺野可闻及哮鸣音，以呼气相为主，呼气相延长、分段，未闻及湿啰音。心率108次/分，律整，各瓣膜区未闻及杂音，腹部（—）。

辅助检查：WBC 13.6×10^9/L，N 0.83；血气分析：pH 7.43，PaO_2 77mmHg，$PaCO_2$ 34.6mmHg，HCO_3^- 23mmol/L。

问题：

1. 该病例应考虑何诊断？
2. 应给患者做何检查？
3. 如何治疗？

支气管哮喘（bronchial asthma，哮喘）是由多种细胞（如嗜酸粒细胞、肥大细胞、T细胞、中性粒细胞、气道上皮细胞等）和细胞组分参与的气道慢性炎症性疾病。这种慢性炎症导致气道反应性的增加，通常出现广泛多变的可逆性气流受限，并引起反复发作性的喘息、气急、胸闷或咳嗽等症状，常在夜间和（或）清晨发作、加剧，多数患者可自行缓解或经治疗缓解。

全球约有1.6亿患者。各国患病率1%～13%不等，我国的患病率为1%～4%，全国五大城市的资料显示13～14岁儿童的哮喘患病率为3%～5%。一般认为儿童患病率高于青壮年，老年人群的患病率有增高的趋势。成人男女患病率大致相同，发达国家高于发展中国家，城市高于农村。约40%的患者有家族史。

【病因】

哮喘的病因较复杂，还不十分清楚，患者个体变应性体质及环境因素的影响是发病的危险因素。哮喘与多基因遗传有关，同时受遗传因素和环境因素的双重影响。

（一）遗传因素

许多调查资料表明，哮喘患者亲属患病率高于群体患病率，并且亲缘关系越近，患病率越高；患者病情严重，其亲属患病率也越高。目前，哮喘的相关基因尚未完全明确，但有研究表明存在与气道高反应性、IgE调节和特应性相关的基因，这些基因在哮喘的发病中起着重要作用。

（二）环境因素

主要包括某些激发因素，如尘螨、花粉、真菌、动物毛屑、二氧化碳、氨气等各种特异和非特异性吸入物；感染，如细菌、病毒、原虫、寄生虫等；食物，如鱼、虾、蟹、蛋类、牛奶等；药物，如普萘洛尔、阿司匹林等；气候变化、运动、妊娠等都可能是哮喘的激发因素。

案例 2-7-1

1. 该患者父亲有哮喘病史。
2. 患者闻及吸入冷空气、闻及香烟及油烟后可诱发咳嗽、喘息。本次发病伴咳黄痰，WBC增高，与呼吸道感染有关。

【发病机制】

哮喘的发病机制不完全清楚。变态反应、气道炎症、气道反应性增高及神经等因素及其相互作用被认为与哮喘的发病关系密切。

（一）免疫学机制

体液（抗体）介导的和细胞介导的免疫，均参与哮喘的发病。抗原通过抗原递呈细胞激活T细胞，活化的辅助性T细胞（主要是Th2细胞）产生白细胞介素IL-4、IL-5、IL-10和IL-13等进一步激活B淋巴细胞，后者合成特异性IgE，并结合于肥大细胞和嗜碱粒细胞等表面的IgE受

笔记栏

体。若变应原再次进入体内，可与结合在细胞表面的 IgE 交联，使该细胞合成并释放多种活性介质导致平滑肌收缩、黏液分泌增加、血管通透性增高和炎症细胞浸润等。炎症细胞在介质的作用下又可分泌多种介质，使气道病变加重，炎症细胞浸润增加，产生哮喘的临床症状，这是一个典型的变态反应过程。

根据变应原吸入后哮喘发生的时间，可分为速发型哮喘反应（IAR）、迟发型哮喘反应（LAR）和双相型哮喘反应（DAR）。IAR 几乎在吸入变应原的同时立即发生反应，15～30 分钟达高峰，2 小时后逐渐恢复正常。LAR 约在吸入变应原后 6 小时左右发病，持续时间长，可达数天，而且临床症状重，常呈持续性哮喘表现，肺功能损害严重而持久。LAR 是由于气道慢性炎症反应的结果。

（二）气道炎症

气道慢性炎症被认为是哮喘的本质。气道炎症的启动机制：①活化的 Th2 细胞分泌的细胞因子，可以直接激活肥大细胞、嗜酸粒细胞及肺泡巨噬细胞等多种炎症细胞，使之在气道浸润和聚集。这些细胞相互作用可以分泌出 50 多种炎症介质和 25 种以上的细胞因子，构成了一个与炎症细胞相互作用的复杂网络，使气道反应性增高，气道收缩，黏液分泌增加，血管渗出增多。根据介质产生的先后可分为快速释放介质，如组胺和继发释放性介质，如前列腺素（prostaglandin，PG）、白三烯（leukotriene，LT）、血小板活化因子（platelet activating factor，PAF）等。肥大细胞激发后，可释放出组胺、嗜酸粒细胞趋化因子（eosinophil chemotactic factor，ECF）-A、中性粒细胞趋化因子（neutrophil chemotactic factor，NCF）-A、LT 等介质。肺泡巨噬细胞激发后可释放血栓素（thromboxane，TX）、PG、PAF 等介质。进一步加重气道高反应性和炎症。②各种细胞因子及环境刺激因素可作用于气道上皮细胞，后者分泌内皮素-1 及基质金属蛋白酶（matrix metalloproteinase，MMP），并活化各种生长因子特别是转移生长因子（transforming growth factor，TGF）-β。以上因子共同作用于上皮下成纤维细胞和平滑肌细胞，使之增殖而引起气道重塑；③由血管内皮及气道上皮细胞产生的黏附因子（AMs）可介导白细胞与血管内皮细胞的黏附，白细胞由血管内转移至炎症部位，加重了气道炎症过程。

总之，哮喘的炎症反应是由多种炎症细胞、炎症介质和细胞因子参与的相互作用的结果，关系十分复杂，有待进一步研究。

（三）气道高反应性（airway hyperresponsiveness，AHR）

气道高反应性是哮喘的重要特征之一，表现为气道对各种刺激因子出现过强或过早的收缩反应，是哮喘发生发展的另一个重要因素。目前普遍认为气道炎症是导致气道高反应性的重要机制之一，当气道受到变应原或其他刺激后，由于多种炎症细胞、炎症介质和细胞因子的参与，气道上皮的损害和上皮下神经末梢的裸露等导致气道高反应性。AHR 为支气管哮喘患者的共同病理生理特征，然而出现 AHR 者并非都是支气管哮喘，长期吸烟、接触臭氧、病毒性上呼吸道感染、慢性阻塞性肺疾病（COPD）、过敏性鼻炎、支气管扩张等也可出现 AHR。

（四）神经因素

神经因素也被认为是哮喘发病的重要环节。支气管受复杂的自主神经支配。除胆碱能神经、肾上腺素能神经外，还有非肾上腺素能非胆碱能（NANC）神经系统。支气管哮喘与 β-肾上腺素受体功能低下和迷走神经张力亢进有关，并可能存在有 α-肾上腺素能神经的反应性增加。NANC 能释放舒张支气管平滑肌的神经介质如血管活性肠肽（VIP）、一氧化氮（NO），及收缩支气管平滑肌的介质如 P 物质、神经激肽，两者平衡失调，则可引起支气管平滑肌收缩。

【病理】

疾病早期，肉眼观解剖学上较少器质性改变。随着疾病发展，病理学变化逐渐明显。肉眼可见肺膨胀及肺气肿，肺柔软疏松有弹性，支气管及细支气管内含有黏稠痰液及黏液栓。支气管壁增厚、黏膜肿胀充血形成皱襞，黏液栓塞局部可发现肺不张。显微镜下可见纤毛上皮细胞脱落，基膜露出，杯状细胞增殖及支气管分泌物增加等病理改变。气道上皮下有肥大细胞、肺泡巨噬细胞、嗜酸粒细胞、淋巴细胞与中性粒细胞浸润。气道黏膜下组织水肿，微血管通透性增加，支气管内分泌物贮留。若哮喘长期反复发作，表现为支气管平滑肌肌层肥厚，气道上皮细胞下纤维化、基膜增厚等，导致气道重构和周围肺组织对气道的支持作用消失。

【临床表现】

（一）症状

为发作性伴有哮鸣音的呼气性呼吸困难或

笔记栏

发作性胸闷和咳嗽。典型的支气管哮喘，发作前先有先兆症状如打喷嚏、流涕、咳嗽、胸闷等，如不及时处理，可因支气管阻塞加重而出现呼吸困难，严重者被迫采取坐位或呈端坐呼吸，干咳或咳大量白色泡沫痰，甚至出现发绀等，有时咳嗽可为唯一的症状(咳嗽变异型哮喘)。哮喘症状可在数分钟内发作，经数小时至数天，用支气管扩张药后缓解或自行缓解。某些患者在缓解数小时后可再次发作。在夜间及凌晨发作和加重常是哮喘的特征之一。有些青少年，哮喘症状表现为运动时出现胸闷、咳嗽和呼吸困难(运动性哮喘)。

(二) 体征

发作时胸部呈过度充气状态，有广泛的哮鸣音，呼气音延长。但在轻度哮喘或非常严重哮喘发作，哮鸣音可不出现，后者称为寂静胸(silent chest)。严重哮喘患者可出现心率增快、奇脉、胸腹反常运动和发绀。非发作期体检可无异常。

案例 2-7-1

1. 患者反复出现发作性咳嗽、喘息，时有痰，为白黏痰，症状可自行或用药后缓解，7 天前受凉后咳嗽、喘息加重，伴咳黄黏痰，量中，晨起及夜间发作尤甚。

2. 坐位呼吸，无三凹征，口唇无发绀，胸廓正常，双肺叩诊清音，双肺可闻及哮鸣音，以呼气相为主，呼气相延长、分段。

【实验室和其他检查】

(一) 痰液检查

痰涂片在显微镜下可见较多嗜酸粒细胞。如有呼吸道细菌感染，应予痰涂片革兰染色找细菌、痰培养及药敏检查。

(二) 呼吸功能检查

1. 通气功能监测 在哮喘发作时呈阻塞性通气功能障碍，呼气流速指标显著下降，第 1 秒用力呼气容积(FEV_1)、第 1 秒用力呼气容积占用力肺活量比值($FEV_1/FVC\%$)、最大呼气中期流速(MMEF)以及呼气峰值流速(PEF)均减少。肺容量指标见用力肺活量减少、残气量增加、功能残气量和肺总量增加，残气占肺总量百分比增高。缓解期上述通气功能指标可逐渐恢复。

2. 支气管激发试验(bronchial provocation test，BPT) 用以测定气道反应性。常用吸入激发剂为乙酰甲胆碱、组胺。吸入激发剂后通气功能下降、气道阻力增加。运动亦可诱发气道痉挛，使通气功能下降。激发试验只适用于 FEV_1 在正常预计值的 70%以上的患者。在设定的激发剂量范围内，如 FEV_1 下降>20%，可诊断为激发试验阳性。通过剂量反应曲线计算使 FEV_1 下降 20% 的吸入药物累积剂量(PD_{20}-FEV_1)或累积浓度(PC_{20}-FEV_1)，可对气道反应性增高的程度做出定量判断。

3. 支气管扩张试验(bronchial dilation test，BDT) 用以测定气道气流受限的可逆性。常用吸入型的支气管扩张药有沙丁胺醇、特布他林等，如 FEV_1 较用药前增加>15%，且其绝对值增加>200ml，可诊断为舒张试验阳性。

4. PEF 及其变异率测定 PEF 可反映气道通气功能的变化。哮喘发作时 PEF 下降。此外，由于哮喘有通气功能时间节律变化的特点，常于夜间或凌晨发作或加重，使其通气功能下降。若昼夜(或凌晨与下午)PEF 变异率≥20%，则符合气道气流受限可逆性改变的特点。PEF 变异率=[(最高 PEF－最低 PEF)/最低 PEF]×100%。

(三) 动脉血气分析

哮喘发作时由于气道阻塞且通气分布不均，通气/血流比值失衡，可致肺泡-动脉血氧分压差($A\text{-}aDO_2$)增大；严重发作时可有缺氧，PaO_2 降低。由于过度通气可使 $PaCO_2$ 下降，pH 上升，表现呼吸性碱中毒。如重症哮喘，病情进一步发展，气道阻塞严重，缺氧加重并出现 CO_2 潴留，$PaCO_2$ 上升，表现呼吸性酸中毒。如缺氧明显，可合并代谢性酸中毒。

(四) 胸部 X 线检查

在哮喘发作早期可见两肺透亮度增加，呈过度充气状态；在缓解期多无明显异常。如并发呼吸道感染，可见肺纹理增加及炎性浸润阴影。同时要注意肺不张、气胸或纵隔气肿等并发症的存在。

(五) 特异性变应原的检测

哮喘患者大多数为变应性体质，对众多的变应原和刺激物敏感。测定变应性指标结合病史有助于对患者的病因诊断和避免或减少对该致敏因素的接触。

1. 体外检测 可检测患者的特异性 IgE，变应性哮喘患者血清特异性 IgE 可较正常人明显增高。

2. 在体试验 ①皮肤变应原测试：用于指导避免变应原接触和脱敏治疗，临床较为常用。需

笔 记 栏

根据病史和当地生活环境选择可疑的变应原进行检查，可通过皮肤点刺等方法进行。皮试阳性提示患者对该过敏原过敏。②吸入变应原测试：验证变应原吸入引起的哮喘发作，因变应原制作较为困难，且该检验有一定的危险性，目前临床应用较少。在体试验应尽量防止发生过敏反应。

案例 2-7-1

1. 血气分析：pH 7.43，PaO_2 77mmHg，$PaCO_2$ 34.6mmHg，HCO_3^- 23mmol/L。

2. 患者支气管扩张试验：吸入沙丁胺醇后 FEV_1 由 1.69L 提高至 2.04L，提高 20.7 %，其绝对值增加＞200ml，扩张试验阳性。

3. X 线胸片提示双下肺纹理增加，无气胸及纵隔气肿。

【诊断】

(一) 诊断标准

(1) 反复发作喘息、气急、胸闷或咳嗽，多与接触变应原、冷空气、物理、化学性刺激、病毒性上呼吸道感染、运动等有关。

(2) 发作时在双肺可闻及散在或弥漫性、以呼气相为主的哮鸣音，呼气相延长。

(3) 上述症状可经治疗缓解或自行缓解。

(4) 除外其他疾病所引起的喘息、气急、胸闷和咳嗽。

(5) 症状不典型者(如无明显喘息或体征)至少应有以下三项中的一项：①支气管激发试验或运动试验阳性；②支气管扩张试验阳性；③PEF变异率≥20％。

符合 1～4 条或 4、5 条者，可以诊断为支气管哮喘。

(二) 支气管哮喘的分期及病情严重程度分级

支气管哮喘可分为急性发作期、慢性持续期和缓解期。

1. 急性发作期 是指气促、咳嗽、胸闷等症状突然发生或加剧，常有呼吸困难，以呼气流量降低为其特征，常因接触变应原等刺激物或治疗不当所致。哮喘急性发作时其程度轻重不一，病情加重可在数小时或数天内出现，偶尔可在数分钟内即危及生命，故应对病情做出正确评估，以便给予及时有效的紧急治疗。哮喘急性发作时严重程度评估，见表 2-7-1。

表 2-7-1 哮喘急性发作的病情严重度的分级

临床特点	轻度	中度	重度	危重
气短	步行、上楼时	稍事活动	休息时	
体位	可平卧	喜坐位	端坐呼吸	
讲话方式	连续成句	常有中断	单字	不能讲话
精神状态	可有焦虑尚安静	时有焦虑或烦躁	常有焦虑、烦躁	嗜睡或意识模糊
出汗	无	有	大汗淋漓	
呼吸频率	轻度增加	增加	常＞30 次/次	
辅助呼吸肌活动及三凹征	常无	可有	常有	胸腹矛盾运动
哮鸣音	散在，呼吸末期	响亮、弥漫	响亮、弥漫	减弱、乃到无
脉率	＜100 次/分	100～120 次/分	＞120 次/分	＞120 次/分或脉率变慢不规则
奇脉(收缩压下降)	无(10mmHg)	可有(10～25mmHg)	常有(＞25mmHg)	无，提示呼吸肌疲劳
使用 $β_2$-激动剂后 PEF 占预计值或个人最佳值％	＞80％	60％～80％	＜60％或＜100L/min 或作用时间＜2h	
PaO_2(吸空气)	正常	60～80mmHg	＜60mmHg	
$PaCO_2$	＜45mmHg	≤45mmHg	＞45mmHg	
SaO_2(吸空气)	＞95％	91％～95％	≤90％	
pH			降低	降低

注：SaO_2动脉血氧饱和度

笔记栏

2. 慢性持续期 许多哮喘患者即使没有急性发作，但在相当长的时间内仍有不同频率和(或)不同程度地出现症状(喘息、咳嗽、胸闷等)。治疗前(包括新发生症状的患者和既往已诊断为哮喘而长期未应用药物规范治疗的患者)根据其临床表现和肺功能可将慢性持续期的病情程度分为4级，见表2-7-2。当患者已经处于规范化分级治疗，其病情严重程度分级则应根据当前临床表现、肺功能和目前治疗方案综合判断。例如，患者未治疗前分级已为轻度持续，经正规治疗后症状仍为轻度持续，则应分级为中度持续；若经正规治疗后症状呈现中度，则应视为重度持续。依此类推。

表2-7-2 哮喘慢性持续期严重度的分级

分级	临床特点
间歇(第一级)	症状＜每周1次 短暂出现 夜间哮喘症状≤每月2次 FEV_1≥80%预计值或PEF≥80%个人最佳值，PEF或FEV_1变异率＜20%
轻度持续(第二级)	症状≥每周1次，但＜每天1次 发作可能影响活动和睡眠 夜间哮喘症状＞每月2次，但＜每周1次 FEV_1≥80%预计值或PEF≥80%个人最佳值，PEF或FEV_1变异率20%～30%
中度持续(第三级)	每日有症状 发作影响活动和睡眠 夜间哮喘症状≥每周1次 FEV_1占预计值为60%～79%或PEF 60%～79%个人最佳值，PEF或FEV_1变异率＞30%
重度持续(第四级)	每天有症状 频繁出现 经常出现夜间哮喘症状 体力活动受限 FEV_1＜60%预计值或PEF＜60%个人最佳值，PEF或FEV_1变异率＞30%

3. 缓解期 系指经过治疗或未经治疗症状、体征消失，肺功能恢复到急性发作前水平，并维持4周以上。

案例2-7-1

1. 患者，女，37岁，因反复咳嗽、喘息5年，加重7天。

2. 病史特点：反复出现发作性咳嗽、喘息，时有痰，为白黏痰，症状可自行或用药后缓解，7天前受凉后咳嗽、喘息加重，伴咳黄黏痰，量中，晨起及夜间发作。

3. 体格检查：坐位呼吸，无三凹征，口唇无发绀，胸廓正常，双肺叩诊清音，双肺可闻及哮鸣音，以呼气相为主，呼气相延长、分段。

4. 辅助检查：

WBC 13.6×10^9/L，N 0.83。

血气分析：pH 7.43，PaO_2 77mmHg，$PaCO_2$ 34.6mmHg，HCO_3^- 23mmol/L；

支气管扩张试验：吸入沙丁胺醇后FEV_1由1.69L提高至2.04L，提高20.7%，其绝对值增加＞200ml，扩张试验阳性；

X线胸片提示双下肺纹理增加，无气胸及纵隔气肿。

临床诊断：支气管哮喘(急性发作期，中度)。

笔记栏

【鉴别诊断】

(一) 心源性哮喘

心源性哮喘常见于左心衰竭，发作时的症状与哮喘相似，但心源性哮喘多有高血压、冠状动脉粥样硬化性心脏病、风湿性心脏病和二尖瓣狭窄等病史和体征。阵发性咳嗽，常咳出粉红色泡沫痰，两肺可闻及广泛的哮鸣音和湿啰音，左心界扩大，心率增快，心尖部可闻及奔马律。病情许可做胸部X线检查时，可见心脏增大，肺淤血征，有助于鉴别。在未确诊前忌用肾上腺素或吗啡，以免造成生命危险。

(二) 喘息型慢性支气管炎

实际上为慢性支气管炎合并哮喘，多见于中老年人，有慢性咳嗽史，喘息长年存在，有加重期。有肺气肿体征，两肺可闻及湿啰音。

(三) 支气管肺癌

中央型肺癌由于肿瘤压迫导致支气管狭窄或伴发感染时，可出现喘鸣或类似哮喘样呼吸困难，肺部可闻及哮鸣音。但肺癌的呼吸困难及喘鸣症状进行性加重，常无诱因，咳嗽可有血痰，哮鸣音一般局限于胸骨旁，出现在吸气相，痰中可找到癌细胞，胸部X线摄片、CT或MRI检查或纤维支气管镜检查组织活检常可明确诊断。

(四) 变态反应性肺浸润

见于热带嗜酸粒细胞增多症、单纯性肺嗜酸粒细胞增多症、外源性变应性肺泡炎等。致病原为寄生虫、原虫、花粉、化学药品、职业粉尘等，多有接触史，症状较轻，患者常有发热，胸部X线检查可见多发性、此起彼伏的淡薄斑片浸润阴影，可自行消失或再发。肺组织活检也有助于鉴别。

【并发症】

发作时可并发气胸、纵隔气肿、肺不张；长期反复发作和感染可并发慢性支气管炎、支气管扩张、肺气肿和慢性肺源性心脏病。

【治疗】

目前尚无特效的治疗方法。治疗的目标为控制症状至最轻，乃至无任何症状，尽可能保持肺功能正常，防止不可逆气流阻塞，维持正常活动能力（包括运动），避免治疗不良反应，避免死亡。

(一) 脱离变应原

部分患者能找到引起哮喘发作的变应原或其他非特异刺激因素，应立即使患者脱离变应原。这是防治哮喘最有效的方法。

(二) 药物治疗

治疗哮喘药物主要分为两类：

1. 缓解哮喘发作 此类药的主要作用为舒张支气管，故也称为支气管舒张药。

(1) β_2肾上腺素受体激动剂（简称β_2受体激动剂）：β_2受体激动剂主要通过作用于呼吸道的β_2受体，激活腺苷酸环化酶，使细胞内的环磷腺苷（cAMP）含量增加，游离Ca^{2+}减少，从而松弛支气管平滑肌，是控制哮喘急性发作症状的首选药物。此类药物可分为短效（作用维持4～6小时）和长效（维持12小时）β_2受体激动剂。常用短效β_2受体激动剂有沙丁胺醇（salbutamol）、特布他林（terbutaline）和非诺特罗（fenoterol）。长效β_2受体激动剂有福莫特罗（formoterol）、沙美特罗（salmeferol）及丙卡特罗（procaterol）。长效β_2激动剂尚具有一定的抗气道炎症，增强气道上皮纤毛摆动等作用。吸入长效β_2受体激动剂适用于哮喘（尤其是夜间哮喘和运动诱发哮喘）的预防和持续期的治疗。

用药方法可采用吸入，包括定量气雾剂（MDI）吸入、干粉吸入、持续雾化吸入等，也可采用口服或静脉注射。首选吸入法，因药物吸入气道直接作用于呼吸道，局部浓度高且作用迅速，所用剂量较小，全身性不良反应少。常用剂量为沙丁胺醇或特布他林MDI，每天3～4次，每次1～2喷。通常5～10分钟即可见效，可维持4～6小时。长效β_2受体激动剂如福莫特罗4.5μg，每天2次，每次1喷，可维持12小时。应教会患者正确掌握MDI吸入方法。儿童或重症患者可在MDI上加贮雾瓶（spacer），雾化释出的药物在瓶中停留数秒，患者可从容吸入，并可减少雾滴在口咽部沉积引起刺激。干粉吸入方法较易掌握。持续雾化吸入多用于重症和儿童患者，使用方法简单易于配合。如沙丁胺醇5mg稀释在5～20ml溶液中雾化吸入。沙丁胺醇或特布他林一般口服用法为2.4～2.5mg，每日3次，15～30分钟起效，但心悸、骨骼肌震颤等不良反应较多。β_2激动剂的缓释型和控释型制剂疗效维持时间较长，用于防治反复发作性哮喘和夜间哮喘。注射用药，用于严重哮喘。一般每次用量为沙丁胺醇0.5mg，滴速2～4μg/min，易引起心悸，只在其他疗法无效时使用。

(2) 抗胆碱药：吸入抗胆碱药如（异丙托溴胺，ipratropine bromide），为胆碱能受体（M受体）拮抗剂，可以阻断节后迷走神经通路，降低迷走神经兴奋性而舒张支气管，并有减少痰液分泌的作用。与β_2受体激动剂联合吸入有协同作用，尤其适用于夜间哮喘及多痰的患者。可用MDI，每日3次，每次25～75μg或用100～250μg/ml的溶液持续雾化吸入。约10分钟起效，维持4～6小时。不良反应少，少数患者有口苦或口干感。近年上市的选择性M_3受体拮抗剂如溴化泰乌托品（噻托溴铵 tiotropium bromide）作用更强，持续时间更久（可达24小时），不良反应更少。

(3) 茶碱类：茶碱类除能抑制磷酸二酯酶，提高平滑肌细胞内的cAMP浓度外，还能拮抗腺苷受体；刺激肾上腺分泌肾上腺素，增强呼吸肌的收缩；增强气道纤毛清除功能和抗炎作用。是目前治疗哮喘的有效药物。茶碱与糖皮质激素合用具有协同作用。

口服给药：包括氨茶碱和控（缓）释茶碱，后者因其昼夜血药浓度平稳，不良反应较少，且可维持较好的治疗浓度，平喘作用可维持12～24小时，可用于控制夜间哮喘。一般剂量每日6～10mg/kg，用于轻至中度哮喘。静脉注射氨茶碱首次剂量为4～6mg/kg，注射速度不超过0.25mg/(kg·min)，静脉滴注维持量为0.6～0.8mg/(kg·h)。日注射量一般不超过1.0g。

笔记栏

静脉给药主要应用于重、危症哮喘。

茶碱的主要不良反应为胃肠道症状（恶心、呕吐）、心血管症状（心动过速、心律失常、血压下降）及多尿，偶可兴奋呼吸中枢，严重者可引起抽搐乃至死亡。最好在用药中监测血浆茶碱浓度，其安全有效浓度为6～15μg/ml。发热、妊娠、小儿或老年人有肝、心、肾功能障碍及甲状腺功能亢进者尤须慎用。合用西咪替丁（甲氰咪胍）、喹诺酮类、大环内酯类药物等可影响茶碱代谢而使其排泄减慢，应减少用药量。

2. 控制哮喘发作 此类药物主要治疗哮喘的气道炎症，亦称抗炎药。

(1) 糖皮质激素：由于哮喘的病理基础是慢性非特异性炎症，糖皮质激素是当前控制哮喘发作最有效的药物。主要作用机制是抑制炎症细胞的迁移和活化；抑制细胞因子的生成；抑制炎症介质的释放；增强平滑肌细胞β_2受体的反应性。可分为吸入、口服和静脉用药。

吸入治疗是目前推荐长期抗炎治疗哮喘的最常用方法。常用吸入药物有倍氯米松(beclomethasone，BDP)、布地耐德(budesonide)、氟替卡松(fluticasone)、莫米松(mometasone)等，后两者生物活性更强，作用更持久。通常需规律吸入一周以上方能生效。根据哮喘病情，吸入剂量（BDP或等效量其他糖皮质激素）在轻度持续者一般200～500μg/d，中度持续者一般500～1000μg/d，重度持续者一般＞1000μg/d（不宜超过2000μg/d）（氟替卡松剂量减半）。吸入治疗药物全身性不良反应少，少数患者可引起口咽念珠菌感染、声音嘶哑或呼吸道不适，吸药后用清水漱口可减轻局部反应和胃肠吸收。长期使用剂量较大（＞1000μg/d）者应注意预防全身性不良反应，如肾上腺皮质功能抑制、骨质疏松等。为减少吸入大剂量糖皮质激素的不良反应，可与长效β_2受体激动剂、控释茶碱或白三烯受体拮抗剂等联合使用。

口服剂：有泼尼松（强的松）、泼尼松龙（强的松龙）。用于吸入糖皮质激素无效或需要短效加强的患者。起始30～60mg/d，症状缓解后逐渐减量至≤10mg/d。然后停用，或改用吸入剂。

静脉用药：重度或严重哮喘发作时应及早应用琥珀酸氢化可的松，注射后4～6小时起作用，常用量100～400mg/d，或甲泼尼龙（甲基强的松龙，80～160mg/d）起效时间更短（2～4小时）。地塞米松因在体内半衰期较长、不良反应较多，宜慎用，一般10～30mg/d。症状缓解后逐渐减量，然后改口服和吸入制剂维持。

(2) LT调节剂：通过调节LT的生物活性而发挥抗炎作用。同时也具有舒张支气管平滑肌的作用。常用半胱氨酸LT受体拮抗剂，如扎鲁司特(zafirlukast)20mg，每日2次，或孟鲁司特(montelukast)10mg，每天1次。不良反应通常较轻微，主要是胃肠道症状，少数有皮疹、血管性水肿、转氨酶升高，停药后可恢复正常。

(3) 色苷酸钠及尼多酸钠：是非糖皮质激素抗炎药物。可部分抑制IgE介导的肥大细胞释放介质，对其他炎症细胞释放介质亦有选择性抑制作用，能预防变应原引起速发和迟发反应，以及运动和过度通气引起的气道收缩。色苷酸钠雾化吸入3.5～7mg或干粉吸入20mg，每日3～4次。本品体内无积蓄作用，少数病例可有咽喉不适、胸闷、偶见皮疹，孕妇慎用。

(4) 其他药物：酮替酚(ketotifen)和新一代组胺H_1受体拮抗剂阿司咪唑、曲尼斯特、氯雷他定在轻症哮喘和季节性哮喘有一定效果，也可与β_2受体激动剂联合用药。

(三) 急性发作期的治疗

急性发作的治疗目的是尽快缓解气道阻塞，纠正低氧血症，恢复肺功能，预防进一步恶化或再次发作，防止并发症。一般根据病情的分度进行综合性治疗。

1. 轻度 每日定时吸入糖皮质激素（200～500μg BDP）。出现症状时吸入短效β_2受体激动剂，可间断吸入。效果不佳时可加用口服β_2受体激动剂控释片或小量茶碱控释片（200mg/d），或加用抗胆碱药如异丙托溴胺气雾剂吸入。

2. 中度 吸入剂量一般为每日500～1000μg BDP；规则吸入β_2受体激动剂或联合抗胆碱药吸入或口服长效β_2受体激动剂。亦可加用口服LT拮抗剂，若不能缓解，可持续雾化吸入β_2受体激动剂（或联合用抗胆碱药吸入），或口服糖皮质激素（＜60mg/d）。必要时可用氨茶碱静脉注射。

3. 重度至危重度 持续雾化吸入β_2受体激动剂，或合并抗胆碱药；或静脉滴注氨茶碱或沙丁胺醇，加用口服LT拮抗剂。静脉滴注糖皮质激素如琥珀酸氢化可的松或甲泼尼龙或地塞米松（剂量如前）。待病情得到控制和缓解后（一般3～5天），改为口服给药。注意维持水、电解质平衡，纠正酸碱平衡；给予氧疗，如病情恶化缺氧不能纠正时，进行无创或有创机械通气，其指征包括神志改变、呼吸肌疲劳、$PaCO_2$由低于正常转为正常甚或＞45mmHg。可以先试用鼻（面）罩等非创伤性通气方式，若无效则应及早插管机械通气。必要时酌情加用呼气末正压通气(PEEP)。对于维持正常通气容积所需压力（气道峰压与平台压）过高患者，可试用

笔记栏

允许性高碳酸血症通气策略，当 pH 值<7.20，且合并代谢性酸中毒时，应适当补碱。如并发气胸时，机械通气需在胸腔引流气体条件下进行。

案例 2-7-1

治疗：

1. 去除病因：患者咳黄痰，WBC 升高，存在呼吸道感染，需予恰当的抗生素治疗，如大环内酯类、青霉素类、头孢一代、头孢二代等。

2. 规则吸入 β_2 受体激动剂或联合抗胆碱药吸入或口服长效 β_2 受体激动剂；规则吸入糖皮质激素，如 BDP 每日 500～1 000μg；亦可加用口服 LT 拮抗剂。

3. 若不能缓解，可持续雾化吸入 β_2 受体激动剂（或联合用抗胆碱药吸入），或口服糖皮质激素（<60mg/d）。必要时可用氨茶碱静脉注射。

4. 治疗过程中应密切观察病情变化，包括症状、体征、血气分析等。如病情无缓解或加重，应转至相应的级别治疗。

（四）哮喘的长期治疗

一般哮喘经过急性期治疗症状得到控制，但哮喘的慢性病理生理改变仍然存在，因此，必须制定哮喘的长期治疗方案。根据哮喘的病情程度不同制定合适的长期治疗方案。

1. 间歇至轻度持续 根据个体差异吸入 β_2 受体激动剂或口服 β_2 受体激动剂以控制症状。小剂量茶碱口服也能达到疗效。轻度持续者亦可考虑每日定量吸入小剂量糖皮质激素（≤500μg/d BDP 或相当剂量其他吸入激素）。在运动或与环境中对已知抗原接触前吸入 β_2 受体激动剂、色苷酸钠或口服 LT 调节剂。

2. 中度持续 每天定量吸入糖皮质激素（500～1000μg/d BDP 或相当剂量其他吸入激素）。除按需吸入 β_2 受体激动剂，效果不佳时加用吸入型长效 β_2 受体激动剂，口服 β_2 受体激动剂控释片、口服小剂量控释茶碱或 LT 拮抗剂等，亦可加用吸入抗胆碱药。

3. 重度持续 每日吸入糖皮质激素量>1000μg/d BDP 或相当剂量其他吸入激素。应规律吸入 β_2 受体激动剂或口服 β_2 受体激动剂、茶碱控释片，或 β_2 受体激动剂联用抗胆碱药，或加用 LT 拮抗剂口服，若仍有症状，需规律口服泼尼松或泼尼松龙，长期服用者，尽可能将剂量维持在≤10mg/d。

案例 2-7-1

患者经过急性期治疗症状得到控制，仍要制定哮喘的长期治疗方案。根据患者哮喘的病情程度不同制定合适的长期治疗方案。

以上方案为基本原则，但必须个体化，联合应用，以最小的剂量、最简单的联合、最少的不良反应达到最佳控制症状为原则。每 3～6 个月对病情进行一次评估，然后再根据病情进行调整治疗方案，或升级或降级治疗。

（五）免疫疗法

免疫疗法分为特异性和非特异性两种，前者又称脱敏疗法（或称减敏疗法）。由于有 60%以上的哮喘发病与特异性变应原有关，采用特异性变应原（如螨、花粉、猫毛等）做定期反复皮下注射，剂量由低至高，以产生免疫耐受性，使患者脱（减）敏。例如采用标化质量（standard quality，SQ）单位的变应原疫苗，起始浓度为 100SQ-U/ml，每周皮下注射 1 次，15 周达到维持量，治疗1～2年，若治疗反应良好，可坚持 3～5 年。脱敏治疗的局部反应发生率约 5%～30%（皮肤红肿、风团、瘙痒等），全身反应包括荨麻疹、结膜炎/鼻炎、喉头水肿、支气管痉挛以致过敏性休克等，有个别报道死亡者（死亡率 1/10 万以下），因而脱敏治疗需要在有抢救措施的医院进行。

除常规的脱敏疗法外，季节前免疫法对于一些季节性发作的哮喘患者（多为花粉致敏），可在发病季节前 3～4 个月开始治疗，除皮下注射以外，目前已发展了口服或舌下（变应原）免疫疗法，但尚不成熟。

非特异性免疫疗法，如注射卡介苗、转移因子、疫苗等生物制品抑制变应原反应的过程有一定辅助的疗效。

【哮喘的教育与管理】

哮喘患者的教育与管理是提高疗效、减少复发、提高患者生活质量的重要措施。应使患者了解或掌握以下内容：①相信通过长期、适当、充分的治疗，完全可以有效地控制哮喘发作；②了解哮喘的激发因素，结合每个人具体情况，找出各自的激发因素，以及避免诱因的方法；③简单了解哮喘的本质和发病机制；④熟悉哮喘发作先兆表现及相应处理方法；⑤学会在家中自行监测病情变化，并进行评定，重点掌握峰流速仪的使用方法，学会计算 PEF 变异率及临床意义（病情变化的判断及调整药物的依

笔记栏

据），有条件的应记哮喘日记；⑥学会哮喘发作时进行简单的紧急自我处理方法；⑦了解常用平喘药物的作用、正确用量、用法、不良反应；⑧掌握正确的吸入技术（MDI或sapcer用法）；⑨知道什么情况下应去医院就诊；⑩与医生共同制定出防止复发，保持长期稳定的方案。

在此基础上采取一切必要措施对患者进行长期系统管理，包括鼓励哮喘患者与医护人员建立伙伴关系，通过规律的肺功能监测（PEF）客观地评价哮喘发作的程度，避免和控制哮喘激发因素，减少复发，制定哮喘长期管理的用药计划，制定发作期处理方案和长期定期随访保健。

【预后】

哮喘的转归和预后因人而异，与是否选用正确的防治方案关系密切。儿童哮喘通过积极规范的治疗，临床控制率可达95%。轻症容易恢复；病情重，气道反应性增高明显，或伴有其他变应性疾病不易控制。若长期反复发作而并发COPD、慢性肺源性心脏病者，预后不良。

推荐阅读

Akbari O, Faul J. L., Hoyte EG., et al.2006.CD4+ Invariant T-cell-receptor+ natural killer T cells in bronchia asthma. N Engl J Med 2006,354:1117～1129

Busse WW, Lemanske RF. 2001. Advances in immunology: asthma. N Engl J Med,344:350～362

Eder W, Ege MJ, von Mutius E.2006.Current concepts: the asthma epidemic. N Engl J Med,355:2226～2235

Suissa S, Ernst P, Benayoun S, et al.2000.Low-dose inhaled corticosteroids and the prevention of death from asthma. N Engl J Med,343:332～336

（刘晓青　黎毅敏）

第 8 章 肺血栓栓塞症

案例 2-8-1

患者，男性，66 岁，因“咳嗽、气促 3 天”入院。

患者于 3 天前无明显诱因突然出现咳嗽，干咳为主，伴有气促，夜间可平卧，活动后明显，平地走路小于 100 米或上二楼即感明显气促。症状明显时有胸闷感及左侧胸痛，为间歇性钝痛。患者呼吸困难逐渐加重，有窘迫感。随后伴有发热，T38.5℃，无寒战。患者起病后无咯血、咯粉红色泡沫痰、无心前区压榨样疼痛、无恶心、呕吐等。既往有高血压史 6 年，糖尿病 5 年，无冠心病、COPD 等病史。有吸烟史 30 年，每天 20 支。

体格检查：T 38.0℃，P 108 次/分，R 30 次/分，BP 90/60mmHg，发育正常，营养中等，神志清楚，呼吸促，唇甲吸氧下(5 L/min)发绀，浅表淋巴结未触及肿大。双侧瞳孔等圆等大，对光反射存在。颈软，气管居中，甲状腺不大。胸廓对称，呼吸促，R 30 次/分，左侧触觉语颤及呼吸动度减弱，左肺呼吸音稍减弱，右下肺可闻及湿性啰音和散在少许哮鸣音。HR 108 次/分，律整，肺动脉瓣区第二心音亢进、分裂，$P_2>A_2$，三尖瓣区可闻及 3/6 收缩期杂音，未触及震颤。腹平软，无压痛、反跳痛，肝脾肋下未触及肿大，肠鸣音正常。下肢无浮肿，周围血管征阴性。

问题：

1. 患者最可能的诊断是什么？
2. 为了明确诊断，尚需做的辅助检查是什么？
3. 最适合患者的治疗方案是什么？

肺栓塞(pulmonary embolism, PE)是因为各种栓子阻塞肺动脉系统而引起的一组疾病或临床综合征的总称，包括肺血栓栓塞症、脂肪栓塞综合征、羊水栓塞、空气栓塞等。肺血栓栓塞症(pulmonary thromboembolism, PTE)是肺栓塞最常见的一种类型，约占 PE 的 90% 以上。PTE 为来自外周静脉系统或右心的血栓栓子阻塞肺动脉或其分支所致的疾病，以肺循环和呼吸功能障碍为其主要临床表现和病理生理特征。急性 PTE 造成肺动脉较广泛阻塞时，可引起肺动脉高压，至一定程度可导致右心功能失代偿、右心扩大，出现急性肺源心脏病。

肺动脉发生栓塞后，若其支配区的肺组织因血流受阻或中断而发生坏死，称为肺梗死(pulmonary infarction, PI)。由于肺组织存在多重供血机制，并易形成侧支循环，PTE 中发生 PI 者不足 15%。

引起 PTE 的血栓绝大部分来源于深静脉血栓(deep venous thrombosis, DVT)，故可以说，DVT 与 PTE 是一种疾病过程在不同部位、不同阶段的表现，两者合称为静脉血栓栓塞症(venous thromboembolism, VTE)。

【流行病学】

PTE 和 DVT 已经构成了世界性的重要医疗保健问题。近年来 PTE 的发病率逐渐增高，病死率亦高。根据西方国家的统计，DVT 和 PTE 的年发病率分别约为 1.0‰和 0.5‰。在美国，VTE 的年新发病例数约为 20 万，其中 1/3 为 PTE，2/3 为单独的 DVT，PTE 已成为美国的第三位死亡原因，美国每年约有 50 000～200 000 人死于肺栓塞；法国 VTE 的年新发病例数超过 10 万，英国约 6.5 万，意大利 6 万。未经治疗的 PTE 的病死率为 25%～30%。由于 PTE 发病和临床表现的隐匿性和复杂性，欧美国家的 PTE 漏诊率和误诊率普遍较高，估计可达 70%。

我国目前尚无准确的流行病学资料。过去我国医学界曾普遍将 PTE 视为“少见病”，但事实上并非如此。由于 PTE 的发病过程较为隐匿，临床表现亦无特异性，确诊需要特殊的检查技术，这些因素使 PTE 的诊断率偏低。由于医疗条件的限制，估计我国的漏、误诊率远较欧美国家者高。国内部分医院的初步统计资料显示，随着诊断意识和检查技术的提高，近年来 PTE 的发病率逐年升高。

【危险因素】

PTE 常是深静脉血栓(DVT)形成的并发症，栓子通常来源于下肢和骨盆的深静脉，通过血液循环到达肺动脉而引起肺栓塞，但很少来源于上

笔记栏

肢、头和颈部的静脉。心脏病也是我国肺栓塞常见的原因之一，在心房颤动、心力衰竭和亚急性细菌性心内膜炎患者中，PTE的发病率相对较高。DVT是诱发PTE的主要病因，故两者具有共同的危险因素，包括任何可以导致静脉血流淤滞、静脉系统内皮损伤和血液高凝状态的因素。危险因素包括原发性和继发性两类（表2-8-1）。

原发性危险因素指由遗传变异引起的，包括Ⅴ因子突变、蛋白C缺乏、蛋白S缺乏和抗凝血酶缺乏等，常以反复静脉血栓形成和栓塞为主要临床表现。如40岁以下的患者无明显诱因反复发生DVT或PTE，或呈家族遗传倾向，应注意进行相关原发性危险因素的检查。

继发性危险因素指后天获得的易发生DVT和PTE的多种病理和病理生理改变。包括骨折、创伤、手术、恶性肿瘤和口服避孕药等。上述危险因素可以单独存在，也可同时存在，并有协同作用。年龄可作为独立的危险因素，随着年龄的增长，DVT和PTE的发病率呈逐渐增高的趋势。

表2-8-1　VTE的危险因素

原发性	继发性	
抗凝血酶缺乏	创伤/骨折	克罗恩病(Crohn's disease)
先天性异常纤维蛋白原血症	髋部骨折(50%～75%)	充血性心力衰竭(>12%)
血栓调节因子异常	脊髓损伤(50%～100%)	急性心肌梗死(5%～35%)
高同型半胱氨酸血症	外科手术后	恶性肿瘤
抗心磷脂抗体综合征	疝修补术(5%)	肿瘤静脉化疗
纤溶酶原激活物抑制因子过量	腹部大手术(15%～30%)	肥胖
凝血酶原G20210A基因变异	冠脉搭桥术(3%～9%)	因各种原因的制动/长期卧床
Ⅻ因子缺乏	脑卒中(30%～60%)	长途航空或乘车旅行
Ⅴ因子Leiden突变	肾病综合征	口服避孕药
纤溶酶原缺乏	中心静脉置管	狼疮抗凝作用
纤溶酶原不良血症	慢性静脉功能不全	绝经后雌激素替代治疗
遗传性蛋白S缺乏	吸烟	真性红细胞增多症
遗传性蛋白C缺乏	妊娠/产褥期	巨球蛋白血症
	血液黏滞度增高	植入人工假体
	血小板异常	高龄

注：括号内数字为该人群中发生VTE的百分率

【发病机制与病理】

PTE为来自静脉系统或右心的血栓阻塞肺动脉或其分支所致的疾病，以肺循环和呼吸功能障碍为其主要临床表现和病理生理特征。它表现为一系列的临床症候群，症状多种多样，而且缺乏特征性，导致诊断上较为困难。临床上除了要提高诊断意识外，还需了解其临床表现的病理和病理生理基础，这是准确掌握PTE、提高临床认知水平的关键。

PTE的血栓主要来源于下腔静脉系统、右心腔，其中大部分来源于下肢深静脉，特别是从腘静脉上端到髂静脉段的下肢近端深静脉（约占50%～90%）。来源于盆腔静脉丛的血栓似乎较前有增多趋势。此外，颈内静脉和锁骨下静脉内插入、留置导管和静脉内化疗，使来源于上腔静脉系统的血栓亦较以前增多。肺动脉的血栓栓塞既可以是单一部位的，也可以是多部位的，尸检发现多部位或双侧性血栓栓塞更为常见。一般认为栓塞更易发生于右肺和下肺叶。发生栓塞后有可能在栓塞局部出现继发血栓形成，并参与病程的发展。

（一）PTE对循环功能的影响

栓子阻塞肺动脉及其分支达到一定程度后，产生机械阻塞作用，这是PTE所致肺动脉高压形成的基础。肺动脉栓塞后，在神经体液因素的作用下，引起肺动脉收缩、痉挛，其中血栓素A_2(TXA_2)和5-羟色胺(5-HT)起重要作用，前者是花生四烯酸的代谢产物。内皮素也参与了肺动脉收缩的过程，其中起主要作用的是内皮素-1。大面积的PTE引起的低氧血症也可导致肺动脉高压，但是这种低氧性肺动脉高压的发病机制仍未清楚。这些因素引起肺动脉收缩、痉挛，肺循环阻力增加，继而出现肺动脉高压；右心室后负荷随之增高，右心室壁张力增高。当肺血管被阻塞20%～30%时，开始出现一定程度的肺动脉高压；当被阻塞30%～40%时，平均肺动脉压(PAPm)可达30mmHg以上，右心室平均压增高；当肺血管床被阻塞40%～50%时，PAPm可升高至40mmHg，右心室充盈压增加，心脏指数下降；当被阻塞达到50%～70%时，出现持续的严重肺动脉高压；而阻塞达85%时，出现所谓的“断流现象”，体循环压力急剧下降，甚至可出现

笔记栏

猝死。右房压力增加时，可导致回心血量减少，静脉系统淤血；同时右心扩大可致室间隔左移，左心室功能亦可受到影响，导致心排血量下降，进而引起体循环低血压或休克。主动脉内的血压降低和右心房压升高，使冠状动脉灌注压下降，心肌供血减少，特别是右心室内膜下心肌易处于低灌注状态，加之PTE时心肌耗氧增加，可致心肌缺血，诱发心绞痛。

(二) PTE对呼吸功能的影响

当出现肺栓塞时，栓塞部位的肺血流减少，生理死腔增加，导致通气效率降低，通气/血流比例失调；右心房压升高可引起功能性闭合的卵圆孔开放，产生心内右向左分流，促进低氧血症的发生。神经体液因素可引起支气管痉挛，致使通气受限，并增加患者呼吸功消耗，加重其呼吸困难的症状。栓塞部位肺泡表面活性物质分泌减少，且局部毛细血管通透性增高，间质和肺泡内液体增多或出血，这些因素可导致肺泡萎陷，肺体积缩小，甚至出现肺不张，使气体交换面积减少，进一步加重通气/血流比例失调。上述因素导致呼吸功能不全，出现低氧血症。但由于急性肺栓塞可以刺激通气量增加，分钟通气量的增加通常可以抵消部分生理死腔增加的负面影响，产生代偿性过度通气(低碳酸血症)或相对性低肺泡通气。

由于肺组织接受肺动脉、支气管动脉和肺泡内气体弥散等多重氧供，同时当肺动脉阻塞时，阻塞远端肺动脉压力降低，富含氧的肺静脉血可逆行滋养肺组织，故PTE时较少出现肺梗死。但若存在基础心肺疾病或病情严重，影响到肺组织的多重氧供，则可能导致肺梗死。

PTE所致病情的严重程度取决于以上多重机制综合作用的结果。栓子的大小和数量、多个栓子的递次栓塞间隔时间、是否同时存在其他心肺疾病、个体反应的差异，以及血栓溶解的快慢等，这些因素对发病过程和预后均有重要影响。若急性PTE后肺动脉内血栓未完全溶解，或反复发生PTE，则可能形成慢性血栓栓塞性肺动脉高压(chronic thromboembolic pulmonary hypertension，CTEPH)，继而出现慢性肺源性心脏病、右心室代偿性肥厚和右心功能衰竭。

【临床表现】

(一) 症状

PTE的临床症状多种多样，但均缺乏特异性；症状的严重程度亦有很大差别，可以从无症状、隐匿，到血流动力学不稳定，甚至发生猝死。

常见症状有：①不明原因的呼吸困难及气促，尤以活动后明显，为PTE最多见的症状(占80%～90%)；②胸痛(40%～70%)，包括胸膜炎性胸痛或心绞痛样疼痛；③晕厥(11%～20%)，可以作为PTE的唯一或首发症状；④烦躁不安、惊恐，甚至濒死感(55%)；⑤咯血(11%～30%)，常为小量咯血，大咯血少见；⑥咳嗽、心悸等。以上症状可以不同的组合出现。临床上有时可见所谓"肺梗死三联征"，即同时出现呼吸困难、胸痛及咯血，但发生率不足30%。

(二) 体征

1. 呼吸系统体征 呼吸急促最常见(70%)；皮肤、黏膜发绀；肺部有时可闻及哮鸣音和(或)细湿啰音，肺野偶可闻及血管杂音；合并肺不张和胸腔积液时，可出现相应的体征。

2. 循环系统体征 心动过速(30%～40%)；血压变化，严重时可出现血压下降，甚至休克；颈静脉充盈或异常搏动；肺动脉瓣区第二心音(P_2)亢进或分裂，三尖瓣区收缩期杂音。

3. 其他 可伴发热，多为低热，少数患者有38℃以上的发热。

(三) DVT的症状与体征

在考虑PTE诊断的同时，必须注意是否存在DVT，特别是下肢DVT。其主要临床表现为：患肢肿胀、周径增粗、疼痛或压痛、皮肤色素沉着，行走后患肢易疲劳或肿胀加重。但需注意，约半数或以上的下肢DVT患者无自觉症状和明显体征。

疑有DVT者，应测量其双下肢的周径来评价其差别。进行大、小腿周径的测量点分别为髌骨上缘以上15cm处，髌骨下缘以下10cm处。双侧相差>1cm即考虑有临床意义。

【PTE的临床分型】

(一) 急性肺血栓栓塞症

1. 大面积PTE(massive PTE) 临床上以休克和低血压为主要表现，即体循环动脉收缩压<90mmHg，或较基础值下降幅度≥40mmHg，持续15分钟以上。须除外新发生的心律失常、低血容量或感染性休克所致的血压下降。

2. 非大面积PTE(non-massive PTE) 不符合以上大面积PTE的标准，即未出现休克和低血压的PTE。

非大面积PTE中的一部分病例，在临床上出现右心功能不全，或超声心动图表现有右心室运动功能减弱(右心室前壁运动幅度<5mm)，

笔记栏

称为次大面积 PTE(sub-massive PTE)亚型。

(二) 慢性血栓栓塞性肺动脉高压(CTEPH)

多可追溯到呈慢性、进行性发展的肺动脉高压的相关临床表现,后期出现右心衰竭;影像学检查证实存在肺动脉阻塞,多数呈多部位、较广泛的阻塞,可见肺动脉内贴血管壁、环绕或偏心分布、有钙化倾向的团块状物等慢性栓塞征象;常可发现 DVT 的存在;右心导管检查示静息肺动脉平均压>20mmHg,活动后肺动脉平均压>30mmHg;超声心动图检查示右心室壁增厚(右心室游离壁厚度>5mm),符合慢性肺源性心脏病的诊断标准。

案例 2-8-1

1. 患者为老年男性,既往有糖尿病及高血压病史,无呼吸系统疾病史。

2. 入院前 3 天无明显诱因突然出现咳嗽、气促,并渐进性加重,间有胸闷及胸痛,随后伴有发热。患者无咯血、无咯粉红色泡沫痰、无明显喘息症状。

3. 体格检查患者神志清楚,呼吸促,唇甲发绀,气管居中,胸廓对称,左肺呼吸音稍弱,右下肺可闻及少许湿啰音及哮鸣音。心脏听诊示肺动脉瓣区第二心音亢进、分裂,$P_2>A_2$,三尖瓣区可闻及 3/6 级收缩期杂音。

【实验室和辅助检查】

1. 动脉血气分析 常表现为低氧血症、低碳酸血症,肺泡-动脉血氧分压差[$P_{(A-a)}O_2$]增大,部分患者的血气分析结果可以正常。

2.心电图 大多数病例表现有特异性的心电图异常。最常见的改变为窦性心动过速。当有肺动脉及右心压力升高时,可出现 $V_1 \sim V_4$ 的 T 波倒置和 ST 段异常、$S_{Ⅰ}Q_{Ⅲ}T_{Ⅲ}$ 征(即Ⅰ导联 S 波加深,Ⅲ导联出现 Q/q 波及 T 波倒置)、完全或不完全性右束支传导阻滞、肺型 P 波、电轴右偏及顺钟向转位等。心电图改变多在发病后立即开始出现,以后随病程的发展演变而呈动态变化。心电图的动态改变较之静态异常者对于提示 PTE 具有更大意义。

3.X 线胸片 多有异常表现,但缺乏特异性。可显示:①肺动脉阻塞征:区域性肺纹理变细、稀疏或消失,肺野透亮度增加;②肺动脉高压征及右心扩大征:右下肺动脉干增宽或伴截断征,肺动脉段膨隆以及右心室扩大;③肺组织继发改变:肺野局部片状阴影,尖端指向肺门的楔形阴影,肺不张或膨胀不全,有肺不张侧可见横膈抬高,有时合并少至中量胸腔积液。仅凭 X 线胸片不能确诊或排除 PTE,但在提供疑似 PTE 线索和除外其他疾病方面,X 线胸片具有重要作用。

4. 超声心动图 在提示诊断和排除其他心血管疾患方面有重要价值。对于严重的 PTE 病例,可以发现右心室壁局部运动幅度降低(为划分次大面积 PTE 的依据);右心室和(或)右心房扩大;室间隔左移和运动异常;近端肺动脉扩张;三尖瓣反流速度增快;下腔静脉扩张,吸气时不萎陷。若在右心房或右心室发现血栓,同时患者的临床表现符合 PTE,即可做出诊断。超声检查偶可因发现肺动脉近端的血栓而直接确诊。若长期存在肺动脉高压,可见右心室壁肥厚。

5. 血浆 D-二聚体(D-dimer) D-二聚体是交联纤维蛋白在纤溶系统作用下产生的可溶性降解产物,是一个特异性的纤溶过程标记物。急性 PTE 时均升高,D-二聚体对急性 PTE 诊断的敏感性达 92%~100%,但其特异性较低,仅为 40%~43%。若其含量低于 500μg/L,可基本排除急性 PTE。酶联免疫吸附法(ELISA)是较为可靠的检测方法。

6. 放射性核素肺通气/灌注扫描 是诊断 PTE 的重要方法。典型征象是呈肺段分布的肺灌注缺损,并与通气显像不匹配。但是由于许多疾病可以同时影响患者的肺通气和血流状况,致使通气/灌注扫描在临床意义判定上较为复杂,需密切结合临床资料进行判读。一般可将扫描结果分为三类:①高度可能:其征象为至少 2 个或更多肺段的局部灌注缺损,而该部位通气良好或 X 线胸片无异常;②正常或接近正常;③非诊断性异常:其征象介于高度可能与正常之间。结果呈高度可能者具有诊断意义。

7. 螺旋 CT、电子束 CT(electron beam, EBCT) 采用特殊操作技术的 CT 肺动脉造影(CT-PA),能够发现段以上肺动脉内的血栓,是常用的 PTE 确诊手段之一(图 2-8-1)。①直接征象:肺动脉内的低密度充盈缺损,部分或完全包围在不透光的血流之间(轨道征),或者呈完全充盈缺损,远端血管不显影;②间接征象:肺野楔形密度增高影,条带状高密度区或盘状肺不张,中心肺动脉扩张及远端血管分支减少或消失。

8.磁共振成像(MRI) MRI 肺动脉造影(MRPA)对段以上肺动脉内血栓的诊断敏感性和特异性均较高,可用于对碘造影剂过敏的患者。MRI 具有潜在的识别新旧血栓的能力,有可能为溶栓方案的选择提供依据。

9. 肺动脉造影 为诊断 PTE 的经典与参比方法,是最终诊断的依据。它诊断 PTE 的准确率可达 95%。直接征象有肺动脉内造影剂充盈缺损(图2-8-2),伴或不伴轨道征的血流阻断;间接征象有肺动脉造影剂流动缓慢,局部低灌注,静脉回流延迟等。它是一种有创性检查技术,有发生致命性或严重并发症的可能性,故应严格掌握其适应证。

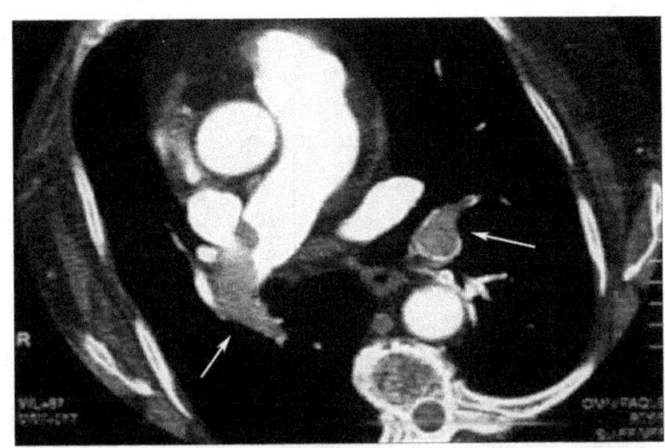

图 2-8-1 螺旋 CT 造影显示左下肺动脉(实箭头)和右肺动脉(空箭头)有充盈缺损

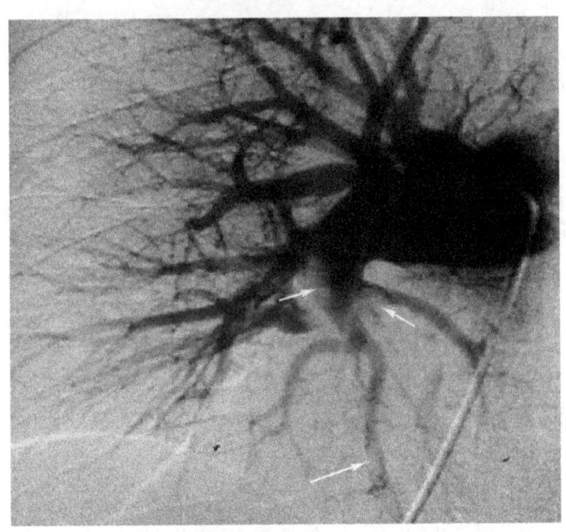

图 2-8-2 肺动脉造影显示右肺叶、段、亚段动脉腔内(箭头所示)有充盈缺损

10. 深静脉血栓的辅助检查

(1) 超声技术:通过直接观察血栓、探头压迫观察或挤压远侧肢体试验和多普勒血流探测等技术,可以发现 95% 以上的近端下肢静脉内的血栓。静脉不能被压陷或静脉腔内无血流信号为 DVT 的特定征象和诊断依据。对腓静脉和无症状的下肢深静脉血栓,其检查阳性率较低。

(2) MRI:对有症状的急性 DVT 诊断的敏感性和特异性可达 90%~100%,部分研究提示,MRI 可用于检测无症状的下肢 DVT。MRI 在盆腔和上肢深静脉血栓诊断方面有优势,但对腓静脉血栓,其敏感性不如静脉造影。

(3) 肢体阻抗容积图(impedance plethysmography,IPG):可间接提示静脉血栓形成,对有症状的近端 DVT 具有很高的敏感性和特异性,对无症状的下肢静脉血栓敏感性低。

(4) 放射性核素静脉造影:属无创性 DVT 检测方法,常与肺灌注扫描联合进行,并适用于对造影剂过敏者。

(5) 静脉造影:是诊断 DVT 的"金标准",可显示静脉堵塞的部位、范围、程度及侧支循环和静脉功能状态,其诊断敏感性和特异性均接近 100%。

同时要注意患者有无易栓症倾向,尤其是对于 40 岁以下患者,应做这方面的相关检查。对年龄小于 50 岁的复发性 PTE 或有明显 VTE 家族史的患者,应考虑易栓症的可能性。对不明原因的 PTE 患者,应进行隐匿性肿瘤的筛查。

案例 2-8-1

血常规:WBC 9.6×10^9/L,N 0.76,Hb 120g/L,PLT 150×10^9/L。

动脉血气分析:pH 7.46,$PaCO_2$ 23mmHg,PaO_2 52mmHg,HCO_3^- 17mmol/L。

心电图检查:$Q_I S_{III} T_{III}$ 波形。

胸 X 线片:双下肺少量阴影。

【诊断与鉴别诊断】

PTE 的临床表现多样,有时隐匿,缺乏特异性,确诊需特殊检查。检出 PTE 的关键在于提高诊断意识,对有疑似表现、特别是高危人群中出现疑似表现者,应及时进行相应检查。诊断步骤的流程可按图2-8-3进行,若有休克、严重急性肺心病表现、怀疑大面积 PTE 者可按图 2-8-4 进行。

(一) PTE 的诊断标准

1. 存在产生静脉血栓栓塞的危险因素,特别是下肢 DVT。

2. 突然出现的呼吸困难、胸痛、咯血和晕厥。

3. 呼吸急促或肺泡动脉氧分压差异常增大。

4. 肺通气/灌注显像显示 PTE 高度可疑。

5. 肺动脉造影或其他影像学诊断技术,有 PTE 的影像改变。

当存在 1~3 项中任一项和第 4~5 项中的任一项可诊断 PTE。

笔记栏

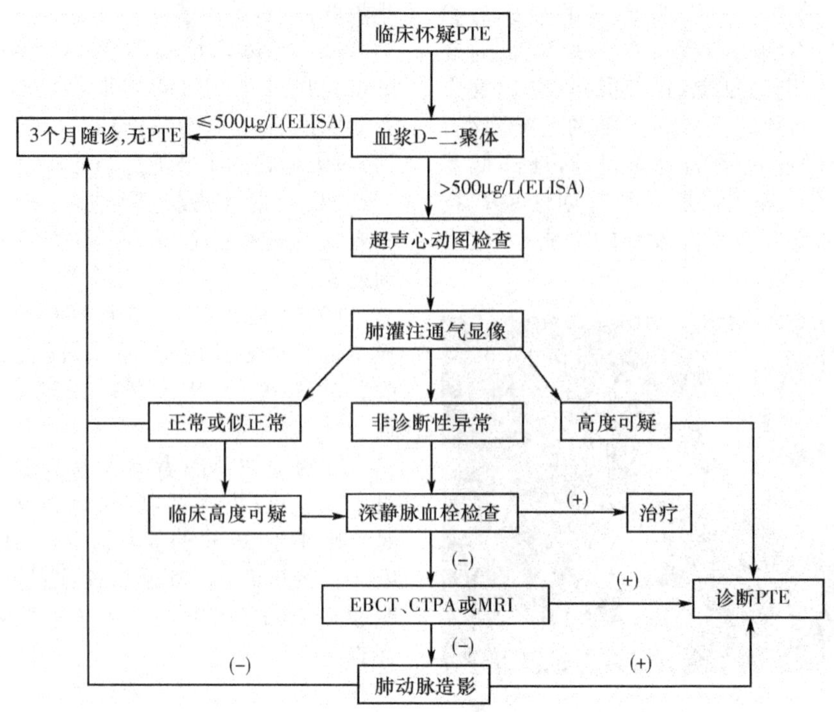

图 2-8-3　PTE 的诊断流程(一)

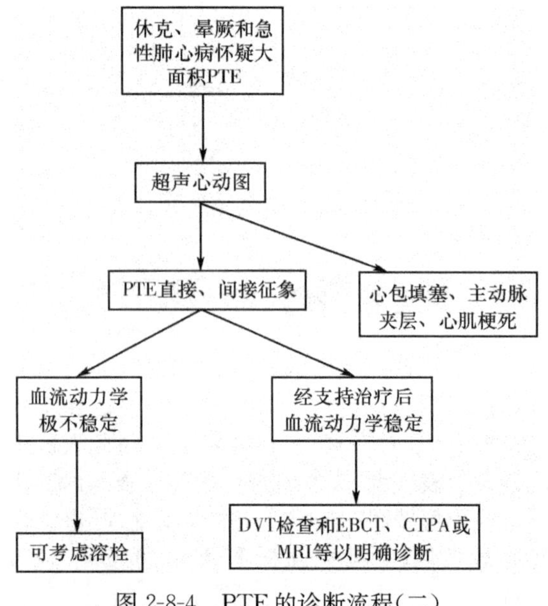

图 2-8-4　PTE 的诊断流程(二)

(二) 鉴别诊断

由于 PTE 的临床表现缺乏特异性,易与其他疾病相混淆,以至临床上漏诊与误诊率极高。做好 PTE 的鉴别诊断,对及时诊断 PTE 有重要意义。

1. 冠状动脉粥样硬化性心脏病(冠心病)　一部分 PTE 患者因血流动力学变化,可出现冠状动脉供血不足,心肌缺氧,表现为胸闷、心绞痛样胸痛,心电图有心肌缺血样改变,易误诊为冠心病所致心绞痛或心肌梗死。冠心病有其自身发病特点,冠脉造影可见冠状动脉粥样硬化、管腔阻塞等证据,而且心肌梗死时心电图和心肌酶水平有相应的特征性动态变化。需要注意的是,PTE 与冠心病有时可合并存在。

2. 肺炎　当 PTE 有咳嗽、咯血、呼吸困难、胸膜炎样胸痛,出现肺不张、肺部阴影,尤其同时合并发热时,易被误诊为肺炎。肺炎有相应肺部和全身感染的表现,如咯脓性痰、寒战、高热、外周血白细胞显著增高、中性粒细胞分类升高等,抗菌治疗可获疗效。

3. 原发性肺动脉高压(PPH)　与慢性栓塞性肺动脉高压难以区别,但 PPH 患者年龄较轻,女性多见,肺灌注显像正常或普遍稀疏,无段性缺损,肺动脉造影无充盈缺损有助于 PPH 的诊断,必要时有赖于肺活检鉴别。

4. 主动脉夹层　PTE 可表现胸痛,部分患者可出现休克,需与主动脉夹层相鉴别。后者多有高血压史,起病急骤,疼痛较剧烈,呈刀割样或撕裂样,胸片常显示纵隔增宽,心血管超声和胸部 CT 造影检查可见主动脉夹层征象。

5. 其他原因所致的胸腔积液　PTE 患者可出现胸腔积液,需与结核、肺炎、肿瘤、心功能衰竭等其他原因所致的胸腔积液相鉴别。这些疾病有其各自临床特点,胸水检查常有助于鉴别诊断。

6. 其他原因所致的晕厥　PTE 有晕厥时,需与迷走反射性、脑血管性晕厥及心律失常等其他原因所致的晕厥相鉴别。

笔记栏

7. 其他原因所致的休克 PTE所致的休克，需与心源性、低血容量性、过敏性休克相鉴别。

案例 2-8-1

1. 患者最可能的诊断是肺栓塞。

患者既往有糖尿病及高血压病史，而无呼吸系统疾病史，突然出现呼吸困难，低氧血症，有胸痛表现，患者可平卧。心脏听诊示肺动脉瓣区第二心音亢进、分裂，$P_2>A_2$，三尖瓣区可闻及3/6级收缩期杂音，表现为肺动脉高压。心电图表现为$S_IQ_{III}T_{III}$波形。结合临床表现及检查结果，患者无自发性气胸、急性左心功能不全等表现。

2. 为了明确诊断，尚需做的辅助检查应包括肺通气/灌注显像、MRI、CT-PA或肺动脉造影等。

患者有肺栓塞的临床症状及体征，而根据PTE的诊断标准，尚需要具备相应的辅助检查的阳性结果，包括有肺通气/灌注显像、MRI、CT-PA、肺动脉造影等，只需具备上述几项检查的阳性结果之一，就可以诊断PTE。肺动脉造影是诊断PTE的金标准，若肺动脉造影的结果为阴性，则可排除PTE。

【治疗】

(一) 一般处理与呼吸、循环支持治疗

对高度疑诊或确诊PTE的患者，应进行严密监护，监测呼吸、心率、血压、心电图及动脉血气分析的变化；绝对卧床，保持大便通畅，避免用力；可适当使用镇静、止痛、镇咳等相应的对症治疗。

采用鼻导管或面罩吸氧，以纠正低氧血症，严重低氧血症者可行机械通气。合并支气管痉挛者应用氨茶碱等支气管扩张剂。对于出现右心功能不全但血压正常者，可应用多巴酚丁胺(dobutamine)和多巴胺(dopamine)；若出现血压下降，可增大剂量或使用其他血管活性药物，如去甲肾上腺素等。对于液体扩容疗法需持审慎态度，单次扩容剂量不宜超过500ml。

(二) 溶栓治疗

主要适用于大面积PTE病例。对于次大面积PTE，即血压正常但超声心动图显示右室运动功能减退或临床上出现右心功能不全表现的病例，若无禁忌证可以进行溶栓；对于血压和右室运动均正常的病例则不推荐进行溶栓。溶栓治疗宜高度个体化。溶栓的时间窗一般定为14天以内，但鉴于可能存在血栓的动态形成过程，对溶栓的时间窗不作严格规定。溶栓应尽可能在PTE确诊的前提下慎重进行，对有溶栓指征的病例宜尽早开始溶栓治疗。

溶栓治疗的绝对禁忌证：活动性内出血、近期自发性颅内出血。

相对禁忌证：①2周内的大手术、分娩、器官活检或不能以压迫止血部位的血管穿刺；②2个月内的缺血性脑卒中；③10天内的胃肠道出血；④15天内的严重创伤；⑤1个月内的神经外科或眼科手术；⑥难于控制的重度高血压(收缩压>180mmHg，舒张压>110mmHg)；⑦近期曾进行心肺复苏；⑧血小板计数<100×10^9/L；⑨妊娠；⑩细菌性心内膜炎；⑪严重肝、肾功能不全；⑫糖尿病出血性视网膜病变等。对于致命性大面积PTE，上述绝对禁忌证亦应视为相对禁忌证。

溶栓治疗的主要并发症是出血，其中最严重的是颅内出血，发生率约1%～2%，但发生者近半数死亡。用药前应充分评估出血的危险性，必要时应先配血，做好输血准备。溶栓前宜留置外周静脉套管针，以方便溶栓过程中取血监测，避免反复穿刺血管。

常用的溶栓药物有尿激酶(UK)、链激酶(SK)和重组组织型纤溶酶原激活剂(rt-PA)。溶栓治疗方案：

1. 美国FDA批准的PTE溶栓治疗方案 SK负荷量250 000U，静脉注射30min，继以100 000U/h，持续24小时。UK负荷量4 400U/kg，静脉注射10分钟，随后以4 400U/(kg·h)持续静脉滴注12～24小时。rt-PA 100mg静脉滴注2小时。

2. 2000年召开的第六次美国胸科医师学院(ACCP)抗血栓疗法共识会的推荐方案 SK负荷量250 000U，继以100 000U/h，连续应用24小时。UK负荷量4 400U/kg，继以2 200U/(kg·h)，连用12小时。rt-PA 100mg/2h。

3. 我国中华医学会呼吸病分会推荐的PTE溶栓方案 SK：负荷量250 000U静脉注射30分钟，继以100 000U/h持续静脉点滴24小时。SK具有抗原性，用药前需肌内注射苯海拉明或地塞米松，防止过敏反应。SK在6个月内不宜再次使用。

UK：负荷量4 400U/kg静脉注射10分钟，继以2 200U/(kg·h)持续静脉点滴12小时。另可考虑2小时方案，即以20 000U/kg持续静脉点滴2小时。

rt-PA:50～100mg 持续静脉滴注 2 小时。

当使用尿激酶、链激酶溶栓期间不能同时使用肝素治疗;但以 rt-PA 溶栓时,则必须同时应用肝素抗凝。溶栓治疗结束后,应每 2～4 小时测定一次凝血酶原时间(PT)或活化部分凝血活酶时间(APTT),当其水平降至正常值的 2 倍时,应开始规范的抗凝治疗。溶栓后应注意对临床及相关辅助检查情况进行动态观察,评估溶栓疗效。

(三) 抗凝治疗

抗凝治疗药物主要有肝素、低分子肝素和华法林(warfarin)。一般认为抗血小板药物的抗凝作用尚不能满足 PTE 或 DVT 的抗凝要求。应用肝素/低分子肝素前应测定基础 APTT、PT 及血常规(含血小板计数、血红蛋白)。

适应证:不伴肺动脉高压及血流动力学障碍的急性 PTE 和非近端肢体 DVT。临床上疑诊 PTE 无禁忌证时,即可使用肝素或低分子肝素进行有效的抗凝治疗。

禁忌证:活动性出血、凝血机制障碍、严重的未控制高血压、严重肝肾功能不全及近期手术史、妊娠头 3 个月以及产前 6 周、亚急性细菌性心内膜炎、心包渗出、动脉瘤,以及消化道溃疡者不宜应用华法林(可选用肝素或低分子肝素)。但当确诊有急性 PTE 时,上述情况大多属于相对禁忌证。

1. 普通肝素的推荐用法 予 2 000～5 000U 或按 80U/kg 静脉注射,继之以 18 U/(kg·h)持续静脉滴注。在开始治疗后的最初 24 小时内,每 4～6 小时测定 APTT,根据 APTT 调整剂量,尽快使 APTT 达到并维持于正常值的1.5～2.5 倍(表 2-8-2)。达到稳定治疗水平后,改为每天上午测定 APTT 一次。使用肝素抗凝时,务求达到有效治疗水平,若抗凝不充分将严重影响疗效,并可导致血栓复发率显著增高。肝素亦可用皮下注射方式给药,一般先予静脉注射负荷量 2 000～5 000U,然后按 250U/kg 剂量,每 12 小时皮下注射一次;调整注射剂量,使注射后 6～8 小时的 APTT 达到治疗水平。

因可能会引起肝素诱导的血小板减少症(heprininduced thrombocy topenia,HIT),在使用肝素的第3～5天必须复查血小板计数。若较长时间使用肝素,还应在第 7～10 天和 14 天复查。若出现血小板迅速或持续降低达 30%以上,或血小板计数<100×10^9/L,应停用肝素。

2. 低分子肝素(LMWH)的用法 根据体重给药,不需监测 APTT 和调整剂量,具体药物和用法见表 2-8-3。

表 2-8-2 根据 APTT 监测结果调整静脉肝素剂量的方法

APTT	初始剂量及调整剂量	下次 APTT 测定的间隔时间(h)
治疗前基础 APTT	初始剂量:80U/kg 静脉注射,然后按 18U/(kg·h)静脉滴注	4～6
APTT<35s(<1.2 倍正常值)	予 80U/kg 静脉注射,然后增加静脉滴注剂量 4U/(kg·h)	6
APTT 35～45s(1.2～1.5 倍正常值)	予 40U/kg 静脉注射,然后增加静脉滴注剂量 2U/(kg·h)	6
APTT 46～70s(1.5～2.3 倍正常值)	无需调整剂量	6
APTT 71～90s(2.3～3.0 倍正常值)	减少静脉滴注剂量 2U/(kg·h)	6
APTT>90s(>3 倍正常值)	停药 1h,然后减少剂量 3U/(kg·h) 后恢复静脉滴注	6

表 2-8-3 各种 LMWH 推荐方案

LMWH 药品名	剂量	使用方法	最短用药时间
那屈肝素钙(Nadroparin,速避凝)	<50kg,0.4ml 50～59kg,0.5ml 60～69kg,0.6ml 70～79kg,0.7ml 80～89kg,0.8ml >90kg,0.9ml	每天 2 次	5 天
依诺肝素钠(Enoxaparin,克赛)	100U/kg	每天 2 次	10 天
达肝素钠(Dalteparin,法安明)	200U/kg	每天 1 次	5 天
瑞肝素钠(Reviparin)	35～45kg 者,3 500U 45～60kg,4 200U >60kg,6 300U	每天 2 次	5 天
亭扎肝素钠(Tinzaparin)	175U/kg	每天 1 次	5 天

笔记栏

3. 华法林 在肝素开始应用后的第1～3天加用口服抗凝剂华法林，初始剂量为3～5mg。由于华法林需要数天才能发挥全部作用，因此与肝素至少重叠应用4～5天，当连续两天测定的国际标准化比率(INR)达到2.5(2.0～3.0)时，或PT延长至正常值的1.5～2.5倍时，方可停止使用肝素，单独口服华法林治疗。根据INR或PT调整华法林剂量。华法林的主要并发症是出血，可以用维生素K拮抗。华法林有可能引起血管性紫癜，甚至皮肤坏死，多发生于治疗的前几周。

抗凝治疗的持续时间因人而异。一般口服华法林的疗程至少为3～6个月。部分病例的危险因素短期可以消除，例如服雌激素或临时制动，疗程为3个月即可；对栓子来源不明的首发病例，需至少给予6个月的抗凝；对复发性VTE、并发肺心病或危险因素长期存在者，抗凝治疗的时间应延长，达12个月或以上，甚至终生抗凝。

(四) 肺动脉血栓摘除术

风险大，死亡率高，需要较高的技术条件。患者应符合以下标准：①大面积PTE，肺动脉主干或主要分支次全堵塞，不合并固定性肺动脉高压者(尽可能通过血管造影确诊)；②有溶栓禁忌证者；③经溶栓和其他积极的内科治疗无效者。

(五) 肺动脉导管碎解和抽吸血栓

用导管碎解和抽吸肺动脉内巨大血栓，同时还可进行局部小剂量溶栓。适应证为肺动脉主干或主要分支的大面积PTE，并存在以下情况者：有溶栓和抗凝治疗禁忌者；经溶栓或积极的内科治疗无效者；缺乏手术条件者。

(六) 放置腔静脉滤器

为防止下肢深静脉大块血栓再次脱落栓塞肺动脉，可考虑放置下腔静脉滤器。它适用于：下肢近端静脉血栓，存在抗凝治疗禁忌或有出血并发症；经充分抗凝而仍反复发生PTE；伴血流动力学不稳定的大面积PTE；近端大块血栓溶栓治疗前；伴有肺动脉高压的慢性反复性PTE；行肺动脉血栓摘除术或肺动脉血栓内膜剥脱术的病例。对于上肢DVT病例还可应用上腔静脉滤器。置入滤器后，如无禁忌证，宜长期口服华法林抗凝；需定期复查有无滤器上血栓形成。

(七) 慢性血栓栓塞性肺动脉高压的治疗

若阻塞部位处于手术可及的肺动脉近端，可考虑行肺动脉血栓内膜剥脱术。介入治疗：球囊扩张肺动脉成型术。已有文献报道，但经验尚少。口服华法林3.0～5.0mg/d，根据INR调整剂量，保持INR为2.0～3.0；反复下肢深静脉血栓脱落者，可放置下腔静脉滤器。

案例 2-8-1

1. 患者发病至入院的时间为3天，且有血压偏低，不存在溶栓治疗的禁忌证，应该进行溶栓治疗。

2. 溶栓治疗后应维持抗凝治疗。

3. 应予吸氧，纠正低血压等对症治疗。

【预防】

对存在发生DVT/PTE危险因素的病例，宜根据临床情况采用相应的预防措施。主要方法为：①机械预防措施，包括加压弹力袜、下肢间歇序贯加压充气泵和腔静脉滤器；②药物预防措施，包括皮下注射小剂量肝素、低分子肝素和口服华法林。

对重点高危人群，应根据病情轻重、年龄、是否合并其他危险因素等来评估发生DVT/PTE的危险性，并给予相应的预防措施。

推荐阅读

Goldhaber SZ.2002.Thrombolysis for pulmonary embolism.N Engl J Med,347:1131～1132

Perrier A, Roy P-M, Sanchez O, et al.2005.Multidetector-row computed tomography in suspected pulmonary embolism. N Engl J Med,352:1760～1768

The Matisse Investigators.2003.Subcutaneous fondaparinux versus intravenous unfractionated heparin in the initial treatment of pulmonary embolism. N Engl J Med, 349:1695～1702

(黎毅敏)

第 9 章 肺源性心脏病

肺源性心脏病(cor pulmonale,简称肺心病)是指由支气管-肺组织、胸廓或肺血管病变所致肺血管阻力增加,引起肺循环阻力增加,产生肺动脉高压,继而出现右心室结构或(和)功能的改变,导致右心室增大伴或不伴有充血性心力衰竭的一组疾病。在发生肺源性心脏病前,患者均先有肺动脉高压史,但是并不是任何原因引起肺动脉高压所致的右心增大均称为肺心病。根据起病缓急及病程长短,临床上可分为急性和慢性肺心病两类,前者病理改变主要表现为右心室扩张,后者表现为右心室肥厚,临床上以后者多见,本章将着重讨论慢性肺心病。

第一节 慢性肺源性心脏病

案例 2-9-1

患者,男,74 岁,因“反复咳嗽、咳痰 12 年,气促、间伴双下肢浮肿 5 年,加重 2 周”入院。

患者于 12 年前起反复出现咳嗽、咳痰,多为白黏痰,晨起时多发;上述症状于冬春季气候变化或受凉后可诱发或加重,每年咳嗽时间累计超过 3 个月。5 年前起患者出现气促,于活动后明显,并逐渐加重。患者于病情加重时多伴有双下肢浮肿,病情缓解后消退。患者曾因病情加重而到医院就诊,经治疗后(用药不详)症状可缓解。2 周前患者因受凉后出现咳嗽、咳痰加重,咯黄白黏痰,并伴有发热,体温最高为 38.5℃,活动后气促明显。起病以来胃纳可,大、小便正常。患者无胸痛、咯血、咳粉红色泡沫痰、午后潮热、盗汗等不适。患者无冠心病、高血压病、糖尿病等病史,有吸烟史 30 年,每天 20 支。

体格检查:T 38.6℃,P 106 次/分,R 24 次/分,BP 118/76mmHg,发育正常,营养欠佳,神志清。呼吸稍促,唇甲发绀,浅表淋巴结未触及肿大,颈软,气管居中,颈静脉充盈,甲状腺不大。胸廓对称,桶状胸,呼吸促,R 24 次/分,双侧触觉语颤对称减弱,双肺叩诊呈过清音,双肺呼吸音对称减弱,双下肺可闻及湿啰音。剑突下可见心尖搏动,HR 106 次/分,律整,听诊示心音遥远感,肺动脉瓣区第二心音亢进、分裂,$P_2 > A_2$,未闻及病理性杂音。腹平软,无压痛,肝脾肋下未触及肿大,肠鸣音正常。双下肢轻度凹陷性水肿。

问题:

1. 患者最可能的诊断是什么?
2. 为明确诊断,尚需要什么辅助检查?
3. 为制定合适的治疗方案,还需要做哪些辅助检查?
4. 适合该患者的治疗方案是什么?

慢性肺源性心脏病(chronic pulmonary heart disease),简称慢性肺心病(chronic cor pulmonale),是由肺组织、肺血管或胸廓的慢性病变引起肺组织结构和(或)功能异常,引起肺血管阻力增加,肺动脉压力增高,从而使右心室扩张或(和)肥厚,伴或不伴右心功能衰竭的一类心脏病。在诊断上需要排除先天性心脏病和左心病变引起的右心功能衰竭。慢性肺心病患者均存在肺动脉高压,后者是肺心病形成过程中的一个必经阶段。关于肺动脉高压的诊断标准尚未完全统一,目前多主张以海平面静息状态下肺动脉平均压(PAPm)≥20mmHg 为显性肺动脉高压,运动时 PAPm>30mmHg 为隐性肺动脉高压。根据静息 PAPm 可对肺动脉高压进行分级,轻度为 26~35mmHg,中度为 36~45mmHg,重度>45mmHg。

【流行病学】

慢性肺源性心脏病是心脏疾病的一种常见类型,近年来它已成为致劳动力丧失和死亡的主要原因之一。对于它的发病率和流行病学的资料相对缺乏,因为早期诊断较为困难,需进行有创性的右心导管检查,难以做广泛的普查。1985 年,英格兰的一项调查表明,在年龄≥45 岁、动脉血氧分压<55mmHg,且一秒量(FEV_1)<50%预计值人群调查中,发现肺源性心脏病的发病率为 0.3%。慢性肺心病在我国也是一种常见疾病,20 世纪 70 年代的普查结果表明,>14 岁人群慢性肺心病的患病率为 4.8‰。1992 年,在北京、湖北、辽宁农村调查 102 230 例居民的慢性肺病患病率为4.42‰，占≥15岁人群的6.72‰。虽然调查对象、方法不完全相同，但总的来说患病率仍然较高。对于它的死亡率评估也较为困难，因为患者多合并呼吸系统其他疾病，不能准确判断心脏因素对这些患者预后的影响程度。

我国的慢性肺心病患病率存在地区差异，东北、西北、华北患病率高于南方地区，农村患病率高于城市，并随年龄增高而增加。吸烟者比不吸烟者患病率明显增多，男女无明显差异。冬、春季节和气候骤然变化时，易出现急性发作。

【病因】

按原发病的不同部位，可分为以下几类：

（一）支气管-肺部疾病

以慢性阻塞性肺疾病（COPD）最为常见，约占80%～90%；引起气道阻塞、肺泡过度膨胀或破裂形成肺大疱，此类疾病称为阻塞性肺疾病。其次，如重症肺结核、尘肺、特发性肺间质纤维化和各种原因引起的继发性肺间质纤维化、结节病、药物相关性肺疾病等，病变发生于肺实质或间质引起肺泡弹性减退或肺泡扩张受限，此类疾病称为限制性肺疾病。

（二）胸廓运动障碍性疾病

较少见，严重的脊椎后凸、侧凸、脊椎结核、类风湿性关节炎、胸膜广泛粘连及胸廓成形术后造成的严重胸廓或脊椎畸形，导致肺功能受损。气道分泌物引流不畅，肺部反复感染，并发肺气肿或纤维化。此类疾病主要引起肺泡通气不足，导致动脉血氧分压降低、肺血管收缩、狭窄，使肺血管阻力增加，从而产生肺动脉高压，并可发展成为慢性肺心病。

（三）肺血管疾病

甚少见，慢性血栓栓塞性肺动脉高压、肺小动脉炎、累及肺动脉的过敏性肉芽肿病（allergic granulomatosis），以及原因不明的原发性肺动脉高压等，均可导致肺动脉狭窄、阻塞，引起肺血管阻力增加、肺动脉高压和右心室负荷加重，继而发展成慢性肺心病。

（四）神经肌肉疾病

较罕见，如脑炎、脊髓灰质炎、格林-巴利综合征、重症肌无力、肌营养不良和肥胖通气不良综合征等。由于呼吸中枢的兴奋性降低，或者是神经肌肉性因素导致肺泡通气不足。

（五）其他

原发性肺泡通气不足、先天性口咽畸形、睡眠呼吸暂停综合征等均可产生低氧血症，引起肺血管收缩，导致肺动脉高压，发展成慢性肺心病。

【发病机制】

肺动脉高压是慢性肺心病的一个必经阶段，是引起右心室肥厚、扩大的必要因素。先决条件是肺功能和结构的不可逆性改变，发生反复的气道感染和低氧血症，导致一系列体液因子和肺血管结构的变化，使肺血管阻力（pulmonary vascular resistance，PVR）增加，肺血管的结构重塑，管腔狭窄，进而产生肺动脉高压。

（一）肺动脉高压的形成

1. 肺血管阻力增加的功能性因素 缺氧、高碳酸血症和呼吸性酸中毒均可使肺血管收缩、痉挛，其中缺氧是肺动脉高压形成的最重要因素。缺氧引起肺血管收缩的机制较复杂，目前多从神经和体液因子方面进行研究。经过大量的研究表明，体液因素在缺氧性肺血管收缩中占重要地位，起重要作用的是花生四烯酸环氧化酶产物——前列腺素和脂氧化酶产物——白三烯（如图2-9-1）。缺氧、炎症等因素可激活肥大细胞、嗜酸粒细胞、嗜碱粒细胞等，并可使肺血管内皮细胞损伤，释放一系列介质，如组胺、白三烯、5-羟色胺（5-HT）、血管紧张素Ⅱ、血小板活化因子（PAF）等，引起肺血管收缩。同时内皮源性舒张因子（EDRF）和内皮源性收缩因子（EDCF）的平衡失调，在缺氧性肺血管收缩中也起一定作用。缺氧性肺血管收缩并非完全取决于某种血管收缩物质的绝对量，而在很大程度上取决于局部收缩血管物质和舒张血管物质的比例，若收缩血管物质增多，比例增大，则可引起肺血管收缩，肺血管阻力增加。

缺氧尚可直接引起肺血管平滑肌收缩，其作用机制可能因缺氧时平滑肌细胞膜对Ca^{2+}的通透性增加，细胞内Ca^{2+}含量增高，肌肉兴奋-收缩耦联效应增强，从而使肺血管收缩。高碳酸血症时，由于H^+浓度增高，亦可使血管对缺氧的收缩敏感性增强，导致肺动脉收缩及肺血管阻力增高。

2. 肺血管阻力增加的解剖学因素 解剖学因素系指因肺部疾病致使肺血管解剖结构发生变化，引起肺循环血流动力学障碍及肺动脉高压（见图2-9-2）。

导致肺血管阻力增加的解剖学因素有：

（1）长期反复发作的慢性阻塞性肺疾病及支气管周围炎，可累及邻近肺动脉分支，引起血

笔记栏

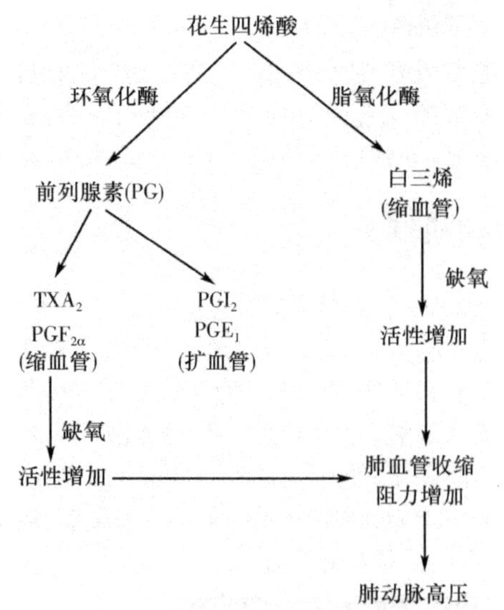

图 2-9-1　花生四烯酸在肺动脉高压中的作用机制

管周围炎，管壁增厚、管腔狭窄或纤维化，甚至完全闭塞，肺血管床大为减少，从而导致肺血管阻力增加，产生肺动脉高压。

（2）随着肺气肿的逐渐加重，肺泡内压增高，压迫肺泡壁的毛细血管，造成肺毛细血管管腔狭窄或闭塞；此外肺泡壁破裂也造成毛细血管床相当程度的毁损，亦可导致肺血管床的大量减少。这些情况可引起肺血管阻力的增加，促进肺动脉高压的产生。肺血管床减少虽然在肺动脉高压的产生中起一定作用，但毁损如果程度较轻，范围不广，则肺动脉压升高并不明显；只在当肺泡毛细血管床减损超过 70%时，才导致肺血管阻力及肺动脉压力的明显升高。

（3）肺血管重塑：慢性缺氧使肺血管收缩，管壁张力增高可直接刺激管壁增生。缺氧时肺内产生多种生长因子（如多肽生长因子等）。肺细小动脉和肌型微动脉的平滑肌细胞增生、肥大或萎缩，细胞间质增多，内膜弹力纤维及胶原纤维增生，这些变化使血管壁增厚硬化，管腔狭窄，血流阻力增大。同时缺氧可使无肌型微动脉的内皮细胞向平滑肌细胞转化，使动脉管腔狭窄。在血管重塑过程中，增生的平滑肌细胞具有明显的分泌功能，促使内皮细胞和成纤维细胞增生，以适应新的代谢环境，其间有相应的基质铺设，不断完成重塑过程。

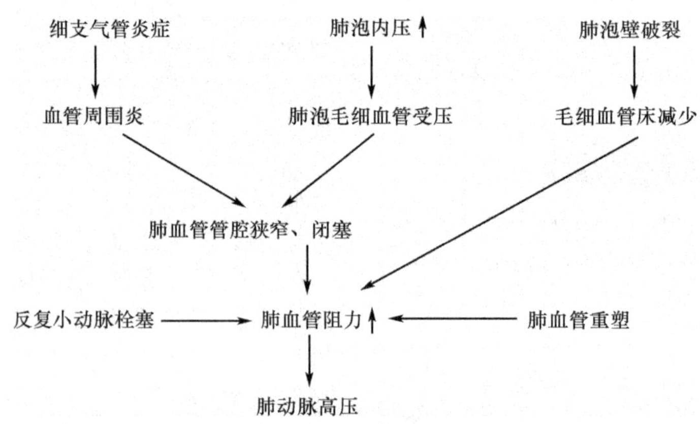

图 2-9-2　肺血管阻力增加的解剖性因素

在慢性肺心病肺血管阻力增加、肺动脉高压的原因中，功能性因素较解剖学因素更为重要。在急性加重期经过治疗，缺氧和高碳酸血症得到纠正后，肺动脉压可明显降低，部分患者甚至可恢复到正常范围。

3. 血容量增多和血液黏稠度增加　肺心病患者由于长期慢性缺氧，红细胞生成素分泌增加，产生继发性红细胞增多，血液黏稠度增加。血细胞压积超过 0.55～0.60 时，血液黏稠度就明显增加，血流阻力随之增高，促进肺动脉高压的形成。缺氧可使醛固酮分泌增加，使水、钠潴留；此外缺氧亦可使肾小动脉收缩，肾血流减少，加重水、钠潴留，从而引起血容量增多及肺血流量的增加，加重肺循环的负荷。COPD 患者因肺毛细血管床的减少和肺血管顺应性下降等因素，血管容量的代偿性扩大明显受限，因此肺血流增加时，更易导致肺动脉压升高。

经临床研究证明，COPD、慢性肺心病的肺动脉高压，可表现为急性加重期和缓解期，肺动脉压均高于正常范围；也可表现为间歇性肺动脉压增高。这两种现象可能是慢性肺心病发展的不同阶段的表现，也可能是两种不同类型。临床上测定肺动脉压，既可表现为显性肺动脉高压，也可表现为隐性肺动脉高压。COPD 所致慢性肺心病患者多为轻、中度肺动脉高压。在感染或喘息加重等因素作用时，肺动脉压力可因缺氧加重进一步升高，但当病情缓解后可降低（图 2-9-3）。

笔 记 栏

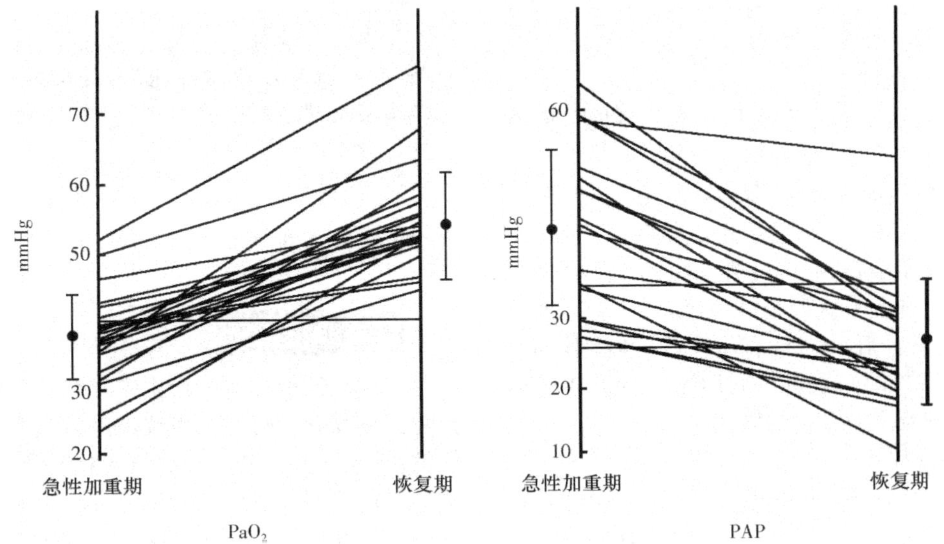

图 2-9-3　COPD 患者不同病程时 PaO_2 和 PAP 的变化

（Abraham AS 等对 19 例 COPD 患者的临床观察表明：从急性加重期到恢复期，PaO_2 从平均 38 上升至 53mmHg，而 PAP 则从 44 下降至 27mmHg）

（二）心脏病变和心力衰竭

肺循环阻力增加时，右心室发挥其代偿功能，以克服肺动脉压升高而引起的后负荷增加，逐渐产生右心室肥厚。在肺动脉高压早期，右心室尚能代偿，舒张末期压力仍处于正常范围；但随着病情的进展，特别在 COPD 的急性加重期，肺动脉压持续升高，超过右心室的代偿能力，出现右心失代偿、右心排血量下降，右心室收缩末期残留血量明显增加，舒张末期压增高，可导致右心室扩大和右心功能衰竭。

慢性肺心病除发现右心室改变外，也有少数患者存在左心室肥厚。对于慢性肺心病者左心功能的损害问题在目前医学界一直存在争议，但大多数尸检资料证明肺心病可累及左心。其发病机制仍未清楚，部分学者认为是由于缺氧、高碳酸血症、酸中毒、相对血容量增多等因素，使左心排血量增加，如持续性加重，则可发生左心室肥厚，甚至导致左心衰竭。而左心功能不全的结果是肺静脉压升高，可加重肺动脉高压和右心负荷。

（三）其他重要器官的损害

缺氧和高碳酸血症除了对心脏的影响外，还可以影响其他重要器官，如脑、肝、肾、胃肠及内分泌系统、血液系统等，导致这些器官发生功能性或器质性损害（详见其他章节）。

【临床表现】

本病发展缓慢，除原有肺、胸廓疾病的临床症状和体征外，主要是逐步出现肺、心功能衰竭以及其他器官损害的征象。临床上往往表现为急性发作期与缓解期交替出现，按其功能的代偿期与失代偿期进行分述。

（一）肺、心功能代偿期

1. 症状　患者心肺功能处于代偿阶段，可表现为慢性咳嗽、咳痰和（或）喘息，活动后可有气短、心悸、呼吸困难、乏力等，劳动耐受力下降，并有不同程度发绀等缺氧表现。急性感染时可导致上述症状加重。胸痛或咯血较少见。

2. 体征　可有不同程度的气促、发绀和肺气肿体征。偶有干、湿啰音，心音遥远，肺动脉瓣区第二心音亢进、分裂，$P_2 > A_2$，三尖瓣区可闻及收缩期杂音，剑突下可见心尖搏动增强，提示有右心室肥厚和扩大。部分患者因肺气肿或喘息而使胸腔内压升高，致使上腔静脉血液回流受阻，可见颈静脉充盈或怒张。此期可有肝界下移，可在肋缘下触及，但多为膈肌下降所致，肝脏前后径并不增大，且无压痛。

（二）肺、心功能失代偿期

1. 呼吸衰竭

（1）症状：急性呼吸道感染是常见病情加重的诱因，患者表现为呼吸困难加剧，夜间为甚；常有头痛、失眠、食欲下降。当有中、重度呼吸衰竭时，可出现肺性脑病，表现为白天嗜睡，夜间失眠等睡眠倒错现象，甚至出现表情淡漠、神志恍惚、谵妄等，危重者甚至出现抽搐、昏迷。

（2）体征：呼吸促、明显发绀，肢端尤甚，球结膜充血、水肿，严重时可有视网膜血管扩张、视乳头水肿等颅内压升高的表现。腱反射减弱或

笔记栏

消失，椎体束征可阳性。因高碳酸血症可出现周围血管扩张的体征，如皮肤潮红、多汗等。

2. 右心衰竭

(1) 症状：心悸、气短更明显，发绀更甚，食欲不振、腹胀、恶心、尿少等。

(2) 体征：明显发绀，颈静脉怒张；心率增快，可出现心律失常，特别是房性心律失常，剑突下可闻及收缩期杂音，甚至胸骨左缘第3、4肋间出现舒张期杂音及舒张期奔马律，部分患者可闻及第三、四心音。肝肿大且有压痛，肝颈静脉回流征阳性，下肢水肿，重者可有腹水。少数患者可出现肺水肿及全心衰竭的体征。

3. 并发症

(1) 肺性脑病(pulmonary cerebropathy)：是由于呼吸功能衰竭所致缺氧、二氧化碳潴留而引起精神障碍、神经系统症状的一种综合征。发生率约为30%左右，它是肺心病死亡的首要原因。肺性脑病患者大部分发作前有明显的诱因，如急性呼吸道感染、严重喘息、痰液潴留、电解质紊乱、休克、心力衰竭，以及吸氧或镇静剂应用不当等，加重呼吸衰竭所致。

(2) 酸碱失衡及电解质紊乱：包括多种类型的酸碱平衡失调，可为一重、二重或三重酸碱失衡。

(3) 心律失常(arrhythmia)：可发生多种类型房性、室性心律失常，以紊乱性房性心动过速最具特征性。

(4) 休克(shock)：肺心病休克并不多见，一旦发生，预后不良。发生原因有：①感染中毒性休克；②失血性休克，多由上消化道出血引起；③心源性休克，严重心力衰竭或心律失常所致。

(5) 消化道出血(digestive tract bleeding)：较少见，以上消化道出血为主，发生者预后不良。

(6) 弥散性血管内凝血(DIC)：少见，合并严重感染时可诱发。

此外尚有肾功能不全、肾上腺皮质功能减退所致的类色素沉着等表现。

案例 2-9-1

1. 患者老年男性，有多年吸烟史，有慢性咳嗽、咳痰史12年，每年发病时间超过3个月，并有季节性因素。随着病程的发展，患者出现了活动后气促，并且逐渐加重，在病情加重时伴有双下肢浮肿史。入院前2周因受凉后病情加重。

2. 体查发现患者有呼吸促的表现，并伴有唇甲发绀，颈静脉充盈，胸廓呈桶状胸，叩诊呈过清音，且双肺呼吸音对称减弱，双下肺可闻及湿性啰音。剑突下可见心尖搏动，心脏听诊示心音遥远，肺动脉瓣区第二心音亢进、分裂，$P_2>A_2$。双下肢轻度凹陷性水肿。

【实验室检查】

(一) 血液检查

红细胞计数和血红蛋白常增高，红细胞比容正常或偏高，全血黏度、血浆黏度常增高，血沉一般偏快；动脉血氧分压和血氧饱和度常低于正常值，二氧化碳分压可升高，急性发作期更为显著。在心力衰竭期，可有谷丙转氨酶、和(或)胆红素升高，血浆尿素氮、肌酐、血及尿β_2-微球蛋白、血浆肾素、血浆血管紧张素Ⅱ等含量增高。合并感染时可有白细胞计数和中性粒细胞分类升高；在呼吸衰竭的不同阶段均可出现酸碱平衡失调、电解质紊乱。

(二) 痰细菌培养

合并呼吸系统感染者，痰细菌学检查以甲型链球菌、肺炎球菌、葡萄球菌、草绿色链球菌等多见。近年来，革兰阴性杆菌检出率逐渐增高，如铜绿假单胞菌、流感杆菌、大肠杆菌等。取痰标本时应注意质量，一般标本筛选镜检时，以上皮细胞∶白细胞>1∶2.5时有意义。

(三) X线检查

除肺、胸基础疾病及急性肺部感染的征象外，可有肺动脉高压及右心室肥厚表现(见图2-9-4、图2-9-5)，包括：①右下肺动脉干扩张，横径≥15mm，横径与气管横径比值≥1.07，或动态观察较原直径增加2mm以上；②肺动脉段明显突出，或其高度≥3mm；③中央动脉扩张，外周血管纤细，形成"残根"征；④右心室增大征。以上皆为诊断慢性肺心病的主要依据。个别患者心力衰竭控制后可见心影有所缩小。

(四) 心电图检查

主要表现有右心室肥大的改变，包括：①电轴右偏，额面平均电轴≥+90°；②重度顺钟向转位；③$R_{V1}+S_{V5}\geq 1.05mV$；④肺型P波(如图2-9-6)。也可见右束支传导阻滞及低电压图形，可作为诊断慢性肺心病的参考条件。部分患者在V_1、V_2甚至延至V_3，可出现酷似陈旧性心肌梗死图形的QS波，应注意鉴别。

笔记栏

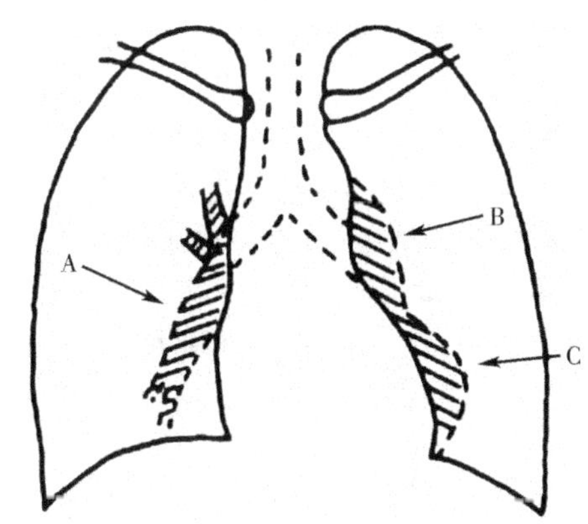

图 2-9-4　慢性肺心病胸部 X 线片示意图(正位)
A. 右下肺动脉干增宽;B. 肺动脉段凸出;C. 心尖上凸

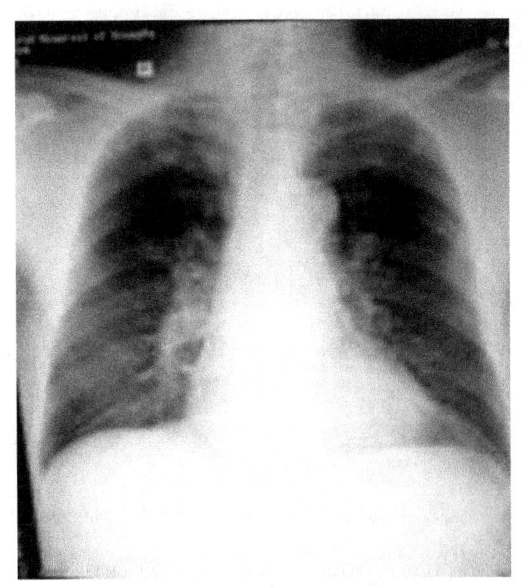

图 2-9-5　胸部 X 线片(正位)
双侧肺气肿征及右下肺动脉扩张

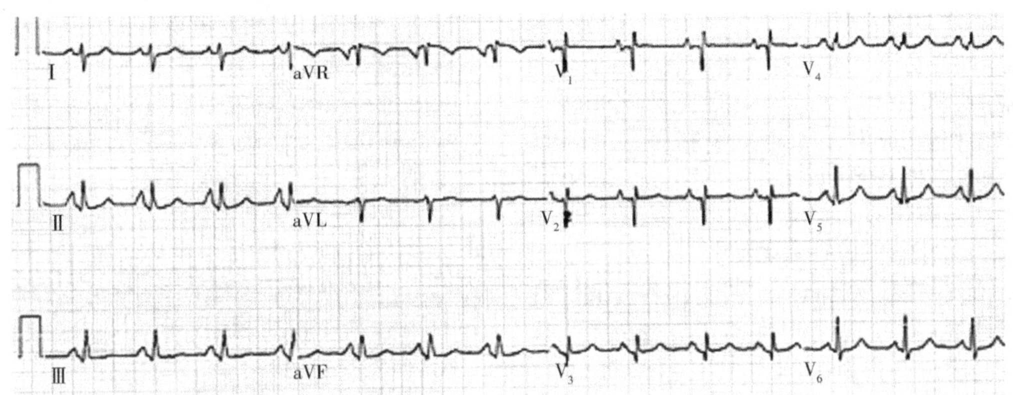

图 2-9-6　肺心病的心电图表现(肺性 P 波、电轴右偏)

(五) 超声心动图检查

自 1977 年制定超声心动图诊断标准,至今尚未作修改。超声心动图可观测心脏的结构和功能改变,并可估测肺动脉压。对肺心病的诊断主要有两方面指标:反映肺动脉高压常用的指标为肺动脉瓣后叶回声"α"波变浅或消失,收缩期提前关闭征;右肺动脉内径增宽(≥18mm)。右心室增大的指标为右室流出道内径增宽(≥30mm),右心室舒张末期内径增加(≥20mm),右室前壁增厚(>4mm),左/右心室内径比值变小(<2)。多普勒超声心动图检查可探测三尖瓣、肺动脉瓣反流,且能比较准确的测量三尖瓣压差、流出道和肺动脉血流加速度及时相变化,以估算肺动脉压。慢性肺心病肺动脉血流加速度与肺动脉压高度相关,右室流出道血流加速度与肺动脉压也有较好的相关性(r=0.63～0.88)。

(六) 放射性核素检查

通过放射性心血管造影,可以帮助判断右心室功能和射血分数的异常。铊[^{201}(Ti)]心肌灌注显像有助于显示右心室游离壁的厚度。肺动脉高压时肺灌注扫描可显示肺上肺野血流增加,下肺野减少。

(七) 其他

肺功能检查对早期或缓解期慢性肺心病患者有意义。磁共振成像(MRI)有助于判断肺动脉干扩张和右心室增大,但费用昂贵。经静脉送入右心漂浮导管至肺动脉,直接测定肺动脉和右心室压力,可作为肺心病的早期诊断依据。

【诊断与鉴别诊断】

根据患者的临床表现,结合心电图、X 线胸

笔记栏

片、超声心动图等检查有右心增大、肥厚的征象，可以诊断本病。

(一) 诊断标准

(1) 存在肺动脉高压相关病因。

(2) 存在肺动脉高压和(或)右心衰竭的症状、体征。

(3) 胸部X线检查提示肺动脉高压和(或)右心肥大依据。

(4) 心电图检查提示肺动脉高压和(或)右心肥大依据。

(5) 超声心动图检查提示肺动脉和(或)右心肥大依据。

(6) 放射性核素检查肺灌注扫描提示可能有肺动脉高压依据。

(二) 鉴别诊断

本病须与下列疾病相鉴别：

1. 冠状动脉粥样硬化性心脏病(冠心病) 慢性肺心病与冠心病均多见于老年人，有许多相似之处，而且常有两病共存。冠心病者有典型的心绞痛、心肌梗死病史或心电图表现，若有左心衰竭的发作史、原发性高血压、高脂血症、糖尿病史等，则更有助于鉴别。体征、X线、心电图、超声心动图检查结果表现为左心室肥厚的征象，以此可作为与肺心病鉴别的依据。

2. 肺心病合并冠心病 两者同时合并在临床上较常见，尸检发生率为25%～62%。临床诊断注意以下几方面：

(1) 病史：肺心病患者如有典型心绞痛发作史和心电图确认心梗表现，不论急性或陈旧型，均可诊断；

(2) 肺心病有严重感染、呼吸衰竭而心率不快甚至心动过缓者应考虑合并冠心病；

(3) 有左心室乳头肌功能不全者应考虑冠心病；

(4) 肺心病缓解期无感染和呼吸衰竭时，突然发生左心衰竭和肺水肿，应考虑由冠心病所致；

(5) X线检查右主动脉屈曲延长或有钙化，左心室增大，提示有冠心病；

(6) 心电图诊断依据：①有肺性P波而QRS电轴正常或左偏；②肺性P波兼有左束支或左前半或双束支传导阻滞；③QRS电轴左偏或右室肥厚的同时，左心导联有较恒定的缺血性ST—T改变；④典型的急性心肌梗死心电图表现及其衍变过程。

3. 风湿性心瓣膜病 风湿性心脏病累及三尖瓣者，应与慢性肺心病的相对三尖瓣关闭不全者相鉴别。前者往往有风湿性关节炎和心肌炎病史，其他瓣膜如二尖瓣、主动脉瓣常有病变，X线、心电图、超声心动图可有特殊表现，不难做出鉴别。

4. 原发性心肌病 本病多为全心增大，且无慢性呼吸系统疾病史，无肺动脉高压的X线表现等，结合病史、X线、心电图等检查不难鉴别。

5. 其他昏迷状态 本病有肺性脑病昏迷时尚需与肝性昏迷、尿毒症昏迷和少数脑部占位性病变或脑血管意外的昏迷相鉴别。这些昏迷状态一般有其原发疾病的临床特点，不难做出鉴别。

案例 2-9-1

1. 患者最可能的诊断是慢性支气管炎急性发作期、慢性阻塞性肺气肿、慢性肺源性心脏病(失代偿期)、呼吸衰竭。

患者有多年慢性咳嗽、咳痰、进行性气促史，符合慢性支气管炎、肺气肿的诊断，随着病程的发展，患者出现了肺动脉高压、慢性肺心病的体征，如颈静脉充盈、肺动脉瓣区第二心音亢进、分裂，$P_2>A_2$，剑突下可见心尖搏动等，而且患者于病情加重时伴有双下肢浮肿，此为右心功能失代偿的表现之一。

2. 根据患者临床表现，为明确诊断，尚需的辅助检查包括：胸部X线检查、心电图、超声心动图等。

结合病史，通过胸部X线、心电图及超声心动图等检查的表现，可以明确患者的诊断，并可根据病史，结合这些辅助检查结果与冠心病、心肌病等作鉴别诊断。

3. 患者还需要作的辅助检查应包括：血常规白细胞计数及中性分类、痰细菌学检查、动脉血气分析及血电解质测定等。

根据患者的临床表现，患者为急性发作期，合并有感染性表现，应检查白细胞计数及中性分类，同时应做痰细菌学检查，结合胸部X线表现，判断患者感染的类型及病原菌。同时患者有低氧血症表现，通过动脉血气分析判断患者的氧合状态及是否合并酸碱平衡失调。

【治疗】

(一) 急性加重期

积极控制感染；通畅呼吸道，改善呼吸功能；

笔记栏

纠正缺氧和二氧化碳潴留；控制呼吸、心力衰竭；积极治疗并发症。

1. 控制感染 参考痰细菌培养及药敏试验结果选择抗生素。在没有培养结果前，可根据感染的环境及痰涂片革兰染色结果，经验性选用抗生素治疗；社区获得性感染以革兰阳性菌占多数，医院内获得性感染则以革兰阴性杆菌为主。在病情较重时可选用二者兼顾的抗生素。常用的有青霉素类、头孢菌素类、氨基糖苷类、喹诺酮类抗感染药物。长期应用抗生素要警惕继发真菌感染的可能性，一旦真菌成为肺部感染的主要病原菌，应调整或停用抗生素，予抗真菌治疗。

2. 氧疗 保持呼吸道的通畅，纠正缺氧和二氧化碳潴留。可用鼻导管或面罩给氧。出现Ⅱ型呼吸衰竭者一般限制吸氧流量，采用低流量吸氧（1～2L/min）。Almitrine（丙烯哌三嗪）可提高外周动脉化学受体对低氧的敏感性，兴奋呼吸中枢，可在没有氧疗情况下提高动脉血氧水平，剂量为50～100mg，每天2次。发生严重呼吸衰竭时，可考虑施行气管插管、气管切开和人工机械通气等。

3. 控制心力衰竭 慢性肺心病心力衰竭的治疗与其他心脏病心力衰竭的治疗有其不同之处，因为慢性肺心病患者一般在积极控制感染、改善呼吸功能后心力衰竭便能得到改善，患者尿量增多，水肿消退，肿大的肝脏缩小、压痛消失，不需加用利尿药。但对治疗后无效的较重患者，可适当选用利尿、正性肌力药强心治疗或血管扩张药。在呼吸功能未改善前，洋地黄类药物疗效不佳，使用时剂量宜小，否则极易发生毒性反应，出现心律失常。

（1）利尿药：通过减少血容量而减轻右心前负荷，并有消除水肿作用。原则上宜间歇、小量交替使用缓慢制剂为妥。如氢氯噻嗪25mg，1～3次/日，一般不超过4天；尿量多时需注意补钾，或合用保钾利尿药，如螺内酯20mg，1～3次/日。重度而急需利尿治疗的患者可用呋塞米（furosemide）20mg，肌内注射或口服。利尿后可出现低钾、低氯性碱中毒，使缺氧加重，并可引起痰液黏稠不易排痰，以及血液浓缩等，应注意预防。

（2）正性肌力药：慢性肺心病患者由于慢性缺氧及感染，对洋地黄类药物的耐受性很低，疗效欠佳，且易发生中毒及心律失常，这与处理一般心力衰竭有所不同。应用指征：①感染已控制，呼吸功能已改善，利尿剂不能取得良好疗效而反复浮肿的心力衰竭患者；②以右心衰竭为主要表现而无明显感染者；③出现急性左心衰竭者。

正性肌力药的剂量宜小，一般约为常规剂量的1/2或2/3量，同时选用作用快、排泄快的洋地黄类药物，如毒毛旋花苷K 0.125～0.25mg，或毛花苷C（西地兰）0.2～0.4mg加于10％葡萄糖液内静脉缓慢推注。用药前应注意纠正缺氧、低钾血症，以免发生药物毒性反应。低氧血症、感染等均可使心率增快，故不宜以心率作为衡量洋地黄类药物的应用和疗效考核指征。近年有研究发现应用地高辛（digoxin）可降低血浆儿茶酚胺水平，减慢肺心病的进程，但尚需更多的研究证实。

（3）血管扩张药：血管扩张药可减轻心脏前、后负荷，降低心肌耗氧量，增加心肌收缩力，对部分顽固性心力衰竭有一定效果，但对肺心病的治疗效果并不像其他心脏病那样明显。血管扩张药在扩张肺动脉的同时也扩张体动脉，往往造成体循环血压下降，反射性引起心率增快、氧分压下降、二氧化碳分压上升等不良反应。因而限制了血管扩张药在慢性肺心病的临床应用。钙拮抗剂、中药川芎嗪有一定的降低肺动脉压效果，但疗效不著。一氧化氮（NO）能较有效降低肺动脉压力，但应用不便，长期应用时有毒性反应。

4. 控制心律失常 一般经过治疗感染、纠正缺氧后，心律失常可自行消失。如果持续存在可根据心律失常的类型选用相应抗心律失常药物。

5. 抗凝治疗 抗凝治疗可以延长生存期，应用普通肝素或低分子肝素可防止肺微小动脉原位血栓形成，也可口服维生素K拮抗剂（华法林）。

6. 并发症的处理 并发症如酸碱平衡失调和电解质紊乱、消化道出血、休克、弥散性血管内凝血的治疗参考有关章节。

7. 加强护理工作 因病情复杂多变，必须严密观察病情变化，宜加强心肺功能的监护。翻身、拍背排出呼吸道分泌物，是改善通气功能的一项有效措施。

（二）缓解期

原则上采用中西医结合的综合治疗措施，目的是增强患者的免疫功能，去除诱发因素，减少或避免急性加重期的发生，以使肺、心功能得到部分或全部恢复。长期家庭氧疗对稳定病情有明显疗效，可轻度降低肺动脉压力，但很少能降至正常范围。慢性肺心病患者大多有营养不良，营养支持治疗有助于增强呼吸肌肌力，改善通气功能和缺氧状态。

笔记栏

案例 2-9-1

治疗方案应该是：氧疗、抗感染、祛痰、适当利尿治疗，以及其他对症支持治疗。

由于患者合并呼吸衰竭，应根据患者呼吸衰竭的类型选择适当的氧疗方案，若为Ⅱ型呼吸衰竭，应选择低流量吸氧(1～2L/min)。患者有明显的感染依据，故需要选择适当的抗生素抗菌治疗，由于患者为社会获得性感染，可选择半合成青霉素类或二代头孢菌素等覆盖 G^+ 球菌和 G^- 杆菌的抗生素。此外应加强祛痰治疗，及适当利尿治疗以改善右心功能，若继发左心功能不全可适量应用洋地黄药物强心治疗。

【预后】

慢性肺心病常在冬季因呼吸道感染而反复急性加重，导致呼吸衰竭和心力衰竭，病死率较高。近年来虽然重视了本病的防治，但病死率仍在15%左右，这与肺心病发病高峰向高龄推移，多脏器并发症有关，主要死因依次为肺性脑病、呼吸衰竭、心力衰竭、休克、消化道出血、弥散性血管内凝血、全身衰竭等。肺动脉压力是判断预后的一个较可靠的指标，严重肺动脉高压者预后差。长期吸氧是改善预后的有效措施，可降低肺动脉压力，延缓肺心病的进程，延长生存期。经过积极的缓解期治疗可以延长患者寿命，同时可改善生活质量。

第二节　急性肺源性心脏病

急性肺源性心脏病(acute cor pulmonale)在我国较少见，它的定义为右心室后负荷突然增加，致右心室扩大，右心功能衰竭。大面积肺栓塞和急性成人呼吸窘迫综合征(ARDS)是较常见的病因，而以前者最为常见，本节着重讨论前者引起的急性肺源性心脏病。它主要是由于肺总动脉或其大分支出现栓塞，使肺循环大部分突然受阻，导致心排血量降低以及肺动脉压骤然增加，并超过右心室所能负荷的程度，从而引起右心室的急剧扩张以及急性右心室衰竭。

【病因】

引起急性肺源性心脏病的肺动脉栓塞(pulmonary embolism)的栓子主要由右心或外周深静脉内血栓脱落所形成。栓子的主要来源有：

1. 周围静脉血栓　以下肢深静脉和盆腔静脉血栓，或血栓性静脉炎的血栓脱落常见。血栓形成的主要原因是由于在久病或手术后长期卧床、肢体活动受限、静脉炎、静脉曲张或心力衰竭等的情况下，外周静脉血液回流减慢所致。其他原因如盆腔炎、腹部手术、分娩等可促进局部静脉血栓形成，已经成为血栓性静脉炎的重要原因。多数患者在卧床6～7天后起床活动时发生肺栓塞。

2. 右心血栓　右心栓子可来源于右心房、右心室、肺动脉瓣或三尖瓣等，如长期心房纤颤时的右心房附壁血栓；心室间隔或下壁心肌梗死贯穿到右心室心内膜下，引起右心室内膜下形成的附壁血栓；以及发生细菌性心内膜炎时的右心瓣膜赘生物等，均可脱落导致肺栓塞。

3. 癌栓　癌细胞经过血液循环转移至肺部，引起弥漫性肺小动脉栓塞浸润，可造成肺小动脉管腔进行性狭窄或阻塞。癌肿原发部位以腹部最为常见，如胃癌、结肠癌、盆腔脏器癌瘤等。

4. 其他　股、胫等长骨或骨盆骨折，或脂肪组织的炎症、创伤所引起的脂肪栓子；头颅部、胸部或心血管手术、腹膜后充气造影、人工气腹、腹腔镜检查、心血管造影等过程中，由于操作不慎致使空气进入静脉或心腔而形成气体栓塞；化脓性静脉炎、动脉内膜炎等形成的细菌栓子；此外尚有羊水栓子等。

【发病机制】

栓子脱落后随血流运行至肺循环，阻塞肺动脉引起肺栓塞。栓塞对肺循环影响的大小取于栓塞的部位、面积、肺循环原有储备能力，以及肺血管痉挛程度。一般来说，小范围栓塞对肺循环影响不大，血栓经过机化、溶解后，阻塞的血管可以重新再通。当出现大面积栓塞，如肺总动脉或其主要分支突然被巨大的栓子阻塞，或者多发的小栓子造成肺循环大半以上面积阻塞时，通过神经反射，以及体液因子如组胺、5-羟色胺、细胞因子、血栓素(TXA_2)等的释放，同时因缺氧诱发肺动脉内皮细胞合成并释放内皮收缩因子等因素作用下，出现广泛的肺小动脉痉挛，右心后负荷骤然增加，导致心排血量骤然下降。右心室收缩力可代偿性增强，产生肺动脉压力急剧增高，右心室压、右心房压、静脉压随即亦增高；而持续的后负荷增高，可引起右心失代偿，并最终导致右心衰竭。由于心排血量突然下降、休克、动脉血氧分压降低、冠状动脉反射性痉挛等因素，可使心肌本身出现氧供障碍而功能受损，进而加重循环障碍。

笔 记 栏

【临床表现】

(一) 症状

起病急骤,可突然出现呼吸困难、窘迫感;并迅速出现因心排血量骤降、组织缺氧等引起的临床症状,包括烦躁不安、大汗淋漓、神志障碍、发绀、休克等表现。病变累及胸膜时可有剧烈胸痛;部分患者出现类似于心绞痛样胸痛,可能为由于冠状动脉反射性痉挛所致。小范围肺栓塞可无症状,或者出现发热、短暂呼吸急促、胸痛、心悸和血压降低等。但严重者可发生猝死,或因心力衰竭、休克、心脏停搏或心室颤动而死亡。

(二) 体征

患者可有呼吸急促、肤色苍白或发绀、脉搏细速、血压降低或测不到、心率增快,肺动脉瓣区第二心音亢进、分裂,可闻及响亮的收缩期杂音,伴震颤,部分患者可有舒张期杂音,心前区闻及奔马律。少数患者肺部可有哮鸣音。右心室扩大、右心衰竭时,心浊音界可增大,三尖瓣区因相对关闭不全而出现收缩期杂音;颈静脉怒张,肝肿大并压痛,少数患者可有黄疸表现。急性期下肢浮肿不明显。

【实验室检查】

1. 血液检查 白细胞计数可正常或轻度升高,血沉可增快;血清乳酸脱氢酶、肌酸磷酸激酶可增高,丙氨酸氨基转移酶多正常,血清胆红素可升高;动脉血氧分压降低,存在严重低氧血症。

2. 心电图检查 心电图改变仅见于大面积肺栓塞患者,常表现为:①电轴显著右偏,极度顺钟向转位;②Ⅰ导联S波深、ST段压低,Ⅲ导联Q波显著和T波倒置,呈 $S_{Ⅰ}Q_{Ⅲ}T_{Ⅲ}$ 波形;③肺性P波;④Ⅰ、Ⅱ、Ⅲ、aVL、aVF导联ST段降低,右侧心前区导联T波倒置。上述心电图变化大部分在发病数天后可恢复。

3. X线检查 肺栓塞发病24小时内,X线检查可无特殊发现,或仅见肋膈角模糊,一侧肺门血管影加深及同侧膈肌上升等间接征象。发病1～2天后,X线可发现呈卵圆形或三角形密度增深阴影,底部向外与胸膜相连,并可有胸腔积液表现。两肺多发性肺栓塞时,肺部X线表现类似于支气管肺炎。大面积栓塞患者可出现肺动脉段明显凸出及心影增大。作选择性肺动脉造影可明确肺栓塞的部位及范围。

4. 多普勒超声心动图检查 是一种无创伤性的心功能检查方法,可以提示右心扩大的征象,同时可以间接测量肺动脉压力;在部分大面积栓塞患者,可以发现阻塞右室流出道及肺动脉的栓子。

5. 放射性核素肺扫描 用放射性核素碘-131、锶-87m、铟-113m等标记的人血清白蛋白做肺灌注扫描,可发现被阻塞动脉所供应的肺区放射性分布稀少,或有缺损存在,但诊断时需除外其他肺部病变所致者。

【诊断与鉴别诊断】

本类疾病在我国较少见,易被漏诊或误诊。根据骤然发生的呼吸困难、窘迫感、心悸、发绀、剧烈胸痛、神志障碍或休克等临床表现,尤其是发生于长期卧床或手术后患者时,应该考虑存在大面积肺栓塞引起急性肺源性心脏病的可能性。根据患者临床表现,结合心电图、X线检查、多普勒超声心动图、肺扫描等表现可以做出诊断。确诊本病有赖于选择性肺动脉造影。本病还需与其他原因引起的休克、心力衰竭,尤其是急性心肌梗死及心包填塞等相鉴别。

【治疗】

本病进展迅速,常常病情危重,需要紧急采取积极、合理的治疗措施,以挽救患者生命。治疗措施包括:

(1) 卧床休息,给予氧疗,密切监护患者生命体征。

(2) 抗休克治疗,静脉滴注多巴胺(dopamine)和(或)多巴酚丁胺(dobutamine)等血管活性药物。液体疗法应谨慎应用。

(3) 剧烈胸痛者可皮下注射罂粟碱30～60mg,或肌内注射度冷丁(哌替啶)50～100mg。降低迷走神经张力及解除肺血管痉挛,预防冠状动脉痉挛可静脉注射阿托品0.5～1.0mg,必要时每1～4小时注射1次。

(4) 心力衰竭时应给予正性肌力药物,如毒毛旋花子苷K0.25mg或毛花苷C(西地兰)0.4mg加入液体20ml中静脉注射。

(5) 溶栓和抗凝治疗,用链激酶150万U加于葡萄糖溶液100ml中静脉滴注1小时。尿激酶不良反应较少,可先用50万U静脉注射,继而以50万～100万U/h加入葡萄糖溶液100ml中静脉滴注,共12～24小时。另外的溶栓药物有重组的组织纤溶酶原激活物(rt-PA),开始静脉滴注50mg,2小时内滴完,无效者可再滴注40mg,4小时滴完。溶栓疗法最好在发病6小时内应用,栓塞2～3天以上者,疗效欠佳。溶栓后应继以肝素或华法林抗凝治疗。

笔记栏

(6) 外科疗法,病情严重者,如大块肺栓塞而又不能以溶栓、抗凝治疗时,则可在积极抢救的同时,考虑在体外循环下行肺动脉切开取栓子术。

【预防】

积极防止静脉血栓形成或血栓性静脉炎的发生。发现下肢静脉病变或有血栓形成可能时,应及时处理或予以抗凝治疗。对已多次发生肺动脉栓塞者,可考虑行股静脉或下腔静脉结扎术,亦可考虑血管滤网置入术等。

第三节　原发性肺动脉高压和慢性高压性肺源性心脏病

原发性肺动脉高压(primary pulmonary hypertension, PPH)是一类少见病,指原因未明的肺动脉压力持久性增高,常伴有肺小动脉的阻塞性病变。PPH 可引起右心扩大及肥厚,这种肺源性心脏病称为慢性高压性肺源性心脏病。

美国和欧洲普通人群中发病率约为(2～3)/100 万,大约每年有 300～1 000 名患者。非选择性尸检中检出率为 0.08‰或 1.3‰。本病女性稍多于男性,为 1.7∶1;以女性 30 岁及男性 40 岁时最多见,儿童期及老年期,男女发病率相似。目前我国尚无发病率的确切统计资料。本病预后差,确诊后平均存活期为 2.8 年。

【病因与发病机制】

本病迄今病因不明,目前认为其发病与遗传因素、自身免疫及肺血管收缩等因素有关。

(一) 遗传因素

家族性 PPH 至少占所有 PPH 的 6%,家系研究表明其遗传类型为常染色体显性遗传。

(二) 免疫因素

免疫调节作用可能参与 PPH 的病理过程。有 29%的 PPH 患者抗核抗体(ANA)水平明显升高,但却缺乏结缔组织病的特异性抗体。

(三) 肺血管内皮功能障碍

肺血管收缩和舒张由肺血管内皮分泌的收缩和舒张因子共同调控,前者主要为血栓素 A_2(TXA_2)和内皮素(ET-1),后者主要是前列环素和一氧化氮(NO)。由于上述因子表达的不平衡,导致肺血管处于收缩状态,继而导致肺动脉高压的发生。

笔记栏

(四) 血管壁平滑肌细胞钾离子通道缺陷

PPH 患者存在电压依赖性钾离子(K^+)通道(Kv)功能缺陷,K^+ 外流减少,细胞膜处于去极化状态,使 Ca^{2+} 进入细胞内,从而使血管处于收缩状态。

本病在病理上表现为肺动脉病变,根据其损害分为三种情况,即动脉中层肥厚、致丛性肺动脉病(plexogenic pulmonary arteriopathy)和血栓性肺动脉病。动脉中层肥厚较少见,据报道占发生病例2%～4%。致丛性肺动脉病是最常见类型,占报道病例的 50%,而且在女性患者多见。

PPH 的发病机制仍不清楚,部分学者认为是由于某种未明毒性因素或疾病致使肺动脉内皮细胞受到损害,发生内皮细胞功能障碍,使肺血管收缩因子与舒张因子之间不平衡,收缩因子占优势,引起肺血管收缩,局部血栓形成,最终导致肺血管阻塞、闭塞;肺血管阻力增加,形成肺动脉压增高,逐渐加剧并引起右心增大,最终导致右心衰竭。

【临床表现】

(一) 症状

PPH 早期通常无症状,仅在剧烈活动时感到不适;随着肺动脉压力的升高,可逐渐出现全身症状。

1. 呼吸困难　大多数 PPH 患者以活动后呼吸困难为首发症状,与心排血量减少、肺通气/血流比例失调等因素有关。

2. 胸痛　发生率为 5%～47%,由于右心后负荷增加、耗氧量增多及右冠状动脉供血减少等引起心肌缺血所致,常于活动或情绪激动时发生。

3. 头痛或晕厥　由于心排血量减少,脑组织供血突然减少所致。常在活动时出现,偶尔休息时也可以发生。

4. 咯血　咯血量通常较少,有时也可以大咯血而死亡。

其他症状还包括心悸、疲乏、无力;10%的患者出现雷诺现象,且几乎为女性患者;增大的肺动脉压迫喉返神经引起声音嘶哑(Ortner 综合征)。

(二) 体征

PPH 及慢性高压性肺源性心脏病的体征均与肺动脉高压和右心室负荷增加有关,心脏听诊可闻肺动脉瓣区第二心音亢进、分裂，$P_2 > A_2$，部分患者可闻及第三、四心音，三尖瓣区可闻及收缩期杂音及肺动脉瓣相对关闭不全的舒张期杂音。少数患者可有下肢浮肿。

【实验室和其他检查】

实验室检查的目的是为了排除肺动脉高压的继发性因素，并判断疾病的严重程度。

（一）血液检查

血液检查包括肝功能试验和 HIV 抗体检测及血清学检查（如抗核抗体），以除外肝硬化、HIV 感染和隐匿的结缔组织病。

（二）心电图

心电图不能直接反映肺动脉压升高，可有右心增大或肥厚的心电图表现。

（三）胸部 X 线检查

胸部 X 线检查提示肺动脉高压和右心室肥大的 X 线征象（参考本章第一节）。

（四）超声心动图和多普勒超声检查

此项检查可有肺动脉高压及右心室增大征象，部分患者可见室间隔的矛盾运动。

（五）血气分析

几乎所有的患者均存在呼吸性碱中毒。早期血氧分压可以正常，多数患者有轻、中度低氧血症，因通气/血流比例失衡所致；严重低氧血症可能与心排血量下降、合并肺动脉血栓或卵圆孔开放致右向左分流有关。

（六）放射性核素肺通气/灌注扫描

此检查是排除慢性栓塞性肺动脉高压的重要手段。PPH 患者可呈弥散性稀疏或基本正常。

（七）右心导管术

右心导管术是能够准确测定肺血管血流动力学状态的唯一方法。PPH 的血流动力学诊断标准为静息 PAPm > 20mmHg，或运动 PAPm>30 mmHg，肺毛细血管嵌顿压（PAWP）正常（静息时为 12～15mmHg），晚期患者 PAWP 可轻度升高。右心舒张末期压可增高，心排血量较正常值低。

（八）肺活检

肺活检并不是所有患者确诊所必须的。对某些疑诊为 PPH 的患者，肺活检有较大好处，可以排除其他疾病，但心功能差的患者应尽量避免。活检时应注意取材深入肺内 1cm，肺组织应大于 2.5cm×1.5cm×1cm。

【诊断与鉴别诊断】

PPH 必须在除外各种引起肺动脉高压的病因后方可做出诊断，尤其是风湿性二尖瓣病和有血液分流的先天性心脏病引起的肺动脉高压。右心导管检查和小心进行的心血管造影有助于鉴别诊断。凡能引起肺动脉高压的疾病均应与 PPH 进行鉴别。

【治疗】

本病至今无有效的治疗手段。因原发性肺动脉高压的病因不明，治疗主要针对血管收缩、内膜损伤、血栓形成及心功能不全等方面进行，旨在恢复肺血管的张力、阻力和压力，改善心功能，增加心排血量，提高生活质量。

（一）药物治疗

1. 血管舒张药

（1）钙拮抗药：钙拮抗药仅对大约 20% 的 PPH 患者有效，有效者预后稍佳，但原因未明。如 Nifedipine（硝苯吡啶）30～60mg/d，分次服用，需监测血压变化。

（2）前列环素：前列环素对动、静脉具有强大的舒血管作用及抑制血小板聚集的作用，可以改善运动能力和血流动力学状态。但是，前列环素的半衰期非常短，必须持续静脉输注，临床应用受到很大限制，并且不良反应较常见，如低血压、头痛、恶心、潮红、腹泻等。如 Epoprostenol（依前列醇）、Beraprost（贝前列素）等。

（3）一氧化氮（NO）吸入：NO 吸入是一种仅选择性地扩张肺动脉而不作用于体循环的治疗方法。但是由于 NO 的作用时间短，加上外源性 NO 的毒性问题，从而限制了其在临床上的使用。口服 Sildenafil（商品名 Viagra）有类似作用，50～100mg，2 次/天。

其他的血管扩张药如阿糖腺苷（Adenosine）、波生坦（Bosentan，血管内皮素受体拮抗剂）等也有一定的舒张肺动脉的效果，但是仍需更多的临床研究以确定它们的疗效和安全性。

2. 抗凝治疗 抗凝治疗并不能改善患者的症状，但在某些方面可延缓疾病的进程，从而改善患者的预后。华法林（warfarin）作为首选的抗凝药，而阿司匹林（Aspirin）则不推荐

笔记栏

应用。

3. 其他 给予氧疗纠正缺氧；当出现右心衰竭、肝淤血及腹水时，可用利尿药治疗；应用地高辛(Digoxin)，对抗钙拮抗剂引起心肌收缩力降低的不良反应。

(二) 肺或心肺移植

疾病晚期可考虑进行肺或心肺移植。

推荐阅读

Farber HW, Loscalzo J.2004.Mechanisms of disease: pulmonary arterial hypertension. N Engl J Med,351:1655～1665

Weitzenblum E.2003.Chronic cor pulmonale. Heart,89:225

(何国清　黎毅敏)

第10章 弥漫性间质性肺病与结节病

第一节 弥漫性间质性肺病

案例 2-10-1

患者，男，56岁，办公室职员。因"咳嗽3年，气促2年"于2005年8月10日入院。

患者于3年前无明显诱因开始出现咳嗽，呈阵发性干咳，无明显规律，无痰，无咯血，无发热，无畏寒，无胸痛，2年前开始出现气促，呈进行性加重，开始为活动后气促，进行性发展为静息状态下亦可出现，感全身乏力。无恶心呕吐，无腹痛腹泻，精神尚可，饮食一般，睡眠较差，二便正常，体重近三个月来约减轻3kg。在当地以"支气管炎"治疗无效而来院。既往无吸烟史，无家族性遗传病史。

体格检查：T 36.8℃，P 76次/分，R 20次/分，BP 120/70mmHg，体重57kg。发育正常，营养中等，神志清楚，精神可，浅表淋巴结无肿大。咽部稍红，扁桃体不大，颈软，双侧呼吸运动减弱，双肺触觉语颤减弱，双肺可闻及细湿啰音，双肺底可闻及吸气末Velcro啰音，心率76次/分，心律规整，心音有力，未闻及杂音。腹部平软，无压痛及反跳痛，肝脾肋下未及，双下肢无水肿。无杵状趾。

问题：

1. 该病例首先应考虑做何诊断？
2. 在明确诊断之前，应做哪些实验室检查？
3. 如何明确诊断？如何给出处理建议？

【弥漫性间质性肺病的定义】

弥漫性间质性肺病（diffuse interstitial lung disease，DILD或ILD），又称弥漫性实质性肺病（diffuse parenchymal lung disease，DPLD），因为这组疾病不仅累及肺间质，也累及腺腔的气腔结构，在终末细支气管远端即肺腺泡有各类细胞浸润及细胞外基质沉积。这组疾病的病因、发病机制、病理、治疗和预后有所不同，但其临床表现、影像学改变及肺功能损害却十分相似，因此归为一组疾病。其主要病理改变为肺间质纤维化，使肺顺应性降低，肺容量减少，呈限制性通气功能障碍伴弥散功能障碍。还因细支气管的炎变以及肺小血管的闭塞，引起通气与血流比例失调所致的换气功能障碍性缺氧，患者出现慢性进行性呼吸困难，最终发生呼吸衰竭。

【肺间质的概念】

肺实质是指各级支气管和肺泡结构，病理变化主要在肺泡和支气管内，如炎症、肺水肿等。肺间质主要由肺泡、肺毛细血管和间质腔三部分组成。电镜下肺泡由两种不同的肺泡细胞组成。Ⅰ型细胞体形扁薄，是肺泡壁的主要结构细胞，占95%，起支撑肺泡的机械作用。Ⅱ型细胞占5%，其功能为合成、储存和分泌肺泡表面物质，有降低肺泡表面张力，保持肺泡的大小相对稳定，不萎陷。相邻肺泡之间的空隙称间质腔。腔内有毛细血管及淋巴管分布。肺毛细血管内壁表面有内皮细胞，其上为基膜层。内皮细胞之间的连接较疏松，毗连处有宽狭不均的空隙，平均在4～5nm，最宽处可达20nm，血管内液体或一些蛋白质颗粒可由此通过，进入间质腔内。毛细血管在间质腔内紧贴肺泡壁，其间有间质薄层腔，保证血液和气体相隔最小距离和最高换气效率。而厚层腔则用于间质液储存和血管-间质腔-肺泡之间水液移动的调节。在间质腔分布的淋巴终末端，可到达肺泡周围肺毛细血管网络空隙，吸引间质腔内多余水液和蛋白质颗粒，维持间质腔储水量在一定水平，防止间质或肺泡水肿。

【分类】

ILD因其病因复杂，疾病种类繁多，分类上至今没有统一的标准。过去常按病因分为病因已明和病因未明两类。近年来我国主张将ILD分为五类（表2-10-1）。而国外文献报道，根据ILD主要的组织病理学改变，将其主要分为两组：①其主要组织病理改变为炎症及纤维化；②其主要组织病理改变为间质及血管区的肉芽肿性反应，而每组又可根据其病因是否明确进一步分成亚组。其中结缔组织并发的肉瘤样病变，肺纤维化是病因未明的最常见的ILD。而在病因明确的ILD中，最常见为职业及环境因素暴露所致，尤其吸入有机、无机粉尘，或各种各样的烟雾及气体。

笔记栏

表 2-10-1 ILD 分类

1. 与系统性疾病相关的 ILD,包括风湿病、血管炎等
2. 药物及环境因素所致 ILD,如有机、无机粉尘及药物所致
3. 肉芽肿疾病,如结节病、外源性变态反应性肺泡炎等
4. 特发性间质性肺炎
5. 其他弥漫性肺病

【临床表现】

(一) 症状

ILD 起病隐匿,呈进行性加重。主要症状为进行性加重的气促、干咳和疲劳,胸痛和咯血较少见。晚期表现为伴有低氧血症的呼吸衰竭。有气喘者说明有气道受累,常见于 Churg-Strauss 综合征、淋巴管平滑肌瘤病(LAM)。胸水可见于风湿性疾病、药物所致、石棉肺,而特发性肺纤维化或外源性过敏性肺泡炎常不出现胸水。咯血合并血尿高度提示肺肾出血综合征。

通过病史能提示 ILD 诊断,如职业史,有无粉尘及有害气体接触史等;是否服用某些药物及接受放射治疗等。ILD 可能是全身性疾病的肺部表现,有无胶原-血管病史都为诊断提供了重要依据。

(二) 体征

胸廓呼吸运动减弱,两肺可闻及吸气相细湿啰音及捻发音,很少闻及哮鸣音。在 IIP 超过 80%的病例可闻及双肺底吸气末 Velcro 啰音。早期心脏可无异常,晚期可有右心肥大或右心衰表现。杵状指 IIP 常见,余 ILD 少见。

案例 2-10-1

1. 患者,男,56 岁,中老年。

2. 患者于 3 年前无明显诱因开始出现咳嗽,呈阵发性干咳,无明显规律,无痰,无咯血,无发热,无畏寒,无胸痛,2 年前开始出现气促,呈进行性加重,开始为活动后气促,进行性发展为静息状态下亦可出现,感全身乏力。

3. 双侧呼吸运动减弱,触觉语颤减弱,双肺可闻及细湿啰音,双肺底可闻及吸气末 Velcro 啰音。

【实验室检查】

(一) 胸部影像学检查

早期肺泡炎在 X 线胸片为磨玻璃样阴影,但常易被忽略。病变进一步发展,呈现广泛散在斑点、结节状阴影,有的为网状和网状结节状阴影,严重者出现蜂窝肺。近年来高分辨和放大 CT 影像,对于早期的肺纤维化以及蜂窝肺的诊断很有价值。

(二) 呼吸功能检查

间质性肺疾患常为典型的限制性通气功能障碍,如肺活量和肺总量减少,残气量随病情进展而减低。第 1 秒用力呼气量与用力肺活量之比值升高,流量容积曲线呈限制性描图,说明无气道阻塞。间质纤维组织增生,弥散距离增加,弥散功能降低,肺顺应性差,中晚期出现通气与血流比例失调,因而出现低氧血症,并引起通气代偿性增加所致的低碳酸血症。多数学者证实间质性肺病在 X 线影像未出现异常之前,即有弥散功能降低和运动负荷时发生低氧血症。肺功能检查对评价呼吸功能损害的性质和程度,以及治疗效果有帮助。ILD 累及气道,如 LAN、结节病等晚期可出现混合性通气功能障碍或阻塞性通气功能障碍。吸烟患者也可不出现限制性通气功能障碍,而显示混合性通气功能障碍。

(三) 血液检查

许多患者血沉增快、血清免疫球蛋白增高,与肺纤维化病变无密切关联。对血清免疫复合体的检查,如血清血管紧张素转化酶的检查对某些疾病诊断可提供参考。

(四) 支气管肺泡灌洗

大部分以纤维支气管镜取右肺中叶及左肺舌叶支气管采样,回收液做细胞分类及血液或免疫学检查。对 ILD 诊断、鉴别诊断、观察疗效都有一定作用。

(五) 肺活检

通过肺活检,可以取得病理学依据。目前有三种方法可以采纳:①开胸肺活检:确诊率可达 92%,严重并发症发生率 3%,死亡率不到 1%,但由于创伤较大不易开展。②胸腔镜肺活检:近年来由于其并发症少被广泛推广。③纤维支气管镜活检:操作简单,相对安全,可以反复操作,但由于标本量较少,有时难以确诊。

案例 2-10-1

1. X 线胸片显示双肺弥漫性阴影,胸部 CT 提示网格条索状、弥漫磨玻璃状阴影。

2. 肺功能提示限制性通气障碍,肺活量及肺总量降低。

3. 经支气管肺活检提示肺组织呈间质纤维化改变。

笔记栏

【诊断】

首先根据干咳、气促症状结合影像学及肺功能做出ILD诊断。然后根据其临床表现，支气管肺泡灌洗液检查，血液检查，肺组织活检等明确为哪一种ILD，尽可能做出病因诊断。

案例 2-10-1

1. 患者，男，56岁，中老年。

2. 患者于3年前无明显诱因开始出现咳嗽，呈阵发性干咳，无明显规律，无痰，无咯血，无发热，无畏寒，无胸痛，2年前开始出现气促，呈进行性加重，开始为活动后气促，进行性发展为静息状态下亦可出现，感全身乏力。

3. 双侧呼吸运动减弱，触觉语颤减弱，双肺可闻及细湿啰音，双肺底可闻及吸气末Velcro啰音。

4. X胸片显示双肺弥漫性阴影，胸部CT提示网格条索状、弥漫磨玻璃状阴影。

5. 肺功能提示限制性通气障碍，肺活量及肺总量降低。

6. 经支气管肺活检提示肺组织呈间质纤维化改变。

【治疗】

由于ILD有多种病因，治疗上各有侧重。值得注意的是，目前尚未见报道治疗可以逆转肺功能，因此治疗的主要目标为：去除疾病启动因素，积极控制急性期及慢性期炎症过程，避免加重肺功能损害。ILD主要药物治疗为糖皮质激素，但成功率低。激素推荐使用在IIP、COP、CTD、嗜酸性肺炎、肉瘤病、急性无机粉尘性肺炎、急性放射性肺炎、药物所致急性肺泡出血等ILD。激素起始剂量为0.5～1.0mg/kg，使用4～12周，评估病情考虑缓慢减量，维持剂量0.25～0.5mg/kg，继续使用4～12周。免疫抑制剂可考虑使用，推荐使用CTX及AZM。药物控制欠佳，可考虑肺移植术。

案例 2-10-1

1. 糖皮质激素：泼尼松0.5mg/g，口服4周；然后每天0.25mg/kg，口服8周；继之减量至每天0.125mg/kg，一次口服。

2. 环磷酰胺：每天2mg/kg给药。每10天加25mg，直至最大量150mg/d。

3. 硫唑嘌呤：开始剂量25mg，每10天增加25mg，直至最大量150mg/d。

治疗至少持续6个月。治疗过程中需要监测和预防药物的不良反应。

第二节　结　节　病

案例 2-10-2

患者，女，29岁，办公室职员。因“咳嗽2年，胸闷气促半年”于2005年9月10日入院。

患者于2年前无明显诱因开始出现咳嗽，呈阵发性干咳，无明显规律，无痰，有时咳少许血丝痰，低热，无畏寒，时有盗汗，无胸痛，半年前开始出现胸闷气促，呈进行性加重，开始为活动后气促，进行性发展为静息状态下亦可出现，无胸痛，无心前区压榨感，感全身乏力。无恶心呕吐，无腹痛腹泻，精神尚可，饮食差，睡眠较差，二便正常，体重近两年约减轻6公斤。在当地以“支气管炎”治疗无效而来院。既往无吸烟史，无家族性遗传病史。

体格检查：T 37.8℃，BP 110/60mmHg，P 86次/分，R 26次/分，体重45kg，发育正常，营养中等，神志清楚，精神可，浅表淋巴结无肿大。面颈部及肩部可见结节性红斑，咽部稍红，扁桃体不大，颈软，双侧呼吸运动减弱，双侧触觉语颤减弱，双肺可闻及细湿啰音及捻发音，心率86次/分，心律规整，心音有力，未闻及杂音。腹部平软，无压痛及反跳痛，肝脾肋下未及，双下肢无水肿。

问题：

1. 该病例首先应考虑做何诊断？

2. 在明确诊断之前，应做哪些实验室检查？

3. 如何明确诊断？如何给出处理建议？

结节病(sarcoidosis)是一种多系统多器官受累的肉芽肿性疾病。常侵犯肺、双侧肺门淋巴结，临床上90%以上有肺的改变，其次是皮肤和眼的病变，浅表淋巴结、肝、脾、肾、骨髓、神经系统、心脏等几乎全身每个器官均可受累。本病为一种自限性疾病，大多预后良好，有自然缓解的趋势。

【病因和发病机制】

病因尚不清楚。曾对感染因素(如细菌、病

笔记栏

毒、支原体、真菌类等)进行观察,未获确切结论。对遗传因素也进行过研究,未能证实。近年有作者以PCR技术在结节病患者中发现结核杆菌DNA阳性率达50%,因此提出结节病是分枝杆菌侵入组织的结果,但许多实验未证实此论点。现多数人认为细胞免疫功能和体液免疫功能紊乱是结节病的重要发病机制。在某种(某些)致结节病抗原的刺激下,肺泡内巨噬细胞(Am)和T4细胞被激活。被激活的Am释放白细胞介素-1(IL-1),IL-1是一种很强的淋巴因子,能激发淋巴细胞释放IL-2,使T4细胞成倍增加并在淋巴激活素的作用下,使B淋巴细胞活化,释放免疫球蛋白,自身抗体的功能亢进。被激活的淋巴细胞可以释放单核细胞趋化因子、白细胞抑制因子和巨噬细胞移行抑制因子。单核细胞趋化因子使周围血中的单核细胞源源不断地向肺泡间质聚集,结节病时其肺泡内浓度约为血液的25倍。在许多未知的抗原及介质的作用下,T淋巴细胞、单核细胞及巨噬细胞等浸润在肺泡内,形成结节病早期阶段——肺泡炎阶段。随着病变的发展,肺泡炎的细胞成分不断减少,而巨噬细胞衍生的上皮样细胞逐渐增多,在其合成和分泌的肉芽肿激发因子(granuloma-inciting factor)等的作用下,逐渐形成典型的非干酪性结节病肉芽肿。后期,巨噬细胞释放的纤维连接素(fibronectin, Fn)能吸引大量的成纤维细胞(Fb),并使其和细胞外基质黏附,加上巨噬细胞所分泌的成纤维细胞生长因子(growth factor of fibroblasts, GFF),促使成纤维细胞数增加;与此同时,周围的炎症和免疫细胞进一步减少以致消失,而导致肺的广泛纤维化。

总之,结节病是未知抗原与机体细胞免疫和体液免疫功能相互抗衡的结果。由于个体的差异(年龄、性别、种族、遗传因素、激素、HLA)和抗体免疫反应的调节作用,视其产生的促进因子和拮抗因子之间的失衡状态,而决定肉芽肿的发展和消退,表现出结节病不同的病理状态和自然缓解的趋势。

【临床表现】

结节病的临床表现视其起病的缓急和累及器官的多少而不同。胸内结节病早期常无明显症状和体征。有时有咳嗽,咳少量痰液,偶见少量咯血;可有乏力、发热、盗汗、食欲减退、体重减轻等。病变广泛时可出现胸闷、气急、甚至发绀。可因合并感染、肺气肿、支气管扩张、肺原性心脏病等加重病情。如同时结节病累及其他器官,可发生相应的症状和体征。如皮肤最常见者为结节性红斑,多见于面颈部、肩部或四肢。也有冻疮样狼疮(lupus pernio)、斑疹、丘疹等。有时发现皮下结节。侵犯头皮可引起脱发。大约有30%的患者可出现皮肤损害。眼部受损者约有15%的病例,可有虹膜睫状体炎、急性色素层炎、角膜-结膜炎等。可出现眼痛、视力模糊、睫状体充血等表现。有部分患者有肝和(或)脾肿大,可见胆红素轻度增高和碱性磷酸酶升高,或有肝功能损害。纵隔及浅表淋巴结常受侵犯而肿大。如累及关节、骨骼、肌肉等,可有多发性关节炎、X线检查可见四肢、手足的短骨多发性小囊性骨质缺损(骨囊肿)。肌肉肉芽肿可引起局部肿胀、疼痛等。约有50%的病例累及神经系统,其症状变化多端。可有脑神经瘫痪、神经肌病、脑内占位性病变、脑膜炎等临床表现。结节病累及心肌时,可有心律失常,甚至心力衰竭表现,约有5%的病例累及心脏。亦可出现心包积液。结节病可干扰钙的代谢,导致血钙、尿钙增高,引起肾钙盐沉积和肾结石。累及脑垂体时可引起尿崩症,下视丘受累时可发生乳汁过多和血清乳泌素升高。对腮腺、扁桃体、喉、甲状腺、肾上腺、胰、胃、生殖系统等受累时,可引起有关的症状和体征,但较少见。结节病可以累及一个脏器,也可以同时侵犯多个脏器。

案例 2-10-2

1. 患者,青年女性。

2. 患者于2年前无明显诱因开始出现咳嗽,呈阵发性干咳,无明显规律,无痰,有时咳少许血丝痰,低热,无畏寒,时有盗汗,无胸痛,半年前开始出现胸闷气促,呈进行性加重,开始为活动后气促,进行性发展为静息状态下亦可出现,无胸痛,无心前区压榨感,感全身乏力。

3. 体格检查:面颈部及肩部可见结节性红斑,咽部稍红,扁桃体不大,颈软,双侧呼吸运动减弱,双侧触觉语颤减弱,双肺可闻及细湿啰音及捻发音。

【实验室和其他检查】

(一)血液检查

活动进展期可有白细胞减少、贫血、血沉增快。有1/2左右的患者血清球蛋白部分增高,以IgG增高者多见,其次是IgG、IgM增高较少见。血浆白蛋白减少。血钙增高,血清尿酸增加,血清碱性磷酸酶增高。血清血管紧张素转化酶(SACE)活性在急性期增加(正常值

笔记栏

为 17.6～34U/ml)，对诊断有参考意义，血清中白介素-2 受体(IL-2R)和可溶性白介素-2 受体(sIL-2R)升高，对结节病的诊断有较为重要的意义。也可以 α_1-抗胰蛋白酶、溶菌酶、β_2-微球蛋白(β-MG)、血清腺苷脱氢酶(ADA)、纤维连接蛋白(Fn)等升高，在临床上有一定参考意义。

(二) 结核菌素试验

约 2/3 结节患者对 100U 结核菌素的皮肤试验无反应或极弱反应。

(三) 结节病抗原(Kveim)试验

以急性结节患者的淋巴结或脾组织制成 1∶10 生理盐水混悬液体为抗原。取混悬液 0.1～0.2ml 做皮内注射，10 天后注射处出现紫红色丘疹，4～6 周后扩散到直径 3～8mm，形成肉芽肿，为阳性反应。切除阳性反应的皮肤做组织诊断，阳性率为 75%～85%左右。有 2%～5%假阳性反应。因无标准抗原，故应用受限制，近年逐渐被淘汰。

(四) 活体组织检查

取皮肤病灶、淋巴结、前斜角肌脂肪垫、肌肉等组织做病理检查可助诊断。在不同部位摘取多处组织活检，可提高诊断阳性率。

(五) 支气管肺泡灌洗液检查

结节病患者支气管肺泡灌洗液(BALF)检查在肺泡炎阶段淋巴细胞和多核白细胞明显升高，主要是 T 淋巴细胞增多，$CD4^+$、$CD4^+/CD8^+$ 比值明显增高。此外，B 细胞的功能亦明显增强。BALF 中 IgG、IgA 升高，特别是 IgG1、IgG3 升高更为突出。有报道若淋巴细胞在整个肺效应细胞中的百分比大于 28%时，提示病变活动。

(六) 经纤维支气管镜肺活检(TBLB)

结节病 TBLB 阳性率可达 63%～97%，0 期阳性率很低，Ⅰ期 50%以上可获阳性，Ⅱ、Ⅲ期阳性率较高。

(七) X 线检查

异常的胸部 X 线表现常是结节病的首要发现，约有 90%以上患者伴有胸片的改变。目前普通 X 线片对结节病的分期仍未统一。1961 年，Scandding 将结节病分为四期(1～4 期)，近年又将其分为五期(0，1～4 期)。而目前较为常用的仍是 Siltzbach 分期，国内亦采用此分类方法(表 2-10-2)。

表 2-10-2 结节病的 Siltzbach 分期

分期	表现
0 期	肺部 X 线检查阴性，肺部清晰
Ⅰ期	两侧肺门和(或)纵隔淋巴结肿大，常伴右气管旁淋巴结肿大，约占 51%
Ⅱ期	肺门淋巴结肿大，伴肺浸润。肺部病变广泛对称地分布于两侧，呈 1～3mm 的结节状、点状或絮状阴影。少数病例可分布在一侧肺或某些肺段。病灶可在一年逐渐吸收，或发展成肺间质纤维化，约占 25%
Ⅲ期	仅见肺部浸润或纤维化，而无肺门淋巴结肿大，约占 15%

以上分期的表现并不说明结节病的发展的顺序规律，Ⅲ期不一定从Ⅱ期发展而来。

(八) 计算机断层扫描(CT)

普通 X 线胸片对结节病诊断的正确率仅有 50%，甚至有 9.6%胸片正常的人肺活检为结节病。因此，近年来 CT 已广泛应用于结节病的诊断。能较准确估计结节病的类型、肺间质病变的程度和淋巴结肿大的情况。尤其是高分辨薄层 CT，为肺间质病变的诊断更为精确，其层厚为1～2mm。

(九) 镓-67(^{67}Ga)肺扫描检查

肉芽肿活性巨噬细胞摄取^{67}Ga 明显增加，肺内结节病肉芽肿性病变和肺门淋巴结可被^{67}Ga所显示，可协助诊断，但无特异性。

案例 2-10-2

1. 血浆白蛋白减少。血钙增高，血清尿酸增加，血清碱性磷酸酶增高。血清血管紧张素转化酶(SACE)活性增加。
2. 结核菌素试验阴性。
3. 取皮肤病灶活体组织检查提示非干酪样坏死性类上皮结节。

【诊断】

结节病的诊断决定于临床症状和体征及组织活检，并除外其他肉芽肿性疾病。其诊断标准可归纳为：①胸部影像学检查显示双侧肺门及纵隔淋巴结对称肿大，伴或不伴有肺内网格、结节状或片状阴影；②组织学活检证实有非干酪性坏死性肉芽肿，且抗酸染色阴性；③SACE或 SL 活性增高；④血清或 BALF 中 sIL-2R 高；⑤旧结核菌素(OT)或 PPD 试验阳性或弱阳性；⑥BALF 中淋巴细胞>10%，且 $CD4^+/CD8^+$ 比值≥3；⑦高血钙、高尿钙症；⑧Kveim试验阳性；⑨除外结核病或其他肉芽

笔记栏

肿性疾病。以上条件中,①、②、③为主要条件,其他为次要条件。

案例 2-10-2

1. 患者,青年女性。

2. 患者于2年前无明显诱因开始出现咳嗽,呈阵发性干咳,无明显规律,无痰,有时咳少许血丝痰,低热,无畏寒,时有盗汗,无胸痛,半年前开始出现胸闷气促,呈进行性加重,开始为活动后气促,进行性发展为静息状态下亦可出现,无胸痛,无心前区压榨感,感全身乏力。

3. 体格检查:面颈部及肩部可见结节性红斑,咽部稍红,扁桃体不大,颈软,双侧呼吸运动减弱,触觉语颤减弱,双肺可闻及细湿啰音及捻发音。

4. 血浆白蛋白减少。血钙增高,血清尿酸增加,血清碱性磷酸酶增高。血清血管紧张素转化酶(SACE)活性增加。

5. 结核菌素试验阴性。

6. 取皮肤病灶活体组织检查提示非干酪样坏死性类上皮结节。

【治疗】

因多数患者可自行缓解,病情稳定、无症状的患者不需治疗。凡症状明显的Ⅱ、Ⅲ期患者及胸外结节病如眼部结节病、神经系统有结节病侵犯、皮肤、心肌受累、血钙、尿钙持续增高,SACE水平明显增高等可用激素治疗。常用泼尼松每日30~60mg,一次口服(或分次服用),用4周后逐渐减量为15~30mg/d,维持量为5~10mg/d,维持一年或更长。长期服用糖皮质激素应严密观察激素的不良反应,其次可选用氯喹、甲氨蝶呤、硫唑嘌呤等治疗。凡能引起血钙、尿钙增高的药物如维生素D,列为禁忌。

案例 2-10-2

可考虑应用糖皮质激素治疗,40~60mg/d,每4周将每天量减少10mg,减量至20mg/d缓慢减量。总疗程1年以上。

【预后】

与结节病的病情相关。急性起病者经治疗或自行缓解,预后较好;而慢性进行性,侵犯多个器官,引起功能损害、肺广泛纤维化等则预后较差。死亡原因常为肺源性心脏病或心肌、脑受侵犯所致。

推荐阅读

Nogee LM, Dunbar AE, Wert SE, et al. 2001. Brief report: a mutation in the surfactant protein C gene associated with familial interstitial lung disease. N Engl J Med, 344:573~579

Newman LS, Rose CS, Maier LA. 1997. Medical progress: sarcoidosis. N Engl J Med, 336:1224~1234

(张扣兴)

第11章 胸膜疾病

第一节 胸腔积液

案例 2-11-1

患者，男，22岁，因"咳嗽、发热3个月，加重伴胸闷1个月余"入院。

患者于3个月前无明显诱因开始出现咳嗽，呈阵发性，无明显规律，无咳痰，无咯血，伴发热，午后出现，体温波动在37.2～38℃，无畏寒，夜间时有盗汗，1个月前咳嗽加重，伴有胸闷，右侧卧位时明显，活动后加重，无胸痛。无恶心呕吐，无腹痛腹泻，精神尚可，饮食睡眠好，二便正常，体重近3个月来约减轻3kg。在外未做任何治疗而来院。同住同学2004年患有肺结核，已治愈。

体格检查：T 37.2℃，P 76次/分，R 20次/分，BP 115/65mmHg，体重57kg，神志清楚，浅表淋巴结无肿大。咽部稍红，扁桃体不大，颈软，胸廓右侧稍饱满，肋间隙增宽，右侧呼吸动度减弱，触觉语颤减低，右中下肺叩呈浊音，左肺呼吸音清晰，右上肺呼吸音低，中下肺呼吸音消失，双肺未闻及干湿啰音。心率76次/分，律齐，心音有力，未闻及杂音。腹部平软，无压痛及反跳痛，肝脾肋下未及，双下肢无水肿。

问题：

1. 该病例首先应考虑做何诊断？
2. 在明确诊断之前，应做哪些实验室检查？
3. 如何明确诊断？如何给出处理建议？

胸膜腔是位于肺和胸壁之间的一个潜在的腔隙。在正常情况下脏层胸膜和壁层胸膜表面上有一层很薄的液体，在呼吸运动时起润滑作用。胸膜腔和其中的液体并非处于静止状态，在每一次呼吸周期中胸膜腔的形状和压力均有很大变化，使胸膜腔液体持续滤出和吸收并处于动态平衡，任何因素使胸膜腔内液体形成过快或吸收过缓，即产生胸腔积液（pleural effusions，简称胸水）。

【病因与发病机制】

胸腔积液是常见的内科问题，肺、胸膜和肺外疾病均可引起。临床上常见的病因和发病机制有：

（一）胸膜毛细血管内静水压增高

如充血性心力衰竭、缩窄性心包炎、血容量增加、上腔静脉或奇静脉受阻，产生胸腔漏出液。

（二）胸膜通透性增加

如胸膜炎症（肺结核、肺炎）、结缔组织病（系统性红斑狼疮、类风湿关节炎）、胸膜肿瘤（恶性肿瘤转移、间皮瘤）、肺梗死、膈下炎症（膈下脓肿、肝脓肿、急性胰腺炎）等，产生胸腔渗出液。

（三）胸膜毛细血管内胶体渗透压降低

如低蛋白血症、肝硬化、肾病综合征、急性肾小球肾炎、黏液性水肿等，产生胸腔漏出液。

（四）壁层胸膜淋巴引流障碍

癌性淋巴管阻塞、发育性淋巴管引流异常等，产生胸腔渗出液。

（五）损伤

主动脉瘤破裂、食管破裂、胸导管破裂等，产生血胸、脓胸和乳糜胸。

【临床表现】

（一）症状

呼吸困难是最常见的症状，可伴有胸痛和咳嗽。呼吸困难与胸廓顺应性下降、患侧膈肌受压、纵隔移位、肺容量下降刺激神经反射有关。病因不同，其症状有所差别。结核性胸膜炎多见于青年人，常有发热、干咳、胸痛，随着胸水量的增加胸痛可缓解，但可出现胸闷、气促；恶性胸腔积液多见于中年以上患者，一般无发热，胸部隐痛，伴有消瘦和呼吸道或原发部位肿瘤的症状，炎症积液多为渗出性，常伴有咳嗽、咳痰、胸痛及发热；心力衰竭所致胸腔积液多为漏出液，有心功能不全的其他表现；肝脓肿所伴右侧胸腔积液可为反应性胸膜炎，亦可为脓胸，多有发热和肝

笔记栏

区疼痛。症状也与积液量有关，积液量少于0.3～0.5L时，症状多不明显；大量积液时，心悸及呼吸困难更加明显。

(二) 体征

与积液量有关。少量积液可无明显体征，或可触及胸膜摩擦感及听到胸膜摩擦音。中至大量积液时，患侧胸廓饱满，触觉语颤减弱，局部叩诊呈浊音，呼吸音减低或消失。可伴有气管、纵隔向健侧移位。肺外疾病如胰腺炎和类风湿关节炎等，引起胸腔积液多有原发病的体征。

案例 2-11-1

1. 患者男，22岁，青壮年。

2. 患者于3个月前无明显诱因开始出现咳嗽，发热，午后出现，体温波动在37.2～38℃，无畏寒，夜间时有盗汗，1个月前咳嗽加重，伴有胸闷，右侧卧位时明显，活动后加重，无胸痛。

3. 胸廓右侧稍饱满，肋间隙增宽，右侧呼吸动度减弱，触觉语颤减弱，右中下肺叩呈浊音，左肺呼吸音清晰，右上肺呼吸音低，中下肺呼吸音消失。

【实验室与特殊检查】

(一) 诊断性胸腔穿刺和胸水检查

对明确积液性质及病因诊断均至关重要。疑为渗出液必须做胸腔穿刺，如有漏出液病因则避免胸腔穿刺。不能确定时应做胸腔穿刺抽液检查。

1. 外观 漏出液透明清亮，静置不凝固，相对比重<1.016～1.018。渗出液可呈多种颜色，以草黄色多见，易有凝块，相对比重>1.018。血性胸水呈洗肉水样或静脉血样，多见于肿瘤、结核和肺栓塞。乳状胸水多为乳糜胸。巧克力色胸水考虑阿米巴肝脓肿破溃入胸腔的可能。黑色胸水可能为曲霉感染。黄绿色胸水见于类风湿关节炎。

2. 细胞 胸膜炎症时，胸水中可见各种炎症细胞及增生与退化的间皮细胞。漏出液的细胞数少于100×10^6/L，以淋巴细胞与间皮细胞为主。渗出液的白细胞数常超过500×10^6/L。脓胸时白细胞多达$10\ 000\times10^6$/L以上。中性粒细胞增多时提示急性炎症；淋巴细胞为主则多为结核性或肿瘤性；寄生虫感染或结缔组织病时嗜酸粒细胞常增多。胸水中红细胞超过5×10^9/L时可呈淡红色，多由恶性肿瘤或结核所致。胸腔穿刺损伤血管亦可引起血性胸水，应谨慎鉴别。红细胞超过100×10^9/L时，应考虑创伤、肿瘤或肺梗死。胸水血细胞比容>外周血的50%以上时为血胸。

恶性胸水中约有40%～90%可查到恶性肿瘤细胞，反复多次检查可提高检出率。胸水标本有凝块时，应固定及切片行组织学检查。胸水中恶性肿瘤细胞常有核增大且大小不一、核畸变、核深染、核浆比例失常及异常有丝分裂等特点，胸水中间皮细胞常有变形，易误认为肿瘤细胞。结核性胸水中间皮细胞常低于5%。系统性红斑狼疮并发胸腔积液时，可找到狼疮细胞。

3. pH 正常胸水pH接近7.6。pH降低见于多种原因的胸腔积液，如脓胸、食管破裂、类风湿性关节炎时积液；pH<7.0仅见于脓胸及食管破裂所致的胸腔积液。结核性和恶性积液的pH也可降低。pH对感染的鉴别诊断价值优于葡萄糖。

4. 病原体 胸水涂片查找细菌及培养，有助于病原诊断。结核性胸膜炎胸水沉淀后做结核菌培养，阳性率仅20%。巧克力色胸水应镜检阿米巴滋养体。

5. 蛋白质 渗出液的蛋白含量较高(>30g/L)，胸水/血清比值大于0.5。漏出液的蛋白含量较低(<30g/L，以白蛋白为主，黏蛋白试验(Rivelta试验)阴性。

6. 类脂 乳糜胸的胸水呈乳状，离心后不沉淀，苏丹Ⅲ染成红色；三酰甘油含量>1.24mmol/L，胆固醇不高，脂蛋白电泳可显示乳糜微粒，多见于胸导管破裂，假性乳糜胸的胸水呈淡黄或暗褐色，含有胆固醇结晶及大量退变细胞（淋巴细胞，红细胞），胆固醇多大于5.18mmol/L，三酰甘油含量正常。与陈旧性积液的胆固醇积聚有关，见于陈旧性结核性胸膜炎、恶性胸水、肝硬化和类风湿关节炎胸腔积液等。

7. 葡萄糖 正常胸水葡萄糖含量与血中含量相近，随血葡萄糖的升降而改变。测定胸水葡萄糖含量，有助于鉴别胸腔积液的病因。漏出液与大多数渗出液的葡萄糖含量正常；而脓胸、类风湿关节炎、系统性红斑狼疮、结核和恶性胸积液中含量可<3.3mmol/L。若胸膜病变范围较广，使葡萄糖及酸性代谢产物难以透过胸膜，葡萄糖和pH均较低。若由肿瘤引起，提示肿瘤广泛浸润，其胸水肿瘤细胞发现率高，胸膜活检阳性率高，胸膜固定术效果差，患者存活时间亦短。

8. 酶 渗出液乳酸脱氢酶(LDH)含量增高，大于200U/L，且胸水/血清LDH比值率大于0.6。LDH是反映胸膜炎症程度的指标，其值

笔记栏

越高，表明炎症越明显。LDH>500U/L 常提示为恶性肿瘤或胸水已并发细菌感染。

胸水淀粉酶升高可见于急性胰腺炎、恶性肿瘤等。急性胰腺炎伴胸腔积液时，淀粉酶溢漏致使该酶在胸水中的含量高于血清中含量。部分患者胸痛剧烈、呼吸困难，可能掩盖腹部症状，此时胸水淀粉酶已升高，临床诊断应予注意。淀粉酶同工酶测定有助于肿瘤的诊断，如唾液型淀粉酶升高而非食管破裂，则恶性肿瘤的可能性极大。

腺苷脱氨酶(ADA)在淋巴细胞内含量较高。结核性胸膜炎时，因细胞免疫受刺激，T 淋巴细胞活性增强，故胸水中 ADA 多高于 45U/L，其诊断结核性胸膜炎的敏感度较高。但 HIV 合并结核性胸膜炎患者，胸水 ADA 不升高。

9. 免疫学检查 结核性与恶性胸腔积液中 T 淋巴细胞增高，尤以结核性胸膜炎为显著，可高达 90%，且以 $CD4^+$ 为主。结核性胸膜炎胸水 γ-干扰素多大于 200pg/ml。恶性胸腔积液中的 T 细胞功能受抑制，其对自体肿瘤细胞的杀伤活性明显较外周血淋巴细胞低，提示恶性胸腔积液患者胸腔局部免疫功能呈抑制状态。系统性红斑狼疮及类风湿关节炎引起的胸腔积液中补体 C_3、C_4 成分降低，免疫复合物含量增高。系统性红斑狼疮胸水中抗核抗体滴度可达1∶160以上。

10. 肿瘤标志物 癌胚抗原(CEA)在恶性胸水中早期即可升高，且比血清更显著。若胸水 CEA>20μg/L 或胸水/血清 CEA>1，常提示为恶性胸水，其敏感性为 40%～60%，特异性为 70%～88%。胸水端粒酶测定诊断恶性胸水的敏感性和特异性均大于 90%。近年还开展了许多肿瘤标志物检测，如肿瘤糖链相关抗原、细胞角蛋白 19 片段、神经元特异性烯醇酶等，可作为鉴别诊断的参考。联合检测多种肿瘤标志物，可提高阳性检出率。

(二) X 线检查

其改变与积液量和是否有包裹或粘连有关。极小量的游离性胸腔积液，胸部 X 线仅见肋膈角变钝；积液量增多时显示向外、向上的弧形上缘的积液影。平卧时积液散开，使整个肺野透亮度降低。大量积液时患侧胸部有致密影，气管和纵隔推向健侧(图 2-11-1)。液气胸时有气液平面，积液时常遮盖肺内原发病灶，故复查胸片应在抽液后，可发现肺部肿瘤或其他病变。包裹性积液不随体位改变而变动，边缘光滑饱满，多局限于叶间或肺与膈之间。肺底积液可仅有假性膈肌升高和(或)形状的改变。CT 检查可显示少量胸腔积液、肺内病变、胸膜间皮瘤、胸内转移性肿瘤、纵隔和气管淋巴结等病变，有助于病因诊断。

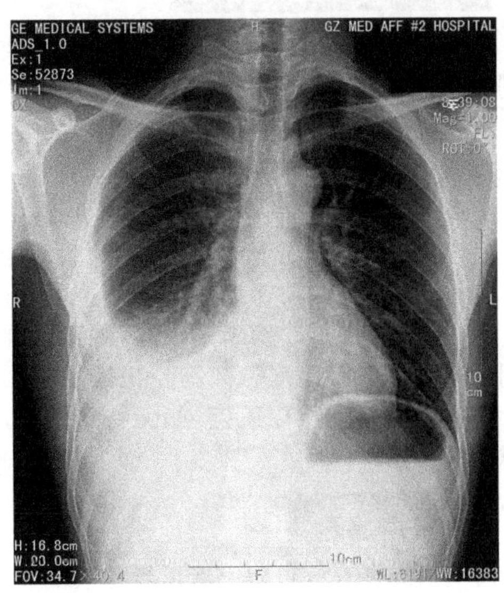

图 2-11-1 右胸腔积液 X 线胸片

(三) 超声检查

超声探测胸腔积液的灵敏度高，定位准确。临床用于估计胸腔积液的深度和积液量，协助胸腔穿刺定位。B 超引导下胸腔穿刺用于包裹性和少量胸腔积液(图 2-11-2)。

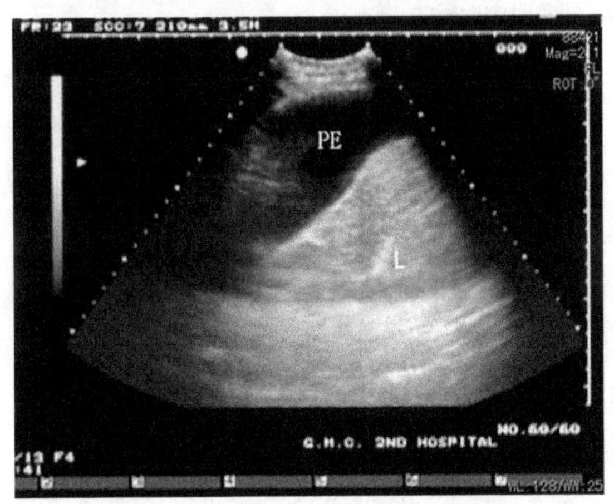

图 2-11-2 胸腔积液超声声像图
(PE：胸腔积液，L：肝脏)

(四) 胸膜活检

经皮闭式胸膜活检对胸腔积液的病因诊断有重要意义，可发现肿瘤、结核和其他胸膜病变。拟诊结核病时，活检标本除做病理检查外，还应作结核分枝杆菌培养。胸膜针刺活检具有简单、易行、损伤性较小的优点，阳性诊断率为 40%～75%。CT 或 B 超引导下活检可提高成功率。脓胸或有出血倾向者不宜做胸膜活检。如活检证实为恶性胸膜间皮瘤，在 1 个月内应对活检部分行放射治疗，以防止针道种植。

笔记栏

（五）胸腔镜或开胸活检

对上述检查不能确诊者，必要时可经胸腔镜或剖胸直视下活检。由于胸膜转移性肿瘤 87%在脏层，47%在壁层，故此项检查有积极的意义。胸腔镜检查对恶性胸腔积液的病因诊断率最高，可达 70%～100%，为拟定治疗方案提供了依据。通过胸腔镜能全面检查胸膜腔，观察病变的形态特征、分布范围及邻近器官受累情况，且可在直视下多处活检，故诊断率较高，肿瘤的临床分期较准确。临床上有少数胸腔积液的病因虽经上述诸种检查仍难以确定，如无特殊禁忌，可考虑剖胸探查。

（六）支气管镜

对咯血或疑有气道阻塞者可行此项检查。

案例 2-11-1

1. PPD 强阳性。

2. 胸水常规：草黄色，相对比重>1.018，WBC 800×10^6/L，淋巴细胞 0.8，pH7.4。

3. 胸水生化：Rivelta 试验阳性，蛋白>30g/L，ADA 90U/L，T 淋巴细胞 80%。

4. X 线：右肺野大片密实影，呈外高内低弧形积液影。

【诊断】

根据病史，临床表现及体征，结合胸部 X 线表现，一般可以做出胸腔积液诊断，但需进一步明确积液原因，进行胸水的多项实验室检查，进行对因治疗。

案例 2-11-1

1. 患者男，22 岁，青壮年。

2. 咳嗽，胸闷，气促，右侧卧位明显，午后低热，时有盗汗，体重近 3 个月减轻 3 公斤。

3. 查体：胸廓右侧稍饱满，肋间隙增宽，右侧呼吸动度减弱，触觉语颤减弱，右中下肺叩呈浊音，左肺呼吸音清晰，右上肺呼吸音低，右中下肺呼吸音消失。

4. PPD 强阳性。

5. 胸水常规：草黄色，相对比重>1.018，WBC 800×10^6/L，L 0.8 pH7.4。胸水生化：Rivelta 试验阳性，蛋白>30g/L，ADA 90U/L，T 淋巴细胞 80%。

6. X 线胸片：右肺野大片密实影，呈外高内低的弧形积注影。

【治疗】

胸腔积液为胸部或全身疾病的一部分，病因治疗尤为重要。

（一）结核性胸膜炎

1. 一般治疗 包括休息、营养支持和对症治疗。

2. 抽液治疗 由于结核性胸膜炎的胸水蛋白含量高，容易引起胸膜粘连，原则上应尽快抽尽胸腔内积液。抽液还可以解除肺、心脏、血管受压，改善呼吸，使肺功能免受损伤。抽液后减轻毒性症状，体温下降，有助于使被压迫的肺迅速复张。大量胸水者每周抽液 2～3 次，直至胸水完全消失。首次抽液不超过 700ml，以后每次抽液量不应超过 1 000ml，过快、过多抽液可使胸腔压力骤降，发生复张后肺水肿或循环衰竭。表现为剧咳、气促，咳大量泡沫状痰，双肺满布湿啰音，PaO_2下降，X 线显示肺水肿征，应立即吸氧，酌情应用糖皮质激素及利尿药，控制液体入量，严密检测病情与酸碱平衡，有时需气管插管机械通气。若抽液时发生头晕、冷汗、心悸、面色苍白、脉细等表现应考虑“胸膜反应”，应立即停止抽液，使患者平卧，必要时皮下注射 0.1%肾上腺素 0.5ml，密切观察病情，注意血压变化，防止休克。一般情况下，抽胸水后没必要胸腔内注射抗结核药物，但可注入链霉素等防止胸膜粘连。

3. 抗结核治疗 见本篇第 5 章。

4. 糖皮质激素 疗效不肯定。有全身毒性症状严重、大量胸水者，在抗结核药物治疗的同时，可尝试加用泼尼松 30mg/d，分 3 次口服。待体温正常、全身毒性症状减轻、胸水量明显减少时，即应逐渐减量以至停用。停药速度不宜过快，否则易出现反跳现象，一般疗程约 4～6 周。注意不良反应或结核播散，应慎重掌握适应证。

案例 2-11-1

处方及医生指导

1. 去除病因：抗结核治疗。

2.抽液治疗：大量胸水者每周抽液 2～3次，直至胸水完全消失。首次抽液不超过 700ml，以后每次抽液量不应超过 1 000ml。

3. 糖皮质激素：有全身毒性症状严重、大量胸水者，在抗结核药物治疗的同时，可尝试加用泼尼松 30mg/d，分 3 次口服。

笔记栏

（二）类肺炎性胸腔积液和脓胸

前者一般积液量少，经有效的抗生素治疗后可吸收，积液多者应胸腔穿刺抽液，胸水 pH<7.2 时应肋间插管闭式引流。脓胸的治疗原则是控制感染、引流胸腔积液及促进肺复张，恢复肺功能。抗菌药物要足量，体温恢复正常后再持续用药 2 周以上，防止脓胸复发，急性期联合抗厌氧菌的药物，全身及胸腔内给药。引流是脓胸最基本的治疗方法，应反复抽脓或闭式引流。可用 2%碳酸氢钠或生理盐水反复冲洗脓腔，然后注入适量抗生素及链激酶，使脓液稀释，便于引流。少数脓胸可采用肋间插管闭式引流。对有支气管胸膜瘘者不宜冲洗胸腔，以免细菌播散。慢性脓胸应改进原有的脓腔引流，也可考虑外科胸膜剥脱术等治疗。此外，一般支持治疗亦相当重要，应给予高能量、高蛋白及富含维生素的食物，纠正水电解质紊乱及维持酸碱平衡，必要时可予少量多次输血。

（三）恶性胸腔积液

包括原发病和胸腔积液的治疗。例如，部分小细胞肺癌所致胸腔积液全身化疗有一定疗效，纵隔淋巴结有转移者可行局部放射治疗。胸腔积液多为晚期恶性肿瘤的常见并发症，其胸水生长迅速，常因大量积液压迫引起严重呼吸困难，甚至导致死亡。常需反复胸腔穿刺抽液，但反复抽液可使蛋白丢失太多，效果不理想。可选择化学性胸膜固定术，在抽吸胸水或胸腔插管引流后，胸腔内注入博来霉素、顺铂、丝裂霉素等抗肿瘤药物，也可注入胸膜粘连剂，如滑石粉等，可缓解胸水的产生。也可胸腔内注入生物免疫调节剂，如短小棒状杆菌疫苗、白介素-2、干扰素、淋巴因子激活的杀伤细胞、肿瘤浸润性淋巴细胞等，可抑制恶性肿瘤细胞，增强淋巴细胞局部浸润及活性，并使胸膜粘连。此外，可胸腔内插管持续引流，目前多选用细管引流，具有创伤小、易固定、疗效好、可随时胸腔内注入药物等优点。对插管引流后肺仍不复张者，可行胸-腹腔分流术或胸膜切除术。虽经上述多种治疗，恶性胸腔积液的预后不良。

第二节　气　　胸

案例 2-11-2

患者，男，19 岁，因“咳嗽、胸痛、气促 1 天”于 2006 年 3 月 10 日入院。

患者于一天前搬重物时突然出现右侧剧烈胸痛，无肩背部放射，无心慌心悸，无压榨感，咳嗽，为阵发性剧咳，无痰，无发热盗汗，伴气促，静息状态下可出现，感呼吸窘迫，精神紧张，饮食睡眠好，二便正常。在外未做任何治疗而来院。同住同学 2004 年患有肺结核，已治愈。

体格检查：T 37.2℃，P 76 次/分，R 28 次/分，BP 105/65mmHg。体重 57kg，身高 178cm，发育正常，营养中等，神志清醒，精神可，浅表淋巴结无肿大。咽部不红，扁桃体不大，颈软，右侧胸廓稍饱满，肋间隙增宽，右侧呼吸动度减弱，触觉语颤减低，左肺叩呈清音，右肺叩呈鼓音，左肺肺呼吸音增粗，右肺呼吸音消失，双肺未闻及干湿性啰音。心率 90 次/分，心律规整，心音有力，未闻及杂音。腹部平软，无压痛及反跳痛，肝脾肋下未及，双下肢无水肿。

问题：

1. 该病例首先应考虑做何诊断？
2. 在明确诊断之前，应做哪些实验室检查？
3. 如何明确诊断？如何给出处理建议？

胸膜腔是不含气体的密闭的潜在腔隙。当气体进入胸膜腔造成积气状态时，称为气胸。

【分类】

气胸可分成自发性、外伤性和医源性三类。自发性气胸又可分成原发性和继发性，前者发生在无基础肺疾病的健康人，后者常发生在有基础肺疾病的患者，如慢性阻塞性肺疾病。外伤性气胸系胸壁的直接或间接损伤所致，医源性气胸由诊断和治疗操作所致。气胸是常见的内科急症，男性多于女性。

【病因与发病机制】

正常情况下胸膜腔内没有气体，这是因为毛细血管血中各种气体分压的总和仅为 706mmHg，比大气压低 54mmHg。呼吸周期胸腔内压均为负压，系胸廓向外扩张，肺向内弹性回缩对抗产生。胸腔内出现气体仅在三种情况下发生：①肺泡与胸腔壁之间产生破口，气体将从肺泡进入胸腔直到压力差消失或破口闭合；②胸壁创伤产生与胸腔的交通，也出现同样的结果；③胸腔内有产气的微生物，临床上主要见于前两种情况。气胸时失去了负压对肺的牵引作用，甚至因正压对肺产生压迫，使肺失去膨胀能力，表现为肺容积缩小、肺活量减低、最大通气量

笔记栏

降低的限制性通气功能障碍。由于肺容积缩小，初期血流量并不减少，产生通气/血流比例减少，导致动静脉分流，出现低氧血症。大量气胸时，由于失去负压吸引静脉血回流到心脏，甚至胸膜腔内正压对血管和心脏的压迫，使心脏充盈减少，心搏出量降低，引起心率加快、血压降低，甚至休克。张力性气胸可引起纵隔移位，引起循环障碍，甚至窒息死亡。

原发性自发性气胸多见于瘦高体型的男性青壮年，常规X线检查肺部无显著病变，但可见胸膜下大疱，多在肺尖部，此种胸膜下大疱的原因尚不清楚，与吸烟、身高和小气道炎症可能有关，也可能与非特异性炎症瘢痕或弹性纤维先天性发育不良有关。

继发性自发性气胸多见于有基础肺部病变者，由于病变引起细支气管不完全阻塞，形成肺大疱破裂。如肺结核、COPD、肺癌、尘肺等。月经性气胸仅在月经来潮前后24～72小时内发生，病理机制尚不清楚，可能是胸膜上有异位子宫内膜破裂所致，妊娠期气胸可因每次妊娠而发生，可能与激素变化和胸廓的顺应性改变有关。

脏层胸膜破裂或胸膜粘连带撕裂，如其中的血管破裂可形成自发性血气胸。航空、潜水作业而无适当防护措施时，从高压环境突然进入低压环境，以及机械通气压力过高时，均可发生气胸。抬举重物用力过猛，剧咳、屏气甚至大笑等，可能是促使气胸发生的诱因。

案例 2-11-2

1. 患者，19岁，青年男性，瘦长体型，好发。

2. 搬重物时突然出现胸痛，剧烈干咳，伴气促，存在明显诱因。

【临床类型】

根据脏层胸膜破裂的不同情况及其气胸发生后对胸腔内压力的影响，自发性气胸通常分为以下三种类型。

(一) 闭合性(单纯性)气胸

胸膜破裂口较小，随肺萎缩而闭合，空气不再继续进入胸膜腔。胸膜腔内压接近或略超过大气压。测定时可为正压亦可为负压，视气体量多少而定。抽气后压力下降而不复升，表明其破裂口不再漏气。

(二) 交通性(开放性)气胸

破裂口较大或因两层胸膜间有粘连或牵拉，使破口持续开放，吸气与呼气时空气自由进出胸膜腔，胸膜腔内压在0cmH_2O上下波动；抽气后可呈负压，但观察数分钟，压力又复升至抽气前水平。

(三) 张力性(高压性)气胸

破裂口呈单向活瓣或活塞作用，吸气时胸廓扩大，胸膜腔内压变小，空气进入胸膜腔；呼气时胸膜腔内压升高，压迫活瓣使之关闭，致使胸膜腔内空气越积越多，内压持续升高，使肺脏受压，纵隔向健侧移位，影响心脏血液回流。此型气胸的胸膜腔内压测定常超过10cmH_2O，甚至高达20cmH_2O，抽气后胸膜腔内压可下降，但又迅速复升，对机体呼吸循环功能的影响最大，必须紧急抢救处理。

【临床表现】

气胸症状的轻重与有无肺基础疾病及功能状态、气胸发生的速度、胸膜腔内积气量及其压力大小三个因素有关。若原已存在严重的肺功能减退，即使积气量小，也可有明显的呼吸困难；年轻人即使肺压缩80%以上，有的症状亦可很轻。

(一) 症状

发病前部分患者可能有持重物、屏气、剧烈体力活动等诱因，但多数患者在正常活动或安静休息时发生，偶有在睡眠中发病者。大多数起病急骤，患者突感一侧胸痛，针刺样或刀割样，持续时间短暂，继之胸闷和呼吸困难，可伴有刺激性咳嗽，系气体刺激胸膜所致。少数患者可发生双侧气胸，以呼吸困难为突出表现。积气量大或原已有较严重的慢性肺疾病者，呼吸困难明显，患者不能平卧。如果侧卧，则被迫健侧卧位，以减轻呼吸困难。张力性气胸时胸腔内压骤然升高，肺被压缩，纵隔移位，迅速出现严重呼吸循环障碍；患者表情紧张、胸闷、挣扎坐起、烦躁不安、发绀、冷汗、脉速、虚脱、心律失常，甚至发生意识不清，呼吸衰竭。

(二) 体征

取决于积气量的多少和是否伴有胸腔积液。少量气胸的体征不明显，尤其在肺气肿患者更难确定，听诊呼吸音减弱具有重要意义。大量气胸时，气管向健侧移位，患侧胸部隆起，呼吸运动与触觉语颤减弱，叩诊呈过清音或鼓音，心或肝浊音界缩小或消失，听诊呼吸音减弱或消失。左侧少量气胸或纵隔气肿时，有时可在左心缘处听到与心跳一致的气泡破裂音。液气胸时，胸内有振

笔记栏

水声。血气胸如失血量过多，可使血压下降，甚至发生失血性休克。

为了便于临床观察和处理，根据临床表现把自发性气胸分成稳定型和不稳定型，符合下列所有表现者为稳定型：呼吸频率＜24 次/分；心率为 60～120 次/分；血压正常；呼吸室内空气时 SaO_2＞90%；两次呼吸间说话成句。

> **案例 2-11-2**
>
> 1. 患者，19 岁，青年男性，瘦长体型。
>
> 2. 搬重物时突然出现右侧胸痛，剧烈干咳，伴气促，休息后不能缓解。
>
> 3. 体格检查：右侧肋间隙增宽，胸廓饱满，叩诊呈鼓音，右肺呼吸消失。

【影像学检查】

X 线胸片检查时诊断气胸的重要方法，可显示肺受压程度、肺内病变情况以及有无胸膜粘连、胸腔积液及纵隔移位等。气胸的典型 X 线表现为被压缩的肺边缘呈外凸弧形的细线条形阴影，称为气胸线，线外透亮度增高，无肺纹理，线内为压缩的肺组织。大量气胸时，肺脏向肺门回缩，呈圆球形阴影。大量气胸或张力性气胸，常显示纵隔及心脏移向健侧。合并纵隔气肿时在纵隔旁可见透光带(图 2-11-3)。

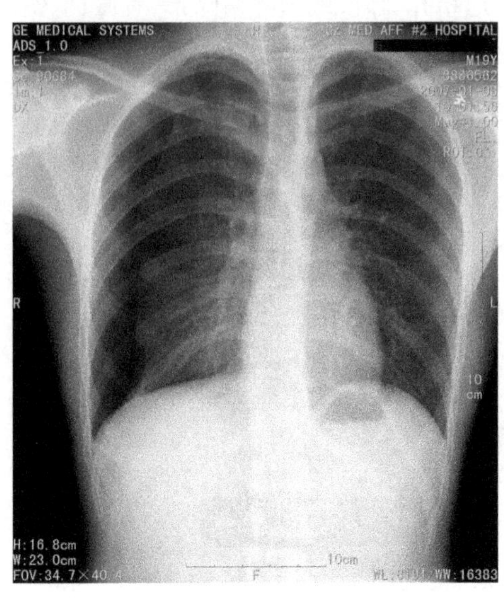

图 2-11-3　右侧气胸 X 线胸片

肺结核或肺部慢性炎症使胸膜多处粘连，发生气胸时，多呈局限性包裹，有时包裹互相通连。气胸若延及下部胸腔，肋膈角变锐利。合并胸腔积液时，显示气液平面，透视下变动体位可见液面亦随之移动。局限性气胸在后前位胸片易遗漏，侧位胸片可协助诊断，或在 X 线透视下转动体位可发现气胸。

CT 表现为胸膜腔内出现极低密度的气体影，伴有肺组织不同程度的萎缩改变。CT 对小量气胸、局限性气胸以及肺大疱与气胸的鉴别，比 X 线胸片更敏感和准确。

气胸容量的大小可依据后前位 X 线胸片判断。由于气胸容量近似肺直径立方与单侧胸腔直径立方的比率，侧胸壁与肺边缘的距离为 1cm 时，约占单侧胸腔容量的 25%左右，2cm 时约 50%，故从侧胸壁与肺边缘的距离≥2cm 为大量气胸，＜2cm 时为小量气胸。如从肺尖气胸线至胸腔顶部估计气胸的大小，距离≥3cm 为大量气胸，＜3cm 为小量气胸。

> **案例 2-11-2**
>
> X 线胸片：右肺野外带可见肺叶压缩带边缘，肺叶压缩约 50%。

【诊断】

根据病史、好发年龄及体型特点，发病诱因，临床表现及体征，胸部 X 线表现，一般可以做出气胸诊断，必要时可行胸部 CT 排除肺大疱可能。

> **案例 2-11-2**
>
> 1. 患者，19 岁，青年男性，瘦长体型，好发。
>
> 2. 搬重物时突然出现胸痛，剧烈干咳，伴气促，存在明显诱因。
>
> 3. 体格检查：右侧肋间隙增宽，胸廓饱满，叩诊呈鼓音，右肺呼吸消失。
>
> 4. X 线胸片：右肺野外带可见肺叶压缩带边缘，肺叶压缩约 50%。

【治疗】

自发性气胸的治疗目的是促进患侧肺复张、消除病因及减少复发。治疗具体措施有保守治疗、胸腔减压、经胸腔镜手术或开胸手术等。应根据气胸的类型与病因、发生频次、肺压缩程度、病情状态及有无并发症等适当选择。部分轻症者可经保守治疗治愈，但多数需做胸腔减压以助患者肺复张，少数患者(约10%～20%)需手术治疗。

影响肺复张的因素包括患者年龄、基础肺疾病、气胸类型、肺萎缩时间长短及治疗措施等。老年人肺复张需时间较长；交通性气胸较闭合性气胸需时长；有基础肺疾病、肺萎缩时间长者肺

笔记栏

复张时间亦长；单纯卧床休息肺复张时间，显然较胸腔闭式引流或胸腔穿刺抽气为长。有支气管胸膜瘘、脏层胸膜增厚、支气管阻塞者，均可妨碍肺复张，并易导致慢性持续性气胸。

(一) 保守治疗

主要适用于稳定型小量气胸，首次发生的症状较轻的闭合性气胸。应严格卧床休息，酌情给予镇静剂、镇痛等药物。由于胸腔内气体分压和肺毛细血管内气体分压存在压力差，每日可自行吸收胸腔内气体容积（胸片的气胸面积）的1.24%～1.8%。高浓度吸氧可加快胸腔内气体的吸收。保守治疗需密切监测病情改变，尤其在气胸发生后24～48小时内。如患者年龄偏大并有肺基础疾病如肺气肿，其胸膜破裂口愈合慢，呼吸困难等症状严重，即使气胸量较小，原则上亦不主张采取保守治疗。

此外，不可忽视肺基础疾病的治疗。如明确因肺结核并发气胸，应予抗结核药物；由肺部肿瘤所致气胸者，可先作胸腔闭式引流，待明确肿瘤的病理学类型及有无转移等情况后，再进一步作针对性治疗。COPD合并气胸者应注意积极控制肺部感染，解除气道痉挛等。

(二) 排气疗法

1. 胸腔穿刺抽气 适用于小量气胸、呼吸困难较轻、心肺功能尚好的闭合性气胸患者。抽气可加速肺复张，迅速缓解症状。通常选择患侧胸部锁骨中线第2肋间为穿刺点，局限性气胸则要选择相应的穿刺部位。皮肤消毒后用气胸针或细导管直接穿刺入胸腔，随后连接于50ml或100ml注射器或气胸机抽气并测压，直到患者呼吸困难缓解为止。一次抽气量不宜超过1 000ml，每日或隔日抽气一次。张力性气胸病情危急，应迅速解除胸腔内正压以避免发生严重的并发症，紧急时需立即胸腔穿刺排气，无其他抽气设备时，为了抢救患者生命，可用粗针头迅速刺入胸膜腔以达到暂时减压的目的。亦可用粗注射针头，在其尾部扎上橡皮指套，指套末端剪一小裂缝，插入胸腔做临时排气，高压气体从小裂缝排除，待胸腔内压减至负压时套囊即行塌陷，小裂缝关闭，外界空气即不能进入胸膜腔。

2. 胸腔闭式引流 适用于不稳定型气胸、呼吸困难明显、肺压缩程度较重、交通性或张力性气胸、反复发生气胸的患者。无论其气胸容量多少，均应尽早行胸腔闭式引流。插管部位一般多取锁骨中线外侧第2肋间或腋前线第4～5肋间，如为局限性气胸或需引流胸腔积液，则应根据X线胸片或在X线透视下选择适当部位进行插管排气引流。插管前，在选定部位先用气胸箱测压以了解气胸的类型，然后在局麻下沿肋骨上缘平行做1.5～2cm皮肤切口，用套管针穿刺进入胸膜腔，拔去针芯，通过套管将灭菌胶管插入胸腔。亦可在切开皮肤后，经钝性分离肋间组织达胸膜，再穿破胸膜将导管直接送入胸膜腔。一般选用胸腔引流专用的硅胶管，或外科胸腔引流管。

笔记栏

3. 化学性胸膜固定术 由于气胸复发率高，为了预防复发，可胸腔内注入硬化剂，产生无菌性胸膜炎症，使脏层和壁层胸膜粘连，从而消灭胸膜腔间隙。主要适用于拒绝手术的下列患者：①持续性或复发性气胸；②双侧气胸；③合并肺大疱；④肺功能不全，不能耐受手术的者。常用的硬化剂有多西环素、滑石粉等。

(三) 手术治疗

经内科治疗无效的气胸可为手术适应证，主要适用于长期气胸、血气胸、双侧气胸、复发性气胸、张力性气胸引流失败者、胸膜增厚致肺膨胀不全或影像学有多发肺大疱者。手术治疗成功率高、复发率低。

1. 胸腔镜 直视下粘连带烙断术促进破口关闭；对肺大疱或破裂口喷涂纤维蛋白胶或医用ZT胶；或用Nd:YAG激光或二氧化碳激光烧灼<20mm的肺大疱。电视辅助胸腔镜手术可行肺大疱结扎、肺段或肺叶切除，具有微创、安全等优点。

2. 开胸手术 如无禁忌，亦可考虑开胸修补破口，肺大疱结扎，手术过程中用纱布擦拭胸腔上部壁层胸膜，有助于促进术后的胸膜粘连。若肺内原有明显病变，可考虑将肺叶或肺段切除。

案例 2-11-2

1. 严格卧床休息，吸氧，适当镇咳。

2. 取右锁骨中线第2肋间为穿刺点，行胸腔闭式引流术。

(四) 并发症及其处理

1. 脓气胸 由金黄色葡萄球菌、肺炎克雷伯杆菌、铜绿假单胞菌、结核分枝杆菌以及多种厌氧菌引起的坏死性肺炎、肺脓肿以及干酪样肺炎可并发脓气胸，也可因胸穿或肋间插管引流所致。病情多危重，常有支气管胸膜瘘形成。脓液中可查到病原菌。除积极使用抗生素外，应插管引流，胸腔内生理盐水冲洗，必要时尚应根据具体情况考虑手术。

2. 血气胸 自发性气胸伴有胸膜腔内出

血，常与胸膜粘连带内血管断裂有关，肺完全复张后，出血多能自行停止，若继续出血不止，除抽气排液及适当输血外，应考虑开胸结扎出血的血管。

3. 纵隔气肿与皮下气肿 由于肺泡破裂逸出的气体进入肺间质，形成间质性肺气肿。肺间质内的气体沿血管鞘可进入纵隔，甚至进入胸部或腹部皮下组织，导致皮下气肿。高压性气胸抽气或闭式引流后，亦可沿针孔或切口出现胸壁皮下气肿，或全身皮下气肿及纵隔气肿。大多数患者并无症状，但颈部可因皮下积气而变粗。气体积聚在纵隔间隙可压迫纵隔大血管，出现干咳、呼吸困难、呕吐及胸骨后疼痛，并向双肩或双臂放射。疼痛常因呼吸运动及吞咽动作而加剧。患者发绀，颈静脉怒张，脉速，低血压，心浊音界缩小或消失，心音遥远，心尖部可听到清晰的与心跳同步的“卡嗒”声。X线检查于纵隔旁或心缘旁（主要为左心缘）可见透明带。皮下气肿及纵隔气肿随胸腔内气体排出减压而自行吸收。吸入浓度较高的氧可增加纵隔内氧浓度，有利于纵隔气肿的吸收。若纵隔气肿张力过高影响呼吸及循环功能，可作胸骨上窝切开排气。

推荐阅读

Light RW. 2002. Pleural effusion. N Engl J Med, 346: 1971～1977

Sahn SA, Heffner JE. 2000. Primary care: spontaneous pneumothorax. N Engl J Med, 342: 868～874

Thomsen TW, DeLaPena J, Setnik GS. 2006. Thoracentesis. N Engl J Med, 355: e16

（张扣兴）

第12章 原发性支气管肺癌

案例 2-12-1

患者，男，67 岁，因"咳嗽，咳痰，痰中带血 1 年，声嘶 3 个月"于 2005 年 6 月 6 日入院。

患者 1 年前无明显诱因出现咳嗽，咳黄色稠痰，伴有痰中带血，无畏寒、发热，经对症抗感染治疗后，咳嗽有所缓解；但仍有痰中带有血丝，无喘息、发热，经口服"云南白药"治疗后无缓解；3 个月前，患者出现声音嘶哑，气急，活动后加重，并自觉发热、肩关节疼痛；门诊胸片示"右肺门区肿块影，右上肺肺不张"，拟诊"肺癌"收入院。患者有 30 年吸烟史，每天 20 支。

体格检查：T 36.5 ℃，P 80 次/分，R 20 次/分，BP 130/86mmHg。神志清楚，口唇无发绀，扁桃体不大，气管居中，胸部无畸形，右上肺叩诊浊音，呼吸音明显减弱，双肺未闻及干湿啰音，心率 80 次/分，律齐，$P_2 > A_2$，无杂音。腹部无压痛，肝脾为触及。

辅助检查：入院后胸部 CT 示：右肺上叶中央性肺癌伴右肺上叶不张，纵隔淋巴结转移。

问题：

1. 该患者的诊断最可能是什么？诊断依据？
2. 该患者应该完善哪些检查？
3. 主要的治疗原则？

原发性支气管肺癌（primary bronchogenic carcinoma）简称肺癌(lung cancer)，是原发于支气管黏膜上皮或黏膜下组织的恶性肿瘤，其临床表现与癌肿的部位、大小以及是否侵及邻近器官以及有无转移等情况有密切关系，病情进展速度与细胞的生物特征有关。

【流行病学】

肺癌是最常见的肺原发性恶性肿瘤，美国肿瘤协会统计美国 2004 年有 17 万患者新诊断为肺癌，占新诊断肿瘤的 13%；同年，16 万患者因肺癌死亡，占肿瘤死亡的 28%。近年来，世界各国特别是工业发达国家，肺癌的发病率和病死率均迅速上升，死于癌病的患者中肺癌已居首位。在男性癌肿病例中，肺癌发病率急剧增多，居第一位；女性肺癌发病率也明显增多，美国女性癌症发病中，肺癌占第 2 位，已成为癌症相关死亡的主要原因。我国肺癌年龄调整死亡率总体呈上升趋势，尤以农村明显（男性年均上升 2.7%，女性上升 3.6%），且各年龄段（15 岁以上）均呈不同程度的上升趋势，自 2000 年至 2005 年，我国肺癌的死亡人数增加 10.1 万（自 2000 年的 32.7 万增至 2005 年的 42.8 万），发病人数增加 11.6 万（自 2000 年的 38.1 万增至 2005 年的 49.7 万）。肺癌已成为中国近年来最常见、增幅最大的恶性肿瘤之一，其预防与控制将成为未来中国肿瘤控制计划制定和实施的重点之一，而控制烟草无疑成为其关键。

【病因与发病机制】

目前认为下列因素与肺癌的病因有密切关系：

（一）吸烟

肺癌的病因与吸烟关系极为密切，90%男性肺癌与 79%的女性肺癌直接与吸烟有关。肺癌发病率的增长与纸烟销售量增长呈平行关系，纸烟中含有苯丙芘等多种致癌物质；动物实验表明吸入纸烟烟雾或涂抹焦油可诱发呼吸道和皮肤癌肿；有吸烟习惯者肺癌发病率比不吸烟者高 10 倍，吸烟量大者发病率更高，比不吸烟者肺癌发病率高 20 倍；患者因吸烟导致肺癌死亡与吸烟量和吸烟时间有关；患者吸烟越早、吸烟量越大，发生肺癌的风险越大。临床确诊的肺癌病例中，每日吸烟约占 80%以上。美国 1990 年，因吸烟导致肺癌死亡患者为 12.7 万，在发达国家为 45.73 万。近 20～30 年，我国吸烟的情况非常严重，近 3 亿人口有吸烟习惯，我国占世界吸烟人口的 1/3，预计中国因吸烟导致肺癌死亡患者将达到数百万。长期吸烟可引致支气管黏膜上皮细胞增生、鳞状上皮化生，诱发鳞状上皮癌或未分化小细胞癌。无吸烟嗜好者，以腺癌较为常见。

（二）大气污染

成人平均每天吸入 10 000L 空气，即使空气中致癌物质浓度较低也会产生严重影响；空气中

笔记栏

致癌物质产生来源于多环芳烃化合物、砷、镍和铬等物质燃烧；工业发达国家肺癌的发病率高，城市比农村高，主要原因是由于工业和交通发达地区，石油、煤和内燃机等燃烧后和沥青公路尘埃产生的含有苯丙芘致癌烃等有害物质污染大气。在发达国家造成室内空气污染主要因素是被动吸烟和氡，而发展中国家室内空气污染主要因素是固体燃料，最主要是煤、烹调产生烟雾等；大气污染与吸纸烟对肺癌的发病率可能互相促进，起协同作用。

（三）职业因素

目前，已公认长期接触铀、镭等放射性物质及其衍化物、致癌性碳氢化合物、砷、铬、镍、铜、锡、铁、煤焦油、沥青、石油、石棉、芥子气等物质，均可诱发肺癌，主要是鳞癌和未分化小细胞癌。石棉工人肺癌发生率高 8 倍（吸烟者）、92 倍（非吸烟者）；锡矿（含氡）的井下工比地面职工高 23～98 倍。

（四）肺部慢性疾病

如肺结核、矽肺、尘肺等可与肺癌并存。这些病例癌肿的发病率高于正常人。此外肺支气管慢性炎症以及肺纤维瘢痕病变，在愈合过程中可能引起鳞状上皮化生或增生，在此基础上，部分病例可发展成为癌肿。

（五）电离辐射

流行病学资料表明大剂量电离辐射可引起肺癌，不同射线产生的效应不同。传能线密度（linear energy transfer，LET）指带电粒子在组织（或其他介质）中经过一定距离时由于碰撞而损失的能量；X 射线和 γ 射线是低传能线密度射线，中子是高传能线密度射线；高传能线密度射线在组织中产生高电离辐射，相同剂量的高传能线密射线对组织损伤强于低传能线密度射线。氡是一种惰性气体，来源于衰变的铀，可损伤呼吸道上皮细胞 DNA。暴露于氡的矿工肺癌发生率高，吸烟与氡在导致肿瘤中有协同作用；美国环境保护委员会推测美国每年 15 万～20 万死于肺癌患者与氡有关。

（六）人体内在因素

肺癌发生与遗传有关，遗传因素决定机体对致癌因素的敏感性和致癌物质代谢、DNA 修复能力，如家族遗传等也可能对肺癌的发病起一定的促进作用。原癌基因是尚未激活、不具有致癌作用的基因，常见原癌基因有 myc、ras、c-jun、src、lck 等，保持着控制细胞生长的正常生物学功能，当由于病毒感染或理化因素作用被激活成为癌基因，原癌基因扩增导致表达蛋白的过量，则可能致癌；抑癌基因指抑制细胞增殖和肿瘤发生的基因，如 p53、Rb、nm23、p16 基因，其正常功能是抑制生长，对细胞生长的负调节，肺癌发生过程中往往存在抑癌基因突变；例如吸烟能诱导 ras、myc、p53、p16、rb、fhit 等基因突变，与肺癌发生存在明显关系（图 2-12-1）。

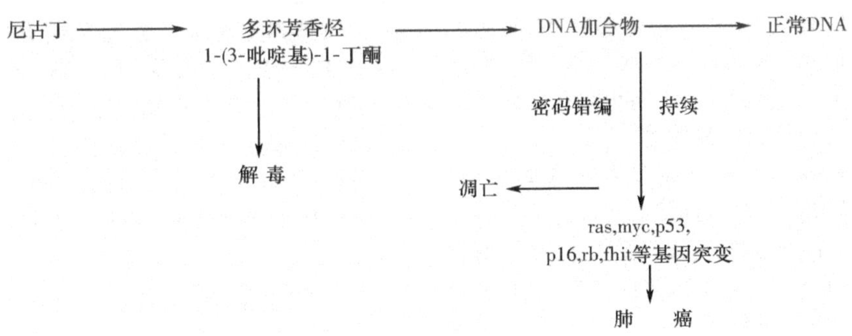

图 2-12-1 吸烟诱导基因突变

案例 2-12-1

有 30 年吸烟史，20 支/日。患者有吸烟习惯者肺癌发病率上升 10 倍，吸烟量大者发病率更高，比不吸烟者高 20 倍；患者因吸烟导致肺癌死亡与吸烟量和吸烟时间有关；患者吸烟越早、吸烟量越大发生肺癌的风险越大。

【病理】

（一）按细胞形态特征及分化程度分型

肺癌具有多种组织类型，鳞状上皮细胞癌、腺癌、小细胞未分化癌和大细胞癌占肺癌 90%。肺癌组织类型不同的机制有待于进一步阐明，目前研究表明肺癌组织类型与肿瘤细胞来源和肿瘤细胞分化途径有关；吸烟与鳞状上皮细胞癌和小细胞癌有关；小细胞癌同样与职业暴露有关，主要与暴露氯甲基醚和氡有关；与腺癌相比，鳞状上皮细胞癌和小细胞癌近年来发病率有所下降。

1. 鳞状上皮细胞癌（简称鳞癌） 鳞癌细胞大，呈多形性，有角化倾向，细胞间桥多见，常呈鳞状上皮样排列。电镜见癌细胞间有桥粒连接，张力微丝附着。鳞癌在肺癌中最常见，多见于老年男性，与吸烟关系密切，多为中央型，倾向于管腔内生长，常早期引起支气管狭窄，导致肺不张或阻塞性肺炎，癌组织易发生坏死和形成空洞。鳞癌一般生长较慢，转移晚，手术切除机会较多，5年生存率较高，但对放疗和化疗的敏感性不如小细胞癌。

2. 腺癌 肿瘤细胞来源于上皮细胞下或远道终末细支气管；腺癌细胞呈腺体样或乳头状，胞质丰富，常含有黏液，电镜下可见癌细胞间有微腔、连接复合体及指突状连接。多为周围型肺癌、女性多见，与吸烟无密切关系；腺癌倾向于管腔外生长，也沿肺泡壁蔓延，常在肺边缘部形成直径2～4cm的肿块；由于腺癌血管丰富，故局部浸润和血行转移较早，易累及胸膜引起胸腔积液，易出现肝、脑、骨骼转移。

支气管肺泡癌属腺癌的一个亚型，大体形态可分为结节型和弥漫型，结节型中部分病灶生长极缓慢，弥漫型可侵及一侧肺或双侧肺野。沿支气管和肺泡壁表面蔓延，不侵犯或破坏肺的结构，肺泡内常有黏液样物沉积。

3. 小细胞癌 肿瘤来源于支气管，中央型肺癌；年龄较轻（40岁左右），与吸烟有关；恶性程度高、生长快、侵袭力强、转移早；肿瘤易向黏膜下生长，导致管腔狭窄或阻塞。

4. 大细胞癌 可为中央型或周围型肺癌，癌细胞大、分化差、形态多样呈实性巢状排列，可分两种类型：①透明细胞癌，胞体较大，胞浆呈透明状，应与来自肾、甲状腺转移性透明细胞癌相鉴别；②巨细胞癌，单核或多核巨瘤细胞。癌细胞弥漫分布，转移较小细胞癌晚，手术切除机会较多。大细胞癌的肿瘤细胞明显不同于其他类型肿瘤细胞。

5. 混合型 鳞腺癌、未定型（分化差或未分化）癌、类癌、支气管腺体癌。

（二）根据肺癌生物学行为，以及对放、化疗敏感性分型

由于小细胞癌生物学行为，以及对放、化疗敏感性与其他类型肺癌明显差异，据此，临床上将肺癌分为：

1. 小细胞癌（small cell lung cancer，SCLC） 小细胞癌早期易出现血行转移，手术切除机会少；

2. 非小细胞癌（non-small cell lung cancer，NSCLC） 包括鳞癌、腺癌、肺泡癌，转移出现晚，早期手术切除能治愈。

（三）按生长部位分型

1. 中央型肺癌 生长在段以上的支气管，以鳞癌、未分化癌多见。

2. 周围型肺癌 生长在段支气管以下，以腺癌多见。

【临床表现】

75%～90%肺癌诊断时有明显症状。肺癌的临床表现与癌肿的部位、大小、是否侵及邻近器官以及有无转移等情况有密切关系；诊断肺癌的平均年龄为60岁，40岁以下发病相对少，大约40%患者诊断肺癌后生存时间为1年。这些临床表现可分为四类：

（一）由原发肿瘤引起的症状

1. 咳嗽 最常见的早期症状，60%患者表现为新出现咳嗽或咳嗽性质改变，抗生素治疗无效；早期为刺激性、顽固性、阵发性咳嗽，肿瘤增大堵塞管腔，咳嗽则为持续高音调，带金属音。

2. 咯血 6%～31%患者可出现咯血，为中央型肺癌常见症状，多为持续性或间断痰中带血，大咯血少见。

3. 喘鸣、气急 肿瘤导致支气管狭窄是喘鸣、气急产生的主要原因。当有下述情况时均可出现喘鸣、气急：①肿瘤或肿大淋巴结压迫气管；②发生胸膜或心包转移，出现大量胸腔积液或心包积液；③肿瘤侵犯膈神经，导致膈肌麻痹；④管腔内肿瘤导致大气道狭窄、阻塞或隆突被广泛侵犯。

4. 体重下降、发热 55%～88%患者有厌食、食欲下降，体重下降。

（二）肿瘤局部扩展引起的症状

1. 膈肌麻痹 侵犯膈神经，引起同侧膈肌麻痹。

2. 声带麻痹 侵犯喉返神经，引起声带麻痹。

3. 上腔静脉阻塞综合征 压迫上腔静脉引起面部、颈部水肿和上胸部静脉怒张的上腔静脉阻塞综合征。

4. 胸腔积液 侵犯胸膜，可以引起胸腔积液。

笔记栏

5. 吞咽困难 癌肿侵入纵隔，累及食管，可引起吞咽困难。

6. Horner 综合征 上叶顶部肺癌，亦称 Pancoast 肿瘤或肺上沟瘤，可以侵入和压迫位于胸廓上口的器官或组织，产生胸痛、颈静脉或上肢静脉怒张、水肿、臂痛和上肢运动障碍、同侧上眼睑下垂、瞳孔缩小、眼球内陷、面部无汗等颈交感神经综合征。

（三）由癌肿远处转移引起的症状

1. 颅内转移 转移至脑时，可发生头痛、呕吐、眩晕、复视、共济失调、脑神经麻痹、一侧肢体无力甚至半身不遂等神经系统症状，严重时可出现颅内高压的症状。

2. 骨骼转移 转移至骨骼，特别是肋骨、脊椎骨、骨盆时，则有局部疼痛和压痛。

3. 肝转移 转移至肝时，可有厌食、肝区疼痛、肝肿大、黄疸和腹水等。

4. 锁骨上淋巴结转移 锁骨上淋巴结常是肺癌转移的部位。

5. 皮下转移 皮下转移时可触及皮下结节。

（四）癌肿引起的肺外表现

10%～20%肺癌患者有伴癌综合征(paraneoplastic syndromes)临床表现。伴癌综合征临床表现可以出现在原发肿瘤引起的原发症状以前、同时或之后出现。伴癌综合征是由于肿瘤产生内分泌物质，临床上呈现非转移性的全身症状：如骨关节综合征、库欣综合征(Cushing syndrome)、重症肌无力、男性乳腺增大、多发性肌肉神经痛等肺外症状。

1. 杵状指、肥大性骨关节病 多侵犯上、下肢长骨远端，切除肺癌后症状可减轻或消失，肿瘤复发后又可出现。多见于鳞癌。

2. 分泌甲状旁腺样激素 分泌异生性甲状旁腺样激素，导致高钙、低磷血症。高钙可引起多尿、烦渴、便秘、心律失常、精神错乱等症状。切除肺癌后症状可减轻或消失，肿瘤复发后又可出现。多见于鳞癌。

3. 分泌抗利尿激素 引起水、钠潴留和水中毒，出现食欲不佳、恶心、呕吐、乏力、嗜睡、定向障碍等症状，称抗泌尿激素分泌失调综合征(syndrome of inappropriate antiduret-ic hormone secretion，SIADHS)。

4. 神经-肌肉综合征 肌力下降(重症肌无力)、小脑运动失调、眼球震颤、精神错乱。

5. 类癌综合征 5-羟色胺增多、哮喘、阵发性心动过速、水泻、皮肤潮红。

案例 2-12-1

患者1年前无明显诱因出现咳嗽，咳黄色稠痰，伴痰中带血，无畏寒/发热，经对症抗感染治疗后，咳嗽有所缓解；但患者仍有痰中带有血丝，无喘息、发热，经口服“云南白药”治疗后无缓解；3个月前，患者出现声嘶，气急，活动后明显，并自觉发热、肩关节疼痛。

对于40岁以上男性、吸烟者出现持续或间断痰中带血，无其他原因可解释者，应疑及肺癌。

【诊断】

肺癌的诊断资料主要依赖于病史和胸部X线检查。对于40岁以上男性、吸烟者出现下列情况应疑及肺癌：刺激性咳嗽持续2～3周以上，治疗无效者；持续或间断痰中带血，无其他原因可解释者；反复同一部位的肺炎；单侧局限性哮鸣音，不因咳嗽改变；X线胸片示局限性肺气肿、肺不张、孤立性圆形病灶或单侧肺门增大；血性胸水，增长迅速，无毒性症状；原因不明的四肢关节疼痛、杵状指等，应警惕肺癌可能；胸部影像学检查可明确病变部位，并可指导临床分期；确诊肺癌需病理学依据。对肺癌的诊断，不但需对其做定性诊断，还需做分期诊断以利于选择治疗方式和判断预后。诊断肺癌的检查方法主要包括影像学检查、病理检查、癌标志物检查等。

（一）影像学检查

影像学检查可以发现病灶，一些特异性表现可提示肺癌诊断，也是肺癌分期的主要依据，但一般不具备定性诊断价值。

1. X线透视或胸片检查 是诊断肺癌的主要手段。中央型肺癌在早期可以无异常X线征象。

中央型肺癌X线直接征象有：肺门块影、分叶(由肿瘤和肺门肿大淋巴结或纵隔肿大淋巴结形成)；中央型肺癌当癌肿阻塞支气管，可出现阻塞性肺炎或肺不张表现，肿瘤侵犯邻近肺组织和转移到肺门、纵隔淋巴结时，可见肺门区肿块或纵隔阴影增宽。肺门肿块和上叶肺不张形成反“S”征，局限性肺气肿(叶、段)、阻塞性肺炎是中央型肺癌X线间接征象；在断层X线片上可显示突入支气管腔内的肿块阴影、管壁不规则、增厚或管腔狭窄、阻塞(图 2-12-2)。

周围型肺癌X线检查直接征象有：肺周围

笔 记 栏

圆形或椭圆形块影、密度高、边缘模糊、常呈分叶状、可有脐样切迹或细毛刺，可出现癌性空洞(厚壁偏心、内壁凹凸不平)；弥漫型细支气管肺泡细胞癌表现为浸润性病变，轮廓模糊，从广泛小结节、小片到融合成大片影，类似肺炎。

2. 电子计算机X线断层扫描(CT)　可显示薄层断面图像，较常规胸片分辨率高，可反映病灶较精细的结构或小结节；避免病变与正常组织的重叠，这种检查方法能早期发现一般X线检查隐蔽区域如小病灶和位于心脏后、脊柱旁、肺尖等的肺癌病变；增强扫描对明确有无肺门、纵隔淋巴结转移较有价值；腹部、头部等处的CT扫描有利于发现转移病灶，但是检查并不能确定病变的性质，对所有检出的病灶尚需进一步评估(图2-12-3)。

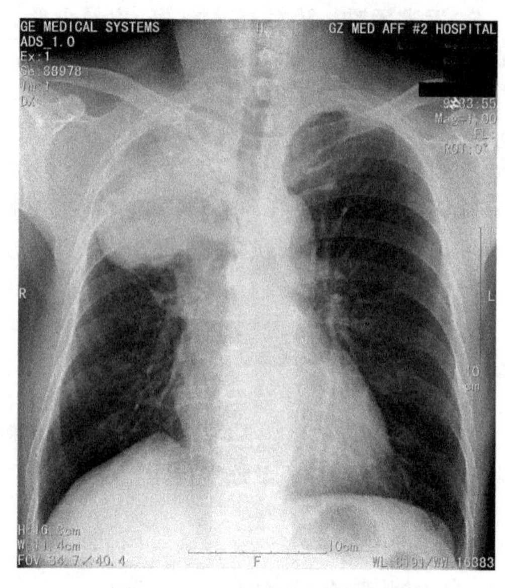

图2-12-2　右肺癌X线胸片

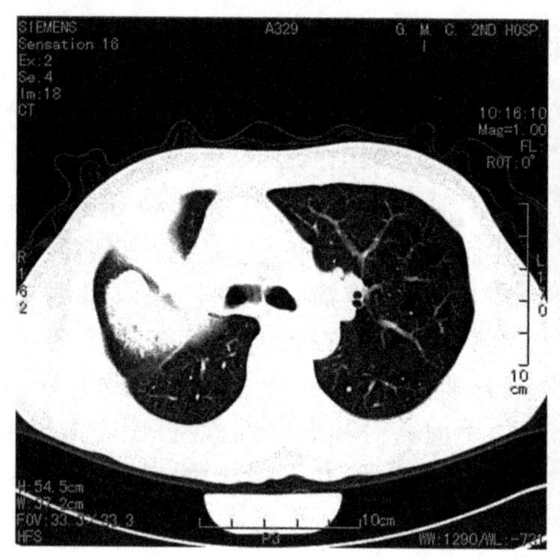

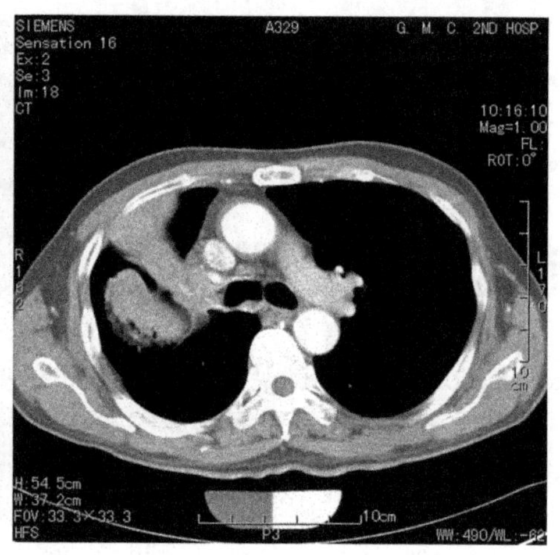

图2-12-3　右肺癌CT扫描

3. 磁共振显像(MRI)　对于肺实质病灶显示效果不如CT，磁共振优点是容易区别纵隔、肺门血管与肿块及淋巴结，且多面成像，能更好确定肿瘤范围及血管受累情况。

4. 氟脱氧葡萄糖正电子发射计算机体层扫描(FDG-PET)　正电子发射计算机体层扫描诊断肺癌的敏感性达90%以上，特异性80%～90%，且对肺门、纵隔淋巴结转移及胸外远处转移能做出较敏感判断，是肺癌治疗前临床分期的重要方法。正电子发射计算机体层扫描能反映病灶的代谢变化，具有一定的定性诊断价值，近年越来越广地用于肺癌诊断。但对代谢较低的肿瘤，特别是肺泡细胞癌的诊断有假阴性；对肺部炎症、肺结核等代谢较强的病灶也有不少假阳性结果。

(二) 病理学检查

确诊肺癌主要依赖于病理学检查，临床很多辅助检查手段都是为采集肺癌标本。细胞学标本主要来源于痰、浆膜腔积液、经纤维支气管镜刷检及各部位的细针穿刺抽吸标本。组织学标本可来源于纤维支气管镜、胸腔镜、纵隔镜下活检及经皮肿块穿刺等。近年来，免疫组织化学与分子生物学技术逐步应用于肺癌诊断，但临床上还不是主流。

1. 痰脱落细胞检查　该方法简单、无创、经济，是诊断肺癌最常用的方法，甚至用于肺癌高危人群的普查，能发现部分早期肺癌。痰脱落细胞学检查具有较好特异性，但其阳性率为60%～70%，中央型肺癌患者的阳性率较高；其诊断价值受较多因素影响，包括痰液采集质量、检验者经验和技术水平、病灶部位等。因此，应取深部痰液，反复多次送检(3～4次)，以提高检测阳性率和结果可靠性。

2. 浆膜腔穿刺和胸膜活检　部分肺癌患者在病程中会出现胸腔积液，其中很大部分由肿瘤

笔记栏

转至移胸膜所致。胸穿抽液行脱落细胞检查是确诊此类患者的常用方法，操作简单、安全。胸水中查到癌细胞有确诊价值，但阳性率在50%～65%，对于足够量胸水不能明确诊断，应重复送检，血性胸水经低渗处理后可明显提高阳性检出率。

用胸膜活检针行胸膜活检可进一步提高肺癌确诊率，而且组织病理学检查较脱落细胞检查更有利肿瘤病理分型；通过胸膜活检对明确结核等其他疾病同样有所帮助的，也有利于排除肺癌诊断。因此，对单纯胸穿不能明确诊断的患者可行胸膜活检。

3. 支气管镜检查 纤维支气管镜检查是临床确诊肺癌最主要的手段之一。纤维支气管镜下对能窥见的病灶可直视下行活检（TBB），对外周病灶可在透视引导下行活检（TBLB）。纤维支气管镜检查对中央型肺癌的诊断率高达90%以上，对周围型肺癌的确诊率也达70%左右。除活检外，对病灶的刷检、灌洗回收液及检查后的咳出物标本送脱落细胞检查，也能提高诊断率。

近年用于临床的荧光纤维支气管镜能使癌变和不典型增生的黏膜发出荧光，使活检部位更有针对性，提高了活检阳性率和早期肺癌诊断率。对怀疑有肿瘤转移的肺门或纵隔肿大淋巴结，可经纤维支气管镜行细针穿刺或活检，如果定位准确、操作经验丰富，肺癌淋巴结转移的诊断阳性率可达60%以上。

4. 经皮胸部病灶穿刺 肺部、胸壁、甚至纵隔肿块经皮穿刺诊断肿瘤的阳性率在50%～97%。穿刺针有抽吸细针和切割针两大类。抽吸细针是用负压吸出物做细胞学检查，切割针通过切取小段组织做组织病理学检查。细针穿刺诊断的敏感性要低于切割活检针。经皮胸部病灶穿刺最常用的病灶引导措施有X线透视、CT和B超。近年由于脱落细胞学和免疫组化技术的发展，细针穿刺以其创伤小而安全的优点而得到更广泛的应用，特别是靠近大血管等重要脏器或多血管的病灶，以细针穿刺为宜。

由于受选择的病例不同、穿刺手段的差别、操作者技术熟练程度等影响，经皮肺穿刺诊断疾病的敏感性和特异性各不相同。CT引导下穿刺的敏感性和特异性高于其他引导方法，敏感性为67%～97.4%，特异性为90%～100%，诊断准确性为67%～98.5%。

5. 胸腔镜 近年胸腔镜特别是视频显像辅助胸腔外科（VATS）逐步推广应用，对常规方法不能确诊的肺部结节或胸腔积液者，利用胸腔镜的微创伤优势，可清晰地直观病灶并活检，同时VATS也能部分取代纵隔镜，观察纵隔淋巴状况，活检更能明确分期，具有很好的应用前景。

6. 纵隔镜 经颈或胸骨旁切口的纵隔镜是判断纵隔淋巴结是否转移的准确方法。对于影像学上直径大于1cm的纵隔淋巴结，纵隔镜检查具有特殊意义。现在很多情况下，纵隔镜被CT、超声或气管镜引导下的细针穿刺所取代，但对于其他检查不能明确诊断时，纵隔镜仍是必需的。纵隔镜对肺癌的分期、手术治疗的选择有特别的价值。

7. 其他 肺癌易转移于同侧锁骨上淋巴结，同时也可出现其他部位的淋巴结转移或皮下转移结节，对转移病灶的穿刺吸出物做细胞学检查是简单快速的诊断方法。也可酌情对病灶行手术活检。肺部肿块经多种方法检查和短期试探性治疗仍未能明确病变的性质，肺癌的可能性又不能排除，如患者全身情况许可，应做剖胸探查术。对于肺癌出现广泛骨髓转移，故可行骨髓穿刺检查。

（三）肿瘤标志物

对非小细胞肺癌诊断较有价值的血清肿瘤标志物有癌胚抗原（CEA）、鳞癌相关抗原（SCC）、细胞角蛋白19片段（CYFRA21-1）等，神经元特异性烯醇化酶（NSE）对小细胞肺癌诊断较有价值总。但肿瘤癌标志物对诊断肺癌的敏感性和特异性不够高，往往在肿瘤负荷较重时才显著升高，限制了其早期诊断的临床价值。多个癌标志物的联合检测有一定临床价值，胸水癌标志物的诊断价值高于血清检查。

案例 2-12-1

胸片示：右肺门区肿块影，右上肺肺不张，此为中央型肺癌X线直接征象；

胸部CT示：右肺上叶中央性肺癌伴右肺上叶不张，纵隔淋巴结转移。CT扫描对明确有无肺门、纵隔淋巴结转移较有价值；

痰脱落细胞检查是诊断肺癌最常用的方法，痰脱落细胞学检查具有较好特异性，但其阳性率为60%～70%，中央型肺癌患者的阳性率较高；纤维支气管镜检查能窥见的病灶，可直视下行活检，对外周病灶可在透视引导下行活检。纤维支气管镜检查对中央型肺癌的诊断率极高达90%以上，对周围型肺癌的确诊率也达70%左右。除活检外，对病灶的刷检、灌洗回收液及检查后的咳出物标本送脱落细胞检查，也能提高诊断率。

（四）TNM 分期

肺癌分期对于临床治疗、预后判断以及临

笔记栏

床研究具有重要的价值。NSCLC 分期有两个基本原则：首先，肿瘤侵犯越广，愈后越差；其次，NSCLC 外科治疗是最好方法，也是唯一治愈的希望。肺癌有多种分期方法，现行 NSCLC 分期采用国际 TNM 分期（表 2-12-1）。TNM 分期能反应肿瘤情况：T 代表原发肿瘤的大小与位置；N 代表淋巴结转移；M 代表远处转移。TNM 分期将肿瘤分为Ⅰ～Ⅳ期，大多数Ⅰ和Ⅱ期 NSCLC 患者通过手术能治愈，而ⅢB 和Ⅳ期并不适合手术治疗，Ⅲa 期患者有局部浸润也能进行手术治疗。TNM 分期不适用于小细胞肺癌（SCLC），小细胞肺癌分为局限性和广泛转移二类，局限性是指肿瘤局限在单侧胸腔，广泛性是指肿瘤已超出单侧胸腔。

1. 1997 年修订的肺癌国际分期中 TNM 的定义 见表 2-12-2。

表 2-12-1 肺癌 TNM 分期

T 原发肿瘤	Tx：原发肿瘤不能评价。肺、支气管冲洗液中找到瘤细胞，但影像学或支气管镜没有可视肿瘤
	T0：无原发肿瘤征象
	Tis：原位癌
	T1：肿瘤最大径≤3cm，周围为肺或脏层胸膜所包绕，镜下肿瘤没有累及叶支气管以上[1]（即没有累及主支气管）
	T2：肿瘤大小或范围符合以下任何一点：①肿瘤最大径＞3cm；②肿瘤侵脏层胸膜；③肺不张或阻塞性肺炎，侵及肺门区，但不累及全肺；④支气管镜检查肿瘤范围仅累及主支气管，但距隆突≥2cm
	T3：肿瘤已直接侵犯了下述结构之一者：①胸壁（包括上沟癌）、膈肌、纵隔膜、胸膜、心包；②肿瘤位于距隆突 2cm 以内的主支气管但尚未累及隆突；③全肺的肺不张或阻塞性炎症
	T4：任何大小的肿瘤已直接侵犯了下述结构之一者：①纵隔、心脏、大血管、气管、椎体、隆突；②恶性胸腔积液或恶性心包积液[2]；③原发肿瘤同一叶内出现单个或多个的卫星结节
N 淋巴结转移	Nx：区域淋巴结不能评价
	N0：没有区域淋巴结转移
	N1：转移至同侧支气管周围淋巴结和（或）同侧肺门淋巴结，和原发肿瘤直接侵及肺门淋巴结
	N2：转移至同侧纵隔和（或）隆突下淋巴结
	N3：转移至对侧纵隔、对侧肺门淋巴结，同侧或对侧斜角肌或锁骨上淋巴结
M 远处转移	Mx：不能评价有无远处转移
	M0：无远处转移
	M1：有远处转移[3]

注：1：任何大小的表浅肿瘤，只要局限于支气管壁，即使累及主支气管，也定义为 T1；2：大部分肺癌患者的胸腔积液是由肿瘤引起的，但如果胸腔积液的多次细胞学均未能找到癌细胞，胸腔积液又是非血性和非渗出性的，临床判断该胸腔积液与肿瘤无关，这种类型的胸腔积液不影响分期；3：同侧非原发肿瘤所在叶的其他肺叶出现转移性结节定义为 M1，在原发肿瘤所在的叶内出现癌性卫星结节定义为 T4，在其他叶出现的癌性结节包括粟粒病灶定义为 M1，心包积液的定义原则上等同于胸腔积液

表 2-12-2 癌国际分期中 TNM 分期标准

分期	T	N	M	特征
0	Tis			原位癌
Ⅰa	T1	N0	M0	肿瘤局限，没有淋巴或远处转移
Ⅰb	T2	N0	M0	
Ⅱa	T1	N1	M0	局部肿瘤伴同侧肺门或支气管淋巴结转移，但无远处转移，或肿瘤局部浸润，但无淋巴结或远处转移
Ⅱb	T2	N1	M0	
	T3	N0	M0	
Ⅲa	T3	N1	M0	肿瘤局部浸润，伴同侧肺门或支气管淋巴结转移，但无远处转移，或肿瘤局部浸润
	T1-3	N2	M0	
Ⅲb	任何 T	N3	M0	肿瘤伴对侧纵隔转移或肺门淋巴结转移，或同侧或对侧斜角肌或锁骨上琳巴结；或
	T4	任何 N	M0	不能切除局部转移，伴不同程度的淋巴转移，但无远处转移，恶性胸水
Ⅳ	任何 T	任何 N	M1	远处转移

笔记栏

2. 肺癌国际分期中 TNM 与临床分期的关系(表 2-12-3)

表 2-12-3　肺癌国际分期中 TNM 与临床分期的关系

隐性癌	Tx,N0,M0
0 期	原位癌
Ⅰa 期	T1,N0,M0
Ⅰb 期	T2,N0,M0
Ⅱa 期	T1,N1,M0
Ⅱb 期	T2,N1,M0
	T3,N0,M0
Ⅲa 期	T1,N2,M0
	T2,N2,M0
	T3,N1,M0
	T3,N2,M0
Ⅲb 期	T4,任何 N,M0
	任何 T,N3,M0
Ⅳ期	任何 T,任何 N,M1

【鉴别诊断】

肺癌因肿瘤发生部位、病理类型、肿瘤细胞的生物学行为和病程早晚等不同情况而有不同临床表现,同时肺癌在临床症状上无特异性,易与其他肺部疾病混淆。因此,肺癌特别是早期病例的鉴别诊断对早期诊断早期治疗具有重要意义。

(一) 肺结核

肺结核常见于青年,发热、盗汗等全身毒性症状明显,抗结核药物治疗可改善症状,病灶逐渐吸收。结核菌素试验常为阳性,抗结核药物治疗效果好。中央型肺癌诊断应注意与肺门淋巴结结核鉴别,周围型肺癌应注意与肺结核球鉴别,肺泡癌应注意与粟粒性肺结核鉴别。

1. 肺结核球　肺结核球多见于青年患者。病变常位于结核好发部位(上叶尖、后段或下叶背段),病变稳定,增长不明显,病程较长,在 X 线片上边缘光滑,分界清楚,常有钙化点,肺内常另有散在性结核病灶,俗陈“卫星灶”。

2. 粟粒性肺结核　粟粒性肺结核的 X 线征象与弥漫型细支气管肺泡癌相似,但粟粒性肺结核常见于青年,发热、盗汗等结核的全身毒性症状,抗结核药物治疗可改善症状,病灶逐渐吸收。

3. 肺门淋巴结结核　肺门淋巴结结核在 X 线片上表现为肺门块状影,易误诊为中央型肺癌。肺门淋巴结结核多见于青幼年,常有结核感染症状,结核菌素试验常为阳性,抗结核药物治疗效果好。可通过纤维支气管镜检查鉴别。

(二) 肺部炎症

肺部炎症一般起病较急,发热、寒战等感染症状比较明显,经抗菌药物治疗后症状迅速消失,肺部病变也较快吸收。如炎症吸收缓慢或反复出现,应进一步深入检查。

(三) 肺脓肿

肺癌中央部分坏死液化形成癌性空洞时,X 线征象易与肺脓肿混淆。肺脓肿多有急性肺部炎症病变,发热、寒战,尔后出现咳嗽,痰多而呈脓性、有臭味。X 线片上空洞壁较薄,内壁光滑,有液平面,脓肿周围的肺组织或胸膜常有炎性病变。支气管造影时造影剂多可进入空洞,并常伴有支气管扩张。病理学检查可以鉴别。

【治疗】

肺癌的治疗方法主要有外科手术治疗、放射治疗和化学药物治疗等。目前提高肺癌疗效的关键是早发现、早诊断、早治疗。但多数肺癌患者在明确诊断时,癌肿病灶已存在局部浸润,伴肺门或支气管淋巴结转移,或已有远处转移。患者由于病变范围广泛,已不能获得根治,仅可进行姑息性疗法以改善症状,减轻痛苦。目前肺癌治疗主张综合治疗,肺癌综合治疗为联合手术、放疗和化疗,并适当辅以免疫和中药的治疗方法,综合治疗可明显提高肺癌缓解率和延长患者生存期。手术治疗和放射治疗主要针对肺癌病灶局部,药物疗法则作用于全身。近年来免疫疗法已进入临床应用,但尚处于探索阶段。

由于小细胞癌生物学行为以及对放、化疗敏感性与其他类型肺癌明显差异,故临床上将肺癌分为小细胞癌和非小细胞癌。小细胞癌早期易出现血行转移,手术切除机会少。手术仅限于Ⅰ期,以化疗为主,辅以手术和(或)放疗、化疗。而非小细胞癌包括鳞癌、腺癌、肺泡癌转移出现晚,首选手术,早期无转移者手术切除可治愈;早期(Ⅰ、Ⅱ期)以手术为主;可切除Ⅲa,采用新辅助化疗+手术治疗±放疗,不可切除Ⅲb 患者,采用化疗与放疗联合治疗;晚期远处转移患者,以姑息治疗为主。肺癌治疗应根据疾病分期和患者身体状况,设计个体化综合治疗方案,辅以适当的支持治疗,同时密切监测治疗反应,及时修正治疗方案,以提高生命质量和生存率。

(一) 手术疗法

手术疗法的目的是彻底切除肺部原发癌

笔 记 栏

肿病灶和清除转移局部淋巴组织，并尽可能保留健康肺组织。各型肺癌如病灶较小，原发肿瘤局限在支气管肺内，尚未发生远处转移，患者的全身情况较好，手术后5年生存率可达50%。因此对于Ⅰ期和Ⅱ期肺癌病例以外科手术为主、辅以其他疗法是首选的治疗方案。手术前需做各项检查，明确肺癌的诊断和局部病变范围，拟定手术方案，并做心、肺、肝、肾等重要脏器的功能检查，判明患者的全身情况能否承受肺切除术。不同分期患者手术治疗五年生存率存在明显差异，对于Ⅰ、Ⅱ期患者手术能提供最佳治愈机会。手术治疗五年生存率分别为：Ⅰa期67%，Ⅰb期57%，Ⅱa期55%，Ⅱb期38%～39%，Ⅲa期23%～25%，Ⅲb期3～7%，Ⅳ期1%。

（二）放射疗法

放射治疗是一种局部治疗手段，与外科手术相比，其适应范围更为广泛，不仅能够用于局部病变的治疗（早期和局部晚期病例），对晚期病例，合理地选择放射治疗，将能够获得满意的姑息治疗效果。放射线对癌细胞有杀伤作用，射线可直接作用于DNA分子，导致DNA断裂；放射线在细胞内产生的电离物质能导致癌细胞发生变性坏死。

小细胞肺癌细胞对放射治疗最敏感，鳞癌次之，腺癌最差。放射治疗主要适应证：拒绝手术或有手术禁忌证；小细胞未分化癌；配合手术（术前后照射）；已有远处转移的晚期患者姑息治疗能减轻症状。但放射治疗同样存在明显不良反应，放射治疗可引起放射性肺炎和肺纤维化；对全身情况太差，有严重心、肺、肝、肾功能不全者应列为禁忌。

近年来，放射治疗从常规放射治疗技术发展为精确放射治疗技术，可以提高对肿瘤治疗的精确性和对正常组织有效的保护，从而提高对肿瘤的治疗作用，减少正常组织损伤。三维适形放射治疗技术和立体定向放疗技术的临床应用，显示了放射治疗在早期NSCLC治疗中的价值。放射治疗成为早期NSCLC继手术之后的根治性治疗手段。非小细胞肺癌手术治疗失败的原因主要是局部复发和或远处转移，为提高局部控制率和生存率，术后放射治疗应用于以下方面：术后有肿瘤残存的病例；根治术后需要进行综合治疗（包括放射治疗和化疗）。

（三）化学疗法

1. 非小细胞肺癌化疗 用于非小细胞肺癌治疗的药物有：顺铂（DDP）、吉西他宾（Gemcitabine，GEM）、多柔比星（ADR）、表柔比星（EPI）、足叶乙苷（VP16）、鬼臼噻吩苷（VM26）、环磷酰胺（CTX）、异环磷酰胺（IFO）、丝裂霉素（MMC）、紫杉醇（TXL 泰素或泰素帝）、长春花碱酰胺（VDS）或长春瑞滨（NVB）。非小细胞肺癌一线化疗适宜于局部进展期非小细胞肺癌的联合治疗，一线化疗主要是目前最常以DDP为主组成的联合方案，顺铂或卡铂与以下任何一种药物联合均有效：紫杉醇（TXL）、多稀紫杉醇、吉西他宾（GEM）、长春瑞滨（NVB）、足叶乙苷（VP16）、长春花碱（VDS）。一线化疗中或化疗后疾病进展的患者，多稀紫杉醇或培美区赛单药已用于二线治疗，抗表皮生长因子受体（EGFR）酪氨酸激酶的单克隆抗体埃罗替尼（Erlotinib）亦获准用于非小细胞肺癌二线治疗；吉非替尼单药已获准用于治疗在铂类和多西紫杉醇化疗中或治疗后进展的非小细胞肺癌患者的三线治疗。

常用联合化疗方案：

（1）EP方案：足叶乙苷（VP16）每次100mg/m^2，静脉滴注，第1、3、5天；顺铂（DDP）90～100mg/m^2（水化），静脉滴注，第1天。每3周为一个周期，每2～3个周期为1疗程。

（2）MVP方案：MMC 6～8mg/m^2，静脉注射，第1天；VDS（长春地辛）3mg/m^2，静脉注射，第1、8天；DDP 50mg/m^2（水化），静脉滴注，第3、4天。每3周为一个周期，每2～3个周期为1疗程。

（3）MIC方案：MMC 6mg/m^2，静脉注射，第1天；异环磷酰胺（IFO）1.5g/m^2，静脉滴注，第1～5天（同时用美司纳40mg，静脉注射，在滴注IFO时给1次，以后每4小时给1次，全天共给3次，连用5天）；DDP20mg，静脉滴注，第1～5天。每3周为一个周期，每2～3个周期为1疗程。

（4）VP方案：VM-26，100mg，静脉滴注，第1～3天；DDP 40mg，静脉滴注，第1～3天。每3周为一个周期，每3个周期为1疗程。

（5）VIP方案：VDS 3mg/m^2，静脉注射，第1、8天；IFO 1.5g/m^2，静脉滴注，第1～5天（同时用美司纳40mg，静脉注射，在滴注IFO时给1次，以后每4小时给1次，全天共给3次，连用5天）；DDP 20mg，静脉滴注，第1～5天。每3周为一个周期，每2～3个周期为1疗程。

2. 小细胞肺癌（SCLC）化疗 小细胞肺癌化疗的适应证：经病理学或细胞学确诊的SCLC患者；预期生存时间在1个月以上者；年龄小于等于70岁者。SCLC有效的药物较多，常用的药物有：ADM、CTX、VP-16、IFO、

笔记栏

VDS、VCR、DDP、CBP、MTX 等。

化疗方案：

(1) CAO 方案：CTX 1 000mg/m^2，静脉注射，第 1 天；ADM 40～50mg/m^2，静脉注射，第 1 天；VCR1～1.4mg/ m^2，静脉注射，第 1 天；每 3 周为一个周期，每 2～3 个周期为 1 疗程。

(2) EP 方案：VP-16 每次 100mg/m^2，静脉滴注，第 1～3 天；DDP80mg/m^2，静脉滴注，第 1 天。每 3 周为一个周期，每 2～3 个周期为 1 疗程。

(3) CE 方案：卡铂(CBP)300mg，静脉滴注，第 1 天；VP-16 每次 100mg，静脉滴注，第 1～3 天。每 3 周为一个周期，每 4 个周期为 1 疗程。

(4) DAE 方案　DDP 60mg/m^2(水化)，静脉滴注，第 1 天，或每天 20mg/m^2，静脉滴注，第 1～3 天；ADM 40mg/m^2，静脉注射，第 1 天；VP-16 每次 100～120mg/m^2，静脉滴注，第 1～3 天。每 3 周为一个周期，每 2～3 个周期为 1 疗程。

(5) VP 方案：VM-26 80mg/m^2，静脉滴注，第 1 天；DDP20mg/m^2，静脉滴注，第 1～5 天。每 3 周为一个周期，每 3 个周期为 1 疗程。

(6) VIP 方案：VDS 3mg/m^2，静脉注射，第 1、8 天；IFO 1.5g/ m^2，静脉滴注，第 1～5 天(同时用美司纳 40mg，静脉注射，在滴注 IFO 时给 1 次，以后每 4 小时给 1 次，全天共给 3 次，连用 5 天)；DDP20mg，静脉滴注，第 1～5 天。每 3 周为一个周期，每 2～3 个周期为 1 疗程。

(四) 新辅助化疗

新辅助化疗(诱导化疗)是在手术前给予辅助化疗，手术前给予辅助化疗一般给 3 个疗程左右，时间不宜太长。由于化疗开始越早，产生耐药性的机会越少，新辅助化疗作用机制不同于手术后 6～12 个疗程的辅助化疗。新辅助化疗还有以下优点：可避免体内潜伏的继发灶在原发灶切除后 1～7 天内由于体内肿瘤切除后，由于肿瘤细胞减少而加速生长；可避免体内残留的肿瘤在手术后转移；使手术时肿瘤细胞侵袭活力降低；新辅助化疗有利于手术切除；早期化疗可防止远处转移。由于目前尚不能肯定新辅助化疗能否代替辅助化疗，因此手术后仍需给予辅助化疗，以保证疗效。

(五) 肺癌综合治疗

综合治疗是联合手术、放疗和化疗，并适当辅以免疫和中药治疗。肺癌综合治疗可明显提高肺癌缓解率和延长患者生存期。

1. 非小细胞肺癌(NSCLC)综合治疗　Ⅰ期和Ⅱ期 NSCLC 综合治疗首先考虑根治性手术。心肺功能不能耐受和不愿意接受手术者，可选择放疗，以达到根治以及预防复发和转移的目的。如果肺功能允许，应考虑切除病灶及其累及的肺叶，有利于预防复发和转移。Ⅰ期术后通常不需要化疗或放疗。不能耐受手术或不愿意接受手术者，可应用进行根治性放疗，再行化疗以预防复发和转移。Ⅰ期术后是否需要化疗，主要根据是否切净肿瘤和有无淋巴结转移来决定。切缘未尽、细胞分化程度低、有脉管癌栓，以及有肺门多个淋巴结转移或瘤细胞已突破淋巴结包膜者，术后可酌情考虑放疗和(或)6 周期左右化疗。Ⅲa 期 NSCLC 综合治疗首选根治性手术，可手术者应考虑手术为主，术后辅以 6 周期左右化疗＋/－放疗的治疗方案。肿瘤较大和侵犯范围较广手术难以切净者，也可考虑术前化疗 2～3 个周期(新辅助化疗)，再行肺叶或全肺切除，术后辅以化疗＋/－放疗的治疗方案。不可手术者非小细胞肺癌可选择化疗放疗治疗方案，辅以免疫和中药治疗。Ⅲb 期综合治疗可采取化疗联合放疗。Ⅳ期 NSCLC 综合治疗可采取化疗为主，辅以姑息性放疗以及免疫和中药治疗。

2. 小细胞肺癌(SCLC)综合治疗　根据 SCLC 的分期，采取化疗、放疗或辅以手术治疗，以期达到控制肿瘤生长甚至预防复发和转移的目的。

(1) 局限型小细胞肺癌(SCLC)：肿瘤局限，无转移，可选择手术，术后给予适当化疗；心肺功能差或不可手术者，可采取化疗-放疗-化疗序贯治疗或同步放化疗。

局限型中病变超过上述范围，有淋巴结转移，但肿瘤局限于一侧胸腔内，无明显上腔静脉压迫、声带麻痹和胸腔积液者，可化疗 2～3 个周期后再行放疗。化疗后肿瘤已局限，可考虑手术。手术能切除残存的耐药细胞负荷量及可去除存在于混合细胞中的不敏感细胞。但有锁骨上淋巴结转移者，不适合手术。术后结合化疗和放疗可减少局部复发，也可考虑同步放化疗，并给与免疫和中药治疗。

(2) 广泛型小细胞肺癌(SCLC)：对病变广泛，采用化疗为主、放疗为辅的综合治疗。化疗合并放疗可提高缓解率并降低复发率，可先给与 2～3 周期全身化疗，肿瘤局限后再考虑放疗，然后根据肿瘤的控制情况和患者对化疗的耐受力给予 6 周期左右的化疗，同时给与适当的支持治疗或免疫和中药治疗。

案例 2-12-1

根据患者病理分型以及肺癌的分期，选择治疗方案。非小细胞癌：首选手术，早期无转移者手术切除可治愈；早期（Ⅰ、Ⅱ期）：以手术为主；可切除Ⅲa：新辅助化疗＋手术治疗±放疗；不可切除Ⅲb：化疗与放疗联合治疗；晚期远处转移：姑息治疗为主；小细胞肺癌：转移较早，手术仅限于Ⅰ期，以化疗为主，辅以手术和（或）放疗、化疗。肺癌治疗应根据疾病分期和患者身体状况，设计个体化综合治疗方案，辅以适当的支持治疗。

患者经纤维支气管镜检查见右肺上叶有一新生物，上叶开口完全阻塞，组织学检查示鳞癌。故患者为非小细胞肺癌。TNM分期：T2：肿瘤大小或范围符合以下任何一点：肿瘤最大径＞3.0cm；肿瘤侵脏层胸膜；阻塞性肺炎或肺不张；N2：纵隔淋巴结转移；M0：无远处转移；故为T2N2M0为Ⅲ期。患者治疗方案为，如可切除肺癌：采用新辅助化疗＋手术治疗±放疗，如不可切除：可采用化疗与放疗联合治疗。

推荐阅读

American College of Chest Physicians, Health and Science Policy Committee. 2003. Diagnosis and management of lung cancer: ACCP evidence-based guidelines. Chest, 123:1S～337S

Spira A, Ettinger DS. 2004. Drug therapy: multidisciplinary management of lung cancer. N Engl J Med, 350:379～392

The International Early Lung Cancer Action Program Investigators. 2006. Survival of patients with stage I lung cancer detected on CT screening. N Engl J Med, 355:1763～1771

（李国平）

笔 记 栏

第13章 睡眠呼吸暂停综合征

案例 2-13-1

患者，男，46 岁，干部。因“间断性头痛、头晕 3 年，加重 1 周”入院。

患者 3 年前无明显诱因出现头痛头晕，当时在当地医院测血压 180/100mmHg，诊断为“高血压病”，给予贝那普利（10mg，每日 1 次）、氨氯地平（5mg，每日 1 次）等药物降压治疗，血压控制不佳，经常波动于160～190/90～120mmHg 之间，仍间断有头晕头痛，加用美托洛尔（50mg，每日 2 次）、氢氯噻嗪（25mg，每日 2 次），症状无明显改善。近一周来症状明显加重，发作较前频繁，为进一步治疗而入院。患者有打鼾 12 年，近 5 年来有间断夜间憋醒。

体格检查：T 36.5℃，P 90 次/分，R 18 次/分，BP 200/ 130mmHg，神志清楚，呼吸平稳，肥胖体质，扁桃体Ⅱ度肿大，舌体肥大，颈部粗短，颈静脉不充盈，双肺未闻及啰音，心率 90 次/分，律齐，无杂音和心包摩擦音，腹部未闻及血管杂音，双肾区无叩击痛，双下肢不浮肿。神经系统无阳性体征。

问题：

1. 该病例首先应考虑做何诊断？
2. 在明确诊断之前，应做哪些实验室检查？
3. 如何明确诊断？如何给出处理建议？

睡眠呼吸暂停综合征（sleep apnea syndrome，SAS）是指各种原因导致睡眠状态下反复出现呼吸暂停和（或）低通气，引起低氧血症、高碳酸血症，从而使机体发生一系列病理生理改变的临床综合征。病情逐渐发展可出现肺动脉高压、肺心病、呼吸衰竭、高血压、心律失常等严重并发症。国外资料显示成年人中患病率达2%～4%，是多种全身性疾病的独立危险因素，甚至发生夜间猝死。

【定义和分类】

（一）定义

睡眠呼吸暂停综合征是指每晚 7 小时睡眠中，呼吸暂停反复发作 30 次以上或呼吸暂停低通气指数≥5 次/小时以上。呼吸暂停是指睡眠过程中口鼻气流完全停止 10 秒以上；低通气则指呼吸气流强度（幅度）较基础水平降低 50%以上，并伴有血氧饱和度较基础水平下降≥4%；睡眠呼吸暂停低通气指数指每小时睡眠时间内呼吸暂停加上低通气的次数。

（二）分类

根据睡眠过程中暂停时胸腹运动的情况，临床上睡眠呼吸暂停综合征分为 3 型：①阻塞性（OSA）：呼吸暂停时胸腹运动仍然存在；②中枢性（CSA）：呼吸暂停时胸腹运动同时消失；③混合性（MSA）：指一次呼吸暂停过程中，前半部分具有中枢性特点，后半部分具有阻塞性特点。其中阻塞性最常见。

【病因】

1. 性别、年龄和肥胖 SAS 男性多见，好发于中老年人群，且随年龄增加而加重。中老年人 SAS 的高发病率与肥胖密切相关，肥胖致口咽部黏膜下脂肪沉积，特别在软腭水平，加重阻塞。

2. 上呼吸道疾病 鼻息肉、鼻甲肥大及慢性鼻炎等疾病导致鼻腔阻塞，加重睡眠时打鼾及反复发生的呼吸暂停及低氧血症。扁桃体肿大、慢性咽炎导致黏膜肿胀、增厚及舌肥大、舌根后坠等因素均使咽腔狭窄，加重病情。

3. 肌肉因素 任何因素导致气道张力改变皆可致夜间发生上气道阻塞。

4. 神经、体液及内分泌因素 神经因素、绝经后妇女、肥胖、肢端肥大症及甲状腺功能减退患者等内分泌紊乱均易发生夜间呼吸暂停。

5. 先天性因素 颈短、颅面畸形、下颌畸形等均可使咽腔的正常解剖发生改变，出现咽腔等上呼吸道通路变狭窄。

6. 遗传因素 非肥胖的 SAS 患者存在家庭聚集，有一定的遗传特性。

7. 乙醇及药物 乙醇及安眠镇静剂的使用可降低上气道肌肉张力，抑制觉醒反应，抑制网状激动系统的效应，降低肌肉的低氧及高碳酸血症的反应，导致夜间发生睡眠呼吸暂停。

8. 神经系统的损害 中枢神经系统疾病如肿瘤、外伤、血管栓塞、颅内感染、脊髓灰质炎等神经肌肉病变均有可能导致 SAS。

笔记栏

9. 低氧血症及高碳酸血症 许多慢性阻塞性肺疾病(COPD)患者,当发生低氧血症或高碳酸血症时,上述因素可损害患者的呼吸中枢功能,易合并SAS。

案例 2-13-1

1. 患者中年男性,肥胖体质,扁桃体Ⅱ度肿大,舌体肥大,颈部粗短。

2. 病史中患者打鼾12年,间断夜间憋醒5年。

【临床表现】

(一) 白天临床表现

1. 嗜睡 最常见的症状,轻者表现为日间工作或学习时间困倦、嗜睡,严重时吃饭、与人谈话时即可入睡,甚至发生严重的后果,如驾车时打瞌睡导致交通事故。

2. 头晕乏力 由于夜间反复呼吸暂停、低氧血症,使睡眠连续中断,醒觉次数增多,睡眠质量下降,常有轻重不同的头晕、疲倦、乏力。

3. 精神行为异常 注意力不集中,精细操作能力下降,记忆力和判断力下降,症状严重时不能胜任工作,老年人可表现为痴呆。夜间低氧血症对大脑的损害以及睡眠结构的改变,尤其是深睡眠时相减少是主要的原因。

4. 晨起头痛 常有清晨头痛,隐痛多见,不剧烈,可持续1~2小时,有时需服止痛药才能缓解。与血压升高、颅内压及脑血流的变化有关。

5. 个性变化 烦躁、易激动、焦虑等,家庭和社会生活均受一定影响,由于与家庭成员和朋友的情感逐渐疏远,可以出现抑郁症。

6. 性功能减退 约有10%的患者可出现性欲减低,甚至阳痿。

(二) 夜间临床表现

1. 打鼾 是主要夜间症状,鼾声不规则,高低不等,往往是鼾声-呼吸暂停-喘气-鼾声交替出现,一般气流中断的时间为20~30秒,个别长达2分钟以上,此时患者可出现明显的发绀。

2. 呼吸暂停 75%的同室或同床睡眠者发现有呼吸暂停,常常担心呼吸不能恢复而提醒患者,呼吸暂停多随着喘气、憋醒或响亮的鼾声而终止。

3. 憋醒 呼吸暂停后突然憋醒,常伴有翻身、四肢不自主运动甚至抽搐,或突然坐起,感觉心慌、胸闷或心前区不适。

4. 多动不安 因低氧血症,患者夜间翻身、转到较频繁。

5. 多汗 出汗较多,以颈部、上胸部明显,与气道阻塞后呼吸用力和呼吸暂停导致的高碳酸血症有关。

6. 遗尿 部分患者出现遗尿,随SAS治疗后症状的改善而消失。

7. 睡眠行为异常 表现为恐惧、惊叫、呓语、夜游、幻听等。

(三) 全身器官损害表现

SAS患者常以心血管系统异常表现作为首发症状和体征,SAS可以是高血压病、冠心病的独立危险因素,且药物治疗效果不佳。

(1) 高血压:SAS患者高血压的发生率为45%,且降压药物的治疗效果不佳。

(2) 冠心病:表现为各种类型的心律失常、夜间心绞痛和心肌梗死。这是由于缺氧引起的冠状动脉内皮损伤、脂质在血管内膜沉积,以及红细胞增多、血黏度增加所致。

(3) 肺心病和呼吸衰竭。

(4) 缺血性或出血性脑血管病。

(5) 精神异常,如躁狂性精神病或抑郁症。

(6) 糖尿病。

案例 2-13-1

1. 患者以心血管系统异常表现作为首发症状和体征,且药物治疗效果不佳。

2. 睡眠时出现打鼾和呼吸暂停,间断夜间憋醒。

3. 常有头晕、头痛,曾有一次开车等红灯时睡着,一次与下属谈话时睡着,有两次开会时在主席台上睡着。

【实验室和其他相关检查】

1. 多导睡眠图(PSG) 多导睡眠图监测是确诊SAS的金标准,并能确定其类型及病情轻重。

2. 血液检查 病程长、低氧血症严重者,血红细胞计数和血红蛋白可有不同程度的增加。

3. 胸部X线表现 并发肺动脉高压、高血压、冠心病时,可有心影增大、肺动脉段突出等相应表现。

4. 动脉血气分析 病情严重或已并发肺心病、呼吸衰竭者,可有低氧血症,高碳酸血症和呼吸性酸中毒。

5. 肺功能检查 病情严重有肺心病、呼吸衰竭时,有不同程度的通气功能障碍。

笔记栏

6. 心电图 有高血压、冠心病时，出现心室肥厚、心肌缺血或心律失常等变化。

案例 2-13-1

1. 多导睡眠图检查显示：重度阻塞性睡眠呼吸暂停(口腔和鼻腔无气流，但胸腹式呼吸存在)。

2. 血常规：红细胞计数 6.0×10^{12}/L，血红蛋白 140g/L，总胆固醇(TC) 5.52 mmol/L(参考值 3.06～5.20)；三酰甘油(TG) 2.52mmol/ L(参考值 0～2.3)；低密度脂蛋白(LDL-C)145.0 mg/ml(参考值 80～120)；高密度脂蛋白(HDL-C) 1.32mg/ml(参考值 0.9～1.9)。

【诊断】

临床上有典型的夜间打鼾伴呼吸暂停、白天嗜睡、身体肥胖、颈围粗及其他临床症状，经多导睡眠图监测显示夜间 7 小时睡眠中呼吸暂停低通气指数≥40 次/小时。

案例 2-13-1

1. 患者，男，46 岁，干部。因"间断性头痛、头晕 3 年，加重 1 周"入院。

2. 病史中打鼾 12 年，间断夜间憋醒 5 年，曾有一次开车等红灯时睡着，一次与下属谈话时睡着，有两次开会时在主席台上睡着。

3. 临床特点：肥胖体质，扁桃体Ⅱ度肿大，舌体肥大，颈部粗短，以心血管系统异常表现作为首发症状和体征，且药物治疗效果不佳。

4. 多导睡眠图显示重度阻塞性睡眠呼吸暂停。血常规提示红细胞增多，血脂检查提示代谢紊乱。

【治疗】

(一) 中枢性睡眠呼吸暂停综合征的治疗

1. 原发病的治疗 应积极治疗原发病，如中枢神经系统疾病等。

2. 呼吸兴奋药物 主要是增加呼吸中枢驱动力，改善呼吸暂停和低氧血症。常用的药物有阿米三嗪(50mg，2～3 次/日)、茶碱(100～200mg，2～3 次/日)等。

3. 氧疗 可以纠正低氧血症，对继发于充血性心力衰竭的患者，可降低呼吸暂停和低通气的次数，对神经肌肉疾病有可能加重高碳酸血症。

4. 辅助通气治疗 对严重患者，应选用机械通气治疗。

(二) 阻塞性睡眠呼吸暂停综合征的治疗

1. 一般治疗

(1) 戒烟酒，避免使用镇静药。

(2) 睡眠采取右侧卧位，抬高床头，睡前勿饱食。

(3) 治疗与发病有关的疾病。如肥胖症，需控制体重，适当增加运动。对合并甲状腺功能减低症患者，逐渐予以补充甲状腺素的治疗。对肢端肥大症患者，手术切除垂体肿瘤或服用控制生长激素分泌的药物，也可减轻症状，避免病情发展。

2. 药物治疗 疗效不肯定，可选用增加上气道开放，减低上气道阻力的药物。如有变应性鼻炎、鼻阻塞等，睡前滴用血管收缩剂，如麻黄碱等。可试用安宫黄体酮(20～40mg，每日 3 次)、普罗替林(10mg，1～2次/日)等治疗。

3. 器械治疗

(1) 经鼻持续气道正压(n-CPAP)治疗：可保证上气道扩张，较好的预防睡眠时呼吸暂停，疗效高达 90%～95%，是治疗中、重度 OSAS 患者的首选方法。

适应证：AHI>20 次/小时的患者；AHI<20 次/小时，但白天嗜睡等症状明显的患者；手术治疗失败或复发者；不能耐受其他方法治疗者。

禁忌证：昏迷，有肺大疱、咯血、气胸和血压不稳定者。

(2) 经鼻双水平气道正压(BiPAP)呼吸机：对于 OSAS 合并慢性阻塞性肺疾病患者或 OSAS 病情严重、CPAP 治疗压力较高者可采用 BiPAP 治疗。该方法使用鼻(面)罩呼吸机时，在吸气和呼气相分别给予不同的压力。在患者自然吸气时，送气压力较高，而自然呼气时，送气压力较低。因而既保证上气道开放，又更符合呼吸生理过程，增加了治疗的依从性。

(3)自动调压智能化(Auto-CPAP)呼吸机治疗：根据患者夜间气道阻塞程度的不同，呼吸机送气压力也随时变化。疗效和耐受性优于 CAPA 治疗，但价格昂贵。

(4) 口腔矫正器(OA)治疗：下颌前移器是目前应用较多的一种。该方法具有简单、无创及费用低廉等优点。可减轻打鼾，但对改善缺氧和呼吸紊乱的效果尚难评价。

4. 手术治疗 鼻中隔偏曲、鼻甲肥大、鼻息

笔记栏

肉等，可相应的采用鼻中隔矫正术、鼻息肉摘除术、鼻甲切除术等；扁桃体和增殖体肥大的应做手术。悬雍垂腭咽成形术（UPPP）是目前最常用的方法，对单纯性口咽部阻塞有一定疗效；该手术近期疗效较好，远期（3～5年）易复发，总有效率约 50%～60%。此外，还可采用激光辅助咽成形术或低温射频消融咽成形术。严重者无法适应呼吸机治疗或不适宜 UPPP 时，可考虑气管切开和造瘘术。

案例 2-13-1

处方及医生指导：

1. 戒烟酒，避免使用镇静药。

2. 睡眠采取右侧卧位，抬高床头，睡前勿饱食。

3. 控制体重，适当增加运动。

4. 使用呼吸机辅助通气治疗。

5. 行双侧扁桃体摘除术，悬雍垂腭咽成型术（UPPP）。

6. 监测血压，根据血压调整降压药物。

推荐阅读

Simantirakis EN, Schiza SE, Chrysostomakis SI, et al. 2005. Atrial overdrive pacing for the obstructive sleep apnea-hypopnea syndrome. N Engl J Med, 353: 2568～2577

Yaggi HK, Concato J, Kernan WN, et al. 2005. Obstructive sleep apnea as a risk factor for stroke and death. N Engl J Med, 353: 2034～2041

（张扣兴）

笔记栏

第14章 呼吸衰竭

案例 2-14-1

患者，男，54岁。因“畏寒发热、咳嗽1周，加重伴气促2天”于2006年3月4日入院。

患者于1周前无明显诱因出现畏寒、发热，体温最高39.4℃，伴咳嗽、咳少许白黏痰，无咯血、胸痛、关节疼痛，自服“百服宁、抗病毒口服液”治疗后症状无好转，2天前咳嗽加重，痰色稍黄量少，并出现气促，呈进行性加重，平路行走即觉气促，无伴胸前区疼痛或夜间阵发性呼吸困难，遂来院就诊。患者起病以来无午后潮热、盗汗，无下肢浮肿，呼吸困难与体位变化关系不大，饮食睡眠较差，大小便尚正常。既往体健，无高血压、心脏病、慢性支气管炎、糖尿病病史，无使用免疫抑制剂，家庭居住环境良好，无不良嗜好，无家禽接触史，无药物食物过敏史。

体格检查：T 38.8℃，P 125次/分，R 32次/分，BP 115/76mmHg，SpO_2 88%（吸空气）。神志清楚，急性病容，呼吸急促，唇甲轻度发绀，全身皮肤未见皮疹和出血点，浅表淋巴结无肿大，咽稍红，扁桃体不大，颈软，胸廓对称无畸形，双肺叩诊清音，双下肺可闻少量湿啰音，未闻及干啰音，心界无扩大，心率125次/分，律齐，未闻及杂音。腹平软，肝脾肋下未触及。

问题：

1. 该病例首先考虑什么诊断，该做什么紧急处理？

2. 为明确诊断及鉴别诊断，应做哪些实验室检查？

3. 处理上有什么建议及注意问题？

呼吸衰竭（respiratory failure）是指各种原因引起的肺通气和（或）换气功能严重障碍，以致在静息状态下亦不能维持足够的气体交换，导致低氧血症伴（或不伴）高碳酸血症，进而引起一系列病理生理改变和相应临床表现的综合征。诊断标准有赖于血气分析：在海平面、静息状态、呼吸空气条件下，动脉血氧分压（PaO_2）＜60mmHg，伴或不伴二氧化碳分压（$PaCO_2$）＞50mmHg，并排除心内解剖分流和原发于心排血量降低等致低氧因素，可诊断为呼吸衰竭。

【病因】

参与肺通气和换气的任何一个环节的严重病变，都可以导致呼吸衰竭。临床常见的病因有以下几个方面：

（一）气道阻塞性疾病

气管-支气管的炎症、痉挛、肿瘤、异物、纤维化瘢痕，如慢性阻塞性肺疾病（COPD）、重症哮喘等引起气道阻塞和肺通气不足，或伴有通气、血流比例失调导致缺氧和二氧化碳潴留，发生呼吸衰竭。

（二）肺组织病变

各种累及肺泡和（或）肺间质的病变，如肺炎、重度肺结核、弥漫性肺纤维化、矽肺、肺水肿等，均可导致有效肺泡通气量减少、有效弥散面积减少、肺通气/血流比例失调，导致缺氧或合并二氧化碳潴留。

案例 2-14-1［分析］

1. 患者急性起病，有明显发热，提示有感染性疾病的可能。

2. 病程中有咳嗽症状，逐渐加重并出现气促，提示肺组织病变。

（三）肺血管病变

肺血栓栓塞、脂肪栓塞、肺血管炎、多发性微血栓形成，导致通气/血流比例失调、换气功能损害，或部分静脉血未经过氧合直接流入肺静脉，导致呼吸衰竭。

（四）胸廓与胸膜病变

严重的脊柱畸形、强直性脊柱炎、外伤造成的链枷胸、自发性或外伤性气胸均可影响胸廓的活动或肺的扩张引起呼吸衰竭。

（五）神经肌肉疾病

脑血管意外、颅脑外伤、中毒或药物引起的中枢抑制。脊柱高位损伤、脊髓灰质炎、重症肌无力、运动神经元疾病等均可累及呼吸肌，造成

笔记栏

呼吸肌无力，通气不足出现呼吸衰竭。

【分类】

在临床实践中，呼吸衰竭常按以下几种方法分类。

(一) 按动脉血气分析分类

1. Ⅰ型呼吸衰竭 即单纯缺氧性呼吸衰竭，没有二氧化碳潴留，血气分析 PaO_2＜60mmHg，$PaCO_2$正常或降低。常见于严重肺部感染性疾病、ARDS、肺间质纤维化、肺动脉栓塞等。

2. Ⅱ型呼吸衰竭 即高碳酸性呼吸衰竭，血气分析 PaO_2＜60mmHg，同时伴有 $PaCO_2$＞50mmHg。主要由于肺泡通气量不足所致，常见于慢性阻塞性肺部疾病。

(二) 按发病急缓分类

1. 急性呼吸衰竭 由于某些突发致病因素，如外伤、中毒、休克、严重肺部感染等，使肺的通气和(或)换气功能在短时间内出现严重紊乱，机体难以代偿而出现呼吸衰竭，若不及时抢救常会危及生命。

2. 慢性呼吸衰竭 指一些慢性疾病，如COPD、肺结核、肺间质纤维化等，造成呼吸功能损害逐渐加重，经过较长时间发展为呼吸衰竭。早期虽然有低氧血症或伴有二氧化碳潴留，但机体通过代偿适应，生理功能障碍和代谢紊乱较轻，仍可以保持一定的生活能力，动脉血气分析 pH 在正常范围内(7.35～7.45)。另一种较常见的情况是，在慢性呼吸衰竭的基础上，由于感染、喘息、气胸等情况下出现病情急性加重，在短时间内出现PaO_2明显下降而$PaCO_2$明显升高，称为慢性呼吸衰竭急性加重，尽管属于慢性呼吸衰竭，但其病理生理发展过程兼有急性呼吸衰竭的特征。

(三) 按发病机制分类

可分为通气性呼吸衰竭和换气性呼吸衰竭，也可分为泵衰竭和肺衰竭。由于中枢驱动、神经肌肉疾病或胸廓疾病引起呼吸功能障碍常为泵衰竭。通常泵衰竭主要引起通气功能障碍，表现为Ⅱ型呼吸衰竭。由于肺组织、肺血管病变造成的呼吸衰竭称为肺衰竭，主要机制为换气功能障碍，表现为Ⅰ型呼吸衰竭。

【发病机制】

(一) 发病机制

引起呼吸衰竭的主要机制有以下几方面：肺泡通气不足、弥散障碍、肺泡通气/血流比例失调和肺内动-静脉分流增加。临床上单一机制引起的呼吸衰竭很少见，通常是多种机制同时并存，在疾病的不同时期所占的地位不同。

1. 肺泡通气不足 人体吸入的空气并不是都进入肺泡参加气体交换的。部分留在传导气道内，不参加气体交换，这部分呼吸道容积称为解剖死腔；部分气体进入了肺泡，但由于肺泡血流分布等原因而未能进行气体交换，这部分肺泡容积称为肺泡死腔。只有进入肺泡同时又能进行气体交换的空气量才是有效的肺泡通气量。肺泡通气量减少会引起 PaO_2 下降和 $PaCO_2$ 上升，从而引起缺氧和二氧化碳潴留。呼吸空气的条件下，$PaCO_2$ 与有效肺泡通气量(V_A)和 CO_2 产生量(VCO_2)的关系可以用以下公式反映：$PaCO_2=0.863\times VCO_2/V_A$。如果 CO_2产生量不变，V_A与$PaCO_2$呈反比关系。

2. 弥散障碍 是指 O_2、CO_2 等气体通过肺泡膜进行交换的物理弥散过程发生障碍。根据 Fick 弥散定律，气体在通过薄层组织时，单位时间内气体弥散的容积与组织两侧的气体分压差成正比，与其面积成正比，与该气体的弥散系数成正比，与其厚度成反比。同时气体在肺内的弥散还受血液与肺泡接触的时间以及心排血量、血红蛋白含量、通气/血流比例的影响。正常时，流经肺泡毛细血管的血液与肺泡接触的时间为 0.72 秒。O_2完成气体交换的时间为 0.25～0.3 秒，而 CO_2 只需 0.13 秒，同时 CO_2 的弥散速率是 O_2的 20 倍，故在弥散功能障碍时，通常以低氧血症为主。

3. 通气/血流比例失调 血液流经肺泡时能否获得足够的氧和充分地排出 CO_2，使血液动脉化，除通气功能和弥散功能外，还取决于肺泡通气量与血流量的比例。正常人在静息状态下的通气/血流比值为 0.8，但肺各部分的通气/血流比值是不同的，直立时上肺通气较好而下肺血流较好，所以通气/血流比值自上而下递减。肺泡通气/血流比例失调有以下两种主要形式：

(1) 部分肺泡通气不足：支气管哮喘、慢性支气管炎、阻塞性肺气肿等引起的气道阻塞，以及肺纤维化、肺水肿等引起的限制性通气功能障碍的病变分布往往是不均匀的，可导致肺泡通气的严重不均。病变严重的部分肺泡通气明显减少，而血流未相应减少，甚至可能因炎症充血等原因使血流增多，使 V/Q 比例显著降低，以致流经这部分肺泡的血液未经动脉化就回流到左心。这种情况类似动-静脉短路，称为功能性分流或肺动-静脉样分流。

(2) 部分肺泡血流不足：肺动脉栓塞、弥散

笔记栏

性血管内凝血、肺动脉炎、肺血管痉挛等，都可使部分肺泡血流减少，V/Q比例可显著大于正常，病变部位肺泡血流少而通气多，肺泡通气不能充分被利用，称为死腔样通气。

通气/血流比例失调通常仅表现为低氧血症而无二氧化碳潴留。主要原因：①动脉于混合静脉血的氧分压差为59mmHg，比CO_2分压差大10倍；②氧离曲线呈S形，正常肺泡毛细血管血氧饱和度已经处于曲线上升的平台段，无法携带更多的氧以弥补低区PaO_2的血氧含量下降。而CO_2的解离曲线在生理范围内呈线性，有利于通气良好区对通气不足区的代偿，排出足够的CO_2，不至于出现CO_2潴留。所以，通气/比例失调常表现为低氧血症，但严重的通气/血流比例失调也可以导致CO_2潴留。

4. 肺内动-静脉解剖分流增加 生理情况下，肺内也存在解剖分流，一部分静脉血经支气管静脉和极少的肺内动-静脉交通支直接流进肺静脉，这些解剖分流的血流量正常约占心排血量的2%～3%。解剖分流的血液完全未经气体交换故称为真性分流，导致$PaCO_2$降低，是通气/血流比例失调的特例。在这种情况下，提高吸入氧浓度并不能提高分流静脉血的氧分压。分流量越大，提高吸入氧浓度后提高动脉血氧分压的效果越差；而吸入纯氧可以有效地提高功能性分流的PaO_2。若解剖分流量超过30%，吸氧并不能明显提高PaO_2。常见于肺动-静脉瘘。

（二）低氧血症和高碳酸血症对机体的影响

呼吸衰竭时发生的低氧血症和高碳酸血症可影响全身各系统的代谢和功能，首先是引起一系列代偿适应性反应，以改善组织的供氧，调节酸碱平衡，和改变组织器官的功能、代谢以适应改变了的内环境。当呼吸衰竭严重时，如机体代偿不全，则表现为各系统器官严重的功能和代谢紊乱直至衰竭。

1. 对酸碱平衡及电解质的影响 严重缺氧时无氧代谢加强，乳酸等酸性产物增多引起代谢性酸中毒。由于能量不足，体内转运离子的钠泵功能障碍以及酸中毒，细胞内钾离子外移，造成细胞内酸中毒和高钾血症。代谢性酸中毒时由于HCO_3^-降低，可使肾排Cl^-减少，故血Cl^-通常升高。

Ⅱ型呼吸衰竭时，大量二氧化碳潴留可引起呼吸性酸中毒，此时也可以同时伴有高钾血症和低氯血症。造成低血氯的主要原因是：高碳酸血症使红细胞中HCO_3^-生成增多，后者与细胞外Cl^-交换，使Cl^-转移入细胞内；酸中毒时肾小管上皮细胞产生NH_3增多，$NaHCO_3$重吸收增多，使尿中NH_4Cl和NaCl的排出增加，均使血Cl^-下降。当呼吸性酸中毒合并代谢性酸中毒时，血Cl^-可正常。

Ⅰ型呼吸衰竭时，因缺氧引起肺过度通气，可发生呼吸性碱中毒，此时患者可出现血钾降低，血氯增高。

血液pH取决于HCO_3^-和H_2CO_3的比值，前者主要靠肾脏调节（需要1～3天），而后者的调节靠呼吸（仅需几个小时）。急性呼吸衰竭时可因二氧化碳潴留和代谢性酸中毒使pH迅速下降，严重的酸中毒可引起血压下降、心律失常，乃至心脏停搏。

2. 对循环系统的影响 一定程度的PaO_2降低和$PaCO_2$升高可兴奋心血管活动中枢，使心率加快、心收缩力增强、外周血管收缩，加上呼吸运动增强使静脉回流增加，导致心排血量增加。缺氧和二氧化碳潴留时，交感神经兴奋引起皮肤和腹腔器官血管收缩，而脑血管和冠脉在呼吸衰竭时则主要受局部代谢产物的影响而扩张，血流量增加，从而导致血流分布的改变，有利于保证心、脑的血液供应。严重的缺氧和二氧化碳潴留可直接抑制心血管中枢，造成心脏活动受抑制和血管扩张、血压下降和心律失常等严重后果。心肌对缺氧十分敏感，早期轻度缺氧即在心电图上显示出来。急性严重缺氧可导致心室颤动或心脏骤停。长期慢性缺氧可导致心肌纤维化、心肌硬化。在呼吸衰竭的发病过程中，缺氧、肺动脉高压以及心肌受损等多种病理变化可导致肺源性心脏病。

3. 对呼吸系统的影响 呼吸衰竭患者的呼吸变化受到PaO_2降低和$PaCO_2$升高所引起的反射活动及原发病的影响。PaO_2降低可作用于颈动脉体与主动脉体的化学感受器，反射性使呼吸运动增强，甚至出现呼吸窘迫。这种反应在PaO_2低于60mmHg才明显，PaO_2为30mmHg时肺通气量最大，当缺氧程度缓慢加重时，这种反射性兴奋呼吸中枢的作用迟钝。缺氧对呼吸中枢的直接作用是抑制作用，当$PaO_2 < 30mmHg$时，此作用可大于反射性兴奋作用而使呼吸抑制。

$PaCO_2$升高主要作用于中枢化学感受器，使呼吸中枢兴奋，引起呼吸加深加快；长时间严重的CO_2潴留，会造成中枢化学感受器对的CO_2刺激作用发生适应；当$PaCO_2 > 80mmHg$时，会对呼吸中枢产生抑制，此时呼吸运动主要靠动脉血PaO_2降低对化学感受器的刺激得以维持。因此对这类患者进行氧疗时只能低流量吸氧（1～2L/min），以免缺氧完全纠正后反而呼吸抑制，加重高碳酸血症而使病情加重恶化。

4. 对中枢神经系统的影响 中枢神经系统耗氧量大，对缺氧最敏感，通常完全停止供氧4～5分钟即可引起不可逆的脑损害。中枢神经

笔记栏

系统受影响的程度与缺氧的程度和发生的速度有关。当 PaO_2 降至 60mmHg 时，可出现注意力下降、智力和视力轻度减退；当 PaO_2 迅速降至 40～50mmHg 时，会引起一系列神经精神症状，如头痛、不安、定向与记忆障碍、精神错乱、嗜睡；PaO_2 低于 30mmHg 时神志丧失乃至昏迷；PaO_2 低于 20mmHg 时，只需几分钟即可造成神经细胞不可逆损伤。

CO_2 潴留使脑脊液 H^+ 浓度升高，影响脑细胞代谢，降低中枢系统兴奋性，抑制皮质活动；但轻度的 CO_2 增加，对皮质下刺激加强，间接引起皮质兴奋。CO_2 潴留可引起头痛、头晕、烦躁不安、言语不清、扑翼样震颤、精神错乱、嗜睡、抽搐和呼吸抑制，这种由缺氧和 CO_2 潴留导致的神经精神障碍症候群称为肺性脑病，又称 CO_2 麻醉。肺性脑病的发病机制尚未完全阐明，但目前认为低氧血症、CO_2 潴留和酸中毒三个因素共同损伤脑血管和脑细胞是最根本的原因。

缺氧和酸中毒可以使脑血管扩张，还能损伤血管内皮使其通透性增高，导致脑间质水肿。缺氧使红细胞 ATP 生成减少，影响钠泵功能，可引起细胞内 Na^+ 及水增多，形成脑细胞水肿。脑充血、水肿使颅内压增高，压迫脑血管，更加重脑缺氧，形成恶性循环，严重时可导致脑疝形成。另外，神经细胞内酸中毒一方面可增加脑谷氨酸脱羧酶的活性，使 γ-氨基丁酸生成增多，导致中枢抑制，加重中枢神经系统的功能和代谢障碍，也成为肺性脑病以及缺氧、休克等病理生理改变难以恢复的原因。

5. 对肾功能的影响 呼吸衰竭时，肾功能可受损，轻者尿中出现蛋白、红细胞、白细胞及管型，严重者可发生急性肾功能障碍。肾结构往往无明显改变，为功能性肾衰竭，其发生是由于缺氧与高碳酸血症反射性地通过交感神经使肾血管收缩，肾血流量严重减少所致。若及时治疗，随着呼吸功能的好转，肾功能往往可以恢复。

6. 对消化系统的影响 呼吸衰竭患者常合并消化道功能障碍，严重缺氧可以使胃壁血管收缩，因而降低胃黏膜的保护作用，临床上表现为消化不良、食欲下降，甚至出现胃黏膜糜烂、坏死、溃疡和出血。缺氧也可以直接或间接损害肝细胞，使血转氨酶上升。若缺氧及时纠正，胃肠功能也可以逐渐恢复正常。

第一节　急性呼吸衰竭

【病因】

常见引起急性呼吸衰竭的疾病如严重的呼吸系统感染、急性呼吸道阻塞性疾病、重度哮喘、各种原因引起的急性肺水肿、重症肌无力危象、颅脑外伤、脑血管意外、药物中毒等，以上各种原因均可导致急性呼吸衰竭。

【临床表现】

急性呼吸衰竭的临床表现主要表现为低氧血症所致的呼吸困难和低氧对各系统器官的影响。部分患者同时合并有急性二氧化碳潴留。

(一) 呼吸困难

呼吸困难是呼吸衰竭最早出现的临床症状。多数患者都有明显的呼吸困难，可表现为呼吸频率加快、鼻翼样煽动、呼吸动度加大、动用辅助呼吸肌肉，甚至出现三凹征。中枢神经疾病或中枢神经抑制性药物引起的急性呼吸衰竭常表现为呼吸节律的改变如陈-施呼吸、比奥呼吸等和通气量明显增加或减少，出现过度通气或二氧化碳潴留。

(二) 发绀

发绀是缺氧的典型表现。当血液中还原血红蛋白量增多，SpO_2＜85％～90％，皮肤、黏膜、甲床部位即会出现发绀。由于发绀的出现与还原血红蛋白的绝对量有关，红细胞增多的患者出现发绀的时间较早而且较明显，而贫血的患者则发绀不明显或不出现；部分休克患者末梢循环障碍，即使动脉血氧分压正常也可以出现发绀，称为外周性发绀。而真正由于动脉血氧饱和度降低引起的发绀称为中央性发绀。发绀还与皮肤色素、血液中存在异常血红蛋白衍生物（如高铁血红蛋白）有关。

案例 2-14-1

1. 除一般咳嗽咳痰的呼吸道症状外，患者表现出较明显的呼吸困难。

2. 唇甲发绀（缺氧的典型表现）；肺部听诊发现湿啰音提示肺部有渗出病灶，是肺部感染的常见体征。

(三) 循环系统

患者可有心率加快、血压增高、心排血量增加、心律失常。严重的低氧血症和酸中毒可引起心肌损害，甚至外周循环衰竭、血压下降、致命性心律失常、心跳停止。

(四) 神经系统

缺氧可使患者注意力不集中、定向力差、记忆力减退，或烦躁不安、神志模糊，甚至昏

笔记栏

迷、抽搐等。

(五) 消化和泌尿系统

严重的呼吸衰竭、低氧血症对肝肾功能都有影响，可出现转氨酶升高，血 BUN、Cr 升高，严重的患者可出现急性肾功能衰竭。胃肠道黏膜屏障功能受损可出现应激性溃疡、急性胃黏膜病变和消化道出血。

【实验室检查】

(一) 动脉血气分析

呼吸衰竭的诊断主要依靠动脉血气分析，在海平面、一个大气压、静息状态、呼吸空气的情况下，PaO_2<60mmHg，伴或不伴 $PaCO_2$>50mmHg。单纯 PaO_2<60mmHg 为Ⅰ型呼吸衰竭；若 PaO_2<60mmHg，同时伴有 $PaCO_2$>50mmHg 为Ⅱ型呼吸衰竭。吸氧的患者可以计算氧合指数（OI）= PaO_2/FiO_2，若 OI<300 提示呼吸衰竭，如<200 需结合病史考虑急性呼吸窘迫综合征。pH 值可反映机体的代偿状态，也有助于急性或慢性呼吸衰竭的鉴别。当 $PaCO_2$ 升高、pH<7.35，为失代偿性呼吸性酸中毒；若 $PaCO_2$ 升高、pH 正常，为代偿性呼吸性酸中毒。

(二) 肺功能检查

在呼吸衰竭的患者中，肺功能检查常由于病情危重而受到限制，但肺功能检查有助于判断原发病的种类和严重程度。常用的监测参数包括肺活量（VC）、用力肺活量（FVC）、第 1 秒用力呼气量（FEV_1）和呼气峰流速（PEF）等，有助于气道阻塞的严重程度。机械通气的患者监测流量曲线、压力-容量曲线等也可以对原发病或病情严重程度作判断。

(三) 胸部影像学检查

此检查包括普通胸片、胸部 CT 检查、CTA、放射性核素肺通气/灌注扫描等，有助于分析呼吸衰竭的原因及病情的判断。

案例 2-14-1

1. 血常规：WBC14.3×10^9/L，N 0.85，RBC4.8×10^9/L，Hb139g/L。

2. 血气分析：pH 7.45 PaO_2 8.6kpa（FiO_2 33%），$PaCO_2$ 34.6mmHg，HCO_3^- 27mmol/L。

3. 胸片：右肺野及左下肺野可见斑片状模糊影。

【诊断】

结合病史有导致急性呼吸衰竭的病因，临床上常有缺氧或二氧化碳潴留的临床表现，以缺氧表现较为突出。诊断还是主要依靠动脉血气分析，在海平面、一个大气压、静息状态、呼吸空气的情况下，PaO_2<60mmHg，伴或不伴 $PaCO_2$>50mmHg。需要吸氧的患者可以计算氧合指数。

案例 2-14-1

1. 患者男性，54 岁，畏寒发热、咳嗽 1 周，加重伴气促 2 天。

2. 病史特点：急性起病，以发热，咳嗽等呼吸道症状为主要表现，无慢性心肺基础疾病，气促出现加重较快。

3. 临床特点：呼吸急促，唇甲发绀，肺部可闻及湿性啰音。

4. 辅助检查：血常规提示白细胞总数以及中性粒细胞比例升高，血气分析提示氧分压下降（小于 60mmHg），二氧化碳分压在正常范围，胸片显示双下肺渗出病灶。

临床诊断：

1. 双下肺炎。

2. 急性呼吸衰竭（Ⅰ型）。

【治疗】

对于呼吸衰竭总的治疗原则是在保持呼吸道通畅的情况下，纠正缺氧、二氧化碳潴留和酸碱平衡所致的代谢功能紊乱，从而为基础疾病和诱发因素的治疗争取时间和创造条件。急性严重的呼吸衰竭应针对呼吸衰竭本身和原发疾病同时进行治疗，并配合适当的支持治疗。具体措施应该结合患者的实际情况而定。主要包括以下几个方面。

(一) 病因治疗

如前所述，引起急性呼吸衰竭的病因多种多样，针对不同病因采取适当的治疗十分重要，也是治疗呼吸衰竭的根本。如上呼吸道阻塞、张力性气胸、大量胸腔积液、药物中毒所引起的呼吸衰竭，只要上述病因去除，呼吸衰竭就可以很快改善。对于感染、休克等引起的呼吸衰竭也应该积极寻找病因，针对病因进行治疗。

(二) 保持呼吸道通畅

对任何类型的呼吸衰竭，保持呼吸道通畅是最基本、最重要的治疗措施。气道不通畅使呼吸

笔记栏

阻力增加，呼吸功消耗增多，会加重呼吸肌疲劳；气道阻塞时分泌物排出困难将加重感染，同时也可能发生肺不张，使气体交换面积减少；气道如发生急性完全性阻塞，会发生窒息，在短时间内可导致患者死亡，人工气道的突然堵塞是机械通气时致死的原因之一，应特别注意防范。

保持呼吸道通畅的方法主要有：①若患者昏迷应使其处于仰卧位，头后仰，托起下颌并将口打开；②清除气道内分泌物及异物；③若以上方法不能奏效，必要时应建立人工气道。人工气道的建立一般有三种方法，即简易人工气道、气管插管及气管切开，后二者属于气管内导管。简易人工气道主要有口咽气道、鼻咽通气道和喉罩，是气管内导管的临时替代方式，在病情危重但不具备插管条件时应用，待病情允许后再行气管插管或切开。气管内导管是重建呼吸通道最可靠的方法。

若患者有支气管痉挛，需及时积极使用支气管扩张药物，可选用 β_2 肾上腺素受体激动剂、抗胆碱药、糖皮质激素或茶碱类药物等。在急性呼吸衰竭时，主要经静脉给药。在气道分泌物过多堵塞气道的情况下，若患者排痰功能良好时，可使用化痰药物，并注意气道湿化，痰液的稀释；当患者排痰功能较差时应通过人工吸引的方式去除，必要时可以使用纤维支气管镜吸痰，保持气道通畅，但要有充分的保障措施。尤其应注意的是 COPD 患者在进行面罩辅助通气或使用呼吸兴奋剂前应注意保持气道通畅，必要时应建立人工气道。

（三）氧疗

缺氧可对机体造成严重的危害，其程度超过二氧化碳潴留，通过增加吸入氧浓度来纠正患者缺氧状态的治疗方法即为氧疗。对于急性呼吸衰竭患者，应给予氧疗。但氧疗对不同原因引起的低氧血症效果是不同的。对于肺泡通气不足引起的低氧血症，因无换气功能障碍 $P_{(A-a)}O_2$ 正常，而 P_AO_2 的增高与吸入氧浓度是平行的，一般只要稍提高氧浓度，就能收到满意的效果。同时吸氧一般对轻、中度通气/血流比例失调所致缺氧效果也较好，而对重度者效果不佳，对肺内或心内血液分流所致低氧血症效果最差，虽然吸高浓度的氧，但血氧饱和度没有大幅度提高，血氧含量也增加不多。对于贫血、循环功能障碍等氧输送能力下降所致缺氧，吸氧虽不能解决根本问题，但能增加溶解状态的氧，减轻心脏负荷，也有一定好处。

1. 吸氧浓度 确定吸氧浓度的原则是保证 PaO_2 迅速提高到 60mmHg 或脉搏容积血氧饱和度达（SpO_2）90％以上的前提下，尽量减低吸氧浓度。

Ⅰ型呼吸衰竭的主要问题为氧合功能障碍而通气功能基本正常，较高浓度（>35％）给氧可以迅速缓解低氧血症而不会引起 CO_2 潴留。对于伴有高碳酸血症的急性呼吸衰竭，往往需要低浓度（<35％）给氧。

2. 氧疗方法

（1）鼻导管或鼻塞：主要优点为简单方便、患者耐受性好；不影响患者咳痰、进食。缺点为氧浓度不恒定，易受患者呼吸的影响；高流量时对局部黏膜有刺激，且容易造成鼻黏膜干燥，氧流量不能大于7L/min。吸入氧浓度与氧流量、导管开口的位置、患者的潮气量及呼吸方式有关，一般计算公式为：吸入氧浓度（％）＝21＋4×氧流量（L/min）。

（2）面罩：主要包括简单面罩、带储气囊无重复呼吸面罩和文丘里（Venturi）面罩，主要优点为吸氧浓度相对稳定，可按需调节，该方法对鼻黏膜刺激小，当氧流量大于 4L/min 时不会产生重复呼吸，增大氧流量最高吸入氧浓度可达 50％～60％。缺点为在一定程度上影响患者咳痰、进食。

（3）建立人工气道机械通气：呼吸机可以通过空-氧混合器提供 21％～100％任意浓度的氧，且可以通过增加呼气末正压改善氧合。

（4）高压氧疗：患者在密闭的氧舱内，通过增加舱内的大气压，提高溶解于血液中的氧分压。对于一氧化碳中毒的患者有特殊的疗效，但一般不适用于慢性呼吸衰竭。

3. 氧疗的不良反应 由于机械通气的广泛使用，长时间高浓度吸氧，氧中毒重新引起临床的重视。氧对机体的危害主要有以下几个方面：①吸收性肺不张：气道阻塞时，吸入高浓度的氧，在气道远端的气体容易被吸收而发生肺泡萎陷。②氧中毒：在肺部的表现可引起急性肺损伤，类似 ARDS 改变，还可累及中枢神经系统、红细胞生成系统、内分泌系统及视网膜等。

（四）增加通气量、改善 CO_2 潴留

1. 呼吸兴奋剂 呼吸兴奋剂的使用原则：最重要的是必须保持气道通畅，否则会促发呼吸肌疲劳，并进而加重 CO_2 潴留；脑缺氧、水肿未纠正而出现频繁抽搐者慎用；患者的呼吸肌功能应基本正常；不可突然停药。主要适用于以中枢抑制为主，通气量不足引起的呼吸衰竭，对以肺炎、肺水肿、弥漫性肺纤维化、ARDS 等病变引起的以肺换气功能障碍为主所致的呼吸衰竭患者不宜使用，正在进行机械通气的患者一般不使用。

笔记栏

常用的药物有尼可刹米和洛贝林,用量过大可引起不良反应。近年来这两种药物在西方国家几乎已被淘汰,取而代之的有多沙普仑,该药对于镇静催眠药过量引起的呼吸抑制和COPD并发急性呼吸衰竭有显著的呼吸兴奋效果。

2. 机械通气 当机体出现严重的通气和(或)换气功能障碍时,以人工辅助通气装置(呼吸机)来改善通气和(或)换气功能,即为机械通气。呼吸衰竭时应用机械通气能够维持必要的肺泡通气量,降低 $PaCO_2$;增加吸入氧浓度和改善肺的气体交换功能;使呼吸肌得以休息,有利于恢复呼吸肌的功能。

不同疾病引起的呼吸衰竭气管插管和机械通气的指征各不相同,临床上应综合判断患者的病情。急性呼吸衰竭患者昏迷逐渐加深,呼吸不规则或出现暂停,呼吸道分泌物增多,咳嗽和吞咽反射明显减弱或消失时,应行气管插管使用机械通气。机械通气过程应根据血气分析和临床资料调整呼吸机参数。机械通气的主要并发症为过度通气,造成呼吸性碱中毒;通气不足,加重原有的呼吸性酸中毒和低氧血症;出现血压下降、心排血量下降、脉搏增快等循环功能障碍;气道压力过高可致气压伤,如气胸、纵隔气肿或间质性肺气肿,一旦出现应及时处理;有创人工气道长期存在,可并发呼吸机相关肺炎。

近年来,无创正压通气用于急性呼吸衰竭的治疗已取得了良好效果。经鼻/面罩行无创正压通气,无须建立有创人工气道,简便易行,与机械通气相关的严重并发症的发生率低。但患者应具备以下基本条件:①清醒能够配合;②血流动力学稳定;③不需要气管插管保护(即患者无误吸、严重消化道出血、气道分泌物过多且排痰不利等情况);④无影响使用鼻/面罩的面部创伤;⑤能够耐受鼻/面罩。

(五)一般支持疗法

电解质紊乱和酸碱平衡失调的存在,可以进一步加重呼吸系统乃至其他系统器官功能障碍,并可干扰呼吸衰竭的治疗效果,因此应及时加以纠正。对于呼吸性酸中毒的治疗,应以增加通气量为主,只有在严重失代偿性呼吸性酸中毒 pH <7.15,而又暂时无有力手段增加通气量(如机械通气),才考虑应用碱性药物。呼吸性酸中毒时输入过多的碳酸氢钠会加重二氧化碳排出的负担。急性呼吸衰竭,较慢性呼吸衰竭更易合并代谢性酸中毒,应积极纠正。对重症患者常需转入ICU,集中人力物力积极抢救,监测血压、心率,记录液体出入量。采取各种对症治疗,预防和治疗肺动脉高压,肺源性心脏病、肺性脑病、肾功能不全和消化道功能障碍等。特别要注意防治多器官功能障碍综合征。

案例 2-14-1

处方及医生指导:

1. 即时给予氧疗及生命体征监测,病情变化要及时处理及加强生命支持(如机械通气)。

2. 病因治疗:本病例引起呼吸衰竭的原因主要为感染,应给予抗生素治疗,最好做病原学检查,针对性用药治疗。

3. 支持治疗,保护重要脏器。缺氧可以导致多器官功能的障碍,甚至多器官功能衰竭。

第二节 慢性呼吸衰竭

【病因】

慢性呼吸衰竭多由支气管-肺疾病引起,如COPD、严重肺结核、肺间质纤维化、尘肺等。胸廓和神经肌肉病变如胸部手术、外伤、广泛胸膜增厚、胸廓畸形、脊髓侧索硬化症和睡眠呼吸暂停综合征等,亦可导致慢性呼吸衰竭。慢性呼吸衰竭常见的加重原因有:细菌或病毒感染、充血性心衰、肺栓塞等。

【临床表现】

慢性呼吸衰竭患者的呼吸衰竭历时数周至数月,机体有较充裕的时间发挥各种代偿作用,维持机体的内环境稳定和对缺氧及二氧化碳潴留的耐受。慢性呼吸衰竭的临床表现与急性呼吸衰竭大致相似。但以下几个方面有所不同。

(一)呼吸困难

慢性阻塞性肺疾病所致的呼吸衰竭,病情较轻时表现为活动后气促伴呼气延长,严重时可发展为浅快呼吸。若并发 CO_2 潴留,$PaCO_2$ 升高过快或显著升高以致发生 CO_2 麻醉时,患者可由呼吸过快过速转为浅慢呼吸或潮式呼吸。

(二)精神神经症状

慢性呼吸衰竭伴 CO_2 潴留时,随 $PaCO_2$ 升高可表现为先兴奋后抑制现象。兴奋症状包括失眠、烦躁、躁动、夜间失眠而白天嗜睡(昼夜颠倒现象)。但此时切忌使用镇静或催眠药物,以免加重 CO_2 潴留,发生肺性脑病。肺性脑病表现为神志淡漠、肌肉震颤或扑翼样震颤、间歇抽搐、昏

笔记栏

睡，甚至昏迷等。亦可出现腱反射减弱或消失，锥体束征阳性等。此时应与合并脑部疾病作鉴别。

(三) 循环系统表现

CO_2潴留使外周体表静脉充盈、皮肤充血、温暖多汗、血压升高、心排出量增多而致脉搏洪大；多数患者有心率加快甚至心律失常；因脑血管扩张而产生搏动性头痛。

(四) 消化和泌尿系统

慢性呼衰患者病情加重时常伴有消化不良、腹胀不适，与胃肠道淤血、电解质紊乱等因素有关；由于肾脏代偿性重吸收 HCO_3^- 增多，肾脏血流相对减少，灌注不良，会出现低氯、高钾、少尿。

【诊断】

慢性呼吸衰竭血气分析诊断标准参考急性呼吸衰竭。对慢性呼吸衰竭急性加重的诊断标准不应该以正常血气标准来判断，而需要参考基础 $PaCO_2$ 水平，$PaCO_2$ 变化幅度越大，提示病情越严重。临床上Ⅱ型呼吸衰竭的患者还常见于另外一种情况，即吸氧治疗后，$PaO_2 > 60mmHg$，但 $PaCO_2$ 仍升高。

【治疗】

有关治疗原发病、保持呼吸道通畅、恰当的氧疗等治疗原则，与急性呼吸衰竭基本一致。

(一) 氧疗

COPD 是导致慢性呼吸衰竭的常见呼吸系统疾病，患者常伴有 CO_2潴留，氧疗时需注意保持低流量吸氧，防止血氧含量过高。CO_2潴留是通气功能不良的结果。慢性高碳酸血症患者呼吸中枢的化学感受器对 CO_2 的敏感性下降，呼吸主要依靠低氧对颈动脉体、主动脉体化学感受器的刺激来维持。若吸入高浓度氧，使血氧分压迅速上升，解除了低氧对外周化学感受器的刺激，便会抑制患者的呼吸，造成通气量下降，CO_2 上升，严重时陷入 CO_2 麻醉状态。

长期的氧疗对 COPD 患者有特殊的意义，可以改善患者的智力、记忆力、运动协调能力，改善高血红蛋白血症，减少肺循环阻力，缓解因缺氧引起的肺动脉痉挛，降低肺动脉压，可预防和延缓肺心病的发生。如患者有以下情况时，适合长期氧疗：①肺动脉高压或有肺心病；②继发高血红蛋白血症；③运动时发生严重低氧血症，或运动受到缺氧的限制，吸氧后可得到改善。

(二) 机械通气

根据病情选用无创机械通气或有创机械通气。对严重失代偿性呼吸性酸中毒患者进行气管插管机械通气时需要注意如短时间内使 CO_2 下降过快，会出现代谢性碱中毒。可以考虑控制相对较小的分钟通气量，使 CO_2 缓慢排出，或使用碳酸酐酶抑制剂促进 HCO_3^- 的排出，在机械通气后 1～2 小时复查血气分析，调节通气参数。对有严重肺气肿或肺大疱的患者要注意控制通气的平台压，避免出现气压伤。

(三) 抗感染

慢性呼吸衰竭急性加重的常见诱因是感染，一些非感染因素诱发的呼吸衰竭也容易继发感染。抗感染治疗抗生素的选择可以参考相关章节。

(四) 呼吸兴奋剂的应用

需要时，慢性呼吸衰竭患者可服用呼吸兴奋剂阿米三嗪 50～100mg，2 次/天。该药通过刺激颈动脉体和主动脉体的化学感受器兴奋呼吸中枢，增加通气量。慢性呼衰急性加重的患者可以考虑静脉使用呼吸兴奋剂，如尼可刹米和洛贝林，相关注意事项参考之前章节。

(五) 纠正酸碱平衡失调

慢性呼吸衰竭常有 CO_2潴留，导致呼吸性酸中毒。呼吸性酸中毒的发生多为慢性过程，机体常常以增加碱储备来代偿，以维持 pH 于相对正常水平。当以机械通气等方法较为迅速地纠正呼吸性酸中毒时，原已增加的碱储备会使 pH 升高，造成对机体的严重危害，故在纠正呼吸性酸中毒的同时，应当注意同时纠正潜在的代谢性碱中毒，通常给予患者盐酸精氨酸和补充氯化钾。

推荐阅读

Esteban A，Frutos-Vivar F，Ferguson ND，et al. 2004. Noninvasive positive-pressure ventilation for respiratory failure after extubation. N Engl J Med，350：2452～2460

Hallman M. 2004. Lung surfactant，respiratory failure，and genes. N Engl J Med 350：1278～1280

Roussos C，Koutsoukou A. 2003. Respiratory failure. Eur. Respir J，22：3S～14S

（刘晓青）

笔 记 栏

第15章 急性呼吸窘迫综合征与多器官功能障碍综合征

第一节 急性呼吸窘迫综合征

案例 2-15-1

患者，男，60岁。因"咳嗽、咳痰、发热，气促半个月"入院。

患者半月前受凉后出现咳嗽、咳黄色黏痰、少许气促，自行服用"百服宁"后治疗后效果不佳于5天前入院。入院后胸片诊断双下肺炎，予头孢曲松＋阿奇霉素抗炎5天，但病情无明显改善，呼吸困难逐渐加重。

体格检查：T 38.5℃，R 40次/分，BP 120/60mmHg，P 110次/分，神清，口唇发绀，呼吸浅促，两肺听诊可闻及较多的湿性啰音。HR 110次/分，心律齐，未闻及杂音。

辅助检查：血常规：WBC 16×10^9，N 0.9；血气分析：pH 7.45，PaO_2 40mmHg，$PaCO_2$ 35mmHg，SpO_2 75%，面罩吸氧10升/分；痰培养为肺炎克雷伯杆菌（10^8cfu/ml），ESBL（＋）；胸片示两肺弥漫性渗出改变——白肺。

问题：

1. 该病例的诊断如何？
2. 下一步首要采取什么措施？

急性肺损伤（acute lung injury，ALI）/急性呼吸窘迫综合征（acute respiratory distress syndrome，ARDS）指心源性以外的各种肺内外致病因素导致的急性、进行性缺氧呼吸衰竭。ALI和ARDS具有性质相同的病理生理改变，严重的ALI被定义为ARDS。

【病理生理】

ALI/ARDS的病理基础是由多种炎症细胞（巨噬细胞、中性粒细胞和淋巴细胞等）介导的肺局部炎症反应和炎症反应所致的肺毛细血管通透性增高导致的肺泡渗出液中富含蛋白质的肺水肿和透明膜形成，可伴有肺间质纤维化。病理生理改变以肺顺应性降低，肺内分流增加及通气/血流比例失衡为主。

【ALI/ARDS的高危因素】

1. 直接肺损伤因素 严重肺感染、胃内容物吸入、肺挫伤、吸入有毒气体、淹溺、氧中毒等。

2. 间接肺损伤因素 脓毒血症（sepsis）、严重的非胸部创伤、重症胰腺炎、大量输血、体外循环、弥散性血管内凝血（DIC）等。

【临床表现】

大多数患者在原发病后，5天之内发生ALI/ARDS，其中50%在24小时之内。最早的临床表现是呼吸频率加快，随后出现呼吸窘迫，通常呼吸频率超过28次/分。老人和妇女的呼吸次数和呼吸窘迫较轻。呼吸窘迫的特点是不能用通常的氧疗使之改善，也不能用其他心肺疾病来解释。早期咳嗽可不明显，后期可出现不同程度的咳嗽；也可有小量咯血，咯血水样痰是ARDS的典型症状。严重缺氧可致烦躁、神志恍惚。

因缺氧，患者出现发绀。早期肺部无体征，晚期可出现干性或湿性啰音。呼吸可能明显时，吸气时肋骨及锁骨上窝下陷。心率常超过100次/分。

【实验室检查】

除了基础病的特点外，ALI/ARDS的实验室检查没有特征性异常，如脓毒症时表现为白细胞增多，胰腺炎的病人表现为血清淀粉酶水平升高。

（一）X线胸片

早期可呈现清晰肺野，或仅为肺纹理增多模糊，提示血管周围液体集聚。随病情进展，胸片以实变为主要特征，两肺散在边缘模糊的斑片状影，常融合成大片均匀致密毛玻璃样影，有时可见支气管充气相，心脏边缘清楚。实变影呈区域性、重力性分布，以中下肺野和肺外带明显。晚期（发病5天以上）两肺野或大部分呈均匀的密度增加，毛玻璃样改变，心影边缘不清或消失，乃至发展为"白肺"样

笔记栏

改变。

(二) 动脉血气分析

顽固的低氧血症(PaO_2<60mmHg,PaO_2/FiO_2≤300mmHg)是ALI/ARDS诊断的重要依据。动态监测PaO_2有进行性下降趋势应考虑ALI/ARDS可能。ARDS早期PaO_2下降,$PaCO_2$正常或下降,pH升高或正常,表现为Ⅰ型呼吸衰竭;晚期PaO_2严重下降,$PaCO_2$升高,pH下降,表现为Ⅱ型呼吸衰竭和呼吸性酸中毒。

(三) 胸部CT检查

胸部CT,尤其是高速螺旋CT可显示毛细血管渗出至肺间质改变。当渗出突破肺泡上皮进入肺泡内时,由于重力的作用,渗出液易坠积在下垂肺区,这是ARDS特征之一。

【诊断和鉴别诊断】

(一) 诊断

(1) 有原发病的高危因素。

(2) 急性起病,呼吸频数和(或)呼吸窘迫。

(3) 低氧血症:ALI时PaO_2/FiO_2≤300mmHg,ARDS时PaO_2/FiO_2≤200mmHg。

(4) 胸部X线检查两肺浸润阴影。

(5) 肺毛细血管楔压(PCWP)≤18mmHg或临床上能除外心源性肺水肿。

凡符合以上五项可诊断ALI或ARDS。

(二) 鉴别诊断

1. 心源性肺水肿 常有冠心病、高血压、风湿性心脏病、心肌病等病史,通过胸片、心电图、超声心动图等可与ARDS鉴别。

2. 急性肺梗死 临床表现为突发呼吸困难、胸痛、发绀、咯血等,可有长期卧床、恶性肿瘤创伤骨折等病史,胸片可见局部片状或楔状阴影,心电图示V_1~V_4的T波改变和ST段异常;部分病例可出现$S_Ⅰ Q_Ⅲ T_Ⅲ$征(即Ⅰ导S波加深,Ⅲ导出现Q/q波及T波倒置)。可通过螺旋CT和电子束CT造影、胸部核素肺通气/灌注扫描、及肺动脉造影明确诊断。

3. 慢性阻塞性肺疾病合并呼吸衰竭 主要通过病史、体征、胸部X线表现,动脉血气分析等有助鉴别。

4. 特发性肺间质纤维化 常为慢性过程,可呈亚急性或急性发展,表现为Ⅰ型呼衰,临床与ARDS表现相似,但本病X线胸片呈网状、结节状或蜂窝状改变,病程发展缓慢,肺功能为限制性通气功能障碍为特征等可作鉴别。

笔记栏

【治疗】

ARDS治疗应积极治疗原发病,防止病情继续发展。严重创伤者及时处理外伤及止痛、止血等;淹溺者迅速清除呼吸道积液及污物。感染是ARDS最常见诱因之一,通过痰、血、尿等的细菌培养,明确感染部位,并根据细菌培养和药敏结果,给予敏感的抗生素治疗。未明确病原菌的情况下,可先根据经验选用抗生素。

1. 机械通气 机械通气是ARDS治疗的主要方法,近年来,一些新的通气策略开始应用于ARDS的临床治疗。主要有:

(1) 允许性高碳酸血症策略:为避免气压-容积伤而限制气道压或潮气量,允许$PaCO_2$逐渐升高达50mmHg以上;

(2) 肺开放策略:肺开放策略指的是ARDS患者机械通气时需要“打开肺,并让肺保持开放”,实施方法有多种,包括肺复张,应用压力控制通气(PCV)、反比通气(IRV)及加用高的PEEP等;

(3) 俯卧位通气:俯卧位通气适用于氧合障碍的患者,不论任何原因的肺水肿,合理使用PEEP仍不能将FiO_2降至60%以下,即可使用俯卧位通气。其主要通过:①背侧通气改善,肺内通气重分布,通气血流比值更加匹配;②血流与水肿液的重分布;③增加功能残气量;④减少心脏的压迫;⑤局部膈肌运动的改变来提高$PaCO_2$和SpO_2,从而可减少因高浓度吸氧所造成的肺损伤。其他新的通气方式包括:部分液体通气、气管内吹气和比例辅助通气等也在ARDS的治疗中得到应用。

2. 容量控制 在保证血容量、稳定血压前提下,要求出入液量轻度负平衡。在内皮细胞通透性增加时,胶体可渗至间质内,加重肺水肿,所以的早期不宜给胶体液。若有血清蛋白浓度低则当别论。

3. 糖皮质激素的应用 对ARDS早期是否应该应用激素,存在着一定争议。目前美国国立心肺血液研究所(NIH)认为早期短程大剂量皮质类固醇冲击治疗对于ARDS是有害的,会加重病情变化,而小样本随机试验表明后期激素替代治疗是有利的,但仍需进一步进行研究。

4. 营养支持 ARDS患者处于高代谢状态,应通过鼻饲或静脉补给足够的热量、蛋白和脂肪等营养物质。

5. 辅助治疗 ARDS的治疗方法还很多,

如氧自由基消除剂的应用、肺泡表面活性物质替代疗法及NO吸入疗法等都在临床上开始应用，并且取得一些效果，希望随着临床经验的积累和研究的深入，它们可以更有效地应用到ARDS患者的临床治疗中去。其他还应注意各种并发症的防治，加强营养支持治疗，注意防治水、电解质及酸碱失衡等。

【预后】

随着危重病监护技术的提高，特别是感染控制、肠道营养、低潮气量保护性肺通气策略的改进，ARDS病死率已降至30%～40%。

第二节　呼吸支持治疗

案例 2-15-2

患者，女，38岁，会计，因"发热、咳嗽1周，加重伴气促1天"于2006年8月6日入院。

患者于1周前无明显诱因下出现畏寒、发热，体温最高39℃，伴咳嗽、咳少许白黏痰，自服药物治疗后症状无好转，1天前咳嗽加重，痰色稍黄量少，并出现气促，呈进行性加重，平路行走即觉气促，无伴胸前区疼痛或夜间阵发性呼吸困难，遂来院就诊。既往体健，无高血压、心脏病、慢性支气管炎、糖尿病病史，无不良嗜好，无家禽接触史，无药物食物过敏史。

体格检查：T 38.5℃，P 125次/分，R 32次/分，BP 115/76mmHg，SpO_2 88%（吸空气）。神志清楚，急性病容，呼吸急促，唇甲轻度发绀，全身皮肤未见皮疹和出血点，浅表淋巴结无肿大，咽稍红，扁桃体不大，颈软，胸廓对称无畸形，双肺叩诊清音，双下肺可闻少量湿啰音，未闻及干啰音，心界无扩大，心率125次/分，律齐，未闻及杂音。余未发现阳性体征。

辅助检查：

1. 血常规 WBC14.3×10^9/L，N 0.85，RBC4.8×10^9/L，H b139g/L。
2. 血气分析 pH 7.45 PaO_2，64.7mmHg（FiO_2 29%），$PaCO_2$ 34.6mmHg，HCO_3^- 27mmol/L。
3. 胸片：左下肺野可见斑片状模糊影。

入院诊断：

1. 左下肺炎。
2. 急性呼吸衰竭（Ⅰ型）。

入院后给予吸氧、抗生素，以及对症支持治疗。但住院第二天晚上患者仍有发热达39℃，呼吸困难继续加重，面罩吸氧5L/min情况下，SpO_2仍为90%。

问题：

1. 对患者病情加重应考虑什么情况？
2. 下一步治疗应采取什么措施？

人工通气是呼吸衰竭的重要治疗措施。急性呼吸窘迫综合征（ARDS）的死亡率仍高达50%～90%。随着近年来有关ARDS发病机制、呼吸力学知识的研究，机械通气理论和电子计算机技术发展，对ARDS、重症哮喘和COPD等呼吸衰竭的通气策略有很大的促进作用。本节主要以ARDS的通气为基础介绍呼吸支持的种类和方法。

（一）无创人工通气

轻度或早期ARDS患者开始时可考虑使用无创人工通气，经面罩或鼻罩正压通气并加用呼气末正压（PEEP）或使用持续气道内正压（CPAP）模式。加用PEEP（或CPAP）可使更多的肺泡保持开放，减少肺血分流，改善V/Q比例从而增加PaO_2。虽然有一些文献报道应用无创通气后成功避免了气管插管，但病例数不很多，且大多数肺损伤程度较轻，而且要求接受无创通气的患者必需神志清楚、能主动配合、气道分泌物不多以及血流动力学稳定。在无创性通气期间，患者应该接受严密的监护，医护人员应注意患者的生命体征的情况，随时注意病情的变化；尽量避免或减少无创通气的并发症，如呕吐和误吸，可以考虑根据病情留置胃管，一方面可以引流咽入胃中的气体，减轻腹胀，另一方面可以作为肠内营养支持的方法（因为部分病重的ARDS患者低氧严重，甚至不能脱离面罩或鼻罩完成进食）。临床上，不少ARDS患者常不能耐受密闭的面罩或鼻罩，产生恐惧而不能配合治疗；也有因病情继续进展而无创通气难以满足生命支持的需要。因此应严密监测和观察ARDS患者应用无创性通气后的反应，若出现呼吸困难加重，神志状况恶化，血流动力学不稳定的情况，即应及早进行气管插管，若等到病情十分严重或完全昏迷后再行紧急插管，其并发症和死亡率均明显增高。

目前，无创通气治疗ARDS的临床应用结果并不理想，故必须严格掌握无创通气的适应证和禁忌证，除非在非常熟悉无创通气的单位和对患者进行严密监护的情况下，一般不推荐对ARDS患者采用无创通气治疗。

笔记栏

案例 2-15-2

患者第二天晚上病情加重后给予复查胸片，发现“原左下肺病灶较前增加，右下肺新发现斑片状渗出”，血常规 WBC 继续升高，考虑诊断“重症肺炎”，于当天晚上转入 ICU 进一步治疗。

转入后给予无创鼻罩通气，模式 BiPAP，IPAP 12cmH_2O、EPAP 5 cmH_2O、吸入氧浓度 45%，持续心电、血氧饱和度监测，抗生素升级治疗。完善各方病原学方面的检查。经处理后复查血气分析：pH 7.43，PaO_2 82.7mmHg（FiO_2 45%），$PaCO_2$ 34.6mmHg，HCO_3^- 27mmol/L。

（二）建立人工气道机械通气

1. 人工气道的建立 对需要接受常规机械通气的患者，一般需要先建立人工气道。建立人工气道的方法可以分为气管插管和气管切开。常用的插管途径有经口气管插管和经鼻气管插管。一般对于急救快速插管可以考虑使用经口气管插管，但清醒的患者不易接受；在不十分紧急和无呼吸暂停者，可以先给予面罩气囊辅助呼吸，行纤维支气管镜引导下经鼻气管插管或选用经鼻盲插，此法有较高成功率和较低的即时并发症。目前国内不少医院均应用经鼻插管，但选择经鼻气管插管前应先了解鼻腔的通畅情况，部分外国人由于鼻梁高而鼻腔狭窄，不适宜选用经鼻插管。随着气管插管材料质量的提高，组织相容性好的硅胶管通常可保留 2～3 周左右。但也有研究发现：经鼻气管插管患者，鼻窦炎的发生率较高，是经鼻插管的常见并发症。所以，对于需要长时间停留人工气道的患者，建议尽早做气管切开，或轮换鼻孔做气管插管。

案例 2-15-2

进入 ICU 后的次日早上，患者在暂停无创通气，鼻导管吸氧情况下进食早餐后出现呼吸困难加重，重新接上鼻罩通气后，需要调节吸入氧浓度到 70%，血氧饱和度才可以维持在 90% 以上，且经过半小时后未能好转，心率 130 次/分，呼吸 32 次/分，SpO_2 91%，血气分析 pH 7.48，PaO_2 67.7mmHg（FiO_2 70%），$PaCO_2$ 30.1mmHg，HCO_3^- 27mmol/L。遂在纤维支气管镜引导下行经鼻气管插管，接呼吸机通气。

2. 机械通气的基本参数设置 ARDS 患者通气模式的选择原则与其他疾病基本相同，传统呼吸机中常用的有间歇正压通气（IPPV）、同步间歇指令通气（SIMV），在新近发展的模式中有气道压力释放通气（APRV）、双水平气道内正压（Bi-Level）等。既往通气方法主张大潮气量（10～15ml/kg）、反比通气（吸呼比1～2：1），以维持正常血气（正常 pH 和 $PaCO_2$），防止肺萎陷不张，虽然谈到监测吸气峰压，但常无严格限制。呼气末正压（PEEP）在 ARDS 治疗中起重要作用，应用 PEEP 的主要目的是：维持适当的动脉和组织氧合并降低吸入氧浓度（FiO_2）至低于毒性水平。在一定范围内，增加 PEEP 水平与增加 PaO_2、增加组织氧供呈线性相关；然而，若 PEEP 水平过高，会对血流动力学产生明显不利影响。此外，高水平 PEEP 导致肺泡过度扩张，可压迫和闭合邻近肺泡毛细血管，尤其是相对正常的可充气肺泡毛细血管，实际上恶化氧合和（或）增加肺血管阻力，增加肺泡死腔通气，降低肺顺应性。

3. ARDS 通气的肺保护策略 肺保护策略可以从以下两方面来实行：①改传统的大潮气量（10～15ml/kg）为应用小潮气量（5～8ml/kg），严格限制跨肺压，推荐平台压＜35cmH_2O；②加用适当的 PEEP——保持肺泡的开放，让萎陷的肺泡复原，避免肺泡在呼吸时反复闭陷和开放引起的剪切损伤。

（1）严格限制潮气量和吸气平台压：目前大量的动物实验证据和临床观察资料显示，大潮气量通气可引起肺泡的过度扩张和呼吸机相关性肺损伤（VILI）。而 ARDS 患者的肺顺应性很差，俗称“婴儿肺”，单纯使用大潮气量只会使相对正常的肺泡过度扩张而病变的肺泡反复张开和塌陷，为保护肺脏避免 VILI，当然应减少潮气量和维持肺泡的开放。谈到机械通气过程中的气压伤，人们就想到气道峰压和平均气道压。气道峰压主要作用于气道，只有吸气平台压（即吸气暂停压）才能真正反映肺泡内的最大压力。因为肺损伤主要是肺泡及其毛细血管受损，因此监测吸气平台压比监测吸气峰压能更直接反映肺泡受损的危险性，一般控制吸气平台压 35～40cmH_2O 以下。

（2）允许高碳酸血症：ARDS 机械通气过程中控制潮气量和吸气平台压，不可避免发生通气量不足，二氧化碳潴留。随着 $PaCO_2$ 的逐步升高，pH 逐渐降低，肾脏会通过保留碳酸氢盐来代偿。一般如果 $PaCO_2$ 的上升速度在 5～10mmHg/h）和血 pH 值的轻度降低（7.2～7.35），不会对血流动力学和脏器功能有明显影响——容许性高碳酸血症。不再单纯把“血气正常”作为通气治疗最重要目标，而偏重或兼顾重要脏器功能的保护，使其免受机械通气不良

笔记栏

反应。

(3) 恰当PEEP的选择：在ARDS患者中，因为肺泡表面活性物质缺乏或活性降低，使肺泡表面张力增加，导致肺顺应性降低，功能残气量减少，肺泡极易塌陷，发生广泛的肺不张，形成明显的肺内分流，这是高浓度吸氧也不能纠正低氧血症的重要原因。另外，反复的肺泡塌陷和开放以及肺泡承受巨大的压力波动会引起严重的VILI。人们给ARDS患者机械通气治疗期间加用呼气末正压(PEEP)发现可以增加呼气末肺容量，重新分配肺内水分，减少动-静脉分流，增加功能残气量，从而改善氧合。过去由于受到担心气压伤的影响，一般设置PEEP的水平较低，经验性地先从3～5cmH_2O开始，逐步增加，直到$PaO_2 > 60$mmHg、$SaO_2 > 90\%$，并尽量控制$FiO_2 < 60\%$。近年来各国学者均推荐描绘压力-容量(P-V)曲线，根据P-V曲线来选择PEEP、潮气量和吸气压力。

ARDS患者典型的静态P-V曲线（如图2-15-1)起始段低平，斜率小，说明气道压(Paw)虽有较大幅度的增加但肺容量增加很少；中间段曲线陡直，斜率大，说明顺应性最好，气道压和肺容量同时成线性比例增加；最后段曲线又趋平坦，斜率又减小，气道压明显增加而肺容量仅很少增加。起始段和中间段的交点称为低拐点，中间段和最后段的交点为高拐点。P-V曲线的临床意义是：在起始段时，大多数肺泡均处于关闭或萎陷状态，需要足够的压力才能将它们打开(称为开启阈值)。然而一旦打开，顺应性迅速改善，肺泡能在增加压力的情况下迅速膨胀。当压力达高拐点时，肺泡已基本完全膨胀，此时若继续增加压力，肺泡的继续膨胀将受到严格限制。曲线的斜率即为顺应性。斜率大，顺应性好，斜率小，顺应性差。因此，机械通气时，为了让肺泡在潮气呼吸时始终保持开放，加用的PEEP水平应等于或略高于低拐点的压力，设置的潮气量(或吸气压)应落在P-V曲线的陡直段上，不能高于高拐点的水平。经验性PEEP和吸入氧浓度的调节可以参考表2-15-1。

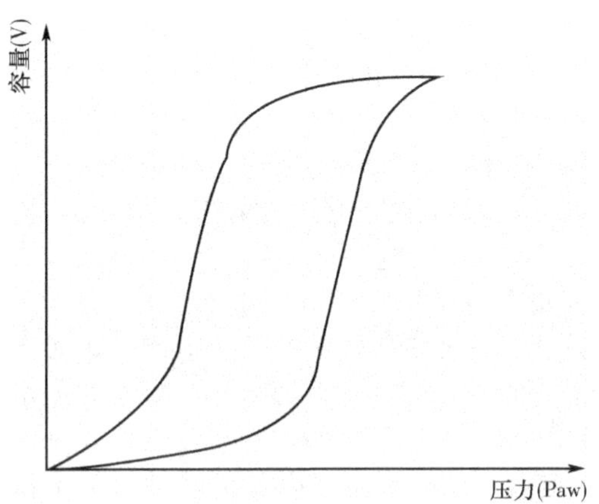

图2-15-1　ARDS患者典型的静态P-V曲线

表2-15-1　根据所需吸入氧浓度调节的PEEP范围

FiO_2	0.3	0.4	0.5	0.6	0.7	0.8	0.9	1.0
PEEP(cmH_2O)	5	5～8	8～10	10～12	12～14	14～16	16～18	18～20

使用PEEP的过程中也要注意可能引起的并发症。比较明显的就是对血流动力学的影响，由于胸腔内压力升高，外周静脉回心血量减少；肺泡压升高，肺血管床受压，可使肺循环阻力增高，右心负荷增大导致右室扩张，压迫室间隔，使之向左室腔凸出，引起左室流出道狭窄，造成心排血量进一步下降；最终造成心排血量下降和血压降低。PEEP会增加气道压力，有可能导致气压伤(气胸、纵隔气肿)。

案例2-15-2

经鼻气管插管接呼吸机后，初步设定通气参数，模式IPPV(PC)，PC 25cmH_2O，PEEP 10cmH_2O，FiO_2 65%，监测潮气量400ml(约8ml/kg)，呼吸频率30次/分，气道峰压23cmH_2O。

4. ARDS通气的肺开放策略　目前有多中心随机临床对照研究表明，实施肺保护策略通气能明显改善ARDS患者的预后。但肺保护策略通气仍存在大量肺泡闭陷。因此，越来越多的学者提出“肺开放策略”，其内容主要包括：①开放闭陷肺泡；②使已开放的肺泡尽量维持于开放状态。即应用肺复张手法开放闭陷的肺泡，肺复张后用适当PEEP维持肺泡开放。

(1) 肺复张：研究显示，在实施肺保护策略通气过程中由于使用小潮气量，仍然存在大量肺泡塌陷和肺实变区，虽然使用高PEEP(20cmH_2O)可以复张部分塌陷肺泡，但未能做到完全复张，而且PEEP水平过高及时间过长易引起肺过度膨胀产生肺损伤，影响血液动力学、通气血流比值及气体交换，最终未能很好地改善低氧血症。肺复张是指在短时间内通过维持高于潮气量的压力或容量使尽可能多的肺单位实现最大的生理膨胀以实现所有肺单位的复张。大量的研究表明，肺复张可以：①重新打开塌陷的肺泡，扩大肺容积，增加气体交换面积，改善了气体分布，减少了肺内分流，改善通气/血流比

笔记栏

例，从而降低吸入氧浓度；②减少或阻止肺间质液体向肺泡内渗透，减轻肺水肿；③减少对肺表面活性物质的消耗；④减少继发性的炎性介质的产生。肺复张的时机掌握很重要，在呼吸衰竭早期，塌陷的肺泡更容易复张；严重呼吸衰竭的患者在气管插管后应马上想到进行肺复张；在进行一些导致肺再次塌陷的操作后，如吸痰或呼吸机管道断开重接之后应考虑再次实施肺复张。

肺复张的方法目前各有不同，较常用的方法有：①在自主呼吸的情况下，呼吸机模式设为CPAP，PSV设为0 cmH_2O，PEEP设置于40～45cmH_2O维持30～50秒；②给予几次大潮气量的呼吸，让患者在PCV 45～55cmH_2O水平下呼吸3～5次。在实施肺复张的过程中有可能对血流动力学造成波动，但一般在复张后可以自行恢复，必要时可以在复张前给予补充血容量。

（2）维持已复张的肺泡在开放的状态：这里主要涉及PEEP的设定，除了肺保护通气策略中谈到找P-V曲线的下拐点方法外，还可以参考以下方法。一般在肺复张的过程中给予相对高的PEEP如20cmH_2O，然后逐步降低PEEP的水平（每次1cmH_2O），下降的过程当发现血氧分压有明显降低的PEEP水平临界值就是所要维持肺泡开放的PEEP水平了。但需要提出的是，不同时期维持肺泡开放的压力水平是不同的，因此在通气过程中要经常监测病情的变化做出适当的调整。

案例 2-15-2

在给患者镇静的情况下开始肺开放策略，过程中持续监测动脉血氧分压。

1. 肺复张。模式设为CPAP，PSV 0 cmH_2O，PEEP 40 cmH_2O，FiO_2 100%，维持时间30秒，间隔2分钟后重复，共3次。监测动脉血氧分压从复张前96mmHg，上升至复张后498mmHg。

2. 维持肺开放。复张后调为原来模式IPPV（PC），PC25 cmH_2O，PEEP从20 cmH_2O开始逐渐下降，每2分钟下降1cmH_2O，发现PEEP从15 cmH_2O降到14cmH_2O时血氧分压从490降至370mmHg。提示降到16cmH_2O时开始有肺泡塌陷，目前15cmH_2O是最佳的PEEP水平。重新实施一次肺复张后，维持PEEP水平在15cmH_2O。

5. 俯卧位通气 一般长期卧床的患者其下垂部位重力依赖区的肺泡容易发生塌陷，分泌物也容易在下肺积聚，不利于引流。近年来有研究和临床实践显示从仰卧位改为俯卧位通气可以改善ARDS患者的氧合状况。其可能机制有以下几种理论可以参考：①减轻重力依赖区的肺不张；②局部膈肌运动改善；③改善通气/血流比例；④有利于清除分泌物。在实施俯卧位通气的过程中需要注意保护人工气道和各种管道，保持通畅避免受压或脱落。对于严重颅脑、脊髓和腹部外伤的患者，以及血流动力学波动较大的患者不适宜使用。

（三）体外膜式氧合（ECMO）

当机体对氧的需求不能通过人工通气的支持所满足，可以使用高流量体外静脉-动脉转流膜肺氧合。ECMO类似于人工心肺机或体外循环，其原理是将静脉血引出体外、通过氧交换装置氧合成动脉血后，再借助于动力装置（输液泵）将其泵入体内，有助于心脏、肺脏疾病的恢复。目前主要应用于ARDS或急性呼吸衰竭、败血症和严重烧伤。其主要缺点是动脉穿刺置管的管径粗创伤大，高血流量的体外转流对细胞的损伤。

第三节　多器官功能障碍综合征

案例 2-15-3

患者，男，60岁。诊断ARDS，2周前入ICU后插管接呼吸机辅助通气，并以“泰能”抗感染，营养支持对症治疗。现仍有发热、血压低、少尿、全身皮肤轻度黄染。

体格检查：T39℃，R30次/分，BP 89/56mmHg，HR120次/分，格拉斯哥昏迷评分（GCS）7分，全身皮肤及巩膜轻度黄染，两肺可闻及较多的湿性啰音，心率120次/分，律齐，腹胀、无压痛及反跳痛、肝脾未及，肠鸣音无。全身水肿。

实验室检查：血常规：WBC 20×10^9 N：0.9，Hb70g/L，PLT45 $\times$ 10^9；血生化：BUN23mmol/L，Cr600μmol/L，K^+ 6.0mmol/L，Na^+ 156mmol/L，Cl^- 120mmol/L，总胆红素200μmol/L，直接胆红素110μmol/L，间接胆红素90μmol/L；血气分析：pH7.10，PO_2 80mmHg，PCO_2 35mmHg，HCO_3^- 15mmol/L；痰培养：10^6嗜麦芽假单胞菌（对亚胺培南（泰能）耐药）＋10^6耐甲氧西林的葡萄球菌（MRSA）；胸片：两肺弥漫渗出改变较前略有改善；肝胆B超未见异常，有少量腹水。

笔记栏

问题：

1. 患者诊断是什么？

2. 下一步急需采取的措施是？

多脏器功能障碍综合征（multiple organ dysfunction syndrome，MODS）是严重感染、创伤、休克、大手术、心肺复苏等原发病发生 24 小时后，机体同时或序贯发生两个或两个以上器官或系统功能障碍的临床综合征。MODS 是危重病的严重并发症，为 ICU 首要死亡原因（占 50%～80%），尽管近年对其研究不断取得进展，新的治疗方法不断出现，但病死率仍在 30%～90%。

【发病机制】

近年研究，对其发病众多学者认为是：

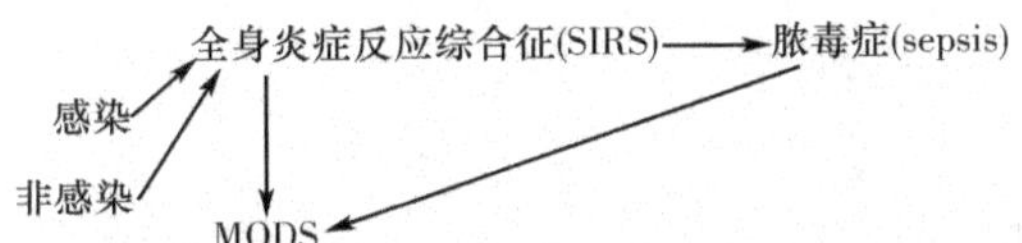

1. 全身炎症反应综合征（SIRS） 1991 年，美国胸科医师会（ACCP）/危重病医学会（SCCM）联合会上提出 SIRS 的概念。认为是由感染性因素和非感染性因素（创伤、大手术、心肺复苏等）引起机体产生的全身性炎症反应。临床上具备下面四项中二项或二项以上者即可诊断：①T＞38℃，或＜36℃；②心率＞90 次/分；③R ＞20 次/分，或 $PaCO_2$＜32mmHg；④外周血白细胞计数＞12×10^6L，或＜4×10^6L，或杆状核＞10%。

2. 脓毒症（sepsis） 国内曾译成"脓毒症"或"败血症"。1991 年，ACCP/SCCM 将其定义为：感染引起的全身炎症反应综合征。

3. 重度脓毒症（severe sepsis） 并发有器官功能不全的脓毒症。

4. 脓毒性休克（septic shock） 由微生物及其毒素等产物所引起的全身炎症反应综合征，伴有低血压（收缩压＜90mmHg，亦即伴有低血压的脓毒症）。

感染及非感染性因素通过对机体炎性细胞活化，释放多种细胞因子（TNF-α、IL-1）等，这些细胞因子在正常情况下，有一定促炎、促细胞愈合的作用，但过量时可致机体多个器官损伤，如激活中性粒细胞（PMN），损伤内皮细胞、血小板等，进一步释放氧自由基、脂质代谢产物、溶酶体酶等，形成逐级放大的瀑布样连锁反应，引起 SIRS、微循环障碍、凝血机制紊乱、细胞凋亡等，致组织细胞损伤；亦可由于炎症反应的持续存在，不停息地刺激炎性细胞，过度产生促炎因子，诱发 SIRS，进而微血管舒缩功能及凝血功能障碍，参与组织损伤，最终导致 MODS。

【诊断】

见表 2-15-2。

表 2-15-2 MODS 诊断标准（Marshall 1995 年提出）

	0分	1分	2分	3分	4分
呼吸系统（PaO_2/FiO_2，mmHg）	＞300	226～300	151～225	76～150	≤75
肾（血 Cr，μmol/ L）	≤100	101～200	201～350	351～500	＞500
肝（胆红素，μmol/ L）	≤20	20～60	61～120	121～240	＞240
心血管（PAR，次/min）	≤10	1015～15	1511～20	2011～30	≥30
血液（血小板，×10^9）	＞120	80～120	51～80	21～50	≤20
中枢神经系统（Glasgow 评分）	15	13～14	10～12	7～9	≤6

注：PAR（压力调整后心率）＝心率×右房压（CVP）/平均血压

【治疗】

1. 病因治疗 早期目标指导的治疗（early goal-directed therapy，EGDT）①控制炎症反应，减轻 MODS。对有感染的必须明确感染部位，早期经验性使用抗生素，尽快取得培养及药敏结果并根据药敏调整用药。②改善细胞氧合：循环支持的最终目标是提高对组织的氧输送，纠正组织缺氧。

2. 器官支持治疗 ①循环功能支持，保证组织灌注及组织氧合；②ARDS 应机械通气（低潮气量，适当 PEEP，加用肺泡膨胀）；③胃肠功能障碍应恢复胃肠的运动功能，保护胃肠黏膜，防治肠道菌群紊乱及移位；④血液净化治疗：清除炎症介质及细胞因子和循环中的内毒素，减轻炎性反应阻断 SIRS 继续发展及 MODS 的进一步恶化；利用血液净化技术将由于 MODS 导致的肾功能衰竭不能从尿中排除的有毒物质排出体外。

笔记栏

3. 营养支持治疗 MODS时由于血液灌流差，缺血缺氧、营养不良和其他应激因素导致胃肠黏膜屏障功能受到损害，肠道细菌内毒素易位，继而导致肠源性感染，表现为腹部胀气、肠鸣音消失、麻痹性肠梗阻、应激性溃疡。其治疗主要在于改善胃肠道血液灌流。早期进行肠内营养，保护胃肠黏膜促进胃肠黏膜细胞再生。特异性免疫抗炎治疗严重感染所诱发的全身炎症反应及器官功能的损害，其本质在于机体过度释放众多介质引起炎症反应失控和免疫功能紊乱。根据细胞因子诱生的环节对这些阶段可进行相应的干预。尽管有多种预防或治疗措施应用于MODS的防治，如抗内毒素单抗、抗TNF抗体、sTNFR、IL-1受体拮抗剂等，虽然这些新的探索正在从实验走向临床，但均未取得突破性进展。

推荐阅读

Russell JA. 2006. Drug therapy: management of sepsis. N Engl J Med, 355: 1699～1713

The National Heart, Lung, and Blood Institute ARDS Clinical Trials Network. 2004. Higher versus lower positive end-expiratory pressures in patients with the acute respiratory distress syndrome. N Engl J Med, 351: 327～336

Ware LB, Matthay MA. 2000. Medical progress: the acute respiratory distress syndrome. N Engl J Med, 342: 1334～1349

（黎毅敏）

笔记栏

第三篇
循环系统疾病

第16章 总　论

循环系统疾病包括心脏和血管病变，合称心血管疾病。心血管疾病是危害人民健康的常见病。美国心脏协会2002年报告，3200万美国人患有心血管疾病(包括高血压)，相当于总人口的1/5。发病率随年龄逐渐上升，从20岁的5%到75岁以上的75%。

心血管疾病带来沉重的社会负担，据统计，在美国每年超过600万人次因心血管病住院，有650万美国人患心绞痛，每年超过100万发生心肌梗死。大约480万美国人患心力衰竭，每年大约有50万新发病例。每年有140万人接受心导管检查，大约120万人接受冠状动脉血运重建手术(包括经皮冠状动脉介入术或冠状动脉旁路手术)。先天性心脏病患者大约有100万，每年还有4万先天性心脏病患儿出生。每年用于心血管疾病的总费用估计达2800亿美元，其中直接费用1700亿，丧失生产力导致的间接费用1100亿美元。

心血管疾病是美国最主要的死亡原因，占每年死亡总数的40%，几乎每年100万人死于心血管疾病，其中1/4为猝死。在发达国家，死于心血管疾病的比例最高的是前苏联，美国和欧洲居中，日本最低。在我国、印度、中东等发展中国家，随营养性疾病、感染性疾病逐渐下降，心血管疾病，尤其是冠心病的发病率迅速上升。估计到2020年，心血管疾病将成为全球首位死亡原因。

【心血管疾病的症状】

心血管疾病的常见症状包括：胸痛、呼吸困难、心悸、晕厥等。心血管疾病的症状大多由心肌缺血、心肌收缩/舒张功能障碍、血流阻塞或心律失常所引起。心肌缺血大多数表现为胸部不适；心功能不全由于心排血量减少可导致疲乏、气短，严重者发绀、低血压、晕厥；由于心脏回流受阻，可引起液体潴留，导致呼吸困难、端坐呼吸、全身及肺水肿。血流阻塞，如瓣膜狭窄时可引起类似于心力衰竭的症状。心律失常可突然出现，其所导致的症状和体征，如心悸、呼吸困难、低血压、头晕及晕厥等也常突然出现和消失。

心肌或冠状动脉功能可在静息时正常，而在运动时出现功能不全。仅在运动时出现的胸部不适和(或)呼吸困难是心脏病的特征。反之，如症状在静息时出现，运动时消失，极少见于器质性心脏病。

心血管疾病的其他症状还有：干咳、疲乏、咯血、跛行等。干咳常为肺静脉压增高和心力衰竭的早期症状；疲乏和软弱是晚期心脏病的常见症状，患者很难从事正常活动；咯血是肺栓塞的典型症状，也常见于二尖瓣狭窄、肺水肿、支气管扩张和支气管炎时；跛行即劳力时肢体疼痛，应警惕周围动脉疾病的可能性。

许多心血管疾病患者无论在静息或运动时均无症状，但有异常的体检发现，如心脏杂音、血压升高、心电图异常或胸片心脏增大。在运动试验时患者可表现为无症状心肌缺血。一些无症状的患者初次临床事件可以是灾难性的，如猝死、急性心肌梗死或脑卒中。

由于心血管疾病十分常见，人们对于心血管症状都很熟悉。一些患者，甚至医生有时也会将许多并非心脏病所引起的症状，误认为是由于器质性心脏病所致。此外，由于心脏功能的意义已深入人心，因而普遍存在对心脏病的恐惧心理，一些心血管系统正常的人，也常出现酷似器质性心脏病的症状。另一方面，器质性心脏病患者，除可出现器质性心脏病引起的症状外，还可出现一些与心血管系统相关但属于功能性的症状。

笔记栏

对于这类患者，鉴别症状是器质性还是功能性疾病所致是一项重要而具挑战性的工作。

对确诊为器质性心脏病的患者，尤其是经历了大的心血管事件，如急性心肌梗死或严重心律失常的患者，常有焦虑等症状。

心血管疾病的症状也可见于其他系统疾病。如呼吸困难是心力衰竭的主要症状，也见于呼吸系统疾病、重度肥胖和焦虑等。同样，胸部不适也可见于除心肌缺血以外的许多临床情况。究竟心脏病与这些症状之间是否有关，常需做详尽的临床检查后方能确定。心电图检查、X线检查及超声心动图等非侵入性检查方法，常可为明确诊断提供依据。有时尚需采用更为特殊的侵入性检查(如心导管检查及心血管造影术等)。

除症状外，完整的病史还应包括系统回顾、家族史、个人史和既往史。系统回顾可能发现其他症状，提示某一全身性疾病为心血管情况发生的原因。家族史应注意早发动脉粥样硬化及家族性遗传疾病如先天性长QT间期综合征、肥厚型心肌病、马方(Marfan)综合征等。而原发性高血压及冠状动脉粥样硬化为多基因疾病。心血管病出现家族聚集现象，不仅与遗传有关，而且还与家庭饮食或生活习惯等因素有关，如摄入食盐量或热量过多以及吸烟等。个人史应注意吸烟、酗酒和违禁药物等。通过既往史，了解患者既往患病及用药情况。

【心血管疾病的体格检查】

心血管体检是全身体检的一部分，从中可能发现诊断症状性或无症状性心血管疾病的重要线索，还能发现非心血管疾病的心血管表现。心血管检查应包括生命体征、皮肤颜色、杵状指(趾)、水肿、外周灌注不良的体征(皮肤湿冷、出汗)及眼底改变。一般由细致的脉搏和血压检查开始。怀疑主动脉夹层时，两上臂血压均应测量，最好再测量下肢血压(至少一侧)。如疑为主动脉缩窄，上下肢血压均应测量。两侧上肢血压不一，也可由动脉粥样硬化引起。奇脉是指吸气时收缩压减低10mmHg以上的情况，为心包填塞的典型改变；交替脉见于严重左心功能不全；水冲脉见于高动力循环，如主动脉瓣关闭不全、动脉导管未闭等。外周动脉搏动减弱提示外周动脉疾病。下肢动脉搏动延迟提示主动脉缩窄，亦可见于主动脉夹层。

1. 一般情况 心力衰竭患者呼吸节律加快。肺水肿患者呼吸急促极为明显。晚期心力衰竭患者可出现Cheynes-Stokes呼吸。一些引起心血管表现的全身性疾病具有特殊的外观，如甲状腺功能亢进、甲状腺功能减退、类风湿关节炎、硬皮病、马方综合征、Down综合征等。

2. 颈静脉 颈静脉充盈见于右心衰竭、缩窄性心包炎、心包积液、上腔静脉阻塞等。正常情况下，颈静脉压力在吸气时下降，缩窄性心包炎时，颈静脉压力吸气时上升(Kussmaul's sign)。

3. 颈动脉搏动 主动脉瓣关闭不全、动静脉瘘、甲状腺功能亢进、发热及贫血等情况下，由于心搏量增加，颈动脉搏血量也增加，颈动脉搏动频率可能增快，搏幅增强。主动脉瓣关闭不全和动静脉瘘时，搏动可呈重搏脉。

4. 心脏的检查

(1) 心脏增大：各种心脏病均可致心脏增大。左心室增大时，心尖搏动向左下移位并呈抬举性搏动。右室增大时在胸骨左缘第3或第4肋间有弥散性、抬举性搏动。青春期前右室肥大可致心前区隆起。心包积液时心浊音界增大，但心尖搏动消失。

(2) 心音异常：许多心血管疾病有第一心音(S_1)、第二心音(S_2)增强、减弱或分裂。并可出现第三、四心音及额外心音。这些心音异常可有助于诊断瓣膜和心肌病变、先天性心脏病、心包积液、高血压、肺动脉高压、房室传导阻滞等。第一心音增强见于二尖瓣狭窄、PR间期短、高动力循环、胸壁薄者。第一心音减弱见于二尖瓣关闭不全、P—R间期延长、心力衰竭、肺气肿、胸壁厚者。正常人，肺动脉瓣区第二心音的主动脉瓣成分和肺动脉瓣成分在呼气时几乎重叠，吸气时右室搏出量增加，第二心音常可出现分裂(生理性分裂)。在右束支传导阻滞、肺动脉瓣狭窄、二尖瓣关闭不全时可出现第二心音宽分裂；房间隔缺损时，分裂不受呼吸影响，趋于固定(固定性分裂)；而左束支阻滞及其他可使左室排空推迟的情况时，可能出现反常分裂。高血压时，主动脉瓣区S_2增强；而主动脉瓣狭窄时则强度减低。肺动脉高压时，肺动脉瓣区S_2增强；肺动脉狭窄时S_2减弱。

正常儿童和青年人可闻及第三心音。40岁以后如出现第三心音，应考虑为异常，见于舒张早期心室充盈量增加(如二尖瓣关闭不全)或压力增高(如晚期心衰)时。40～50岁以上成年人由于心房收缩时心室顺应性减低常能听到第四心音，也见于高血压、肥厚型心肌病及冠心病等。

二尖瓣开放拍击音见于二尖瓣狭窄。心尖区闻及收缩早期喷射音提示先天性主动脉瓣狭窄；心底部闻及收缩早期喷射音提示肺动脉瓣狭窄。收缩中-晚期喀喇音最常见于二尖瓣脱垂。

(3) 心脏杂音：心脏杂音可分为收缩期、舒张期和连续性三型(表3-16-1)。心瓣膜病、大血管病和先天性心脏病等可在瓣膜听诊区或其他

笔记栏

部位听到特征性杂音。分析杂音的部位、性质、强度、时相、历时长短及传导情况等，有助于心血管疾病的诊断。大多数心脏杂音为柔和的收缩中期杂音（Ⅰ～Ⅱ/6级），如出现在无其他心脏病证据、无症状的儿童或青年人，通常是生理性杂音。相反，Ⅲ/6级以上的收缩期杂音，尤其是收缩晚期或全收缩期杂音、大多数舒张期或连续性杂音多为器质性杂音。

表 3-16-1　心脏杂音

收缩期杂音	
喷射性	主动脉瓣狭窄 肥厚型梗阻性心肌病 肺动脉瓣狭窄
全收缩性	二尖瓣关闭不全 三尖瓣关闭不全 室间隔缺损
收缩晚期	二尖瓣或三尖瓣脱垂
舒张期杂音	
舒张早期	主动脉瓣关闭不全 肺动脉瓣关闭不全
舒张中-晚期	二尖瓣或三尖瓣狭窄 跨二尖瓣或三尖瓣血流杂音 心房黏液瘤
连续性杂音	
	动脉导管未闭 冠状动脉瘘 主动脉窦瘤破裂

有些操作如吸气、呼气、起立、蹲下、握拳等，对杂音的鉴别诊断极有帮助，但要在病因上做出确切判断，超声心动图检查是必要的。

5. 腹部　心脏病患者肝肿大的最常见原因是右心衰竭。肝颈回流征阳性提示右心衰竭或右室充盈受阻。严重者还可出现脾肿大与腹水。肾区听到收缩期杂音提示肾动脉狭窄。腹主动脉增大时也可闻及收缩期杂音。

6. 肢体　水肿是右心衰竭的主要体征，心力衰竭、肺动脉高压、心包疾病所致的水肿，一般是对称的，自踝向上发展，常伴有颈静脉怒张、肝淤血。单侧水肿提示血栓性静脉炎及近端静脉或淋巴管受阻。

7. 其他　风湿性心瓣膜病时可见到环形红斑、皮下结节等与风湿热有关的体征。严重右心衰竭可出现黄疸。感染性心内膜炎可有Osler结、Janeway损害和裂片状出血。黄色瘤是在肢体伸面及掌、指皱褶出现的胆固醇皮下沉积，见于严重高胆固醇血症时。眼底检查可发现高血压的眼底改变，以及感染性心内膜炎的典型改变。视网膜动脉串珠样改变则为严重高胆固醇血症的特征。视网膜动脉栓塞，栓子可能来自左心房或左室血凝块，或左房黏液瘤，或为大血管脱落的粥样硬化碎片。

【实验室检查】

已知或疑有心脏病者，都应该作心电图和胸部X线检查。心电图有助于确定心律、传导异常和可能存在的心肌缺血。胸片则能提供心脏增大、肺血管床和大血管方面的信息。

实验室检查除血、尿常规检查外，多种生化、微生物和免疫学检查有助于诊断。一般应做全血细胞计数、血电解质、血糖、血脂及甲状腺功能等项。应针对具体情况选择血液检查。如感染性心内膜炎时的微生物培养、血液细菌、病毒学检查；风湿性心瓣膜病时有关风湿活动的链球菌抗体的血液检查；动脉粥样硬化时血液各种脂质检查，急性心肌梗死的肌钙蛋白、心肌酶学检查；心力衰竭时的钠尿肽检查等。

超声心电图是分析瓣膜与心脏功能的最实用检查。应用多普勒技术，能对瓣膜狭窄和关闭不全程度做出定量测定。检查是否发生主动夹层和鉴定心腔内血凝块，以经食管超声心动图为佳。放射性核素检查则可用于检测于左室功能，评价心肌缺血，确定存活心肌。

利用运动或药物的激发试验，可由心电图改变、灌注异常（放射性核素检查）和心壁运动的暂时改变（超声心动图）等，发现实验诱导的心肌缺血。这些实验对可疑心肌缺血的诊断和已知缺血性心脏病者的预后判定，往往是至关重要的。

心导管检查能精密测定通过狭窄瓣膜膜的压力的阶差，评估心内分流轻重，确定心内压力。冠状血管造影能确诊冠心病，是经皮穿刺冠状动脉介入治疗及冠状动脉搭桥移植术的术前必检项目。

持续动态心电图监护，有助于心律失常的诊断。现在已有各种更新技术，可对重要而发生不多的症状进行较长时间的监测。心脏电生理实验可用于宽QRS波心动过速的鉴别诊断，在指导各种介入性电生理治疗上也有重要意义。

【心血管疾病的诊断】

对于任何一个临床医学分支来说，如要确定患者的预后和合理的治疗计划，均需要以正确的诊断评估为基础。对于心血管系统的患者，要特别注意，不仅要正确，还必须要完整的诊断。正如纽约心脏病学会所规定，完整的心脏病诊断要素应包括如下几个方面：

1. 病因学诊断　即要确定所患心脏病的病因属于先天性、风湿性、高血压性或缺血性。

笔 记 栏

2. 解剖学上的异常 要确立哪一侧心室扩大,哪些瓣膜受到侵犯,是否侵犯心包膜及有无心肌梗死等。

3. 生理学上的改变 要确定有无心律不齐,有无心力衰竭或心肌缺血。

4. 功能性障碍及其程度 要确定体力活动负荷达多大程度才出现症状,常采用纽约心脏协会心功能分级。

下面的例子可说明完整诊断的重要性:一例劳累后出现胸部不适的患者,确定心肌缺血是其原因具有极大的临床重要性。仅凭这一简单的诊断,尚不能决定是否应采用特异性治疗及判断预后。需要进一步确定冠状动脉粥样硬化或主动脉瓣狭窄为心肌缺血的决定性因素,或确定是否存在严重贫血、甲状腺功能亢进或室上性心动过速等促发因素。此外,功能障碍的严重性也影响诊断和治疗策略。

要做出正确且完整的心血管疾病诊断,病史和体格检查是基础。在详细询问病史和体格检查的基础上,以下几类辅助检查可提供重要的诊断信息:①心电图;②胸部 X 光检查;③非侵入性影像学检查(超声心动图、同位素扫描和成像技术及其他新的"非侵入性"影像学检查技术);④特殊的侵入性检查,例如心导管检查、心血管造影术以及冠状动脉造影术。

为了获得最佳效果,对以上检查方法所获得的结果,应逐项地进行单独分析,还应对所获得的信息进行综合分析。只有运用这种方法,才有可能避免忽略某一项十分重要的细微改变。例如,对于每一位疑有心脏病的患者,应进行心电图检查。由此或可提供对于确诊具有关键性的线索。如对一例原因不明的晕厥患者,应用其他检查方法均无异常发现,但在心电图上发现有房室传导阻滞,提示高度房室传导阻滞和心脏停搏可能是晕厥的原因,需要进一步电生理检查确诊。另一方面,如结合其他检查结果进行综合分析,心电图有时还可提供诊断依据。例如,对有心尖部隆隆样舒张期杂音的患者,应特别注意 P 波的改变。如心电图有左心房扩大的证据,提示该杂音由二尖瓣狭窄引起。在这种情况下,如心电图上还有右心室肥厚的表现,则可推测存在肺动脉高压,从而提示二尖瓣狭窄的程度严重。

心血管疾病诊断中应注意的问题:

(1) 对全身性疾病患者,应注意识别其心血管表现。如:①脑栓塞(继发于心房颤动或二尖瓣狭窄);②肌肉营养不良(伴发心肌病);③血色素沉着症(伴发心肌浸润及限制性心肌病);④先天性耳聋(伴先天性 Q—T 间期延长及严重心律失常);⑤雷诺病(伴原发性肺动脉高压及冠状动脉痉挛);⑥甲状腺功能减退(伴发心包积液、冠心病);⑦类风湿关节炎(伴发心包炎、主动脉瓣膜病);⑧硬皮病(伴发肺心病、心肌纤维化、心包炎);⑨系统性红斑性狼疮(心瓣膜炎、心肌炎、心包炎);及⑩类肉瘤病(心律失常、心肌病)。故对于上述及其他全身性疾病患者,应进行深入细致的心血管检查,以确定是否有心血管受累及其严重性。

(2) 对心血管疾病患者,要注意是否存在潜在的全身性疾病,如上述疾病。因此,对所有具有心血管疾病表现而确定有或疑有心脏病的患者,应进一步了解全身性疾患常见的非心脏病表现。如老年患者出现不能解释的心力衰竭和心房颤动时,应考虑甲状腺功能亢进。某些心血管的异常发现,有可能为确诊这些全身性疾病提供线索,如不能解释的心房颤动可能是甲状腺功能亢进的第一个线索。

(3) 避免过分依赖或滥用实验室检查,特别是侵入性心血管检查技术。在许多情况下,心导管及冠状动脉造影术可提供准确的诊断信息。如对冠心病患者有助于了解冠状动脉情况及做出治疗决策。但这些检查只是用于补充,而不能取代临床检查和非侵入性检查。当前存在一种不良的趋势,对于胸痛而疑有冠心病的患者,不去仔细深入询问病史,而却去行冠状动脉造影术。事实上这一检查虽可确定是否存在冠状动脉狭窄情况,但其结论常常不足以对患者的胸痛是否确实与冠状动脉粥样硬化有关提供明确的答案。左心导管检查也常被过多地用于尚未经过超声心动图检查的心瓣膜病患者,而超声心动图检查实际上可提供更多有用的信息。此外,也不容忽视这些侵入性检查给患者带来的不适,甚至危险性,以及医疗费用负担。因此,这些特殊检查,不应列为常规检查的一个部分,而应在详尽的非侵入性检查完成之后,为决定患者的诊断或治疗策略时才采用。

【心血管疾病的防治】

心血管疾病的预防主要在消除病因。如消除梅毒感染、维生素 B_1 缺乏和贫血;治疗甲状腺疾病、糖尿病等;预防和及时治疗急性链球菌感染和风湿热;积极控制高血压等,将使相关的心血管疾病减少或不再出现。

心血管疾病的治疗包括病因治疗、病理解剖治疗、病理生理治疗和康复治疗等。对病因已明确的疾病,如感染性心内膜炎可应用抗生素治疗;某些折返性心动过速采用射频消融治疗等。用介入或手术治疗可纠正病理解剖的异常,如某些心瓣膜病的经皮球囊扩张术、先天性心脏病的

笔记栏

封堵治疗等。对目前尚无法或难于根治的心血管病，主要治疗是纠正其病理生理异常。如休克、心力衰竭、严重心律失常等，需积极处理，严密监测；对慢性心力衰竭、高血压、慢性心房颤动等，需长期治疗。治疗的措施包括药物治疗和非药物治疗方法。对疾病恢复期的患者，应尽早进行体力活动，对改善心脏功能、减少并发症有良好的作用。要注意心理康复，解除患者思想顾虑。

在心血管疾病的治疗中，需要注意掌握一些原则：

(1) 如没有心血管病的依据，则应明确而肯定地将真相告知受检者，毋须进行定期复查。如果确实不存在心血管病的证据，定期复查势必导致受检者继续将注意力不适当、不正常地集中于心脏。

(2) 对尚缺乏冠心病的确切依据，但具有一项或多项冠心病危险因素者，应建议患者实施相应的控制计划，并要求患者定期进行复查，以了解患者对于所订计划的实施是否合作、危险因素的控制情况。

(3) 对于确诊为器质性心脏病，但无症状或仅有轻微症状的患者，例如心脏瓣膜病患者，应建议定期(如每隔 6～12 个月)复查。通过这种方法，可及早发现具有警报意义的心室功能受损的表现，在出现心力衰竭症状及不可逆的心肌损害之前，或对即将发展至需要进行手术治疗的高危患者，及时进行心导管检查和手术治疗。

(4) 对于有多种治疗方法的疾病，在治疗方法的选择上应遵循各类心脏疾病防治指南的要求，结合患者的实际情况合理选择。如对冠心病患者，合理选择内科治疗、冠状动脉介入治疗或外科血运重建手术。

(刘世明　罗兴林)

笔记栏

第 17 章 心力衰竭

案例 3-17-1

患者,男,62 岁。因“活动后胸闷 5 年、气促半个月、双下肢浮肿 3 天”入院。

5 年前,患者骑自行车上坡途中自觉胸闷不适,呼吸困难,下车休息约 10 分钟后症状缓解。以后每于骑自行车、走路急或上楼梯时即胸痛、气促,经休息均能缓解,未服用药物。患者半个月前受凉,呼吸困难加重,有时夜间不能平卧,近 3 天出现双下肢浮肿入院。既往无高血压病史,否认糖尿病病史。嗜烟酒。

体格检查:T 36.8℃,P 90 次/分,R 18 次/分,BP 130/76mmHg。发育正常,营养良好,体质肥胖。端坐呼吸,可见颈静脉怒张,双肺底部少许湿性啰音。心界向左下扩大,心率 90 次/分,心律不齐,A_2亢进,未闻及杂音。肝脏触诊于右锁骨中线肋缘下 2.0cm,前正中线剑突下 3.0cm。双下肢轻度水肿。

实验室及辅助检查:血常规 WBC 12.0×10^9/L,N 0.8,L 0.2。心肌酶正常。胸片示心影明显向左下扩大,心胸比>50%,肺淤血征。心电图:窦性心律,QRS 波低电压,V_1~V_6ST 段导联下移 0.1~0.2mV,偶发室性早搏。多普勒超声心动图:左心室舒张末期内径 58mm,收缩末期内径 47mm,EF 43%,室壁运动减弱。冠状动脉造影显示左前降支中段狭窄 82%。

问题:

1. 患者的病因是什么?
2. 该患者最突出的表现是什么?
3. 心功能损害的程度如何?
4. 如何治疗?

心力衰竭(heart failure)是各种原因导致心脏收缩、舒张功能障碍的一种临床综合征。多数由于心脏扩张,容量负荷增加,使心脏排血能力下降,不能满足机体代谢需要,器官组织血液灌流不足伴循环系统淤血。少数因为心脏肥厚,顺应性下降,舒张障碍,心室充盈压升高,出现肺循环淤血的表现。若经相关检查发现心脏功能已有异常,尚无临床症状者称心功能不全(cardiac dysfunction)。

据 WHO 统计全球心力衰竭患病率为 0.5%~2%,目前美国心力衰竭患者达到 500 万,每年约有 100 万患者因心力衰竭入院。2002 年统计,我国心力衰竭患病率为 0.9%,有心力衰竭患者约 400 万。随着年龄的增加心力衰竭的发病率快速上升,严重心力衰竭患者的 1 年死亡率>50%。

【病因】

(一) 基本病因

1. 原发性心肌病变 心肌缺血:如冠状动脉粥样硬化所引起的心肌缺血或坏死。

心肌炎症:感染病毒、细菌、立克次体等引起的心肌炎。

免疫反应:如风湿热、系统性红斑狼疮等。

心肌代谢障碍:如糖尿病性心肌病、心脏淀粉样变性等。

原发心肌变性:如原因不明的心肌病。

2. 心脏负荷过重

(1) 容量负荷过重:容量负荷(volume load)又称前负荷,指心脏收缩前所承受的心腔舒张末期容积负荷。主动脉瓣或二尖瓣关闭不全、室间隔缺损、动脉导管未闭等均可使左心室舒张期负荷过重,导致左心衰竭;房间隔缺损可使右心室舒张期负荷过重,导致右心衰竭。贫血、甲状腺功能亢进等高心排血量疾病,由于回心血量增多,加重左、右心室的舒张期负荷,而导致全心衰竭。

(2) 压力负荷过重:压力负荷(pressure load)又称后负荷,指心脏收缩时所承受的后方阻力负荷。高血压、主动脉瓣狭窄或左心室流出道梗阻,使左心室收缩期负荷加重,可导致左心衰竭。肺动脉高压、右心室流出道梗阻,使右心室收缩期负荷加重,可导致右心衰竭。

(二) 诱发因素

1. 感染 呼吸道感染是诱发心力衰竭的常见诱因,感染除可直接损害心肌外,发热使心率增快也加重心脏的负荷。

2. 过重的体力劳动或情绪激动

笔记栏

3. 心律失常 尤其是快速性心律失常，如阵发性心动过速、心房颤动等，均可使心排血量减低，导致心力衰竭。

4. 妊娠分娩 妊娠末期妇女血容量增加20%以上，分娩时由于子宫收缩，回心血量明显增多，加上分娩时的用力，均加重心脏负荷。

5. 输液(或输血) 过快或过量液体或钠的输入量过多，血容量突然增加，心脏负荷过重而诱发心力衰竭。

6. 严重贫血或大出血 使心肌缺血、缺氧，心率增快，心脏负荷加重。

案例 3-17-1

1. 老年男性患者，为冠状动脉粥样硬化的高发人群。

2. 病史5年，有反复胸闷不适症状、每于劳力后呼吸困难，休息可缓解。

3. 心电图 V_1～V_6 ST段下移0.1～0.2mV。

4. 冠状动脉造影显示左前降支中段狭窄82%。

病因：冠心病心肌缺血。

【心力衰竭分类】

(一) 根据心力衰竭的发生速度分

1. 急性心力衰竭 特点为发病急，发展迅速，机体代偿常来不及动员，因心排血量在短时间内急剧减少，故动脉血压进行性降低，可导致心源性休克。常见于急性大面积心肌梗死、严重心肌炎等。

2. 慢性心力衰竭 特点为发病缓慢，病程较长，临床常表现为充血性心力衰竭。常见于高血压病、心脏瓣膜病、肺动脉高压等。

(二) 根据心力衰竭的发病部位分

1. 左心衰竭 主要是由于左心室受损或负荷过重导致搏出功能障碍，心排血量降低，造成肺循环淤血甚至肺水肿。常见于高血压、冠心病、心肌病、二尖瓣关闭不全等。

2. 右心衰竭 主要是右心室搏出功能障碍，心排血量降低，故导致体循环淤血和静脉压升高，并常伴有下肢水肿甚至全身性水肿。常见于肺动脉高压、肺心病等，亦常继发于左心衰竭。

3. 全心衰竭 心肌病、重度贫血等疾病常同时累及左、右心而引起全心衰竭。但全心衰竭也可继发于一侧心力衰竭，如左心衰竭时肺静脉压增高，右心后负荷因肺动脉压的继发性增高而增大，然后发生右心衰竭；右心衰竭时，肺循环的血流量减少，以致左心室充盈减少、冠脉血流减少、左心受损，发生左心衰竭。

(三) 根据心动周期分

1. 收缩性心力衰竭 以心脏扩张，心肌收缩力降低，心排血量下降伴有循环系统淤血为特征。常见疾病如心肌病、心脏瓣膜病、冠心病等。

2. 舒张性心力衰竭 以心肌肥厚，心肌顺应性下降，心排血量减少伴有肺循环淤血为特征，常见的病因是高血压、主动脉狭窄、肥厚型心肌病等。

(四) 根据心排血量的高低分

1. 低心排血量性心力衰竭 患者的心排血量绝对减少，在基础状态下明显低于正常水平。常见于冠心病、高血压病、心肌病、心脏瓣膜病等。

2. 高心排血量性心力衰竭 高心排血量性心力衰竭其心排血量可稍高于正常水平，但比心力衰竭发生前有所降低，对于患者本身而言其心排血量还是相对减少。如甲状腺功能亢进、严重贫血、维生素 B_1 缺乏和动静脉瘘等。在这种情况下，心脏长期处于高排血量状态，心脏做功增强使心肌能量供应相对不足，导致心泵功能降低，心排血量下降。

【心功能分级】

纽约心脏学会(New York Heart Association, NYHA)1928年根据患者自觉地活动能力将心功能分为四级，见表3-17-1。

表 3-17-1 NYHA 心功能分级

Ⅰ级：心脏病患者，体力活动不受限，一般体力活动不引起乏力、心悸、呼吸困难和心绞痛
Ⅱ级：心脏病患者，轻度体力活动受限，静息时无不适，日常体力活动可致乏力、心悸、呼吸困难和心绞痛
Ⅲ级：心脏病患者，体力活动明显受限，静息时无不适，但低于日常活动量可引起乏力、心悸、呼吸困难和心绞痛
Ⅳ级：心脏病患者，不能进行任何体力活动，休息时也有上述症状，活动后加重

NYHA心功能分级法虽然简便易行，但客观性差，仅反映了患者的症状变化。因此，NYHA对该分级法进行了多次修订。在1994年的第9次修订中，增加了心电图、负荷试验、X线、超声心动图等客观检查资料，将心脏功能分为A、B、C、D四级：

A级 无心血管病的客观证据；

B级 有轻度心血管病的客观证据；

笔记栏

C级　有中度心血管病的客观证据；

D级　有重度心血管病的客观证据。

该分级法中的轻、中、重度心血管病的诊断标准无明确规定，需由临床医师做出判断。

【心力衰竭分期】

2005年，美国心脏病学会/美国心脏协会(ACC/AHA)修订了慢性心力衰竭诊断与治疗指南，在沿用心功能分级的基础上，将病程分为四期，见表3-17-2。

表3-17-2　ACC/AHA的慢性心力衰竭分期

A期：有发生心力衰竭的高危因素，但无心室功能受损、心室肥厚或心腔几何形状的变形，也无心力衰竭症状(心力衰竭前期)
B期：有心室功能受损、心室肥厚或心腔几何形状的变形，但无心力衰竭症状(无症状心力衰竭)
C期：有心室功能受损、心室肥厚或心腔几何形状的变形，既往或目前有心力衰竭症状(心力衰竭期)
D期：需要特殊干预治疗的难治性心力衰竭(终末心力衰竭期)

该分级法认为明确的危险因素和心脏结构的异常是心力衰竭发生的先决条件，这种分级是对NYHA标准的补充而不是替代，NYHA分级是C期和D期患者症状严重性的主要衡量指标。

【病理生理】

心力衰竭的初期，心脏常通过各种代偿机制直接或间接地改变心脏前、后负荷及心肌收缩力，以调节心排血量，尽力满足在静息状态下能维持正常或接近正常水平，这些代偿在一定程度上可能对心力衰竭血液动力学有益，但过度代偿则有害。更重要的是，在上述代偿过程中，心脏可逐渐出现心肌细胞及细胞外基质的改变，最后表现心脏扩大或肥厚并伴有心功能障碍，这就是心室重构(ventricular，emodeling)，目前认为这一过程是心力衰竭发生发展的基本机制。

(一)代偿机制

1. 心脏容量代偿　遵循Frank-Starling机制，在一定限度内增加回心血量，心脏舒张末期容量增加，心肌收缩力也增大，心搏出量增加，从而维持心排量和回心血量之间的平衡。然而这种代偿机制的作用是有限的，在容量负荷过重时，舒张末期容量显著增加，心搏量将反而减少(图3-17-1)。

笔记栏

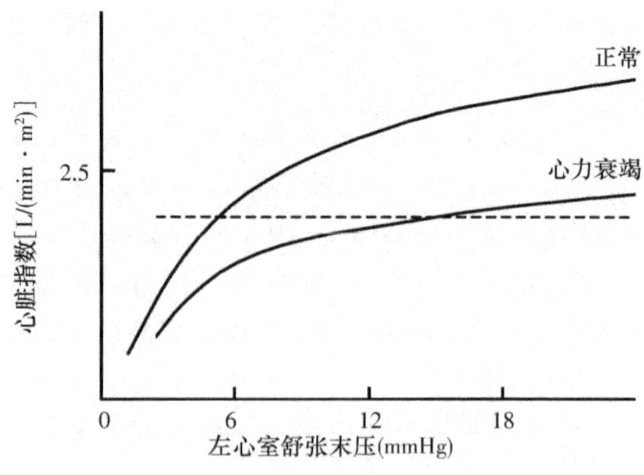

图3-17-1　左心室功能曲线

图示左心室收缩功能(心脏指数)与左心室前负荷(左心室舒张末压)的关系。心力衰竭时，心功能曲线向右下偏移。左心室舒张末压超过18mmHg时，出现肺充血的症状和体征；心脏指数低于2.21L/(min·m^2)时，出现低心排血量的症状和体征。

2. 心脏结构代偿　心脏压力负荷增加时，心肌逐渐肥厚，通过增加心肌收缩单位以增加心肌的收缩力，从而提高心搏量。但心肌肥厚本身又可成为心力衰竭的因素之一，因肥厚的心肌供血相对不足，在某些情况下又可造成流出道阻塞，使心功能不全加剧。

3. 神经内分泌代偿

(1)交感神经兴奋性增强：心力衰竭患者心排血量的降低可反射性地引起交感神经兴奋，血中去甲肾上腺素浓度较正常人显著增加，去甲肾上腺素作用于心肌β肾上腺素能受体，可使心率加快，心肌收缩力加强及外周血管收缩，导致心排血量增加，可部分代偿心力衰竭的血液动力学异常。但交感神经张力持续及过度的增高，可引起心脏β_1受体数目密度下调，使β受体介导的腺苷酸环化酶活性降低，影响心肌收缩力。

(2)肾素-血管紧张素-醛固酮系统(renin-angiotensin-aldosterone system，RAAS)激活心力衰竭时患者肾血流灌注减低及肾小球旁器中β_1受体的刺激是激活RAAS的主要机制；心力衰竭时低盐饮食及应用利尿剂引起低钠，也是激活该系统的原因。心力衰竭患者血管紧张素Ⅱ(angiotfnensinⅡ，AngⅡ)升高可促进交感神经兴奋，增加去甲肾上腺素释放，进一步使外周血管收缩。另外，AngⅡ促进肾上腺皮质产生和释放醛固酮，引起水钠潴留。这些变化均可代偿部分心力衰竭血液动力学过程，但过度即可进一步加重心脏前、后负荷及体液紊乱。

(3)心房钠尿肽、脑钠肽、精氨酸血管加压素、内皮素的分泌异常

1)心房钠尿肽(atrial natriuretic peptide，ANP)及脑钠肽(brain natriuretic peptide，BNP，

又称B型钠尿肽,B-type natriuretic peptide,BNP):ANP主要储存于心房肌,BNP主要储存于心室肌。二者作用于肾脏、血管平滑肌,产生利尿、排钠,扩张血管及对抗肾素-血管紧张素-醛固酮的作用。心衰时心腔压力增高促使ANP及BNP的释放,对遏制心力衰竭有利。但内源性ANP的相对作用较弱,通常不足以对抗激活的交感神经系统和RAAS的强大作用,因此心衰患者外周血ANP水平虽然显著升高,但通常并不能显示其排钠、利尿、扩血管的作用。

2)精氨酸血管加压素(arginine vasopressin,AVP):在下丘脑合成,储存于垂体后叶,经常少量释放入血循环中。AVP有收缩血管及抗利尿作用,可增加水的重吸收,故又称抗利尿激素。心力衰竭患者血中AVP显著高于正常水平,可引起细胞外液潴留、游离水排出减少、低钠血症;并可收缩外周血管,使心力衰竭加重。

3)内皮素(endothelin,ET):为血管内皮释放、具有强大收缩血管作用的肽类物质。心力衰竭患者血浆内皮素浓度常常升高,导致血管收缩,肾血流灌注减少,促进心室重构,对心力衰竭产生不利影响。

(二)心室重构

心室重构是对心肌损伤的一种反应,是由于多种分子和细胞机制导致心肌结构、功能和表型的变化。这些变化包括心肌细胞肥大、凋亡,胚胎基因和蛋白质的再表达,心肌细胞外基质组成和质量的变化。临床表现为心脏扩大或肥大并伴有心功能障碍。这是一个非常复杂的过程,有多种因素参与,其确切的机制尚不明了。心肌损伤以后,在循环或组织中去甲肾上腺素、AngⅡ、醛固酮、内皮素、肿瘤坏死因子-α等多种神经内分泌和细胞因子激活,它们长期作用于心肌,逐渐发生心肌质量、心室容量的增加和心室形状的改变,促使心功能恶化,然后又进一步激活神经内分泌及细胞因子,形成恶性循环。目前人们正致力于如何有效抑制心室重构的研究,以提高心力衰竭的治疗效果。

第一节　慢性收缩性心力衰竭

慢性收缩性心力衰竭是大多数心血管疾病的终末期表现,在临床上非常常见。

【临床表现】

(一)左心衰竭(左心衰)

主要为肺淤血及心排血量减少的表现。

1. 症状

(1)呼吸困难:心力衰竭程度不同,呼吸困难的程度及表现有较大差异。

1)劳力性呼吸困难:常在患者劳累时出现呼吸困难,休息后缓解。为左心衰竭最早的症状,运动量越大,呼吸困难越明显。系患者在劳力时回心血量增多,加重肺淤血所致。

2)夜间阵发性呼吸困难:患者于睡眠时因憋气而惊醒,被迫坐起,呼吸深快,大多数患者端坐休息后可逐渐缓解。这是由于患者平卧时回心血量增多,加之膈肌上抬影响了呼吸功能。

3)端坐呼吸:肺淤血达到一定程度,患者不能平卧,常被迫采取高枕位、半卧位、甚至端坐位以缓解呼吸困难。急性肺水肿时,喘息进一步加重,是左心衰呼吸困难最严重的形式。

(2)咳嗽、咳痰、咯血:开始常于夜间发生,坐位或立位咳嗽可减轻,痰液多呈白色浆液性泡沫状,偶可见痰中带血。

(3)乏力、头昏、少尿为心功能障碍,心排血量减少,器官组织供血不足的表现。

2. 体征

(1)心脏体征:患者有原发心脏疾病的体征,特别是左心扩大或肥大,舒张期奔马律亦常见。

(2)肺部湿啰音:病情轻者,湿啰音可局限于双肺底部;病情重者全肺均可出现,患者取侧卧位时则下垂的一侧啰音较多。

(二)右心衰竭(右心衰)

主要为体循环淤血的表现。

1. 症状

(1)消化道症状:胃肠道及肝淤血引起腹胀、食欲不振、恶心、呕吐。

(2)呼吸困难:单纯性右心衰多见于肺部疾病,患者常因肺部病变有明显的呼吸困难。继发于左心衰的右心衰患者,其呼吸困难系肺淤血的表现。

2. 体征

(1)心脏体征:有原发心脏病的体征,常出现三尖瓣关闭不全的反流性杂音。

(2)颈静脉征:右心衰竭时由于上腔静脉回流障碍,可表现颈静脉充盈、怒张,肝颈反流征阳性,后者是右心衰竭的特征性表现。

(3)肝脏肿大:因下腔静脉回流障碍,肝脏淤血肿大,肝脏表面光滑,边缘圆钝,常伴有轻度压痛,慢性右心衰竭可致心源性肝硬化,晚期可出现黄疸和大量腹水。

(4)水肿:首先出现于身体最低垂的部位,常为双下肢对称性压陷性水肿,可有胸、腹腔积

笔记栏

液，为右心衰竭、体循环淤血所致。

（三）全心衰竭

具有左、右心力衰竭的临床表现。常见的情况为左心衰继发右心衰，最后形成全心衰竭，值得注意的是当右心衰出现后，阵发性呼吸困难等肺淤血症状有所减轻。亦有左、右心功能同时衰竭者，如扩张型心肌病等。

案例 3-17-1

临床特点：

1. 患者 62 岁，中年男性，病史 5 年。

2. 有反复胸闷不适症状、心电图 V_1～V_6ST 段下移。冠状动脉造影显示左前降支显著狭窄。

3. 主要表现为活动后呼吸困难，有时夜间不能平卧，双肺底部湿性啰音等肺循环淤血的表现（左心衰竭）。

4. 近 3 天出现腹胀、颈静脉怒张、肝脏长大、双下肢浮肿等体循环淤血的表现（右心衰竭）。

【实验室及辅助检查】

（一）胸部 X 线检查

心影呈普遍性扩大，心搏减弱。肺纹理增多，叶间胸膜增厚，少量胸腔积液，显示肺淤血。根据各心腔大小及肺血情况可协助诊断。

（二）多普勒超声心动图

能直接测定心脏各腔室大小、容积变化，评估心脏功能。检测心脏收缩功能的指标有：每搏输出量、每分输出量（CO）、心脏指数（CI）、射血分数（EF）、左室短轴缩短率等。超声测定心脏功能重复性好、无创伤，对心力衰竭患者临床评价有重要作用，是目前临床应用最广泛的无创性检查方法（表 3-17-3）。

表 3-17-3 心力衰竭患者心功能变化

心功能状态	CI[L/(min·m²)]	CO(L/min)	EF(%)
正常心功能	>2.5	4～8	>50
心力衰竭	<2.2	<4	<50

（三）放射性核素技术

常应用心血池显像测定心室舒张末容积（EDV）、心室收缩末容积（ESV）、心室舒张末放射性计数（EDC）、心室收缩末放射性计数（ESC），并计算左室射血分数。

（四）心脏磁共振显像

心脏磁共振显像（CMR）是一种功能多、准确度高的显像技术，可用于评估心脏体积、总体功能、局部室壁运动、心肌厚度、心肌重量和心脏瓣膜，尤其适用于检测先天性缺陷、肿物、瓣膜和心包病变。与超声心动图相比，CMR 人为误差小，当超声不能获得满意图像时可以使用 CMR。与传统的核素显像比较，CMR 空间处理结果较好，亦不涉及辐射和造影剂的肾毒性。是目前测定心功能的一种极好的无创性方法，但由于价格昂贵、费时长，目前应用还受到一定限制。

（五）运动试验

1. 最大耗氧量测定（VO_{2max}） 已经证明，运动时肌肉需氧量每增加 100 ml/(min·m²)，心排血量则需相应增加 600 ml/(min·m²)。心力衰竭患者的心排血量降低，不能满足运动时肌体的需要，肌肉组织便从血液中提取更多的氧，造成动静脉氧压差增大，因此可通过 VO_{2max} 来评估心脏功能。VO_{2max}>20ml/(min·kg)时为心功能正常；VO_{2max}<16～20ml/(min·kg)为轻中度心功能不全；VO_{2max} 10～15ml/(min·kg)为中重度心功能不全；VO_{2max}<10ml/(min·kg)为极重度心功能不全。

2. 无氧阈值测定 在运动中氧供应绝对不足时便进行无氧代谢，血液中乳酸增加，呼气中 CO_2 浓度升高。此时可通过测定无氧阈值反映心脏功能，以呼气中 CO_2 浓度的增长超过氧耗量增长作为代表值，此值越低心脏功能越差。

3. 6 分钟步行试验 这是一项评定慢性心力衰竭患者运动耐力的简单方法，要求患者在平直走道上尽快步行，测定 6 分钟的行走距离。若步行距离 425～ 550m 为轻度心功能不全；步行距离 150～425m 为中度心功能不全；步行距离<50m 为重度心功能不全。

（六）心导管检查

通过漂浮导管可测定肺小动脉楔嵌压，心室造影可测定心室容量、压力、室壁收缩及舒张状况，同时可测量左室压力下曲线、舒张期顺应性曲线等，这都是反映心室功能的有力指标（表 3-17-4）。

表 3-17-4 肺小动脉楔嵌压与肺淤血的关系

肺淤血程度	肺小动脉楔嵌压
正常范围	6～12mmHg
轻度肺淤血	18～20mmHg
中度肺淤血	20～25mmHg
重度肺淤血	25～30mmHg
肺水肿	>30mmHg

（七）脑钠肽

近年研究发现，血浆 BNP 与左心功能不全的程度呈正相关，可作为心力衰竭严重程度的判定指标。心力衰竭患者血浆 BNP 常＞100pg/ml。

案例 3-17-1

辅助检查

1. 胸片示心影明显向左侧扩大，心胸比＞50%，肺淤血征。

2. 多普勒超声心动图测得左心室舒张末期内径 58mm，收缩末期内径 47mm，EF 43%。显示左心室增大，收缩功能下降。

3. 心电图 V_1～V_6 ST 段下移 0.1～0.2mV。

4. 冠状动脉造影显示左前降支中段狭窄 82%。

【诊断与鉴别诊断】

（一）诊断

首先需确定器质性心脏疾病的诊断。在此基础上有左心衰肺淤血引起的呼吸困难、双肺闻及湿啰音；右心衰体循环淤血引起的颈静脉怒张、肝脏增大、下肢水肿，则心力衰竭的诊断基本可以成立，再通过胸部 X 线、超声心动图、心导管等检查即可确诊。

案例 3-17-1

临床诊断：

1. 冠心病：缺血性心肌病型。

2. 左心室扩大。

3. 窦性心律。

4. 全心衰竭，心功能Ⅲ级。

诊断依据：

1. 52 岁，男性，肥胖，有冠心病的易患因素。

2. 5 年前开始有反复胸痛、胸闷不适症状，休息可缓解；心电图 V_1～V_6 ST 段下移 0.1～0.2mV；冠状动脉造影显示左前降支中段狭窄 82%。

3. 出现呼吸困难、双下肢水肿等全心衰竭的临床表现。

4. 超声心动图示左心室扩大，室壁运动减弱。

（二）鉴别诊断

注意与以下疾病鉴别：

1. 支气管哮喘 左心衰夜间阵发性呼吸困难，常称为“心源性哮喘”，应与支气管哮喘鉴别。前者多有心脏病史及体征，哮喘发作时常端坐，肺部有湿啰音，甚至咳粉红色泡沫痰。后者常有过敏史，哮喘发作时不一定强迫坐起，咳白黏痰后呼吸困难多可缓解，肺部以哮鸣音为主。

2. 心包积液、缩窄性心包炎 根据病史、心脏及血管体征进行鉴别，超声心动图检查可确诊。

3. 肝硬化 腹水伴下肢浮肿与慢性右心衰体循环淤血相似。但右心衰有基础心脏病体征，肝源性肝硬化不会出现颈静脉怒张、肝颈静脉反流征阳性等上腔静脉回流受阻的体征。

【治疗】

（一）治疗目标

改善或消除症状，提高运动耐量和生活质量；防止和延缓心室重构；降低住院率和死亡率。

（二）治疗原则

去除病因及诱因；改善生活方式；减轻心脏负荷；增强心肌收缩力；改善心脏舒张功能。

（三）治疗方法

1. 去除病因及诱因 引起心衰的病因多数可经过药物、介入方法或手术去除，及时治疗呼吸道感染，纠正心律失常、贫血、电解质紊乱，避免过劳等诱发心力衰竭的因素是治疗心力衰竭的重要环节。

2. 改善生活方式 戒烟、戒酒、控制体重、限制食盐量、进行适量运动，保证足够睡眠，尽可能避免精神紧张，保持愉快心情。

3. 药物治疗

（1）利尿剂

1）作用机制：利尿剂通过抑制肾远曲肾小管，Henle 袢等部位对钠或氯的重吸收，增加尿量及尿钠的排泄，从而减轻心力衰竭时水钠潴留所致的水肿和淤血症状，改善心功能和运动耐量。

2）适应证：所有有心力衰竭症状及液体潴留的患者，均应使用利尿剂。

3）制剂和用法

A. 噻嗪类：作用于远曲肾小管近端，为中效排钾利尿剂，适用于有轻度液体潴留而肾功能正常的心力衰竭患者。氢氯噻嗪通常从小剂量开始，口服每日 25mg，最大量每日可达 100 mg，分 2～3 次服用，同时补充钾盐。根据病情调整，水肿消失后小剂量长期维持。

B. 袢利尿剂：作用于 Henle 袢的升支，抑制钠、氯吸收，利尿作用强大，适用于急性及重度心力衰竭患者。药物有呋塞米（速尿）、利尿酸等。呋塞米每日 20mg 口服或静脉注射，根据病情逐渐加量，剂量可不受限制。

C. 保钾利尿剂：利尿作用不强，通常与排钾利尿剂联用，加强利尿作用并减少钾的丢失。①螺内酯（spironolactone）作用于肾远曲肾小管，拮抗醛固酮的作用，排钠利尿，促进钾的吸收。一般 20mg，每日 1 次。②氨苯喋啶（triamterene）直接作用于肾远曲肾小管，排钠保钾，50～100mg，每日 2 次。③阿米洛利（amiloride）利尿作用强于氨苯蝶啶，但保钾作用较弱，5～10mg，每日 2 次。

4）注意事项：①噻嗪类及袢利尿剂常引起血钾、血钠降低，还使尿酸及血糖升高；保钾利尿剂可致高钾血症。②心力衰竭进展、使用很大剂量仍无利尿效果，称利尿剂抵抗，此时可持续静脉滴注呋塞米每小时 1～5 mg，或 2 种以上利尿剂合用，或加用增加肾血流药物如小剂量多巴胺或多巴酚丁胺等。

（2）血管紧张素转换酶（angiotensin converting enzyme，ACE）抑制剂

1）作用机制：ACE 抑制剂有益于慢性心力衰竭的治疗主要通过 2 个机制：①抑制 RAAS；②作用于激肽酶Ⅱ，抑制缓激肽的降解，提高缓激肽水平。在心力衰竭过程中，多存在 RAAS 的激活，ACE 抑制剂可抑制循环的 RAAS，也可抑制组织的 RAAS，从而抑制 AngⅡ的生成，降低心脏负荷、减少平滑肌细胞增生、肥厚、迁移，调节神经内分泌异常，抑制心室重构等发挥治疗心力衰竭的作用。

2）适应证：ACE 抑制剂已被证实可显著降低心力衰竭患者的总死亡率，是心力衰竭治疗必不可缺少的药物，若无禁忌证或不能耐受，所有左心室收缩功能不全的患者，均应使用 ACE 抑制剂，无症状的左室收缩功能不全患者亦应使用。

3）制剂及用法：从极小剂量开始，如能耐受则每隔 3～7 天剂量加倍。滴定剂量及过程需个体化，ACE 抑制剂的目标剂量或最大耐受量不根据患者治疗反应来决定，只要患者能耐受，可一直增加到最大耐受量，一旦达到最大耐受量后，即可长期维持应用（表 3-17-5）。

4）注意事项：①有双侧肾动脉狭窄、血肌酐水平显著升高（＞225.2 μmol/L）、高血钾症（＞5.5mmol/L）、低血压（收缩压＜90mmHg）及妊娠妇女应慎用；②易发生干咳，能耐受者可继续应用；③血管神经性水肿罕见，但出现声带、喉头水肿，危险性很大；④用 ACE 抑制治疗后症状改变往往出现于治疗后数周至数月，只有长期治疗才可能降低病死率；⑤不能用于抢救急性心力衰竭或难治性心力衰竭正在静脉用药者。

表 3-17-5　常用 ACE 抑制剂在心力衰竭中的参考剂量

药物	起始量	目标量
卡托普利	6.25mg，3 次/天	25～50mg，3 次/天
依那普利	2.5 mg，1 次/天	10mg，2 次/天
培哚普利	2mg，1 次/天	4mg，1 次/天
雷米普利	1.25～2.5mg，1 次/天	2.5～5mg，2 次/天
贝那普利	2.5mg，1 次/天	5～10mg，2 次/天
福辛普利	10mg，1 次/天	20～40 mg，1 次/天
西拉普利	0.5 mg，1 次/天	1～2.5 mg，1 次/天
赖诺普利	2.5mg，1 次/天	5～20 mg，1 次/天

（3）β-受体阻滞剂体

1）作用机制：近年研究证明，心力衰竭患者肾上腺素能受体通常过度激活，去甲肾上腺素的浓度显著升高。体外试验证明，去甲肾上腺素刺激心肌细胞肥大和胚胎基因的再表达，还通过 β_1 受体通路增加心肌成纤维细胞 DNA 和蛋白质合成，最终心脏增大，收缩功能障碍。β 受体阻滞剂可阻断肾上腺素能受体通路，防止、延缓和逆转心室重构，改变衰竭心脏的生物学特性，降低心力衰竭患者总死亡住院率和猝死率。

2）适应证：所有慢性收缩性心力衰竭 NYHA 心功能Ⅱ、Ⅲ级患者，LVEF＜40%，病情稳定者均应使用 β 受体阻滞剂。

3）制剂与用法：目前常用于心力衰竭的 β 受体阻滞剂有选择性 β_1 受体阻滞剂，如美托洛尔、比索洛尔；兼有 β_1、β_2 和 α_1 受体阻滞作用的制剂，如卡维地洛、布新洛尔（bucindolol）等。从小剂量开始，每 2～4 周剂量加倍，达到最大耐受量或目标剂量后长期维持（表 3-17-6）。

4）注意事项

A. 必须从小剂量开始，根据病情逐渐加量，不宜突然撤药，以免病情恶化。

B. 症状改善常在治疗 2～3 个月才出现，即使症状不改善，亦能防止疾病的进展。

C. 支气管痉挛性疾病、心动过缓（心率＜60 次/分）、Ⅱ度及以上房室传导阻滞、明显液体潴留等情况下不宜使用。

D. β 受体阻滞剂不能用于急性及难治性心力衰竭患者。NYHA 心功能Ⅳ级心力衰竭患者，需待病情稳定，已无液体潴留并体重稳定后，在严密监护下由专科医师指导应用。

E. β 受体阻滞剂不能作为单一疗法治疗心力衰竭，应在 ACE 抑制剂、利尿剂、地高辛治疗

笔记栏

的基础上加用β受体阻滞剂。

表 3-17-6 几种受体阻滞剂在心力衰竭中的应用(mg/d)

	起始量	目标量
比索洛尔	1.25	10
美托洛尔	12.5	200
卡维地洛	3.125	50

(4) 洋地黄制剂

1) 作用机制:通过抑制心力衰竭心肌细胞膜 Na^+,K^+-ATP 酶,使细胞内 Na^+ 水平升高,促进 Na^+-Ca^{2+} 交换,细胞内 Ca^{2+} 水平提高,从而发挥正性肌力作用。长期以来,洋地黄对心力衰竭的治疗过分归因于正性肌力作用。然而,洋地黄的作用部分与非心肌组织 Na^+,K^+-ATP 酶的抑制有关,副交感传入神经的 Na^+,K^+-ATP酶受抑制,提高了位于左室、左房和右房入口处、主动脉弓和颈动脉窦的压力感受器的敏感性,抑制性传入冲动的数量增加,进而使中枢神经系统下达的交感兴奋性减弱。此外,肾脏的 Na^+,K^+-ATP 酶受抑,可减少肾小管对钠的重吸收,增加钠向远曲小管的转移,导致肾脏分泌肾素减少。表明洋地黄还通过降低神经内分泌系统的活性起到治疗作用。

2) 适应证:NYHAⅢ～Ⅳ级心功能患者应考虑使用洋地黄,但洋地黄对不同病因所致的心力衰竭的治疗反应有较大差异。对心腔扩大、舒张期容积明显增加的慢性充血性心力衰竭效果较好,特别适用于心力衰竭伴有快速心房颤动的患者。对于代谢异常而发生的高排血心力衰竭如贫血性心脏病、甲状腺功能亢进、维生素 B_1 缺乏性心脏病以及心肌炎、心肌病等病因所致心力衰竭,洋地黄治疗效果欠佳。肺源性心脏病导致的右心衰,因常伴低氧血症,洋地黄效果不好且易于中毒。

3) 制剂与用法:常用的洋地黄制剂为地高辛(digoxin)、毛花苷 C(lanatoside C,西地兰)、毒毛花苷 K(strophanthin K)(表 3-17-7)。

地高辛:目前应用最为广泛,是唯一经过安慰剂对照临床试验评估的洋地黄制剂,能保持 EF 持续增加,同时减轻症状,改善运动耐量,对心力衰竭死亡率的影响是中性。本制剂适用于中度心力衰竭维持治疗,口服后经小肠吸收,85%由肾脏排出,10%～15%由肝胆系统排至肠道。本药连续口服相同剂量 7 天后血浆浓度可达有效稳态,目前多采用维持量疗法。对 70 岁以上或肾功能不良的患者宜减量。

毛花苷 C:适用于急性心力衰竭或慢性心力衰竭加重时,特别适用于心力衰竭伴快速心房颤动者。

毒毛花苷 K:亦为快速作用类,适应证同毛花苷 C。

表 3-17-7 洋地黄常用制剂与用法

制剂	给药途径	作用时间				半衰期(d)	负荷量(mg)	每日维持量(mg)
		开始	最大	维持(d)	消失(d)			
毒毛花苷 K	静脉	5min	1h	1～2	2～3	1	0.25～0.5	0.125～0.25
毛花苷 C	静脉	10min	0.5～2h	1～2	3～6	1.5	1.2	0.2～0.4
地高辛	口服	1～2h	4～8h	1～2	3～6	1.6	0.75～1.5	0.125～0.25

4) 注意事项

A. 应用洋地黄的目的在于改善收缩性心力衰竭患者的临床症状,应与利尿剂、ACE 抑制剂和β受体阻滞剂联合应用。

B. 洋地黄没有明显的降低心力衰竭患者死亡率的作用,因而不主张早期应用,不推荐应用于 NYHA 心功能Ⅰ级患者。

C. 洋地黄禁用于Ⅱ度以上房室传导阻滞、肥厚型心肌病、预激综合征并发心房颤动。

5) 洋地黄中毒

心肌缺血、肾功能不全、水电解质紊乱特别是低血钾,是引起洋地黄中毒的常见诱因,一些常用药物如胺碘酮、维拉帕米及阿司匹林等均可影响肾脏对地高辛的排泄率而引发洋地黄中毒。毒性反应的表现有:①消化道症状:最早出现食欲不振,继以恶心、呕吐。尤其在应用洋地黄后曾有一度好转后又出现者。②心脏毒性表现:表现为各种类型的心律失常,常见的有室性早搏二联律、三联律、非阵发性交界性心动过速、快速房性心律失常伴传导阻滞;洋地黄中毒还可表现为心力衰竭的加重。③神经系统表现:如头痛、视力模糊、黄视或绿视等。

洋地黄中毒的识别:①停药法:停用洋地黄 2～3 天,洋地黄中毒的心外表现可消失,心脏表现常需要停药 5～7 天才消失。②血清地高辛浓度的测定:正常的治疗浓度为 0.5～2.0ng/ml,其意义需密切结合临床。③试验性用药法:即静脉推注西地兰 0.1mg,症状加重者考虑为洋地黄中毒,症状减轻者为洋地黄用量不足。

洋地黄中毒的处理:①立即停用洋地黄,必要时停用利尿剂。②对于有室性心律失常者,可用苯妥英钠 100mg 溶于注射用水 20ml 中静脉

笔记栏

注射，每5～10分钟缓慢静脉注射一次，直至心律失常控制，总量不超过250～300mg，以后改为口服维持，400～600mg/d。利多卡因50～100mg溶于葡萄糖水20ml中，每5～10分钟缓慢静脉注射一次，总量不超过300mg，以后以1～4mg/min的速度静脉滴注维持。③异位快速性心律失常伴低钾、低镁血症时，可予静脉补充适量的钾盐和镁盐，但房室传导阻滞者禁用。电复律治疗一般属禁忌，因可致室颤；但如多种方法治疗无效，可考虑用小能量直流电复律。④出现缓慢性心律失常者，可用阿托品0.5～1mg皮下或静脉注射。⑤严重地高辛中毒时，可用特异性地高辛抗体。解毒效应迅速且可靠，但可能导致心力衰竭恶化。

(5) 醛固酮拮抗剂

1) 作用机制：已证实人体心肌有醛固酮(aldosterone，ALD)受体，心力衰竭时醛固酮生成及活化加速，且与心力衰竭严重程度呈正比，ALD对心脏结构和功能有不良作用，在心肌肥厚时，ALD可使心肌Ⅰ、Ⅲ型胶原mRNA表达增加，促进心肌重构，特别是心肌纤维化，从而促进心力衰竭的发展。

2) 制剂与用法：螺内酯每日20mg。

3) 适应证：常用于NYHA心功能Ⅳ级心力衰竭患者。醛固酮拮抗剂对轻、中度心力衰竭的有效性和安全性尚不肯定。

4) 注意事项：心力衰竭患者短期应用ACE抑制剂时，可降低血ALD水平，但长期应用时，血ALD水平却不能保持稳定、持续的降低，即所谓“醛固酮逃逸现象”(ALD escape)。

(6) AngⅡ受体拮抗剂

1) 作用机制：AngⅡ受体拮抗剂(angiotensin Ⅱ receptor blocker，ARB)可阻断经ACE和非ACE途径产生的AngⅡ和AngⅡ受体亚型AT_1结合，有效阻断AngⅡ的水钠潴留、血管收缩与组织重构等作用。AT_1负反馈引起的AngⅡ增加，可激活另一受体亚型AT_2，进一步增加ARB的有益作用。

2) 制剂与用法：缬沙坦每日80～320mg，氯沙坦每日50～100mg，厄贝沙坦每日150～300mg，替米沙坦每日40～80mg，坎地沙坦每日4～32mg。

3) 适应证：ARB治疗心力衰竭有效，但其效应是否相当于或是优于ACE抑制剂尚未定论，当前仍不宜以ARB取代ACE抑制剂。适用于不耐受AC正抑制剂者。

4) 注意事项：ARB和ACE抑制剂相同，亦能引起低血压，高血钾及肾功能恶化，应用时仍需小心。

笔 记 栏

(7) 环腺苷酸(cAMP)依赖性正性肌力药

1) 作用机制：这类药物均通过提高细胞内cAMP水平而增加心肌收缩力，而且兼有外周血管扩张作用，短期应用均有良好的血液动力学效应(图3-17-2)。

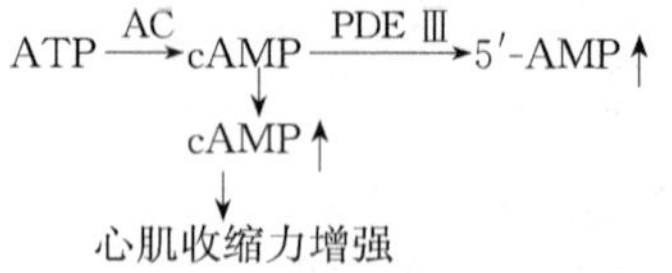

$$\text{ATP} \xrightarrow{\text{AC}} \text{cAMP} \xrightarrow{\text{PDE III}} 5'\text{-AMP}\uparrow$$

cAMP↑

↓

心肌收缩力增强

图3-17-2 cAMP依赖性正性肌力药的作用机制

(AC：腺苷酸环化酶；PDE：磷酸二酯酶)

2) 制剂与用法

A. β-肾上腺素能激动剂：如多巴酚丁胺，2～5μg。

B. 磷酸二酯酶抑制剂，如米力农，50μg/kg负荷量，继以0.375～0.75μg/(kg·min)。

3) 适应证：适用于难治性心力衰竭、心脏移植前的终末期心力衰竭以及心脏手术后心肌抑制所致的急性心力衰竭。

4) 注意事项：长期口服不能改善临床情况，还会增加死亡率，故不主张对慢性心力衰竭患者长期使用，必要时短期应用3～5天。

案例3-17-1

1. 低盐饮食、限酒、戒烟。

2. 纠正心力衰竭：氢氯噻嗪25mg，Bid；螺内酯20 mg，qd；卡托普利12.5 mg，tid；毛花丙苷0.2～0.4mg qd。病情好转后加β受体阻滞剂，如美托洛尔12.5mg，qd。

3. 冠心病的治疗：硝酸酯类，阿司匹林，如控制不佳可加用钙拮抗剂。择期行冠状动脉介入治疗。

4. 患者血常规WBC升高，N 0.8。呼吸道感染可能是心力衰竭的诱因，考虑抗生素治疗。

慢性收缩性心力衰竭不同心功能级别患者的药物治疗要点，见表3-17-8。

表3-17-8 慢性收缩性心力衰竭不同心功能级别患者的药物治疗要点

NYHA心功能分级	药物治疗
Ⅰ级	控制危险因素，ACE抑制剂
Ⅱ级	ACE抑制剂，利尿剂，β受体阻滞剂，用或不用地高辛
Ⅲ级	ACE抑制剂，利尿剂，β受体阻滞剂，地高辛
Ⅳ级	ACE抑制剂，利尿剂，地高辛，醛固酮受体拮抗剂。病情稳定者，谨慎应用β受体阻滞剂

慢性收缩性心力衰竭不同病期患者的处理原则，见表3-17-9。

表3-17-9 慢性收缩性心力衰竭不同病期患者的处理原则

ACC/AHA分期	处理原则
A期（心力衰竭前期）	主要是控制心衰的危险因素，预防心力衰竭的发生，如控制高血压、高血糖、高血脂，纠正心律失常等
B期（无症状心力衰竭）	主要使用ACE抑制剂加β受体阻滞剂，以防止心室功能受损及心室肥厚的进一步加重
C期（心力衰竭期）	在ACE抑制剂加β受体阻滞剂治疗的基础上，加用其他控制心衰的措施，如利尿剂、血管扩张剂、洋地黄、醛固酮拮抗剂等
D期（终末心力衰竭期）	在C期治疗的基础上，加强药物治疗，有条件者可考虑使用左室辅助装置或心脏移植

第二节 慢性舒张性心力衰竭

案例3-17-2

患者，女，65岁，因血压升高12年，劳力时心慌、呼吸困难8个月入院。

体格检查：T 37℃，P 112次/分，R 16次/分，BP 168/110mmHg，略肥胖，双肺底可闻及细湿啰音，心浊音界向左下扩大，心律整齐，心尖部闻及第四心音，无杂音。

心电图示左心室肥大；超声心动图见左心室舒张末期内径46mm；室间隔对称性肥厚；A/E>1.0，左室射血分数62%。

问题：

1. 本例患者的病史特点。
2. 本例患者的诊断。
3. 怎样纠正本例患者的心力衰竭？

舒张性心力衰竭是由于心肌松弛性、顺应性降低或硬度增加使心脏充盈压升高导致循环系统淤血的临床综合征。常为慢性病程，发病率约占全部心力衰竭的30%～50%。可与收缩性心力衰竭同时存在。

【病因与发病机制】

（一）主要影响心肌松弛性的因素

如冠心病患者由于心肌缺血，能量代谢障碍，影响钙泵的功能，细胞内钙离子不能及时地被肌浆网摄回及泵出胞外，心肌松弛时间延长，引起舒张功能障碍。

（二）主要影响心肌顺应性的因素

肥厚性心肌病患者常有心室肌肥厚，顺应性降低造成心室舒张期充盈障碍，压力上升。

（三）主要影响心肌硬度的因素

主要发生于心肌纤维化或心肌浸润性病变，如限制性心肌病、心肌淀粉样变性等。

【临床表现】

常有原发心脏疾病的表现，由于心脏充盈压升高导致循环系统淤血，多表现不同程度的呼吸困难。体征可有肺部啰音，心尖部闻及第三心音或第四心音奔马律。

【辅助检查】

（一）超声心动图

多普勒超声心动图测定的左心室舒张早期的充盈速度高峰（E波）及左心室舒张晚期充盈的血流速度高峰（A波），能较好反映左心室舒张功能，正常人E/A值>1.2。当E/A<1.0时，则提示左室舒张功能不良。

（二）放射性核素

可检测左心室舒张末期容量、高峰充盈率、高峰充盈时间等。

（三）心导管检查

心室造影可同步测定左室容量、压力、室壁形态及活动度，同时可测量左室压力下曲线、舒张期顺应性曲线等，这都是反映左室舒张功能的良好指标。

案例3-17-2

病史特点及辅助检查：

1. 血压升高12年。
2. 劳力时呼吸困难8个月。
3. 双肺底可闻及细湿啰音。
4. 超声心动图见室间隔对称性肥厚；A/E<1.0，左室射血分数62%。

【诊断】

舒张性心力衰竭的诊断目前尚无统一标准，下列条件可作参考：①临床上存在导致舒张障碍的病因，如高血压、冠心病、肥厚型心肌病等；

笔记栏

②患者有劳力性呼吸困难症状，但无肺部病变；③多普勒超声心动图检查有左房扩大，左室射血分数>50%，舒张功能指标异常。

案例 3-17-2

入院诊断：

1. 原发性高血压。
2. 心室肥厚。
3. 慢性左室舒张功能衰竭。

【治疗】

（一）病因治疗

如积极控制血压、改善心肌缺血等。

（二）降低肺静脉压

可应用静脉扩张剂或利尿剂降低前负荷，减轻肺淤血。但注意不能使前负荷过度降低，因单纯舒张性心力衰竭者，心室充盈压需高于正常才能维持心搏量。

（三）调整心率和节律

窦性心律对维持房室同步，增加心室充盈十分重要。心动过速时，舒张期充盈时间缩短，心搏量降低。心房颤动常致心功能恶化，应尽量转复，并维持窦性心律。

（四）松弛心肌，改善舒张功能

已知 ACE 抑制剂、钙拮抗剂、β受体阻滞剂有正性松弛作用，改善心肌顺应性，并能逆转左室肥厚、减轻左室重量。醛固酮拮抗剂螺内酯对心肌间质纤维化消退的治疗可能有效。

需注意的是，如果心脏心腔大小和射血分数正常，则正性肌力药物不仅无效，反而可能加重舒张期钙负荷，使舒张功能进一步恶化。

案例 3-17-2

治疗：

1. 休息，低盐饮食。
2. 卡托普利 12.5mg，tid。
3. 美托洛尔 25 mg，bid。

第三节　急性心力衰竭

案例 3-17-2（续）

患者出院后 2 个月，在生气后突然出现呼吸困难，端坐呼吸，不断咳嗽，20 分钟后咳粉红色泡沫痰，血压 90/60mmHg，两肺中下部可闻及湿啰音。心率 126 次/分，有舒张期奔马律。

问题：

1. 患者目前的诊断是什么？
2. 如何进行处理？

急性心力衰竭是由于急性心脏病变或慢性心脏病变急性加重使心排血量锐减导致组织器官供血不足及循环系统急性淤血的临床综合征。可分为急性左心衰竭和急性右心衰竭。后者常为大面积肺梗死引起的急性肺源性心脏病，较为少见。临床最常见的是急性左心衰竭所引起的急性肺水肿，本节予以重点讨论。

【病因】

（1）广泛的急性心肌梗死、急性心肌炎或急进型高血压时，左心室排血量急剧下降，肺循环压力升高。

（2）二尖瓣狭窄，尤其伴有心动过速时，心室舒张期缩短，左心房的血液不能充分地流入左心室，左心房淤血扩张，因而引起肺静脉压升高。

（3）严重的心律失常，如发作较久的快速性心律失常或重度的心动过缓。

（4）输液过快或过多，心脏的负荷突然增加，在原有慢性左心衰竭基础上可引起急性肺静脉高压。

由于上述诸病因引起的肺静脉和肺毛细血管压力突然明显增高，当肺毛细血管渗透压显著升高时，则有大量浆液由毛细血管渗出至肺间质和肺泡内而发生急性肺水肿，严重者左心室排血量急剧下降，同时出现心源性休克。

【临床表现】

患者常突然感到极度呼吸困难，端坐呼吸，恐惧表情，烦躁不安、口唇青紫，大汗淋漓，四肢湿冷，频频咳嗽，咳大量白色或粉红色泡沫痰，严重时可有大量泡沫样液体由鼻涌出，两肺满布湿啰音。心脏听诊可有舒张期奔马律，脉搏增快，可呈交替脉。血压下降，严重者可出现心源性休克。

【诊断与鉴别诊断】

根据典型临床表现诊断不难。呼吸困难者注意与支气管哮喘鉴别。出现血压下降时应注意排除其他原因的休克。

笔记栏

案例 3-17-2

1. 患者存在缺血性心肌病。

2. 在生气后突然出现呼吸困难，端坐呼吸。

3. 咳嗽，咳粉红色泡沫状痰液。

4. 两肺中下部可闻及湿啰音。

临床诊断：

缺血性心肌病，急性左心衰竭。

【治疗】

急性肺水肿是内科危急重症，必须及时诊断，迅速抢救，以挽救患者生命。

(一) 减少静脉回流

患者取坐位或卧位，两腿下垂，以减少静脉回流。必要时，可加止血带于四肢，轮流结扎三个肢体，每5分钟换一肢体，平均每肢体扎15分钟，放松5分钟，以保证肢体循环不受影响。

(二) 吸氧

加压高流量给氧每分钟6～8L，可流经50%酒精后用鼻管吸入，加压可减少肺泡内液体渗出，酒精能降低泡沫的表面张力使泡沫破裂，从而改善通气，也可使用有机硅消泡剂消除泡沫。

(三) 镇静

静脉注射吗啡5～10mg，使患者安静，扩张外周血管，减少回心血量，减轻呼吸困难。对老年人、神志不清、已有呼吸抑制、休克或合并肺部感染者禁用。

(四) 利尿

静脉给予作用快而强的利尿剂，如呋塞米20～40mg或利尿酸钠25～50mg加入葡萄糖内静脉注射，以减少血容量，减轻心脏负荷，应注意防止或纠正大量利尿时所伴发的低血钾症和低血容量。

(五) 血管扩张剂

静脉滴注硝普钠或酚硝酸甘油以降低肺循环压力，但应注意勿引起低血压，也可舌下含化硝酸甘油或二硝酸异山梨醇降低肺循环静脉压。

(六) 正性肌力药

如近期未用过洋地黄类药物，可静脉注射快速作用的洋地黄类制剂，如毛花苷C、毒毛花苷K等。对二尖瓣狭窄所引起的肺水肿，除伴有心室率快的心房颤动外，不用强心药，以免因右心室排血量增加而加重肺充血。

(七) 氨茶碱

对伴有支气管痉挛者可选用，氨茶碱0.25g加入10%葡萄糖液20ml稀释后静脉缓慢注入，可减轻支气管痉挛，扩张冠状动脉和加强利尿。

(八) 皮质激素

氢化可的松100～200mg或地塞米松10mg加入葡萄糖液中静脉滴注亦有助于肺水肿的控制。

(九) 原有疾病和诱发因素治疗

如有发作快速性心律失常应迅速控制。

案例 3-17-2

抢救措施：

1. 患者入院后立即心脏监护半坐卧位、高流量吸氧。

2. 静脉注射吗啡5mg。

3. 呋塞米40mg静脉注射。

4. 毛花苷C 0.2～0.4mg加入葡萄糖内静脉缓慢注射。

5. 硝酸甘油或硝普钠静脉滴注，如血质低可合用多巴胺。

第四节　难治性心力衰竭

难治性心力衰竭亦称顽固性心力衰竭，指经各种方法治疗，病情不见好转甚或加重的心力衰竭。

对这类患者主要是寻找心衰难治的原因并做出相应的处理：①重新评价已做出的诊断是否有误；②是否存在影响治疗效果的潜在因素，如饮食不当、电解质紊乱、肺部感染、感染性心内膜炎、甲状腺功能亢进症、贫血、肺栓塞等。③检查治疗方法是否正确。如利尿剂、β受体阻滞剂、洋地黄制剂使用的剂量、时间是否恰当。④是否为病情的终末期。

对可逆性顽固性心力衰竭在去除诱因、重新修正治疗措施后，大多数病情可以缓解。少数仍然效果不佳者可酌情进行血液超滤、机械辅助循环、心室起搏、心肌成形术、心室减容术等。对确属终末状态的不可逆性心力衰竭，应考虑心脏移植。

案例 3-17-2(续)

患者患病6年后，丧失活动能力，每于活动后即感心悸气促，反复腹胀，下肢水肿。经利尿剂、ACE抑制剂、洋地黄制剂等药物治疗，效果不好。经检查发现合并肺部真菌感染，在加强纠正心力衰竭的同时，使用抗其菌治疗后情况好转。

笔记栏

推荐阅读

中华医学会心血管病学分会.2002.慢性收缩性心力衰竭治疗建议.中华心血病杂志,30(1):7～23

Hunt SA, Abraham WT, Chin MH, et al.2005.ACC/AHA 2005 guideline update for the diagnosis and management of chronic heart failure in the adult: A report of the american college of cardiology/american heart association task force on practice guidelines (writing committee to update the 2001 guidelines for the evaluation and management of Heart Failure): developed in collaboration with the american college of chest physicians and the international society for heart and lung transplantation: endorsed by the heart rhythm society. circulation,112:e154 ～ e235

Schrier RW, Abraham WT. 1999. Mechanisms of disease: hormones and hemodynamics in heart failure. N Engl J Med,341:577～585

Zile MR, Baicu CF, Gaasch WH. 2004. Diastolic heart failure: abnormalities in active relaxation and passive stiffness of the left ventricle. N Engl J Med,350:1953～1959

（罗兴林）

笔 记 栏

第18章 心律失常

第一节 总 论

正常人的心脏起搏点位于窦房结，故称为窦性心律。窦房结产生的冲动按正常传导系统顺序激动心房和心室，如果心脏激动的起源异常和(或)传导异常，称为心律失常(cardiac arrhythmias)。

【心脏传导系统的解剖】

心脏传导系统由负责正常心电冲动形成与传导的特殊心肌组织构成。包括窦房结、结间束、房室结、希氏束、左、右束支和浦肯野纤维网(图 3-18-1)。

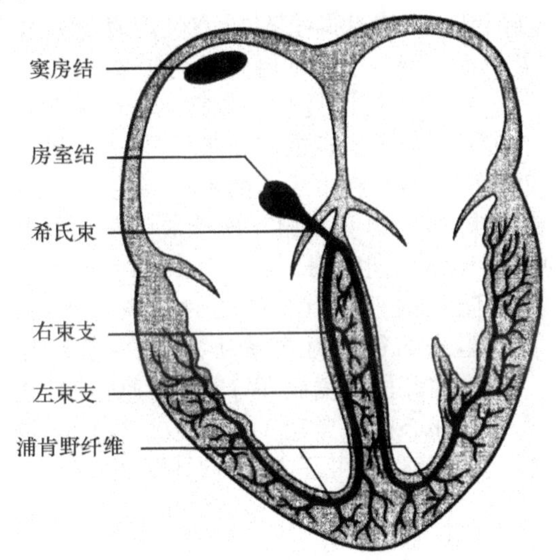

图 3-18-1 心脏传导系统

正常情况下，心脏的搏动源于窦房结的自发激动，即窦房结的自律性。窦房结位于右心房和上腔静脉交界处，大约 1.5cm 长，2～3mm 宽，由窦房结动脉供血。窦房结动脉 60%起源于右冠状动脉，40%源自左回旋支。冲动在窦房结形成后由结间束及心房肌传递，传导到房室结。房室结位于房间隔下部，三尖瓣环上方，冠状窦的前方。房室结血液供应 90%来自后降支。房室结的电生理特性为传导极为缓慢，发生延迟。

通过房室结后，冲动沿希氏束快速下传。房室结和希氏束构成房室交界区。希氏束由窦房结动脉和前降支的一个分支双重供血。在室间隔，传导径路分左、右束支，左束支又分为左前分支和左后分支，冲动最后到达心内膜下的浦肯野纤维网，束支及浦肯野纤维网的传导极为快捷，使全部心室肌几乎同时被激动。最后冲动抵达心外膜，完成一个心动周期。

窦房结、心房及房室结明显受自主神经张力的影响。迷走神经兴奋抑制窦房结自律性、抑制传导、延长窦房结周围组织的不应期；不均一地缩短心房不应期，减慢心房传导、延长房室结传导及不应期。交感神经兴奋表现为相反的作用。

【心律失常的分类】

按发生原理，心律失常可分为激动形成异常和激动传导异常两大类。激动起源异常和激动传导异常可同时存在。

(一) 激动形成异常

1. 窦性心律失常 ①窦性心动过速；②窦性心动过缓；③窦性心律不齐；④窦性停搏。

2. 异位心律

1) 主动性异位心律：①期前收缩(房性、房室交界区性、室性)；②阵发性心动过速(房性、房室交界区性、房室折返性、室性)；③扑动与颤动(心房、心室)。

2) 被动性异位心律：①逸搏(房性、房室交界区性、室性)；②逸搏心律(房性、房室交界区性、室性)。

(二) 激动传导异常

1. 生理性 干扰与房室分离。

2. 病理性 ①窦房传导阻滞；②房内传导阻滞；③房室传导阻滞；④室内阻滞(左、右束支或分支阻滞)。

3. 房室间传导途径异常 预激综合征。

临床上常按照心律失常发生时心率的快慢分为快速性心律失常(tachyarrhythmia)和缓慢性心律失常(bradyarrhythmia)。

【心律失常发生机制】

心律失常的易感性源于遗传性异常(常影响离子通道)及后天性结构性心脏病。电解质异常、激素失衡(甲状腺机能亢进、高儿茶酚胺状态)、缺氧、药物作用(如 QT 间期延长或改变自

笔记栏

律性、传导性及不应期)及心肌缺血增加心律失常的易感性。

(一) 快速性心律失常的发生机制

快速性心律失常的发生机制可分为冲动形成异常、折返(reentry),或两者兼有。冲动形成异常又分为自律性异常和触发活动(triggered activity)(图 3-18-2)。

1. 自律性异常 正常情况下,除窦房结外,结间束、房室结及希氏束-浦肯野纤维系统均具自律性。而心肌细胞无自律性。自律性异常指的是在病理情况下,正常自律性细胞自律性增强,或原无自律性的心肌细胞出现自律性,后者称异常自律性(abnormal automaticity)。导致自律性异常病理情况包括:①内源性或外源性儿茶酚胺增加;②电解质紊乱;③低氧血症或缺血;④机械作用(如牵拉);⑤药物等。

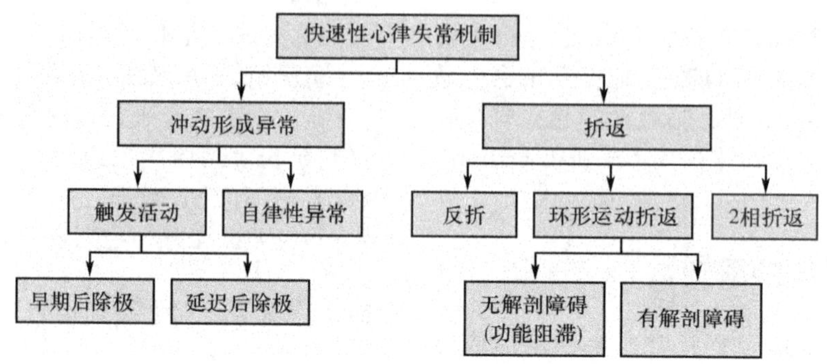

图 3-18-2 快速性心律失常的机制

2. 触发活动 当后除极(after depolarization)达到触发一次新的除极之阈电位水平时发生触发活动。后除极指的是除极过程中或除极完成后的膜电位震荡。触发活动可由早期后除极(出现在动作电位的 2 相和 3 相)和延迟后除极(出现在动作电位的 4 相)引起。在局部儿茶酚胺浓度增加、高钙血症及洋地黄中毒(延迟后除极)或心动过缓、低钾血症或其他延长动作电位时程的其他情况下(早期后除极),心房、心室及希-浦氏系统组织可出现触发活动。若后除极的振幅增加,达到阈电位水平,便可引起反复激动。与洋地黄有关的快速性心律失常、急性心肌梗死和(或)再灌注引起的自主性室性心律及运动引起的室性心动过速被认为是由延迟后除极所引起的触发活动所致。部分尖端扭转性室性心动过速可能由早期后除极所引起的触发活动所致。

3. 折返 折返是产生快速性心律失常最常见的机制。产生折返的基本条件是:①心脏两个或以上的区域存在电生理的不均一性[即传导和(或)不应期不同],并相互连接成闭环。②其中的一条径路单向阻滞;③另一条径路传导缓慢,使原先阻滞的径路有足够的时间恢复兴奋性;④原先阻滞的径路再次激动,完成一次环形激动。冲动在环内反复循环,产生持续性快速性心律失常。如心律失常可为自发或诱发的早搏打断折返环而终止,可证实为折返(图 3-18-3)。

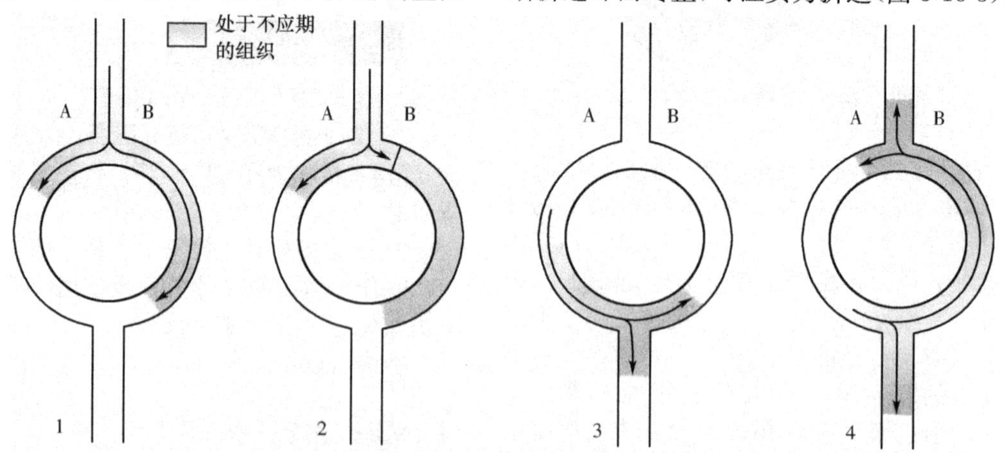

图 3-18-3 折返机制

图示两条传导特性不同的径路(如房室结和旁路)发生折返的情况。A 径路传导慢但不应期短,B 径路传导快但不应期长。窦性心律时,冲动可经 2 条径路几乎同时下传至共同的远端(图示 1),当期前收缩发生时,其冲动只能经 A 径路下传(图示 2);在期前收缩的冲动经 A 径路下传后,若 B 径路已经恢复传导性,冲动可经 B 径路逆传,形成折返环(图示 3),引起快速性心律失常发生,直至该折返环被打断(图示 4)。

笔 记 栏

(二) 缓慢性心律失常的发生机制

缓慢性心律失常的机制包括冲动形成异常或冲动传导异常。窦性心动过缓是最常见的缓慢性心律失常。窦性心动过缓是由窦房结发放冲动减少所致,其原因可为生理性,如迷走神经张力增高(睡眠时);或病理性,如窦房结纤维化。

缓慢性心律失常也可由传导异常引起。取决于阻滞的部位,次级起搏点可取而代之,产生逸搏心律。传导阻滞常由房室结、希氏束或左、右束支纤维化或钙化引起。也可由迷走神经张力增高(睡眠时或运动员)或作用于房室结的药物(如洋地黄类、β受体阻滞剂或钙拮抗剂)引起。

【诊断】

心律失常的诊断应始于仔细的病史询问及体格检查,辅助检查的选择原则应从简单到复杂,从安全、创伤性小的检查到危险、创伤性大的检查,从便宜、能在门诊完成的检查到昂贵、需住院完成的检查。

(一) 病史

心律失常的诊断始于详尽的病史询问。常见症状包括心悸、晕厥、近乎晕厥(near syncope)、头晕、胸痛及心力衰竭的症状。对已知或怀疑心律失常的患者,心律失常的起止方式、心律失常的频繁程度、持续时间及症状的严重程度等有助于诊断或指导进一步检查。还应询问患者的既往史、家族史及药物治疗情况。心悸或晕厥的患者,如有扩张型心肌病或陈旧性心肌梗死病史,产生症状的心律失常多为室性快速性心律失常;如有瓣膜病或高血压病史,则常为心房颤动。

(二) 体格检查

除检查心率和心律外,全面体格检查有助于潜在心脏病的诊断。如在心律失常发作时检查,一些发现有助于确定心律失常类型。如完全性房室传导阻滞或室性心动过速时,产生房室分离。由于P-R间期改变,第一心音的响度发生变化;若心房收缩与房室瓣关闭同时发生,颈静脉搏动图上可出现巨大a波(cannon wave)。

心动过速发作时刺激迷走神经的操作具有诊断和治疗价值。颈动脉窦按摩或Valsalva动作可短暂增加迷走神经张力。窦性心动过速对颈动脉窦按摩的反应是心率逐渐减慢,停止按摩后逐渐回到原来的速率;房室结参与的折返性心动过速(房室结折返性心动过速及房室折返性心动过速)的反应是突然终止、略有减慢或无变化。心房扑动、心房颤动的反应是心室率短暂减慢。

进行颈动脉按摩时,患者取仰卧位,伸展颈部,头部转向对侧,轻轻推开胸锁乳突肌。在下颌角水平触及颈动脉搏动。开始时以指尖的掌侧轻压颈动脉分叉处并观察患者的反应。如果心率无改变,用轻柔的按摩手法逐渐增加压力,持续5秒钟。由于两侧颈动脉窦按摩的反应可不同,可先按摩一侧,然后再按摩另一侧,严禁双侧同时按摩。由于颈动脉按摩偶可导致脑梗死,在按摩前应听诊颈动脉,如有颈动脉嗡鸣音不宜进行这种操作。

(三) 心电图

心电图是诊断心律失常的最重要的无创伤性检查技术。应记录12导联心电图,并将能显示清楚P波的导联加长记录以便进行分析,通常为Ⅱ、Ⅲ、aVF导联,偶可选V_1、aVR导联。如P波不清楚,可采用Lewis导联或食管导联帮助分辨心房电活动。

(四) 长时间心电图记录

1. 动态心电图记录 使用一种小型便携式记录仪,连续记录患者24小时心电图,患者日常活动不受限制。动态心电图记录是证实和量化心律失常发作频度和复杂性、明确症状是否与心律失常有关,及评价抗心律失常药物疗效的最有用的无创性检查。

2. 事件记录器(event recorder) 对心律失常发生不频繁者,可使用事件记录器。出现症状时,患者启动记录器,记录发作时的心电图,直接回放或经电话传输到医院。有些记录器还可记录患者触发记录前30秒的心电图。

对发作不频繁、发作时间短暂的患者,可采用植入式记录器,将记录器埋藏在左锁骨下皮下,用专用磁铁启动记录和(或)自行启动记录。可记录1～7次发作,长达42分钟的心电图,20分钟的触发记录前心电图可供事后下载分析。埋藏时间可数月至数年,特别适合于发作不频繁的晕厥的诊断。

(五) 运动试验

症状(晕厥,持续性心悸)疑为运动导致心律失常所引起者可行运动试验。运动试验可揭示更复杂的室性心律失常,诱发室上性心律失常,确定心律失常与运动的关系,有助于选择抗心律失常治疗方法及对明确心动过速的机制提供信息。运动试验诊断心律失常的敏感性不如长时间心电图记录。

笔记栏

(六)食管心电图(esophageal ECG)

食管在左心房后方,左右肺静脉之间。将食管电极插入到心房水平,可记录到心房电位,结合电刺激技术,可对一些快速性心律失常的诊断提供帮助。如确定是否存在房室结双径路,有助于了解阵发性室上性心动过速的机制;食管心电图能清楚显示P波,便于确定房室分离,有助于室上性心动过速伴室内差异性传导与室性心动过速的鉴别;食管快速起搏使预激程度加重,有助于不典型预激综合征的诊断;通过窦房结恢复时间和窦房结传导时间的测定,有助于病态窦房结综合征的诊断。食管调搏还可作为治疗手段,终止药物治疗无效的某些类型室上性折返性心动过速。

(七)心内电生理检查

用于心律失常的诊断、治疗和预后判断。将多电极导管经血管置于心脏不同部位(右心房、右心室、希氏束、冠状窦等)。电极用于记录局部电活动和刺激心脏,用多导生理仪以50~100mm/s的速度同步记录。同时,应用程序电刺激及心房、心室快速起搏,测定心脏不同组织的电生理特性。心内电生理检查的主要适应证包括:

1. 窦房结功能测定 患者出现窦房结功能障碍的症状,但无创检查不能诊断者,可行心内电生理检查测定窦房结功能(参见病态窦房结综合征)。

2. 房室传导阻滞及室内传导阻滞 参见心脏传导阻滞。

3. 心动过速 在以下情况下应行心内电生理检查:①反复发作症状明显的室上性或室性快速性心律失常,药物治疗效果不佳者;②心动过速发作不频繁,不能行适当的诊断和治疗评价者;③鉴别室上性心动过速伴差异性传导与室性心动过速;④考虑非药物治疗(如射频消融、植入电装置及外科治疗)者;⑤心跳骤停存活者(发生在急性心肌梗死后48小时或无急性Q波心肌梗死证据者);⑥陈旧性心肌梗死,射血分数0.3~0.4的非持续性室性心动过速患者,评价持续性室性心动过速的危险性。

4. 不明原因的晕厥 病态窦房结综合征、房室传导阻滞及快速性心律失常是较常见导致晕厥的心律失常。晕厥的诊断首先应从仔细的病史询问和体格检查开始,随后选择非创伤性检查,如心电图、长时间心电图记录、倾斜试验等。经上述检查仍未明确晕厥的病因,特别是在器质性心脏病的患者,应行电生理检查。

笔记栏

(八)其他辅助检查

心率变异性分析、信号平均心电图、QT离散度等有助于快速心律失常患者的预后判断。

【治疗】

在开始心律失常治疗之前,应认真考虑下列因素:心律失常的本质、心律失常发生的临床情况、心律失常的后果及治疗的潜在危险。

某些心律失常(如心室颤动)导致血流动力学不稳定和心源性猝死,因而需要积极治疗;另一些心律失常的血流动力学稳定,但产生不可忍受的症状(心悸、头晕等),也应该治疗。还有些心律失常症状可不明显,但需治疗以预防并发症(如心房颤动的血栓栓塞预防)。心律失常发生的临床情况也与是否需要治疗有关。如发生在急性心肌梗死时的心室颤动,在治疗心肌梗死后,室颤复发可能小,无需预防治疗;而发生在无心肌缺血时的室颤,可能复发,需要积极预防治疗。在心脏结构正常患者耐受良好、无需治疗的心律失常,在左室收缩功能不全或瓣膜性心脏病患者可能完全不能耐受,此时需积极治疗。一些心律失常有明显的诱因,如代谢紊乱(低钾、低镁、低氧、甲状腺机能亢进)、急性疾病(心力衰竭、感染、贫血)精神因素、食物、药物等,其治疗主要是消除诱因。

因此,应该治疗的是患有心律失常的患者,而不仅仅是心律失常本身。无视整个临床状况孤立地治疗某种心律失常是行不通的。

心律失常的治疗可分为药物治疗和非药物治疗。

(一)快速性心律失常的药物治疗

患者发生快速心律失常时,减慢心室率是基本的,同时往往也是最重要的治疗手段。但具体的治疗方法与患者的血流动力学状况有关,如两个患有同样心律失常患者,其治疗可完全不同,因为心动过速对每个患者的影响是不同的。例如,心率为200次/分的室上性心动过速,对健康的年轻人影响很小,所以几乎不需治疗,因为它往往会自行终止。而同样的心律失常在二尖瓣狭窄患者可诱发肺水肿,在主动脉瓣狭窄的患者可致晕厥,在急性心肌梗死患者可致休克,在脑血管疾患患者可致偏瘫,此时,应立即电复律治疗。

快速性心律失常的治疗方法可分抗心律失常药物治疗与非药物治疗。

1. 抗心律失常药物治疗 开始抗心律失常药物治疗前,应先纠正潜在的诱发因素,如代谢紊乱、充血性心力衰竭或急性心肌缺血。

尽管大多数药物的体外电生理作用已明确，其临床应用仍多为经验性。许多抗心律失常药物给予常规剂量，另外一些需根据临床疗效来调整剂量。尽管可以测定药物浓度，但由于治疗浓度与中毒浓度接近，其指导治疗的价值不如临床疗效确切。大多数抗心律失常药物在肝或肾代谢，因此在肝、肾功能不全的患者应减少剂量，以免中毒。许多抗心律失常药物有负性肌力作用（抑制左心室功能）、负性传导作用及心外不良反应。抗心律失常药物还可与其他药物发生相互作用及干扰心律失常的非药物治疗。如奎尼丁和胺碘酮可增加地高辛血浓度及增加华法林抗凝作用。奎尼丁增加心脏起搏器的起搏阈值，而胺碘酮增加植入式复律除颤器的除颤阈值。此外，抗心律失常药物治疗可导致新的心律失常或使原有的心律失常加重，称致心律失常作用（proarrhythmic effect），发生率5%～10%左右。

抗心律失常药治疗的目的主要为：①终止急性发作；②预防复发；③预防未发生的致命性心律失常，改善预后。

根据其电生理作用抗心律失常应可分为四类。一些药物有多种电生理作用（表3-18-1）。

表3-18-1 抗心律失常药物分类

分类	药物	通道			受体				临床作用			
		Na	Ca	K	α	β	ACh	Ado	ProA	LVFx	HR	心外作用
ⅠA	奎尼丁	++		+++	+		++		+++			++
	普鲁卡因胺	++		++					++			+++
	双异丙吡胺	++		++			++		+	↓↓		++
ⅠB	利多卡因	+							+			++
	美西律	+							+			++
ⅠC	普罗帕酮	+++				+			++	↓↓	↓	+
	氟卡尼	+++							+++	↓↓		+
Ⅱ	β受体阻滞剂					+++			+	↓	↓↓	+
Ⅲ	索他洛尔			+++		+++			+++	↓	↓	+
	胺碘酮	+	+	+++	++	++	++		+		↓	+++
	伊布利特	▲		+++					+++			+
Ⅳ	维拉帕米		+++						+	↓↓	↓	+
	地尔硫䓬		++						+	↓	↓	+
其他	腺苷							▲	+			+

改良Sicilian Gambit药物分类系统。抗心律失常药物作用的靶为离子通道（钠、钙和钾）和受体（α、β，乙酰胆碱[ACh]和腺苷[Ado]）。ProA：致心律失常作用。相对作用强度：+：低；++：中；+++：高。▲=兴奋剂

Ⅰ类药物阻断细胞膜钠通道。根据其对浦肯野纤维的作用进一步分为三个亚类。ⅠA类药物中等程度阻断钠通道，可用于室上性和室性心律失常的长期口服治疗，普鲁卡因胺还可静脉注射。ⅠA类药物减慢动作电位上升速率（v_{max}），延长其时程，从而减慢传导，延长有效不应期（包括旁道）。因而，可用于房室折返性心动过速及房室结折返性心动过速的治疗。由于ⅠA类药物减慢窦房结、心房自发放电速率，通过拮抗迷走作用增加房室结传导，故在治疗心房扑动时，需先用β受体阻滞剂、钙拮抗剂或洋地黄控制心室率。

ⅠB类药物缩短动作电位时程，不影响传导和不应期，可用于室性心律失常的治疗。由于其对窦房结、房室结作用小，对室上性心律失常无效。利多卡因最常用，对心肌缺血相关的心律失常尤其有效。苯妥英对洋地黄中毒引起的室上性或室性心律失常特别有效。这类药物对血流动力学的影响小，致心律失常作用少见。

ⅠC类药物延长v_{max}，减慢复极，因而其减慢传导和延长不应期的作用较ⅠA类药物更明显。可用于室上性和室性心律失常的长期口服治疗，但氟卡尼、莫雷西嗪增加心肌梗死后无症状室性心律失常患者的死亡率，尤其是心功能不全者。对无器质性心脏病的患者氟卡尼仍是室上性心律失常（尤其是阵发性心房颤动）相对安全的治疗。普罗帕酮与氟卡尼类似，但有β受体阻滞作用，可加重心动过缓、传导阻滞、心力衰竭及支气管哮喘。

Ⅱ类药物为β受体阻滞剂，减慢自律性，延长房室传导，延长不应期。Ⅳ类药物为非二氢吡啶类钙拮抗剂，减慢自律性和房室传导。这两类药物的抗心律失常疗效主要与其减慢窦房结频率及减慢房室结传导有关。可有效控制心房颤

笔记栏

动、心房扑动的心室率，但对复律无效。静脉注射可终止某些类型的室上性快速性心律失常，尤其是房室结作为折返环一部分的折返性心律失常（房室结和房室折返性心动过速）。由于这些药物选择性减慢房室结传导，可增加旁道下传速度，故禁用于预激合并房性快速性心律失常（心房扑动、心房颤动、房性心动过速）的患者。这些药物负性肌力及负性频率作用较强。

Ⅲ类药物阻断钾通道，延长复极，使QRS增宽和延长QT间期。减慢自律性和传导，延长不应期。胺碘酮主要是Ⅲ类药物作用，但也有其他三类药物的电生理作用。可用于室上性和室性心律失常的治疗，并可安全地用于左心功能不全的患者，如心力衰竭合并心房颤动时。胺碘酮预防室速或室颤复发的疗效优于其他药物，可减少心肌梗死后、非缺血性心力衰竭患者的心律失常死亡。索他洛尔具有Ⅲ类药物及β受体阻滞作用，对治疗室性快速性心律失常尤其有效，也可治疗室上性心律失常，包括心房颤动。依布利特为较新的Ⅲ类药物，可有效终止新近出现的心房颤动，提高心房颤动电复律的成功率。这些药物延长QT间期，增加尖端扭转室速的危险（胺碘酮低）。

其他抗心律失常药物还有腺苷，静脉注射可减慢窦性频率，减慢房室结传导。主要用于终止阵发性室上性心动过速，疗效达95%。不良反应包括脸红、胸痛及呼吸困难，由于其半衰期仅6秒，不良反应消失很快。腺苷减慢房室传导的作用还被用于快速性心律失常的鉴别诊断。洋地黄增加迷走神经张力，减慢窦性频率，减慢房室结传导，主要用于控制室上性心律失常的心室率，也可有效治疗房室结折返及房室折返性心动过速。抗心律失常药物的应用见表3-18-2。

表3-18-2 抗心律失常药临床应用

药物	剂量	清除途径	不良反应
ⅠA类 作用：钠通道阻滞剂。抑制0相除极；减慢传导；延长复极 适应证：室上性心动过速，室性心动过速，预防心室颤动，症状性室性早搏			
奎尼丁(quinidine)	静脉注射：6～10mg/kg，>20min（少用）。 口服：200～400mg，q4～6h或q8h(长效制剂)	肝脏	胃肠道不良反应，左室功能不全，升高洋地黄血浓度
普鲁卡因胺(procainamide)	静脉注射：100mg/1～3min至500～1000mg；然后2～6mg/min维持 口服：50mg/(kg·d)，q3～4h或q6h(长效制剂)	肾	系统性红斑狼疮，过敏，左室功能不全
丙吡胺(disopyramide)	100～200mg，q6～8h	肾	尿潴留，口干，左室功能损害明显
莫雷西嗪(moricizine)	200～300mg，q8h	肝脏	头晕、恶心、头痛、降低沙丁胺醇药浓度，损害左心功能
ⅠB类 作用：缩短复极 适应证：室性心动过速，预防心室颤动，症状性室性早搏			
利多卡因(lidocaine)	1～2mg/kg以50mg/min速度静脉注射；1～4mg/min维持	肝脏	中枢神经系统、胃肠道不良反应
美西律(mexiletine)	100～300mg，q6～12h；最大量：1200mg/d	肝脏	中枢神经系统、胃肠道不良反应，白细胞减少
苯妥英(phenytoin)	静脉：50mg/5min至1000mg(12mg/kg)；维持200～400mg/d 口服：200～400mg q12～24h	肝脏	中枢神经系统、胃肠道不良反应
ⅠC类 作用：抑制0相除极，减慢传导。普罗帕酮有弱的钙拮抗作用及β受体阻滞作用，延长动作电位和不应期 适应证：致命的室性心动过速或心室颤动，顽固性室上性心动过速			
氟卡尼(flecainide)	100～200mg，bid	肝脏	中枢神经系统，胃肠道，损害左心功能，无休止性VT，猝死
普罗帕酮(propafenone)	150～300mg，q8～12h	肝脏	中枢神经系统，胃肠道，损害左心功能，升高洋地黄浓度

续表

药物	剂量	清除途径	不良反应
Ⅱ类 作用:β受体阻滞剂,减慢房室传导。注意:其他β受体阻滞剂也可能有抗心律失常作用,但未获得FDA批准 适应证:室上性心动过速,可能有预防心室颤动作用			
艾司洛尔(esmolol)	500mg/kg(1~2min);维持量25~200mg/(kg·min)	肝脏	左心功能降低,支气管痉挛
普奈洛尔(propranolol)	静脉注射:1~5mg(1mg/min); 口服:40~320mg分1~4次/d(取决于制剂)	肝脏	左心功能降低,心动过缓,房室传导阻滞,支气管痉挛
美托洛尔(metoprolol)	静脉注射:2.5~5mg 口服:50~200mg/d	肝脏	左心功能降低,心动过缓,房室传导阻滞
Ⅲ类药物 作用:延长动作电位时程 适应证:胺碘酮治疗顽固室性心动过速,室上性心动过速,预防室性心动过速,心房颤动,心室颤动;多非利特:心房扑动,心房颤动;索他洛尔治疗室性心动过速,心房颤动;溴卞胺:心室颤动,室性心动过速;依布利特:心房扑动,心房颤动			
胺碘酮(amiodarone)	静脉注射:150mg,随后1mg/min滴注6h(360mg),然后0.5mg/min。必要时可静脉注射150mg 口服:800~1600mg/d(7~21d);维持100~400mg/d	肝脏	肺纤维化,甲状腺功能低下,甲状腺功能亢进,角膜与皮肤沉着,肝炎,升高洋地黄浓度,神经毒性,消化道
索他洛尔(sotalol)	80~160mg q 12h(危及生命的心律失常可能要更大剂量)	肾(肌酐清除率<60ml/min)时延长给药间期	尖端扭转室速(早期),左心功能降低,心动过缓,疲劳(及其他β受体阻滞剂的不良反应)
多非利特(dofetilide)	500mg bid	肾(肾功能不全时减量)	尖端扭转室速发生率3%;与P450同工酶抑制剂相互作用
依布利特(ibutilide)	静脉注射1mg,10min,随后0.5~1mg滴注10min	肝脏和肾	给药3h内,尖端扭转室速发生率可达5%,必须备有除颤器
溴卞胺(bretylium)	静脉注射5~10mg/kg,5~10min;维持量0.5~2mg/min;最大量30mg/kg	肾	低血压,恶心
Ⅳ类药物 作用:钙拮抗剂 适应证:室上性心动过速			
维拉帕米(verapamil)	静脉注射10~20mg,2~20min;5mg/(kg·min)维持80~120mg q6~8h;240~360mg,qd(缓释剂型)	肝脏	左心功能损害,便秘,升高洋地黄血浓度,低血压
地尔硫䓬(diltiazem)	静脉注射0.25mg/kg over 2min;如无效,15min后0.35mg/kg;滴注速度5~15 mg/h 180~360mg/d,根据剂型分1~3次。	肝脏代谢,肾排泄	低血压,左心功能降低
其他 适应证:室上性心动过速			
腺苷(adenosine)	静脉注射6mg快速,如无效1~2min后12mg,如从中心静脉给药剂量减半。	腺苷受体刺激,血中代谢	短暂脸红、呼吸困难,胸痛,房室传导阻滞,窦性心动过缓;沙丁胺醇降低其作用、双嘧达莫增强其作用
地高辛(digoxin)	0.5mg over20min,随后以0.25或0.125mg静脉注射,24h总量1~1.5 mg;1~1.5mg/24~36h,分3~4次;维持量0.125~0.5mg/d	肾	房室传导阻滞,心律失常,胃肠道,视觉改变

(二) 心律失常的非药物治疗

1. 经胸电复律及除颤

(1) 机制:电复律(cardioversion)和电除颤(defibrillation)是终止快速性心律失常最可靠的方法。通过瞬间除极全部或至少大部分可激动的心肌,可终止折返性心律失常。电复律指通过与R波同步放电,终止室上性心动过速或室性心动过速。电除颤指终止心室颤动时,无需与QRS同步,可在心动周期任何时间放电。

笔记栏

(2) 方法:应除外高钾血症。血浆洋地黄浓度超过治疗水平时,电击后发生室性心律失常的风险大,应避免做电复律治疗。

如为选择性电复律,患者应空腹(至少 6h),建立静脉通道,准备好抢救物品,如氧气、吸引器及气管插管器械。适当镇静,以消除患者疼痛或不适感,可用短效巴比妥盐类药物如美索比妥(methohexital)、短效遗忘剂如米达唑仑(midazolam)或短效麻醉剂异丙酚。电极板放置方式有两种:①前尖位,即一个电极板放在胸骨右缘第二、三肋间,另一个电极板放在心尖部;②前后位,即一个电极板放在胸骨左缘第四肋间,另一个电极板放背部相对应位置。两种放置电复律效果相似。

影响电复律或除颤成功率的因素包括电击的波形和强度。双向波电击成功率高于单向波。其他增大经心脏电能的技术因素包括电极加压、呼气时放电和反复电击等。影响电复律/除颤成功的患者方面因素包括代谢紊乱、心律失常持续时间长、某些抗心律失常药物如胺碘酮的使用及体重>80 kg 等。

由于心房颤动在电复律后可能发生血栓栓塞,故心房颤动持续 48 小时以上的患者,复律前应抗凝治疗 3 周,转复后再抗凝治疗 4 周。如经食管超声心动图上未发现心房血栓,复律前可不抗凝,但复律后仍需抗凝 4 周,以防由于转复后心房暂时顿抑而致血栓形成。

(3) 适应证:最常采用电复律/除颤治疗的心律失常是心室颤动、室性心动过速、心房颤动和心房扑动。心室颤动的治疗属急症,应尽快予以 200J 电击,必要时再继以 1 次或多次 360J 电击(表 3-18-3)。室性心动过速的复律,根据患者血流动力学情况,可以择期进行,亦可紧急症转复。如为择期复律,首次电击以 50~100J 为宜,失败者可将电能水平提高。心房颤动的转复一般都是择期为之,初次电击以 100~200J 为宜,视患者体重酌定,必要时再以 300~360J 电击。预激合并心房颤动时,由于心室率极快,血流动力学不稳定,必须紧急复律,初次电击 200J,必要时再以 300J 电击。许多快速性心律失常初次复律后可复发,可使用抗心律失常药物预防复发。

表 3-18-3 电复律的能量选择

心律失常	初次能量
心室颤动	200~360J
心房颤动	100~150J
心房扑动	50~100J
室上性心动过速	100~150J
室性心动过速	100~200J

笔 记 栏

(4) 并发症:非同步电复律可能诱发心室颤动。即使与 QRS 波同步发放的电击,偶亦可能诱发心室颤动。

复律后 ST 段可能暂时增高,一般无临床意义。短时内发放电击总能量超过 425J,偶可发生轻度心肌坏死。多次复律者可有皮肤轻度烧伤。电复律的另一罕见合并症是肺水肿,可能为左室暂时功能失常所致。

复律后亦可出现心动过缓或心搏停顿,这是迷走张力影响或潜在的病窦综合征所致。必要时可用阿托品或行紧急经皮起搏治疗。对植入起搏器或埋藏式复律除颤器的患者,电击电极应尽可能放在远离脉冲发生器处,复律后还要对脉冲发生器和起搏阈值再做校验。

2. 埋藏式复律/除颤器

埋藏式复律/除颤器(implantable cardioverter/defibrillator,ICD)可迅速辨别和终止威胁生命的室性心律失常。ICD 有两个基本组成部分,包括 ICD 脉冲发生器和电极系统。ICD 脉冲发生器为一微处理器,除有感知环、记忆储存功能、电容、电压增强器、遥测功能、程控功能等功能外,新一代 ICD 还有抗心动过速功能、单双腔频率应答功能、双向波除颤、心律失常检测等功能。目前的 ICD 脉冲发生器仅重 75g,可以埋藏在锁骨下区,心内膜电极可由静脉插入,与安装永久性起搏器的方法相类似。ICD 能发放 1~40J 的双相电击,电击能量可以程控。ICD 具有多项程控性能,能做抗心动过速和抗心动过缓(包括双腔)起搏,并提供心律失常发作期间的心电图记录。

(1) 适应证:不伴急性心肌梗死的室性心动过速发作而幸免于难的患者,以及曾有过血流动力学改变的持续性 VT 的患者,ICD 已成为一线治疗方法。心脏停搏风险很高的病人也应植入 ICD,如特发性扩张型心肌病而有原因不明晕厥者,以及冠心病、射血分数<35%、自发非持续性室速、电生理能诱发持续性室速而不能被普鲁卡因胺抑制的患者。

ICD 适应证为:①由室速或室颤引起的心脏骤停,且室速或室颤不是由暂时或可逆原因引起;②与器质性心脏病相关的频繁发作的室速;③药物治疗无效、不能耐受或不愿意接受药物治疗,电生理检查能诱发血液动力学明显异常的室速或室颤,且与临床不明显原因的晕厥有关;④有陈旧性心肌梗死、左室功能异常的冠心病患者的非持续性室速,且在电生理检查时可诱发室颤或持续性室速,室颤或室速不能被Ⅰ类抗心律失常药物所抑制;⑤没有器质性心脏病的频繁发作的持续性室速,而不愿意接受其他抗心律失常治疗者。

(2) ICD的程控:埋藏时即作测试以确定除颤所需能量。至少应有10J的安全范围,例如脉冲发生器的最大输出为32J,除颤成功的电击强度应在22J以下。如患者发生过室速,应按终止室速的要求检查和设计抗心动过速起搏功能。放电测试前,即应对其进行适当程控。

为减少患者的不适,减少由于心律失常发作而导致晕厥的发生率,提高脉冲发生器电池寿命,防止不适当的电击,需做好编程。

(3) 合并症:与埋藏操作有关的合并症如气胸、心肌穿孔、感染、囊袋血肿等,发生率在1%以下。电极脱落、断裂及绝缘破损,可使除颤失败。导线断裂还可能产生VF的假象而引发不当电击。

安置ICD的患者,多次放电后应进行检查评估。分析储存心电图,可了解ICD功能情况,由室性心动过速或心室颤动发作引起的多次电击的患者,如无代谢紊乱和致心律失常药物等诱因,应采用抗心律失常药物治疗和(或)导管消融,消除心律失常反复发作。心室率快的心房颤动,亦可触发放电,应对房颤进行处理。

同时安置了起搏器和ICD的患者,要注意两者的相互影响。心室颤动发作时的起搏器刺激信号,可影响ICD对心室颤动的识别;而ICD感知起搏刺激,则可能引起不适当放电。

3. 射频导管消融

(1) 射频能量的组织效应:射频消融(radio frequency ablation)是一种经皮导管技术,可以永久性消除过去只能通过长期药物治疗进行抑制或由手术治疗的各种室上性和室性心动过速。射频能由导管电极发放到维持心动过速的关键部位的组织。射频能量使组织阻抗产热,当组织温度达到50℃以上时,就会产生不可逆转的破坏。由此产生的损害直径5～6 mm,深2～3 mm。慢性损害显示为境界清晰的凝固性坏死。

(2) 适应证:射频消融已成为所有阵发性室上性心动过速、预激综合征和有症状必须治疗的典型心房扑动、特发性室速等患者的一线疗法。非典型房扑、心房纤颤和不适当窦性心动过速,只有症状严重、药物治疗无效时,才可做消融治疗。

射频消融治疗快速性心律失常的适应证为:①预激综合征合并阵发性心房颤动和快速心室率;②房室折返性心动过速、房室结折返性心动过速、房性心动过速、典型心房扑动和特发性室性心动过速(包括反复性单形性室速)反复发作者,或合并有CHF者,或有血流动力学障碍者;③非典型房扑,发作频繁、心室率不易控制者;④不适当的窦性心动过速合并心动过速心肌病;⑤慢性房颤合并快速心室率且药物控制效果不好、合并心动过速心肌病者进行房室交界区消融。⑥手术切口折返性房速反复发作者。

(3) 射频消融方法:诊断性电生理试验和射频消融常一次完成。应以不同起搏技术和(或)滴注异丙肾上腺素以诱发心动过速,确定心动过速的确切发生机制。根据心动过速类型,按照标测结果确定消融靶点,或在特定解剖标识引导下进行消融。

房室结折返性心动过速是最常见的阵发性室上性心动过速类型,可由折返径路“快径”或“慢径”的射频消融而消除。更多采用慢径消融术,消融的靶组织位于右房后间隔,靠近冠状窦口处。慢径消融术成功率98%～100%,发生高度房室阻滞的风险是0～1.3%。

位于左侧的旁道,以逆行性主动脉或经房间隔方法消融;而位于右侧或间隔的旁道,则由静脉途径消融。通过对旁路进行标测,确定消融靶点,消融导管置于二尖瓣或三尖瓣环的心房或心室面。旁路消融的成功率是90%～98%,合并症发生率2%～3%,死亡率不到0.1%。常见的并发症包括:心脏机械性穿孔所致心包填塞,间隔旁路患者可能发生高度房室阻滞。

房性心动过速大多源于右房,可由静脉途径进行标测,但左房心动过速则须经房间隔进行标测。一侧房性心动过速消融成功率约90%,合并症少见。

典型心房扑动起于右心房,射频消融针对右房下部、三尖瓣环和下腔静脉间的关键峡部,消融成功率约90%,发生严重合并症的风险不到1%。

心房颤动的消融方法进展很快,常用方法有右/左房线性消融,消融阵发性房颤的局灶起源(通常在某一肺静脉内)或肺静脉的电隔离术。对药物治疗无效、心室率难于控制的心房纤颤,射频消融或房室结改良可缓解症状和改善左室功能。房室结消融造成三度房室传导阻滞的成功率100%,所有患者皆需植入永久性起搏器。房室结改良意在减慢心室频率而又无需使用起搏器,成功率75%,另外25%的患者由于房室结的有意或无意消融而需植入起搏器。射频消融或房室结改良有1%～2%的迟发猝死风险。

不适当的窦性心动过速亦可作射频消融。消融靶点是位于右房高侧部的窦房结。成功率90%,10%病例因逸搏频率过低而需植入起搏器。

笔记栏

特发性室性心动过速最常见类型是在右室流出道，呈左束支阻滞型，电轴向上。另一种特发性室性心动过速心运呈左束支阻滞型图形，电轴向上，起源于左室下壁、心尖部。这些类型的室性心动过速射频消融成功率为85%～100%，合并症少见。

冠心病患者的室性心动过速，一般起源于左室梗死区附近的病变组织，由于病变广泛而非局灶性的，其室性心动过速可能起源于多个部位，故冠心病患者的室性心动过速，射频消融常难根治，更多是作为辅助疗法，结合ICD或抗心律失常药物治疗。射频消融治疗冠心病患者室性心动过速，成功率为65%～95%，严重合并症发生率小于2%。

4. 心律失常手术 心律失常外科治疗的目的是切除、隔离参与心动过速形成、维持和传播的组织。外科治疗方法包括直接针对心律失常本身及各种间接手术方法，如室壁瘤切除术、冠状动脉旁路移植术、瓣膜置换术等。由于射频消融和ICD治疗的显著疗效，现很少单独进行心律失常的外科手术。

预激综合征：对可能发生致命性心律失常、射频消融未获成功的预激综合征患者，可行旁路的手术切除。手术中先作标测以确定旁路位置，再由心外膜冷冻消融，或由心内膜直接切断旁路。成功率接近100%，发生严重合并症的风险低。

冠心病合并室性心动过速：冠心病患者的复发性持续性单形性室性心动过速，可行心内膜下切除术。这类患者的室性心动过速常起源于原先心肌梗死区周围的瘢痕组织内。根据肉眼所见，切除或冷冻消融一切显见的瘢痕组织；或在电生理标测指导下，切除或冷冻消融参与室性心动过速发生的病灶区，可成功消除室性心动过速。心内膜下切除治疗的成功率为85%～90%，手术死亡率约5%～10%。

心房纤颤：可行Maze手术。即在左右心房特定区域作一系列切开，把心房分割成无数小区，使心房纤颤不能维持，而在分割区间仍保留组织峡部，使窦房结仍能对心房正常激活，恢复心房的收缩功能。由于切开是按解剖情况确定的，故手术中无需标测。目前改良的Maze手术的死亡率已降低到2%，长期随访复发率低，约25%患者由于变时功能不全而需安装永久性起搏器。Maze手术最适合于心房颤动患者，瓣膜修复或置换时的辅助手术。

（三）缓慢性心律失常的治疗

1. 药物治疗 常用药物包括：异丙肾上腺素，为β_1、β_2受体兴奋剂，有提高心率，增强心肌收缩力、降低周围血管阻力和扩张支气管平滑肌等作用；肾上腺素为α和β受体兴奋剂，具有兴奋心脏、收缩血管和扩张支气管等作用，是心肺复苏时常用的抢救药物；阿托品为M受体拮抗剂，通过消除迷走神经对心脏的抑制作用，使窦房结自律性增高和改善房室传导等。过小剂量阿托品（小于0.3mg），特别是皮下注射或肌肉注射时可呈副交感效应，产生矛盾性心动过缓（表3-18-4）。

表3-18-4 常用的抗缓慢心律失常药物

药物	适应证	剂量	主要不良反应
异丙肾上腺素（isoprenaline）	高度或完全性房室传导阻滞、病窦综合征、心脏骤停	静脉滴注1～3μg/min（1～2mg置入5%葡萄糖液500ml中滴注每分1ml）	头痛、眩晕、震颤、皮肤潮红、恶心，心绞痛加重，快速性心律失常
肾上腺素（epinephrine）	高度或完全房室传导阻滞、心脏骤停	0.1%肾上腺素0.3～0.6ml静脉、肌肉、皮下或心腔注射，静脉滴注1～4μg/min	神经过敏、面色苍白、震颤、高血压、快速性心律失常
阿托品（atropine）	病窦综合征、房室传导阻滞	阿托品1mg皮下、肌肉或静脉注射，口服0.3～0.6mg，3次/天	口干、眩晕、皮肤潮红、尿潴留、青光眼加重、快速性心律失常

2. 心脏起搏 人工心脏起搏通过发放一定形式的电脉冲，刺激心脏使之激动，即模拟正常传导形成和传导，用于治疗症状性缓慢性心律失常。近年来，心脏起搏已从单纯治疗缓慢性心律失常扩展到治疗快速性心律失常、心力衰竭等，对减少病死率，改善患者生活质量起到了积极的作用。

（1）起搏系统：起搏系统由脉冲发生器和起搏电极构成。现代起搏器使用碘化锂电池，寿命7～8年，重量常在30g以下。具备程控功能，可提供诊断和遥测数据等。

起搏器电极分为单极和双极电极。电极经锁骨下静脉穿刺或头静脉切开插入。心房导线一般置于右心耳，心室导线则在右室心尖部。以锚状电极被动固定于心肌，或以螺旋电极主动固定。新型电极如多孔碳（porous carbon）、类固醇洗脱电极（steroid-eluting electrodes）等，使急/慢性起搏阈值降低。

笔记栏

（2）植入指征：起搏器植入的指征（表 3-18-5）包括缓解心动过缓引起的症状及预防可能出现的症状性心动过缓。心动过缓引起的症状最常见的是头晕、晕厥或近乎晕厥、运动耐量下降或心力衰竭的症状。由于这些症状是非特异的，在起搏器植入前必须证实症状与心动过缓的关联。如心动过缓是持续性的，如三度房室阻滞，心电图可诊断。如心动过缓是间歇性，需要其他诊断试验，如 24 小时心电图、事件记录器或电生理试验来证明心动过缓与症状的关系。

症状性心动过缓患者，在植入起搏器之前，应除外可纠正的病因。如甲状腺功能低下、洋地黄等药物的过量、电解质紊乱及使用β阻滞剂、钙拮抗剂及抗心律失常药等。

近年来，随着起搏技术的不断发展，起搏适应证已从单纯治疗缓慢性心律失常扩展到多种疾病的治疗，如心房颤动的防治、心力衰竭的治疗等。

（3）起搏代码：随着起搏器工作方式或类型的不断增多，其功能日趋复杂。为便于描述和交流，目前通用北美心脏起搏电生理学会与英国心脏起搏和电生理学组专家委员会制定的起搏器代码（表 3-18-6）。

表 3-18-5　永久性起搏的适应证

（1）获得性房室阻滞
- 高度或三度房室阻滞
  - 心动过缓引起症状（包括必需用药导致的症状）
  - 停搏≥3 秒或清醒患者逸搏频率＜40 次/分
- 二度房室阻滞，不论其类型与阻滞位置，有心动过缓的症状
- 心肌梗死后房室阻滞
  - 持续性希-浦系统的二度房室阻滞，伴双侧束支阻滞或三度房室阻滞
  - 暂时性二或三度结下房室阻滞并有束支阻滞
  - 持续性症状性二或三度房室阻滞

（2）慢性双分支阻滞或三分支阻滞
- 间歇性三度房室阻滞
- 二度Ⅱ型房室阻滞
- 交替性束支阻滞

（3）窦房结功能障碍
- 有症状（包括必需用药导致的症状）
- 频率＜40 次/分
- 窦房结变时功能不全

（4）颈动脉窦综合征
- 反复引起晕厥或先兆晕厥
- 在未使用任何药物的情况下，轻微压迫颈动脉窦导致窦性停搏超过 3 秒

表 3-18-6　NGB 起搏器代码

第一位起搏心腔	第二位感知心腔	第三位感知后反应方式	第四位频率应答	第五位多部位起搏
O＝无	O＝无	O＝无	O＝无	O＝无
A＝心房	A＝心房	T＝触发	P＝频率应答	A＝心房
V＝心室	V＝心室	I＝抑制		
S＝心房或心室（厂商命名）	S＝心房或心室（厂商命名）			

起搏方式以 3～5 个字母表示。第 1 个字母表示起搏的心腔；第 2 个字母表示感知的心腔；第 3 个字母表示起搏器工作方式为抑制（I）或触发（T）；第 4 个字母表示该起搏器的程控功能及频率应答功能；第 5 个字母表示是否多部位起搏。

起搏器及起搏方式的选择取决于临床情况及缓慢性心律失常的类型。最常用的起搏方式是 DDD（心房与心室起搏及感知，抑制与触发兼备）和 VVI（心室起搏、心室感知，自身心室信号被感知后抑制起搏器发放一次脉冲）。

起搏方式的选择应因人而异，尽可能以最简便系统，满足患者的生理需要，如慢性心房颤动患者，如有间歇症状，但无非变时机能不全，则 VVI 起搏器足以敷用。但如患者有变时机能不全，则须植入 VVIR 起搏器，以恢复对运动的频率应答性能。高度房室阻滞而窦房结功能正常的患者，选用 DDD 起搏器最为适宜。合并窦房结功能障碍高度房室阻滞的患者，理想的起搏方式当为 DDDR。

对阵发性心房颤动合并高度房室传导阻滞的患者，没有一种理想的简便起搏方式。DDD 起搏是窦性心律患者较理想的起搏方式，但在心房颤动时，DDD 起搏可能发生在起搏器频率上限追踪心房的情况。反之，VVIR 起搏在心房颤动时是合适的，但在窦性心律时则难以做到房室同步。具有模式转换功能的起搏器能解决这个问题，它能在窦性心律时以 DDD 方式起搏，而在心房颤动及其他室上性心律失常时，自动转换为频率应答性心室起搏。

（4）起搏器的合并症：与操作有关的合并症，包括气胸、心房或心室穿孔、导线脱落、感染、起搏器囊袋腐蚀等，发生率小于 2%。约 10%～20%患者有锁骨下静脉血栓形成，有多条导线的更易发生，但很少引起症状。

DDD 起搏时，如心房电极感知逆行的室房传导，则可能发生起搏器介导的心动过速，引发的频率相当于该起搏器频率的上限。起搏器介导的心动过速，可通过程控一些参数来处理，如

延长后室房不应期(post-ventriculoa-trial refractory period)。

起搏器综合征(pacemaker syndrome)包括软弱、头昏、运动耐量差和心悸(由于心室起搏时房室同步性的丧失)等症状。治疗为以DDD起搏恢复房室同步性,如房室传导尚完好,可用AAI起搏。起搏器埋藏后,长期随访期间可能发生的问题如起搏失败、夺获失败、起搏频率改变等。这些问题可能反映程序设置不尽完善、导线折断、绝缘破损、脉冲发生器功能失常、电池耗尽等情况。

(5) 临时心脏起搏:临时起搏电极一般经颈内静脉或锁骨下静脉植入,也可切开肱静脉插入,在X线引导下送入右心室尖,连接体外临时起搏器。临时起搏主要用于药物毒性或代谢紊乱所致暂时性症状性心动过缓,等待安装永久性起搏器的患者,或保持85～100次/分频率以抑制扭转型室性心动过速,直至病因消除。临时起搏还可作为预防措施,用于可能在手术中发生症状性心动过缓的患者,以及急性心肌梗死时发生高度房室阻滞的患者。临时性起搏器的最常见合并症是感染,特别是超过48小时者。紧急情况下,可把电极放在胸壁,进行经皮临时起搏。

第二节　缓慢性心律失常

案例 3-18-1

患者,男,60岁,因晕厥3次入院。

患者2个月前起无明显诱因出现头晕、黑矇、晕厥三次。每次晕厥约2～3分钟,无明显抽搐。有高血压病史,服用依那普利、氢氯噻嗪治疗。余无特殊。

体格检查:血压145/80mmHg,脉搏47次/分,律齐,无杂音,双肺无异常,下肢无水肿。

辅助检查:血生化正常,心电图示窦性心动过缓,心室率47次/分。超声心动图示左室肥厚,轻度扩大,轻度二尖瓣反流,左房内径40mm,左室功能正常。

问题:

1. 初步诊断及其依据?
2. 下一步检查?
3. 该患者应如何处理?

由于窦房结的自律性最高,是正常心脏的主导起搏点,凡起源于窦房结的心律,称为窦性心律(sinus rhythm)。

正常窦性心律:定义为激动起源于窦房结,频率在60～100次/分之间。心电图特点:①Ⅰ、Ⅱ和aVF导联P波直立、aVR导联P波倒置。②P—R间期≥120ms。③频率60～100次/分。

一、窦性心动过缓

【心电图诊断】

当成人窦性心律频率低于60次/分即为窦性心动过缓(sinus bradycardia,图3-18-4A)。窦性心动过缓常伴有窦性心律不齐。

【临床特点】

窦性心动过缓可因迷走亢进和(或)交感张力减退、药物作用或窦房结病变所致。①生理性:无症状的窦性心动过缓常见于健康的青年人,特别是运动员。睡眠时,心率可降至35～40次/分,可伴有明显的窦性心律不齐,有时出现2秒或以上的停搏。②病理性:窦房结病变、急性下壁心肌梗死常引起窦性心动过缓,其他疾病如严重缺氧、黏液性水肿、低温、颅内肿瘤、颅内压增高、阻塞性黄疸等也可引起窦性心动过缓。③药物:应用拟副交感药物、锂、胺碘酮、β受体阻滞剂、普罗帕酮、非二氢吡啶类钙拮抗剂等。

大多数情况下,窦性心动过缓是良性心律失常,由于舒张期延长,心室充盈时间增加,有时甚至有益。

【治疗】

无症状的窦性心动过缓不必治疗。症状性窦性心动过缓的紧急处理可静脉注射阿托品(0.5～1mg)或异丙肾上腺素(1～2μg/min)增加心率,有时需要临时心脏起搏。因慢性窦性心动过缓导致充血性心力衰竭或低心排量的患者,需心脏起搏治疗。对持续性窦性心动过缓,起搏治疗比药物治疗更可取,因为按一般规律,还没有一种增快心率的药物长期使用能安全有效而无不良反应。

二、窦 性 停 搏

窦性停搏或窦性静止(sinus pause or sinus arrest)指窦房结不能发放冲动。心电图示在窦性心律中出现一长间歇,停顿的P—P间期与基本的P—P间期无倍数关系(图3-18-4B)。

窦性停搏后,下位潜在起搏点(房室交界区或心室)可发放逸搏或逸搏心律控制心室。长时间无逸搏出现,可引起心室停搏,患者出现黑朦、短暂意识障碍、晕厥甚至死亡。急性心肌梗死、窦房结变性与纤维化、洋地黄中毒、脑血管意外及迷走时间张力增高等均可致窦性停搏。短暂的窦性停搏如果潜在起搏点及时出现逸搏，则本身无临床意义。有人发现，睡眠性呼吸暂停的患者有30％可出现窦性停搏或房室传导阻滞。

治疗同窦性心动过缓，以明显的窦性心动过缓或窦性停搏为主要表现的慢性窦房结疾患者，常需植入永久性起搏器治疗。

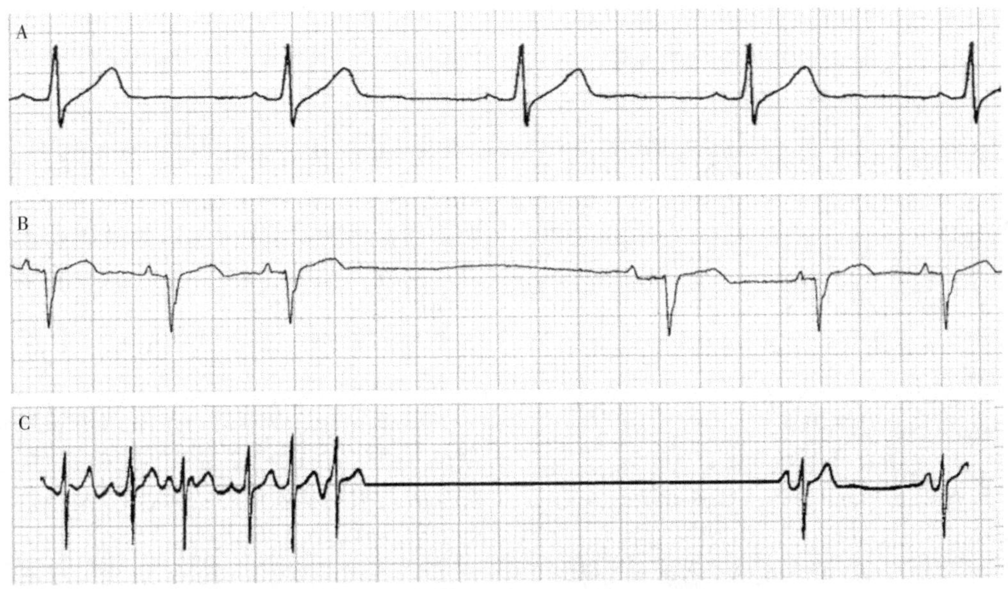

图 3-18-4　缓慢性心律失常心电图

A. 窦性心动过缓；B. 窦性停搏；C. 病态窦房结综合征（心动过缓-心动过速综合征）

三、窦房传出阻滞

窦房传出阻滞（sinoatrial exit block，窦房阻滞）指窦房结内形成的冲动不能使心房除极，或使心房除极延迟。窦房阻滞分三度。由于体表心电图不能显示窦房结的电活动，只能通过分析P—P间期而做出窦房阻滞的诊断。第一度窦房阻滞难于用心电图诊断。第二度窦房阻滞分莫氏（Mobitz）Ⅰ型和Ⅱ型，前者也称文氏（Wenckebach）阻滞。心电图表现为正常预期的P波不出现而形成长间歇。二度Ⅰ型窦房阻滞时，P—P间期进行性缩短直至出现间歇，间歇期小于2个正常P—P间期。二度Ⅱ型窦房阻滞的特征是长P—P间期为正常P—P间期的整数倍。窦房阻滞后可出现逸搏或逸搏心律。第三度窦房阻滞表现为P波全部缺如，没有窦房结心电图难以肯定诊断。

过度的迷走刺激、急性心肌梗死、心房纤维化以及某些药物如奎尼丁、普鲁卡因胺和洋地黄均可导致窦房阻滞。窦房阻滞的治疗参见窦性心动过缓。

四、病态窦房结综合征

病态窦房结综合征（sick sinus syndrome，SSS），简称病窦综合征，是指窦房结及其周围组织病变，导致窦房结功能减退而引起的一系列症状（头晕、模糊、疲乏、晕厥及充血性心力衰竭）及显著的窦性心动过缓、窦房阻滞或窦性停搏等心电图表现。

【病因】

大多数病窦综合征为特发性，窦房结退行性纤维化是最常见的病因，随年龄增大，发生率增高。其他包括冠状动脉疾病、心肌病、淀粉样变、胶原血管病、感染性疾病等。病窦综合征时，窦房结完全或部分破坏，窦房结与心房连接区中断，窦房结周围神经和神经结炎症或退行性变，及心房壁病变。硬化性退行性病变常累及整个传导系统，出现纤维化和脂肪浸润。窦房结动脉闭塞也是SSS的病因。迷走神经张力增高、高钾血症、缺氧、某些抗心律失常药物等也可导致窦房结功能障碍，应注意鉴别。

【临床表现】

心动过缓导致心排血量减少，导致心、脑等供血不足的表现。如疲劳、发作性头晕、近乎晕厥或晕厥。如有心动过速发作，可出现心悸、心绞痛、心力衰竭等症状。

笔记栏

【心电图检查】

SSS的心电图表现为：①持续、显著的窦性心动过缓(清醒时<45次/分)，非药物引起，与生理需要不适应；②窦性停搏或窦房阻滞；③窦房阻滞与房室传导阻滞并存；④阵发性规律或不规律的快速性心律失常与缓慢的心房或心室律交替出现，称心动过缓-心动过速综合征(bradycardia-tachycardia syndrome)(图3-18-4C)。快速性心律失常包括心房扑动、心房颤动及房性心动过速。

案例 3-18-1

病史特点：

1. 患者男性，75岁；

2. 2个月前起无明显诱因出现头晕、黑曚、晕厥三次。

3. 有高血压病病史；

4. 心电图窦性心动过缓；

5. X线显示左心稍大，超声心动图左室肥厚。

初步诊断为：晕厥查因：病窦综合征？原发性高血压，左室肥厚，窦性心动过缓，心功能Ⅰ级。

【诊断】

诊断SSS最重要的是窦房结功能障碍的症状与心电图证据的相关。首先行心电图检查，必要时行24～48小时动态心电图检查。对发作不频繁的患者可采用事件记录器检查。运动试验可证实窦房结功能障碍的严重性。

对可疑为SSS的患者，经上述检查不能明确诊断者，下列检查有助于诊断：

(一) 固有心率测定

采用药物完全阻断支配心脏的自主神经后，测定窦房结产生冲动的频率。方法：以普奈洛尔(0.2mg/kg)静脉注射后10分钟，再以阿托品(0.04mg/kg)静脉注射，然后测定心率。固有心率的正常值为：118.1－(0.57×年龄)。如果固有心率低于预期心率，则为SSS；如果固有心率正常，提示缓慢心律失常是自主神经障碍所致。

(二) 电生理检查

对有病窦综合征症状，但经过无创检查未发现相应心律失常的患者应行电生理检查。无症状的窦性心动过缓患者不必行电生理试验。

电生理检查可应用心内电生理检查技术或经食管心房电刺激方法。通过测定窦房结恢复时间(sinus node recovery time，SNRT)及窦房传导时间(sinoatrial conduction time，SACT)来间接测定窦房结功能。

1. 窦房结恢复时间 高位右房起搏，频率逐级增快，然后突然停止起搏，测定最后一个右房起搏波到第一个恢复的心房波之间的时间即为SNRT，正常不超过2000ms。若SNRT减去起搏前窦性周期时限，称校正的SNRT(corrected SNRT，CSNRT)，正常不超过525ms。

2. 窦房传导时间 测定稳定的心房率(A_1—A_1间期或P—P间期)，然后从舒张晚期开始心房程序期前刺激(A_2)，刺激周期逐渐缩短直至心房不应期(A_2不引起P波)，此时测量房性期前刺激(A_2)至下一心房自主搏动的间期减去基础心率的间期即为SACT。正常值不超过147ms。

窦房结功能障碍常与房室结传导障碍同时存在。因此，在进行窦房结功能检查时，应同时检查房室结及室内传导功能，以了解是否有其他电生理异常。

案例 3-18-2

此患者应行动态心电图检查。如不能明确诊断，进一步行固有心率测定或电生理检查(经食管或心内)。

(本例，动态心电图示窦性心动过缓，心率最低33次/分，并见多次窦性停搏，最长停搏4.5秒；短暂第二度Ⅱ型房室传导阻滞。窦性停搏时患者有头晕症状。)

【治疗】

无心动过缓相关症状的患者不必治疗，定期随访观察。症状性SSS的紧急治疗可静脉注射阿托品，或静脉滴注异丙肾上腺素(从1μg/min开始)，或临时起搏治疗。

慢性症状性SSS应行永久性心脏起搏治疗。药物治疗引起的窦房结功能障碍，而该药又不能停用者也需起搏治疗。

心动过缓-心动过速综合征患者通常安置起搏器治疗心动过缓，加用抗心律失常药物治疗快速性心律失常。

案例 3-18-2

根据动态心电图检查结果，晕厥的病因考虑为病态窦房结综合征。

治疗：植入永久性心脏起搏器，因有房室传导阻滞，起搏器类型应选择DDD型。继续抗高血压治疗。

五、房室传导阻滞

案例 3-18-2

患者，女，74 岁，发现腰部活动性包块 2 年余入院。拟诊脂肪瘤，并准备手术切除。术前检查发现心电图异常（见图 3-18-5）。追问病史，患者素来健康，但近 2 个月疲乏无力、间有头晕，无晕厥、气促等。有高血压史 10 多年，服用氢氯噻嗪、阿司匹林治疗。患者 10 个月前心电图示完全性右束支传导阻滞伴左前分支阻滞。

体格检查：血压 135/85mmHg，心率 45 次/分，律齐，双肺无异常。

实验室检查正常、心肌酶正常。超声心动图：左室功能、心腔、瓣膜正常。无心肌梗死病史及证据。

问题：

1. 此患者心电图诊断。
2. 病因是什么？
3. 如何治疗？

房室传导阻滞（atrioventricular block，AVB，房室阻滞）是指房室交界区脱离了生理不应期后，心房冲动传导延迟或不能传导到心室。房室阻滞可发生在房室传导系统的任何水平，最常见于房室结和希氏束。

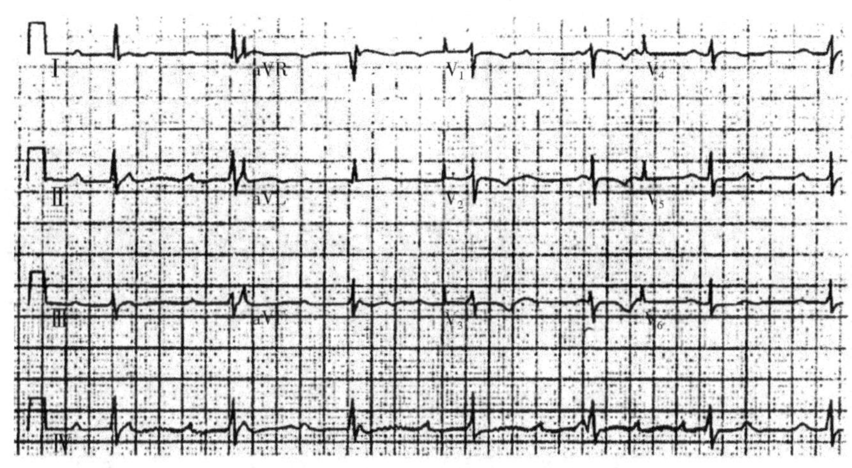

图 3-18-5　案例 3-18-2 心电图

【病因】

慢性房室传导延缓可见于运动员休息时，由迷走神经张力增高引起。最常见的病因是传导系统特发性纤维变性：Lenegre 病（传导系统的原发性硬化变性）及 Lev 病（心脏纤维支架钙化与硬化）。其他疾病包括：急性心肌梗死、冠状动脉痉挛、病毒性心肌炎、急性风湿热、传染性单核细胞增多症、Lyme 病、肉样瘤病、淀粉样变及肿瘤（尤其是心脏间皮瘤）；洋地黄中毒、钙拮抗剂和 β 受体阻滞剂过量也可导致房室阻滞；房室传导阻滞可以是先天性的。

【临床表现】

第一度房室阻滞常无症状。第二度房室阻滞可引起心悸及漏搏感，当出现高度房室阻滞时，可产生心、脑供血不足的症状。第三度房室阻滞的症状取决于心室率的快慢及伴随疾病，可出现乏力、晕厥、心绞痛、心力衰竭等心、脑供血不足的症状。当第一、二度房室阻滞突然进展为第三度房室阻滞时，如心室率慢导致脑缺血，可出现暂时性意识障碍，甚至抽搐，称 Adams-Strokes 综合征，严重者可猝死。

体征：第一度房室阻滞时，因房室传导延缓，S_1 减弱。第二度房室阻滞可有脉搏脱漏，其中Ⅰ型有 S_1 逐渐减弱，而Ⅱ型 S_1 强度恒定。第三度房室阻滞时，S_1 强度变化不定，间可听到大炮音（响亮的 S_1）。心房与心室同时收缩时，颈静脉出现巨大 a 波。

【心电图表现】

（一）第一度房室阻滞

P—R 间期延长≥0.20 秒。传导延迟可发生在心房、房室结及希-浦氏系统的任何水平。在 QRS 正常时，P—R 间期>0.24 秒几乎均由房室结内延迟引起。如 QRS 增宽，延迟部位可为上述任一位置（图3-18-6A）。发生在希-浦氏系统的延迟基本都有 QRS 增宽，但可伴相对正常

笔记栏

的 PR 间期。

（二）第二度房室阻滞

心电图主要表现为部分 P 波后 QRS 波脱漏，分两种类型：

1. 第二度Ⅰ型房室阻滞 ①P—R 间期逐渐延长（通常每次延长的绝对增加值呈递减），直到一个 P 波受阻不能下传心室，最长 P—R 间期与最短 P—R 间期之差常超过 100ms；②相邻 R—R 间期逐渐缩短，直至产生一个 P 波不能下传心室；③包含受阻 P 波在内的 R—R 间期小于正常窦性 PP 间期的两倍。脱漏后，P—R 间期又趋缩短，之后又逐渐延长，如此周而复始，称为文氏（Wenckebach）阻滞（图 3-18-6B）。最常见的房室传导比率为 3∶2 或 4∶3，出现 2∶1 阻滞时可能为Ⅰ型或Ⅱ型阻滞（图 3-18-6D）。阻滞部位多在房室结，QRS 波不增宽，阻滞位于希-浦氏系统时，QRS 波呈束支阻滞图形。很少进展为第三度房室阻滞。

2. 第二度Ⅱ型房室阻滞 表现为 P—R 间期恒定（正常或延长），部分 P 波后无 QRS 波群（图 3-18-6C）。病变大多位于希-浦系统，多伴 QRS 增宽。如 QRS 时间正常，应除外希氏束内阻滞。易发展为完全性房室传导阻滞，由于逸搏起搏点位置低，心室率慢、不稳定。

3. 第三度房室阻滞 又称完全性房室传导阻滞，所有冲动均不能传导到心室。心电图表现为：①P 波与 QRS 波毫无关系（PR 间期不固定）；②心房率快于心室率；③心室起搏点常位于阻滞部位稍下方。如逸搏心律的 QRS 形态正常，频率为 40～55 次/分，阿托品和运动可增快心率，阻滞部位多在房室结（图 3-18-6E）。先天性房室传导阻滞多位于房室结。如阻滞在希氏束，对阿托品和运动无反应。如逸搏心律 QRS 增宽，频率≤40 次/分，阻滞部位多在希氏束或其远端，心室律不稳定。连续出现 2 次或 2 次以上的 QRS 波群脱漏者，称高度房室传导阻滞，阻滞部位常在希-浦氏系统，也可同时有房室结阻滞。如果偶尔出现 P 波下传心室者，称为几乎完全性房室传导阻滞。

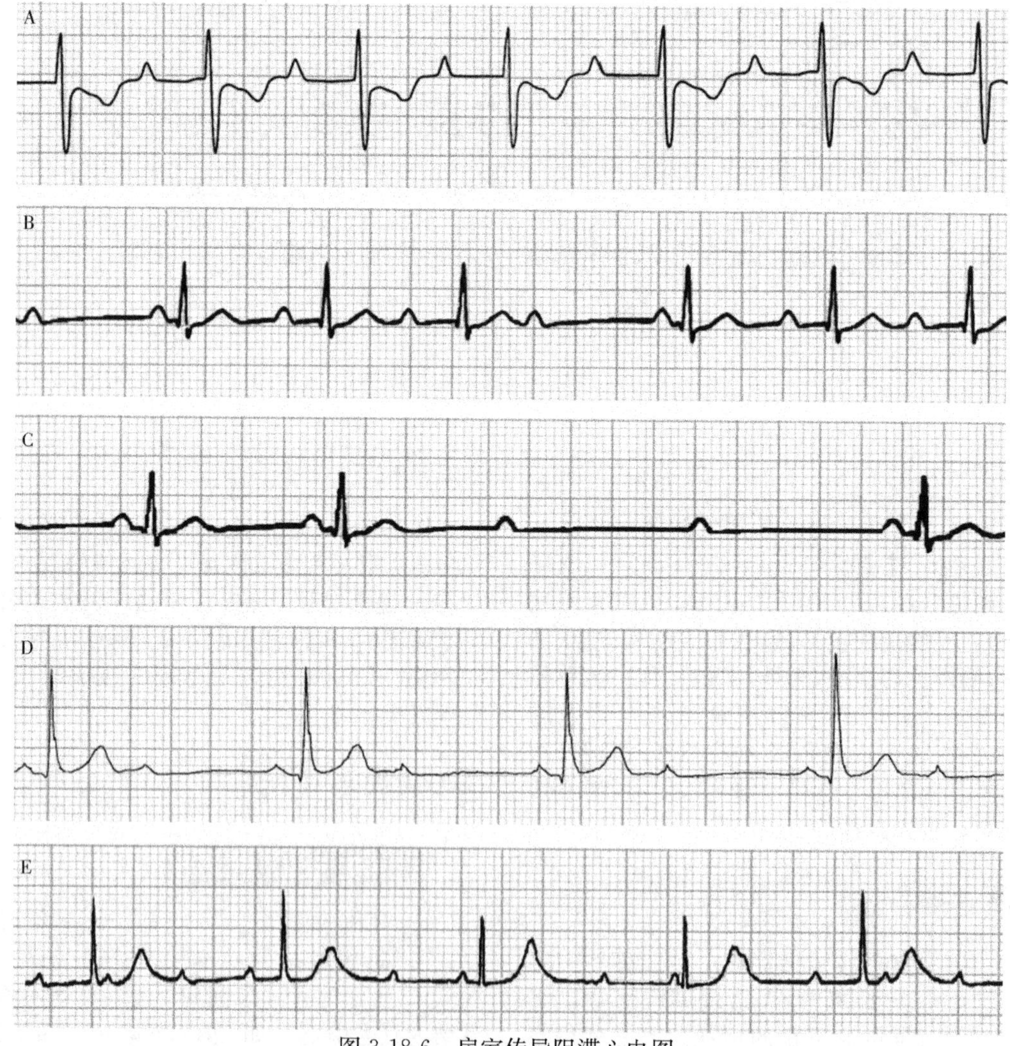

图 3-18-6 房室传导阻滞心电图

A. 第一度房室传导阻滞；B. 第二度Ⅰ型房室传导阻滞；C. 第二度Ⅱ型房室传导阻滞；D. 2∶1 房室传导阻滞；E. 第三度房室传导阻滞

笔记栏

房室分离：心房和心室分别由两个起搏点控制时，产生房室分离。由房室或室房阻滞引起，其本身不构成心律失常诊断。完全性房室阻滞时，次级起搏点除极心室，此时，P 波与 QRS 波无关，P 波频率快于 QRS 波。次级起搏点频率高于窦性心律时也可出现房室分离，如非阵发性交界区性心动过速或室性心动过速时，如有室房阻滞，心房由窦房结或其他心房起搏点除极。当心房与心室以相似的频率各自控制时，称为等律性房室分离。

【诊断】

房室阻滞的诊断主要依靠心电图。对房室阻滞的患者，重要的治疗决定是确定是否需要植入心脏起搏器，为此应：①明确房室阻滞的位置；②判断进展为完全性心脏阻滞的危险性；③阻滞部位远端次级起搏点在电学或血流动力学上的稳定性。后者可能最重要，因为逸搏起搏点的频率和稳定性决定传导阻滞的症状。房室传导阻滞的逸搏起搏点常为希氏束，频率 40～60 次/分，QRS 正常。如逸搏起搏点为希-浦氏系统远端，频率 25～40 次/分，QRS 增宽，不稳定。

案例 3-18-2

心电图示窦性心律，三度房室传导阻滞。分析心电图 P 波多于 QRS 波，P 波与 QRS 波之间无关。心室逸搏心律，频率为 45 次/分，QRS 增宽。窦性频率 85 次/分。

症状性第二、三度房室阻滞的患者需要起搏治疗，因而无需行心内电生理检查。以下四种情况应行心内电生理检查：

1. 晕厥伴束支阻滞或两分支阻滞，但无证实的房室导阻滞 如证实为希氏束下阻滞，即 HV 间期明显延长（>100ms），为植入心脏起搏器的指征。完整的电生理检查有助于确定晕厥的其他病因。无症状的两分支阻滞的患者高度房室阻滞的发生率低，不必行心内电生理检查，观察为宜。

2. 2∶1 房室传导的患者 心电图不能区别是第二度Ⅰ型或Ⅱ型房室阻滞，需行电生理检查。阻滞部位可能在房室结、希氏束内或希氏束下，或几个部位。提示希氏束下阻滞的心电图表现为存在交替的束支传导阻滞伴 PR 间期改变。此时电生理检查发现阻滞部位总是在希-浦氏系统。运动后或使用阿托品后阻滞增加提示希氏束内或希氏束下阻滞（表 3-18-7）。无症状的第二度房室阻滞患者，如为希氏束内或希氏束下阻滞，需植入起搏器治疗。

表 3-18-7 2∶1 房室传导阻滞的位置

特征	阻滞的位置
1. QRS 宽度	束支阻滞—任意地方； 正常 QRS—房室结或希氏束
2. 传导 P 波的 PR 间期	>0.30 秒—房室结； ≤0.16 秒—希浦氏系统或希氏束
3. 阿托品或运动	改善传导—房室结； 恶化传导—希浦氏系统或希氏束
4. 颈动脉窦按摩	恶化传导—房室结； 改善传导—希浦氏系统或希氏束
5. 逆向传导	有—希浦氏系统或希氏束； 无—任何地方

3. 文氏性阻滞伴束支传导阻滞 当最大 PR 间期改变超过 50ms 时，提示希氏束内或希氏束下阻滞，需起搏治疗。

4. 无症状的三度房室阻滞 电生理检查可评价房室交界区起搏点的稳定性。对运动、阿托品或异丙肾上腺素的反应不恰当或心室起搏后交界区恢复时间延长，提示起搏点不稳定，需要起搏治疗。

案例 3-18-2

三度房室传导阻滞的病因很多，包括急性心肌梗死，药物（洋地黄、维拉帕米、β受体阻滞剂、Ⅰ类抗心律失常药或胺碘酮），传导系统进行性纤维化；某些病例为先天性。此患者可除外药物的引起。大多数先天性房室传导阻滞尽管心室率低，多无症状，但患者常有运动耐量下降。本例近期出现症状，逸搏心体呈宽 QRS 波，以获得性心脏传导阻滞的可能性大（先天性者 QRS 多不增宽），由于没有心脏病史，以传导系统纤维化的可能性大。（患者 10 个月前心电图示完全性右束支传导阻滞伴左前半阻滞，支持这点）。

【治疗】

应针对病因进行治疗。第一度房室阻滞及第二度Ⅰ型房室阻滞心室率不慢者无需治疗。第二度Ⅱ型及第三度房室阻滞如心室率慢，患者有心、脑等供血不足表现者，应起搏治疗。

在急性情况下，对房室结内房室阻滞的患者，阿托品（0.5～2.0mg，静脉注射）或异丙肾上腺素（1～4μg/min，静脉滴注）对增加心率及减轻症状有用，对较低位的房室阻滞作用不大。后者应用于急性心肌梗死时应慎重。对

笔记栏

症状明显者应尽早给予临时性或永久性起搏治疗。

案例 3-18-2

患者为三度房室传导阻滞伴症状，应植入永久性心脏起搏器。应在外科手术前植入。为保留房室顺序，应植入双腔起搏器。

六、室内传导阻滞

室内传导阻滞（intraventricular block）又称室内阻滞。指希氏束分叉以下部位的传导阻滞。传导系统在室内分为右束支和左束支，左束支又分为左前分支和左后分支。室内传导阻滞可波及左、右束支及左束支分支，还可分别构成不同组合的双支阻滞和三支阻滞。

发病率随年龄增加而增加，超过 60 岁者发病率可达 2%。右束支阻滞较左束支阻滞多见；左前分支阻滞较左后分支阻滞多见。

【病因】

室内阻滞的病因与房室阻滞类似。特发性传导系统退行性改变及心肌缺血是最常见的原因。也可见于其他器质性心脏病，如风湿性心脏病、高血压、心肌病等。大面积肺梗死时可出现右束支阻滞。室内阻滞也可见于健康人。

【临床表现】

单支、双支阻滞通常无症状。间有第一、二心音分裂。完全性三分支阻滞的临床表现与房室阻滞相同。由于次级起搏点位置在分支以下，起搏频率更慢且更不稳定，预后极差。

【心电图检查】

室内阻滞分右束支阻滞（right bundle branch block，RBBB）、左束支阻滞（left bundle branch block，LBBB）、左前分支阻滞（left anterior fascicular block，LAFB）及左后分支阻滞（left posterior fascicular block，LPFB），其心电图特征见表 3-18-8，图 3-18-7，图 3-18-8。

表 3-18-8 室内阻滞的心电图特征

心电图	LBBB	RBBB	LAFB	LPFB
QRS 电轴	—	—	−45°～−90°	+90°～+120°
QRS 时限	≥0.12s*	≥0.12s*	正常	正常
Ⅰ、aVL	—	—	qR	rSqR，$R_{Ⅲ}$ > $R_{Ⅱ}$
Ⅱ、Ⅲ、aVF	—	—	rS	qR
V_1 和 V_2	rS 或 QS	rsR' 或 rSR'	—	—
V_5 和 V_6	R 波增宽大	qRs，S 波增宽	S	无 Q's
ST-T	与 QRS 主波相反	与 QRS 主波相反	—	—

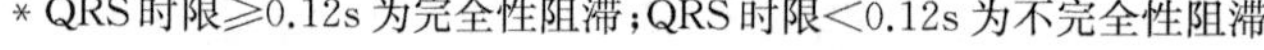
* QRS 时限≥0.12s 为完全性阻滞；QRS 时限<0.12s 为不完全性阻滞

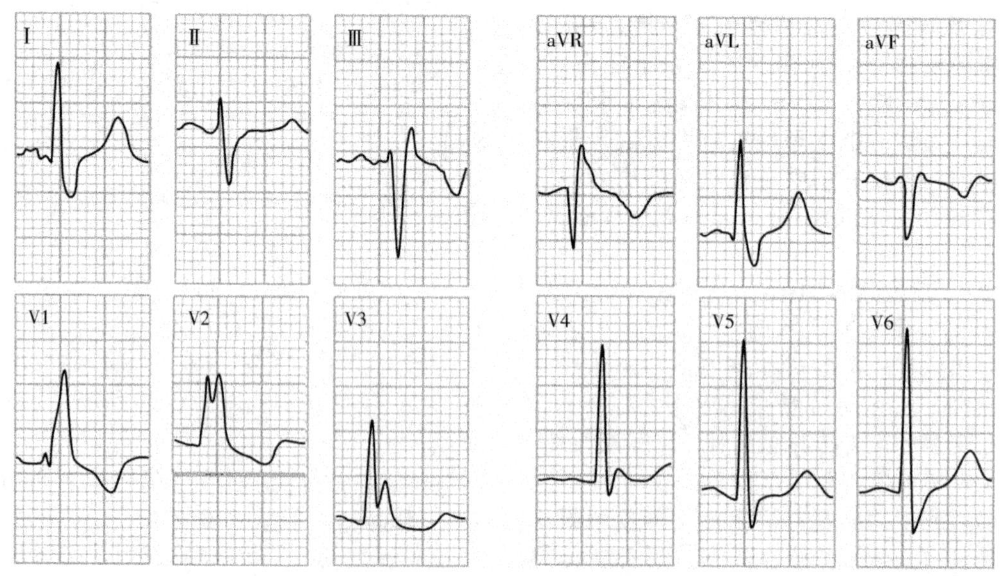

图 3-18-7 完全性右束支传导阻滞

笔 记 栏

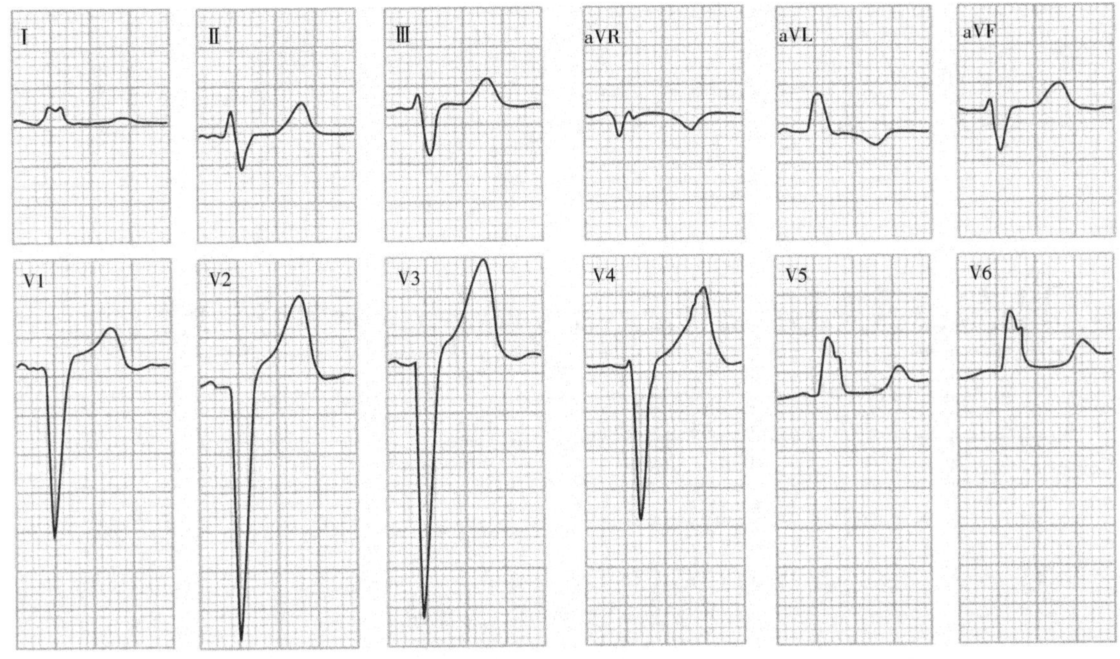

图 3-18-8 完全性左束支传导阻滞

双分支阻滞与三分支阻滞 双分支阻滞指右束支、左前分支和左后分支三分支中任何两分支同时发生阻滞。三分支阻滞指三分支同时发生阻滞(表现为完全性房室阻滞)或双分支阻滞与第一度房室阻滞同时存在。最常见的是右束支加左前分支阻滞,6%发展为完全性房室阻滞。当 RBBB 与 LBBB 交替出现时,双侧束支阻滞的诊断可成立。

【治疗】

单纯慢性右或左束支阻滞的患者,罕有进展到高度房室阻滞者,无需治疗。双分支阻滞、不完全三分支阻滞者可进展为完全性房室阻滞,但是否一定发生及发生的时间难于预料,不必常规起搏治疗。急性前壁心肌梗死出现双分支、三分支阻滞;或慢性双分支、三分支阻滞伴晕厥或 Adams-Strokes 综合征发作者,应起搏治疗。交替性束支阻滞即使无症状,也是希-浦氏系统高度阻滞的征象,需永久性起搏治疗。

第三节 室上性快速性心律失常

案例 3-18-3

患者,男,61 岁。因心悸 4 天,间隙胸痛入院。有高血压病史,服用依那普利及氢氯噻嗪治疗。无其他心脏病史。

体格检查:BP 150/90mmHg,P 110 次/分,R 20 次/分。甲状腺不大,无血管杂音。颈静脉不怒张,心界稍向左扩大,心率 130 次/分,心律绝对不齐,S_1 强弱不等,双肺无啰音。下肢不肿。

实验室检查:电解质正常、肝肾功能正常。胸部 X 线显示心影稍大。心电图见图 3-18-9。

问题:

1. 初步诊断是什么?
2. 心电图诊断?
3. 头 24 小时如何处理?
4. 该患者应如何长期治疗?

心房和心室在电学上被解剖上房室交界区的纤维结构分隔,包括二尖瓣、三尖瓣环及室间隔的纤维部分。在没有旁路的情况下,心房传导不能跨过这个纤维间隔。因此,正常情况下,房室结和希浦氏系统是心房和心室之间唯一的电学传导径路。在一些患者,存在额外的肌束直接连接心房与心室,绕过了正常房室传导系统,构成预激综合征的解剖基础。

任何起源于希氏束分叉之前的心律失常可归为室上性心律失常(supraventricular)。其 QRS 波形态通常正常,在有差异性传导或经旁路传导者也可增宽。室上性心律失常包括快速性与缓慢性,后者在前一节已讨论。

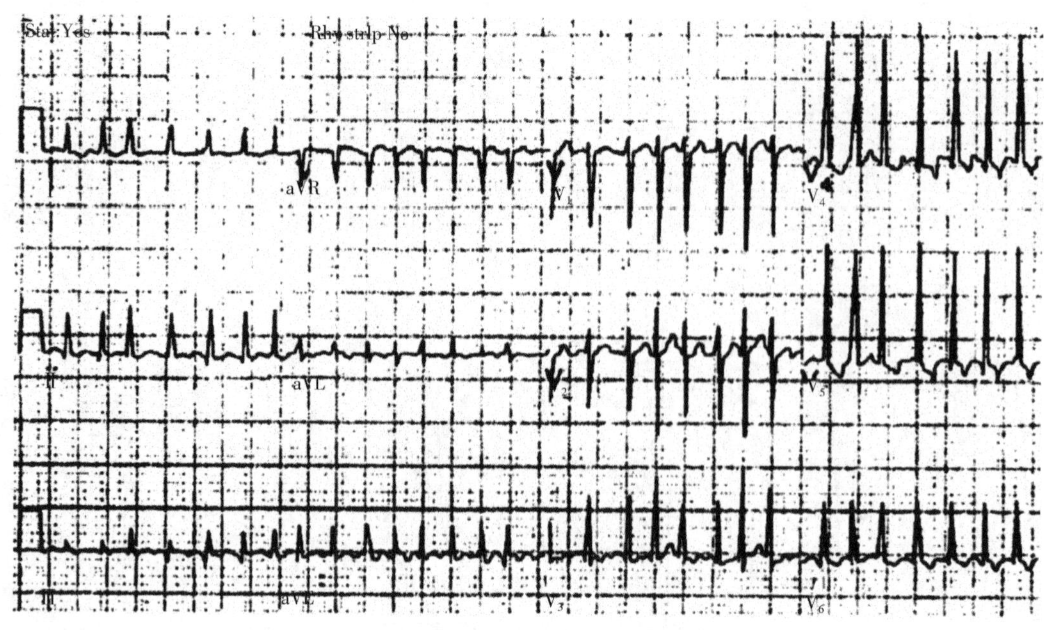

图 3-18-9 案例 3-18-3 心电图

一、室上性期前收缩

期前收缩是指起源于窦房结以外的异位起搏点提前发出的激动，又称过早搏动，是临床上最常见的心律失常。

根据异位搏动发生的部位，可分为房性、交界性和室性期前收缩，其中以室性期前收缩最为常见（见第四节）。

（一）房性期前收缩（premature atrial complex）

房性期前收缩可起源于心房的任何部位。60%以上的成人 24 小时动态心电图监测有房性期前收缩。通常无症状，或有心悸。部分患者房性期前收缩可诱发阵发性室上性心动过速。

心电图特征：①提早出现的异位 P 波，其形态与窦性 P 波不同；②P—R 间期＞0.12s，较早的房性期前收缩可在房室交界区相对不应期时抵达，导致传导延迟，表现为早搏的 P—R 间期延长。③大多数代偿间歇不完全，房性期前收缩可进入窦房结并使其发生重整，结果房性期前收缩前后两个窦性 P 波的间距小于正常 P—P 间距的两倍（图 3-18-10A、B）；④异位 P 波后的 QRS 波形态多为室上性，也可无 QRS 波（未下传的房性期前收缩）（图 3-18-10C）或出现增宽变形的 QRS 波（多呈右束支阻滞图形，称房性期前收缩伴室内差异性传导）（图 3-18-10D）。

大多数房性期前收缩无症状，无需治疗。当房性期前收缩引起心悸或诱发阵发性室上性心动过速时，应治疗。首先应消除房性期前收缩的诱因，如酒精、烟草、交感神经刺激等，适当镇静及β受体阻滞剂治疗。

（二）交界区性期前收缩（premature AV junctional complex）

由于房室结本身有自律性，这类期前收缩被认为起源于希氏束。较房性及室性期前收缩少见。与心脏病及洋地黄中毒有关。交界区性期前收缩可顺传到心室及逆传到心房，少见情况下两个方向都不传导。常无症状或有心悸，可引起大炮 a 波，导致颈部搏动。

心电图表现特征：①提前出现的正常形态的 QRS 波，其前无窦性 P 波；②出现逆行 P 波（P 波在Ⅱ、Ⅲ、aVF 导联倒置，aVR 导联直立），可位于 QRS 之前（P—R 间期＜0.12s）、之中或之后（P—R 间期＜0.2s）。③代偿间歇可为完全或不完全（图 3-18-10E）。

治疗同房性期前收缩。

二、窦性心动过速

频率超过 100 次/分的窦性心律，称为窦性心动过速（sinus tackycardia）。窦性心动过速的频率多在 100～150 次/分，很少超过 200 次/分（图 3-18-11A）。窦性心动过速不是原发性心律失常，常见于发热、血容量不足、焦虑、运动、甲状腺功能亢进、低氧血症、低血压和充血性心力衰竭的患者。窦性心动过速逐渐起止。刺激迷走神经可使其频率减慢，停止刺激后又逐渐恢复到原先水平。

由于大多数窦性心动过速是一种生理性反

笔 记 栏

应，治疗应针对引起窦性心动过速的病因。必要时可用β受体阻滞剂减慢心率。充血性心力衰竭时，交感神经张力增高可恶化心力衰竭，β受体阻滞剂可减少神经激素激活，延缓心力衰竭恶化。

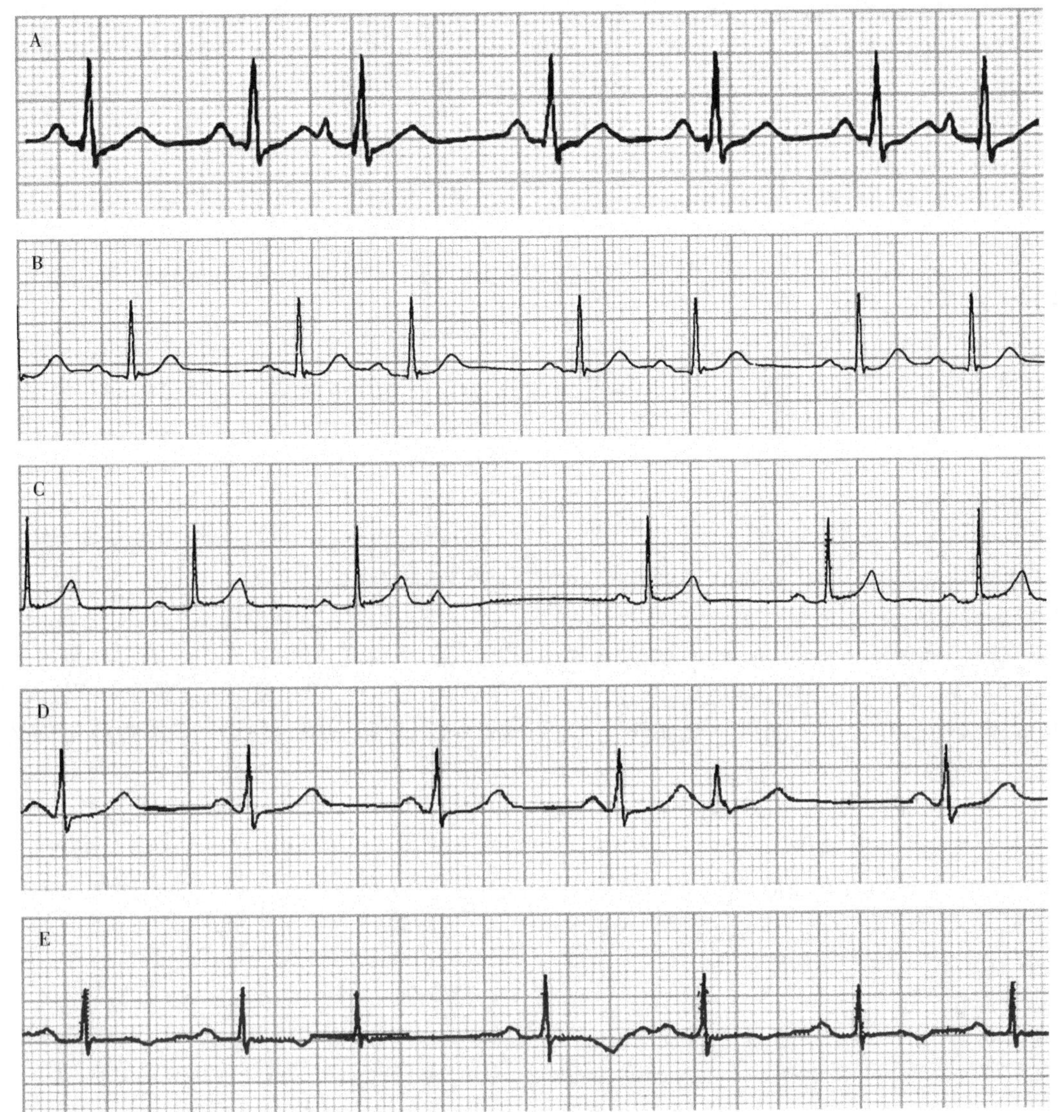

图 3-18-10　室上性期前收缩心电图

A. 房性期前收缩；B. 房性期前收缩伴差异性传导；C. 房性期前收缩(呈二联律)；D. 未下传的房性期前收缩；E. 交界区性期前收缩

三、心房颤动

心房颤动(atrial fribrillation)是临床最常见的持续性心律失常，60 岁以上人群有 1%患心房颤动，随年龄增加而增加，69 岁以上人群患病率达 5%。心房颤动可分为阵发性和持续性。

【病因】

心房颤动可见于正常人，尤其是情绪激动、外科手术后、运动、急性酒精中毒时。也可发生于心脏或肺部疾病导致急性缺氧、高碳酸血症、代谢或血流动力学紊乱时。持续性心房颤动多发生在心血管疾病的患者，最常见于风湿性心瓣膜病、非风湿性二尖瓣疾病、高血压性心脏病、房间隔缺损及其他心血管疾病。甲状腺功能亢进、慢性阻塞性肺病也常导致心房颤动。发生在 60 岁以下、无基础心脏病患者的心房颤动称为单纯性心房颤动(lone atrial fibrillation)。

【临床表现】

心房颤动的临床表现取决于多个因素，包括基础心脏病、心室率的快慢及心房收缩的丧失。

心室率不快时可无症状。心室率过快，可致低血压、肺淤血或心绞痛。心房收缩的丧失，心排血量较窦性时减少 25%，可致疲劳、乏力。由于心房不收缩、血液淤滞，易在左心房形成血栓，导致体循环栓塞，最常见于心瓣膜病患者，特别

笔 记 栏

是风湿性二尖瓣狭窄。非瓣膜性心脏病合并心房颤动者，发生脑卒中的机会较无心房颤动者高5～7倍。心室率快的心房颤动持续时间长可导致心动过速介导性心肌病。

患者颈静脉搏动图上a波消失。听诊特点：第一心音强弱不等，心律绝对不整。心室率快时可出现脉搏短绌，原因为心室搏动过弱未能使主动脉瓣开启，或动脉血压波太小，不能传导至外周动脉。

案例 3-18-3

根据心悸病史，体格检查发现，初步诊断为快速性心房颤动。胸痛的原因可能为心绞痛，由快的心室率诱发。

【心电图检查】

心电图特征：①正常P波消失，代以大小不等、形状各异的颤动波(f波)，通常以V_1导联为最明显；②f波的频率为350～600次/分；③心室律绝对不规则，QRS波一般不增宽；若是前一个R—R间距偏长而与下一个QRS波相距较近时，易出现一个增宽变形的QRS波，此可能是心房颤动伴有室内差异传导，并非室性期前收缩，应注意进行鉴别(图3-18-11B)。

心房颤动可转为心房扑动，尤在用抗心律失常药奎尼丁、氟卡尼治疗时。如心房颤动转为心房扑动，后者心房率较慢，隐匿性传导减少，可矛盾性地增加心室率。

在心房颤动时，心室率变得慢而规律(30～60次/分)提示完全性房室传导阻滞；如心室率快而规整(≥100次/分)提示交界区性或室性心动过速。洋地黄中毒是产生这两种心律失常的常见原因。

案例 3-18-3

心电图诊断：心房颤动(心室率快)；左室肥厚。

【治疗】

心房颤动治疗目的是控制症状及减少血栓栓塞危险。前者通过控制心室率或转复并维持窦性心律来达到。选择控制心室率还是转复并维持窦性心律要个体化，应根据患者的症状是由心率快引起还是心房颤动本身(丧失房室同步及心房收缩)所致及药物的不良反应来综合考虑。无论是采用哪种策略，都应注意抗凝治疗预防血栓栓塞。

笔记栏

(一) 急性发作的治疗

初次发作的心房颤动应积极寻找病因和诱因，如甲状腺机能亢进、二尖瓣狭窄、肺栓塞及心包炎等。根据患者的临床状况决定初始治疗，目标为控制心室率及恢复窦性心律。对突然出现的心室率快的心房颤动，如导致急性心血管失代偿，直流电复律为首选治疗。复律电能至少200瓦秒，复律成功率超过90%。体外电复律不成功者，可尝试体内电复律，复律前使用伊布利特有利于复律。

其他患者应根据临床情况决定是否复律，要充分考虑复律成功的及其后维持窦性心律的可能性。心房颤动的持续时间及心房大小是影响成功复律率的及维持窦性心律的主要因素。直流电复律12个月后仍维持窦性心律者仅30%～50%。心房颤动小于12个月的患者复律后维持窦性心律的机会较大。

对不需要紧急复律的患者，可采用药物复律，成功率为35%～75%。ⅠA类(奎尼丁、普鲁卡因胺)、ⅠC类(氟卡尼、普罗帕酮)及Ⅲ类(胺碘酮、伊布利特)等抗心律失常药可供选择。当使用ⅠA类或ⅠC类抗心律失常药时复律时，因为拮抗迷走神经作用和(或)可能转复为心房扑动，可减少隐匿性传导，导致心室率过快。应先用β受体阻滞剂延长房室结不应期。

对血流动力学稳定的患者，也可用洋地黄、β受体阻滞剂或钙拮抗剂采用控制心室率，使安静时心室率60～80次/分，轻微运动后不超过100次/分。必要时洋地黄与β受体阻滞剂或钙拮抗剂合用。对有左心室功能不全的患者，洋地黄疗效更有效；无心功能不全者，β受体阻滞剂更好。心力衰竭或低血压患者忌用β受体阻滞剂及维拉帕米，预激综合征合并心房颤动禁用洋地黄与钙拮抗剂。

案例 3-18-3

患者头24小时的处理：

1. 应明确引起心房颤动的原因。行甲状腺功能检查、超声心动图、血气分析等检查明确心房颤动的原因。本例心房颤动的原因可能是高血压。

2. 由于患者有胸痛，要了解患者冠心病的危险因素，通过系列心电图及心肌酶检查排除急性心肌梗死。

3. 由于心房颤动超过24小时，治疗主要是控制心室率及肝素抗凝治疗。

(二) 长期治疗

1. 控制心室率　可用洋地黄、β受体阻滞剂或钙拮抗剂,单独或联合用药。长期治疗,洋地黄不足于控制运动时的心室率。为了解运动时心室率控制情况,可行动态心电图和(或)运动试验评价。心房颤动发作频繁、心室率很快、药物控制效果不佳或不能耐受药物者,可施行射频消融术改良或阻断房室结,同时安置双腔起搏器。

2. 维持窦性心律 对药物或电复律转复为窦性心律者,可用ⅠA类、ⅠC类及Ⅲ类抗心律失常药物(胺碘酮、索他洛尔、多非利特)预防复发。药物的选择主要考虑不良反应及致心律失常作用。大多数抗心律失常药可使复律后维持窦性心律的可能性从每患者年的30%～50%提高到50%～70%。电复律前使用几天抗心律失常药减少心房颤动再发,并可使部分患者复律。

药物治疗失败者,可行心房颤动射频消融治疗。消融肺静脉异位兴奋灶或肺静脉电隔离术对阵发性心房颤动患者短期成功率可达70%～85%。外科 Maze 手术可消除心房颤动,尤其是与瓣膜外科手术同时进行,成功率高。

(三) 血栓栓塞的预防

心房颤动患者血栓栓塞危险性增加。既往卒中或短暂脑缺血发作病史、明显瓣膜性心脏病、高血压、糖尿病、年龄＞65岁、左心房增大、冠心病及充血性心力衰竭等使血栓栓塞危险性更大。存在上述任何一种情况的患者应长期抗凝治疗。口服华法林,使凝血酶原时间国际标准化比值(INR)维持在2.0～3.0,能安全有效预防脑卒中的发生。不适合使用华法林的患者,或无上述血栓栓塞危险因素者可改用阿司匹林,81～325mg/d。长期抗凝治疗应个体化,严密监测出血的不良反应。对复律的患者,心房颤动时间＜48小时者复律前不需抗凝治疗,否则应抗凝治疗,使INR达到2.0～3.0,连续3周。对心房颤动时间＞48小时而未抗凝治疗者,应行经食管超声检查除外左心房血栓。复律后,抗凝治疗至少维持4周,直到心房机械功能恢复。紧急复律治疗采用肝素抗凝治疗。

案例 3-18-3

长期治疗:

1. 心室率控制后,考虑是否复律。如拟复律,予华法林抗凝治疗3周。
2. 复律前可先用抗心律失常药物复律。无效可电复律。
3. 复律后抗凝4周。抗心律失常药预防复发。
4. 复律后如复发,控制心室率。
5. 进一步检查明确胸痛的病因。

四、心房扑动

心房扑动(atrial flutter)较心房颤动少见,可为阵发性或持续性。

【病因】

阵发性心房扑动可发生于无器质性心脏病的患者,常有诱发因素,如心包炎或急性呼吸衰竭等。持续性心房扑动常有基础心脏病,如风湿性心脏病、缺血性心脏病、心肌病、房间隔缺损、肺梗死、二尖瓣或三尖瓣狭窄或反流、充血性心力衰竭等。能影响心脏的有毒物质或代谢性疾患如甲状腺功能亢进、酒精中毒以及心包炎均可引起心房扑动。心脏外科术后一周内心房扑动(心房颤动也一样)常见。

【临床表现】

心房扑动一般不稳定,可恢复为窦性心律或转成心房颤动,有时也可持续数日甚至数年、一般来说,如果持续时间超过一周,心房扑动常转为心房颤动。

心房扑动心室率不快时,患者无症状。如心室率极快,可出现心、脑供血不足的症状,如低血压、心绞痛、充血性心力衰竭等。心房扑动时心房是有收缩的,故体循环栓塞较心房颤动少。

按摩颈动脉窦常可使心房扑动的心室率成倍数地减少,停止按摩后则以相反的方式恢复成原有的心室率,偶尔在按摩颈动脉窦后恢复窦性心律;运动时由于交感神经张力增加,副交感神经张力减少,或减少房室传导的延迟,使心室率成倍增加。

体格检查可见快速的颈静脉扑动,如果扑动波与下传的QRS波群的关系保持不变,则第一心音强度亦恒定不变。有时可听到心房收缩音。

【心电图检查】

心电图特征:①P波消失,心房活动呈规律、连续的锯齿样扑动波(扑动波之间无等电位线),在Ⅱ、Ⅲ、aVF或V_1导联中较清楚,心房率250～350次/分。②心室率可规则或不规则。如房室传导比率固定,心室律规则;如传导比率不固定,心室律不规则。扑动波下传的比率常为偶数,即2∶1或4∶1下传,或两者交替。如为2∶1房室传导,其心室率为心房率的一半,即150次/分左右(图3-18-11C)。使用奎尼丁等药物后(拮抗

笔记栏

迷走作用)，心房率可减慢到<220 次/分，此时可产生 1∶1 传导，使心室率可突然上升。③QRS形态正常，当出现差异性传导或原先有束支阻滞时，QRS 波可增宽。

【治疗】

(一) 急性发作的治疗

治疗目的为控制心室率与恢复窦性心律。

β受体阻滞剂、钙拮抗剂或洋地黄阻滞可快速达到控制心室率的目的。可采用维拉帕米5～10mg静脉注射，继以 5μg/(kg·min)的速率静脉滴注，或地尔硫䓬 0.25m/kg 静脉滴注，或超短效 β 受体阻滞剂艾司洛尔 200μg/(kg·min)静脉滴注，随后改口服治疗。洋地黄控制心室率效果较差，并可使心房扑动转为心房颤动。用药后，心房扑动常先转为心房颤动，停洋地黄后转为窦性心律。洋地黄与 β 受体阻滞剂或钙拮抗剂合用可有效控制心室率。

心房扑动的紧急复律：采用直流电复律、快速心房起搏或药物复律。有条件时也可行紧急射频消融治疗。

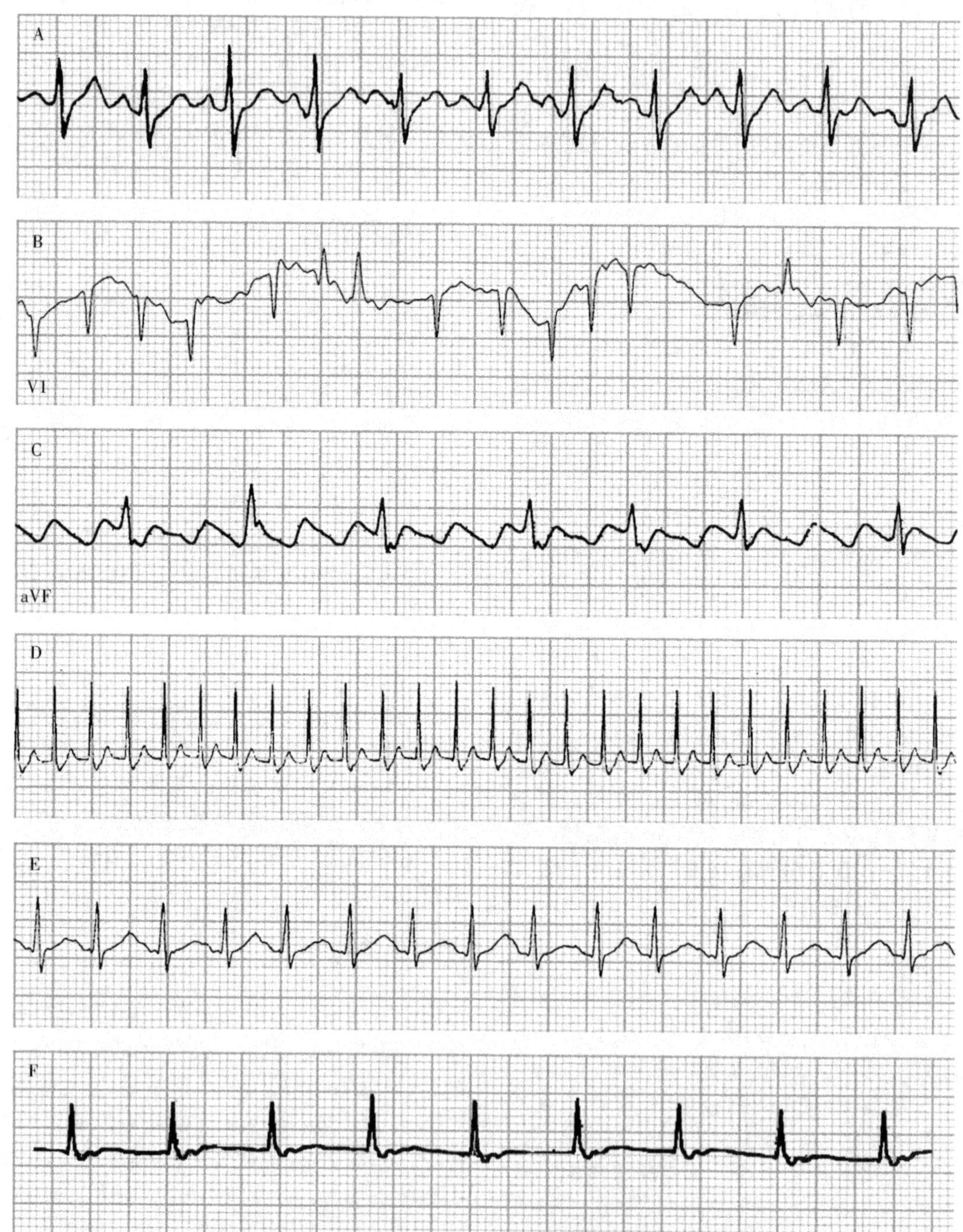

图 3-18-11 室上性心动过速心电图

A. 窦性心动过速；B. 心房颤动；C 心房扑动；D. 室上性心动过速；E. 房性心动过速；F. 非阵发性交界区心动过速

笔记栏

1. 直流电复律 最有效，可在轻度镇静下用低能(25～50瓦秒)复律。如低能复律导致心房颤动，可用较高能量再次复律或不预处理，后者可转成心房扑动或窦性心律。直接用较高能量(100～200瓦秒)复律，较少引起心房颤动。与心房颤动一样，如心房扑动时间超过48小时，复律前后应抗凝治疗。

2. 快速心房起搏 如果电复律无效或有反指征，如使用大量的洋地黄以后，经食管或右心房导管快速心房起搏，能使大多数典型心房扑动，转复窦性心律或心房颤动，后者的心室率较易控制。起搏前给予ⅠA、ⅠC类抗心律失常药物治疗可提高转复率。

3. 药物复律 心室率有效控制后，可试用ⅠA、ⅠC类或Ⅲ类抗心律失常药物(胺碘酮、伊布利特)恢复窦性心律。在使用药物控制心房扑动的心室率之前，不要使用Ⅰ类和Ⅲ类药物，否则，由于奎尼丁减慢扑动波频率及对抗迷走神经作用，反而使心室率增快。伊布利特可终止大多数初次发作的心房扑动，但有3.6%的患者出现持续性或非持续性多形性室性心动过速。

(二) 长期治疗

对大多数典型心房扑动，射频导管消融极其有效，远期成功率达90%～100%，因此，对症状明显、反复发作的心房扑动应行射频消融治疗。药物预防心房扑动发作较困难，可试用ⅠA类(奎尼丁)、ⅠC类(普罗帕酮)或Ⅲ类抗心律失常药物。

如果不能预防复发，心房扑动复发时治疗主要是控制心室率，此时，应停用Ⅰ、Ⅲ类抗心律失常药物。

心房扑动患者血栓栓塞的危险性低于心房颤动，慢性心房扑动伴高龄、高血压、糖尿病、左心房增大及既往体循环栓塞者可考虑抗凝治疗。

五、房室结折返性心动过速

大多数阵发性室上性心动过速(paroxysmal superventricular tachycardia, PSVT)由折返引起，折返可位于窦房结、心房、房室结，分别构成窦房结折返性心动过速、心房折返性心动过速及房室结折返性心动过速(AVNRT)，在正常房室交界区与房室旁路之间也可构成折返，导致房室折返性心动过速(AVRT)。房室旁路也可前向传导，此时称预激综合征。当房室旁路仅具逆传功能时，称隐匿性房室旁路(concealed bypass tract)，窦性心率时QRS波形态正常。无预激综合征时，全部PSVTs中，AVNRT及AVRT占90%。

AVNRT是最常见的阵发性室上性心动过速类型。

【病因】

发生于各年龄，无器质性心脏病基础，女性较常见。

【电生理机制】

在大多数患者能证实在房室结内存在传导性、不应期不同的两条径路，即房室结双径路。快径路(β)表现为传导速度快，不应期长；慢径路(α)表现为传导速度慢但不应期短。正常窦性心率时，仅经快径路传导，PR间期正常。

典型AVNRT时，大多数患者经慢径路前向传导到心室，经快径路逆传。发生在适当时间的房性期前刺激在快径路内阻滞(因其不应期长)，只能经慢径路缓慢传导至心室(PR间期延长)。如果慢径路传导速度足够慢，使原先处在不应期的快径路有足够的恢复其兴奋性，冲动经快径路返回到心房，产生一次心房折返波。如此反复折返，构成心动过速。不典型的AVNRT，其折返方向相反，即从快径路前向，经慢径路逆传。

【临床特征】

心动过速以突然发作，突然终止为特征，发作长短时间不一。症状轻重取决于心动过速的频率、持续时间及是否伴器质性心脏病，可以从心悸、焦虑、头晕等，到晕厥、低血压、心绞痛和心力衰竭等。体检第一心音强度恒定，心律绝对规则。

【心电图表现】

心电图特征为：①心率150～250次/分；②节律绝对规则；③逆行P'波与QRS重叠或在QRS终末部；④QRS形态一般正常(伴有束支阻滞或室内差异传导时，可呈宽QRS波)(图3-18-11D)。⑤起始突然，通常在房性期前收缩伴PR间期延长后发生。

【治疗】

(一) 急性发作的治疗

取决于患者基础心脏病、既往心动过速发作及患者的耐受情况。部分患者休息、安慰和镇静

笔记栏

剂可终止发作。

1. 迷走神经刺激 包括颈动脉窦按摩、Valsalva和Mueller动作、刺激咽部诱导恶心、将脸浸入冰水等方法为首选治疗。

2. 抗心律失常药 洋地黄、钙拮抗剂、β受体阻滞剂及腺苷通常抑制房室结慢径路的前向传导，而ⅠA和ⅠC类药物抑制快径路的逆向传导。临床上，迷走神经刺激无效者首选腺苷(6～12mg快速静脉注射)。腺苷无效者可改用静脉注射维拉帕米(首剂5mg，无效时隔10分钟，再注5mg)或地尔硫䓬(0.25～0.35mg/kg)，常在2分钟内终止AVNRT。上述药物疗效在90%左右。

洋地黄静脉注射也可终止发作，起效慢，已较少用于急性发作时的治疗，但对伴有心力衰竭的患者仍可首选。用法：毛花苷C 0.4～0.8mg稀释后静脉注射，以后每2～4小时0.2～0.4mg，24小时总量不超过1.6mg。

β受体阻滞剂可减慢和终止AVNRT。β受体阻滞剂须小心应用，在有心力衰竭、慢性肺疾患及有哮喘病史的患者可加重心力衰竭或引起支气管痉挛。选用超短效的艾司洛尔50～200μg/(kg·min)静脉滴注更合适。

ⅠA、ⅠC类和Ⅲ类抗心律失常药不常用于终止房室结折返。如无禁忌，应先考虑直流电复律。

3. 起搏治疗 上述药物治疗失败或心动过速反复复发时，临时可经心房或心室起搏终止心动过速。食管心房调搏也可有效终止发作。

4. 直流电复律 患者出现严重心肌缺血、低血压、充血性心力衰竭的表现，或上述治疗无效者，应电复律。采用10～50瓦秒，同步复律。已使用大量洋地黄治疗的患者不能电复律。

升压药可通过使收缩压急剧升高到180mmHg，激活颈动脉窦和主动脉的压力感受器介导的迷走反射来中止房室结折返。极少用，除非患者伴有低血压。

(二)预防复发

首先，必须确定发作的频繁程度及严重程度是否值得长期治疗。如果发作足够频繁和(或)持续时间长到需要治疗，可根据临床经验或电生理试验结果选择用药。通常，首先选用洋地黄(地高辛0.125～0.25mg/d)、长效钙拮抗剂(缓释维拉帕米240mg/d，长效地尔硫䓬60～120mg，每日2次)或长效β阻滞剂，因其不良反应较ⅠA、ⅠC类抗心律失常药为小。

对需要长期药物治疗的有症状的AVNRT患者，射频导管消融治疗是首选方法。治愈率超过95%，并发症发生率1%～2%(主要是需要安置起搏器的房室阻滞)。

笔记栏

六、房室折返性心动过速

AVRT时，隐匿性房室旁路是折返环的一部分。心动过速发作时，冲动从正常房室传导系统下传到心室，经隐匿性房室旁路逆传到心房。AVRT可为房性期前收缩或室性期前收缩诱发和终止。室性期前收缩诱发PSVT对AVRT几乎是诊断性的。

心电图表现：QRS波群正常，逆行P波位于QRS波群终结之后，落在ST段或T波的起始部。本型心动过速发作时的心室率可超过200次/分，心率过快时可发生晕厥。

治疗方法同AVNRT。导管消融房室旁路安全有效，应优先选择。

七、窦房结折返性心动过速

窦房结折返性心动过速折返发生在窦房结，然后通过正常传导途径传导到心室，几乎都由房性期前收缩引发。较少见，多见于器质性心脏病患者。窦房结折返性心动过速时，P波形态与窦性心律时相同。与窦性心动过速的区别为：窦房结折返性心动过速的发作呈突发突止，PR间期延长；而窦性心动过速逐渐起止，PR间期趋于缩短。

窦房结折返性心动过速的治疗与AVNRT相似。较少需要射频消融治疗。

八、房性心动过速

房性心动过速(atrial tachycardia，AT)简称房速，包括几种起源于心房的不同类型的心动过速。实验中已区分出三种房速：自律性、触发性和折返性房性心动过速，但在临床上还不能清楚地加以鉴别。以下讨论自律性和折返性房性心动过速。

● 自律性房性心动过速

【病因】

最常见于有明显器质性心脏病的患者，如冠心病(伴或不伴有心肌梗死)、肺心病(特别是合并感染)、洋地黄中毒。在服用洋地黄的患者低钾可诱发这种心律失常。也可见于无任何伴同疾病者。

【临床表现】

很多伴房室阻滞的室上性心动过速可能是

自律性房性心动过速，包括洋地黄中毒引起的房速。其临床表现取决于基础心脏病。患者可有心悸，如2∶1传导或尽管1∶1传导，但心室率不太快时可无症状。如心室率超过120次/分，数月后可出现心动过速性心肌病，多见于儿童与青年人。自律性房速的心房率变异很大，休息时减慢，运动时增快。

由于房室传导阻滞和PR间期改变所引起的心律及第一心音强度改变。颈静脉见到a波数目超过听诊心率数。颈动脉窦按摩的反应与心房扑动相似，可使心室率逐渐减慢，但房速不终止。

【心电图检查】

①心房率一般在150～200次/分之间；②P′波形态与窦性P′波不同，P′波常常位于心动周期的后半部分(R—P>P—R)；③常出现二度房室阻滞(称为房性心动过速伴阻滞)，但心动过速不终止；④P波之间等电位线仍存在(区别于心房扑动)；⑤发作开始时心率逐渐加速。(图3-18-11E)

与其他室上性心动过速如窦房结折返(若自律性房性心动过速的P波与窦性P波相似时)，房性折返性(特别是微折返所致时)的鉴别很难。

【治疗】

房速合并房室传导阻滞时，如心室率不快，无需紧急处理(病因和诱因治疗)。

如有症状，对未用洋地黄的患者，根据临床情况可给予洋地黄、β受体阻滞剂或钙拮抗剂以减慢心室率。若房性心动过速未终止，可给予ⅠA、ⅠC或Ⅲ类抗心律失常药物治疗，但疗效很差。电复律和起搏治疗也无效。对使用房室结阻滞剂后心室率仍快者可行射频消融治疗。

如果房性心动过速发生在用洋地黄的患者，首先应想到这种心律失常是这种药物引起的，治疗包括停用洋地黄，如果血钾不高可口服或静脉滴注氯化钾。通常因为心室率不特别快，仅仅停用洋地黄即可。

● 折返性房性心动过速

多见于心脏手术后、心房纤维化的患者。折返发生在心房手术瘢痕或解剖缺陷邻近部位。心电图显示P波形态与窦性不同，PR间期延长(受心动过速频率影响)，发生房室传导阻滞不能终止心动过速。

治疗可参照AVNRT。Ⅰ类、Ⅲ类抗心律失常药物可减慢心房率，终止心动过速。药物治疗无效者行射频消融治疗。

● 紊乱性房性心动过速

此情况也称多源性房性心动过速。常见于慢性阻塞性肺病、充血性心力衰竭的老年患者，也见于洋地黄中毒、低钾血症、使用茶碱类或β受体激动剂等。

心电图表现：连续出现三个或以上不同形态的P波，P—R间期各不相同；心房率频率100～130次/分；大多数P波可传导至心室，部分P波可不下传；由于房室传导不同，心律不规则。50%～70%最终可能发展成心房颤动。

治疗针对原发病。肺部疾病者给氧、控制感染，停用茶碱类或β激动剂等药物。抗心律失常药物维拉帕米和胺碘酮可能有效。补充钾和镁可抑制心动过速发作。

九、预激综合征

预激综合征(preexcitation syndrome)又称Wolf-Parkinson-White综合征，指心电图有预激表现，临床上有快速性心律失常发作。心电图的预激是指窦性心律时，心房冲动提早(早于仅从正常传导系统传导)激动心室的一部分或全部。其解剖学基础为在正常的房室结传导途径之外，还存在由工作心肌纤维组成的肌束(旁路，accessory pathway)。最常见的为连接心房与心室的纤维，称为房室旁路(kent束)，可位于房室环的任何部位。变异型的旁路包括连接心房与房室结远端的纤维(james fibers)；连接心房与希氏束的纤维(brechenmacher fiber)；及连接房室结或希氏束到浦肯野纤维或心室肌的纤维(mahaim fibers)。

旁路的传导速度快、非递减，类似于心室肌。通常旁路具有前传和逆传功能，旁路前向传导产生“显性”预激心电图改变，仅具逆传功能的旁路称隐匿性旁路(大约占所有旁路的15%)。

【病因】

预激综合征的发生率为1.5%。大多数预激综合征的成年人其心脏正常。Ebstein畸形患者常有多条旁路。旁道很可能是先天性的，患者的亲属预激综合征的发生率增加，提示为获得性遗传方式。

【临床表现】

预激本身不引起症状。在有预激心电图改变者，1.8%具有确定的快速心律失常。其中80%为房室折返性心动过速，15%～30%为心房

笔记栏

颤动，5%为心房扑动。

【心电图检查】

典型预激（房室旁路）的心电图特征：①窦性心律时P—R<0.12s；②QRS波群增宽>0.12s，伴有某些导联的QRS波群起始升支顿挫（δ波）而QRS终末部正常；③继发性ST—T改变。ST—T方向常与δ波及QRS主波方向相反。

根据胸导联QRS形态，将预激分为A、B两型。A型QRS主波均向上，一般为左侧旁路（图3-18-12）；B型V_1导联QRS主波向下，V_{5-6}导联QRS主波向上，大多为右侧旁路（图3-18-13）。

预激综合征发作折返性室上性心动过速，最常见的类型是心动过速是经正常传导系统前传，经旁路逆传（正向性AVRT），与前述通过隐匿性旁道所致的心动过速相同。大约5%患者心动过速时旁路前传，经正常传导系统逆传（逆向性AVRT），发生心动过速时QRS波宽大畸形，极易与室性心动过速混淆。预激综合征患者心房扑动和心房颤动多见，因为房室旁路递减特性，心室率可极快，可演变为心室颤动。

怀疑为预激综合征的患者，应行电生理检查，其目的为：①证实诊断；②确定旁路的位置和数量；③确定旁路在发生心动过速中的作用；④确定心房扑动、心房颤动时的最快心室率；⑤评价治疗效果。

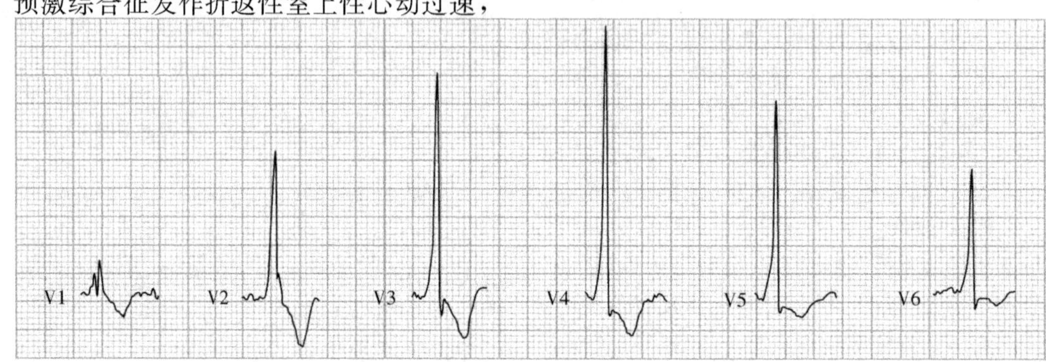

图3-18-12　预激综合征A型

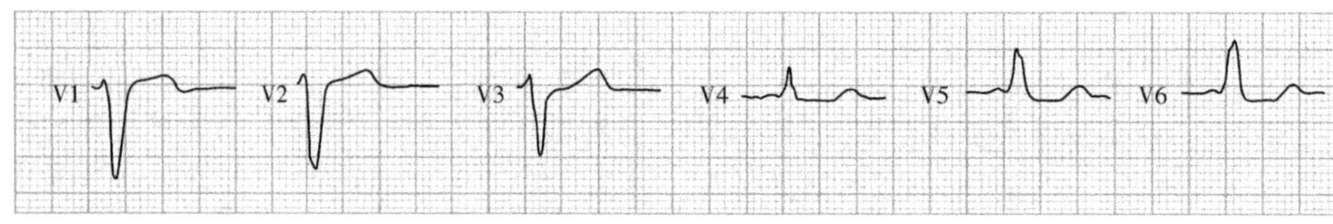

图3-18-13　预激综合征B型

【治疗】

只有预激的心电图异常而无心动过速发生的患者不需做电生理检查或治疗，然而对于那些经常发生有症状的快速性心律失常的患者则应该进行治疗。有三种治疗方法：射频或手术消融术和药物治疗。

药物治疗目的为改变折返环任一组成部分的电生理特性（传导性、不应期）。可选择具有延长房室结传导时间和不应期作用的药物，如β受体阻滞剂、钙拮抗剂；或主要减慢旁路传导、延长旁路不应期的药物，如ⅠA（奎尼丁）、ⅠC类（氟卡因）抗心律失常药物。一些药物对两者都有作用，如胺碘酮以及索他洛尔等Ⅲ类药物。

1. 急性发作的中止　预激综合征发作PSVT时，急性发作的终止措施与前述AVRT相同。迷走刺激后，腺苷继而以维拉帕米或地尔硫䓬静脉给药是首选的起始治疗。重要的是必须注意到给药后可能发生心房颤动，特别是腺苷，可使心室率增快。必要时应立即予以心脏电复律。

对于心房扑动或心房颤动，如心室率极快或有血流动力学障碍，电复律是首选的措施。无血流动力学障碍的患者，可静脉注射利多卡因（3～5mg/kg）或普鲁卡因胺，可在15～20分钟减慢心室率。伊布利特也可用于预激综合征的治疗。预激合并心房颤动时，洋地黄或静脉注射维拉帕米要小心，因其可缩短旁路不应期，增加心室率，增加患者心室颤动的危险。长期口服维拉帕米不增加这种危险。β受体阻滞剂对控制心房颤动的心室率无效。心房和心室起搏可终止预激综合征的PSVT，但可能引起心房颤动，因此，不能作为长期治疗。

2. 射频消融或手术治疗　对于有症状的患者应尽早考虑射频消融旁道。射频消融失败者可手术切断旁道。

笔记栏

十、非阵发性交界区性心动过速

非阵发性交界区性心动过速(nonparoxysmal AV junctional tachy cardia)多由房室交界区自律性增加或触发活动所致。由于其逐渐起始,故称非阵发性。

多发生于有器质性心脏病的患者。常见于洋地黄过量、急性下壁心肌梗死、心肌炎、内源性或外源性儿茶酚胺过多、急性风湿热或瓣膜置换术后。也可见于正常人。

随心律失常的频率和基础心脏病病因和严重程度不同,临床特征有所不同。与大多数其他心律失常一样,体征取决于P波和QRS波的关系及心房、心室发放冲动的频率。第一心音可以是稳定的或变化的,颈静脉可出现大炮a波。心室律可规则或不规则,通常是恒定的。

频率70～150次/分,在心率稳定前常有"温热"期,洋地黄中毒者心率较快。QRS波正常(图3-18-11F)。由于心动过速频率与窦性心律频率相近,易发生干扰性房室脱节,并出现各种融合波或夺获心搏。频率受自主神经张力的影响,儿茶酚胺、迷走神经拮抗剂、运动时增快,按压颈动脉窦减慢。洋地黄中毒引起者常伴房室传导阻滞和(或)房室分离。外科术后出现的,由于交感神经张力较高,常伴有逆传。

主要针对病因治疗。非阵发性交界区性心动过速不是慢性、反复发作的心律失常,治疗诱发因素常可奏效。因为洋地黄中毒是最常见的原因,应停药。如有洋地黄中毒的其他严重症状,如室性或房性心律失常,可用利多卡因或β受体阻滞剂治疗,必要时使用洋地黄抗体(Fab片断)。不宜电复律,尤其在洋地黄中毒者。如无房室传导阻滞,心房起搏可超速抑制房室交界区起搏点,保持正常房室同步,维持正常心排血量。

第四节　室性快速性心律失常

案例 3-18-4

患者,男,55岁。心悸、头晕1小时入院。1小时前无诱因出现心悸、头晕等症状,无晕厥,无气促,无胸痛等。体格检查:BP 96/60mmHg,HR 220次/分,心律齐,R 20次/分。无心脏病史。吸烟20支/天。

心电图(图3-18-14):宽QRS波心动过速,频率220次/分。血胆固醇6.6mmol/L。

问题:

1. 该患者的鉴别诊断?
2. 24小时内如何治疗?
3. 该患者应如何长期治疗?

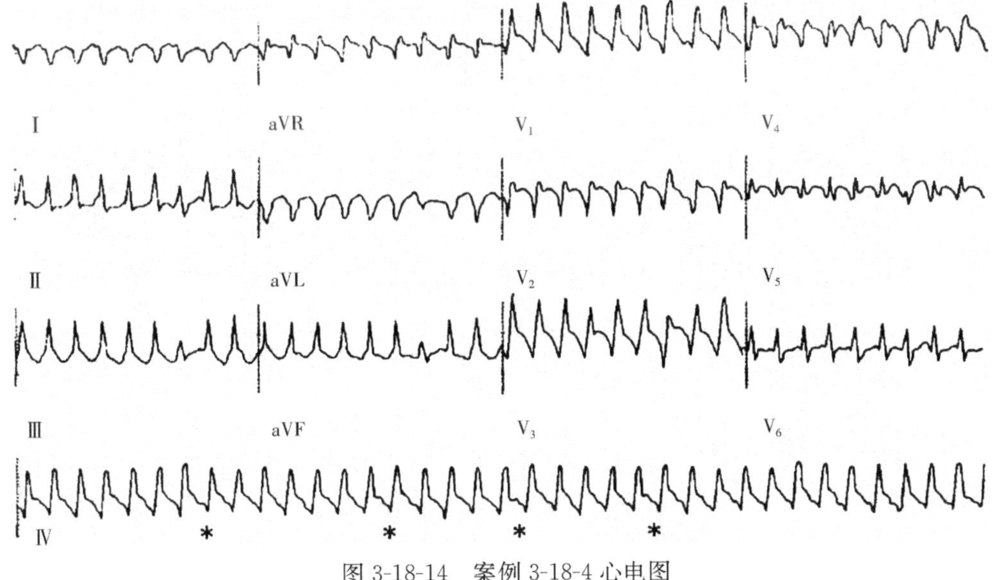

图3-18-14　案例3-18-4心电图

一、室性期前收缩

室性期前收缩(premature ventricular complex,PVC)是最常见的心律失常,见于有或无心脏病的患者。成年男性,40%～75%以上在24小时动态心电图监测时有室性期前收缩。有器质性心脏病患者室性期前收缩的数量和复杂性增加,尤其是冠心病、心瓣膜病及心肌病。室性期前收缩也可发生在药物中毒(洋地黄中毒)及电解质紊乱(低钾血症)时。

在无器质性心血管疾病患者,室性期前收缩

不增加致残率和死亡率。陈旧性心肌梗死患者80%以上有室性期前收缩，频发(>10个/h)和复杂性(如成对出现)室性期前收缩，增加死亡率。然而，这种危险性的增加集中在心功能不全患者，尽管频发和复杂的室性期前收缩是独立危险因子，其预测作用不如心功能不全那么强。此外，尽管室性心动过速和(或)心室颤动可能与这些患者的猝死有关，但室性期前收缩与室性心动过速和(或)心室颤动的因果关系并未建立。R on T室性期前收缩较舒张晚期室性期前收缩更可能导致心室颤动或多形性室性心动过速，但这种关系较弱，限制了其预后应用。

心电图特征：①期前出现的宽大畸形的QRS波(常>0.12s)，其前无P波，QRS时限通常>0.12s；②T波方向多与QRS的主波方向相反；③代偿间歇完全(图3-18-15A)。

PVCs与其前的窦性搏动之间的时距相对固定(联律间期相等)。若联律间期不相等，而PVCs之间有共同公约数时，称室性并行心律。插入在两个相邻正常窦性搏动之间的PVCs称为插入性PVCs(图3-18-15B)。PVCs可单发，也可成组出现。两个PVCs连续出现称为成对的PVCs(pairs或couplets)(图3-18-15A)；三个或更多的PVCs连续出现，频率超过100次/分时构成室性心动过速。PVCs可散发或以二联律(一个正常搏动，一个期前收缩)(图3-18-15C)、三联律(两个正常搏动，一个期前收缩)(图3-18-15D)或四联律的形式出现。同一导联PVCs形态相似者称单形性(uniform)PVCs，出现2种或2种以上形态时称多形性(multiform)PVCs(图3-18-15E)。单个PVC，无论散发或以联律形式出现，有时称之为"简单"PVCs；而将多形性PVCs、R on T型PVCs、成对的PVCs及非持续性室性心动过速称为"复杂"性PVCs。

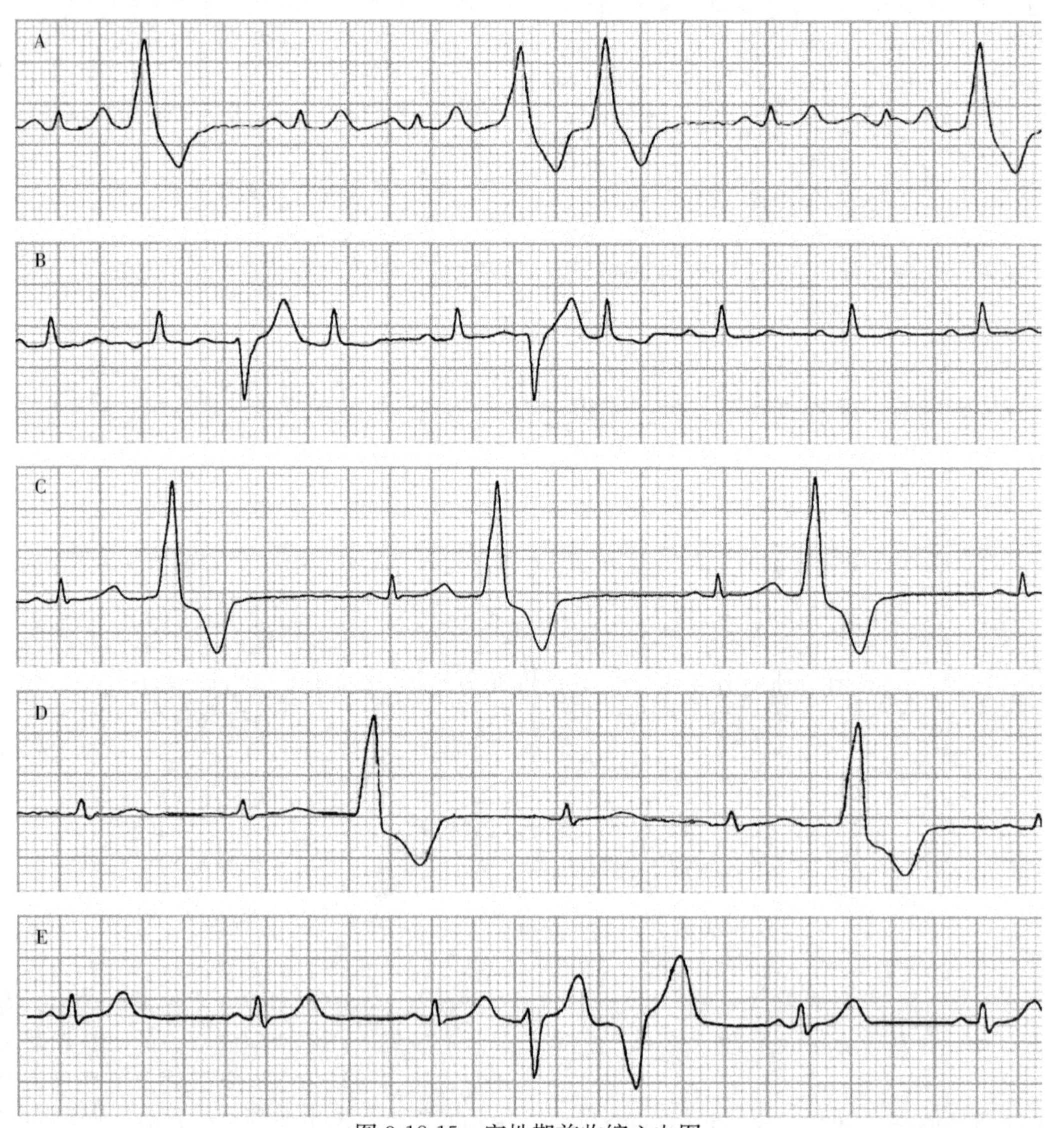

图3-18-15 室性期前收缩心电图

A. 室性期前收缩、成对室性期前收缩；B. 插入性室性期前收缩；C. 室性期前收缩(呈二联律)；D. 室性期前收缩(呈三联律)；E. 多形室性期前收缩

笔记栏

室性期前收缩可引起心悸或颈部搏动，是由于早搏使心脏收缩较正常更强或感到早搏后停顿的代偿间隙。由于室性期前收缩时每搏量减少，频发室性期前收缩或二联律者偶可引起晕厥或头晕。

体格检查可发现早搏后较正常为长的代偿间期。室性期前收缩 S_1 增强，周围脉搏(如桡动脉)搏动降低或消失。颈静脉可见 a 波。S_2 可有异常分裂。

【治疗】

由于无证据支持直接抑制室性期前收缩可降低死亡率，因而，治疗的主要目的是缓解症状。

无器质性心脏病患者，无症状的室性期前收缩，无论其形态和数量如何均无需治疗。如有症状，首先解除患者的焦虑，无效者可用β受体阻滞剂治疗。β受体阻滞剂无效者可考虑Ⅰ类或Ⅲ类抗心律失常药治疗。

急性心肌梗死患者头 24 小时原发性心室颤动的发生率高，过去提出所有患者均预防性使用利多卡因或普鲁卡因胺，然而，由于未能改善存活率及药物的毒性作用，目前不主张预防性使用抗心律失常药。有研究表明静脉注射β受体阻滞剂可减少原发性心室颤动的发生率。

慢性心脏病变患者常有室性期前收缩，特别是心肌梗死后。研究表明，应用ⅠA类抗心律失常药治疗心肌梗死后室性期前收缩，尽管室性期前收缩数量减少，总死亡率和猝死风险反而增加，可能与这些药物的致心律失常作用有关。因此，心肌梗死后患者，应避免使用ⅠA类抗心律失常药。如有频发室性期前收缩，可使用胺碘酮。β受体阻滞剂对室性期前收缩的疗效不显著，但可降低心肌梗死后猝死发生率和总死亡率。

二、室性心动过速

室性心动过速(ventricular tachycardia，VT)，简称室速，定义为三个或以上室性期前收缩，心率在 100 次/分以上。持续性室性心动过速定义为室性心动过速持续超过 30 秒或由于血流动力学不稳定需要终止。非持续性室性心动过速定义为连续发作时间短至 30 秒。

【病因】

持续性室性心动过速常见于器质性心脏病患者，最常见于陈旧性心肌梗死。也可见于心肌病、代谢紊乱、药物中毒或 QT 延长综合征，偶可见于无器质性心脏病及其他诱发因素时。非持续性室速也可见于器质性心脏病患者，但无心脏病者较持续性室速多。

【临床表现】

症状取决于心室率的频率、心动过速持续时间、基础心脏病的有无及其严重程度。室性心动过速可表现为短暂的、无症状的、非持续性发作；或呈持续性而血液动力学稳定的发作，常出现在速率较慢或正常心脏时；也可表现为不稳定发作，可转为心室颤动。持续性室速几乎都有症状，常导致血流动力学不稳定和(或)心肌缺血。在严重心功能不全或脑血管疾病患者，频率快的室速常导致低血压、晕厥。血流动力学稳定不能排除室速。

颈静脉可见间歇性 a 波，如心室搏动逆传并持续夺获心房时，颈静脉可见规律的 a 波。室速的节律通常规整，也可稍不整。第一心音强弱不等。

室速的预后取决于基础疾病。发生在急性心肌梗死后 6 个月内的持续性室速预后差，1 年死亡率达 75%。无器质性心脏病的单形性室速者预后好，猝死风险极低。

【心电图表现】

心电图特征：①连续 3 个或 3 个以上的室性期前收缩；②频率多在 100～250 次/分，节律可稍不齐；③QRS 波群宽大畸形，时限通常＞0.12 秒；④如能发现 P 波，并且 P 波频率慢于 QRS 频率，P—R 无固定关系(房室分离)，则可明确诊断；⑤偶尔心房激动夺获心室或发生室性融合波，支持室性心动过速的诊断(图 3-18-16A)。室速通常突然起始，常由室性期前收缩诱发。

根据发作时 QRS 波群形态可为单形性室速也可多形性室速。QRS 波电轴交替的室速称双向性室性心动过速，典型的为 QRS 波群呈右束支图形，交替向上(左偏)和向下(右偏)。

区分室速与室上性心动过速伴室内差异性传导很重要，因为这两种心律失常的临床意义和治疗完全不同。室速最重要的临床预测因子是存在器质性心脏病。间歇性 a 波及第一心音强弱不等提示房室分离，支持室速。多数情况下根据心电图可诊断。静脉注射腺苷或维拉帕米进行鉴别有害，不宜采用。对比窦性心律心电图有助于鉴别，与窦性心律形态相同，提示室上性心动过速伴差异性传导。窦性心律时心肌梗死图形的存在提示存在室速的解剖学基础。

笔记栏

某些心电图形态是室上性心律失常伴差异性传导的特征性表现：①心动过速起始时有提前出现的P波。②很短的R—P间期(≤0.1秒)，可用食管导联以更好显示P波。③其QRS波群形态与频率相似的已知室上性传导一致。④P波与QRS波群的节律与频率的联系表明心室的活动依赖于心房的传导(如房室文氏阻滞)。⑤迷走刺激可减慢或终止心动过速的发作。

提示室速的心电图特征包括：①未用抗心律失常药时，QRS>0.14s；②房室分离(伴或不伴室性融合波或心房夺获)或多变的逆传；③存在右束支传导阻滞时，QRS电轴向上；④全部胸导联QRS波群主波方向一致，全部向上或向下；⑤与典型左或右束支阻滞不同的其他QRS形态伴QRS增宽。

极不规则的宽大畸形QRS波群心动过速提示预激综合征合并心房颤动。同样，在未用抗心律失常药物情况下，QRS波群时间超过0.20秒很少见于室速，多见于预激综合征。电生理检查对确立室速的诊断有重要的价值。

案例 3-18-4

心电图宽QRS波的鉴别诊断。主要是室性心动过速与室上性心动过速伴差异性传导、原有束支传导阻滞、预激综合征相鉴别。患者55岁，有冠心病危险因素(吸烟、胆固醇升高)，提示室速可能性大。ECG上见房室公寓(星号示P波)及室性触角波(每个导联第7个波)诊断为室性心动过速。

【治疗】

首先决定是否需要治疗。一般来说，无器质性心脏病的室速预后良好，这些患者的无症状、非持续性室速不需治疗。例外是先天性长QT间期综合征，这些患者如不治疗，可反复发作多形性室速，猝死率高。持续性室速即使无器质性心脏病也要治疗，因为症状明显。

(一) 急性发作的终止

器质性心脏患者的持续性室速，如血流动力学不稳定，或有心肌缺血、心力衰竭或中枢神经系统低灌注，应迅速电复律。如血流动力学稳定，可试用药物治疗，静脉注射利多卡因、胺碘酮或普鲁卡因胺，若有效后静脉滴注维持。利多卡因常无效，胺碘酮、索他洛尔和普鲁卡因胺效果较好。胺碘酮的用法：先给150mg负荷量10分钟静脉注射，随后1mg/min静脉滴注6小时，0.5mg/min静脉滴注18小时，必要时持续滴注几天。如室速未终止或复发，可再静脉注射150mg。偶可产生窦性心动过缓或房室传导阻滞，低血压多与给药过快有关。洋地黄中毒的室性心动过速最好用药物治疗，如果药物治疗无效，可采用直流电复律。同步电复律从同10～50J开始，低能量便能中止室性心动过速。当节律转为窦性后，需采取措施防止复发。

对于反复发作的患者，可通过右心室内或经皮安置起搏电极进行心室起搏治疗。此种操作方法会增加引起心室扑动或心室颤动的危险性。在心室内放置导管电极以进行同步复律法也是一种治疗法。

应积极寻找室性心动过速的引发和持续因素，并尽可能纠正它。如与心肌缺血、低血压或低血钾有关的室性心动过速可通过抗心绞痛治疗、血管加压药物或钾剂来治疗。纠正心力衰竭能降低室性心动过速的发生频率。由于窦性心律过缓或房室阻滞所引起的心室频率减慢可导致产生室性早搏和室性心动过速，它们可通过使用阿托品或短暂使用异丙肾上腺素，或经静脉起搏来纠正。

案例 3-18-4

室速诊断后，由于患者耐受性尚好，可先试用药物治疗，可选择利多卡因、普鲁卡因胺或胺碘酮静脉注射。如成功，静脉点滴维持。如不成功或患者不稳定，应用同步直流电复律。

患者应入CCU，通过系列心电图和心肌酶检查除外急性心肌梗死。超声心动图测定心功能和室壁运动。

(结果：排除急性心肌梗死。窦性心律时心电图示陈旧性前壁心肌梗死。超声心动图前壁运动低下，LVEF35%，无瓣膜异常。心导管检查前降支病变，并行PCI治疗 。)

(二) 长期治疗

长期治疗的目的是预防心源性猝死和症状性室速的复发。无症状的非持续性室速无需治疗；有症状的患者，β受体阻滞剂常可有效预防复发。无效者可选用ⅠC类、索他洛尔或胺碘酮。ⅠC类不能用于器质性心脏病患者，尤其是冠心病患者。索他洛尔可延长QT间期，导致尖端扭转性室速，要慎用。心肌梗死后，左室射血分数低于35%～40%者应行电生理检查，如可诱发室速应安置ICD治疗。

有器质性心脏病患者的持续性室速或心源性猝死的预防，在改善存活率方面：①Ⅲ类药物

笔记栏

优于Ⅰ类抗心律失常药;②胺碘酮经验性治疗优于电生理指导的抗心律失常药物治疗;③ICD优于胺碘酮,特别是对左室射血分数低于35%者。因此,对心源性猝死存活者、持续性室速导致血流动力学不稳定的患者,左室射血分数低于35%应安置ICD。左室射血分数较高者,胺碘酮疗效相当。不愿使用ICD者,胺碘酮是合理选择。

植入ICD患者,如室速反复发作,可合用胺碘酮减少室速发作的频率及心率,以减少ICD的放电次数。如胺碘酮无效,可选索他洛尔、美西律、普鲁卡因胺。当单用药失败时,联合应用不同作用机制的药物可能有效。

射频消融治疗对某些类型的特发性室速非常有效,对心肌梗死后或扩张型心肌病的室速疗效成功率较低。对器质性心脏病合并左心功能不全的室速,射频消融可作为ICD的辅助治疗,以减少室速发作及ICD放电。对心肌梗死后血流动力学稳定、左心功能好的室速,或药物治疗无效者,射频消融可作为一线治疗。

案例 3-18-4

因为患者无急性心肌梗死,发生在冠心病的单形性室性心动过速多由折返引起。对这类室速,血管重建常不能消除之。因此,应行心内电生理检查,程序电刺激了解室速的诱发情况及系列抗心律失常药物试验。如抗心律失常药物不能抑制室速,植入ICD治疗。

三、特殊类型的室性心动过速

(一) 尖端扭转型室性心动过速(torsades de Pointes)

发作时可见一系列增宽变形的QRS波群,围绕基线不断扭转其主波的正负方向,常伴QT间期延长,每次发作持续数秒到数十秒而自行终止(图3-18-14B),但极易复发或转为心室颤动。临床上表现为反复发作心源性晕厥或称为阿-斯综合征。QT间期延长的原因有:电解质紊乱(特别是低钾、低镁血症);抗心律失常药物(特别是奎尼丁);吩噻嗪及三环类抗抑郁药;液体蛋白饮食;颅内病变及缓慢性心律失常,尤其是三度房室传导阻滞。还有先天性长QT间期综合征,多在年幼时出现尖端扭转型室速(晕厥或死亡)。

心电图表现为多形性室速伴QT间期延长,常超过0.6秒(图3-18-16B)。患者常有多次非持续性多形性室速发作,伴反复晕厥,也可导致心室颤动和猝死。

治疗:去除诱因。

如矫正代谢紊乱,停用导致QT延长的药物。药物引起的尖端扭转型室速患者,心房或心室超速起搏及补充镁剂可有效终止和预防之。先天性长QT间期综合征患者,β受体阻滞剂是主要治疗,缩短QT间期的药物也有用(如苯妥英)。

(二) 多型性室速(polymorphic VT)

冠心病患者由R on T室性期前收缩引发的QT间期正常的多型性室速,机制可能为折返,治疗与尖端扭转室速不同。Ⅰ、Ⅲ类抗心律失常药最有效,应足量给药。也可能由急性、严重的心肌缺血引起,仅对消除心肌缺血的治疗有效,常为冠状动脉再通术。另外一种发生在运动或其他儿茶酚胺增加时,由短配对间期室性期前收缩引发的室速,机制为触发活动,需ICD治疗。

(三) 加速室性自主节律(accelerated idioventricular rhythm)

也称"慢室速",心室率通常在60~120次/分,常发生在急性心肌梗死,特别是再灌注时。也见于心脏手术、心肌病、风湿热、洋地黄中毒及无心脏病证据者。发作短暂,极少引起严重血流动力学障碍或症状。通常无需治疗,仅在房室分离导致血流动力学受损,产生症状给予治疗。大多数情况下,简单地使用阿托品增加窦性心率即可抑制加速性自主心律。

四、心室扑动与心室颤动

心室扑动(rentricular flutter)与心室颤动(ventricu-lar fibrillation, VF)最常见于缺血性心脏病。也可发生在使用抗心律失常药物,尤其是延长QT间期的及引起尖端扭转室速者、严重缺氧和缺血者以及预激合并心房颤动,心室率极快者。电击事故常由于心室颤动导致心跳骤停。这些心律失常可很快导致神志丧失。Holter监测发现大约3/4的猝死由室速或室颤引起。

【心电图检查】

心室扑动的心电图特点是:连续快速而相对规则的正弦波,频率达150~300次/分(图3-18-16C)。有时不易与室速鉴别。心室颤动心电图出现大小不等、振幅、间距极不规则的波,无法辨认P-QRS-T波(图3-18-16D)。

非缺血性患者的室颤,常由相对晚的室性期

笔记栏

前收缩引发短阵室速引起。急性心肌梗死或心肌缺血，常由落在 T 波上的舒张早期室性期前收缩触发室速，然后演变为心室颤动。

【临床表现】

心脏失去排血功能。临床症状包括意识丧失、抽搐、呼吸停顿甚至死亡。听诊心音消失，脉搏不能触及，血压不能测出。

发生心室颤动的临床场合很重要。大部分急性心肌梗死后 48 小时内出现原发性心室颤动的患者远期预后良好，抢救存活率高，心源性猝死的复发率很低。与急性心肌梗死无关的心室颤动抢救成功后，一年的复发率高达 20%～30%。

【治疗】

抢救见第 4 章。对存活者，可行电生理检查。大约 70%有心肌梗死病史者可诱发持续性室速。部分患者可行射频消融治疗。预防复发 ICD 治疗优于胺碘酮，但对 LVEF>35%或<20%的患者，疗效相当。

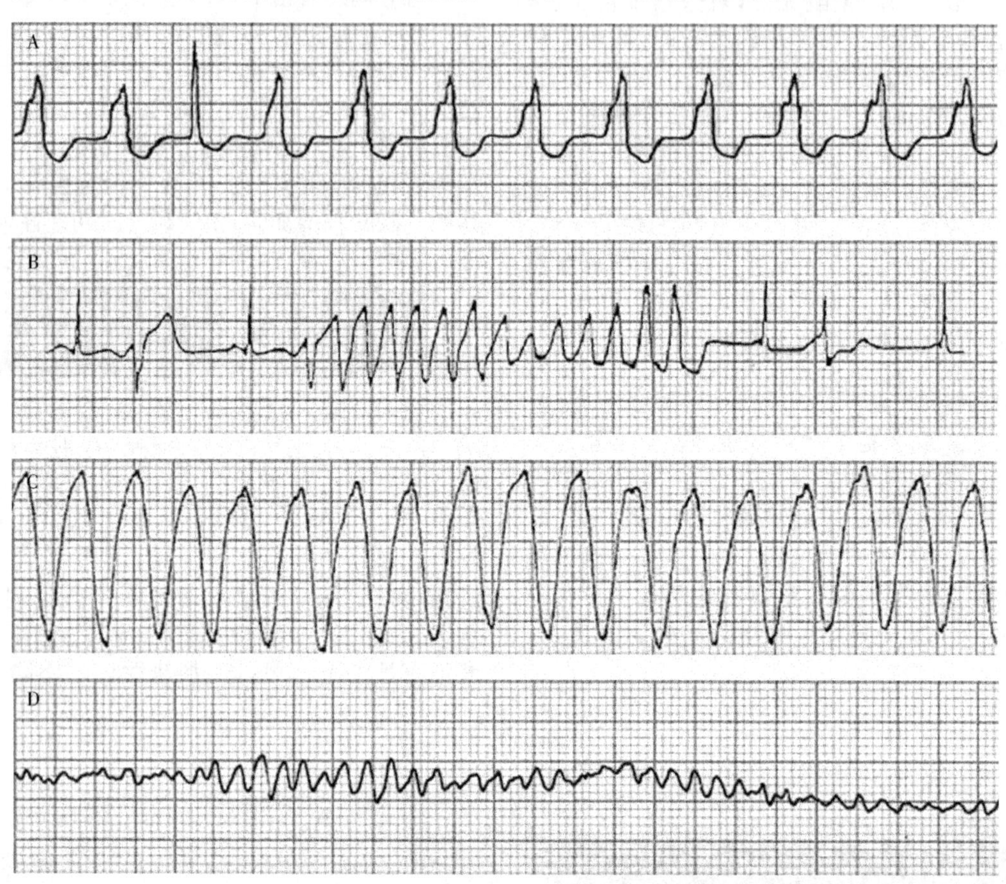

图 3-18-16　室性快速性心律失常心电图

A. 室性心动过速；B. 尖端扭转型室性心动过速；C. 心室扑动；D. 心室颤动

推荐阅读

Delacrétaz E. 2006. Supraventricular tachycardia. N Engl J Med，354：1039～1051

Shah M，Akar FG，Tomaselli GF. 2005. Molecular basis of arrhythmias. Circulation，112：2517 ～2529

The atrial fibrillation follow-up investigation of rhythm management (AFFIRM) investigators. 2002. A comparison of rate control and rhythm control in patients with atrial Fibrillation. N Engl J Med，347：1825～1833

Wellens HJJ. 2004. Catheter ablation for cardiac arrhythmias. N Engl J Med，351：1172～1174

（刘世明）

笔 记 栏

第19章 心脏骤停与心脏性猝死

案例 3-19-1

患者，男，65岁。神志丧失30分钟入急诊。

患者在打羽毛球时出现胸部不适，随后神志不清。其同伴随即行心肺复苏并呼120。医务人员在10分钟到达。用除颤器电极板快速观察见心室颤动。经两次电击后(200J，360J)恢复窦性心律，并可触及脉搏。患者转送到医院。心电图显示胸前导联Q波，非特异性ST—T改变，QT间期正常。血清电解质正常。多次心肌酶测定正常。家属诉患者无心脏病史。患者最初无反应，需要机械通气，48小时后神志逐渐恢复，拔除气管插管。除轻度短暂记忆缺失外，患者恢复良好。

问题：

1. 本例患者猝死最可能的原因是什么？
2. 下一步应做什么检查？
3. 针对该病例，预防SCD复发的具体措施是什么？

心脏骤停(cardiac arrest)是指心脏射血功能的突然终止。心脏骤停发生后，由于脑血流的突然中断，10秒左右患者即可出现意识丧失，经及时救治可获存活，否则将发生生物学死亡，罕见自发逆转者。心脏骤停常是心脏性猝死的直接原因。

心脏性猝死(sudden cardiac death，SCD)是指由各种心脏原因引起的、急性症状发作后1小时内骤然丧失意识为特征的自然死亡。无论是否知道患者有无心脏病，死亡时间和形式是不可预料的。

美国每年约有40万人发生心脏性猝死，占全部心血管病死亡人数的50%以上。北京市的流行病学资料显示，心脏性猝死的男性年平均发病率为10.5/10万，女性为3.6/10万。

【病因】

绝大多数心脏性猝死发生在器质性心脏病的患者。在西方国家，心脏性猝死中约80%由冠心病及其并发症引起，而这些冠心病患者中约75%有心肌梗死病史。心肌梗死后左室射血分数降低是心脏性猝死的主要预测因素；频发性与复杂性室性期前收缩的存在，亦可预示心肌梗死存活者发生猝死的危险。各种心肌病引起的心脏性猝死约占5%～15%，是冠心病易患年龄前(<35岁)心脏性猝死的主要原因。其他原因包括先天性与获得性长QT综合征、Brugada综合征等。

表 3-19-1 心源性猝死的病因

结构性心脏病
· 冠心病
· 心肌炎
· 心肌病
肥厚型
浸润性病变(即淀粉样变、血色病、多发性硬化病)
· 心脏肿瘤
· 瓣膜性心脏病
· 先天性心脏病
· 冠状动脉起源异常
· 致心律失常性右室发育不良
非结构性心脏病
· 长QT综合征
先天性
获得性
· Brugada综合征
· 儿茶酚胺敏感性多形性室速
· 尖端扭转性室速
· 胸壁外伤
· 预激综合征
· 特发性室颤

【病理】

80%的SCD受害者有冠心病的病理表现。病理所见为冠状动脉慢性、广泛的动脉粥样硬化损害和不稳定冠状动脉表现，包括斑块破裂、血小板聚集、出血和血栓形成等。在一个研究中，75%的SCD者有2支或以上冠状动脉≥75%狭窄。在另一研究中，100例行病理研究的SCD患者，95例有斑块破裂、血小板聚集和(或)急性血栓形成。

70%～75%的男性猝死者有陈旧性心肌梗死，而仅20%～30%有新近的心肌梗死，尽管存在不稳定斑块和血栓。左心室肥厚(局部或整个)可与陈旧性心肌梗死同时存在。

笔记栏

【病理生理】

心脏性猝死的电学机制分为快速性心律失常和缓慢性心律失常一心脏停搏。前者包括心室颤动和室性心动过速(少见);后者包括严重心动过缓、心脏停搏及无脉性电活动。心室颤动或室性心动过速演变为室颤很可能是大多数心源性猝死的初始事件。随后,室颤停止,出现心脏停搏或无脉性电活动。极少数患者先出现心脏停搏或无脉性电活动,然后维持不变或出现室颤。在多数情况下,心脏停搏或无脉性电活动出现在室颤之后。

致死性快速性心律失常、严重缓慢性心律失常和心室停顿的发生是冠状动脉事件、心肌损伤、自主神经张力改变和(或)心肌代谢与电解质状态间复杂的相互作用所引起的一系列病理生理异常的结果。由这些因素相互作用产生致死性心律失常的最终机制尚无一致性假设。图 3-19-1 显示了心脏性猝死的一种病理生理模式,该模式的中心事件为潜在致命性心律失常的发生,其发生的可能性主要取决于心脏结构的异常,并受功能因素的调节。

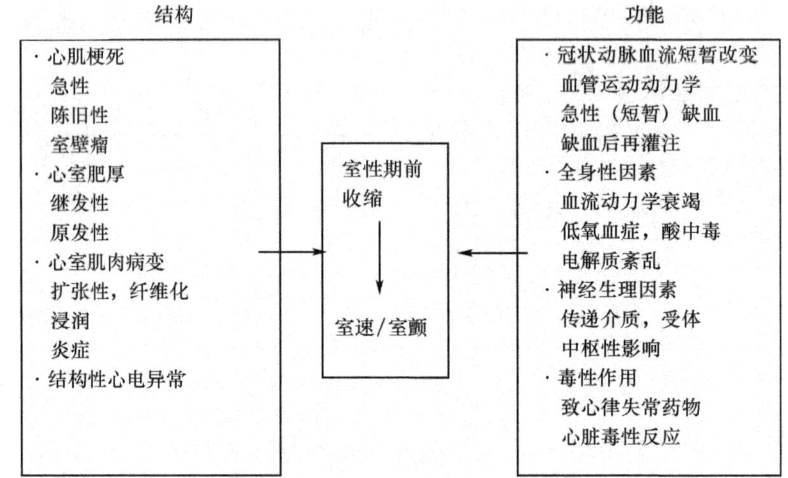

图 3-19-1 心脏性猝死的生物学模式

结构性心脏异常通常被认为是心脏性猝死的基础。但异常解剖基质的功能性改变也是改变心肌稳定性,引起致命性心律失常所必需的。在本模式中,结构异常与功能性调节的相互作用,影响室性期前收缩诱发室颤的可能性

严重缓慢性心律失常和心室停顿是心脏性猝死的另一重要原因。其电生理机制是当窦房结和(或)房室结功能异常时,次级自律细胞不能承担起心脏的起搏功能。缓慢性心律失常和心室停顿常见严重心脏病及许多疾病(心脏病与非心脏病)的终末期。其机制部分与疾病终末期心内膜下浦肯野纤维的弥漫病变有关。

无脉性电活动,过去称电-机械分离(electromechanical dissociation,EMD)是引起心脏性猝死的相对少见的原因,可分为原发性和继发性两种形式。其共同特征为心脏有持续的电活动,但没有有效的机械收缩功能,常规方法不能测出血压和脉搏。继发性无脉性电活动见于突然导致心脏静脉回流停止的疾病,如大面积肺梗死、急性人工瓣膜功能异常、心室破裂、急性心包压塞等。原发性更常见,此时不存在上述机械因素,尽管存在电活动,心室肌不能产生有效收缩,见于严重心脏病的终末期,也可见于急性心肌缺血或较长时间心跳骤停后电复苏的患者。其病理生理基础是心肌弥漫性病变、代谢异常或普遍心肌缺血。

案例 3-19-1

患者在神志丧失前有胸部不适,因此,心肌缺血可能是初始事件。但冠心病患者出现室性心动过速时也可因心室率快导致心肌缺血,引起胸部不适。患者心电图有病理性 Q 波,但心肌酶学检查正常,提示为陈旧性心肌梗死。心肌的瘢痕可构成折返性室性心律失常的基础。

【临床表现】

心脏性猝死的临床经过可分为四个时相,即前驱症状、终末事件开始、心脏骤停进展到生物学死亡或存活(图 3-19-2)。

(一) 前驱(prodrome)症状

在猝死前数天至数月,有些患者可出现胸痛、气促、疲乏、心悸及其他非特异性症状。但这些症状对预测 SCD 是非特异性的。

笔记栏

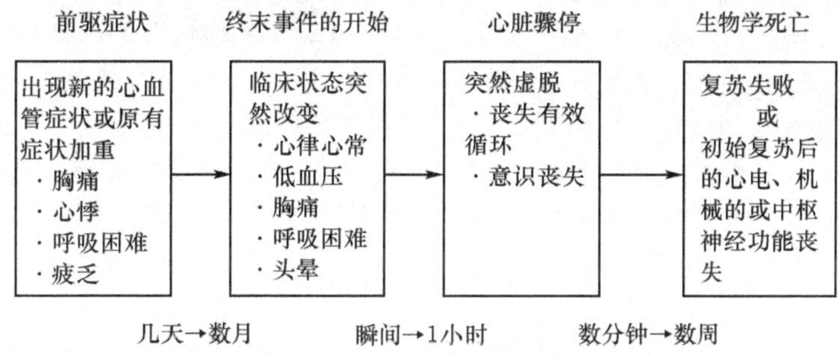

图 3-19-2　心脏性猝死的时相

各阶段的个体差异影响着临床表现，有的心脏性猝死没有前驱症状，开始后瞬间即进入心脏骤停；另一些心脏性猝死则在心脏停搏前，症状可持续1小时；有些患者在心脏骤停后，出现不可逆心脏损害，但若有生命支持系统，患者在进展到生物学死亡之前可存活数周

（二）终末事件的开始

是指心血管状态出现急剧改变与心脏骤停前1小时内的这段时间。若心脏骤停发生是瞬间或突然发生的，其原因为心源性的可能性>95%。在SCD前获得的连续心电记录证实，在猝死前数小时或数分钟内常有心电活动的改变，其中以心率加快及室性期前收缩级别增高最为常见。因心室颤动猝死的患者，常先有持续性或非持续性室性心动过速。

突然、不可预期的有效循环丧失可由心律失常事件和循环衰竭所致。心律失常事件的特征为在事件前患者多为清醒或运动，电机制多为心室颤动，终末事件常在1小时内发生，多见于心血管疾病患者。而循环衰竭致死者多发生在安静时，心脏停搏多于心室颤动，终末事件前时间较长，以非心脏事件作为终末疾病。

由于猝死原因不同，终末事件阶段的临床表现也各异。典型的表现包括：严重胸痛，急性呼吸困难，突发心悸，持续性心动过速或头晕等。

（三）心脏骤停

心脏骤停以缺乏适当的脑血流而导致意识突然丧失为特征。心脏骤停刚发生时可出现呼吸断续，呈叹息样或短促痉挛性呼吸，随后呼吸停止。皮肤苍白或发绀，瞳孔散大，可伴有局部或全身性抽搐。由于尿道括约肌和肛门括约肌松弛，可出现大小便失禁。

（四）生物学死亡

从心脏骤停进展到生物学死亡的时间过程取决于心跳骤停的机制、基础疾病的性质，以及心脏骤停至复苏开始的时间。心脏骤停发生后，大部分患者将在4～6分钟内开始发生不可逆脑损害，随后经数分钟进展到生物学死亡。心脏骤停发生后立即实施心肺复苏和尽早除颤，是避免发生生物学死亡的关键。心脏复苏成功后死亡的最常见原因是中枢神经系统的损伤，其他常见原因有继发感染、低心排血量及心律失常复发等。

【心脏骤停的处理】

心脏骤停抢救成功的关键是目击者及时开始心肺复苏。然而，决定室颤或无脉性室速引起心跳骤停结果的最重要因素是除颤时间。如在心跳骤停4分钟内开始心肺复苏，并能在8分钟内完成气管插管、静脉注射药物及除颤等高级生命支持措施，存活率最佳。体外自动除颤器能发现心室颤动并发放高能电击，有助于提高抢救成功率。

美国心脏协会提出了心跳骤停“生存链”(chain of survival)概念，将影响存活的关键环节有机连接形成抢救程序。心跳骤停一旦发生，应立即启动这一连贯的过程：①及早通报(early access)；②及早心肺复苏(early cardiopulmonary resuscitation，CPR)；③及早除颤复律(early defibrillation)；④及早高级生命支持(early advanced care)。

（一）识别心脏骤停

当患者意外发生意识丧失时，首先需要判断是否由心脏骤停引起。先用数秒观察患者对声音的反应、呼吸运动、皮肤颜色，并同时触诊大动脉(颈动脉和股动脉)以明确有无搏动。触诊颈动脉搏动的方法为：以患者喉结为定点标志，食指和中指沿甲状软骨向侧下方滑动2～3cm，至胸锁乳突肌凹陷处，检查有无动脉搏动。一旦怀疑、证实为心脏骤停，甚至考虑为即将发生心脏骤停时，应立即打电话通知急救医疗系统。

突发意识丧失，伴大动脉搏动消失，特别是心音消失，是心脏骤停的主要诊断标准。非医务人员

笔记栏

不推荐触诊大动脉搏动，可通过意识丧失、呼吸停止、面色苍白或青紫等做出心脏骤停的诊断。

没有呼吸运动或仅有濒死的呼吸运动，结合脉搏消失可诊断心跳骤停，但呼吸运动可在停搏发生后持续存在1分钟或更长时间。相反，如呼吸运动消失或有严重的喘鸣而脉搏存在时，提示为原发性呼吸停顿，在短时间内可导致心跳停搏。其处理包括探查口咽部异物及采用Heimlich手法，即从背后抱住患者，用拳头力挤上腹部移除异物。

一旦心跳骤停的诊断成立，可由经适当训练的医务人员胸前区拳击复律，即从20～25cm高度向胸骨中下1/3交界处拳击1～2次，有时可使室性心动过速或心室颤动复律，但有使室速恶化为室颤的风险。因此，有人认为拳击复律应作为高级生命支持方法，即应在监护下使用，并要有除颤器。此技术的使用仍有争论。

（二）基本生命支持

一旦确立心脏骤停的诊断，应立即进行基本生命支持（basic life support，BLS）即心肺复苏。其主要目的为在肯定的治疗措施（如除颤）之前，维持中枢神经系统、心脏及其他重要脏器的生命力。具体措施包括开通气道、人工呼吸和人工胸外按压，简称为ABC（airway，breathing，circulation）。

1. 开放气道 保持呼吸道通畅是成功复苏的重要一步，可采用仰头抬颏法开放气道。术者一手置于患者前额用力加压，使头后仰，另一手的示、中两指抬起下颏，使下颚尖、耳垂的连线与地面呈垂直状态，以通畅气道（图3-19-3）。应清除患者口中的异物和呕吐物，患者义齿松动应取下。如疑为异物位于口咽部，必须采用Heimlich手法移除异物。

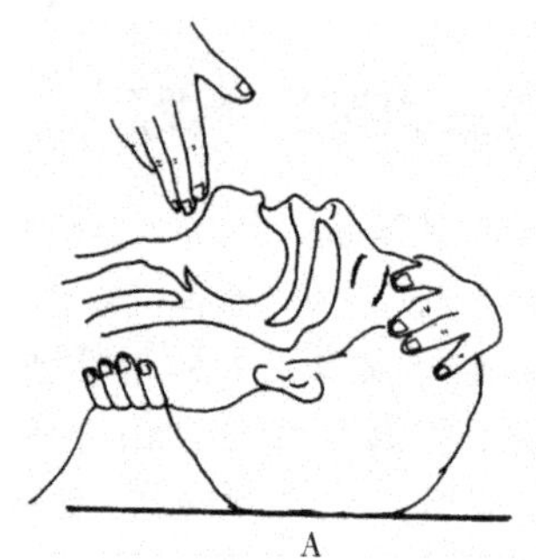
A

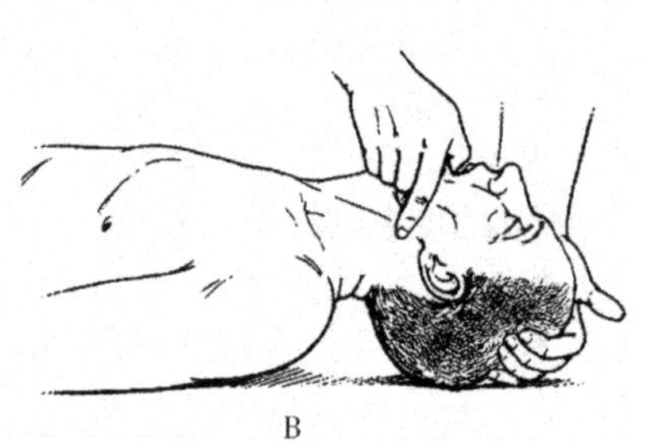
B

图3-19-3 开放气道示意图

A.（开放气道的仰头抬颏法示意图）；B. 如有异物，需移除

如强烈怀疑呼吸停止诱发心跳骤停，在通畅气道后，应给予第二次胸前区拳击。

2. 人工呼吸 开放气道后，先将耳朵贴近患者的口鼻附近，感觉有无气息，再观察胸部有无起伏动作，最后仔细听有无气流呼出的声音。若无上述表现可确定无呼吸，应立即实施人工通气，判断及评价时间不应超过10秒。

气管内插管是建立人工通气的最好方法。当时间或条件不允许时，口对口呼吸不失为一种快捷有效的通气方法。术者用置于患者前额的手的拇指与食指捏住患者鼻孔，吸一口气，用口唇把患者的口全罩住，然后缓慢吹气，每次吹气应持续2秒以上，确保呼吸时有胸廓起伏（图3-19-4）。每15次胸外按压连续给予两次通气，交替进行。上述通气方式只是临时性抢救措施，应争取马上气管内插管，以人工气囊挤压或人工呼吸机进行辅助呼吸与给氧，纠正低氧血症。

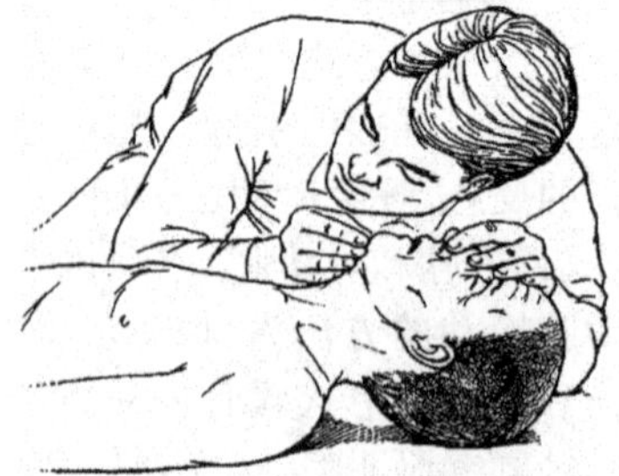

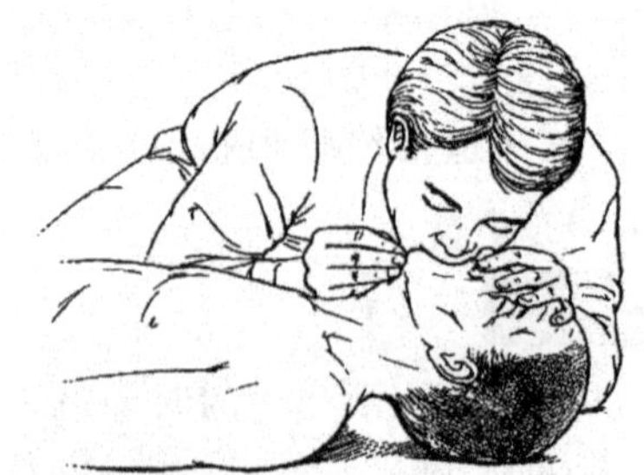

图3-19-4 人工呼吸示意图

3. 胸外按压 目的是在其他确切的治疗实行之前，维持血流（即循环），其原理是基于以下假说：胸部按压可使心脏通过其腔室的顺序排空和充盈及有效的瓣膜使血流向前流动而维持由

笔记栏

外部驱动的泵功能。通过胸外按压可维持一定的含氧血流，为进一步复苏创造条件。

人工胸外按压时，患者应置于仰卧位。头部不应高于心脏水平，否则由于重力的作用而影响脑血流。下肢可抬高，以促进静脉血回流。若胸外按压在床上进行，应在患者背部垫以硬板。胸外按压的正确部位是胸骨中下 1/3 交界处。用一只手的掌根部放在胸骨的下半部，另一手掌重叠放在这只手背上，手掌根部横轴与胸骨长轴确保方向一致，手指无论是伸展还是交叉在一起，都不要接触胸壁。按压时肘关节伸直，依靠肩部和背部的力量垂直向下按压，使胸骨压低约 3～5cm，随后突然松弛，按压和放松的时间大致相等(图 3-19-5)。放松时双手不要离开胸壁，按压频率为 100 次/分。

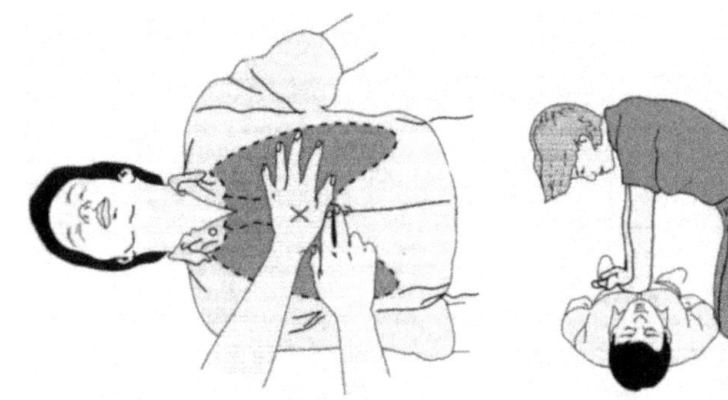

图 3-19-5　胸外按压示意图

胸外按压的并发症主要为：肋骨骨折、心包积血或心脏压塞、气胸、血胸、肺挫伤、肝脾撕裂伤和脂肪栓塞。

(三) 高级生命支持

也称进一步生命支持(advanced life support，ALS)，是基础生命支持的延伸，主要目的为保持适当通气，控制心律失常，稳定血压和心排血量及恢复器官灌注。主要措施包括：除颤/复律和(或)起搏；气管插管及建立静脉通道。

1. 除颤和复律　除颤时间是成功复苏的主要决定因素，无论对恢复自在循环或保护中枢神经系统。除颤应在气管插管或建立静脉通道之前进行，在除颤器充电时应进行 CPR。一旦诊断为室性心动过速或心室颤动，应立即用 200J 以上的能量进行直流电除颤(图 3-19-6、图3-19-7)。若无效可将能量增至最大 360J 重复除颤。如果连续 3 次除颤无效提示预后不良，应继续胸外按压和人工通气，并同时给予 1mg 肾上腺素静脉注射，随之再用 360J 能量除颤一次。如仍未成功，肾上腺素可每隔 3～5 分钟重复一次，中间可给予除颤。也可静脉注射血管加压素 40U。

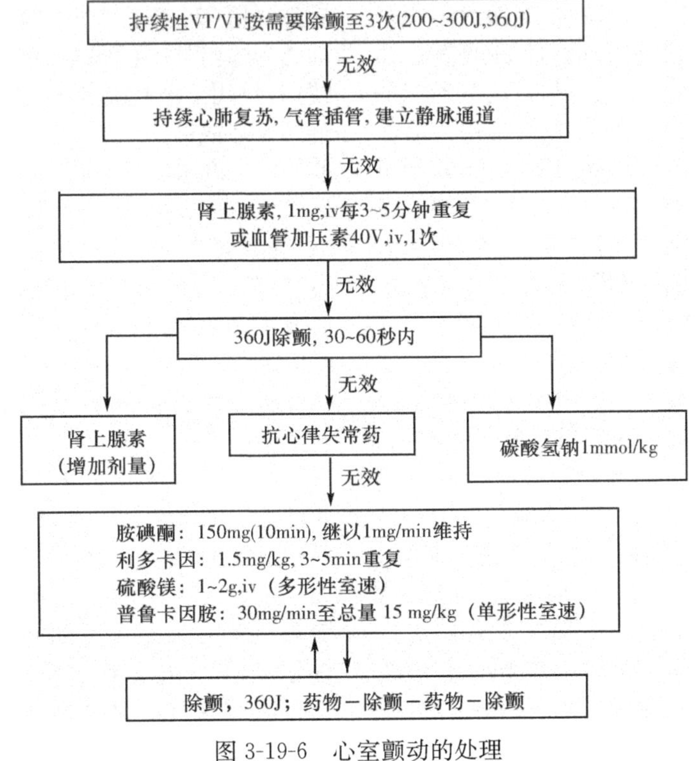

图 3-19-6　心室颤动的处理

笔记栏

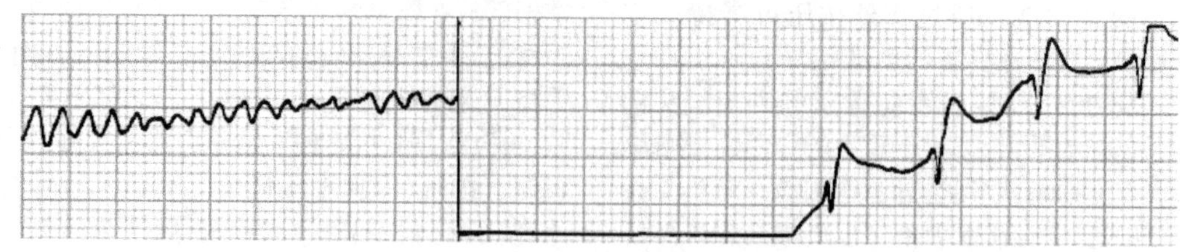
图 3-19-7　心室颤动及除颤后心电图

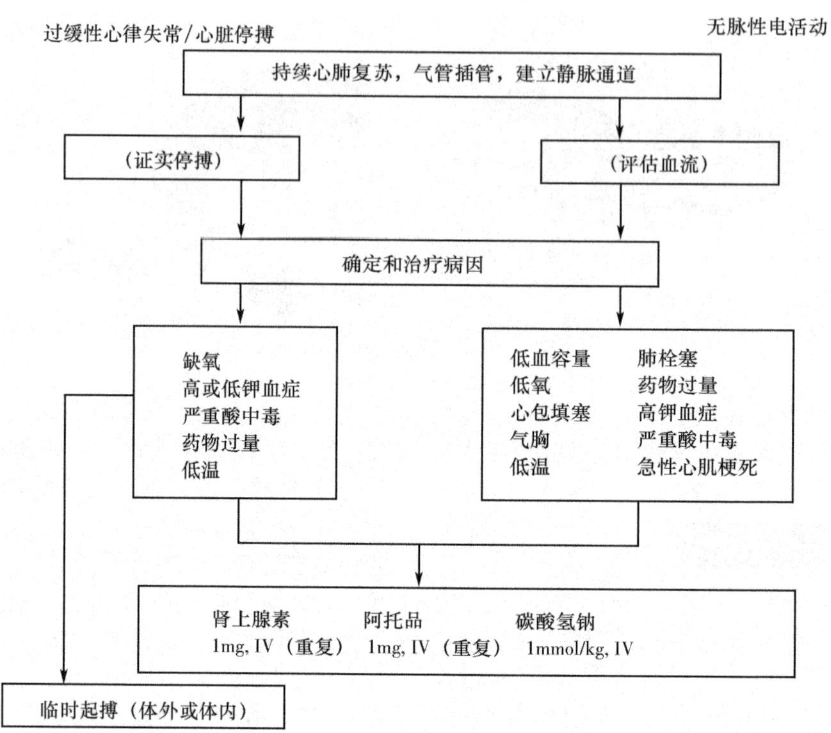

图 3-19-8　心室停顿或严重心动过缓的处理

2. 纠正低氧血症　如患者在复律后未完全清醒，或两、三次除颤均失败时，应迅速气管插管、机械通气及进行动脉血气分析。充分通气的目的是纠正低氧血症。院外患者通常用简易气囊维持通气，医院内的患者常用呼吸机，开始可给予纯氧，然后根据血气分析结果进行调整。对持续酸中毒者，可静脉注射碳酸氢钠 1mmol/kg，每 10～15min 重复给半量。碳酸氢钠不必常规使用，仅用于复律及气管插管后酸中毒者。

3. 药物治疗　心脏骤停患者在进行心肺复苏时应尽早开通静脉通道。周围静脉通常选用肘前静脉，手部或下肢静脉效果较差尽量不用。中心静脉可选用颈内静脉、锁骨下静脉和股静脉。

成功除颤后，或持续性心电不稳定的患者，应给予抗心律失常药物治疗。首选胺碘酮静脉注射（静脉注射 150mg，继以 1mg/min 静脉点滴 6 小时，然后 0.5mg/min 静脉点滴维持）。对胺碘酮无效或心跳骤停由急性心肌梗死引起者，也可用利多卡因 1mg/kg 静脉注射，无效者，2 分钟后重复给药。普鲁卡因胺可试用于持续性、血流动力学稳定的心律失常。葡萄糖酸钙不宜常规使用，仅用于急性高钾血症诱发心室颤动、存在低钙血症或钙拮抗剂过量的患者（10%的葡萄糖酸钙 5～20ml，2～4ml/min）。对于一些难治性多形性室速或尖端扭转型室速，快速单形性室速或室扑（频率≥260 次/分）或难治性心室颤动，可试用静脉 β 受体拮抗剂。美托洛尔每次 5mg 静脉注射，直至总剂量 20mg 或艾司洛尔 0.5mg/kg 静脉注射（1 分钟），继以 50～300μg/min 静脉维持；亦可给予硫酸镁 1～2g 静脉注射。

在心脏骤停时应用儿茶酚胺不仅可以获得较好的电稳定性（如使细的心室颤动转变为粗大的心室颤动，或增加缓慢心律失常时的逸搏频率），还有正性肌力及外周血管作用。首选肾上腺素，增加心肌收缩力，提高灌注压，可能使电机械分离转变为电机械耦联，提高除颤的成功率。

4. 缓慢性心律失常、心室停顿及无脉性电活动　缓慢性心律失常、心室停顿引起的心跳骤

笔 记 栏

停的处理不同于心室颤动(图3-19-8)。患者应迅速气管插管,持续CPR,应设法控制低氧血症和酸中毒。可经静脉给予肾上腺素(每3～5分钟静脉注射1mg)和(或)阿托品(1～2mg静脉注射)。在无静脉通路时也可心内注射肾上腺素1mg(1∶10000溶液10ml)。应争取施行临时人工心脏起搏,例如体外心脏起搏或床旁经静脉心内膜起搏等,但预后通常很差。上述治疗的同时应积极寻找可能存在的可逆性病因,如低血容量、低氧血症、心脏压塞、张力性气胸、药物过量、低体温及高钾血症等,并给予相应治疗。无脉性电活动的治疗类似于缓慢性心律失常,预后更差。唯一的例外是气道阻塞引起的缓慢性心律失常/心脏停搏,在解除气道阻塞后,常可迅速恢复。

(四)复苏后处理

对于成功复苏的心跳骤停患者,初始72小时死亡率仍高,尤其是初始24小时。其治疗主要为:①优化心肺功能和全身灌注,特别是脑灌注;②应转入监护室持续监护至少48～72小时;③确定和治疗引起心脏骤停的可治原因;④预防再次心脏骤停、改善远期预后(图3-19-9)。

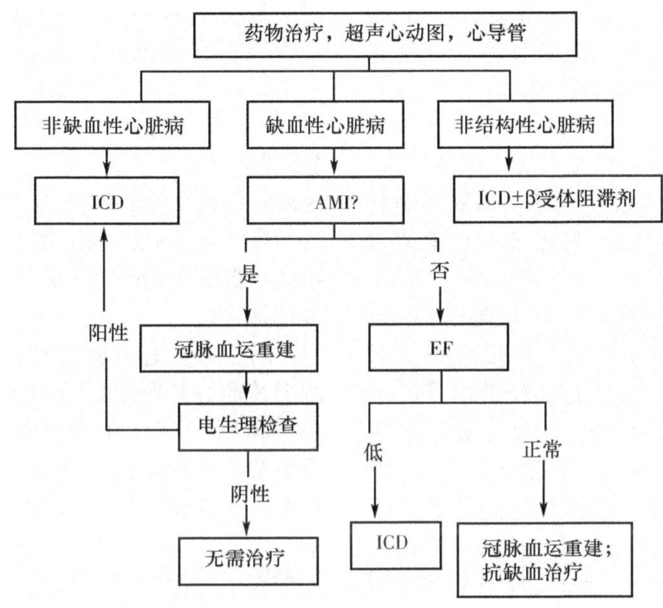

图3-19-9　心室颤动复苏成功患者的治疗策略

1. 一般处理　主要目的为重建器官和组织的有效灌注。自主循环恢复后,应查找可纠正的心跳骤停原因和低氧/缺血/再灌注损伤的后果。

对成功复苏的患者,应继续呼吸支持,给氧,监测患者的生命体征和保持静脉通道。确定和治疗心脏骤停的诱因(6H和5T):低血容量(hypovolemia),低氧血症(hypoxia),氢离子(hydrogen ion,酸中毒),高/低钾血症(hyper-/hypokalemia),低血糖(hypoglycemia),低温(hypothermia);中毒(toxins),心包填塞(tamponade),张力性气胸(tension pneumothorax),冠状动脉或肺血管血栓形成(thrombosis of the coronary or pulmonary vasculature)及外伤(trauma)。

(1)调节体温:心跳骤停后出现的自发性低体温和主动诱导性低温在复苏后处理中有一定的作用。对血流动力学稳定的患者,心跳骤停后出现的自发性低体温(>33℃),在复苏后不宜升温。轻度低温对神经系统有益,耐受好,无明显并发症。对心脏原因引起室颤的患者,复苏后昏迷但血流动力学稳定者,诱导性低温是有益的。因此,对院外心跳骤停后恢复自主循环的神志不清者,如为室颤所致,应降低体温到32～34℃,持续12～24小时。非室颤所致的院内或院外心脏骤停也可能从中获益。诱导低温的方法多采用体外方法,如冷毯、冰帽等。近年来,也有采用体内方法(如冷盐水,血管内冷导管等)者。

复苏后,体温高于正常可引起明显的供氧和需氧不平衡,损害大脑恢复。因此,在复苏后要仔细监测患者体温,防治体温过高。

(2)血糖控制:许多研究证明复苏后高血糖与预后差有关,因此,复苏后应严格控制血糖在正常水平。昏迷患者低血糖的临床表现不明显,应严密监测,防止治疗过程中出现低血糖。

2. 维持呼吸　自主循环恢复后,患者可有不同程度的呼吸系统功能障碍,一些患者可能仍然需要机械通气和提高吸入氧浓度。持续低碳酸血症可减少脑血流,因此,复苏后不宜采用高通气,维持二氧化碳分压正常即可。呼气末正压通气(PEEP)对肺功能不全合并左心衰的患者可能很有帮助。

笔记栏

3. 心血管系统 心跳骤停和电除颤的缺血/再灌注可引起心肌顿抑和心功能不全，可持续数小时，血管加压素治疗有效。血流动力学不稳定常见于心跳骤停复苏后早期，多器官功能衰竭所致的早期死亡与复苏后初始24小时持续性低心指数有关。需补充血容量和使用血管活性药物治疗。必要时行有创性监测以准确测定血压，确定最适合的药物组合，以优化血流和血流分布。仔细滴入液量及血管活性药物（去甲肾上腺素），正性肌力药（多巴酚丁胺）及米力农等，以维持血压，心脏指数及全身灌注。

尽管心脏性猝死多由心律失常引起，但不推荐常规使用抗心律失常药。但对复苏期使用有效的抗心律失常药，应继续静脉滴注。如无禁忌证，可使用β受体拮抗剂。

4. 中枢神经系统 心肺脑复苏的主要目标是恢复大脑功能。因此，脑复苏是心肺复苏最后成功的关键。在缺氧状态下，脑血流的自主调节功能丧失，脑血流的维持主要依赖脑灌注压，任何导致颅内压升高或体循环平均动脉压降低的因素均可减低脑灌注压，从而进一步减少脑血流。对昏迷患者应维持正常的或轻微增高的平均动脉压，降低增高的颅内压，以保证良好的脑灌注。由于高温和抽搐增加大脑需氧，故应考虑治疗性诱导性低温治疗。应用冬眠药物迅速控制抽搐及降温时的寒战反应，可选用双氢麦角碱0.6mg、异丙嗪50mg稀释于5%葡萄糖100ml内静脉滴注；亦可应用地西泮10mg静脉注射。

其他措施包括：①脱水：应用渗透性利尿剂减轻脑组织水肿和降低颅内压，有助于大脑功能恢复；通常选用20%甘露醇（1～2g）、25%山梨醇（1～2g）快速静脉滴注（2～4次/日）。联合使用呋塞米（首次20～40mg，必要时增加至100～200mg静脉注射）、25%白蛋白（20～40ml静脉滴注）或地塞米松（5～10mg，每6～12小时静脉注射）有助于避免或减轻渗透性利尿导致的“反跳现象”。在脱水治疗时，应注意防止过度脱水，以免造成血容量不足，难以维持血压的稳定。②高压氧治疗：通过增加血氧含量及弥散，提高脑组织氧分压，改善脑缺氧，降低颅内压。有条件者应早期应用。

5. 防治肾衰竭 如果心脏骤停时间较长或复苏后持续低血压，则易发生急性肾衰竭。防治急性肾衰竭时应注意维持有效的心脏和循环功能，避免使用对肾脏有损害的药物。若注射呋塞米后仍然无尿或少尿，则提示急性肾衰竭。此时可按急性肾衰竭处理。

6. 其他 及时发现和纠正水电解质紊乱和酸碱失衡，防治继发感染。对于肠鸣音消失和机械通气伴有意识障碍患者，应该留置胃管，并尽早地应用胃肠道营养。

笔记栏

（五）心跳骤停存活者的长期治疗

无不可逆中枢神经系统损害，血流动力学稳定的心跳骤停存活者应行全面的诊断试验及制订长期治疗方案。因为院外心跳骤停存活者前2年的死亡率达25%～30%，而适当治疗可降低死亡率。

对急性心肌梗死引起的院外心脏骤停，左室射血分数低于40%者，ICD治疗可降低死亡率。对左室射血分数35%～40%或>40%者，ICD是否优于胺碘酮尚无定论，但左室射血分数<35%者，应采用ICD治疗。心电生理检查有可诱发持续性室速者增加SCD危险，但对左室射血分数低的SCD存活者，不必再行电生理检查，因为即使不能诱发心律失常，也需要ICD治疗。

短暂心肌缺血引起的心脏骤停，尤其是左室射血分数高者，抗心肌缺血药物或冠脉血运重建治疗是合适的。

对冠心病心脏骤停存活者的治疗策略也适用于其他心脏原因导致的SCD。一般来说，其他心脏病SCD存活者，如肥厚型心肌病、扩张型心肌病及各种少见的遗传性疾病（右室发育不良、长QT间期综合征等）应考虑ICD治疗。

案例 3-19-1

尽管这个患者幸存下来，其SCD复发的危险性仍大，因此，应确定猝死的原因并采用预防措施。本例应行冠状动脉造影了解冠状动脉情况，同时，测定左心功能。

【心脏骤停的预后】

1. 急性心肌梗死早期的原发性心室颤动，非血流动力学异常引起者，经及时除颤易复律成功。在住院时，常不需呼吸支持或仅需要支持一段时间，在除颤或复律后血流动力学迅速稳定。急性下壁心肌梗死并发的缓慢性心律失常或心室停顿所致的心脏骤停，预后良好。相反，急性广泛前壁心肌梗死合并房室或室内阻滞引起的心脏骤停，预后往往不良。

2. 急性心肌梗死所致的继发性心室颤动（血流动力学不稳定诱发的心律失常），复苏效果较差，即时死亡率高达59%～89%，即使成功复苏，复发率也高，难以维持稳定的血流动力学状态。其临床表现和预后取决于血流动力学不稳定的程度及治疗反应。缓慢性心律失常、心脏停搏及无脉性电活动常于继发于血流动力学不稳定的患者。

3. 院外心跳骤停存活者，缺氧性脑病是住院期死亡的预测因子。

4. 非心脏病患者住院期心脏骤停的预后差，在少数成功复苏者，复苏后的病程取决于基础疾病。肿瘤、肾衰竭、急性中枢神经系统疾病、未控制的感染，发生院内心脏骤停后住院期存活率小于10%。而短暂的气道阻塞、电解质紊乱、药物致心律失常作用及严重代谢异常导致的心跳骤停，如能迅速复苏及维持，并纠正短暂的异常，大多数患者预后绝佳。

【心脏性猝死的预测和预防】

尽管采取积极的抢救措施，心脏骤停早期院内死亡率仍达50%～60%，院外SCD能幸存出院者不到4%～34%，足以说明一级预防和二级预防的重要性。

(一) 心脏性猝死的预测

由于一般人群心脏性猝死的发生率只有0.1%～0.2%。因此，只有对已确定为高危者采取预防措施才有意义。但由于SCD各种危险因素的敏感性、特异性和预测值都较低，因此实用性较差。

有关危险性分层的指标多来自心肌梗死后的患者。其中，左室射血分数(特别时<30%)是提示SCD的最有力的预测指标。频发或复杂的室性期前收缩(即每小时室性期前收缩10个以上)，常合并有心功能不全，也是SCD的独立危险因素。左室功能不全与室性期前收缩对SCD危险有相加作用，抑制室性期前收缩不能降低SCD危险。但对缺血性心脏病，左室射血分数≤40%者应行动态心电图监测，其中有非持续性室速者需进一步电生理检查。信号平均心电图晚电位阳性预测值低(25%)，但阴性预测值可达95%，可预测心肌梗死后患者的室速/室颤危险，尤其对左室射血分数低于40%者。压力感受器敏感性减低和心率变异性减低都反映迷走神经张力下降，与心肌梗死后心律失常事件增加有关。体表心电图T波交替也提示心律失常高危。心肌梗死后无持续性室性心律失常患者，心电生理检查出现可诱发室速与心律失常事件有强相关性。

(二) 一级预防

针对SCD高危人群的预防措施，通常包括抗心绞痛药物和(或)冠状动脉血运重建，以减少或消除心肌缺血。无论是否有残留心肌缺血，所有无禁忌证的患者，应使用β受体阻滞剂治疗可减少心肌梗死无SCD和总死亡率(25%)，对能耐受β受体阻滞剂的心力衰竭患者也同样有益。β受体阻滞剂预防SCD的作用独立于其抑制室性期前收缩作用。血管紧张素转换酶抑制剂也降低心肌梗死后、左室射血分数≤35%患者的SCD及总死亡率。

一般来说，抗心律失常药都有致心律失常作用，降低存活率，说明抑制室性期前收缩不是预防SCD的稳妥之举。但胺碘酮可减少心肌梗死后左室射血分数≤40%并有频发室性期前收缩或非持续性室速患者的心律失常死亡，胺碘酮与β受体阻滞剂有协同作用。胺碘酮似不能减少总死亡率，大约5%的患者因肺毒性停药。

ICD可降低心肌梗死后射血分数低、非持续性室速或电生理检查可诱发室速患者的死亡率。ICD也可降低严重左心功能受损(左室射血分数≤30%)患者的总死亡率。

对继发与缺血性心肌病的心力衰竭患者，胺碘酮似可降低总死亡率、SCD及心力衰竭所致的死亡。

晕厥和左心功能不全的患者，SCD与总死亡率与心跳骤停存活者相当。继发于冠心病的晕厥和左心功能不全患者，40%以上可诱发持续性室速，这些患者与不能诱发持续性室速者相比，尽管采用ICD和其他治疗，预后仍很差。

对心肌病或少见的遗传性疾病(右室发育不良、长QT间期综合征等)患者，有晕厥、室性快速性心律失常、SCD家族史及其他临床或心电图标志者，应考虑ICD治疗。

(三) 二级预防

SCD存活者远期预后很差，前3年死亡率50%。对冠心病患者，如左室功能正常、电生理检不能诱发室速，冠状动脉血运重建是主要的二级预防措施。但对陈旧性心肌梗死瘢痕导致的持续性单形性室速，冠脉血运重建无效；对血流动力学稳定的室速患者，可行导管消融治疗。研究表明血流动力学稳定的室速患者3年死亡率与血流动力学不稳定室速患者相当，因此，应考虑用ICD治疗。

继发于室速/室颤的SCD存活者或血流动力学不稳定的室速患者的二级预防，ICD治疗较胺碘酮降低3年死亡率20%～30%。尽管有资料表明对左室射血分数≥35%的患者，胺碘酮与ICD的疗效相当，但抗心律失常药物并非二级预防的可靠方法。总之，在适当选择的患者，ICD是SCD一级和二级预防最有效的治疗。

案例 3-19-1

1. 此病例应根据冠状动脉造影情况，考虑冠状动脉血运重建。

2. 可植入 ICD 治疗。

3. 口服药物：阿司匹林、β受体拮抗剂、ACEI、他汀类调脂药。

4. 良好的生活方式。

推荐阅读

Arking DE, Chugh SS, Chakravarti A, et al. 2004. Genomics in sudden cardiac death. Circ Res, 94: 712～723

Huikuri HV, Castellanos A, Myerburg RJ. 2001. Medical progress: sudden death due to cardiac arrhythmias. N Engl J Med, 345: 1473～1482

Solomon SD, Zelenkofske S, McMurray JJV, et al. The valsartan in Acute Myocardial Infarction Trial (VALIANT) investigators. 2005. Sudden death in patients with myocardial infarction and left ventricular dysfunction, heart failure, or both. N Engl J Med, 352: 2581～2588

（刘世明）

第20章 成人先天性心脏病

先天性心脏病(congenital heart disease, CHD)是胎儿心脏和大血管在母体内发育缺陷、部分发育停顿所导致的畸形,病儿出生后即有心血管结构或功能异常。

先天性心脏病可分为无发绀型和发绀型。其种类繁多,对血流动力学的影响大小不一,有些出生后即不能存活;有些则不手术也可存活到成人,如房间隔缺损、主动脉缩窄、三尖瓣下移畸形、先天性纠正型大动脉转位及冠状动脉异常等;还有一些已行外科手术或介入治疗而根治,或经姑息性外科手术或非外科手术而存活到成人。过去的几十年,由于诊断技术和内外科治疗的进展极大地延长了先天性心脏病患者的寿命,越来越多患有先天性心脏病的患者得以生活到成年阶段,这些患者构成了心血管疾病特殊的领域。

二叶主动脉瓣(bicuspid aortic valve)是成人最常见的先天性心脏病,普通人群的发生率约为2%,成人主动脉瓣狭窄手术,约半数为二叶主动脉瓣。其次为房间隔缺损,占成人先天性心脏病的30%~40%。室间隔缺损是儿童最常见的先天性心脏病,由于自行闭合率高,成人患病率较低。法洛四联征是成人最常见的发绀型先天性心脏病。

第一节　房间隔缺损

案例 3-20-1

患者,女性,22岁。妊娠16周,发现心脏杂音2天。患者因妊娠体检发现心脏杂音,近有疲劳、活动时呼吸困难。无胸痛、心悸、端坐呼吸或晕厥等病史。儿童期发育、活动正常,无运动受限。既往无心血管病史,家族史无特殊。

体格检查:发育正常,皮肤、甲床、口腔黏膜无异常。血压100/60mmHg,脉搏74次/分。颈静脉不怒张。心尖搏动正常,S_1正常,胸骨左缘第二肋见闻及3/6级收缩期杂音,S_2固定分裂。双肺无异常,腹软,无压痛,无包块。肝脾未触及。下肢无水肿。

辅助检查:心电图:窦性心律,电轴右偏,不完全性右束支阻滞。

问题:

1. 患者的初步诊断是什么?
2. 下一步应选择什么检查方法?
3. 此患者的处理(能继续妊娠吗?是否需要外科手术治疗?)。

房间隔缺损(atrial septal defect, ASD)是常见的先天性心脏病之一,为心房间隔在胎儿期发育不全所致,在心房水平导致左至右分流。缺损的大小可从筛孔型(几个毫米)房间隔缺损到房间隔完全缺失(单心房)。女性较男性多见,男女比例1∶2~4。

【病理解剖】

房间隔缺损按解剖部位可分三类:①继发孔(第二孔)型缺损,位于卵圆窝区,最常见,约占75%(图3-20-1)。继发孔缺损与获得性二尖瓣狭窄同时存在,构成*Lutembacher's*综合征。②原发孔(第一孔)缺损型,约占15%。胚胎时心内膜垫发育异常,可致多种房室管缺陷,最常见的是房间隔下部原发孔处的缺损,常伴有二尖瓣裂和二尖瓣关闭不全。③静脉窦缺损型,位于房间隔上部,较少见,可伴部分肺静脉畸形引流到上腔静脉或右房。继发孔型ASD不要与卵圆孔未闭相混淆。卵圆孔是一解剖结构,常在出生后闭合,残余的开放是一种正常变异。

【病理生理】

无并发症的ASD(即肺血管阻力正常),血液自左房向右房分流。分流量的大小取决于缺损的大小和左、右心室的相对顺应性。小的缺损,分流到右房的血量少,无明显血流动力学改变。缺损大时,由于左向右分流量大,右心室容量负荷过重,右房、右室扩大。左向右分流使肺循环血流量(Qp)超过体循环血流量(Qs),可用Qp/Qs值来区分房间隔缺埚的大小,Qp/Qs≥2∶1者为大房间隔缺损,Qp/Qs<2∶1者为小房间隔缺损。持续的肺循环血流量增加,导致肺动脉高压,最后导致右心衰竭。大约5%的患者晚期可出现不可逆的肺动脉高压,使分流逆转为右向左分流而出现发绀,形成艾森曼格综合

笔记栏

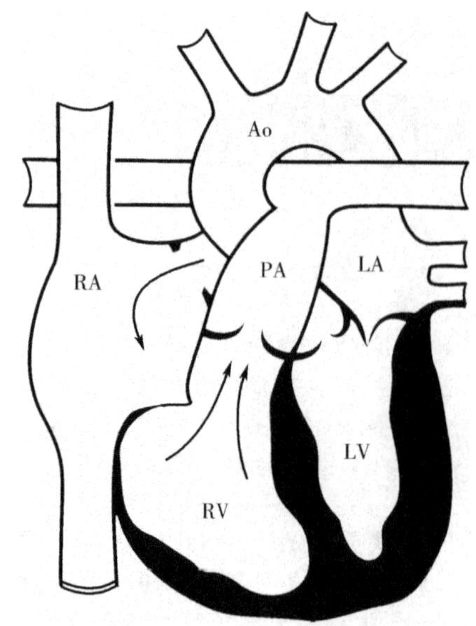

图 3-20-1 房间隔缺损示意图

LA：左心房；RA：右心房；LV：左心室；RV：右心室；PA：肺动脉；Ao：主动脉

征。此时，可出现反常栓塞导致脑栓塞。

合并高血压和冠心病时，左心室顺应性降低，左房压升高，左向右分流增加。

【临床表现】

ASD 患者在肺动脉压正常时常无症状。年龄超过 30 岁后，可出现劳力性呼吸困难、不典型胸痛等症状。房性心律失常随年龄增大而增加，超过 50 岁的未治疗患者发生率极高，可引起心悸、晕厥和脑栓塞。因为肺动脉高压和长期容量负荷过重，可出现右心衰竭的症状和体征。

如分流量大，呼气末在胸骨左缘或吸气末在剑突下可以触及右室搏动。左第 2 肋间隙有时能触及扩张的肺动脉。最特征的体征为肺动脉瓣区第二音亢进、固定性分裂。胸骨左缘第二肋间可听到 2～3 级收缩期吹风样杂音，多不伴震颤，这是通过肺动脉瓣的血流增加所致。在大量左至右分流的情况下，通过三尖瓣的血流增多，可在三尖瓣区听到舒张中期杂音和第三心音奔马律。右心衰竭时，还有体循环淤血的体征。出现右向左分流时，可有发绀、杵状指(趾)。

案例 3-20-1

初步诊断为：先天性心脏病，房间隔缺损。

依据：胸骨左缘第二肋见闻及 3/6 级收缩期杂音，S_2 固定分裂。心电图表现：电轴右偏，不完全性右束支传导正常。

笔记栏

【辅助检查】

1. 心电图 90％的患者有不完全性右束支阻滞图形。在继发孔或静脉窦型 ASD，电轴右偏。在原发孔型 ASD，电轴左偏。亦出现 PR 间期延长、心房纤颤和扑动等。

2. 胸片 可见主肺动脉及分支皆扩张，主动脉结小。右室增大，右心房可增大。在肺动脉压不高时，因肺血流量增多，两侧肺纹理增加。

3. 超声心动图 可见肺动脉增宽，右房、右室增大，剑突下心脏四腔图可显示房间隔缺损的部位及大小(图 3-20-2)。经食管超声观察房间隔最佳，并可观察其他异常，如肺静脉异常、VSD 及二尖瓣异常。彩色多普勒可显示分流方向，并可测定左、右心排血量。

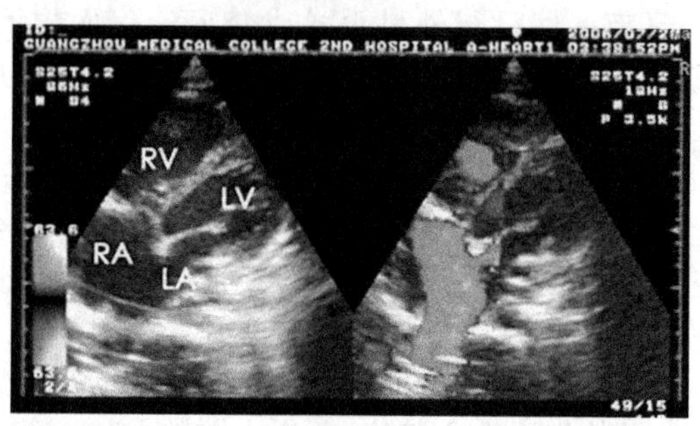

图 3-20-2 房间隔缺损的超声心动图

胸骨旁四腔心切面，左图示房间隔中部连续中断，断端回声增强；右图示左房血流经房间隔中断部位进入右房直达三尖瓣口

4. 心导管检查 年轻患者如果使用非侵入方法已确诊缺损存在，可免做右心导管检查。年龄较大的患者可行心导管检查，以明确缺损的严重程度，测定肺动脉压和肺血管阻力，以及排除冠心病。

案例 3-20-1

经胸超声心动图检查，如不能确诊，行经食管超声检查。由于妊娠，不宜行 X 线检查。(UCG 示右心房、右心室扩大，右室容量负荷过重。无其他畸形。心功能正常。)

【诊断】

典型的肺动脉瓣区第二心音固定性分裂和胸骨左缘第二肋间收缩中期杂音，结合心电图、胸片可提示 ASD 的存在，超声心动图可以确诊。应与肺静脉畸形引流、肺动脉瓣狭窄等鉴别。

【治疗】

外科修复仍是房间隔缺损的主要治疗方法。

应在儿童期进行手术。然而，25岁前、无明显肺动脉高压时手术修补，右室大小和功能也可完全恢复。对40岁以上的患者，分流明显(QP/Qs＞1.5～2.0∶1)且有症状者仍可手术修补，与内科治疗比较，手术可使存活率提高，预防心功能恶化，改善运动耐量。如有明显分流，60岁以上高龄患者亦非手术禁忌，很多患者手术后症状改善。卵圆孔未闭的患者，如有体循环栓塞，也可手术治疗。

位于中心部位的小缺损(不超过3.5cm)，导管封堵术是治疗继发孔缺损患者的标准技术，对有栓塞病史的卵圆孔未闭患者，也可采用封堵器封堵。此法的优点是无需胸骨切开和体外循环，并发症包括器材折断和栓塞、残留分流。

案例 3-20-1

左向右分流的先天性心脏病通常对妊娠耐受好，患者无明显心功能不全，可以继续妊娠。待分娩后，如分流(Qp,Qa＞2∶1)，应手术治疗。

第二节 室间隔缺损

室间隔缺损(ventricular septal defect，VSD)是新生儿常见的先天性心脏病，占新生儿的1/500。由于50%左右的VSD在儿童期自然闭合，大多数较大的缺损在儿童时已经外科修补，故成人有血流动力学异常的VSD相对少见。

【病理解剖】

室间隔缺损(VSD)(图3-20-3)在解剖上可分为：①嵴下型VSD，也称膜部缺损，占VSD的80%。②肌性或心尖部缺损，占5%～20%。③流入道或房室通道型缺损，占5%～8%，常较大，可伴原发型ASD及二尖瓣、三尖瓣异常，常见于Down's综合征。④嵴上型VSD，占5%～7%，易致主动脉瓣关闭不全。

【病理生理】

VSD的病理生理取决于缺损的大小、肺血管床状况和分流对心内血流动力学的影响。VSD时，心室收缩期左心室压力高于右心室，故血液左向右分流。缺损小的患者，右室大小和功能正常，肺血管阻力正常。缺损大时，右室容量增加，右室扩张，肺血流量增加。如未矫治，导致肺血管阻塞性病变，致肺动脉高压，右向左逆向分流，出现发绀(艾森曼格综合征)。

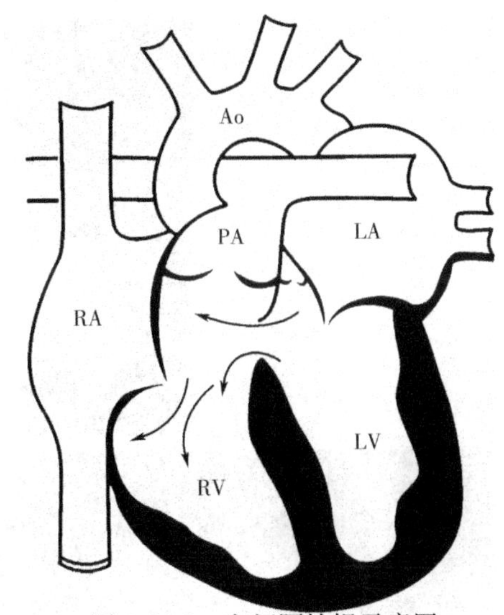

图 3-20-3 室间隔缺损示意图

【临床表现】

VSD患者的临床过程取决于缺损的大小。大多数小缺损自然闭合，或不产生明显的血流动力学异常。大的缺损常在儿童期已手术治疗。未治疗者，成人后常有右心衰竭的症状和体征。如出现右向左分流，可有发绀、杵状指(趾)。所有VSD患者(包括术后残余分流者)感染性心内膜炎的危险性增加。

体检发现心前区搏动增强。可闻及全收缩期杂音，常伴收缩期震颤。杂音最响部位在胸骨左缘第3～4肋间，向胸骨右缘传导。一般来说，小VSD由于左、右心室压力阶差更大，产生的杂音更响；出现肺动脉高压后，左向右分流减少，杂音减弱，P_2亢进。

【辅助检查】

1. 心电图 分流量大时心电图表现为左室肥厚或双室肥大，胸导联双向QRS波。约25%患者心电图有左房或右房扩大的表现。

2. 胸片 大量左向右分流时，心脏扩大，胸片可见心影扩大。无肺动脉高压时，肺血管充血，外周血管血流量过多及近端血管扩张。侧位胸片可见左房增大。大多数小的VSD成人患者心电图和胸片正常。出现肺动脉高压时则会出现心电图和胸片改变。

3. 超声心动图 二维和多普勒超声心动图通常能确定室间隔缺损的部位和大小。左房和左室可扩大。尽管主肺动脉可有扩张，右心腔正常。右室肥厚常提示肺动脉高压或肺动脉瓣狭窄(有右向左分流和发绀)(图3-20-4)。

笔记栏

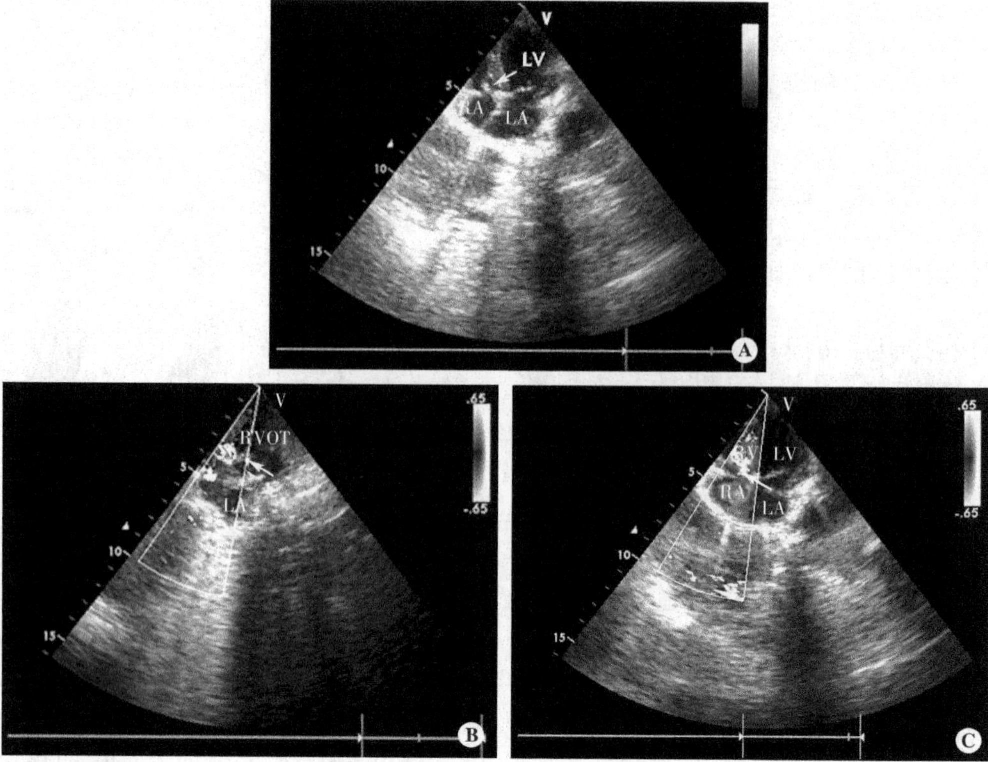

图 3-20-4 室间隔缺损的超声心动图

胸骨旁四腔心切面，A 图示室间隔膜部连续中断，断端回声增强；B 图示左室血流经室间隔中断部位进入右室。C 图：心底短轴切面，示左室血流经室间隔中断部位进入右室（RVOT：右室流出道）

4. 心导管检查 宜限于考虑手术的患者。成人小的 VSD 无需导管检查。右心导管连续测定不同部位血标本的血氧饱和度，右心室血氧饱和度越高，分流量越大。同时可测定肺动脉压及肺血管阻力。以左前斜加头位行左心室造影可显示血流通过缺损进入右心室的位置。

【诊断】

患者自幼存在心脏杂音，体格检查发现胸骨左缘全收缩期杂音，向右传导。左房、左室或双室增大。超声心动图大多可以确诊。鉴别诊断包括三尖瓣反流、法洛四联征、瓣下型肺动脉瓣狭窄及肥厚型心肌病。

【治疗】

成人小 VSD(Qp/Qs＜1.5∶1 者)一般不手术治疗。Qp/Qs＞2∶1 的 VSD 患者，应行外科手术修补缺损，其他适应证为反复发生感染性心内膜炎和严重的主动脉瓣反流的 VSD 患者。

已有艾森曼格综合征者，由于肺血管阻力增高，为手术禁忌，其治疗主要针对发绀的并发症。

有手术指征的 VSD，若为肌部或部分膜部 VSD，缺损口直径小于 10mm，缺损口中点距主动脉瓣的距离大于缺损直径 2 倍以上者，可行室间隔缺损封闭术。

笔记栏

第三节 动脉导管未闭

动脉导管未闭（patent ductus arteriosus，PDA）是由于正常胎儿循环持续存在而导致的先天性心脏病。以早产儿、高原出生者多见，女多于男。由于多在儿童期手术治疗，成人不常见。

【病理解剖】

动脉导管在出生后几小时功能性关闭，此后 4～8 周内解剖学上关闭。如未关闭，形成动脉导管未闭。动脉导管未闭是主肺动脉最常见的沟通形式，分流从主动脉发出的左锁骨下动脉远端通过未闭的动脉导管进入左肺动脉（图 3-20-5）。主肺动脉隔缺损是近端的主动脉和肺动脉主干之间有一个大沟通，临床上难于与动脉导管未闭区别。动脉导管未闭可伴其他先天性畸形如主动脉缩窄、VSD 等。

【病理生理】

动脉导管未闭，主动脉和肺动脉之间存在交通，由于收缩期和舒张期主动脉压力皆高于肺动

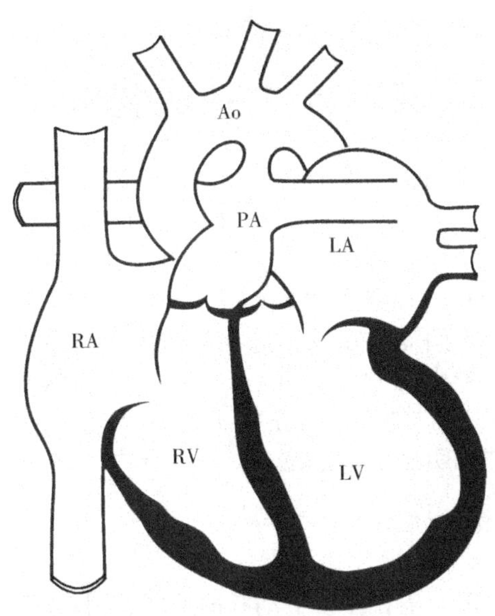

图 3-20-5　动脉导管未闭示意图

脉，主动脉血流循压力阶差不断进入肺动脉。PDA 的血流动力学后果取决于导管的大小。导管小者血流从主动脉流入肺动脉较少，肺血管阻力正常。导管大时，通过肺循环回到左侧心脏的血流明显增多，导致左室容量负荷过重，肺淤血。持续大的分流可致肺血管阻塞，导致艾森曼格综合征。当肺血管阻力超过体循环阻力，分流从肺动脉流入主动脉。患者常有下半身发绀和杵状趾，而上半身正常，称差异性发绀。这是由于氧合差的血从肺动脉经动脉导管到左锁骨下动脉远端的主动脉；而左心室的血液(氧合好)供应头部及上肢所致。

【临床表现】

小的 PDA 通常无症状及血流动力学并发症。如在儿童期未手术治疗，成人大的 PDA 可出现左心衰竭的症状。出现肺血管阻塞后，有艾森曼格综合征及右心衰竭的症状。

PDA 的特征是在胸骨左缘第 1、2 肋间隙听到典型的 PDA“机器样”连续性杂音。大的 PDA 可有左心室扩大及肺淤血的体征。随着肺动脉压力的增高，杂音的舒张期部分即逐渐变短。发生艾森曼格综合征时，杂音可消失，出现肺动脉高压的体征。

【辅助检查】

有明显左至右分流的成年患者，心电图上至少有一个肢体导联可见双峰 P 波，符合左房增大，左室亦有不同程度肥厚。约 20%患者 PR 间期延长。年龄较大患者胸片 PDA 处可见钙化。升主动脉和肺动脉扩张，双侧心腔增大。超声心动图虽未必能直接窥见 PDA，但利用多普勒信号仍能做出准确诊断(图 3-20-6)。对左心扩张和肺动脉高压，也能做出定量评估和监测。外科手术前，一般尚需由心导管术确定诊断及测定肺血管阻力。

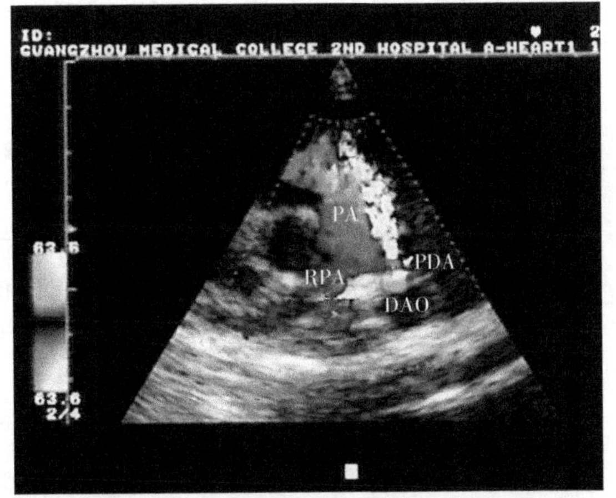

图 3-20-6　动脉导管未闭超声心动图

心底短轴切面，示降主动脉血流经未闭动脉导管进入肺动脉(DAO:降主动脉；PA:肺动脉；RPA:右肺动脉；PDA:动脉导管未闭)

【诊断】

根据典型的左锁骨下区机器声样连续性杂音、X 线及超声心动图表现，大部分可诊断，心导管检查可确诊。动脉导管未闭需与能引起连续性杂音的病变相鉴别，如左锁骨上连续的静脉营营音、室间隔缺损合并主动脉瓣关闭不全、冠状动脉异常引流到肺动脉等。

【治疗】

由于本病易合并感染性心内膜炎，且手术或介入封堵的死亡率和致残率极低，故无论 PDA 大小及分流情况均应尽早治疗。存活到成人、未手术治疗的 PDA，通常在 30 岁左右出现充血性心力衰竭或肺动脉高压(有右向左分流和发绀)。超过 40 岁的患者大约 15%存在动脉导管钙化或瘤样扩张，增加手术难度。所有未手术的患者应预防感染性心内膜炎。

第四节　先天性主动脉瓣狭窄

先天性左室流出道梗阻可发生在瓣膜、瓣下和瓣上水平。瓣膜型狭窄最常由二叶主动脉瓣引起，二叶主动脉瓣占人群的 2%左右，男多于女。少数患者可合并主动脉缩窄及动脉导管未闭。

笔记栏

【病例解剖】

二叶式主动脉瓣在儿童期瓣膜功能正常，因而可无任何症状和体征。随年龄增大，由于瓣膜结构异常引起的非层状血流导致瓣叶损伤，增厚，钙化，可致主动脉瓣狭窄。也可由于瓣叶与瓣环发育不匹配，或感染性心内膜炎而导致主动脉瓣关闭不全。

【病理生理】

当二叶主动脉瓣功能正常时，无任何症状与体征。在成年期发生狭窄或关闭不全时，诊断和治疗与其他类型的获得性主动脉瓣狭窄或关闭不全相同。

【临床表现】

二叶主动脉瓣早期通常无症状，一旦发展到出现明显的血流动力学表现的瓣膜狭窄，症状与体征与获得性瓣膜病变相似。常见表现为典型的三联征：呼吸困难、胸痛和劳力性晕厥。二叶主动脉瓣的主要并发症包括猝死及感染性心内膜炎，后者导致主动脉瓣关闭不全。

体格检查：颈动脉搏动和左室搏动正常，S_2正常，可有收缩早期喀喇音和杂音。狭窄明显时，颈动脉搏动延迟，容量减少，收缩期喀喇音消失，出现单一S_2音，收缩期杂音呈递增递减型，收缩晚期最强。有主动脉瓣关闭不全时，可出现相应的杂音。

【辅助检查】

心电图表现为QRS波高电压、左室肥厚、电轴左偏等。随主动脉狭窄加重，X线检查可有心脏增大。超声心动图是诊断二叶主动脉瓣最直接、可靠的方法。

【诊断】

临床表现为孤立的主动脉瓣狭窄或关闭不全的成人患者应想到本病的可能。超声心动图可确诊。鉴别诊断主要为风湿性心瓣膜病及肥厚型梗阻性心肌病。

【治疗】

治疗与其他病因性引起的主动脉瓣狭窄相同。对瓣膜狭窄且有相应症状，如跨瓣压力阶差50mmHg者，可行经皮主动脉脉瓣成形术或外科瓣膜切开术、瓣膜置换术。有进行性主动脉瓣关闭不全者，需行瓣膜置换术。

笔记栏

第五节　主动脉缩窄

主动脉缩窄（coarctation of the aorta）是以躯体上半身部分高血压、下肢低血压为特征的阻塞性主动脉病变。男女比例2∶1，25%左右患者合并二叶型主动脉瓣。其他同时存在的病变包括室间隔缺损及动脉导管未闭等。最常见的其他异常是大脑动脉环（Willis环）动脉瘤。所谓主动脉“假狭窄”，是指主动脉弓弯曲或扭结，但并无明显压差存在。

【病理解剖】

多发生在左锁下动脉的远端、动脉导管或其残遗动脉韧带附着处（图3-20-7）。少数缩窄位于左锁下动脉的近端。

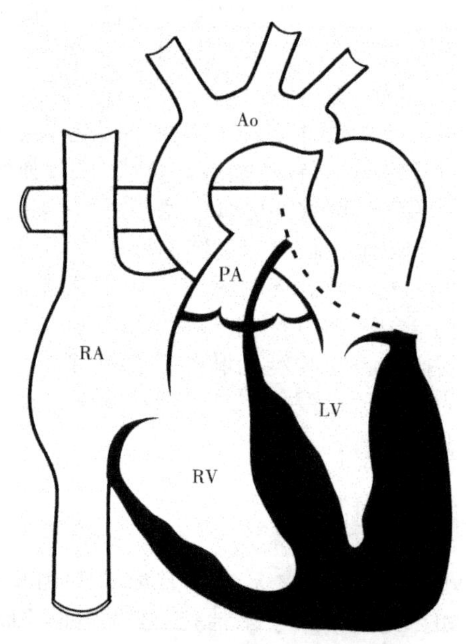

图3-20-7　主动脉缩窄示意图

【病理生理】

主动脉缩窄导致左室流出受阻，缩窄近端主动脉及大动脉血压高于缩窄远端主动脉及下肢动脉。主动脉缩窄的最常见合并症是高血压和继发性左室肥大及心衰。高血压是由于主动脉近端血管顺应性减低，以及阻塞下方肾动脉灌注不足致肾素-血管紧张素系统活化所致。左室肥大则是慢性压力负荷过重引起的。充血性心力衰竭最常见于婴儿和40岁以后。狭窄近端压力升高促使乳内、肩胛和肋间上动脉产生侧支血管，到达降主动脉的肋间支。侧支循环随着年龄的增长而增多，为下肢和脊髓供血。这些改变与手术有关的并发症有关，如脊髓灌注保护不力可导致运动障碍。动脉瘤以升主动脉和大脑动脉环(Willis)最为显著。早发冠心病与高血压有关。缩窄处的细菌性动脉内膜炎或二叶主动脉瓣处心内膜炎，以及脑血管合并症、心肌梗死、心力衰竭、主动脉夹层等并发症见于2%～6%病例，未经手术的高龄患者更易发生。

【临床表现】

青年人可无症状，而是偶尔发现高血压和下肢搏动减弱。青年男性如有原因不明的上肢高血压，都应想到此症。压力差异可致鼻出血、头痛、下肢乏力或跛行。老年患者则可有心绞痛、心衰症状和血管合并症。

体格检查可见下半身发育常不如上身。髋窄、腿短，与宽肩、长臂相对。应测定两上肢和一侧下肢血压，如腘动脉收缩压比上肢收缩压增高不到10mmHg，即属异常。但舒张压则上、下肢皆相同。右臂血压与左臂相差30mmHg以上，也符合左锁下动脉血流受损。桡动脉搏动强劲有力，而下肢股、腘、足背动脉则隆起徐缓甚至缺失。眼底检查可见视网膜动脉纤曲或呈螺旋形。心前区触诊抬举性心尖搏动。听诊应注意二叶主动脉瓣的收缩期喷射音。缩窄本身产生的收缩期杂音在背部位于胸中部，杂音长度与缩窄轻重相关。胸前部可在锁下区和胸骨缘或腋部听取侧支血流增多的胸部收缩期杂音。

【辅助检查】

成人主动脉缩窄，心电图上最常见的改变是左室肥大。胸片检查有诊断意义。缩窄节段所在位置，上为扩张的左锁下动脉，下为向左凸起的降主动脉，构成所谓“3”字征。缩窄位于左锁下动脉以下时，由于肋间后动脉扩张所致两侧肋骨切迹，可在第3至第8肋骨后看到。如缩窄位于左锁下动脉近端，则肋骨切迹只限一侧，左侧肋骨不受累及。经胸超声可以证实降主动脉中的压差，确定左室肥大的存在。磁共振检查是观察降主动脉解剖情况的最佳检查方法。如拟手术，应做心导管测压，并对侧支做出评估。

【诊断】

明显的上下肢血压差异及胸部杂音提示本病。胸片示左室大、“3”字征、肋骨切迹。超声心动图检查可以确诊。应与多发性大动脉炎相鉴别。

【治疗】

一旦诊断，应行外科修补手术治疗。最理想的方法是切除异常缩窄组织后行端-端吻合。术后再狭窄可用经皮腔内血管成形术，可植入或不植入支架。

第六节　肺动脉瓣狭窄

肺动脉瓣狭窄是成人常见先天性心脏病之一。多数患者症状较轻无需治疗。主要特征包括肺血流减少、右心室肥厚及在梗阻部位的杂音。常与其他先天性心脏异常并存，如ASD、VSD、动脉导管未闭等。

【病理解剖】

单纯性先天性瓣膜性肺动脉狭窄为一常见畸形，20%病例为二叶瓣所致，10%为黏液瘤性改变和高度增厚所致瓣膜发育异常引起的，其余大多为三叶瓣异常所致。老年患者瓣叶融合引起不同程度的增厚和钙化。

【病理生理】

右室流出道狭窄的程度取决于瓣口的大小，活动时右室搏出量不会有相应增加。由于右心室负荷过重，可出现右心室肥厚。如果狭窄不进行治疗，可出现右心衰竭。瓣膜性肺动脉狭窄患者，按右心室与肺动脉间收缩期压力阶差分为轻度(压力阶差小于50mmHg)、中度(压力阶差50～80 mmHg)和重度(压力阶差大于80mmHg)。

【临床表现】

轻、中度肺动脉狭窄亦可无症状。重度狭窄时，除运动耐量减低外，还可有呼吸困难、胸痛、晕厥先兆、晕厥等症状。后期可出现右心衰竭。如果卵圆孔未闭或存在房间隔缺损，可能出现右向左分流，发绀、杵状指。

明显狭窄者查体可见颈静脉a波突显，反映右室顺应性差。触诊可在胸骨旁发现右室肥大所致抬举性搏动。如瓣叶尚有活动性，可以听见呼气性收缩期喷血喀喇音。中至重度狭窄时，可以在左第2肋间听到3级以上收缩期杂音，可伴震颤。随着梗阻程度的不断加重，杂音长度也在增加，高峰强度则不断推向收缩后期。如发生右室衰竭，将出现三尖瓣关闭不全和体循环淤血。

笔记栏

【诊断】

根据典型的杂音、X线表现及超声心动图表现诊断不难。应与原发性肺动脉高压、鉴别诊断。

【辅助检查】

心电图可见电轴右偏，P波高尖，轻度以上狭窄时，V_1导联上R波振幅超过S波。即使狭窄仅为轻度，胸片示可见主肺动脉扩张。左肺动脉扩张常较右肺动脉为甚，这是由于高速血流向左喷射所致。随看右侧心腔的扩大，右室亦可出现程度不一的肥厚。超声心动图可以确诊并判断其病情轻重。

【治疗】

狭窄上下压力阶差<50mmHg时，可保守治疗，活动亦无需限制。如无症状，定期复查超声心动图。压力阶差大于80mmHg时，应做经皮球囊瓣膜成形术或外科瓣膜切开术。压力阶差50～80mmHg者，如有症状应手术治疗。

第七节　三尖瓣下移畸形

先天性三尖瓣下移畸形较少见，也称埃勃斯坦畸形(Ebstein anomaly)。基本畸形是部分三尖瓣向下移位和一部分右心室心房化。三尖瓣隔瓣和后瓣最常受累。

【病理解剖】

三尖瓣下移畸形(图3-20-8)的特征为三尖瓣叶变形，三尖瓣隔瓣和后瓣向心尖部移位，黏附在右室壁，前叶延长呈帆样。三尖瓣下移畸形时，右心由三个解剖区间构成：右房本身、真右室和二者间的右室心房化部分。轻度三尖瓣下移畸形，三尖瓣叶限制程度甚轻，前叶仍能活动，真右室也只稍有减小。重度三尖瓣下移畸形时，三尖瓣叶组织严重受限，真右室变小而收缩性能减低。最常伴同的心脏畸形是继发孔房间隔缺损或卵圆孔未闭，见于大约半数患者。

【病理生理】

三尖瓣下移畸形导致三尖瓣关闭不全，因为心室收缩时三叶不能会合。损害较重时，瓣膜关闭不全和右室功能非同步性改变引起右室扩张和右心衰竭。

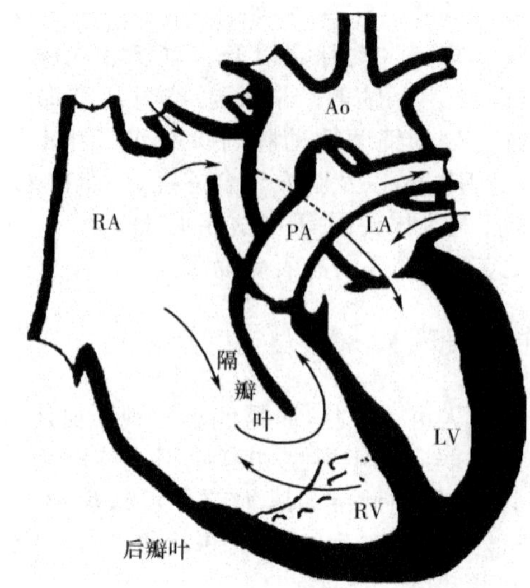

图3-20-8　三尖瓣下移畸形示意图

【临床表现】

由于三尖瓣叶受限程度不一，心房化右室和真右室相对大小不一，临床表现的轻重相差悬殊。可有呼吸困难、疲劳、心悸、右心衰竭等表现。发绀是见于约80%的患者。约20%～25%病例有阵发性室上性心动过速。

体格检查：右胸骨旁隆起，心界扩大，S1宽分裂，三尖瓣区可闻收缩期喀喇音(三尖瓣关闭延迟引起)和三尖瓣反流的收缩期杂音。可出现第三心音和第四心音奔马律。

【辅助检查】

1. 心电图　可见P波高耸，QRS波形态异常。大约20%～25%有预激(右侧旁路)图形。

2. X线检查　见球形巨大心影，以右心房增大为主，有发绀者肺血管影减少。

3. 超声心动图　具有重要诊断价值，可见下移的瓣膜，巨大的右房、右心室缩小。

4. 心导管检查　在右室的房化部分可同时记录到右室心电图和右房压力，这种征象可确诊本病。

【诊断】

根据临床表现及超声心动图表现可以确诊。需要与发绀型先天性心脏病、扩张型心肌病、心包积液鉴别。

【治疗】

与旁道相关的室上性心动过速，可采用射频消融治疗。

笔记栏

当心功能不全或发绀加重，出现明显的房性心律失常，和(或)出现脑血管意外时，应考虑手术治疗。手术选择为三尖瓣置换或修复术，关闭房间隔缺损。

第八节　主动脉窦动脉瘤

主动脉窦动脉瘤(aortic sinus aneuysm)为少见的先天性心脏病。在动脉瘤破裂前无任何症状，破裂后可出现严重症状。

【病理】

主动脉根部，主动脉瓣叶附着于主动脉壁，其上有3个窦。一个发出右冠状动，一个发出左冠状动脉主干，另一个称为"无冠窦"。主动脉窦壁薄，易形成动脉瘤并可能破裂。90%以上主动脉窦动脉瘤累及右冠状动脉窦或无冠窦。可破裂到右房、右室、肺动脉、左心室或心包腔(图3-20-9)。

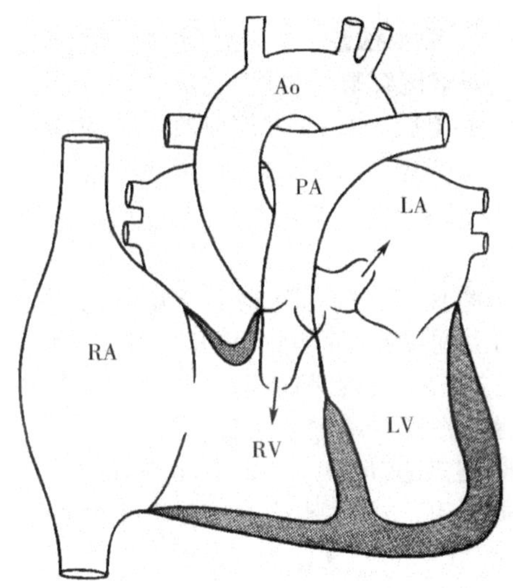

图3-20-9　主动脉窦动脉瘤破裂示意图

箭头所指为主动脉窦动脉瘤破裂如右心室、左心房

【病理生理】

根据主动脉窦动脉瘤的部位和破入的不同腔室而有不同的病理生理改变，若破入心包，可因急性心脏压塞而迅速死亡。临床上以右冠状动脉窦瘤破裂入右心室常见，导致左向右分流。

【临床表现】

过去未有症状的年轻人，突然感到胸痛，并迅速发展至呼吸困难，有时是在体力劳动后发生的。

查体符合明显心衰。尽管分流发生在主动脉和右心之间，左、右心室衰竭并不少见。典型杂音为响亮、连续性，常伴震颤。在此基础上，还可由于损伤邻近的主动脉瓣而发生瓣膜关闭不全的杂音。

【辅助检查】

胸片显示左、右心室容量负荷过重，并有分流血管和肺静脉淤血征象。超声心动图在窦瘤破裂前可见窦体增大有囊状物膨出；破裂后可见裂口，多普勒超声可见血液分流。磁共振检查可清晰显示窦瘤情况。心导管检查则可了解动脉瘤破裂的部位及分流量，并可了解冠状动脉情况。

【诊断】

根据临床表现及超声心动图多能诊断。主动脉窦动脉瘤破裂应与急性心肌梗死、动脉导管未闭、室间隔缺损合并主动脉瓣关闭不全鉴别。

【治疗】

未破裂时可随访观察。一旦主动脉窦动脉瘤破裂应在体外循环下手术修补。

第九节　法洛四联征

案例3-20-2

患者，女性，30岁。晕厥4次。

患者2年前运动时出现晕厥，此后多次发作，均在运动、劳力时发作。1岁前发现心脏杂音及发绀，因故未手术治疗。由于运动明显受限，不能完成学业，喜蹲踞。一直可从事家务劳动，但最近呼吸困难及疲劳加重，行走20～30米即有呼吸困难。未用药物治疗。家族史无特殊。

体格检查：BP 120/85mmHg，P 90次/分，R 20次/分。明显发绀、杵状指。颈静脉正常，胸骨右缘抬举性搏动，S_1正常，单一S_2，无额外心音，胸骨左缘第3～4肋见闻及3/6级收缩期杂音。双肺无异常，腹软，无压痛，肝脾不大，下肢无水肿。

实验室检查：血常规：Hb21.8g/dl，血细胞比容61%；血气分析：P_{CO_2} 27mmHg(正常35～45)，血氧饱和度88%。

问题：

1. 初步诊断是什么？
2. 下一步应进行哪些检查？
3. 本患者应如何治疗。

笔记栏

法洛四联征(tetralogy of Fallot)是最常见的发绀型先天性心脏病。法洛四联征的四种畸形是:肺动脉狭窄、室间隔缺损、主动脉骑跨和右心室肥厚。

【病理解剖】

本病的VSD80%为膜周型。肺动脉狭窄可为瓣膜、右室漏斗部或动脉型,以右室漏斗部型为多。主动脉根部右移,骑跨于室间隔之上,故与左、右心室直接相连。右室壁显著肥厚(图3-20-10)。本病合并房间隔缺损或卵圆孔未闭时,称法洛五联征。

可合并的其他异常包括右位主动脉弓,约见于25%病例。还有约10%的病例伴有左前降支异常,由右冠状动脉窦发出,越过右室流出道。还可合并左上腔静脉、房室共道永存、主动脉瓣关闭不全等。肺动脉闭锁时,肺血流来自主动脉至肺动脉的侧支。

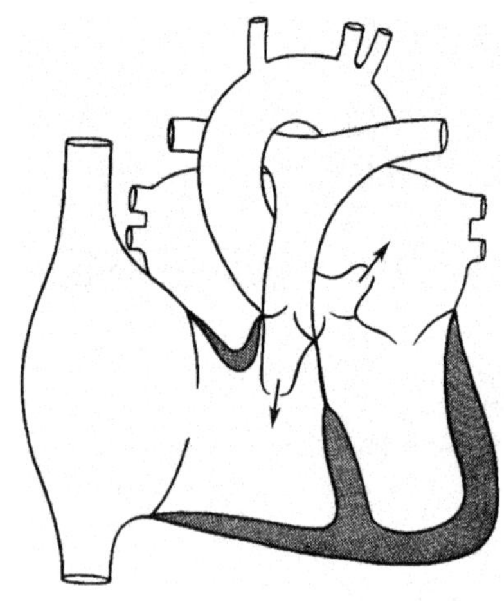

图3-20-10 法洛四联征示意图

【病理生理】

本病由于巨大室间隔缺损,左、右室压力相等。由于肺动脉狭窄,进入肺动脉血流受阻,肺血流减少。右心室搏出的血液大部分进入骑跨的主动脉,使体循环血氧饱和度明显降低,出现发绀,并继发性红细胞增多症。

【临床表现】

未治疗的法洛四联征患者出生后即有发绀。患儿常有活动能力差、蹲踞的病史。有特征性的缺氧发作,表现为典型的乏力和发绀加重,原因可能为漏斗部痉挛,成人少见。发绀在运动时也加重,因体循环血管舒张,右向左分流所致。

笔记栏

体格检查可见中央性发绀和杵状指。右心室搏动明显,第2心音为单一成分,即主动脉瓣关闭音,肺动脉瓣成分消失或不明显。胸骨左缘第2、3肋间可闻及收缩期喷射样杂音,为肺动脉瓣口狭窄所致,狭窄严重者,右至左分流愈甚,流经狭窄的右室流出道的血流量愈少,杂音可微弱或消失。肺动脉狭窄轻而在心室水平有左向右分流者,可在胸骨左缘3、4肋间闻及室间隔缺损引起的收缩期杂音。

案例3-20-2

先天性发绀性心脏病最常见的原因是法洛四联征及艾森曼格综合征。本例自幼有心脏杂音、发绀;活动受限、喜蹲踞;胸骨左缘收缩期杂音及单一S_2;根据上述表现及实验室检查,初步诊断法洛四联征。

【辅助检查】

1. 血常规检查 可见红细胞计数、血红蛋白及血细胞比容显著升高。

2. 心电图 ECG表现取决于肺动脉狭窄程度及分流程度。如狭窄严重,常表现为右心室肥厚;如果狭窄较轻,主要为左向右分流,表现为左室肥厚。

3. 胸片 当肺动脉狭窄严重,右心室增大,心尖向上翘,连同肺动脉段凹陷,形成典型的"木鞋形"。在这些患者肺血明显减少。可有肺动脉狭窄后扩张和右位主动脉弓。

4. 超声心动图 可确诊,可见右室肥厚、室间隔缺损和主动脉骑跨,也可显示肺动脉狭窄情况。

5. 磁共振检查 能精确测定远端肺动脉的狭窄。

6. 心导管检查 只宜限于考虑手术或再手术者,以及需排除冠心病的患者。

案例3-20-2

下一步的检查应完成心电图、X线及超声心动图检查。

(心电图:窦性心律,右室肥大。超声心动图:主动脉骑跨,大室间隔缺损,明显右向左分流,肺动脉严重狭窄,右室肥厚。)

根据上述结果,可确诊为法洛四联征。

【诊断】

本病临床表现较具特征性,一般诊断不难,但要和其他引起发绀的先天性心脏病特别是大动脉错位合并肺动脉瓣狭窄、艾森曼格综合征、三尖瓣下移畸形等鉴别。

【治疗】

法洛四联征患者如果不行姑息性外科治疗，只有11%存活到20岁以上。活到40岁以上的只有3%。因为肺动脉狭窄，不发生肺动脉高压，故成人法洛四联征患者均可手术治疗。药物治疗方面，未手术者应避免体循环扩张，因为动脉压的增加可增加右向左分流。未手术者感染性心内膜炎常见。

有发绀的患者应行心内修补，关闭室间隔缺损，纠正肺动脉或漏斗部狭窄，有助于减轻症状，预防发绀相关并发症。漏斗部切开或切除，必要时补片修补右室流出道或肺动脉瓣环可减轻梗阻。

案例 3-20-2

应考虑手术治疗。主要决定因素是肺血管状态。应先行心导管检查了解肺动脉的大小和解剖，确定额外的肺血流来源。确定是否有多个室间隔缺损及冠状动脉异常起源。

外科方法包括：姑息手术，增加肺血流；根治手术完全矫治室间隔缺损，缓解流出道梗阻。

第十节　艾森曼格综合征

艾森曼格综合征（Eisemenger syndrome）指的是伴有逆向分流的肺动脉高压。顾名思义，肺动脉高压不是在疾病的过程中发生，而是在出生—儿童期初次检查时就以存在。通常将有心脏缺损，并自幼就有肺动脉高压者统称为艾森曼格综合征。因为临床表现主要取决于肺动脉高压，而与缺损部位或确切的解剖病变关系不大。

艾森曼格综合征的缺损可位于心脏的任何水平，分流可发生在主肺动脉间、房室间、心房间等，见于VSD、原发孔型ASD、PDA、心内膜垫缺损、主肺动脉窗。艾森曼格症候群（Eisenmenger's complex）指缺损位于室间隔（艾森曼格的首例存在VSD，故名），伴肺动脉高压和逆向分流，患者常在青春期前发生肺动脉高压。有些患者肺动脉高压发生在青春期后，通常见于伴有大量左向有分流的继发孔ASD，肺血流增加发展到肺动脉高压称艾森曼格反应（Eisenmenger's reaction），也称获得性艾森曼格综合征。

【病理解剖】

原有的室间隔缺损、房间隔缺损、动脉导管未闭等缺损较大，右心房、右心室增大，肺总动脉和主要分支扩大，而肺小动脉可有闭塞性病变。

【病理生理】

由于大量的左向右分流，使肺动脉压逐渐增高，肺动脉压等于或接近体循环动脉压，右心室、右心房压也增高，左向右分流逆转为双向分流或右向左分流，出现发绀。

【临床表现】

发绀，劳累后加重。劳力性呼吸困难常见。胸痛、咯血、近乎晕厥较少见。一过性菌血症可经右向左分流进入脑循环，导致脑脓肿。

体格检查：体格检查以发绀和杵状指（趾）最为突出。心血管检查发现肺动脉高压的体征最明显。左室搏动不移位，可见右心室胸骨旁抬举性搏动。右心衰竭时颈静脉压增高，a波明显，多数患者第二心音的肺动脉成分增强。可闻及三尖瓣反流的收缩期杂音和高调的肺动脉反流舒张期杂音（Graham steele杂音）。右心衰竭时可有肝肿大、腹水及下肢水肿。

【辅助检查】

1. 心电图　见右心房增大，右心室肥厚，电轴右偏。电轴左偏提示原发孔型ASD。

2. 胸片　示右心室扩大，胸骨后间隙消失，肺动脉段突出，肺血量减少，周围肺血管影稀疏。

3. 超声心动图　可见显著右心室肥厚和心房扩大。右心室功能可正常直到疾病的晚期，此时，右房增大。左室较小，充盈不足，室间隔向左室偏移。二维超声结合多普勒成像和盐水对比试验可确定分流水平。

晚期可证实右心压力负荷增加、肺动脉增大以及三尖瓣和肺动脉瓣关闭不全。如考虑患者可能受惠于手术，但对肺血管阻力增加的可逆性尚有存疑，则应做心导管检查。

原发性肺动脉高压伴经卵圆孔分流，与有房间隔缺损的艾森曼格综合征相似，经食管超声或心导管可鉴别。

4. 心导管检查　特征性的血流动力学发现有肺动脉高压、肺血管阻力增加。右向左分流等。应测量残余的左向右分流程度。行心导管检查时要吸氧，以测定肺血管反应性是否持续存在。如果给氧或一氧化氮时肺循环阻力降低，并可测量到左向右分流增加，表明患者有行外科手术的适应证。

5. 其他 血氧饱和度明显降低。红细胞增多时，血细胞比容增大。常见铁缺乏，特别是不恰当放血治疗后。红细胞周转增快时有高尿酸血症。

【诊断】

根据病史及临床晚发发绀，结合超声等辅助检查诊断不难。应与发绀型先天性心脏病鉴别。

【治疗】

艾森曼格综合征患者预后差。经合理的药物治疗可延长其寿命。死亡原因包括肺梗死、心律失常性猝死、进行性右心衰竭和脑脓肿。

有顽固的肺血管病变时，禁忌修补手术。心肺移植是有效方法之一。

恰当的药物治疗至关重要。发绀性先天性心脏病常伴血液系统疾病，显著增加死亡率。继发性红细胞增多症的患者可分为代偿和失代偿。代偿性红细胞增多的患者如血细胞压积稳定，无缺铁的证据，高黏度血症的症状很少。即使血细胞比容超过70%，不增加脑血管意外事件，无需静脉放血。失代偿的红细胞增多症患者有症状，血细胞比容超过65%。一般对血细胞比容小于65%的患者不主张放血治疗。出血体质也与发绀性心脏病有关，一般较轻，无需特殊治疗，应避免使用阿司匹林或肝素。外科手术时，出血可威胁生命，应在术前放血使血细胞比容降到65%以下。痛风可按常规治疗，但要避免使用非甾体类解热镇痛药。避孕非常重要。

推荐阅读

Cooper WO. Hernandez-Diaz S, Arbogast PG. et al. 2006. Major congenital malformations after first-trimester essssxposure to ACE inhibitors. N Engl J Med, 354: 2443～2451

Minette MS, Sahn DJ. 2006. Ventricular septal defects. Circulation, 114: 2190～2197

Webb G, Gatzoulis MA. 2006. Atrial septal defects in the adult: recent progress and overview. Circulation, 114: 1645～1653

（刘世明）

第21章 原发性高血压

案例 3-21-1

患者，男，50岁，干部，因"反复发作头昏、头痛半年余，伴心悸、胸闷、心前区不适2个月"于2005年3月14日入院。

患者半年来常感阵发性头昏、头痛，活动及劳累后出现心悸，自认为"感冒"而未曾就诊，不服药或休息后症状可缓解。近2个月上述症状发作常伴胸闷，心前区不适，且渐加重到医院就诊，病程中无发热、咳嗽、咳痰；无抽搐，意识障碍、肢体活动障碍等。饮食二便尚正常，睡眠差，体力下降。既往无心血管疾病史，吸烟30余年，长期饮酒，每晚餐约100g，其父亲病逝，死于高血压脑出血，母亲健在。

体格检查：T 37℃，P 84次/分，R 20次/分，BP 170/100mmHg，身高170cm，体重76kg。一般情况可，神志清晰，对答切题。胸廓对称无畸形，双肺未闻干湿啰音。心尖搏动增强，心率84次/分，节律整齐，心尖区抬举样搏动，心音有力，主动脉瓣区第二音亢进。腹软，肝脾未触及，腹部无压痛。

问题：

1. 该患者的诊断是什么？
2. 在明确诊断之前，应做哪些相关检查？
3. 患者有哪些器官损害？
4. 应采取哪些治疗措施？

高血压是以体循环动脉压力升高为主要表现的临床综合征，常伴有脑、心、肾等器官损害及血糖、血脂代谢异常。在高血压患者中，90%以上病因不明，称为原发性高血压（essential hypertension，又称高血压病）；5%～10%的高血压患者是某些已知疾病的临床表现之一，称为继发性高血压（secondary hypertension，又称症状性高血压）。原发性高血压是最常见的心血管疾病之一。2002年我国营养与健康现状调查显示，18岁及以上居民高血压患病率为18.8%，与1991年相比，患病率上升31%，估计全国患者数约1.6亿。且存在地区、城乡和民族差别，北方高于南方，城市高于农村，高原少数民族地区较高。性别差异表现为44岁以前，男性高于女性，45～59岁之间无明显差异，60岁以后女性高于男性。

【血压分类和定义】

人群中血压呈连续性正态分布，高血压的标准是根据临床及流行病学资料人为界定的。2005年我国高血压指南将收缩压≥140 mmHg和(或)舒张压≥90mmHg定义为高血压，再根据血压增高的水平，分为1、2、3级高血压（表3-21-1）。

表 3-21-1　血压水平的定义和分类(2005年中国高血压指南)*

类　别	收缩压(mmHg)	舒张压(mmHg)
正常血压	<120	<80
正常高值	120～139	80～89
高血压		
1级(轻度)	140～159	90～99
2级(中度)	160～179	100～109
3级(重度)	≥180	≥110
单纯收缩期高血压	≥140	<90

*当收缩压和舒张在分属于不同分级时，以较高级别为标准

【病因和发病机制】

(一) 病因

原发性高血压为多因素疾病，虽然一些学说得到实验室和临床资料的支持，但确切的病因至今尚未明了。目前认为本病是在遗传易感性基础上经多种后天因素相互作用所致。

1. 遗传因素　本病发病具有明显的家族聚集性，与无高血压家族史者比较，双亲一方有高血压病者，子女患病率高1.5倍，双亲均有高血压病者，则高2～3倍。半数以上高血压患者可询问到高血压家族史。近年来发现，一些基因的突变、缺失和表达异常可能是高血压发病的基础。

2. 饮食因素　钠盐摄入与高血压患病率密切相关，摄钠越高，血压水平和患病率越高。膳食中钠/钾比值亦与血压呈显著的相关。饮酒量与血压水平线性相关，尤其与收缩压相关密切，男性持续饮酒者较不饮酒者4年内高血

笔记栏

压发生的危险增加40%，每日饮酒量超过50克乙醇者高血压发病率明显增高。

3. 神经精神因素 长期精神紧张、压力、焦虑或长期噪声环境，视觉刺激均可导致高血压，可能与大脑皮层兴奋抑制平衡失调，使交感神经活动增强有关。一般说城市脑力劳动者较体力劳动者患病率高，从事经常处于应激状态，需要高度集中注意力的职业者亦易患本病。

4. 其他因素 ①体重是衡量肥胖程度的指标，国人平均体重指数(BMI)男性21～24.5，女性21～25，超重和肥胖是血压升高的重要危险因素，BMI与血压呈显著正相关，且腹型肥胖者容易发生高血压。②阻塞性睡眠呼吸暂停综合征(obstructive sleep apnea syndrome，OSAS)，OSAS是一种与睡眠相关的严重呼吸障碍，表现为夜间反复发作的呼吸暂停和低氧血症，伴有严重打鼾。OSAS是多种全身性疾病的独立危险因素，大约50%的OSAS患者同时有高血压。③避孕药：服用避孕药的妇女，可发生高血压，且高血压的发生率与血压增高的程度与服药时间长短有关，一般仅为轻度增高，并且是可逆性的，如停止服用避孕药3个月至半年，血压多可恢复正常。

案例 3-21-1

发病特点：

1. 患者男性，56岁，干部，长期从事脑力劳动。

2. 肥胖体型，其体重指数(BMI)等于76/1.70²，为26.29，明显超重，有长期饮酒史。

3. 有高血压家族史，其父亲死于高血压病脑出血。

(二) 发病机制

1. 交感神经活性亢进 交感神经活性增强是高血压发病机制中的重要环节。在高血压的形成和维持中起了重要作用，各种病因使大脑皮质下神经中枢功能发生紊乱，各种神经递质浓度与活性异常，使交感神经兴奋性增加，缩血管冲动占优势，从而使小动脉收缩，周围血管阻力上升，心排血量增加，使血压升高。

2. 肾素-血管紧张素-醛固酮系统(RAAS) 体内RAAS以两种形式存在，即循环RAAS和局部RAAS，经典RAAS为肾小球旁细胞分泌肾素，可将肝脏合成的血管紧张素原激活为血管紧张素Ⅰ，而后经肺循环的转换酶(ACE)生成血管紧张素Ⅱ(AngⅡ)。AngⅡ是RAAS中最重要的效应物质，它通过和血管紧张素Ⅱ受体(AT_1)结合，使血管收缩，醛固酮分泌增加，水钠潴留，交感神经活性增加，使血压增高。此外，心、脑、肾、肾上腺和血管壁等器官组织亦可合成AngⅡ，组织RAAS对心脏、血管功能以及靶器官的组织重构及并发症等诸多环节都有重要作用，在高血压的产生和发展中有很大的影响。

3. 肾性水钠潴留 肾脏潴留过多的钠盐可以引起高血压。其机制为钠潴留使体液容量增大，心排血量增加；小动脉壁水分增多，外周阻力增加；细胞内外钠浓度比值的变化可引起小动脉张力增加，都可使血压增高。此外，钠潴留除摄入过多，还可能因肾排钠障碍所致。正常人在血压上升时，肾排钠利水增加以维持血压平衡，即压力-钠利尿现象，而高血压患者此机制减弱或丧失，导致血压增高。

有诸多因素可引起肾性钠潴留，如交感活性增强使肾血管阻力增加；肾小球微小结构病变；肾脏排钠激素减少，肾外排钠激素分泌异常，潴钠激素分泌增多等。

4. 血管内皮功能受损 内皮细胞在调节血管舒缩功能，血管重建及血液循环等方面具有重要作用。内皮受损时，血管舒张因子、一氧化氮(NO)和前列环素(PGI_2)释放减少，而具有强力缩血管作用的内皮素(ET-1)和血栓素(TXA_2)释放增加，且血管平滑肌细胞对舒张因子反应减弱而对收缩因子反应增强，最终导致血管收缩血压增高。

5. 胰岛素抵抗(insulin resistance，IR) 是指机体组织的靶细胞对胰岛素的敏感性降低的一种病理生理状态。大约半数的高血压患者存在IR。在代谢综合征的患者中更为明显。IR的高血压发病机制尚无明确解释，可能与以下因素有关：继发性高胰岛素血症导致：①肾脏对钠水重吸收增强；②交感神经活性亢进；③血管壁增生肥厚，弹性减退。

【病理】

动脉血管的病变是本病最基本最重要的病理改变。表现为小动脉中层平滑肌细胞增殖纤维化，使高血压持续存在和发展并导致心、脑、肾重要靶器官组织缺血，长期高血压及多种危险因素共同作用促进动脉粥样硬化的形成，病变主要累及大、中动脉。

(一) 心脏

高血压的心脏改变主要表现为左心室肥厚和扩大(图3-21-1)。压力负荷增高，长期全身小动脉管腔狭窄使外周血管阻力增高，以及儿茶酚胺和心肌局部的ATⅡ，醛固酮等可刺激心肌细胞肥大、间质纤维化，均为导致左心室肥厚的原因，病情进展可发生心力衰竭。高血压时易形成冠状动脉粥样硬化，促进心肌缺血而加重心脏病变。

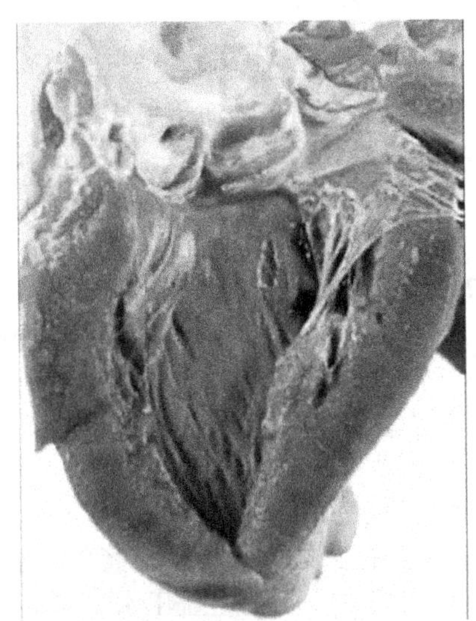

图 3-21-1　心肌肥厚

(二) 脑

高血压使脑小动脉痉挛、硬化，易形成微动脉瘤，而发生脑出血(图 3-21-2)；小动脉硬化的基础有利于血栓形成，引起腔隙性脑梗死；如脑中型动脉粥样硬化，可发生脑梗死(图 3-21-3)。

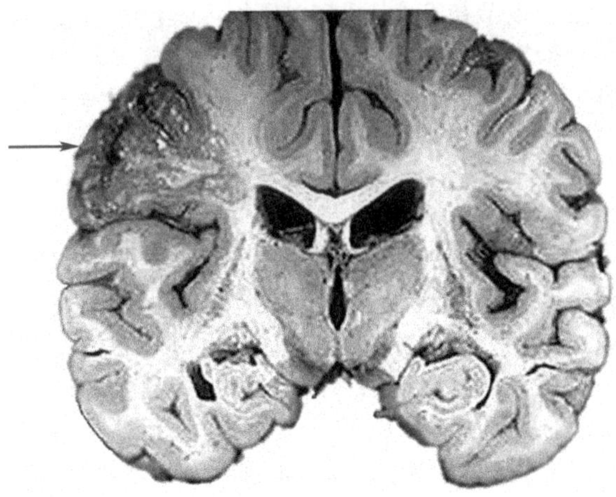

图 3-21-2　脑出血

(三) 肾

高血压使肾入球小动脉硬化，肾小球囊内压升高，导致肾实质缺血，肾小球纤维化、萎缩，肾单位逐渐减少，最终导致肾功能衰竭。恶性高血压时，入球小动脉中层及小叶间动脉发生纤维素样坏死性炎症，短期内出现肾功能衰竭。

(四) 视网膜

病变早期即可出现视网膜小动脉痉挛、硬化，

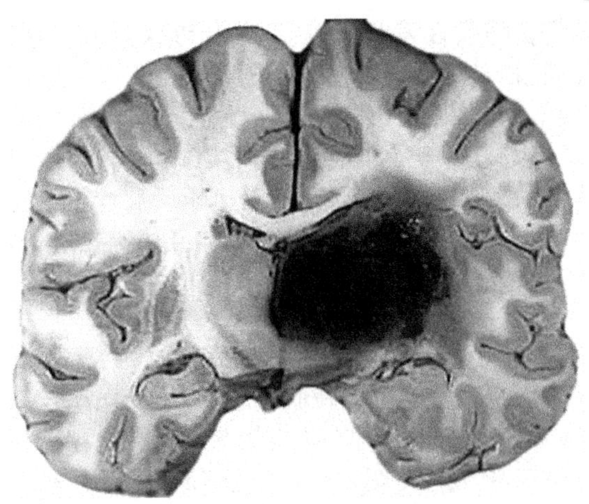

图 3-21-3　脑梗死

随病程进展、血压急骤升高发生视网膜出血和渗出。

【临床表现】

(一) 症状

大多起病隐袭、缓慢、无明显特殊临床表现，主要可出现头昏、头痛、心悸，或有失眠、健忘、耳鸣、记忆力减退，注意力不集中，情绪波动易怒等神经症状，可与血压升高程度不一致，症状多可自行缓解。少数患者在出现心、脑、肾等器官的并发症时才明确高血压的诊断。

(二) 体征

高血压初期血压可波动，随病程进展，血压逐渐呈稳定增高，具有明显昼夜节律，一般夜间较低，清晨升高，并随季节、情绪等因素的影响而出现较大的波动。部分患者在家中或院外环境的血压值常低于医院或诊所血压值，称为“白大衣高血压”或“诊所高血压”。左心室肥大时心尖区可出现抬举样搏动和心尖搏动向左下移位，主动脉瓣区第二心音亢进，可闻及收缩期杂音或收缩早期喀喇音，有的患者颈部或腹部可听到血管杂音。

少数患者病情发展迅速，舒张压持续≥130mmHg，出现头痛、视力模糊、眼底出血、渗出、视乳头水肿，常于数月或1～2年内出现严重的心、脑、肾等器官损害，称为急进型高血压。此型高血压如不及时有效降压治疗，多因尿毒症、脑卒中、心力衰竭而死亡。

【并发症】

(一) 高血压危象

可发生于高血压病程的早期或晚期，因劳累、情绪激动、气候变化，停服降压药或嗜铬细胞

笔记栏

瘤症状阵发性发作等诱因使小动脉强烈痉挛。外周阻力增高，血压急剧升高，出现头痛、眩晕、烦躁、恶心、呕吐、心悸、气促、视力模糊等危急症状，以及痉挛动脉累及的靶器官缺血的相应症状，如心绞痛、肺水肿等，控制血压后病情可迅速缓解。其产生机制主要是交感神经功能亢进，血中儿茶酚胺水平增高。

（二）高血压脑病

主要发生于重症高血压患者，由于血压过度增高，脑血管自主调节舒缩状态以保持脑血流相对稳定的功能失调，导致急性脑循环障碍，过多的血流灌注脑组织引起脑水肿和颅内压增高而出现的临床征象。患者出现剧烈头痛、呕吐、意识障碍、精神错乱，严重者甚至抽搐、昏迷。

（三）脑血管病

包括脑出血、脑血栓形成、腔隙性脑梗死、短暂性脑缺血发作等。

（四）心力衰竭

参阅本篇第2章。

（五）慢性肾功能衰竭

参阅第四篇第11章。

（六）主动脉夹层

主动脉夹层是主动脉内血液经主动脉内膜裂口处渗入主动脉壁中层形成血肿，使中膜分裂，并延主动脉长轴延伸剥离而出现严重的心血管并发症。高血压是引起本病变的主要原因，患者突发剧烈疼痛，疼痛可位于胸、腹或背部。夹层如破裂入心包腔，引起急性心包填塞，如夹层压迫主动脉分支可出现相应的临床表现。

案例 3-21-1

临床特点：

1. 起病缓慢、隐袭，为非特异性临床表现，即头昏、头痛，不经服药或休息后症状可缓解。

2. 体征：BP 170/100mmHg，心尖区抬举样搏动，心音有力，主动脉瓣区第二心音亢进。

【实验室和辅助检查】

（一）血压测量

1. 诊所血压 目前，检出和诊断高血压的主要方法是诊所血压的测量。应按规范操作测量血压，即第一次测压后，间隔2分钟重复测量，以两次读数的平均值为准，如两次测量值的收缩压或舒张相差＞5mmHg，需以3次测量的平均值为准。

2. 自测血压 自测血压或家庭测压是在接近日常生活状态下测得的血压值，其提供的是日常状况较自然真实的血压信息而具有价值。可作为诊所血压的参照和补充，为高血压的诊断、评估和指导治疗提供重要的依据。

3. 24小时动态血压监测（ABPM） 用于观察受试者一天24小时血压值的变化。设置每间隔15～30分钟测压一次，一般白天和夜间间隔测压时间宜相同。正常血压呈明显昼夜波动，动态血压曲线呈勺形变化。即夜间2～3点血压最低，清晨血压迅速升高，上午6～9时及下午4～8时各出现一个高峰。高血压者血压昼夜波动曲线与此相似，但血压水平增高。

动态血压参考标准值为：24小时平均血压＜130/80mmHg，白昼均值＜135/85mmHg，夜间均值＜125/75mmHg，夜间血压均值应比白昼降低10%～20%，如＜10%，则血压昼夜节律消失。

由于ABPM可反映白昼与夜间各时段血压的平均值和离散度，因而能较敏感、客观地反映血压的实际水平。其临床意义在于：①明确高血压的诊断（了解有否存在白大衣高血压）；②了解血压昼夜节律变化，判定血压增高程度及评估靶器官损害与预后；③有助于评估明显耐药的患者，抗高血压药物引起的低血压综合征，阵发性高血压以及自主神经功能失调。

（二）常规检查

有助于了解与高血压并存的相关危险因素和靶器官功能状态。实验室检查主要包括尿常规、肾功能、血尿酸、血脂、血糖、血电解质等。进一步完善高血压病的诊断性评估，尚需做超声心动图，心电图及X线胸片等检查，以了解是否存在左心室肥厚、扩大，及左心室舒张期顺应性减低。X线胸片可提示主动脉夹层、胸主动脉或（和）腹主动脉缩窄的线索。超声心动图能可靠地诊断左心室肥厚，评估高血压患者的心脏收缩功能、舒张功能和左心室射血分数，必要时应做血管超声检查。

（三）眼底检查

在病情发展的不同阶段，可见下列眼底血管和视网膜血管的变化：Ⅰ级，视网膜动脉轻度狭窄、硬化、变细；Ⅱ级，视网膜动脉狭窄硬化、动静脉交叉压迫；Ⅲ级，上述病变基础上眼底出血，棉絮状渗出。Ⅳ级，兼有上述眼底的各种改变，并

笔记栏

出现视乳头水肿。

(四) 特殊检查

为完善高血压的诊断，了解本病患者病理生理状况，靶器官功能和结构的变化以及发现合并症，可选择某些特殊检查。如头颅CT、颈动脉内膜中层厚度(IMT)、动脉壁弹性测定、血浆肾素活性(PRA)、24小时动态心电图监测等。

案例 3-21-1

1. 血脂检查：总胆固醇(TC)6.8mmol/L，三酰甘油(TG)1.6mmol/L，低密度脂蛋白胆固醇(LDL-C)4.2 mmol/L；

2. X线：左室增大，主动脉型心；

3. 超声心动图：主动脉顺应性减低，左室后壁与室间隔对称性肥厚；

4. 眼底检查：视网膜小动脉轻度狭窄、硬化；

5. 血压检查：不同日多次测量血压均>140/90mmHg，最高170/100 mmHg。

【诊断和鉴别诊断】

(一) 诊断

高血压的诊断主要依据血压的测量。首先根据诊断标准明确是否存在高血压；如诊断确立，需鉴别是原发性还是继发性。对已明确诊断的原发性高血压患者，还需注意影响预后的心血管危险因素以及评价是否存在靶器官的损害和其他相关疾患(表3-21-2)。

表 3-21-2 影响原发性高血压预后的因素

心血管危险因素	靶器官损害	并发症
1. 血压升高程度(1～3级)	1. 左心室肥厚(超声心动图)	1. 心脏疾病：心绞痛、心肌梗死、冠状动脉血运重建术后，心力衰竭
2. 男性>55岁，女性>65岁	2. 颈动脉超声，内膜中层厚度≥0.9mm，或周围血管超声或X线证实有动脉粥样斑块	2. 脑血管疾病、脑出血，缺血性脑卒中，短暂性脑缺血发作
3. 吸烟	3. 微量白蛋白尿，30～300mg/24h	3. 肾脏疾病：糖尿病肾病，肾功能受损；血清肌酐男>133μmol/L(1.5mg/dl)，女>124μmol/L(1.4mg/dl)。肾功能衰竭，血清肌酐>177μmol/L(2.0mg/dl)
4. 血脂紊乱：TC>5.72mmol/L，LDL-C>3.6mmol/L，或HDL-C<1.0mmol/L	4. 血肌酐轻度升高106～177mmol/L 5. 视网膜动脉局灶或广泛狭窄	4. 血管疾病：主动脉夹层，外周血管病
5. 肥胖：腰围男≥85cm，女≥80cm		5. 视网膜病变：出血或渗出，视乳头水肿
6. 早发冠心病家族史；年龄男<55岁，女<65岁		

从指导治疗和判断预后的角度考虑，临床常需根据：①血压增高的程度；②存在的心血管危险因素；③靶器官的损害；④相关并发症对高血压患者进行危险度分层。目前常分为低危、中危、高危和极高危，分别表示之后十年内将发生心、脑血管事件的概率为<15%、15%～20%、20%～30%和>30%。具体分层标准见表3-21-3。

表 3-21-3 高血压病量化评估、危险分层

其他危险因素和病史	血压(mmHg)		
	1级(收缩140～159或舒张压90～99)	2级(收缩压160～179或舒张压100～109)	3级(收缩压≥180或舒张压≥110)
无其他危险因素	低危	中危	高危
1～2个危险因素	中危	中危	极高危
3个以上危险因素，或糖尿病或靶器官损害	高危	高危	极高危
有并发症	极高危	极高危	极高危

笔 记 栏

案例 3-21-1

病例特点：

1. 病史：男性，54 岁，机关干部，脑力劳动者，长期饮酒，吸烟 30 余年。高血压家族史，其父亲死于高血压病脑出血。

2. 症状：反复头昏头痛半年余，伴心悸，胸闷，心前区不适 2 个月，不经服药或休息后症状可缓解。

3. 体征：血压 170/100mmHg，身高 170cm，体重 76kg，心尖区抬举样搏动，主动脉瓣区第二心音亢进。

4. 辅助检查：X 线胸片示左室扩大，超声心动图表现，左室后壁与室间隔对称性肥厚，眼底检查视网膜小动脉轻度狭窄、硬化。TC 6.8mmol/L，LDL-C 4.2mmol/L。

临床诊断：高血压病 2 级，高危。

（二）鉴别诊断

主要与继发性高血压相鉴别（表 3-21-4）。

1. 肾实质性高血压 如慢性肾小球肾炎、慢性肾盂肾炎、糖尿病肾病等，可有反复浮肿史，明显贫血，蛋白尿和低蛋白血症，病程中出现高血压，至病变终末期肾功能不全尿毒症时血压明显增高。通过详细询问病史，尿常规、尿沉渣计数，多次尿培养及肾盂静脉造影有助于慢性肾盂肾炎诊断；肾穿刺病理检查则对慢性肾小球肾炎有价值；而糖尿病肾病者均有多年糖尿病病史。

2. 肾动脉狭窄 可表现为单侧或双侧狭窄。青少年患者病因多为先天性狭窄，年龄大于 50 岁多为动脉粥样硬化所致。本症血压增高明显，进展迅速，呈恶性高血压表现，药物难以控制或无效。体检可在上腹部及肋脊角闻及血管杂音，放射性核素肾图、多普勒超声有助诊断；磁共振血管成像特异性达 90%以上，肾动脉造影可确诊。

表 3-21-4 继发性高血压的常见病因

可疑诊断	临床特征	诊断实验
肾实质性高血压	血肌酐升高、尿常规异常	24 小时血肌酐、蛋白、肾脏超声
肾血管疾病	血压增高明显，进展迅速；药物难以控制或无效，腹部杂音	放射性核素肾图、多普勒超声、CT、肾动脉造影
主动脉缩窄	上肢血压增高，下肢血压正常或降低为特征；胸部杂音；胸片示肋骨切迹	MRI、主动脉造影
原发性醛固酮增多症	低血压、顽固性高血压	血浆肾素、醛固酮；24 小时血钾、醛固酮；肾上腺 CT
库欣综合征	向心性肥胖、皮肤紫纹、毛发增多	24 时小尿中 17-羟和 17-酮类固醇、肾上腺 CT
嗜铬细胞瘤	心动过速、头痛、恶心、出汗、面色苍白	血和尿中儿茶酚胺及其代谢产物 VMA 测定
阻塞性睡眠呼吸障碍	打鼾、白天嗜睡、肥胖	睡眠检测

3. 嗜铬细胞瘤 位于肾上腺髓质、交感神经节和体内其他部位的嗜铬细胞瘤组织，间隙或持续分泌大量肾上腺素、去甲肾上腺素和多巴胺，导致阵发性或持续性血压增高。发作时除血压骤然升高外，伴有心动过速、头痛、恶心、出汗、面色苍白等。血和尿中儿茶酚胺及其代谢产物 3-甲基-4 羟基苦杏仁酸（VMA）测定明显增高，提示嗜铬细胞瘤，超声、放射性核素、CT 或磁共振检查可显示肿瘤部位，做出定位诊断。

4. 原发性醛固酮增多症 肾上腺皮质增生或肿瘤导致醛固酮分泌过多所致。其临床特征为长期高血压伴低血钾。部分患者血钾正常而忽略了对该病的诊断。典型者有烦渴、多尿、肌无力，周期性麻痹及搐搦和手足麻痹等症状，多因电解质代谢紊乱所致。血压轻中度升高。实验室检查低血钾、高血钠、代谢性碱中毒、血和尿醛固酮增高、血浆肾素活性降低，超声、放射性核素、CT 可做定位诊断。

笔 记 栏

5. 库欣综合征 主要由肾上腺皮质增生或肿瘤分泌过量的糖皮质激素所致。高血压为常见临床表现，同时有向心性肥胖、满月脸、水牛背、皮肤紫纹、痤疮、毛发增多和血糖增高等表现。24 小时尿中 17-羟和 17-酮类固醇增多，地塞米松抑制试验和肾上腺皮质激素兴奋试验阳性具有诊断价值。颅内蝶鞍 X 线检查，肾上腺 CT 有助于病变部位的确定。

6. 主动脉缩窄 多数为先天性血管畸形、少数为多发性大动脉炎所引起。以上肢血压增高，下肢血压正常或降低为特征，显示上肢血压高于下肢的反常现象。在肩胛间区、胸骨旁、腋部有侧支循环的搏动和杂音，或腹部亦可听到血管杂音，CT 和磁共振血管成像有助于诊断。主动脉造影可明确诊断。

【治疗】

(一) 治疗目的和目标

原发性高血压的病因尚未完全明确，因而目前无根本的治疗方法，长期血压增高，导致心、脑、肾靶器官的损害，增加心脑血管病及肾功能衰竭的发生和死亡，大规模的临床降压试验结果显示，降低高血压患者血压水平，并在数年内维持于正常范围，可以显著减少靶器官的损害和心脑血管事件（脑卒中减少30％～40％，心肌梗死减少 20％～25％，心力衰竭减少＞50％）。充分显示了降压治疗的重要性。因而抗高血压治疗的主要目的是减少心、脑、血管病和肾脏疾病的发生率和死亡率。

降压时血压下降的幅度与心脑血管事件的减少具有良好的相关性，因而应确立血压控制的目标值，目前公认的血压控制目标值为＜140/90mmHg，有糖尿病或慢性肾病的高血压患者，血压控制目标值是＜130/80mmHg；老年收缩期高血压降压目标值为收缩压 140～150mmHg，舒张压＜90mmHg 但不低于 65～70mmHg，如舒张压降低幅度过大，影响冠脉血流灌注，可出现心肌缺血相关症状，抵消收缩压下降获得的益处。研究表明，收缩压增高较之舒张压增高是更重要的危险因素，故治疗重点应放在收缩压达标上。

(二) 治疗方法

降压治疗流程见图 3-21-4。

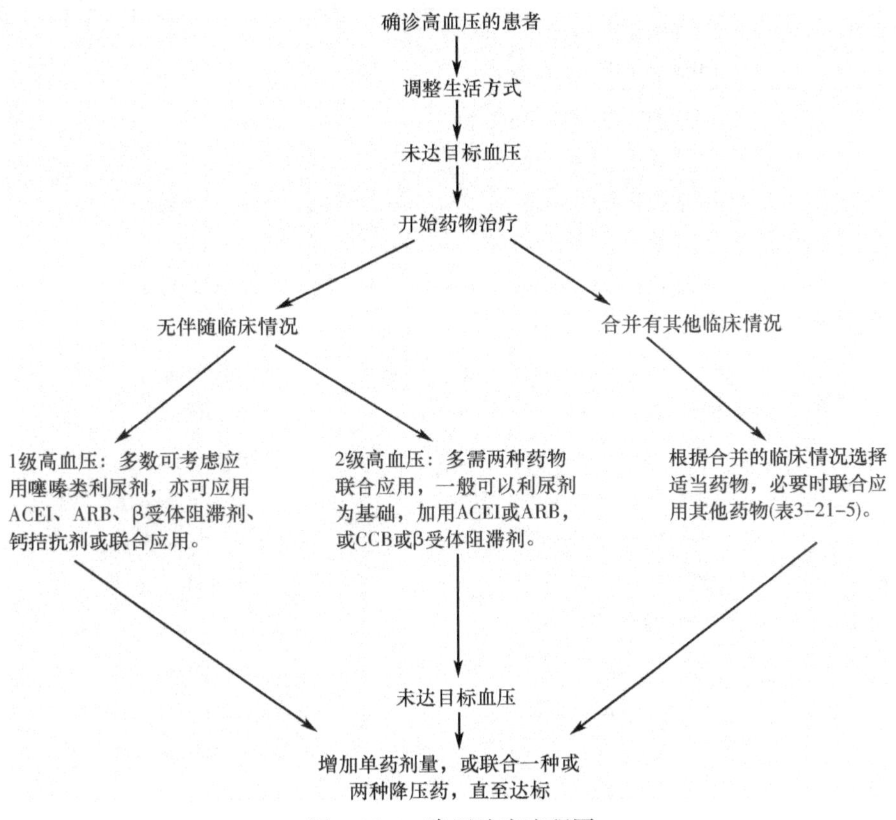

图 3-21-4　降压治疗流程图

1. 调整生活方式　适用于所有高血压患者（包括已经使用降压药物的患者）。健康的生活方式对高血压的防治非常重要，是高血压治疗必不可少的部分。生活方式的调整包括以下措施：

（1）减轻体重：高血压患者体重减轻 10kg，收缩压大约可降低 5～20mmHg，故应将体重指数控制在 25 以下，对改善伴发的危险因素如糖尿病、胰岛素抵抗、高脂血症和左心室肥厚等均有利。减轻体重可能降低交感神经系统活动，增加降压药物疗效，因而有利于降压。

（2）限制饮酒量：每日饮酒量不超过相当于 50g 乙醇的量。

（3）限制钠盐摄入：每天钠盐的摄入量不应超过 2.4g（相当于氯化钠 6g），主要通过减少烹调用盐来实现。

（4）增加钙和钾盐的摄入：食用含钾丰富的水果和蔬菜（如香蕉、橘子、油菜、苋菜、香菇等），每日喝牛奶 500ml，可以补充钙 400mg。

（5）减少脂肪摄入：控制膳食中脂肪量低于总热量的 25％，适量补充蛋白质。

笔　记　栏

(6) 增加体育活动：运动可以使收缩压和舒张压降低约 6～7mmHg，规律的有氧运动，如快步走或慢跑，每周 3～5 次，每次 30 分钟，除使血压能有所下降外，尚可使血压水平稳定。

2. 药物治疗

(1) 用药原则：①采用较小的有效剂量而使不良反应最小，如效果不满意，可逐步增加剂量以获得最佳疗效。②有效防止靶器官损害，要求每天 24 小时内血压稳定于目标范围内，最好使用一天一次给药。③为使降压效果增大而不增加不良反应，可以采用两种或多种降压药联合治疗。2 级以上高血压为达到目标血压常需降压药联合治疗。

(2) 降压治疗流程：原发性高血压的治疗应采取个体化的原则，在改善生活方式纠正其他危险因素的基础上，开始给予降压药物治疗，并逐步调整用药，最终达到目标血压。

(3) 降压药物种类：目前临床上常用的降压药有：①利尿剂（主要为噻嗪类）；②钙通道阻滞剂（calcium channel blocker，CCB），又称钙拮抗剂（calcium antagonist）；③β 受体阻滞剂；④血管紧张素转化酶抑制剂（angiotensin converting enzyme inhibitor，ACEI）；⑤血管紧张素受体拮抗剂（angiotensin Ⅱ receptor blocker，ARB）等五大类，此五类药物均能有效降低血压和减少高血压的并发症，详见表3-21-5。

表 3-21-5　常用口服抗高血压药物名称、剂量及用法

分类	药物（商品名）	常用剂量	用法（每日）
利尿剂	氢氯噻嗪（hydrochlorothiazide）	12.5mg	1～2 次
	氯噻酮（chlorthalidone）	25～50mg	1 次
	螺内酯（spironolactone）	20～40mg	1～2 次
	氨苯喋啶（triamterene）	50mg	1～2 次
	阿米洛利（amiloride）	5～10mg	1 次
	呋塞米（furosemide）	20～40mg	1～2 次
	吲达帕胺（indapamide）	1.25～2.5mg	1 次
β 受体阻滞剂	普萘洛尔（propranolol）	10～20mg	2～3 次
	美托洛尔（metoprolol）	25～50mg	2 次
	阿替洛尔（atenolol）	50～100mg	1 次
	倍他洛尔（betaxolo）	10～20mg	1 次
	比索洛尔（bisoprolol）	5～10mg	1 次
	卡维洛尔（carvedilol）	12.5～25mg	1～2 次
	拉贝洛尔（labetalol）	100mg	2～3 次
钙通道阻滞剂	硝苯地平（nifedipine）	5～10mg	3 次
	硝苯地平控释剂（nifedipine-GITS）	30～60mg	1 次
	尼卡地平（nicardipine）	40mg	2 次
	尼群地平（nitrendipine）	10mg	2 次
	非洛地平缓释剂（felodipine-SR）	5～10mg	1 次
	氨氯地平（amlodipine）	5～10mg	1 次
	乐卡地平（lercanidpine）	10～20mg	1 次
	维拉帕米缓释剂（verapamil-SR）	240mg	1 次
	地尔硫䓬缓释剂（diltiazem-SR）	90～180mg	1 次
血管紧张素转换酶抑制剂	卡托普利（captopril）	12.5～50mg	2～3 次
	依那普利（enalapril）	10～20mg	2 次
	贝那普利（benazapril）	10～20mg	1 次
	赖诺普利（lisinopril）	10～20mg	1 次
	雷米普利（ramipril）	2.5～10mg	1 次
	福辛普利（fosinopri）	10～20mg	1 次

笔记栏

续表

分类	药物(商品名)	常用剂量	用法(每日)
血管紧张素Ⅱ受体拮抗剂	西拉普利(cilazapril)	2.5～5mg	1次
	培哚普利(perindopril)	4～8mg	1次
	氯沙坦(losartan)	50～100mg	1次
	缬沙坦(valsartan)	80～160mg	1次
	伊贝沙坦(irbesartan)	150～300mg	1次
	替米沙坦(telmisatan)	40～80mg	1次
	坎地沙坦(candesartan)	8～16mg	1次

(4)各类降压药物临床作用特点：

1)利尿剂

A. 主要降压机制及疗效评价：利尿剂包括噻嗪类、袢利尿剂和保钾利尿剂等三类，其中以噻嗪类应用最普遍。其主要作用机制是通过利钠作用，使血浆和细胞外液容量减少，心排血量降低；而后使血管壁内钠离子减少，血管扩张、血压下降。在大多数已公布的临床试验中，噻嗪类利尿剂是基本的抗高血压治疗药物，并证实利尿剂能有效地预防高血压引起的心血管并发症，能增强联合用药的疗效，有助于血压控制，且药物价格便宜。噻嗪类利尿剂作为多数患者的初始用药，单一或者与另一种降压药物合用(如ACEI、ARB、β受体阻滞剂、CCB)的益处已被证明。

B. 主要适应证：适用于轻中度高血压、"盐敏感型"高血压、低肾素型高血压，如老年人、肥胖或合并糖尿病；尤其适用于高血压并心功能不全者。其单一用药的血压控制率为50%，联合其他降压药疗效可增至70%。

C. 注意事项：噻嗪类利尿剂的主要不良反应为低血钾、大剂量时可使血糖、血脂、血尿酸升高，糖尿病、痛风患者慎用。ACEI可使血钾增高，不宜与保钾利尿剂合用；利尿剂的不良反应与剂量关系紧密，应用时宜小剂量。

2)β受体阻滞剂

A. 主要降压机制及疗效评价：β受体阻滞剂降压主要机制为阻滞交感神经β受体，减慢心率，降低心排血量，抑制肾素释放。可分为选择性(β_1阻滞)、非选择性(β_1与β_2均阻滞)，及兼有β和α受体阻滞等三类。常用的有美托洛尔、比索洛尔、阿替洛尔、卡维地洛等。单用或与其他降压药合用均能有效地降低血压。临床研究证明，β受体阻滞剂降压作用安全可靠，可逆转高血压所致左心室肥厚，降低患者总病死率和心血管事件的发生率，改善患者预后。

B. 主要适应证：适用于轻中度高血压患者，尤其是伴有劳力型心绞痛，心肌梗死后或伴有心率增快的患者。高血压的治疗宜采用选择性β_1受体阻滞或兼有α受体阻滞的β受体阻滞剂，剂量以患者能够耐受并有效控制血压为准。

C. 注意事项：β受体阻滞剂对心肌收缩力、房室传导及窦性心律均有抑制作用，并可引起乏力、四肢发冷、胃肠道功能不良及加重气道阻力等不良反应，故充血性心力衰竭、支气管哮喘、病态窦房结综合征、房室传导阻滞、外周血管疾病均不宜使用；糖尿病虽然不是β受体阻滞剂的禁忌证，但增加胰岛素抵抗，掩盖降糖治疗过程中的低血糖反应，故应慎用。长期较大剂量应用时突然停药，可导致撤药综合征，出现血压升高、头痛、焦虑和出汗等症状。

3)血管紧张素转换酶抑制剂

A. 主要降压机制及疗效：肾素-血管紧张素-醛固酮系统是抗高血压药物作用的最重要的靶之一(图3-21-5)。ACEI的降压作用主要通过抑制循环和组织的血管紧张素转化酶(ACE)，使血管紧张素Ⅰ转换为血管紧张素Ⅱ减少；同时抑制缓激肽酶使缓激肽降解减少，两者共同作用使血管扩张，血压下降。ACEI对左心室肥厚，心功能不全和肾功能损害均具有良好作用，在改善胰岛素抵抗、减轻蛋白尿方面疗效明确，与利尿剂合用起效迅速且疗效增强。对糖代谢和脂代谢无影响，还可能降低尿酸，与利尿剂合用时可使血钾大致稳定。ACEI按化学结构分为硫基，羧基和磷酰基等三类，常用药物有卡托普利、依那普利、贝那普利、培哚普利、雷米普利和福辛普利等。

B. 主要适应证：适用于各种程度的高血压，特别适用于伴有心力衰竭、心肌梗死后，糖耐量减低和糖尿病肾病的高血压患者。

C. 注意事项：因ACEI减少缓激肽降解，可导致刺激性干咳，症状轻者仍可坚持服药，调整ACEI种类，咳嗽可减轻或消失。其他副反应尚有血管神经性水肿、高钾血症、皮疹、味觉异常等。肾动脉狭窄、严重主动脉瓣狭窄、高钾血症并肾功衰竭和肥厚梗阻型心肌病禁用，妊娠高血压因有致畸作用也不宜使用。

4）血管紧张素Ⅱ受体拮抗剂

A. 主要降压机制和疗效评定：常用的ARB类药物有缬沙坦、氯沙坦、伊贝沙坦、替米沙坦和坎地沙坦。作用机制是选择性作用于血管紧张素Ⅱ的Ⅰ型受体（AT_1），更充分有效地阻断血管紧张素Ⅱ的效应，达到降压目的。起效较缓慢，作用持久而平稳，疗效与剂量呈明的量效关系，且低钠饮食或与利尿剂联合使用能明显增强疗效，对靶器官的保护以及预防左心室重构和血管重构的作用与ACEI相似。该类药物最大的临床特点是不良反应少，一般不引起刺激性干咳，故长期用药的依从性好。

B. 主要适应证：ARB的适应证与ACEI相同，且对因服用ACEI引起剧烈咳嗽不能耐受者，可用该类药物替换。

C. 注意事项：不良反应轻微，主要有高血钾、血管神经性水肿、头痛、皮疹、腹泻、肝功能异常等。

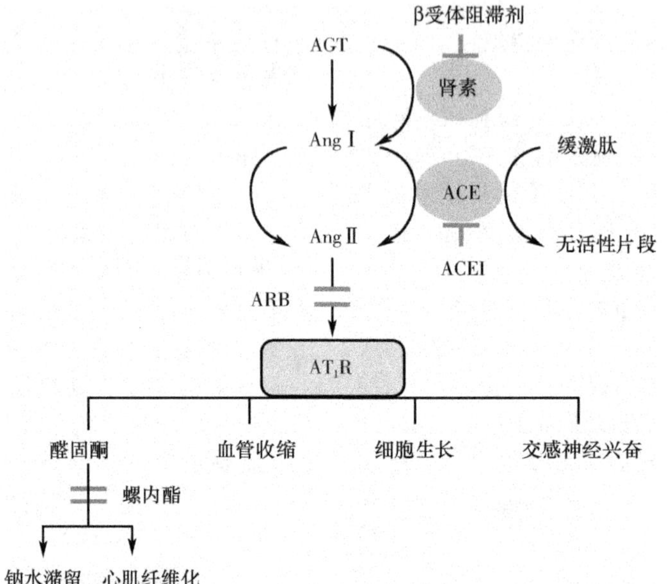

图 3-21-5　抗高血压药在肾素-血管紧张素-醛固酮系统中的作用

AGT：血管紧张素原；Ang Ⅰ：血管紧张素Ⅰ；AT_1R：血管紧张素Ⅱ 1型受体

5）钙通道阻滞剂

A. 主要降压机制及疗效评价：钙通道阻滞剂可根据药物分子结构和作用于L型钙通道的不同亚单位，分为二氢吡啶类（如硝苯地平）和非二氢吡啶类（如地尔硫䓬），其主要作用机制是阻滞细胞膜上钙离子L型通道，抑制血管平滑肌和心肌钙离子内流，减轻兴奋-收缩耦联，使血管平滑肌松弛，心肌收缩力减低、血压下降。CCB降压作用确切、可靠且平稳，起效迅速，降压幅度较大。单用疗效达到60%～80%，对老年人的有效率亦可达85%。禁忌证较少，除心力衰竭外，对血脂、血糖无明显影响，高钠摄入不影响疗效，与其他降压药物（如利尿剂、β受体阻滞剂、ACEI等）联合应用，不仅有效控制血压，还降低心脑血管并发症的发生率和死亡率，长期应用尚具有抗动脉粥样硬化作用。

B. 主要适应证：可用于轻、中、重度高血压的治疗，亦应用于合并糖尿病、冠心病或外周血管病的高血压患者。

C. 注意事项：非二氢吡啶类CCB可抑制窦房结功能和心脏传导、心肌收缩力，因而不宜在心力衰竭、窦房结功能低下及心脏传导阻滞患者中应用。此外，地尔硫䓬可使齿龈增生，维拉帕米易引起便秘。二氢吡啶类以阻滞血管平滑肌钙通道为主，对心脏影响较小，但因血管扩张可导致反射性交感活性增强，短效制剂更明显，常出现心率增快、面色潮红、头痛、眩晕、下肢水肿等，从小剂量开始逐渐增加剂量，上述副反应即明显减轻。

（5）降压药物选择：选择降压药物首先注意个体化，对大多数患者来说，可以单独或者联合使用利尿剂；β受体阻滞剂、CCB、ACEI和ARB宜从小剂量开始，再根据患者年龄、不良反应和降压效果逐渐调整剂量，有条件者最好选用长效药物，其优点在于：每天服药1次，降压效应维持24小时，使患者依从性更好；持续平稳降压有利于防止因夜间血压过低而清晨血压骤升导致的心脑血管并发症。其次，具体药物选择时，尚应该考虑并存的心血管因素、危险水平，靶器官损害、其他疾病的用药和所选择的降压药之间的相

笔记栏

互作用以及患者的意愿和经济承受能力，争取在较短的时间内使血压控制达标。

(6) 降压药物的联合应用：临床实践已证明，联合应用降压药是合理而有效的治疗措施，采用不同作用机制的药物联合使用，可从不同途径阻断血压升高，使降压效应协同增强，而单药剂量减小，不良反应减少或抵消，提高患者的耐受性和依从性。目前常用的联合治疗方案是：①以利尿剂为基础的合用：利尿剂加 ACEI 或 ARB，利尿剂加 β 受体阻滞剂，利尿剂加 CCB；②CCB为基础的合用：CCB 加 ACEI 或 ARB；二氢吡啶类 CCB 加 β 受体阻滞剂。如两药合用不能使血压达到良好控制，则需 3 种或 4 种药物联合。

(7) 降压药物的维持：降压治疗的益处是通过持续平稳的降压达标所获得的，因而在治疗达到目标血压后，仍需长期服药。不宜频繁换药或更改治疗方案或随意停药。终止治疗最终会使血压再度升高。高血压患者需要终生服药治疗，并定期随访血压，监测危险因素及临床情况的变化，在长期血压稳定的基础上，可逐步尝试减少药物的种类或剂量。在此长期的治疗过程中，需要保持与患者的良好沟通，使患者了解其治疗情况，并鼓励患者和家属参与到治疗方案的制定中来，以确保治疗的依从性。

(三) 有合并症的降压治疗要点

1. 缺血性心脏病 如合并稳定性心绞痛，应首选 β 受体阻滞剂或长效 CCB，必要时两者联合应用；急性冠脉综合征时应首选 β 受体阻滞剂和 ACEI；发生过心肌梗死的患者，应选择 ACEI、β 受体阻滞剂和醛固酮拮抗剂，以防止心室重构。上述药物尽可能选择长效制剂，避免因少服、漏服药物引起血压波动。

2. 心力衰竭 高血压合并无症状的左心室功能不全，可应用 ACEI 和 β 受体阻滞剂，应从可耐受的小剂量开始；有心力衰竭症状或心力衰竭终末期的患者，应选用 ACEI、ARB、β 受体阻滞剂和醛固酮拮抗剂，并联合应用利尿剂。

3. 脑血管病 既往有脑卒中病史的高血压患者，降压的目的是防止再次发生脑卒中，减少死亡率。在脑卒中急性期，不宜急骤降压，应缓慢、持续、平稳地降压，宜将血压控制在 160/100mmHg 左右，可选择 ARB、长效 CCB、ACEI 或利尿剂，并采取联合治疗。

4. 慢性肾功能不全 在肾功能不全的晚期，多合并较高水平的血压，且高血压和肾功能不全两者形成恶性循环。降压治疗的目的在于改善肾功能，预防其他并发症发生。通常需要 3 种以上的抗高血压药物联合应用，才能达到降压目标水平。只要无高钾血症，可使用 ACEI 和 ARB，血清肌酐较基线水平增高不超过 35%，可不必停药。晚期肾脏疾病（肾小球滤过率＜30ml/min，或血清肌酐＞3.0mg/L 即 261μmol/L）时，使用 ACEI或 ARB 则存在使肾功能恶化的风险。

5. 糖尿病 高血压患者常合并糖尿病或糖耐量异常，在强调改善生活方式的基础上，可选择小剂量利尿剂、β 受体阻滞剂、ACEI、ARB 和 CCB。均对减少心血管疾病和脑卒中的危险有利。ACEI 或 ARB 为基础的联合用药有利于延缓糖尿病肾病的进展和减少蛋白尿。

(四) 顽固性高血压及治疗

顽固性高血压也称难治性高血压，指使用包括一种利尿剂在内的足量的 3 种药物治疗仍未达到目标血压水平的情况。在除外各种病因明确的高血压之后（表 3-21-4），需仔细分析是否存在影响血压控制达标的常见原因：①不正确的血压测量：如袖带大小不合适，放气速度过快，袖带置于有弹性阻力的毛衣外，以及老年人因动脉粥样硬化和钙化导致的假性高血压。②容量负荷过重和假性耐药：如饮食中钠盐摄入过多，肾脏病变所致的液体潴留，利尿剂使用不充分。③与药物相关原因：患者依从性差，未坚持服药，所用药物剂量较小，不足以使血压控制达标；联合用药方案不适当，如未联用利尿剂，或合并使用了影响血压下降的其他药物。④并存某些相关情况：如肥胖、饮酒过量、吸烟等。

顽固性高血压的处理应在明确病因的基础上，逐一加以纠正。如给予病因干预后血压仍未满意控制，进一步行血流动力学和神经激素检查。上述方法均未能见效时，可暂停所用降压药物，严密观察血压及其波动情况，重新合理选择药物作为新的联合治疗方案，以利于打断血压升高的恶性循环。

高血压急症

高血压急症是指短期内（数小时或数天）血压急剧升高，舒张压＞120mmHg，出现严重危及生命的一系列临床表现，如高血压危象、高血压脑病、脑出血、蛛网膜下腔出血、缺血性脑梗死、急性左心衰竭、心绞痛、急性主动脉夹层以及急性肾功能衰竭等。需住院进行紧急处理。

(一) 给药方法与降压幅度

高血压急症时必须使血压迅速下降，应选择

笔记栏

适宜有效的降压药，采用静脉途径给药，并严密持续测血压或进行无创性血压监测。静脉滴注给药的优点有利于根据血压值，随时调整药物剂量，一旦病情平稳，即可换用口服降压药维持。再者，要注意高血压急症时短时间内使血压骤降，有可能导致重要脏器的血流灌注不良，因此在迅速降压的前提下仍应采取逐步控制血压的策略，即第一个 24 小时确保血压下降 20%～25%，48h 内血压下降值不低于 160/100mmHg，一旦发现降压后有重要脏器缺血的表现，应适当减小降压幅度，而后在1～2周内平稳降压至达标水平。

（二）合理选择降压药

必须充分了解药物的药理特性及药代动力学特点，了解其对心排血量、全身血管阻力、靶器官灌注等血流动力学的影响及可能出现的不良反应。高血压急症降压药物的选择，要求起效快，维持作用时间短，停药后效应消失快，不良反应小的药物。硝普钠、硝酸甘油、尼卡地平和地尔硫䓬注射液均为可选择的较理想的药物。

表 3-21-6 为常用高血压急症的注射用药及其用药方法和剂量。

表 3-21-6　高血压急症的注射用降压药

药物	作用机制	剂量和用法	起效时间	持续时间	不良反应
硝普钠	扩张动静脉	0.25～10μg/(kg·min)，静脉滴注	立即	1～2min	恶心呕吐，肌颤，出汗
硝酸甘油	扩张静脉和外周动脉	5～100μg/(kg·min)静脉滴注	<5min	min	心痛、心动过速、头痛、潮红
尼卡地平	钙拮抗剂	5～15μg/h 静脉滴注	5～15min	30～40min	头痛、心动过速、恶心、呕吐、潮红、静脉炎
地尔硫䓬	钙拮抗剂	5～10mg 静脉注射 5～15μg/(kg·min)静脉滴注			低血压，心动过缓
酚妥拉明	α受体阻滞剂	5～10mg 缓慢注射或 0.2～0.5mg/min静脉滴注	1～2min 5～10min	3～10min 1～4h	心动过速、头痛、潮红
乌拉地尔	α受体阻滞剂兼有中枢 5-羟色胺激动作用	10～50mg 静脉注射	15min	2～8h	头昏、恶心、疲倦
艾司洛尔	β受体阻滞剂	起始剂量 0.05mg/(kg·min)渐增至 0.5mg/(kg·min)静脉	1～2min	10～20min	低血压、恶心
拉贝洛尔(柳胺苄心定)	α 和 β 受体阻滞剂	10～15 分钟内静 20～80 或 0.5～0.2mg/min 静脉滴注	5～10min	3～6h	直立性低血压、支气管痉挛、传导阻滞

（三）常见高血压急症的处理要点

1. 颅内出血　是高血压常见的急性并发症，其血压增高机制主要是由于应激反应和颅内压增高，原则上严密监测血压，如血压低于 180/105mmHg 时无需降压，因降低血压可能进一步减少脑组织的血流灌注，不利于病情改善。当血压重度升高至>200/130mmHg 时，可在严格监控血压的条件下，静脉给予降压药物治疗。血压控制目标应不低于 160/100mmHg。

2. 脑梗死　在一定时间内血压可自行下降，而且自身血压波动较大，故一般不需按高血压急症处理。

3. 急性冠脉综合征　部分患者在起病数小时内出现血压增高，以前壁心肌梗死多见，舒张压升高为主。产生机制与疼痛和心肌缺血应激反应有关。血压增高，心脏后负荷增高，心肌耗氧量增加，心肌梗死面积扩大以及再梗死等的风险均增大，且溶栓过程中脑出血的可能亦增大。因而需及时实施降压治疗，可选择硝酸甘油静脉滴注，疗效不佳时换用硝普钠，也可选择 ACEI 联合 β 受体阻滞剂治疗，以达到舒张压<100mmHg，胸痛缓解的目标。

4. 急性左心室衰竭　高血压合并急性左心衰竭时降压治疗往往效果明显，且血压下降后心力衰竭的症状体征较快得以缓解。宜选择同时可以减轻心脏前，后负荷而不增加心肌氧耗的药物，以硝酸甘油和硝普钠为佳，并同时应用袢利尿剂静脉注射。

案例 3-21-1

处方及医生指导

1. 改善生活方式：指导患者制定相应措施，减轻体重，增强体力活动，如每日坚持有氧运动半小时(步行、慢跑)，使 BMI 下降至正常范围;减少钠盐摄入,最好每日食盐摄入量不超过6g,多食富含钾和钙的饮食,减少脂肪摄入;戒烟限酒。

2. 初始药物治疗:可选择利尿剂吲哒帕胺1.25mg,每日1次。如血压控制欠佳,加用ACE抑制贝那普利10mg,1次/日联合用药,必要时再加钙拮抗剂,并观察血压,直至降压达标。

3. 合并高脂血症患者,选择他汀类药物降低胆固醇,服药6~8周后复查血脂,了解降脂治疗是否有效达标。

4. 治疗过程中,及时与患者沟通交流,了解药物的副反应及血压波动情况,适时调整药物剂量和种类,提高患者依从性,达到长期、平稳、有效地控制血压。

推荐阅读

Chobanian AV, Bakris CTL, Black HR, et al. 2003. The seventh report of the joint national committee on prevention detection, evaluation, and treatment of high blood pressure: The JNC 7 report. JAMA, 289: 2560～2572

Clement DL, De Buyzere ML, De Bacquer DA, et al. 2003. Prognostic value of ambulatory blood-pressure recordings in patients with treated hypertension. N Engl J Med, 348: 2407～2415

Dickson ME, Sigmund CD. 2006. Genetic basis of hypertension: revisiting angiotensinogen. Hypertension, 48:14～20

Sacks FM, Svetkey LP, Vollmer WM, et al. 2001. Effects on blood pressure of reduced dietary sodium and the Dietary Approaches to Stop Hypertension (DASH) diet. N Engl J Med ,344:3～10

（张红苗　罗兴林）

笔记栏

第22章 动脉粥样硬化和冠状动脉粥样硬化性心脏病

第一节 动脉粥样硬化

动脉粥样硬化(atherosclerosis)是发达国家致死和致残的首要原因,由于动脉内膜积聚脂质,外观呈黄色粥样,故名。粥样硬化斑块中脂质及结缔组织的含量决定斑块的稳定性以及是否易导致急性缺血事件的发生。根据其累及的动脉不同而有截然不同的临床表现。冠状动脉粥样硬化可致心肌梗死和心绞痛;脑动脉粥样硬化可致脑栓塞和短暂脑缺血发作;周围动脉粥样硬化可致间歇性跛行。

【病因和发病机制】

本病的病因尚不完全清楚,大量的研究表明本病是多因素作用所致,这些因素称为危险因素,主要有:

(一) 血脂异常

血脂异常是动脉粥样硬化主要危险因素之一。血脂在血液循环中以脂蛋白形式转运,脂蛋白分为乳糜微粒、极低密度脂蛋白(VLDL)、低密度脂蛋白(LDL)、中等密度脂蛋白(IDL)及高密度脂蛋白(HDL)。各种脂蛋白导致粥样硬化的危险程度不同:富含三酰甘油的脂蛋白如乳糜微粒和 VLDL 被认为不具有致粥样硬化的作用,但它们脂解后的乳糜残粒和 LDL 能导致动脉粥样硬化。脂蛋白(a)[Lp(a)]也导致动脉粥样硬化,而 HDL 则有心脏保护作用。

(二) 高血压

高血压是动脉粥样硬化的独立危险因素。60%～70%的冠状动脉粥样硬化患者有高血压,高血压患者患本病较正常人高 3～4 倍。收缩压与舒张压增高都与本病密切相关。

(三) 糖尿病

糖尿病患者中,动脉粥样硬化的发病率较非糖尿病患者高两倍。冠心病、脑血管疾病和周围血管疾病在成年糖尿病患者的死亡原因中占 75%～80%。女性糖尿病患者的危险性高于男性。在观察随访 14 年的 Rancho Bernardo 研究中,334 例 2 型糖尿病患者与 2137 例无糖尿病者比较,男性糖尿病的冠心病相对死亡危险是 1.9,女性是 3.3。

(四) 代谢综合征(metabolism syndrome, MS)

代谢综合征是指以中心性肥胖为核心,合并高血压、血糖、三酰甘油升高和(或) HDL-C 降低。其中,中心性肥胖采纳腰围作为诊断标准。由于代谢综合征及其各个组分的发病机制复杂,且不明确,中心性肥胖和胰岛素抵抗(IR)被认为是引起代谢综合征的主要原因。MS 患者的动脉硬化患病率及死亡率明显高于非 MS 患者,此类人群患心血管疾病的风险也很大。

(五) 吸烟

吸烟不仅是动脉粥样硬化的独立危险因素,而且与其他危险因素有相加协同作用。被动吸烟也是危险因素。吸烟与不吸烟者相比,本病发病率及病死率增高 2～6 倍,且与每日吸烟量成正比。戒烟后心脏事件危险性迅速降低提示吸烟不仅可促进粥样硬化病变本身的发展,而且可能促进血栓形成,或促进其他一些影响斑块稳定性的因素。Framingham 心脏研究结果显示,平均每天吸烟 10 支,能使男性心血管死亡率增加 18%,女性心血管死亡率增加 31%。

(六) 年龄

动脉粥样硬化始自儿童期,出现临床症状多见于 40 岁以上。49 岁以后进展较快,致死性心肌梗死患者中约 4/5 是 65 岁以上的老年人。高胆固醇血症引起的冠心病死亡率随年龄增大而增高。

(七) 遗传因素

动脉粥样硬化与遗传因素有关。家族中有在较年轻时患本病者,其近亲得病的机会可 5 倍于无家族史者。

(八) 性别

男性的冠心病死亡率为女性的 2 倍,发病较

笔记栏

女性平均年龄早 10 岁，但绝经期后女性的冠心病发生率迅速增加。糖尿病对女性产生的危险较大。

（九）其他因素

其他危险因素包括：①从事体力活动减少、脑力活动紧张、经常有工作紧迫感者，定期体育活动可减少冠心病事件的危险，不同职业的发病率回顾性研究表明，久坐的职业人员与积极活动的职业相比冠心病的相对危险增加 1.9 倍；②肥胖，以腹部脂肪过多为特征的腹型肥胖产生的冠心病危险较大；③A 型性格（性情急躁、进取心和竞争性强）的人患冠心病的危险性增加；④适量饮酒可以降低冠心病的死亡率；但是大量酒精摄入可导致高血压及出血性脑卒中的发生；⑤西方饮食方式，含高热量、较多动物性脂肪和胆固醇、糖等。

近年来发现的危险因素还有：①一些凝血因子增高，如凝血因子Ⅶ的增加与总胆固醇浓度直接相关；②存在缺氧、抗原-抗体复合物、维生素 C 缺乏、动脉壁内酶的活性降低、血液中抗氧化物浓度低，纤溶酶原激活剂抑制物-1、PAI-1、尿酸升高等因素；③微量元素铬、锰、锌、钒、硒等的摄取减少，铅、镉、钴的摄取增加；④血管紧张素转换酶基因过度表达；⑤血液同型半胱氨酸增高；⑥高纤维蛋白原血症；⑦炎症：病毒、衣原体感染等；⑧感染后的炎症敏感蛋白-C 反应蛋白（CRP）浓度增高。表 3-22-1 总结了动脉粥样硬化的主要危险因素。

表 3-22-1 动脉粥样硬化的主要危险因素

可变性危险因素	不可变性危险因素
生活方式	年龄
吸烟	性别
性格	
肥胖	遗传
不运动	
药物	
脂质异常	
高血压	
胰岛素抵抗	
微量元素的缺乏	

【发病机制】

本病的发病机制尚未完全阐明，有多种学说或假说从不同角度来阐述。包括脂肪浸润学说、血小板聚集和血栓形成学说、平滑肌细胞克隆学说、内皮损伤-反应学说等。目前多数学者支持内皮损伤-反应学说。此学说的内容涵盖了其他三种学说的部分论点，认为可导致本病的各种危险因素最终都损伤动脉内膜，而粥样斑块的形成是动脉对内膜损伤作出的炎症 -纤维增生性反应的结果。

内皮损伤可表现为功能紊乱或解剖结构损伤，如干扰内膜的渗透-屏障作用、改变内皮表面抗血栓形成的特性、增加内膜的促凝血特性或增加血管收缩因子或血管扩张因子的释放。此外，维持内皮表面的连贯性和动脉中内皮细胞正常的低转换率，对维持内皮自身稳定状态非常重要。一旦内皮转换速度加快，就可能导致内皮功能发生一系列改变，包括由内皮细胞合成和分泌的物质如血管活性物质、脂解酶和生长因子等的变化。因此，内皮损伤可引起内皮细胞许多功能的改变，进而导致严重的细胞间相互作用，并逐渐形成动脉粥样硬化病变。

长期高脂血症时，增高的脂蛋白，主要是氧化修饰的低密度脂蛋白（OxLDL）和胆固醇对动脉内膜产生功能性损伤，使内皮细胞和白细胞（单核细胞和淋巴细胞）表面特性发生改变，黏附因子表达增强、生成增多。单核细胞对动脉内皮的黏附力增强并通过趋化吸引，在内皮细胞间迁移。进入内膜后单核细胞转化成有清道夫样作用的巨噬细胞，通过清道夫受体吞噬脂质（主要为内皮下大量沉积的 OxLDL）。现已证实 OxLDL 是泡沫细胞形成的关键环节。巨噬细胞吞噬大量脂质后转变为泡沫细胞形成最早的粥样硬化病变脂质条纹。OxLDL 对内皮细胞及微环境中的其他细胞有毒性作用，巨噬细胞在内膜下的积聚导致内膜进一步发生改变（图 3-22-1）。

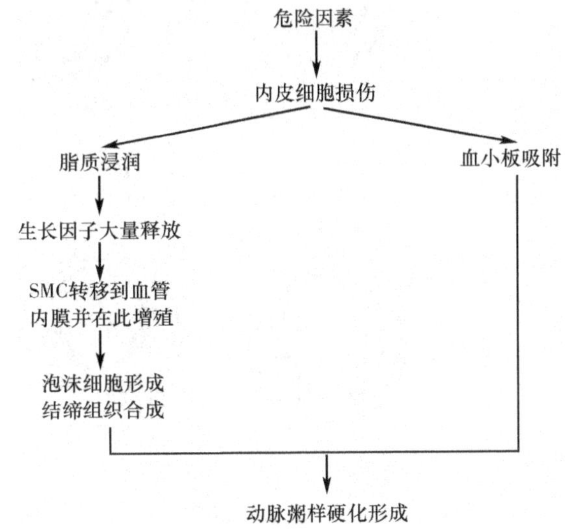

图 3-22-1 动脉粥样硬化形成示意图

巨噬细胞还能合成和分泌生长调节因子，如：血小板源性生长因子（platelet derived

笔记栏

growth factor，PDGF)，成纤维细胞生长因子(fibroblast growth factor，FGF)，内皮细胞生长因子样因子(EGF 样因子)和转化生长因子 β(TGF-β)。PDGF 和 FGF 刺激平滑肌细胞和成纤维细胞增生和迁移到内膜，也刺激新的结缔组织形成。TGF-β 不仅是结缔组织合成的强刺激剂，并且还是迄今所发现的最强的平滑肌增殖抑制剂。因此，平滑肌细胞的增生情况取决于 PDGF 和 TGF-β 之间的平衡。PDGF 中 PDGF-β 蛋白不但使平滑肌细胞游移到富含巨噬细胞的脂肪条纹中，且促使脂肪条纹演变为纤维脂肪病变，再发展为纤维斑块。近年来的研究还发现巨噬细胞还可分泌基质金属蛋白酶(MMPs)。MMPs 是一组含锌的酶蛋白家族，迄今共发现约 20 余种，具有降解底膜，使平滑肌细胞迁移，促进动脉粥样硬化进展的作用。

动脉粥样硬化病变中的平滑肌细胞 PDGF 基因的表达和分泌也增加，并促进病变的进一步发展，形成恶性循环。在血流动力学发生变化的情况下，如血压增高、动脉分支形成特定的角度、血管局部狭窄所产生的湍流和切应力变化，使动脉内膜内皮细胞间的连续性中断，内皮细胞回缩，从而暴露内膜下组织。此时的血小板活化因子(PAF)激活血液中的血小板，使之黏附、聚集于内膜上，形成附壁血栓。血小板可释放包括巨噬细胞释出的上述各种因子在内的许多细胞因子。这些因子进入动脉壁也对促发粥样硬化病变中平滑肌细胞增生起重要作用。

【病理解剖】

动脉粥样硬化主要病理变化为体循环系统的大型弹力型动脉(如主动脉)和中型肌弹力型动脉(以冠状动脉和脑动脉最为常见，其次为肢体动脉、肾动脉和肠系膜动脉)，而肺循环动脉极少受累。病变分布多为数个组织器官的动脉同时受累。最早出现病变的部位多在主动脉后壁及肋间动脉开口等血管分支处。其特征是动脉内膜散在的斑块形成(尽管在严重情况下斑块可以融合)。每个斑块的组成成分不同。脂质是粥样硬化斑块的基本成分。内膜增厚实际上是血管内膜对机械损伤的一种适应性反应。

正常动脉壁由内膜、中膜和外膜三层构成，动脉粥样硬化斑块大体解剖上有的呈扁平的黄斑或线(脂质条纹)，有的呈高起内膜表面的白色或黄色椭圆形丘(纤维脂质性斑块)。前者(脂质条纹)见于 5～10 岁的儿童，后者(纤维脂质性斑块)始见于 20 岁以后，在脂质条纹基础上形成。

美国心脏病学会根据其病变发展过程将其分为以下六期(图 3-22-2)：

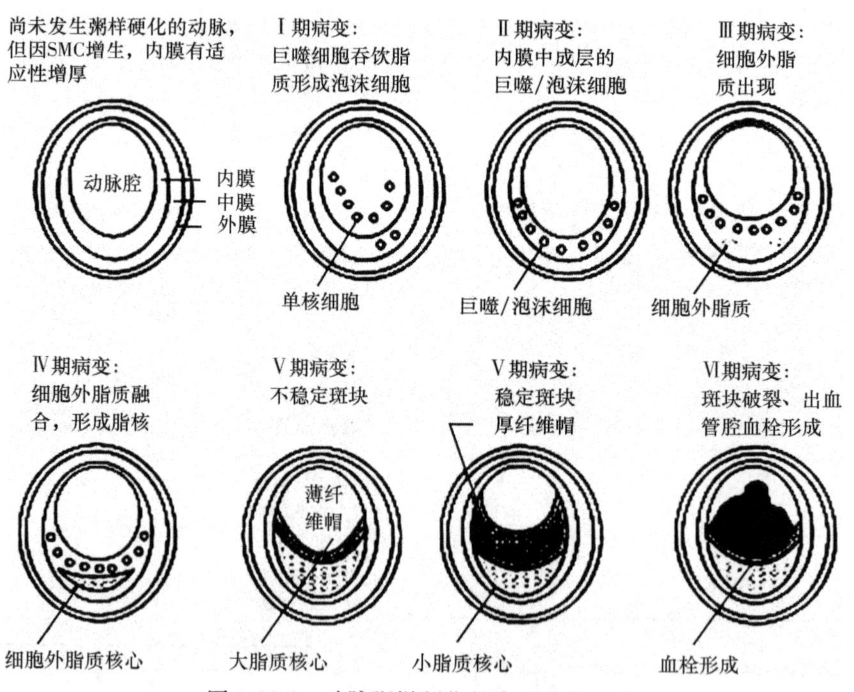

图 3-22-2 动脉粥样硬化的病理分型示意

Ⅰ期(初始病变，initial lesion)：巨噬细胞黏附在内皮细胞表面并从血管腔面迁移到内膜，巨噬细胞吞饮脂质形成泡沫细胞。

Ⅱ期(脂质条纹期，fatty streak)：主要由成层的巨噬泡沫细胞组成，细胞外有少量脂质沉积。

Ⅲ期（粥样斑块前期，pre-atheroma）：平滑肌细胞（SMC）被大量的细胞外脂质所形成的脂小池包围，但尚未形成脂质核心。

Ⅳ期（粥样斑块期，atheroma）：病变处内皮细胞下出现平滑肌细胞，细胞外脂质池融合成脂核。

Ⅴ期（纤维斑块期，fibroatheroma）：有明显脂核和纤维帽的斑块为Ⅴa型病变；有明显钙盐沉着的斑块为Ⅴb型病变；斑块成分主要由胶原和平滑肌细胞组成的病变为Ⅴc型病变。

Ⅵ期（复杂病变期，complicated lesions）：为严重病变，此期又分为3个亚型。Ⅵa型病变——斑块破裂或溃疡，主要由Ⅳ期和Ⅴa型病变破溃而形成；Ⅵb型病变——壁内血肿，是由于粥样硬化斑块中出血所致；Ⅵc型病变——血栓形成，多由于在Ⅵa型病变的基础上并发血栓形成导致管腔完全或不完全堵塞。

【临床分期】

根据粥样硬化斑块的发展过程在临床表现上的不同可将动脉硬化分为四期，但各期之间并无严格的先后顺序，且可交替或同时出现（图3-22-3）。

（一）无症状期或隐匿期

其过程长短不一，对应于Ⅰ～Ⅲ期病变及大部分Ⅳ期和Ⅴa型病变，粥样硬化斑块已形成，但管腔尚无明显狭窄，因此无组织或器官受累的临床表现。现也有观点称之亚临床期，通过无创检查发现动脉硬化斑块。

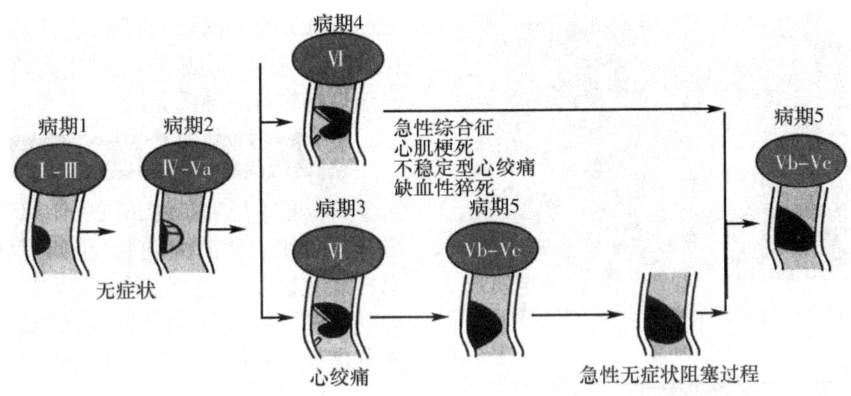

图3-22-3 动脉粥样硬化的临床分期

（二）缺血期

对应于Ⅴb、Ⅴc、Ⅵb病变及部分Ⅴa和Ⅵc型病变，症状由于动脉管腔狭窄、器官缺血而产生。

（三）坏死期

对应于Ⅵc型病变，由于动脉管腔堵塞或血管腔内血栓形成而产生靶器官组织坏死的一系列症状。

（四）纤维化期

长期缺血导致靶器官组织纤维化、萎缩而引起症状。不少患者不经坏死期而进入纤维化期，而在纤维化期的患者也可发生缺血期的表现。

【临床表现】

（一）一般表现

可能出现脑力与体力衰退。

（二）主动脉粥样硬化

大多无特异性症状。主动脉广泛粥样硬化可出现主动脉弹性降低的相关表现，如收缩期血压升高、脉压增宽。

主动脉粥样硬化的后果：①形成主动脉瘤，以发生在肾动脉开口以下的腹主动脉处最为多见。其次在主动脉弓和降主动脉。腹主动脉瘤多在体检时查见腹部有搏动性肿块而发现，腹壁上相应部位可听到杂音，股动脉搏动可减弱。胸主动脉瘤可引起胸痛、气急、吞咽困难、咯血、声带因喉返神经受压而出现声音嘶哑、气管移位或受压、上腔静脉或肺动脉受压等表现。主动脉瘤一旦破裂，可因急性大量内出血，迅速致命。②主动脉粥样硬化也可形成主动脉夹层。

（三）冠状动脉粥样硬化

见本章第二节。

（四）脑动脉粥样硬化

脑动脉硬化、狭窄可导致脑供血不足，表现

笔记栏

为头痛、头晕、眩晕、呕吐，意识丧失、肢体瘫痪、偏盲或失语等。脑萎缩时可出现痴呆、精神变态、行动失常、智力和记忆力减退以至性格完全变化等。

(五) 肾动脉粥样硬化

肾动脉狭窄可引起顽固性高血压和肾功能不全(图 3-22-4)。年龄在 55 岁以上、突然出现血压升高且血压难以控制者，应考虑本病的可能。如发生肾动脉血栓形成，可出现发热、肾区疼痛和尿闭等。长期慢性肾脏缺血可致肾萎缩并发展至肾衰竭。

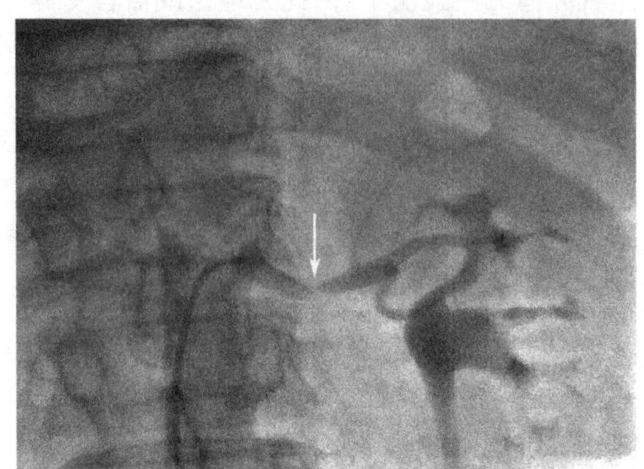

图 3-22-4　DSA 显影左肾动脉粥样硬化狭窄

(六) 肠系膜动脉粥样硬化

肠系膜动脉粥样硬化狭窄可引起消化不良、肠道张力减退、便秘和腹痛等症状。血栓形成时可有剧烈腹痛、腹胀和发热。肠壁坏死时，可引起便血、麻痹性肠梗阻和休克等症状。

(七) 四肢动脉粥样硬化

四肢动脉粥样硬化中以下肢较为多见。由于血供障碍，引起下肢发凉、麻木和典型的间歇性跛行，即行走时发生腓肠肌麻木、疼痛以至痉挛，休息后消失，再行走时又出现，严重时可持续性疼痛。下肢动脉尤其是足背动脉搏动减弱或消失。如狭窄段管腔完全闭塞，可形成坏疽。

【实验室及辅助检查】

(一) 实验室检查

本病早期尚缺乏敏感而又特异的实验室诊断方法。部分患者有脂质代谢失常，主要表现为血总胆固醇增高、LDL 胆固醇增高、HDL 胆固醇降低、三酰甘油增高、ApoA 降低、ApoB 和 Lp(a)增高。

笔记栏

(二) X 线检查

可见主动脉硬化、主动脉结凸出、主动脉增宽等，有时可见片状或弧状钙质沉着阴影。

(三) 选择性或数字减影法动脉造影

可较清晰显示动脉粥样硬化病变所累及的血管如冠状动脉、脑动脉、肾动脉、肠系膜动脉和四肢动脉的管腔狭窄或动脉瘤样病变，以及病变的所在部位、范围和程度，有助于确定介入治疗或外科治疗的适应证和选择施行手术的方式。

(四) 超声

将超声探头直接置于外周血管(如颈动脉、四肢动脉及肾动脉)，能较好分辨血管壁和血管腔，不仅能较准确测量内膜-中膜厚度(intima-media thickness，IMT)和管腔直径，还能识别某些粥样硬化特征。测量颈动脉 IMT 已成为监测冠状动脉粥样硬化的较可靠辅助方法。

(五) 计算机断层显像(CT)

CT 通过产生二维或三维组织影像，使用造影剂后可用于检测大动脉，包括冠状动脉近端的粥样硬化病变。与 X 线不同，CT 还能分辨大动脉壁动脉粥样硬化病变性质，但要提供动脉斑块成分信息，目前尚有一定技术障碍。随着技术的进步，多层 CT(multislice spiral computed tomography，MSCT)的出现使空间分辨率进一步提高，可用于无创性诊断冠状动脉粥样硬化。

(六) 血管内超声显像(IVUS)

是新的检查方法。通过导管技术将微型化的超声探头送入血管内用以显示血管的横切面，直接观察粥样硬化病变本身，并根据病变的回声特性，了解病变的性质和组成，在识别粥样病变基础上的血栓形成方面有独特的应用。

(七) 血管内窥镜

在检测和鉴别斑块、夹层分离及血栓方面有一定优势。

(八) 磁共振显像

对大血管分辨力高，具有任意方向直接切层的能力，从不同的角度对血流的方向、流速、流量等进行评价，可以结合对比剂增强扫描。

(九) 正电子发射断层 CT(EBCT)

通过静脉注射发射正电子的放射性同位素标记的药物或糖，然后采用 γ 照相机进行成像，可准确监测并定量冠状动脉的钙化。

【诊断和鉴别诊断】

早期诊断困难。当动脉粥样硬化病变发展到相当程度，引起管腔的狭窄甚至闭塞或血栓形成，从而导致靶器官出现明显病变时易于诊断。年长患者有血脂异常，动脉造影发现血管狭窄性病变，应首先考虑诊断本病。

主动脉粥样硬化引起的主动脉变化和主动脉瘤，需与梅毒性主动脉炎和主动脉瘤鉴别；胸片发现主动脉影增宽还应与纵隔肿瘤相鉴别。其他靶器官的缺血或坏死表现需与其他原因的动脉病变所引起者相鉴别。冠状动脉粥样硬化引起的心绞痛和心肌梗死需与其他原因引起的冠状动脉病变如冠状动脉炎、冠状动脉畸形、冠状动脉栓塞、冠状动脉痉挛等鉴别。缺血性心肌病需与其他心脏病特别是原发性扩张型心肌病鉴别。肾动脉粥样硬化所引起的高血压，需与其他原因的继发性高血压相鉴别，肾动脉血栓形成需与肾结石相鉴别。四肢动脉粥样硬化所产生的症状需与多发性动脉炎等其他可能导致动脉病变的原因鉴别。

【预后】

随病变部位、程度、血管狭窄发展速度、受累器官受损情况和有无并发症的不同，预后不同。重要器官如脑、心、肾因动脉病变导致脑血管意外、心肌梗死或肾衰竭者，预后不佳。

【防治】

动脉粥样硬化的发生与发展经历一系列过程，其上游是多重危险因素，如吸烟、高血压、血脂异常、糖尿病、肥胖、代谢综合征等的流行。因此，应切实做好一级预防，综合控制多种危险因素。已发生动脉粥样硬化、器官功能障碍者，应积极加强二级预防，防止病变发展、恶化并争取逆转以改善生活质量、延长寿命。二级预防的主要对策为ABCDE方案：A：阿司匹林(aspirin)，血管紧张素转化酶抑制剂(ACEI)；B：β受体阻滞剂(β-blocker)，控制血压(blood pressure control)；C：调脂治疗(cholesterol lowing)，戒烟(cigarette quitting)；D：控制糖尿病(diabetes control)，饮食(Diet)；E：运动(exercise)，教育(education)。

(一) 一般预防措施

(1) 发挥患者的主观能动性配合治疗、改变不良生活嗜好。经过防治，本病病情可得到控制，病变可能部分消退，患者可维持一定的生活和工作能力。此外，病变本身又可以促使动脉侧支循环的形成，使病情得到改善。因此说服患者耐心接受长期的防治措施至关重要。

(2) 合理的膳食：

1) 总热量摄入以维持正常体重为度，40岁以上者尤应预防发胖。正常体重的简单计算方法为：身高(cm)－105＝体重(kg)；或体重指数(BMI)＝体重(kg)/身高(m^2)，18.5～24为正常，可供参考。

2) 超过正常标准体重者，应减少每日饮食的总热量，食用低脂(脂肪摄入量不超过总热量的30%，其中动物性脂肪不超过10%)、低胆固醇(每日不超过300mg)膳食，并限制摄入含糖食物。

3) 年过40岁者即使血脂无异常，也应避免经常食用过多的动物性脂肪和含胆固醇较高的食物，应食用低胆固醇、低动物性脂肪食物。

4) 已确诊有冠状动脉粥样硬化者，严禁暴饮暴食，以免诱发心绞痛或心肌梗死。合并有高血压或心力衰竭者，应同时限制盐的摄入。

5) 提倡饮食清淡，多食富含维生素C和植物蛋白的食物。

(3) 适当的体力劳动和体育锻炼：一定的体力劳动和体育活动对预防肥胖、锻炼循环系统的功能和调整血脂代谢均有益，是预防本病的积极措施。体力活动量根据原来身体情况、原来体力活动习惯和心脏功能状态来规定，以不过多增加心脏负担和不引起不适感觉为原则。体育活动要循序渐进，不宜勉强做剧烈活动。对老年人提倡散步(每日1小时，可分次进行)，做保健体操、打太极拳等。

(4) 合理安排工作和生活：生活要有规律，保持乐观、愉快的情绪，避免过度劳累和情绪激动，注意劳逸结合，保证充分睡眠。

(5) 提倡不吸烟、不饮烈性酒。

(6) 积极治疗与本病有关的一些疾病：包括高血压、肥胖症、高脂血症、痛风、糖尿病、肝病、肾病综合征和有关的内分泌病等。

本病的预防应从儿童期开始，即儿童也应避免摄食过量高胆固醇、高动物性脂肪的饮食，防止肥胖。

(二) 药物治疗

1. 调血脂药(参见血脂异常)。

2. 抗血小板药物 抗血小板黏附和聚集的药物，可防止血栓形成。可选用：①阿司匹林：抑制TXA_2的生成，较少影响PGI_2的产生而起作用，50～300mg/d。②二磷酸腺苷(ADP)受体拮抗剂，常用氯吡格雷(clopidogrel)75mg/d或噻氯

笔记栏

匹定(ticlopidine)250mg,1～2次/日,通过ADP受体抑制血小板内Ca^{2+}活性,并抑制血小板之间纤维蛋白原桥的形成。噻氯匹定有骨髓抑制的不良反应,应随访血常规。③血小板糖蛋白Ⅱb/Ⅲa(GPⅡb/Ⅲa)受体拮抗剂,能通过抑制血小板GPⅡb/Ⅲa受体与纤维蛋白原的结合,使血小板聚集和功能受抑制,静脉注射制剂有阿昔单抗(abciximab)0.25mg/kg,替罗非班(tirofiban)等口服制剂的疗效不肯定。④双嘧达莫(dipyridamole,潘生丁)50mg,3次/日,可使血小板内环磷酸腺苷增高,抑制Ca^{2+}活性,可与阿司匹林合用。⑤西洛他唑(cilostazol)是磷酸二酯酶抑制剂,50～100mg,2次/日。

3. 扩血管药物 解除血管运动障碍可用血管扩张剂。

4. 溶栓治疗 对动脉内形成血栓导致管腔狭窄或阻塞者,可用溶栓剂治疗(参见本章第4节)。

(三)介入和手术治疗

包括对狭窄或闭塞血管,特别是冠状动脉、主动脉、肾动脉施行再通、重建或旁路移植等外科手术,也可用带气囊心导管进行经皮腔内血管成形术、经皮腔内激光成形术、经皮腔内粥样斑块旋磨或旋切术及支架置入术等介入治疗。此外,对药物治疗无效的高胆固醇血症,可施行回肠旁路手术或血浆交换疗法,但费用昂贵。血浆净化疗法可用于去除血浆中的三酰甘油。

(四)基因治疗

主要用于原发性高脂血症者,是指用特定的重组DNA影响靶细胞的基因表达,替换突变基因、抑制突变基因的表达,或在靶细胞中增加抗突变基因的特殊基因,以达到纠正血脂异常的目的。

第二节 冠状动脉粥样硬化性心脏病

冠状动脉粥样硬化性心脏病(coronary atherosclerotic heart disease)指冠状动脉粥样硬化使管腔狭窄或阻塞,导致心肌缺血、缺氧或坏死而引起的心脏病,它和冠状动脉功能性改变即冠状动脉痉挛一起,统称冠状动脉性心脏病(coronary heart disease,CHD),简称冠心病,亦称缺血性心脏病(ischemic heart disease)。

冠心病是动脉粥样硬化导致器官病变的最常见类型,也是严重危害人民健康的常见病。本病在欧美国家极为常见,美国占人口死亡数的1/3～1/2,占心脏病死亡数的50%～75%。在我国,本病不如欧美多见,约占心脏病死亡数的10%～20%,但我国冠心病的发病率和死亡率近30年来正逐渐升高,近年来有加速趋势。1984～1988年,我国城市冠心病实际死亡率增长13.5%,达41.88/10万,农村增长22.8%,达19.17/10万,而到了1999年农村和城市男性35～74岁人群中,冠心病死亡率分别为64/10万和106/10万。冠心病是目前中国成人心脏病住院和死亡的第一原因。本病多发生在40岁以后,男性多于女性。我国MONIKA研究显示,我国冠心病的发病率和死亡率存在较明显的地区差异,北方省市高于南方省市。

根据冠状动脉病变的部位、范围、血管阻塞程度和心肌供血不足的发展速度、范围和程度的不同,1979年,世界卫生组织(WHO)将本病分为五型。

1. 无症状性心肌缺血型 亦称隐匿型冠心病,患者无症状,但心电图负荷或动态检查有ST段压低,T波减低、变平或倒置等心肌缺血的心电图改变,有心肌灌注不足的核素心肌显像表现;病理学检查心肌可无明显组织形态改变。

2. 心绞痛型 为一过性心肌供血不足引起,有发作性胸骨后疼痛。病理学检查心肌无明显组织形态改变或有纤维化改变。

3. 心肌梗死型 症状严重,由冠状动脉闭塞致心肌急性缺血性坏死所致。

4. 缺血性心肌病型 表现为心脏增大、心力衰竭和心律失常,为长期心肌缺血或坏死导致心肌纤维化引起。临床表现与原发性扩张型心肌病类似。

5. 猝死型 因原发性心脏骤停而猝然死亡,多为缺血心肌局部发生电生理紊乱,引起严重的室性心律失常所致。

以上分类偏重于回顾性的分型方法,已不能适应当前诊疗工作的需要。临床医生更加重视结合病理变化特点进行分型,以便有针对性地选择恰当的治疗方案,以提高疗效,降低死亡率。近年临床上提出两种综合征的分类:

1. 急性冠状动脉综合征 急性冠状动脉综合征(acute coronary syndrome, ACS)是一组综合病征包括了不稳定型心绞痛(unstable angina, UA),非ST段抬高型心肌梗死(non-ST-segment elevation myocardial infarction, NSTEMI)和ST段抬高型心肌梗死(ST-segment elevation myocardial infarction, STEMI)(图3-22-5)。它们共同的病理基础是不稳定的粥样斑块发生变化,如斑块内出血使之迅速增大,斑块破裂或表面破损,局部血小板聚集继而形成血栓,血管发生痉挛等，引起冠脉不完全或完全性阻塞所致。破裂后如血栓形成未完全阻塞冠脉则引起不稳定型心绞痛，最终可能发展到完全阻塞而发生 NSTEMI 或 STEMI。患者迅速出现胸痛等表现，需紧急处理。

这种分类有利于提高对急性胸痛患者的重视，进行密切的观察和危险分层，及时做出正确的判断和采取适当的治疗措施，降低死亡率。

2. 慢性心肌缺血综合征 与急性冠状动脉综合征相对应，无症状性冠心病、稳定型心绞痛和缺血性心肌病等病征则被列入慢性心肌缺血综合征（chronic ischemic syndrome）的范畴。

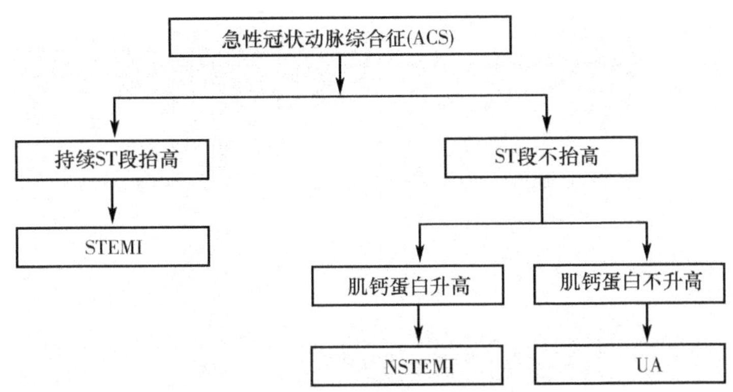

图 3-22-5　急性冠状动脉综合征

一、稳定型心绞痛

案例 3-22-1

患者，男性，52 岁，诉“反复劳累性胸痛半年”。

患者于半年前出现劳累时胸骨后压榨样疼痛，持续约 3 分钟，伴左肩背部疼痛，休息片刻即可缓解，当时未在意。此后反复于劳累、快步行走或饱餐后出现胸痛，部位、性质、缓解方式同前，每月发作次数大致相同。此次于工作劳累中再次出现胸骨后压榨样疼痛，持续约 5 分钟，伴心悸、出汗。为进一步诊治前来就诊。患者 2 年前单位体检发现高血压、高血脂，未行正规治疗。平时喜饮酒，吸烟。

体格检查：T 36.6℃，P 100 次/分，R 23 次/分，BP 160/90mmHg，BMI 29.6kg/m^2，神清，双肺呼吸音清，未闻及干、湿啰音。心尖搏动无异常，心界叩诊不大，心率 100 次/分，律齐，各瓣膜听诊区未闻及病理性杂音。腹软，无压痛及反跳痛，肝、脾肋下未触及。

发作时心电图：大多数导联 ST 段压低，V_2～V_5 导联 ST 段水平压低 0.5mV，T 波双向或倒置见图 3-22-6。

问题：

1. 请问该患者的诊断？
2. 诊断依据？
3. 还需进行哪些检查？和哪些疾病鉴别？
4. 治疗原则？

稳定型心绞痛（stable angina pectoris）是指在冠状动脉狭窄的基础上，由于心肌负荷增加引起急剧的、短暂的心肌缺血。其特点为在 1～3 个月内相对稳定，每周和每日疼痛发作次数大致相同，诱发疼痛的劳累和情绪激动程度相同，每次发作疼痛的性质和疼痛的部位无改变，疼痛时限相仿（3～5 分钟），用硝酸甘油后也在相近的时间内缓解。

本病男性多于女性，多数患者年龄在 40 岁以上。劳累、饱餐、精神紧张、受寒、急性循环衰竭等为常见诱因。本病多为冠状动脉粥样硬化引起，还可由冠状动脉炎、冠状动脉栓塞、先天性冠状动脉畸形、主动脉瓣病变、梅毒性主动脉炎、肥厚型心肌病、心肌桥等引起。

【发病机制】

当冠状动脉的供血与心肌的需血之间不平衡（图 3-22-7），冠状动脉血流量不能满足心肌代谢的需要，引起心肌急剧的、暂时的缺血缺氧时，即产生心绞痛。

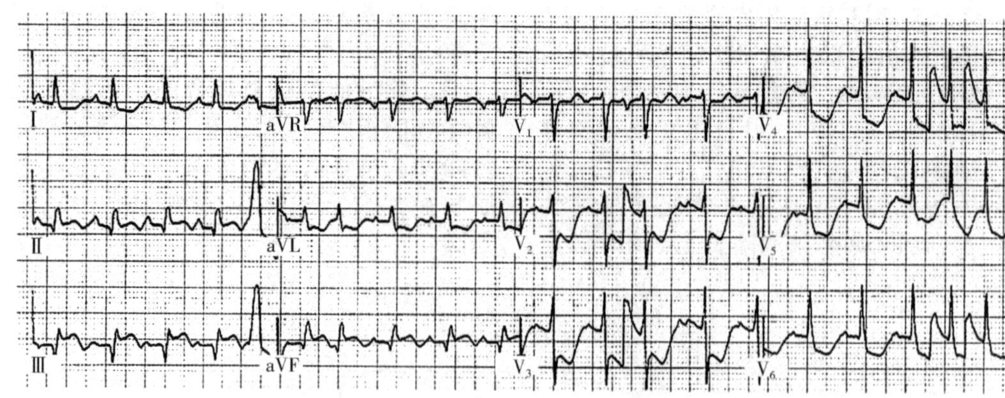

图 3-22-6　案例 3-22-1 心电图

大多数导联 ST 段明显压低(水平型),尤以 V_2～V_5 导联显著,T 波双向或倒置

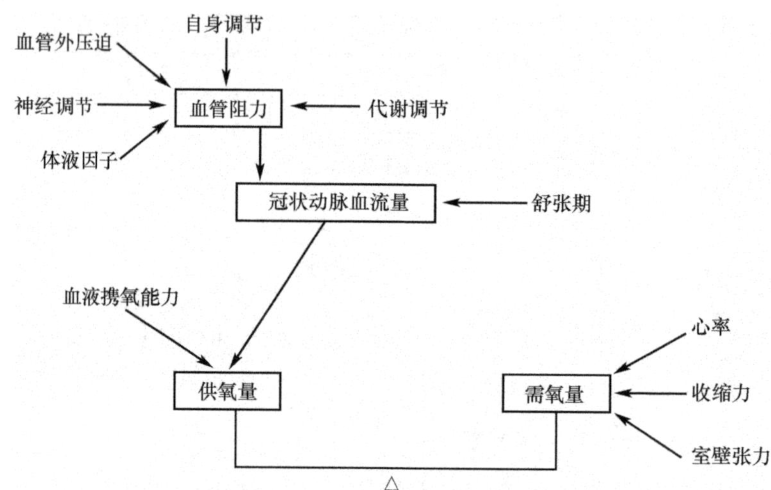

图 3-22-7　影响心肌供氧量和需氧量的各种因素

心肌耗氧量的多少由心肌张力、心肌收缩强度和心率所决定,故常用"心率×收缩压"(即二重乘积)作为估计心肌耗氧的指标,心肌能量的产生要求大量的氧供,心肌细胞摄取血液氧含量的 65%～75%,而身体其他组织则摄取 10%～25%。因此心肌平时对血液中氧的摄取已接近于最大量,需氧量再增大时,已难从血液中更多地摄取氧,只能依靠增加冠状动脉的血流量来提供。在正常情况下,冠状动脉循环有很大的储备力量,其血流量可随身体的生理情况而有显著的变化;在剧烈体力活动时,冠状动脉适当地扩张,血流量可增加到休息时的 6～7 倍。缺氧时,冠状动脉也扩张,能使血流量增加 4～5 倍。动脉粥样硬化而致冠状动脉狭窄或部分分支闭塞时,其扩张性能减弱,血流量减少,且对心肌的供血量相对比较固定。心肌的血液供应如减低但尚能应付心脏平时的需要,休息时可无症状。一旦心脏负荷突然增加,如劳累、饱餐、精神紧张等,使心肌张力增加、心肌收缩力增加和心率增快等致心肌耗氧量增加时,心肌对血液的需求增加,而冠状动脉供血已不能相应增加,即可引起心绞痛。这是稳定型心绞痛最常见的发病机制。

在多数情况下,劳累性心绞痛(exertional angina)常在同一"心率×收缩压"的水平上发生。产生疼痛感觉的直接因素目前认为是:由于缺血缺氧,心肌内积聚过多的异常代谢产物,如乳酸、丙酮酸、磷酸等酸性物质,或类似激肽的多肽类物质,刺激心脏内自主神经的传入纤维末梢,经 1～5 胸交感神经节和相应的脊髓段,传至大脑,产生痛觉。这种痛觉反映在与自主神经进入水平相同脊髓段的脊神经所分布的区域,即胸骨后及两臂的前内侧与小指,尤其是在左侧,而多不在心脏解剖部位。

【病理和病理生理】

冠状动脉粥样硬化引起的稳定型心绞痛的病理基础是稳定的动脉粥样斑块,其斑块一般属于向心性,导致冠脉 50%～75%或更严重的狭窄,斑块内含的胆固醇少,斑块内膜有比较厚的纤维化和钙化组织覆盖,斑块不易破裂。目前认

笔记栏

为决定冠心病危险程度的关键因素不是冠状动脉的狭窄程度，而是动脉粥样硬化斑块的稳定性（图 3-22-8）。

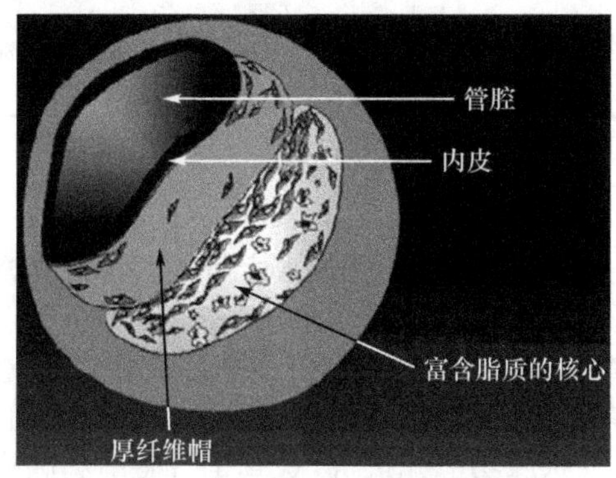

图 3-22-8 稳定的动脉粥样斑块

稳定型心绞痛发作时的病理生理变化包括缺血后心肌代谢异常及神经内分泌异常等。这些异常导致心肌收缩、心电生理改变。

（一）心绞痛暂时性缺血对心肌收缩的影响

1. 心肌细胞能量及离子转运改变 缺血引起的心肌代谢异常主要是缺氧的结果。在缺氧状态下，心肌无法进行正常的有氧代谢，三磷酸腺苷、肌酸磷酸或无氧糖酵解产生的高能磷酸键减少，特别是肌浆网处（影响钙离子的释放）或肌膜处（影响细胞内的钙离子浓度），从而导致依赖能源活动的心肌收缩发生障碍。此外，当心肌细胞受缺血、缺氧损害时，细胞膜钠离子的通透性增高及“钠泵”障碍，细胞内钠离子的增多，加之局部酸中毒，减少钙离子从肌浆网释放，使细胞内钙离子浓度降低并可妨碍钙离子对肌钙蛋白的结合作用，进而加重心肌收缩功能障碍。

2. 左心室功能及血流动力学改变 由于冠状动脉粥样硬化的狭窄性病变在各个动脉支的分布并不均匀，因此，心肌的缺血性代谢改变及其所引起的收缩功能障碍也常为区域性的。缺血部位心室壁的收缩功能明显减弱甚至暂时完全丧失，并受到邻近正常心肌收缩的反复牵拉，缺血区矛盾收缩扩大，左心室的射血功能降低，左心室排空不完全，舒张末期容量增加，心室充盈阻力随之增加。心室收缩及舒张障碍都可导致左室舒张期终末压增高，最后出现肺淤血症状。

（二）心绞痛暂时性缺血对心电生理的影响

1. 电生理改变 心肌细胞受到缺血性损伤时，钠离子在细胞内积聚而钾离子向细胞外漏出，使细胞膜在静止期处于低极化（或部分除极化）状态，在激动时又不能完全除极，产生所谓损伤电流。在心电图上表现为 ST 段的偏移。心室壁内的收缩期压力在靠心内膜的内半层最高，而同时，由于冠状动脉的分支从心外膜向心内膜深入，心肌血流量在室壁的内层较外层为低。因此，在血流供不应求的情况下，心内膜下层的心肌容易发生急性缺血。受急性缺血性损伤的心内膜下心肌，其电位在心室肌静止期较外层为高（低极化），而在心肌除极后期电位则较低（除极受阻）；因此，在左心室表面所测的心电图上出现 ST 段的压低。在少数病例，心绞痛发作时急性缺血可累及心包下心肌，则心电图上可见相反的 ST 段抬高。

2. 缺血性心律失常 正常心肌纤维动作电位的快速上升是由钠离子快速内流所形成。心肌细胞受缺血性损伤时，钠离子在细胞内积聚而钾离子向细胞外漏出，使细胞膜在静止期处于低极化（或部分除极化）状态，在激动时又不能完全除极，使缺血区的心肌传导受到不同程度抑制。损伤程度较轻的细胞仍能产生动作电位，传导减慢或对刺激不起反应的细胞所产生的传导障碍，可引起折返激动。此外，窦性冲动在缺血区周围的大部分区域被阻滞，可引起传导阻滞。

以上各种心肌代谢和功能障碍常为暂时性和可逆性的，随着血液供应平衡的恢复，可以减轻或者消失。有时冠状动脉暂时闭塞 15 分钟，虽不引起心肌坏死，但造成心功能障碍持续 1 周以上，包括心肌收缩，高能磷酸键的储备及超微结构不正常，称为心肌顿抑（stunning myocardium）。如果存在有慢性持续性心肌缺血时，心肌细胞通过自身调节，暂停其收缩功能，降低其耗氧与代谢，维持心肌细胞存活在临界水平，避免心肌坏死或发生缺血症状，称为心肌冬眠（hibernating myocardium）。心肌顿抑和心肌冬眠可单独发生，也可同时存在。

【临床表现】

（一）症状

心绞痛以发作性胸痛为主要临床表现，疼痛的特点为：

1. 部位 主要在胸骨后，多在上部或中部。可波及心前区，有手掌大小范围，甚至横贯前胸，界限不很清楚。多数患者常放射至心前区和左上肢尺侧，少数患者也可放射至右臂、颈咽部、下颌部或上腹部（图3-22-9）。如果心绞痛仅引起其他一些症状或其他神经分布部位的疼痛，称为等同心绞痛（equivalents angina），值得各科医师

笔记栏

警惕。

2. 性质 胸痛常为压榨、发闷、紧缩、烧灼感，也可有麻木感，但不尖锐，不像针刺或刀扎样痛，偶伴濒死的恐惧感。发作时，患者往往不自觉地停止原来的活动，直至症状缓解。

3. 诱因 发作常由体力劳动或精神紧张(如愤怒、焦急、过度兴奋等)所激发，饱食、寒冷、吸烟、心动过速、休克等亦可诱发。疼痛发生于劳累或激动的当时，而不是在劳累之后。典型的心绞痛常在相似的条件下发生，但有时同样的劳力只有在早晨而不是在下午引起心绞痛，提示与晨间痛阈较低有关。

4. 持续时间 疼痛出现后常逐步加重，然后在3～5分钟内逐渐消失，可数天或数星期发作一次，亦可一日内发作多次。

5. 缓解方式 一般在停止原来诱发症状的活动后即缓解。舌下含用硝酸甘油也能在几分钟内使之缓解。

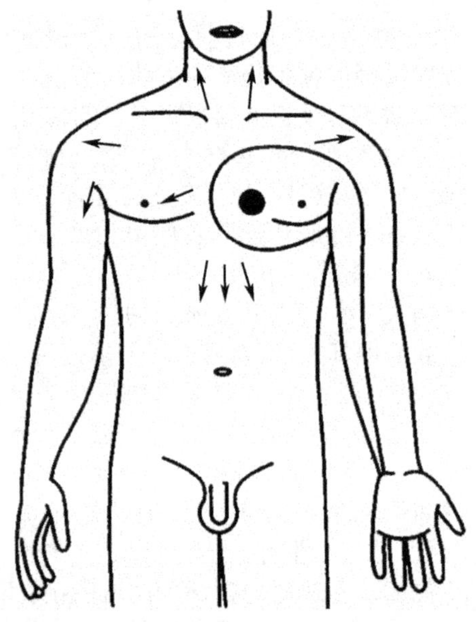

图 3-22-9 心绞痛发作时的疼痛放射范围

根据心绞痛的严重程度及其对体力活动的影响，加拿大心血管学会建议对心绞痛程度分为Ⅳ级(表 3-22-2)。

表 3-22-2 加拿大心血管学会分级

分级	心绞痛的严重程度及其对体力活动的影响
Ⅰ级	“一般体力活动不引起心绞痛”，例如行走或上楼。费力、快速或长时间用力才引起心绞痛
Ⅱ级	“日常体力活动轻度受限”，快速步行或上楼、餐后步行或上楼，或者在寒冷、顶风逆行时、情绪激动时发生心绞痛。平地行走两个街区(200～400m)，或常速上相当于3楼以上的高度能诱发心绞痛
Ⅲ级	“日常体力活动明显受限”，可发生于平地行走1～2个街区或以常速上3楼
Ⅳ级	“不能无症状的进行任何体力活动”，任何体力活动或休息时均可出现心绞痛

笔记栏

(二) 体征

稳定型心绞痛患者体检通常无特殊异常发现，但对每一位疑似心绞痛的患者必须进行全面检查。仔细体检能提供有用的诊断线索：检查是否有引起心绞痛的原发疾病，如心脏瓣膜病、贫血、甲状腺功能亢进等；检查是否有引起胸痛的其他原因，如肋软骨炎、带状疱疹、黄疸、上腹部压痛等；可发现与诊断有关的易患因素，如高血压、肥胖等；可发现与冠心病有关的体征，如心界扩大、心率增快、心律失常。有时出现第四或第三心音奔马律。缺血发作时可有暂时性心尖部收缩期杂音，是乳头肌缺血、功能失调引起二尖瓣关闭不全所致。可有第二心音逆分裂或出现交替脉。部分患者可出现肺部啰音，胸痛发作期间表情痛苦、焦虑、面色苍白、皮肤湿冷或出汗。

案例 3-22-1

1. 该患者有典型的活动后心前区疼痛及放射痛。

2. 描述胸痛时请注意：部位、性质、诱因、持续时间和缓解方式。

【实验室及辅助检查】

(一) 心脏 X 线检查

通常无异常发现，如伴发缺血性心肌病可见心影增大、肺淤血等征象。

(二) 心电图检查

1. 常规心电图 是发现心肌缺血，诊断心绞痛最常用的检查方法。稳定型心绞痛患者静息心电图一般是正常的，所以静息心电图正常并不能除外冠心病。约 50% 静息心电图正常的心绞痛患者，心绞痛发作时记录的心电图有异常改变，可出现暂时性心肌缺血引起的 ST 段移位(图 3-22-7)。心内膜下心肌容易缺血，故常见 ST 段压低 0.1mV 以上，发作缓解后恢复。有时出现 T 波倒置。静息心电图 ST 段压低(水平型或下斜型)或 T 波倒置的患者，发作时可变为正常，即所谓“假性正常化”，也支持心肌缺血的诊断。虽然 T 波改变对诊断心肌缺血的特异性不如ST段，但如与平时心电图比较有明显差别，也有助于诊断。

心电图诊断心肌缺血有一定局限性。许多因素可引起ST-T改变：左心室肥大和扩张、电解质异常、神经因素、药物（包括抗心律失常药物、氯喹、锑剂等）。另外，ST—T改变也见于普通人群，并且检出率随年龄而增加；在高血压、糖尿病、吸烟者和女性的检出率也增加。

2. 心电图负荷试验 负荷心电图是对怀疑有冠心病的患者给心脏增加负荷（运动或药物）而激发心肌缺血的心电图检查（表3-22-3）。

表3-22-3 心电图负荷试验的适应证和禁忌证

负荷心电图检查的适应证	负荷心电图检查的禁忌证
临床上怀疑冠心病	急性心肌梗死
对有冠心病危险因素的患者的筛选	高危的不稳定型心绞痛
	急性心肌炎、急性心包炎
冠状动脉搭桥及心脏介入治疗前后的评价	严重高血压[收缩压≥200mmHg和（或）舒张压≥110mmHg]
陈旧性心肌梗死患者对非梗死部位心肌缺血的监测	心功能不全
	严重主动脉瓣狭窄
	肥厚型梗阻性心肌病
	静息状态下有严重心律失常
	主动脉夹层

负荷试验终止的指标：ST—T降低或抬高≥0.2mV；心绞痛发作；收缩压超过220mmHg；血压较负荷前下降；室性心律失常（多源性、连续3个室性期前收缩和持续性室性心动过速）。运动负荷试验为最常用的方法，运动方式主要为分级踏板或蹬车，其运动强度可逐步分期升级，以前者较为常用。目前国内常用的是达到按年龄预计的最大心率（HRmax）或85%～90%的最大心率为负荷目标，前者称为极量运动试验，后者称为次极量运动试验。运动中应持续监测心电图改变，运动前、运动中每当运动负荷量增加一次均应记录心电图，运动终止后即刻和此后每2分钟均应重复心电图记录，直至心率恢复运动前水平。记录心电图时应同步测定血压。最常用的阳性标准为运动中或运动后ST段水平型或下斜型压低≥0.1mV（J点后60～80ms），持续2分钟（图3-22-10）。

3. 心电图连续监测（动态心电图） 连续记录24小时或以上的心电图，可从中发现心电图ST—T改变和各种心律失常，可与患者的活动和症状相对照。心电图中显示缺血性ST—T改变，但当时无心绞痛者称为无症状性心肌缺血（asymptomatic myocardial ischemia）。

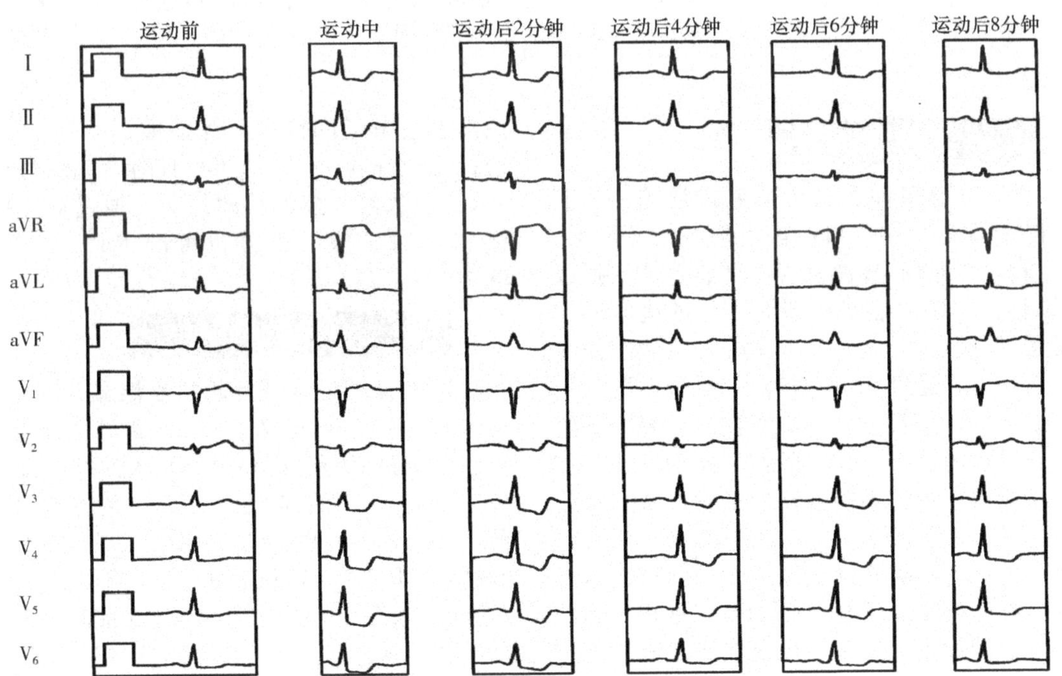

图3-22-10 活动平板运动试验阳性的心电图

运动前心电图各导联无明显ST—T改变；运动时心电图除V_1、aVR导联外各导联ST段明显水平样压低；运动后2、4、6和8分钟时记录的心电图除V_1、aVR导联外各导联ST段压低尚未完全恢复

（三）超声心动图

1. 经胸超声心动图（transthoratic echocardiogram） 可以观察心室腔的大小、心室壁的厚度以及心肌收缩状态，另外，还可以观察到陈旧性心肌梗死时梗死区域的运动消失及室壁瘤形

笔记栏

成。稳定型心绞痛患者的静息超声心动图大部分无异常表现，与负荷心电图一样，负荷超声心动图可以帮助识别心肌缺血的范围和程度。常用的超声心动图负荷试验包括运动负荷和药物负荷，后者目前多采用多巴酚丁胺和双嘧达莫两种药物。

2. 血管内超声成像（intravascular ultrasound，IVUS） 将微型超声探头通过心导管送入冠状动脉，从血管腔内显示血管的横断面，不但显示管腔的狭窄情况，还能了解冠状动脉壁的病变情况。血管内多普勒血流速度测定则是采用多普勒原理，通过导管或导丝将换能器直接置入冠脉内测定血流速度的技术，能测定冠状动脉血流储备，评价冠脉微循环灌注等（图 3-22-11）。

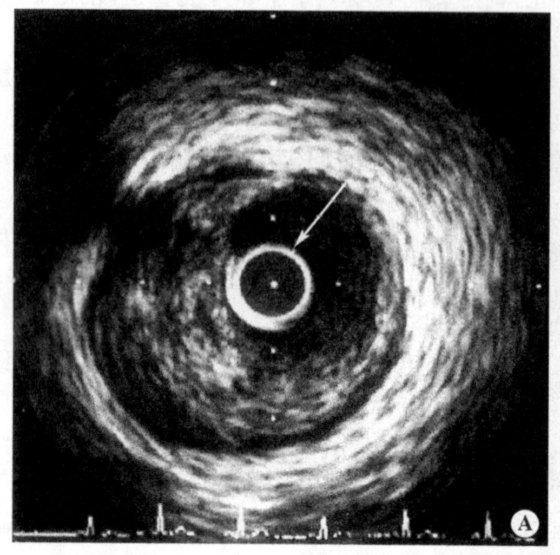

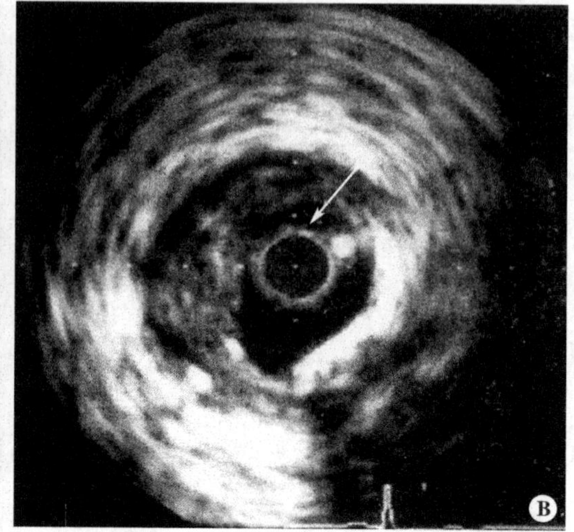

图 3-22-11 冠状动脉内超声显像图

图 A 示自 3 点至 12 点部位的偏心性斑块。图 B 示向心性斑块，自 2 点至 6 点为钙化，表现为强回声，后方有声影。箭头所指为血管内超声导管

（四）放射性核素检查

1. [201]Tl-静息和负荷心肌灌注显像 ^{201}Tl（铊）随冠状动脉血流很快被正常心肌所摄取。运动试验后“即刻”显像呈现局部放射性缺损或稀疏，但由于缺血心肌局部的^{201}Tl 的洗脱期明显减慢，因而，3～4 小时后，其放射性活度恢复或接近正常，“延迟”显像表现为“再分布”，这是心肌缺血的特征性表现。心肌梗死后瘢痕部位运动试验后的“即刻”和“延迟”显像均表现为放射性缺损或稀疏。不能运动的患者可做双嘧达莫（潘生丁）试验，静脉注射双嘧达莫使正常或较正常的冠状动脉扩张，引起“冠状动脉窃血”，产生狭窄血管供应的局部心肌缺血，可取得与运动试验相似的效果。近年还用腺苷或多巴酚丁胺作药物负荷试验。近年用^{99m}Tc-MIBI 作心肌显像取得良好效果，它在心肌内分布随时间变化相对固定，无明显“再分布”，显像检查可在数小时内进行，但静息及负荷检查需二次给药（图 3-22-12）。

2. 正电子发射断层心肌显像（PET） 利用发射正电子的核素示踪剂如^{18}F、^{11}C、^{13}N 等进行心肌显像，除可判断心肌的血流灌注情况外，还可了解心肌的代谢情况。通过对心肌灌注和代谢显像匹配分析可准确评估心肌的活力。

（五）无创性冠状动脉成像

1. 多层螺旋 X 线计算机断层显像（MSCT） 作为一种安全、可靠和无创的影像学方法用于冠状动脉狭窄的定量评价和介入治疗的筛选受到广泛关注。对于直径≥1.5mm 的冠状动脉节段，MSCT 显示冠状动脉狭窄（>50%）的准确性很高，有助于避免冠状动脉正常或不需介入治疗（指无临床意义的冠状动脉狭窄）的患者做有创的冠状动脉造影。此外，MSCT 还可根据斑块的 CT 值大致判断斑块的性质。

2. 核磁共振（MRI） 近年来，心脏 MRI 随着磁共振硬件和软件技术的发展，已由研究阶段逐步走向临床应用阶段。但由于 MRI 是多因素物理成像，仅对冠脉近端主干可提供有参考价值的信息，尚不能满足临床应用。

笔记栏

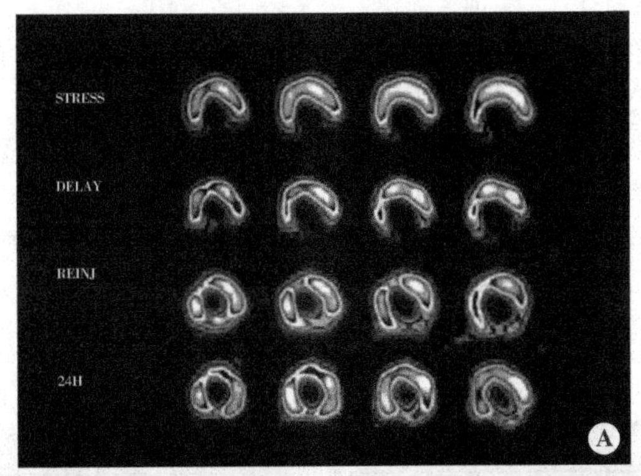

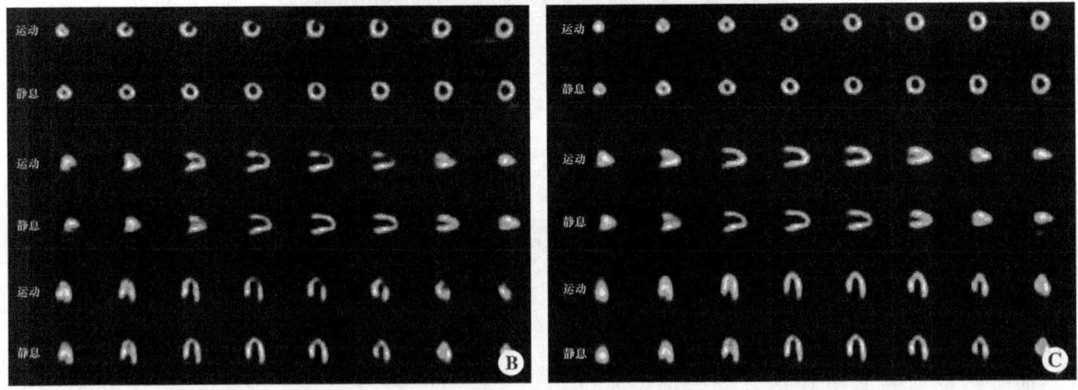

图 3-22-12　评价心肌存活

图 A 示^{201}Tl 再注射加延迟显像中原缺损的放射性填充。图 B、C 为冠脉介入治疗前后的显像比较，显示存活评价的意义

(六) 选择性冠状动脉造影术

选择性冠状动脉造影术(coronary angiography,CAG)目前仍然是诊断冠心病最准确的方法。检查指征包括:①不典型的胸痛，临床上难以诊断;②有典型的心绞痛症状，但心电图、运动试验、PET 或多巴酚丁胺等无创性检查无心肌缺血证据;③心电图平板运动试验阳性(ST 段改变)但无心绞痛;或心电图示束支传导阻滞、T 波低平、倒置或高耸，非特异性 ST—T 改变者;④不明原因的心脏扩大、心律失常、心功能不全者;⑤为安全或职业的特殊需要，需除外冠心病者。选择性冠状动脉造影通常将导管插入左、右冠状动脉口，注射造影剂使冠状动脉主支及其分支显影，可以准确地反映冠状动脉狭窄的程度和部位(图3-22-13)。

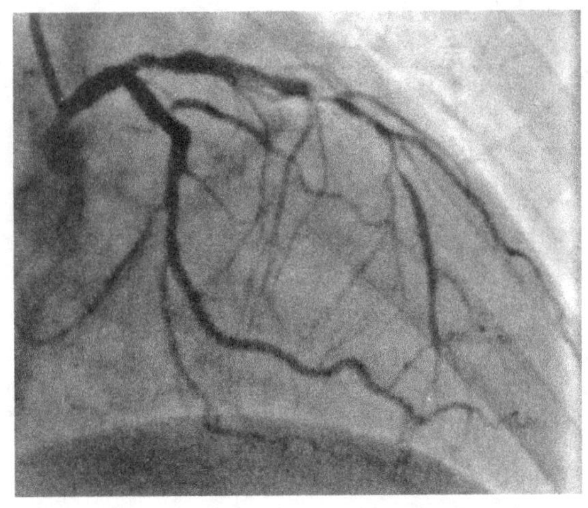

图 3-22-13　冠状动脉造影示前降支近段血管狭窄

需要指出，一些症状典型的稳定型心绞痛患者冠脉造影可能没有明显的狭窄，但病理却有显著的冠状动脉粥样硬化病变，这可能因为粥样硬化病变弥漫，导致动脉壁重构，但还未向管腔内侵入。

【诊断和鉴别诊断】

根据典型的发作特点，休息或含用硝酸甘油后缓解，结合年龄和存在其他冠心病危险因素，除外其他疾病所致的心绞痛，即可建立诊断。此外，诊断稳定型心绞痛一般指患心绞痛症状已经 1 个月以上(也有认为 2 个月或 3 个月以上者)。之所以界定 1 或 3 个月，主要是由于新发生的心绞痛容易发生心脏事件，病情尚不稳定，应属于不稳定型心绞痛。

发作时心电图检查可见以 R 波为主的导联 ST 段压低，T 波平坦或倒置，发作过后数分钟内逐渐恢复，心电图无改变的患者可考虑作心电图

笔记栏

负荷试验。发作不典型者，诊断要依靠观察硝酸甘油的疗效和发作时心电图的变化，如仍不能确诊，可多次复查心电图或心电图负荷试验，或作24小时的动态心电图连续监测。诊断困难者可考虑放射性核素检查和选择性冠状动脉造影。考虑介入治疗或外科手术者必须行选择性冠状动脉造影。

稳定型心绞痛需与以下疾病进行鉴别（表3-22-4）：

1. 不稳定型心绞痛和急性心肌梗死 见后。

2. 其他疾病引起的心绞痛 包括主动脉瓣严重狭窄或关闭不全、冠状动脉炎引起的冠状动脉口狭窄或闭塞、肥厚型心肌病、X综合征等疾病均可引起心绞痛，需根据临床表现和辅助检查进行鉴别。

表3-22-4 需与稳定型心绞痛相鉴别的疾病

心源性胸痛	肺部疾患	消化道疾病	神经肌肉疾病	精神性疾病
主动脉夹层	胸膜炎	反流性食管炎	肋间神经痛	焦虑性疾病
心包炎	肺栓塞	食管痉挛	肋骨肋软骨炎	过度换气
心肌病	肺炎	食管失弛缓综合征	带状疱疹	惊吓性疾病
重度主动脉瓣狭窄	纵隔肿瘤	食管裂孔疝	纤维织炎	原发性焦虑
心脏神经症	气胸	消化性溃疡	肋骨骨折	情感性疾病（如抑郁症）
心肌梗死		胰腺炎、胆囊炎、胆管炎 胆囊结石	胸锁骨关节炎	躯体性精神病 思维型精神病（如混合型妄想）

3. 主动脉夹层 本症是血液渗入主动脉中层形成的夹层血肿，并沿主动脉壁延伸和剥离的严重心血管急症。高血压和马方综合征是本病的易患因素。突发剧烈胸部和（或）背部的疼痛是其最常见的初发症状。可迅速出现夹层破裂（如破入心包引起急性心脏压塞）或压迫主动脉大分支的各种表现。

4. 心脏神经症 本病患者常诉胸痛，但为短暂（几秒钟）的刺痛或持久（几小时）的隐痛，胸痛部位多在左胸乳房下心尖部附近。症状多在疲劳之后出现，而不在疲劳的当时，轻度体力活动反觉舒适，含用硝酸甘油无效或在10多分钟后才“见效”，常伴有心悸、疲乏及其他神经衰弱的症状。

5. 肋间神经痛 本病疼痛常累及1～2个肋间，但并不一定局限在胸前，为刺痛或灼痛，多为持续性而非发作性，咳嗽、用力呼吸和身体转动可使疼痛加剧，沿神经行经处有压痛，手臂上举活动时局部有牵拉疼痛，故与心绞痛不同。

6. 不典型疼痛 还需与包括胃食管反流、食管动力障碍、食管裂孔疝等食管疾病以及消化性溃疡、颈椎病等鉴别。

案例3-22-1

1. 首先要鉴别是心源性还是非心源性胸痛，结合该患者症状、体征及心电图表现考虑为心源性胸痛。该患者无相关病史，查体也不支持，基本排除非心源性胸痛。

2. 心源性胸痛中要注意排除如主动脉夹层、肥厚型心肌病、主动脉瓣严重狭窄或关闭不全等。该患者为劳累后胸骨后压榨样疼痛，且已反复发作半年，每次性质相同，主动脉夹层可能性小；查体中未闻及病理性杂音因此可初步排除肥厚型心肌病、主动脉瓣严重狭窄或关闭不全；心脏B超、MSCT等可帮助进一步鉴别。

【治疗】

稳定型心绞痛的治疗有两个主要目的，一是预防心肌梗死和猝死以延长寿命；二是缓解心绞痛症状，改善生活质量。

（一）治疗型生活方式改变

平时应尽量避免各种确知的诱发因素，如劳累、饱食、精神紧张等，冬天注意保暖。对患者进行4“A”治疗型健康教育指导，即assessment（评估）、ask（询问）、advice（劝告）、arrangement（随访）。包括合理膳食，禁绝烟酒，控制体重，适度运动，缓解精神压力。治疗高血压、糖尿病、贫血、甲状腺功能亢进等相关疾病。

（二）药物治疗

药物治疗首先针对预防心肌梗死和猝死，其次是缓解症状和缺血。

1. 预防心肌梗死和猝死的药物治疗

（1）抗血小板治疗（antiplatelet therapy）

1）阿司匹林：通过抑制血小板环氧化酶和TXA_2，抑制血小板在动脉粥样硬化斑块上的聚集，防止血栓形成，同时也抑制TXA_2导致的血

笔记栏

管痉挛。能显著降低稳定型心绞痛的心血管不良事件的危险性。因此，对于稳定型心绞痛患者，无论有否症状，只要没有禁忌证（过敏、出血性疾病、严重未经治疗的高血压等），宜常规服用阿司匹林75～300mg/d。阿司匹林不良反应主要是胃肠道症状，并与剂量有关，使用肠溶剂可以减少胃肠道症状。

2）二磷酸腺苷（ADP）受体拮抗剂：常用氯吡格雷和噻氯匹定，氯吡格雷的剂量为75mg，每日一次；噻氯匹定为250mg，1～2次/日，噻氯匹定常见的胃肠道的不适和过敏，中性粒细胞减少等不良反应频繁发生，限制了其应用。氯吡格雷不良反应少且起效快，已替代后者。对稳定型心绞痛患者，使用阿司匹林有绝对禁忌证时可用氯吡格雷替代。

（2）调脂药物：调脂药物（lipid-lowering agents）在治疗冠状动脉粥样硬化中有重要作用，多个试验证实，降低胆固醇与冠心病死亡率和总死亡率降低有明显关系。HMG-CoA还原酶抑制剂（他汀类药物）还可以进一步改善内皮细胞的功能，抑制炎症，稳定斑块，使动脉粥样硬化斑块消退，显著延缓病变进展，减少不良心血管事件。

（3）血管紧张素转换酶抑制剂（ACEI）：ACEI能逆转左室肥厚、血管增厚，延缓动脉粥样硬化进展，能减少斑块破裂和血栓形成，另外有利于心肌氧供/氧耗平衡和心脏血流动力学，并降低交感神经活性。合并有糖尿病和（或）左心室收缩功能不全的患者，应使用ACEI。禁忌证为：收缩压＜90mmHg、肾衰竭、双侧肾动脉狭窄、过敏及妊娠。不良反应包括干咳、低血压和罕见的血管性水肿。

ACEI应从小剂量开始，逐渐递增至最大耐受量。常用药物有：卡托普利12.5～25mg，3次/日；贝那普利10～20mg，2次/日，依那普利5～10mg，2次/日；西拉普利5mg，1次/日，赖诺普利5～20mg，1次/日，福辛普利10mg，1次/日等。

2. 抗心绞痛和抗缺血治疗

（1）硝酸酯类（nitrates）：这类药物除扩张冠状动脉，增加冠状循环的血流量外，还通过对周围血管的扩张作用，减低心脏前后负荷和心肌的需氧，从而缓解心绞痛。其抑制血小板聚集的临床意义尚不明确。目前尚无证据表明硝酸酯类药物能降低心肌梗死和猝死的发生率。

1）硝酸甘油（nitroglycerin）：常用，可即刻缓解心绞痛发作。硝酸甘油片舌下含服0.3～0.6mg，1～2分钟起效，持续15～30分钟。如10分钟以上才起效，应考虑药物是否过期或未溶解；患者产生了耐药性；病变发展为急性冠脉综合征；对部分患者无效（一般小于10%）；及疼痛为其他原因所致。用2%硝酸甘油软膏或硝酸甘油贴膜（25mg硝酸甘油/贴）涂或贴在胸前或上臂皮肤而缓慢吸收，适用于预防夜间心绞痛发作。

2）二硝酸异山梨酯：二硝酸异山梨酯（isosorbide dinitrate，消心痛）口服，5～20mg，3次/日，服后半小时起效，持续3～5小时，缓释制剂药效可维持12小时，可用20mg，2次/日。本药舌下含化后2～5分钟见效，作用维持2～3小时，可用5～10mg/次。该药在空气中不易变性，便于保管和携带。

3）5-单硝酸异山梨酯（isosorbide 5-mononitrate）：为新型长效制剂，口服生物利用度高。20～40mg，2次/日。

硝酸酯药物长期应用的主要问题是产生耐药性，其机制尚未明确，可能与巯基利用度下降、肾素-血管紧张素-醛固酮系统激活等有关。防止发生耐药的最有效方法是每天足够长（8～10小时）的无药期。硝酸酯类药物的不良反应有头晕、头胀痛、头部跳动感、面红、心悸等，偶有血压下降。长期使用突然停药会出现停药综合征。

（2）β受体阻滞剂：机制是阻断拟交感胺类对心率和心肌收缩力的刺激作用，减慢心率、降低血压，减低心肌收缩力和氧耗量，从而缓解心绞痛的发作。此外，还减低运动时的血流动力学反应，使同一运动量水平上心肌氧耗量减少；使不缺血的心肌区小动脉缩小，从而使更多的血液通过极度扩张的侧支循环流入缺血区。不利作用有心室射血时间延长和心脏容积增加，可能使心肌缺血加重或引起心肌收缩力降低，但其使心肌耗氧量减少的作用远超过其不利作用。β受体阻滞剂能减少心脏事件的发生。β受体阻滞剂分非选择性（兼有β_1、β_2受体阻滞）、选择性（以β_1受体阻滞为主）及兼有β和α受体阻滞作用等三类。前者如普萘洛尔，10mg，3～4次/日，逐步增加剂量，最大量100～200mg/d。选择性β受体阻滞剂以β_1受体阻滞为主，部分还具有内源性拟交感活性，其增加呼吸道阻力的作用小。常用的制剂有美托洛尔25～100mg，2～3次/日，阿替洛尔12.5～50mg，1～2次/日，比索洛尔5～10mg，1次/日等。卡维地洛（carvedilol）兼有β和α受体阻滞作用25mg，兼有β和α受体阻滞作用2次/日。

本药常与硝酸酯制剂联合应用，比单独应用效果好。但要注意：①本药与硝酸酯制剂有协同作用，因而剂量应偏小，开始剂量尤其要注意减少，以免引起直立性低血压等不良反应；②停用本药时应逐步减量，如突然停用有诱发心肌梗死的可能；③低血压、支气管哮喘以及心动过缓、高度房室传导阻滞者禁用。

笔记栏

(3) 钙拮抗剂:本类药物抑制钙离子进入心肌内,也抑制心肌细胞兴奋-收缩耦联中钙离子的利用。因而抑制心肌收缩,减少心肌氧耗;扩张冠状动脉,解除冠状动脉痉挛,改善心内膜下心肌的供血;扩张周围血管,降低动脉压,减轻心脏负荷;还降低血黏度,抗血小板聚集,改善心肌的微循环。

常用制剂包括:①二氢吡啶类:硝苯地平10~20mg,3次/日,亦可舌下含服,缓释制剂20~40mg,1~2次/日;非洛地平、氨氯地平为新一代具有血管选择性的二氢吡啶类。同类制剂有尼群地平(nitredipine)、尼索地平(nisoldipine)、尼卡地平(nicardipine)、尼鲁地平(niludipine)、伊拉地平(isradipine)等。②苯烷基胺类:维拉帕米40~80mg,3次/日或缓释剂120~480mg/d,同类制剂有噻帕米(tiapamil)等。③苄噻嗪类:地尔硫䓬(硫氮䓬酮)30~90mg,3次/日,缓释制剂45~90mg,2次/日。

对于需要长期用药的患者,推荐使用控释、缓释或长效剂型。钙拮抗剂可致低血压、心功能减退和心力衰竭加重。其他不良反应包括周围性水肿、头痛、面色潮红、嗜睡、心动过缓或过速和房室传导阻滞等。钙拮抗剂减轻心绞痛作用与β受体阻滞剂效果相当,但降低心脏事件的发生尚需更多资料证实。本类药可与硝酸酯联合使用,其中二氢吡啶类尚可与β受体阻滞剂合用,但维拉帕米和地尔硫䓬与β受体阻滞剂合用时则有过度抑制心脏的危险。

3. 其他治疗

(1) 葡萄糖-胰岛素-钾溶液(极化液,GIK):GIK的作用机制有:减少对缺血心肌和细胞膜有害的游离脂肪酸的合成和利用;增加缺血心肌的能量供给;通过心肌内钾浓度增高降低心律失常的发生率;降低再灌注损伤;胰岛素激活细胞内信号旁路,抑制细胞凋亡。其临床作用有待进一步研究。

(2) 中医中药治疗:目前以"活血化淤"法、"祛痰通络"法最为常用。此外,针刺或穴位按摩治疗也可能有一定疗效。

(三) 经皮冠状动脉介入治疗

经皮冠状动脉介入治疗(percutaneous coronary intervention,PCI)指一组经皮介入技术,包括经皮球囊冠状动脉成形术(percutaneous transluminal coronary angioplasty, PTCA)、冠状动脉支架植入术、冠状动脉旋磨术(rotational atherectomy,ROTA)、定向性冠状动脉斑块旋切术(directional coronary atherectomy,DCA)、冠状动脉腔内斑块旋切术(transluminal extraction atherectomy,TEA)、经皮激光冠状动脉成形术(percutaneous laser coronary angioplasty, PLCA)等。自1977年首例PTCA应用于临床以来,PCI成为冠心病治疗的重要手段(图3-22-14)。

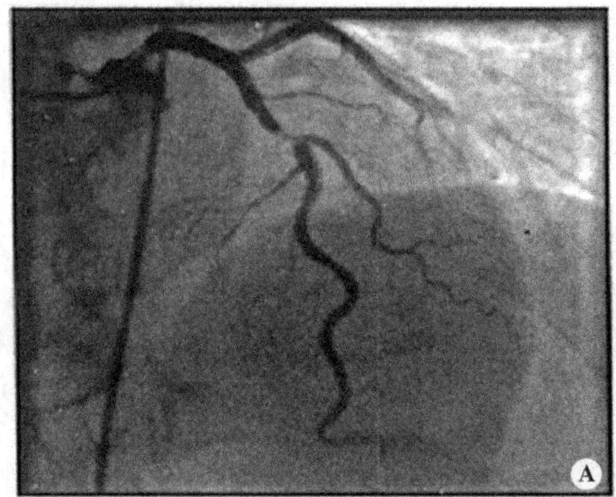

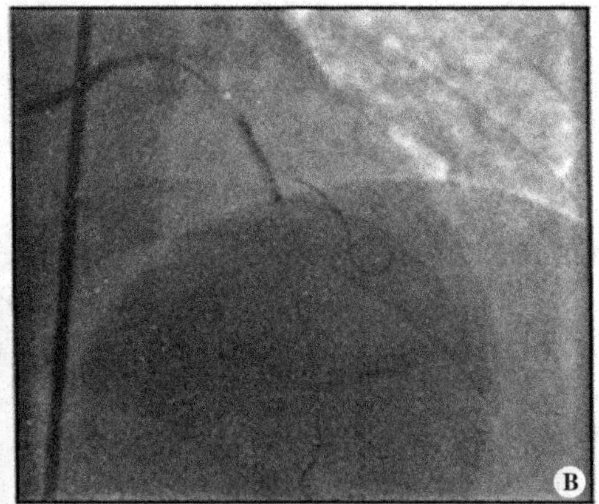

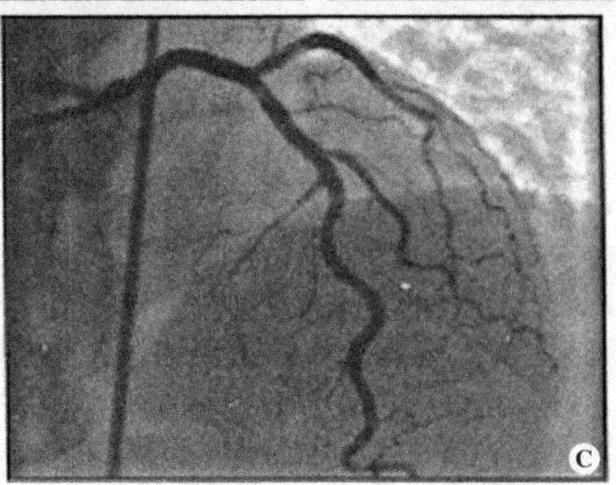

图3-22-14 图示PCI:左前降支近端狭窄术前(A),球囊扩张中(B),支架植入后(C)

笔 记 栏

PCI并发症及手术死亡率低，住院时间短，但是有些患者因病变特征不适合PCI。以往的临床观察显示，与内科保守疗法相比，PCI能提高患者的生活质量(活动耐量增加)，但是心肌梗死的发生和死亡率无显著差异。随着新技术的出现，尤其是新型支架及新型抗血小板药物的应用，PCI不仅可以改善生活质量，而且可明显降低患者的心肌梗死发生率和死亡率。

(四) 冠状动脉旁路手术

冠状动脉旁路手术(coronary artery bypass surgery,CABG)是使用患者自身的大隐静脉或游离内乳动脉或桡动脉作为旁路移植材料，一端吻合在主动脉，另一端吻合在有病变的冠状动脉段的远端；引主动脉的血流以改善该冠状动脉所供血心肌的血流供应。术前进行选择性冠状动脉造影，了解冠状动脉病变的程度和范围，以供制定手术计划(包括决定移植血管的根数)的参考。近年采用心脏不停跳的方式进行微创的冠状动脉旁路手术，并发症少，患者恢复快。

案例 3-22-1

1. 该患者目前诊断考虑：冠心病，稳定型心绞痛。

2. 治疗原则：一是预防心肌梗死和猝死以延长寿命；二是缓解心绞痛症状和发作频率以改善生活质量。

3. 药物治疗可选择：β受体阻滞剂，抗血小板药物，硝酸酯类药物，他汀类药物等。

4. 建议行冠状动脉造影，指导进一步治疗。

【预后】

心绞痛患者大多数能生存很多年，但有发生急性心肌梗死或猝死的危险，有室性心律失常或传导阻滞者预后较差，但决定预后的主要因素为冠状动脉病变范围和心功能状况。左冠状动脉主干病变最为严重，左主干狭窄患者第一年的生存率为70%，三支血管病变及心功能减退的患者(LVEF<25%)的生存率与左主干狭窄相同，左前降支近段病变较其他两支的病变严重。另外，年龄、基础状况、伴发疾病及治疗情况也在一定程度上影响预后。

二、无症状性心肌缺血

无症状性心肌缺血(silent myocardial ischemia)是指无临床症状，但客观检查有心肌缺血表现的一类冠心病，也称隐匿型冠心病(latent coronary heart disease)。这类患者与其他类型冠心病患者的不同在于无临床症状，但已有心肌缺血的客观证据，它可能突然转为心绞痛或心肌梗死，亦可能逐渐演变为心脏扩大，发生心力衰竭或心律失常，个别患者也可能猝死。

【发生机制】

无症状型心肌缺血的发生机制尚不清楚。可能与下列因素有关：①糖尿病患者的无痛性心肌缺血及无痛性心肌梗死，可能与自主神经疾病有关；②患者的疼痛阈值增高；③患者产生大量的内源性阿片类物质(内啡呔)，提高痛觉阈值；④Ⅱ型无症状性心肌缺血者，无症状心肌缺血可能是由于心肌缺血的程度较轻，或有较好的侧支循环。

【临床表现】

患者多数中年以上，无心肌缺血的症状，在体格检查时发现心电图(静息、动态或负荷试验)有ST段压低，T波倒置等，或放射性核素心肌显像示心肌缺血表现。临床分型：Ⅰ型无症状性缺血，发生于冠状动脉狭窄的患者，心肌缺血可以很严重甚至发生心肌梗死，但临床上患者从无心绞痛症状，可能系患者心绞痛警告系统缺陷，该型较少。Ⅱ型无症状性心肌缺血，较常见，发生于有稳定型心绞痛、不稳定型心绞痛的患者。这些患者存在的无症状心肌缺血，常在心电监护时被发现。约50%的心绞痛患者，有无症状心肌缺血发作，糖尿病患者可能这一比例更高。夜间出现的无症状ST段压低，常预示2支或3支血管病变，甚至左主干病变。

【诊断和鉴别诊断】

有冠心病危险因素，且静息或负荷动态心电图的检查，或放射性核素心肌显像发现有心肌缺血的表现，并能除外其他心脏疾病引起的心肌缺血，选择性冠状动脉造影可确立诊断。

鉴别诊断：心脏神经官能症、心肌炎、心包疾病、其他心脏病、电解质紊乱、内分泌和药物作用等引起的ST段和T波改变。

【治疗】

积极控制冠心病危险因素，促进粥样斑块稳

笔记栏

定和消退(如他汀类和ACEI),应用有效防止心肌缺血发作的药物(如硝酸酯类、钙离子拮抗剂、β受体阻滞剂及抗血小板药物等),对减少或消除无症状性心肌缺血的发作有效。联合用药效果更好。有适应证的可采取PCI或CABG治疗。

三、X综合征

X综合征(syndrome X)通常指患者具有心绞痛或类似于心绞痛的胸痛,运动试验出现ST段下移而冠状动脉造影无异常发现。本病以绝经期前女性多见,预后通常良好。

本病的病因尚不清楚,其中一部分患者在运动负荷试验或心房调搏术时心肌乳酸产生增多,提示心肌缺血。另外,微血管灌注功能障碍、交感神经占主导地位的交感、迷走平衡失调,患者痛觉阈降低,均可导致本病的发生。血管内超声及多普勒血流测定可显示有冠状动脉内膜增厚,早期动脉粥样硬化斑块形成及冠状动脉血流储备降低。冠状动脉内皮功能障碍可能是引起X综合征的原因之一。

【诊断标准】

(1) 典型的运动或静息性胸痛。

(2) 静息状态下12导联心电图正常。

(3) 运动心电图有缺血性改变。

(4) 冠状动脉造影正常。

(5) 运动负荷单光子CT扫描见可逆性的心肌灌注异常。

(6) 静息状态下心脏超声显示左、右室功能正常。

(7) 除外心脏瓣膜病和心肌肥厚。

【鉴别诊断】

需与心脏神经官能症、心绞痛、肋间神经痛、食管运动异常,以及其他心脏疾病引起的胸痛(如心脏瓣膜病、肥厚性心肌病等)鉴别。

【治疗】

本病无特异疗法,β受体阻滞剂和钙离子拮抗剂均能减少胸痛发作次数,硝酸甘油不能提高大部分患者的运动耐受量,但可以改善部分患者的症状,可试用。丙咪嗪(50 mg/d)可能减少胸痛发作频率。ACEI和他汀类亦可以用于X综合征的治疗。

笔记栏

四、不稳定型心绞痛和非ST段抬高型心肌梗死

案例 3-22-2

患者,男性,78岁,因"反复心前区压榨样疼痛5天,加重3小时"入院。

5天前无诱因出现心前区压榨样疼痛,持续约3分钟,自行缓解。此后上述症状反复发作,持续约3~5分钟,与活动及劳累无关,夜间无发作。今晨9时许出现持续心前区压榨样疼痛,无放射痛,伴胸闷、出汗,持续约3小时,含服"速效救心丸"不缓解,前来就诊。有高血压病史20余年,血压控制欠佳。吸烟史20年。

体格检查:T 36.8℃,P 68次/分,R 17次/分,BP 160/90mmHg,神志清,精神差,双肺呼吸音清,未闻及干、湿性啰音。心尖搏动位于第5肋间左锁骨中线外2cm,叩诊心界向左下扩大,心率68次/分,律齐,各瓣膜听诊区未闻及病理性杂音。腹部未见膨隆,腹软,无压痛及反跳痛,肝、脾肋下未触及,Murphy征阴性。双下肢无水肿。

12导联心电图示:除Ⅰ、aVL、aVR外,各导联ST段压低≥0.1mV,伴T波倒置。CK、CK-MB未见异常。TnT:阳性。

问题:

1. 该病的诊断?
2. 适合的治疗方法?

不稳定型心绞痛(UAP)和非ST段抬高型心肌梗死(NESTEMI)通常是冠脉内不稳定的粥样斑块破裂、血栓形成、血管痉挛及远端血管栓塞所导致的一组临床综合征。两者病因和临床表现相似但程度不同,主要表现在缺血导致心肌损害的程度不同。

【发病机制】

易损斑块破裂、血小板聚集、血栓形成是造成UAP和NSTEMI的主要发病机制。

(一) 易损斑块破裂

动脉粥样硬化是稳定期和不稳定期互相转变的非线性发展过程,其过程取决于斑块的易损性。易损斑块定义为易导致血栓形成或能快速发展为"罪犯"病变的所有斑块。易损斑块的破裂、血小板聚集、血栓形成造成冠脉闭塞是ACS的发生机制,其中动脉粥样硬化易损斑块的破裂

是 ACS 发生中最重要的始动环节。研究表明易损斑块具有以下特征：①薄的纤维帽；②较大的脂核；③较多巨噬细胞浸润；④严重内皮功能不全；⑤较强的凝血功能等。斑块在循环系统或斑块内部血流动力学改变、冠脉痉挛、涡流、切应力的波动或狭窄远端血流不稳定等因素的作用下，很容易发生破裂。钙化的纤维帽因顺应性降低也容易发生破裂。破裂后如果血栓不完全阻塞冠脉则引起 UAP，最终可能发展到完全阻塞则导致 NSTEMI 或 STEMI。

(二) 血小板聚集和血栓形成

血小板在损伤、溃破的内皮表面黏附、聚集导致内皮细胞进一步损伤，并促发凝血过程形成，形成血栓甚至完全阻塞冠脉管腔。在 UAP/NSTEMI 患者冠脉内血栓主要为富含血小板的“白血栓”，而 STEMI 患者冠脉内血栓则为富含红细胞和纤维蛋白的“红血栓”，这使得两者的治疗有很大的差异。血栓形成（thrombosis）通常发生在斑块破裂或糜烂处，从而导致管腔狭窄程度的急剧变化，进一步导致管腔的不完全性或完全性闭塞（图 3-22-15）。

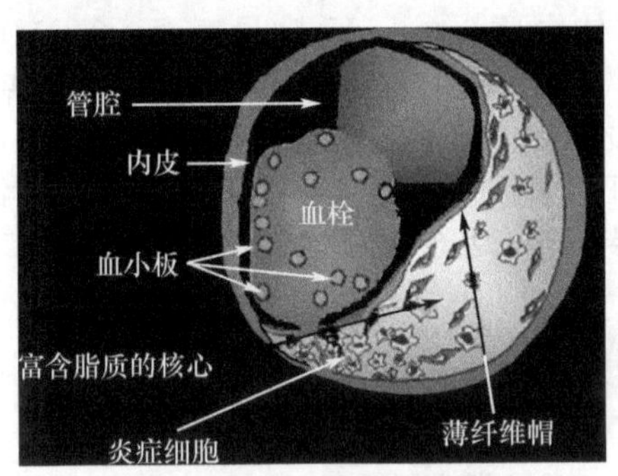

图 3-22-15　不稳定性斑块

(三) 血管收缩、血管痉挛

形成血栓的血小板释放的一些强缩血管物质如血清素、血栓素 A_2（TXA_2）、5-羟色胺（5-HT）、凝血酶、血小板活化因子（platelet active factor，PAF）等，在冠脉狭窄的基础上使斑块破裂部位、远端血管及微血管发生痉挛、收缩。此外，血管内皮功能障碍促进血管释放收缩介质（如内皮素-1）或血管舒张的物质释放减少（如前列环素和内皮衍生的舒张因子），导致血管收缩。以上因素引起的血管痉挛、收缩是变异型心绞痛发病的主要机制（图 3-22-16）。

(四) 炎症参与

冠状动脉斑块中存在泡沫细胞、巨噬细胞、淋巴细胞和肥大细胞，其中巨噬细胞和淋巴细胞是破裂斑块中主要的细胞成分。巨噬细胞越多，斑块越脆弱，这与巨噬细胞分泌基质金属蛋白酶、降解细胞外基质导致纤维帽变薄有关。同时，斑块破裂过程受到 TNF-α、IFN-γ、IL-1 等多种细胞因子、组织因子的调节。

(五) 心肌缺血或坏死

UAP 心肌可无坏死，但部分患者可以发现“罪犯”血管所供应区域的心肌发生不同程度的坏死，小的灶性坏死可能与反复多次的血栓栓塞有关，通常的心肌酶学检查（CK，CK-MB）不能检测到。但是心脏肌钙蛋白（cardiac troponin，cTn）T 或 I 可反映有不同程度的心肌细胞坏死，血栓负荷增加，以及微小冠脉血管的栓塞，是 UAP/NSTEMI 患者危险分层的重要指标。

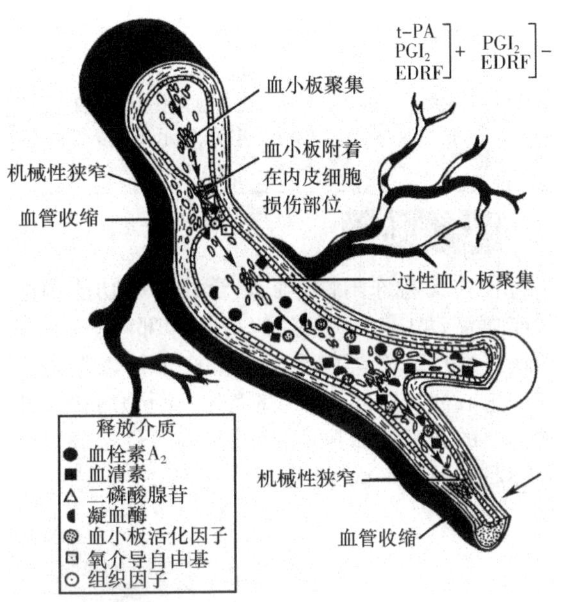

图 3-22-16　斑块溃疡和斑块裂隙处血小板黏附和聚集，释放或激活的介质促进血小板聚集和机械性阻塞

TXA_2、5-HT、凝血酶、血小板活化因子（PAF）有收缩血管的作用。二磷酸腺苷（ADP）、5-HT 和组织因子促进内膜增殖。前列环素 I_2（prostacyclin I_2 PGI_2）、组织纤溶酶激活因子（tissue-type plasminogen activator，t-PA）和内皮舒张因子（endothelium derived relaxing factor，EDRF）在损伤部位相对缺乏导致血栓形成、血管收缩和内膜增殖

【临床表现】

(一) 症状

UAP 胸部不适的性质与典型的稳定型心绞痛相似，通常程度更重，持续时间更长，可达 30 分钟，胸痛可在休息时发生。典型缺血性胸痛多为心前区或胸骨后压榨性疼痛或有窒息感，部分表现为闷痛、烧灼感。但症状不典型者也不少见，尤其在老年人、女性、糖尿病患者，可能仅仅为胸闷，针刺样疼痛，无明显的放射痛，甚至可能

笔记栏

表现为上消化道症状或胸膜刺激征。若患者疼痛持续12小时以上时应考虑NSTEMI。不稳定型心绞痛临床表现见表3-22-5。

表 3-22-5 不稳定型心绞痛的临床表现

静息型心绞痛	发作于休息时,持续时间通常>20分钟
初发型劳力型心绞痛	病程在2个月内新发生的心绞痛(既往无心绞痛或有心绞痛病史但在近半年内未发作过)
恶化型心绞痛	病情突然加重,表现为胸痛发作次数增加,持续时间延长,诱发心绞痛的活动阈值明显减低,按加拿大心脏病学会劳力型心绞痛分级,加重1级以上并至少达到Ⅲ级,硝酸甘油缓解症状的作用减弱,病程在2个月之内
梗死后心绞痛	指AMI发病24小时后至1个月内发生的心绞痛
变异型心绞痛	休息或一般活动时发生的心绞痛,发作时心电图显示ST段暂时性抬高

(二) 体征

往往无特殊阳性体征。合并有心功能不全时或血流动力学不稳定时,可有肺部啰音、心率增快或血压下降等发现。体格检查可以发现潜在加重心肌缺血的因素,并能为判断预后提供非常重要的线索,同时可以排除非心源性疾病以及非心肌缺血性疾病。

案例 3-22-2

患者病程为5天,此次入院系持续性心前区压榨样疼痛3小时,伴胸闷、出汗,无明显的放射痛,与活动、劳累无关,含服速效救心丸不能缓解。这些症状不同于稳定性心绞痛的临床表现。

患者为老年男性,既往有多年高血压病史且血压控制欠佳,有20年吸烟史,这些均是患冠心病的危险因素。

患者血压高,加重心肌缺血。心界扩大,考虑是由于患者长年高血压,血压未得到控制的结果。

【实验室和辅助检查】

(一) 心电图

对疑诊UAP/NSTEMI的患者,应及时记录发作时和症状缓解后的心电图,心电图有ST-T改变对诊断有重要价值:①动态ST段水平型或下斜型压低≥0.1mV;②变异型心绞痛,ST段抬高(肢体导联≥0.1mV,胸导联≥0.2 mV)(图3-22-17);③若发作时倒置的T波呈伪性改变(假正常化),发作后T波恢复原倒置状态;④以前心电图正常者近期内出现心前区多导联T波深倒置。当发作时心电图显示ST段压低≥0.05mV

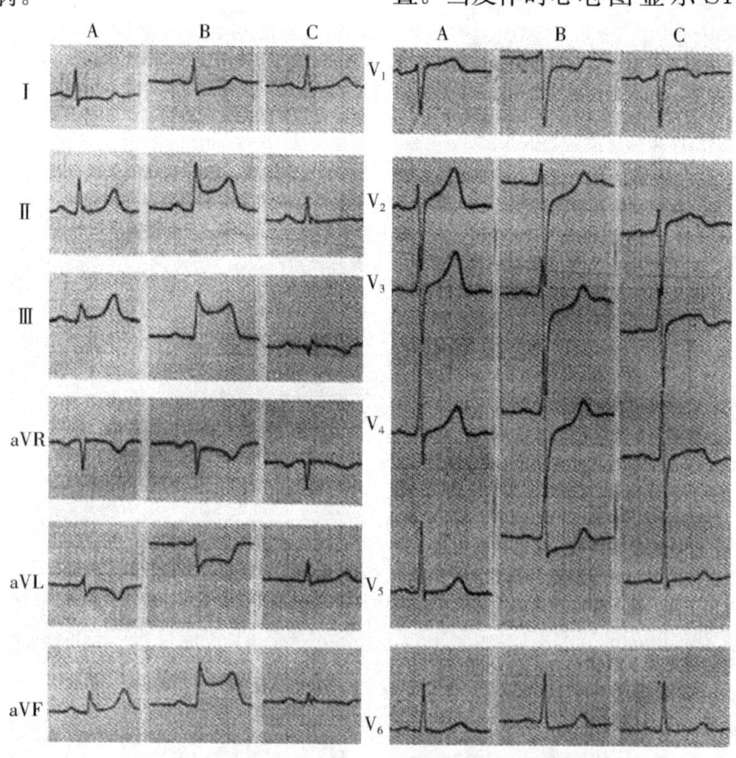

图 3-22-17 变异型心绞痛发作前后心电图比较

A. 变异型心绞痛发作前;B. 变异型心绞痛发作时Ⅱ、Ⅲ、aVF导联ST段抬高,Ⅰ、aVL、V_1~V_6ST段压低,C:症状缓解后,心电图恢复至基线

笔记栏

但<0.1mV时，仍需高度怀疑患本病。通常这些心电图变化随着心绞痛的缓解而完全或部分消失，如果心电图变化持续12小时以上，则提示NSTEMI（图3-22-18）。少数患者可无心电图表现。

（二）心肌损伤标志物检查

心肌损伤标志物的检测主要用于心肌坏死的诊断及临床预后的判断。目前临床常用的有：磷酸肌酸激酶同工酶（CK-MB），肌钙蛋白T或I（TnT，TnI）。根据CK-MB诊断标准，若CK-MB≥正常上限的2倍，即为NSTEMI，反之则为UAP；若以肌钙蛋白为诊断标准，肌钙蛋白阳性支持NSTEMI，肌钙蛋白阴性支持UAP。对部分CK-MB不升高，而肌钙蛋白超过正常上限的ACS患者，称之为微小心肌损伤。

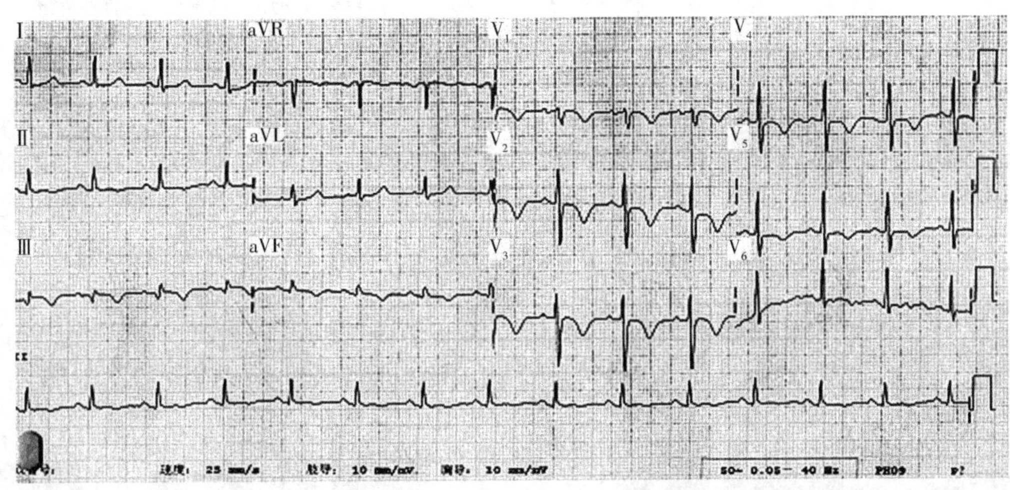

图3-22-18 急性NSTEMI的心电图

图示Ⅱ、Ⅲ、aVF、V_1～V_4导联T波倒置

（三）连续心电监护

连续监测患者心律，及早识别心律失常，并在必要时监测血流动力学。连续的心电监测可发现无症状或心绞痛发作时的ST—T变化。

（四）其他非创伤性检查

在患者病情允许的情况下可行其他非创伤性检查，其目的为判断患者病情的严重性及近、远期预后。项目包括活动平板、运动同位素心肌灌注扫描、超声心动图及药物负荷试验等。对于低危险组的UAP患者，病情稳定1周以上可考虑行运动试验检查，若诱发心肌缺血的运动量超过BruceⅢ级或6代谢当量（METs），可采用内科保守治疗，若低于上述活动量即诱发心绞痛，则需做冠状动脉造影检查以决定是否行介入性治疗或外科手术治疗。对于中危和高危险组患者，在急性期的1周内应避免做负荷试验，病情稳定后可考虑行症状限制性运动试验。如果已有心电图的缺血证据，病情稳定，也可直接行冠状动脉造影检查。这些非创伤性检查对下一步诊治有极其重要的价值，它们可以帮助：①决定冠状动脉单支临界性病变是否需要做介入性治疗；②明确缺血相关血管，为血运重建治疗提供依据；③提供有否存活心肌的证据；④作为PCI术后判断有否再狭窄的重要对比资料。

（五）冠状动脉造影和其他有创性检查

中危和高危险组的UAP/NSTEMI患者，若条件允许，应做冠状动脉造影检查。冠状动脉造影的适应证见表3-22-6。

表3-22-6 UAP/NSTEMI冠状动脉造影的适应证

复发静息性心绞痛
动态ST段改变，包括ST段压低≥0.1 mV
或一过性（<30分钟）ST段抬高≥0.1 mV
TnI、TnT或CK-MB升高
血流动力学不稳定
室性心动过速或室颤
早期梗死后UAP
糖尿病

冠状动脉造影还可以帮助评价预后和指导治疗。严重和复杂的血管病变提示患者处于高危状态，尤其是冠脉内有血栓者，预示近期可能会发生急性冠脉闭塞事件。在冠状动脉造影正常或无阻塞性病变的UAP患者中，有些患者的心绞痛诊断可能是错误的；还有一些患者，UAP由冠状动脉痉挛、冠状动脉内血栓自发性溶解、微循环灌注障碍引起，但冠状动脉造影检查时病变被遗漏而漏诊。

冠状动脉内超声显像（IVUS）可准确地了解

笔记栏

斑块的性质，破溃的大小及位置，斑块内有无血栓形成(图 3-22-19)。冠状动脉内镜检查能够发现斑块破裂处所形成的血栓的性质(白色血栓或红色血栓)。

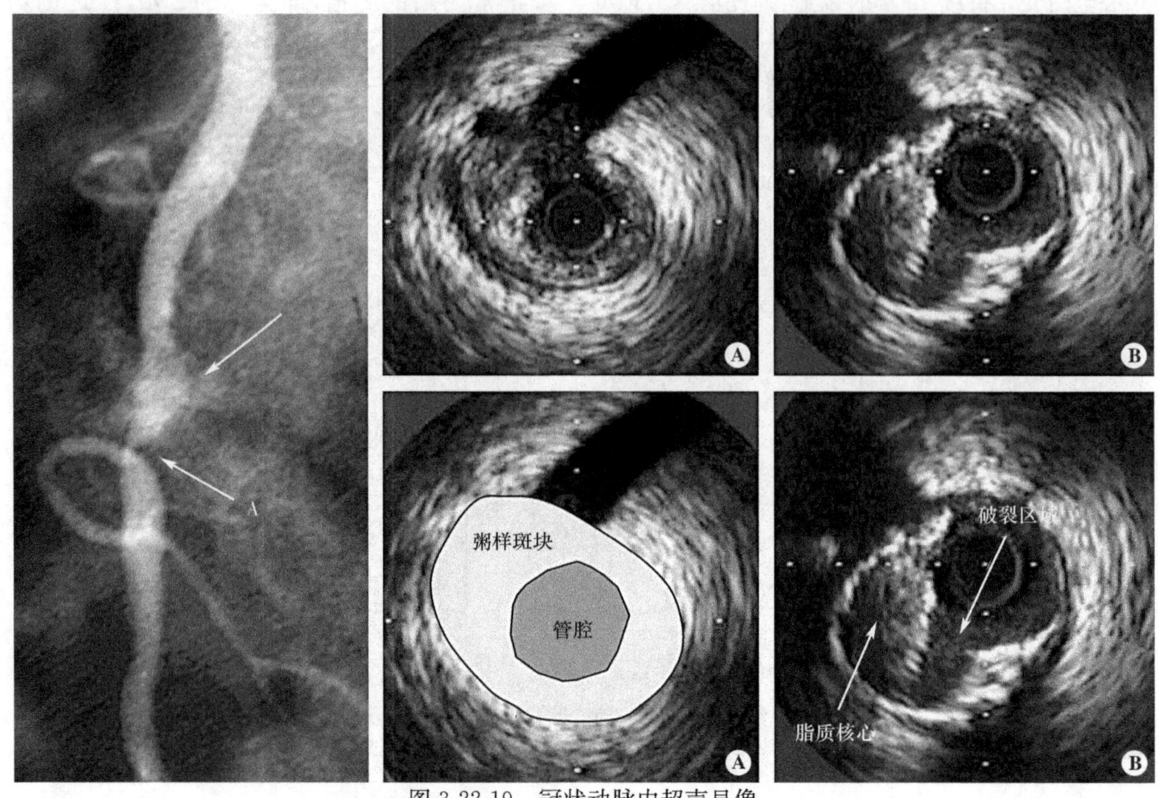

图 3-22-19　冠状动脉内超声显像

A. 血管造影显示狭窄，但 IVUS 显示此处病变高度纤维化，为较稳定斑块。此处的狭窄与患者慢性稳定性心绞痛有关，但与急性事件无关；B. IVUS 显示不稳定斑块破裂，因引起急性冠脉综合征

案例 3-22-2

患者心电图示广泛的 ST 段压低伴 T 波倒置。虽然心电图虽然没有表现出 ST 段抬高，没有 Q 波形成，但是患者严重心肌缺血，应当继续观察心电图的动态变化。

患者发病 3 小时，心肌酶仍为阴性，但 TnT 已显示阳性，说明患者的心肌组织已发生坏死。TnT 的检查有高度特异性，对于诊断有极为重要的价值。

【诊断和鉴别诊断】

UAP/NSTEMI 的诊断应根据心绞痛发作的性质、特点、发作时体征和发作时心电图、心肌标记物的动态改变以及冠心病危险因素等，结合临床综合判断。由于 UAP/NSTEMI 和 STEMI 的治疗原则不同，因此需要进行鉴别诊断。与其他疾病的鉴别诊断参见稳定型心绞痛。

【危险分层】

UAP 的危险分层根据患者的心脏病病史、心绞痛严重程度和发作时间、心电图、心脏损伤标记物和有无心功能改变等因素做出。病史中的关键点是 1 个月来的心绞痛发作频次，尤其是近 1 周的发作情况。其内容应包括：①活动耐量降低的程度；②发作持续时间和严重性加重情况；③是否在原劳力型心绞痛基础上近期出现静息心绞痛。根据心绞痛发作状况，发作时 ST 段压低程度以及发作时患者的一些特殊体征变化可将 UAP 患者分为高、中、低危险组(表 3-22-7)。

表 3-22-7　不稳定性心绞痛临床危险度分层

组别	心绞痛类型	发作时 ST↓幅度	持续时间	肌钙蛋白 T 或 I
低危险组	初发、恶化劳力型	≤0.1mV	＜20 分钟	正常
中危险组	A:1 个月内出现的静息型心绞痛，但 48 小时内无发作(多数由劳力性心绞痛进展而来) B:梗死后心绞痛	＞0.1mV	＜20 分钟	正常或轻度升高

笔 记 栏

续表

组别	心绞痛类型	发作时 ST↓幅度	持续时间	肌钙蛋白 T 或 I
高危险组	A:48 小时内反复发作的静息型心绞痛 B:梗死后心绞痛	>0.1mV	>20 分钟	升高

注:①陈旧性心肌梗死患者其危险度分层上调一级,若心绞痛是由非梗死区缺血所致时,应视为高危险组;②左心室射血分数(LVEF)<40%,应视为高危险组;③若心绞痛发作时并发左心功能不全、二尖瓣反流、严重心律失常或低血压(SBP≤90mmHg),应视为高危险组;④当横向指标不一致时,按危险度高的指标归类。例如:心绞痛类型为低危险组,但心绞痛发作时 ST 段压低>0.1mV,应归入中危险组

NSTEMI 早期危险评估对拟定早期最佳治疗方案极为重要,表 3-22-8 为 NSTEMI 的危险分层:

表 3-22-8 NSTEMI 的危险性分层

分级	分组	临床特点
Ⅰ	低危险组	无合并症、血液动力学稳定、不伴有反复缺血发作的患者
Ⅱ	中危险组	伴有持续性胸痛或反复发作心绞痛的患者 a. 心绞痛发作时 ECG ST↓≤0.1mV b. 心绞痛发作时 ECG ST↓>0.1mV
Ⅲ	高危险组	并发心源性休克,急性肺水肿或持续性低血压

【治疗】

UAP 和非 NSTEMI 是严重的、具有潜在危险性的疾病,治疗目的是即刻缓解缺血症状和避免严重不良后果。

可疑不稳定型心绞痛第一步关键性治疗就是在急诊室中做出恰当的检查评估,按轻重缓急送适当的部门治疗,并立即开始抗心肌缺血治疗;心电图和心肌标志物正常的低危患者在急诊经过一段时间治疗观察后可进行运动试验,若运动试验阴性,可以考虑出院继续药物治疗,反之,大部分不稳定型心绞痛患者应入院治疗,对血流不稳定或持续胸痛的患者,应在监护病房至少观察 24 小时。

(一) 一般治疗

卧床休息,消除紧张情绪和顾虑,保持环境安静,可应用小剂量的镇静剂和抗焦虑药物。约半数患者通过上述处理可减轻或缓解静息时心绞痛。疼痛发作期或有发绀者应吸入纯氧,维持血氧饱和度在 90%以上。控制肺部感染,急性胃肠功能紊乱和严重心律失常等。连续监测心电图,反复测定血清 CK-MB 和肌钙蛋白。

(二) 药物治疗

1. 抗血栓治疗 包括抗凝及抗血小板治疗。

(1) 抗凝剂

1) 普通肝素:最常用的抗凝剂,其作用机制是与抗凝血酶Ⅲ(ATⅢ)所含的赖氨酸结合后引起 ATⅢ构象改变,使 ATⅢ所含的精氨酸残基更易与凝血酶的丝氨酸结合,从而发挥抗凝血酶作用,因此是间接的抗凝剂。先静脉注射 5000U 肝素,然后以 1000U/h 维持静脉滴注,调整肝素剂量,使激活的部分凝血活酶时间(aPTT)延长至对照的 1.5～2 倍(无条件时可监测全血凝固时间或激活的全血凝固时间)。静脉肝素治疗 2～5天为宜,后可改为皮下肝素 7500U 每 12 小时一次,治疗 1～2 天。停用肝素后可能出现反跳现象。这是因为停用肝素后引起继发性凝血酶活性增高,逐渐停用肝素可减少反跳现象。约 1/4 患者可引起一过性血小板减少,因此在肝素使用过程中需监测血小板。肝素对富含血小板和凝血块的血栓作用较小,并且肝素的作用可由于肝素结合血浆蛋白而受影响。

2) 低分子肝素:与普通肝素相比,低分子肝素有独特优点,表现为具有更好的抗血小板作用,防止动脉粥样硬化斑块破裂引起血栓形成;具有更强的促进纤维蛋白溶解作用;抑制动脉平滑肌增生等。低分子肝素不需监测、停药无反跳、使用方便,已成为 UAP/NSTEMI 患者首选的抗凝药物。常用药物包括依诺肝素(enoxaparin)、达肝素(dalteparin)和那曲肝素(fraxiparin 或 nadmparin)等。

3) 直接抗凝血酶制剂:如水蛭素,但尚无临床试验证明其作用优于普通肝素。直接抗凝血酶制剂通过抑制多种凝血因子形成,间接抑制血栓形成,通常不用于 UAP/NSTEMI 患者的治疗。

(2) 抗血小板治疗

1) 环氧化酶抑制剂:阿司匹林通过不可逆抑制血小板内环氧化酶-1,阻断 TXA_2 的合成,发挥抗血小板聚集作用。急性期使用 150～300mg/d,可达到快速抑制血小板聚集的作用,3 天后可改为小剂量即 50～150 mg/d 维持治疗,除非有禁忌证,所有 UAP/NSTEMI 患者均应尽早使用阿司匹林并长期维持。

2) ADP 受体拮抗剂:作用机制为抑制血小

笔记栏

板表面的 ADP 受体，不影响阿司匹林阻滞的环氧化酶通路，联合应用阿司匹林可以提高抗血小板疗效。噻氯吡啶 250mg，2 次/日，可以用于对阿司匹林不能耐受患者的长期口服治疗，但因其血流动力学和皮肤的不良反应，已被氯吡格雷所替代。氯吡格雷 75mg，1 次/日，不良反应小，作用快，首剂可用 300～600mg 的负荷量。

3）血小板糖蛋白Ⅱb/Ⅲa 受体拮抗剂（platelet GPⅡb/Ⅲa receptor antagonists）：激活的糖蛋白Ⅱb/Ⅲa 受体与纤维蛋白原结合，形成在激活血小板之间的桥梁，导致血小板血栓的形成。GP Ⅱb/Ⅲa 受体被认为是血小板聚集的最后共同途径。目前临床使用的血小板 GP Ⅱb/Ⅲa 受体拮抗剂有：阿昔单抗、依替非巴肽及替罗非班。这些药物的静脉制剂在接受介入治疗的 ACS 患者均有肯定的疗效，在非介入治疗的 ACS 患者中疗效不肯定。血小板糖蛋白Ⅱb/Ⅲa受体拮抗剂目前主要在 PCI 术中应用，常与阿司匹林、肝素合用。

2. 抗缺血治疗 主要目的是减少心肌耗氧量（减慢心率、降低血压、减弱左室收缩力）或扩张冠状动脉，缓解心肌缺血，防止心肌梗死的发生。目前，应用的药物包括以下几种。

（1）硝酸酯制剂：心绞痛发作时应口含硝酸甘油。初次含硝酸甘油的患者以先含 1 片（0.3～0.5mg）为宜。如无效，可在 3～5 分钟之内追加 1 片。若连续含硝酸甘油 3～4 片仍不能控制疼痛症状，需应用强镇痛剂以缓解疼痛，并随即采用硝酸甘油或硝酸异山梨酯静脉滴注，硝酸甘油的剂量以 5μg/min 开始，以后每 5～10min 增加 5μg/min，直至症状缓解或收缩压降低 10mmHg，最高剂量一般不超过 80～100μg/min，一旦患者出现头痛或血压降低（收缩压<90mmHg）应迅速减少静脉滴注的剂量。维持静脉滴注的剂量以 10～30 μg/min 为宜。对于中危和高危险组的 UAP 患者，硝酸甘油持续静脉滴注 24～48 小时即可，以免产生耐药性而降低疗效。

常用的口服硝酸酯类药物为硝酸异山梨酯（消心痛）和 5-单硝酸异山梨酯。硝酸异山梨酯作用的持续时间为 4～5 小时，故以每日 3～4 次口服为妥，对劳力型心绞痛患者应集中在白天给药。5-单硝酸异山梨酯可采用每日 2 次给药。若白天和夜间或清晨均有心绞痛发作者，硝酸异山梨酯可采用每 6 小时给药 1 次，但宜短期治疗以避免耐药性。对于频繁发作的 UAP 患者口服硝酸异山梨酯短效药物的疗效常优于服用 5-单硝类的长效药物。硝酸异山梨酯的使用剂量可以从 10 mg/次开始，当症状控制不满意时可逐渐加大剂量，一般不超过 40 mg/次。

（2）受体阻滞剂：β 受体阻滞剂可用于所有无禁忌证的 UAP 患者，可减少心肌缺血发作和心肌梗死的发生。在已服用硝酸酯或钙拮抗剂仍发生不稳定型心绞痛的患者加用 β 受体阻滞剂可减少有症状和无症状心肌缺血发作的频度和持续时间。β 受体阻滞剂的剂量应个体化，可调整到患者安静时心率 50～60 次/分。在已服用 β 受体阻滞剂仍发生不稳定型心绞痛的患者，除非存在禁忌证，否则无需停药。

（3）钙离子拮抗剂：能有效地减轻心绞痛症状，可以作为治疗持续性心肌缺血的次选药物。钙离子拮抗剂为变异型心绞痛的首选药物，能有效降低心绞痛的发生率。足量 β 受体阻滞剂与硝酸酯治疗后仍不能控制缺血症状的患者可口服长效钙离子拮抗剂。钙离子拮抗剂与 β 受体阻滞剂联合应用或二者与硝酸酯联合应用可有效地减轻胸痛，减少近期死亡的危险，减少急性心肌梗死和急症冠状动脉手术的需要。大规模临床试验荟萃分析表明，钙离子拮抗剂单独应用于不稳定型心绞痛，不能预防急性心肌梗死的发生和降低病死率。对心功能不全的患者，应用 β 受体阻滞剂以后加用钙离子拮抗剂应特别谨慎。

（4）调脂治疗：对于 LDL-C 大于 2.59mmol/L（100mg/dl）或总胆固醇水平增高的患者，推荐尽早使用他汀类调脂药物。他汀类治疗的益处不仅见于胆固醇升高患者，也见于胆固醇正常的冠心病患者。不论性别、年龄（60 岁以上）、是否合并高血压、糖尿病或吸烟，患者使用他汀类治疗均可受益，长期治疗观察安全有效。在急性期应用可促使内皮细胞释放一氧化氮（NO），有类硝酸酯作用，远期有抗炎症和稳定斑块作用，能降低冠状动脉疾病的死亡和心肌梗死发生率。

（5）血管紧张素转换酶抑制剂（ACEI）：ACEI 类药物作用机制包括扩张血管，抑制肾素-血管紧张素-醛固酮系统，改善心室重构和心脏功能，减少心律失常等。对年龄<75 岁、前壁梗死、有明显心力衰竭或左室收缩功能显著受损而收缩压>100mmHg 的患者应长期服用 ACEI。可选用一种 ACEI 从小剂量开始逐渐加量到临床试验推荐的靶剂量或最大耐受量。

（三）冠状动脉血供重建术

对于 UAP/NSTEMI，如果病变血管支配较大区域的存活心肌，负荷试验显示明显心肌缺血，PCI 成功的把握性很大，危险性小，可行冠状动脉血供重建术。对 NSTEMI 紧急介入治疗是否优于保守治疗，现尚无充分证据。由于多支严

笔记栏

重狭窄病变、陈旧性心肌梗死以及合并高血压、糖尿病在 NSTEMI 患者中更常见，紧急介入治疗的风险反而大于 STEMI 患者。

对药物治疗 12～48 小时后病情稳定的患者，较为稳妥的策略是先对 NSTEMI 进行危险性分层，低危险度的患者可择期行冠状动脉造影和介入治疗，对于中危险度和高危险度的患者紧急介入治疗应为首选，而高危险度患者合并心源性休克时应先主动脉内球囊反搏，稳定高危患者的血液动力学。紧急介入性治疗的主要目标是以迅速开通"罪犯"病变的血管(图 3-22-20)，恢复其远端血流。对于多支病变的患者，可以不必一次完成全部的血管重建。如果冠状动脉造影显示患者为左冠状动脉主干病变或弥漫性狭窄病变不适宜介入性治疗时，则应选择冠状动脉旁路术。除少数 UAP/NSTEMI 患者外，大多数 UAP/NSTEMI 患者的介入性治疗宜放在病情稳定至少 48 小时后进行。

UAP/NSTEMI 患者的治疗策略见图 3-22-21。

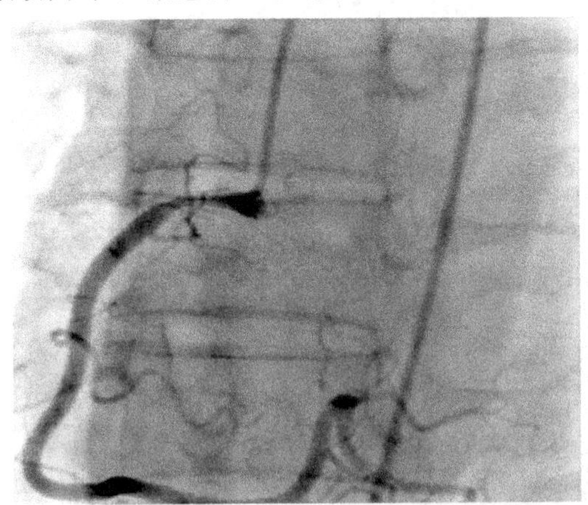
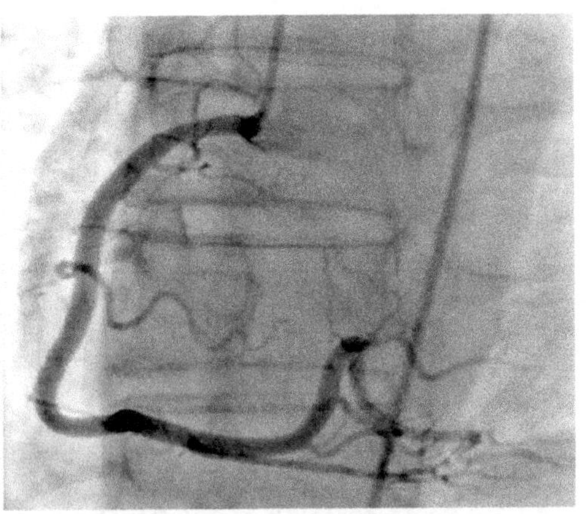

图 3-22-20 UAP 患者右冠状动脉近段局限性病变行 PTCA 术，造影显示球囊扩张前(左图)与扩张后(右图)的影像

案例 3-22-2

患者入院后应立即抗缺血治疗，并进行危险分层，根据危险分层患者应属中危，治疗上应注意保持血流动力学稳定，因患者有进行冠状动脉造影的适应证，因此在药物治疗的基础上，在有条件的医院可选择紧急介入治疗。

在学习下一节内容后请思考患者为什么不能接受溶栓治疗？

(四) 出院和出院后治疗

UAP/NSTEMI 的急性期一般在 2 个月左右，在此期间发生心肌梗死或死亡的危险性最高。出院后仍需定期门诊随诊。低危险组的患者 1～2 个月随访 1 次，中、高危险组的患者无论是否行介入性治疗都应 1 个月随访 1 次，如果病情无变化，随访半年即可。冠心病二级预防可采用 ABCDE 方案。在冠心病的二级预防中阿司匹林和降胆固醇治疗是最重要的。其他二级预防的措施包括戒烟、治疗高血压和糖尿病、控制危险因素、改变不良的生活方式、合理安排膳食、适度增加活动量、减少体重等。

五、急性 ST 段抬高型心肌梗死

案例 3-22-3

患者，男性，72 岁。因"反复心前区疼痛 2 年，加重伴胸闷、出汗 5 小时"入院。

2 年前劳累时出现心前区疼痛，呈压榨样，持续 3～5 分钟，休息后缓解。此后上述症状反复发作，含服硝酸甘油均可缓解。晨 7 点左右出现心前区持续性疼痛，手掌大小范围，可放射至左肩、左臂内侧，出冷汗，含服硝酸甘油不能缓解，伴恶心，无呕吐，家人见其面色苍白，急来就诊。既往有 8 年高血压史，2 年糖尿病史，曾有吸烟史，已戒 13 年。

体格检查：T 36.5℃，P 90 次/分，R 24 次/分，BP 110/70mmHg，急性痛苦面容，双肺呼吸音清，心率 90 次/分，律齐，心音低钝，各瓣膜听诊区未闻及病理性杂音。腹部平软，无压痛及反跳痛，肠鸣音 4 次/分。

心电图：V_1～V_4 ST 段弓背向上抬高，T 波倒置。肌酸激酶 4615 IU，肌酸激酶同工酶 314.1 IU。TnT＞1.2ng/ml。

笔记栏

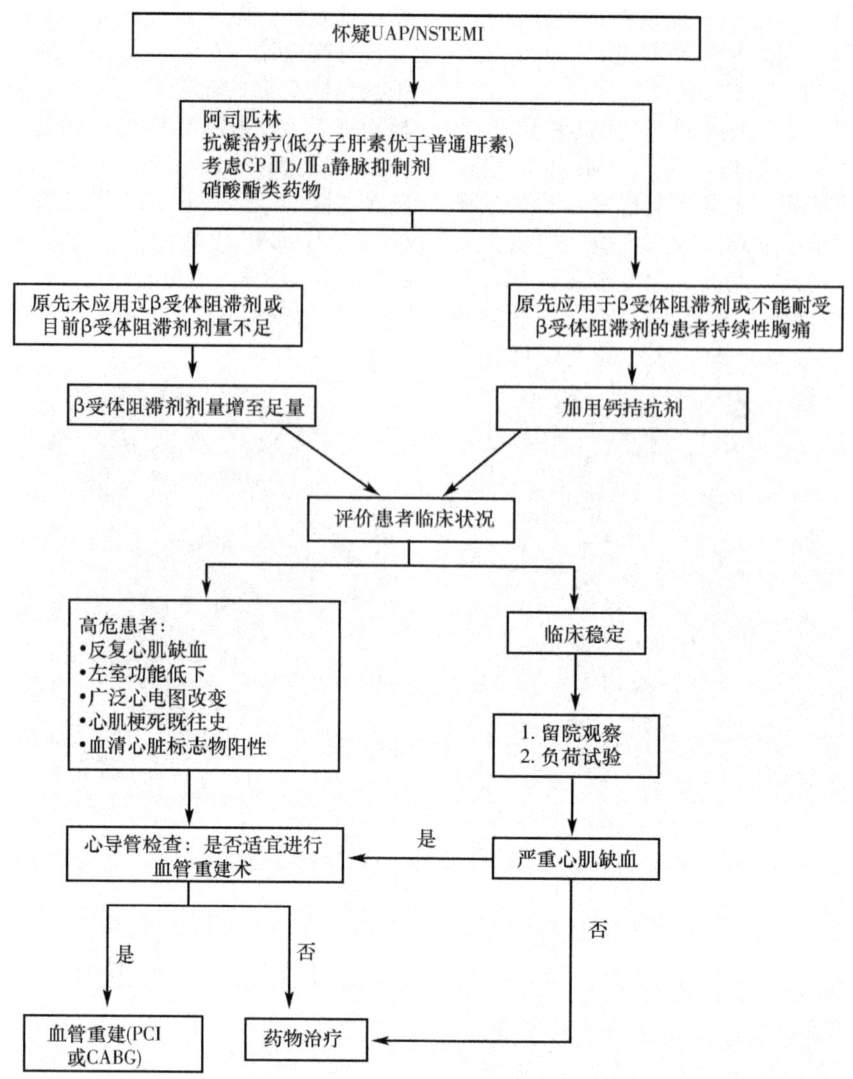

图 3-22-21　不稳定性心绞痛和非 ST 段抬高 AMI 患者的治疗方案

问题：

1. 该患者的诊断？诊断依据？
2. 要与哪些疾病鉴别？
3. 进一步如何治疗？

急性 ST 段抬高型心肌梗死(STEMI)是急性心肌缺血性坏死，为在冠状动脉病变的基础上继发血栓形成导致冠状动脉血管持续、完全阻塞，发生冠状动脉血供急剧减少或中断，使相应的心肌严重而持久地缺血所致。其心电图特征性表现为新出现 ST 段抬高，在 V_1～V_3 导联≥0.2mV或其他导联≤0.1mV。

【病理】

(一) 冠状动脉病变

急性心肌梗死(acute myocardial infarction, AMI)多是在冠状动脉粥样硬化基础上，粥样斑块破裂、糜烂，血小板黏附和聚集，释放或激活的介质进一步促进血小板聚集和血管收缩，最终血栓形成，导致冠状动脉持续堵塞所致(见图 3-22-22)。

(1) 冠状动脉前降支闭塞，引起左心室前壁、心尖部、下侧壁、前间隔和二尖瓣前乳头肌梗死。

(2) 右冠状动脉闭塞，引起左心室膈面(右冠占优势时)、后间隔、右室梗死，并可累及窦房结和房室结。

(3) 左冠状动脉回旋支闭塞，引起左心室高侧壁、膈面(左冠占优势时)和左心房梗死，可能累及房室结。

(4) 左冠状动脉主干闭塞，引起左心室广泛梗死。

右心室和心房梗死少见。

笔记栏

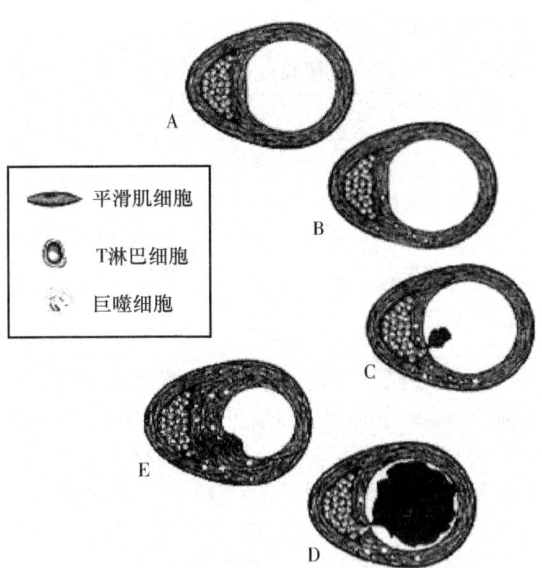

图 3-22-22　冠状动脉粥样硬化基础上血栓形成示意图

(二) 心肌病变

肉眼观察下，AMI 主要分为两型：透壁性梗死，此型的心肌坏死累及心室肌全层（或接近全层）；非透壁性梗死（内膜下梗死），此型的心肌坏死累及心内膜下或（和）中层心肌，但没有扩张到外膜。在坏死发生至少 6～12 小时以后，才能发生肉眼辨认的心肌坏死，缺血病变区的心肌起先呈现苍白、轻度肿胀，由于红细胞向病变部位集中，大约在梗死后 18～36 小时，心肌变成褐红色或紫红色，在透壁梗死的外膜上可有浆液纤维蛋白渗出，这些变化持续约 48 小时。梗死后 8～10 天，梗死部位的心室壁变薄，这一时期梗死切面为黄色，坏死组织有紫红色的肉芽组织条带状缠绕，持续 3～4周，这种表现可持续 2～3 个月的时间，梗死部位逐渐变成胶状、毛玻璃状的灰色外观，最终转变成皱缩、薄而牢固的瘢痕，随时间的流逝瘢痕变白，并更加坚固。这一过程从梗死区的边缘开始，渐渐地向中央部位移行。

电子显微镜下的病理变化出现较早，在冠状动脉闭塞后 20～30 分钟，受其供血的心肌即有少数坏死，开始了 AMI 的病理过程。1～2 小时之间绝大部分心肌呈凝固性坏死，心肌间质则充血、水肿、伴多量炎症细胞浸润。以后，坏死的心肌纤维逐渐溶解，形成肌溶灶，随后逐渐形成肉芽组织。坏死组织1～2 周后开始吸收，并逐渐纤维化，在 6～8 周形成瘢痕愈合，称为陈旧性或愈合性心肌梗死。

【病理生理】

心肌梗死的病理生理改变主要表现为左心室舒张和收缩功能障碍及其引起的血流动力学变化，其严重程度和持续时间取决于梗死部位、程度和范围。

冠状动脉阻塞部位以下的心肌丧失收缩能力，无法完成收缩，心肌依次发生四种异常收缩形式：①运动同步失调，即相邻心肌节段收缩时相不一致；②收缩减弱，即心肌缩短幅度减小；③无收缩；④反常收缩，即矛盾运动，收缩期膨出。左心室泵功能受到损害，心排血量、每搏排血量、射血分数、血压和左心室压力曲线最大上升速度（dp/dt 峰值）降低，左心室舒张末期压增高、舒张和收缩末期容积增加。右心室梗死主要为右心衰竭的血流动力学变化，在 AMI 患者中较少见。

心肌梗死发生后，左室腔大小、形态和厚度发生改变，这些改变总称为心室重构（ventricular remodeling）。主要表现为左心室体积增大、形状改变及梗死节段心肌变薄和非梗死节段心肌的增厚，对心室的收缩效应及电活动均有持续不断的影响，从而反过来影响左室功能和患者的预后。所以，目前 AMI 治疗中日益重视对心室重构的干预。

【临床表现】

与梗死的面积大小、部位、冠状动脉侧支血管情况密切相关。

(一) 诱发因素

与心绞痛不同，心肌梗死诱因往往不明确，大约只有 50%的患者能查明诱因，如剧烈运动、创伤、情绪波动、急性失血、出血性或感染性休克、主动脉瓣狭窄、发热、心动过速等引起的心肌耗氧增加，都可能是心肌梗死的诱因。

(二) 先兆

半数以上患者在发病前数日有乏力、胸部不适、活动时心悸、气急、烦躁、心绞痛等前驱症状。心绞痛发作较以往频繁、性质较剧、持续较久、硝酸甘油疗效差、诱发因素不明显。疼痛时伴有恶心、呕吐、大汗和心动过速，或伴有心功能不全、严重心律失常、血压大幅度波动等，同时心电图示 ST 段一过性明显抬高（变异性心绞痛）或压低，T 波倒置或增高（“假性正常化”），应警惕近期内发生心肌梗死的可能。若发现先兆后及时住院处理，可使部分患者避免发生心肌梗死。

(三) 症状

1. 疼痛　是最先出现的症状。对于原有心绞痛的患者，疼痛发生的部位和性质常类似于心

笔 记 栏

绞痛，但多无明显诱因，且程度较重，持续时间较长，可达数小时或数天，休息和含服硝酸甘油多不能缓解。患者常烦躁不安、出汗、恐惧或有濒死感。少数患者无明显疼痛，一开始即表现为休克或急性心力衰竭，在老年人和糖尿病患者多见。部分患者疼痛位于上腹部，被误认为胃穿孔或急性胰腺炎等急腹症，部分患者疼痛放射至下颌、背部上方，被误认为骨关节痛。

2. 全身症状 有发热、心动过速、白细胞增高和血沉增快等，由坏死物质吸收所引起，一般在疼痛发生 24～48 小时出现，程度与梗死范围常呈正相关，体温一般在 38℃左右，很少超过 39℃，持续约一周。

3. 胃肠道症状 可伴有频繁的恶心、呕吐和上腹胀痛，与迷走神经受坏死心肌刺激和心排血量降低、组织灌注不足等有关。下壁心肌梗死多见。

4. 心律失常 见于 75%～95%的患者，多发生在起病 1～2 天内，而以 24 小时内最多见，可伴乏力、头晕、晕厥等症状。各种心律失常中以室性心律失常最多，尤其是室性期前收缩，如室性期前收缩频发（每分钟 5 次以上）、成对出现或短阵室性心动过速，多源性或落在前一心搏的易损期时（R on T 现象），常为心室颤动的先兆。房室传导阻滞和束支传导阻滞也较多见。完全性房室传导阻滞多见于下壁心肌梗死。前壁心肌梗死如发生房室或（和）室内传导阻滞表明梗死范围广泛。室上性心律失常则较少，多发生在心力衰竭患者中。

5. 心力衰竭 主要是急性左心衰竭，可在起病最初几天内发生，或在疼痛、休克好转阶段出现，为梗死后心脏舒缩力显著减弱或不协调所致。发生率约为 32%～48%。出现呼吸困难、咳嗽、发绀、烦躁等症状，严重者可发生肺水肿，随后可发生颈静脉怒张、肝大、水肿等右心衰竭表现。右心室心肌梗死者可一开始即出现右心衰竭表现，伴血压下降。

6. 低血压和休克 疼痛期中血压下降常见，未必是休克。如疼痛缓解而收缩压仍低于 80mmHg，有烦躁不安、面色苍白、皮肤湿冷、脉细而快、大汗淋漓、尿量减少（<20ml/h）、神志淡漠等则为休克表现。休克多在起病后数小时至 1 周内发生，见于约 20%的患者，主要是心源性，为心肌广泛（40%以上）坏死，心排血量急剧下降所致，神经反射引起的周围血管扩张属次要，有些患者尚有血容量不足的因素参与。

根据有无心力衰竭表现及其相应的血流动力学改变严重程度，按 Killip 分级法将 AMI 的心功能分为四级（见表 3-22-9）。

表 3-22-9 急性心肌梗死后心力衰竭的 Killip 分级法

分级	分级依据
Ⅰ级	无明显心功能损害证据
Ⅱ级	轻、中度心力衰竭——主要表现为肺底啰音（<50%的肺野及 X 线胸片上肺淤血的表现）
Ⅲ级	重度心力衰竭（肺水肿）——啰音>50%的肺野
Ⅳ级	心源性休克

急性心肌梗死时，重度左室衰竭或肺水肿与心源性休克同样是左心室排血功能障碍所引起，二者可以不同程度合并存在，常统称为心脏泵功能衰竭或泵衰竭（图 2-22-23）。在血流动力学上，肺水肿是以左心室舒张末期压及左房与肺毛细血管压力的增高为主，而休克则以心排血量和动脉压的降低更为突出。心源性休克是较左心室衰竭程度上更重的泵衰竭，一定水平的左室充盈后，心排血指数比左心室衰竭时更低，亦即心排血指数与充盈压之间关系的曲线更为平坦而下移。

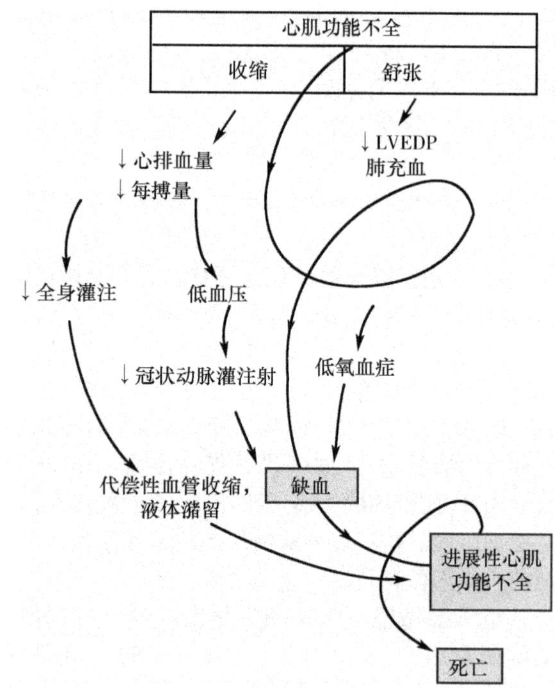

图 3-22-23 心源性休克病理生理。心肌梗死后收缩和舒张功能不全，引起肺淤血和心排血量降低。发生全身和冠状动脉低灌注使心肌缺血加重。虽然为了维持循环有大量代偿机制，但是仍有可能失代偿并使血液动力学恶化，发生心功能不全恶性循环 LVEDP：左室舒张末期压

Forrester 等对上述血流动力学分级作了些调整，并与临床进行对照，分为四类（表 3-22-10）。

笔记栏

表 3-22-10 Forrester 等对血流动力学分级

分类	分类依据
Ⅰ类	无肺淤血和周围灌注不足；肺毛细血管压力（PCWP）和心排血指数（CI）正常
Ⅱ类	单有肺淤血；PCWP 增高（＞18mmHg），CI 正常＞2.2L/（min·m^2）
Ⅲ类	单有周围灌注不足；PCWP 正常（＜18mmHg），CI 降低＜2.2L/（min·m^2），主要与血容量不足或心动过缓有关
Ⅳ类	合并有肺淤血和周围灌注不足：PCWP＞18mmHg，CI＜2.2L/（min·m^2）

（四）体征

1. 心脏体征 AMI 时心脏体征大多数无特征性，心脏可有轻至中度增大。心率多增快，少数也可减慢。在前壁心肌梗死的早期，可能在心尖处和胸骨左缘之间触及迟缓的收缩期膨出，是由心室壁反常运动所致，常在几天至几周内消失。心尖区有时可触及额外的收缩期前向外冲动，伴有听诊时的 S_4（房性或收缩期前奔马律），与左心室顺应性减弱使左室舒张末期压力升高有关。S_3（室性）奔马律较少见，反映左室舒张中期压和舒张期容积增高，常表示有左心室衰竭。S_1 多减弱，约 10%～20%的患者在起病第 2～3 天，出现心包摩擦音，为反应性纤维蛋白性心包炎所致。有乳头肌功能障碍引起二尖瓣关闭不全时，出现心尖区收缩期杂音。右室梗死较重者可出现颈静脉怒张，深吸气时更为明显。

2. 血压 除发病极早期可出现一过性血压增高外，几乎所有患者在病程中都会有血压降低，起病前有高血压者，血压可降至正常，起病前无高血压者，血压可降至正常以下，且可能不再恢复到起病之前的水平。

3. 其他 出现与心律失常、休克或心力衰竭有关的其他体征。

案例 3-22-3

1. 该患者既往有明确的心前区疼痛，多在劳累后发作，为间断性，且含服硝酸甘油可缓解。

2. 此次疼痛发作为持续性，时间超过了 30 分钟，伴胸闷、出汗，含服硝酸甘油不能缓解。

3. 请回忆我们前面所讲过的稳定型心绞痛，对比两种胸痛有什么不同。

【并发症】

1. 乳头肌功能失调或断裂 乳头肌功能失调或断裂（dysfunction or rupture of papillary muscle）总发生率可高达 50%，二尖瓣乳头肌因缺血、坏死等使收缩功能发生障碍，造成不同程度的二尖瓣脱垂或关闭不全，心尖区出现收缩中晚期喀喇音和吹风样收缩期杂音，S_1 可不减弱，可引起心力衰竭。轻症者可以恢复，其杂音可以消失。乳头肌整体断裂极少见，多发生在二尖瓣后乳头肌，多见于下壁心肌梗死，心力衰竭明显，可迅速发生肺水肿。

2. 心室壁瘤 或称室壁瘤（cardiac aneurysm），主要见于左心室，发生率 5%～20%。体格检查可见左侧心界扩大，心脏搏动较广泛，可有收缩期杂音。瘤内发生附壁血栓时，心音减弱。心电图 ST 段持续抬高。X 线透视、摄影、超声心动图、放射性核素心脏血池显像以及左心室造影可见局部心缘突出，搏动减弱或有反常搏动（图 3-22-24）。很少发生破裂，但易出现快速室性心律失常和心力衰竭。

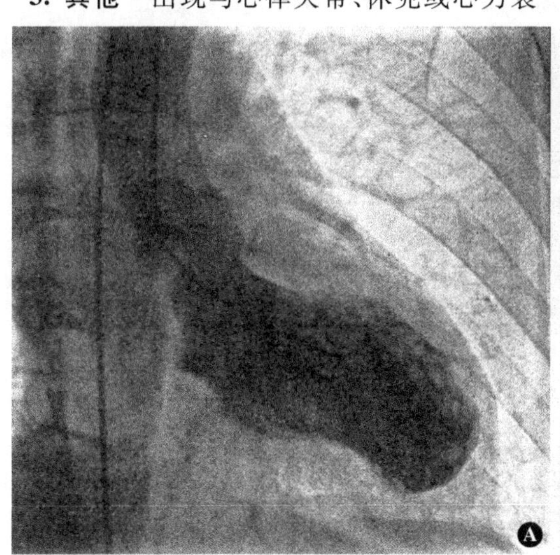

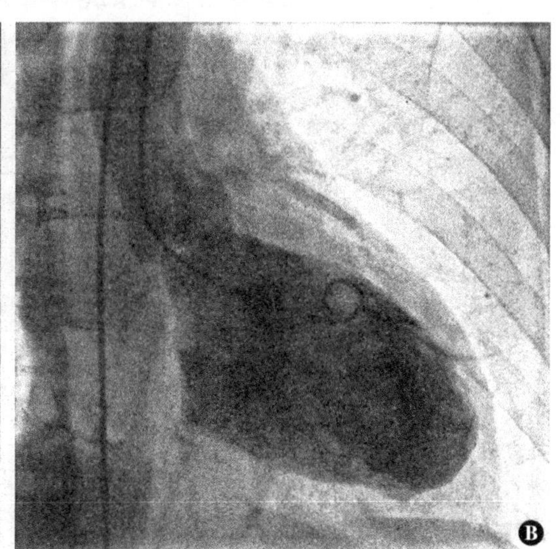

图 3-22-24 室壁瘤的左心室造影

A. 右前斜位片，示心脏收缩左心缘外突；B. 示心脏舒张期左心室内充满造影

笔记栏

3. 心肌梗死后综合征 心肌梗死后综合征(postinfarction syndrome)也称 Dressler 综合征,发生率约 10%,于心肌梗死后数周至数月内出现,可反复发生,表现为心包炎、胸膜炎或肺炎,有发热、胸痛、白细胞增多和血沉增快等症状,可能为机体对坏死物质的过敏反应。

4. 栓塞 发生率 1%~3%,见于起病后 1~2周,如为左心室附壁血栓脱落所致,则引起脑、肾、脾或四肢动脉栓塞(embolism)。如下肢静脉血栓形成、部分脱落,可导致肺动脉栓塞。

5. 心脏破裂 为早期少见但严重的并发症,常在起病一周内出现,多为心室游离壁破裂,造成心包积血,引起心包压塞而猝死。偶为心室间隔破裂造成穿孔,在胸骨左缘第 3~4 肋间出现响亮的收缩期杂音,常伴有震颤,可引起心力衰竭和休克,而在数日内死亡。心脏破裂(rupture of the heart)也可为亚急性,患者能存活数月。

6. 左室血栓形成 多见于前壁心梗患者,而下壁心梗者少见。血栓形成多位于左室心尖部,大块活动血栓发生栓塞的风险较高。随着急性心肌梗死早期静脉溶栓治疗的广泛开展,左室血栓形成的发生率已大大降低。

【实验室和辅助检查】

(一) 心电图

大部分 AMI 患者作系列心电图检查时,都能记录到典型的心电图动态变化,帮助临床进行梗死的诊断、定位、估计病情演变和预后。

1. 特征性改变 有 Q 波心肌梗死者,在面向透壁心肌坏死区的导联上出现以下特征性改变:①宽而深的 Q 波(病理性 Q 波)。②ST 段抬高呈弓背向上型,在 V_1~V_3 导联≥0.2mV 或其他导联≥0.1mV。③T 波倒置,往往宽而深,两肢对称。在背向心肌梗死区的导联上则出现相反的改变,即 R 波增高,ST 段压低和 T 波直立并增高(图 3-22-25,图 3-22-26)。

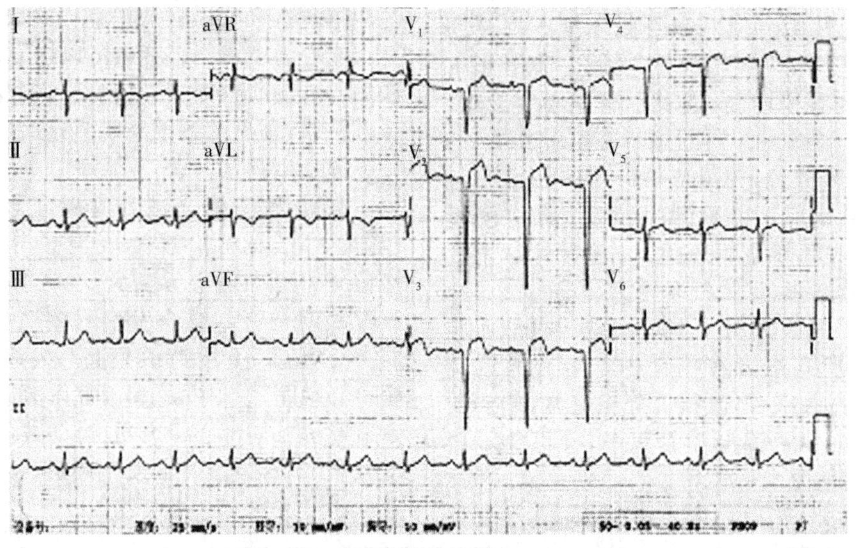

图 3-22-25 急性前壁心肌梗死的心电图

图示 V_1~V_4 导联 QRS 波群呈 QS 型,ST 段明显抬高

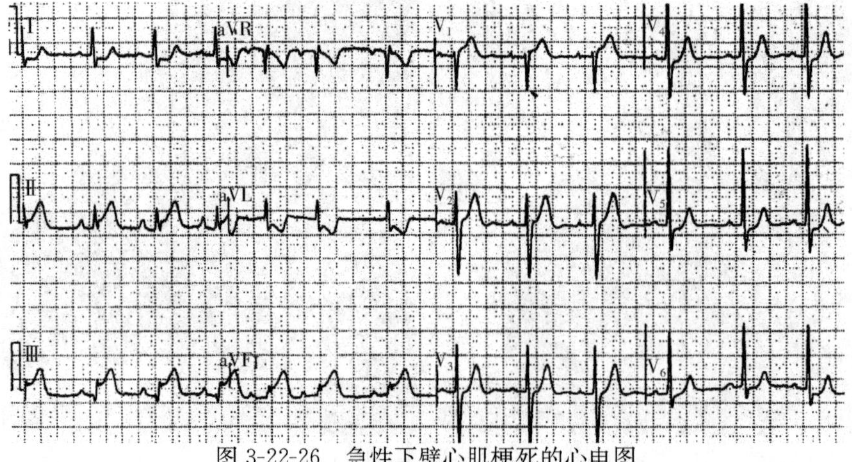

图 3-22-26 急性下壁心肌梗死的心电图

图示Ⅱ、Ⅲ、aVF 导联 ST 段明显抬高,Ⅰ、aVL 导联 ST 段压低

2. 动态性改变 ①起病数小时内，可无异常或出现异常高大，两肢不对称的T波。②数小时后，ST段明显抬高，弓背向上，与直立的T波连接，形成单相曲线。数小时到2天内出现病理性Q波，同时R波减低，为急性期改变。Q波在3～4天内稳定不变，以后70%～80%永久存在。③如不进行治疗干预，ST段抬高持续数日至2周左右，逐渐回到基线水平，T波则变为平坦或倒置，是为亚急性期改变。④数周至数月以后，T波呈V形倒置，两肢对称，波谷尖锐，为慢性期改变，T波倒置可永久存在，也可在数月到数年内逐渐恢复。

3. 定位和定范围 有Q波心肌梗死的定位和定范围可根据出现特征性改变的导联数来判断(表3-22-11)。

表 3-22-11 心肌梗死的心电图定位诊断

导联	前间隔	局限前壁	前侧壁	广泛前壁	下壁①	下间壁	下侧壁	高侧壁②	正后壁③
V_1	+			+		+			
V_2	+			+		+			
V_3	+	+		+		+			
V_4		+		+					
V_5		+	+	+			+		
V_6			+				+		
V_7			+				+		+
V_8									+
aVR									
aVL		±	+	±	−	−	−	+	
aVF					+	+	+	−	
Ⅰ		±	+	±	−	−	−	+	
Ⅱ					+	+	+	−	
Ⅲ					+	+	+	−	

①即膈面。右心室心肌梗死不易从心电图得到诊断，但V_4R导联的ST段抬高，可作为下壁合并右心室心肌梗死的参考指标。②在V_5、V_6、V_7导联高1～2肋处有正面改变。③在V_1、V_2、V_3导联R波高，同理，在前侧壁梗死时，V_1、V_2导联R波也增高。注："+"为正面改变，表示典型Q波、ST段上抬和T波变化。"−"为反面改变，表示QRS主波向上，ST段下降及与"+"部位T波方向相反的T波。"±"为可能有正面改变

(二) 心向量图

目前临床已极少应用。

(三) 放射性核素检查

利用坏死心肌血供断绝和瘢痕组织中无血管以至^{201}TI或^{99m}Tc-MIBI不能进入细胞的特点，静脉注射这些放射性核素进行"冷点"扫描或照相；两者均可显示心肌梗死的部位和范围。前者主要用于急性期，后者用于慢性期。用门电路γ闪烁照相法进行放射性核素心腔造影(常用^{99m}Tc-标记的红细胞或白蛋白)，可观察心室壁的运动和左心室的射血分数，有助于判断心室功能，判断梗死后造成的室壁运动失调和室壁瘤。目前多用单光子发射计算机断层显像(SPECT)来检查。新的方法正电子发射计算机断层扫描(PET)可观察心肌的代谢变化，判断是否有存活心肌。

(四) 超声心动图

根据超声心动图上所见的室壁运动异常可对心肌缺血区域作出判断，在评价有胸痛而无特征性心电图变化时，超声心动图可以帮助除外主动脉夹层，此外，该技术的早期使用可以评估心脏整体和局部功能、乳头肌功能不全和室间膈穿孔的发生，随访复查有助于判断心室功能，梗死后造成的室壁运动失调和室壁瘤(图3-22-27)。多巴酚丁胺负荷超声心动图检查还可用于评价心肌存活性。

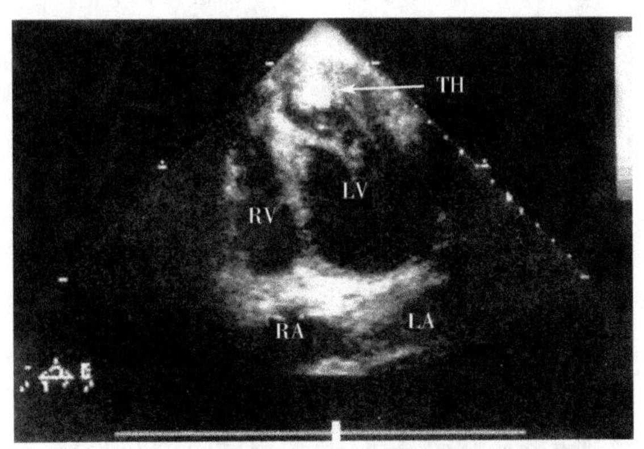

图 3-22-27 超声心动图心尖四腔心切面

图像示前壁心肌梗死后，心尖部室壁瘤形成，室壁瘤内有附壁血栓(箭头)LA：左心房；LV：左心室；RA：右心房；RV：右心室；TH：血栓

（五）实验室检查

1. 一般检查 在起病24～48小时后，白细胞可增至（10～20）×10^9/L，中性粒细胞增多，嗜酸粒细胞减少或消失，血沉加快，均可持续1～3周。

2. 心脏标志物检查

（1）血肌钙蛋白增高：是反映急性心肌梗死特异和敏感的指标。cTnT和cTnI在急性心肌梗死后3～6小时，血浓度很快升高。若在症状出现6小时内测定为阴性则6小时后应再复查。同时cTn具有相当长的诊断窗，cTnI一般持续7～9天，cTnT持续约14天。cTnI和cTnT对AMI的诊断的敏感性无显著差异，都能鉴别出CK-MB所不能检测出的心肌损伤。因其持续时间长，对在此期间出现的胸痛，判断是否有新的梗死不利。

（2）血清心肌酶含量增高：磷酸肌酸激酶（CK）在起病6小时内增高，24小时内达高峰，3～4天恢复正常；CK的同工酶CK-MB诊断的特异性极高，前者在起病后4小时内增高，16～24小时达高峰，3～4日恢复正常，其增高的程度能较准确地反应梗死的范围，其高峰出现时间是否提前有助于判断溶栓治疗是否成功（表3-22-12）。

表3-22-12 AMI血清心肌标记物变化

项　目	SMb	cTnT	cTnI	CK	CK-MB
出现时间（小时）	1～2	2～4	2～4	6	3～4
100%敏感度（小时）	4～8	8～12	8～12		8～12
峰值时间（小时）	4～8	10～24	10～24	24	10～24
持续时间（小时）	0.5～1	5～10	5～14	3～4	2～4

（3）血肌红蛋白增高：肌红蛋白（SMb）在AMI开始后最初数小时就可释放到血液中。虽然肌红蛋白是AMI后最早升高的血清心脏标志物之一，但是缺乏心脏特异性，而且肌红蛋白快速排泄到尿中，多数在心肌梗死开始后的24小时内恢复正常水平。

3. 其他 血清肌凝蛋白轻链或重链、血清游离脂肪酸、C反应蛋白、脑钠肽在急性心肌梗死后均增高。血清游离脂肪酸显著增高者易发生严重室性心律失常。高敏C反应蛋白水平不仅有助于急性心肌梗死的诊断，也有助于判断AMI面积、疗效及其预后。AMI后1～7天，脑钠肽持续升高提示有发生心力衰竭和死亡的危险性。此外，AMI时，由于应激反应，血糖可升高，糖耐量可暂降低，约2～3周后恢复正常。

案例3-22-3

1. 上述病例入院心电图检查见$V_{1\sim4}$ Q波形成，ST段弓背向上抬高，T波倒置。$V_{1\sim4}$导联异常提示梗死部位在前壁，结合冠脉血供分布提示可能左前降支闭塞。

2. 心电图在心肌梗死中有诊断和定位价值；定位诊断见表3-22-11。

3. 心肌标记物也是诊断急性心肌梗死的重要实验室检查：该病例有典型的心肌标记物变化：肌酸激酶4615IU，肌酸激酶同工酶314.1IU，肌钙蛋白T>2ng/ml。

笔记栏

【诊断和鉴别诊断】

主要根据典型临床表现、特征性的心电图改变及动态演变过程、实验室检查等，诊断本病并不困难（图3-22-28）。诊断标准必须至少具备下列3条标准中的2条：①缺血性胸痛的临床病史；②心电图的动态演变；③心肌坏死的血清心肌标记物浓度的动态改变。

对老年患者，突然发生严重心律失常、休克、心力衰竭而原因未明，或突然发生较重而持久的胸闷和胸痛者，都应考虑本病的可能。先按AMI处理，并短期内进行心电图和血清心肌酶测定、肌钙蛋白测定等的动态观察，以明确诊断。

心电图诊断AMI时，应注意到超急性期T波改变、后壁心肌梗死、右室梗死表现，伴有左束支传导阻滞时，心电图诊断心肌梗死困难，需进一步检查确立诊断，迅速进行血清心肌酶测定、肌钙蛋白测定等的动态观察，以明确诊断。鉴别ST段抬高型心肌梗死和非ST段抬高型心肌梗死在临床上相当重要，ST段抬高型心肌梗死主张尽早通过药物溶栓治疗（如无禁忌证）或紧急血运重建术（如条件许可），达到快速、完全和持久开通闭塞血管的目的；而非ST段抬高型心肌梗死和不稳定型心绞痛不主张药物溶栓治疗。同时，二维超声心动图与核素心肌灌注显像有助于排除AMI。

鉴别诊断要考虑以下一些疾病：

1. 心绞痛 尤其是不稳定型心绞痛。鉴别要点见表3-22-13。

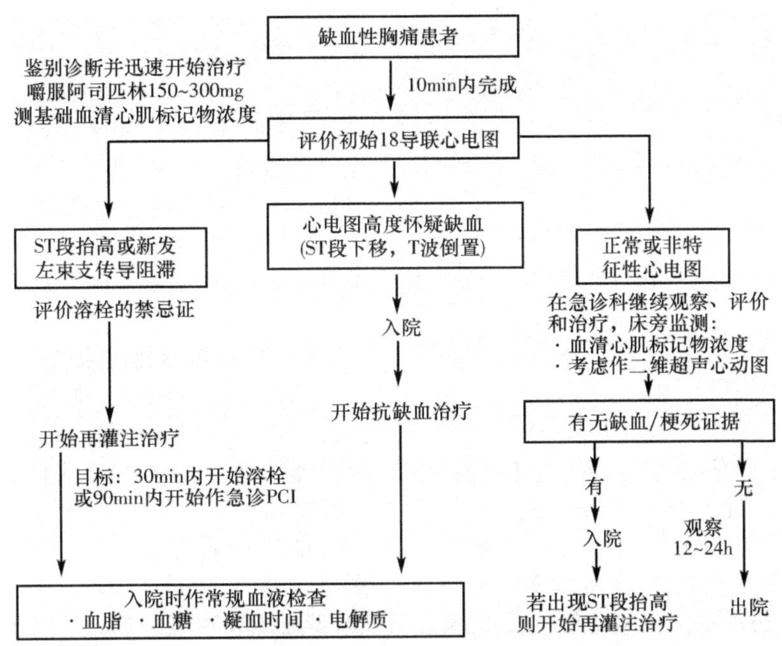

图 3-22-28 缺血性胸痛和疑诊 AMI 患者的筛查和处理程序

表 3-22-13 心绞痛与急性心肌梗死的鉴别

鉴别诊断项目	心绞痛	急性心肌梗死
一、疼痛		
1. 部位	胸骨上、中段之后	相同，但可在较低位置或上腹部
2. 性质	压榨性或窒息性	相似，但更剧烈
3. 诱因	劳力、情绪激动、受寒、饱食	不如前者常有
4. 时限	短，1～5 分钟或 15 分钟以内	长，数小时或 1～2 天
5. 频率	频繁发作	不频繁
6. 硝酸甘油疗效	显著缓解	作用较差
二、气喘或肺水肿	极少	可有
三、血压	升高或无显著改变	常降低，甚至发生休克
四、心包摩擦音	无	可有
五、坏死物质吸收的表现		
1. 发热	无	常有
2. 血白细胞增高（嗜酸粒细胞减少）	无	常有
3. 血沉增快	无	常有
4. 血清心脏标记物增高	无	有
六、心电图变化	无变化或暂时性 ST 段和 T 波变化	有特征性和动态性变化

2. 主动脉夹层 胸痛一开始即达高峰，常放射到背、肋、腹、腰和下肢，但无血清心肌坏死标记物异常升高可资鉴别。两上肢的血压和脉搏可有明显差别，可有下肢暂时性瘫痪，偏瘫和主动脉关闭不全的表现。二维超声心动图检查，X 线、CTA 或 MRI 有助于诊断。

3. 急性心包炎 尤其是急性非特异性心包炎可有较剧烈而持久的心前区疼痛。但同时可伴有发热，呼吸和咳嗽时加重，早期即有心包摩擦音，后者和疼痛在心包腔出现渗液时均消失；全身症状一般不如心梗严重；心电图除 aVR 外，其余导联均有 ST 段弓背向下的抬高，T 波倒置，无异常 Q 波出现。

4. 急性肺动脉栓塞 可发生胸痛、咯血、呼吸困难和休克。但有右心负荷急剧增加表现如发绀、肺动脉瓣区第二心音亢进、颈静脉充盈、肝大、下肢水肿等。心电图示Ⅰ导联 S 波加深，Ⅲ导联 Q 波显著，T 波倒置，右胸导联 T 波倒置等改变。D-二聚体可升高，其敏感性高但特异性差，若为阴性可除外肺动脉栓塞。肺部 X 线检查、放射性核素肺灌注扫描、X 线、CT 和必要时肺动脉造影有助于诊断。

5. 急腹症 急性胰腺炎、消化性溃疡穿孔、急性胆囊炎、胆石症等均有上腹部疼痛，可能伴休克。通过仔细询问病史、体格检查、心电图检查、血清心肌标记物测定可协助鉴别。

6. 气胸 老年人气胸多有基础肺部疾病史，大多起病急骤，突感一侧胸痛，针刺或刀割样，持续时间短暂，继之胸闷和呼吸困难，听诊呼吸音减弱，心电图无心梗特殊图形改变，胸片可明确诊断。

案例 3-22-3

1. 该患者急性 ST 段抬高型前壁心肌梗死诊断成立。

2. 诊断依据：症状＋心电图＋心肌标记物改变。

3. 需要与以下疾病鉴别：心绞痛，主动脉夹层，肺栓塞，急性心包炎，急腹症，气胸，胸膜炎等。

【治疗】

及早发现，及早住院，并加强住院前的就地处理。治疗原则是保护和维持心脏功能，挽救濒死的心肌，防止梗死面积扩大，缩小心肌缺血范围，及时处理严重心律失常、泵衰竭和各种并发症，防止猝死，使患者不但能度过急性期，且康复后还能保持尽可能多的有功能的心肌。治疗应以血运重建包括溶栓和急诊 PCI 治疗为主，药物治疗为辅；目标是实现闭塞的冠脉再通。发病≤3 小时者，只要无禁忌证和时间耽误，溶栓和 PCI 均可，发病＞3 小时者则宜首选 PCI；早期急救治疗应争分夺秒，时间就是心肌。筛查和处理程序见图 3-22-28。

(一) 院前急救

帮助患者安全、迅速转运到医院，以便尽早开始再灌注治疗：①停止任何主动活动和运动；②立即舌下含服硝酸甘油 1 片(0.6mg)，每 5 分钟可重复使用；③拨打急救电话，随车医护人员迅速完成 12 导联心电图，进行持续心电和血压监测，吸氧，建立静脉通道，使用急救药物，为尽早给予再灌注治疗做准备。

(二) 急诊室治疗

AMI 患者被送达医院急诊室后，医生应迅速做出诊断并尽早给予再灌注治疗。力争在 10～20 分钟内完成病史采集、临床检查和记录 1 份 18 导联心电图以明确诊断。对 STEMI 患者，应在 30 分钟内收住冠心病监护病房(CCU)开始溶栓，或在 90 分钟内开始行急诊 PCI 治疗。在典型临床表现和心电图 ST 段抬高已能确诊为 AMI 时，绝不能因等待血清心肌标志物检查结果而延误再灌注治疗的时间。

1. 一般治疗

(1) 监测：持续心电、血压和血氧饱和度监测，及时发现和处理心律失常、血流动力学异常和低氧血症。

(2) 卧床休息：可降低心肌耗氧量，减少心肌损害。对血流动力学稳定且无并发症的 AMI 患者一般卧床休息 1～3 天，对病情不稳定及高危患者卧床时间应适当延长。

(3) 吸氧：AMI 患者初起即使无并发症，也应给予鼻导管吸氧，以纠正因肺淤血和肺通气/血流比例失调所致的中度缺氧。在严重左心衰竭、肺水肿和并有机械并发症的患者，多伴有严重低氧血症，需面罩加压给氧或气管插管并机械通气。

(4) 保持静脉通道通畅。

(5) 镇痛：AMI 时，剧烈胸痛使患者交感神经过度兴奋，产生心动过速、血压升高和心肌收缩功能增强，从而增加心肌耗氧量，并易诱发快速性室性心律失常，应迅速给予有效镇痛剂。可给吗啡 3mg 静脉注射，必要时每 5 分钟重复 1 次，总量不宜超过 15mg。不良反应有恶心、呕吐、低血压和呼吸抑制。一旦出现呼吸抑制，可每隔 3 分钟静脉注射纳洛酮 0.4mg(最多 3 次)以拮抗之。

(6) 硝酸甘油：AMI 患者只要无禁忌证通常使用硝酸甘油静脉滴注 24～48 小时，然后改用口服硝酸酯制剂。

(7) 抗血小板药物：所有患者只要无禁忌证均应立即嚼服肠溶阿司匹林片 150～300mg。

(8) 纠正水、电解质及酸碱平衡失调。

(9) 阿托品：主要用于 AMI 伴有窦性心动过缓、心室停搏和房室传导阻滞者。阿托品 0.5～1.0mg 静脉注射，3～5 分钟后可重复使用，总量应＜2.5mg。

(10) 饮食和通便：AMI 患者需禁食至胸痛消失，然后给予流质、半流质饮食，逐步过渡到普通饮食。所有 AMI 患者均应使用缓泻剂，以防止便秘时排便用力导致心脏破裂或引起心律失常、心力衰竭、猝死。

2. 再灌注治疗 STEMI 患者，除非有明确禁忌证，均应首选药物或机械再灌注治疗，以开通病变血管，改善预后。

(1) 溶栓治疗：溶栓治疗(fibrinolytic treatment)包括静脉内溶栓和冠状动脉内溶栓。早期静脉应用溶栓药物能提高 AMI 患者的生存率，在患者症状出现后 1～2 小时开始用药，治疗效果最显著。

1) 溶栓药物：①非特异性溶栓药物，对血栓部位或体循环中纤溶系统均有作用：尿激酶：150 万 U 左右于 30 分钟内静脉滴注，配合肝素皮下注射 7500～10 000U，2 次/日，或低分子量肝素皮下注射，2 次/日；链激酶：150 万 U 于 1 小时内静脉滴注，配合肝素皮下注射 7500～10 000U，2 次/日，或低分子量肝素皮下注射，2

笔记栏

次/日。②选择性作用于血栓部位纤维蛋白的药物:重组组织型纤维蛋白溶酶原激活剂(rt-PA):首先静脉注射 8mg,继之在 90 分钟内静脉滴注 42mg,给药前静脉注射肝素 5000U,继之以 1000U/h 的速率静脉滴注,以 aPTT 结果调整给 f 药剂量,使其维持在 60～80s。③较少用的溶栓剂:单链尿激酶型纤溶酶原激活剂(SCUPA)、甲氧苯基化纤溶酶原链激酶激活剂复合物(AP-SAC)、TNK-tpA 和葡激酶。

2) 溶栓治疗的适应证和禁忌证(见表 3-22-14)。

表 3-22-14 溶栓治疗的适应证和禁忌证

适应证	禁忌证	
	绝对禁忌证	相对禁忌证
(1) 胸痛符合 AMI (2) 相邻两个或更多导联 ST 段抬高(胸导联≥0.2mV,肢体导联≥0.1mV),或新出现的左束支传导阻滞 (3) 起病＜12 小时以内者。若 12～24 小时,患者仍有严重胸痛,并且 ST 段抬高导联有 R 波者,也可以考虑溶栓治疗	(1) 任何时候发生的出血性脑卒中史,或 1 年内曾发生其他脑卒中或脑血管事件史 (2) 已知的颅内肿瘤 (3) 活动性内脏出血(月经除外); (4) 可疑主动脉夹层	(1) 严重、没有控制的高血压[收缩压＞180mmHg 和(或)舒张压＞110mmHg] (2) 既往有脑血管事件或已知的颅内病变,但不在绝对禁忌证范围内 (3) 患者已在抗凝剂治疗中(INR 2～3);已知的出血倾向 (4) 近期外伤(2～4 周),包括头颅外伤、创伤性或长时间(＞10 分钟)的心肺复苏或大手术(3 周内) (5) 近期(＜2 周)在不能压迫部位的血管穿刺 (6) 近期(2～4 周)有内脏出血 (7) 应用链激酶:既往应用过(尤其在 5 天～2 年内)或有过敏反应者 (8) 妊娠 (9) 活动性消化性溃疡 (10) 有慢性严重高血压史

3) 溶栓再通指征(见表 3-22-15):①直接指征:冠状动脉造影观察,达到 TIMI2、3 级血流者表明再通;②间接指征:间接指征出现两项或以上者,考虑再通;但第②和③两项组合不能被判定为再通。

表 3-22-15 溶栓再通的判断指标

直接指征	间接指征
冠状动脉造影检查观察血管再通情况,根据 TIMI 分级达到 2、3 级者表明血管再通	①抬高的 ST 段于 2 小时内回降＞50% ②胸痛于 2 小时内基本消失 ③2 小时内出现再灌注性心律失常(短暂的加速性室性自主节律,房室或束支传导阻滞突然消失,或下、后壁心肌梗死的患者出现一过性窦性心动过缓、窦房传导阻滞或低血压状态) ④血清 CK-MB 峰值提前出现(在发病 14 小时内)

TIMI 分级定义:0 级:血管远端完全无血流灌注,1 级:血管远端部分血流灌注;2 级:血管远端完全血流灌注,但血流速度缓慢;3 级:血管远端完全血流灌注,血流速度正常

(2) 介入治疗:能在患者住院 90 分钟内施行 PCI;心导管室每年施行＞100 例并有心外科待命的条件;施术者每年独立施行 PCI＞30 例;急性心肌梗死直接成功率在 90%以上;在所有送到心导管室的患者中,能完成者达 85%以上。具备上述条件的医院可行直接 PCI 治疗。

1) 直接 PCI:与溶栓治疗比较,梗死相关血管再通率高,达到 TIMI3 级血流者明显多,再闭塞率低,缺血复发少,心功能改善更显著,且出血(尤其脑出血)的危险性低(见图 3-22-29)。

适应证:①在 ST 段抬高和新出现或怀疑新出现左束支传导阻滞的 AMI 患者;②急性 STEMI 并发心源性休克患者;③适宜再灌注治疗而有溶栓治疗禁忌证者。

注意事项:① 急性期不应对非梗死相关动脉行选择性 PCI;②发病 12 小时以上或已接受溶栓治疗且已无心肌缺血证据者,不应进行 PCI;③ 直接 PCI 应避免时间延误,必须由有经验的术者进行,否则不能取得理想效果,治疗的重点仍应放在早期溶栓;④有心源性休克者宜先行主动脉内球囊反搏术,待血压稳定后再行 PCI。

2) 补救性 PCI:对溶栓治疗未再通的患者使用 PCI 恢复前向血流即为补救性 PCI。其目的在于尽早开通梗死相关动脉,挽救缺血但仍存活的心肌,从而改善生存率和心功能。对溶栓治疗后仍有明显胸痛,ST 段抬高无显著回落,临床提示未再通者,应尽快进行急诊冠状动脉造影,对 TIMI0～2 级者应立即行补救性 PCI,使梗死相关动脉再通。尤其对发病 12 小时内、广泛前壁心肌梗死、再次梗死及血流动力学不稳定的高危患者意义更大。

3) 溶栓治疗再通者 PCI 的选择:对溶栓治疗成功的患者不主张立即行 PCI,研究表明溶栓治疗成功后即刻对梗死相关动脉的残余狭窄行 PCI 并无益处。这一治疗方案并不能完全挽救

笔记栏

心肌，预防再梗死或死亡，且接受PCI者不良事件发生率可能增加。因此，建议对溶栓治疗成功的患者，若无缺血复发，应在7～10天后进行择期冠状动脉造影，若病变适宜可行PCI。

4）易化PCI：指最初药物治疗（包括全量溶栓、半量溶栓、GPⅡb/Ⅲa抑制剂、减量的溶栓与GPⅡb/Ⅲa拮抗剂的联合治疗）之后，有计划的即刻PCI策略。易化PCI的潜在优势包括早期再灌注，改善患者的稳定性，提高操作成功率，提高TIMI血流分级，改善生存率。

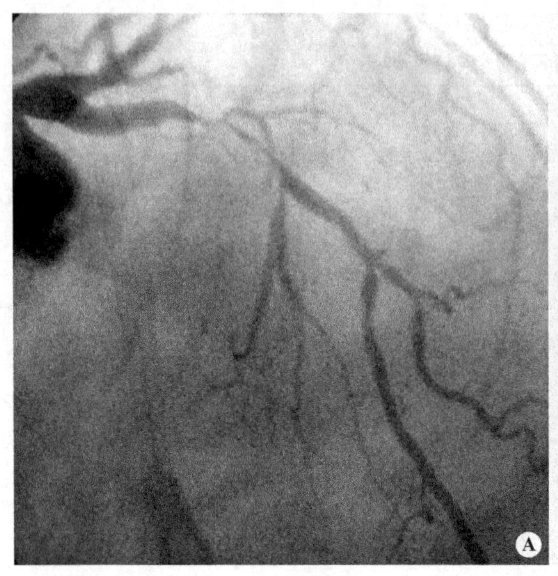

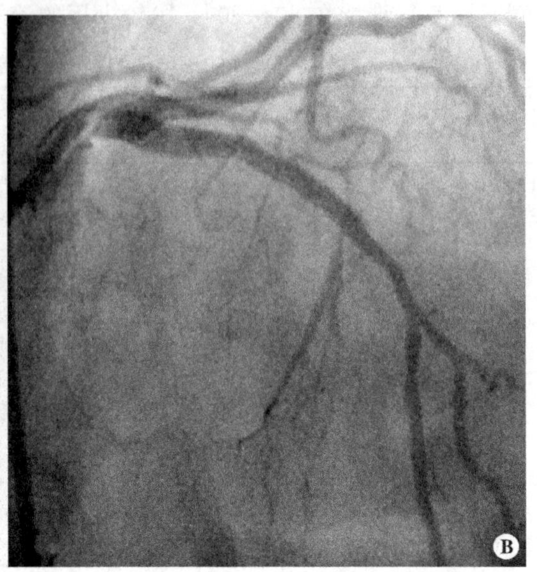

图3-22-29　冠脉造影显示病变血管

A图示前降支血管严重狭窄，B图示PCI术后狭窄消失

裸支架置入术后再狭窄发生率仍达到20%～30%左右。药物洗脱支架（drug eluting stent，DES）携带抑制平滑肌细胞增殖的药物，可以抑制新生内膜的增生，降低再狭窄的发生率。

（3）外科冠状动脉旁路移植术：介入治疗失败或溶栓治疗无效有手术指征者，宜施行冠状动脉旁路移植术。下列患者可考虑进行紧急冠状动脉旁路术：①溶栓治疗或PCI后仍有持续或反复的胸痛；②心导管检查显示高危冠状动脉病变（左冠状动脉主干病变）；③合并心肌梗死并发症如室间隔穿孔或乳头肌功能不全所引起的严重二尖瓣反流；④介入治疗的严重并发症；⑤针对AMI后内科治疗无效的心源性休克实施的抢救性外科手术。

（三）药物治疗

1. 抗血小板治疗　冠状动脉内斑块破裂诱发局部血栓形成是导致AMI的主要原因。在急性血栓形成中血小板活化起着十分重要的作用，抗血小板治疗已成为AMI的常规治疗，溶栓前即应使用。

（1）阿司匹林：阿司匹林使用剂量应在150～300mg/d之间，首次服用时应选择水溶性阿司匹林或肠溶阿司匹林嚼服以达到迅速吸收的目的。3天后改为小剂量75～150mg维持。

（2）噻氯匹定和氯吡格雷：噻氯匹定开始服用的剂量为250mg，每日2次，1～2周后改为250mg，每日1次维持。该药起效慢，不适合急需抗血小板治疗的临床情况（如AMI溶栓前），多用于对阿司匹林过敏或禁忌的患者或者与阿司匹林联合用于置入支架的AMI患者。氯吡格雷初始剂量为300mg，以后剂量75mg/d维持。现在认为无论是否接受PCI治疗，氯吡格雷应与阿司匹林联合应用。对非介入治疗患者氯吡格雷至少服用1个月；对行介入治疗患者氯吡格雷75mg/d应用9～12个月。

（3）血小板糖蛋白Ⅱb/Ⅲa受体拮抗剂：在PCI术前和术中短期静脉给予GPⅡb/Ⅲa受体拮抗剂可以降低手术相关的栓塞并发症，同时可以减少肝素用量，有效降低术后出血并发症。不良反应主要是出血和血小板减少症，通常在停止用药和输注血小板后可以逆转。

2. 抗凝治疗

（1）肝素：在急性STEMI中应用视临床情况而定：①对溶栓治疗的患者，肝素作为溶栓治疗的辅助用药，使用方法是静脉推注70U/kg，然后静脉滴注15U/(kg·h)维持，每4～6小时测定APTT，使APTT为对照组的1.5～2倍，一般在48～72小时后改皮下注射7500U，每12小时一次，注射2～3天。溶栓制剂不同，肝素用法也不同，rt-PA治疗中需充分抗凝，而尿激酶和链激酶只需溶栓治疗后行皮下注射治疗，而不需溶

笔记栏

栓前的静脉使用。②对未溶栓治疗的患者，肝素静脉应用是否有利并无充分证据。

(2) 低分子量肝素：目前临床较多应用，低分子肝素可皮下注射，不需要实验室监测，较普通肝素有疗效更肯定、使用方便的优点。

3. 硝酸酯类药物 常用的硝酸酯类药物包括硝酸甘油、硝酸异山梨酯和5-单硝山梨醇酯。大多数心肌梗死患者有应用硝酸酯药物指征，而在下壁心肌梗死、可疑右室梗死或明显低血压的患者(收缩压低于90mmHg)，尤其合并心动过缓时，不适合应用。

4. β受体阻滞剂 β受体阻滞剂治疗可以降低没有接受溶栓治疗患者的梗死范围和相关并发症的发生率；降低接受溶栓治疗患者再梗死的发生率；降低致命性室性心动过速的发生率。AMI最初几小时，使用β受体阻滞剂可以限制梗死面积，并能缓解疼痛，减少镇痛剂的应用。在AMI早期，最适合使用β受体阻滞剂的是有窦性心动过速和高血压的患者。目前常用口服制剂，如美托洛尔、比索洛尔、卡维地洛等。用药需严密观察，使用剂量必须个体化。

5. 血管紧张素转换酶抑制剂(ACEI) 主要作用机制是通过影响心肌重构、减轻心室过度扩张而减少充盈性心力衰竭的发生率和死亡率。除非有禁忌证，应全部选用，尤其前壁MI或有MI史、心力衰竭和心动过速等高危患者受益更大。通常在初期24小时内开始给药，但在完成溶栓治疗后并且血压稳定时开始使用更理想。恢复期若患者能耐受，应给予长期治疗，使用的剂量和时限应视患者情况而定，一般从小剂量口服开始，防止首次应用时发生低血压，在24～48小时内逐渐达到足量。不能耐受可用血管选紧张素Ⅱ受体阻滞剂。

6. 钙拮抗剂 钙拮抗剂在AMI治疗中不作为一线用药，因其反射性增加心率，抑制心脏收缩力和降低血压，对部分患者甚至有害。维拉帕米或硫氮革酮可以缓解或控制MI后无、左室功能不全或房室传导阻滞的进行性缺血，或快速心房颤动且β受体阻滞剂无效的患者。

7. 洋地黄制剂 AMI初始24小时之内一般不使用洋地黄制剂，对于AMI合并左心衰竭的患者24小时后常规使用洋地黄制剂是否有益也一直存在争议。

8. 极化液治疗 氯化钾1.5g、普通胰岛素8U加入10%的葡萄糖液500ml中静脉滴注每天1～2次，1～2周为一疗程。理论上极化液可促进心肌摄取和代谢葡萄糖，促使钾离子进入细胞内，能改善缺血心肌代谢，减少心律失常发生。住院患者应常规测定血清镁，如果降低应及时纠正，不提倡常规使用镁剂。

9. 促进心肌代谢药物 维生素C(3～4g)、辅酶A(50～100U)、肌苷酸钠(200～600mg)、细胞色素C(30mg)、维生素B_6(50～100mg)等加入5%或10%的葡萄糖液500ml中缓慢静脉滴注，每日1次，2周为一疗程。辅酶Q_{10} 150～300mg分次口服。1,6-二磷酸果糖10g稀释后静脉滴注，15分钟滴完，每日2次，疗程一周。但疗效尚存在争议。

STEMI的治疗流程参考图3-22-30。

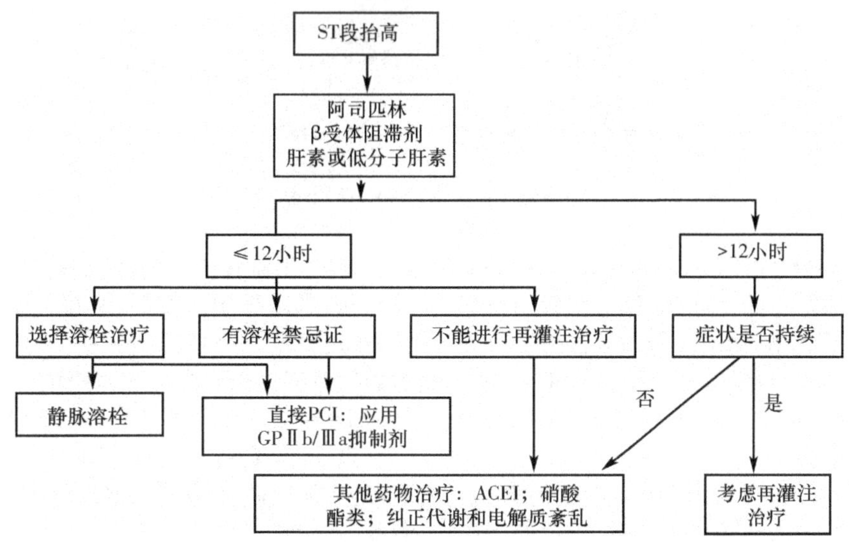

图3-22-30 ST段抬高型心肌梗死患者的治疗流程

AMI患者应该用阿司匹林、β受体阻滞剂(在没有禁忌证的情况下)和抗凝治疗。发病12小时之内的患者可以进行静脉溶栓治疗或考虑PCI治疗。如果溶栓治疗有禁忌证时，也应考虑立即行PCI治疗。为减少直接PCI中血栓并发症，应用静脉GPIIb/IIIa拮抗剂可能有益

笔记栏

(四) 并发症治疗

1. 左心功能不全 AMI时左心功能不全由于病理生理改变的程度不同，临床表现差异很大。可表现为轻度肺淤血，或因每搏量(SV)和心排血量(CO)下降、左室充盈压升高而发生肺水肿，当血压下降、严重组织低灌注时则发生心源性休克。AMI合并左心功能不全时临床上出现程度不等的呼吸困难、及末梢灌注不良表现。

(1) 急性左心衰竭：临床上表现为程度不等的呼吸困难，严重者可端坐呼吸，咯粉红色泡沫痰。急性左心衰竭的处理：①适量利尿剂，KillipⅢ级(肺水肿)时静脉注射呋塞米20mg。②静脉滴注硝酸甘油，由10μg/min开始，逐渐加量，直到收缩压下降10%～15%，但不低于90mmHg。③尽早口服ACEI，急性期以短效ACEI为宜，小剂量开始，根据耐受情况逐渐加量。④肺水肿合并严重高血压时是静脉滴注硝普钠的最佳适应证。小剂量(10μg/min分)开始，根据血压逐渐加量并调整至合适剂量。⑤洋地黄制剂在AMI发病24小时内使用有增加室性心律失常的危险，故不主张使用。在合并快速心房颤动时，可用毛花苷丙或地高辛减慢心室率。在左室收缩功能不全，每搏量下降时，心率宜维持在90～110次/分，以维持适当的心排血量。⑥急性肺水肿伴严重低氧血症者可行人工机械通气治疗。

(2) 心源性休克：AMI伴心源性休克时有严重低血压(收缩压<80mmHg)，有组织器官低灌注表现，如四肢凉、少尿或神志模糊等。伴肺淤血时有呼吸困难。心源性休克可突然发生，为AMI发病时的主要表现，也可在入院后逐渐发生。迟发的心源性休克发生慢，在血压下降前有心排血量降低和外周阻力增加的临床证据，如窦性心动过速、尿量减少和血压升高、脉压减小等，必须引起注意。临床上当肺淤血和低血压同时存在时可诊断心源性休克。

心源性休克的处理见图3-22-31。

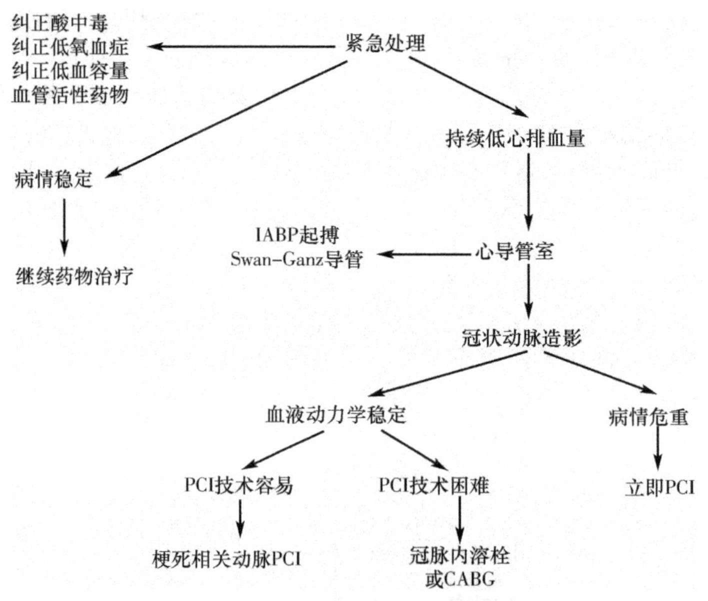

图3-22-31 心源性休克处理

1) 补充血容量：估计有血容量不足，或中心静脉压和肺小动脉楔压低者，用低分子右旋糖酐或5%～10%的葡萄糖液，输液后如中心静脉压上升>18cmH_2O，肺小动脉楔压>15～18mmHg，则应停止。右心室梗死时，中心静脉压的升高则未必是补充血容量的禁忌。

2) 应用升压药：补充血容量，血压仍不升，而肺小动脉楔压和心排血量正常时，提示周围血管张力不足，可在5%的葡萄糖液100ml中加入多巴胺10～30mg、间羟胺10～30mg或去甲肾上腺素0.5～1mg静脉滴注。前者和后两者可以合用，也可以选用多巴酚丁胺。

3) 应用血管扩张剂：经上述处理，血压仍不升，而肺小动脉楔压增高，心排血量低或周围血管显著收缩，以至四肢厥冷并有发绀时，在5%的葡萄糖液100ml中加入硝普钠5～10mg、硝酸甘油1mg，或酚妥拉明10～20mg静脉滴注。

4) 其他措施包括纠正酸中毒及电解质紊乱，避免脑缺血，保护肾功能，必要时应用糖皮质激素和洋地黄制剂。

5) 上述治疗无效时可用主动脉内球囊反搏术(IABP)，以增高舒张期动脉压而不增加左心室收缩期负荷，并有助于增加冠状动脉灌流。然后作选择性冠状动脉造影，随即施行PCI或冠状

笔记栏

动脉旁路移植手术,可挽救一些患者的生命。

6) 中医中药治疗:祖国医学用于"回阳救逆"的四逆汤(熟附子、干姜、炙甘草)、独参汤或参附汤,对治疗本病伴血压降低或休克者有一定疗效。患者如兼有阴虚表现时可用生脉散(人参、五味子、麦冬)。这些方剂均已制成针剂,紧急使用也较方便。

2. 心律失常和传导障碍治疗 急性心肌梗死由于缺血性心电不稳定可出现多种心律失常及传导障碍。

(1) 室性快速心律失常:

1) 心室颤动、持续性多形室性心动过速,立即非同步直流电复律。用最合适的能量(一般300J),争取一次除颤成功。

2) 持续性单形室性心动过速伴心绞痛、肺水肿、低血压(<90mmHg),应予同步直流电复律。

3) 持续性单形室性心动过速不伴上述情况,可首先给予药物治疗。如利多卡因50mg静脉注射,需要时每15~20分钟可重复,最大负荷剂量150mg,然后1~4mg/min维持静脉滴注,时间不宜超过24小时;或胺碘酮150mg于10分钟内静脉注入,必要时可重复,然后1mg/min静脉滴注6小时,再0.5mg/min维持滴注;或索他洛尔:静脉注射首剂用1~1.5mg/kg,以5%葡萄糖液20ml稀释,于15分钟内注入,疗效佳时可再注射一剂1.5mg/kg,后可改用口服,剂量为160~640mg/d。

4) 频发室性早搏、成对室性早搏、非持续性室速可严密观察或利多卡因治疗(使用不超过24小时)。

5) 偶发室性早搏、加速的心室自主心律可严密观察,不作特殊处理。

(2) 缓慢性心律失常的治疗

1) 无症状窦性心动过缓,可暂作观察,不予特殊处理。

2) 症状性窦性心动过缓、二度Ⅰ型房室传导阻滞、三度房室传导阻滞伴窄QRS波逸搏心律,患者常有低血压、头晕、心功能障碍、心动缓慢<50次/分等,可先用阿托品静脉注射治疗。阿托品剂量以0.5mg静脉注射开始,3~5分钟重复1次,至心率达60次/分左右,最大可用至2mg。药物无效或发生明显不良反应时也可考虑应用人工心脏起搏器。房室传导阻滞发展到Ⅱ度或Ⅲ度,伴有血流动力学障碍者,行经静脉临时右心室心内膜起搏治疗,待传导阻滞消失后撤除。

3) 室上性快速心律失常:如窦性心动过速、频发房性期前收缩、阵发性室上性心动过速、心房扑动和心房颤动等,可选用β受体阻滞剂、洋地黄类、维拉帕米、胺碘酮等药物治疗。胺碘酮对中止心房颤动、减慢心室率及复律后维持窦性心律均有价值,可静脉用药并随后口服治疗。上述治疗无效时可考虑应用同步直流电复律治疗,尽量缩短快速心律失常持续的时间。

3. 右心室梗死的处理 下壁MI中,近一半有右心室缺血,但只有10%~15%有明确的血流动力学异常。下壁MI时的低血压、无肺部湿啰音和颈静脉压升高的临床三联征,是右心室梗死的特征。右胸导联V_4R上ST段上抬0.1mV是右心室梗死的最特异表现。治疗措施与左心室梗死略有不同,治疗包括早期维持右心室前负荷、降低后负荷、增加右心室收缩力和早期再灌注治疗,宜补充血容量,在24小时内可静脉输液3~6L,直到低血压得到纠正,或肺毛细血管压达15~18mmHg。如补液1~2L低血压未能纠正,可用正性肌力药物(尤其是盐酸多巴酚丁胺)。不宜用利尿剂和血管扩张剂。伴有房室传导阻滞时,可予临时起搏,但保证房室收缩协调对维持前负荷相当重要。

4. 机械性并发症 AMI机械性并发症包括左室游离壁破裂、室间隔穿孔、乳头肌和邻近的腱索断裂等。常发生在AMI发病第一周。临床表现为突然或进行性血流动力学恶化伴低心排血量、休克和肺水肿。药物治疗死亡率高。

(1) 游离壁破裂:左室游离壁破裂引起急性心脏压塞时可突然死亡,临床表现为电机械分离或停搏。急性心脏破裂预后差,手术修补机会较小,如果患者紧急手术及时,其手术成功率和预后仍令人满意。亚急性心脏破裂在短时间内破口被血块堵住,可发展为亚急性心脏压塞或假性室壁瘤。症状和心电图不特异,心脏超声可明确诊断。对亚急性心脏破裂者应争取冠状动脉造影后行手术修补及血管重建术。

(2) 室间隔穿孔:病情恶化的同时,在胸骨左缘第3、4肋间闻及全收缩期杂音,粗糙、响亮,50%伴震颤。二维超声心动图可显示室间隔破口,彩色多普勒可见经室间隔破口左向右分流的射流束。室间隔穿孔伴血流动力学失代偿者应在血管扩张剂和利尿剂治疗及主动脉球囊反搏支持下,早期或急诊手术治疗。外科手术包括穿孔修补和(或)梗死心肌切除,合并二尖瓣反流者可行修补或瓣膜置换术,以及冠脉旁路术。如室间隔穿孔较小,无充血性心力衰竭,血流动力学稳定,可保守治疗,6周后择期手术。经皮介入封堵术可作为一种治疗方法或为外科修补术前稳定血流动

笔记栏

力学的过渡性治疗。

(3) 急性二尖瓣关闭不全:乳头肌功能不全或断裂引起急性二尖瓣关闭不全时在心尖部出现全收缩期反流性杂音,但在心排血量降低时,杂音不一定可靠。二尖瓣反流还可能由于乳头肌功能不全或左室扩大所致相对性二尖瓣关闭不全所引起。超声心动图和彩色多普勒是明确诊断并确定二尖瓣流机制及程度的最佳方法。急性乳头肌断裂时突然发生左心衰竭和(或)低血压,应予血管扩张剂、利尿剂及主动脉球囊反搏治疗,在血流动力学稳定的情况下急诊手术。因左室扩大或乳头肌功能不全引起的二尖瓣反流,应积极药物治疗心力衰竭,改善心肌缺血并主张行血运重建术以改善心脏功能和二尖瓣反流。

(五) 恢复期处理

经过积极的血运重建治疗,没有室性心律失常、反复心肌缺血或充血性心力衰竭的患者,在10~14天内出院是安全的。患者出院后仍应注意休息,逐步做适当的体育锻炼,避免过重体力劳动或精神紧张,加强随访,并长期口服药物治疗。

案例 3-22-3

1. 该患者入院后进行了急诊 PCI 手术。

2. 选择PCI手术的理由:起病时间在6小时内,急性 ST 段抬高心肌梗死诊断明确。

3. 如果当地没有条件进行急诊PCI术可以选择溶栓治疗,在开始溶栓治疗之前一定要了解有无溶栓治疗的适应证及禁忌证。

【预后】

预后与梗死范围的大小、侧支循环产生的情况以及治疗是否及时有关。急性期住院死亡率过去一般为30%左右;采用监护治疗后,降至15%左右;血运重建时代(阿司匹林、溶栓治疗及介入治疗)后进一步降至6.5%左右。死亡多在第一周内,尤其是在数小时内,发生严重心律失常、休克或心力衰竭者,病死率尤高。

【预防】

心肌梗死后的患者都应采取积极的ABCDE二级预防措施,包括健康教育、非药物治疗(合理饮食、适当锻炼、戒烟、限酒、心理平衡)及药物治疗。同时应积极治疗冠心病危险因素如高血压和血脂异常等。在冠心病一级预防和二级预防中,可使用他汀类药物强化降脂治疗,建议目标 LDL＜2.59mmol/L(100mg/dl)。冠心病等危症如糖尿病、周围动脉疾病、腹主动脉瘤、颈动脉粥样硬化等应同时采取二级预防措施。

案例 3-22-3

1. 该患者已进行了急诊 PCI 术,术后仍需长期抗栓药物治疗。

2. 维持治疗的目的:防止不良心血管事件发生。

3. 二级预防用药:他汀类调脂药、ACEI、阿司匹林、β受体阻滞剂等。

六、缺血性心肌病

缺血性心肌病(ischemic cardiomyopathy)是指由于冠状动脉病变引起心肌缺血、坏死,心肌局限性或弥漫性纤维化或硬化,导致心脏逐渐扩大,发生心律失常和心力衰竭的临床综合征。心肌梗死和(或)长期慢性心肌缺血是引起缺血性心肌病的直接原因,目前认为心肌细胞坏死和(或)心肌细胞凋亡是缺血性心肌病的细胞学基础。

【病理】

心脏增大,有心力衰竭者尤为明显。心肌弥漫性纤维化伴萎缩的心肌细胞间或有肥大的心肌细胞,病变主要累及左心室心肌和乳头肌,也累及起搏和传导系统。患者的冠状动脉多呈广泛而严重的粥样硬化,管腔明显狭窄但可无闭塞。纤维组织在心肌也可呈灶性、散在性或不规则分布,此种情况常由于大片心肌梗死或多次小灶性心肌梗死后的瘢痕形成,心肌细胞减少而纤维结缔组织增多所造成。

【临床表现】

既往有心绞痛或心肌梗死病史,常伴有高血压,但部分也可无明显的心绞痛或心肌梗死病史。其主要表现为:

(一) 心脏增大

心脏逐渐增大,以左心室增大为主,可先肥厚,以后扩大,后期则两侧心脏均扩大。

笔 记 栏

(二) 心力衰竭

心力衰竭的表现多逐渐发生，大多先出现左心衰竭。在心肌肥厚阶段，心脏顺应性降低，引起舒张功能不全。随着病情的发展，收缩功能也衰竭。然后右心也发生衰竭，出现相应的症状和体征。

(三) 心律失常

可出现各种心律失常，这些心律失常一旦出现常持续存在，其中以期前收缩（室性或房性）、心房颤动、病态窦房结综合征、房室传导阻滞和束支传导阻滞为多见，阵发性心动过速亦时有发生。有些患者在心脏还未明显增大前已发生心律失常。

(四) 栓塞

心室腔扩大，心肌收缩力减弱及持续性房颤，心室及心房腔内易形成血栓。血栓脱落可导致脑、肾、腹腔、四肢动脉栓塞，其中以脑栓塞多见。

【实验室及辅助检查】

(一) 心电图

除可见心律失常外，还可见到冠状动脉供血不足的变化，包括ST段压低、T波平坦或倒置、QT间期延长、QRS波群电压低、陈旧性心肌梗死图形等；

(二) 超声心动图

可见心腔内径增大，以左心室增大为主，室壁节段性运动减弱或消失。早期超声多普勒检测见左室舒张功能低下，晚期收缩功能低下左心室射血分数降低。亦可见二尖瓣、三尖瓣反流征象。

(三) 放射性核素

心肌显像不佳和室壁运动异常。

(四) 冠状动脉造影

可见冠状动脉狭窄或伴闭塞。

【诊断和鉴别诊断】

诊断主要依靠动脉粥样硬化的证据，除外可引起心脏扩大、心力衰竭和心律失常的其他器质性心脏病。选择性冠状动脉造影和血管腔内超声显像可确立诊断。

鉴别诊断要考虑与心肌病（特别是扩张型原发性心肌病、克山病等）、心肌炎、高血压性心脏病、内分泌病性心脏病等鉴别。

【治疗】

治疗原则是改善冠状动脉供血和心肌的营养，控制心力衰竭和心律失常。缺血性心脏病的治疗效果在某种程度上取决于存活心肌的多少，有时在坏死的纤维瘢痕组织之间，仍有大量的存活心肌，包括冬眠心肌、顿抑心肌，伤残心肌，这些心肌在恢复血流后，心功能可部分甚至全部恢复。因此，应采用多种手段，评价存活心肌的数量，以决定血管重建的价值。

缺血性心肌病的治疗应包括以下几个方面：

1. 改善心功能 ①药物治疗，可应用利尿剂、地高辛、ACEI、选择性β受体阻滞剂、醛固酮受体拮抗剂等；②心室减容术；③聚质网心室包绕术；④心脏再同步治疗。

2. 心律失常治疗 病态窦房结综合征和房室传导阻滞而有阿-斯综合征发作者，宜及早安置永久性人工心脏起搏器；有心房颤动的患者，如考虑转复窦性心律，应警惕其同时存在病态窦房结综合征的可能，避免转复窦性心律后心率极为缓慢，反而对患者不利。发生严重心律失常者，除药物治疗外，还可考虑用埋藏式自动复律除颤器（ICD）治疗。

3. 改善心肌能量代谢 曲美他嗪可明显提高LVEF，降低空腹血糖和内皮素水平，是缺血性心肌病的一种有效辅助治疗方法。

4. 血运重建治疗 系统评价存活心肌，并预测冠脉重建的收益，可考虑血运重建治疗。主要包括，冠状动脉搭桥术和PCI。

5. 心肌再生治疗 干细胞移植可能是治疗缺血性心肌病很有前途的方法。

6. 心脏移植 晚期患者常是心脏移植手术的主要对象。

总之，缺血性心肌病是终末期冠心病的一种类型，预后极差，现有的各种治疗手段都不能取得令人满意的治疗效果。通常是上述几种治疗方法的联合应用。

【预后】

本病预后不佳，5年病死率约50%～84%。心脏显著扩大特别是进行性心脏增大，严重心律失常和射血分数明显降低为预后不佳的预测因素。死亡原因是心力衰竭、发生心肌梗死和严重心律失常。

推荐阅读

Abrams J.2005. Chronic stable angina. N Engl J Med, 352:

笔记栏

2524～2533

Eikelboom JW, Quinlan DJ, Mehta SR, et al. 2005. Unfractionated and low-molecular-weight heparin as adjuncts to thrombolysis in aspirin-treated patients with ST-elevation acute myocardial infarction: a meta-analysis of the randomized trials. Circulation, 112: 3855～3867

Gibbons RJ, Fuster V. 2006. Therapy for Patients with Acute coronary syndromes-new opportunities. N Engl J Med, 354:1524～1527

Hansson GK. 2005. Mechanisms of disease: inflammation, atherosclerosis, and coronary artery disease. N Engl J Med, 352:1685～1695

Lange R A, Hillis LD. 2002. Reperfusion therapy in acute myocardial infarction. N Engl J Med, 346:954～955

（马依彤）

笔 记 栏

第23章 心脏瓣膜病

心脏瓣膜病(valvular heart disease)是指各种原因包括炎症粘连、纤维化、黏液瘤样变性、先天畸形、缺血性坏死、钙质沉着或创伤引起的心脏瓣膜及其附属结构(如瓣环、瓣叶、腱索及乳头肌等)解剖或功能上的异常,造成单个或多个瓣膜急性或慢性狭窄和(或)关闭不全,导致心脏血流动力学显著变化,并出现一系列临床表现的症候群。我国的心脏瓣膜病主要是风湿性心脏病(rheumatic heart disease)。但随着风湿热的日渐减少,其发生率正在降低,而非风湿性瓣膜病有所增高。最常受累的是二尖瓣,约占70%,二尖瓣并主动脉瓣病变者占20%～30%,单纯主动脉瓣病变占2%～5%,而三尖瓣和肺动脉瓣病变者极为少见。

第一节 二尖瓣疾病

一、二尖瓣狭窄

案例 3-23-1

患者,女性,37岁,因"反复心悸10年,气促加重、不能平卧1天"入院。

患者10年前于妊娠后期自觉活动后轻度心悸,休息后可缓解。分娩后上述症状加重,时有夜间憋醒。当地医院给予地高辛、氢氯噻嗪等药物治疗后症状缓解。此后,每于劳累或"感冒"时再次出现上述症状,近半年来自觉气短较前明显,一般活动即可诱发。入院前一天,在散步时突然呼吸困难加重、频繁咳嗽,咳粉红色泡沫样痰而紧急来院。患者20年前有风湿热病史。

体格检查:T 37.5℃,P 90次/分,R 30次/分,BP 120/70mmHg。神志清楚,呼吸急促,端坐呼吸,全身大汗,皮肤、黏膜明显发绀,二尖瓣面容。颈静脉无怒张。双肺布满中小水泡音及哮鸣音。心率148次/分,心律绝对不齐,第一心音强弱不等,胸骨左缘第2肋间肺动脉瓣第二心音亢进伴分裂,于心尖部可听到舒张期奔马律及舒张晚期低调杂音。肝脾未触及。双下肢无水肿。

辅助检查:血象示WBC 5.6×10^9/L,N 0.51,L 0.47;血K^+ 3.5mmol/L,Na^+ 125mmol/L,Cl^- 103mmol/L;心电图示P波消失,代之以大小不等的f波,R—R间期绝对不等,偶发室性期前收缩;胸部X线片示心脏外形呈梨形增大,肺纹理增多、模糊,两肺门可见呈放射状分布的大片云雾状阴影。

问题:

1. 根据病史及体征,初步诊断是什么?
2. 下一步应选择什么检查?
3. 针对本患者如何给出处理建议?

【病因和病理】

二尖瓣狭窄(mitral stenosis,MS)的病因绝大多数是风湿热所致,多见于20～40岁青壮年,男女比例为1∶1.5～2。二尖瓣病变多出现于首次风湿热2年以后,亦有不少病例缺乏典型的风湿热病史。风湿性心瓣膜病患者中约25%为单纯的二尖瓣狭窄,46%为二尖瓣狭窄合并二尖瓣关闭不全。主动脉瓣常同时受累。其他二尖瓣狭窄的病因包括:①瓣环钙化,老年人常见;②先天性发育异常;③结缔组织病,如系统性红斑狼疮、硬皮病;④多发性骨髓瘤等。

风湿性二尖瓣狭窄主要病理改变为:瓣叶纤维化、增厚、僵硬和钙化;交界处或瓣叶游离缘粘连融合;腱索或乳头肌融合、增厚和缩短,最终导致二尖瓣狭窄。若腱索发生融合缩短并向二尖瓣尖方向回缩形成一个漏斗状结构时,二尖瓣狭窄程度更加严重(漏斗形)。另可表现为瓣尖的轻度增厚、粘连形成横隔膜似鱼口形的二尖瓣狭窄(隔膜型)。长期严重二尖瓣狭窄导致左房扩大伴附壁血栓、肺动脉壁增厚、右室肥厚和扩张。慢性二尖瓣狭窄可引起左房增大及因此而引起的左主支气管抬高,左房壁钙化、腔壁血栓形成、肺血管床闭塞等改变。

【病理生理】

二尖瓣狭窄的血流动力学异常系由于舒张期血流流入左心室受阻所致。正常成人二尖瓣

笔记栏

口面积为4～6cm²，当减少至2.0cm²时，为轻度二尖瓣狭窄。随左室流入道阻力增高，左房发生代偿性扩张及肥厚以增强收缩，增加瓣口血流量，以延缓左房平均压力升高。此时患者多无症状，临床表现为代偿期。当瓣口面积减少到1.5cm²时为中度二尖瓣狭窄，减少到1.0cm²时为重度二尖瓣狭窄。此时左房失代偿，左房压力明显升高。当瓣口面积为1.0cm²时，左房与左室间跨瓣压力差达25mmHg，才能维持正常心排出量。

左房压力的增高，使肺静脉和肺毛细血管压力相继增高，导致肺顺应性降低，临床上出现劳力性呼吸困难，称左房失代偿期。二尖瓣狭窄患者的首次呼吸困难发作常为运动、情绪紧张、性交、感染、心房颤动等诱发。当肺毛细血管楔嵌压缓慢上升达30～35mmHg时，血浆可渗出到毛细血管外，但可通过淋巴系统运出，临床上不产生急性肺水肿。若压力上升过快过高，则血浆及血细胞进入肺泡，临床上发生急性肺水肿，出现急性左房衰竭征象。严重的肺动脉高压，使右室肥厚扩张，终致右室衰竭，称为右心受累期。此时肺淤血症状反而减轻。慢性二尖瓣狭窄导致左房扩大，引起心房颤动，快速心室率使舒张期充盈时间减少而加重血流动力学异常，导致肺循环压力的进一步加重。单纯二尖瓣狭窄通常不累及左心室。

【临床表现】

(一) 症状

一般二尖瓣口面积<1.5cm²时始有明显症状。二尖瓣狭窄的主要症状是呼吸困难，大部分由肺顺应性降低引起，可伴有咳嗽和喘鸣。

1. 呼吸困难 为常见的早期症状。早期表现为劳力性呼吸困难，以后日常活动即出现呼吸困难，可发展为夜间阵发性呼吸困难和端坐呼吸。劳累、情绪激动、呼吸道感染、发热、妊娠或分娩、性交、快速心房颤动或输液过多、过快等因素均可诱发急性肺水肿。

2. 咯血 有下面几种表现：①突然大量咯血，是薄而扩张的支气管静脉破裂所致，常由于左房压力突然升高引起。持续性肺静脉高压导致肺静脉壁增厚，可使咯血减轻或消失。②痰中带血，伴有夜间阵发性呼吸困难。③咳粉红色泡沫痰，是急性肺水肿合并肺泡毛细血管破裂的特征性表现。④咯暗红色血液，提示肺梗死。

3. 咳嗽 常见，表现为卧床时干咳，可能因支气管黏膜水肿易引起慢性支气管炎，或左房增大压迫左支气管有关。

4. 其他症状 左心房明显扩大，支气管淋巴结肿大和肺动脉扩张均可压迫左侧喉返神经，引起声音嘶哑（Horner 综合征）。约15%的患者有胸痛，可能是肥大的右心室壁张力增高，同时心排血量降低致右心室缺血引起。20%的患者发生体循环血栓栓塞。右心衰竭时出现食欲不振、腹胀、恶心等症状。

(二) 体征

1. 二尖瓣面容 中、重度二尖瓣狭窄常有“二尖瓣面容”，双颧呈绀红色。

2. 二尖瓣狭窄的体征 ①心尖搏动正常或不明显；②心尖区 S_1 亢进，是隔膜型二尖瓣狭窄的特征，若瓣膜增厚粘连严重、发生纤维化和钙盐沉积时，则瓣膜僵硬，活动能力减弱，S_1 减弱甚或消失；③二尖瓣开瓣音，在心尖区和胸骨左缘3、4肋间最易听到，当二尖瓣叶纤维化或钙质沉积，弹性减弱或消失时，二尖瓣开瓣音消失；④心尖区舒张中晚期低调、隆隆样、递减-递增型舒张期杂音，常伴有舒张期震颤，是二尖瓣狭窄最典型的体征。一般是狭窄越重，杂音时限越长，但严重狭窄时由于通过狭窄瓣口的血流量很少，反而听不到舒张期杂音，称“哑性二尖瓣狭窄”。

3. 肺动脉高压和右室扩大的心脏体征 胸骨左下缘收缩期抬举样搏动，提示右室肥大；肺动脉高压时，P_2 亢进或分裂。由于肺动脉扩张，于胸骨左缘第2肋间闻及短促的收缩期喷射性杂音和递减型高调哈气性舒张早期杂音（Graham-Steell 杂音）。右室扩大伴三尖瓣关闭不全时，胸骨左缘第4、5肋间有全收缩期吹风性杂音，于吸气时增强。晚期出现右心衰竭体征。

> **案例 3-23-1**
>
> 1. 女，37岁，心悸10年，近半气气促加重，1天前散步时突然呼吸困难加重、频繁咳嗽，不能平卧而紧急入院。
>
> 2. 20年前有风湿热病史。
>
> 3. 体征：患者呼吸急促，端坐呼吸，皮肤、黏膜明显发绀，二尖瓣面容。双肺布满中小水泡音及哮鸣音，心率148次/分，心律绝对不齐，第一心音强弱不等，肺动脉瓣第二心音亢进伴分裂，于心尖部可听到舒张期奔马律及舒张晚期低调杂音。

【实验室检查】

1. 心电图 左房扩大和右室肥厚 ECG 改

笔记栏

变。可见房性期前收缩，频发和多源房性期前收缩常常是心房颤动的先兆。

2. X线检查 轻度二尖瓣狭窄时心影可正常或仅见左心耳饱满。中、重度二尖瓣狭窄左房显著扩大，心影呈梨形，称二尖瓣型心，它是肺动脉总干、左心耳和右心室扩大所致。后前位和右前斜位可见食管受压迫而向右后移位，左前斜位可见左主支气管上抬。重者可见右心缘双心房影。中、重度肺淤血时，双侧肺门阴影加深，肺血管缘自下而上再分布，提示阻塞严重的间质水肿，在胸片上可表现为Kerley B线（在后前位及左前斜位可见右肺外下野及肋膈角附近有水平走向的线状影）。长期肺淤血可在肺野内有含铁血黄素沉积点状影。重度和长时期二尖瓣阻塞患者，常有Kerley A线（向肺门伸展，长达40cm以上垂直、致密线），与肺含铁血黄素沉着症所见相同，而肺实质硬化则罕见。

3. 超声心动图（UCG） 为确定和定量诊断二尖瓣狭窄的可靠方法。M型UCG典型表现是二尖瓣前叶活动曲线EF斜率降低、双峰消失，前后叶同向运动，形成“城墙样”图形（图3-23-1）。二维UCG可显示二尖瓣狭窄瓣叶增厚、缩短、瓣膜弹性和钙化、活动受限的程度（图3-23-1），二尖瓣瓣口面积的测量有助于确定二尖瓣狭窄患者是否适宜行球囊二尖瓣成形术。连续波或脉冲波多普勒能较为准确地测定舒张期跨二尖瓣压差和二尖瓣口面积，判定狭窄的严重程度（图3-23-2），彩色多普勒血流显像可实时观察二尖瓣狭窄的射流，有助于连续多普勒测定的正确定向。经食管UCG显示二尖瓣图像更佳，也可鉴别左房血栓（图3-23-3）和黏液瘤（图3-23-4）。UCG还可提供房室大小、室壁厚度和运动、心脏功能、肺动脉压和其他瓣膜异常等信息。

4. 心导管检查 详细的UCG检查常可获得充分的二尖瓣狭窄定量资料来制定治疗方案，无需再行心导管检查。如准备手术，对可能合并冠状动脉病变的患者行冠状动脉造影。

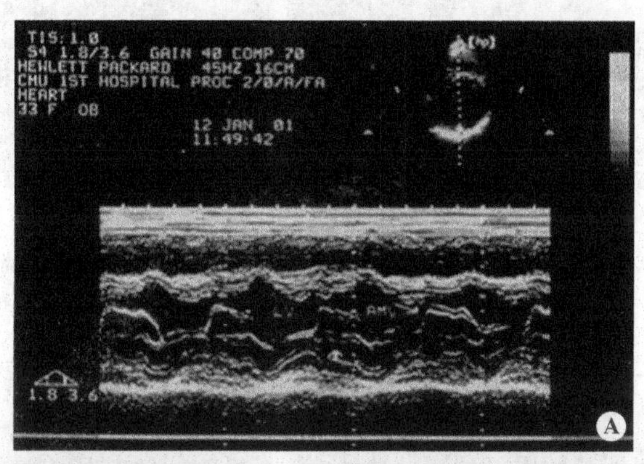

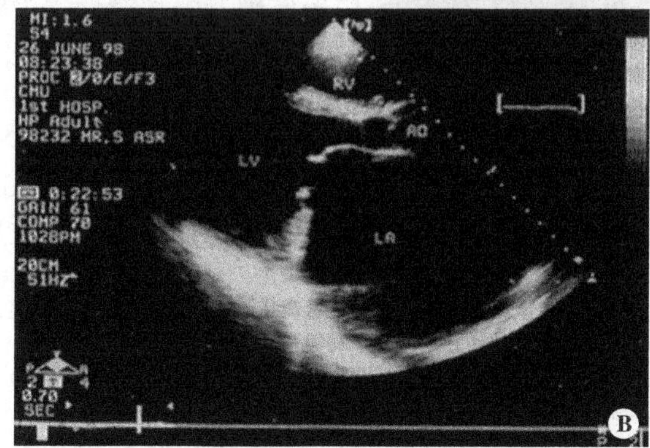

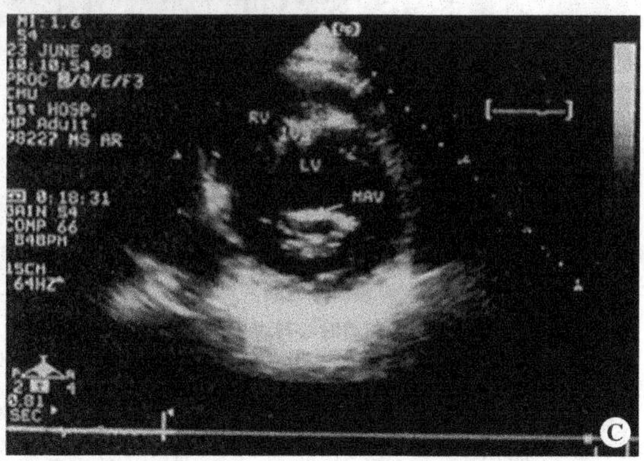

图3-23-1 风湿性二尖瓣狭窄的超声心动图改变

A. M型超声心动图示二尖瓣前叶EF斜率减低，后叶随前叶向前运动（垂直箭头）形成“城墙样”改变，瓣口狭小（LV：左心室；AMV：二尖瓣前叶）；B. 二维超声心动图胸骨旁左室长轴切面示二尖瓣叶增厚，回声增强。舒张期前叶瓣体突向室间隔，后叶抬高直立。左室内径正常，左房增大；C. 二尖瓣口短轴切面示舒张期二尖瓣口面积（MVA）明显变小，呈“鱼口状”，瓣叶增厚，回声增强（RV：右心室，IVS：室间隔，LV：左心室，CA：左心房；AD：主动脉）

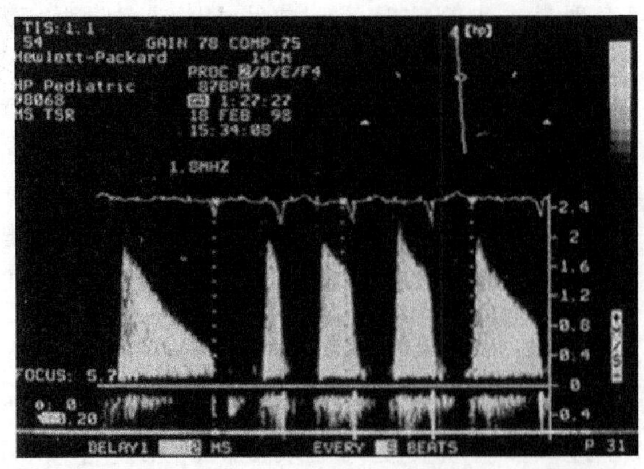

图 3-23-2 风湿性二尖瓣狭窄的连续波超声心动图

图示第 2 波形呈“剑样”改变，其余波形呈“梯形”改变，所有连续波多普勒频谱均呈充填样。根据二尖瓣口的最大血流速度，可计算舒张期跨膜压差和二尖瓣口面积

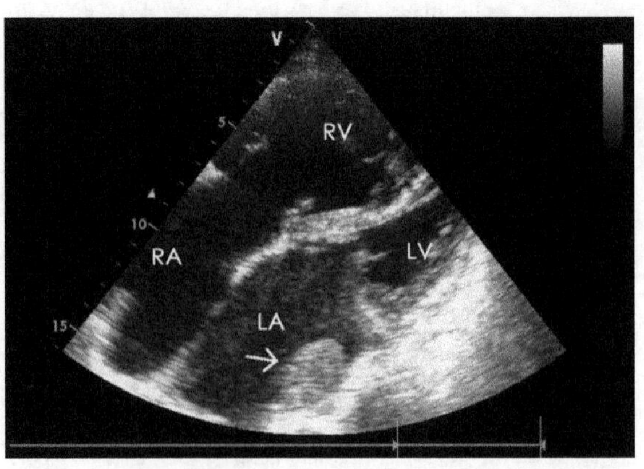

图 3-23-3 左房血栓

胸骨旁四腔心切面，左房内高回声团块为血栓

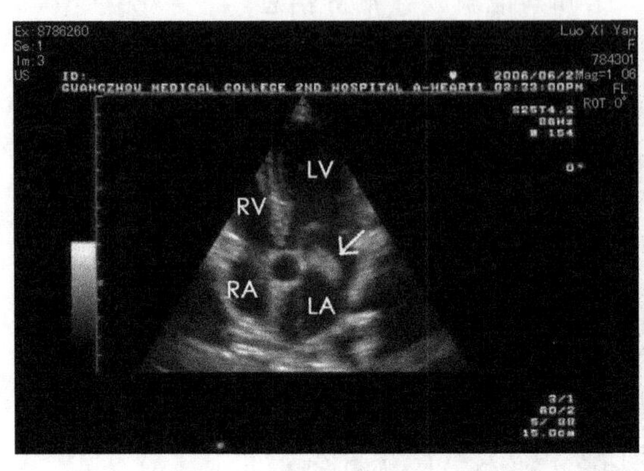

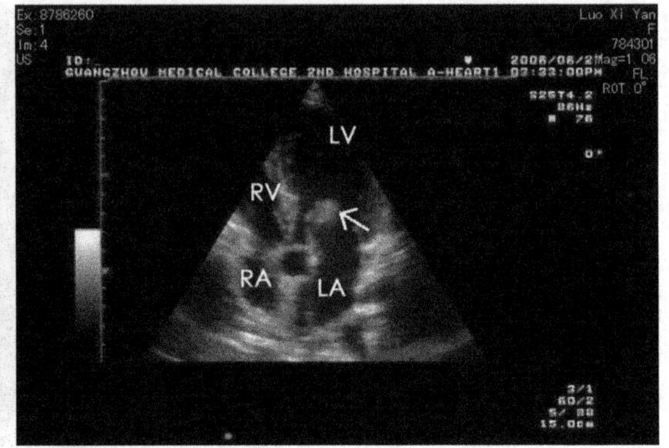

图 3-23-4 左房黏液瘤

胸骨旁四腔心切面，左图示左房内高回声团块，基底窄；右图示左房内高回声团块收缩期经二尖瓣口进入左室（LA：左房，LV：左室，RA：右房，RV：右室）

案例 3-23-1

1. 血象示 WBC 5.6×10^9/L，N 0.51，L 0.47；血 K^+ 3.5mmol/L，Na^+ 125 mmol/L，Cl^- 103mmol/L。

2. 心电图示 P 波消失，代之以大小不等的 f 波，R—R 间期绝对不等，为心房颤动并偶发室性期前收缩。

3. 胸部 X 线片示心脏外形呈梨形增大，肺淤血表现。

4. 入院后超声心动图检查发现：M 型超声心动图示左心房内径 43mm，二尖瓣前叶呈城墙样改变，后叶与前叶同向运动；二维心脏超声示二尖瓣瓣口面积为 1.2cm^2，房、室间隔无连续中断现象。

【诊断和鉴别诊断】

青年人心尖区有舒张期隆隆样杂音伴左房扩大，结合心电图、X 线检查，尤其是超声心动图检查多能明确诊断。

二尖瓣狭窄心尖区舒张期隆隆样杂音尚可见于一些其他疾病，应予鉴别。①相对性二尖瓣狭窄：见于重度贫血、扩张型心肌病、重症心肌炎、甲状腺功能亢进、左向右分流的先天性心脏病及严重二尖瓣反流。由于左室扩大而二尖瓣环未能相应扩张而致相对性二尖瓣狭窄。②Austin-Flint 杂音：见于严重主动脉瓣关闭不全。③左房黏液瘤：阻塞二尖瓣口时产生舒张期隆隆样杂音，杂音多随体位而变动。此外，二尖瓣狭窄伴肺动脉高压引起肺动脉瓣关闭不全产生的 Graham-Steel 杂音，应与主动脉瓣关闭不全相鉴别。

案例 3-23-1

诊断及诊断依据：

1.“心悸 10 年，咳粉红色泡沫样痰 1 天”入院。

2. 20 年前有风湿热病史。

3. 患者呼吸急促，端坐呼吸，皮肤发绀，

笔记栏

二尖瓣面容。双肺布满中小水泡音及哮鸣音，心率148次/分，心律绝对不齐，第一心音强弱不等，胸骨左缘第2肋间肺动脉瓣第二心音亢进伴分裂，于心尖部可听到舒张期奔马律及舒张晚期低调杂音。

4. 心电图示P波消失，代之以大小不等的f波，R—R间期绝对不等，偶发室性期前收缩；胸部X线片示心脏外形呈梨形增大，肺纹理增多、模糊，两肺门可见呈放射状分布的大片云雾状阴影；M型超声心动图示左心房内径43mm，二尖瓣前叶呈城墙样改变，后叶与前叶同向运动；二维心脏超声示二尖瓣瓣口面积为1.2cm^2，房、室间隔无连续中断现象。

临床诊断：风湿性心脏瓣膜病，二尖瓣狭窄，心房颤动，急性左心衰竭。

诊断依据：

1. 37岁，女性，心悸10年，气促半年，气促加重，不能平卧1天。

2. 既往有风湿性病史。

3. 体征：呼吸急促，端坐呼吸，皮肤发绀，二尖瓣面容。双肺布满中小水泡音及哮鸣音。心率148次/分，心律绝对不齐，第一心音强弱不等，胸骨左缘第2肋间P_2亢进伴分裂，心尖部可听到舒张期奔马律及舒张晚期低调杂音。

4. 辅助检查：ECG示心房颤动，偶发室性期前收缩。胸部X线片示心脏外形呈梨形增大，肺淤血表现。

5. UCG示左心房内径43mm，二尖瓣前叶呈城墙样改变，后叶与前叶同向运动；二维心脏超声示二尖瓣瓣口面积为1.2cm^2。

【并发症】

1. 心房颤动 心房颤动时心排血量降低20%～25%，当突然发生快速心房颤动时，可加重左房衰竭和右心衰竭，甚至诱发急性肺水肿。

2. 急性肺水肿 为重度二尖瓣狭窄的严重并发症。如未及时抢救，往往致死。

3. 充血性心力衰竭 为严重二尖瓣狭窄晚期的并发症及主要死亡原因。

4. 栓塞 26%发生栓塞，其中有80%伴心房颤动。2/3为体循环栓塞，其余依次为周围的脾、肾和肠系膜动脉栓塞。常表现为反复发作和多处栓塞。偶见左房带蒂球状血栓，堵塞二尖瓣口可导致猝死。

5. 感染性心内膜炎 较少见，对窦性心律伴有体循环栓塞的二尖瓣瓣膜病患者，病情加重而又无其他原因可查，应考虑感染性心内膜炎的可能。

6. 肺部感染 常见，诱发和加重心功能不全。

【治疗】

(一) 内科治疗

1. 预防链球菌感染和风湿热复发 有风湿活动的患者应长期应用苄星青霉素(benzathine penieillin)120万单位肌内注射，每月1次，预防风湿热复发。预防感染性心内膜炎。

2. 劳逸适宜 避免从事紧张和劳动强度大的工作。无症状者避免剧烈体力活动，定期复查。有呼吸困难的患者应减少活动，限制钠盐和口服利尿剂来减轻心脏前负荷及肺淤血症状。

3. 非治疗方法 频发房性期前收缩是心房颤动先兆，给予普罗帕酮或胺碘酮对预防心房颤动发生有一定疗效。心房颤动伴快速心室率可用洋地黄类药(毛花苷C 0.4mg静脉注射)，控制心室率在70～80次/分左右，如心室率控制不满意，可加用小量β受体阻滞剂(如阿替洛尔12.5～25mg，或美托洛尔25～50mg，均每日1～2次口服)。对轻度二尖瓣狭窄患者如有适应证应考虑药物或电复律治疗。阵发性室上性心动过速亦可用洋地黄类药物、维拉帕米、胺碘酮或普鲁卡因胺等药物治疗。窦性心动过速时可用β受体阻滞剂。

4. 大咯血 降低肺静脉压如镇静剂，取坐位，积极的利尿剂治疗等。

5. 急性肺水肿 治疗原则和方法与急性左心衰竭大致相同。

6. 预防栓塞 慢性心房颤动、有栓塞史或超声检查有左房血栓者，如无禁忌证，均应长期服用华法林抗凝治疗。

7. 右心衰竭 限制钠盐，应用利尿剂及硝酸酯类药物等。

(二) 经皮球囊二尖瓣成形术

经皮球囊二尖瓣成形术(percutaneous balloon mitral valvuloplasty，PBMV)是缓解二尖瓣口机械性狭窄的首选方法。通常适应证为中、重度单纯二尖瓣狭窄，瓣叶特别是前叶活动好，无明显钙化和瓣下结构无明显增厚，心腔内无血栓，心功能Ⅱ、Ⅲ级是最理想的适应证。如伴有二尖瓣关闭不全仅限于轻度且无左室增大者。PBMV免除了开胸手术的痛苦，术后症状和血流动力学立即改善，康复快，并发症少，死

笔记栏

亡率低，其疗效与外科二尖瓣闭式分离术相仿。术后若能坚持长期应用长效青霉素预防风湿活动，则可大大减少术后再狭窄。再狭窄者，可再行PBMV。

（三）外科治疗

有中、重度二尖瓣狭窄的症状，心功能Ⅱ级或Ⅱ级以上，二尖瓣瓣口面积小于 1.0cm²；或有体循环栓塞史者，即使无其他症状，均应考虑外科手术治疗包括二尖瓣闭式分离术、二尖瓣直视分离术、二尖瓣置换术等。

案例 3-23-1

处方及医生指导

1. 对本患者应积极治疗左心衰竭：①吗啡注射液 3mg，即刻静脉注射；②毛花苷 C 注射液 0.2 mg，呋塞米注射液 20mg，缓慢静脉注射；③硝普钠静脉滴注；④酒精去泡沫吸氧，3～5 L/min。

2. 防止血栓栓塞：华法林 18g。

3. 病情稳定后，如有条件，宜及早行经皮球囊二尖瓣成形术或二尖瓣分离术。

【预后】

二尖瓣狭窄出现症状和发生心房颤动、慢性心力衰竭伴心脏扩大及有栓塞史者预后不良。内科治疗有症状的二尖瓣狭窄 5 年死亡率为 20％，10 年死亡率为 40％，外科手术后死亡率与此相比成倍降低。手术治疗显著提高患者生活质量和存活率。疾病的进展有很大差别，一般首次急性风湿热 10～20 年无症状，如不进行手术，其后 5～10 年内病情进展迅速。大多数患者症状发生于心房颤动发作、妊娠和感染等。一旦发生持续性心房颤动应即考虑手术治疗。预防风湿活动，减少并发症和及时外科治疗，可改善预后。

二、二尖瓣关闭不全

案例 3-23-2

患者，男，56 岁。因“心悸、气短反复发作 10 余年，加重 3 周”入院。

患者于 10 年前因搬家劳累后出现心悸、气短伴出汗，休息后症状缓解。此后患者每于劳累后出现上述症状，尚可从事日常活动。4 年前患者上二楼或做一般家务劳动后即感心悸、气短，休息仍能缓解，不伴胸闷、胸痛，偶有夜间睡眠中憋醒，坐起或下地活动可略缓解。于当地医院检查发现心脏有杂音，给予地高辛 0.25mg，每日 1 次，口服，症状好转。3 周前，患者因受凉后出现心悸、气短加重，近 3 天不能平卧。1 周来患者精神、饮食、睡眠欠佳，每日尿量约 600ml。

患者既往无咽痛及游走性关节疼痛病史，无高血压及糖尿病病史。

体格检查：T 36.7℃，P 90 次/分，R 20 次/分，BP 110/70mmHg。神清，半卧位。皮肤、黏膜未见皮疹，口唇轻度发绀。颈静脉怒张，双肺底可闻及湿性啰音。心界向左下扩大，心律齐，肺动脉瓣第二心音亢进，心尖部可闻及收缩晚期喀喇音，并且可闻及 3/6 级收缩晚期较粗糙的吹风样杂音，向心前区传导。肝脏于右锁骨中线肋缘下 2.0cm，剑下 4.0cm 可触及，脾脏未触及。双下肢轻度水肿。

辅助检查：血象示 RBC 3.2×10^{12}/L，Hb 93g/L，WBC 5.6×10^{9}/L，N 0.54，L 0.35。ESR 56mm/h。

问题：

1. 患者有何临床特征？

2. 如何确诊？

3. 针对本患者理想的治疗方法有哪些？

【病因和病理】

二尖瓣结构包括：二尖瓣瓣叶、腱索、乳头肌和二尖瓣环，这些结构中任何一个异常和左心室的任一结构异常和功能失调均可引起二尖瓣关闭不全（mitral incompetence，MI）（表 3-23-1）。

1. 瓣叶异常 最常见于慢性风湿性心脏病。风湿热反复发作的慢性炎性病变及纤维化使瓣叶缩短、变硬、变形，腱索粘连、融合、变粗等导致二尖瓣关闭不全。感染性心内膜炎引起瓣叶穿孔，赘生物阻碍瓣膜关闭，以及瓣膜退缩引起二尖瓣关闭不全。

2. 二尖瓣瓣环异常 严重的左室重度扩张（如扩张型心脏病）引起瓣环扩张及老年二尖瓣环钙化、僵硬引起二尖瓣关闭不全等。高血压、主动脉瓣狭窄及糖尿病等可加速瓣环钙化发展。

3. 腱索异常 腱索可是先天性异常，或继发于感染性心内膜炎、外伤和风湿热、或少见于发育不良。二尖瓣后叶腱索的断裂较前叶多见，特发性二尖瓣腱索断裂者常伴乳头肌纤维化，提示乳头肌功能不全引起腱索拉长断裂。

笔记栏

表 3-23-1 急、慢性二尖瓣关闭不全常见病因

急性二尖瓣关闭不全	慢性二尖瓣关闭不全
瓣叶病变：感染性心内膜炎、外伤、左房黏液瘤	炎症：风湿性心脏病、系统红斑狼疮、硬皮病
瓣环病变：感染性心内膜炎、心脏瓣膜手术、人工瓣膜周漏	退行性变：Marfan 综合征、瓣环钙化、二尖瓣叶黏液性退变（二尖瓣脱垂）
腱索断裂：感染性心内膜炎、急性风湿热、创伤、风湿性瓣膜炎、特发性腱索断裂	感染：感染性心内膜炎
乳头肌病变：冠状动脉疾病、急性左心衰竭、急性心肌梗死、创伤、心肌脓肿	结构异常：腱索断裂、心肌梗死、创伤乳头肌断裂和功能不全、左室腔扩大、二尖瓣环扩张、肥厚型心肌病
人工瓣膜异常：动物瓣穿孔和退行性变、支架断裂	先天性：二尖瓣裂或穿孔、心内膜垫缺损、心内膜弹性纤维化、左冠脉开口畸形

4. 乳头肌异常 最常见病因为冠心病，前乳头肌由前降支的对角支和(或)回旋支的钝缘支供血，发生梗死较少，而后乳头肌只由后降支供血，故易发生梗死。乳头肌缺血导致乳头肌功能不全，使其对腱索和瓣叶牵制作用减弱而引起二尖瓣关闭不全。

【病理生理】

慢性二尖瓣反流时，左室对慢性容量负荷过度的代偿机制是增加左室舒张末容量，通过 Frank-Starling 机制使左室心搏量增加。心肌代偿性离心性扩大和肥厚，更有利于左室舒张末期容量的增加。此外，左室收缩期排血入低压的左房，室壁应力下降快，有利于左室排空，故左室仍可维持正常的前向心搏量。慢性二尖瓣反流时左房顺应性增加，左房扩大和左室于较长时间内适应容量负荷增加，使左房压和左室舒张末压不致明显上升，故在相当长时期内不出现肺淤血而无临床症状。但持续严重的过度负荷，终致左室心肌功能衰竭，左室舒张末压和左房压明显上升，肺淤血出现，最终肺动脉高压和右室衰竭发生。

急性二尖瓣反流时左室血反流到左房，与肺静脉的前向血流于舒张期充盈左室，致左房和左室容量负荷骤增。由于左室扩张程度有限，总的左室心搏量增加不足以代偿反流量，故前向心搏量和心排血量明显减少，导致左室舒张末压急骤上升，继之左房压亦急剧升高，导致肺淤血，甚至急性肺水肿，最终导致肺动脉高压和右心衰竭。

【临床表现】

(一) 症状

1. 慢性二尖瓣关闭不全(chronic mitral insufficiency) 慢性二尖瓣关闭不全患者症状的性质和严重程度主要取决于二尖瓣关闭不全的严重程度、进展速度、肺动脉压水平及是否伴有瓣膜、心肌、冠状动脉的病变。慢性二尖瓣关闭不全患者在发生左心衰竭之前，症状常不明显，轻度二尖瓣关闭不全可终身无症状。虽然二尖瓣关闭不全也可出现咯血及体循环栓塞，但较二尖瓣狭窄为少。二尖瓣关闭不全时，发生心房颤动不利于病程，但不如二尖瓣狭窄明显。严重反流导致心排血量低下引起倦怠、乏力是最常见的症状，肺淤血症状如呼吸困难等出现较晚。

(1) 风湿性：首次风湿热到出现二尖瓣关闭不全的症状间期常超过 20 年，一旦出现明显症状时，多已有不可逆的左室功能不全。急性肺水肿、咯血和体循环栓塞较二尖瓣狭窄少见。

(2) 二尖瓣脱垂：一般二尖瓣关闭不全较轻，多数无症状，或仅有心悸、乏力、体位性昏厥和焦虑等症状，可能与自主神经功能紊乱有关；严重二尖瓣反流晚期出现左心衰竭。

2. 急性二尖瓣关闭不全(acute mitral insufficiency) 轻度二尖瓣反流可有轻微劳力后呼吸困难，严重急性二尖瓣反流(如乳状肌断裂)可很快出现急性左心衰竭，甚至急性肺水肿或心源性休克。

(二) 体征

1. 慢性二尖瓣关闭不全

(1) 心尖搏动：呈高动力型，左心室增大时向左下移位，呈抬举性搏动。

(2) 心音：风湿性者瓣叶缩短，导致重度二尖瓣关闭不全时，S_1 减弱或不能闻及；二尖瓣脱垂和冠心病时 S_1 多正常。由于左室射血期缩短，主动脉瓣关闭提前可致 S_2 分裂增宽，吸气时明显；严重反流心尖区可闻及 S_3，卧位时易听到；二尖瓣脱垂时可有收缩中期喀喇音。

(3) 心脏杂音：心尖区全收缩期杂音是二尖瓣关闭不全最主要的体征，杂音响度常在 3 级或 3 级以上，全收缩期杂音伴收缩晚期增强是二尖瓣关闭不全杂音的特点。重度者，杂音出现在 S_1 之后，可掩盖 S_2。在心尖区最响，可伴震颤；杂音向左腋下和左肩胛下区传导。风湿性二尖瓣关闭不全以后叶损害为主，杂音多向胸骨旁和主

动脉区传导。二尖瓣脱垂杂音多为收缩中晚期并伴有喀喇音。冠心病乳头肌功能不全所致为早、中、晚或全收缩期杂音，腱索断裂伴连枷样瓣叶时，杂音似海鸥鸣或呈乐鸣音。严重反流心尖区可闻 S_3 后的短促舒张期隆隆样杂音。

2. 急性二尖瓣关闭不全 心尖搏动为高动力性，发生左心衰竭时，原高动力性心尖搏动消失，P_2 亢进。非扩张的左房强有力收缩所致心尖区 S_4 常见。由于收缩末期左室-左房压差小，心尖区反流性杂音于 S_2 前终止，呈递减型，低调，不如慢性者响亮。严重反流亦可出现心尖区 S_3 和短促舒张期隆隆样杂音。

案例 3-23-2

1. 男，56 岁，心悸、气短反复发作 10 余年，加重 3 周。病能中有典型的劳力性呼吸困难及夜间阵发性呼吸困难，4 年前在当地医院发现有心脏杂音。

2. 患者心界向左下扩大，心尖部的 3/6 级收缩晚期较粗糙的、向心前区传导的吹风样杂音，心脏听诊时所发现的收缩晚期喀喇音及其后的收缩晚期吹风样杂音，肝大，双下肢轻度水肿。

【实验室和辅助检查】

1. 心电图 慢性二尖瓣关闭不全常有左房扩大，重症者多有左室肥厚伴劳损图形，心房颤动常见，少数有右室肥厚。急性二尖瓣关闭不全心电图正常，常伴窦性心动过速。

2. X 线检查 慢性重度反流常见左心房和左心室增大，左心室衰竭时可见肺淤血和间质性肺水肿征。二尖瓣环和瓣膜的钙化在左侧位或右前斜位可见致密而粗的 C 形阴影，急性者心影正常或左心房轻度增大伴明显且肺淤血，甚至肺水肿征。

3. 超声心动图 M 型 UCG 不能确定二尖瓣关闭不全，常用于测量左室容量超负荷改变如左房、左室扩大。二维 UCG 能清楚确定左室容量负荷，评价左室功能及确定病因（图 3-23-5）。多普勒 UCG 应用脉冲多普勒可测出收缩期二尖瓣异常反流信号而确诊。多普勒彩色血流显像对二尖瓣反流极为敏感，且可半定量反流程度（图 3-23-6）。若反流血流束局限于二尖瓣环附近为轻度二尖瓣关闭不全；达左房腔中部为中度二尖瓣关闭不全；直达心房顶部，贯通整个心房为重度二尖瓣关闭不全。急性二尖瓣关闭不全，左房-左室压力阶差小，彩色多普勒也可能探测不到反流信号。

笔 记 栏

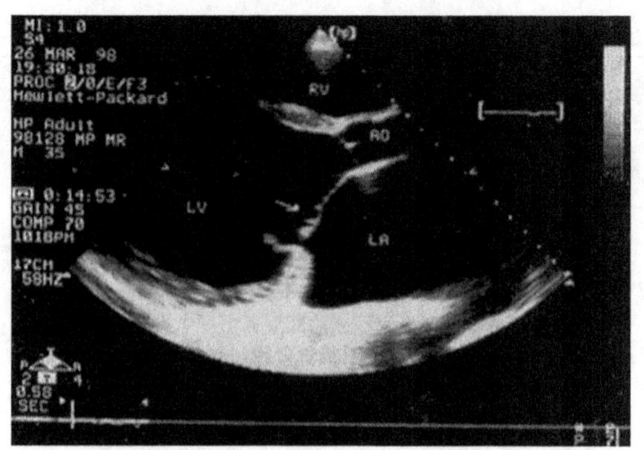

图 3-23-5 二尖瓣脱垂的二维超声心动图
胸骨旁左室长轴切面示收缩期二尖瓣前叶与后叶对合不良，前叶（箭头所指处）超越瓣环连线，脱入左房，左心明显增大（RV：右心室，LV：左心室，AO：主动脉，LA：左心房）

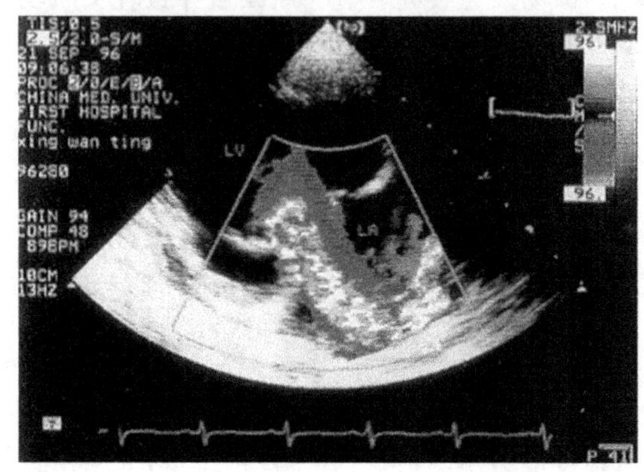

图 3-23-6 二尖瓣关闭不全的彩色多普勒血流图像
胸骨旁左室长轴切面示起源于对合不良缺口处的较宽的以蓝色为主的反流束，较直，指向左房年壁，再折向前壁形成以黄、红色为主的血流束（LV：左心室，LA：左心房）

4. 核素心室造影 可测定左室收缩、舒张末期容量和休息、运动时射血分数，以判断左室收缩功能，并通过比较左室和右室容积，来确定反流程度，当二者比值>2.5 时，提示严重反流。

5. 心导管检查和左室造影 可发现二尖瓣关闭不全的存在和程度及提供心功能评价，并可确定大部分患者的病因，为半定量反流程度的“金标准”。

案例 3-23-2

辅助检查：

1. 血象示 RBC 3.2×10^{12}/L，Hb 93g/L，WBC 14×10^{9}/L. N 0.84，L 0.16。

2. ESR 第 1 小时 56mm。

3. 需行心电图、X 线、超声心动图检查。以后者参考价值最大。（超声心动图示：左心室舒张末内径 58mm，左心房内径 4.5mm，二尖瓣曲线 CD 段下移，呈吊床样改变。二维超声心动图示二尖瓣后叶收缩期脱入左心房，收缩期二尖瓣反流速度为3.0m/s。）

【诊断和鉴别诊断】

二尖瓣关闭不全的主要诊断依据是心尖区典型的收缩期杂音伴左房、左室增大。结合起病缓急、发病情况、UCG及其他实验检查确定病因诊断。二尖瓣关闭不全的杂音应与下列情况的心尖区收缩期杂音鉴别：

1. 生理性杂音 多位于心尖区和胸骨左缘，柔和、短促，强度多为1～2级，杂音不传导。

2. 相对性二尖瓣关闭不全 见于各种原因所致左室扩大，但二尖瓣本身无增厚、粘连等病变，瓣叶活动良好，杂音较柔和，多出现在收缩中晚期。

3. 室间隔缺损 为全收缩期杂音，在胸骨左缘4、5肋间最明显，不传导到腋下，常伴有收缩期震颤。心电图可有双室肥厚，胸部X线可示左、右室扩大。

4. 主动脉瓣狭窄 心底部喷射性收缩期杂音，偶伴有收缩期震颤，呈递增-递减型，杂音向颈部传导。

5. 三尖瓣关闭不全 为全收缩期杂音，在胸骨左缘4～5肋间最明显，几乎不传导，少有收缩期震颤。右室扩大显著时可传至心尖区，但不向左腋下传导。杂音在吸气时增强，伴有颈静脉收缩期明显搏动（V波）和肝收缩期搏动。心电图示右室肥厚，胸部X线示右室扩大。

以上情况有赖于UCG来做出明确诊断（表3-23-2）。

表 3-23-2 二尖瓣闭锁不全、室间隔缺损、三尖瓣关闭不全和主动脉瓣狭窄的鉴别诊断

	二尖瓣关闭不全	室间隔缺损	三尖瓣关闭不全	主动脉瓣狭窄
收缩期杂音	粗糙和全收缩期	粗糙和全收缩期	全收缩期	喷射性，递增-递减
杂音主要部位	心尖区	胸骨左缘	胸骨左缘	心底，偶尔心尖区
杂音的传导	腋下，偶尔向心底和颈部	左侧心前区	很少传导	颈部
震颤	偶尔左心尖	常在胸骨左缘	极少	偶于心底部
吸气时杂音	无变化	无变化	增强	无变化
Valsalva动作	可增强	增强或无变化	无变化	减弱
静脉压	常正常	轻度升高，伴显著A、V波	升高伴极显著的V波	常正常
肝脏搏动	无	无	有	无
第二心音的肺动脉瓣成分	正常、偶增强	正常或响亮，常延迟	常增强	正常
心尖搏动	搏动增强，偶尔抬举	搏动增强	减弱或正常	有力和持久
心电图	左室肥大、左房肥大	双室肥大	右室肥大或右房肥大	左室肥大伴继发ST—T改变
胸部X线片	心脏中度增大左房显著增大	左右心室增大	右室增大	心脏常正常或左室增大

【并发症】

慢性MI患者的并发症与二尖瓣狭窄相似，但出现较晚。体循环栓塞较二尖瓣狭窄少见，而感染性心内膜炎较二尖瓣狭窄多见。急性患者和慢性患者发生腱索断裂时，短期内发生急性左心衰竭甚至急性肺水肿，预后较差。

案例 3-23-2

根据病史、体格检查及超声心动图特点，可得出临床诊断：二尖瓣脱垂综合征，二尖瓣关闭不全，左室扩大，心功能Ⅳ级。

【治疗】

（一）慢性二尖瓣关闭不全

1. 内科治疗 ①预防感染性心内膜炎。风湿性者病需预防风湿热。无症状、心功能正常者不需特殊治疗，但应定期随访，及时监测左室功能的变化；②心房颤动的处理同二尖瓣狭窄，如有体循环栓塞史，或心脏超声检查左房有血栓者，应长期抗凝治疗以防血栓栓塞；③慢性心力衰竭应限制钠盐摄入，应用洋地黄和利尿剂，ACEI的使用尤为重要。

笔记栏

2. 外科治疗 手术适应证:①合理的药物治疗后仍有心功能不全和(或)症状尚轻,但非创伤性检查显示左室功能进行性恶化;②心功能Ⅱ级,特别有心脏扩大,左室收缩末期容积>30ml/m^{2}者;③心功能Ⅲ～Ⅳ级,经内科充分治疗后应及时手术。手术前应行心导管检查和心血管造影检查,以了解血流动力学情况、二尖瓣关闭不全的程度及冠状动脉病变,便于指导手术治疗。手术方法有人工瓣膜置换术和二尖瓣修复术,后者适用于非风湿性、非感染性和非缺血性病因者,如二尖瓣脱垂、腱索断裂和瓣环扩张等。二尖瓣脱垂是单纯重度二尖瓣关闭不全最常见原因,反流严重、症状不易控制者应进行二尖瓣修补术。

(二)急性二尖瓣关闭不全

内科治疗一般为术前紧急过渡措施,应予紧急处理,如急性心肌梗死时,乳头肌头部断裂,可出现急性二尖瓣关闭不全,尽可能在床旁有 Swan-Ganz 导管监测血流动力学时静脉滴注硝普钠,以减轻心脏前后负荷,及应用其他血管扩张药、正性肌力药物、ACEI 及利尿剂等,严重者还需应用主动脉内球囊反搏术。病情稳定后行冠状动脉造影,以采取紧急、择期或选择性手术(人工瓣膜置换术或整复术)。有手术禁忌者可长期应用 ACEI,可维持严重二尖瓣关闭不全患者临床症状改善数月甚至数年。

案例 3-23-2

处方及医生指导

1. 低流量吸氧,限制钠盐摄入。

2. 纠正心力衰竭:可用洋地黄制剂、利尿剂、血管扩张剂等治疗。

3. 宜早期手术。

【预后】

慢性二尖瓣关闭不全的代偿期较长,无症状期可长达20多年以上,一旦失代偿则病情迅速恶化。二尖瓣关闭不全经确诊后内科治疗5年存活率为80%,10年存活率为60%。若合并有二尖瓣狭窄,则症状出现比单纯二尖瓣关闭不全更早,内科治疗5年生存率为67%,10年存活率为30%。劳动力严重丧失的二尖瓣关闭不全患者,内科治疗5年生存率为45%,即使行瓣膜置换术,预后亦不佳。急性严重反流伴血流动力学不稳定者,如未及时手术治疗,死亡率极高。

笔记栏

第二节 主动脉瓣疾病

一、主动脉瓣狭窄

案例 3-23-3

患者,男性,32岁,因"反复晕厥3个月"于1996年1月26日入院。

3个月前与同事发生争执时,突然一过性意识不清,约30秒后清醒。1天前持物上楼时突然头晕,意识丧失约1分钟后神志转清,伴心悸,无气促,无恶心与冷汗及头痛、肢体麻木等。

体格检查:T 36.4℃,P 86次/分,BP 116/84mmHg,神志清楚,口唇不发绀,颈静脉不充盈。双肺未闻及干、湿性啰音。心尖区抬举性搏动,胸骨右缘第2肋间可触及收缩期震颤,心界向左下扩大,心率86次/分,心律齐,胸骨右缘第2肋间可闻及3/6级粗糙的喷射性收缩期杂音,并向颈部传导,主动脉瓣第二心音消失,心尖部闻及第四心音,肺动脉瓣第二心音正常。肝脾无肿大,无双下肢水肿,双侧桡动脉、足背动脉搏动良好。

辅助检查:心电图提示窦性心律,左室肥厚。X线检查示左心室影增大,升主动脉扩张。

问题:

1. 患者的发病特点。
2. 下一步辅助检查。
3. 初步诊断及依据。
4. 如何处理。

【病因和病理】

1. 风湿性 风湿性炎症导致瓣膜交界处和瓣叶粘连和融合,瓣膜环的小叶血管增生,导致瓣膜游离缘的回缩和硬化,以致瓣口呈小的圆形或三角形开口。单纯风湿性主动脉瓣狭窄(aortic stenosis)极少见,多合并主动脉瓣关闭不全和二尖瓣病变。

2. 先天性 主动脉瓣的先天性畸形有单叶型、二叶型和三叶型。单叶型瓣膜可引起严重梗阻,是一岁以下儿童引起致命性狭窄的最常见畸形。先天性二叶型瓣膜在出生时即有交界处粘连而产生狭窄,但多无明显症状,常在晚年时钙化造成严重的狭窄。先天性三叶型瓣膜,瓣尖大小不一,并有部分粘连,许多瓣膜可在一生中保持正常功能，但最终引起钙化和狭窄。

3. 退行性老年钙化性 系由于钙质沉积于瓣膜基底固定线上而使瓣尖丧失活动所致，可累及主动脉和其他大动脉，常见于严重高胆固醇血症患者，是成人主动脉瓣狭窄最常见病因，无交界处融合，瓣叶主动脉面有钙化结节限制瓣叶活动，常伴有二尖瓣环钙化。明显的血流动力学障碍引起严重的向心性肥大，心力衰竭时，右室肥厚及两心房扩大。部分患者室间隔肥厚膨出到右室。主动脉瓣狭窄后扩张使升主动脉增宽，甚至呈瘤样扩张。

【病理生理】

成人主动脉瓣口≥3.0cm²。当瓣口面积减少一半时，收缩期仍无明显跨瓣压差。瓣口面积≤1.0cm²时，左心室收缩压明显增高，跨壁压差显著。主动脉瓣狭窄发展缓慢，当瓣口面积缩小至正常的1/4(<0.8cm²)以下，则左室-主动脉压>50mmHg，可出现临床症状。

主动脉瓣狭窄导致左心室射血阻力增加，加重左室后负荷，引起左室收缩压增高，左心室射血时间延长，左室舒张末压增高，主动脉压力降低，左心室收缩压和容量负荷增加使左室向心性肥厚、左室重量增加、左室壁顺应性降低，相继发生左心房扩大、左心房压力增高，最终引起肺静脉压、肺毛细血管楔嵌压、肺动脉压均相继升高的一系列左心室功能不全的表现。同时左心室收缩压的增高，左心室重量和左心室射血时间增加使心肌耗氧量增加；左心室射血时间增加导致舒张时间(心肌灌注时间)减少；左心室舒张压增高和主动脉舒张压力降低使冠状动脉灌注压减少；舒张时间和冠状动脉灌注压减少降低了心肌供氧量，氧耗增加和氧供减少引起心肌缺血，这些因素进一步损害了左心室功能，加重了左心功能不全。

严重主动脉瓣狭窄可致心肌缺血。其机制为：①左心室壁增厚、心室收缩压升高和射血时间延长，增加心肌氧耗；②左心室肥厚，心肌毛细血管密度相对减少；③舒张期心腔内压力增高，压迫心内膜下冠状动脉；④左心室舒张末压升高致舒张期主动脉-左心室压差降低，冠状动脉灌注压降低。后二者减少冠状动脉血流。心肌耗氧增加、供血减少，如加上运动负荷将导致严重心肌缺血。

【临床表现】

(一) 症状

先天性主动脉瓣狭窄常于青少年出现症状，风湿性主动脉瓣狭窄出现症状较晚，而进行性钙化主动脉瓣狭窄则见于老年人。典型的症状是呼吸困难、运动时晕厥和心绞痛。

1. 呼吸困难 疲乏、无力和头晕是很早期出现的症状。劳力性呼吸困难为晚期肺淤血引起常见首发症状。轻度的左心衰竭可出现气短、呼吸困难，严重者可出现夜间阵发性呼吸困难和端坐呼吸，甚或急性肺水肿，其预后很差。

2. 心绞痛 见于60%的有症状患者。常由运动诱发，休息后缓解。主要由心肌缺血所致，极少数可由瓣膜的钙质栓塞冠状动脉引起。随年龄增长，发作更频繁。约有39%患者伴有冠心病，进一步加重心肌缺血。

3. 晕厥 约1/4有症状的主动脉瓣狭窄患者发生晕厥。常发生于劳力后或身体向前弯曲时，少数在休息时发生，主要是由脑缺血引起。其发生机制有：①劳力后周围血管扩张，而心排血量未能相应增加，导致急性脑缺血；②运动后导致心肌缺血加重，使左室泵功能突然降低，心排血量减少；③运动后即刻发生者，为突然体循环静脉回流减少，影响心室充盈，左心室心搏量进一步减少；④运动时左心室急剧上升，过度激活心室内压力感受器，通过迷走神经传入纤维兴奋血管减压反应，导致血管阻力降低；⑤休息时晕厥可由于心律失常(心房颤动、房室阻滞或心室颤动)导致急性血流动力学障碍，引起心排血量进一步减少。以上均引起体循环动脉压下降，脑循环灌注压降低，发生急性脑缺血。

4. 猝死 约有20%~25%患者发生猝死，可为首发症状，可能与急性心肌缺血诱发致命性心律失常有关。

(二) 体征

1. 心音 S_1 正常，轻度主动脉狭窄 S_2 亦正常，严重狭窄时左室射血时间显著延长，可出现 S_2 逆分裂。瓣膜钙化、增厚时 A_2 减弱甚至消失。由于左室僵硬度增加，左房对左室充盈的作用更大，可闻及 S_4。晚期左心衰竭患者可闻及 S_3。主动脉收缩期喷射音可见于先天性主动脉瓣狭窄或瓣叶活动度良好者，在胸骨左缘第3肋间易听到，可向心尖区传导，为短促而响亮的单音，不随呼吸而改变。风湿性主动脉瓣狭窄一般不产生喷射音。

2. 收缩期喷射性杂音 主动脉狭窄的典型杂音为中等强度的收缩期杂音，性质粗糙，常呈喷射样，Ⅲ~Ⅳ/6级以上，在主动脉瓣区最响，向颈部传导，也可沿胸骨下及心尖区传导常伴震颤。老年人钙化性主动脉瓣狭窄者，杂音在心底部，粗糙，但其高频成分向心尖区传导，呈乐音

笔记栏

性，在心尖区最响，可被误认为二尖瓣反流的杂音。狭窄越重，杂音越长。在左心室衰竭和心排血量减少时，杂音减轻或可消失。杂音强度随心搏量的不同而发生变化，长舒张期后（如期前收缩后或心房颤动的长间歇后）的心搏量增加而使杂音增强。

3. 其他 严重主动脉瓣狭窄后扩张可产生相对性主动脉瓣关闭不全，于胸骨左缘3、4肋间可闻轻度舒张早期吹风样递减型杂音。如左室增大，心尖区有抬举性搏动。脉搏细小，收缩压降低，舒张压降低，脉压缩小。此外，主动脉瓣狭窄的瓣膜杂音可在吸入亚硝酸异戊酯和蹲位时增强，在Valsalva动作时杂音减弱（肥厚型心肌病的杂音增强），升压药、中等度等长运动或站立均可使跨瓣膜血流减少。当舒张期充盈时间不同时，收缩期杂音的强度也不一致，如在心房颤动和过早搏动后。这一特征有利于鉴别主动脉瓣狭窄和二尖瓣反流，后者的杂音强度常不受上述因素影响。

案例 3-23-3

1. 起病突然，与情绪激动、劳累或用力有关。患者清醒后伴心悸，无气促，无恶心与冷汗及头痛、肢体麻木等。

2. 体征：神志清楚，颈静脉不充盈，双肺未闻及干、湿性啰音，心尖区抬举性搏动，胸骨右缘第2肋间可触及收缩期震颤，心界向左下扩大，心率86次/分，心律齐，心尖部闻及第四心音，肺动脉瓣第二心音正常，胸骨右缘第2肋间可闻及3/6级粗糙的喷射性收缩期杂音，并向颈部传导，主动脉瓣第二心音消失。

【实验室和辅助检查】

1. 心电图 重度主动脉瓣狭窄，左室肥厚左心房大，房室传导和室内传导阻滞（左束支传导阻滞、P—R间期延长）均常见，少数发生左前分支阻滞。可有心房颤动或室性心律失常。

2. X线检查 轻度主动脉瓣狭窄心影可正常，中、重度狭窄左室时可增大，因为主动脉瓣狭窄引起左室后负荷过重，常呈向心性肥厚而心腔无明显扩大，故左室影多为轻度增大，晚期左室功能不全，可有左室腔扩大。常见主动脉瓣钙化影及升主动脉狭窄后扩张征象，晚期可有肺淤血征象。

3. 超声心动图 为确定主动脉瓣狭窄的重要方法。主动脉瓣开口的正常范围为1.6～2.6cm^2。M型UCG诊断本病缺乏特异性。二维UCG通过孔径现象可探测瓣膜钙化、瓣叶轮廓、大小、增厚、瓣环大小等。有时可测定狭窄的严重程度，但不准确。多普勒UCG可计算左室-主动脉的压力阶差和瓣口面积，其结果与心导管检查计算法有良好的相关性。彩色多普勒有助于诊断和确定合并的各种主动脉瓣反流的严重程度。UCG还可提供心腔大小等多种信息（图3-23-7）。

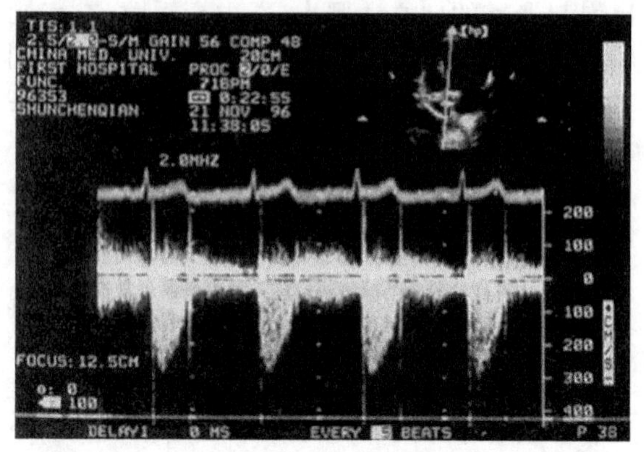

图 3-23-7 主动脉瓣狭窄的连续多普勒血流频谱

图示频谱表现负向的单峰，峰速度为3m/s，峰压差为36mmHg，平均压差为28mmHg。峰值略偏前，频谱呈充填样，灰度较浅

4. 心导管术 左心导管检查用以确定主动脉瓣狭窄的严重程度，多用于考虑人工瓣膜置换术或分离术时。最可靠的方法是用右心导管经房间隔穿刺进入左室与另一导管逆行置于主动脉根部，同步测定左室-主动脉收缩期压差，主动脉瓣跨瓣口压差＞20mmHg，可诊断主动脉瓣狭窄，若平均压差＞50mmHg或峰压差＞70mmHg，则可诊断为重度狭窄。根据所得的压力差计算出瓣口面积：＞1.0cm^{2}为轻度狭窄，0.75～1.0cm^{2}为中度狭窄，＜0.75cm^{2}为重度狭窄。心血管造影还可判断主动脉瓣狭窄类型，即瓣下、瓣膜部和瓣上狭窄。对年龄较大的患者应行冠状动脉造影，以确定是否并存冠状动脉病变。

案例 3-23-3

1. 心电图示窦性心律，左室肥厚。

2. X线检查示左心室影增大，升主动脉扩张。

3. M型超声心动图示主动脉瓣回声明显增强，开放幅度12mm，瓣膜开放口径与主动脉内径之比为0.46，左心室内径56mm，室间隔厚度12.5mm，左心室后壁厚度13mm；连续多普勒血流频谱显像示收缩期频谱表现为负向的单峰，峰速3m/s。

4. 彩色血流显像示主动脉瓣口血流束变窄、流速增快，呈现出跨主动脉瓣口的红、

笔记栏

黄、蓝相间的混叠色彩，在收缩期，于主动脉根部和升主动脉有异常血流束。

【诊断和鉴别诊断】

有典型主动脉瓣狭窄的杂音，一般诊断不难。UCG能明确诊断并对主动脉瓣狭窄做定量分析。本病常见的病因是风湿性病变，常合并主动脉关闭不全和二尖瓣病变。单叶型主动脉瓣狭窄多见于婴幼儿；先天性二叶型瓣膜钙化多见于儿童期以后或在65岁以前，而>65岁者以退行性老年钙化较多见。

主动脉瓣狭窄的杂音传到胸骨左下缘和心尖区时，应与二尖瓣关闭不全、三尖瓣关闭不全和室间隔缺损的全收缩期杂音相鉴别。还应与胸骨左缘的其他收缩期喷射性杂音相鉴别。

主动脉瓣狭窄与其他左室流出道梗阻性疾病的鉴别：①先天性主动脉瓣上狭窄；②先天性主动脉瓣下狭窄；③肥厚梗阻性心肌病。杂音以胸骨左下缘与心尖之间最响，位置较低，不向颈部和锁骨下区传导，多无收缩期震颤，无收缩期喷射音。以上疾病UCG检查最有诊断价值。

案例 3-23-3

诊断及诊断依据：

1. 患者，男性，32岁，因“反复晕厥3个月”入院。

2. 晕厥发作：起病突然，与情绪激动、劳累或用力有关。

3. 体征：颈静脉不充盈，双肺底未闻及干、湿性啰音，心尖区抬举性搏动，胸骨右缘第2肋间可触及收缩期震颤，心界向左下扩大，心率86次/分，心律齐，胸骨右缘第2肋间可闻及3/6级粗糙的喷射性收缩期杂音，并向颈部传导，主动脉瓣第二心音消失，心尖部闻及第四心音，肺动脉瓣第二心音正常。

4. 辅助检查：心电图示窦性心律，左室肥厚。X线检查示左心室影增大，升主动脉扩张。M型超声心动图示主动脉瓣回声明显增强，开放幅度12mm，瓣膜开放口径与主动脉内径之比为0.46，左心室内径56mm，室间隔厚度12.5mm，左心室后壁厚度13mm；连续多普勒血流频谱显像示收缩期频谱表现为负向的单峰，峰速3m/s；彩色血流显像示主动脉瓣口血流束变窄、流速增快，呈现出跨主动脉瓣口的红、黄、蓝相间的混叠色彩，在收缩期，于主动脉根部和升主动脉有异常血流束。

临床诊断：心脏瓣膜病、主动脉瓣狭窄，心脏扩大，心功能Ⅰ级。

【并发症】

1. 心脏性猝死 猝死前常有晕厥、心绞痛或心力衰竭史，也可发生于无任何症状者。

2. 心力衰竭 50%～70%的主动脉瓣狭窄患者死于进行性充血性心力衰竭，多数只发生左心衰竭，但死亡前可发生右心衰竭。

3. 心律失常 并发房颤后心排血量明显减少和左房压升高，病情发展迅速，可发生晕厥和肺水肿；尚可发生室性心律失常、房室传导阻滞而致昏厥猝死。

4. 体循环栓塞 比较少见，常见于老年钙化性主动脉瓣狭窄，以脑栓塞最常见，亦可发生于视网膜、四肢、肠、肾和脾等脏器。栓子可来自钙化性狭窄瓣膜的钙质或增厚的二叶瓣的微血栓。

5. 感染性心内膜炎 不常见，年轻人较轻的瓣膜畸形较老年人的钙化性瓣膜狭窄发生感染性心内膜炎的危险性大。

6. 胃肠道出血 15%～25%的患者有胃肠道血管发育不良，可合并胃肠道出血。多见于老年患者，出血多为隐匿性和慢性。人工瓣膜置换术后出血常可停止。

【治疗】

(一) 内科治疗

①无症状的轻度主动脉瓣狭窄可以不需特殊处理，但中、重度狭窄患者应避免剧烈体力活动，以防止晕厥、心绞痛和猝死发生；②定期随访和检查，应包括多普勒UCG对狭窄的定量评估。轻度狭窄者每2年复查一次，严重狭窄者6～12个月复查一次，随访观察狭窄进展情况，为有手术指征者选择合适的手术时机；③预防感染性心内膜炎和风湿活动；④合并心房扑动和心房颤动者应考虑合并二尖瓣病变的可能。如有频发房性期前收缩可预防性应用抗心律失常药物；合并心房颤动易诱发心绞痛和心力衰竭，应及时转复为窦性心律；除非伴有心房颤动，否则应避免使用β受体阻滞剂；⑤心绞痛可给予硝酸酯类和钙拮抗剂治疗；⑥左心衰竭按心力衰竭处理，但应避免强烈利尿剂及血管扩张剂，以免左室舒张末压过度下降，导致心排血量降低引起直立性低血

笔记栏

压。β受体阻滞剂抑制心肌功能，诱发心力衰竭。

（二）外科治疗

人工瓣膜置换术为治疗成人主动脉瓣狭窄的主要方法，特别是重度主动脉瓣狭窄者应尽早施行。以下情况为手术指征：①反复昏厥或心绞痛发作；②有明显的左心衰竭病史；③无症状的重度狭窄患者，如伴有进行性左室肥厚和（或）进行性左心功能不全，跨瓣压力阶差≥50mmHg；④主动脉瓣口面积<0.8cm^{2}或<0.5cm^2/m^2（体表面积）。对于瓣膜严重钙化或先天性二叶瓣患者常需做瓣膜置换术。有冠心病者需同时做冠状动脉旁路移植。术后长期预后比二尖瓣病和主动脉瓣关闭不全瓣膜置换术好。儿童、青少年的非钙化性先天性主动脉瓣严重狭窄，虽无症状但主动脉瓣口面积<0.8cm^2 或<0.5cm^2/m^2（体表面积）者，可在直视下施行交界处分离术。

（三）经皮球囊主动脉瓣成形术

经皮球囊主动脉瓣成形术（percutaneous balloon aortic valvuloplasty，PBAV）系单纯先天性非钙化性主动脉瓣狭窄的婴儿、青少年患者首选的治疗方法。因半年内再狭窄率达50%，且不能降低死亡率，不适用于有钙化的老年患者，但可用于高龄、以往有心力衰竭、换瓣术风险大而需做主动脉瓣置换术的过渡治疗及妊娠、拒绝手术等情况。与经皮二尖瓣成形术相比，经皮球囊主动脉瓣成形术的实际应用范围较局限。

案例 3-23-3

处方及医生指导

1. 适当限制体力活动。

2. 可考虑经皮球囊主动脉瓣成形术（PBAV）和外科手术，即直视分离术或瓣膜置换术等。

【预后】

婴幼儿的主动脉瓣狭窄预后不良，存活到20岁的患者10%～20%死亡，常为猝死或进行性充血性心力衰竭所致。成人可多年无症状，直到病程相当晚期才出现症状。已有血流动力学异常者，内科治疗5年生存率为64%。合并心绞痛或晕厥，平均生存2～3年，有充血性心力衰竭则为1.5年。人工瓣膜置换术可明显改善预后，手术存活者的生活质量和远期存活率显著优于内科治疗的患者，但有症状患者较二尖瓣病或主动脉瓣关闭不全的预后差。

笔记栏

二、主动脉瓣关闭不全

案例 3-23-4

患者，女，35岁，工人。劳累后心悸、气短3年，加重1月。患者于3年前“感冒”后出现心悸、胸闷、气促、四肢关节酸痛，在当地医院诊断为“风湿性心脏病”，口服地高辛等药物，症状好转。1个月前因“感冒”后，气急加重，不能平卧，下肢浮肿。

体格检查：T 37.5℃，P 100次/分，R 26次/分，BP 135/45mmHg。半卧位，呼吸较急促。口唇轻度发绀。颈静脉充盈。两侧扁桃体肿大伴充血。双肺底闻及细湿啰音，散在干啰音。心尖搏动位于第6肋间左锁中线外1cm，搏动弥散。心率100次/分，律不齐，期前收缩10次/分，主动脉瓣第二听诊区可闻及舒张期叹气样杂音，粗糙。腹软，肝肋下3cm，质中，有压痛，脾未触及，腹水征阴性。脊柱及四肢关节无红肿，活动正常，未见皮肤红斑，无皮下结节，双下肢中度凹陷性水肿。水冲脉、股动脉枪击音、毛细血管搏动征阳性。

实验室检查：WBC 10.5×10^9/L，N 0.78，L 0.22。ESR 50mm/h。抗链球菌溶血素“O”>500U，抗DNA酶B 480U/L。蛋白电泳：白蛋白45g/L，球蛋白24g/L，肝功能正常。胸部X线：两肺淤血。左室扩大，心胸比例64%。心电图：左心室肥厚、频发室性期前收缩、Ⅰ度房室传导阻滞。UCG示主动脉瓣关闭不全，肺动脉高压，左心室及左房扩大，心包小量积液等，未见瓣膜赘生物。

问题：

1. 该患者主要症状与体征？

2. 该患者的临床诊断是什么？应与哪些疾病鉴别？

3. 本病如何治疗？

【病因和病理】

（一）慢性主动脉瓣关闭不全（chronic aortic insufficiency）

1. 主动脉瓣叶疾病 ①风湿性：系风湿性主动脉瓣炎反复发作。使瓣叶挛缩、硬化所致。风湿性主动脉瓣关闭不全是主动脉瓣关闭不全最主要的病因，在我国约占60%～

80%，常伴有不同程度的主动脉瓣狭窄和二尖瓣病变；②先天性畸形：二叶和三叶主动脉瓣叶畸形或缺陷最多见，先天性单叶瓣膜极少发生单纯性主动脉瓣关闭不全，多合并主动脉瓣狭窄；先天性室间隔缺损伴一瓣叶脱垂，先天性主动脉瓣穿孔等；③主动脉瓣脱垂：系主动脉瓣黏液样变性致使瓣叶舒张期脱垂入左室，偶尔合并主动脉根部中层囊性坏死，可能为先天性原因；④强直性脊柱炎：瓣叶基底部和远端边缘增厚伴瓣叶缩短；⑤感染性心内膜炎：损坏瓣叶并引起穿孔，赘生物也影响瓣膜尖的正常闭合。根据损伤进行的快慢不同，表现为急性、亚急性或慢性关闭不全，为单纯性主动脉瓣关闭不全的常见原因；⑥退行性主动脉瓣病变：已成为老年人主动脉瓣关闭不全主要原因之一。

2. 主动脉根部疾病 ①梅毒性主动脉炎：系梅毒性炎症破坏主动脉壁中层，使主动脉根部扩张，瓣环扩大，而发生主动脉瓣关闭不全；②马方综合征(Marfan syndrome)：因侵犯主动脉瓣环、主动脉窦引起主动脉瓣关闭不全；③强直性脊椎炎：升主动脉呈弥漫性扩张；④重度高血压或动脉粥样硬化退行性病变；⑤特发性主动脉扩张。

(二) 急性主动脉瓣关闭不全(acute aortic insufficiency)

①感染性心内膜炎；②创伤：引起主动脉撕裂，使瓣膜交界处的支撑受损而发生主动脉瓣脱垂；③主动脉夹层：因夹层血肿使主动脉瓣环扩大，瓣环和瓣叶被撕裂而发生关闭不全，通常发生于马方综合征、特发性升主动脉扩张、高血压或妊娠；④瓣膜置换术后瓣周漏及瓣膜损伤。

【病理生理】

主动脉瓣反流引起左心室舒张末容量增加，使每搏量增加和主动脉收缩压增加，而有效搏出量降低；左心室舒张末容量增加，左心室重量增加，进而引起左心功能不全；左心室收缩每搏量增加引起收缩压增加和左心室射血时间延长；左心室收缩压的增高引起舒张时间减少；舒张时间(心肌灌注时间)、主动脉舒张压和有效每搏量的降低均可减少心肌氧供。左室心肌重量增加导致心肌氧耗的增加，心肌氧耗增加和氧供减少引起心肌缺血，这些因素进而更加重了左心室功能衰竭。因心肌氧耗增加，主动脉舒张压降低和心肌内小血管舒张储备能力降低可出现心绞痛症状。

急性主动脉瓣反流时左室容量负荷急剧增加，如反流量大，左室急性扩张以适应容量过度负荷的能力有限，造成左心室舒张末压力急剧升高而导致左房压升高，引起肺淤血甚至肺水肿。左室舒张压急剧增高，可导致二尖瓣提早关闭，有助于防止左房压过度升高和肺水肿发生，但该代偿机制有限，随急性主动脉瓣反流导致血流动力学障碍的加剧，左房代偿性扩大有限，最终发生左房压和肺静脉压增高，出现急性肺水肿和左心衰竭。

【临床表现】

(一) 症状

1. 慢性主动脉瓣关闭不全 ①轻度者可多年无症状，甚至耐受体力劳动。最早的主诉为心排血量增加和心脏收缩力增强而发生的心悸、心尖搏动强烈、左胸不适、颈部和头部动脉强烈搏动感等，一旦心功能失代偿，则病情常迅速恶化。②约50%严重反流者可发生心绞痛，其发生机制是主动脉舒张压降低而使冠状动脉灌注减少，致心肌缺血，而左室长期处于容量超负荷，心肌收缩力增强，心肌耗氧量增加，心肌耗氧量与心肌血供不成比例。③约10%可发生猝死，可能与心律失常有关。④晚期出现左心衰竭表现。

2. 急性主动脉瓣关闭不全 主要与反流严重程度有关，轻者可无症状，重者可有胸痛，系与心肌需氧增加而冠脉血流量减少有关，常于短期内发生左心功能不全。

(二) 体征

1. 慢性主动脉瓣关闭不全

(1) 周围血管征：收缩压增高，舒张压降低，脉压增宽。点头征常见，包括(De Musset 征)，脉搏呈水冲脉、Traube 征(股动脉枪击音)、Müller 征(收缩期悬雍垂搏动)、Duroziez 征(股动脉近端加压时闻及收缩期杂音和远端加压时闻及舒张期杂音)、Quincke 征(毛细血管搏动)等。

(2) 心尖搏动：弥散且呈高动力，向左下移位。

(3) 心音：S_1减弱，系由于收缩期前二尖瓣部分关闭引起。S_2主动脉瓣成分减弱或缺如，或表现单心音，变狭，逆分裂。A_2轻或消失。心底部常可闻及收缩期喷射音，可能与心输出量增加引起主动脉突然扩张有关。心尖区可闻S_3奔马律，与左室舒张末容量增高有关。

(4) 心脏杂音：为与S_2同时开始的高调叹气性递减型全舒张期杂音，坐位前倾和深呼吸时明显；轻度反流时，杂音可局限在舒张早期，呈典型的高音调和吹哨音；严重主动脉瓣反流时，杂音为全舒张期，性质粗糙。当呈现音乐性(鸽叫声)杂音时，提示主动脉瓣穿孔和外翻。由原发性瓣膜病变所致者，杂音最易在胸骨左缘第3、4肋间听到，若反流系升主动脉扩张所致者，杂音最易沿胸骨右缘闻及。在心底部可闻及主动脉瓣收缩期喷射性杂音，粗糙，为1/6～4/6级，向颈部传导，可伴有震颤。严重主动脉瓣反流者，在心尖区可闻及舒张中期和(或)晚期隆隆样杂音(Austin-Flint杂音)。有认为系严重主动脉瓣关闭不全引起左心室舒张期压力快速增高，使二尖瓣口变狭，当血流快速前向流过二尖瓣口时产生。与器质性二尖瓣狭窄的杂音鉴别要点是Austin-Flint杂音不伴有S_1亢进及开瓣音。

2. 急性主动脉瓣关闭不全 周围血管征不明显，通常无Duroziez杂音、枪击音及二重脉。心尖搏动正常。二尖瓣舒张期提前关闭致S_1降低或消失。可闻及S_3急性主动脉瓣反流时舒张期杂音为低音调，系由于左心室舒张压增高，主动脉和左心室的压力阶差急剧下降之故。若有Austin-Flint杂音，多为舒张中期杂音，常为短促，在舒张期左心室压力超过左房压力时消失。

案例 3-23-4

1. 女性，32岁。心悸、气短10余年，加重伴颜面、手足水肿2个月。无胸痛，不发热。

2. 体格检查：T37.5℃，P100次/分，R26次/分，BP135/45mmHg。半卧位。口唇轻度发绀。颈静脉充盈。两侧扁桃体肿大伴充血。双肺底闻及细湿啰音，散在干啰音。心尖搏动位于第6肋间左锁骨中线外1cm，搏动弥散。心率100次/分，律不齐，期前收缩10次/分，主动脉瓣第二听诊区可闻及舒张期叹气样杂音，粗糙。腹软，肝肋下3cm，质中，有压痛，脾未触及，腹水征阴性。双下肢中度凹陷性水肿。周围血管征阳性。

【实验室和辅助检查】

1. 心电图 急性者窦性心动过速和非特异性ST—T改变常见，可有或无左心室肥大。慢性常见左室肥厚、室内传导阻滞、房性和室性心律失常。

2. X线检查 急性主动脉瓣关闭不全时心脏大小正常或稍有增大，除原有主动脉根部扩大或主动脉夹层外，无主动脉扩大。常有肺淤血和肺水肿征。慢性主动脉关闭不全者心脏明显扩大，典型扩大为左心室向左下扩大，可有左房增大。单纯主动脉瓣关闭不全主动脉钙化不常见。升主动脉扩张较明显，严重主动脉瘤样扩张提示主动脉根部疾病，如马方综合征或中层囊性坏死。左心衰竭可见肺淤血征。

3. 超声心动图 M型UCG表现舒张期二尖瓣前叶和(或)后叶出现高频率扑动，或室间隔左室面扑动为主动脉瓣关闭不全的可靠征象；急性者可见二尖瓣在左室收缩之前提前关闭。主动脉瓣舒张期快速扑动为瓣叶破裂的特征。二维UCG可更全面的观察主动脉瓣及其周围结构，有助于主动脉瓣反流不同病因的鉴别。多普勒UCG于左室流出道内探及全舒张期的反流信号，为诊断主动脉瓣反流高敏感和准确的技术，并半定量分析主动脉瓣反流程度(图3-23-8)。经食管超声有利于主动脉夹层和感染性心内膜炎的诊断。

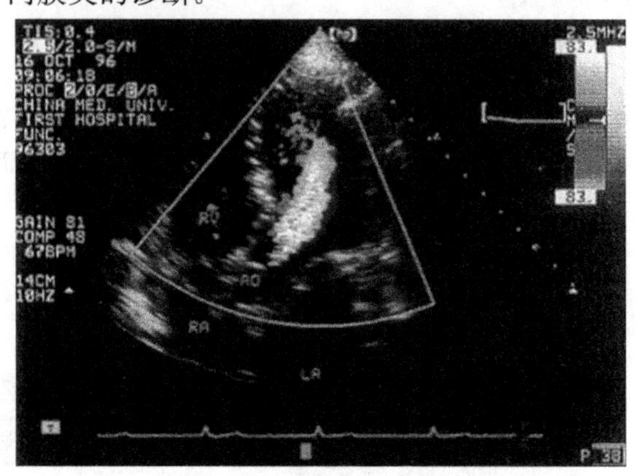

图 3-23-8 慢性主动脉瓣关闭不全彩色多普勒血流显像

心尖五腔切面示反流信号 红色为主，起始于主动脉瓣对合处，较窄，向左室中部走行(RV：左心室，LV：左心室，RA：左心房，LA：左心房)

4. 放射性核素显像 放射性核素造影测定反流分数和左室与右室心搏量比值能准确测定反流程度，有助于早期诊断主动脉瓣关闭不全患者左心功能受损。

5. 磁共振显像 可准确测定反流容量、左心室收缩末期和舒张容量及关闭不全瓣口的大小。在诊断主动脉疾病如夹层时极准确。

6. 主动脉造影 当无创技术不能确定反流程度，并考虑外科手术时可进行选择性主动脉造影。选择性主动脉造影可半定量反流程度，而作为外科手术的参考依据。

案例 3-23-4

1. WBC 10.5×10^9/L，N 0.78，L 0.22。ESR 50mm/h。抗链球菌溶血素“O”>500U，抗DNA酶B 480U/L。

笔记栏

2. 心电图：左心室肥厚、频发室性期前收缩、Ⅰ度房室传导阻滞。

3. 胸部X线：两肺淤血。左室扩大，心胸比例64%。

4. 入院后UCG：示主动脉瓣关闭不全，肺动脉高压，左心室及左房扩大，心包小量积液等，未见瓣膜赘生物。

【诊断和鉴别诊断】

有典型主动脉瓣的舒张期杂音伴周围血管征，可诊断为主动脉瓣关闭不全。UCG和心导管检查能对主动脉瓣关闭不全的病因和反流程度作出定量诊断。合并二尖瓣病变，提示风湿性病因。单纯主动脉瓣关闭不全应考虑马方综合征。急性重度反流者早期出现左心衰竭，X线心影正常而肺淤血明显。主动脉瓣舒张早期杂音于胸骨左缘明显时，应与Graham-Steell杂音相鉴别。Austin-Flint杂音应与二尖瓣狭窄的心尖区舒张中晚期隆隆样杂音相鉴别，前者常紧随S_3后，S_1常减弱；后者则紧随开瓣音后，S_1常亢进。

案例3-23-4

初步诊断：风湿性心瓣膜病（活动期），主动脉瓣关闭不全，左心室及左房扩大，室性期前收缩、Ⅰ度房室传导阻滞，心功能Ⅳ级。

患者WBC 10.5×10^9/L，N 0.78，L 0.22。ESR 50mm/h。抗“O”＞500U，抗DNA酶B 480U/L，提示风湿活动。超声检查无瓣膜赘生物，初步排除感染性心内膜炎，还需进行血培养证实。

【并发症】

①感染性心内膜炎是较常见的并发症，常导致瓣膜穿孔和断裂而加重主动脉瓣反流，加速心力衰竭的发生；②室性心律失常的出现预示左心功能受损，心脏性猝死较少见；③急性者多于早期出现心力衰竭，慢性者于晚期始出现。

【治疗】

（一）慢性主动脉瓣关闭不全

1. 内科治疗 ①轻或中度无症状的主动脉瓣关闭不全患者，心脏大小正常或轻度增大者无需治疗。轻度或中度反流者应1～2年、重度反流者每6个月进行临床随访和UCG检查来评估左心室大小和射血分数。对于继发于主动脉瓣关闭不全的心脏功能储备受限制和（或）继发左心室功能不全患者，不应参加剧烈运动或重度劳力。②预防感染性心内膜炎和风湿活动。③无症状或发现早期心脏扩大者，虽收缩功能正常，应长期应用利尿剂或ACEI治疗，以延长其代偿期。有症状的严重主动脉瓣反流，因其他心脏疾病或非心脏因素而不能手术，或重度心力衰竭换瓣术前和术后应用ACEI有较好疗效。④出现心功能不全按心力衰竭处理。虽然继发于主动脉瓣关闭不全的左心室衰竭患者需外科治疗，但洋地黄、限制摄盐和利尿剂治疗至少有暂时效果，扩血管药物的治疗效果显著。⑤心绞痛可试用硝酸酯类药。⑥有症状的心律失常应予治疗。

2. 外科治疗 人工瓣膜置换术为严重主动脉瓣反流的主要治疗方法。准术前有左心功能受损症状的患者，术后症状仍可持续存在，甚至加重。因此要求在左心室发生不可逆病变前进行手术。下列情况应考虑手术：①有症状伴左心功能不全者；②有症状患者，无论何种心功能状态，均应推荐手术；③无症状患者，密切监测左心功能，连续3～6个月多次无创检查（UCG、放射性核素显像等）显示心功能减退和运动耐量受损，如左室射血分数呈进行性和持续性降至50%，左心室收缩末期内径超过45～50mm，或左心室收缩末期容量＞55ml/m²时则必须手术。如左心功能测定为临界或非持续性者，应密切随访。术后大部分患者症状显著改善，心脏大小、心肌重量减小，左心功能有所恢复，但心功能改善程度不及主动脉瓣狭窄患者明显。

（二）急性主动脉瓣关闭不全

外科治疗（人工瓣膜置换术或主动脉瓣修复术）为根本措施。术前应积极内科治疗，目的在于降低肺静脉压，增加心排血量，稳定血流动力学状态。静脉滴注硝普钠对降低前后负荷、改善肺淤血、减少反流量和增加排血量有益。也可酌情经静脉使用利尿剂和正性肌力药物。有明显血流动力学障碍者，如严重肺水肿，应及早作瓣膜置换术。主动脉夹层即使伴轻或中度反流，也需紧急手术。创伤性或人工瓣膜功能不全者，根据病情采取紧急或择期手术。若为感染性心内膜炎所致者，轻症主动脉瓣反流，可先积极抗生素治疗，感染控制3～6个月再行瓣膜置换术；若严重主动脉瓣反流、病情危重者应争取在完成7～10天强有力抗生素治疗后手术，但不应为完成抗生素疗程而延误手术时机。真菌性心内膜炎所致者，无论反流轻重，均应早日手术。

笔记栏

案例 3-23-4

1. 吸氧、休息、控制钠盐摄入。

2. 治疗心力衰竭：静脉使用利尿剂、血管扩张剂、洋地黄等。

3. 抗风湿治疗。

4. 病情稳定后手术治疗。

【预后】

急性严重主动脉瓣关闭不全，一旦出现左心衰竭则早期死亡率高。故对急性者应行积极内科治疗，及时进行手术治疗。慢性者可长期无症状，患者明确诊断后五年生存率为75%。

第三节　三尖瓣疾病

一、三尖瓣狭窄

【病因和病理】

三尖瓣狭窄（tricuspid stenosis）多见于女性，绝大多数由风湿热所致，其他少见病因有先天性三尖瓣闭锁、右房肿瘤和类癌综合征。风湿性三尖瓣狭窄很少单独存在，几乎均伴有二尖瓣病变，多为二尖瓣狭窄。风湿性心脏病患者中大约15%有三尖瓣狭窄，但临床能明确诊断者仅5%。风湿性三尖瓣狭窄的病理改变与二尖瓣狭窄相似，可见腱索有融合和缩短，瓣叶尖端融合，形成一隔膜样孔隙。可合并三尖瓣关闭不全或与其他任何瓣膜的损害。右房明显扩大，心房壁增厚，也可出现肝、脾肿大等严重内脏淤血的征象。

【病理生理】

当运动或吸气使三尖瓣血流量增加时，舒张期右房和右室之间的压力阶差即增大；当呼气使三尖瓣血流减少时，此压力阶差可减小。若平均舒张期压力阶差超过4mmHg时，即可使右房平均压升高而引起体循环淤血，表现为颈静脉充盈、肝肿大、腹水和水肿等。静息心排血量下降，运动时亦无增加；因此左心房压、肺动脉压和右心室压可无明显升高。

【临床表现】

（一）症状

三尖瓣狭窄致低心排血量引起疲乏，体循环淤血可引起顽固性浮肿、腹胀消化道症状及全身不适感，由于颈静脉搏动的巨大“a”波，患者感到颈部搏动感。

（二）体征

常有明显体循环静脉淤血体征，如颈静脉充盈、颈静脉搏动，可见摇头动作。晚期可有肝肿大、脾肿大、黄疸、严重营养不良、全身水肿和腹水。肿大的肝脏可触及明显的收缩期前搏动。

三尖瓣区可闻及低调隆隆样舒张中晚期杂音，收缩期前增强，直立位吸气时杂音增强，直立位吸气时杂音增强，呼气或吸气后屏气（Valsalva动作）时杂音减弱。可伴舒张期震颤，可有开放拍击音。P_2正常或减弱。风湿性者常伴二尖瓣狭窄，后者常掩盖本病体征。

【实验室检查】

（一）X线检查

心影明显增大，右房明显扩大，右心室不大，肺淤血减少，肺动脉段正常。下腔静脉和奇静脉扩张。

（二）心电图检查

右心房肥大，Ⅱ及V_1导联P波高尖；由于多数三尖瓣狭窄患者同时合并有二尖瓣狭窄，故心电图亦常示双房肥大。无右心室肥大的表现。

（三）超声心动图检查

M型超声心动图常显示瓣叶增厚，前叶的EF斜率减慢，舒张期与隔瓣呈矛盾运动、可有钙化；二维超声心动图对诊断三尖瓣狭窄较有帮助，其特征为舒张期瓣叶呈圆顶状，增厚、瓣叶活动受限。多普勒超声可估测跨瓣压力阶差。彩色多普勒血流显像可见三尖瓣口左心室侧高速“火焰形”射流。

（四）心导管检查

同步测定右心房和右心室压以了解跨瓣压差。

【诊断与鉴别诊断】

根据典型杂音、右房扩大及体循环静脉淤血而不伴肺淤血的症状和体征，一般即可做出三尖瓣狭窄的诊断。对诊断有困难者可行右心导管检查，若三尖瓣平均跨瓣舒张压差高于2mmHg，即可诊断为三尖瓣狭窄。应注意与右房黏液瘤、缩窄性心包炎等疾病相鉴别。

【治疗】

虽然严重三尖瓣狭窄的最根本治疗措施为外科治疗，但限制钠盐摄入及应用利尿剂可消除继发于水盐潴留引起的症状。较长时期应用利尿剂可减轻肝淤血和改善肝功能，并减轻以后的手术风险。

如症状明显，右心室平均舒张压达4～5mmHg和三尖瓣口面积小于1.5～2.0cm^{2}时，可做三尖瓣分离术或经皮球囊扩张瓣膜成形术，亦可行人工瓣膜置换术。合并二尖瓣狭窄者在行二尖瓣球囊成形术时可对三尖瓣也施行球囊瓣膜成形术。

二、三尖瓣关闭不全

【病因和病理】

三尖瓣关闭不全（tricuspid incompetence or tricuspid insufficiency）远较狭窄多见。三尖瓣本身病变引起关闭不全者罕见，多由肺动脉高压及三尖瓣扩张引起，右心室多扩大。常见于二尖瓣狭窄及慢性肺心病，累及右心室的后壁心肌梗死、风心病或先天性心病肺动脉高压引起心力衰竭的晚期、冠心病、心肌病；少见者有风湿性三尖瓣炎后瓣膜缩短变形，常合并三尖瓣狭窄；先天性Ebstein畸形；感染性心内膜炎所致的瓣膜毁损；三尖瓣脱垂，多同时伴有二尖瓣脱垂，常见于马方综合征；右房黏液瘤及胸部外伤等。

【病理生理】

严重的三尖瓣关闭不全的血流动力学特征为体循环静脉高压和运动时右心室心搏量相应增加的能力受限，晚期出现右心衰竭。如无肺动脉高压或右心室收缩期高压，不致引起上述血流动力学异常。肺动脉高压显著者，病情发展较快。

【临床表现】

（一）症状

在无肺动脉高压时，三尖瓣关闭不全一般常能承受。但当出现肺动脉高压时，心排血量下降，右心室衰竭的表现明显。因此，三尖瓣关闭不全的症状与心排血量减少、腹水和充血性肝肿大的疼痛、大量水肿有关。偶尔患者诉有颈部悸动，系由颈静脉扩张之故，这一情况在用力时更明显。许多三尖瓣关闭不全患者同时有二尖瓣病变，且后者症状常更为显著。在三尖瓣关闭不全进展时，肺淤血症状反而可减轻，但取而代之的是虚弱、乏力和其他低心排血量的表现。

（二）体征

胸骨左下缘全收缩期杂音，吸气及压迫肝脏后杂音可增强。如不伴肺动脉高压，杂音难以闻及。颈静脉扩张伴明显的收缩期搏动，严重反流者伴颈静脉收缩期震颤和杂音、右室性S_3及短促的舒张早期隆隆样杂音；右室搏动呈冲击性。伴肺动脉高压时，于胸骨左缘第4肋间可闻及高调吹风性全收缩期杂音；可扪及肝有收缩期搏动；瓣膜脱垂时，在三尖瓣区可闻及非喷射性喀喇音；其体静脉淤血征与右心衰竭相同。

【实验室检查】

（一）X线检查

可见右心室、右心房增大。右房压升高者，可见奇静脉扩张和胸腔积液，常见肺动脉和肺静脉高压的表现。有腹水者横膈上抬。

（二）心电图检查

可示右室肥厚劳损，右房肥大；并常有右束支传导阻滞。

（三）超声心动图检查

二维UCG有助于三尖瓣关闭不全的病因诊断。脉冲多普勒和彩色多普勒显像是诊断三尖瓣关闭不全准确、敏感的方法，并可半定量反流程度。超声声学造影可证实反流，多普勒超声可判断反流程度和肺动脉高压。

（四）放射性核素心室造影

可测定左心室和右心室心搏量比值，估测反流程度，<1.0提示有三尖瓣反流，比值越小，反流越大。

（五）右心室造影

右心室造影用于诊断和评估三尖瓣反流及其程度。

【诊断与鉴别诊断】

根据典型杂音，右室、右房增大及体循环淤血的症状和体征，一般不难做出诊断。应与二尖瓣关闭不全、低位室间隔缺损相鉴别（参见二尖瓣关闭不全）。超声声学造影和多普勒超声可确诊。

【治疗】

单纯三尖瓣关闭不全而无肺动脉高压，如继

笔记栏

发于感染性心内膜炎或创伤者，一般不需要手术治疗。积极治疗其他原因引起的心力衰竭，可改善功能性三尖瓣反流的严重程度。继发于肺动脉高压的三尖瓣关闭不全患者做二尖瓣置换术时，三尖瓣中度反流可做瓣环成形术，重度者做瓣环形术或瓣膜置换术。Ebstein畸形应做人工瓣膜置换术。

第四节　肺动脉瓣疾病

一、肺动脉瓣狭窄

肺动脉瓣狭窄（pulmonary stenosis）最常见病因为先天性心脏病。风湿性者极为少见，且很少引起严重畸形，并常合并其他瓣膜损害。罕见于类癌综合征。

二、肺动脉瓣关闭不全

【病因和病理】

单纯的肺动脉瓣关闭不全（pulmonary incompetence）极少，最常见为继发于肺动脉高压或肺动脉扩张所致肺动脉瓣环扩大和肺动脉主干扩张引起的相对性关闭不全。如风湿性二尖瓣狭窄、艾森曼格综合征等。肺动脉瓣原发损害可发生于特发性或马方综合征的肺动脉扩张、先天性肺动脉瓣缺如或发育不良、瓣膜分离术后或右心导管术损伤以及感染性心内膜炎等。

【病理生理】

肺动脉关闭不全时，由于反流发生于低压低阻力的小循环，故血流动力学改变通常不严重。若反流量增大可致右室容量负荷增加，引起右室扩大、肥厚，最后导致右心衰竭。伴发肺动脉高压、出现急性反流或反流程度严重者，病情发展较快。

【临床表现】

(一) 症状

右心室容量超负荷，如无并发症或肺动脉高压可多年无症状；如有肺动脉高压或感染性心内膜炎则表现为右心衰竭，症状及劳力时呼吸困难。

(二) 体征

1. 血管和心脏搏动　胸骨左缘第2肋间扪及肺动脉收缩期搏动，可伴收缩或舒张期震颤。胸骨左下缘扪及右心室高动力性收缩期搏动。

2. 心音　肺动脉高压时，第二心音肺动脉瓣成分增强。右心室心搏量增多，射血时间延长，第二心音呈宽分裂。右心搏量增多使已扩大的肺动脉突然扩张产生收缩期喷射音，在胸骨左缘第2肋间最明显。胸骨左缘第4肋间常有第三和第四心音，吸气时增强。

3. 心脏杂音　继发于肺动脉高压者，在胸骨左缘第3～4肋间有第二心音后立即开始的舒张早期叹气样高调递减型杂音，吸气时增强，称为Graham-Steell杂音。由于肺动脉扩张和右心搏量增加，在胸骨左缘第2肋间喷射音后有收缩期喷射性杂音。

【实验室检查】

(一) X线检查

肺动脉瓣疾病引起者，右室肥厚、增大。单纯狭窄者，肺动脉总干呈狭窄后扩张，肺血管影稀疏；肺动脉关闭不全伴肺动脉高压时，可见肺动脉段及肺门阴影尤其是右下肺动脉影增大。

(二) 心电图检查

示右室肥厚、劳损、右房增大。肺动脉狭窄者，常见右束支传导阻滞。

(三) 超声心动图检查

可显示瓣膜狭窄程度，多普勒超声可证实存在反流。二维超声心动图有助于明确病因。

【诊断及鉴别诊断】

根据肺动脉瓣区舒张早期杂音，吸气时增强，可作出肺动脉瓣关闭不全的诊断。多普勒超声可帮助与主动脉瓣关闭不全的鉴别。

【治疗】

肺动脉瓣关闭不全本身很少严重到需特殊治疗。继发于肺动脉高压者主要治疗原发病，如缓解二尖瓣狭窄的梗阻。器质性肺动脉瓣反流严重者，应做瓣膜置换术。

为改善右心衰竭的症状，可予强心、利尿剂等治疗。

第五节　多瓣膜病

【病因】

多瓣膜病（multivalvular heart disease）指同时累及2个或2个以上瓣膜的疾病，也称联合瓣

笔记栏

膜病。

1. 同一疾病累及多个瓣膜 最常见病因为风湿热累及多个瓣膜，约 1/2 为多瓣膜受损；亦可见于感染性心内膜炎的多瓣膜受损、瓣膜黏液瘤样变性累及二尖瓣、主动脉瓣和三尖瓣多瓣膜脱垂，偶尔马方综合征同时累及主动脉瓣和二尖瓣。

2. 一个瓣膜病变致血流动力学异常导致相对性狭窄或关闭不全 如风湿性二尖瓣狭窄伴肺动脉高压导致肺动脉瓣和三尖瓣相对性关闭不全；主动脉瓣关闭不全致左室容量负荷过度致左室和二尖瓣环扩大，产生相对性二尖瓣关闭不全，亦可继发性产生相对性主动脉瓣或二尖瓣狭窄，即单一主动脉瓣病变导致多瓣膜功能障碍。

3. 多种病因累及不同瓣膜 如风湿性二尖瓣病变并感染性主动脉瓣炎。

【病理生理】

多瓣膜病变血流动力学的异常和临床表现取决于损害瓣膜的组合形式和瓣膜的损害程度。多瓣膜病变总的血流动力学异常往往比单瓣膜病变更为严重。瓣膜损害程度相同时，近端瓣膜对血流动力学和临床表现的影响一般比远端者大，即近端病变掩盖了远端病变的临床表现。如二尖瓣和主动脉瓣联合病变中前者临床表现较为明显。各瓣膜损害程度不等时，严重者所致血流动力学异常和临床表现突出，常掩盖轻的损害，导致临床的漏诊。

【多瓣膜病类型】

1. 二尖瓣狭窄和主动脉瓣关闭不全 为风心病常见组合形式，约 2/3 严重二尖瓣狭窄患者伴主动脉瓣关闭不全，其中 10%有严重的主动脉瓣关闭不全，但易被漏诊。严重的主动脉瓣关闭不全合并的二尖瓣狭窄可被漏诊，S_1亢进和二尖瓣拍击音提示二尖瓣狭窄的可能，要注意与 Austin-Flint 杂音鉴别。

2. 二尖瓣狭窄和主动脉瓣狭窄 较少见。严重二尖瓣狭窄和主动脉瓣狭窄并存时，前者可掩盖后者的临床表现。二尖瓣狭窄致前向心排血量减少，使跨主动脉瓣压力阶差和左室收缩压下降，从而延缓左室肥厚和减少心肌耗氧，心绞痛发生减少。由于心排血量明显减少，跨主动脉瓣压差降低，因而可低估主动脉瓣狭窄的严重程度。

3. 主动脉瓣狭窄和二尖瓣关闭不全 相对少见，为危险的联合瓣膜病。前者增加二尖瓣反流，而后者则减少了主动脉瓣狭窄维持左心室每搏容量必需的前负荷，结果导致前向心排血量减少，引起左心房和肺静脉高压。

4. 主动脉瓣关闭不全和二尖瓣关闭不全 非常罕见。单纯二尖瓣、主动脉瓣关闭不全在马方综合征或瓣膜松软综合征中多见。左室承受双重容量过度负荷，左房左室增大明显，后者进一步加重二尖瓣反流。

5. 三个瓣膜病变 二尖瓣、主动脉瓣合并三尖瓣关闭不全。常见于晚期风心病二尖瓣狭窄伴三尖瓣和(或)肺动脉瓣功能不全。

【治疗】

内科治疗与单瓣膜病相同。手术治疗是主要的治疗措施。双瓣置换术较单瓣手术风险大和预后相对较差，故手术指征应严格掌握，术前确诊及明确瓣膜损害程度，应做左、右心导管检查和血管造影以确定多瓣膜病变中每个瓣膜的相对严重程度，制定手术方案。但多瓣膜手术常常在术中观察后方做出手术决策。如二尖瓣狭窄合并主动脉瓣狭窄和(或)关闭不全，手术仅纠正前者，则手术可突然增加左心室负荷发生急性肺水肿，增加手术死亡率。严重的主动脉瓣狭窄和二尖瓣关闭不全者两个瓣膜均需手术治疗。主动脉瓣反流致二尖瓣关闭不全，经主动脉瓣置换术后后者可望恢复，若后者病变严重可同时做二尖瓣环成形术。

推荐阅读

ACC/AHA. 2006, Guidelines for the management of patients with valvular heart disease: a report of the American College of Cardiology/American Heart Association Task Force on Practice Guidelines(writing committee to revise the 1998 guidelines for the management of patients with valvular heart disease): developed in collaboration with the Society of Cardiovascular Anesthesiologists: endorsed by the Society for Cardiovascular Angiography and Interventions and the Society of Thoracic Surgeons. Circulation, 114: e84～e231

Roth BL. 2007. Focus on research: drugs and valvular heart disease. N Engl J Med, 356: 6～9

（全家贵）

笔 记 栏

第24章 感染性心内膜炎

案例 3-24-1

患者，男，32岁，工人。劳累后心悸、气急半年，发热、乏力、多汗1个月。

患者于半年前出现劳累后心悸、气促，1个月前出现畏寒、发热，伴多汗、乏力、全身肌肉酸痛及心悸、气促加重。曾用过青霉素、头孢氨苄及环丙沙星等，体温曾一度下降至正常，但停药后又发热，体温一般在38℃左右，最高达39℃。既往有风湿性心脏病、二尖瓣狭窄并关闭不全。

体格检查：T 38.5℃，P 104次/分，BP 120/75mmHg。二尖瓣面容，轻度贫血貌，皮肤湿润多汗，左下睑结合膜有两个直径约1mm出血点。颈静脉充盈。心界向左侧扩大，心率104次/分，律齐，心尖区闻及粗糙吹风样3/6级收缩期杂音及隆隆样舒张期杂音，P_2亢进，两肺底闻及湿啰音。肝肋下未触及，脾肋下2cm，有触痛。右手大鱼际肌处见一紫红色高于皮面的Osler小结，有压痛，轻度杵状指。

辅助检查：血红蛋白95g/L，红细胞2.9×10^{12}/L，白细胞15.0×10^{9}/L，中性粒细胞0.75，淋巴细胞0.25，尿常规：蛋白（++），红细胞（+），透明管型2～3/HP。血沉55mm/h，抗链球菌溶血素"O"400U。总蛋白70g/L，白蛋白30g/L，球蛋白40g/L，尿素氮6.7mmol/L，肌酐110μmol/L。胸片示左房、右室、左室增大，两侧肺门影增大，肺纹理增强。

问题：

1. 通过病史，首先应考虑何诊断？
2. 结合患者的病史及体格检查应进一步选择哪些有意义的实验室检查？
3. 对于该患者，如何进行治疗？

感染性心内膜炎（infective endocarditis，IE）指因细菌、真菌和其他微生物（如病毒、立克次体、衣原体、螺旋体等）循血行途径引起的心内膜、心瓣膜或邻近大动脉内膜的感染并伴赘生物的形成。有别于由于风湿热、类风湿、系统性红斑性狼疮等所致的非感染性心内膜炎。

笔记栏

【流行病学】

近年来随着医学发展，抗生素广泛应用和病原微生物的变化，本病临床表现变得不典型。流行情况由于人口老年化也发生了改变。由于风湿热减少，患风湿性瓣膜病（风心病）所占比例降低；发生感染性心内膜炎的平均年龄增大；无器质性心脏病患者明显增加；草绿色链球菌感染减少，而金黄色葡萄球菌感染增加；超声心动图检出赘生物明显提高；因脑梗死死亡者减少；发生急性左心衰竭的死亡者增加。此外，由于对本病的警惕性提高，做到积极防治，使本病的发生率也有所降低。二尖瓣脱垂和（或）主动脉瓣脱垂、退行性的瓣膜病变以及静脉药物滥用导致的感染性心内膜炎明显增多。日益增多的心血管病创伤性检查和介入性治疗，各种血管内、胃肠道和泌尿生殖道内镜检查等诊断技术的应用，血液透析、安置经静脉人工心脏起搏器和心内直视手术等治疗方法的开展和人工流产手术的广泛应用，使医源性感染性心内膜炎更为常见。本病多见于男性，男女之比约为1.6∶1，年龄16～45岁居多，少数在45岁以上（8.5%），或16岁以下（14%）。

【分类】

根据病情和病程，感染性心内膜炎可分为急性感染性心内膜炎（acute infective endocarditis，AIE）和亚急性感染性心内膜炎（subacute infective endocarditis，SIE）。前者往往由毒力强的病原体所致，有严重全身中毒症状，未经治疗的可在数天至数周内死亡；后者的病原体毒力较低，病情较轻，病程较长，中毒症状较少。随着新型高效抗生素的问世和医疗条件的改善，急性感染性心内膜炎的预后已获得显著改善，有时难以与亚急性心内膜炎相区分。根据瓣膜类型和感染来源，感染性心内膜炎亦可分为自体瓣膜心内膜炎（native valve endocarditis，NVE）、人工瓣膜心内膜炎（prosthetic valve endocarditis，PVE）、静脉药瘾者心内膜炎（intravenous drug abuse endocarditis，IDAE）和医院内获得性心内膜炎（iatrogenic infective endocarditis）。亦有以感染的病原体或受累部位来命名，如金黄色葡萄球菌性心内膜炎、真菌性心内膜炎以及右心瓣膜感染性心内膜炎（right heart infective endocarditis,RHIE)等。

【病因和发病机制】

(一) 病原微生物

IE 的病原微生物近几年发生了明显变化。过去最主要的草绿色链球菌现已减少(<50%);葡萄球菌、革兰阴性杆菌、厌氧球菌、肠球菌等所致的 IE 呈增加趋势。真菌感染引起的 IE 增加与心血管手术和介入性治疗、广谱抗生素以及免疫抑制剂的应用有关。

亚急性感染性心内膜炎仍以草绿色链球菌最多见,D 族链球菌(如肠球菌)和表皮葡萄球菌次之。NVE 的病原体主要为链球菌,其中 AIE 以葡萄球菌最为多见(尤其是金黄色葡萄球菌),少数为肺炎球菌、A 族链球菌、流感杆菌和淋球菌。约 5%~10%的 NVE 由 HACEK 组微生物所致,这是一组难于培养的非肠道革兰阴性菌,包括嗜血杆菌属、放线杆菌属、人类心杆菌属以及金氏杆菌属等;其他少见病原体有真菌、立克次体和衣原体。

PVE 分为早期和晚期两种。早期是因手术期感染、经由导管或静脉输液,主要致病菌是表皮葡萄球菌和金黄色葡萄球菌,其次为革兰阴性杆菌、类白喉杆菌和真菌。晚期 PVE 多由一过性菌血症(如胃肠道、泌尿生殖道及牙齿等医疗操作)所致,致病菌与通常 IE 相似。静脉毒瘾者所致的 IE,金黄色葡萄球菌占 50%以上,其次为链球菌、肠球菌、革兰阴性杆菌以及真菌。

(二) 基础心血管病变

据我国的资料,IE 患者中半数以上有风湿性心脏病,8%~15%有先天性心脏病;其他如心肌病、肺源性心脏病、甲状腺功能亢进性心脏病及二尖瓣膜脱垂等占 10%。发生在无器质性心脏病者的 IE 近几年呈明显增加趋势,约占 10%左右,可能与各种内镜检查、经血管的创伤性检查和治疗等增多,以及静脉药瘾者使用未经消毒的注射器等有关。

(三) 发病机制

IE 的发病必须有细菌持续存在,并在内膜上繁殖。在正常情况下,自不同途径进入血循环中的致病微生物可被机体的防御机制所清除,而完整的内膜也有防御感染的作用。当有心血管器质性病变存在时,血流由正常的层流变为涡流和射流,并从高压腔室分流至低压腔室,形成明显的压力阶差,使受血流冲击处的内膜损伤,胶原暴露,血小板、红细胞、白细胞和纤维蛋白积聚,从而为病原微生物的侵入创造了条件。反复发生的菌血症可使机体循环中产生抗体如凝集素,有利于病原体在损伤部位黏附,而与上述的各种成分一起形成赘生物。赘生物成为细菌的庇护处,其间的细菌受到保护,免受宿主防御机制的作用。感染的赘生物通过血小板-纤维素聚集而逐渐增大,使瓣膜破坏加重。当赘生物破裂时,赘生物碎片引起栓子,而细菌进入血流中产生菌血症和转移性播种病灶。在 IE 患者中,免疫系统的体液和细胞调节机制均被激活。免疫系统的激活可引起关节炎、血管损害、杵状指等。

【病理】

(一) 心脏

基本病理变化为在心瓣膜表面附着由血小板、纤维素、红细胞、白细胞和感染的病原微生物沉着而组成的赘生物。受累的瓣膜往往不止一个,以主动脉瓣和二尖瓣多见。感染亦可发生在缺损的间隔、腱索或心室壁内膜等部位。赘生物外观呈绿色、黄色或粉红色,愈合后变为灰色,愈合时间长者可发生钙化。赘生物下的心内膜有炎症反应和灶性坏死。以后感染病原体被吞噬细胞吞噬,赘生物被纤维组织包绕,发生机化、玻璃样变或钙化,最后被内皮上皮化。赘生物可造成瓣叶破坏、穿孔、腱索断裂以及心肌脓肿。

机械瓣的感染常扩展至瓣环和环旁组织,以及二尖瓣-主动脉瓣的瓣间纤维组织,引起瓣环的脓肿、间隔脓肿、瘘管和人工瓣膜开裂,并导致瓣周漏。

(二) 血管和血行播种病灶

赘生物破裂形成的碎片可栓塞脑和四肢的血管,以桡动脉、腘动脉和内脏(如肝、脾、肺)的血管多见,导致组织缺血和坏死。含有病原体的栓子堵塞动脉管腔或其滋养血管,或破坏血管壁,引起囊性扩张形成细菌性动脉瘤。病原体的血行播种可在远隔部位形成转移性脓肿。

(三) 其他

IE 激发的免疫机制和栓塞亦可造成机体其他脏器的病变,包括:①脾肿大;②肾小球肾炎(循环中免疫复合物沉积于肾小球基膜);③关节炎、心包炎和微血管炎(可引起皮肤、黏膜体征如皮肤黏膜淤点、指甲下出血、Osler 结和 Janeway 损害等)。

案例 3-24-1

32 岁男性,既往有风湿性心脏病、二尖瓣狭窄和关闭不全病史。具有感染性心内膜炎的易患因素。

笔记栏

【临床表现】

自身瓣膜心内膜炎患者一般在两周内产生症状。某些人工瓣膜手术中或围手术期感染的患者，潜伏期可长达2～5个月或更久。

（一）全身性感染表现

发热是感染性心内膜炎患者最常见的症状和体征。亚急性感染性心内膜炎患者的发热较低，大多在37.5～39℃之间，很少超过39.4℃，可为间歇型或弛张型，老年人、严重衰弱、充血性心力衰竭、慢性肾衰以及少数凝固酶阳性葡萄球菌所致患者可无发热或仅轻微发热。可有畏寒，但多无明显寒战，伴乏力、多汗、肌肉关节酸痛、食欲不振、贫血和体重减轻，稍后期出现脾肿大。70%～90%的患者有进行性贫血，有时可达严重程度。病程较长者常有全身疼痛。关节痛、低位背痛和肌痛在起病时较常见，主要累及腓肠肌和股部肌肉以及踝、腕等关节，也可呈多发性关节受累。AIE常在化脓性感染基础上起病，病程多急骤凶险，往往呈急性败血症表现，中毒症状明显，伴高热寒战。PVE亦有发热，伴贫血、白细胞升高，可能会与术后切口感染、肺部感染以及体外循环引起的症状相混淆。RHIE的赘生物脱落可引起肺部感染病灶，表现为反复呼吸道感染伴发热，易误为肺炎、肺梗死或肺脓肿。

（二）心脏受累表现

心脏听诊除了原有基础心脏病的各种杂音外，最具特征性的表现是新出现的病理性杂音或原有杂音的明显改变，如变得粗糙、响亮或呈音乐样。在病程中杂音性质的改变往往是由于贫血、心动过速或其他血流动力学上的改变所致。约15%患者病初可无杂音，约30%的RHIE及心室内膜IE亦无杂音。

随病情进展瓣膜损害逐渐加重，心功能也逐渐减退，原有的慢性心功能不全加重，最终因瓣膜破坏而发展成不可逆的心功能不全，多伴心律失常，如心房颤动、期前收缩、P—R间期延长等，亦可有其他类型心脏传导阻滞。

（三）动脉栓塞表现

全身性栓塞是IE的常见临床表现，对诊断很有帮助。栓塞可发生在机体的任何部位。脑、肺、心脏、脾、肾、肠系膜和四肢为临床常见的体循环动脉栓塞部位。脑栓塞的发生率为15%～20%，栓塞性脑卒中多累及大脑中动脉区域，可出现中枢神经系统症状和体征。肺栓塞可突然出现咳嗽、呼吸困难、咯血或胸痛，并可发展为肺坏死、空洞、甚至脓气胸。脾栓塞可有左上腹疼痛、左肩疼痛和左侧胸腔少量积液。肾栓塞出现两肋和腹部疼痛，伴肉眼或镜下血尿，少数可无症状。肠系膜动脉栓塞常伴腹痛、肠绞痛和大便隐血阳性。中央性视网膜动脉的栓塞性梗死可发生突发性单盲。肢体栓塞有相应部位明显缺血和疼痛。较大的血管栓塞可致左心或右心功能不全。

（四）周围体征

多为非特异性，近已不多见，包括：①淤点，可出现于任何部位，多见于眼睑结合膜、口腔黏膜、胸前和手足背皮肤，持续数天，消失后再现，其中心可发白；②指和趾甲下线状出血，其特征呈暗红色线状的裂片状出血，远端不到达甲床前边缘，可有压痛；③Roth斑，为视网膜的椭圆形黄斑出血斑，其中心呈白色，多见于亚急性感染，有时眼底仅见圆形白点称为Roth点，此种表现也可以出现在结缔组织病和血液病以及严重贫血患者；④Osler结节是小而柔软的皮下结节，出现于指(趾)的肉质部位，偶见于指的较近端，持续数小时至数天，Osler结并非本病所特有，在系统性红斑性狼疮、伤寒、淋巴瘤中亦可出现；⑤Janeway结节，为手掌和足底处直径1～4mm无痛性出血红斑，为化脓性栓塞所致，偶可见于手臂和腿部，多见于AIE患者(图3-24-1)。

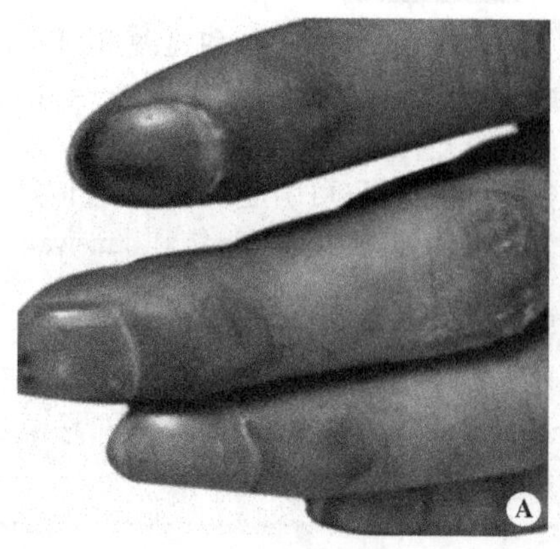

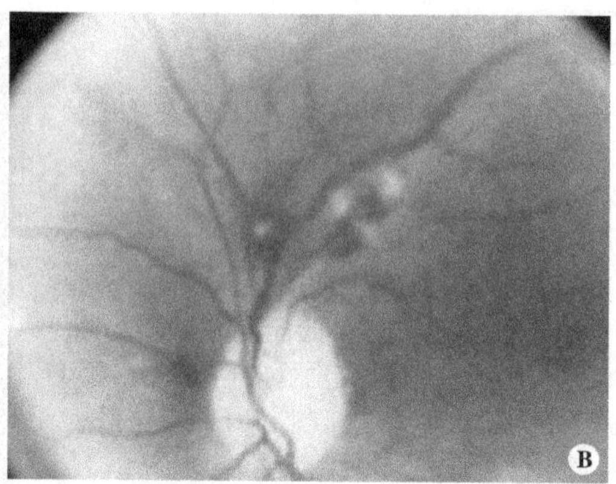

笔记栏

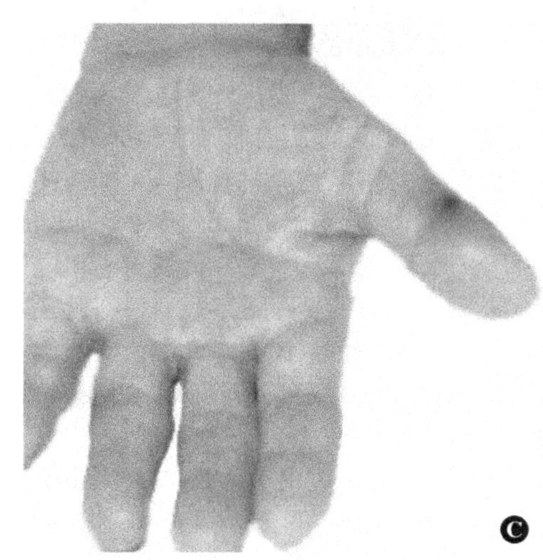

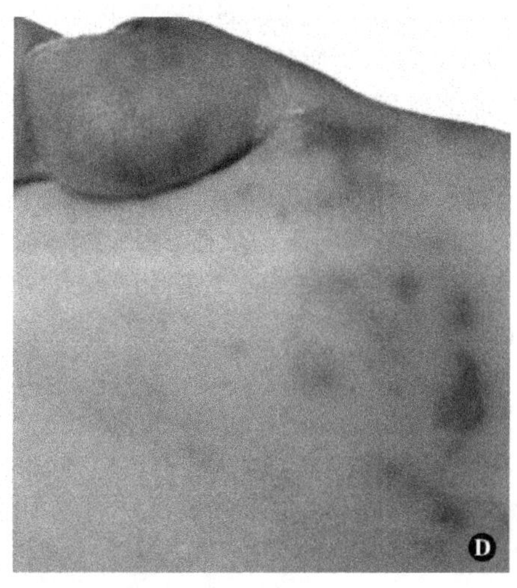

图 3-24-1 感染性心内膜炎的常见周围体征

A. 甲床下线状出血；B. Both 斑；C. Osler 结节；D. Janeway 损害

(五) 感染的非特异性症状

1. 脾大 见于15%～50%病程>6周的患者，急性者少见。

2. 贫血 较为常见，尤其多见于亚急性者，有苍白无力和多汗。主要由于感染抑制骨髓所致。多为轻、中度贫血，晚期患者有重度贫血。

3. 部分患者可见杵状指。

【并发症】

(一) 心脏

其并发症包括：①心力衰竭为最常见并发症，主要由瓣膜关闭不全所致，主动脉瓣受损者最常发生(75%)，其次为二尖瓣(50%)和三尖瓣(19%)；瓣膜穿孔或腱索断裂导致急性瓣膜关闭不全时可诱发左心衰竭。②心肌脓肿常见于急性患者，可发生于心脏任何部位，以瓣周组织特别在主动脉瓣环多见，可致房室和室内传导阻滞，心肌脓肿偶可穿破。③急性心肌梗死大多由冠状动脉栓塞引起，以主动脉瓣感染时多见，少见原因为冠状动脉细菌性动脉瘤。④化脓性心包炎不多见，主要发生于急性患者。⑤心肌炎。

(二) 细菌性动脉瘤

约占3%～5%，多见于亚急性者。受累动脉依次为近端主动脉(包括主动脉窦)、脑、内脏和四肢，一般见于病程晚期，多无症状，为可扪及的搏动性肿块，发生于周围血管时易诊断，如发生在脑、肠系膜动脉或其他深部组织的动脉时，往往直至动脉瘤破裂出血时方可确诊。

(三) 迁移性脓肿

多见于急性患者，亚急性者少见，多发生于肝、脾、骨髓和神经系统。

(四) 神经系统

约1/3患者有神经系统受累的表现：①脑栓塞占其中1/2，大脑中动脉及其分支常受累；②脑细菌性动脉瘤，除非破裂出血，多无症状；③脑出血，由脑栓塞或细菌性动脉瘤破裂所致；④中毒性脑病，可有脑膜刺激征；⑤脑脓肿；⑥化脓性脑膜炎，不常见。后三种情况主要见于急性患者，尤其是金黄色葡萄球菌性心内膜炎。

(五) 肾脏

大多数患者有肾损害，包括：①肾动脉栓塞和肾梗死，多见于急性患者；②免疫复合物所致局灶性和弥漫性肾小球肾炎(后者可致肾衰竭)，常见于亚急性患者；③肾脓肿不多见。

案例 3-24-1

1. 男性，32岁，有风湿性心瓣膜病史。起病缓慢，病程较长，发病前有感染因素。

2. 有畏寒、发热、多汗等全身症状及心力衰竭表现。

3. 脾大、眼结合膜有出血点、Osler结节、贫血貌及杵状指。

【实验室检查】

(一) 血培养

血培养是诊断IE的主要实验室方法。约75%～85%患者血培养阳性，持续低水平(<100

笔记栏

个，细菌/ml）菌血症是IE的典型表现。在24小时或更长时间内的多次血培养阳性，应考虑IE的诊断。在评估血培养阳性时，应鉴别持续菌血症（持续1小时以上）与暂时菌血症。细菌的鉴别有助于判定其诊断的可靠程度。可疑患者于第1日至少每间隔1小时采静脉血3次做培养，如在第2～3天均阴性而临床仍被疑为IE，应再取2次以上静脉血和1次动脉血做培养，尔后应用抗生素。如已用过抗生素，应在停药后一周内取3次以上静脉血做培养，培养基应做相应处理。疑为AIE的患者应立即每隔30～60分钟采4～6次静脉血做培养，尔后开始经验性应用抗生素治疗。采血前要严格做皮肤消毒，每次抽血10～20ml，同时做需氧、厌氧和真菌培养，培养基至少保留3周，并定期做革兰染色和次代培养。疑为少见微生物感染时应确定培养基内是否需补充特殊营养或采用特殊培养技术。培养阳性者培养基应保留至疗程结束。病原体确定的患者治愈率明显高于未确定者，故应尽最大努力通过血培养寻找致病微生物。培养阳性者应做药物敏感试验，测定最低抑菌浓度（minimal inhibitory concentration，MIC）和最低杀菌浓度（minimal bacterial concentration，MBC），为抗生素的应用提供依据。

（二）一般化验检查

继发性贫血是本病的特点，且随病程延长而加重，但AIE可无贫血。几乎所有患者血沉加快。AIE常有白细胞增多和中性粒细胞上升，但SIE的白细胞计数可正常或轻度增高。血小板计数通常正常，少数可减少。SIE患者由于赘生物内微生物抗体的刺激，30%～50%患者类风湿因子阳性，循环免疫复合物出现的阳性率高达80%～90%，C反应蛋白增高，还可呈假阳性的梅毒血清反应。约半数患者有蛋白尿和镜检血尿，系肾脏微栓塞所致，如有肾梗死可见肉眼血尿。如伴发免疫复合物所致的肾小球肾炎，尿中出现红细胞管型和白细胞管型。肠球菌性和金葡菌性心内膜炎常可导致菌尿症，因此做尿培养也有助于诊断。

（三）心电图

一般无特异性。如心肌受累发生心肌炎，心电图上出现非特异性ST－T改变，偶可呈急性心肌梗死图形。在伴有室间膈脓肿或瓣环脓肿时可出现不全性或完全性房室传导阻滞、束支传导阻滞或室性期前收缩，多见于AIE患者，可能需做人工瓣膜置换，且预后不良。

笔 记 栏

（四）超声心动图

超声心动图能探测到赘生物所在部位、大小、数目和形态，所有临床上疑似IE的患者包括血培养阴性者，均应进行超声心动图检查。经胸壁超声心动图（transthoracic echocardiography，TTE）可清楚显示赘生物及其大小和位置、瓣叶破裂、腱索断裂、瓣环脓肿和心肌脓肿。检出大的赘生物的敏感性达80%～90%。经食管超声心动图（transesophageal echocardiography，TEE）更敏感，检出率达90%，能检出直径在1～1.5mm的赘生物。尤其适用于TTE未能检出的可疑患者以及PVE或肺动脉瓣受累者。TEE检查还有助于诊断基础心脏和瓣膜病变，了解瓣膜破坏的情况，了解人工机械瓣膜或生物瓣的状况，各种化脓性心内并发症，以及瓣膜反流的严重程度和左室功能，可作为判断预后和确定是否需要手术的参考。

（五）放射影像学检查

胸部X线检查仅对并发症如心力衰竭、肺梗死的诊断有帮助，发现人工瓣膜有异常摇动或移位时，提示可能合并IE。胸部摄片可见到AIE合并脓毒性肺栓塞所致的多发性片状浸润性肺炎；亦可发现RHIE造成的肺部病灶。CT或螺旋CT对怀疑有较大主动脉瓣周脓肿患者有助于诊断。磁共振显像（MRI）能发现瓣周感染的范围、主动脉根部动脉瘤和瘘管。

案例3-24-1

1. 血常规：Hb 95g/L，RBC 2.9×10^{12}/L，WBC 15.0×10^{9}/L，N 0.75，L 0.25。

2. 尿常规：蛋白（＋＋），红细胞（＋），透明管型（2～3/HP）。

3. 血沉55mm/h，抗链球菌溶血素“O”400U。

4. 蛋白：蛋白总量70g/L，白蛋白30g/L，球蛋白40g/L。

5. 胸片示：左房、右室、左室增大，两侧肺门影增大，肺纹理增强。

入院后进一步查：超声心动图：左房、右室、左室内径增大，二尖瓣前叶游离缘上见直径约5mm的赘生物，二尖瓣中度反流，肺动脉压中度增高。血培养示草绿色链球菌2次阳性。

【诊断和鉴别诊断】

典型的IE并不难诊断，但由于抗生素的广泛应用，IE的病原学发生改变，使得IE的临床表现多不典型，给准确及时的诊断带来一定的困难。临床上凡遇到有下列表现的患者应怀疑本病的可能：①器质性心脏病患者出现原因不明发热一周以上；②新出现的心脏杂音，或原有杂音性质发生明显改变；③动脉栓塞症而无原因解释；④原因不明的心力衰竭；⑤心脏手术后伴持续性发热超过1周。

案例 3-24-1

临床诊断：风湿性心瓣膜病，二尖瓣狭窄并关闭不全，感染性心内膜炎，心脏扩大，心功能Ⅲ级。

诊断依据：

1. 患者有风心病史，起病缓慢，病程较长，发病前有感染因素。

2. 有畏寒、发热、多汗等全身症状及心力衰竭表现。

3. 脾大、眼结合膜有出血点、Osler 结节、贫血貌及杵状指。

4. 白细胞增多，血沉增快。

5. 尿常规：蛋白(＋＋)，红细胞(＋)，透明管型(2～3/HP)。

根据IE的临床特征、各种实验室检查以及循证医学提供的证据，提出了IE诊断的标准(表 3-24-1，表 3-24-2)。RHIE是IE的较为特殊的类型，多见于静脉毒瘾者，其诊断标准见表 3-24-3。

表 3-24-1 感染性心内膜炎的诊断标准

主要标准	次要标准
1. 血培养阳性 两次不同的血培养标本出现同样的典型感染性心内膜炎微生物：如草绿色链球菌、牛链球菌、HACEK 组菌，或社区获得性金黄色葡萄球菌或肠球菌而无原发病灶，或持续的阳性血培养，与感染性心内膜炎相一致的细菌来自：血培养抽取时间相隔12小时以上，或所有三次、四次或四次以上的多数血培养，首次与最后一次抽取时间至少相隔1小时以上。 2. 心内膜受累的证据 (1) 阳性的超声心动图 1) 在心瓣膜或瓣下结构，或反流血液冲击处，或在置入的人工瓣膜上见有摆动的心内团块，而缺乏其他的解剖学解释，或 2)心内脓肿，或 3) 人工瓣膜新的部分开裂，或 (2) 新的瓣膜反流(增强或改变了原先不很明显的杂音)	1. 基础疾病：基础心脏疾病或静脉药物滥用 2. 发热：≥38.0℃ 3. 血管现象：主要动脉栓塞、化脓性肺栓塞、霉菌性动脉瘤、颅内出血、结膜出血、Janeway 结节 4. 免疫学现象：肾小球肾炎、Osler 结节、Roth 点、类风湿因子 5. 细菌学依据：血培养阳性但不符合上述主要标准*，或与感染心内膜炎一致的活动性细菌感染的血清学证据 6. 超声心动图：有感染性心内膜炎的表现，但未达主要标准

表 3-24-2 感染性心内膜炎的诊断

一、感染性心内膜炎(确诊)
1. 病理学条件
(1) 微生物：赘生物、栓塞性赘生物或心内脓肿进行培养或组织学检查证实有微生物
(2) 病理改变：赘生物或心内脓肿经组织学证实有活动性心内膜炎
2. 临床条件
(1) 符合2项主要标准
(2) 符合1项主要标准加3项次要标准
(3) 符合5项次要标准
二、感染性心内膜炎(可能)
有IE的表现，但不符合确诊标准又不能排除
三、排除感染性心内膜炎
1. 临床表现符合其他疾病的诊断
2. 临床表现在应用抗生素治疗≤4天已完全缓解
3. 应用抗生素治疗≤4天，外科手术或活检未发现感染性心内膜炎的病理学证据

因IE的临床表现多样化且多变，缺少特异性，IE的鉴别诊断较为复杂和广泛。AIE应与金黄色葡萄球菌、肺炎球菌、革兰阴性杆菌所致的败血症相鉴别；SIE则应与风湿热、结核、左心房黏液瘤、系统性红斑狼疮、淋巴瘤、肾小球肾炎等相鉴别。以发热为主要表现而心脏体征轻微者须与伤寒、结核、上呼吸道感染、肿瘤、胶原组织疾病等鉴别。以神经或精神症状为主要表现者，在老年人中应注意与脑动脉硬化所致脑血栓形成、脑出血及精神改变相鉴别。在风心病基础

笔记栏

上发生本病，经足量抗生素治疗而热不退，心力衰竭不见好转，应怀疑合并风湿活动的可能。发热、心脏杂音、栓塞表现有时亦须与心房黏液瘤相鉴别。

表 3-24-3 右心感染性心内膜炎诊断标准

一、主要标准	1. 超声心动图证实三尖瓣和（或）肺动脉瓣有赘生物 2. 发热和感染征象
二、次要标准	1. 血培养阳性 2. 肺栓塞表现 3. 短期内三尖瓣或肺动脉瓣区出现杂音 4. 缺乏全身栓塞证据
三、诊断 RHIE 条件，须符合下列之一	1. 具备 2 项主要标准 2. 具备 1 项主要标准加 3 项次要标准

【治疗】

（一）抗生素应用

1. 应用原则 抗生素治疗的疗程要足够长，剂量要足够大，选择的抗生素要考虑对病原体敏感性、感染瓣膜的类型及患者个体特征（如对药物过敏）等因素。

（1）用药要早：在连续送 3～5 次血培养后即可开始治疗。及早治疗可减轻心瓣膜的损害，保护心脏功能，防止和减少合并症的发生。

（2）剂量要足、疗程要长：赘生物内的细菌可增殖到每克组织 10^9～10^{10} 的菌体浓度。由于隐藏于赘生物中病原体处于代谢休眠状态，不易为抗生素杀灭。在赘生物内要达到有效抗生素浓度，必须有高的血清浓度。宜大剂量和长疗程，以完全消灭藏于赘生物内的致病菌。一般需要 4～6 周，方可达到完全消除感染的目的。

（3）选用杀菌剂：抑菌剂不能杀灭细菌，停药后受抑制的细菌可重新繁殖。应选择杀菌剂。

（4）联合用药：可起协同杀菌效应，以获得更为有效的治疗效果。例如青霉素、头孢菌素、万古霉素等能抑制细胞壁的合成，促进氨基糖苷类药物进入细胞内杀灭细菌。

（5）监测血清杀菌滴度调整药物剂量：血清杀菌滴度（serum bactericidal titer，SBT）指的是体外测定患者血清所含药物杀灭细菌的活性，以杀灭 99.9% 接种细菌的血清最高稀释度来表示。抗生素须静脉给药，在用药过程中应监测 SBT，要求抗生素注射后 30 分钟达到血清高峰浓度且 SBT≥1∶8，否则应增加剂量。

2. 应用方法 应根据血培养和药敏试验的结果选用敏感的抗生素。

（1）青霉素敏感（MIC≤0.1μg/ml）的草绿色链球菌或牛链球菌，可采用以下治疗方案：①青霉素 G 钠盐 1200 万～1800 万 U/d，持续静脉滴注，或分 6 次，每 4 小时一次静脉注射，疗程 4 周。②头孢曲松钠 2g/d，静脉注射或肌内注射，疗程 4 周。③青霉素 G 钠盐，剂量同上，第 1～2 周加用庆大霉素 1mg/kg，每 8 小时一次静脉注射或肌内注射。用药 20～30 分钟后庆大霉素血清浓度宜约为 3>g/ml，维持浓度<1μg/ml。④万古霉素 15～30mg/(kg・d) 分 2 次静脉注射，每日总量不超过 2g，疗程 4 周，用于对 β 内酰胺类过敏患者，用药后 1 小时应达峰浓度，维持浓度 30～45μg/ml。

（2）对青霉素相对耐药（0.1μg/ml<MIC<0.5μg/ml）的草绿色链球菌和牛链球菌，可采用青霉素 G 钠盐 1800 万 U/d 持续静脉滴注，或分 6 次每 4 小时一次静脉注射，疗程 4 周，第 1～2 周加用庆大霉素。对 β 内酰胺类过敏患者亦可用万古霉素。

（3）肠球菌：合用具有破坏细胞壁作用的抗生素和具有杀菌作用的氨基糖苷类，是较理想的治疗方法。可采用：①青霉素 G 钠盐 1800 万～3000 万 U/d 持续静脉滴注，或分 6 次静脉注射，加用庆大霉素（剂量和方法同前）。病程少于 3 个月者，疗程为 4 周；病程超过 3 个月者，疗程 6 周。②氨苄西林 12g/d 持续静脉滴注，或分 6 次静脉注射，合用庆大霉素（剂量和方法同上），疗程 4 周，如患者病程逾 3 个月，疗程宜延至 6 周。③万古霉素加庆大霉素，两者剂量和方法同前，疗程 4～6 周，适用于对 β 内酰胺类过敏者，以及对青霉素过敏不宜用头孢菌素者。

（4）葡萄球菌：90% 以上葡萄球菌均对青霉素耐药。对苯唑西林耐药的菌株亦对所有 β-内酰胺类耐药，但仍可对万古霉素敏感。葡萄球菌性 NVE 建议采用：①苯唑西林 2g 静脉注射，每 4 小时一次，疗程4～6 周；在起初 3～5 天合用庆大霉素（剂量和方法同前），加用氨基糖苷类的益处尚未确定。②头孢唑啉（或等剂量其他第一代头孢菌素，如头孢拉定、头孢硫脒或头孢羟氨苄等）2g 静脉注射，每 8 小时一次，疗程 4～8 周。对青霉素过敏者应避免使用头孢菌素。在起初 3～5 天，亦可加用庆大霉素。③万古霉素，剂量同前，疗程 4～6 周，适用于青霉素过敏者。葡萄球菌性 PVE 应采用 3 种抗生素联合治疗：苯唑西林（剂量同前）＋利福平（300mg 口服，每 8 小时一次）＋庆大霉素（剂量同前），疗程至少 6 周（庆大霉素疗程 2 周）。利福平具有独特的抗葡萄球菌作用，但易迅速出现耐药，故需合用另外 2 种抗生素。如对 β-内酰胺类过敏，可用万古霉素。

笔 记 栏

(5) HACEK 组微生物：该组细菌均对第三代头孢菌素较敏感，其所致的 NVE 或 PVE 可选用头孢唑啉，或第三代头孢菌素，如头孢噻肟、头孢唑肟、头孢哌酮以及头孢他啶等。由不产生 β-内酰胺酶的细菌所致的 IE，可合并应用氨苄西林和庆大霉素。

(6) 真菌：念珠菌所致 IE 可选用咪康唑 0.6～1.8g/d，分 3 次静脉滴注；或氟康唑（大氟康）第一天 400mg，以后根据病情 200～400mg/d，静脉滴注。曲真菌属感染所致 IE 宜选用两性霉素 B，初始剂量0.1～0.2mg/(kg·d)，以后可逐渐增加剂量，直至 1mg/(kg·d)，或 5-氟胞嘧啶 150～200mg/(kg·d)，分 2 次静脉注射。真菌性 IE 药物通常难以治愈，应在药物治疗 7～10 天后做病灶清除和瓣膜置换术，术后继续用药 6～8 周。

（二）外科手术

尽管抗生素治疗方案已使本病预后改观，但外科手术治疗已成为 IE 治疗的重要手段，可清除药物难以治愈的病原体感染病灶，还能为抗生素的选择提供直接依据；可切除受到感染且严重受损的心瓣膜，有效恢复心瓣膜的机械功能，重建稳定的血流动力学状态；可消除栓塞的来源，减少和防止严重合并症的发生，还可显著改善预后，降低病死率。正确判断外科手术的安全性和最佳手术时机，需要心脏内科、外科以及感染科医生共同作出选择。

外科手术的主要指征包括：①经抗生素治疗仍发生心瓣膜功能不全并导致中度以上的充血性心力衰竭；②反复发生内脏器官栓塞；③未能控制的感染，经大剂量多种抗生素合用，血培养仍持续阳性；④真菌性心内膜炎；⑤出现严重合并症，内科治疗不可能改善的，如主动脉瓣受累导致房室传导阻滞或束支传导阻滞、室间隔脓肿形成或破裂、腱索或乳头肌断裂、主动脉窦破裂等；⑥PVE 经治疗仍有瓣周漏、瓣膜移位、裂开、梗阻、瓣周或心肌脓肿等；⑦化脓性心包炎。

外科手术的相对指征有：①巨大的赘生物（>10mm），发生全身性栓塞的危险性很高；②左侧瓣膜（主动脉瓣、二尖瓣）金黄色葡萄球菌性 IE，此种感染极难控制且死亡率高；③培养阴性的心内膜炎伴原因不明持续发热超过 10 天，尤其 PVE 患者在经验性抗生素治疗期间仍有发热；④抗生素治疗有效但又复发的 NVE；⑤其他情况如革兰阴性细菌感染、非链球菌性 PVE、早期的 PVE、新出现的人工瓣瓣周漏等。

治疗 IE 的手术方式包括瓣膜修补、置换以及同种移植物置换。急性感染性心内膜炎发生心功能不全时其手术时机应取决于心功能的严重程度，心功能Ⅲ或Ⅳ级、肾功能不全、年迈的患者预后差。

（三）并发症的处理

1. 心力衰竭 心力衰竭最常见于主动脉瓣病变，发生率达 75%，二尖瓣和三尖瓣病变时分别为 50%和 44%。可按心力衰竭的常规治疗，如由心瓣膜机械性损害所致应及早手术。

2. 肾衰竭 发生率约 50%，应做血液透析，除有利于改善全身状况外，还可使患者安然度过抗生素应用和免疫机制所致的肾脏损害阶段。

3. 血管栓塞 主要为对症处理，反复栓塞宜做手术以消除栓塞源。

4. 细菌性动脉瘤 微小的菌性动脉瘤在有效抗生素治疗后可消失；直径 1～2cm 的动脉瘤即使 IE 治愈仍可破裂出血，应及早手术。颅内细菌性动脉瘤常为多发性，如为较大的动脉瘤或已发生过出血，且病变部位可以手术的应及早处理；未破裂的或出血较小的动脉瘤则应区别情况做相应处理。

（四）治愈标准

应用抗生素 4～6 周后体温和血沉恢复正常，自觉症状改善和消失，脾缩小，红细胞、血细胞和血红蛋白上升，尿常规转阴，且在停用抗生素后第 1、2 和 6 周做血培养均为阴性，可认为 IE 已治愈。如在治疗结束、症状改善、血培养转阴后又出现感染征象，且菌种和早期培养相同，称之为复发，提示赘生物深部隐藏的细菌尚未彻底杀灭，或细菌对抗生素有耐药性，应更换抗生素进行新一轮的治疗。

案例 3-24-1

处方及医生指导

1. 抗生素治疗：

(1) 治疗原则：怀疑感染性心内膜炎时应立即进行血培养。抗生素使用原则：早期、足量、选择杀菌性抗生素联合应用，总疗程不低于 4～6 周，体温正常后继续给药 3 周以上。

(2) 药物选择：

经验治疗：亚急性感染性心内膜炎按常见致病菌链球菌的用药方案以青霉素为主或加庆大霉素，青霉素 320 万～400 万 U，iv，q4h；加庆大霉素 8 万 U，im，q8h。

根据培养结果给予相应的药物治疗：草绿色链球菌心内膜炎选用青霉素 320 万～400 万 U，iv，q4h；加庆大霉素 8 万 U，im，q8h。

笔记栏

2. 处理并发症：选用地高辛、硝酸异山梨酯、肠溶阿司匹林等药物。

【特殊类型感染性心内膜炎】

（一）人工瓣膜心内膜炎(PVE)

人工瓣膜置换术后早期或晚期均可发生IE。由于赘生物累及人工瓣膜，常致人工瓣膜部分破裂、瓣周发生感染，形成瓣周脓肿和瓣周漏，在人工主动脉瓣多造成关闭不全，在二尖瓣常可造成狭窄。

1. 病因和病理 从微生物学的角度常将PVE分为早期(术后1年内)和晚期(术后1年后)。凝固酶阴性葡萄球菌是早期PVE最常见的致病菌，几乎都是院内感染。早期PVE的其他致病菌包括金黄色葡萄球菌、部分革兰阴性杆菌及类白喉杆菌。晚期PVE的致病菌除草绿色链球菌外，多为葡萄球菌、肠球菌和革兰阴性杆菌。

机械瓣的感染常扩散到瓣膜以外的瓣环及环周组织，以及二尖瓣-主动脉瓣的瓣间纤维组织，引起瓣环脓肿、间隔脓肿、瘘管和人工瓣开裂，导致血流动力学显著改变的瓣周漏。生物瓣感染性心内膜炎的病理改变包括与机械瓣心内膜炎相似的侵入性改变，以及瓣叶的破坏。

2. 临床特点 早期人工瓣膜感染性心内膜炎的常见症状为发热、倦怠、食欲不振、体重减轻等，需要注意与其他一般性术后并发症相鉴别。

不明原因的发热，出现瓣膜关闭不全或狭窄的杂音，人造瓣膜活动的喀喇音变钝或消失等，是人造瓣膜感染性心内膜炎的重要线索。约15%～30%的患者发生动脉栓塞。皮肤及其附属器的异常发现不常见。目前，早期人造瓣膜感染性心内膜炎的病情进展已不如过去迅猛，临床表现多在术后第2个月明显。

晚期人工瓣膜感染性心内膜炎的一般性临床征象与自体瓣膜感染性心内膜炎相似。低毒力病原微生物引起典型亚急性感染性心内膜炎的症状和体征，强毒力病原微生物则引起急性感染性心内膜炎的临床表现。

感染主要发生在人造瓣膜的附着处，可以引起瓣膜脓肿，甚至人造瓣膜部分脱离，发生瓣膜周围漏(主动脉瓣常见)，出现严重的瓣膜功能不全和反流，最终导致严重的心力衰竭。

3. 治疗 早期人工瓣膜感染性心内膜炎病原菌侵袭力强，易发生瓣膜功能不全或瓣周漏，且感染不易根治，一般主张早期手术。后期人造瓣膜感染性心内膜炎病原菌多为链球菌，以内科治疗为主。但若发生真菌性人工瓣膜感染性心内膜炎时，抗生素治疗仅是外科紧急置换瓣膜手术的辅助措施，如瓣膜功能不全所致的心力衰竭、瓣膜破坏严重引起的瓣周漏或生物瓣撕裂、出现新的传导功能障碍以及顽固性感染、反复发生外周组织器官梗死等，都应考虑手术治疗。

抗生素治疗一般至少要连续使用4～6周，甚至需数月。对链球菌感染引起的人工瓣膜心内膜炎，青霉素治疗的疗程延长至6周以上。并根据细菌对青霉素敏感、相对耐药和耐药，分别加用庆大霉素2、4、6周。对β内酰胺抗生素过敏者，可用万古霉素。

HACEK菌：头孢曲松2g，静脉注射或肌肉注射，每天1次；或氨苄西林每天12g，持续或分次静脉滴注，加庆大霉素1.0mg/kg，每12小时静脉滴注或肌肉注射1次，用药6周。应考虑选用第三代头孢菌素。

对人工瓣膜感染性心内膜炎的患者，如出现以下三项之一者，则应考虑手术治疗：①新出现的瓣膜反流性杂音；②合并中、重度心力衰竭；③病原体为链球菌以外的致病菌。

（二）右心感染性心内膜炎

近年来由于静脉滥用毒品者增多，累及右侧心脏的感染性心内膜炎呈增多趋势，已占感染性心内膜炎病例总数的5%～10%。这类心内膜炎也称静脉药瘾者心内膜炎，多发生在正常的心瓣膜，有右心瓣膜感染的特有倾向。静脉药物滥用者感染性心内膜炎的发病率较风湿性心脏病或人工瓣膜置换术后的患者高7倍，男性多于女性，平均年龄32.5岁。此外，右心感染性心内膜炎亦可见于左向右分流的先天性心脏病(如室间隔缺损、动脉导管未闭等)；腔静脉感染性栓子也可引起右心感染性心内膜炎如流产、引产后感染，感染波及子宫内膜和肌层，形成盆腔静脉感染性栓子，迁徙至右心内膜引起感染性心内膜炎；右心操作(如安装心脏起搏器、右心导管检查及心内膜心肌活检)为其少见原因。

1. 病因和病理 病原菌多为金黄色葡萄球菌，占50%～80%(静脉药瘾者占80%以上)，其次为链球菌、革兰阴性杆菌和真菌。静脉药瘾者多累及正常的心脏瓣膜，赘生物多位于三尖瓣和肺动脉瓣，部分位于室间隔缺损的室间隔右心室面或缺损面对的右心室壁，其中以三尖瓣受累者最多见(50%以上)，可能与注射器械和药液污染、注射不规范及注射液中的微颗粒物质损害三尖瓣有关，少数累及肺动脉瓣。

2. 临床特点 临床表现除一般的IE的症状外，静脉药瘾者起病多急骤，体温多在39℃以

笔记栏

上。肺部表现突出,因赘生物脱落造成肺炎、肺部多发性脓肿和细菌性肺梗死,患者可有咳嗽、胸痛、咳脓痰、咯血等表现。双肺可闻及湿啰音,三尖瓣区可闻及(2~3)/6级收缩期杂音。胸部X线见双肺有多处片状浸润阴影,以中下肺多见。超声心动图对右心赘生物的诊断敏感性为83%~100%。

3. 治疗 对甲氧西林敏感的金黄色葡萄球菌所致者,以萘呋西林/苯唑西林2g,每8小时1次,静脉滴注或静脉注射,加妥布霉素1mg/kg,每8小时1次,静脉滴注,持续2周。其他治疗方案同左心感染性心内膜炎,抗生素治疗右心感染性心内膜炎预后好于左心感染性心内膜炎。对毒血症严重、发热持续3周以上、超声心动图发现赘生物≥10mm或并发心力衰竭者,考虑手术治疗。死亡原因常为急性肺动脉瓣关闭不全合并右心衰竭和败血症性肺动脉栓塞所致的呼吸窘迫综合征。

(三)真菌性感染性心内膜炎

真菌性感染性心内膜炎的发病率逐年增加,可能与以下因素有关:①滥用抗生素(特别是广谱抗生素);②激素和免疫抑制剂的大量应用;③静脉注射毒品;④长期静脉输液;⑤艾滋病流行;⑥心脏介入诊疗技术和心脏直视手术的广泛开展。致病菌以念珠菌、曲霉菌和组织胞浆菌多见。

真菌性感染性心内膜炎起病急骤,其临床表现有以下特点:①本病多发生于年老体弱、长期使用广谱抗生素、激素或免疫抑制剂者,长期静脉输血或心脏外科手术后;②使用抗生素治疗病情无改善甚至恶化;③因其赘生物大而易碎,栓塞发生率高,尤其是下肢动脉栓塞,右心真菌性感染性心内膜炎可发生真菌性肺栓塞,大动脉栓塞并发症多见;④病程长,达6~12个月;⑤眼部改变比较明显,除眼底出现Roth点、白色渗出物和出血外,还可出现眼色素层炎或内眼炎;⑥可能有全身真菌感染的证据。心脏超声可见巨大赘生物,确诊有赖于血培养结果或对手术切除的栓子组织学检查。

药物治愈极为罕见,标准治疗为内、外科综合治疗。单纯内科治疗真菌性感染性心内膜炎的死亡率极高(80%~100%),因而是手术的绝对适应证,术后仍应长期予以抗真菌药物。

主要的抗真菌治疗药物为两性霉素B(amphotericin,B),加或不加用氟胞嘧啶(flurocytosine,5-FC)。此外氟康唑(nuconazole)为毒性较小的抗真菌药,对部分真菌性心内膜炎有较好的疗效。

(四)血培养阴性感染性心内膜炎

血培养阴性感染性心内膜炎(culture-negative endocarditis)在感染性心内膜炎病例中所占比例很小(<5%),血培养阴性的原因有以下几种可能:①某些病原菌对培养条件要求高,如HACEK菌群、营养变异型链球菌;②最近已用过抗生素;③真菌性感染性心内膜炎;④感染性心内膜炎由细胞内寄生菌所致,如巴尔通体、鹦鹉热衣原体或病毒;⑤非感染性心内膜炎。

【预后】

本病的预后与下列因素有关:①年龄和体质;②原有心脏疾患和心功能;③病原体种类和毒力;④栓塞合并症;⑤治疗是否恰当。本病的病残率和病死率仍较高,病死率AIE为20%~50%,SIE为20%。静脉药瘾者的右侧感染性心内膜炎的死亡率较低,大约为10%。早期人工瓣膜心内膜炎的死亡率(40%~80%)远高于晚期病例(20%~40%)。5年生存率约50%~90%,存活者约15%~24%合并心功能不全或栓塞后遗症。未治疗的急性患者几乎均在4周内死亡。亚急性者的自然史一般≥6个月。

提示预后不良的因素以心力衰竭最为重要,其他包括主动脉瓣损害、肾功能衰竭、革兰阴性杆菌或真菌致病、瓣环或心肌脓肿、老年等。死亡原因为心力衰竭、肾功能衰竭、栓塞、细菌性动脉瘤破裂和严重感染。除耐药的革兰阴性杆菌和真菌所致的心内膜炎者外,大多数患者可获细菌学治愈。

IE经过正规的治疗,临床症状和体征基本恢复后,停药一段时间仍可复发,通常出现在停用抗生素治疗2个月内。自体瓣膜心内膜炎的患者,青霉素敏感的草绿色链球菌感染复发率小于2%,肠球菌引起者复发率达8%~20%。而铜绿假单胞菌、肠杆菌科、真菌引起的感染性心内膜炎治疗失败多于复发。瓣膜置换术时血培养阳性,尤其是金黄色葡萄球菌性心内膜炎,是随后复发的危险因素。人工瓣膜心内膜炎的复发率为10%~15%,感染的复发常是手术治疗的指征。

【预防】

IE的一级预防非常重要,决定是否给予预防性抗微生物治疗,有2个因素必须考虑,即原有心脏病发生IE的危险性及拟采取的医疗措施。当有基础心脏疾病,而且拟采取的医疗操作有导致IE的潜在危险时,则建议给予预防性抗

笔记栏

病原微生物治疗。

IE常继发于器械操作和手术所致的菌血症，故对有易患因素（人工瓣膜置换术后、感染性心内膜炎史、体-肺循环分流术后、心脏瓣膜病和先天性心脏病）的患者行器械操作时，应预防IE。一般认为下列各种器械操作均有预防的指征：牙科、口腔和上呼吸道手术或操作，胃肠、泌尿系统操作或手术，胆囊手术，阴道子宫分娩，阴道分娩并发感染以及感染组织的切除等。

在牙科和上呼吸道手术和机械操作时，一般术前1小时给予口服阿莫西林2g，或术前30分钟im/iv给予，均为一次。青霉素过敏者可改用克林霉素（clindamycin）600mg或头孢氨苄（cefalexin）2g。作胃肠道、泌尿生殖系统手术或机械操作时，术前30分钟后可im/iv给予氨苄西林（ampicillin）2g与庆大霉素1.5mg/kg（120mg）联合应用；6小时后氨苄西林1g im/iv或阿莫西林1g口服。青霉素过敏者可改用术前1～2小时万古霉素1g静脉滴注及庆大霉素1.5mg/kg（120mg），术前30分钟给予。

推荐阅读

Baddour LM, Wilson WR, Bayer AS, et al. 2005. infective endocarditis: diagnosis, antimicrobial therapy, and management of complications: a statement for healthcare professionals from the committee on Rheumatic Fever, Endocarditis, and Kawasaki Disease, Council on Cardiovascular Disease in the Young, and the Councils on Clinical Cardiology, Stroke, and Cardiovascular Surgery and Anesthesia, American Heart Association: Endorsed by the Infectious Diseases Society of America. Circulation, 111: e394～e434

Breitkopf C, Hammel D, Scheld HH, et al. 2005. Impact of a molecular approach to improve the microbiological diagnosis of infective heart valve Endocarditis. Circulation, 111: 1415～1421

Mylonakis E, Calderwood SB. 2001. Medical progress: infective endocarditis in adults. N Engl J Med, 345: 1318～1330

（金家贵）

第25章 心肌疾病

心肌病(cardiomyopathy)是指以心肌病变为主要表现的疾病,本病可分为两大类:一类为病因不明的心肌病(原发性)。另一类为病因明确或与全身疾病有关的心肌病(特异性)。

第一节 心肌病(原发性)

1995年,WHO/ISHC工作组将原发性心肌病(idiopathic cardiomyopathy)分为五型:①扩张型心肌病;②肥厚型心肌病;③限制型心肌病;④致心律失常性右室心肌病;⑤不定型心肌病。在我国以扩张型心肌病最多见,肥厚型次之,限制型及致心律失常性右室心肌病少见。

一、扩张型心肌病

案例3-25-1

患者,男,32岁。因"心悸、气短1年,加重1周"入院。

患者1年前劳累后出现心悸、气短、有时伴下肢水肿,未经系统治疗。1周前感冒,上述症状加重而入院。既往无烟酒嗜好。

体格检查:T 36.9℃,P 120次/分,R 25次/分,BP 98/64mmHg。呼吸促,口唇略有发绀,颈静脉怒张,双肺底有细湿啰音,心界向两侧扩大,以左侧明显,心率130次/分,心律不齐,心尖部可听到第三心音奔马律及3/6级收缩期吹风样杂音,肝脏触诊于右锁骨中线肋缘下3.0cm,前正中线剑突下4.0cm,双下肢中度水肿。

辅助检查:血常规WBC 7.6×10^9/L,N 0.8,L 0.2。心电图示窦性心律,肢体导联低电压,P—R间期0.14s,室性期前收缩,左束支传导阻滞。X线检查,全心普遍扩大,肺轻度淤血。超声心动图示左、右室扩张,左室流出道扩大,室间隔、左室后壁运动减弱,左室射点分数27%,二尖瓣前后叶呈镜面像,且振幅降低。

问题:

1. 该病例有哪些主要临床特点?

2. 该患者应考虑什么疾病?有哪些依据?

3. 需要和哪些疾病鉴别?

4. 怎样进行治疗?

扩张型心肌病(dilated cardiomyopathy,DCM)多发生于30～50岁中青年,男性多于女性,在我国发病率约13/10万～84/10万。以不明原因的心脏扩大、心律失常、心力衰竭为主要特征。

【病因】

病因不明,可能与下列因素有关:

(一)病毒感染

近年已在DCM心肌中检测到多种病毒,如肠道病毒、腺病毒、巨细胞病毒等,因此目前认为DCM可能与病毒持续感染对心肌的持续损害有关。动物实验亦证明,Coxsackie B病毒感染心肌数月后,心肌发生纤维化及小灶性炎细胞浸润,最后形成心肌病,用电镜在心肌病患者心肌内可发现病毒样颗粒,说明部分心肌病是心肌炎发展的后果。

(二)自身免疫

本病部分患者心肌中免疫球蛋白增多,有抗心肌抗体,抗病毒抗体滴定度增高,有抑制T细胞功能障碍,认为本病是病毒感染后机体发生自身免疫反应所致。

(三)代谢营养障碍

生活贫困的居民发病率较高,提示本病与营养有关。微量元素如硒的缺乏,肌体某些酶异常如琥珀酸脱氢酶减少可能是本病的发病因素之一。

【病理及病理生理】

扩张型心肌病心腔明显扩张,而心室壁增厚不明显,左右心室扩张,可致房室瓣口相对性关闭不全(图3-25-1)。本病以心肌收缩功能障碍为主,射血分数下降,每搏输出量减少,心腔内残余血量增多,心室舒张末期压力增高,肺血回流受阻,而致肺淤血。本病大约1/3先有左心衰竭,有的起始即为全心衰竭。扩大的心腔易有附壁血

笔记栏

栓形成,血栓脱落导致动脉栓塞,由于心肌纤维化可累及起搏及传导系统,易引起心律失常。

【临床表现】

(一) 症状

起病缓慢,常有心慌、气短、不能平卧等左心衰的表现,然后出现肝脏肿大,浮肿、尿少,亦可起病即表现为全心衰竭。可有各种类型的心律失常,可因严重心律失常而突然死亡。由于心搏出量减少,脑供血不足而头晕甚或晕厥。心腔内易形成附壁血栓,脱落可致肺、脑、肾、四肢动脉栓塞。

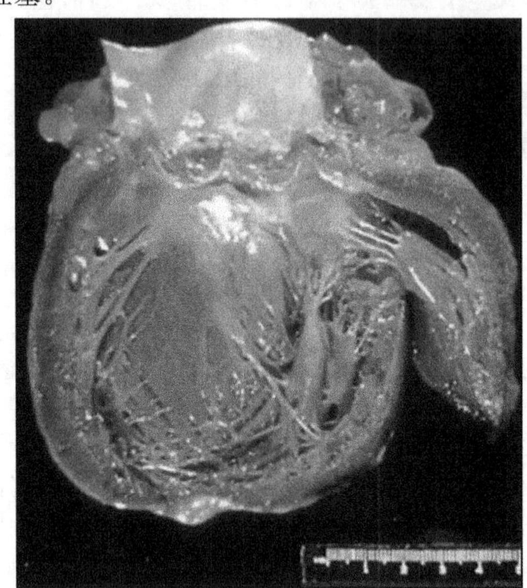

图 3-25-1 扩张性心肌病(显示心腔扩大,室壁变薄)

(二) 体征

心脏扩大最常见,听诊可发现心尖部第一心音减弱、第三心音、第四心音、奔马律或心律失常。由于相对性二尖瓣关闭不全,心尖常有收缩期杂音,心衰加重时杂音增强,心衰减轻时杂音减弱或消失,少数患者血压升高,可能与心衰时儿茶酚胺分泌增高、水钠潴留有关。心力衰竭控制后,血压恢复正常,亦有并存高血压病者。

案例 3-25-1

1. 青年男性患者。
2. 劳累后心悸,气促 1 年,加重一周。
3. 心界向两侧扩大,以左侧明显。
4. 有全心衰竭临床表现:劳累后心悸、气短、双肺底有细湿啰音、心尖部第三心音奔马律;颈静脉怒张、肝脏长大、下肢水肿。

【实验室及辅助检查】

(一) X 线检查

心脏扩大为突出表现,以左心室扩大为主,伴以右心室扩大,也可有左心房及右心房扩大。心衰时扩大明显,心衰控制后,扩大的心脏可缩小。心脏搏动幅度普遍减弱。肺动脉轻度扩张,肺淤血较轻。

(二) 心电图

可有各种心律失常,以室性期前收缩最多见,常有不同程度的房室传导阻滞及左右束支传导阻滞,心房颤动发生率较低。广泛 ST—T 改变,左心室肥大,由于心肌纤维化少数病例可出现病理性 Q 波。

(三) 超声心动图

早期左心室扩大,以后全心长大,心室壁变薄,室间隔及左室后壁搏动幅度减弱(图 3-25-2)。

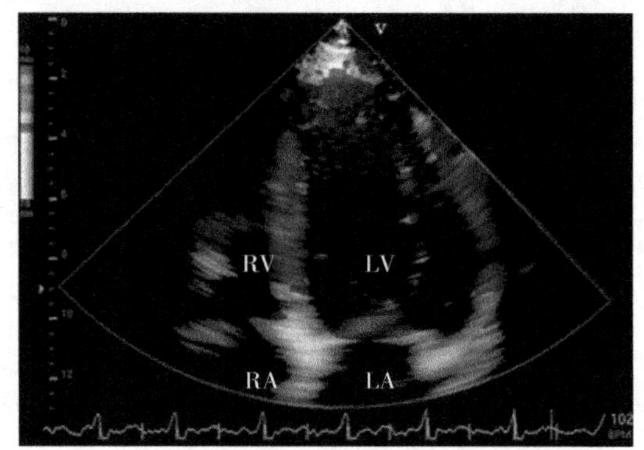

图 3-25-2 扩张型心肌病心尖四腔心切面显示全心扩大(RV:右心室,RA:右心房,LV:左心室,LA:左心房)

(四) 放射性核素检查

核素血池扫描,表现有心腔扩大,尤其两侧心室扩大,心肌灌注显影呈弥漫性稀疏,但无局限性缺损区,心室壁搏动幅度减弱,射血分数降低。

(五) 心内膜心肌活检

扩张型心肌病临床表现及辅助检查均缺乏特异性,心内膜心肌活检诊断本病敏感性较高,但特异性较低。

案例 3-25-1

辅助检查:

1. X 线检查,全心普遍扩大,肺轻度淤血。
2. 心电图存在室性早搏,左束支传导阻

笔记栏

滞等心律失常。

3. 超声心动图示左、右室扩张，心室壁运动减弱，LVEF 27%。

【诊断与鉴别诊断】

本病缺乏特异性诊断指标，临床上考虑本病主要依靠：①存在心脏扩大、心律失常、心力衰竭；②排除其他心脏疾病。

案例 3-25-1

诊断：

扩张型心肌病

全心扩大

室性早搏，左束支传导阻滞

心功能Ⅲ级

诊断依据：

1. 青年男性，病史1年；
2. 全心衰竭的临床表现；
3. 超声心动图、X线发现全心扩大，LVEF 27%；
4. 基本能排除其他心脏疾病。

在鉴别时要注意排除以下疾病：

（一）冠心病

当患者有心律失常，心电图 ST—T 改变及Q波时，极易误诊为冠心病，下列特点有助于鉴别：①冠心病多发生在40岁以上者，心肌病多见于中青年人；②冠心病多有高血压、高血脂、高血糖等易患因素，心肌病少见；③冠心病常有心绞痛或心肌梗死病史，心肌病多无胸痛；④冠状动脉造影是两者鉴别的最可靠方法。

（二）高血压性心脏病

心肌病心力衰竭时，由于水钠潴留，血容量增多，儿茶酚胺分泌增多及动脉痉挛，可导致血压暂时性升高，但心力衰竭纠正后血压多于数日内降至正常。

（三）风湿性二尖瓣关闭不全

心肌病由于左心室扩大，发生相对性二尖瓣关闭不全可出现收缩期杂音，易被误诊为风湿性二尖关闭不全。鉴别要点：①心肌病时杂音在心衰时出现或增强，心衰纠正后杂音减弱或消失，风湿性二尖瓣关闭不全在心衰纠正后，杂音增强；②风湿性二尖瓣关闭不全在超声心动图可见二尖瓣瓣叶增厚、钙化。

（四）心包积液

心肌病时心脏普遍扩大，搏动极弱易误诊为心包积液。此病有以下特点：①心包积液患者心脏浊音界随体位变化，有奇脉。②超声心动图显示心包液性暗区。

（五）克山病

属地方性心肌病，有一定流行地区，以学龄前儿童及生育期妇女发病较多。扩张型心肌病属散发性，以中年男性居多。

【治疗】

本病病因不明，目前无特效疗法，主要采取以下措施。

（一）一般治疗

尚未发生心力衰竭的患者，应防止过度劳累，戒烟、限酒。

（二）对症治疗

对发生心力衰竭者，可用利尿剂、血管扩张剂、强心剂。由于心肌变性、坏死、纤维化，对地高辛耐受性差，宜用小剂量维持治疗。有心律失常者，可根据不同的心律失常选择用药。

（三）β受体阻滞剂

本病患者心肌β受体密度下调，随着心衰程度的加重，下调更明显。为了提高心肌β受体密度，改善心肌的反应性，对Ⅰ～Ⅲ级心功能患者可用β受体阻滞剂治疗，常从小剂量开始，如美托洛尔每日12.5mg、比索洛尔每日1.25mg、卡维地洛3.125mg，每日2次。每2～4周剂量加倍，应注意血压及心功能变化，达最大耐受量或目标剂量后长期维持量。

（四）其他

对于重症患者，合并左束支传导阻滞可考虑置入双腔或三腔起搏器。内科治疗无效者，可进行心脏移植。

案例 3-25-1

治疗：

1. 一般治疗：卧床休息，低盐饮食，吸氧。

2. 纠正心力衰竭：急性期可静脉应用洋地黄、血管扩张剂（如硝普钠、ACE 抑制剂）、呋塞米等。稳定后改口服 ACEI、利尿剂、螺内酯、β受体阻滞剂等。

笔记栏

3. 心律失常的处理：室性期前收缩在心功能改善后常减少或消失。心功能好转后的频发室性期前收缩，可使用β受体阻滞剂治疗。必要时可用胺碘酮。

【预后】

患者一旦发生心力衰竭，预后不良，死亡原因多为心力衰竭或心律失常。国外报道5年死亡率50%，国内2年死亡率41.2%，5年死亡率80%。但近年随着治疗方法的改善，存活率有一定程度提高。

二、肥厚型心肌病

案例 3-25-2

患者，男，38岁。因"心慌，胸痛、气促8个月"入院。

8个月前患者不明原因出现心慌，劳力时胸痛及呼吸困难，经心电图、胸部X线检查未能明确诊断。以后每遇稍剧烈活动便感头晕，为查明病因而入院。其兄长有类似病史，1年前被诊断为肥厚型心肌病。

体格检查：T 37℃，P 120次/分，R 20次/分，BP 132/86mmHg。双肺底可闻及少许湿性啰音，心浊音界向左下增大，心律整齐，心尖部可闻及3/6级收缩期杂音。肝脏未触及，下肢不肿。

心电图示左心室肥大Ⅱ、Ⅲ、AVF导联有深的Q波及室内传导阻滞。超声心动图显示舒张期末的室间隔厚度与左室后壁厚度比值为1.5∶1，A/E>1。

问题：

1. 患者主要的临床特点有哪些？
2. 患者的诊断是什么？有何依据？
3. 如何进行治疗？

肥厚型心肌病（hypertrophic cardiomyopathy，HCM）是以心肌肥厚为特征，通常表现为室间隔非对称性肥厚。根据左心室流出道有无梗阻可分为梗阻性（obstructive）和非梗阻性（non-obstructive）肥厚型心肌病。不对称性室间隔肥厚致主动脉瓣下狭窄者称特发性肥厚型主动脉瓣下狭窄（idiopathic hypertrophic subaortic stenosis，IHSS）。

【病因】

（一）遗传

一个家族中可有多人发病，提示本病与遗传有关，目前认为系常染色体显性遗传。家族性HCM的发病主要是由于β肌球蛋白重链、肌钙蛋白T等肌节收缩蛋白基因突变，目前发现的主要致病基因是MYH7、MYBPC3、TNNT2。

（二）儿茶酚胺代谢异常

人类静脉滴注大量去甲肾上腺素可致心肌坏死，动物实验证实，静脉滴注儿茶酚胺可致心肌肥厚，因而有人认为肥厚型心肌病与儿茶酚胺代谢异常有关。

案例 3-25-2

家族中有类似病例，其兄长患肥厚型心肌病。

【病理】

主要病变为心肌肥厚，尤其主动脉瓣下部的室间隔和乳头肌最为明显，因而形成左心室流出道梗阻。心室腔常缩小呈S形裂隙状，室间隔厚度与左室壁厚度之比大于1.3，显示不对称性室间隔肥厚。心肌肥厚也有突出表现在心尖部和心脏其他部位者。组织学特征为心肌细胞肥大，排列紊乱。

【临床表现】

（一）症状

本病表现存在显著差异，病变程度轻者可无症状，程度较重者可有以下症状。

1. 心悸 患者感觉心脏跳动强烈，尤其左侧卧位更明显，可能由于心律失常或心功能改变所致。

2. 呼吸困难 由于肥厚的心肌顺应性降低，左心室舒张末期压力增高，进而左房压力增高，产生肺淤血，可表现劳力性呼吸困难、阵发性夜间呼吸困难甚或端坐呼吸。

3. 心绞痛 患者常有胸痛，劳力后发作。胸痛持续时间较长，含服硝酸甘油不但无效反而可加重胸痛，可能与肥厚的心肌内细冠状动脉受压而心肌供血不足及心肌肥厚需氧增多有关。

4. 晕厥与头晕 多在劳累时发生，可能由于劳累后交感神经的正性肌力作用增强，致左心室顺应性更差，舒张期心室血液充盈更少，左室流出道梗阻加重，心搏出量减少，引起脑供血不足所致。发生过速或过缓型心律失常时，也可引起晕厥与头晕。

（二）体征

由于心肌肥厚，可见搏动增强。由于左心室

顺应性降低，心房收缩增强，血流撞击左心室壁，在心尖部可有收缩期前冲动，第一心音后又有第二次收缩期搏动，形成收缩期双重搏动。心脏浊音界向左下扩大。在胸骨左下缘或心尖内侧收缩中晚期杂音吹风样粗糙，系左心室流出道梗阻所致。凡增强心肌收缩力或降低动脉阻力的因素，均可使左心室与主动脉之间压力差增大，杂音增强；凡能降低心肌收缩力或增加动脉阻力的因素，均可使压力阶差减小，杂音减弱。回心血量增多时，杂音减弱。回心血量减少杂音增强。可闻及 S_4。

案例 3-25-2

1. 患者主要表现为心慌，胸痛，呼吸困难，反复头晕。

2. 查体发现肺底湿性啰音，心浊音界增大，心尖部可闻及 3/6 级收缩期杂音。

【辅助检查】

(一) X线检查

心影正常或增大，心脏大小与心脏及左心室流出道之间的压力阶差呈正比，压力阶差越大，心脏亦越大。以左心室肥厚为主，主动脉不增宽，肺动脉段多无明显突出，肺淤血大多较轻。

(二) 心电图

左心室肥大较多见；由于心脏相对缺血，心肌复极异常，出现 ST—T 改变；室间隔肥厚与心肌纤维化可在Ⅰ、AVF 或Ⅱ、Ⅲ、AVF 导联出现深而不宽的 Q 波；本病常有各种心律失常，室性期前收缩及室内传导阻滞较常见。

(三) 超声心动图

是目前的主要诊断手段。表现为：①室间隔非对称性肥厚，舒张期末的室间隔厚度与左室后壁厚度比值>1.3∶1；②有梗阻的患者，二尖瓣前叶在收缩期向前运动（systolic anterior motion，SAM）；③心尖肥厚型患者则只限于心尖，见图 3-25-3。

(四) 心导管检查及心血管造影

左心室与左心室流出道之间出现压力阶差，左心室舒张末期压力增高，压力阶差与左心室流出道梗阻程度呈正相关。心室造影可见心室腔呈狭长裂缝样改变对诊断有意义。

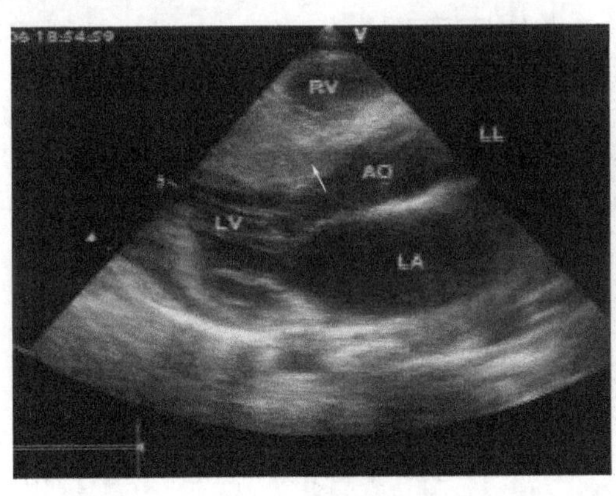

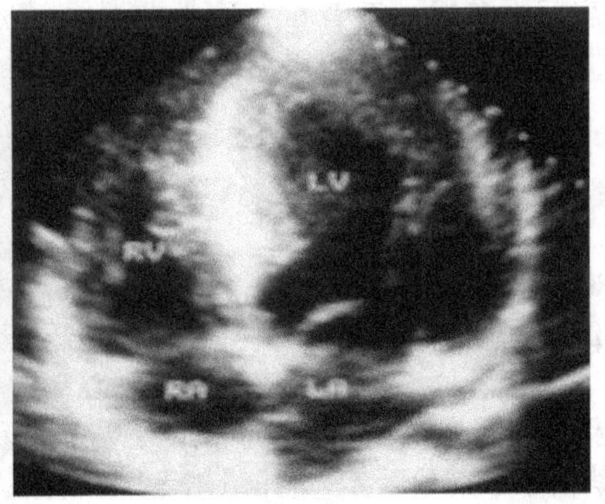

图 3-25-3 肥厚型心肌病左心室长轴切面及心尖四腔心切面显示室间隔上部肥厚

案例 3-25-2

1. 心电图见左心室肥大，Ⅱ、Ⅲ、AVF 导联有深的 Q 波及室内传导阻滞。

2. 超声心动图显示舒张期末的室间隔厚度与左室后壁厚度比值为 1.5∶1，A/E >1。

【诊断与鉴别诊断】

青中年患者在胸骨左下缘听到粗糙吹风样收缩期杂音，有类似病例家族史者，应想到本病的可能，心电图、X线、超声心动图检查可提供重要诊断依据。心导管检查发现左心室与流出道间有压力阶差，心血管造影显示室间隔显著肥厚，心室腔呈狭窄裂缝样改变能证实本病。

案例 3-25-2

临床特点：

1. 患者主要表现为胸痛，呼吸困难，反复头晕。

2. 心界增大，心尖部 3/6 级收缩期杂音。

3. 肺底湿性啰音。

4. 超声心动图显示室间隔厚度与左室后壁非对称性肥厚。

笔记栏

5. 家族中有类似病例。

诊断：

肥厚型心肌病

左心室肥大

窦性心律

心功能Ⅲ级

鉴别诊断：

1. 冠状动脉粥样硬化性心脏病 肥厚型心肌病与冠心病均有心绞痛，心电图 ST—T 改变，异常 Q 波及左室肥厚，两病较易误诊。鉴别点：①肥厚型梗阻性心肌病在胸骨左下缘或心尖内侧可闻喷射性收缩期杂音，冠心病一般无杂音；②冠心病心绞痛含化硝酸甘油 3～5 分钟内缓解，肥厚型心肌病硝酸甘油无效，甚或加重病情；③超声心动图，肥厚型心肌病室间隔与左室后壁比值>1.3∶1。而冠心病主要表现为室壁节段性运动异常；④心导管检查及冠脉造影最后确定诊断。

2. 主动脉瓣狭窄 主动脉瓣狭窄的收缩期杂音多在胸骨右缘第二肋间，大多伴有收缩期震颤。X 线检查升主动脉有狭窄后扩张，两者不难鉴别。

3. 室间隔缺损 杂音也在胸骨左下缘，但为反流性杂音，超声心动图和心导管检查可明确鉴别。

【治疗】

1. 避免过度劳累、精神紧张。

2. β 受体阻滞剂 β 受体阻滞剂可降低心肌收缩力，减轻左心室流出道梗阻改善左心室壁顺应性及左心室充盈，也具有抗心律失常作用。常用普萘洛尔小剂量开始，美托洛尔等。可逐渐增加剂量。

3. 钙通道阻滞剂 维拉帕米 40mg 口服，以后逐渐增量，可至 160mg，每日 2～3 次，以改善心室舒张功能。不能与阻滞剂合用。

4. 试用 DDD 起搏器治疗或进行室间隔化学消融 缓解左心室流出道梗阻。

5. 外科手术治疗 对压力阶差>50mmHg，药物治疗无效者可手术治疗，行肥厚肌条切除术。

案例 3-25-2

治疗：

1. 休息。

2. 普萘洛尔 10mg，口服，每日 3 次，根据病情逐渐增加剂量。或维拉帕米 40mg，口服，以后逐渐增至 160mg，每日 2～3 次。

3. DDD 起搏器或进行室间隔化学消融。

三、限制型心脏病

限制型心脏病（restrictive cardiomyopathy）以心内膜心肌纤维化、心肌僵硬、心腔闭塞，心室充盈受阻、心排血量减少为特征。本病多发生在热带，我国非常少见。

【病因】

病因不明，有人认为系嗜酸细胞脱颗粒而引起的免疫性疾病。

【病理及病理生理】

主要病变为心内膜及心内膜下心肌增厚并有纤维增生，可伴有淀粉样变、嗜伊红细胞增多。心肌顺应性降低，心室充盈受限和舒张容量下降，舒张功能发生障碍。

【临床表现】

青壮年常见，初期可无症状，部分有头昏、乏力，心悸。以后出现呼吸困难、腹胀、肝大、腹水、下肢浮肿等心力衰竭表现，酷似缩窄性心包炎。

【辅助检查】

（一）X 线检查

心脏扩大，右房或左房扩大明显，伴有心包积液时，心影明显增大，可见心内膜钙化。

（二）心电图

由于心房负荷增大，可见二尖瓣型 P 波，心房纤颤，房室传导阻滞及束支传导阻滞。

（三）心导管检查

右心室心内膜心肌纤维化症，由于右心室顺应性降低，右心室舒张末期压力增高。右心房及腔静脉压力均增高，左心室心内膜纤维化，肺循环压力升高，心室造影可见心室腔缩小，血流缓慢。

【诊断及鉴别诊断】

本病主要表现静脉压增高，颈静脉怒张，肝肿大、腹水、下肢浮肿。心脏扩大呈球形，搏动弱，应与肝硬化、缩窄性心包炎、心内膜弹力纤维增生症相鉴别。

【治疗】

(1) 避免劳累,防止感染,有心力衰竭者可用强心、利尿、血管扩张剂,但疗效不佳,预后不良。

(2) 外科手术治疗:采用心内膜剥离术加瓣膜置换术,效果良好。

四、致心律失常性右室心肌病

为常染色体显性遗传,隐性遗传也有报道。右心室心肌逐渐被纤维脂肪组织所取代,早期呈区域性,晚期可累及整个右心室甚至部分左心室。心律失常、猝死常见,尤其在青年患者。

五、不定型心肌病

指一些不完全符合上述任何一个类型的心肌病,如纤维弹性组织增生症、非致密性心肌病、收缩功能不全但心室仅略扩张者、线粒体疾病等。患者可能表现出不止一种心肌病的临床表现,如淀粉样变、原发性高血压等。现已认识到心律失常和传导系统疾病可能是原发的心肌异常,然而目前尚未列入心肌病的范畴。

第二节　特异性心肌病

特异性心肌病指伴有特异性心脏病或特异性系统性疾病的心肌疾病。常见的有缺血性心肌病、瓣膜性心肌病、高血压性心肌病、炎症性心肌病、代谢性心肌病、营养物质缺乏、淀粉样变、结缔组织疾病、酒精性心肌病、围生期心肌病。近年来,快速心律失常引发的心肌病即“心动过速性心肌病”已引起重视,但未包括在该分类之中,临床上亦应予以注意。

一、心　肌　炎

心肌炎(myocarditis)是多种原因造成的心肌炎症,病变范围及程度有较大差别,轻者可无临床症状,严重可致猝死,诊断及时并经适当治疗者可完全治愈;迁延不愈者可形成慢性心肌炎或演变为心肌病。

【病因】

(一) 感染

病毒、细菌、立克次体、真菌、原虫均可致心肌炎,其中以病毒性心肌炎最常见,如柯萨奇 A、B组病毒、埃可(EHCO)病毒、肝炎病毒、流行性出血热病毒、流感病毒、腺病毒等。

(二) 免疫反应

如过敏性心肌炎、系统性红斑狼疮、皮肌炎造成的心脏损害。

(三) 理化因素

使用多柔比星、三环类抗抑郁药等。

二、病毒性心肌炎

案例 3-25-3

患者,女,25 岁。咽痛、发热 1 周,活动后感心悸 3 天。

1 周前受凉后咽痛、发热,伴头痛、流涕、乏力,服用抗感冒药无效,近 3 天活动后感心悸、胸闷、气促。既往无风湿病史。

体格检查:T 38.6℃,P 110 次/分,R 20 次/分,BP 110/70mmHg。神志清楚,精神差,自动体位,咽部轻度充血,双下肺少许湿啰音,心界不大,心率 110 次/分,节律整齐,心尖区可闻及第三心音和舒张期奔马律。腹软无压痛,肝脏不大,双下肢无水肿。生理反射存在,无病理反射。

辅助检查:血常规 WBC 7.5×10^9/L,N 0.6,L 0.4。入院 13 小时心肌酶学检查:CK 950 U/L,CK-MB 68U/L,LDH 1600U/L;心电图示Ⅱ度房室传导阻滞,频发室性早搏,广泛导联 ST 段压低。X 线检查示心界正常,肺轻度淤血。

问题:

1. 患者的起病情况有何特点?
2. 患者心脏有哪些改变?
3. 临床考虑什么疾病?
4. 如何处理?

【发病机制】

病毒感染时,首先通过血液循环穿过毛细血管及周围间质而进入心肌纤维,在心肌细胞内复制,引起心肌细胞溶解,坏死、水肿。继后由于病毒或心肌抗原诱发体液及细胞免疫反应。

【病理变化】

本病病理改变轻重不一,可为局限性或弥漫性,轻者充血、水肿、炎细胞浸润,重者心肌

笔 记 栏

苍白，缺少弹性，心肌扩张。亦可侵及心包膜而呈炎症渗出及粘连，或波及心内膜而呈全心炎。侵及窦房结、房室结等传导系统可致各种心律失常，慢性心肌炎心脏扩大，心肌间质炎症及心肌纤维化，可形成心肌病。

【临床表现】

(一) 病史

患者在1～3周内有上呼吸道感染、腹泻等病毒感染表现，如发热、咽痛、咳嗽、呕吐、腹泻、肌肉酸痛等，之后出现不能用一般原因解释的重度乏力、心悸、胸闷、头昏等症状。

(二) 体征

常见窦性心动过速，心率与体温不平行。也可有窦性心动过缓及各种心律失常，心界扩大者占1/3～1/2，见于重症心肌炎，心肌损害严重或心力衰竭者，第一心音减弱，可闻及舒张期奔马律，合并心包炎者可闻心包摩擦音。

案例 3-25-3

1. 1周前有上呼吸道感染史。

2. 出现了心肌受损的临床表现：心尖区可闻及第三心音和舒张期奔马律。频发早搏，双下肺少许湿啰音(左心衰体征)。

【实验室与辅助检查】

(一) 心电图

以室性期前收缩较多见，有ST段下移，T波低平或倒置。窦房结、房室结及心室内传导阻滞，亦可发生室上性或室性心动过速，还可有病理性Q波等。

(二) X线检查

由于病变范围及病变严重程度不同，局限性心肌炎或病变较轻者，心影可完全正常。部分心脏轻中度扩大，明显扩大者多伴有心包积液。

(三) 血液检查

白细胞计数在病毒性心肌炎可正常，偏高或降低，血沉大多正常，亦可稍增快，C反应蛋白大多正常。

(四) 其他

有条件者可做病毒分离或抗体测定

【诊断】

目前主要参考全国成人急性病毒性心肌炎的诊断标准，见表3-25-1。

表 3-25-1 急性病毒性心肌炎的诊断标准

一、3周内有上呼吸道、肠道等病毒感染史
二、出现以下心肌受损的表现：
1. 心尖第一心音明显减弱、舒张期奔马律、心包摩擦音、心脏扩大、充血性心力衰竭、阿斯综合征
2. 新出现下列心电图改变：
(1) 窦性心动过速、房室传导阻滞、窦房阻滞或束支阻滞
(2) 多源、成对室性早搏，自主性房性或交界性心动过速，阵发或非阵发性室性心动过速，心房或心室扑动或颤动
(3) 两个以上导联ST段呈水平型或下斜型下移≥0.01mV或ST段异常抬高或出现异常Q波
3. 血清心肌肌钙蛋白I或肌钙蛋白T、CK-MB浓度明显增高
4. 超声心动图示心腔扩大或室壁活动异常和(或)核素心功能检查证实左室收缩或舒张功能减弱
三、病原学依据
1. 在急性期从心内膜、心肌、心包或心包穿刺液中检测出病毒、病毒基因片段或病毒蛋白抗原
2. 病毒抗体 血清中同型病毒抗体滴度相隔两周以上升高4倍或一次抗体效价≥640者为阳性，320者为可疑阳性
3. 病毒特异性IgM以≥1∶320者为阳性，如同时有血中肠道病毒核酸阳性者更支持有近期病毒感染

案例 3-25-3

诊断：

急性病毒性心肌炎

频发室性早搏、Ⅱ度房室传导阻滞

心功能Ⅲ级

诊断依据：

1. 病毒感染史：三天前有上呼吸道感染史，有发热、流涕、咽痛等表现。

2. 心肌受损的表现：心尖区可闻及第三心音和舒张期奔马律。频发早搏，双下肺少许湿啰音(左心衰体征)。心电图S—T段压低及心律失常。心肌酶学升高但无急性心肌梗死的演变规律。

3. 患者为年轻女性，无其他心脏病证据。

笔记栏

【临床分期】

病毒性心肌炎根据病情变化和病程长短，可分为四期，见表 3-25-2。

表 3-25-2 病毒性心肌炎的分期

急性期：新发病病程在 3 个月以内
恢复期：临床症状和客观检查好转但尚未痊愈，病程一般在 3～12 个月
慢性期：部分患者临床症状、客观检查呈反复变化或迁延不愈，病程在 12 个月以上
后遗症期：患心肌炎时间已久，临床已无明显症状，但遗留较稳定的心电图异常，如室性早搏、房室或束支传导阻滞、交界区性心律等

【治疗】

目前病毒性心肌炎尚无特效的治疗方法，主要为综合治疗措施。

(一) 休息

患心肌炎后心肌有弥漫性病变，卧床可减轻心脏负荷，减少心肌耗氧量，有助于心肌内炎症的吸收，病变细胞得到修复。休息时间视病情轻重而定，一般急性期休息 2～3 个月，病情好转后逐渐增加活动，如果有心脏扩大或伴有心力衰竭，则应休息到心脏缩小至正常，心功能恢复。

(二) 饮食

宜富有维生素和蛋白质而易于消化的食物，忌暴饮暴食，以免增加心脏的负荷。

(三) 改善心肌代谢药物

急性期可静脉注射辅酶 A、维生素 C、二磷酸果糖；轻者可口服辅酶 Q_{10}、肌苷、维生素 C、维生素 E 等。

(四) 抗感染治疗

病毒性心肌炎要积极控制已有的感染，病初可用利巴韦林、金钢烷胺、阿糖胞苷、干扰素、免疫核糖核酸等终止或干扰病毒复制及扩散的药物，但疗效不肯定。中药如大青叶、板蓝根、金银花、连翘、贯众、黄芪等对某些病毒具有一定的抑制作用，也可试用。

(五) 控制心力衰竭

心肌炎时心肌对洋地黄敏感性增高，耐受性差，易发生中毒，宜选用收效迅速及排泄快的制剂如毛花苷丙或地高辛，剂量应偏小，在急性心力衰竭控制后数日即可停药。利尿剂应早用和少用，同时注意补钾。

(六) 纠正心律失常

偶发期前收缩、Ⅰ度房室传导阻滞多不用药物。若发生严重室性心律失常应及时静脉注射利多卡因；心室率显著缓慢或严重传导阻滞者可用异丙肾上腺素或阿托品。

(七) 其他

提高机体免疫能力，防止反复呼吸道感染，可选用胸腺肽，转移因子及中药等药物治疗。

(八) 肾上腺皮质激素的应用

关于皮质激素的应用目前尚有争论，多数人认为病程早期及轻症病例不必使用；病情严重如心源性休克、Ⅱ度以上房室传导阻滞、严重心力衰竭等可考虑使用，剂量宜大，病情缓解减量停药。

案例 3-25-3

处理：

1. 休息。
2. 补充营养，保护心肌，改善心肌代谢的药物。
3. 抗病毒治疗。
4. 心律失常和心力衰竭应给予相应的对症治疗。

【预后】

病毒性心肌炎以轻、中型多见，经长期随诊结果，绝大多数可痊愈，少数迁延或演变为心肌病，极少数死亡。影响预后的主要原因有：①治疗不及时，轻型心肌炎早期临床症状多较轻，不易被发现，治疗不及时致使病情延误加重，甚至发展为慢性；②部分患者机体免疫功能减低，特别是细胞免疫功能降低，易受细菌或病毒感染，可导致心肌炎加重及复发；③没有坚持长期随诊，得到医生正确的指导；④重型病例因其病变广泛、严重，病情易于迁延或留有后遗症，甚至死亡。

三、酒精性心肌病

酒精性心肌病(alcoholic cardiomyopathy)指长期大量饮酒，使心肌细胞变性、纤维化，表现为心脏扩大、心功能不全的一种心肌病。戒酒后病情可自行缓解或痊愈。本病多发于成年男性。确切病理机制目前还不很清楚，可能与酒精及其代谢产物直接对心肌的毒性或长期饮酒造成营养失调有关。

笔记栏

【临床表现】

(一) 症状

一般为隐匿性，早期表现为酒后感到心悸、胸部不适或晕厥。当患者发生心力衰竭时，表现为劳力性或夜间阵发性呼吸困难、气短、端坐呼吸。

(二) 体征

主要表现为心脏扩大，窦性心动过速，舒张压增高，脉压减小，常有室性或房性奔马律，少数患者伴非典型心绞痛，晚期有心力衰竭体征。

【诊断】

(1) 长期大量饮酒(乙醇125ml/d，即每日白酒150g、啤酒4瓶)，持续10年以上。

(2) 临床上有心脏扩大、心力衰竭或心律失常等扩张型心肌病样表现。

(3) 能排除其他心肌疾病。

【治疗】

(一) 一般治疗

强制性戒酒、卧床休息，补充维生素类，加强营养支持治疗。

(二) 对症治疗

治疗心力衰竭，处理心律失常。

(三) 戒烟、戒酒

在戒酒的同时，积极劝说戒烟，以改善预后。

四、围生期心肌病

围生期心肌病(peripartum cardiomyopathy)指孕妇在妊娠末期或产后20周内出现心脏扩大、心力衰竭而无其他心脏病因可查者。

【病因】

迄今尚有争论，目前认为营养不良、病毒感染、自身免疫机制、遗传因素、内分泌改变及循环容量负荷过重均可能参与发病。

【病理】

病理检查见心脏扩大，常有附壁血栓。镜检以心肌细胞变性为主，也可有心肌肥大和心肌纤维化，部分病例见有广泛的炎症细胞浸润、间质水肿或脂肪浸润。

【临床表现】

临床常见于年长、多胎、营养不良的产妇。轻者无症状，仅有心脏扩大；重者有充血性心力衰竭、各种心律失常，体循环或肺循环的栓塞也较常见。常有持续的房性或室性奔马律。

【实验室及辅助检查】

心电图可有非特异性ST—T改变，心室肥大、传导阻滞及其他心律失常。X线示心影普遍增大，搏动减弱。

【诊断】

本病诊断可根据妊娠前无心脏病病因和体征、心脏扩大、心力衰竭或心律失常等心肌病样病变出现在妊娠末期或产后20周以内查不到其他心脏病原因者。

【治疗】

休息、限盐，心力衰竭者给予强心利尿剂，效果不佳可加用血管扩张剂和其他非洋地黄正性肌力药。有心律失常者给予相应的处理。有栓塞并发症时应给予抗凝药物。约半数患者心脏大小可在产后6个月内恢复正常。

预后较佳，多数围生期心肌病患者经过临床治疗心脏可恢复正常；若充血性心力衰竭和心脏扩大持续存在，则预后较差。患者宜采取避孕或绝育措施，再次妊娠常可使病情恶化。

五、克　山　病

克山病(Keshan disease)，亦称地方性心肌病，于1935年在我国黑龙江省克山县发现，因而命名克山病。

【病因】

至今尚不明确，目前一种学说认为可能与病区水土中微量元素硒、钼、镁或有关营养物质缺乏或失去平衡引起代谢紊乱心肌损伤有关。另一种学说认为由病毒感染引起，或由于两种病因共同作用的结果，主要发生在我国从东北到西南的狭长地带内，即黑、吉、辽、蒙、晋、冀、鲁、豫、陕、川、滇、藏、黔、鄂等10多个省市。

【病理】

主要病变是心肌实质变性、坏死和纤维化交

笔记栏

织在一起，心脏扩张，心室壁不增厚，附壁血栓常见，光镜下可见心肌变性、坏死。电镜下可见线粒体肿胀、嵴分离和断裂。

【临床表现】

可分为急性、亚急性、慢性和潜在性四型，其中慢性克山病较多见。

急性克山病多在冬季发病，常因寒冷、暴饮暴食、分娩等而诱发。恶心、呕吐、头晕，严重者数小时内死亡。常心有源性休克，各种严重心律失常，心脏扩大，舒张期奔马律。急性型发病后出现浮肿、肝肿大等体征，三个月以上不消退者则转为慢性。

亚急性克山病是小儿克山病的一种类型，春夏发病多，精神不振，食欲减退，面色灰暗、全身浮肿，心脏向两侧扩大，舒张期奔马律，肝脏肿大，三个月不缓解者，已转为慢性。

慢性克山病表现为充血性心力衰竭，心脏向两侧扩大，心尖部收缩期杂音，肝脏肿大，下肢浮肿，极似扩张型心肌病。

潜在型克山病是各型治疗之后或是本病的早期改变。

【实验室及辅助检查】

(一) 急性型

血清 AST、CPK、LDH 活性增强。白细胞总数增多，血沉加快。慢性型由于肝淤血，ALT 增高。

(二) 心电图检查

本病几乎均有心电图改变，主要表现 ST—T 改变，低电压，Q—T 间期延长。各种类型心律失常，尤以完全性右束支传导阻滞为多见。

(三) X 线检查

心脏普遍扩大，搏动减弱，淤血较轻。

(四) 超声心动图

双心室扩大，室壁搏动幅度普遍减弱，室壁无明显增厚，这些改变与扩张型心肌病相似。

【诊断】

根据流行病学特点及心脏扩大、心律失常、心力衰竭等临床表现诊断不难。注意与扩张型心肌病相鉴别。

【治疗】

(1) 急性克山病可给大量维生素 C，5～10g 静脉注射，2 小时后可重复注射一次，血压降低者也可静脉滴注多巴胺。

(2) 慢性克山病按一般心肌疾病进行治疗。

【预防】

口服亚硒酸钠可预防急型克山病发作。用法 1～5 岁 1mg，6～10 岁 2mg，11～15 岁 3mg，16 岁以上 4mg，每 10 天口服一次，多发季节经常服用，非发病季节可停服 3 个月，同时应改善营养，提高身体素质，预防发病。

六、药物性心肌病

药物性心肌病（drug-induced cardiomyopathy）是指接受某些药物治疗后，因药物对心肌的毒性作用引起心肌损害。常见的药物有抗肿瘤药物（如多柔比星、柔红霉素），抗精神病药物（如氯丙嗪、奋乃静、三氟拉嗪）、三环类抗抑郁药（如氯丙咪嗪、阿米替林、多塞平）等。临床表现心律失常，室内传导阻滞，心功能不全，类似扩张型心肌病。诊断主要根据服用某些药物之前无心脏病证据，服药后出现心律失常、心脏增大和心功能不全的征象，又不能用其他心脏病解释者。治疗应停用相关毒性药物，可用辅酶 Q_{10}、维生素 C 等。

推荐阅读

Bänsch D, Antz M, Boczor S, et al. 2002. Primary prevention of sudden cardiac death in idiopathic dilated cardiomyopathy: the cardiomyopathy trial (CAT). Circulation, 105: 1453～1458

LOWES BD et al. 2002. Myocardial gene expression in dilated cardiomyopathy treated with beta-blocking agents. N Engl J Med, 346: 1357

Magnani JW, Dec G W. 2006. Myocarditis: current trends in diagnosis and treatment. Circulation, 13: 876～890

Maron BJ. 2002. Hypertrophic cardiomyopathy. Circulation, 106: 2419～2421

MARON MS et al. 2003. Effect of left ventricular outflow tract obstruction on clinical outcome in hypertrophic cardiomyopathy. N Engl J Med, 348: 295

MCCARTHY RE, et al. 2000. Long-term outcome of fulminant myocarditis as compared with acute (nonfulminant) myocarditis. N Engl J Med, 342: 690

NICOLAS JM et al. 2002. The effect of controlled drinking in alcoholic cardiomyopathy. Ann Intern Med, 136: 192

（罗兴林）

第 26 章 心包疾病

案例 3-26-1

患者，男，27 岁，农民。因“胸部隐痛、心悸、不规则发热 1 个月，气促、双下肢水肿 10 天”入院。

1 个月前患者出现胸部隐痛、心悸、咳嗽、不规则发热，体温 38℃，无关节疼痛，到本地医院诊断为“肺部感染”，用青霉素等药物治疗效果不佳。10 天前又感活动后气促，并出现腹胀、双下肢水肿来医院检查治疗。5 年前曾痰中带血，未做检查。

体格检查：T 37.5℃，P 96 次/分，R 20 次/分，BP 107/77 mmHg。锁骨上淋巴结、腋窝淋巴结未及肿大。颈静脉怒张，两肺呼吸音低，未闻及干湿性啰音。心尖搏动弱，心浊音界向两侧显著扩大，心率 96 次/分，心音遥远，心律齐，心前区无心包摩擦音及杂音，桡动脉有奇脉。腹软，肝肋下 3cm，轻触痛，脾脏不大，无腹水征。四肢关节无活动障碍。双下肢水肿。神经系统检查无异常。

问题：

1. 本患者有哪些主要临床表现？
2. 本患者考虑什么诊断？
3. 哪些辅助检查对诊断最有帮助？通过这些检查能发现哪些变化？
4. 如何进行治疗？

心包疾病常为多种原因导致的心包脏层和壁层炎症。我国统计资料显示，心包疾病占心脏疾病住院患者的 1.5%～5.9%。可分为急性心包炎、心包积液、粘连性心包炎、慢性缩窄性心包炎等。临床上以急性心包炎和慢性缩窄性心包炎常见。

第一节　急性心包炎

急性心包炎（acute pericarditis）以急性起病，临床表现胸痛、心包摩擦音或心包积液为主要特征。

【病因】

西方国家以非特异性心包炎居首位。国内过去常见病因为结核、风湿热及细菌感染，近年来病毒感染、肿瘤及心肌梗死后心包炎的发病率明显增多。

（一）特发性

非特异性。

（二）感染

1. 病毒感染　柯萨奇 A、B 病毒、ECHO 病毒、腺病毒等。

2. 细菌感染　结核分枝杆菌、肺炎链球菌、葡萄球菌、链球菌、革兰阴性杆菌等。

3. 真菌感染　组织胞浆菌、隐球菌、念珠菌等。

4. 其他感染　弓形体、阿米巴、支原体等。

（三）自身免疫性疾病

风湿热、系统性红斑狼疮、风湿性关节炎、结缔组织病等。

（四）邻近器官疾病

胸膜炎、主动脉夹层、肺梗死。

（五）肿瘤

原发性心包肿瘤或继发于肺癌、乳腺癌、白血病、淋巴瘤等。

（六）代谢性疾病

尿毒症、痛风。

（七）放射性因素

如放射性心包炎。

（八）心肌-心包损伤后综合征

心肌梗死后综合征、心包切开术后综合征。

【病理】

早期表现为心包脏层和壁层炎症反应，出现含有纤维蛋白沉积和多形核白细胞聚集组成的黏稠液体，称为纤维蛋白性心包炎。随着病程的进展，渗出物中液体增加，渗液可为纤维蛋白性、浆液血性或化脓性等，称为渗出性心包炎。炎症反应常累及心包下表层心肌，少数严

笔记栏

重者可累及深部心肌，称为心肌心包炎。急性纤维素性心包炎的渗出物，可完全溶解吸收；心包炎愈合后可残留细小斑块或遗留不同程度的粘连。

【病理生理】

急性纤维蛋白性心包炎不影响血流动力学，如果渗液进展缓慢，心包过度伸展，心包腔内虽容纳一定量液体而不显著增加心包内压力，这种不伴有心脏压塞的心包积液患者可以没有临床症状。如果渗液急速或大量，使心包腔内压力急剧上升，心室舒张期充盈减少，心搏量降低，血压下降，表现急性心脏压塞。

【临床表现】

(一) 症状

1. 胸痛 胸痛是急性心包炎最主要的症状，可因心包炎症引起，也可能与心包腔积液时心包牵张因素有关。疼痛常位于胸骨后或心前区，可放射至颈部和背部，偶可位于上腹部；多在卧位、咳嗽、深吸气时加重，前倾位时减轻。疼痛的性质和程度有较大差异，可呈顿痛或剧痛，有的与心肌梗死疼痛相似。

2. 呼吸困难 见于大量心包积液，可能因为心脏增大压迫邻近支气管、肺组织所致。患者常采取坐位，身体前倾，使心包积液向前移位以减轻其对心脏及邻近脏器的压迫，从而缓解症状。

3. 全身症状 可伴有潜在的全身疾病如结核、肿瘤、尿毒症所致的发热、出汗、咳嗽、贫血、体重下降等症状。

(二) 体征

1. 心包摩擦音 为急性纤维蛋白性心包炎特异性体征，是由于炎症使心包壁层与脏层变得粗糙，在心脏活动时相互摩擦产生的声音。心包摩擦音的特点是在胸骨左缘3～4肋间、胸骨下段和剑突附近易听到；似皮革摩擦呈粗糙的高频声音；当心包内出现渗液，将两层心包完全分开时，心包摩擦音消失。

2. 心包积液征 体征的出现与积液的量和速度有关。当心包积液达200～300ml以上或渗液迅速时出现下列表现：①心脏体征：心脏搏动减弱或消失，心浊音界向两侧扩大，心音遥远，心率快。②左肺受压迫征：大量心包积液时，心脏向左后移位，压迫左肺，引起左肺下叶不张，在左肩胛下角区出现肺实变表现，称为Ewart征。③心脏压塞征：大量心包积液或积液迅速积聚心包内压力超过20～30mmHg时即可产生急性心脏压塞征，表现为心动过速、心排血量下降、发绀、呼吸困难、收缩压下降甚至休克。如积液过程缓慢，也可产生慢性心脏压塞征，表现为静脉压显著升高，颈静脉怒张和吸气时颈静脉扩张，称Kussmaul征，常伴有肝大、腹水和下肢浮肿。由于动脉收缩压降低，舒张压变化不大而表现脉搏细弱、脉压减小，出现奇脉。

案例 3-26-1

病史特点：

1. 27岁青年男性，病史1个月。
2. 胸部隐痛，心跳，不规则发热，气促。
3. 心尖搏动弱，心浊音界向两侧显著扩大，心音低，桡动脉有奇脉。
4. 颈静脉怒张，肝脏长大，双下肢水肿。

【实验室与辅助检查】

(一) 实验室检查

急性心包炎常伴有非特异性炎症表现，包括白细胞增多、血沉增快、C反应蛋白增高。其他诊断性实验可根据患者病史及临床表现选择性进行：①结核菌素皮肤试验可用于疑为结核性心包炎者；②血培养有助于化脓性心包炎的诊断；③抗核抗体测定对系统性红斑狼疮等结缔组织病的诊断有一定价值；④抗链球菌溶血素“O”用于疑有风湿热的患者。⑤血清促甲状腺激素和T_3、T_4测定有助于甲状腺疾病的诊断。

(二) 心电图

心包积液时，心包膜下心肌受累是心电图变化的病理基础，主要表现为：①常有窦性心动过速。②除aVR和V_1外，所有导联ST段呈弓背向下抬高，T波高耸直立；1至数日后，ST段回到基线，T波低平及倒置，数周后逐渐恢复正常，无病理性Q波(图3-26-1)。③心包积液时QRS低电压，大量积液时可见电交替。

(三) X线胸片

当心包渗液超过250ml以时，可出现心影增大呈烧瓶状，心影随体位改变而变动(图3-26-2)。透视或X线记波摄影，可显示心脏搏动减弱或消失。X线片对结核性或肿瘤性心包炎也可提供病因学诊断线索。

笔记栏

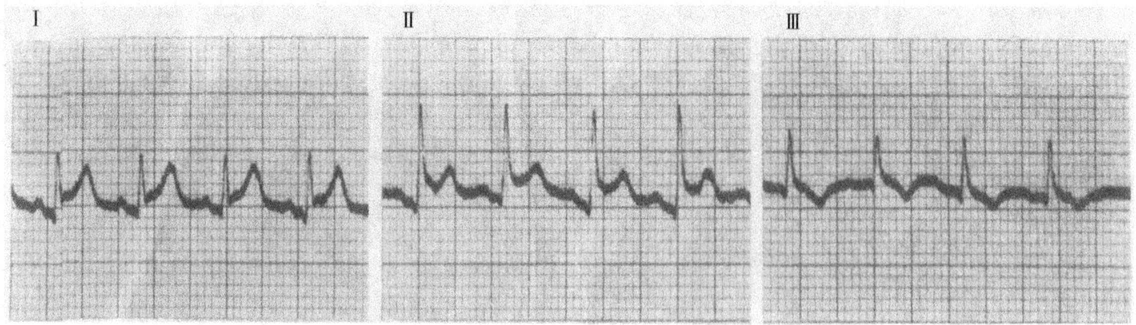

图 3-26-1　心电图显示 ST 段呈弓背向下抬高

(四) 超声心动图

超声心动图是诊断心包积液简便、安全、灵敏和可靠的无创性方法。M型或二维超声心动图可见心肌与心包间液性暗区。小量积液(<100ml)液性暗区常局限在房室沟及其较低部位，中量积液(100～500ml)液性暗区分布在左室后壁及心尖处；大量积液(>500ml)整个心脏由液体包绕。超声心动图可确定穿刺部位，指导心包穿刺(图 3-26-3)。

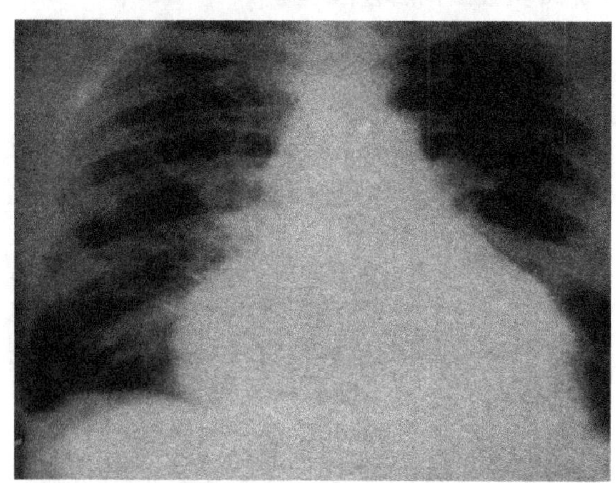

图 3-26-2　大量心包积液，心影增大呈烧瓶状

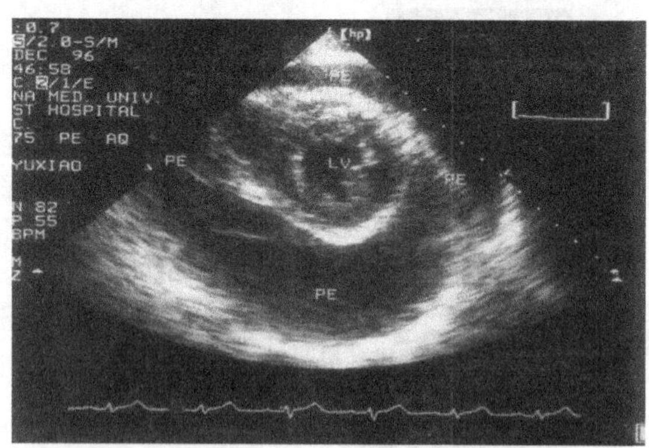

图 3-26-3　大量心包积液，可见心肌与心包间液性暗区(LV：左室，PE：心包积液)

(五) 磁共振显像

清晰显示心包积液的容量和分布情况，可分辨积液的性质，如非出血性渗液大都是低强度信号；尿毒症性、外伤性、结核性渗液内含蛋白和细胞较多，可见中或高强度信号。

(六) 心包穿刺

明确有心包积液后，行心包穿刺对渗液作涂片、培养、细胞学等检查，有助于确定其性质或病原。在大量心包积液导致心脏压塞时，行心包治疗性穿刺抽液减压，或针对病因向心包腔内注入药物进行治疗。

(七) 纤维心包镜检查

凡有心包积液需手术引流者，可先行纤维心包镜检查。心包镜在光导直视下观察心包病变特征，并可在明视下咬切病变部位作心包活检，从而提高病因诊断的准确性。

案例 3-26-1

实验室及辅助检查：

1. 血常规：WBC 7.6×10^9/L，N 0.8，L 0.2。尿常规正常。血沉 125mm/h，C 反应蛋白正常。

2. 心包液中发现抗酸杆菌。

3. 心电图：心电图示窦性心动过速，肢导联低电压，Ⅰ、AVL、V_1～V_5 ST 段下移，T 波低平。

4. X 线胸片：见心影增大呈烧瓶状，心影随体位改变而变动，心脏搏动减弱。右上肺野少许模糊阴影。

5. 超声心动图：右心室前壁见液性暗区直径 23mm，心脏各房室不大。

【诊断与鉴别诊断】

临床出现胸痛、呼吸困难、心动过速和病因不明的体循环淤血或心影扩大，应考虑急性心包炎可能。在心前区听到心包摩擦音或超声心动图提示有心包渗液可确立诊断。

> **案例 3-26-1**
>
> 1. 青年男性，胸痛、心悸、不能触发热气促，双下肢肿10天。1个月。
>
> 2. 体格检查：T 37.5℃，心尖搏动弱，心界向两侧扩大，心音遥远，奇脉，肝大肋下3cm，双下肢水肿。
>
> 3. 心包液中发现抗酸杆菌。
>
> 4. X线检查：全心增大呈烧瓶状，搏动较弱，右上肺野少许模糊阴影。
>
> 5. 超声心动图：心包内见液性暗区，各房室不大。
>
> 临床诊断：急性结核性心包炎。

心包炎患者心影扩大应与其他原因引起的心脏扩大鉴别，如扩张型心肌病。后者无奇脉、心电图无低电压等。胸痛应与心肌梗死鉴别，后者发病年龄较大、常有心绞痛或心肌梗死的病史、心电图有异常Q波和弓背向上的ST段抬高及T波倒置、有动态的心肌酶学变化等有助于诊断。若急性心包炎的疼痛主要在腹部则需与急腹症相鉴别，详细的询问病史和体格检查可以避免误诊。急性心包炎诊断后，尚需进一步明确其病因，为治疗提供方向。

【治疗】

(一) 病因治疗

如为结核心包炎须抗结核治疗，常用药物为异烟肼、链霉素、利福定等。

(二) 对症治疗

营养较差患者，低蛋白血症患者，宜少量多次输全血、人体白蛋白、补充维生素。

(三) 心包穿刺

心包积液较多的患者，应及时进行心包穿刺排液以缓解症状，并有利于心包液检查，协助诊断。

(四) 非特异心包炎及结核性心包炎

在其他治疗效果不佳时可考虑使用糖皮质激素。

> **案例 3-26-1**
>
> 治疗：
>
> 1. 病因治疗：异烟肼100mg，每日3次；利福定0.1g，每日3次，链酶素0.75g/d，每周5次。
>
> 2. 心包穿刺。抽液。
>
> 3. 必要时可考虑糖皮质激素。

第二节　慢性缩窄性心包炎

> **案例 3-26-1**
>
> 该患者住院3周后，胸部隐痛、气促、双下肢水肿均显著好转，发热消失，要求出院。出院时嘱继续服药，定期门诊复查。但患者出院自行停药，继续参加体力劳动，1年后呼吸困难复发，又出现腹胀、双下肢水肿再次入院。
>
> 体格检查：BP 130/90 mmHg，颈静脉怒张，有Kussmaul征，双下肺呼吸音弱，未闻及明显啰音。心浊音界稍大，心率116次/分，心尖区有心包叩击音，无杂音。腹膨隆，无压痛、无反跳痛及肌紧张，肝脏肋下5cm，肝区无叩击痛，脾未扪及，腹部移动性浊音(+)，肠鸣音3次/分。双下肢明显凹陷性水肿。

慢性缩窄性心包炎(constrictive pericarditis)可由急性心包炎发展而来，但多数病例起病隐匿，可在急性心包炎后数月或数年发生。心脏被致密的纤维化心包所包围，使心脏舒张期充盈受限而产生一系列循环障碍的临床征象。

【病因和发病机制】

慢性缩窄性心包炎常因急性心包炎未得到及时有效的治疗所致。病因以结核性占首位，其次为化脓性、创伤性。近年认为非特异性、尿毒症性、系统性红斑狼疮性心包炎也可引起缩窄性心包炎，肿瘤性、放射性和心脏直视手术引起缩窄性心包炎者在逐年增多。

【病理】

慢性缩窄性心包炎的心脏外形一般在正常范围或偶有缩小，心包脏层和壁层广泛粘连，心包增厚，心包腔有时被纤维组织完全填塞成为一个纤维瘢痕组织外壳，亦可机化为结缔组织瘢痕，甚至引起心包钙化。心包病变常累及心外膜下心肌，严重时导致心肌萎缩、纤维变性、脂肪浸润。

【病理生理】

慢性缩窄性心包炎由于心包失去弹性由坚硬的纤维组织代替，形成一个固定的心脏外壳，限制心腔的舒张期充盈而使静脉压升高，出现肝肿大、下肢浮肿、腹水和胸水等。由于心室充盈异常，心排血量下降，心率代偿性加快；当增加体力活动时，心排血量不能适应身体需要，出现呼吸困难和血压下降。

【临床表现】

(一) 症状

劳力性呼吸困难为缩窄性心包炎的最早期症状，是由于心排血量相对固定，在搏动时不能相应增加所致，后期可因大量的胸水、腹水使膈肌上抬和肺部淤血所致。还可有软弱乏力、体重减轻、食欲减退、上腹膨胀及疼痛等。

(二) 体征

颈静脉怒张是缩窄性心包炎最重要的体征之一，可伴有 Kussmaul 征，即吸气时颈静脉更加充盈。心浊音界正常或稍增大，多数患者有收缩期心尖负性搏动，在胸骨左缘Ⅲ～Ⅳ肋间可闻及舒张早期额外音，即心包叩击音，心率较快，有时可出现心房颤动、心房扑动等异常节律，与心包钙化和心房扩大有关。有心包积液患者可发现奇脉。肝脏肿大、腹水及下肢水肿常见。

案例 3-26-1

病史特点：

1. 本患者有急性心包炎病史，且治疗疗程不够。

2. 1年后再次出现呼吸困难、腹胀、水肿等症状。

3. 心浊音界无显著长大，心尖区有心包叩击音。

4. 颈静脉怒张，有 Kussmaul 征，腹膨隆，肝脏肿大，腹部移动性浊音(＋)，双下肢凹陷性水肿。

【实验室与辅助检查】

(一) 心电图

多数患者有 QRS 低电压，T 波低平或倒置，部分患者有房性心律失常，如心房纤颤等。

(二) X 线检查

心脏摄片心影正常或稍大，或偏小。心脏轮廓不规则、僵直，心包广泛钙化。周围肺野清晰。

(三) 超声心动图

可见心包膜明显增厚或粘连，回声增强。

(四) CT 及磁共振

可明确显示心包增厚的程度，高速 CT(UFCT)更为准确。磁共振是诊断缩窄性心包炎的最佳无创性检查，可准确测量心包厚度。

(五) 心导管检查

如无创性检查方法未能明确诊断时，可进一步行右心导管检查。右心房、肺动脉及左心房在舒张末期压力相等是诊断本病的标志。

【诊断与鉴别诊断】

患者有腹水、肝肿大、颈静脉怒张及 Kussmaul 征、静脉压显著增高等体循环淤血体征，而无显著心脏扩大或心瓣膜杂音时，应考虑缩窄性心包炎；结合心脏超声、X 线检查或 CT、MRI 等检查提示有心包钙化或增厚等，诊断可确定，少数不典型病例需做心导管等特殊检查方能确立诊断。

案例 3-26-1

1. 有急性心包炎病史，治疗不足疗程。

2. 1年后再次出现呼吸困难、颈静脉怒张，肝脏涨大，腹水、双下肢水肿等体循环淤血体征。

3. 超声心动图及 CT 检查发现心脏轮廓不规则、僵直，心包广泛钙化。心包厚度增加。

慢性缩窄性心包炎与限制性心肌病临床表现极为相似，鉴别甚为困难。尚需与肝硬化、结核性腹膜炎和其他心脏病引起的心力衰竭相鉴别。

【治疗】

慢性缩窄性心包炎的治疗主要是外科手术治疗，即心包剥离术或心包切除术。手术宜在病程相对早期施行，病程过久，患者营养及一般情况不佳，心肌常有萎缩和纤维变性，影响治疗效果，甚至因心肌变性，不能适应进入心脏血流的增加而发生心力衰竭。

【预后】

慢性缩窄性心包炎是心包增厚和血流动力学障碍进行性加重的慢性疾病，多因衰竭、腹水及周围水肿或严重心脏并发症而致残或死亡，如果能及早进行彻底的心包剥离手术可取得满意的效果。

推荐阅读

Lange RA, Hillis LD. 2004. Acute pericarditis. N Engl J Med, 351: 2195～2202

Sagristà-Sauleda J, Angel J, Sánchez A, et al. 2004. Effusive-constrictive pericarditis. N Engl J Med, 350: 469～475

（罗兴林）

笔 记 栏

第27章 梅毒性心血管病

梅毒性心血管病(syphilitic cardiovascular disease)是由梅毒螺旋体侵入人体后引起的心血管病变,属晚期梅毒。本病为后天性传染,多在受染后10～25年始出现心血管的临床症状和体征,少数可终生无症状。男女之比为5∶1。本病主要包括梅毒性主动脉炎、梅毒性主动脉瓣关闭不全、梅毒性主动脉瘤、冠状动脉口狭窄和梅毒性心肌树胶样肿五种类型。

【病理】

梅毒螺旋体通过局部感染灶进入人体后,经淋巴管引流至主动脉壁营养血管,引起主动脉中层肌肉和弹力组织广泛片状坏死、纤维瘢痕形成,呈现"树皮"样外观并可发生钙化。主动脉中层的病变使主动脉变薄、膨出,形成主动脉瘤。主动脉窦近端的梅毒病变可累及冠状动脉口,可使冠状动脉口发生狭窄。梅毒感染也可使主动脉瓣环损害并扩大,造成主动脉瓣反流。梅毒螺旋体侵犯主动脉中层,极少侵入心肌或心内膜,也不直接侵犯瓣叶。

梅毒螺旋体很少直接侵入心脏,心肌的病变主要由于主动脉瓣关闭不全或冠状动脉口狭窄引起心肌的肥厚或纤维化,心肌树胶样变极为罕见,此种病变多局限于室间隔左侧、希氏束和束支部位。弥漫性树胶样变更为少见。

【临床表现】

根据心血管病变部位及其特点,临床上可分为以下五种类型。

(一) 单纯性梅毒性主动脉炎(simple syphilitic aortitis)

一般无症状,偶有轻微胸部不适,故临床很难早期发现。多发生于升主动脉,亦可累及近端降主动脉,X线检查可见升主动脉增宽、膨凸,可见线条状钙化阴影。

(二) 梅毒性主动脉瓣关闭不全(syphilitic aortic insufficiency)

梅毒性主动脉瓣关闭不全是临床最常见的类型,见于20%～30%的患者。早期无明显症状,严重者有心悸、气急。可有心绞痛发作,晚期可出现心力衰竭。一旦出现心力衰竭,病情常迅速进展,反复发作肺水肿,严重威胁生命。

体征包括心尖搏动向左下方移位,心尖搏动增强。叩诊心浊音界向左下扩大。胸骨右缘第二、三肋间浊音界增宽。听诊特点有:①胸骨右缘第二、三肋间和胸骨左缘第三、四肋间可有收缩期喷射性和舒张期泼水性杂音,可向左腋下传导。②杂音可响亮,呈音乐性或海鸥音样,伴舒张期震颤。③主动脉根部扩大,经瓣环喷射血流量大以及瓣环的钙化使患者虽无主动脉瓣病变,但在胸骨右缘第2肋间可出现响亮的以收缩早期为主的喷射性杂音,杂音向颈部传导可伴震颤,此与风湿性主动脉瓣狭窄中、晚期增强者不同。④常有Austin-Flint杂音,该杂音不伴收缩期前增强及第一心音亢进或开瓣音,也无收缩期前增强,可与风湿性二尖瓣狭窄相鉴别。⑤严重反流可出现脉压增大、水冲脉,周围动脉可出现枪击音、毛细血管搏动征、Duroziez征、De Musset征等。

X线检查示左心室显著增大,心脏可呈靴型;有肺淤血、升主动脉扩大。心电图示左心室肥大、左胸导联可有ST段压低及T波倒置。多普勒超声心动图除左心室腔径增大外,可探及主动脉瓣反流。

(三) 梅毒性主动脉瘤(syphilic aortic aneurysm)

梅毒性主动脉瘤由于其发生部位不同,具有不同的临床表现。其中50%发生在升主动脉,其次是主动脉弓及降主动脉,腹主动脉很少受累。

主动脉瘤的症状及体征取决于其位置、大小、对邻近结构的压迫及是否发生破裂。①动脉瘤压迫或侵蚀邻近结构引起胸骨、胸壁隆起或疼痛。升主动脉瘤可在心前区触及搏动性肿块,可压迫上腔静脉、右侧支气管及肺动脉,引起上腔静脉综合征、肺不张、收缩期杂音、呼吸困难等;主动脉弓或降主动脉瘤可压迫支气管、喉返神经、食管、交感神经节,引起喘鸣音、声音嘶哑、咳嗽、气急及反复呼吸道感染、吞咽困难及颈交感神经麻痹综合征(Horner综合征)等,压迫肋骨或胸椎可有剧烈胸痛,在后胸壁可见到搏动。②梅毒性腹主动脉瘤发生率低,动脉瘤压迫脊柱

笔记栏

或其他器官可出现持续性或阵发性上腹痛,可引起破裂出血。查体在肿瘤部位可触及搏动并伴有细震颤。③动脉窦瘤破裂入肺动脉或右心腔可出现严重动脉间隔缺损表现,可在胸骨左缘第三、四肋间听到响亮的连续性机器声样杂音,可触及细震颤,心浊音界增大,动脉压可有舒张压减低,脉压增大,出现水冲脉和毛细血管搏动。动脉瘤偶破入左心房,在背部可有连续性杂音并有左心衰竭表现。此外,动脉瘤破裂,可引起大出血、猝死。

胸部X线检查可发现局部主动脉膨出、搏动、线条状钙化及周围结构的压迫征等,但有时与其他原因引起的纵隔阴影鉴别困难,而主动脉造影可准确地显示主动脉瘤。超声心动图可显示扩大的动脉瘤及瘤壁的钙化。

(四) 梅毒性冠状动脉口狭窄(syphilitic stenosis of coronary orifice)

病变局限在冠状动脉口,常与主动脉瓣关闭不全同时存在。由于冠状动脉口狭窄发生缓慢,冠状动脉常有丰富侧支循环形成;因此,早期患者可无明显症状。冠状动脉口狭窄严重者可发生心绞痛,有些患者可在出现症状后期短期内死亡。心肌梗死的发病率较低,但如并发冠状动脉粥样硬化,心肌梗死的发病率较高。少数患者可发生猝死。

(五) 梅毒性心肌树胶肿(syphilitic gumma of myocardium)

较常见的为局限性病变,位于左心室的间隔部,可无自觉症状,可引起房室或束支传导阻滞。弥漫性树胶样变可使心脏明显增大,最终可发生顽固性心力衰竭。本症极罕见,通常只在尸检时做出诊断。

【诊断】

根据临床表现及冶游史、性病史,尤其是未经正规治疗者应考虑有梅毒性心血管病,可进一步做血清学检查。可采用特异性梅毒血清试验,通过直接用梅毒螺旋体或其成分做抗原来测定抗螺旋体抗体,该方法敏感性及特异性均高,可用于确诊。本试验阳性而有心血管征象者,应高度疑为梅毒性心血管病。

【鉴别诊断】

(1) 梅毒性主动脉瓣关闭不全需与风湿性、动脉硬化性等原因引起的主动脉瓣关闭不全相鉴别。风湿性者发病年龄较轻,常伴有二尖瓣病变所致杂音和心音的变化,主动脉粥样硬化引起者,主动脉有较广泛的扩大,并常累及腹主动脉。

(2) 梅毒性胸主动脉瘤需与纵隔肿瘤鉴别。胸主动脉瘤如有搏动较易识别。但当动脉瘤内有较大血凝块时,搏动不明显,此时需做主动脉选择性造影明确诊断。

【治疗】

(一) 驱梅治疗

(1) 单纯性梅毒性主动脉炎可给予青霉素40万～80万单位/日,肌内注射,10～15日;青霉素过敏者可服红霉素2～3g/d,10～20日为一疗程。

(2) 梅毒性主动脉瓣关闭不全伴心绞痛或心力衰竭者,驱梅治疗前应先给予铋剂做准备。常用次水杨酸铋油剂0.1～0.2g/次,肌内注射,每4日1次,8～10次后再给予青霉素治疗,青霉素开始剂量宜小,首次20万单位肌内注射,2～3日无反应后再逐渐增加剂量,100万单位/日,10日一疗程。治疗过程应注意Jarisch-Herxheimer反应,如心绞痛加重,心电图ST—T的明显恶化,则应减少剂量或暂停驱梅治疗。

驱梅治疗过程中注意发生赫氏反应,即短时间内大量梅毒螺旋体死亡,产生内毒素,引起寒战、发热、头痛及冠状动脉闭塞等反应。

(二) 对症治疗

治疗心绞痛和心力衰竭,参见有关章节。

(三) 手术治疗

梅毒性主动脉瘤可行瘤体切除血管移植术;主动脉瓣关闭不全可行人造瓣膜置换术;冠状动脉口狭窄可行冠状动脉口内膜截除术或冠状动脉旁路手术。如不及时手术,通常预后不佳。

推荐阅读

Riedner G, Rusizoka M, Todd J, et al. 2005. Single-dose Azithromycin versus Penicillin G Benzathine for the Treatment of early syphilis. N Engl J Med, 353: 1236～1244

(全家贵)

笔记栏

第28章 血管性疾病

案例 3-28-1

患者张某，男，54岁。因"突发剧烈前胸部疼痛半小时"入院。

患者于发病当天清晨约7点40分骑自行车前往单位上班，行至约1公里处突发前胸部剧烈疼痛而停止行驶，疼痛呈撕裂性，刀割样，渐向后背部发展，伴恶心、面色苍白、大汗淋漓、四肢麻木、头晕等症状，休息后未能缓解即打120求救，于早晨8:20分由120急救车送入我院，既往高血压病史13年，平时未规律服用降压药。

体格检查：T 37℃，P 118分/次，R 32次/分，BP 180/110mmHg。神志清，精神差。一般情况差，面色苍白，乏力倦怠，平车送入病房。双肺呼吸音粗，未闻干湿啰音。心率108次/分。心音低钝，节律整齐，主动脉瓣区可闻舒张期吸风样杂音，腹软，肝脾未触及，上腹轻压痛，无反跳痛，脉搏弱。

问题：

1. 该患者，首先要考虑什么诊断？
2. 结合患者病史，可做哪些相关辅助检查来明确诊断？
3. 诊断确立后，需要采取哪些治疗措施？

第一节 主动脉夹层

主动脉夹层（aortic dissection）指主动脉腔内血液通过主动脉内膜裂口处进入主动脉中层，使中层分离形成血肿，并沿主动脉壁延伸剥离导致严重的心血管急症。又称主动脉夹层动脉瘤（aortic dissecting aneurysm）或主动脉夹层血肿（aortic dissecting hematoma）。

本病较少见，年发病率约为每百万人口5～10例，起病急骤，无确切诱因，约65%～70%患者可于急性期内死亡，主要死因是心包填塞、心律失常等。发病年龄多在40～70岁，男女之比3～2∶1。

【病因和发病机制】

病因至今未完全明了。多数患者有囊性中层坏死，虽然本病90%患者伴有高血压，但高血压并不是引起囊性中层坏死的原因，只是促其发展的因素。在体循环中主动脉壁需承受较大的血液压力，在其管壁病变或缺陷时可发生囊性中层坏死，在血流冲击下，首先出现内膜破裂，血流从裂口处注入动脉中层，形成血肿，主动脉壁即分裂为两层，病变沿主动脉长轴方向扩展，可导致主动脉壁破裂或引起脏器严重供血不足。本病病因主要与以下因素有关。

（一）遗传缺陷性结缔组织病

多见于中青年患者，如马方（Marfan）综合征、埃-当（Ehlers-Danlos）综合征、先天性主动脉缩窄、二叶主动脉瓣等遗传缺陷性结缔组织病，通常与动脉中层囊性坏死和变性或与坏死后的纤维修复有关，继发内膜破裂形成夹层血肿。

（二）动脉粥样硬化

在老年人中夹层动脉瘤通常是由于动脉粥样硬化所致或与动脉粥样硬化有关。患者常合并高血压，高血脂和高血糖。动脉粥样硬化斑从内膜破裂形成夹层血肿。

（三）高血压

有临床及动物实验证实，血压的高度并非引起主动脉夹层的直接原因，而血压波动的幅度与动脉夹层分裂有关。约80%以上主动脉夹层患者合并高血压，长期严重的高血压增加对主动脉壁的压力，使主动脉的滋养血管受压痉挛，中层平滑肌缺血、变性、坏死，纤维化以及内膜破裂；再加滋养血管亦可出血，最终形成夹层血肿。

（四）其他因素

梅毒性主动脉炎、系统性红斑狼疮、严重主动脉创伤和心血管介入治疗操作失误时，均可引致主动脉夹层血肿。

【病理】

（一）病理特点

主动脉夹层通常并非整个血管壁中层环形裂开，但可波及血管全长。升主动脉由于受血流冲击力最大，夹层分裂的内膜破口常位于此处，

笔记栏

动脉管壁中层被灌入的血液纵行分开，该处主动脉明显扩大，呈梭形或囊状。可向近心端或（和）远心端扩展，以后者常见。

若病变向近心端发展，累及主动脉瓣环可以引起主动脉瓣关闭不全，因主动脉瓣水肿、增厚亦可引起冠状动脉开口狭窄或闭塞，导致心肌缺血，甚至发生心肌梗死。病变如向远心端发展，可从主动脉根部向远处漫延，夹层向腹主动脉扩展，达髂动脉及股动脉；或累及主动脉各分支，如头臂动脉、颈总动脉、锁骨下动脉及肾动脉等，引起脑部、内脏（胃、肠、肝、肾等），四肢供血不足而出现相应症状，严重时甚至出现偏瘫或昏迷。部分病例外膜破裂引起大出血，血液渗入心包腔，纵隔、胸腔或腹膜后间隙，常导致患者死亡。

少数主动脉夹层的内膜完整无裂口，可能由于中层病变部位滋养血管破裂出血，形成夹层扩张性血肿。尚有部分患者裂口可有两处，使夹层与主动脉腔相通，血液可又回流入主动脉腔内，即所谓“自行愈合”。

（二）病理分型及分期

临床上按照解剖及病理学特征可将主动脉夹层分为 3 型：

Ⅰ型：内膜破裂口位于升主动脉，可扩展累及腹主动脉，此型最常见。

Ⅱ型：内膜破裂口位于升主动脉，病变仅局限于升主动脉，不向远端扩展。

Ⅲ型：内膜破裂口位于主动脉降部，可扩展至降主动脉或达腹主动脉。

按 stanford 分型，病变累及主动脉者为 A 型（包括上述Ⅰ型和Ⅱ型），亦称近端型；病变始于降主动脉而不累及升主动脉者为 B 型（上述Ⅲ型），又称远端型。（图 3-28-1）

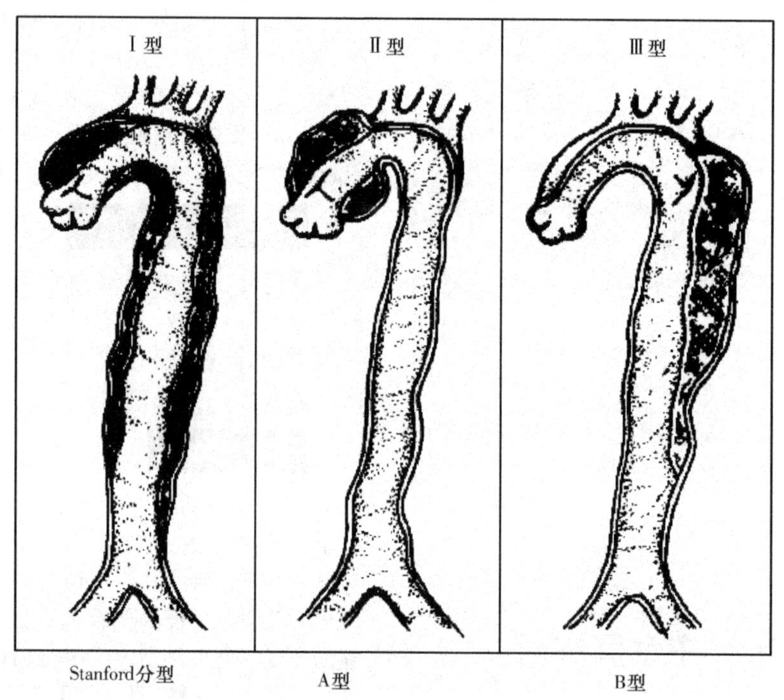

图 3-28-1 主动脉夹层分型。DeBakey 分型：根据夹层的部位和程度分Ⅰ、Ⅱ、Ⅲ三型。Stanford 分型更简单，分 A、B 两型

根据本病的病程进展时间，可将其分为急性期和慢性期：起病 2 周以内为急性期，病程超过 2 周以后为慢性期。

案例 3-28-1

1. 患者，男性，53 岁。为动脉粥样硬化、高脂血症、糖尿病好发年龄。

2. 既往高血压病史 13 年，未规律服用降压药，血压控制欠佳。

笔记栏

【临床表现】

本病由于基础病变，夹层部位及累及范围不同，临床表现各异。

（一）疼痛

为本病最先出现和最突出的表现。夹层撕裂时患者突感疼痛，呈刀割样、撕裂样或搏动样疼痛，常剧烈难忍，呈持续性，如 A 型疼痛部位多在前胸，B 型多在背部、腹部。极少数起病缓慢者疼痛不明显。

(二) 血压异常

起病初期约70%B型患者均伴有高血压，临床表现有面色苍白，烦躁不安，大汗淋漓，心动过速和呼吸急促等症状，严重者如外膜破裂出血，则血压迅速下降，患者晕厥甚至死亡。

(三) 心血管系统症状

夹层病变始于升主动脉者约半数患者可因夹层血肿扩展至主动脉瓣环或影响心瓣叶的支撑，瓣环扩大，瓣膜移位等导致主动脉瓣关闭不全。主动脉瓣区可出现舒张期吹风样杂音，脉压增大，突发反流常引起急性左心衰竭；若冠状动脉口受累及可致急性心肌缺血甚至心肌梗死。夹层破裂入心包腔，出现急性心包填塞，病情恶化，甚至死亡。起病后数小时尚可出现周围动脉阻塞征象，颈、肱或股动脉一侧脉搏减弱或消失；夹层部位闻及杂音或有震颤。

(四) 神经系统症状

主动脉夹层延展至颈总动脉或肋间动脉，造成脑或脊髓急性缺血，引起失语、嗜睡、神志模糊、肢体麻木、晕厥、昏迷、截瘫、视力和大小便障碍等。主动脉夹层压迫喉返神经时出现声嘶，累及髂动脉时动脉搏动减弱或消失、肌痛或完全性麻痹等。

(五) 压迫症状

主动脉夹层压迫腹腔动脉及其分支时出现腹痛、恶心、呕吐、黑便等；压迫颈交感神经节引起霍纳(Horner)综合征；累及肾动脉出现血尿、尿闭、血压明显增高；如破入气管或支气管，引起咳嗽、呼吸困难、大咯血、窒息、甚至死亡。

案例 3-28-1

临床特点：

1. 患者起病急骤，无明确诱因突然发作。

2. 主要症状：突然前胸部剧烈疼痛，疼痛性质为撕裂性、刀割样，并向后背发展，伴恶心、面色苍白、大汗淋漓、四肢麻木、头晕等。疼痛未经处理持续存在，休息不缓解。

3. 体格检查：R 32 次/分，BP 180/120mmHg，一般情况差，面色苍白、乏力倦怠，心率增快，118 次/分，心音低钝，主动脉瓣区可闻舒张期吹风样杂音，脉搏快而弱。

【实验室和辅助检查】

(一) 心电图

显示非特异性 ST－T 改变。累及冠脉时出现急性心肌缺血，甚至急性心肌梗死心电图改变；破入心包时出现急性心包炎改变。

(二) X 线胸片

可见上纵隔增宽，主动脉弓影增大，外形不规则，或局部有隆起。如有主动脉内膜钙化影且与外膜间距>10mm 以上，(正常 2～3mm)，可肯定诊断，其他尚有气管移位，心包或胸腔积液等征象。

(三) 超声心动图

对主动脉夹层分离的诊断具有重要意义，可明确显示主动脉瓣关闭不全，心包、胸腔积血等；M 型超声示主动脉根径>40mm(正常 35mm)，主动脉壁回声带>15mm(正常<7mm)；二维超声可见主动脉分裂的内膜片呈内膜摆动征及主动脉真假双腔征，多普勒超声除了能检出主动脉夹层内双重回声之间的端流信号，对主动脉夹层的分型、内膜裂口定位及主动脉瓣反流的定量都有重要诊断价值。近年开展的血管内超声技术对全面了解主动脉夹层及辨别真假腔等较为可靠。

(四) CT 和磁共振成像

CT 可显示病变主动脉的扩张，发现主动脉钙化优于 X 线平片，可清楚显示主动脉夹层的真假两腔。但 CT 对内膜破口的定位及确定主动脉分支血管的情况有困难。MRI 是敏感性、特异性均很高的诊断主动脉夹层的显像方法。可直接显示主动脉夹层的真假，清楚显示内膜裂口位置，确定夹层范围及与主动脉分支的关系，识别主动脉反流及心包积液等。但不适宜血流动力学不稳定的患者，禁用于装有人工心脏起搏器及人工关节的患者。

(五) 主动脉造影

包括选择性主动脉造影和数字减影血管造影(digital substraction angiography，DSA)两种方法，诊断率>95%，可显示夹层真假二腔、分支血管受累的程度和范围及主动脉瓣关闭不全等情况，但急危重者主动脉造影有较大风险，需谨慎考虑，DSA 较为安全。

(六) 相关实验室检查

视病变部位及累及脏器而定，可有白细胞增高，血沉增快，心肌酶谱项目增高，脑脊液中红细胞

笔 记 栏

增多,肾功能异常,血淀粉酶增高,尿蛋白、红细胞及管型等改变。

案例 3-28-1

1. 心电图:窦性心动过速,ST—T 改变。

2. X 线胸片:上纵隔增宽,主动脉弓影增大,外形不规则;主动脉内膜见钙化影且与外膜间距达 13mm。

3. 超声心动图:M 型超声示主动脉壁声带回声间距 16mm,二维超声中可见升主动脉内膜摆动征,及主动脉夹层分离形成真假双腔,彩色多普勒超声心动图探及主动脉夹层内正负双向湍流,主动脉瓣反流。

4. 磁共振成像:显示升主动脉、主动脉弓、降主动脉至腹主动脉近端存在真假二腔,并显示主动脉瓣反流。

5. 实验室检查:白细胞(WBC)11×10^9/L,血沉(ESR)46mm。尿蛋白(+),血淀粉酶轻度增高。血胆固醇 7.4mmol/L。

【诊断和鉴别诊断】

根据突然起病,剧烈胸痛、高血压、主动脉瓣关闭不全征象和两侧脉搏不等,一侧动脉搏动减弱或消失及相关系统症状,应考虑本病的诊断,但确诊有赖于超声心动图、CT 或磁共振显像及主动脉造影等检查。本症尚需要考虑与以下疾病相鉴别。

1. 急性心肌梗死(AMI) 主要鉴别点:①AMI可有先兆表现,疼痛可呈渐进加重,疼痛部位多位于心前区或胸骨后,相对较局限,哌替啶或吗啡一般均可止痛;而本病起病突然,可无先兆或诱因,疼痛更为剧烈,疼痛范围更广泛,多向后背放射,镇静止痛剂效果欠佳。②AMI 发病时血压短暂升高,后逐渐自行降低,出现心源性休克时血压明显降低,双侧脉搏均等。上下肢血压对称,而本症起病始多伴有高血压,有休克征象时血压仍不一定降低,常出现双侧脉搏强弱不等,受累侧减弱或消失。上下肢血压不对称。③AMI 时心电图多呈典型规律动态变化,心肌酶谱循一定时间规律呈现异常改变;而本病时心电图及酶谱多为非特异性变化,但须警惕如本病累及冠状动脉时,即可出现心肌梗死之临床表现。

2. 急腹症 急性胰腺炎、消化性溃疡穿孔、急性胆囊炎、胆石症、肠系膜动脉栓塞等均可出现较剧烈持续的腹痛,故应与本症累及腹主动脉及其分支时的临床症状相鉴别。仔细询问病史,体格检查,结合主动脉夹层疼痛特点,脉搏血压的特征性改变,并辅以超声心动图、CT 等相关检查可以鉴别。

3. 急性主动脉瓣关闭不全 主动脉瓣穿孔或腱索断裂,主动窦瘤破裂均可导致急性主动脉瓣关闭不全,同出伴有突发胸痛,并出现急性左心衰竭。但这些病变的疼痛程度较轻、较局限、无主动脉夹层累及其他部位的相关表现,超声心动图等影像检查可做出鉴别诊断。

案例 3-28-1

诊断依据:

1. 男性,53 岁,既往高血压病史 13 年,未规律服用降压药。

2. 起病急骤,突发剧烈前胸部疼痛,性质为撕裂性、刀割样,向后背发展,伴恶心,头晕、面色苍白,大汗淋漓等。

3. 体格检查:R 34 次/分,BP 180/120mmHg,一般情况差,面色苍白,乏力倦怠,HR118 次/分,心音低钝,主动脉瓣区可闻舒张期吹风样杂音,脉搏快而弱,两侧不对称。

4. 相关检查:①心电图:窦性心动过速,非特异 ST-T 改变。②X 线胸片示上纵隔增宽,主动脉弓影增大,主动脉内膜钙化影与外膜间距 13mm。③超声心动图示主动脉瓣关闭不全,主动脉夹层及真假双腔征。主动脉夹层内正负双向端流。④磁共振成像显示升主动、主动脉弓、降主动脉近端真假两腔,及主动脉瓣反流等。⑤实验室检查白细胞增高(11×10^9/L),血沉增快,胆固醇 7.4mmol/L,尿蛋白(+)。

临床诊断:主动脉夹层(A 型)

【治疗】

(一) 治疗原则

对拟诊或确诊主动脉夹层的患者,应绝对卧床休息,严密监测生命体征及病情变化,减低心肌收缩力,降低外周动脉压,镇静止痛,有效地延缓并终止主动脉夹层继续分离,使病情趋于缓解和平稳。

(二) 内科治疗

1. 紧急处理

(1) 缓解疼痛:剧烈疼痛时可用吗啡 5mg 静脉注射或肌内注射,也可选用哌替啶 100mg 肌注。必要时可重复使用,以达到止痛镇静的效果。疼痛缓解常提示主动脉夹层扩展被遏制。

笔记栏

但需注意该类药物的不良反应。

(2) 降压处理：治疗目标是将收缩压控制在大约100～120mmHg，心率60～75次/分，以达到有效地终止主动脉夹层的分离，并保障重要脏器的供血。通常应静脉给予降压药，血管扩张剂应和β受体阻滞剂联合应用，如硝普钠每分钟0.25～10mg/kg，乌拉地尔100～400mg/min，艾司洛尔每分钟50～300mg/kg，拉贝洛尔每分钟0.5～2.0mg/kg。美托洛尔和阿替洛尔也可静脉应用，必要时尚可联合钙离子拮抗剂地尔硫䓬或硝苯地平控释片口服等。原则上一般不选用ACEI，以免咳嗽不良反应加重病情。

(3) 抑制心肌收缩力：选择β受体阻滞剂或钙离子拮抗剂，即使血压正常者如无禁忌均建议终生服用β受体阻滞剂。

2. 维持治疗 疼痛缓解，血压下降，病情平稳后可改用口服药物维持，并行相关影像检查，为后续治疗措施的拟定提供依据。

(三) 介入治疗

介入性血管治疗技术近年发展很快，对于主动脉夹层患者，可采用经皮血管腔内带膜支架扩展受压的主动脉分支血管，或经皮血管内膜间隔开窗术等，取得了较好的临床效果。

(四) 手术治疗

手术治疗是主动脉夹层最为有效的根本治疗措施。升主动脉夹层(A型)大约90%可发生主动脉破裂或心脏压塞等致命并发症，若病情允许均应采取手术治疗；降主动脉夹层(B型)手术死亡率高，术中引起脏器缺血、衰竭等并发症较多在药物治疗无法控制病情，或主动脉夹层破裂等情况下采取手术治疗。

案例 3-28-1

治疗措施：

1. 绝对卧床休息，密切观察生命体征及病情变化。

2. 缓解疼痛：吗啡5mg静脉注射，必要时适当间隔重复使用，直至疼痛缓解。

3. β受体阻滞剂，如美托洛尔。使心率控制在60～75次/分。

4. 降压治疗：该患者属重度(3级)高血压，选择静脉给药降压，如硝普钠。直至血压下降并平稳(收缩压100～120mmHg)后，改用口服药维持。

5. 疼痛缓解，血压下降，病情平稳后，进一步行相关检查，为后续治疗措施及是否手术治疗提供依据。

【预后】

主动脉夹层患者常常起病急骤，病情凶险，预后较差。据报道急性期死亡率极高，一周内达60%～70%，3个月内可达90%以上。近年来随着诊断手段提高及治疗新技术的开展，已使死亡率有所下降，5年生存率可在50%以上。导致患者死亡的因素主要有主动脉夹层破裂，受累器官缺血所致功能不全以及急性左心衰竭等并发症。

第二节 闭塞性周围动脉粥样硬化

闭塞性周围动脉粥样硬化(peripheral arteriosclerosis obliterans)指动脉粥样硬化病变累及外周动脉并不断发展导致动脉管腔逐渐狭窄或闭塞引起相应的缺血症状。本病是全身动脉粥样硬化的一部分，发病年龄在50～70岁之间，男性明显高于女性。

【病因和发病机制】

本病病因尚未完全明了，但动脉粥样硬化是一种全身性疾病，其易患因素有高血压、糖尿病、高脂血症、肥胖和吸烟等。发病机制参见本篇第7章。

【病理生理】

病变由动脉壁内膜和中层平滑肌细胞内脂质沉着开始，继而造成内膜损伤、增生和动脉粥样硬化斑块的形成。动脉粥样硬化斑块呈节段性不均匀分布，并逐渐钙化或突向管腔，使管腔狭窄，血流障碍；或因受管腔内湍急血流的损伤斑块内出血及斑块破裂，表面血栓形成而导致管腔闭塞。血管狭窄>75%时静息状态下肢体血流均可受影响；血管狭窄≥60%时运动才可诱发肢体供血不足，严重者则组织出现缺血坏死性病变。肢体缺血程度取决于病变的部位、病变范围的大小、狭窄形成的速度及是否有侧支循环的建立。闭塞性动脉粥样硬化的发病率下肢明显高于上肢，在老年人或糖尿病患者，病变可先发生于较小的动脉，而后累及肢体大、中动脉。缺血肢体可出现皮肤变薄、肌肉萎缩、汗毛脱落、皮下脂肪减少或消失由纤维结缔组织代替，晚期出现缺血性坏疽。

【临床表现】

(一) 症状

早期症状可较轻微，患者仅有肢体发凉、麻

笔记栏

木或感觉异常，最常见而典型的早期症状为间隙性跛行，表现为患侧肢体“活动—疼痛—休息—缓解”规律地重复，即重复相同负荷的运动症状可重复出现，休息后又可缓解。一般疼痛部位有助于判定阻塞动脉的部位，如疼痛出现于髋部和臀部，提示髂主动脉阻塞；小腿疼痛常表示浅表股动脉阻塞；大小腿均疼痛即提示髂股动脉阻塞等。随病情进展动脉明显狭窄甚或阻塞时，安静状态下也可出现疼痛，称静息痛，多于夜间发生，可能与夜间平卧时重力性血流灌注缺失有关，改变体位患肢下垂疼痛可减轻或缓解。病变晚期，患肢持续性疼痛，即使下垂患肢也不能缓解疼痛，最终出现缺血性溃疡和坏疽。

(二) 体征

患侧肢体血管狭窄，远端动脉搏动减弱或消失，导致双侧肢体动脉搏动不一致，患肢血压降低或测不出，双侧肢体血压相差＞20mmHg，血管狭窄部位可闻收缩期吹风样杂音或连续性杂音，一旦出现杂音即表明血管腔狭窄≥70%，早期尚可见肢体缺血性营养障碍，表现为皮肤苍白、变薄、发亮、皮温降低、趾甲变厚等。晚期出现坏死性溃疡、坏疽等改变。肢体从高位变换为下垂位，到出现肢体发红和静脉充盈所需的时间与动脉狭窄的程度侧支循环的好坏有关。从肢体下垂到肢体较红的时间＞10 秒，表浅静脉充盈时间＞15 秒，高度提示存在动脉狭窄。相反，如将肢体上抬至 60°角，在不到 1 分钟时间内即显示肢体苍白，也提示动脉狭窄。晚期患者肢体常处于被动下垂位而出现水肿。并发缺血性神经炎时，神经反射减弱和消失。

【实验室和辅助检查】

1. 血液生化检查可有血脂、血糖升高

2. 节段性血压测量　应用血压计可测得踝动脉收缩压和肱动脉收缩压比值。正常情况下上下肢压力基本相等，踝部血压略高于肱动脉血压。如果下肢动脉有明显狭窄，可出现下肢血压明显降低，踝动脉压于肱动脉压比值可＜1，如果比值＜0.5 即提示严重狭窄，常伴有休息痛。

3. 活动平板运动试验　以患者出现肢体缺血症状为终点的负荷量来客观评价患肢的功能状态。由于有量化指标，可用于患者的随访观察。

4. 彩色超声多普勒检查及腹主动脉和髂动脉造影　能显示动脉狭窄或闭塞的部位、程度、范围及侧支循环情况等。动脉造影目前已普遍开展，为手术治疗或介入治疗提供了必要的依据。

笔记栏

【诊断和鉴别诊断】

间隙性跛行，伴有患肢疼痛和动脉搏动减弱或消失，结合年龄、性别及冠心病、高血压、高血脂、糖尿病和吸烟等易患因素、踝/肱动脉收缩压比值＜1.0 等，即可诊断本病，动脉造影可明确诊断。

本病应与其他慢性动脉闭塞病变相鉴别，如多发性大动脉炎，血栓闭塞性脉管炎，后者发病年龄较轻，多在 30 岁以下，嗜烟、病程长进展慢，伴有浅表静脉炎和雷诺(Raynaud)现象等。如患者发展至缺血性溃疡，尚需与神经性病变及下肢静脉曲张相鉴别，后两者无脉搏减弱或消失，亦常无明显疼痛。

【治疗】

(一) 内科治疗

1. 一般治疗　保持患肢清洁、穿松紧适度的鞋袜、避免外伤损害、选择抬高床头的斜坡床，可增加下肢血流灌注，以减少静息痛发作，防止患肢受寒或烘热。对有间隙性跛行患者，应有规律地步行锻炼，促进侧支循环。坚持每日行走至出现跛行痛症状为止，而后休息到疼痛缓解，再重新行走，长期如此锻炼，可延长行走距离。

2. 控制相关危险因素　对导致动脉粥样硬化的危险因素应积极预防和治疗。如戒烟、控制体重、改善饮食结构等，同时治疗高血压病、糖尿病和高脂血症，避免使用收缩血管的药物。

3. 改善肢体血液循环　可选用低分子右旋糖酐(dextan40，500ml 静脉点滴，每天一次，持续 10～15 天)，己酮可可碱(pentoxifyline，200～400mg/次，每日三次)，可提高患肢运动耐量和增加红细胞变形能力，降低血黏度。妥拉唑啉(tolazoline，25mg/次，每日 3 次)。对于严重肢体缺血的患者，长期给予前列素静脉用药有减轻疼痛和促进缺血性溃疡愈合的功效

4. 抗血小板及抗凝治疗　①抗血小板药物阿司匹林对阻止动脉闭塞性病变进展有作用，但不提高患者的运动耐受力。氯吡格雷和噻氯匹定也可选用。②抗凝疗法适用于同时伴有冠心病、缺血性脑病或经皮球囊血管成形术后患者，以及外科血管手术后患者，可选择华法林、肝素或低分子激素等药物。

5. 介入治疗　主要适用于狭窄段相对较短和血管尚未完全阻塞者。主要方法有：①经皮血管腔内成形术(PTA)：用球囊导管对狭窄部位进行扩张。②激光血管成形术(laser angioplasty)：经导管引入激光光纤，切除粥样硬化斑块。③支

架植入术(stent placement):在上述治疗基础上,植入支架防止再度狭窄。

(二) 外科治疗

大约有80%的患者需要手术治疗,手术适应证主要有病变发生于大中型动脉,病情进行性加剧内科治疗无效,可能发生缺血性溃疡或坏疽者,主要手术方式有人造血管或自体大隐静脉旁路移植术、动脉内膜剥脱术,腰交感神经切除术仅作为一种辅助治疗手段,可以增加患肢皮肤血流,促进皮肤溃疡愈合,但不增加肌肉的血供,亦不改善患者预后。

【预后】

本病病理基础是动脉粥样硬化,故其预后与重要脏器动脉硬化的程度,以及是否合并冠心病、糖尿病、脑血管病密切相关。血管造影证实,约50%的本病患者同时合并有冠心病。寿命表分析(life table analysis)表明,间歇性跛行患者5年生存率为70%,10年生存率50%。伴有糖尿病患者10年死亡率38%,截肢率34%较不伴糖尿病患者(分别为10%和8%)明显增高。大多数患者死于心肌梗死或猝死,直接以周围血管闭塞为死因者仅占少数,提示积极纠正和干预动脉粥样硬化的各种易患因素,有效治疗合并疾病,对预防该病的发生及改善预后具有重要的临床意义。

第三节 血栓性静脉炎

血栓性静脉炎(thrombophlebitis)又称静脉血栓形成(venous thrombosis),是静脉的一种急性非化脓性炎症,伴有继发性血管腔内血栓形成。分为血栓性浅静脉炎(superficial thrombophlebitis)和深部静脉血栓形成(deep venous thrombosis)。病变主要累及四肢浅静脉或下肢深静脉。

【病因及发病机制】

四肢静脉系统的疾病以静脉炎及血栓形成为主,这是静脉的解剖结构及血流动力学特征所决定的。静脉血栓形成的基本要素包括三个方面:静脉血流淤滞,血管壁损伤及血液高凝状态。临床上任何促成上述三方面因素存在的情况,均可导致静脉血栓形成。且导致静脉血栓形成的机制并非是单一的,常常是综合因素共同作用的结果。

血栓性浅静脉炎的病因主要有:①静脉壁损伤:静脉穿刺保留插管、长时间或反复静脉输液,特别是输入刺激性液体或药物;②静脉曲张:使血流淤滞,血管内膜缺氧变性;③某些恶性肿瘤或结缔组织病侵犯静脉血管。

深部静脉血栓形成的主要病因有:①血流淤滞:手术、创伤、重病长期卧床、慢性充血性心力衰竭、腹内压增高、下肢静脉曲张或各种原因需长期静坐;②血液高凝状态:创伤、烧伤、分娩或严重脱水使血液浓缩,血细胞和血浆蛋白异常、血小板增多症、异常纤维蛋白血症、败血症、妊娠、长期口服避孕药及急性心肌梗死等;③血管壁损伤:多由各种介入性检查和治疗引起。

上述各种病因共同作用,即内皮损伤使胶原纤维暴露,引发血小板聚集及组织促凝血酶原激酶释放,在伴有静脉血液淤滞或高凝状态时,可激活凝血机制,导致血栓形成。

【病理】

目前有学者认为,血栓性浅表静脉炎和深部血栓形成是同一疾病的两个不同阶段,且两者可以相互转变。

血栓性浅表静脉炎的特点是静脉壁常有不同程度的炎性病变,使管壁增厚,血管腔内血栓形成,腔内血栓与管壁较紧粘连不易脱落。由于交通支的联系有时可同时发生深、浅静脉血栓。

深部静脉血栓形成主要是由于血液淤滞和高凝状态引起,血栓大部分由红细胞和少量纤维蛋白、血小板组成,血栓远端与血管壁有轻度粘连,近端则漂浮于血管腔内,故容易脱落形成栓子导致肺栓塞。同时因深部静脉血栓形成,肢体静脉回流障碍,使得远端组织缺氧、通透性增高、渗出、水肿,形成慢性静脉功能不全综合征。在静脉血栓形成过程中,静脉炎本身及周围的炎症可以引起患肢不同程度的疼痛。部分深静脉血栓有自溶倾向,使血流再通。

【临床表现】

血栓性浅静脉炎多发生于头静脉、贵要静脉、下肢大小隐静脉及其分支。病变部位肿胀疼痛、压痛、局部皮温增高,部分病例可有低热、沿受累静脉走行可触及条索状静脉,1~3周后炎症逐渐消退,局部遗留硬条索状物和皮肤色素沉着、经久不退。血栓性浅静脉炎可以再复发。

深部静脉血栓形成多发生于下肢深静脉,最好发部位为小腿静脉和腘静脉,其临床表现各异,症状轻重不一,部分患者可完全无症状,而以肺栓塞为本病的首发症状。重者有发热、局部疼痛、活动后加重、患肢肿胀压痛等。检查时可发

笔记栏

现以下体征：①直腿伸踝试验（Homan 征）阳性，即嘱患者伸直下肢，使踝关节急速背屈，可因腓肠肌和比目鱼肌被牵拉而刺激小腿病变静脉出现疼痛；②Lowenberg's 阳性，将血压计袖带固定于小腿或大腿并充气加压，使病变静脉受压而出现疼痛；③静脉阻塞体征：有时可触及有压痛的条索状物，患肢凹陷性浮肿、局部皮温增高，浅表静脉曲张，如出现花斑状发绀，常为患肢坏死先兆；④可伴有轻度全身症状而出现发热，心动过速；⑤下腔静脉血栓形成时可见下腹部及双下肢明显水肿，病情进展两侧腹壁、胸壁和臀部均出现浅静脉曲张。

上肢深静脉和上腔静脉血栓形成较少见。但近年由于锁骨下静脉穿刺及置管操作不断增多，上腔静脉血栓形成呈上升趋势。

【实验室和辅助检查】

（一）静脉压测定

患肢静脉压升高，直立位时足背静脉的压力（$19cmH_2O$）高于颈静脉压力（$7cmH_2O$）；平卧位时，在上下肢的相当部位，下肢静脉压比上肢稍高，正常中心静脉压为 $6\sim12cmH_2O$，而患者静脉压多＞$20cmH_2O$，提示测压处近心端静脉阻塞。

（二）血液检查

白细胞增高、血沉增快。D-二聚体增高，但其阳性临床价值不大，而阴性预测值高达97%～100%。

（三）超声检查

二维超声可直接检查大静脉内的血栓，多普勒血管超声在做各种改变静脉血液的动作时，如深呼吸或挤压腿部，可检出有阻塞的静脉，且对近端深静脉血栓形成的诊断有很高的特异性和敏感性。

（四）深静脉造影

如出现静脉充盈缺损，可判定血栓形成的部位、程度、范围和侧支循环的情况。

（五）放射性核素检查

阻抗容积描记法（IPG）和静脉血流描记法等均对深部静脉血栓形成有较高的诊断价值。

【诊断和鉴别诊断】

血栓性浅静脉炎根据存在的病因及浅表静脉区红肿、压痛性条索状物，诊断即可成立。全身性疾病长期卧床的患者，如出现下肢肿胀疼痛和压痛或肺栓塞表现时，应考虑深静脉血栓形成的诊断，多普勒血管超声、放射性核素扫描和静脉造影可明确诊断。需与腓肠肌断裂、急性小腿肌炎、小腿蜂窝织炎和急性动脉阻塞等疾患相鉴别。

【治疗】

（一）血栓性浅静脉炎的治疗

因局部症状体征较明显，多采取对症支持疗法，患者卧床休息，抬高患肢至超过心脏水平，局部热敷，酌情口服阿司匹林和非甾体抗炎药，止痛并防止血栓发展，对大隐静脉血栓如向隐-股静脉发展或浅表静脉炎有向近心端发展的趋势时，应考虑抗凝治疗。

（二）深部静脉血栓形成的治疗

其治疗的主要目的是预防肺栓塞，因深静脉血栓与血管壁附着不紧，且病程早期，血栓松软、极易脱落，应积极施行有效治疗措施。

1. 一般治疗 急性期卧床休息1～2周，以缓解疼痛，抬高患肢促进血液回流，减轻浮肿。在此基础上下床活动，适应穿弹力长袜，避免用力大便使血栓脱落导致肺栓塞。

2. 溶栓治疗 应在血栓形成早期（24小时内）尽快使用，可促使尚未机化的血栓溶解，预防后遗的静脉功能不全。常用尿激酶、链激酶或组织型纤溶酶原激活剂，用法用量参照急性心肌梗死溶栓疗法。

3. 抗凝治疗 防止血栓进展并启动内源性溶栓过程。应用肝素1000～1500U/h持续静脉滴注7～10天，滴注速度以2倍于活化部分凝血活酶时间（APTT）为参照标准。在停用肝素前4～5天（或与肝素同时开始）使用华法林口服，并监测国际标准化凝血酶原时间比值（INR 2.0～3.0），在此比值范围内调整华法林剂量。

急性近心端深静脉血栓形成抗凝治疗需维持半年～1年。对该病有复发病史或伴恶性肿瘤，因多为高凝状态，如无禁忌抗凝治疗可持续维持。

4. 介入或手术治疗 介入治疗可采用经皮穿刺下腔静脉内置入滤过器；慢性下肢静脉阻塞（髂静脉、下腔静脉），可进行球囊扩张并置入支架。对内科治疗无效或有溶栓禁忌证时，可考虑做静脉血栓摘除术或 Fogarty 导管取栓术，如深静脉血栓进展已致膝关节以上，可用机械性梗阻方法预防肺栓塞。

笔记栏

【预防】

血栓性静脉炎的预防目的是通过对各个发病环节的干预阻止肺栓塞的发生。避免输注刺激性液体，尽早拔出置入的静脉导管，有效地治疗静脉曲张，对预防血栓性浅静脉炎和深部静脉血栓形成均有一定作用。对所有可能发生深部静脉血栓的高危患者，需做盆腔或骨科大手术的患者，血液黏稠度增高的患者，在接受超过 1 小时的手术时，术前 2 小时均采用小剂量肝素 5000U 皮下注射，术后每日 2 次直至可下床活动；慢性疾患长期卧床者，酌情鼓励患者在床上进行下肢自主运动，活动小腿肌肉，增加静脉回流。急性心肌梗死时肝素治疗同时对静脉血栓的预防有作用，华法林和其他同类药物也可选用。

推荐阅读

Aortic Dissection：New frontiers in diagnosis and management：part I：from etiology to diagnostic strategies. Circulation，108：628～635

Breddin HK，Hach-Wunderle V，Nakov R，et al. 2001. Effects of a low-molecular-weight heparin on thrombus regression and recurrent thromboembolism in patients with deep-vein thrombosis. N Engl J Med，344：626～631

Hiatt WR. 2001. Drug Therapy：medical treatment of peripheral arterial disease and claudication. N Engl J Med，344：1608～1621

Nienaber CA，Eagle KA. 2003. Aortic dissection：new frontiers in diagnosis and management：part II：therapeutic management and follow-up. Circulation，108：772～778

（张红苗）

笔 记 栏

第29章 心血管神经症

案例 3-29-1

患者，女，46岁。因"心悸、气短、失眠5年，加重1月"入院。

5年前患者丈夫因心脏病突然去世，此后患者出现心悸、气短、失眠、多梦、焦虑、多汗，到本地医院检查未发现异常，症状重时服用中药治疗，以后病情反复发作。1月前上症加重。

体格检查：T 36.9℃，P 96次/分，R 25次/分，BP 108/74mmHg。呼吸平稳，口唇无发绀，颈静脉无怒张，双肺无啰音，心界不大，心率96次/分，心律齐，心脏各瓣膜区无杂音，肝脾无肿大，双下肢正常。

实验室及辅助检查：血常规：WBC 7.6×10^9/L，N 0.7，L 0.3。心电图示窦性心律，偶发室性早搏。X线检查：心脏不扩大，肺野清晰。超声心动图示左、右房室正常。

问题：

1. 该病例有哪些主要临床特点？
2. 该患者应考虑什么疾病？
3. 需要和哪些疾病鉴别？
4. 怎样进行治疗？

心血管神经症（cardiovascular neurosis）是由于神经功能失调引起的心血管系统功能紊乱综合征，是神经症的一种特殊类型。精神因素在本病发病中起重要作用，精神刺激使调节、支配心血管系统的植物神经活动受到干扰，出现暂时性的功能紊乱。以心血管系统症状或兼有神经症症状为主要临床特征。一般无器质性心脏病证据，但也可与器质性心脏病同时存在。本病大多发生于青年和壮年，女性多见，尤其是更年期妇女。症状多种多样，时好时坏，严重者影响生活与工作。

【临床表现】

（一）症状

青壮年女性多见，患者神经较脆弱，情绪波动、精神刺激、紧张的脑力劳动是其发生的重要原因。出现心悸、气短、乏力、心前区疼痛等多种多样的心血管系统症状。胸痛部位常不固定，可数秒或持续数小时不等，疼痛发作与劳力活动无关，且多在静息时发生，含服硝酸甘油无效，常兼有失眠、多梦、焦虑、多汗等症状，时轻时重，一般无器质性心脏病证据，但可与器质性心脏病同时存在或在后者的基础上发生。

（二）体征

体格检查常无特殊发现。多呈焦虑状态或紧张表情，血压可正常或轻度升高。心脏听诊时可有心率增快、心音增强，可伴有心前区1/6～2/6级柔和的收缩期杂音，偶出现早搏。

【辅助检查】

1. 心电图 常表现为窦性心动过速，部分患者出现ST段压低或水平性下移，T波低平、双相或倒置，多在Ⅱ、Ⅲ、aVF或V_4～V_6导联出现，并经常发生变化，普萘洛尔试验阳性。部分患者运动试验阳性，但进行"普萘洛尔运动试验"时ST段和T波恢复正常。

2. 心脏超声检查 可排除心脏、大血管和瓣膜的结构异常。

案例 3-29-1

病史特点：

1. 46岁女性，病史1年。
2. 病前患者丈夫因心脏病突然去世，受到精神打击，此后患者出现心悸、气短、失眠、多梦、焦虑、多汗等多种症状。
3. 全身检查无异常体征。
4. 心电图、X线、超声心动图检查未发现异常。

【诊断与鉴别诊断】

诊断心血管神经症要根据临床表现，同时进行心电图、心脏超声等检查，排除冠心病、心肌炎等心脏器质性心脏病变。还应注意与贫血、甲状腺功能亢进、嗜铬细胞瘤等疾病鉴别。

【治疗】

（一）心理治疗

首先医生和患者要正确认识心脏神经官能

笔记栏

症是一种功能性疾病，建立相互信任的医患关系，共同详细分析发病的因素，向患者仔细解释病情，让患者解除不必要的顾虑。一般不必卧床休息，应生活有规律，去除不良生活习惯，适当参加体力活动。

（二）药物治疗

减轻症状的药物包括小剂量的镇静剂，如地西泮。心率较快者用β受体阻断剂有效，普萘洛尔10mg，3次/天或美托洛尔12.5～25mg，2次/天，有疗效后应维持治疗2～3个月以上再逐渐停药，否则症状易出现反复。适当使用百忧解等抗焦虑药，以调整患者神经功能。必要时给予抗抑郁剂，如黛力新以减轻患者的紧张、焦虑情绪。

案例 3-29-1

治疗：

1. 心理治疗。

2. 药物治疗：美托洛尔25mg，2次/天；百忧解20mg/d，根据病情酌情加量。

（罗兴林）

第四篇

消化系统疾病

第30章 总论

消化系统疾病包括食管、胃、肠、肝、胆、胰等脏器的器质性和功能性疾病。此外，腹膜、肠系膜、网膜的病变也属消化系统疾病的范围。消化系统疾病在临床上十分常见，学习和掌握消化系统疾病的基础知识和诊疗方法，可以为患者提供有效的防治手段。

【消化系统结构功能特点与疾病的关系】

消化系统的结构与其功能是相适应的，消化系统的主要生理功能是对食物进行消化和吸收。消化是指食物在消化道内被分解为小分子的过程，包括消化道肌肉舒缩的机械性消化和消化酶的化学性消化。吸收是指食物经过消化后，透过消化道的黏膜进入血循环的过程。基本过程是从外界摄取水分和食物，将之消化，分解成为小分子物质，经肝脏加工，成为体内自身物质，为机体新陈代谢提供必不可少的物质和能量来源，满足机体的需要，未被吸收的残剩物和某些代谢产物则被排出体外。

消化系统的疾病主要反映为消化器官的运动、分泌和吸收功能三方面障碍。食管组织结构改变可诱发运动异常，而运动异常最后导致其结构改变，两者互为因果。胃的运动受胃内容物及神经体液的调节，正常胃排空时间为4～6小时。小肠主要负责食糜的运输、消化与吸收，其任务的完成与小肠的运动是分不开的。任何影响胃肠运动功能的因素都有可能产生相应的临床表现，引起胃肠动力改变的相关疾病。消化道黏膜上皮都含有分泌细胞，一般都能分泌黏液，黏液在消化道主要起润滑及保护屏障作用，尤其胃的黏液具有重要的生理功能。胃壁细胞分泌盐酸及内因子，胃酸分泌过多，与消化性溃疡的发生发展有关。胃酸分泌过少，常可产生腹胀、腹泻等消化不良的症状。食物在小肠内停留的时间一般为3～8小时，食物在小肠内消化主要是胰液、胆汁和小肠液的作用。胰液含有多种消化酶，对糖、脂肪及蛋白质具有消化作用，各种因素使胰液分泌不畅，造成各种消化酶溢出胰管，发生自身消化，则导致胰腺炎。正常情况下胆汁中胆盐和胆固醇之间的适当比例是维持胆固醇呈溶解状态的必要条件，当胆固醇分泌过多，或胆囊上皮因炎症而吸收过多的水分和胆盐，胆固醇可以沉积，这是胆石症形成的原因之一。胃肠受到各种致病菌感染或受其他疾病的影响导致小肠局部血管通透性改变、空肠分泌增加、肠蠕动增快、吸收障碍均会产生腹泻。若肠腔内残存物停留时间过长、水分吸收过多、或胃肠道本身病变致动力减弱或梗阻，则会出现便秘。

肝脏是人体最大的消化腺，是体内物质代谢和生物转化的工厂，具有分泌胆汁、储存肝糖原及物质转化等重要功能，也是体内免疫系统的组成部分。肝脏接受双重血供：约25%来自含氧丰富的肝动脉血，75%来自营养丰富的门静脉血（来自胃、肠、脾的血液）。肝脏体积的2/3由肝细胞构成，其余由库普弗细胞（属于单核-吞噬细胞系统）、星状细胞、贮脂细胞、内皮细胞、血管、胆管和支持组织构成。肝细胞在维持内环境稳定和人体健康方面起到重要作用。这些功能包括合成血浆蛋白（白蛋白、转运蛋白、凝血因子、许多激素和生长因子等）、分泌胆汁、调节营养物质代谢以及结合亲脂化合物（胆红素、阳离子、药物）分泌到胆汁中。临床根据各种肝功能检测指标来综合评估肝脏功能和肝脏疾病的变化。尽管

笔记栏

肝脏疾病的病因很多,通常可分为肝细胞性和胆管性。肝细胞性疾病,如病毒性肝炎、肝硬化或酒精性肝病,病理特点以肝细胞炎症、坏死或纤维化为主。胆管性疾病,如结石、肿瘤、梗阻,病理特点以胆管梗阻为主。自身免疫性肝病和药物性肝病可能具有两者的特点。

消化系统的生理功能受到中枢神经系统直接或间接的影响和调节。例如精神状态的变化能影响胃黏膜的血液灌注和腺体分泌,也能改变结肠的运动和分泌状态。这可以解释为何消化系统的身心疾病,如肠易激综合征相当常见且有逐渐增加的趋势。

胃肠道有丰富的淋巴组织,肝脏有库普弗细胞。这些组织和细胞参与机体的体液-细胞免疫功能,特别在局部的免疫功能中起相当重要的作用,参与某些疾病的发生和发展。消化道直接与外界相通,接纳体外的各种物质,其黏膜接触病原体、致癌物质和毒性物质的机会较多,容易发生胃肠道黏膜的感染、损伤和炎症,消化系统肿瘤发病率增高可能与此有关。食管癌、胃癌、肝癌、胰腺癌、结肠癌均是常见的恶性肿瘤。

【消化系统疾病的分类】

消化系统疾病在临床上十分常见。其他系统疾病可累及消化系统,或出现消化系统的症状,而消化系统疾病也可累及其他系统而出现相应的临床症状。消化系统疾病的分类方法很多,下面按消化系统不同器官进行疾病分类并简要说明可能出现的临床表现。

(一) 食管

常见疾病有胃-食管反流性疾病、食管癌、贲门失弛缓症、食管贲门黏膜撕裂综合征等。主要表现为胸骨后疼痛(非心源性)、反酸、嗳气、吞咽困难等。食管贲门黏膜撕裂综合征可出现上消化道出血。

(二) 胃、十二指肠

常见疾病有消化性溃疡、急慢性胃炎、胃癌、十二指肠炎、功能性消化不良等。主要表现有上腹部不适、疼痛、厌食或早饱、恶心、呕吐、反酸以及消化道出血等。

(三) 小肠

常见疾病有急性肠炎、肠结核、克罗恩(Crohn)病、吸收不良综合征、急性出血坏死性肠炎等。小肠肿瘤并非罕见。主要表现有脐周疼痛、腹胀或腹泻、粪便异常等。小肠梗阻时可出现呕吐,吸收不良时可有全身营养缺乏的表现。

(四) 大肠

常见疾病有肠易激综合征、溃疡性结肠炎、大肠癌、阑尾炎等。主要表现为腹泻或便秘、黏液-脓血便、腹痛,病变累及直肠时可有里急后重。

(五) 肝脏

常见有各种病毒性肝炎、脂肪肝、肝硬化、原发性肝癌、肝脓肿、自身免疫性肝病等。主要表现有厌油或恶心、肝区不适或疼痛、肝肿大、肝区压痛、黄疸、门脉高压征象等。

(六) 胆道

常见疾病有胆石症、胆囊炎、胆管炎、胆道蛔虫症、胆道肿瘤等,主要表现有右上腹疼痛、黄疸、右上腹局部压痛等。

(七) 胰腺

主要疾病有急性胰腺炎、慢性胰腺炎、胰腺癌。主要表现有上腹部疼痛、黄疸、胰腺分泌障碍所致代谢紊乱等。

(八) 腹膜、肠系膜

常见疾病有各种原因所致的腹膜炎、肠系膜淋巴结炎和结核、腹膜间皮瘤、转移性腹膜肿瘤等。主要表现为腹痛和压痛、腹部触诊揉面感、腹水等。

【消化系统疾病的诊断和鉴别诊断】

(一) 病史

病史是诊断疾病的重要组成部分。通过询问病史可了解疾病的发生、发展情况。有些消化系统疾病仅靠病史即可大致作出诊断,如消化性溃疡。对大多数消化系统疾病尚需结合体格检查和辅助检查才能进一步确诊。医师在询问病史时,不但要具备本系统疾病的相关基础知识,对其他系统疾病的相关知识也必须有所了解。通过总结、归纳和分析,得到比较客观的资料。例如诊断药物性肝病,详细、客观的病史资料具有重要价值。询问病史时,要有足够的耐心听取患者的描述,有计划地询问,根据患者的具体情况,使用恰当的语言,使患者容易领会,准确回答问题。在遇到某些危重患者,如上消化道大出血时,询问病史和治疗应同时进行,问题要有重点,不能因为询问病史而延误治疗。患者的某些情况,如年龄、性别、职业、精神状态、饮食习惯、饮酒和服药史、疫水接触史以及遗传因素等对某些

笔记栏

消化系统疾病的诊断有重要意义。

(二)症状

消化系统疾病在临床上可引起许多症状,如吞咽困难、反酸、呃逆、烧心、食欲不振、恶心与呕吐、腹泻、便秘、呕血与黑便、便血、腹胀、腹痛、黄疸等,临床医师需要了解每一个具体症状的准确含义、发生的机制,这对诊断消化系统疾病有重要价值。如呕血与黑便提示上消化道出血,常见病有消化性溃疡、肝硬化食管静脉曲张破裂出血等,而黄疸的出现则很可能是肝胆疾病。还应当注意,其他系统疾病仍然可出现消化系统的常见和典型症状。而某些消化系统疾病的早期,可以不出现任何症状,或者以不典型症状作为首发症状。

(三)体格检查

消化系统疾病的体征不仅为消化系统疾病所特有,也可出现于其他器官病变时。消化系统疾病亦可累及其他器官和系统,如炎症性肠病时可有关节炎、口腔溃疡。右心衰竭时可出现肝大、黄疸、腹水等。因此,全面、系统、细致的体检十分重要。不仅要重视腹部体检,也要注意全身系统检查。消化系统体检包括视、触、叩、听四方面内容,以触诊最为重要。

1. 视诊 一般检查包括皮肤、营养状态、淋巴结、巩膜、口唇及口腔黏膜的检查,如皮肤视诊应观察有无黄疸、肝病面容、蜘蛛痣、肝掌等,这些都是慢性肝病的标志。腹部视诊应观察腹部外形、腹壁皮肤、呼吸运动及腹壁静脉。如腹式呼吸减弱常见于病变累及腹膜时。脐变浅或突出见于腹腔内压力增高,腹壁静脉曲张表明有侧支循环建立,可通过辨别血流方向判断是门脉高压还是腔静脉阻塞。

2. 触诊 腹部触诊十分重要。应规范手法并注意经验积累,根据触诊目的采用不同的触诊方法。腹部触诊包括腹壁紧张度、压痛和反跳痛、腹腔脏器触诊、液波震颤。压痛提示腹腔内脏器有炎性病变,压痛部位对病变脏器有提示作用。反跳痛提示腹膜炎症,腹壁紧张度增加呈板状见于急性弥漫性腹膜炎,腹壁柔韧感则提示有慢性腹膜炎和腹膜肿瘤可能。腹腔脏器触诊可发现脏器的相关疾病。触诊扪及腹部包块首先应鉴别为生理性还是病理性,根据其位置、大小、形状、表面状况、硬度、活动度、触痛、搏动感等判断其来源及性质。注意不要将乙状结肠、粪块、充盈的膀胱、前凸的脊柱、腹主动脉、肾脏、妊娠子宫当作腹部包块。另外应与腹腔内其他系统的肿块如卵巢囊肿、子宫肌瘤等仔细鉴别。

笔 记 栏

3. 叩诊 脏器的叩诊可确定其界线以补充触诊的不足,确定有无腹水。如空腔脏器穿孔时肝浊音界消失,移动性浊音阳性常提示腹水中等量。

4. 听诊 腹部听诊的主要内容有肠鸣音、血管杂音、摩擦音和搔弹音等。肠鸣音的变化对于肠梗阻及消化道的活动性出血有重要诊断价值。腹部血管杂音有时有特殊诊断价值,如肝区血管杂音提示肝癌,左上腹收缩期吹风样杂音提示胰尾癌。摩擦音提示脏器炎症累及腹膜。搔弹音的改变可协助测定肝下缘和微量腹水、确定扩张的胃界。

(四)实验室和辅助检查

1. 实验室检查

(1)血液检查:

1)食管、胃肠疾病:血常规和血生化检查对于食管及胃肠道疾病缺少特异性诊断价值,但有助于评估疾病的严重性和活动度:如胃癌时常有巨幼细胞贫血。急性消化道出血除可引起贫血外还可导致肠源性氮质血症,出现尿素氮升高。血沉可作为炎症性肠病、肠/腹膜结核的活动性指标。胃肠道激素的测定对于某些内分泌肿瘤引起的消化道症状有诊断价值,如腹泻患者血清胃泌素增高提示胃泌素瘤。某些自身抗体的检测有助于明确消化道症状的原因。肿瘤标志物如癌胚抗原、CA19—9 等的检查对于结肠癌有辅助诊断价值。严重的呕吐、腹泻可出现电解质紊乱。

2)肝病:血液检查在肝病的诊断和随访中均有重要价值。肝功能试验包括反映肝脏合成功能试验(血清白蛋白、凝血酶原时间和凝血因子的水平)、反映肝转运阴离子能力的试验(胆红素代谢试验、胆汁酸代谢试验)、反映肝免疫调节功能的试验(血清 γ-球蛋白、血清免疫球蛋白)、反映肝细胞损害的试验(血清转氨酶、腺苷脱氢酶、乳酸脱氢酶、乙醇脱氢酶、谷氨酸脱氢酶)、反映胆汁淤积的试验(碱性磷酸酶、血清 γ-谷氨酰转移酶、血清胆固醇和脂蛋白 X)以及反映肝纤维化的试验(胶原及其代谢产物、胶原代谢相关酶、非胶原蛋白、透明质酸)和反映肝药物代谢功能的试验(安替比林血浆清除率、半乳糖廓清试验等)。病毒性肝炎(甲、乙、丙、丁、戊型肝炎)的血清标志物检测对明确病因有益。自身抗体的检测对于自身免疫性肝病的诊断有重要价值,如抗线粒体抗体 M_2 亚型(AMA-M_2)有助于诊断原发性胆汁性肝硬化。肝癌血清标志物中最有价值的是甲胎蛋白(AFP),其他肝癌标志物包括 γ-谷氨酰转移酶Ⅱ、碱性磷酸酶同工酶Ⅰ等。

3）胰腺疾病：血常规和血生化检查有助于判断疾病及并发症的严重程度，如胰腺炎及并发胰腺脓肿时白细胞及中性粒细胞升高。血淀粉酶、脂肪酶对于急性胰腺炎的诊断有重要价值。血浆胰多肽、血清胆囊收缩素、空腹血浆胰岛素水平的测定有助于诊断慢性胰腺炎。同时测定血及尿中苯替酪胺（PABA）有助于提高苯替酪胺试验的敏感性，可反映胰腺分泌糜蛋白酶的功能。目前尚无一种血清标志物有足够敏感性和特异性可进行筛选、发现胰腺癌早期病例，CA19-9有一定价值。

（2）尿液检查：尿胆红素、尿胆原测定对于黄疸的诊断和鉴别诊断有初筛意义。右旋木糖吸收试验、维生素 B_{12} 吸收试验通过检测尿中的木糖或维生素 B_{12} 量，了解小肠的吸收功能，对于小肠吸收不良和慢性胰腺炎有诊断和鉴别诊断价值。

（3）粪便检查：粪便检查对胃肠道疾病的诊断有时有重要意义。粪便外观、隐血试验、显微镜检查均有重要价值。另外，粪便中寄生虫检查、细菌检测和分析、胰酶测定、H. *pylori* 检测有助于明确病因。

（4）腹水检查：腹水常规检查可初步判断腹水性质为渗出液或漏出液、有无感染。腹水生化、细菌培养、腹水结核抗体检查及腹水脱落细胞学检查对腹水的病因有重要诊断和鉴别诊断价值。腹水内淀粉酶的测定对于急性胰腺炎有重要诊断价值。

（5）其他：胃液分泌功能试验、胃泌素刺激试验对于高胃泌素血症有重要鉴别诊断价值。胰腺外分泌功能试验可通过分析十二指肠液来观察直接刺激胰腺反应，也可通过测定胰酶来观察胰腺功能的间接刺激反应，二者均可用于慢性胰腺炎以及胰腺癌或胰腺功能不全的诊断。^{13}C 或 ^{14}C 呼气试验是诊断 H. *pylori* 感染的无创性手段，敏感性及特异性均高，并常用于治疗后的随访。H_2 呼气试验用于检测乳糖吸收不良或蔗糖吸收不良以及半乳糖转运缺陷。

2. 内镜检查　内镜应用于消化系统疾病的诊断和治疗是20世纪消化系统疾病革命性的重大进展，极大地扩展了消化内科医师的诊疗视野，已成为消化系统疾病的重要诊疗手段。目前应用于临床的有纤维内镜、电子内镜、超声内镜、胶囊内镜。根据不同检查部位分为胃镜、十二指肠镜、小肠镜、结肠镜、肛镜、腹腔镜、胆道镜和胰管镜等。近年来发展了放大内镜、染色内镜技术，提高了对微小病变的检出率，对消化道肿瘤的早期诊断有重要意义。应用内镜可观察消化道内腔，对炎症、溃疡、肿瘤、出血等各种病变有直观认识，还可结合黏膜活检判断病变性质和程度。利用十二指肠镜进行逆行胰胆管造影（ERCP）是胆系、胰管病变的重要诊疗手段。超声内镜对于黏膜下病变诊断有优势，对于胰腺疾患的诊断尤为重要。双气囊小肠镜通过经口和肛门镜检相结合的方式，可使整个小肠均得到检查。胶囊内镜利用胶囊内摄像头动态拍摄和体外无线接收技术可无创性观察整个消化道情况。双气囊小肠镜和胶囊内镜的出现使得小肠为检查"盲区"的历史得以改写。腹腔镜对了解肿块性质、确定腹水病因，尤其对肝胆疾病、结核性腹膜炎、腹膜间皮瘤的诊断和鉴别诊断有重要价值。

3. 影像学检查

（1）超声检查：超声检查因无创、方便、价格便宜，在我国是腹部疾病首选的影像学初筛诊断方法。

1）B超：可显示肝、胆、脾、胰大小和轮廓，对肝癌、肝脓肿、胰腺癌，尤其对胆道结石有较大价值。在B超引导下还可进行各种经皮穿刺，如肝、穿刺活检、胰腺脓肿穿刺引流等，从而进一步诊断、治疗。但B超观察受腹壁脂肪及胃肠气体的影响，尤其对腹膜后结构如胰腺影响较大。

2）彩色多普勒超声：可了解肿块血供，协助鉴别肿块的良恶性，如鉴别腹部囊性肿块与血管瘤，或动静脉瘘、血管囊状扩张等；评价肿瘤栓塞（介入）治疗后效果；还可用于肝移植后移植肝血流情况的监测，包括门静脉和肝动脉。血流紊乱和异常增快、肝门部无动脉血流信号是最早用于肝动脉血栓形成和肝动脉狭窄诊断的超声指标。RI[（收缩期峰值血流速度-舒张末期血流速度）/收缩期峰值血流速度]、SAT（肝动脉舒张期末到第一个收缩峰值的时间）和HAAC[（收缩峰值速度-舒张期末血流速度）/SAT]是更为特异的评价移植肝血流情况的频谱多普勒指标。

（2）X线检查

1）腹部平片：观察腹腔内有无游离气体对于诊断腹腔内空腔脏器穿孔有价值。肠腔内液气平面和肠郁张有助于诊断肠梗阻，胰腺结石、钙化有助于慢性胰腺炎的诊断。

2）钡餐和钡灌：通过观察钡剂显现的黏膜相可发现胃肠道的溃疡、肿瘤、炎症、结构畸形，对膈疝和胃黏膜脱垂的诊断优于内镜检查。可采用上消化道钡餐、钡剂灌肠造影、小肠插管注钡造影等。采用标准餐加服固体钡条可在X线下进行胃排空试验，发现胃肠道运动异常。气钡双重造影可提高对比度，有利于发现微小病变。另外应注意，钡剂会影响其他影像学检查的结果，应放在影像学检查最后进行。

3）数字减影血管造影：是一项常用的、有价

笔记栏

值的诊断技术，有助于评价血管的解剖和病变，对肝脏、胰腺肿瘤性质的鉴别也很有价值。在不明原因消化道出血的诊断中，选择性腹腔动脉/肠系膜动脉造影有助于出血部位的确定。在外科门腔分流和肝移植的术前评估中，经皮肝穿刺或经动脉、静脉导管门静脉造影术则有助于判断门静脉阻塞的部位、侧支开放程度。

（3）电子计算机X线断层显像（CT）：CT对腹内脏器病变，尤其是肝、胆、胰占位性病变如囊肿、脓肿、肿瘤、结石等的诊断有重要作用。结合增强及延迟扫描，可对肿瘤的性质作出鉴别诊断。近年来CT对于急性胰腺炎的分期诊断价值已经得到公认。对于肝硬化、脂肪肝等的诊断也有重要价值。

（4）磁共振成像（MRI）和磁共振胰胆管造影术（MRCP）以及磁共振血管造影术（MRA）：MRI利用人体内在强磁场下释放出氢核质子磁共振信号强弱而成像，所反映出的信息较CT检查丰富，对肝脏内病灶发现的敏感性高于CT，不用造影剂即可从各个层面全面观察内部结构。MRCP用于胰、胆管疾病的诊断，由于其无创、简便，在诊断过程中，一定程度上可替代ERCP，是一项很有前途的诊断胆道、胰腺疾病的无创性检查方法。MRA可清楚地显示腹腔内大血管，在诊断中一定程度上可取代有创性血管造影。

（5）正电子射线断层检查（PET）：根据示踪剂的摄取水平能将生理过程形象化和数量化，反映生理功能，还可预测和评价对治疗后的反应。近年来已广泛用于结直肠、肝脏、胰腺、神经内分泌系统和其他胃肠病的分析和评估，对诊断消化道肿瘤的淋巴结转移及远处转移比CT敏感。

（6）放射性核素检查：利用^{99m}Tc-PMT标记硫胶体或植酸钠，肝脏库普弗细胞吞噬胶体颗粒后肝脏显影。病变时库普弗细胞吞噬功能降低或丧失，局部放射性减弱或缺损显示占位病变，可用于肝脏内恶性肿瘤、海绵状血管瘤、肝囊肿、多囊肝及肝包囊虫病等的诊断和鉴别诊断。静脉注射核素标记的红细胞对于不明原因消化道出血的诊断有独特的价值，放射性核素检查还可用于门脉高压程度和疗效的评价。

4. 消化道动力检查 食管上段压力测定是鉴别起源于中枢神经系统疾病、原发性咽部肌肉疾病和环咽部张力障碍的最佳方法。食管下段测压有助于诊断弥漫性食管痉挛、贲门失迟缓症和影响食管动力的浸润性疾病及胃食管反流病。24小时食管pH测定有助于胃-食管反流的诊断。胃排空时间测定、胃电图等可了解胃的功能变化。结肠动力测定在慢性便秘的诊断中有一定意义。

笔记栏

5. 活组织检查 方法包括经皮穿刺活检、经腹腔镜活检和外科手术活检。

（1）肝组织活检：是许多肝脏疾病的确诊依据，是诊断慢性肝病最有价值的方法之一，也是某些肝脏疾病治疗的依据和疗效评判标准。如假小叶对于肝硬化的诊断有确诊价值。

（2）腹膜活检：对诊断腹膜疾病有重要意义。有助于诊断腹膜间皮瘤、结核性腹膜炎、肿瘤腹膜转移。

（3）消化道黏膜活检：内镜直视取材进行病理组织学检查是消化道疾病，尤其是消化道肿瘤的重要检出手段。

【消化系统疾病的防治】

消化系统疾病根据病因、发病机制、病变部位的不同选择不同的治疗方案。治疗原则包括去除诱因、一般治疗、对因治疗、对症治疗。

（一）去除诱因

如药物性肝病时停用相关药物、酒精性肝病患者戒酒。去除诱因在肝性脑病的治疗中尤为重要。

（二）一般治疗

1. 饮食营养 饮食和营养在消化系统疾病的治疗中有重要意义。消化系统疾病使食物摄取、转运、消化、吸收及代谢过程受到不同程度的影响，且不当的饮食还可加重疾病过程，因而应根据疾病的部位以及性质制定不同的饮食营养方案。一些特殊情况如急性胰腺炎、肠梗阻、上消化道大出血时应禁食。肝硬化腹水时应限制钠的摄入。急性胆囊炎时应给予低脂饮食。另外，消化系统疾病导致食欲下降、呕吐、腹泻等均可造成营养障碍以及水、电解质的紊乱，此时应重视对症支持治疗的作用，可通过静脉补液、肠内营养或肠外营养加强支持治疗。

2. 生活规律，注意精神卫生 胃肠多肽的分泌受神经精神因素影响较大，胃肠道表现在身心疾病中较为常见。一些胃肠功能性疾病如肠易激综合征与精神紧张度有关，而且精神因素还可加重或诱发器质性疾病。因此，在消化系统疾病的治疗中应重视对生活规律的调整和精神心理治疗。

（三）针对病因或发病环节的治疗

1. 药物治疗 多数消化系统疾病可依靠药物治愈或缓解。发病机制明确的疾病如消化性溃疡，可针对病因采取相应治疗如抑酸、保护胃黏膜、根除H. *pylori*。对于发病机制复杂的疾病则可采取措施从各个环节上阻断或延缓其发展，如肝性脑病治疗中既可针对致病的毒素氨治疗，也可用氟马西尼阻断 γ-氨基丁酸的作用、抗纤维化药物延缓肝硬化进程等。

2. 介入治疗

（1）内镜下治疗：消化道器质性狭窄或机械性梗阻、消化道大出血、消化道息肉等均可在内镜下治疗，如放置支架、食管胃底静脉曲张套扎或注射硬化剂、非静脉曲张上消化道出血止血（局部止血药物喷洒、局部药物注射、微波、激光、热凝、钛夹钳夹等）、息肉切除、内镜下早期胃癌的切除等。内镜下胆系疾病的治疗发展迅速，如十二指肠乳头括约肌切开术、胆道碎石取石术等，许多以往需要外科手术治疗的疾病如今多可行内镜治疗，拓展了消化内科医生的治疗领域。

（2）影像学引导下的介入治疗：B超或CT引导下的脓肿穿刺、囊液引流、肿瘤内药物注射等。血管介入技术在消化系统疾病的治疗中应用广泛。如肝癌发现多属晚期，失去手术机会，而肝动脉栓塞治疗以及肝动脉灌注化疗可为此类患者赢得治疗机会。血管介入对不明原因消化道出血的诊断和治疗也有一定价值。经颈静脉肝内门体静脉分流术（Tips）可用于治疗门脉高压等。

3. 外科手术治疗　手术治疗是消化系统疾病治疗的重要手段。肿瘤的首选治疗是外科手术切除。内科治疗无效或疗效不佳或出现严重并发症的疾病，手术治疗往往是最终解决办法，如终末期肝病内科治疗效果不佳，肝移植是目前最有效的治疗方法。对手术指征的掌握至关重要，与外科医生的合作将使疾病得到及时有效的治疗。

（四）对症治疗

合理的对症治疗可减轻患者痛苦、有助于基础治疗疗效的发挥。营养支持、镇痛、止吐、止泻、解痉是常用的对症治疗。但临床应用中应遵循以下原则：不要掩盖疾病的主要临床表现，如急腹症原因未明时不应用强力镇痛剂。应权衡利弊，酌情应用，避免产生并发症和影响基础治疗，如重症溃疡性结肠炎不应过强止泻，以免造成中毒性巨结肠。

【消化系统疾病的研究进展和展望】

（一）消化内镜方向

消化内镜技术的发明和发展在消化系统疾病的诊疗中作用重大，可谓引发了消化病学的“革命性变化”。1950年，日本研制了第一代胃内照相机，是内镜史上的第一个里程碑。第二个里程碑是1957年美国研制了第一台纤维光学胃、十二指肠镜和1963年日本的纤维结肠镜用于临床。1983年，美国首先发明电子内镜，树立了消化内镜史上的第三个里程碑。当今内镜发展日新月异，不仅在诊断技术方面有长足进步，而且极大地延伸和丰富了治疗的领域和内容。最近推出了变焦放大电子内镜，使图像放大80～200倍，结合色素染色，大大提高了临床对微小病变及早期肿瘤诊断的准确性。内镜与超声结合的产物超声内镜既可以通过内镜直接观察消化道黏膜表面，又可进行超声扫描，获取消化道管壁各层次的组织学特征及邻近重要脏器的超声影像，因此扩大了内镜的诊断能力。仿真内镜又称CT胃肠道造影检查术，用以补充内镜平面图像不足，是近年来迅速发展的影像学技术，安全、无创、效果理想。胶囊内镜是新型的电子胃肠黏膜扫描照相仪，患者只需吞下11mm×26mm大小的电子摄像胶囊并在体外装上接收记录仪即可得到胶囊行进过程中的消化道黏膜图像，对于小肠疾病的诊断有重要意义。双气囊小肠镜由日本开发，可检查小肠全长，开辟了小肠疾病诊断的新一页，也从认识上改写了小肠疾病谱。

许多以往需要外科手术治疗的疾病目前均可在内镜下治疗，各种镜下治疗拓展了消化内科的治疗领域。如非静脉曲张上消化道出血止血治疗（局部药物注射和喷洒、血管夹钳夹、电凝等）、食管胃底静脉曲张止血治疗（硬化剂注射及皮圈套扎术），食管狭窄扩张术及支架放置术、食管癌黏膜切除术、早期胃癌切除术、大肠癌黏膜切除术以及消化道息肉切除术，十二指肠乳头括约肌切开术、胆道碎石、取石、胆道内、外引流术、胆、胰管支架放置术、经皮内镜下胃造瘘术等，因创伤小、操作方便而得到广泛应用。

（二）幽门螺杆菌的发现和研究

幽门螺杆菌（helicobacter *pylori*，简称H. *pylori*）的发现和研究使得人们重新认识上消化道疾病的病因，其重大变革意义也令H. *pylori* 的两位发现者获得了诺贝尔医学奖。H. *pylori* 是定植于胃黏膜并引起胃十二指肠不同疾病的革兰阴性细菌，关于其致病因素及与上消化道疾病的关系已得到广泛而深入的研究。已经确认H. *pylori* 是消化性溃疡的重要病因，并已制定了根除H. *pylori* 的有效方案。经根除H. *pylori* 后消化性溃疡的复发率由原来的70%～80%下降至10%以下。研究表明，H. *pylori* 也是胃黏膜相关淋巴组织淋巴瘤的重

笔记栏

要病因和胃癌的高危因素。对 H. *pylori* 感染的预防和治疗已成为我国胃癌预防的重要策略之一。

(三) 消化系统疾病谱的变化

社会经济的发展不仅带来科技的进步、环境和生活方式的改变，疾病谱也随之变化。以往的常见病、多发病由于预防及治疗措施的进步已经日渐稀少，如肠结核，而以往的少见病则逐年增加，如克罗恩病、慢性胰腺炎、功能性胃肠病等。酸相关疾病的研究使人们对胃食管反流病的构成谱有了新的认识。当今环境条件下，药物性肝病也应引起重视。胶囊内镜和双气囊小肠镜的出现使得小肠疾病的检出率大为提高，改变了以往认为“小肠疾病为少见病”的观念。自身免疫性肝病逐渐增多，使得十年前在消化系统专著中都罕见的疾病成为临床工作中的新挑战。我国大肠癌、胰腺癌发病率的增加已有肯定的流行病学研究报道或间接估算的相关报道。对于这些疾病的再认识和研究已成为目前消化界的研究热点。

(四) 消化系统恶性肿瘤

消化系统恶性肿瘤发病率高，占人类恶性肿瘤的一半以上，对消化系统恶性肿瘤的研究一直是消化界和肿瘤界研究的重点课题。由于相关学科基础研究的发展，对消化道肿瘤病因的研究不断有新成果问世。寻找敏感和特异的血清标志物和检测手段将更加有利于肿瘤的早期诊断。治疗方面，除了常规的手术治疗、放射治疗、化学治疗、介入治疗以外，近年来探索了免疫治疗、生物靶向治疗及干细胞治疗和基因治疗。AFP 和 B超检查对高危人群的随访有助于“亚临床肝癌”的诊断。肿瘤综合治疗的进步以及器官移植的飞速发展，加上先进科技手段用于肿瘤的基础研究，使得人们对于消化系统恶性肿瘤的控制充满信心。

(五) 肝脏疾病

首先是肝脏疾病谱的改变。肝炎后肝硬化仍处于肝硬化病因的首位。肝硬化的构成中血吸虫性肝硬化减少，酒精性肝硬化和原发性胆汁性肝硬化大幅度上升。自身免疫性肝炎和药物性肝病日益增多。诊断方面，除常规的检查手段外，肝穿刺活检的重要意义尤受重视，CT 和 MRCP 的广泛应用提高了肝胆疾病的检出率。自身抗体的检测尤其是抗线粒体 M_2 亚型使得原发性胆汁性肝硬化的漏诊率降低。治疗方面，抗病毒治疗已成为当今乙型病毒性肝炎和丙型病毒性肝炎治疗的主流，日新月异的抗病毒药物改变了慢性病毒性肝炎的自然病程。新一代人工肝由肝细胞作为生物材料显示出一定的前景。肝移植手术技术的进步和围手术期管理水平的提高以及抗排斥药物的进展，使得肝移植成为临床常规治疗手段，为广大终末期肝病患者提供了有效的治疗方法。同时，由于抗病毒方案的优化，使得肝移植后乙肝复发率大大下降，扩大了肝移植的适应证，改善了大量因乙肝相关终末期肝病接受肝移植的患者的生活质量，有效地延长其生存期。肝干细胞移植虽前景诱人，但仍有许多问题需进一步研究，处于初步实验阶段。

(六) 消化系统疾病的相关基础研究

疾病的基础研究为临床诊断、治疗方案进一步改善提供理论基础和靶点。基因多态性的研究在消化系各疾病中均受到关注，基因芯片在临床诊断、药物筛选、指导临床用药及治疗等领域带来革新性的影响。基因芯片用于发病机制研究、疾病的早期诊断、相关毒理、药理学的研究以及新药的开发应用，还用于消化系统病原微生物和基因分型、毒力和耐药机制及对宿主基因表达影响的研究。干细胞的研究为人类疾病治疗带来新的希望。基因的功能由蛋白质完成，当进入“后基因时代”，蛋白组学成为基础研究的重要手段。蛋白组学的研究领域包括蛋白质大规模鉴定和转录后修饰的微特征研究、差异显示蛋白质组学以及研究蛋白质间的相互作用。消化系疾病中，对 H. *pylori* 的研究采用比较蛋白组学，通过比较肿瘤细胞和正常细胞的蛋白表达差异，可鉴定出肿瘤特异性抗原或标志物，为肿瘤的早期诊断和治疗提供线索。一些生物分子如一氧化氮、一氧化碳等在消化系统疾病中的作用受到广泛关注。与其他领域相似，细胞因子仍然是基础研究中的热点，研究内容包括不同细胞因子在各种疾病发病、预后、预测以及治疗中的作用。乙型肝炎病毒基因型也是近年来的研究热点，“准种”是新近乙肝研究中的新观念。肠道微生态在消化系疾病发病中的作用受到越来越多的重视。

（杨晋辉）

笔记栏

第31章 胃食管反流病

案例 4-31-1

患者，男，45 岁，因“反复咽部不适、咳嗽两年，夜间呛咳 2 个月”入院。

患者两年前起反复咽部发痒，吞咽时隐痛，有异物感。咳嗽呈阵发性，少痰，多于午休时出现，伴餐后饱胀，胸骨后疼痛，无放射。多次在医院就诊，行相关检查提示咽后壁大量淋巴滤泡增生、声带充血水肿。胸片示双下肺野纹理增粗，B 超示脂肪肝。诊断为“慢性咽炎”、“支气管炎”、“肺部感染”，给予相应治疗，效果欠佳，症状时轻时重。近两个月来夜间阵发性咳嗽以至不能入睡，或熟睡中咳醒，伴喘息、气短，坐位时好转，发作时与季节、气候无关。发病以来，无发热、盗汗、心悸、咯血，食欲一般，大小便正常。患者嗜烟，30 支/天，饮酒，约 200g/d。

体格检查：T 36.5℃，P 70 次/分，R 16 次/分，BP 126/78mmHg。肥胖，全身无黄染，淋巴结无肿大，唇无发绀，咽后壁充血，淋巴滤泡多，颈静脉无怒张，甲状腺无肿大，双肺少许干性啰音，心界不大，各瓣膜区未闻杂音，腹软，无压痛，未及包块，肝脾不大，腹水征阴性，肠鸣音正常。

问题：

1. 本例的主要临床特点是什么？
2. 本例应诊断何种疾病，依据是什么？
3. 为明确诊断应进一步行什么检查？
4. 本例应与哪些疾病鉴别？
5. 本例的治疗原则及治疗方案为何？

胃食管反流病（gastroesophageal reflux disease，GERD）指过多胃和（或）十二指肠内容物反流入食管引起烧心、胸骨后疼痛等症状，可导致反流性食管炎（reflux esophagitis，RE）以及食管以外的组织如口、咽、喉、气道等的损害。本病在西方国家十分常见，人群中约 7%～15% 有胃食管反流症状，发病随年龄增加而增加，40～60 岁为高峰发病年龄，男女发病无差异。

约半数本病患者内镜下可见食管炎症，表现为食管黏膜充血水肿、糜烂、溃疡等病变。此类患者男性多于女性（2～3∶1）。而亦有相当部分胃食管反流病的患者内镜下可无食管炎表现，称为内镜下阴性的胃食管反流病或称非糜烂性反流病（non-erosive reflux disease，NERD）。

【病因和发病机制】

目前，认为胃食管反流病是由多种因素造成的上消化道动力障碍性疾病，存在酸和（或）其他有害物质如胆酸、胰酶等的反流。其主要发病机制是抗反流防御减弱和反流物对食管黏膜攻击作用。

（一）食管抗反流防御机制减弱

抗反流防御机制包括抗反流屏障、食管对反流物的清除及黏膜对反流攻击作用的抵抗力。

1. 抗反流屏障 指食管和胃交界处的解剖结构：食管下括约肌（lower esophageal sphincter，LES）、膈肌脚、膈食管韧带、食管与胃底间的锐角（His 角）等均具有抗反流作用，构成抗反流屏障，上述各部分结构和功能上的缺陷均可造成胃食管反流，其中最重要的是 LES 的功能异常。

LES 是指食管末端约 3～4cm 长的环形肌束。正常人静息时 LES 压为 10～30mmHg，为一高压带，构成一个压力屏障，起着防止胃内容物反流入食管的生理作用。LES 部位的结构受到破坏时可使 LES 压力下降，如系统性硬化症、贲门失弛缓症手术后而易并发反流性食管炎。LES 的功能受神经-体液调节，也受其他激素的影响。迷走神经兴奋、胃动素、胃泌素等激素通过引起 LES 收缩导致 LES 压升高，而某些激素如缩胆囊素、胰高糖素、血管活性肠肽、前列腺 E 等可使 LES 压降低。一些食物如高脂肪、巧克力等，药物如钙拮抗药、地西泮以及饮酒、吸烟等因素可导致 LES 压降低而诱发胃食管反流。腹内压增高如肥胖、妊娠后期、大量腹水、呕吐、负重劳动等也可引起 LES 压相对降低而导致胃食管反流。

一过性 LES 松弛（transit LES relaxation，TLESR）是近年研究发现影响胃食管反流的一个重要因素。TLESR 是指非吞咽情况下 LES 自发性松弛，其松弛时间明显长于吞咽时 LES 松弛的时间。TLESR 既是正常人生理性胃食管反流的主要原因，也是 LES 静息压正常的胃食管反流病

笔记栏

的主要发病机制。

2. 食管廓清功能障碍 正常时吞咽后食管出现推进性蠕动。如有反流,大部分反流物通过1～2次食管自发和继发性蠕动,将食管内容物排入胃内,即容量清除,是食管廓清的主要方式。残留的少量酸液则由唾液中和,故食管蠕动和唾液产生的异常也参与胃食管反流病的致病过程。

3. 食管裂孔疝 是部分胃经膈食管裂孔进入胸腔的疾病,可引起胃食管反流并降低食管对酸的清除,而导致胃食管反流病。

4. 食管黏膜屏障 食管黏液层和表面 HCO_3^- 浓度、复层鳞状上皮等构成的上皮屏障以及黏膜下丰富的血液供应构成的后上皮屏障,能发挥抗反流物对食管黏膜损伤的作用。当上述屏障作用下降时,食管黏膜将不能抵御反流物的损害。因此,食管黏膜屏障作用下降在反流性食管炎发病中起着重要作用。

5. 胃十二指肠功能异常

(1) 胃排空异常:胃排空延迟易使餐后反流发生频率增加、胃内压增高,从而导致胃食管反流。

(2) 胃十二指肠反流:当LES压和幽门括约肌张力同时降低时,十二指肠液和胃液同时反流入食管,引起食管炎。

(二) 反流物对食管黏膜攻击作用

在食管抗反流防御机制下降的基础上,反流物刺激和损害食管黏膜。胃酸与胃蛋白酶是反流物中损害食管黏膜的主要成分。如有胆汁反流,非结合胆盐和胰酶也可成为主要的攻击因子,损害食管黏膜。

【病理】

存在食管炎的胃食管反流病患者,内镜下可见食管黏膜水肿、潮红、糜烂、溃疡、增厚转白、瘢痕狭窄。其基本病理改变有:①鳞状上皮的基底细胞增生;②黏膜固有层乳头向上皮腔面延长;③固有层内炎症细胞浸润;④糜烂及溃疡;⑤纤维组织增生、瘢痕形成;⑥胃食管连接处以上出现Barrett食管改变。Barrett食管是指食管与胃交界的齿状线2cm以上出现柱状上皮替代鳞状上皮。其组织学表现为特殊性柱状上皮、贲门型上皮或胃底型上皮。内镜下典型表现为正常呈现均匀粉红带灰白的食管黏膜,出现胃黏膜的橘红色,分布可呈环形、舌形或岛状。

【临床表现】

笔记栏

胃食管反流病的临床表现多样,轻重不一。有的症状典型,如烧心和反酸,有的酷似心绞痛,或以哮喘、咽喉炎为主要表现,从而忽略了对本病的诊治。

(一) 反流症状

反酸、反胃、嗳气等,多在餐后明显或加重,平卧或躯体前屈时易出现。反胃是指胃内容物在无恶心和不用力的情况下涌入口腔。反流物多呈酸性,故称反酸,常常伴有烧心,是胃食管反流病最常见的临床表现。

(二) 反流物刺激食管引起的症状

烧心、胸痛、吞咽困难等。烧心是指胸骨后或剑突下烧灼感或不适,常在餐后1/2～1小时出现,尤其在饱餐后,躯体前曲、卧位、或腹压增高时可加重。反流物刺激导致食管痉挛性疼痛,表现为胸骨后或剑突下疼痛。严重时可为剧烈刺痛,可放射到后背、胸部、肩部、颈部、耳后,此时酷似心绞痛。由于食管痉挛或功能紊乱,可有间歇性吞咽困难。而有食管狭窄者,吞咽困难可呈持续性进行性加重。有严重食管炎或并发食管溃疡者,可伴吞咽疼痛。

(三) 食管以外的刺激症状

如哮喘及咽喉炎。由于反流物吸入气道,刺激支气管黏膜而引起炎症和痉挛,少部分患者以咳嗽与哮喘为首发或主要表现。注意反流引起的哮喘无季节性,常有夜间喘息。患者可反复发生吸入性肺炎,甚至出现肺间质纤维化。反流物刺激咽喉部可引起咽喉炎症。

(四) 其他

有的患者诉咽部不适,有异物感、棉团感或堵塞感,但无真正吞咽困难,称为癔球症,认为与酸反流引起食管上段括约肌压力升高有关。

(五) 并发症

1. 上消化道出血 有反流性食管炎者,因食管黏膜炎症、糜烂及溃疡,可出现消化道出血,表现为呕血和(或)黑便以及不同程度的缺铁性贫血。

2. 食管狭窄 食管炎反复发作致使纤维组织增生,最终导致瘢痕狭窄,这是严重食管炎的表现。

3. Barrett食管 此为长期慢性胃食管反流的严重并发症。在食管黏膜的修复过程中,下段食管鳞状上皮被特殊的柱状上皮取代称之为Barrett食管。Barrett食管可发生溃疡,称为Barrett溃疡。Barrett食管是食管腺癌的主要癌前病变,其腺癌的发生率较正常人高30～50倍。

> **案例 4-31-1**
> 1. 患者男性，45 岁，肥胖，有多年饮酒及吸烟史。
> 2. 以咽部不适，咳嗽伴喘息为主要表现，近两个月加重，夜间及卧位时出现，坐位时好转。
> 3. 餐后饱胀，胸痛，无烧心、反酸表现。
> 4. 按呼吸系统疾病治疗无效。

【实验室及其他检查】

（一）内镜检查

内镜检查及活检是诊断反流性食管炎最准确的方法，并能判断其严重程度和有无并发症，并能与其他原因引起的食管炎和其他食管病变（如食管癌等）作鉴别。50%患者可提供酸反流的证据，镜下可见黏膜水肿、潮红、糜烂、溃疡等表现。约 50%患者有反流的症状但内镜检查正常。但内镜下无食管炎症不能排除胃食管反流病。按内镜下所见食管黏膜的损害程度，反流性食管炎分四级：正常，食管黏膜没有破损；A 级，一个或一个以上食管黏膜破损，长径小于 5mm；B 级，一个或一个以上黏膜破损，长径大于 5mm，但没有融合性病变；C 级，黏膜破损有融合，但小于 75%的食管周径；D 级，黏膜破损融合，至少达到 75%的食管周径。该分级法可用于病情判断及指导治疗。

（二）24 小时食管 pH 监测

目前已被公认为诊断胃食管反流病的重要诊断方法，但对具有典型症状的患者并非必须应用。应用便携式 pH 记录仪在生理状态下对患者进行 24 小时食管 pH 连续监测，常用的观察指标为：监测 24 小时内 pH<4 的时间百分比、pH<4 的次数、持续 5 分钟以上的次数以及最长反流持续时间等。这些参数能帮助确定在生理活动状态下食管是否存在过度反流的客观证据，有助于明确酸反流与非典型症状之间的关系，如非心源性胸痛、慢性咳嗽、咽喉炎等。

（三）食管吞钡 X 线检查

该检查对诊断反流性食管病的价值有限，仅对不愿接受或不能耐受内镜检查者行该检查，目的在于排除食管癌等其他食管疾病。严重反流性食管炎可发现阳性 X 线征。

（四）食管滴酸试验

经鼻腔置胃管至食管，从胃管内以 0.1mmol/L 的盐酸滴注，在滴酸过程中，出现胸骨后疼痛或烧心的患者为阳性，且多在滴酸的最初 15 分钟内出现。

（五）食管测压

可测定 LES 的长度和部位、LES 压、LES 松弛压、食管体部压力及食管上括约肌压力等。LES 静息压为 10～30mmHg，如 LES<6mmHg 易导致反流。结合胸痛诱发试验，对确定反流引起的胸痛有帮助。

> **案例 4-31-1**
> 1. 胃镜检查食道未见异常，胃窦黏膜充血水肿，局部可见红斑，诊断慢性浅表性胃炎，Hp 快速尿素酶试验阳性。
> 2. 24 小时食管 pH 监测：pH<4.0 总时间 192 分钟，pH<4.0 的时间百分比 13.3%，pH<4.0 的次数 14 次（正常<6 次），最长酸反流时间 60 分钟（正常<18 分钟），酸反流>5分钟次数 10 次（正常<3 次），Demeester 评分 84 分，提示中度胃食管反流。
> 3. 食管测压：LES 压 6mmHg（正常 10～30mmHg）。
> 4. 给予质子泵抑剂（PPI）、硫糖铝及多潘立酮治疗 1 个月症状消失，符合 NERD 诊断。

【诊断与鉴别诊断】

胃食管反流病的诊断要点：①有明显的反流症状，如烧心、反酸；②内镜下有反流性食管炎的表现并排除其他原因引起的食管病变；③食管过度酸反流的客观证据。对有典型症状而内镜检查阴性者，行 24 小时食管 pH 监测，如证实有食管过度酸反流，或用质子泵抑剂（PPI）作试验性治疗取得明显疗效，诊断可成立。

本病需与其他病因引起的食管动力疾病、消化性溃疡、功能性消化不良、胆道疾病等相鉴别。以胸痛为主要表现时，应与心源性、非心源性胸痛的各种病因进行鉴别，进行相关的检查。对有吞咽困难者，应与食管癌和食管贲门失弛缓症相鉴别。对内镜显示有食管炎的患者，应与药物、辐射、感染等因素引起的食管炎相鉴别。此时常需结合内镜检查、24 小时食管 pH 监测和试验性治疗进行综合分析来做出诊断和鉴别诊断。

> **案例 4-31-1**
> 本例患者症状不典型，且胃镜检查未见食管炎表现，但根据 24 小时食管 pH 监测结果，结合以 PPI 为主的试验治疗有效，

笔记栏

本病诊断成立。但胃镜检查不能对食管裂孔疝作出诊断，需行食管吞钡X线检查，以鉴别此病。

【治疗】

GERD的治疗目的是减少反流物对组织的损害，增强食管的抗反流防御机制。治疗原则是控制症状、减少复发、预防和治疗重要并发症，达到治愈的目的。

（一）一般治疗

改变生活方式与饮食习惯极其重要。减少进食量，避免睡前饮水或进食，忌烟、酒、咖啡、巧克力、酸食和过多脂肪，避免餐后立即卧床，将床头抬高15～20cm。避免各种引起腹压增高的因素，如肥胖、便秘、紧束腰带等。应尽可能避免服食抑制食管和胃动力的药物，如钙拮抗剂、硝酸甘油制剂、茶碱及多巴胺受体激动剂。

（二）药物治疗

主张一开始就联合使用质子泵抑制剂和促胃肠动力药，以求迅速控制症状，快速治愈食管炎，待症状控制后再减量维持。

1. 促胃肠动力药 这类药物能促进食管、胃排空，增加LES张力，从而减轻胃食管反流及减少反流物在食管的暴露时间。这类药物种类很多，如甲氧氯普胺、多潘立酮、西沙必利、莫沙必利。前两者常用量为每次10～20mg，后两者常用量为每次5～15mg，均为每天3～4次，疗程8～12周。由于西沙比利有个别严重心律失常不良反应的报道，应用时要注意。莫沙比利作用与西沙必利相似。

2. 抑酸药 应用抑酸药是GERD治疗的重要手段，可减少反流物对食管黏膜的刺激，能减轻症状，治疗反流性食管炎。目前常用质子泵抑制剂（proton pump inhibetor，PPI）和H_2受体拮抗剂（H_2 receptor antagonist，H_2RA）两大类。

(1) H_2受体拮抗剂：H_2RA能减少24小时胃酸分泌50%～70%，可明显减轻轻、中症患者的症状，取得满意疗效。其价格较低廉，推荐为GRED治疗的一线药物。常用西咪替丁（400～800mg，每日两次）、雷尼替丁或尼扎替丁（150mg，每日两次）、法莫替丁（20mg，每日两次）等，增加剂量可提高疗效，但同时亦增加不良反应，疗程8～12周。

(2) 质子泵抑制剂：PPI类药物抑酸作用强大，其疗效优于H_2RA或促胃肠动力药，特别适用于症状重、有严重食管炎的患者，以及用H_2RA治疗效果不满意的患者。包括奥美拉唑（20mg，每日2次）、兰索拉唑（30mg，每日2次）、泮托拉唑（40mg，每日2次）、雷贝拉唑（10mg，每日2次）和埃索美拉唑（20mg，每日2次）。推荐疗程8～12周。对个别疗效不佳者可加倍剂量或与促胃肠动力药联合使用。

3. 抗酸药 仅用于症状轻、间歇发作的患者作为临时缓解症状用。

4. 黏膜保护剂 硫糖铝（sucralfate）能保护受损的食管黏膜，减轻反流症状及治疗反流性食管炎。胶体次枸橼酸铋（De-Nol）可能也有一定疗效。

5. 抗抑郁药物 对于症状持续、PPI治疗效果不好、内镜下无食管炎表现的患者，应用抗抑郁药物治疗可能有效，如三环类抗抑郁药（amitriptyline）。近年常用5-羟色胺摄取抑制剂（serotonin uptake inhibitor，SSRI）治疗GRED，取得一定效果。

（三）维持治疗

胃食管反流病具有慢性复发倾向，据报道停药后一年内复发率高达70%～80%，其中大部分在三个月内复发。因此，就大多数患者而言，应用足够剂量的PPI维持症状的完全缓解是必要的，尤其是存在食管炎并发症如食管溃疡、食管狭窄、Barrett食管者，肯定需要长程维持治疗。停药后很快复发且症状持续者，需要长程维持治疗。H_2RA、西沙必利、PPI均可用于维持治疗，其中以PPI效果最好。随着时间的推移，剂量需增加。20%的患者最终需要2～3倍初始剂量的PPI来控制症状。

（四）抗反流手术治疗

外科手术的目的是重建胃食管交界处的抗反流机制，阻止胃内容反流入食管。在经过选择适合手术治疗的患者中，外科手术治疗对缓解症状和食道损伤愈合有效率可达85%。现在推荐采用腹腔镜手术，因为它的并发症发生率低。虽然患者对手术的疗效满意度高，但术后仍需抗反流治疗，而且手术后五到十年内，仍有10%～30%的患者会复发。下列情况可考虑手术治疗：①严格内科治疗无效；②虽经内科治疗有效，但因为费用昂贵，不良反应多，患者不能忍受长期药物治疗；③经反复扩张治疗后仍反复发作的食管狭窄，特别是年轻人；④健康患者确诊由反流引起的严重的食管外表现，而控制此类症状往往需要大剂量的PPI；⑤严重食管瘢痕性狭窄需行手术治疗。抗反流手术是胃底折叠术，如同时合

笔记栏

并食管裂孔疝，可进行裂孔修补及抗反流术。

(五) 并发症的治疗

1. 食管狭窄 反流性食管炎并发食管狭窄导致进食困难，可行内镜下食管扩张术治疗。扩张术后予以长程 PPI 维持治疗可防止狭窄复发。而极少数严重食管瘢痕性狭窄则需行手术治疗。此外，对年轻患者也可考虑抗反流手术治疗。

2. Barrett 食管 Barrett 食管是 GERD 的严重并发症，有恶变可能，因此必须使用 PPI 长程治疗。目前虽有多种清除 Barrett 食管的方法，但效果不肯定，故应加强随访及内镜活检，发现重度异型增生或早期食管腺癌及时手术切除。

案例 4-31-1

处方及医生指导

1. 改变生活方式及饮食习惯，戒烟酒，忌饱餐，减轻体重，必要时抬高床头 15～20cm 卧位。

2. 药物治疗，目前主张联合用药治疗，即 PPI 与促胃动力药物及黏膜保护剂联合应用，具体处方如下：奥美拉唑 20mg，2 次/日，多潘立酮或西沙比利 5～10mg，3 次/日，硫糖铝 1g，3～4 次/日，均为空腹给药，症状缓解后减量维持治疗。

3. 内科治疗无效者可由外科行抗反流手术治疗。

推荐阅读

Annese V, Caletti G, Cipolletta L, et al. 2005. Endoscopic treatment of gastroesophageal reflux disease. Endoscopy, 37:470～478

Jacobson BC, Somers SC, Fuchs CS, et al. 2006. Body-mass index and symptoms of gastroesophageal reflux in women. N Engl J Med, 354:2340～2348

Storr M, Meining A. 2004. Pharmacologic management and treatment of gastroesophageal reflux disease. Dis Esophagus, 17:197～204

(钟　健)

第32章 食管癌

案例 4-32-1

患者，男，65岁，因“进行性吞咽困难2个月”入院。

患者2个月前无明显诱因出现吞咽困难，初始时偶在进食较粗糙食物时出现，饮水后症状可缓解，此后症状逐渐加重，近10余天饮水后也出现吞咽困难，并伴有胸骨后疼痛、吞咽后呛咳等症状。患者平素喜热、烫饮食。

体格检查：消瘦体型，贫血外观，浅表淋巴结未触及肿大，心、肺检查未见异常，腹平软，肝、脾未触及肿大，无压痛及反跳痛。

问题：

1. 该病例的临床特点是什么？
2. 最可能的诊断是什么？如何确诊？
3. 最合适的治疗方法是什么？

食管癌（esophageal cancer）指起源于食管的恶性肿瘤，其中食管鳞癌约占90%，食管腺癌约占10%。进行性吞咽困难是其典型临床表现。

食管癌在不同的国家或同一国家不同的地区发病率有很大差别，我国是食管癌高发区，年平均死亡率为14.59/10万，其中河南林县食管癌发病率在全国最高。食管癌发病男性高于女性，我国的男女之比约为1.3～2.7∶1，发病年龄以中老年居多，约80%以上的患者年龄在50岁以上。

【病因】

本病的病因尚未完全明确，可能的病因有：

（一）亚硝胺类化合物和真菌毒素

亚硝胺是公认的化学致癌物质，国内已成功地用多种硝酸盐代谢产物诱发大鼠食管癌。我国学者通过降低食管癌高发区内食物和饮水中硝酸盐类物质的含量，降低了高发区食管癌的发病率。某些真菌如镰刀菌、白地霉菌、黄曲霉菌也有较强的致癌性。

（二）食管疾病及食物的刺激作用

反流性食管炎、食管贲门失弛缓症、腐蚀性食管灼伤等患者其食管癌的发病率较一般人群高。食物粗糙、进食过烫食物等不良饮食习惯也易患食管癌。这主要是因为食管黏膜长期受上述因素的刺激易致食管上皮增生及癌变。

（三）遗传因素

食管癌的发病常有家族聚集现象，在我国有阳性家族史的食管癌患者约占1/4～1/2，其中以父系较高，母系次之。

【病理】

（一）病理形态分型

1. 早期食管癌 按其形态特点可分为隐伏型、糜烂型、斑块型、乳头型，其中隐伏型是食管癌的最早期，多为原位癌阶段。斑块型最为常见，癌细胞分化较好。

2. 进展期食管癌 可分为髓质型、蕈伞型、溃疡型、缩窄型、腔内型，其中髓质型多见，恶性程度最高。蕈伞型属高分化癌，预后较好。

（二）组织学分类

鳞状细胞癌最多，约占90%，多见于上、中段食管癌。腺癌少见，下段食管癌多为此型。

（三）扩散及转移方式

①壁内扩散；②直接浸润邻近器官；③淋巴转移；④血行转移，多见于晚期食管癌。

【临床表现】

（一）早期症状

食管癌早期症状多不典型，症状一般较轻，发作持续时间短，时轻时重。常见症状有胸骨后不适、烧灼感或疼痛、吞咽食物时有滞留感或轻度梗阻感。

（二）中晚期症状

1. 进行性吞咽困难 是食管癌的典型症状，开始为间歇性，进行性加重，逐渐由不能进食固体食物发展到后期液体食物也不能咽下。

2. 反流 由于梗阻使近段食管扩张，食物及黏液潴留，可发生食管反流，患者表现频繁呕

笔记栏

吐黏液,并混有食物、血液等,部分患者可有呛咳及吸入性肺炎。

3. 疼痛 当食管癌向外浸润引起食管周围炎、纵隔炎时,可致胸骨后、肩胛间区或上腹部疼痛,尤以进食热或酸性食物时更加明显。

4. 其他症状 肿瘤压迫喉返神经可致声音嘶哑,侵犯膈神经可致呃逆,若并发食管-气管瘘,可于进食时出现呛咳。肿瘤侵犯大血管可因大出血而死亡。

(三) 体征

早期无明显体征,晚期可因进食困难出现消瘦、贫血、营养不良、脱水及恶液质等。

案例 4-32-1

临床特点:

1. 老年男性,平素喜热、烫饮食。

2. 进食后吞咽困难,并伴有胸骨后疼痛,进食后呛咳。

3. 查体呈消瘦体型,贫血外观,浅表淋巴结不肿大。

【实验室及其他检查】

(一) 内镜检查及活组织检查

论法是食管癌首选和最可靠的检查方法,可直接观察肿瘤的形态、大小、部位、范围,并同时取活组织检查。若辅以黏膜染色则更有助于食管癌的早期诊断。超声内镜能准确判断食管癌在食管壁内浸润的深度、肿大的淋巴结及肿瘤对周围器官的浸润情况,对食管癌的早期诊断、肿瘤分期、选择治疗方案及判断预后具有重要意义。

(二) 食管黏膜脱落细胞学检查

此方法简便安全,依从性好,主要用于食管癌高发区的普查,阳性率可达90%以上。

(三) 食管钡餐检查

早期可见黏膜增粗、迂曲,边缘毛刺状,小充盈缺损或小龛影,管壁僵硬。晚期管腔狭窄,充盈缺损,黏膜紊乱,管壁蠕动消失。

(四) 食管 CT 检查

可清楚的显示食管与邻近纵隔器官的关系,充分显示食管癌病灶的大小、肿瘤向外浸润的范围及程度,有助于确定手术方式,制定放疗计划。

【诊断及鉴别诊断】

(一) 诊断

根据典型临床表现,结合内镜、X线钡餐等辅助检查,一般能够确诊。但食管癌早期临床症状轻微,诊断较为困难。对食管癌高发区人群的普查工作以及对出现进食后胸骨后停滞感或咽下困难的患者及时进行内镜或 X 线钡餐检查,有助于早期食管癌的发现。

(二) 鉴别诊断

应与食管-贲门失弛缓症、食管良性狭窄、癔球症等相鉴别。

案例 4-32-1

初步诊断:食管癌。

建议胃镜检查,结果见图 4-32-1

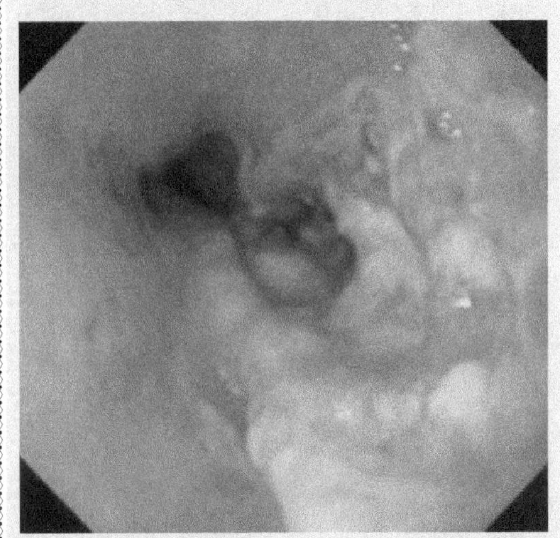

图 4-32-1 内镜诊断:食管癌(病理:鳞状细胞癌)。食管黏膜见一较大恶性溃疡,边缘不整齐,底面被覆白苔。周围黏膜不规则隆起

诊断:食管癌

【治疗】

食管癌的治疗方法包括手术、放疗、化疗、内镜下治疗、综合治疗等。

(一) 手术治疗

手术切除是食管癌的首选治疗方法。早期食管癌的手术切除率为100%,5 年生存率已达30 %以上。影响手术治疗预后的因素主要包括切除是否彻底、有无淋巴结转移、肿瘤外侵程度等。

（二）放射治疗

食管癌主要是鳞癌，对放疗较敏感，对不能手术切除的患者可予放射治疗，常规放疗5年存活率为4.3%～17.0%。

（三）化疗

通常用于不能手术或放疗的晚期病例，单药化疗有效率低，多采用联合方案，常用化疗药物有博来霉素、多柔比星、氟尿嘧啶等。

（四）综合治疗

根据患者个体情况可分别采用下列方法：术前或术后放疗、化疗后手术、放疗＋化疗后再手术等。

（五）内镜介入治疗

主要适用于不愿或不能耐受上述治疗方法的进展期患者，常用的方法有激光治疗、微波治疗、光化学治疗等，梗阻明显者可经内镜放置支架缓解症状。

案例 4-32-1

处方及医生指导

治疗：建议手术治疗。

推荐阅读

Enzinger PC, Mayer RJ. 2003. Medical progress: esophageal cancer. N Engl J Med, 349:2241～2252

Kelsen DP, Ginsberg R, Pajak TF, et al. 1998. Chemotherapy followed by surgery compared with surgery alone for localized esophageal cancer. N Engl J Med, 339:1979～1984

（黄才斌）

第33章 胃 炎

胃炎是最常见的消化道疾病之一。胃炎(gastritis)指的是任何病因引起的与胃黏膜损伤有关的炎症,常常伴有上皮损伤和细胞再生。胃病(gastropathy)则主要表现为上皮损伤和上皮细胞再生而不伴有胃黏膜炎症或炎症很轻。但目前仍将本属于"胃病"的疾病归入"胃炎"中。一般将胃炎分为三类:①急性胃炎;②慢性胃炎;③特殊类型的胃炎。

第一节 急性胃炎

急性胃炎(acute gastritis)是由多种病因引起的急性胃黏膜或胃壁炎症,可以不限于胃,同时伴食管炎者称食管胃炎,伴肠道炎症者称急性胃肠炎。按临床表现可将其分为:急性单纯性胃炎、急性腐蚀性胃炎、急性糜烂出血性胃炎、急性感染性胃炎。按病因分类,可分为药物性、应激性、酒精性、腐蚀性、化脓性、食物中毒性、碱反流性、缺血性、放射性、机械损伤性等。本节重点讨论急性胃炎中常见急性单纯性胃炎和急性糜烂出血性胃炎。

一、急性单纯性胃炎

案例 4-33-1

患者男性,18岁,因"发热,呕吐,腹痛,腹泻3天"就诊。

患者3天前吃火锅后2小时觉上腹部胀痛,呕吐胃内容物6次,2天前发热达38℃,腹泻,为水样便,每天6~7次,伴排便前脐周痛,排便后缓解。诉口干、乏力、纳差,自服"颠茄片"及"氟哌酸"未见好转。

体格检查:T 38℃,P 110次/分,BP 86/60mmHg,急性痛苦病容,腹软,上腹及脐周压痛,肠鸣音8~10次/分。

实验室检查:血常规:WBC 13×10^9/L,N 0.87,Hb 160g/L,HCT 46%。血钾3.2mmol/L,血钠130mmol/L。大便常规:白细胞6~8个/HP,红细胞2~3个/HP。

问题:

1. 本病例的主要临床特点是什么?
2. 本病例诊断为何种疾病,依据是什么?
3. 给出本病例的治疗方案。

【病因和发病机制】

急性单纯性胃炎(acute simple gastritis)临床最多见,可由理化因素、感染病原微生物或细菌毒素等引起,以后者多见。微生物以沙门杆菌、嗜盐杆菌、幽门螺杆菌及某些病毒多见。细菌毒素则以金黄色葡萄球菌毒素多见。摄入被细菌或细菌毒素污染的食物可发生急性胃炎,同时累及肠道时称急性胃肠炎。急性幽门螺杆菌感染引起的急性胃炎源于幽门螺杆菌研究,健康志愿者吞服幽门螺杆菌后,其临床表现、内镜所见及胃黏膜活检病理组织学均显示出急性胃炎的特征。但临床上很难诊断幽门螺杆菌感染引起的急性胃炎,原因在于多数患者症状很轻或无症状,而且其症状多呈一过性而不为患者注意,亦极少需要胃镜检查。如不予适当抗菌治疗,则因幽门螺杆菌感染的长期存在而发展为慢性活动性胃炎。药物,特别是非甾体类抗炎药(NSAIDs)如阿司匹林、吲哚美辛等均可引起胃黏膜损伤,破坏黏膜屏障,导致胃黏膜充血、水肿、糜烂、甚至出血。另外,过冷、过热、辛辣刺激和粗糙的食物也可引起胃黏膜炎症。

【病理】

表现为胃黏膜充血、水肿,黏液分泌增多,表面覆盖黄白色渗出物,可伴有点状出血和(或)轻度糜烂。病变可为弥漫性或局限于胃窦部。组织学表现为黏膜上皮坏死、脱落,黏膜下出血,组织中有大量炎性细胞浸润。

【临床表现】

临床上以感染或细菌毒素所致急性单纯性胃炎为多见。一般起病较急,在进食污染食物后数小时至24小时发病。症状轻重不一,主要表现为上腹不适、疼痛、恶心、呕吐、食欲下降等,因常伴发肠炎而有腹泻,为水样粪便。由沙门氏菌感染所引起者常有发热。上腹部或脐周有轻压痛,肠鸣音亢进。病程一般自限,数天内症状消失。但严重者可有脱水、酸中毒或休克等。由药物或物理因素所致急性单纯性胃炎,症状主要限于上腹部。

笔记栏

【诊断】

根据病史和临床症状一般可做出诊断。感染因素引起者,末梢血白细胞计数一般有所上升,中性粒细胞比例增高。粪便检查可见红、白细胞及黏液,行粪便培养可检出病原体。内镜下可见胃黏膜明显充血、水肿,偶有糜烂及出血点,黏膜表面覆盖有黏稠的玻璃样炎性渗出物和黏液。

案例 4-33-1

本病例为青年男性,起病急骤,表现为发热、呕吐、腹痛、腹泻,疑有不洁食物摄入史,体检所见:体温升高,脉搏快,血压偏低,腹部压痛,肠鸣音亢进,结合实验室检查,急性胃肠炎诊断成立,同时存在脱水及电解质紊乱。入院后行胃镜检查,见胃黏膜充血、水肿,散在糜烂及少许陈旧性出血点。符合急性胃肠炎诊断。

【治疗】

去除病因,卧床休息,停止一切对胃有刺激的饮食或药物,给清淡流质饮食或酌情暂时禁食。剧烈呕吐或腹泻者,必须静脉输液以纠正水、电解质和酸碱平衡。腹痛者可予解痉剂,如阿托品、普鲁本辛、654-2 或山莨菪碱等,也可应用制酸剂。有时可予西咪替丁,以减少胃酸分泌,减轻胃黏膜炎症。对沙门菌,幽门螺杆菌和嗜盐菌感染则需应用抗生素。

案例 4-33-1

总　结

本例通过积极补液、纠正水电解质失衡,给予抗生素及抑酸、对症治疗后病情迅速好转,康复出院。

本例根据病史体征及血、便常规检查结果,诊断不难,但病情严重者可有脱水及电解质平衡紊乱,甚至休克。临床医师对此应予足够的重视,密切观察病情变化,及时作出相应处理。对严重感染的患者应在经验性使用抗生素治疗前行病原菌培养以指导用药。

二、急性糜烂出血性胃炎

案例 4-33-2

患者,男,30 岁,因"腹痛、呕吐 3 小时"入院。

患者于发病前 3 小时饮烈性白酒约 300ml,1 小时后觉上腹痛,呈烧灼样,伴上腹饱胀,恶心,呕吐胃内容物多次,为食物及少许咖啡渣样物,入院前 1 小时呕吐红色血液及少许血块 2 次,总量约 500ml,诉头晕、口干、心悸、出冷汗,但无发热,腹泻。有间断性腹痛病史 3 年,每于下午餐前及夜间发作,进餐或自服"胃舒平"可缓解,未作规则治疗。

体格检查:T 37℃,P 120 次/分,BP 110/70mmHg,神清,颜面潮红,对答切题,皮肤未见出血点,心肺检查无异常,腹软,剑突下压痛,肠鸣音 6 次/分。

实验室检查:血常规:WBC 13×10^9/L,N 0.89,HCT 39%。呕吐物潜血阳性。

问题:

1. 本病例诊断是什么? 应与什么疾病鉴别?
2. 明确诊断仍须做什么检查?
3. 主要的治疗措施是什么?

【病因和发病机制】

引起急性糜烂出血性胃炎的常见病因有:

(一) 应激

包括严重感染、严重创伤、大手术、大面积烧伤、颅内病变、休克、过度紧张及其他严重脏器病变或多器官功能衰竭等。在此应激状态下,胃黏膜的微循环障碍,黏膜下小血管收缩而造成黏膜缺血、缺氧,从而导致胃黏膜糜烂、出血,严重者发生急性溃疡并大量出血,如烧伤所致者称 Curling 溃疡,中枢神经系统病变所致者称 Cushing 溃疡,为本病常见病因。

(二) 药物

常见有非甾体抗炎药(non-steroidal anti-inflammatory drugs,NSAIDs)如阿司匹林、吲哚美辛等、某些抗肿瘤药、肾上腺皮质类固醇、口服氯化钾或铁剂等。以上药物直接对胃黏膜上皮细胞造成损伤,破坏胃黏膜屏障,使黏膜通透性增加,进而引起氢离子反流,导致胃黏膜糜烂、出血。其中,NSAIDs 类药物还通过抑制环氧合酶的作用而抑制胃黏膜生理性前列腺素的产生,同时降低胃黏膜血流量,并影响胃黏膜细胞的更新,从而加重胃黏膜屏障功能损害。肾上腺皮质类固醇可促进胃酸和胃蛋白酶的分泌,并使胃黏液分泌减少,导致本病发生。某些抗肿瘤药,如氟尿嘧啶对快速分裂的细胞如胃肠道黏膜细胞产生明显的细胞毒作用。

(三) 乙醇

乙醇是常见致病因素之一，乙醇能在胃内被迅速吸收，由于其亲脂性和溶脂能力，直接破坏胃黏膜屏障，引起氢离子反流，同时乙醇可对黏膜下血管造成损害，引起胃酸分泌增加，进一步加重了胃黏膜的损伤，最终导致胃黏膜充血、水肿、糜烂和出血。

【病理】

典型表现为部分或全胃黏膜多发性糜烂、点状出血、浅表溃疡形成，通常以胃底部多见。组织学表现为胃黏膜上皮失去正常柱状形态而呈立方形或四方形，细胞脱落，黏膜层多发局灶性出血坏死、炎性细胞浸润。

【临床表现】

急性糜烂出血性胃炎是上消化道出血的常见病因之一，约占所有上消化道出血病例的 20%。临床上，急性糜烂出血性胃炎患者多以突然发生呕血和(或)黑便等症状而就诊，严重者因大量出血导致周围循环衰竭，甚至休克。但是，相关研究表明，对服用 NSAIDs 患者或进行机械通气的危重患者进行胃镜检查，多数可发现内镜下急性糜烂出血性的表现，大便隐血试验亦多呈阳性反应。但这些患者大多症状轻微(如上腹不适或隐痛)或无症状，或症状被原发病掩盖，亦不发生具临床意义的急性上消化道出血。但此类患者可因病情变化而出现大出血，应予重视。24～48 小时内进行急诊内镜可见弥漫的胃黏膜多发性糜烂、出血灶和浅表溃疡，应激所致病变以胃体、胃底为主，而 NSAIDs 或乙醇所致则以胃窦为主。

案例 4-33-2

根据病史体检，本病例急性上消化道出血的诊断可成立，但必须鉴别的是出血原因，源于急性糜烂出血性胃炎还是消化性溃疡，以及贲门黏膜撕裂综合征，必须在病情许可情况下尽快行急诊胃镜检查。

【诊断】

近期服药史(NSAIDs、肾上腺皮质类固醇、某些抗癌药物)、严重疾病状态或大量饮酒病史，呕血和(或)黑便为主的临床表现的患者，应考虑急性糜烂出血性胃炎的诊断，急诊胃镜检查可以确诊。因为病变(特别是 NSAIDs 或乙醇引起者)可在短期内消失，所以强调内镜检查必须在 24～48 小时内进行，超过 48 小时，病变可能已不复存在，从而无法明确出血病因。

案例 4-33-2

胃镜检查发现食道下段充血水肿，但无出血灶，胃黏膜广泛充血、水肿、糜烂及出血，以胃窦部明显，十二指肠球部及降段未见异常。据此，可排除消化性溃疡，明确诊断为急性糜烂出血性胃炎。

【治疗和预防】

应积极治疗原发病，去除致病因素。对处于急性应激状态的严重疾病患者，应常规静脉滴注 H_2受体拮抗剂或质子泵抑制剂，以抑制胃酸分泌，维持胃内 pH>4，可明显减少出血。可同时使用具有黏膜保护作用的硫糖铝口服。对长期服用 NSAIDs 的患者应同时使用 H_2受体拮抗剂或质子泵抑制剂或硫糖铝预防。对已发生上消化道大出血者，按上消化道出血治疗原则采取综合措施进行治疗。

案例 4-33-2

本例经积极输液、抑酸、止血、保护黏膜治疗及对症处理：静脉使用奥美拉唑 40mg，1 次/日，硫糖铝 1g 口服，4 次/日。病情趋向稳定，3 天后康复，复查血象，WBC 8.0×10^9/L，分类正常，Hb110g/L，Hct33%，嘱患者继续口服奥美拉唑及硫糖铝，戒烟酒及辛辣食物，慎用 NSAIDs 类药物及规律生活。

第二节　慢性胃炎

案例 4-33-3

患者，男，36 岁。因“间歇性上腹隐痛，餐后饱胀伴嗳气、恶心 3 年”就诊。

患者 3 年来反复出现上腹部隐痛，与饮食无明显关系，餐后饱胀伴嗳气，恶心，以晨间空腹时明显，无季节、气候相关性，自服“多潘立酮”及“达喜”可缓解，未作规律治疗，食欲及大小便正常，因工作关系，常在凌晨 2 时后入睡，睡眠较差，难入睡，多梦，易醒，日间情绪易波动，常服用“苯二氮䓬类”药物帮助睡眠。

笔记栏

体格检查未见异常。

历年来多次查血尿常规及生化、肝功、血糖、血脂正常，腹部B超无异常发现。

问题：

1. 本病例应诊断哪种疾病？
2. 需行哪些检查以明确诊断？
3. 需与哪些疾病相鉴别？
4. 相应的治疗措施及建议。

慢性胃炎(chronic gastritis)指各种病因引起的胃黏膜的慢性炎症或萎缩性病变，实质是黏膜受到反复损伤后增生修复，导致不可逆的胃腺体萎缩乃至消失的一种慢性疾病。临床常见，在接受胃镜检查的患者中绝大部分有慢性胃炎的改变，发病随年龄而增加，男性多于女性。自2000年起，我国以新悉尼系统(update sydney system)的分类方法为基础制定了新的慢性胃炎分类法。此法根据病理组织学改变、病变部位、可能病因，将慢性胃炎分成浅表性(又称非萎缩性，non-atrophic)、萎缩性(atrophic)和特殊类型(special forms)三大类。根据病因学诊断和形态学描述(炎症、活动度、萎缩、肠化生)及有无幽门螺杆菌感染按无、轻、中、重进行分级，以区分慢性胃炎的类型并了解其严重程度及明确病变所累及的部位。

慢性浅表性胃炎指不伴有胃黏膜萎缩性改变，黏膜层以淋巴细胞和浆细胞浸润为主的慢性弥漫性胃炎。幽门螺杆菌感染是其主要病因。慢性萎缩性胃炎是指胃黏膜持续性炎症，扩散至胃黏膜固有腺体内，导致胃黏膜腺体不同程度的萎缩(萎缩性胃炎)和胃固有腺体被肠腺样腺体代替(肠上皮化生)的慢性胃炎。慢性萎缩性胃炎又可再细分为多灶萎缩性(multifocal atrophic)胃炎和自身免疫性(autoimmune)胃炎两大类。前者表现为萎缩性改变在胃内呈多灶性分布，以胃窦为主，多由幽门螺杆菌感染引起的慢性浅表性胃炎发展而来，相当多的此类患者有望通过根除幽门螺杆菌的感染使胃炎得以改善或消退，相当于以往命名的B型胃炎。自身免疫性胃炎由自身免疫引起，相当于以往命名的A型胃炎，主要表现为胃体部萎缩性改变。特殊类型胃炎种类很多，临床上较少见，详见本章第三节。

【病因和发病机制】

慢性胃炎病因尚未完全明了，目前认为与幽门螺杆菌的长期感染、环境及饮食因素和易感体质有关。

笔记栏

(一)幽门螺杆菌感染

已确认幽门螺杆菌是慢性浅表性胃炎最主要病因。此结论基于如下证据：①绝大多数慢性活动性胃炎患者胃黏膜中可检出幽门螺杆菌；②幽门螺杆菌在胃内的定植与胃内炎症分布是一致的；③根除幽门螺杆菌可使胃黏膜炎症改善或逆转；④从志愿者和动物模型中可复制幽门螺杆菌感染引起的慢性胃炎。幽门螺杆菌对胃黏膜上皮无侵袭性，但可引起强烈的炎性反应及免疫反应。其致病取决于细菌的黏附、酶的释放和机体对幽门螺杆菌抗原的免疫反应。幽门螺杆菌必须首先依靠其所具鞭毛穿过黏液层，移向胃黏膜，依靠其所分泌的黏附素贴紧上皮细胞表面方能起致病作用。其释放尿素酶分解尿素产生NH_3从而保持细菌周围中性环境，有利于其在胃黏膜表面定植。幽门螺杆菌通过释放尿素酶、磷脂酶、过氧化氢酶及蛋白水解酶等对胃上皮细胞起直接破坏作用，并导致炎症反应。此菌拥有众多抗原：如尿素酶、空泡毒素A、细胞毒素相关基因蛋白等，其所产生的免疫反应诱导细胞因子释放，引起强烈的黏膜炎症，其菌体胞壁还可作为抗原诱导免疫反应。这些因素的长期存在导致胃黏膜的慢性炎症，从而影响腺体再生，导致部分患者发生胃黏膜萎缩和肠化生，即发展为慢性多灶萎缩性胃炎，甚至发生与胃癌有关的基因突变。

(二)饮食和环境因素

长期的不良饮食习惯，如浓茶、高度酒、咖啡以及辛辣和过冷、过热食物的长期作用可导致胃黏膜损害。环境因素在慢性胃炎的发病中也起重要作用，例如我国北方胃黏膜萎缩和肠化生的发生率显著高于南方地区，先前的流行病学研究显示，饮食中高盐以及新鲜蔬菜和水果缺乏与胃黏膜萎缩、肠化生以及胃癌的发生密切相关。

(三)药物

长期服用NSAIDs、肾上腺皮质类固醇等可损伤胃黏膜屏障，导致胃黏膜糜烂和炎症。

(四)免疫因素

自身免疫性损害在部分慢性胃炎的发病中起着重要作用。自身免疫性胃炎以富含壁细胞的胃体黏膜萎缩为主。60%患者血清及胃液中壁细胞抗体(parietal cell antibody，PCA)阳性，伴有恶性贫血者还可查到内因子抗体(intrinsic factor antibody，IFA)。本病可伴有其他自身免疫病如桥本甲状腺炎、白癜风等，提示本病属自身免疫病。本病以西方人多见。PCA是自身抗体，可攻击壁细胞，使壁细胞总数减少，导致胃酸分泌减少或丧失。由壁细胞分泌的内因子生成减少，内因子与维生素 B_{12} 结合受阻，引起维生素 B_{12} 吸收障碍而导致恶性贫血。

（五）其他因素

慢性胃炎发病与年龄有关，随年龄增加，其发病率增高。幽门括约肌功能不全时，含胆汁和胰液的十二指肠液反流入胃，削弱胃黏膜屏障功能的同时，增加胃酸分泌。其他因素如吸烟，可反复损伤胃黏膜。此外，胃黏膜营养因子缺乏以及其他系统疾病如心力衰竭、肝硬化、门脉高压症和糖尿病、焦虑、抑郁等与慢性胃炎发病有关。

【病理】

慢性胃炎的过程是胃黏膜损伤与修复的一种慢性过程，主要组织病理学特征是炎症、萎缩和肠化生。病变主要局限于黏膜层，表现为黏膜固有层有以淋巴细胞和浆细胞为主的炎症细胞浸润，幽门螺杆菌引起的慢性胃炎常见淋巴滤泡形成。有中性粒细胞浸润时提示有活动性炎症，称为慢性活动性胃炎，多提示存在幽门螺杆菌感染。根据炎症细胞浸润黏膜全层的程度，将浅表性胃炎进行分度：炎症细胞浸润黏膜全层的浅层1/3内者为轻度，1/3至2/3者为中度，超过2/3者为重度。慢性萎缩性胃炎以胃黏膜固有腺体（幽门腺或泌酸腺）萎缩性病变为特征。此时胃固有腺体数量减少甚至消失，并伴炎症细胞浸润、纤维组织增生、黏膜肌增厚，严重者胃黏膜变薄。根据胃固有腺体数量减少的程度对慢性萎缩性胃炎进行分度：腺体比正常减少1/3为轻度，减少1/3至2/3者为中度，超过2/3者为重度。萎缩常伴有肠化生，即胃固有腺体为肠腺样腺体所代替（依据肠化生细胞黏液性质及有无潘氏细胞可将肠化生分成小肠型和肠型，完全型和不完全型）。当慢性胃炎进一步发展，胃上皮或化生的肠上皮在再生过程中可发生发育异常，表现为细胞的异型性和腺体结构的紊乱，称为异型增生（dysplasia，又称不典型增生），异型增生是胃癌的癌前病变之一。

由于大多数慢性胃炎由幽门螺杆菌感染引起，因此病理组织学检查在黏液层和胃黏膜上皮表面以及小凹间多可发现幽门螺杆菌，而在肠化生和异型增生部位很少定植。

因慢性胃炎类型不同，上述病理改变在胃内的分布也不相同。幽门螺杆菌引起的慢性胃炎，炎症弥漫性分布，但以胃窦为重。在多灶萎缩性胃炎，萎缩和肠化生呈多灶性分布，多起始于胃角小弯侧，逐渐波及胃窦，继而胃体，灶性病变亦逐渐融合。在自身免疫性胃炎，萎缩和肠化生主要局限在胃体部。

【临床表现】

由幽门螺杆菌引起的慢性胃炎多数患者无症状，有症状者其表现无特异性，表现为上腹痛或不适、上腹胀、早饱、嗳气、恶心等消化不良症状，这些症状之有无及严重程度与内镜所见及组织病理学改变并无肯定的相关性。自身免疫性萎缩性胃炎患者可伴有贫血，除贫血外还可伴有维生素 B_{12} 缺乏的其他临床表现。

案例 4-33-3

本例为年轻患者，以上消化道症状就诊，呈慢性病程，症状反复出现，但无特异性，未作规律治疗，且全身情况良好，相关检查未提示有恶性病变的表现或“报警症状和体征”，建议行胃镜检查，必要时钡餐检查以了解消化道情况。

【实验室和其他检查】

（一）胃镜及活组织检查

胃镜检查并同时取活组织进行组织学病理检查是诊断慢性胃炎最可靠的方法。慢性浅表性胃炎内镜表现为黏膜充血、水肿，局部可见红斑、糜烂和出血点，而慢性萎缩性胃炎则以黏膜皱襞变平细小、色泽灰暗、黏膜血管显露为主要表现。两种胃炎内镜下皆可伴有糜烂、胆汁反流。由于内镜所见与活组织病理学检查的结果不尽一致，强调诊断时应两者结合，但应以病理学诊断为标准。

（二）幽门螺杆菌检测

内镜检查时取胃黏膜活组织进行快速尿素酶检测，在病理学检查的同时检测幽门螺杆菌（Hp），以增加诊断的可靠性。根除幽门螺杆菌治疗后，可在胃镜复查时重复上述检查，亦可采用其他非侵入性的检查方法。血清学检查或者大便幽门螺杆菌抗原检测是最为经济的初步检查，用ELISA方法定性检测血清抗幽门螺杆菌抗体，其敏感性和特异性高达90%。但阳性的血清学检查结果并不意味着必定有急性感染。使用抗生素根除幽门螺杆菌后，50%的患者在12～18个月内幽门螺杆菌抗体会下降至不能检出的水平。大便幽门螺杆菌抗原检测的敏感性和特异性良好（90%），可作为非侵入性检查的首选方法，阳性结果代表活动性感染。^{13}C或^{14}C-尿

笔记栏

素呼气试验同样有很高的敏感性和特异性，阳性结果代表有幽门螺杆菌感染，但由于价格较贵，在临床上较其他非侵入性检查较为少用。

(三) 自身免疫性胃炎的相关检查

自身免疫性胃炎 PCA 多呈阳性，伴恶性贫血时 IFA 亦呈阳性，对疑为该病患者应予检测。血清维生素 B_{12}浓度低于 200μg/ml 时，提示内因子减少，有助于恶性贫血的诊断。空腹血清胃泌素水平明显升高而胃液分析显示胃酸分泌缺乏，常常提示胃黏膜发生了明显萎缩性病变。

【诊断】

根据胃镜检查及胃黏膜活组织病理学检查结果即可确诊慢性胃炎。幽门螺杆菌检测有助于病因诊断。考虑到病灶分布的局灶性，提倡多处取材，以免漏诊。怀疑自身免疫性胃炎应检测相关自身抗体及血清胃泌素等。

案例 4-33-3

胃镜检查：胃黏膜充血、水肿、局部红斑，散在糜烂灶，以胃窦部为主，未见溃疡及新生物，取胃组织行 Hp 快速尿素酶定性检测，为强阳性，胃黏膜组织学提示慢性胃黏膜炎症，全消化道钡餐检查未发现阳性病变，据此结果，本例可诊断为慢性 Hp 相关性胃炎。

【治疗】

对慢性胃炎的治疗，目前尚未有特殊疗法，主要是对有症状患者进行治疗，对于无症状者是否治疗仍存在争议。

(一) 关于根除幽门螺杆菌

对于幽门螺杆菌引起的慢性胃炎是否应常规根除幽门螺杆菌一直存在争论。成功根除幽门螺杆菌后胃黏膜组织病理学上慢性活动性炎症会得到明显改善，因此可预防萎缩和肠化生的发生、发展，并且随着作为胃癌 I 类致病因子的幽门螺杆菌的成功根除，胃癌的发生率将显著下降，同时也使幽门螺杆菌相关性消化性溃疡的发生率大为下降，复发率明显降低。根除幽门螺杆菌能够有效地治疗黏膜相关性淋巴组织淋巴瘤(mucosa-associated lymphoid tissue tumor, MALT)。但另一方面，我国属幽门螺杆菌高感染率国家，估计人群中幽门螺杆菌感染率为40%～70%，因此这类疾病十分普遍且大部分为无症状者。行根除幽门螺杆菌治疗不仅造成医疗资源大量消费，更重要的是引起细菌耐药性的产生。因此，对所有幽门螺杆菌感染者进行根除治疗是不现实也是不可能的。2000 年全国慢性胃炎共识意见，根除幽门螺杆菌适用于下列幽门螺杆菌感染的慢性胃炎患者：①有明显异常的慢性胃炎(胃黏膜有糜烂、中至重度萎缩及肠化生、异型增生)；②有胃癌家族史；③伴糜烂性十二指肠炎；④消化不良症状经常规治疗疗效差者。对其他患者则可视具体情况而定。

(二) 相关症状的治疗

慢性胃炎患者的症状多无特异性，且与慢性胃炎之间并不存在明确的相关性，此时的症状治疗事实上是治疗功能性消化不良。抑酸或抗酸药、促胃肠动力药、胃黏膜保护药均可视情况而应用，这些药物除对症治疗作用外，对胃黏膜上皮修复及炎症的消退可能有一定作用。

(三) 萎缩性胃炎的治疗

目前尚无特异治疗，以对症治疗为主，伴有恶性贫血时注射维生素 B_{12}后贫血可获纠正。伴肠上皮化生和异型增生患者须定期随访，及时行胃镜及活组织病理学检查。由于异型增生是癌前病变，应予高度重视。但轻、中度异型增生是可逆的，应给予积极治疗。对重度异形增生予以预防性手术，切除病变胃黏膜，防止癌变发生。目前多采用内镜下胃黏膜切除术。

案例 4-33-3

对此病例行根除 Hp 治疗(口服奥美拉唑 20mg，2 次/日，克拉霉素 0.5g，2 次/日，阿莫西林 1g，2 次/日×7 天)，同时行对症治疗及抗焦虑治疗，治疗 4 周后症状基本缓解。嘱患者多运动，规律生活及调整饮食习惯，追踪观察半年未见复发，失访。

第三节　特殊类型胃炎

一、感染性胃炎

多种需氧或厌氧菌感染可以导致罕见的急性化脓性胃炎，又称急性蜂窝组织炎性胃炎。本病多发生于免疫力低下、且身体其他部位存在感染灶的患者，常见致病菌为溶血性链球菌(约占70%)，其次为金黄色葡萄球菌、肺炎球菌及大肠杆菌。表现为胃黏膜下层和肌层的蜂窝组织炎或坏死性炎症，病情进展快速，可危及生命，病死率高达 48%～60%。及时发现后行紧急胃切除术和静脉注射大量广谱抗生素治疗，能明显降低

笔记栏

死亡率。巨细胞病毒感染常见于艾滋病(AIDS)患者、骨髓移植后或器官移植后患者。胃镜可见胃壁增厚和溃疡。真菌感染常见于免疫耐受患者。

二、肉芽肿性胃炎

慢性肉芽肿性炎症可以由多种系统性疾病,如结核、梅毒、霉菌感染、肉瘤或克罗恩病引起。这些病可以无症状,也可以与多种胃肠道主诉相关。

三、嗜酸细胞性胃炎

嗜酸细胞性胃炎是一种罕见的疾病,是由嗜酸粒细胞浸润到胃窦甚至邻近小肠引起的疾病。黏膜、肌层或者浆膜层都有可能被浸润。外周血嗜酸粒细胞显著增多。症状包括由于黏膜出血引起的贫血、腹痛、早饱、餐后呕吐等。皮质激素治疗在多数患者中都可奏效。

四、淋巴细胞性胃炎

淋巴细胞性胃炎又称疣状胃炎或痘疹样胃炎,是一种特发性的疾病,其特点是不规律的腹痛、恶心、呕吐。内镜可见胃体和(或)胃窦多发性小隆起,中央部位呈脐凹样改变,黏膜糜烂。组织活检可发现弥漫性的淋巴细胞性胃炎。本病与幽门螺杆菌感染关系未明,目前没有确切有效的治疗。

五、Ménétrier 病(肥厚性胃病)

肥厚性胃病也是一种特发性疾病,其特点是大部分的胃壁肥大增厚,皱襞扭曲呈脑回状。组织病理学可见黏膜层增厚明显,壁细胞和主细胞减少,胃小凹延长扭曲可见囊性扩张,慢性胃酸和胃蛋白酶分泌减少,患者常有消化不良表现,如恶心、腹胀、上腹痛、体重减轻和腹泻。由于慢性蛋白丢失(蛋白质从胃液丢失),患者常常合并严重的低蛋白血症和全身水肿。本病多见于50岁以上男性,其发病机制未明,故诊断时须注意排除胃癌、胃淋巴瘤及淀粉样变性。本病无特效治疗,仅进行对症治疗,有溃疡形成时予抑酸药,严重的低蛋白血症病例需行胃部分切除。有报道说根治 Hp 后症状可减轻,组织学上的外观改变有所改善。

推荐阅读

Centanni M, Gargano L, Canettieri G, et al. 2006. Thyroxine in goiter, Helicobacter pylori infection, and chronic gastritis. N Engl J Med, 354:1787~1795

Suerbaum S, Michetti P. 2002. *Helicobacter pylori* infection. N Engl J Med, 347:1175~1786

(钟 健)

笔记栏

第34章 消化性溃疡

案例 4-34-1

患者男性，42岁，因"反复上腹疼痛20余年，再发10余天"于2004年11月5日入院。

患者20余年来每当秋季出现上腹部疼痛，呈隐痛或烧灼样疼痛，餐前及夜间明显，进食后疼痛明显缓解，疼痛有时向背部放射，伴恶心、嗳气、反酸及上腹饱胀，曾服用雷尼替丁症状可以缓解，未做任何辅助检查及正规治疗。10余日前再次出现上腹部疼痛，疼痛性质同前，遂来我院就诊。

体格检查：T 36.5℃，P 82bpm，BP 110/80mmHg，心肺无异常。腹平、软，剑突下偏右轻压痛，无反跳痛，肝、脾触诊不满意，未触及病理性包块，移动性浊音阴性，肠鸣音正常。

门诊化验：大便常规未见异常，潜血阴性。

问题：

1. 本病例临床症状有何特点？
2. 最可能的诊断是什么？
3. 如何确诊？
4. 请列出其治疗方案？

消化性溃疡（peptic ulcer）指由于胃酸和胃蛋白酶的自我消化作用而导致胃肠道发生的黏膜缺损，缺损的深度超过黏膜肌层，溃疡常好发于胃及十二指肠，也可发生在食管下段、小肠、胃肠吻合口、Meckel 憩室等。因胃溃疡和十二指肠溃疡最常见，故一般所谓的消化性溃疡是指胃溃疡和十二指肠溃疡。

【流行病学】

消化性溃疡是一种全球多发性疾病，国外资料统计，大约10%的人一生中患过消化性溃疡。本病在国内的发病率尚无确切的资料。自20世纪70年代以来，西方学者统计报告表明，其发病率有下降的趋势。本病可发生在任何年龄，但以中年最为常见，男性多于女性，国内资料显示，男女比率在十二指肠为4.4～6.8∶1，胃溃疡为3.6～4.7∶1。十二指肠溃疡多于胃溃疡，两者之比约为3∶1。消化性溃疡在不同的国家或同一国家不同地区其患病率也存在差异。我国南方患病率高于北方，城市高于农村。其发作多有季节性，秋冬和冬春之交是高发季节。

【病因和发病机制】

胃和十二指肠黏膜除长期接触高浓度的胃酸外，还经常受到胃蛋白酶、胆盐、微生物、乙醇、药物及其他有害物质的侵袭。正常情况下，胃和十二指肠黏膜能抵御这些因素的损害，保持黏膜的完整性，这都有赖于胃和十二指肠的一系列防御和修复机制：①上皮表面的黏液/碳酸氢盐（HCO_3^-）屏障：此黏液层不仅对胃酸、胃蛋白酶的弥散是一道物理屏障，而且其间的碳酸氢盐保障了胃黏膜在高浓度的胃酸环境中始终处于中性状态。②完整的上皮细胞：上皮细胞分泌黏液及 HCO_3^-，保证上皮表面黏液/碳酸氢盐结构和功能的完整，同时上皮细胞顶面膜对酸反弥散起屏障作用。上皮细胞再生速度很快，可以及时替代受损死亡的细胞，以保持黏膜的完整性。③胃黏膜丰富的毛细血管网保证了胃黏膜的血液供应，并为上皮细胞旺盛的分泌及自身的不断更新提供能量物质，同时将反弥散进入黏膜的 H^+ 带走。④胃肠道自身的某些激素及生长因子，如前列腺素E具有保护细胞、促进黏膜血流、增加黏液及 HCO_3^- 分泌等功能。表皮生长因子具有细胞保护和促进上皮再生的作用。胃十二指肠黏膜的这一完善而有效的防御和修复机制足以抵抗胃酸/胃蛋白酶及其他有害因素的损害。某些因素削弱了这一防御修复机制，导致胃酸/胃蛋白酶侵蚀黏膜，从而发生消化性溃疡。目前认为幽门螺杆菌感染及非甾体抗炎药是损害胃十二指肠黏膜屏障的最常见原因，而胃酸及胃蛋白酶的作用则是消化性溃疡形成的关键因素。

（一）幽门螺杆菌感染

大量的研究已经证明幽门螺杆菌感染是引起消化性溃疡的重要病因：①消化性溃疡患者的幽门螺杆菌感染率高，在排除患者检测前曾服用过抗生素、铋剂、质子泵抑制剂及 NSAIDs 后，十二指肠溃疡患者中幽门螺杆菌检出率高达95%～100%，胃溃疡患者也可达85%～90%。同样，幽门螺杆菌感染者中发生消化性溃疡的危险性也显著增加。②大量研究证实，根除幽门螺

笔记栏

杆菌可促进消化性溃疡愈合并降低溃疡复发率。常规抗酸治疗愈合的溃疡停药后一年复发率可高达50%～80%，根除幽门螺杆菌后可显著降低溃疡的发生，并减少并发症的发生，文献报道根除幽门螺杆菌后溃疡的一年复发率可降至10%以下。

幽门螺杆菌主要损害胃黏膜，其致病机制主要包括幽门螺杆菌在胃型黏膜内定植和诱发组织损害两个方面的作用：①幽门螺杆菌在胃型黏膜上定植。幽门螺杆菌是微需氧革兰阴性杆菌，呈螺旋状，依靠其鞭毛提供动力穿过黏液层，定植在胃黏膜上皮细胞表面。幽门螺杆菌一般多定植在胃窦部，胃底及胃体较少。幽门螺杆菌可分泌尿素酶，后者分解尿素产生氨，在菌体周围形成"氨云"保护层，抵抗胃酸的杀灭作用。胃上皮细胞存在幽门螺杆菌黏附因子特异性受体，幽门螺杆菌可特异地黏附于胃上皮细胞，避免随食物一起被胃排空。②幽门螺杆菌可通过其毒素、有毒性作用的酶、幽门螺杆菌诱导的黏膜炎症反应和激活机体免疫反应等造成胃十二指肠黏膜的损害(具体机制见第二节)。

此外，幽门螺杆菌感染可引起高促胃液素血症，使胃酸分泌增加，其机制包括：①幽门螺杆菌的尿素酶分解尿素产生氨，使局部黏膜的pH升高，不断刺激G细胞释放促胃液素，后者刺激壁细胞产生大量胃酸。②幽门螺杆菌感染引起的慢性胃炎，导致胃窦黏膜D细胞数量减少，使生长抑素分泌减少，削弱了其对G细胞释放促胃液素的抑制作用，导致G细胞大量释放促胃液素。

幽门螺杆菌作为一种重要的致病因子，损伤局部胃黏膜，增加侵袭因子促胃液素和胃酸的分泌，削弱了黏膜的防御和修复机制，最终导致氢离子的反弥散，从而形成溃疡。

(二)非甾体类消炎药

长期服用NSAIDs是引起消化性溃疡的另一常见原因。有资料显示，服用NSAIDs患者发生消化性溃疡及其并发症的危险性显著高于普通人群。其发生溃疡的危险性与服用NSAIDs的种类、剂量、疗程的长短、患者的年龄及是否同时服用抗凝剂、糖皮质激素等因素有关。约66%的长期服用NSAIDs患者，胃十二指肠黏膜可出现糜烂、出血及溃疡等病变，其中胃溃疡的发生率约为10%～20%，十二指肠溃疡发生率约为2%～5%。NSAIDs损害胃十二指肠黏膜的机制有局部作用和全身作用两方面：①大多数NSAIDs药物属弱酸性脂溶性药物，可透过细胞膜弥散入黏膜上皮细胞内，细胞内高浓度的NSAIDs药物产生细胞毒作用，从而导致胃十二指肠黏膜屏障遭受破坏，发生氢离子反弥散；②NSAIDs可抑制环氧合酶(COX)活性。环氧合酶有两种异构体，即结构型COX-1和诱生型COX-2。前者在组织细胞内恒量表达，催化生理性前列腺素合成，参与机体生理功能的调节。COX-2主要在炎症状态下产生，促进炎症部位前列腺素的合成，使用NSAIDs药物的目的是抑制COX-2的合成而减少炎症反应，但由于其特异性差，在抑制COX-2的同时也抑制了COX-1，从而导致胃肠道黏膜内源性前列腺素E的合成不足，影响了其维护黏膜屏障功能的作用。目前认为NSAIDs是引起消化性溃疡的另一个独立的重要因素。

(三)胃酸和胃蛋白酶

胃酸和胃蛋白酶对胃肠道黏膜的损害是消化性溃疡形成的直接原因。胃酸和胃蛋白酶均可引起消化性溃疡，但胃蛋白酶有赖于胃酸激活，在pH>4时，胃蛋白酶便失去活性。因此，胃酸的存在是消化性溃疡形成的决定性因素。上世纪初就有学者提出"无酸无溃疡"的观点，这是对消化性溃疡病认识的起点。基于这些认识，近百年来人们在不断推出各类新型抑制胃酸药物治疗消化性溃疡。事实也确实证明，抑制胃酸分泌就能促进溃疡愈合。然而，胃酸的这一损害作用只有在胃肠黏膜的防御和修复机制遭受破坏时才能发生。

十二指肠溃疡患者中，大部分的基础酸排量(BAO)、夜间酸分泌、五肽促胃液素刺激的最大酸排量(MAO)、十二指肠酸负荷等均比普通人群高。其胃酸分泌增多的原因可能与下列因素有关：①壁细胞总数增多。正常人胃黏膜壁细胞总量平均大约10亿个，而十二指肠溃疡的壁细胞平均约为19亿个，显著高于正常人群。壁细胞数量的增加可能是由于遗传因素或促胃液素的长期作用所致；②壁细胞对刺激物质的敏感性增强。十二指肠溃疡患者对食物及五肽促胃液素刺激后的胃酸分泌反应多数大于正常人。这可能是患者壁细胞上促胃液素受体的亲和力增加或由于幽门螺杆菌感染等因素导致生长抑素分泌减少所致。生长抑素可以抑制促胃液素的分泌，其减少后，促胃液素分泌增加，后者刺激壁细胞上的促胃液素受体，从而引起胃酸分泌增多；③胃酸分泌的正常反馈抑制机制发生缺陷。正常人胃液的pH反馈性调节胃窦部G细胞分泌促胃液素。当胃窦部的pH降至2.5以下时，G细胞分泌促胃液素的功能就受到明显的抑制。此外，进入十二指肠后的胃酸及食糜刺激十二指

笔记栏

肠及小肠黏膜释放促胰液素、缩胆囊肽、肠抑胃肽、血管活性肠肽等，这些激素也具有抑制胃酸分泌的作用。正常情况下，胃酸分泌具有上述自身调节作用，而十二指肠溃疡患者存在胃窦部G细胞功能亢进及胃酸反馈抑制作用的缺陷。其中幽门螺杆菌感染使G细胞分泌促胃液素的反馈抑制受到阻断是其原因之一；④迷走神经张力增高。迷走神经释放乙酰胆碱直接刺激壁细胞分泌盐酸并刺激G细胞分泌促胃液素。

胃溃疡患者的基础及刺激后的胃酸排出量多属正常甚至低于正常，仅有部分患者的胃酸量较正常人高。

（四）其他因素

下列因素也可能与消化性溃疡的发生有关：①胃、十二指肠运动异常：胃排空加快，使十二指肠球部酸负荷量增大，黏膜易遭受损害而诱发十二指肠溃疡，胃排空延迟及十二指肠胃反流，影响食糜向前推进，使胃窦部张力增高，刺激胃窦中的G细胞，使促胃液素分泌增加，进而增加胃酸分泌，引起胃溃疡。此外，胃十二指肠运动失调即幽门括约肌功能障碍，导致十二指肠胃反流，反流液中的胆汁、胰液及溶血卵磷脂对胃黏膜有损害作用。目前认为胃十二指肠运动障碍不太可能是原发病因，但可加重幽门螺杆菌或NSAIDs对黏膜的损害。②遗传因素：消化性溃疡有家族聚集现象，即消化性溃疡患者一级亲属中的发病率明显高于对照人群，统计资料表明单卵双生儿患相同类型溃疡病者占50%，但随着幽门螺杆菌在消化性溃疡发病中重要作用的认识，遗传因素在溃疡病中的作用受到挑战。首先，在有家庭聚集现象的消化性溃疡患者中幽门螺杆菌也有家庭聚集现象，其分离到的幽门螺杆菌多为同一菌株，提示可能是幽门螺杆菌在家庭内的人-人传播所致。其次，曾一度被认为与遗传有关的消化性溃疡亚临床标志物高胃蛋白酶原Ⅰ血症和家族性高促胃液素血症，在根除幽门螺杆菌后大多数恢复正常，提示为幽门螺杆菌感染而非遗传所致。第三，O型血者发生十二指肠溃疡的危险性较其他血型者高，曾被认为是间接遗传标志，但近年研究发现，O型血者胃上皮细胞表面表达更多黏附受体，因而更有利于幽门螺杆菌定植。③环境因素：消化性溃疡好发于秋冬及冬春之交，说明气候变化及环境改变与消化性溃疡发病有关。④吸烟：长期吸烟者本病发病率显著高于对照人群，其溃疡愈合也较不吸烟者差，这是由于长期吸烟使胃酸分泌增加、血管收缩、抑制胰液和胆汁分泌、幽门括约肌松弛，胆汁反流破坏胃黏膜屏障。⑤精神因素：心理因素可影响胃酸分泌，愤怒可使胃酸分泌增加，忧郁能使胃酸分泌减少。临床观察发现长期精神紧张、过度劳累易使溃疡发作或加重。其发生机制可能是通过神经内分泌途径影响胃十二指肠运动分泌及黏膜血流调节等。

总而言之，消化性溃疡的发生是多因素作用的结果，幽门螺杆菌感染及服用NSAIDs是已知的主要病因，它们使胃肠黏膜的屏障功能削弱，导致侵袭因素和防御因素失衡。胃酸在溃疡形成中起关键作用。

【病理】

（一）溃疡的肉眼形态特征

1. 部位 胃溃疡多发生在胃角、胃窦和胃小弯，而胃大弯及胃底溃疡少见。组织学上胃溃疡常发生于幽门腺区（胃窦）与泌酸腺区（胃体）交界处的幽门腺区一侧，随着年龄增大幽门腺区可扩大，使其与泌酸腺之交界线上移，故老年患者的胃溃疡部位一般较高。十二指肠溃疡主要发生在球部，少数位于球部以下者称球后溃疡。

2. 数目 消化性溃疡大多为单发，少数可有2个或2个以上溃疡并存，称为多发性溃疡。在球部前后壁或大小弯侧同时出现对称性溃疡者称对吻溃疡。胃和十二指肠均有溃疡者称复合溃疡。

3. 大小 十二指肠溃疡直径一般小于1cm。胃溃疡直径一般小于2～2.5cm。大于2.5cm以上者称巨大溃疡，此时应与恶性溃疡鉴别。

4. 形态 典型的溃疡多呈圆形或卵圆形，溃疡周围黏膜充血水肿，基底一般较光滑、清洁，常覆有因纤维素膜或纤维素脓性膜而形成的灰白或灰黄色苔。

5. 深度 溃疡深浅不一，浅者仅超过黏膜肌层，深者可贯穿肌层甚至穿透浆膜形成穿孔。

（二）溃疡的组织病理学特征

溃疡活动期镜下观察，在溃疡底部由浅入深可分为4层：①第一层是由急性炎性渗出物组成，包括坏死的细胞、组织碎片及纤维蛋白等。②第二层由非特异性炎性细胞、中性粒细胞所组成。③第三层为肉芽组织层，内含丰富的毛细血管及结缔组织。④第四层为瘢痕组织层，溃疡周围黏膜有明显的上皮再生和炎症性变化，并常见腺体有肠化生。

【临床表现】

消化性溃疡临床症状表现不一，上腹部疼痛

笔记栏

是其主要临床表现，并可同时伴随有消化不良症状，个别患者可无症状而以出血、穿孔等并发症为首发症状。

(一) 疼痛

消化性溃疡的主要症状是上腹部疼痛，但也有少数患者无腹痛，尤其是一些老年溃疡、维持治疗的复发性溃疡、NSAIDs相关性溃疡等常无疼痛或疼痛轻微不被患者注意。疼痛的机制尚不清楚，可能的机制是：①胃酸刺激溃疡裸露的神经末梢；②胃酸引起溃疡产生化学性炎症，导致溃疡壁及基底部神经末梢痛阈下降；③病变部位肌张力增高或痉挛。

1. 疼痛的部位 多位于中上腹偏左或偏右。胃溃疡多位于中上腹部或剑突下及剑突下偏左，十二指肠溃疡多位于中上腹部偏右。胃和十二指肠后壁溃疡尤其是穿透性溃疡可放射至背部，有少数患者仅表现为背部疼痛而被误诊。

2. 疼痛的程度和性质 多呈隐痛、胀痛、钝痛、烧灼样痛或饥饿样痛。一般疼痛较轻能够忍受，偶有疼痛较重者。持续剧痛者应注意是否有溃疡穿孔或穿透的可能。

3. 疼痛的节律性 节律性疼痛是消化性溃疡的特征之一，一般与进食有关。十二指肠溃疡的疼痛多发生在餐前空腹时，持续性发作直至进食或服用制酸药后缓解，部分十二指肠溃疡患者可发生夜间疼痛，多发生在午夜或凌晨一、二点钟左右。胃溃疡疼痛多在餐后一小时内发生，持续1～2小时，待胃内容物排空后疼痛缓解，至下餐进食后再次重复出现上述节律，胃溃疡患者夜间疼痛症状少见。

4. 疼痛的周期性 反复周期性发作是消化性溃疡的另一特征，尤其是十二指肠溃疡表现更加明显，溃疡一年四季均可发病，但以秋冬及冬春相交之季较为常见。上腹部疼痛在持续数日、数周或数月后，出现较长时间的缓解期，此后又出现复发，相当一部分患者在每年的相同季节发病。一些长期反复发作患者，病情可逐渐加重，发作更频繁，持续时间更长，缓解期缩短，甚至失去原有的周期性和节律性。

(二) 其他症状

除腹痛外，患者尚可出现反酸、嗳气、烧心、上腹饱胀、早饱、恶心、呕吐、食欲减退等消化不良症状，甚至有些患者无典型上腹疼痛，而仅表现轻重不等的上述症状。因这些症状无特异性，此时难以与慢性胃炎等其他胃部疾病相鉴别。胃溃疡患者常因惧怕进食后出现疼痛而减少进食，导致体重减轻。也有部分球部溃疡患者因频繁进食而导致体重增加。

(三) 体征

消化性溃疡患者发作期上腹部可有轻压痛，十二指肠溃疡压痛点常偏右。缓解期无明显体征。伴有慢性失血者可有贫血外观。

案例 4-34-1

患者中年男性，主要临床表现为上腹部疼痛，具有如下特点：

1. 慢性经过，反复上腹部疼痛20余年。

2. 周期性发作，疼痛多在每年的秋季发作。

3. 节律性疼痛：疼痛发作多在空腹或夜间，进食后可缓解。

4. 伴有其他消化道症状：如恶心，饱胀，反酸，嗳气等。

5. 服用雷尼替丁有效。

【特殊类型消化性溃疡】

(一) 无症状性溃疡

指无明显症状的消化性溃疡，偶因健康体检或其他疾病行胃镜或X线检查时发现，或因出现出血、穿孔等并发症，甚至尸体解剖时发现。可发生在任何年龄，多见于老年人及服用NSAIDs引起的溃疡。

(二) 老年人消化性溃疡

近十余年来，老年人消化性溃疡发生的比率呈增高趋势，老年消化性溃疡症状多不典型或无症状，高位或巨大胃溃疡较年轻人多见，此时需与胃癌相鉴别。

(三) 复合性溃疡

指胃和十二指肠同时发生的溃疡，检出率约占全部消化性溃疡的5%～7%，多数是十二指肠溃疡在前胃溃疡在后，其幽门梗阻及出血的发生率较高。

(四) 幽门管溃疡

幽门管位于胃的远端，与十二指肠相接，长约2cm。其症状与十二指肠溃疡相似，疼痛多较剧烈而无节律性，对药物治疗效果差，可出现畏食、呕吐等症状，较易发生幽门梗阻。

(五) 球后溃疡

指发生在十二指肠球部以下的溃疡，多见

笔记栏

于降部近段，具有十二指肠溃疡的临床特点，夜间痛及背部放射性疼痛多见，对药物治疗效果差，较易并发出血。

(六) 巨大溃疡

指溃疡直径超过 2.5cm 的溃疡，疼痛常不典型，对药物治疗愈合较慢，易导致出血及穿孔，胃的巨大溃疡应与胃癌相鉴别。

【实验室和其他检查】

(一) 内镜及黏膜活组织检查

是确诊消化性溃疡首选的检查方法。在内镜直视下不仅可确定溃疡的部位、大小、形态、数目，还可以在直视下取活组织做病理学检查及幽门螺杆菌检测，以判断溃疡的性质及寻找溃疡的致病因素。

内镜下溃疡多呈圆形或椭圆形，部分呈线形，边缘光整，周围黏膜充血、水肿并见皱壁向溃疡集中，底部覆盖白色或黄白色苔，根据镜下表现可将消化性溃疡分为三期，即活动期(A)、愈合期(H)和瘢痕期(S)，每个病期又可分为 1 和 2 两个阶段。

(二) X 线钡餐检查

溃疡的 X 线钡餐检查具有直接征象和间接征象两种。由于钡剂填充溃疡的凹陷部分所造成的龛影是溃疡的直接征象，具有确诊价值。而局部压痛、十二指肠球部激惹和球部变形、胃大弯侧痉挛性切迹均为间接征象，仅提示可能有溃疡的存在。

(三) 幽门螺杆菌检测

消化性溃疡患者均应常规检查幽门螺杆菌，检测方法分为两大类，即侵入性和非侵入性。前者需通过胃镜检查取胃黏膜活组织进行检测，包括组织涂片或切片染色镜检、快速尿素酶试验、细菌培养、聚合酶链反应等。非侵入性检查包括^{13}C或^{14}C-尿素呼气试验、粪便幽门螺杆菌抗原检测及血清学检查。快速尿素酶检测是一种简便、快捷、价廉的首选方法。组织学切片染色或涂片可直接观察幽门螺杆菌，与快速尿素酶结合可提高诊断准确率。细菌培养是诊断幽门螺杆菌感染最可靠的方法，其检测较为复杂且费用高，适用于科研工作。^{13}C或^{14}C-尿素呼气试验敏感性强，特异性高，并为非侵入性，患者易于接受，可作为根除治疗后复查的首选方法。血清学检测幽门螺杆菌敏感性及特异性好，但由于抗体在体内可长达半年，所以不能作为幽门螺杆菌是否存在的验证试验，常用于流行病学调查。

笔记栏

质子泵抑制剂、铋剂、胃黏膜保护剂、抗生素等能减少细菌数量及胃黏膜中尿素酶含量，因此在检查幽门螺杆菌感染时应排除近期使用这些药物对检测结果的影响。

(四) 胃液分析

胃溃疡患者胃酸分泌正常或低于正常，十二指肠患者胃酸分泌过高，但由于二者均与正常人有重叠现象，故胃液分析对诊断消化性溃疡意义不大，仅在疑为胃泌素瘤时作鉴别诊断用。

【诊断】

根据慢性病程、周期性发作和节律性上腹部疼痛的特点，可作出初步诊断，确诊有赖于胃镜检查。X 线钡餐检查发现龛影也有确诊价值。

案例 4-34-1

初步诊断：根据上述典型上腹部疼痛的特点，诊断为十二指肠溃疡。其确诊有赖于胃镜或 X 线钡餐检查。患者于入院第二日行胃镜检查，结果见图 4-34-1。

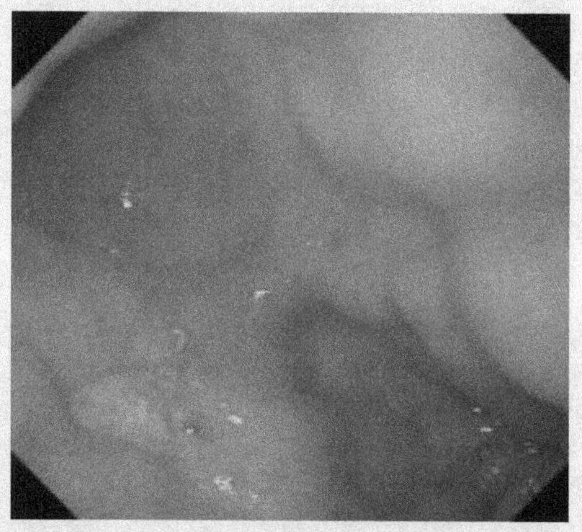

图 4-34-1　诊断：十二指肠球部溃疡，幽门螺杆菌(+)。球部后壁见一溃疡，似三角形，周围黏膜隆起伴充血

【鉴别诊断】

(一) 胃癌

两者鉴别有时比较困难，对于怀疑有恶性溃疡者应做内镜下多处活检，两者鉴别要点见表 4-34-1。

表 4-34-1　良性溃疡与恶性溃疡的鉴别

	良性溃疡	恶性溃疡
临床表现		
年龄	中青年居多	多见于中年以上
病史	慢性周期性发作	进行性持续性发展
病程	长、持续多年	短，多以月计
全身表现	轻	明显，贫血、消瘦多见
制酸药	有效	无效
胃镜检查		
形态	圆形或椭圆形、部分呈线形	不规则形
边缘	光整、充血、水肿，较柔软	凹凸不平，较硬
基底苔色	白色或黄白色，洁净	污秽，常见出血及岛屿状残存
周边黏膜	柔软，可见黏膜聚合征	皱壁中断，黏膜增厚及结节状隆起
胃壁蠕动	正常	减弱或消失
X线检查		
龛影直径	＜2cm	常＞2.5cm
龛影形态	圆形或卵圆形	多呈不规则形
溃疡边缘	光滑	不整齐
龛影位置	胃腔外	胃腔内
周围黏膜	黏膜皱壁柔软、连续	黏膜增厚、不规则、僵硬、皱壁中断
胃壁蠕动	正常	减少或消失
其他		
粪便隐血	活动期可为阳性，治疗后转阴	多持续阳性
胃液分析	正常或偏低	多为胃酸缺乏

(二) 功能性消化不良

常有上腹隐痛、恶心、呕吐、嗳气、烧心、上腹饱胀、早饱、食欲减退等，部分患者症状酷似消化性溃疡，内镜检查胃黏膜无明显病变，常伴有自主神经功能紊乱的其他症状。

(三) 胃泌素瘤

又称 Zollinger-Ellison 综合征，由胰腺非 B 细胞瘤分泌大量胃泌素，刺激壁细胞分泌大量胃酸而引起顽固性多发性不典型部位溃疡，具有难治性特点，并有高胃酸分泌及高胃泌素血症特点。

【并发症】

(一) 出血

是消化性溃疡最常见的并发症，也是上消化道出血的最常见原因，它是由于溃疡侵蚀周围血管引起出血。其中十二指肠溃疡多于胃溃疡，也有部分患者以出血为首发症状。临床主要表现为黑便，出血量大时可有呕血，严重者可出现头昏、心悸、血压下降、昏厥甚至休克。多数患者内科治疗有效，其中消化性溃疡累及局部小血管引起的上消化道出血应引起高度重视。

(二) 穿孔

溃疡病灶向深部发展穿透浆膜层则并发穿孔，可分为急性、亚急性或慢性三种类型。急性穿孔最为常见，穿孔部位多为十二指肠前壁或胃前壁，穿孔后胃内容物漏入腹腔而引起急性腹膜炎，临床出现剧烈腹痛，两腿蜷屈，而不愿移动，伴恶心、呕吐，体检见腹肌强直，有压痛及反跳痛，白细胞和中性粒细胞升高，腹部 X 线摄片见膈下游离气体。慢性穿孔以十二指肠多见，尤以十二指肠后壁常见。十二指肠后壁及胃后壁溃疡穿透至浆膜层，与邻近器官、组织发生粘连，穿孔时胃内容物不流入腹腔而在局部形成包裹性积液，称为慢性穿孔又称穿透性溃疡。这种溃疡改变了原有的腹痛规律，变得顽固而持久，疼痛常放射至背部。邻近后壁的穿孔或游离穿孔较小时，只引起局限性腹膜炎，称为亚急性穿孔，症状较急性穿孔轻而体征也较局限。

(三) 幽门梗阻

多由十二指肠或幽门管溃疡所致，由于溃疡周围黏膜充血、水肿及幽门部痉挛而引起，或由于溃疡瘢痕形成，瘢痕组织收缩、粘连而引起幽门狭窄。前者属暂时性，经内科治疗梗阻可解除。后者属永久性，多需手术治疗。梗阻发生时，由于胃排空延迟，出现上腹部胀满不适、食欲减退、嗳气、反酸，并伴恶心、呕吐。呕吐常是幽门梗阻的主要症状，呕吐量大，内含发酵宿食。由于严重呕吐可以导致失水及低钾低氯性碱中毒，并出现消瘦及营养不良等症状。体格检查见胃蠕动波及胃型，空腹时振水音阳性。

(四) 癌变

少数胃溃疡可发生癌变，癌变率约为 1%。十二指肠球部溃疡不会引起癌变。对中年以上慢性胃溃疡患者，近来疼痛节律性消失，顽固不愈，食欲减退，体重减轻，粪便隐血试验持续阳性，应提高警惕，积极行内镜检查，多点活检，除外癌变。同时应积极治疗，必要时定期内镜复查。

【治疗】

治疗的目的是缓解症状，促进溃疡愈合，防止复发，减少并发症。

笔记栏

（一）一般治疗

避免过度紧张及劳累，应生活规律，劳逸结合，戒除烟酒，规律饮食。活动期可少吃多餐，缓解期应按正常规律进食。避免饮用浓茶、咖啡及使用损伤胃黏膜的药物，如 NSAIDs 及肾上腺皮质激素等。

（二）消化性溃疡的药物治疗

治疗消化性溃疡的药物主要有抑制胃酸的药物和保护胃黏膜的药物两大类（表 4-34-2），对伴有胃动力障碍者还可使用胃促动力药。

表 4-34-2　消化性溃疡的常用药物

药物类别	常用药物	常用剂量
抑制胃酸药物		
碱性药物	氢氧化铝、铝碳酸镁等	0.6～0.9tid 0.5～1.0tid
H_2 受体拮抗剂	西咪替丁	800mg qn 或 400mg bid
	雷尼替丁	300mg qn 或 150mg bid
	法莫替丁	40mg qn 或 20mg bid
	尼扎替丁	300mg qn 或 150mg bid
质子泵抑制剂	奥美拉唑	20mg qd
	兰索拉唑	30mg qd
	泮托拉唑	40mg qd
	雷贝拉唑	10mg qd
	埃索美拉唑	20mg qd
保护胃黏膜药物		
硫糖铝	硫糖铝	1g qid
前列腺素类	米索前列醇	200μg qid
铋制剂	枸橼酸铋钾	120mg qid

1. 抑制胃酸药

（1）制酸药：即碱性抗酸药。能中和胃酸，使胃酸降低，降低胃蛋白酶活性，缓解疼痛效果好，但愈合溃疡则必须大剂量多次服用才能奏效，由于长期大剂量抗酸药可能带来的不良反应限制了它的使用，目前多作为加强止痛的辅助治疗。

（2）H_2 受体拮抗剂（H_2RA）：选择性竞争结合壁细胞的 H_2受体，使壁细胞胃酸分泌减少。使用推荐剂量的各种 H_2RA 溃疡愈合率相近，不良反应发生率均低，且价格低廉，已广泛用于治疗消化性溃疡。西咪替丁可透过血脑屏障，偶有精神异常的不良反应，它还能与雄性激素受体结合而影响性功能，雷尼替丁、法莫替丁和尼扎替丁上述不良反应较少。

（3）质子泵抑制剂（PPI）：质子泵抑制剂作用于壁细胞分泌胃酸的终末步骤中的关键酶 H^+，K^+-ATP 酶，使其不可逆地失去活性，只有待新的 H^+，K^+-ATP 酶生成后，壁细胞才能恢复分泌功能。因此，其抑酸作用强大而持久，愈合溃疡速度较快，愈合率较高，使用推荐剂量的各种 PPI，对消化性溃疡的疗效相仿，不良反应均较少。

2. 保护胃黏膜药物　硫糖铝在酸性胃液中，呈糊状黏稠物附着于溃疡面上，防止胃酸、胃蛋白酶的侵袭，同时它还具有促进内源性前列腺素合成和刺激表皮生长因子分泌的作用，便秘是其常见不良反应。铋剂作用机制与硫糖铝相类似，它还有较强的抑制幽门螺杆菌作用，是抗幽门螺杆菌治疗的基础药物之一，长期服用可发生铋制剂在体内大量积蓄而引起神经毒性，应予注意。米索前列醇有抑制胃酸分泌、增加黏膜黏液/碳酸氢盐分泌、增加黏膜血流量及细胞保护等作用，常见不良反应是腹泻，因会引起子宫收缩，故孕妇忌服。

3. 胃促动力药　消化性溃疡患者常伴有恶心、呕吐及腹胀等症状，提示可能存在胃动力障碍，可同时给予促进胃动力药物，如甲氧氯普胺、多潘立酮、西沙必利等。

（三）根除幽门螺杆菌治疗

对幽门螺杆菌感染引起的消化性溃疡，根除幽门螺杆菌治疗后不仅能有效地治疗消化性溃疡，而且能预防其复发。

1. 根除方案　根除幽门螺杆菌治疗方案应符合根除率高、无不良反应、经济、简便、无耐药发生的标准，单一药物尚难达到根除的目的，多采用联合用药方案。目前推荐采用以 PPI 或铋制剂为基础加上两种抗生素的三联治疗方案（表 4-34-3）。

表 4-34-3　根除幽门螺杆菌治疗方案

质子泵抑制剂或铋剂	常用抗生素	用法及疗程
1. PPI 常规剂量的倍量/日	阿莫西林 2000mg/d 甲硝唑 800mg/d	分 2 次服，7d
2. PPI 常规剂量的倍量/日	克拉霉素 500mg/d 阿莫西林 2000mg/d 或甲硝唑 800mg/d	分 2 次服，7d
3. 铋剂常规剂量/日	四环素或阿莫西林 1000mg/d 甲硝唑 800mg/d 或替硝唑 1000mg/d	分2 次或 4 次服，14d
4. 铋剂常规剂量/日	克拉霉素 500mg/d 甲硝唑 800mg/d	分2 次服，7d

2. 评价　这些方案中含克拉霉素方案疗效较高，但克拉霉素费用较昂贵。甲硝唑价格便宜，但在部分患者中胃肠道不良反应较多，且目

前国内发现对其耐药性正在迅速上升。我国首创呋喃唑酮用于根除幽门螺杆菌(可在上述方案中代替甲硝唑)不易产生耐药性,具有较强的抗幽门螺杆菌作用,且价格低廉,但它可引起周围神经炎和溶血性贫血等不良反应。

3. 根除幽门螺杆菌治疗后的复查 判断幽门螺杆菌是否已根除,至少应在根除幽门螺杆菌治疗结束后 4 周进行,多采用非侵入性的^{13}C或^{14}C-尿素呼气试验较为理想。也可通过胃镜在检查溃疡是否已经愈合的同时取活组织做尿素酶试验或组织学检查。对接受高效抗幽门螺杆菌方案治疗的大多数十二指肠溃疡患者并无必要进行证实幽门螺杆菌根除的试验。对难治性或有并发症的十二指肠溃疡以及胃溃疡因有潜在恶变的危险,应在治疗后适当时间做胃镜检查及幽门螺杆菌复查。

4. NSAIDs 相关性溃疡的治疗及预防 对 NSAIDs 相关性溃疡,应尽可能暂停使用或减少 NSAIDs 剂量,并同时检测是否存在幽门螺杆菌感染,若病情需要长期服用 NSAIDs 者,宜选用选择性 COX-2 抑制剂塞来昔布(celcexib)或罗非昔布(rofecoxib)。对停用 NSAIDs 者,仅用常规剂量常规疗程 PPI 或 H_2RA治疗即可。对不能停用 NSAIDs 者,应选用 PPI 治疗。幽门螺杆菌阳性者应同时予以根除。对既往有消化性溃疡或有严重疾病、高龄等患者需服用 NSAIDs 者,可预防性服用抗溃疡药,常用的预防药有米索前列醇、PPI 及大剂量 H_2RA。

5. 溃疡复发的预防 经有效根除幽门螺杆菌及彻底停服 NSAID 能大大减少溃疡的复发。溃疡复发的原因目前尚不清楚,可能与下列因素有关:①幽门螺杆菌未被彻底根除或根除后再感染;②患者壁细胞总量较普通人群高,或壁细胞对刺激物的敏感性高;③溃疡愈合质量差,虽经抑酸等治疗,但溃疡未达全层愈合即已停药;④长期服用 NSAID 又未进行有效的预防性用药;⑤个体及遗传因素;⑥服用强效抑酸药后,患者可出现高胃泌素血症,停药后部分患者高胃泌素血症仍可持续较长时间。所以对每例患者应详细分析其复发的可能因素,并根据不同的原因采取不同的预防措施,如幽门螺杆菌未彻底根除者可选用高效杀死幽门螺杆菌方案,延长给药时间并戒除烟酒等不良习惯。对原因不明者可采用维持用药方案,多采用 H_2RA 或 PPI 标准剂量的半量睡前顿服,或全量每周 2～3 次口服,其疗程视具体情况而定。

6. 外科手术指征 由于内科治疗的进展,目前外科手术仅限于少数有并发症患者:①大量出血经内科积极治疗无效;②急性穿孔;③瘢痕性幽门梗阻;④胃溃疡癌变或癌变不能除外者;⑤穿透性溃疡;⑥顽固性或难治性溃疡如幽门管溃疡、球后溃疡等。

案例 4-34-1

治疗方案:

1. 奥美拉唑 20mg,2 次/日×7 天;
2. 阿莫西林胶囊,1000mg 2 次/日×7 天;
3. 甲硝唑片 400mg,2 次/日×7 天;
4. 1 周后改服奥美拉唑 20mg,1 次/日×21 天;

建议:疗程结束后 4 周返院行^{14}C-呼气试验,以明确幽门螺杆菌是否被根除,或行胃镜检查,了解溃疡愈合情况,并同时检测幽门螺杆菌。

【预后】

由于对消化性溃疡发病机制的深入研究,以及药物治疗的不断进展,目前内科治疗溃疡已取得良好的效果,消化性溃疡的并发症及死亡率大大降低,死亡多见于高龄或伴有其他严重器质性疾病患者,主要死亡原因是大出血或急性穿孔。

推荐阅读

Chan fkl, Leung WK. 2002. Peptic-ulcer disease. Lancet, 360:933

Laine L. 2001. Approaches to nonsteroidal anti-inflammatory drug use in the highrisk patient. Gastroenterology, 120:594

Lau JYW, Sung JJY, Lee KKC, et al. 2000. Effect of intravenous omeprazole on recurrent bleeding after endoscopic treatment of bleeding peptic ulcers. N Engl J Med, 343:310～316

SuerbauM S, MichetTI P. 2002. *Helicobacter pylori* infection. N Engl J Med, 347:1175～1786

Suerbaum S, Michetti P. *Helicobacter pylori* infection. N Engl J Med 2002, 347:1175～1786

(黄才斌)

第35章 胃 癌

案例 4-35-1

患者，男，55岁。因"上腹痛，伴恶心、呕吐3个月"于2003年4月26日入院。

患者于3个月前无明显诱因出现上腹部疼痛，呈隐痛，无明显规律性，进食后出现上腹饱胀，伴食欲减退、恶心及呕吐，呕吐物为胃内容物，无咖啡色液体，曾多次在当地卫生院就诊，未行任何辅助检查，以"胃病"予以"雷尼替丁"、"吗叮啉"等治疗无效，之后上述症状逐渐加重，伴消瘦、乏力，未明确诊断来院就诊。既往身体健康，嗜烟，约每日20支，不嗜酒，其父于1986年死于"胃癌"。

体格检查：T 36.8℃，P 90次/分，R 18次/分，BP 110/70mmHg，睑结膜及口唇苍白，腹部平坦，腹肌软，上腹部轻压痛，无反跳痛，未触及包块，肝脾触诊不满意，移动性浊音阴性，肠鸣音正常，指趾甲床苍白。

门诊实验室检查：血常规：Hb 86g/L，RBC 2.22×10^{12}/L，WBC 8.6×10^{9}/L，N 0.67，L 0.33。大便隐血(++)。

问题：

1. 此患者症状、体征及实验室检查有何特点？
2. 为明确诊断，下一步应首选哪种检查？
3. 诊断及诊断依据？
4. 诊断明确后，该如何治疗？

胃癌是消化道最常见的恶性肿瘤，其发病率与死亡率仅次于肺癌，居第二位。胃癌的发病率有明显的地区差异，日本、中国、智利、俄罗斯等为高发区，北美、西欧、澳大利亚、新西兰等为低发区，大致上有色人种比白种人易患本病，男性发病率及死亡率均高于女性，男女之比约为2～3∶1。

我国胃癌死亡数居癌症之首，但其发病率在不同的地区也存在很大的区别，一般来说，北方高于南方，沿海高于内地，其中以青海、宁夏、甘肃及东北地区高发，中南及西南地区低发。近年来，随着社会经济的发展及饮食习惯、饮食结构的调整，世界胃癌的发病率呈下降趋势。

【病因和发病机制】

胃癌的病因尚不明确，但已有共识认为，胃癌的发生是多因素、多阶段进行性发展的过程。目前认为下列因素与胃癌的发生有关：

(一) 环境和饮食因素

胃癌的发病率在不同国家和地区有明显差别，有资料显示，胃癌高发区向低发区移民的第一代胃癌发生率与本土居民相似，第二代则明显下降，第三代的胃癌发病率与当地居民相似。流行病学调查及研究发现，多吃新鲜蔬菜、水果，使用冰箱及正确储藏食物可降低胃癌的发生。而经常食用霉变食物、咸菜、腌制、烟熏食品，过多摄入食盐等均可增加胃癌的发病。某些环境因素，如水土中某些元素含量异常或比例失调(如硒等)，可能与胃癌的发生有关。其可能的发病机制是：①饮食中缺乏抗癌或抑癌物质，如抗氧化维生素(维生素C、β-胡萝卜素、维生素A、维生素E等)、叶酸等；②食物中较多的硝酸盐在胃内被细菌还原成亚硝酸盐，后者与胺结合生成亚硝胺，目前认为亚硝胺与胃癌发生密切相关。

(二) 幽门螺杆菌感染

流行病学及基础与临床研究表明，幽门螺杆菌感染与胃癌的发生有一定关系。1994年世界卫生组织已宣布幽门螺杆菌是人类胃癌的Ⅰ类(即肯定的)致癌原，有关的证据如下：①幽门螺杆菌与胃癌有共同流行病学特点，即胃癌高发区人群其幽门螺杆菌的感染率也高；②幽门螺杆菌抗体阳性人群发生胃癌的危险性高于阴性人群；③1998年，用幽门螺杆菌直接诱发蒙古沙鼠发生胃癌的试验取得成功；④临床报道，日本一组青年胃癌患者幽门螺杆菌感染率高达88.4%，而非癌对照组仅为26.9%；另一组报道132例早期胃癌患者局部黏膜切除术后随访66个月，65例同时行根除幽门螺杆菌治疗的患者无新癌灶出现，而未做根治治疗的67例患者中9例胃内出现新癌灶。

关于幽门螺杆菌导致胃癌的机制尚不十分清楚，目前认为可能的机制有：①幽门螺杆菌感染引起胃黏膜慢性炎症，刺激上皮增殖与凋亡，

笔记栏

当细胞处于有丝分裂与DNA复制状态时，较正常上皮更易遭受突变因子的损害；②幽门螺杆菌感染发生的相关性胃炎易导致胃黏膜萎缩与肠化，导致胃酸分泌减少，有利于胃内细菌生长与繁殖，从而导致胃内亚硝酸盐的增加；③幽门螺杆菌产生的某些毒素激活细胞因子、氧自由基、NO释放，造成DNA损伤及基因突变。

（三）遗传因素

遗传因素对胃癌的发病也具有重要作用。胃癌发生具有明显的家族聚集现象，家族发病率高于普通人群的2～3倍，同时不同种族的发病率有较大差异，均提示有遗传因素存在。一般认为，具有遗传素质的易感人群对致癌物质更加敏感。

（四）基因调控

正常情况下，胃黏膜上皮细胞增殖与凋亡保持动态平衡，这种平衡有赖于癌基因、抑癌基因、某些生长因子及其受体、细胞黏附因子及DNA修复基因的调控，一旦失控即癌基因被激活，抑癌基因被抑制，在生长因子参与下，胃上皮细胞过度增殖，而又不能启动凋亡信号，则可能逐渐发展成胃癌。目前已明确的癌基因有*ras*、*met*、*c-myc*、*erBb-2*、*akt-2*等，研究表明，癌基因如*ras*、*met*基因过量表达发生于癌变早期，而*met*、*erBb-2*等扩增与肿瘤快速生长、淋巴转移密切相关。抑癌基因如*p53*、*p16*、*nm-23*、*APC*等的失活或突变与胃癌的发生及转移关系密切，抑癌基因在细胞的增殖分化中起稳定作用，某些调节肽如表皮生长因子、转化生长因子、胰岛素样生长因子-2等在胃癌发生过程中起调节作用；近年来，COX-2与胃癌的关系受到关注，许多研究表明，COX-2参与了胃癌的发生发展过程，认为其具有促进肿瘤细胞增殖、抑制凋亡、促进肿瘤新生血管的形成、促进肿瘤细胞的转移等作用。

（五）癌前状态与癌前病变

1. 癌前状态 指发生胃癌的危险性明显增加的疾病或临床状态。

（1）萎缩性胃炎：由于黏膜萎缩，胃酸分泌减少，有利于胃内细菌繁殖，导致胃内亚硝酸盐合成增多，在慢性萎缩性胃炎基础上进一步发生肠上皮化生、不典型增生而癌变。

（2）残胃：胃大部切除术后残胃癌的发生率较一般人群高，尤其是毕Ⅱ式切除术更易发生，多于术后10～15年发生。因此，对于胃大部切除术后的患者主张术后10年应定期随访。残胃易发生癌变的机制可能是毕Ⅱ式术后胰液、胆汁、肠液等反流入胃，一方面使胃内pH增高，易于细菌繁殖，另一方面，由于反流使残胃炎发生率较普通人群高。胃大部切除术后残胃发生的胃癌称为残胃癌，其发生率约为2%～10%。

（3）胃息肉：胃内息肉以炎性息肉或增生性息肉多见，一般无恶变倾向，而腺瘤性息肉的癌变率较高，尤其是直径大于2cm的广基息肉，其癌变率可达15%～40%，应予摘除。

（4）胃溃疡：胃溃疡的癌变率约为1%～5%，国内报道还要高一些，尤其是一些胃溃疡病史较长或中年以上患者并发胃癌的可能性较大。其可能的机制是：溃疡的边缘黏膜上皮及腺体发生糜烂，在反复的破坏、再生的过程中发生上皮化生而转化为癌。

（5）巨大胃黏膜皱襞征：临床上常有低蛋白血症及水肿，具有一定的癌变率，此病在我国少见。

2. 癌前病变

（1）胃黏膜肠化：是指胃黏膜出现类似肠腺上皮，具有吸收细胞、杯状细胞及潘氏细胞。肠化分为完全型肠化（小肠型）及不完全型肠化（大肠型）。研究发现，后者较易发展为胃癌，其发生机制可能是肠化生上皮可吸收脂溶性致癌物、黄曲霉素等，被吸收的致癌物因不能被迅速解毒而在细胞内集聚，易致细胞异型增生而致癌。

（2）异型增生：亦称不典型增生，所谓异型增生是指胃黏膜腺管结构及上皮细胞失去正常状态而出现的异型性改变，包括细胞异型、结构紊乱、分化异常。一般分为轻、中、重度异型增生，轻度及多数中度异型增生可以逆转为正常，少数中度者可长期存在或持续发展，需密切观察，重度不典型增生与原位癌难以鉴别，多数可在短时间内发展成癌，需密切随访复查，不能除外癌变者需手术治疗。

【病理】

（一）好发部位

胃癌的好发部位依次为胃窦、贲门、胃体、全胃等。

（二）胃癌分期

据胃癌的发展进程及侵入深度可分为早期胃癌及进展期胃癌。早期胃癌是指病灶深度限于黏膜层及黏膜下层，且不论其面积大小及有无淋巴结转移。仅限于黏膜者称为黏膜内癌，侵及黏膜下层者称为黏膜下癌。进展期胃癌是指癌组织已超过黏膜下层，其中侵入肌层者称中期，侵入浆膜层者称晚期。

（三）组织病理学

根据组织学分类可分为四型：①腺癌，大部分胃癌属此型，包括乳头状腺癌、管状腺癌及黏液腺癌，按其分化程度又可分为高、中、低分化3种；②未分化癌；③黏液癌（即印戒细胞癌）；④特殊类型癌，包括腺鳞癌、鳞状细胞癌、类癌等。

（四）转移方式

胃癌的扩散以直接蔓延及淋巴转移为主，晚期可出现血行播散及种植转移：

（1）直接蔓延至相邻器官如食管、肝、胰腺、大网膜、胆总管、脾、横膈、横结肠等。

（2）淋巴转移：最常见，一般先转移至局部淋巴结，如幽门下、胃下及腹腔淋巴结，继而向远处转移。由于胃的淋巴系统与胸导管直接相连，故可转移至左锁骨上淋巴结，转移至该处时称为Virchow淋巴结。

（3）血行播散：常发生在晚期，最常转移到肝，其次是肺、骨、肾上腺、肾、脑及胰腺等。

（4）腹膜种植：癌细胞侵及浆膜层并脱落后种植于腹膜腔内，形成腹膜转移癌，在腹腔内可发生转移癌及腹水。种植于卵巢称Krukenberg瘤，而直肠前窝种植时可触及结节状硬块。

（五）病理分期

我国胃癌的TNM分期方法采用1997年国际抗癌联盟公布的方案，详见表4-35-1。

表4-35-1 胃癌的TNM分期

原发肿瘤(T)	
Tis	限于上皮层，未侵及黏膜肌层
T_1	限于黏膜及黏膜下层
T_2	侵及肌层及浆膜下层
T_3	肿瘤穿透浆膜层，但未累及邻近器官
T_4	肿瘤侵及邻近组织或器官
淋巴结累及(N)	
N_0	无淋巴结转移
N_1	1～6个淋巴结
N_2	7～15个淋巴结
N_3	15个以上淋巴结
远处转移(M)	
M_0	无
M_1	有

根据TNM分期，制定的临床分期标准，有利于治疗和判断预后，具体见表4-35-2。

笔记栏

表4-35-2 胃癌的临床分期

临床分期	TNM分期
0期	$TisN_0M_0$
Ⅰ期	
Ⅰa期	$T_1N_0M_0$
Ⅰb期	$T_1N_1M_0$，$T_2N_0M_0$
Ⅱ期	$T_1N_2M_0$，$T_2N_1M_0$，$T_3N_0M_0$
Ⅲ期	
Ⅲa期	$T_2N_2M_0$，$T_3N_1M_0$，$T_4N_0M_0$
Ⅲb期	$T_3N_2M_0$
Ⅳ期	$T_4N_{1\sim3}M_0$，$T_{1\sim3}N_3M_0$，任何T任何NM_1

【临床表现】

（一）症状

早期胃癌多无症状，有症状者也无特异性，以消化不良症状多见，如食欲减退、恶心、呕吐、腹胀、早饱、嗳气、上腹隐痛等，症状时隐时现，也可持续存在。进展期胃癌可以出现一些较为突出的消化道症状。

1. 上腹疼痛 是胃癌常见的症状，开始时仅为上腹不适、饱胀、腹部沉重感，继而出现隐痛、胀痛、钝痛，多无节律性，进食及服用抑酸药不能缓解，极少数患者有类似消化性溃疡的疼痛特点，易被误诊。

2. 食欲减退、消瘦、乏力 常见，甚至有些患者以此症状为首发，表现为食欲不振、消瘦、贫血、水肿、发热、乏力，后期可出现恶液质。

3. 恶心、呕吐、腹胀、早饱 也是胃癌较为常见的症状，初始时多为恶心，伴有进食后饱胀及呕吐，早饱既可能是胃癌所致的胃功能障碍，也可以是由于癌细胞侵犯胃壁导致胃壁僵硬所致。当胃窦癌出现幽门梗阻时，可出现呕吐宿食。

4. 出血及贫血 溃疡型胃癌患者常有少量出血，多表现为粪便隐血试验阳性，部分患者可出现呕血或伴有黑便，偶有因上消化道大出血而首次就诊者。因长期出血，患者常有贫血表现。

5. 转移症状 贲门癌累及食管下段时可出现吞咽困难。转移至肝脏时可出现右上腹痛、黄疸、发热；转移至肺部可伴有咳嗽、咯血、呼吸困难等；侵犯胰腺时可出现呈腰带状放射的持续性上腹部疼痛。

案例4-35-1

此患者症状特点：

1. 中年男性患者，上腹部隐痛3个月，疼痛无规律性，与饮食无关。

2. 进食后出现上腹饱胀，服用"雷尼替丁、吗叮啉"症状无改善，伴食欲减退，恶心、呕吐。

3. 症状进行性加重，并逐渐出现消瘦、乏力及贫血外观，提示病情呈进行性发展。

(二) 体征

早期胃癌多无体征，随着疾病的进展可出现上腹部压痛，上腹部触及肿块。肿块的来源可以是胃壁的癌肿，也可能是腹腔内的转移癌灶。出现腹膜转移癌时，腹壁呈揉面感或因腹水而出现移动性浊音。直肠前窝种植时，肛门指检在直肠前壁可触及一板样硬块。有远处淋巴结转移时可扪及 Virchow 淋巴结，其质地坚硬，可单个也可融合成块。

案例 4-35-1

此患者体征：

1. 营养不良，睑结膜、口唇及甲床苍白。

2. 上腹部轻压痛，无反跳痛，未触及病理性包块，肝脾未触及。上腹部压痛是胃癌常见体征，但无特异性。

(三) 伴癌综合征

可伴有血栓性静脉炎、黑棘皮病、皮肌炎、膜性肾病等。

【实验室与辅助检查】

(一) 实验室检查

伴有出血时，粪便隐血试验阳性。贫血常见，多为小细胞低色素性贫血，系长期失血所致。肝转移时可出现肝功能异常，血清癌胚抗原(CEA)、CA125 等肿瘤相关抗原可升高，但其CA19-9 敏感性及特异性均不强，对胃癌诊断无太大价值。

案例 4-35-1

此患者门诊实验室检查：

1. 血常规：Hb 86 g/L，RBC 2.22×10^{12}/L，WBC 8.6×10^{9}/L，提示贫血。

2. 大便隐血试验阳性，证实有消化道出血。

(二) X 线钡餐检查

X 线检查仍是胃癌的重要检查方法之一，为提高诊断率，常采用气钡双重造影、压迫法、低张造影等技术，并采用高密度钡粉，更能清楚显示黏膜结构，有利于发现微小病灶。

1. 早期胃癌 ①隆起型病灶(Ⅰ，Ⅱa)常显示小的充盈缺损，基底宽、表面粗糙、周围黏膜增粗紊乱；②凹陷型病灶(Ⅱc，Ⅲ)常表现为浅龛影，前者深度小于 5mm，后者深度常大于5mm，底部毛糙，周边呈锯齿状，并有黏膜中断、变形或融合现象；③平坦型病灶(Ⅱb)黏膜平坦，表面呈颗粒状增生或少量钡剂积聚。早期胃癌病变部位蠕动尚存在，但胃壁略有僵硬。

2. 进展期胃癌 息肉型肿块凸向胃腔内生长，形成大而不规则分叶状的充盈缺损，基底宽，常因表面糜烂或溃疡而在充盈缺损中有不规则龛影。溃疡型常表现为形态不规则的龛影，可见典型的半月征，龛影周围因癌性浸润而使边缘不整齐，并为一圆形较透明带环绕，形成典型的环堤征。溃疡型癌肿主要发生在肿块之上，故其龛影位于胃轮廓之内(即所谓壁内龛影)。弥漫浸润型黏膜皱襞僵直，蠕动消失，无皱襞聚合，或见皱襞中断；如累及全胃，则见胃腔狭小，胃壁蠕动消失呈皮革胃。

(三) 内镜检查

内镜检查结合黏膜活检是胃癌最可靠的诊断方法，尤其是对早期胃癌的诊断内镜检查更具优势。为了提高诊断的准确率，内镜医师要仔细观察，对可疑病变都必须进行病理活检，每个病灶活检标本数量一般要求 6～7 块。

1. 早期胃癌 癌组织仅限于黏膜及黏膜下层，镜下表现黏膜呈颗粒状、粗糙不平、局部黏膜糜烂或出血、轻度隆起或凹陷、黏膜僵硬，确诊有赖于病变及周围黏膜活检。局部喷洒 0.5%美蓝后，病变部位将着色，有利于提高诊断率。若配合放大内镜则效果更佳。按照日本内镜学会分类，早期胃癌的分型见表4-35-3。

表 4-35-3 早期胃癌的内镜分型(日本内镜学会)

分型	特征
Ⅰ型(隆起型)	病变隆起似无蒂小息肉
Ⅱ型(浅表型)	
Ⅱa 型(浅表隆起型)	病变稍高出黏膜面，高度不超过 0.5cm
Ⅱb 型(浅表平坦型)	病灶与黏膜等平，但表面粗糙呈颗粒状或黏膜变色
Ⅱc 型(浅表凹陷型)	最常见，凹陷不超过 0.5cm
Ⅲ型(溃疡型)	溃烂深度超过Ⅱc 型，基底部凹凸不平，局部黏膜僵硬，皱襞中断，边缘可见结节状颗粒

笔记栏

2. 进展期胃癌 多数进展期胃癌内镜下肉眼即可拟诊。镜下肿瘤表现为菜花状隆起，形态不规则，表面有糜烂，伴有渗血，常覆污秽物；或为肿块中央凹陷型溃疡，形态不规则，基底及周边凹凸不平，边界不清，常见渗血及污秽物。病变部位胃壁僵硬，无蠕动，无聚合皱襞，病变周围黏膜发红、水肿、糜烂。进展期胃癌仍采用Borrmann分型（见表4-35-4）。

表4-35-4 进展期胃癌的Borrmann分型

分型	特征
Ⅰ型（息肉型）	肿瘤呈结节状突入胃腔，表面粗糙，菜花状，可见糜烂及溃疡，癌肿局限，界限较清楚
Ⅱ型（溃疡型）	病变凹陷似溃疡状，基底凹凸不平，周边呈堤坝样隆起，形态不规则，但边界清楚，此型常可出现出血及穿孔
Ⅲ型（浸润溃疡型）	病灶向周边浸润，与正常胃黏膜无清晰界限，中央坏死形成溃疡，较早出现浆膜及淋巴结转移
Ⅳ型（弥漫浸润型）	病变常位于黏膜下，并向胃壁四周浸润，黏膜表面粗糙，充血水肿，皱襞消失，胃壁增厚变硬，若累及胃窦，可造成狭窄。若累及全胃，称为皮革胃（linitis plastica）

案例4-35-1

1. 根据上述症状特点、体格检查及实验室检查结果，初步诊断为胃癌，首选胃镜检查加活检。

2. 胃镜检查后结果见图4-35-1。

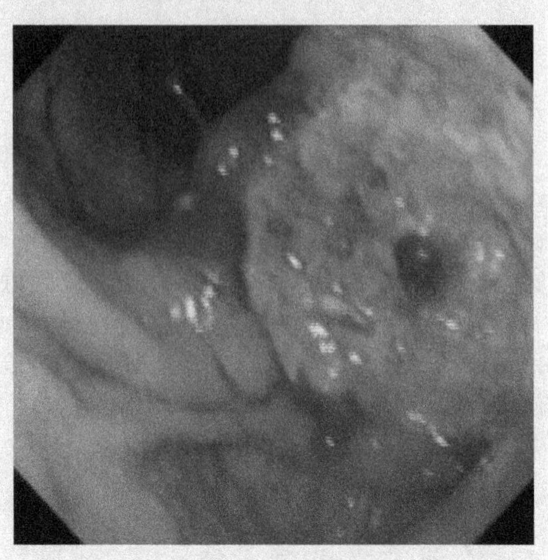

图4-35-1 内镜诊断：胃窦癌（BorrmannⅢ）（病理：胃窦部中度分化腺癌）。胃窦部正常黏膜结构消失，病变部位被覆黄绿苔，可见接触性出血

（四）超声内镜检查

超声内镜是指将超声探头引入内镜的一种检查方法，具有内镜及实时超声检查两者的优点，用于胃癌的诊断主要有如下意义：①判断肿物的性质；②了解肿瘤侵犯胃壁的深度，有助于区分早期胃癌和进展期胃癌；③了解有无局部淋巴结转移，或是否侵犯相邻脏器；④超声引导对淋巴结或可疑病灶针吸活检。

【并发症】

（一）出血

常见，多表现为黑粪，或仅为大便隐血阳性，少数（约5%）可发生大出血，表现为呕血及黑粪，偶以此为首发症状就诊。

（二）梗阻

病灶位于贲门时，常发生贲门梗阻，胃窦癌晚期可出现幽门梗阻。

（三）穿孔

不多见，常发生于溃疡型胃癌。

【诊断与鉴别诊断】

诊断主要依赖于胃镜检查加活检或X线钡餐检查。但早期胃癌的诊断是根治胃癌的前提，为了达到这一目的，出现下列情况时应及早或定期进行胃镜检查，以期发现早期胃癌：①40岁以上尤其是男性，既往无胃病史，近期突然出现上腹痛等消化不良症状者；②有胃病史，近期症状加重或失去原有规律性；③X线检查有胃息肉或良性溃疡经正规治疗无效溃疡反而增大者；④慢性萎缩性胃炎伴肠化及不典型增生者应定期随访；⑤胃大部切除术10～15年后，应每年定期内镜随访。另外，对高危人群进行内镜普查也是发现早期胃癌有效途径之一。

案例4-35-1

临床诊断：胃窦癌并失血性贫血。

诊断依据：

1. 具有上腹部疼痛、恶心、呕吐、饱胀、食欲减退等消化不良症状。

2. 具有贫血的体格检查及实验室检查依据：大便潜血试验阳性。

笔记栏

3. 胃镜检查结果具有确诊价值。

下一步诊疗计划:

1. 胸部X线片检查及B超探查肝脏、脾脏、胰腺、双肾及肾上腺、腹腔淋巴结等了解有无邻近器官及远处转移。

2. 加强支持治疗,包括静脉营养等,为手术或化疗创造条件。

【治疗】

早期诊断、早期治疗是提高胃癌治愈率的关键,目前主要采用手术治疗为主,辅以化疗、放疗、中医中药及生物治疗的综合治疗方式。

(一) 手术治疗

外科手术切除加受累淋巴结清扫是目前唯一有可能根治胃癌的有效途径,除非有远处转移或不能耐受手术,均应采取手术治疗。手术方式包括根治性切除、非根治性切除、姑息性切除及改道造瘘术等,手术方式的选择及手术的效果取决于胃癌的分期、浸润的深度及扩散的范围。根治性切除是最理想的治疗方式,对无法通过手术切除达到治愈目的的患者,也应尽可能地采用部分切除等方法以达到缓解症状、解除梗阻的目的,以提高患者的生命质量,尽可能的延长患者生命。

(二) 内镜下治疗

早期胃癌隆起型者(Ⅰ、Ⅱa)在内镜下行黏膜切除是一种较为有效的治疗方法。此外,微波、激光、电灼等治疗也可用于直径小于2cm的黏膜层胃癌,因为此时几乎无淋巴结转移,是内镜治疗的最佳适应证,对进展期胃癌不能耐受手术者也可通过内镜下微波、激光、局部注射无水乙醇、抗癌药及梗阻部位放置支架等方法解除梗阻,以提高生活质量。

(三) 化学治疗

适用于手术辅助治疗及晚期胃癌不能手术者,以降低术后复发率及延长生存期。

1. 化疗药物 对胃癌有效的化疗药物有氟尿嘧啶(5-FU)、丝裂霉素(MMC)、多柔比星(ADM)、替加氟(FT-207)、表柔比星(Epi-ADM)、顺铂(DDP)或卡铂、亚硝脲类(CCVU,MECCNU)、依托泊苷(VP-16)等。单一使用效果差,只适用于早期需要化疗的患者或不能耐受联合化疗者。近年来,草酸铂及紫杉醇类药物应用于胃癌治疗,取得较好疗效。

2. 联合化疗 联合化疗比单一化疗效果好,化疗药物可相互协同,提高抗癌效果,减少不良反应,常用的化疗方案见表4-35-5。

表4-35-5 胃癌的常用化疗方案

方案	药物剂量及用法	疗程	有效率
FAM	5-FU,600mg/m^2,静脉滴注,第1、2、5、6周 ADM,300 mg/m^2,静脉滴注,第1、5周 MMC,10 mg/m^2,静脉滴注,第1周	6周	30%
FAMeC	FAM中MMC用MeCCNU代替,125 mg/m^2,1次/日,口服	6周	30%
EAP	ADM,20mg/m^2,静脉滴注,第1、7日 VP-16,120mg/m^2,静脉滴注,第4、5、6日 DDP,60mg/m^2,静脉滴注,第2、8日	8天,1月后重复1次	53%
FAP	5-FU,300mg/m^2,静脉滴注,第1～5日 ADM,40mg/m^2,静脉滴注,第1日 DDP,60mg/m^2,静脉滴注,第1日	5天,5周后重复1次	34%
MF	MMC,6～8mg/m^2,静脉滴注,1次/周 FT-207,200mg/m^2,口服,3次/日	6周	35%

3. 手术辅助性化疗 早期胃癌术后原则上无需化疗,有淋巴结转移的早期胃癌及全部进展期胃癌均需化学治疗,化疗方法分为术前、术中及术后三种,术前化疗可使癌灶局限,为手术创造更好的条件;术中化疗可减少手术播散及种植的机会,常采用丝裂霉素腹腔内留置;术后化疗可消灭残存癌灶并防止复发及转移,根据患者耐受情况,常于术后2～4周开始。

(四) 其他治疗

适当的高能静脉营养可提高患者体质,有利于耐受手术及化疗,同时可辅以中医中药、放射治疗及生物治疗等。近年研究发现COX-2抑制剂可显著降低贲门部胃癌发生的危险性,为预防及治疗胃癌提供了一种新的途径。

胃癌根据其临床分期不同,治疗方式的选择

有所区别,见表 4-35-6。

表 4-35-6 胃癌治疗方式的选择

临床分期	治疗
Ⅰ期	根治性手术切除,无需辅助性化疗
Ⅱ期	根治性手术切除为主,术后常规辅以化疗,生物治疗
Ⅲ期	扩大根治性手术切除,更应强调化疗、放疗、生物治疗、中医中药治疗等
Ⅳ期	多数已无法切除原发灶及转移灶,以非手术治疗为主

案例 4-35-1

治疗方案

1. 患者经上述辅助检查未见邻近脏器及远处转移,根据 TNM 分期,应该在Ⅱ～Ⅲ期之间,适用于扩大根治性切除。

2. 术后 2～4 周辅以联合化疗,具体方案如下:

草酸铂 135mg/m² 静脉滴注 第一天

亚叶酸钙 200mg/m² 静脉滴注 第 1～5 天

5-FU 500mg/m² 静脉滴注 第 1～5 天

疗程结束后休息 16 天为一周期,连续 4～6 个周期。

【预后】

胃癌预后取决于胃壁受侵的深度、淋巴结受累范围、肿瘤生长方式、病理分期及能否采取根治性手术等诸多因素。早期胃癌只累及黏膜层且不伴有淋巴结转移者预后较好,术后 5 年存活率可达 95%以上;如已累及黏膜下层并伴有局部淋巴结转移者预后较差。进展期胃癌若任其发展,一般从症状出现到死亡,平均约一年时间。肿瘤即使侵及肌层,但手术中未发现淋巴结转移者,5 年存活率仍可达 60%～70%,如已深达浆膜层而有局部淋巴结转移者则预后不佳,术后 5 年存活率下降至 20%左右;已有远处扩散者、皮革胃及肿瘤以浸润型方式生长者预后差。

【预防】

由于胃癌的病因未明,到目前为止缺乏有效的一级预防(病因预防)措施,根据流行病学调查,多吃新鲜蔬菜水果,少吃咸菜及腌制食品、减少食盐的摄入,使用冰箱储存食物等可降低胃癌的发病。同时,对幽门螺杆菌感染阳性的高危人群,如胃黏膜中、重度萎缩、中、重度肠化生及不典型增生、有胃癌家族史者应予根除幽门螺杆菌治疗,对肠化生及不典型增生者应积极观察,定期胃镜随访;对中度不典型增生治疗无效或重度不典型增生者,应予预防性手术治疗。研究发现,选择性 COX-2 抑制剂具有抑制肿瘤细胞增殖,诱导细胞凋亡,抑制肿瘤新生血管生成的作用,因此,高选择性 COX-2 抑制剂有可能为恶性肿瘤预防及治疗开辟新的途径。

推荐阅读

Macdonald JS. 2006. Gastric Cancer: new therapeutic options. N Engl J Med, 355:76～77

Uemura N, Okamoto S, Yamamoto S, et al. 2001. *Helicobacter pylori* infection and the development of gastric cancer. N Engl J Med, 345:784～789

(黄才斌)

笔记栏

第36章 肠结核和结核性腹膜炎

第一节 肠 结 核

案例 4-36-1

患者，男，18岁。因“腹痛、腹泻伴发热、盗汗4个月”于2002年5月8日入院。

患者于4个多月前出现腹痛，以脐周和右下腹隐痛为主，偶有间歇性绞痛，并有腹泻，大便呈糊状，偶有黏液，无脓血便，每日3～4次。起病以来体温波动于37.3～38℃，下午发热明显，夜间经常盗汗。起病以来体重减轻近10斤，伴有头昏、疲乏等症状。患者入院前曾在外院就诊，起初拟诊“克罗恩病”予以泼尼松、柳氮磺吡啶治疗，病情未见好转且恶化，体温最高升至40.8℃。近半个月来改用异烟肼、利福平、乙胺丁醇等治疗，症状有所好转，为进一步诊治而转本院。

体格检查：T 37.8℃，P 82次/分，R 18次/分，BP 120/70mmHg。神清，精神萎靡，消瘦，贫血貌，皮肤黏膜无黄染、皮疹及出血点，浅表淋巴结不肿大，咽部轻度充血，扁桃体不大，腹部平软，肝脾肋下未及，右下腹压痛，无反跳痛，未及包块，肠鸣音正常。

问题：

1. 患者的诊断应考虑哪些疾病可能？
2. 明确诊断之前应做哪些检查？
3. 如何诊断及鉴别诊断？
4. 如何治疗？

肠结核（intestinal tuberculosis）是临床上较为常见的肺外结核病，是因结核杆菌引起的肠道慢性特异性感染。绝大多数继发于肠外结核灶，特别是开放性肺结核，少数原发于肠道。本病多见于中青年，女性发病多于男性。

【病因和发病机制】

肠结核多数由人型结核分枝杆菌引起，少数有因饮用未消毒带菌牛奶或乳制品而发生牛型结核分枝杆菌肠结核。其感染途径有：

（一）肠源性

是结核杆菌侵犯肠道的主要途径。开放性肺结核患者因经常吞咽含有结核菌的痰液，或经常与开放性肺结核患者共用餐具，饮用被结核菌污染的牛奶，均可引起感染。

（二）血源性

肠外结核病变经血行播散侵犯肠道。多主要由粟粒型肺结核血行播散而致，此途径不常见。

（三）直接蔓延

由腹腔内结核病灶如盆腔结核直接蔓延至肠道。

结核杆菌侵入肠道后是否发病取决于结核杆菌的致病力和机体的免疫力两方面因素。只有当入侵的结核杆菌数量较多、毒力较强，同时机体免疫功能低下的情况下才会发病。

肠结核可发生于十二指肠至直肠任何部位，但85%发于回盲部，其次是升结肠。其可能的原因有：①小肠末端及回盲部淋巴组织极为丰富，而结核杆菌易侵犯淋巴组织；②肠内容物在回盲末端逗留的时间较长，增加了结核杆菌与肠黏膜接触和感染的机会。

【病理】

人体对结核杆菌的免疫力与过敏反应程度及结核杆菌的数量和毒力是肠结核病理性质的决定因素。在人体免疫力高、过敏反应程度轻、结核杆菌量少的情况下，表现为增生型；而结核杆菌量多、毒力大、人体过敏反应程度重时表现为溃疡型。兼有这两种病变者称为混合型。

（一）溃疡型

该型多见。病变初期肠壁淋巴组织有充血、水肿及炎性渗出，随着病变加重出现干酪样坏死。病变组织同时有闭塞性动脉内膜炎，导致局部缺血，肠黏膜坏死脱落，形成溃疡。由于溃疡基底多有闭塞性动脉内膜炎故较少发生肠出血。溃疡边缘不规则，深浅不一，可深达肌层甚至浆膜层。病变肠段常与周围组织紧密粘连，故溃疡一般不发生急性穿孔，但可形成慢性穿孔而致包裹性腹腔脓肿或肠瘘。结肠溃疡在修复过程中有大量纤维组织增生，可导致肠腔变形狭窄，严重者出现肠梗阻。

笔记栏

(二) 增生型

该型少见。病变初期，病变肠段充血、水肿、淋巴管扩张，慢性期结核性肉芽组织和纤维组织增生、形成瘢痕和包块，临床上易误认为肠肿瘤。肠腔因结核性肉芽肿及纤维组织增生造成狭窄，亦可导致肠梗阻。

【临床表现】

(一) 腹痛

常见于右下腹，有时也可在中上腹或脐周。一般呈隐痛或钝痛，有时进餐可诱发腹痛，系由于胃回肠反射或胃结肠反射所致，疼痛随排便而缓解。体检常可发现右下腹压痛，有时可触及包块。并发肠梗阻时，常有腹绞痛、腹胀、肠鸣音亢进、肠型和肠蠕动波。

(二) 腹泻与便秘

溃疡型肠结核常表现为腹泻，增生型肠结核多为便秘。有时出现腹泻与便秘交替，这是由于肠功能紊乱所致。腹泻一般每日 2～4 次，如病变严重每日可多达 10 余次。粪便多为糊状或水样，不含黏液或脓液。因结核性溃疡常有闭塞性动脉内膜炎，故便血少见。

(三) 腹部肿块

腹部肿块常位于右下腹，中等硬度，较固定，伴有轻度压痛。腹部肿块主要见于增生型肠结核，也可见于溃疡型肠结核合并局限性腹膜炎或结核性肠系膜淋巴结炎。

(四) 全身症状

结核毒血症常见于溃疡型肠结核患者，表现为午后低热或不规则热型的长期发热、盗汗、倦怠、消瘦、贫血等。病情严重者有维生素缺乏等营养不良表现。增殖型肠结核一般情况较好，多无全身结核毒血症状。

(五) 肠外结核与并发症

多数患者有肠外结核证据，以肺结核多见，可表现为咳嗽、咯血等。部分女性患者可同时伴有输卵管结核。晚期患者可出现肠梗阻、结核性腹膜炎、瘘管形成等。急性穿孔、肠出血少见。

案例 4-36-1

1. 青年患者。
2. 有发热、盗汗、消瘦、疲乏等全身症状。
3. 以腹痛、腹泻为主要症状，右下腹有压痛，提示病变在回盲部。

【实验室检查】

(一) 血常规

溃疡型肠结核可有贫血，白细胞计数多正常，淋巴细胞相对增多。

(二) 血沉

病变活动期常增快，静止期正常。

(三) 粪便结核杆菌检查

粪便浓缩找抗酸杆菌或粪便结核杆菌培养的阳性率均不高。如获阳性，也只在非开放型肺结核痰菌阴性时才有价值，因吞咽结核杆菌痰液也可出现阳性。

(四) X 线检查

胃肠 X 线钡餐检查对肠结核诊断具有重要价值。

1. 溃疡型肠结核 肠黏膜皱襞紊乱、肠壁轮廓不规则，边缘呈锯齿状。病变部分肠管由于炎症而有激惹现象，当钡剂到达病变肠段时，钡剂充盈不佳、排空迅速，形成两端正常肠段充盈良好，中间病变肠段不充盈或少充盈，即所谓钡剂跳跃征（Stierlin 征）。病变后期出现肠腔变窄，肠段收缩变形，回盲肠正常角度丧失。并发肠梗阻的患者，不宜钡餐检查，以免加重梗阻。

2. 增生型肠结核 主要表现为病变肠段增生性狭窄缩短，钡剂充盈缺损变形，肠壁僵硬及梗阻所致的近端肠管扩张。

(五) 结肠镜检查

可直接观察全结肠、盲肠及回盲部的病变，并可行活检或取样做细菌培养。内镜下见病变部肠黏膜充血、水肿、糜烂、溃疡形成，尚可见多发性息肉状隆起，肠腔变窄。活检如找到干酪样坏死性肉芽肿或结核杆菌则可确诊。

案例 4-36-1

1. 血常规：WBC $7.03\times10^9/L$，RBC $3.87\times10^{12}/L$，Hb 93g/L，PLT $266\times10^9/L$。
2. 血沉：23mm/h。
3. 肝功能：ALT 38U/L，AST 29U/L，TBIL 30.9μmol/L，A26.7g/L，G25.8g/L。
4. 血培养：阴性。

笔记栏

5. 全胸片：两肺未见实质性病灶。

6. 大便：虫卵阴性，隐血可疑阳性，粪便找到分枝杆菌。

7. 电子结肠镜：升结肠黏膜充血、水肿，有小结节状隆起，肠腔变窄。病理见肠黏膜肌层呈重度炎症，其中见肉芽肿结节。

8. X线钡检：回盲部及升结肠不规则肠腔狭窄，黏膜皱襞紊乱及息肉样充盈缺损。

【诊断和鉴别诊断】

(一) 诊断

有如下临床表现，需考虑本病诊断：①青壮年患者有肺结核等肠外结核证据；②腹痛、腹泻、右下腹压痛和(或)包块，原因不明的低位肠梗阻，伴有发热、盗汗等结核毒血症状；③X线钡检回盲部跳跃征，肠管狭窄及变形等；④结肠镜检查发现回盲部黏膜炎症、溃疡、肠腔狭窄及炎性息肉；⑤PPD试验强阳性。对疑似患者可予足量抗结核治疗2～4周，治疗有效者可作出诊断。

案例 4-36-1

临床特点：

1. 患者青年男性。有发热、盗汗、消瘦、疲乏、贫血等结核中毒症状，以及腹痛、腹泻等症状。

2. 体征：消瘦、贫血貌，右下腹压痛，无包块。

3. 辅助检查：贫血，血沉增快，粪便找到分枝杆菌。消化道造影回肠末端及升结肠肠腔不规则狭窄，黏膜小息肉隆起。电子结肠镜升结肠黏膜充血、水肿，结节状隆起，病理见肉芽肿形成。

4. 抗结核试验治疗有效。

临床诊断：肠结核

(二) 鉴别诊断

1. 克罗恩病 临床表现酷似肠结核，但以下特点有助于鉴别：①本病无肺结核等肠外结核证据；②病程长，常有缓解与复发；③X线检查可见节段性肠段受累；④瘘管和肛门直肠周围病变多见；⑤抗结核治疗无效；⑥手术探查不能发现结核证据，有肉芽肿病变而无干酪样坏死病灶，镜检与动物接种均不能发现结核杆菌。

2. 结肠癌 以下特点有别于肠结核：①本病发病年龄大，多在40岁以上；②无肠外结核及结核毒血症，但消瘦、贫血明显；③X线钡剂灌肠检查可见局限性充盈缺损，不累及回肠；④结肠镜检查可见肿瘤新生物，活检常可确诊。

3. 阿米巴病 不同于肠结核的特点有：①既往有感染史，粪便可找到阿米巴滋养体或包囊；②X线胃肠钡剂检查无跳跃征；③抗结核无效而抗阿米巴有效。

4. 其他 除上述疾病外，肠结核尚应与其他一些少见病如血吸虫病性肉芽肿、肠恶性淋巴瘤、耶尔森杆菌肠炎、非典型分枝杆菌(多见于艾滋病患者)、肠放线菌病等鉴别。

【治疗】

(一) 一般治疗

注意休息、加强营养可提高患者的抵抗力，利于康复。

(二) 抗结核药物治疗

肠结核的抗结核药物治疗与肺结核相同，均应强调早期、联合、足量及全程用药。其药物的用法及疗程见肺结核。

(三) 对症治疗

腹泻可用止泻剂，腹痛予以抗胆碱能药物。严重腹泻时要补充液体及电解质、维持水电平衡。

(四) 手术治疗

本病一般避免手术治疗。因手术可能产生更多肠粘连和瘘管形成，但并发完全性肠梗阻或急性肠穿孔或肠出血内科积极抢救出血不止者需进行手术治疗。

案例 4-36-1

处方及医生指导

1. 休息和加强营养：充分休息，给予富含营养、易消化、少渣的饮食。

2. 抗结核治疗：异烟肼0.3g，利福平0.45g，乙胺丁醇0.75g，吡嗪酰胺1.5g，每日一次，顿服，连续2个月。其后改用异烟肼0.3g，利福平0.45g，每日一次，顿服，连续4个月。抗结核过程中需定期检查肝功能，防止药物性肝炎。

3. 对症治疗：腹痛、腹泻明显可予以抗胆碱药物和止泻剂治疗。

【预后】

本病预后决定于是否得到及时诊断和治疗，

笔记栏

如能在早期进行正规抗结核治疗，多能痊愈。

第二节　结核性腹膜炎

案例 4-36-2

患者，女，26 岁。因发热伴腹胀、腹泻 10 天于 2003 年 4 月 9 日入院。

患者于 10 天前起出现午后发热，体温波动于 38℃～39℃之间，并感腹部胀满不适，上腹部隐痛不适，偶有腹泻为黏液稀便，无血便。夜间盗汗、乏力、食欲减少，近 2～3 个月来体重减轻约 10 斤。近半年余患者月经失调，2～3个月行经一次，量少。

体格检查：T 38.4℃，P 100 次/分，R 20 次/分，BP100/74mmHg。神清，精神尚可，轻度贫血貌，皮肤黏膜无黄染、皮疹及出血点，浅表淋巴结不肿大。腹部膨，有腹壁柔韧感，无压痛、反跳痛，移动性浊音阳性，肠鸣音正常。

问题：

1. 患者的诊断应考虑哪些疾病可能？
2. 选择哪些检查有助于诊断？
3. 如何鉴别诊断？
4. 如何治疗？

结核性腹膜炎（tuberculous peritonitis）是由结核分枝杆菌引起的慢性腹膜感染。任何年龄均可发病，但以 20～40 岁最多见，女性较多见，男女之比约为1∶2。

【病因和发病机理】

结核性腹膜炎多继发于其他器官的结核病灶，其感染途径有二：

1. 直接蔓延　腹腔内结核病灶的结核分枝杆菌直接蔓延至腹膜而引起的感染较多见，如溃疡型肠结核、结核性肠系膜淋巴结炎、盆腔结核等。

2. 血行播散　少数结核性腹膜炎是由腹腔外结核病灶透过血行播散到腹腔而致感染。如粟粒性肺结核、肺部原发综合征等。

【病理】

根据本病的病理特点，可分为渗出、粘连、干酪三型。

1. 渗出型　又称腹水型，最为常见。急性期腹膜充血、水肿，表面覆有纤维蛋白渗出物和无数粟粒样的灰黄结核结节。慢性期腹膜增厚，纤维组织增生，腹膜表面小结节融合粘连成大结节或斑块。腹腔内有浆液渗出，腹水少量至中等量，多呈草黄色，有时可为血性或乳糜性。

2. 粘连型　此型腹腔内没有或仅有少量浆液性渗出液。腹腔大量纤维素渗出，腹腔与小肠、腹壁及网膜形成广泛粘连，大网膜增厚、缩短、变硬、蜷缩成团块。肠袢之间相互粘连，肠管受压迫与束缚可致肠梗阻。

3. 干酪型　此型较为少见，以干酪样坏死病变为主，腹腔内肠管、大网膜、肠系膜或腹腔内其他脏器之间相互粘连，分隔成许多小房，小房腔内有混浊积液。小房可向肠壁、阴道穿破而形成内瘘，向腹壁穿破形成外瘘。

以上各型在病变发展和转归过程中可相互转化，如腹水型或干酪型好转后可转变为粘连型，而粘连型和腹水型进展恶化可变为干酪型。有时可出现两种或三种病理类型并存，称为混合型。

【临床表现】

结核性腹膜炎的临床表现主要由结核毒血症状和慢性腹膜炎症状。临床表现的轻重取决于结核病变的病理类型及机体反应性的差异。

1. 全身症状　最常见的为发热、盗汗。发热以低热与中等热为多见，少数腹水型或干酪型患者可出现弛张热或稽留热。大多数患者尚出现食欲不振、乏力、贫血、消瘦等症状。

2. 腹痛　腹痛以脐周、下腹痛常见，有时出现全腹痛。疼痛性质多为持续性隐痛或钝痛，并发不完全性肠梗阻时，有阵发性绞痛。当干酪样坏死病灶溃破或肠结核急性穿孔时，出现急性腹痛，并有腹膜刺激征表现。

3. 腹胀　腹水型患者多见，腹水引起的腹胀与腹水量多少相关。但部分腹胀可由结核毒血症及腹膜炎症所致的肠功能紊乱引起。

4. 其他表现　腹泻多见，大便不成形为糊状，每日 3～4 次。在干酪型并发肠瘘或溃疡型肠结核腹泻常较明显。部分患者表现为腹泻与便秘交替。这主要由肠功能紊乱所致。呕吐较为少见，可由腹膜炎症反射引起，也可因肠梗阻而致。

5. 腹部体征　腹部压痛和腹壁柔韧感是较为常见的体征。腹部压痛轻至中度，严重压痛少见，往往见于干酪型患者。腹壁柔韧感系腹壁慢性炎症的典型表现，约见于半数患者。粘连型及干酪型可触及肿块，腹水型者可出现移动性浊音，但腹水量少或伴有肠粘连时移动性浊音阴性。

笔记栏

案例 4-36-2

1. 青年女性。

2. 以发热、腹胀、腹泻、盗汗、体重减轻为主要症状，伴月经不调。

3. 体检有腹壁柔韧感，腹部移动性浊音阳性。

【实验室和其他检查】

1. 血常规和血沉 贫血见于半数以上患者，白细胞计数多正常，但在结核病灶播散或继发感染时常增高。血沉多数增快，病变静止时恢复正常。

2. 结核菌素(PPD)试验 PPD试验呈强阳性者对诊断本病有帮助，但部分患者为阴性。

3. 腹水检查 腹水为渗出液改变，多为草黄色渗出液，少数为血性或乳糜性。常规化验比重一般超过 1.018，李凡他试验阳性，蛋白质含量在 30g /L 以上，白细胞计数超过 500×10^6/L，以淋巴细胞为主。肝硬化腹水合并结核性腹膜炎时，腹水常规常界于漏出液与渗出液之间。腹水腺苷脱氨酶(ADA)活性测定对结核性腹膜炎诊断有重要价值，腹水 ADA>35U/L 时常提示结核性腹膜炎，ADA 对结核性腹膜炎的诊断有很高的特异性。腹水结核分枝杆菌培养阳性率很低，腹水动物接种阳性率较高，但因费时太长，临床实用价值不大。腹水细胞学检查有助于与癌性腹水鉴别，宜作为常规检查。

4. B超 可发现少量腹水并能准确定位进行穿刺送检。B超还有助于了解腹腔包块的性质、有无包裹性积液等。

5. 腹腔镜 腹膜无光泽，浑浊粗糙，其表面及网膜上有散在性或密集的粟粒样黄色或白色的结节，活组织检查有很高的阳性率，具有确诊价值。腹腔镜检查主要适用于对诊断有困难的腹水型患者，对粘连型和干酪型者因腹腔注气困难，不宜行该项检查。

案例 4-36-2

1. 血常规：WBC 7.18×10^9/L，RBC 3.79×10^{12}/L，Hb 93g/L。

2. 血沉：90mm/h。

3. 腹水检查：微混，比重 1.018，细胞数 0.48×10^9/L，多核 30%，李凡他试验阳性，腹水 ADA115 U/L，腹水脱落细胞阴性。

4. B超：肠系膜根部多枚肿大淋巴结，双输卵管增粗，与卵巢、子宫、肠管广泛粘连，盆腔腹膜增厚，盆腔及腹腔大量包裹性积液。

5. 全胸片：两肺未见实质性病灶。

【诊断和鉴别诊断】

典型的结核性腹膜炎诊断不困难，主要依据以下特点：①中青年患者，有腹腔外结核和结核毒血症表现，如发热、盗汗、消瘦、贫血、疲乏等；②腹痛、腹胀、腹泻等胃肠道表现；③腹壁柔韧感、腹部包块及腹部移动性浊音；④血沉增快，PPD 试验呈强阳性；⑤腹水为渗出液性改变，腹水 ADA 活性增高；⑥B超发现腹腔内粘连，有包裹性积液。对临床表现不典型诊断困难者可用抗结核药诊断性治疗。

案例 4-36-2

临床特点：

1. 患者为青年女性。有发热、腹胀、腹泻、盗汗、体重减轻，月经不调等症状。

2. 体检有腹壁柔韧感，移动性浊音阳性。

3. 辅助检查：腹水呈渗出性改变，ADA 明显升高，腹水脱落细胞阴性。B超示附件广泛粘连，腹膜增厚，盆腔及腹腔包裹性积液。

临床诊断：结核性腹膜炎、盆腔结核。

本病需与以下疾病鉴别：

1. 腹腔和盆腔恶性肿瘤 腹膜转移癌、腹腔淋巴瘤、腹膜间皮瘤等均可引起渗出性腹水，并伴有消瘦、贫血、疲乏等症状，需与腹水型结核性腹膜炎相鉴别。腹腔及盆腔恶性肿瘤多见于年龄较大者，腹水量较多，病灶发展迅速，腹水 ADA 不增高，抗结核治疗无效，腹水中找到肿瘤脱落细胞可确诊。消化道内窥镜、B超、CT 等影像学检查发现原发肿瘤病灶对鉴别诊断有重要意义。腹腔镜检查及腹膜活检有助于疑难病例的鉴别诊断。

2. 肝硬化腹水 单纯性肝硬化腹水为漏出液，有失代偿期肝硬化临床特征，鉴别不困难。但当并发自发性细菌性腹膜炎，或肝硬化并发原发性肝癌腹膜转移时则需认真鉴别。肝硬化并发自发性细菌性腹膜炎时伴有肝功能失代偿表现，腹水细菌培养有时可找到致病菌，腹水 ADA 不增高。腹腔镜检查对鉴别有重要价值。

3. 其他 腹水型者需与结缔组织病、原发性甲状腺功能低下、Budd-Chiari 综合征、缩窄性心包炎、卵巢囊肿等鉴别。腹块需与腹部肿瘤、克罗恩病等鉴别;以发热为主要表现者需与败血症、伤寒、血液系统恶性肿瘤鉴别;以急性腹痛为主要表现者应与外科急腹症鉴别。要注意询问病史,注意结核毒血症,以避免误诊。

【治疗】

1. 一般治疗 包括注意休息、加强营养及支持治疗。充分休息、营养支持有助于疾病的康复。

2. 抗结核药物治疗 抗结核药物治疗与肺结核相同见肺结核。使用抗结核药物治疗疗程宜长,抗结核后腹水可很快消失,但抗结核药物治疗不能中止,需强调足量、全程,否则易导致复发。

3. 肾上腺皮质激素治疗 常用于腹水型患者。在有效抗结核治疗基础上,采用肾上腺皮质激素治疗可起到加速腹水吸收和减少腹膜粘连的作用。常用泼尼松每日 30mg,疗程 4～6 周,需逐渐减量停药。

4. 手术治疗 出现以下情况需手术治疗:①并发粘连性肠梗阻;②并发肠瘘或腹腔脓肿内科治疗差者。术后需继续抗结核治疗。

案例 4-36-2

处方及医生指导

1. 抗结核治疗:同肠结核一节。

2. 泼尼松 30mg,qd。

经治疗症状好转、腹水吸收后,继续予以抗结核治疗,逐渐减少泼尼松用量。

【预后】

本病的预后与是否得到及时诊断和治疗有关。早期诊断并进行正规抗结核治疗者预后良好,多能痊愈。

推荐阅读

Cegielski JP, Chin DP, Espinal MA, et al. 2002. The global tuberculosis situation: progress and problems in the 20th century, prospects for the 21st century. Infect Dis Clin North Am, 16:1～58

Rubin EJ. 2005. Toward a new therapy for tuberculosis. N Engl J Med, 352:933～934

(倪润洲)

第37章 炎症性肠病

炎症性肠病(inflammatory bowel disease, IBD)是胃肠道慢性炎症性疾病,包括溃疡性结肠炎(ulcerative colitis,UC)和克罗恩病(Crohn's disease,CD),两者的发病机制相似,故一并叙述。

【病因和发病机制】

IBD的病因和发病机制至今尚未完全明确。经过大量的研究目前比较公认的学说是在一定的遗传背景下,外源性因素(如环境因素、感染)和宿主因素(如肠上皮黏膜屏障功能)共同作用,导致黏膜免疫功能失调而致病。

(一) 遗传因素

IBD患者的一级亲属的发病率是正常人群的30～100倍,而患者配偶的患病率并不增加。单卵双胞的发病率显著高于双卵双胞。IBD是多基因疾病,基因组筛查结果表明候选疾病相关基因位于16、12、7、3和1号染色体。有研究发现克罗恩病一个易感等位基因位于16号染色体。

(二) 外源性因素

IBD也可能是一种至今尚未分离到致病因素的感染性疾病。有三种感染因子曾受到广泛关注:副结核分枝杆菌、副黏病毒(或麻疹病毒)和螺旋菌属,但他们的致病性未能得到证实。近有另一种观点认为,多种病原体(如沙门菌、致贺菌、弯曲菌等)可通过促发黏膜免疫系统的失控而发病。IBD患者有可能把正常菌群识别为病原体,厌氧菌尤其是拟杆菌属可能与IBD发病有关,因为改变肠道菌群的药物如甲硝唑、环丙沙星对部分病例治疗有效。IBD动物模型亦支持这一观点,用转基因或敲除基因方法造成免疫缺陷的IBD动物模型,在肠道无菌环境下不会发生肠道炎症,但如重新恢复肠道正常菌群状态,则出现肠道炎症。

(三) 免疫调节缺陷

正常人黏膜免疫系统由于存在口服耐受而处于一种抑制状态。通过口服的可溶性抗原可诱导抗原特异性耐受。口服耐受的诱导涉及多种机制,包括抗原反应性T细胞的克隆丢失、克隆无能,以及$CD4^+$ T细胞活化,后者可通过分泌抑制性细胞因子(IL和TGF-β)来抑制肠道炎症。口服耐受使得机体对饮食中的抗原和肠腔内的共生细菌保持无反应状态。在IBD患者,这种抑制炎症反应的调控状态发生异常,最终导致炎症反应的失控。利用转基因或敲除基因技术,造成某些细胞因子(IL-2,IL-10,TGF-β)或受体缺失,与T细胞抗原识别相关的分子缺失或影响到肠黏膜上皮屏障功能,均可导致结肠炎的发生。

(四) 其他因素

IBD的发病存在明显的地区差异,北欧和北美的发病率远高于亚洲和南美,提示环境因素在IBD发病中起一定作用。心理因素与临床症状恶化有关,重大生活事件(如亲属患病或死亡、夫妻离异、人际关系冲突等)均可加重IBD的临床症状。

第一节 溃疡性结肠炎

案例 4-37-1

患者,女,22岁。因"腹泻暗红色便20多天"于2005年7月8号入院。

患者于20多天前起无诱因下出现腹泻,每日10次左右,为暗红色血便,量不多,伴有里急后重,便前有脐周疼痛、排便后腹痛缓解或消失。起病以来患者有发热、乏力、体重减轻等症状,体温在37.5℃～38.5℃之间,在当地医院予以"黄连素、诺氟沙星"等治疗,未见明显效果而来本院进一步诊治。

体格检查:T 38.3℃,P 120/分,R 20次/分,BP 110/70mmHg。神清,精神委靡,贫血貌,皮肤黏膜无黄染、皮疹及出血点,腹软,肝脾肋下未及,左下腹轻压痛,无反跳痛,未及包块,移动性浊音阴性。

问题:

1. 该患者有哪几种疾病可能?
2. 应作哪些检查明确诊断?
3. 需与哪些鉴别诊断?
4. 如何治疗?

笔记栏

溃疡性结肠炎(ulcerative colitis,UC)是一种原因尚不十分明确的慢性直肠和结肠炎症,以溃疡形成为其病理特点。临床表现为黏液血性腹泻、腹痛和里急后重,病程迁延,易反复发作。本病以20～40岁多见,男女发病率差别不大。

【病理】

病变常起始于直肠,向上弥漫分布,多数在直肠乙状结肠和降结肠,严重者累及全结肠,偶尔呈节段性分布。

急性期黏膜固有层中性粒细胞、淋巴细胞、浆细胞、单核细胞浸润,在肠腺隐窝中炎症细胞浸润形成隐窝脓肿,局部组织坏死脱落,形成隐窝溃疡。肉眼见黏膜弥漫充血、水肿、变脆,常见密集的细小溃疡,黏膜表面常覆有黏液脓血。炎症一般位于黏膜层和黏膜下层,较少深达肌层,所以很少出现结肠穿孔、瘘管等并发症。少数重症患者,肠壁可全层受累,发生中毒性巨结肠,可引起急性穿孔。

慢性期由于结肠炎症反复发作,黏膜正常结构破坏,腺窝扭曲变形,隐窝分裂,数目减少,黏膜下层瘢痕形成,最后形成炎性息肉。溃疡愈合形成的瘢痕可引起结肠缩短和肠腔变窄。少数患者可发生癌变。

【临床表现】

多数起病缓慢,少数急性起病。常表现为发作期与缓解期交替,少数症状持续并逐渐加重。症状可因饮食失调、精神刺激、感染等诱发或加重。

(一) 腹泻与便秘

腹泻是本病最常见的症状,常为血性黏液糊状便。轻者每日2～4次,便血少甚或无,重者每日可达10～30次,脓血便明显,部分重症患者可为血水便。有直肠炎者常有里急后重感。病变位于结肠远端如直肠炎或乙状结肠炎患者,近端结肠传输速度减慢,偶尔也可便秘。

(二) 腹痛

一般为轻至中度腹痛,轻型患者可无腹痛。并发中毒性巨结肠或炎症波及腹膜时有持续剧烈腹痛。腹痛多为痉挛性疼痛,常位于左下腹和下腹部,排便后腹痛常可缓解。

(三) 消化不良

可有腹胀、食欲减退、恶心、呕吐等症状。

(四) 全身表现

多出现在中重型患者,可有发热、贫血、消瘦、低蛋白血症、水与电解质平衡紊乱。

(五) 肠外表现

本病可伴有多种肠外症状,如关节炎,其他包括结节性红斑、复发性口腔溃疡、虹膜炎、强直性脊柱炎等。国内肠外症状发生率较国外为低。

(六) 腹部体征

多数患者仅有腹部压痛,以左下腹为主,有时可触及管状的降结肠和乙状结肠。重症患者出现腹部膨隆,腹肌紧张,明显压痛和反跳痛,肠鸣音减弱时应注意中毒性巨结肠及肠穿孔等并发症。

> **案例 4-37-1**
>
> 1. 患者为青年女性,以腹泻暗红色便为主要症状,伴有发热、腹痛、里急后重、乏力、体重减轻等症状。
> 2. 里急后重及左下腹压痛提示病变部位在直肠和左半结肠,肛门指检阴性多能排除直肠肿瘤。

【并发症】

(一) 中毒性巨结肠(toxic megacolon)

是本病的一个严重并发症,多见于暴发型或重症溃疡性结肠炎,病变累及全结肠的患者。其定义是急性发作期溃疡性结肠炎患者横结肠直径大于5～6cm,且结肠袋消失。抗胆碱能药物、抗腹泻药物阿片类制剂、钡剂灌肠、低钾、结肠镜检查过程中注气等可诱发和加重病情。临床表现为全身情况急剧恶化,出现发热(＞38.5℃)、心率增快(＞120次/分)、白细胞增高、贫血、水与电解质平衡紊乱。上腹部相当于横结肠部位特别膨隆,腹部压痛,可有反跳痛,肠鸣音减弱或消失。X线腹部平片可见结肠扩大、结肠袋消失。

(二) 直肠结肠癌变

病变的危险性和病程长短有关,癌变者多见于病程漫长者,对于溃疡性结肠炎病程在10年以上者要警惕癌变可能。

(三) 其他并发症

包括肠出血、肠穿孔、肠梗阻等,临床上发生率很低。

笔记栏

【实验室检查】

(一) 血液检查

失血和缺铁常引起贫血，血红蛋白下降幅度与病情轻重相关。活动期白细胞常增高，可出现核左移，胞质出现中毒颗粒。血沉加快和 C 反应蛋白增高是反映病变活动的标志，重症患者常出现血红蛋白下降。

(二) 粪便检查

肉眼观多为脓血便、镜检见红细胞和脓细胞，炎症明显者可见巨噬细胞。粪便需做病原学检查除外感染所致的特异性结肠炎，包括常规致病菌培养、溶组织阿米巴检查、寄生虫卵孵化等。

(三) 结肠镜检查

本病病变多侵犯结肠下段，从肛端直肠向上扩展，病变呈连续性、弥漫性分布，其内镜下表现为：①黏膜充血、水肿、粗糙呈颗粒状、血管纹理不清；②黏膜多发性小溃疡，大小不等，形态各异，附有脓血性分泌物；③慢性期见假息肉形成，息肉形状不定，可有蒂或无蒂，结肠袋消失或变钝。组织活检可见炎性细胞浸润、糜烂、溃疡、隐窝脓肿。慢性期隐窝结构紊乱，腺上皮增生，杯状细胞减少(图 4-37-1)。

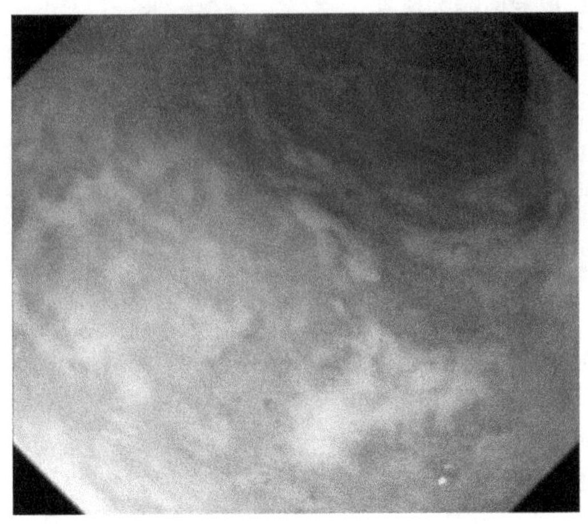

图 4-37-1　溃疡性结肠炎内镜下改变

(四) X 线钡剂灌肠检查

①结肠黏膜呈细颗粒状改变；②结肠袋变浅、消失，边缘毛糙，可见尖刺状和线样龛影，提示溃疡形成；③晚期表现为肠管向心性狭窄，边缘僵直、肠管缩短；④有炎性息肉时有多个小的圆形和卵圆形充盈缺损。病情严重时特别是疑有中毒性巨结肠时钡剂灌肠应属禁忌。

(五) 血清标志物检查

核周型抗中性粒细胞胞质抗体(PANCA)在溃疡性结肠炎患者中阳性率达 60%～70%，而克罗恩病和正常人阳性率仅分别为 5%～10%和 2%～3%，因此，对溃疡性结肠炎诊断和鉴别诊断有一定价值。

案例 4-37-1

1. 血常规：WBC 5.67 × 10^9/L，N 0.627，RBC 3.70 × 10^{12}/L，Hb77g/L，PLT 277×10^9/L。

2. 大便常规：色红，性状稀，脓细胞(+)，红细胞(+++)，黏液(++)，隐血(+++)，吞噬细胞偶见。

3. 粪便培养：阴性。

4. 血沉：45 mm/h。

5. 肝功能：AST 25U/L，ALT 32U/L，TBIL15.4μmol/L，A29.7g/L，G26.7/L。

6. 电子结肠镜：直肠至横结肠起始部广泛性黏膜充血、水肿、糜烂，溃疡形成，局部融合成片状，黏膜血管纹理不清，表面脓性分泌物附着。

【诊断和鉴别诊断】

(一) 诊断

反复发作或持续黏液脓血性便、腹痛，伴或不伴有里急后重及不同程度全身症状，在除外细菌性痢疾、阿米巴痢疾、肠结核及慢性血吸虫病等感染性肠炎以及克罗恩病、缺血性肠炎、放射性肠炎基础上，结合结肠镜或 X 线钡剂灌肠的改变特点，可得出本病的诊断。如果临床表现不典型而有典型结肠镜检查表现及黏膜活检组织学所见(或典型 X 线钡剂灌肠检查表现者)也可诊断本病。临床表现有典型症状或典型既往史而目前结肠镜或钡剂灌肠检查无典型表现者，应列为“疑诊”病例。

一个完整的关于溃疡性结肠炎的诊断应包括临床类型、病变范围、严重程度及病情分期。

1. 临床类型　①初发型；②慢性复发型；③慢性持续型；④急性暴发型。

2. 病变范围　①远端直肠型；②左半结肠型；③全结肠型。

3. 严重程度　有轻型、中型和重型之分，详见表 4-37-1。

4. 病情分期　①活动期；②缓解期。

笔记栏

表 4-37-1 溃疡性结肠炎病情程度分型

病情程度	特征
轻型	腹泻<4 次/日，体温正常，心率正常，体重不减轻，无贫血或仅轻度贫血，血沉正常
中型	介于轻型和重型之间
重型	腹泻>6 次/日，明显血便，体温 37.8℃以上至少 2～4 天，心率>90 次/分，体重明显减轻，血沉>30mm/h，血浆白蛋白<30g/L，病变范围广泛，多为全结肠炎

案例 4-37-1

临床特点：

1. 患者为青年女性。腹泻暗红色血便，伴有发热、里急后重。

2. 体格检查：左下腹压痛，肛门指检阴性。

3. 辅助检查：血液检查示贫血、血沉加快、白蛋白降低。粪常规见脓细胞、红细胞、少许吞噬细胞，粪便培养阴性。电子结肠镜见直肠至横结肠起始部广泛性黏膜充血、水肿、糜烂，多发性溃疡形成，表面脓性分泌物附着。

临床诊断：溃疡性结肠炎（初发型、左半结肠型、重型、活动期）。

（二）鉴别诊断

1. 慢性细菌性痢疾 常有急性细菌性痢疾病史，粪便检查可分离出痢疾杆菌，抗生素治疗有效。

2. 阿米巴痢疾 病变多在右半结肠，内镜下溃疡较深、孤立、散在、形态多呈三角形。在溃疡表面分泌物中可找到溶组织阿米巴滋养体或包囊，抗阿米巴药物治疗有效。

3. 血吸虫病 有疫水接触史，粪便中常可见到血吸虫卵，孵化毛蚴阳性。直肠黏膜活检压片或病理检查可发现血吸虫卵。

4. 克罗恩病 鉴别要点见表 4-37-2。

5. 结肠癌 中年以后发病多见，脓血便、腹痛常持续存在，结肠镜检查及 X 线钡剂灌肠检查对诊断和鉴别诊断有重要价值。

6. 肠易激综合征 黏液便但无血便，粪便常规及结肠镜检查正常。

【治疗】

治疗目的是控制急性发作，维持缓解和防治并发症。治疗方法包括一般治疗，药物治疗和手术治疗。根据具体情况确定治疗方案。

表 4-37-2 溃疡性结肠炎与克罗恩病的鉴别

项目	克罗恩病	溃疡性结肠炎
症状	有腹泻但脓血便少见	脓血便多见
病变分布	呈节段性	病变连续
直肠受累	少见	绝大多数受累
末端回肠受累	多见	少见
肠腔狭窄	多见、偏心性	少见，中心性
瘘管形成	多见	罕见
内镜表现	纵行或匐行溃疡，伴周围黏膜正常或鹅卵石样改变	溃疡浅，黏膜弥漫性充血水肿、颗粒状，脆性增加
病理改变	节段性全壁炎，有裂隙状溃疡、非干酪性肉芽肿	病变主要在黏膜层，有浅溃疡、隐窝脓肿、杯状细胞减少等

（一）一般治疗

1. 休息 活动期患者要强调充分休息、避免精神和体力负担，病情好转后逐渐增加活动量。

2. 饮食 以营养丰富的少渣饮食为宜，应避免牛乳制品。重症及暴发型患者应禁食，给予完全胃肠外营养。

3. 支持及对症治疗 重症患者有水电解质平衡紊乱应及时纠正，要防止低血钾，后者易诱发中毒性巨结肠。贫血者输血，有低蛋白血症者补充白蛋白。腹痛、腹泻患者的对症治疗要慎重，尤其在重症患者应用吗啡类镇痛药、止泻药（如苯乙哌啶）及抗胆碱能药物要特别谨慎。

（二）药物治疗

1. 氨基水杨酸制剂 最常用的药物为柳氮磺胺吡啶（简称 SASP），口服后约 75%到达结肠，偶氮键被肠内细菌分解为 5-氨基水杨酸（5-ASA）和磺胺吡啶。5-ASA 是起治疗作用的成分，磺胺吡啶则与不良反应关系较大。5-ASA

笔记栏

的作用机制尚未完全清楚，一般认为是通过抑制环氧化物酶，阻断前列腺素合成而控制炎症，还可能通过抑制脂质氧化酶途径减少花生四烯酸的代谢产物和白细胞介素等抑制炎症，亦可通过清除氧自由基而减轻炎症反应。该药适用于轻中症患者或重症经糖皮质激素治疗已有缓解者。用法为4g/d，分四次口服，用药3～4周后病情缓解可减量使用3～4周，然后改为维持量2g/d，分次口服，维持1～2年。SASP不良反应有头痛、恶心、呕吐、腹部不适、可逆性男性不育等剂量相关性不良反应和皮疹、发热、粒细胞减少、再障或自身免疫性贫血等过敏性不良反应。服药期间须定期检查血象。当出现血细胞减少或贫血时应停药可改用5-ASA治疗。目前临床上应用的5-ASA制剂有美沙拉嗪（mesalazine）、奥沙拉嗪（olsalazine）和巴柳氮（balsalazide），这些药物疗效与SASP相仿，不良反应减少，但价格昂贵。病变局限于直肠和乙状结肠者可用5-ASA灌肠剂治疗。

2. 糖皮质激素 适于重型及急性暴发型患者以及对氨基水杨酸制剂疗效不佳的轻中型患者。糖皮质激素具有非特异性抗炎作用，对血管通透性增加、血管扩张和白细胞浸润等均有抑制作用。用法：轻中型患者口服泼尼松或泼尼松龙30～40mg/d，一般用10～14天见效后逐渐减量。重型患者通常静脉滴注氢化可的松琥珀酸钠300mg/d，急性症状控制后即改为相应剂量口服糖皮质激素治疗，并逐渐减量。注意减药速度不能过快以防反跳。糖皮质激素减量过程中加用SASP，并逐步用SASP替代糖皮质激素。治疗过程中要注意糖皮质激素的不良反应，如大剂量使用可引起低血钾，易诱发中毒性巨结肠，故需及时补充钾盐。长期使用糖皮质激素可诱发高血压、糖尿病、骨质疏松、向心性肥胖和免疫力低下等。

病变局限在直肠、乙状结肠者可用琥珀酸氢化可的松或地塞米松加生理盐水，或0.5%甲硝唑100ml保留灌肠，每日一次。病程缓解后改每周2～3次，疗程1～3个月。

3. 免疫抑制剂 硫唑嘌呤或6-巯基嘌呤可作为糖皮质激素辅助治疗，可用于对糖皮质激素治疗效果不佳或对糖皮质激素依赖的慢性持续型病例。成人用量硫唑嘌呤为50～100mg/d，6-巯基嘌呤50～75mg/d，该类药物起效缓慢，一般3个月后才起效，维持用药一般1～2年。主要不良反应有胃肠道反应、白细胞减少、贫血及血小板减少，也有发生急性胰腺炎、胆汁淤积的报道。因可透过胎盘有致畸作用，故孕妇不宜使用。肝肾功能不全者慎用。

4. 抗菌药物 甲硝唑和喹诺酮类药物对本病有一定疗效。在急性发作期或重型患者与其他药物联合短期使用，可起到增强疗效的作用。抗菌药物不宜长期应用，因久用可产生较多不良反应。

（三）手术治疗

紧急手术适应证包括中毒性巨结肠、结肠大出血、结肠穿孔、重型患者内科治疗无效、完全性肠梗阻。选择性手术适应证包括：病情持续活动，内科治疗无效；病情虽能控制，但需大量激素维持，不良反应危险大；并发结肠癌。病变肠段切除术后复发仍难解决，溃疡性结肠炎根治术包括全结肠切除加回肠造瘘，全结肠切除加回肠肛门囊袋成形术（IPAA），后者是最常用的维持排便功能的术式。IPAA是将回肠做成囊袋样，成为新的直肠，然后回肠囊袋与肛管环周端端缝合。IPAA并发症发生率是10%，肠梗阻是主要并发症。5%～10%的患者回肠囊袋失败需转为永久性的回肠造瘘术。IPAA最常见的后期并发症是囊袋炎，出现腹泻、痉挛、夜间大便溢出、发热等，抗生素治疗有效。少数患者久治不愈，需将囊袋切除。

案例 4-37-1

处方及医生指导

1. 休息，进食营养丰富的少渣饮食。
2. SASP 1.0g，qid。
3. 氢化可的松300mg/d，静脉滴注，症状缓解后改泼尼松口服。
4. 0.5%甲硝唑100ml，静脉滴注，bid。
5. 症状控制后逐渐减少SASP用量至0.5g，qid维持治疗。

【预后】

多数患者预后较好，部分患者可长期缓解。急性暴发型出现并发症及老年患者预后欠佳。病程超过10～15年者癌变几率增加，需定期随访。

第二节 克罗恩病

案例 4-37-2

患者，男，18岁。因“反复发热、腹泻1年余”于2002年3月18日入院。

患者1年来经常发热，体温在38℃左右，伴有腹泻，每日2～3次，为稀糊状大便，

笔记栏

无脓血，排便前常有腹痛，排便后腹痛缓解。曾予以多种抗生素治疗，效果欠佳。追问病史，患者五年前因"肛瘘"行手术治疗，平日经常有腰部及双下肢僵硬伴疼痛，活动后好转。

体格检查：T 37.8℃，P 72次/分，R 18次/分，BP 100/70mmHg。神清，营养欠佳，贫血貌，皮肤黏膜无黄染、皮疹及出血点，腹平软，右下腹轻压痛，无反跳痛，肝脾肋下未及，移动性浊音阴性，肠鸣音正常。

问题：

1. 应考虑哪些疾病诊断可能？
2. 如何做进一步检查协助诊断？
3. 如何鉴别诊断？
4. 如何治疗？

克罗恩病(Crohn's disease，CD)是一种胃肠道慢性炎症性肉芽肿性疾病，病因尚不十分清楚。病变可累及胃肠道的任何部位，但以末端回肠和结肠最多见，呈节段性或跳跃性分布，有纵行裂隙状溃疡、非干酪坏死性肉芽肿形成。主要表现为腹痛、腹泻、腹块、瘘管形成、肠梗阻及发热、营养障碍等，部分患者有关节、眼、皮肤、肝等肠外表现。发病多为青中年，本病终身复发倾向，重者迁延不愈，预后不良。

【病理】

克罗恩病可累及从口腔到肛门的任何消化道部位。30%～40%仅有小肠病变，40%～50%同时有小肠和结肠病变，15%～25%仅有结肠病变。小肠病变者90%累及回肠末端，结肠病变以右半结肠多见，与溃疡性结肠炎不同，克罗恩病很少侵犯直肠，病变累及口腔、食管、胃及十二指肠者亦很少见。

克罗恩病的大体形态特点有：①病变呈节段性分布，无连续性，与正常肠段之间分界比较清楚；②黏膜水肿，呈铺路石状隆起，在正常黏膜间有与长轴平行的匐行纵行裂隙状溃疡；③病变累及结肠全层，常有瘘管形成，一端与肠壁溃疡相通，另一端溃破入腹腔其他器官或腹壁；④肠壁变厚、变窄、变僵，肠腔狭窄，亦可形成假息肉。

克罗恩病的组织学特点有：①早期肠壁各层炎症，黏膜下层淋巴管扩张、内皮细胞增生、炎性细胞浸润，裂隙样溃疡形成，可深达黏膜下层甚至肌层；②晚期病变部位形成非干酪坏死性肉芽肿，由类上皮细胞、多核巨细胞及单核细胞组成，并有不同程度纤维化，但有些病例无肉芽肿形成。

笔记栏

克罗恩病穿壁的病损可导致肠粘连、局部脓肿及内外瘘形成等，受累肠段因纤维化及息肉样增生而狭窄，严重者可出现肠梗阻。

【临床表现】

本病大多数起病隐匿，开始症状轻微，少数呈急性起病。早期常有缓解期，随后呈进行性发展。临床表现随病变部位、病期、严重程度及有无并发症而异。

(一) 消化系统表现

1. 腹痛 腹痛为最常见症状，多位于右下腹或脐周，呈间歇性发作，腹痛与肠壁炎症、痉挛、狭窄有关。轻者仅有腹部不适、肠鸣音亢进，严重者可表现为阵发性绞痛，排便或肛门排气后腹痛可有缓解。当出现肠梗阻时出现持续性腹痛和腹部压痛，发生急性肠穿孔时有腹部剧痛、腹肌紧张和反跳痛。

2. 腹泻 大多数患者出现腹泻，因病变肠段炎症渗出、吸收不良及肠蠕动增加所致。开始每日2～3次，可自行缓解，重症或晚期患者腹泻次数增多，持续存在。多数患者为糊状稀便，无脓血，病变累及下段结肠或肛门者有里急后重和脓血便。

3. 腹块 仅10%～20%可出现腹块，是因肠粘连、肠壁增厚、肠系膜淋巴结肿大、内瘘或脓肿形成所致。以右下腹或脐周多见。肿块中等硬度、较固定、有压痛。

4. 瘘管 约见于半数病例，因病变穿透肠壁而行成。病变穿透致腹腔其他脏器可形成内瘘，如肠与肠、膀胱、输尿管及阴道等之间的瘘管；经腹壁及肛门周围直肠可形成外瘘，也可在肠系膜、腹膜后等处形成窦道或脓肿。肠与肠之间的内瘘加重腹泻和营养不良，其他内瘘易继发感染。通向膀胱、阴道的内瘘可见粪便与气体排出。

5. 肛门直肠周围病变 约见于半数病例，局部可见脓肿、窦道及瘘管。

(二) 全身表现

1. 发热 是常见症状之一，约2/3患者，以低热或中度发热常见。少数可见弛张高热并伴有毒血症状。部分患者早期以发热为主要表现，较长时间后才出现消化道症状。

2. 营养障碍 表现为贫血、消瘦、低蛋白血症、多种维生素缺乏，青春期前患者可造成生长发育迟滞。

3. 其他 可有游走性关节疼痛、杵状指、结节性红斑、皮肤溃疡、坏疽性脓皮病、口腔黏膜溃疡、虹膜睫状体炎、葡萄膜炎、硬化性胆管炎、小胆管周围炎、慢性活动性肝炎等。

案例 4-37-2

1. 患者青年男性。
2. 腹痛、腹泻糊状大便。
3. 有发热、贫血等全身症状。
4. 有肛瘘病史。
5. 有腰部及双下肢僵硬伴疼痛。

【并发症】

(一) 肠梗阻

疾病早期因肠壁水肿和痉挛可致间断性肠梗阻,常常餐后症状加重。晚期由于病变肠壁的纤维性狭窄而致。

(二) 腹腔脓肿

因病变穿透肠壁而致,局部可出现压痛、腹块等体征。

(三) 消化道出血

以隐匿性慢性出血多见,少数患者可出现大量便血。

(四) 肠穿孔

仅见于少数患者,表现为急性腹痛,有腹肌紧张、压痛、反跳痛等腹膜刺激征。

(五) 癌变

直肠、结肠克罗恩病可发生癌变,但癌变率不如溃疡性结肠炎高,有报告克罗恩病患者癌变率约 3%。

(六) 其他

胆石症、尿结结石、脂肪肝等。

【实验室和其他检查】

(一) 实验室检查

1. 血常规 贫血常见,白细胞常增高,血沉加快,血清白蛋白降低。

2. 粪便检查 病原体检查阴性,大便隐血常阳性。

3. 自身抗体检查 抗酿酒酵母菌抗体(anti-saccharomyces cerevisiae antibody, ASCA)在克罗恩病阳性率为 60%～70%,而溃疡性结肠炎和正常人群阳性率分别为 10%～15% 和 5%。因此,ASCA 对克罗恩病诊断有一定帮助。

(二) 结肠镜检查

病变呈节段性分布,内镜下病变黏膜充血、水肿、脆性增加,有沟槽状纵行溃疡,黏膜呈鹅卵石样,可见肠腔狭窄、炎性息肉等。病变肠段之间黏膜正常。病变部位活检可发现非干酪样坏死性肉芽肿(图 4-37-2)。

(三) X 线检查

胃肠 X 线钡餐和结肠钡剂灌肠检查可见节段性肠壁受累,常以回肠末端为主。可见病变黏膜皱襞紊乱,多呈鹅卵石样隆起,黏膜纵行性溃疡或裂沟,肠腔狭窄,假性息肉、瘘管形成等。病变部肠段钡剂不能充盈,两端健康肠段充盈良好,呈现钡剂跳跃征象。

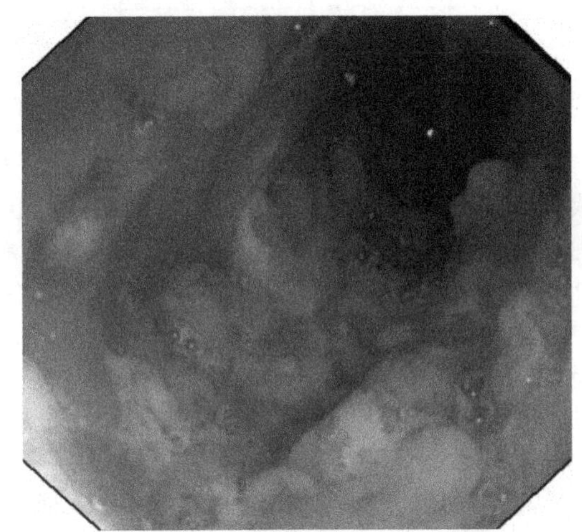

图 4-37-2 克罗恩病内镜下改变

案例 4-37-2

1. 血常规: WBC 8.12×10^9/L, N 0.647, RBC 3.85×10^{12}/L, Hb 90g/L, PLT 490×10^9/L。
2. 血沉:55mm/h。
3. 大便常规:大便隐血阳性。
4. X 线:末端回肠及升结肠黏膜皱襞紊乱钡剂充盈不佳,呈痉挛状态。
5. 电子结肠镜:升结肠黏膜非连续性鹅卵石样改变,伴纵行溃疡形成,肠腔狭窄。

【诊断和鉴别诊断】

(一) 诊断

本病的诊断主要根据临床表现(中青年患者

笔记栏

出现慢性复发性右下腹或脐周腹痛、腹泻、腹块、发热等)和X线、结肠镜所见(节段性结肠病变、鹅卵石征、瘘管形成、肠腔狭窄、假性息肉等),病理发现非干酪坏死性肉芽肿则更支持本病诊断。诊断需排除肠道感染性或非感染性炎性疾病及肠道肿瘤。

案例 4-37-2

1. 临床特点:发热、贫血、腹痛、腹泻。有"肛瘘"病史。

2. 体征:营养欠佳,贫血貌,右下肢轻。

3. 辅助检查:大便隐血阳性,贫血,钡检回肠末端及升结肠呈痉挛状态,皱襞紊乱;电子结肠镜见升结肠黏膜非连续性鹅卵石样改变,伴纵行溃疡形成,肠腔狭窄。

临床诊断:克罗恩病。

(二)鉴别诊断

1. 溃疡性结肠炎 见溃疡性结肠炎。

2. 肠结核 好发年龄及病变部位相似,都表现为右下腹痛、腹泻及贫血、血沉增快等症状,尤其是增生性肠结核临床上很容易与克罗恩病相互误诊。鉴别要点:肠结核多继发于开放性肺结核,肠道病变不呈节段性分布,瘘管少见,PPD试验呈强阳性。对鉴别困难者可予抗结核诊断性治疗,有时需手术探查,病变肠段及肠系膜淋巴结发现干酪坏死性肉芽肿可确诊。

3. 小肠恶性淋巴瘤 两者都可有腹痛、腹泻、腹块等相似的临床表现。一般而言,淋巴瘤一般状况较克罗恩病差,侵犯的肠段较广泛,进展较快,腹腔淋巴结肿大,而克罗恩病多有裂隙样溃疡,鹅卵石征及瘘管形成。手术探查可获病理确诊。

4. 其他 如慢性细菌性痢疾、阿米巴痢疾、血吸虫病、其他感染性肠炎、结肠癌、缺血性肠炎、放射性肠炎、急性阑尾炎等,在鉴别诊断时均应予考虑。

【治疗】

本病尚无特效疗法,治疗目的是减缓病情活动和发作,以及防治并发症。

(一)一般治疗

包括休息和营养补充。一般给予富于营养的流质或软食,应富含维生素、叶酸及微量元素。重症者需禁食,给予完全胃肠外营养,注意维持水电解质平衡,必要时静脉滴注白蛋白、血浆及鲜血等。

(二)药物治疗

1. 氨基水杨酸制剂 常用水杨酸柳氮磺胺吡啶(简称SASP),有一定疗效,尤其对病变局限于结肠者疗效较好。近年来上市的5-氨基水杨酸(5-ASA)不含磺胺吡啶,不良反应大为减少,对急性期的病情活动控制和维持缓解均有作用。详细用法同溃疡性结肠炎。

2. 糖皮质激素 对控制病情活动疗效较好,是病情活动较强时的首选药物,初始剂量要足,症状控制后逐渐减量并停用。一般初始剂量成人为泼尼松30～40mg/d,重者可达60mg/d。也可静脉滴注氢化可的松300mg/d或甲泼尼龙30～60mg/d。糖皮质激素对维持期治疗无效,并不能减少复发,一旦获得临床缓解就应根据病程逐渐减量,减量速度一般每周不超过5mg,通常在4～5周减至20mg/d,但共需几个月时间才能完全停药。对于部分糖皮质激素依赖性的患者,可加用免疫抑制剂,然后逐步过渡到用免疫抑制剂或氨基水杨酸制剂维持治疗。病变局限于左半结肠者可采用糖皮质激素保留灌肠。

3. 免疫抑制剂 硫唑嘌呤或6-巯基嘌呤最为常见。主要用于对糖皮质激素治疗效果不佳或对糖皮质激素依赖的患者。常用剂量为硫唑嘌呤2mg/(kg·d),6-巯基嘌呤1.5mg/(kg·d),该类药物起效缓慢,约需3～6个月,维持用药一般1～2年。需注意骨髓抑制等不良反应。

4. 抗菌药物 常用药物为甲硝唑和喹诺酮类药物,多与其他药物联合使用,用于活动期病情的控制。因长期应用不良反应大,较少用于维持治疗。

5. 抗肿瘤坏死因子(TNF)抗体 TNF是肠道炎症中关键的炎性介质和细胞因子。Inflaximab是一种小鼠和人嵌合性的TNF单克隆抗体,可阻断血清和细胞表面的TNF,并可使产生TNF的巨噬细胞和T细胞溶解。临床试验证明Inflaximab对传统治疗无效的活动性克罗恩病及顽固性肛周病变和肠皮肤瘘的患者的有效率为65%左右。

(三)手术治疗

因本病手术切除病变肠段后复发率高,故手术适应证主要针对并发症。当出现以下情况可考虑手术治疗:①自发性肠穿孔;②急性大量出血,内科治疗无效者;③完全性机械性肠梗阻,注意需排除炎症活动引起的功能性痉挛;④瘘管、窦道、腹腔脓肿久治不愈者。手术治疗后仍需予以服药维持治疗。

笔记栏

案例 4-37-2

处方及医生指导

1. 休息，进食营养丰富的饮食，保证足够的维生素。

2. SASP 1.0g，每日 4 次，或美沙拉嗪 1.0g，每日 4 次，连续 4～8 周后根据病程逐渐减量至 0.5g，每日 3～4 次。

3. 甲硝唑 0.4g，每日 3 次，病程稳定后停药。

4. 如上述治疗效果不佳，则加用泼尼松 30mg qd，症状减轻后逐渐减量，停药。

【预后】

本病目前尚无根治手段，常反复发作，迁延不愈。出现严重并发症者常需手术治疗，本病容易复发，预后欠佳。

推荐阅读

Cominelli F. 2004. Cytokine-based therapies for crohn's disease-new paradigms. N Engl J Med, 351:2045～2048

Farrell RJ. 2003. Epidermal growth factor for ulcerative colitis. N Engl J Med, 349:395～397

Podolsky DK. 2002. Medical progress: inflammatory bowel disease. N Engl J Med, 347:417～429

（倪润洲）

第38章 功能性胃肠病

功能性胃肠病(functional gastrointestinal disorder)是一组以慢性反复发作的胃肠道症状为表现的综合征,常规的诊断检查方法不能发现有结构或生化异常。功能性消化不良和肠易激综合征是最常见的功能性胃肠病。

第一节 功能性消化不良

案例 4-38-1

患者,女,32岁。间歇性上腹痛1年。

患者于1年前起出现间歇性上腹胀痛,以剑突下疼痛为主,有时牵及两胁部,不伴有吞咽困难、呕吐、腹泻等症状,食欲正常。症状发作常与情绪有关,遇有不愉快事或工作压力大时常出现症状或症状加重。反复发作,每次持续1~4个月不等。曾先后做胃镜、B超及X线检查未发现食管、胃肠及肝、胆、胰、脾有器质性病变。曾服用吗叮啉、雷尼替丁、洛赛克(奥美拉唑)、硫糖铝、铋剂等多种药物,症状有时可缓解或消失,但易复发。

查体无异常。

问题:

1. 根据上述资料,首先应考虑何诊断?
2. 如何鉴别诊断?
3. 怎样治疗?

功能性消化不良(functional dyspepsia,FD)指以持续或反复发作的上腹痛或上腹不适(上腹胀、早饱、嗳气、恶心等)为症状而排除了器质性疾病的一组临床综合征。病程一般超过1个月或1年内累计时间超过3个月。

【病因】

迄今未明,目前认为本病与以下因素有关:

(一) 上胃肠道动力障碍

胃电图检查发现FD患者存在胃电节律紊乱,胃电节律异常与胃肠的运动功能障碍密切相关,近年研究表明胃肠运动障碍常与胃电活动异常并存。约有50%的患者存在胃排空延缓。有研究发现,FD患者进食后食物分布异常,优先聚集在远端胃,说明餐后近端胃适应性舒张受损,导致胃内压力增加。

(二) 内脏敏感性增高

FD患者对胃球囊扩张的痛阈阈值明显降低,表明患者存在胃感觉过敏。这部分患者即使无胃排空延缓,仍会出现上腹胀满的症状。有研究发现,脂肪灌注十二指肠后,胃感觉阈值会降低,而葡萄糖灌注后无此效应,这可以解释部分FD患者的症状会因脂肪餐而加重。

(三) 精神因素

精神因素与FD的关系已被确认。FD患者存在个性异常,个体敏感性高,与正常人相比容易焦虑、抑郁。部分患者精神因素为发病的主要因素,当解除精神顾虑后,消化道症状完全消失。但精神因素的确切致病机制尚不清楚。

(四) 幽门螺杆菌感染

幽门螺杆菌与消化性溃疡、糜烂性胃炎有密切关系。研究发现在30%~60%的FD患者中存在幽门螺杆菌相关性胃炎,但在无症状的人群中幽门螺杆菌也很常见,因此尚无直接证据表明幽门螺杆菌与FD有明确的关系。但亦有研究发现一部分FD患者的症状在根除幽门螺杆菌后消失,提示幽门螺杆菌对部分FD患者的发病可能有一定作用。

【临床表现】

无特异性临床表现,起病常缓慢,症状常反复发作,表现为腹痛、腹胀、早饱、嗳气、恶心、呕吐、反酸、食欲减退、烧心等。可出现一个或多个症状。

(一) 上腹痛

常见的症状,有时为唯一的症状。多位于剑突下,大多数无规律性,少数为饥饿痛或餐后痛。

(二) 腹胀、嗳气、早饱

亦为常见症状,可伴或不伴上腹痛,多于餐后症状加重。

(三) 其他消化道症状

部分患者可有恶心、呕吐、反酸、烧心、厌食

笔记栏

等症状，但不如上述症状常见。

（四）精神症状

不少患者伴有失眠、焦虑、抑郁等表现，部分患者有“恐癌”心理。

【诊断和鉴别诊断】

（一）诊断

功能性消化不良的诊断标准见表 4-38-1。

表 4-38-1　功能性消化不良的诊断标准

1. 有上腹痛、上腹胀、早饱、嗳气、恶心、呕吐等症状，至少4周或12个月中累计超过12周。
2. 内镜检查未发现胃及十二指肠溃疡、糜烂、肿瘤，食管炎，也无上述病史。
3. 实验室、B超、X线检查排除肝胆胰疾病。
4. 无糖尿病、结缔组织疾病、肾脏疾病及精神病。
5. 无腹部手术史。

案例 4-38-1

1. 青年女性患者，间歇性上腹胀痛反复发作1年，症状持续时间最长达4周。

2. 病史特点：年轻患者，间歇性上腹胀痛，发复发作，症状与情绪有关，无消瘦、贫血、呕血、黑粪、吞咽困难、黄疸、腹块等“报警症状和体征”。无糖尿病、结缔组织疾病、肾脏疾病及精神病史，无腹部手术史。

3. 辅助检查：血常规、肝功能、胃镜、B超、X线检查均未发现器质性病变。

临床诊断：功能性消化不良。

（二）鉴别诊断

由于FD的症状无特异性，易与器质性疾病相混淆，因此，在确立FD诊断前，必须排除器质性疾病，常需与以下疾病鉴别。

1. 消化性溃疡　可出现上腹痛、腹胀、反酸、嗳气、恶心、呕吐等与FD相同的症状，活动期可有黑便或大便隐血阳性，胃镜检查能有效地进行鉴别。

2. 胃癌　多见于中老年患者，往往近期出现消化不良症状并进行性加重，可伴有消瘦、贫血、黑粪、腹部肿块等表现，胃镜可明确诊断。

3. 胆道疾病　胆石症、胆囊炎可表现为上腹或右上腹痛，疼痛程度相对较重，阵发性发作，有时伴有恶心、呕吐、黄疸等症状。B超、CT等影像学检查往往能明确诊断。

4. 其他　慢性胰腺炎、糖尿病、缺血性心脏病、胸膜及肺部疾病、反流性食管炎等亦可引起上腹疼痛不适等症状，均需予以鉴别。

【治疗】

（一）一般治疗

消除诱因是治疗本病的关键。建立良好的生活习惯，避免烟酒及刺激性食物，消除因工作、家庭及社会因素导致的情绪波动、精神紧张及焦虑、抑郁。心理治疗对部分FD患者有较好疗效。建立患者对医生的信任和消除患者的疑虑对减轻FD症状很有帮助。

（二）药物治疗

1. 抑制胃酸药物　适用于上腹烧灼痛、反酸、饥饿痛等症状，可选用H_2受体拮抗剂或质子泵抑制剂。这类药物对以腹胀、早饱为主要症状的动力障碍型消化不良的FD无效。

2. 促胃肠动力药　适用于食后上腹胀、早饱、嗳气等症状，常用药物有多潘立酮（吗叮啉）或莫沙必利。多潘立酮是一种外周多巴胺拮抗剂，由于其通过血脑屏障能力较弱，故神经系统反应罕见，对多种类型的胃动力障碍性疾病有效，剂量为每次10mg，一日3次，餐前半小时服用。莫沙必利为选择性5-HT_4受体激动剂，促进乙酰胆碱释放，从而产生胃肠道的促动力作用，剂量为每次5mg，一日3次，餐前半小时服用。莫沙必利为全胃肠道的促动力药，部分患者服用后可出现腹泻、腹鸣等不良反应，停药后症状即消失。甲氧氯普胺现已较少用于FD，因其易引起锥体外系症状等不良反应。

3. 抗幽门螺杆菌　尽管抗幽门螺杆菌治疗能缓解部分患者的症状，但疗效并不肯定。对于幽门螺杆菌检查阳性、症状严重者可予以抗幽门螺杆菌治疗。可选用质子泵抑制剂、克拉霉素、甲硝唑、阿莫西林和铋剂等三联或四联治疗。

4. 抗抑郁药　对于精神症状明显，伴有焦虑、失眠者可给予抗抑郁药治疗。常用三环类抗抑郁药如多塞平、阿米替林等。一种新型三环类抗焦虑和抑郁混合制剂黛力新初步报道疗效较好，常用剂量为每日1～2片，早晨和中午各服半片～1片。

案例 4-38-1

处方及医生指导

1. 劝导其保持良好的精神状态和乐观向上的态度。

2. 促进胃肠动力：多潘立酮每次10mg，每日3次，饭前半小时服。

3. 精神因素明显时，服黛力新，每次一片，每日1次，早晨服。

笔记栏

第二节 肠易激综合征

案例 4-38-2

患者，女，29 岁。反复腹痛、腹泻 2 年余。

患者于 2 年前开始出现腹痛、腹泻。腹痛以下腹痛为主，有时脐周疼痛，腹痛往往在便前明显，排便后缓解或消失。大便为稀水便，有时呈糊状，无脓血便，每日 3～5 次不等。症状以白天为主，不影响睡眠。症状发生有时与饮食不当或情绪不好有关，有时无明显诱因。起病以来食欲正常，无贫血、消瘦、发热等全身症状。曾先后查电子结肠镜及大便常规、大便隐血均未发现异常。服用解痉剂、止泻剂后症状常能控制，但停药后又会复发，每年发作 4～5 个月。

查体正常。

问题：

1. 根据以上述病史，应考虑何诊断？
2. 如何鉴别诊断？
3. 如何选择治疗措施？

肠易激综合征（irritable bowel syndrome，IBS）是一种以排便异常和腹痛或腹部不适症状而无肠道结构异常的功能性肠病。IBS 是最常见的一种功能性肠道疾病。患者以年轻人和中年人为主，50 岁以后首次发病少见。女性发病率高于男性，女∶男之比约2∶1。

【病因和发病机制】

IBS 的发病机制尚不清楚。目前认为，肠道运动或感觉异常、中枢神经系统功能异常、应激及肠道感染和精神心理障碍等与 IBS 发病有关。

（一）胃肠动力异常

IBS 患者的结肠肌电和运动在不受刺激的情况下基本正常，但在受到刺激时明显异常，表现为结肠运动过度。患者在进餐后直肠乙状结肠的运动可持续 3 小时以上（正常人约 50 分钟）。腹泻型和便秘型患者有不同的肠动力学改变，腹泻型近段结肠（升、横结肠）通过时间缩短，而便秘型则延长。

（二）内脏感觉异常

迷走传入神经将肠道的感觉信息传至大脑，IBS 患者以肠道感觉异常为特征。直肠和结肠的气囊充气试验表明，IBS 患者较健康人的耐受阈值降低，许多 IBS 患者主诉排便不尽感，可能与直肠敏感性增高有关。IBS 患者这种感觉异常的神经生理基础可能是黏膜下的内脏传入神经末梢兴奋阈值降低、中枢神经系统对传入神经冲动的感觉异常以及传出神经对传入信息的反馈抑制的调控能力减弱，从而相对增强了痛觉的信号。

（三）感染

大量研究提示部分 IBS 患者发病与肠道感染有关。约 20%IBS 患者发病之前有明确的胃肠道感染史，约有 1/8 胃肠炎患者会发生 IBS。

（四）精神神经因素

心理因素与 IBS 发病有明显关系。大多数 IBS 患者存在精神心理障碍，常有焦虑、抑郁等症状。

（五）饮食

部分 IBS 患者发病与饮食因素有关，如对乳糖不耐受或过度食用含山梨醇或果糖多的食物易诱发 IBS。

【临床表现】

IBS 症状无特异性，所有症状均可见于器质性胃肠疾病。往往起病缓慢，症状间歇性发作，病程可长达数年或数十年，精神因素和饮食因素是诱发和加重症状的常见原因。腹痛、腹泻和便秘是 IBS 最常见的症状，根据不同临床特点分为腹泻型、便秘型和腹泻便秘交替型。

（一）腹痛

慢性复发性腹痛是 IBS 的症状特征。腹痛多见于下腹部，但也可见于腹部其他部位，腹痛的性质、程度、部位、持续时间长短都可发生变化。排便后腹痛缓解，患者一般不会在睡眠中痛醒。

（二）排便异常

排便不规则是 IBS 的另一特征，表现为便秘或腹泻，或便秘与腹泻交替。便秘表现为大便次数减少、大便干结、量少、呈羊粪状，大便表面覆有黏液，排便困难等。腹泻一般每日3～5 次，多呈稀糊状或稀水便，有时可为黏液便，但无血便。

（三）其他表现

常有腹胀感，部分 IBS 患者症状与 FD 重叠，可出现烧心、早饱、恶心、呕吐等。

笔记栏

IBS患者常可伴有失眠、焦虑、抑郁、紧张、多虑等心理精神症状，IBS症状也常因精神因素或应激事件而诱发加重。

(四) 体征

无明显阳性体征，部分患者腹痛部位轻压痛，有时可触及肠管。

【诊断和鉴别诊断】

(一) 诊断

目前普遍采用的诊断标准为罗马Ⅱ诊断标准(表 4-38-2)。支持 IBS 诊断的症状见表 4-38-3。

表 4-38-2 IBS 的罗马Ⅱ诊断标准

在过去 12 个月内，至少有 12 周时间(不必连续)出现腹部不适或疼痛症状，且这些症状具有以下三种特征中的两种：
1. 症状在排便后缓解。
2. 症状的发生与排便的次数改变有关。
3. 症状的发生与大便的性状改变有关。

表 4-38-3 支持 IBS 诊断的症状

1. 每周排便小于 3 次；
2. 每日排便次数大于 3 次；
3. 硬或干结大便；
4. 稀溏或水样便；
5. 排便有紧迫感；
6. 便急；
7. 排便不尽感；
8. 黏液便(仍有大便实质)；
9. 腹部饱胀感。
以腹泻为主者，有 2、4 或 6 项的一项以上，和没有 1、3 或 5；
以便秘为主者，有 1、3 或 5 项的一项或以上，和没有 2、4 或 6。

案例 4-38-2

1. 青年女性患者，反复腹痛、腹泻 2 年余，每年发作时间超过 12 周。腹痛腹泻反复发作，便溏但无血便，排便后腹痛缓解，不影响睡眠。

2. 体格检查：全身情况良好，无消瘦、贫血等。

3. 辅助检查：血常规、粪常规、电子结肠镜、X 线检查均无异常发现。

临床诊断：IBS(腹泻型)

(二) 鉴别诊断

需与 IBS 鉴别的疾病包括炎症性肠病、细菌性痢疾、肠结核、肠道肿瘤、憩室炎、乳糖酶缺乏症、肠道吸收不良综合征、甲状腺功能亢进、胃泌素瘤等。需详细询问病史，如出现以下症状需做相应检查，以免漏诊器质性疾病：老年起病，短期内症状进行性加重，症状惊扰睡眠，大便出血，伴消瘦、发热、脱水等。

【治疗】

(一) 一般治疗

寻找可能存在的促发因素并去除之。做好解释工作，建立医患互信关系，消除患者对疾病的顾虑，提高对治疗的信心。避免进食诱发症状的食物。便秘患者宜多食纤维素丰富的食物。

(二) 药物治疗

根据不同的类型采用相应的药物。

1. 止泻药 腹泻明显者用洛派丁胺(loperamide)每次 2～4mg，每日 3～4 次，或地芬诺酯每次 2.5～5mg，每日 3～4 次。轻者可用硅碳银每次 1～3 片，每日 3～4 次。

2. 泻药 便秘型患者可选用作用温和的泻药，首选高渗性轻泻剂，如乳果糖 15～30ml，睡前服，或容积性泻药如纤维素、车前子等。不宜长期使用大黄、番泻叶等强泻剂。

3. 解痉剂 抗胆碱药可缓解腹痛症状，可选用阿托品、654-2、溴丙胺太林(普鲁本辛)等。钙离子拮抗剂亦可用于解痉止痛，如硝苯吡啶每次 10mg，一日 3 次；匹维溴胺每次 50mg，一日 3 次。匹维溴胺是对胃肠道有高度选择性解痉作用的钙拮抗剂，对心血管平滑肌细胞的亲和力很低，不会引起血压变化。

4. 胃肠动力药 腹胀便秘者可选用，莫沙必利每次 5mg，每日 3 次。5-羟色胺受体部分激动剂替加色罗可明显改善便秘、腹胀、腹痛等症状，剂量为每次2～4mg，每日 2 次，适用于便秘型 IBS。

5. 抗抑郁药 精神症状明显且一般药物治疗效果不佳者可选之。如阿米替林每次 25～50mg，每日 3 次；帕罗西汀每次 20mg，每日一次。一般宜从小剂量开始，根据治疗反应增减剂量。

6. 肠道菌群调节药 如双歧杆菌、乳酸杆菌、酪酸菌等制剂，对改善患者腹泻症状有帮助。

笔 记 栏

案例 4-38-2

处方及医生指导

1. 注意生活规律，避免情绪紧张。不要饮食可诱发症状的食物。

2. 腹泻明显时可用洛派丁胺每次2mg，每日3次。轻微腹泻可用硅碳银每次2～3片，每日3次。

3. 腹痛明显时，可予以654-2，每次10mg，每日3次；或硝苯吡啶每次10mg，每日3次。

推荐阅读

Horwitz BJ, Fisher RS. 2001. Current concepts: the irritable bowel syndrome. N Engl J Med, 344:1846～1850

Longstreth GF. 2006. Functional dyspepsia: managing the conundrum. N Engl J Med, 354:791～793

Mertz HR. 2003. Drug therapy: irritable bowel syndrome. N Engl J Med, 349:2136～2146

（倪润洲）

笔 记 栏

第39章 慢性病毒性肝炎

慢性病毒性肝炎(chronic viral hepatitis)指急性肝炎病程超过半年，或既往有乙型、丙型、丁型肝炎，病情反复，再次出现肝炎症状、体征及肝功能异常者。发病日期不明或虽无肝炎病史，但肝组织病理学检查符合慢性肝炎，或根据症状、体征、化验及影像学检查综合分析，亦可作出相应诊断。

【病因】

在慢性病毒性肝炎中，乙型肝炎病毒(hepatitis B virus，HBV)和丙型肝炎病毒(hepatitis C virus，HCV)是最主要的病因。此外，尚有少数HBV重叠丁型肝炎病毒(hepatitis D virus，HDV)感染。甲型肝炎病毒(hepatitis A virus，HAV)和戊型肝炎病毒(hepatitis E virus，HEV)感染不演变为慢性病毒性肝炎。庚型肝炎病毒(hepatitis G virus，HGV)和TT病毒是否可引起人类肝炎目前尚存在争议(表4-39-1)。

表4-39-1 慢性病毒性肝炎的病因

慢性病毒感染 乙型肝炎病毒(HBV) 丙型肝炎病毒(HCV)	丁型肝炎病毒(HDV) 由其他未定和未知病毒引起

注：丁型肝炎病毒为一缺陷病毒，必须在乙型肝炎病毒感染的基础上方能感染

【病理】

(一)基本病变

1. 炎症坏死 常见有点状、灶状坏死，融合坏死，碎屑样坏死和桥接样坏死。①碎屑坏死(piecemeal necrosis，PN)又称界面肝炎(interface hepatitis)，系肝实质和汇管区或间隔交界带的炎症坏死，特点为淋巴细胞和单核细胞浸润，交界带肝细胞坏死，肝星状细胞增生，可致局部胶原沉积和纤维化。依病变程度分为轻、中、重度(见表4-39-2)，是判定小叶炎症活动度的重要指标之一；②桥接坏死(bridging necrosis，BN)为较广泛的融合性坏死，根据坏死连接部位不同分3类：汇管区-汇管区(P-P)、汇管区-小叶中央区(P-C)、中央-中央(C-C)(见表4-39-2)。BN常导致桥接纤维化，与预后密切相关。BN的多少是诊断中、重度慢性肝炎的重要依据之一。

表4-39-2 慢性病毒性肝炎坏死性病理改变

病理类型	特征
碎屑坏死	
轻度	发生于部分汇管区，界板破坏范围小，界面肝炎局限
中度	大部分汇管区受累，界板破坏可达50%，界面肝炎明显
重度	炎症致汇管区扩大，PN广泛，炎症坏死深达小叶中带，致小叶边界严重参差不齐，可致汇管区周围较广泛胶原沉积
桥接坏死	
汇管区-汇管区	BN主要由汇管区炎症及PN发展形成
汇管区-小叶中央区	BN沿肝腺泡3区小叶中央与汇管区炎症、坏死互相融合，常致小叶结构破坏
中央-中央	BN两个小叶中心带的坏死相融合

2. 纤维化 指肝内有过多胶原沉积，依其对肝结构破坏范围、程度和对肝微循环影响的大小划分为1～4期(S1～S4)。

(二)组织学分级、分期

为标准化慢性肝炎的病变程度，慢性肝炎按炎症活动度及纤维化程度进行了分级、分期，见表4-39-3。

表4-39-3 慢性肝炎分级、分期标准

炎症活动度(G)			纤维化程度(S)	
分级	汇管区及周围	小叶内	分期	纤维化程度
0	无炎症	无炎症	0	无纤维化
1	汇管区炎症	变性及少数点、灶状坏死灶	1	汇管区纤维化扩大，局限窦周及小叶内纤维化
2	轻度PN	变性，点、灶状坏死或嗜酸性小体	2	汇管区周围纤维化，纤维间隔形成，小叶结构保留
3	中度PN	变性、融合坏死或见BN	3	纤维间隔伴小叶结构紊乱，无肝硬化
4	重度PN	BN范围广，累及多个小叶(多小叶坏死)	4	早期肝硬化

笔记栏

（三）组织学分度

慢性肝炎按炎症活动度(G)及纤维化程度(S)分为轻、中、重三度，见表 4-39-4。

【临床表现】

慢性肝炎患者临床表现轻重不一，轻者症状、体征缺如或轻微，如轻度乏力、食欲不振、腹胀、肝区痛等症状，多无黄疸。肝肿大伴有轻度触痛及叩击痛。肝功检查主要是转氨酶增高，病情迁延不愈或反复波动。重者面色常晦暗，可出现黄疸、蜘蛛痣、肝掌，一般情况较差，劳动力减退。肝肿大质韧偏硬，伴有触痛及叩击痛，脾多肿大。实验室检查肝功能长期反复异常：转氨酶持续升高或反复波动、白蛋白降低、球蛋白升高、胆红素增高、凝血酶原时间延长。部分病例出现肝外器官损害，如慢性多发性关节炎、慢性肾小球炎、慢性溃疡性结肠炎、结节性多动脉炎、慢性淋巴细胞性甲状腺炎等。

为反映肝功能损害程度，临床上根据临床表现及实验室检查结果，将慢性肝炎分为轻、中、重三个级别，见表 4-39-5 和表 4-39-6。

表 4-39-4　慢性肝炎的组织学分度

组织学分度	分级、分期	特征
轻度慢性肝炎	G1～G2，S0～S2	①肝细胞变性，点、灶状坏死或凋亡小体
		②汇管区有(无)炎症细胞浸润，扩大，有或无局限碎屑坏死(界面肝炎)
		③小叶结构完整
中度慢性肝炎	G3，S1～S3	①汇管区炎症明显，伴中度碎屑坏死
		②小叶内炎症严重，融合坏死或伴少数桥接坏死
		③纤维间隔形成，小叶结构大部分保存
重度慢性肝炎	G4，S2～S4	①汇管区炎症严重或伴重度碎屑坏死
		②桥接坏死累及多数小叶
		③大量纤维间隔，小叶结构紊乱，或形成早期肝硬化

表 4-39-5　慢性肝炎的实验室检查异常程度参考指标

项目	轻度	中度	重度
ALT 和(或)AST(IU/L)	≤正常 3 倍	＞正常 3 倍	＞正常 3 倍
胆红素(μmol/L)	≤正常 2 倍	＞正常 2～5 倍	＞正常 5 倍
白蛋白(A)(g/L)	≥35	32～35	≤32
A/G	≥1.4	1.0～1.4	＜1.0
电泳 γ 球蛋白(γEP)	≤21%	21%～26%	≥26%
凝血酶原活动度(PTA)	＞70%	60%～70%	40%～60%
胆碱酯酶(CHE)(U/L)	＞5400	4500～5400	≤4500

表 4-39-6　慢性肝炎临床表现分级

轻度	临床症状、体征轻微或缺如，肝功能指标仅 1 或 2 项轻度异常
中度	症状、体征、实验室检查居于轻度和重度之间
重度	1. 有明显或持续的肝炎症状，如乏力、纳差、腹胀、尿黄等，伴有肝病面容、肝掌、蜘蛛痣、脾大并排除其他原因，且无门静脉高压征者。实验室检查血清 ALT 和(或)AST 反复或持续升高、白蛋白降低或 A/G 比值异常、丙种球蛋白明显升高 2. 以下任何一项达标者亦可诊断为重度慢性肝炎： ①白蛋白≤32g/L；②胆红素大于 5 倍正常值上限；③凝血酶原活动度 40%～60%；④胆碱酯酶＜2500U/L

第一节　慢性乙型病毒性肝炎

案例 4-39-1

患者，男，38 岁。因“乏力、纳差 1 年，皮肤、巩膜黄染 1 周”于 2006 年 2 月 12 日入院。患者 1 年前无明显诱因出现乏力、纳差，无发热，无恶心、呕吐，未作诊治。1 周来上述症状加重，出现皮肤、巩膜黄染，伴小便颜色加深，浓茶水样。无腹痛、发热，亦无恶心、呕吐、腹泻，无皮肤瘀斑及口鼻出血。自服助消化药，无好转来诊收住院。3 年前体检发现乙肝病毒感染，但无不适，未诊治。

体格检查：T 36.2℃，R 18 次/分，P 84 次/分，BP 106/71mmHg。皮肤、巩膜轻度黄染，全身皮肤未见皮疹及出血点。咽部稍红，扁桃体不大。腹部平软，全腹无压痛，肝于剑突下 4cm，右肋下 2cm 可触及，质韧，表面光滑，无压痛，肝区轻叩痛，脾脏未及，腹部移动性浊音阴性。双下肢无浮肿。

实验室及辅助检查：血常规：白细胞 5.5×10^9/L，中性粒细胞 57%，血红蛋白 145g/L，血小板 215×10^9/L。肝炎病毒血清学：抗-HAV（－），HBsAg（＋），抗-HBs（－），HBeAg（＋），抗-HBe（－），抗-HBc（＋），抗-HCV（－），抗-HDV（－），抗-HEV（－）。肝功能：总蛋白 79g/L，白蛋白 48g/L，球蛋白 31g/L，A/G 1.52，ALT215U/L，AST348 U/L，总胆红素 78μmol/L，直接胆红素 57μmol/L，间接胆红素 21μmol/L。

问题：

1. 考虑何种诊断？
2. 为明确诊治，该患者还应做何种检查？
3. 给出治疗意见。

【流行病学】

HBV 感染呈世界性流行，但不同地区 HBV 感染的流行强度差异很大。据世界卫生组织报道，全球约 20 亿人曾感染过 HBV，其中 3.5 亿人为慢性 HBV 感染者，每年约有 100 万人死于 HBV 感染所致的肝功能衰竭、肝硬化和原发性肝细胞癌（HCC）。我国属 HBV 感染高流行区，一般人群的 HBsAg 阳性率为 10%左右。HBV 主要经以下途径传播：①母婴垂直传播；②输入血和血制品；③通过破损的皮肤和黏膜及性接触传播。围生（产）期传播是母婴传播的主要方式，多为在分娩时接触 HBV 阳性母亲的血液和体液传播。经皮肤黏膜传播主要发生于使用未经严格消毒的医疗器械、注射器、侵入性诊疗操作和手术以及静脉内滥用毒品等。其他如修足、文身、扎耳环孔、医务人员工作中的意外暴露、共用剃须刀和牙刷等也可传播。与 HBV 阳性者性接触，特别是有多个性伴侣者，其感染 HBV 的危险性明显增高。由于对献血员实施严格的 HBsAg 筛查，经输血或血液制品引起的 HBV 感染已较少发生。日常工作或生活接触，如同一办公室工作（包括共用计算机等办公用品）、握手、拥抱、同住一宿舍、同一餐厅用餐和共用厕所等无血液暴露的接触，一般不会传染 HBV。经吸血昆虫（蚊、臭虫等）传播未被证实。

【发病机制】

（一）乙型病毒性肝炎肝细胞损伤机制

大量研究表明，乙型病毒性肝炎肝细胞损伤主要是由抗原诱导的细胞免疫反应所致，该反应同时也是病毒清除的主要途径。一般认为，病毒本身并不引起肝细胞的损伤。细胞免疫反应的效应细胞是细胞毒性 T 淋巴细胞（cytotoxic T lymphocyte，CTL）、自然杀伤细胞（nature kilker cell，NK cell）、抗体依赖性淋巴细胞，其中起主要作用的是细胞毒性 T 淋巴细胞。免疫效应所攻击的靶抗原是肝细胞膜上的抗原，如 HBsAg、HBeAg、肝特异性脂蛋白（liver specific membrane lipoprotein，LSP）及肝膜抗原（liver membrane antigen，LMAg）等。免疫效应细胞通过对受染肝细胞的攻击，造成肝细胞的损伤。

（二）乙型病毒性肝炎慢性化的机制

我国成人慢性乙型肝炎主要是分娩时通过母婴垂直传播引起，成人感染 HBV 主要表现为急性过程。HBV 感染后慢性化主要与两方面的因素有关，一是病毒因素，二是机体本身的因素，详见表 4-39-7。

表 4-39-7　乙型病毒性肝炎慢性化的机制

病毒因素	①病毒诱导免疫耐受
	②HBV 基因突变逃逸机体免疫系统的清除
	③抑制受染肝细胞的 CTL 溶解
	④HBV DNA 整合到宿主肝细胞的基因组中，导致机体免疫系统无法清除病毒
机体因素	①基因易感性
	②干扰素产生不足或机体对干扰素反应缺陷
	③T、B 淋巴功能异常
	④其他如性别、激素、年龄、种族等

笔记栏

【临床表现】

慢性乙型病毒性肝炎起病隐匿，主要症状为全身乏力、厌食、腹部不适、少数患者有恶心、呕吐症状，无黄疸或轻度黄疸，检查可发现肝肿大、压痛、脾肿大、少数患者有肝区疼痛。重者出现肝病面容、蜘蛛痣、肝掌等。

【实验室和辅助检查】

(一) 肝功能检查

肝炎活动时 ALT、AST、胆红素可升高，病变严重时白蛋白、胆碱酯酶、胆固醇降低，凝血酶原时间延长。

(二) 肝炎病毒学检查

HBV 血清学标志包括 HBsAg、抗-HBs、HBeAg、抗-HBe、抗-HBc。HBsAg 阳性表示 HBV 感染。抗-HBs 为保护性抗体，抗-HBs 阳性表示对 HBV 有免疫力，见于乙肝康复及接种乙肝疫苗者，HBsAg 转阴而抗-HBs 转阳，称为 HBsAg 血清转化。HBeAg 阳性可作为 HBV 复制和传染性高低的指标。抗-HBe 阳性表示 HBV 复制水平低(但有前 C 区突变者例外)。HBeAg 转阴而抗-HBe 转阳，称为 HBeAg 血清转化。抗-HBc IgM 阳性表示 HBV 复制，多见于乙肝急性期。抗-HBc 总抗体主要是抗-HBc IgG，只要感染过 HBV，无论病毒是否被清除，此抗体均为阳性。

HBV-DNA 定性和定量检测，用于判断病毒复制程度、指导制定抗病毒治疗方案及监测抗病毒疗效。HBV DNA＞10^5 拷贝/ml 为阳性，HBV DNA＜10^4 拷贝/ml 为阴性，HBV DNA 介于 10^4 拷贝/ml～10^5 拷贝/ml 之间为可疑，须结合临床分析。但目前有研究认为 HBV DNA 半衰期短，仅有 1 天。故血清中检出 HBV DNA，即提示病毒复制。

(三) 肝脏病理学检查

免疫组化法检测可显示肝细胞中有无 HBsAg 和 HBeAg 表达。

慢性乙肝肝组织炎症坏死的分级(G)、纤维化程度的分期(S)，可指导制定治疗方案和评价药物疗效。

(四) 影像学检查

可对肝脏、胆囊、脾脏进行 B 超、CT 和磁共振(MRI)等检查。影像学检查的主要目的是鉴别诊断和监测慢性乙肝的病情进展。

笔记栏

【诊断和鉴别诊断】

(一) 诊断标准

慢性乙型病毒性肝炎的诊断标准见表4-39-8。

表 4-39-8 慢性乙型病毒性肝炎的诊断标准

1. 急性乙肝病程超过半年尚未痊愈者，如无急性乙肝史，肝炎病程超过半年未愈者
2. 有肝炎症状、体征：肝病面容、肝掌、蜘蛛痣、脾肿大或黄疸等(排除其他原因)
3. 肝功能检查，ALT 反复和(或)持续升高，血浆白蛋白降低，A/G 蛋白比例失常，γ-球蛋白升高和(或)胆红素长期或反复异常
4. HBV 标志物检测，符合慢性乙肝的病原学指标
5. 肝脏病理组织学特点，符合慢性肝炎的病理学改变
疑似病例：1＋2＋3
确诊病例：疑似病例＋4 或 3＋4

案例 4-39-1

1. 3 年前体检发现乙肝大三阳，乙肝病程超过半年。

2. 皮肤、巩膜黄染，伴乏力、纳差，小便颜色加深，浓茶水样。肝于剑下突 4cm，右肋下 2cm 可触及，质韧，表面光滑，无压痛，肝区轻叩痛。有肝炎症状、体征。

3. 肝功能：总蛋白 79g/L，白蛋白 48g/L，球蛋白 31g/L，A/G 1.52，ALT 215U/L，AST 348U/L，总胆红素 78μmol/L，直接胆红素 57μmol/L，间接胆红素 21μmol/L。肝功能检查异常。

4. 肝炎病毒血清学：抗-HAV(－)，HBsAg(＋)，抗-HBs(－)，HBeAg(－)，抗-HBe(＋)，抗-HBc(＋)，抗-HCV(－)，抗-HDV(－)，抗-HEV(－)。乙肝病毒血清学阳性。

患者有乙肝病史 3 年，出现乏力、纳差，皮肤、巩膜黄染等临床表现，肝炎病毒血清学检查 HBsAg(＋)，抗-HBe(＋)，抗-HBc(＋)，肝功能检查有转氨酶、胆红素升高等肝功受损的改变，符合慢性乙型病毒性肝炎的诊断标准，故诊断为慢性乙型病毒性肝炎。

(二) 鉴别诊断

本病应与急性病毒性肝炎、慢性丙型病毒性肝炎、酒精性肝病、自身免疫性肝病、药物性肝病、肝硬化等鉴别。

【治疗】

(一) 一般治疗

肝炎活动期适当卧床休息,以增加肝脏血流量,有助恢复。病情轻者以活动后不觉疲乏为度。适当高蛋白、高热量、高维生素易消化食物。严禁饮酒,建议乙型病毒性肝炎活动期妇女避免妊娠。

(二) 抗病毒治疗

抗病毒治疗是慢性乙型病毒性肝炎治疗的基础,一般适应证包括:

(1) HBV DNA $>10^5$拷贝/ml(HBeAg 阴性者,则$\geqslant 10^4$拷贝/ml)。

(2) ALT 在 2~10 倍正常上限。

(3) 如果 ALT 在 2 倍正常上限内,组织病理学上应有中度(G2)以上炎症活动和(或)中度(S2)以上纤维化病变。

应注意排除由药物或酒精等因素所致的 ALT 升高,也应排除因应用降酶药物后 ALT 暂时性正常。

案例 4-39-1

患者慢性乙型病毒性肝炎诊断明确,ALT、HBV DNA 水平及肝脏病理组织学改变程度为制定治疗方案的依据,故患者目前尚应做 HBV DNA 测定,必要时行肝脏穿刺活检。

目前,抗病毒治疗药物有下列几个类型:

1. 干扰素类 干扰素(interferons,IFN)是目前公认的对 HBV 复制有一定作用的药物。其作用机制为:①阻断病毒繁殖和复制,主要通过抗病毒蛋白(avp)导致 mRNA 裂解,阻止 HBV 复制;②诱导受感染肝细胞膜I类主要组织相容性复合物(MHC-I)抗原表达。促进 TC 细胞的识别和杀伤效应。目前临床主要采用基因工程干扰素,每次 300 万~500 万 U,肌内注射,每日 1 次连用 1 周后改为隔日 1 次,疗程 4~6 个月,也可根据病情延长疗程至 1 年。HBeAg 及 HBV DNA 转阴率可达 30%~70%,抑制 HBV 复制效果肯定。但绝大多数仍 HBeAg 持续阳性,可能与 HBV-DNA 整合有关。聚乙二醇(PEG)化干扰素 α(PEG-IFN-α)是在 IFN-α 分子上交联无活性、无毒性的 PEG 分子,延缓 IFN-α 注射后的吸收和体内清除过程,其半衰期较长,每周 1 次给药即可维持有效血药浓度,疗效优于普通 IFN-α。PEG-IFN-α-2a(180μg)或 PEG-IFN-α-2b(1.5μg/kg)每周 1 次皮下注射,疗程 48 周。干扰素使用过程中可出现一些不良反应,常见为畏寒、发热、四肢关节酸痛、鼻塞等流感样表现,多在用药后一周左右自行消失或耐受,不影响治疗。但近年发现,干扰素还有一类特殊的不良反应,如白细胞降低、精神神经症状、甲状腺功能异常、间质性肺炎、代谢异常、严重出血、自身免疫性疾病、重要器官受损等。虽发生率较低,但危害性大,常导致治疗终止甚至危及患者生命。上述不良反应多数可逆,停药后可自行缓解。因此,应对使用干扰素的患者密切观察,有问题应及时停药。

2. 核苷酸类似物

(1) 拉米夫定(lamivudine):可明显抑制 HBV DNA 水平,HBeAg 血清转化率随治疗时间延长而提高,且与治疗前 ALT 水平呈正相关。长期治疗可以减轻炎症、降低肝纤维化、肝硬化的发生率。随机对照临床试验表明,本药可降低肝功能失代偿和原发性肝癌(HCC)发生率。在失代偿期肝硬化患者也能改善肝功能、延长生存期。剂量为每日 100mg,疗程至少 1 年,然后根据疗效来决定继续服药或停药。国外研究结果显示,拉米夫定治疗儿童慢性乙肝的疗效与成人相似,安全性良好。

本药随用药时间的延长,发生耐药变异的比例增高,从而限制其长期应用。部分病例在发生耐药变异后会发生病情加重,少数甚至发生肝功能失代偿。另外,部分患者在停用本药后,会出现 HBV DNA 和 ALT 水平升高,个别患者甚至可发生肝功能失代偿。

(2) 阿德福韦(adefovir dipivoxil):阿德福韦是5′-单磷酸脱氧阿糖腺苷的无环类似物,抑制 HBV DNA 作用强,耐药发生率较拉米夫定低,本药对拉米夫定耐药变异的代偿和失代偿肝硬化患者均有疗效。在较大剂量时有一定肾毒性,但每日 10mg 剂量对肾功能影响较小,每日 10mg,治疗 48~96 周,根据疗效来决定继续服药或停药。约有 2%~3%患者血清肌酐较基线值上升>0.5mg/dl。因此,对应用阿德福韦治疗者,应定期监测血清肌酐和血磷。

其适应证和拉米夫定相似,尤其适合于需长期用药或已发生拉米夫定耐药者。

(3) 恩替卡韦(entecavir):恩替卡韦是环戊酰鸟苷类似物。临床研究表明,成人每日口服 0.5mg 能有效抑制 HBV DNA 复制,疗效优于拉米夫定,对发生病毒耐药变异者将剂量提高至每日 1mg 能有效抑制 HBV DNA 复制。

其他核苷类似物如特比夫定(telbivudine,LdT)是一种 β-L 构型的天然胸腺嘧啶核苷,其特点是抑制 HBV DNA 能力很强。

3. 其他抗病毒药物 苦参素(氧化苦参碱)已制成静脉和肌肉注射剂及口服制剂。根据国内多项随机对照多中心临床研究表明,本药具有抗 HBV 及改善肝功能作用。但尚未经多中心临床试验验证。

(三) 免疫调节治疗

免疫调节治疗是慢性乙肝治疗的重要手段之一,但目前尚缺乏乙肝特异性免疫治疗方法。胸腺素 α1 不良反应小、使用安全,对于有抗病毒适应证、但不能耐受或不愿接受干扰素和核苷类似物治疗的患者,可用胸腺素 α1 1.6mg,每周 2 次,皮下注射,疗程 6 个月。

(四) 保护肝细胞药物

1. 水飞蓟素 如益肝灵可稳定肝细胞膜,促进肝细胞再生。用法为每次 2 片,每日 3 次,疗程 3 个月。

2. 甘草甜素 有降酶作用,但停药后有反跳。该类产品有强力宁、甘利欣、甘畅等注射液,用法为 150mg 加入 10%葡萄糖液静脉滴注,每日 1 次,疗程1~2 个月,注意心、肾功能衰竭、严重低血钾、高血钠症禁用。孕妇及婴幼儿不宜用。

3. 还原型谷胱甘肽 有抗氧化,保护肝细胞的作用,降酶效果较好,同类产品有古拉定、阿拓莫兰等。用法为 1200~1800mg 加入 5%葡萄糖液静脉滴注,每日 1 次,疗程 1~2 个月。

4. 多烯磷脂酰胆碱 是从大豆中提取的有效成分,具有抗氧化和修复细胞膜的作用。临床常用易善复,用法为 250~500mg 加入 5%葡萄糖液静脉滴注,每日 1 次,严重病例每日静脉滴注 500~1000mg,亦可口服,疗程视病情严重程度而定,长者可达 1 年。

5. 其他 如齐墩果酸片和联苯双酯均有降酶作用。

(五) 抗纤维化治疗

有研究表明,经干扰素或拉米夫定治疗后,肝组织病理学可见纤维化甚至肝硬化有所减轻,因此,抗病毒治疗是抗纤维化治疗的基础。

(六) 中药治疗

中医中药治疗慢性乙肝在我国应用广泛,但多数药物缺乏随机对照研究,其抗病毒疗效尚需进一步确认。

案例 4-39-1

患者乙肝病史 3 年,乙肝两对半示 HBsAg(+),抗-HBe(+),抗-HBc(+),肝功能检查 ALT 升高大于 2 倍正常值上限,慢性乙型病毒性肝炎诊断明确。建议患者查 HBV-DNA 水平,必要时行肝组织活检,制定治疗方案。

目前的治疗方案:

1. 一般治疗:休息、补充维生素及蛋白质。

2. 抗病毒治疗:用干扰素或核苷类似物。

3. 保肝退黄:还原型谷胱甘肽、多烯磷脂酰胆碱、甘草甜素等。

【预后】

慢性乙型病毒性肝炎可演变为肝纤维化、肝硬化或原发性肝癌。但病情的发展取决于病毒和宿主等多方面的因素,正确的治疗及生活习惯可改变其发展过程。轻度病变者经治疗后可延缓病情进展。重度患者治疗效果差,预后差。

第二节 慢性丙型病毒性肝炎

案例 4-39-2

患者,男,32 岁。因"反复肝功能异常 1 年"于 2005 年 6 月 24 日入院。

患者 1 年前体检时发现肝功能异常,ALT 及 AST 水平升高,肝炎病毒血清学检查:抗-HCV(+),余阴性,诊断为"慢性丙型病毒性肝炎"。予保肝治疗,转氨酶未完全恢复正常。之后多次复查,转氨酶值均高于正常水平。病程中患者无自觉症状,无皮肤、巩膜黄染,一直自服保肝药物,但未予正规抗病毒治疗,为进一步诊治入院。5 年前有吸毒史,目前已戒断。无烟、酒嗜好。

体格检查无异常。

实验室及辅助检查:血常规:白细胞 5.1 $\times 10^9$/L,中性粒细胞 0.62,血红蛋白 137g/L,血小板 287 $\times 10^9$/L。肝炎病毒血清学:抗-HAV(-),HBsAg(-),抗-HDV(-),抗-HEV(-)。肝功能:总蛋白 79g/L,白蛋白 45g/L,球蛋白 28g/L,A/G 1.61 ∶ 1,ALT 127U/L, AST164U/L,总胆红素 21μmol/L,直接胆红素 14μmol/L,间接胆红素 7μmol/L。B 超:肝、胆、胰、脾未见异常。

问题:

1. 患者慢性丙型病毒性肝炎诊断明确,考虑患者感染最可能来自何处?

2. 为明确诊治方案,该患者还应做何种检查?

3. 请给出治疗意见。

笔记栏

【流行病学】

丙型肝炎呈全球性流行，是欧美及日本等国家终末期肝病的最主要原因。据世界卫生组织统计，全球 HCV 的感染率约为 3%，估计约 1.7 亿人感染了 HCV，每年新发丙型肝炎病例约 3.5 万例。全国血清流行病学调查资料显示，我国一般人群抗-HCV 阳性率为 3.2%。各地抗-HCV 阳性率有一定差异，以长江为界，北方高于南方。抗-HCV 阳性率随年龄增长而逐渐上升，由 1 岁组的 2.0%至 50～59 岁组的 3.9%。男女间无明显差异。HCV 传播途径主要有：①血液和血制品：血液传播是最主要的传播途径，我国自 1993 年对献血员筛查抗-HCV 后，该途径得到了有效控制。但由于抗-HCV 存在窗口期、抗-HCV 检测试剂的质量不稳定及少数感染者不产生抗体。因此，无法完全筛出 HCV 阳性者，大量输血和血液透析仍有可能感染 HCV；②破损的皮肤和黏膜：这是目前重要的传播方式，在某些地区，因静脉注射毒品导致 HCV 传播占 60%～90%。使用非一次性注射器和针头、未经严格消毒的牙科器械、内镜、侵袭性操作和针刺等也是经皮肤和黏膜传播的重要途径。一些可能导致皮肤破损和血液暴露的传统医疗方法也与 HCV 传播有关；共用剃须刀、牙刷、文身和穿耳环孔等也是 HCV 潜在的经皮肤和黏膜传播方式；③母婴传播：多在分娩时接触 HCV-RNA 阳性母亲的血液和体液传播；④性接触传播。部分 HCV 感染者的传播途径不明。接吻、拥抱、喷嚏、咳嗽、食物、饮水、共用餐具和水杯、无皮肤破损及其他无血液暴露的接触一般不传播 HCV。

案例 4-39-2

患者 5 年前有吸毒史，考虑为经静脉注射毒品感染丙型肝炎病毒。

【发病机制】

丙型肝炎是以肝细胞损伤为主的疾病，肝细胞破坏的可能机制有：①丙肝病毒直接破坏肝细胞。由于采用聚合酶链反应和原位杂交检测均显示血清及肝脏丙肝病毒核糖核酸（HCV RNA）的变化与转氨酶异常变化相平行，认为病毒在复制过程中可能直接损伤肝细胞的细胞器，促使肝细胞膜对转氨酶的通透性增强。HCV 抗原肝细胞可见胞质明显疏松水肿，可见小空泡性脂肪变性及气球样变。均提示 HCV 具有直接破坏肝细胞的作用。②较多实验证明免疫因素也是肝细胞损伤的主要原因，尤其是细胞免疫是丙肝病毒导致肝细胞损伤的最重要因素。

HCV 感染后容易慢性化，约占感染者的 50%～80%，其可能机制为：①病毒通过变异逃逸机体的免疫攻击而得以在体内复制；②HCV 在体内复制水平低下，免疫原性弱，不足以激发机体的免疫清除效应，甚至产生免疫耐受，造成病毒持续感染；③HCV 具有肝外亲嗜性，可能成为肝细胞反复感染的来源；④机体自身免疫功能低下，不足以清除病毒。

【临床表现】

慢性丙型肝炎临床表现与慢性乙肝相似，但相对较轻，很少有明显的临床表现，或者仅表现为乏力。血清 ALT 在慢性过程中可间断或持续升高，升高的程度和肝脏炎症的活动度相关，但至少 1/3 的慢性丙型肝炎患者可保持正常的 ALT 水平。

肝外临床表现或综合征可能是机体异常免疫反应所致，包括类风湿性关节炎、干燥性结膜角膜炎、扁平苔藓、肾小球肾炎、混合型冷球蛋白血症、B 细胞淋巴瘤和迟发性皮肤卟啉症等。

【实验室和辅助检查】

(一) 肝功能检查

肝功能异常程度取决于患者的病情，多表现为转氨酶持续或反复轻度增高。

(二) 肝炎病毒学检查

抗-HCV 和 HCV-RNA 阳性。

(三) 病理学检查

病理组织学检查对丙型肝炎的诊断、衡量炎症和纤维化程度、评估药物疗效以及预后判断等方面至关重要。

案例 4-39-2

肝脏炎症和纤维化程度是治疗方案选择的依据和判断预后及疗效的指标。故建议患者行肝脏穿刺活检。

【诊断和鉴别诊断】

HCV 感染超过 6 个月，或起病日期不明、既往无肝炎病史，但肝脏组织病理学检查符合慢性肝炎，或根据症状、体征、实验室及影像学检查结果综合分析，亦可诊断。鉴别诊断同慢性乙型病毒性肝炎。

笔记栏

【治疗】

（一）抗病毒治疗

慢性丙型病毒性肝炎抗病毒治疗适应证：①ALT或AST持续或反复升高，或肝组织学有明显炎症坏死（G≥2）或中度以上纤维化（S≥2）者，易进展为肝硬化，应给予积极治疗。②ALT持续正常者大多数肝脏病变较轻，应根据肝活检病理学结果决定是否治疗。对已有明显纤维化（S2、S3）者，无论炎症坏死程度如何，均应给予抗病毒治疗；对轻微炎症坏死且无明显纤维化（S0、S1）者，可暂不治疗，但每隔3～6个月应检测肝功能。③近年有人提出对ALT正常或轻度升高的丙型肝炎患者，只要HCV RNA阳性，也可进行治疗，但尚需做进一步临床研究。

1. 干扰素（IFN-α） 干扰素是治疗丙肝的首选药物，包括普通IFNα、复合IFN和聚乙二醇（PEG）化干扰素α（PEG-IFNα）。PEG-IFNα疗效优于普通IFN-α，PEG-IFNα与利巴韦林联合应用是目前最有效的抗病毒治疗方案，其次是普通IFNα或复合IFN与利巴韦林联合治疗，均优于单用IFNα。给药方法：普通IFNα300万U，每周3次皮下或肌内注射，或PEG-IFNα-2a（180μg）或PEG-IFNα-2b（1.5μg/kg）每周1次皮下注射，联合利巴韦林每天800～1200mg，口服治疗，疗程48周。干扰素可引起白细胞减少，而利巴韦林会导致红细胞溶解破坏，治疗期间需监测血象的变化。

2. 免疫调节治疗 胸腺素α1不良反应少，使用安全。对于有抗病毒适应证，但不能耐受或不愿接受干扰素，可用胸腺素α1 1.6mg，每周2次，皮下注射，疗程6个月。

（二）保肝及抗肝纤维化治疗

见慢性乙型病毒性肝炎。

案例 4-39-2

患者ALT和（或）AST反复升高1年，入院查ALT 127U/L，AST 164U/L，总胆红素21μmol/L，直接胆红素14μmol/L，间接胆红素7μmol/L，提示肝脏炎症活动。

根据肝脏炎症和纤维化程度，制定治疗方案。

【预后】

HCV感染易慢性化，可发生肝硬化，但进展缓慢。部分患者可发展成为肝癌。

推荐阅读

中华医学会传染病与寄生虫病学分会、肝病学分会. 2001. 病毒性肝炎防治方案. 中华内科杂志，40(1)：62～68

Chang T-T，Gish RG，de Man R，et al. 2006. the BEHoLD AI463022 Study Group. A comparison of entecavir and lamivudine for HBeAg-positive chronic hepatitis B. N Engl J Med，354：1001～1010

Lai CL，Shouval D，Lok AS，et al. 2006. the BEHoLD AI463027 Study Group. Entecavir versus Lamivudine for patients with HBeAg-negative chronic hepatitis B. N Engl J Med，354：1011～1020

Lauer GM，Walker BD. 2001. Medical progress：hepatitis C virus infection，N Engl J Med，345：41～52

Lok ASF. 2002. Chronic hepatitis B. N Engl J Med，346：1682～1683

（杨晋辉）

第40章 自身免疫性肝病

自身免疫性肝病是机体自身免疫反应异常造成肝组织损伤、出现肝功能异常及相应临床表现的一组疾病，包括以肝炎为主型的自身免疫性肝炎（autoimmune hepatitis，AIH）、以胆系损害及胆汁淤积为主型的原发性胆汁性肝硬化（primary biliary cirrhosis，PBC）和原发性硬化性胆管炎（primary sclerosing cholangitis，PSC）。这三种疾病均可表现为肝脏病变，严重者可进展至肝硬化。但它们在病理组织学改变、临床表现、血液生化和自身抗体方面又有各自的特点，有时它们的表现不典型或相互重叠，给临床诊断和治疗带来困难。自身免疫性肝病是导致肝功能衰竭的重要病因，由于其病因和发病机制尚未完全阐明，目前治疗存在许多困难。本章将重点讨论自身免疫性肝炎（AIH）和原发性胆汁性肝硬化（PBC）。

第一节 自身免疫性肝炎

案例 4-40-1

患者，女，55岁。因"反复乏力1年，伴皮肤、巩膜黄染1个月余"于2003年9月3日入院。

患者1年来无明显诱因反复感乏力，食欲下降，无发热、咳嗽，无呕吐、腹痛、腹泻等症状，体重无明显减轻，未诊治。近1个月来感上述症状加重，进食后恶心，伴皮肤及巩膜发黄，尿色加深，大便尚正常。为进一步治疗入院。有类风湿关节炎病史多年，无饮酒史。否认肝炎、结核等传染病史。无长期服药史及毒物接触史。

体格检查：T 36.6℃，P 80次/分，R 20次/分，BP120/70mmHg，神志清楚，全身皮肤、双眼巩膜黄染，浅表淋巴结未触及肿大，心、肺、腹部查体阴性。双手指关节尺侧偏斜。

问题：

1. 该病例考虑哪些诊断？
2. 在明确诊断之前，应做哪些实验室检查？
3. 明确诊断后如何治疗？

自身免疫性肝炎（autoimmune hepatitis，AIH）是一种病因不明的、免疫介导的、累及肝实质的疾病，临床上以反复转氨酶异常、波动性黄疸、高γ-球蛋白血症、循环中出现自身抗体、女性易患等为特点，男女比例为1∶3.6。组织学上以界面肝炎及汇管区浆细胞浸润为主要特征。该病在欧美国家发病率较高，如美国该病占慢性肝病的10%～15%，我国目前对于自身免疫性肝病的报道也日渐增多。临床上根据自身抗体和临床表现等的不同将AIH分成1型和2型。

【病因和发病机制】

自身免疫性肝炎的发病机制尚不明确，目前认为与遗传易感性和分子模拟机制有关。AIH存在明显的家族聚集现象，人类白细胞抗原（HLA）作为自身免疫性肝病的遗传背景早已得到公认。1型AIH与HLA密切相关。许多研究表明，HLA-DR3、HLA-DR4是AIH的独立危险因子，并且AIH的遗传易感性存在地区及种族差异。2型AIH的遗传易感性并不明显，有报道认为可能与HLA-DR3、HLA-B14和HLA-DRB* 07有一定关联。

某些病毒如HAV、HBV、HCV、麻疹病毒等感染，以及某些化学因素和环境可促发AIH。可能机制是通过分子模拟导致机体免疫耐受丧失，参与AIH的发病。AIH的免疫病理损伤机制见表4-40-1。

表 4-40-1 AIH的免疫病理损伤机制

T细胞介导的细胞毒性作用	$CD4^+$ T细胞被激活后分化为细胞毒性T淋巴细胞，并通过释放毒性细胞因子直接破坏肝细胞
抗体依赖的细胞介导的细胞毒性作用（ADCC）	在T细胞的协同作用下，AIH浆细胞分泌大量针对肝细胞抗原的自身抗体，它们与肝细胞膜上的蛋白成分反应形成免疫复合物，自然杀伤细胞（NK细胞）通过Fc受体识别免疫复合物后引起肝细胞破坏

【病理】

主要特征为汇管区中至大量浆细胞浸润，肝细胞可见散在的灶性坏死和碎屑样坏死，可波及肝小叶（界面肝炎）而胆管无损害，无脂肪变和肉芽肿。

笔记栏

除轻微的病例外，均有肝纤维化存在，如果不治疗，可以出现分割肝小叶的纤维带，最终进展到肝硬化，经治疗后，这些病理改变可以改善。

【临床表现】

临床上 AIH 多为慢性发病，表现为慢性肝炎。轻者可无症状，多数患者有乏力、食欲减退和不同程度的黄疸。约 30%的病例为急性起病，与急性肝炎相似，但急性肝功能衰竭少见。肝肿大常见，半数患者表现为脾肿大。和其他慢性肝病一样，若患者病情不能得到控制，可逐渐进展为肝硬化，并出现相应临床表现。

该病处于活动期时，还可出现肝外表现：如复发性、对称性、游走性关节炎；低热、皮疹、皮肤血管炎和皮下出血；出现紫纹、痤疮、多毛、女性闭经；男性乳房发育、慢性淋巴细胞性甲状腺炎、甲状腺功能亢进，糖尿病；并发类风湿关节炎、舍格伦综合征等免疫性疾病等。

AIH 主要死亡原因是功能衰竭、上消化道出血和感染。

案例 4-40-1

1. 患者女性，55 岁，为 AIH 易患年龄。
2. 有乏力、食欲减退、黄疸，提示可能患肝炎。
3. 患者有类风湿关节炎病史，有自身免疫性疾病背景。
4. 患者否认病毒性肝炎病史，无服药史，无毒物接触史，无饮酒史，无遗传病史。

【实验室检查】

血清 γ 球蛋白和 IgG 升高为 AIH 患者主要特征，同时患者可出现持续性或反复性转氨酶增高，胆红素、碱性磷酸酶升高，但以转氨酶升高明显；血沉快，常大于 30mm/h，C 反应蛋白阳性。自身抗体检查对诊断具有重要意义，常见抗核抗体（anti-nuclear antibody，ANA）、抗平滑肌抗体（anti-smooth muscle antibody，SMA）阳性、部分患者抗肝肾微粒体抗体（anti-liver kidney microsomal antibody，抗 LKM-1）、抗肝特异性胞质抗原型 1 抗体（anti-body to liver-cytosol-type 1，抗 LC-1）、抗可溶性肝脏抗原/肝胰抗体（against sol-uble liver antigen and liver-pancreas antigen，抗 SLA/LP）阳性，抗中性粒细胞胞质抗体（anti-neutrophil cyto-plasmic antibody，ANCA）可见于绝大多数 AIH 中，但也可见于多种疾病，不具有诊断特异性。

案例 4-40-1

1. 肝功能检查：ALT 500U/L，AST 460U/L，ALP 330U/L，TBIL 155μmol/L，DBIL 80μmol/L；
2. 病毒标志物：乙肝两对半、甲丙丁戊肝抗体皆阴性，CMV、EB 病毒阴性。
3. 免疫学检查：ANA、SMA 阳性，IgG 升高达 32g/L。
4. 肝穿组织学活检：汇管区大量浆细胞、淋巴细胞浸润，肝细胞点状、碎屑样坏死。免疫组化 HBCAg(－)。

【诊断】

根据临床表现结合血清转氨酶和 γ-球蛋白水平以及组织学特征，并排外病毒感染、酒精和药物所致肝损伤，以及遗传性肝脏疾病，AIH 诊断并不困难（表 4-40-2）。在不典型病例，尤其是伴有自身免疫异常的胆系疾病时，可依据美国 AIH 协作组制定的评分系统（表 4-40-3）进行诊断。

表 4-40-2　AIH 的诊断标准

项目	诊断标准	
	确诊	疑诊
无遗传性肝脏疾病	α_1 抗胰蛋白酶正常 血清铜蓝蛋白、铁、铁蛋白水平正常	α_1 抗胰蛋白酶部分缺乏 非特异性血清铜、铜蓝蛋白、铁和(或)铁蛋白异常
无活动性病毒感染	甲乙丙型肝炎病毒现症感染标志物阴性	甲乙丙型肝炎病毒现症感染标志物阴性
无中毒性和酒精性肝损伤	近期未用过肝毒性药物，酒精摄入量＜25g/d	近期未用过肝毒性药物，酒精摄入量＜50g/d
生化指标	以血清转氨酶异常为主，球蛋白、γ-球蛋白或 IgG≥正常上限 1.5 倍	以血清转氨酶异常为主，任何程度的高 γ 球蛋白血症
自身抗体	AMA、ANA、SMA 或抗 LKM-1≥180（成人）和 120（儿童）	ANA、SMA 或抗 LKM-1≥140（成人）或有其他自身抗体 pANCA、抗 SLA/LP、抗 LC-1/ASGPR（抗肌动蛋白抗体等）
组织学	界面肝炎，无胆道病变、肉芽肿或提示其他疾病的显著改变	界面肝炎，无胆道病变、肉芽肿或提示其他疾病的显著改变

表 4-40-3　成人不典型 AIH 的诊断积分方法

项目	因素	评分
ALP/AST 或 ALT 比值	女	+2
	>3	−2
	<1.5	+2
	>2.0	+3
γ球蛋白或 IgG(≥正常上限的倍数)	1.5～2.0	+2
	1.0～1.5	+1
	<1.0	0
	<1∶40	+3
ANA、SMA 或抗 LKM-1 的滴度	1∶80	+2
	1∶40	+1
	<1∶40	0
AMA	阳性	−4
病毒现症感染标志物	阳性	−3
	阴性	+3
肝毒性药物	使用过	−4
	未用过	+1
酒精摄入量	<25g/d	+2
	>60g/d	−2
同时存在其他免疫性疾病	任何肝脏以外的免疫性疾病	+2
其他自身抗体	pANCA、抗 SLA/LP、抗 LC-1、抗肌动蛋白抗体	+2
	界面肝炎	+3
	浆细胞浸润	+1
	玫瑰花结	+1
肝脏病理	无上述表现	−5
	胆道改变	−3
	非典型特点	−3
HLA	DR3 或 DR4	+1
	完全缓解	+2
疗效	先缓解后复发	+3
	确诊	>15
治疗前评分	疑诊	10～15
	确诊	>17
治疗后评分	疑诊	12～17

总分评价：治疗前分值大于 15，治疗后大于 17 可确诊 AIH；治疗前分值 10～15，治疗后为 12～17 可能是 AIH

【临床分型】

目前根据自身抗体和临床表现等的不同将 AIH 分成两型(见表 4-40-4)。

(1) Ⅰ型 AIH(经典型 AIH)。ANA、SMA 均为阳性，女性多发，10～20 岁或 45～70 岁两个年龄段多发，成人病情轻，免疫抑制剂治疗有效。

(2) Ⅱ型 AIH。ANA、SMA 均为阴性，抗-LKM1 阳性，病情重。儿童或青少年多发，女性为主，免疫抑制剂治疗效果不佳，多发展成肝硬化。

原认为还有一型 AIH，表现为仅抗-SLA 阳性，女性多见，35～40 岁多发，γ球蛋白水平高，免疫抑制剂治疗有效，较少见。现被归入Ⅰ型 AIH。

表 4-40-4　AIH 分型

	Ⅰ型	Ⅱ型
自身抗体的特点	ANA、SMA、抗 SLA/LP	抗 LKM-1、抗 LC-1
地区分布	全球	全球，南美
发病年龄	任何年龄	儿童和青少年
性别	75%为女性	95%为女性
合并其他自身免疫性疾病	常见	常见
临床严重程度	轻重不一	较重
组织学表现	轻重不等	较重
疗效	有效	效差
撤药后复发	较少	经常
维持治疗	部分需维持	近 100%需维持

案例 4-40-1

1. 临床特点：患者女，55 岁，乏力、食欲下降 1 年，伴皮肤、巩膜黄染 1 个月

2. 病史特点：病史 1 年，加重 1 个月，发病似慢性肝炎。既往有类风湿性关节炎病史，提示患者存在自身免疫性疾病背景；无饮酒史，无服药史，无毒物接触史，无遗传病史，提示这些原因引起肝损伤基本可排外。否认病毒性肝炎病史，说明病毒性肝炎的可能性小，可行病毒标志物检查排外。

3. 体征：皮肤巩膜黄染，是肝炎常见体征；手指关节变形，向尺侧偏斜，符合类风湿性关节炎表现。

4. 辅助检查：肝功提示转氨酶及 ALP 升高，肝细胞性黄疸；病毒标志物皆阴性可排外病毒性肝炎。免疫学检查 ANA、SMA 阳性，IgG 升高，符合 AIH 特征。肝穿组织学活检符合 AIH 表现，并通过免疫组化染色进一步排外乙肝。

临床诊断：自身免疫性肝炎(AIH)。

【治疗】

(一) 免疫抑制剂治疗

AIH 主要应用免疫抑制剂治疗，以糖皮质激素为首选，或并用硫唑嘌呤治疗。

1. 适应证　AIH 应用免疫抑制剂治疗的适应证见表 4-40-5。

2. 治疗方案 糖皮质激素和免疫抑制剂是主要治疗用药。成人治疗方案见表4-40-6。儿童开始治疗方案为：泼尼松2mg/(kg·d)，最大量为60mg/d，共2周，单用或与硫唑嘌呤[1～2mg/(kg·d)]联合应用；维持治疗方案为：泼尼松在6～8周内逐渐减至0.1～0.2mg/(kg·d)或5mg/d，硫唑嘌呤剂量不变。停药指征为：肝功能正常1～2年，间隔用药期间无复发。

表4-40-5 AIH应用免疫抑制剂治疗的适应证

绝对适应证	相对适应证
1. 血清AST≥正常上限值10倍	1. 有症状(乏力、黄疸、关节痛等)
2. 血清AST≥正常上限值5倍且γ-球蛋白≥正常上限2倍	2. 血清AST和(或)γ-球蛋白未达到绝对适应证的标准
3. 病理检查有桥接坏死或多小叶坏死	3. 界面肝炎

表4-40-6 AIH的成人治疗方案

给药时间(周)	泼尼松方案	联合治疗方案	
	泼尼松(mg/d)	硫唑嘌呤(mg/d)	泼尼松(mg/d)
1	60	50	30
1	40	50	20
2	30	50	15
维持至治疗终点	20	50	10
最适指征	血细胞减少、怀孕、活动的恶性肿瘤、病程短和硫代嘌呤甲基转移酶缺陷	绝经期后、骨质疏松或椎体压缩、糖尿病、高血压、肥胖、精神不稳定或抑郁	

3. 不良转归者的再治疗方案 肝活检是唯一确认缓解和治疗终点的评价指标。复发必须与皮质激素撤药相关症状鉴别，后者没有AST水平的异常。复发后再治疗通常可再次缓解，但停药后6个月内有79%患者复发。不良转归者再治疗的标准方案见表4-40-7。

表4-40-7 不良转归者再治疗的标准方案

不良转归的类型	临床定义	治疗
治疗失败	比治疗前AST增加67%以上，腹水或肝性脑病，组织学活动性恶化	泼尼松60mg/d，或泼尼松30mg/d加硫唑嘌呤150mg/d。在临床改善时每月减量1次，直至标准疗法的维持剂量
不完全反应	有改善但长期治疗(>3年)不能达到缓解标准	低剂量的泼尼松或适量的硫唑嘌呤
药物中毒	因不能耐受而提前减量或停用	减量50%，在调整剂量后仍不能耐受者停药
复发	缓解或撤药后的疾病再现，血清AST>3倍正常值	初次复发者仍用标准方案，多次复发者用低剂量泼尼松或适量硫唑嘌呤

4. 其他免疫抑制剂 新的免疫抑制药物不断出现，环孢素A(CsA)、Tacrolimus(FK506，他克莫司)及第二代皮质类固醇激素如布地奈德(budesonide)、地夫可特(deflazacort)、抗代谢药物霉酚酸酯(mycopennolic，MMF，骁悉)等一批免疫抑制剂现正试用于临床。

(二) 非免疫抑制治疗

熊去氧胆酸(优思弗，UDCA)也可用于AIH的治疗，用量为13～15mg/kg，部分患者取得了较好的疗效。

(三) 肝移植

肝移植是治疗伴肝硬化的终末期AIH的有效方法，移植后患者及移植物生存率为84%～92%，移植后10年生存率为75%，所有患者在2年内自身抗体和高γ-球蛋白血症消失。术后5年左右的复发率为17%，特别是在未能恰当运用免疫抑制剂的个体。

案例4-40-1

1. 免疫抑制剂治疗：口服泼尼松60mg/d，并逐渐减量、维持，必要时可加用UDCA或其他免疫抑制剂。

2. 对症支持治疗，定期复查肝功能。

【预后】

AIH预后差异较大，自然缓解率低，早期诊断和治疗可获得持续缓解。免疫抑制剂和肝移

笔记栏

植是改善预后的重要措施。AIH 预后还与 HLA 表型相关，HLA-DR4 阳性者激素治疗易缓解，较 HLA-DR3 阳性者预后好。

第二节 原发性胆汁性肝硬化

案例 4-40-2

患者，女，60 岁。因“反复皮肤瘙痒 3 月，伴乏力、皮肤双眼发黄 2 个月”于 2002 年 3 月 5 日入院。

患者 3 个月来无明显诱因反复感皮肤瘙痒，无发热、皮疹，食欲下降，无恶心、呕吐、腹痛、腹泻等症状，未诊治。近 2 个月来感乏力，食欲下降加重，恶心，伴皮肤及双眼发黄，进行性加重，尿色呈浓茶水样，尿量减少，600ml/d。大便稀黄，有油滴，1 次/天。曾在外院就诊，行保肝等治疗效不佳（具体不详），为进一步治疗入院。否认肝炎、结核等传染病史。无饮酒史。无长期服药史及毒物接触史。无遗传病史。

体格检查：T 37℃，P 78 次/分，R 19 次/分，BP 130/90mmHg，神志清楚，面色黝暗，全身皮肤、双眼巩膜黄染，双眼睑内眦可见黄色瘤，浅表淋巴结未触及肿大。心、肺、腹部查体阴性。双下肢轻度凹陷性水肿。

问题：

1. 根据病史，临床表现，该患者可做何初步诊断？
2. 如何明确诊断？需行哪些实验室检查？
3. 怎样进行治疗？

原发性胆汁性肝硬化（primary biliary cirrhosis，PBC）是一种原因不明的慢性进行性胆汁淤积性肝脏疾病，发病以中年女性多见。临床有乏力、瘙痒、黄疸、肝肿大等表现，实验室检查血清碱性磷酸酶（ALP）和 γ-谷氨酰转肽酶（GGT）升高，常有抗线粒体抗体（AMA）阳性。病理特点为肝内小胆管为主的慢性非化脓性炎症，表现为伴有胆管破坏、门脉区炎症及肝实质碎屑状，最终可进展为肝硬化和肝衰竭。

【病因和发病机制】

PBC 的病因及发病机制尚不清楚，目前的观点认为与病毒或真菌感染、药物中毒、硒缺乏、遗传倾向、内分泌、免疫状况或环境因素等有关。有研究报道 PBC 患者的血清能与大肠杆菌的 PDC-E2 发生反应，由此推测 PBC 可能与大肠杆菌感染有关。另外，免疫组织化学发现，许多 PBC 患者血清对反转录病毒蛋白具反应性，提示病毒感染或人类内源性反转录病毒的激活可能是诱发 PBC 的机制之一。PBC 与 HLA Ⅱ 类基因密切相关，中国 PBC 患者中 HLA-DRBl* 07 最常见，其次为 DRBl* 09。

体液免疫和细胞免疫均参与 PBC 自身免疫。

PBC 患者免疫球蛋白尤其是 IgM 抗体明显升高，还可出现多种自身抗体。其中高滴度的 AMA 是 PBC 主要的血清学指标，95%以上 PBC 患者阳性。AMA 可被分为 M1～M9 共 9 个亚型，其中只有 M2 为 PBC 特异性抗体。M2 的靶抗原为线粒体上的 2-氧酸脱氢酶复合体（2-OADC）的一些组分。约 50% PBC 患者可同时或单独出现抗核抗体（ANA），如抗核孔膜蛋白 gp-210（anti-GP210）及抗核小体蛋白 sp100 抗体（anti-SP100）。

细胞毒性 T 淋巴细胞（CTL）在胆小管的损伤中起着重要作用。目前认为两种独立的溶解途径介导 CTL 的细胞毒性：①膜结合或释放 FasL（CD_{95}配体）作用于 Fas（CD_{95}）阳性的靶细胞，导致靶细胞凋亡。②穿孔素/颗粒酶介导途径，CTL 的 T 细胞受体（TCR）与靶细胞上 MHC 呈递的抗原结合时，排出胞质颗粒，后者含有穿孔素、颗粒酶等成分。穿孔素将靶细胞膜打穿，导致颗粒酶进入胞质，后转入胞核内，促使靶细胞凋亡。另外，辅助性 T 细胞（Th）亚群，包括主要产生 IFN-γ 和 IL-2 的 Thl 和产生 IL-5 和 IL-10的 Th2，不仅参与机体的保护机制，而且也介导不同的免疫病理过程。PBC 中的靶细胞——胆管上皮细胞能呈递抗原给 MHC Ⅱ 类限制性 T 细胞，使其成为免疫性 T 细胞攻击的目标。黏附分子 ICAM-1 能介导靶细胞与表达有淋巴细胞功能相关抗原 1（LFA-1）的淋巴细胞黏附，以增强淋巴细胞对靶细胞的杀伤效应。

【病理】

PBC 的组织病理学改变可分成 4 期，见表4-40-8。

肝组织活检对诊断 PBC 或判断其预后并非必要，AMA-M2 阳性患者往往具有 PBC 典型组织病理特点，因此当患者存在有 AMA-M2 阳性及 PBC 相应临床表现，就可诊断为 PBC，而不需要活检确诊，除非其临床及血清学表现不典型。对于 AMA-M2 阴性而临床表现似 PBC 的患者，则必须肝组织活检以鉴别。

笔记栏

表 4-40-8　PBC 的组织病理学分期

分期	特征
Ⅰ期(胆管炎期)	胆管炎症损伤及坏死,胆管细胞皱缩出现空泡样变,可出现肉芽肿样病变,后者主要由淋巴细胞、浆细胞、组织细胞、嗜酸粒细胞及巨噬细胞组成。血清 IgG、IgM 升高,胆管损伤区周围有免疫复合物及补体 C3 沉积
Ⅱ期(胆管增生期)	炎症由门静脉三角区向四周扩散,并出现胆汁性碎屑样坏死,表现为特征性的门脉周围肝细胞空泡样变性以及巨噬细胞浸润,并出现成纤维细胞和胶原增加。病变更广泛,正常胆管数减少,不典型胆管数增加
Ⅲ期(纤维化期)	又称为瘢痕期,表现为进展性纤维化和瘢痕,相邻门静脉之间出现桥接坏死和纤维间隔形成,此外还有胆汁淤积的证据
Ⅳ期(肝硬化期)	假小叶形成,常表现为小结节性肝硬化

【临床表现】

本病好发于 40 岁以上的中年女性,男女发病率之比为 1∶9。起病隐匿缓慢,症状轻重差异很大。

1. 瘙痒和乏力　瘙痒是最早期出现的症状,大多数 PBC 患者有不同程度的瘙痒,常先于黄疸数年至数月出现。瘙痒的原因认为与血清中胆汁酸盐蓄积刺激皮肤神经末梢有关。乏力是最常见的症状,2/3 患者皆有乏力,但无特异性,一经出现可长期存在。

2. 黄疸和黄色瘤　早期为轻度黄疸,可波动,随病情进展,呈进行性加深,尿色深黄,粪色变浅,皮肤有色素沉着。重度黄疸提示病情已经进入晚期,预后不良。患者眼睑内眦、手掌、颈、胸、躯干等部位还可出现黄色扁平斑块,称为黄色瘤,尤以眼睑内眦多见。系肝内胆汁淤积致胆固醇排泄障碍反流入血,被组织细胞吞噬沉积所形成。

3. 其他　由于长期肝内胆汁淤积导致分泌和排泄至肠腔胆汁减少,可发生脂溶性维生素吸收障碍及脂肪泻,引起患者骨质疏松和骨痛(维生素 D 缺乏),出血倾向(维生素 K 缺乏),皮肤粗糙和夜盲症(维生素 A 缺乏)等。此外,可伴舍格伦综合征、硬皮病、慢性甲状腺炎、类风湿性关节炎等自身免疫性疾病,出现相应表现。

大多数患者肝脏肿大,有压痛和结节感。晚期出现腹水、脾大、食管静脉曲张破裂出血等门脉高压表现。

案例 4-40-2

1. 起病缓慢,先出现皮肤瘙痒,后渐出现黄疸,进行性加重。一般保肝对症支持治疗效果不佳。

2. 体检发现面色黝暗,皮肤、巩膜重度黄染、黄色瘤,提示肝内胆汁淤积或梗阻性黄疸可能。腹膨隆,移动性浊音阳性,双下肢凹陷性水肿,提示腹水、水肿存在。

【实验室和辅助检查】

1. 生化检查

(1) 血清碱性磷酸酶(ALP)和 γ 谷氨酰转肽酶(GGT)异常是 PBC 患者最具特征性的酶学异常,在有症状或无症状的患者均呈显著升高,一般高达正常 5 倍以上。

(2) 血清转氨酶(ALT、AST):一般仅轻度升高,不超过正常 5 倍。

(3) 胆红素:一般中度升高,以直接胆红素升高为主,进行性升高提示预后不良。

(4) 血脂:总胆固醇随疾病进展逐渐升高,升高后降低提示预后不良。

(5) 其他肝功能指标:血清胆汁酸升高、凝血酶原时间延长等。

2. 免疫学检查

(1) 抗线粒体抗体 M2(AMA-M2)最具特异性,95%以上患者阳性,滴度>1∶100 可确诊,滴度差异与临床表现和病程无相关性。

(2) 其他自身抗体 20%抗核抗体(ANA) anti-GP210 和(或)anti-SP100 阳性。SMA、抗胆小管上皮细胞抗体、ANCA 约 1/3～1/2 患者阳性,类风湿因子、抗甲状腺抗体等阳性。

(3) 免疫球蛋白 70%～80%患者 IgM 增高,IgG 正常或轻度增高,血清补体 C_4 下降。

3. 影像学检查　根据腹部 B 超、CT、MRI 和 ERCP 排除胆道梗阻因素、肝内淋巴瘤和转移性腺癌。

4. 组织学检查　组织学检查可帮助确诊和病理分期,尤其对 AMA-M2 阴性者更有价值。

案例 4-40-2

1. 肝功能检查:Alb 25g/L,Gp 38g/L,ALT 230U/L,AST 260U/L,ALP 779U/L,GGT 912U/L,TBIL 155μmol/L,DBIL 80μmol/L,CHE 2500U/L。

2. 血脂:T-CHOL 6.8mmol/L,TG 3.3 mmol/L。

笔记栏

3. 病毒标志物：乙肝两对半、甲丙丁戊肝抗体皆阴性，CMV、EB病毒阴性。

4. 免疫学检查：IgM 升高，4.3 g/L，AMA-M2 阳性。

5. 影像学检查：上腹 MRI 提示：肝硬化，门脉高压，中等量腹水；MRCP：肝内外胆管及胰管未见异常。

【诊断和鉴别诊断】

(一) 诊断

PBC 出现典型临床表现时，诊断并不困难，诊断条件可参考表 4-40-9。

表 4-40-9　PBC 的诊断

1. 血清线粒体抗体 AMA 阳性，滴度≥1∶40；如 AMA-M2 阳性，滴度≥1∶40 可确诊
2. 血清 ALP、γ-GT 等升高，尤其是 ALP 明显升高，能排除其他肝内外淤胆性疾病者
3. 肝脏活组织病理学检查符合 PBC 表现：小胆管炎症损伤、增生、后期消失，常见肉芽肿
中年以上女性，具备以上三条可确诊
具备以上 2 条者，在排除其他疾病基础上可拟诊
仅具备 AMA 阳性，滴度≥1∶40，应高度疑诊本病，需定期随访
诊断时还需考虑无症状的 PBC 及 AMA-M2 阴性的 PBC，对于疑似病例，应随访观察

(二) 鉴别诊断

主要与肝外胆道梗阻、原发性硬化性胆管炎(PSC)、自身免疫性肝炎(AIH)、丙型肝炎、药物性肝病、结节病、特发性成人胆管减少综合征相鉴别。

1. 原发性硬化性胆管炎(PSC)　亦有梗阻性黄疸表现，但多见于中青年男性，AMA 极少阳性，行 ERCP 或 MRCP 检查可见肝内外胆管多发性狭窄，在 PBC 常提示肝外胆管正常，故 ERCP 或 MRCP 检查最有助于二者鉴别。

2. 自身免疫性肝炎(AIH)　自身抗体是鉴别 AIH 和 PBC 的重要指标。但一些患者的临床表现、生化检查和肝组织学检查均具有 PBC 的特征，而 AMA-M2 阴性、ANA 和 ASM 阳性，被称为 AMA-M2 阴性的 PBC，曾有学者把这类疾病描述为自身免疫性胆管炎(autoimmune cholangitis，AIC)，此类患者可能会误诊为 AIH，但现在仍认为是 PBC 的一种特殊表现。由于 AIH 一般没有胆管破坏，因此通过肝组织学检查明确有无小胆管破坏是重要鉴别手段。

3. 结节病　累及肝脏时可出现淤胆及肉芽肿性病变，但常伴呼吸系统并发症，X 线胸片检查有助于鉴别。

4. 药物性肝病、丙型肝炎　通过询问服药史及行 HCV-IgM 及 HCVRNA 可明确。

案例 4-40-2

1. 临床特点：患者，女，60 岁。皮肤瘙痒 3 个月，伴乏力、皮肤双眼发黄 2 个月，感乏力，食欲减退，有脂肪泻。

2. 体征：面色黝暗，皮肤、巩膜重度黄染、黄色瘤，提示肝内胆汁淤积或梗阻性黄疸可能。腹膨隆，移动性浊音阳性，双下肢凹陷性水肿，提示腹水、水肿存在。

3. 辅助检查：ALB 下降，CHE 降低，GP 增高，ALT、AST 中度升高，提示肝合成功能下降，肝细胞受损，肝硬化可能。ALP 和 γ-GT 明显升高，重度黄疸，以直接胆红素升高为主，且有血脂升高，提示肝内胆汁淤积。MRI 及 MRCP 提示肝硬化，排外肝外胆道梗阻及肝胆系肿瘤。免疫学检查：IgM 升高，AMA-M2 阳性，提示 PBC。乙肝两对半、甲丙丁戊肝炎抗体阴性，排外病毒性肝炎。无饮酒史，无近期服药史及毒物接触史，可排外这些原因导致的肝损伤。

临床诊断：原发性胆汁性肝硬化(PBC)失代偿期。

【治疗】

(一) 一般治疗

主要是对症支持治疗。

1. 瘙痒的治疗　可选用考来烯胺、苯巴比妥、纳洛酮等。

2. 脂溶性维生素缺乏　予补充维生素 D、A、E、K。

3. 其他　同肝硬化(参考肝硬化)。

(二) 特殊治疗

1. 熊去氧胆酸(UDCA)　目前认为口服 UDCA 是 PBC 的标准治疗，剂量为每天 13～15mg/kg，需长期使用，无明显不良反应。主要作用机制是：促进细胞内胆酸转运出肝细胞，排入胆小管；减少细胞内疏水性胆酸水平，提高膜稳定性；调节免疫，减少肝细胞 HLA Ⅰ抗原表达、降低细胞因子产生等。若单独应用 UDCA 反应不完全的患者，与免疫抑制剂等联合应用可提高疗效。

笔记栏

2. 免疫抑制剂 如泼尼松、硫唑嘌呤、环孢素等,可改善一些症状,使生化指标好转,但组织学无改善。青霉胺和秋水仙碱可减轻肝纤维化,但需注意其不良反应。

(三) 肝移植

晚期 PBC 患者,内科药物治疗不理想,肝移植是目前最有效的治疗方法。

案例 4-40-2

治疗:

1. 同肝硬化,注意补充脂溶性维生素,瘙痒可用考来烯胺。

2. 特殊治疗:熊去氧胆酸(UDCA)13～15mg/kg,需长期使用。若疗效不佳可加用免疫抑制剂治疗。

3. 该患者肝功能已失代偿,可考虑肝移植。

【预后】

本病预后差异大,无症状和症状轻者可存活 10 年以上。影响预后因素有年龄、黄疸程度、肝脏合成功能和组织学分期。肝移植可延长生存期。

第三节　原发性硬化性胆管炎

原发性硬化性胆管炎(primary sclerosing cholangitis,PSC)是一种进行性胆汁淤积性肝病,其特征为肝内外胆管的慢性纤维化狭窄和闭塞。它不同于胆管结石,肿瘤或胆管损伤后继发的硬化性胆管炎(或称为继发性胆管狭窄)。原发性硬化性胆管炎一般无胆石,亦无胆管手术史,不少病例同时伴有溃疡性结肠炎。少数人还伴有纤维性甲状腺炎及后腹膜纤维化等疾病。发病年龄多数为 30～50 岁,男女发病之比为 3∶1。病程起伏,诊断确定后约经过十余年,可发生胆汁性肝硬化。约 8%～10%病例可并发胆管细胞癌。PSC 病因不明,可能与感染、毒素作用、缺血性损伤、遗传机制及自身免疫有关。

【病理】

PSC 早期主要为胆道系统的纤维化改变,累及整个肝内、外胆道系统,少数仅累及肝外胆道系统,肝内大胆管纤维化呈节段性分布,狭窄与扩张交替出现,胆管造影呈串珠样改变。肝内小胆管的典型改变为有的汇管区胆管增生,有的汇管区胆管减少,另一些汇管区则呈水肿,常伴有纤维性胆管炎/胆管周围炎。肝外胆管纤维增生,瘢痕形成,管壁增厚,在胆道腺体周围,有炎性细胞呈群集样浸润,这些变化为非特异性,并不能确立 PSC 的诊断。后期肝实质细胞受损,并可逐渐发展为肝硬化。

【临床表现】

起病隐匿,早期仅血清碱性磷酸酶升高,以后出现疲乏无力,体重下降,黄疸,瘙痒。黄疸呈波动性,可伴低热、高热和寒战,反复发作右上腹疼痛,酷似胆石症和胆道感染。和 PBC 一样,PSC 还可出现慢性胆汁淤积的并发症如骨质疏松、脂溶性维生素缺乏等。可见肝、脾肿大,晚期有肝硬化失代偿期各种表现。

【实验室检查】

1. 血清学检查 ALP 可增高 3～5 倍甚至 10 倍以上,GGT 升高;总胆红素升高,以直接胆红素升高为主。转氨酶(ALT、AST)仅轻度升高。

2. 免疫学检查 血清免疫球蛋白 IgM 也增高。自身抗体出现较 AIH、PBC 少。约 30%～80%可出现抗中性粒细胞胞质抗体(ANCA)。

3. 影像学检查 逆行胰胆管造影(ERCP)或磁共振胆管造影(MRCP)是确诊的方法。主要改变为肝内外胆管弥漫性或节段性狭窄,狭窄段与扩张段交替出现,扩张段呈小囊状,胆管似串珠。肝内胆管分支减少,造影剂不能充分充盈,似修剪后枯树枝外观。少数患者胆囊有结石或息肉样改变。

B 超检查可作为初筛手段,可见肝内外胆管壁弥漫性增厚,回声增强,内腔变细或粗细交替,晚期管腔闭塞呈强回声条索。

【诊断和鉴别诊断】

根据上述临床表现、实验室检查及病理特征诊断并不困难。需与其他疾病引起的继发性胆管炎及 AIH、PBC 相鉴别。

【治疗】

无症状患者只需随访观察,对慢性胆汁淤积和并发肝硬化患者应予支持治疗。对有感染的患者应予抗生素治疗。胆管显著狭窄可经肝或经内镜行扩张治疗,也可放置支架。糖皮质激素、硫唑嘌呤、青霉胺、甲氨蝶呤的疗效不一,且都有明显的不良反应。熊去氧胆酸(UDCA)可减轻瘙痒,改善生化指数,但未能显示可改变自

笔记栏

然病程。肝移植术是唯一可治愈本病的方法。

【预后】

PSC呈慢性进展性过程，其自然病程差异较大。年龄、血清胆红素、肝组织学分期及肝硬化并发症，是提示预后危险度的重要指标。

推荐阅读

邱德凯. 2005. 自身免疫性肝病的诊断和治疗. 中华肝脏病学杂志，13(1)：50～51

Krawitt EL. 2006. Medical progress: autoimmune hepatitis. N Engl J Med, 354: 54～66

（杨晋辉）

笔记栏

第41章 药物性肝病

案例 4-41-1

患者，女，28岁。因“皮肤、巩膜黄染伴乏力、纳差、腹胀2周”于2005年3月14日入院。

患者2周前出现皮肤、巩膜黄染，伴乏力、纳差、腹胀，小便颜色加深，浓茶水样。无腹痛，无发热，无恶心、呕吐、腹泻，无皮肤瘀斑及口鼻出血。在当地诊所输液治疗（具体不详），无明显好转而来诊收住院。否认肝炎、伤寒、结核等传染病史。2个月前发现“卵巢囊肿”，服用中草药治疗。

体格检查：T 36.4℃，R 20次/分，P 87次/分，BP 122/85mmHg。皮肤、巩膜中度黄染，余查体无明显阳性体征。

实验室及辅助检查：血常规：WBC $5.7\times10^9/L$，N 0.61，Hb 131g/L，PLT $265\times10^9/L$。肝炎病毒血清学：抗HAV（－），HBsAg（－），抗HBs（－），HBeAg（－），抗HBe（－），抗HBc（－），抗HCV（－），抗HDV（－），抗HEV（－）。肝功能：总蛋白67g/L，白蛋白42g/L，球蛋白25g/L，A/G 1.52∶1，ALT 837U/L，AST 624U/L，总胆红素112μmol/L，直接胆红素93μmol/L，间接胆红素19μmol/L。B超：肝损伤声像，胆囊、胰腺、脾脏未见异常。

问题：

1. 该患者首先应考虑何诊断？
2. 为明确诊治，该患者还应做何种检查？
3. 如何给出治疗意见？

药物性肝病（drug-induced liver disease，DILD）指在使用某种或几种药物后，由药物本身或其代谢产物而引起的不同程度的肝脏损伤。临床可表现为急性肝损伤，也可表现为慢性肝损伤，甚至肝硬化。已报道的包括中草药在内，有1000多种药物可导致肝损伤。本病约占非病毒性肝病的20%～50%，暴发性肝衰竭的15%～30%。

【病因】

可引起肝损伤的常见的药物见表4-41-1。

表 4-41-1 引起药物性肝病的常见药物

化疗药物
氨苄西林、头孢氨苄、氨灭菌、氨曲南、乙酰螺旋霉素、酮康唑、四环素、氯霉素、磺胺甲基异噁唑、利福霉素、异烟肼、呋喃坦啶、呋喃唑酮、两性霉素B、5-氟尿嘧啶、6-巯基嘌呤、酒石酸锑钾等
解热镇痛消炎药物
阿司匹林、对乙酰氨基酚、保泰松、别嘌醇
中枢神经系统药物
氟烷、氯丙嗪、苯巴比妥、丙戊酸钠、苯妥英钠
激素类药物
格列本脲、氯磺丙脲、丙硫氧嘧啶、达那唑
维生素及酶类药物
维生素A、烟酸、门冬酰胺酶
其他药物
乙酰唑胺、奎尼丁、硝苯地平、西咪替丁、雷尼替丁
中草药类

【发病机制】

（一）药物在肝内的代谢

药物进入体内之后，随血液到达肝脏，首先在肝脏内质网细胞色素P-450酶系（P450s）的作用下，进行氧化、还原、水解反应，形成一中间代谢产物，该过程称第一相反应。然后该中间产物再在尿嘧啶二磷酸葡萄糖醛酸转移酶（UGTs）和硫酸基转移酶等的作用下，分别与葡萄糖醛酸或硫酸盐等共价结合，形成水溶性代谢产物，该过程称第二相反应。第二相反应形成的水溶性代谢产物随尿液或胆汁排出体外。在第一和第二相反应过程中常形成一些活性代谢产物，以第一相反应为主，这些活性代谢产物通过免疫或非免疫机制，造成肝细胞的损伤，见图4-41-1。

（二）发病机制

药物性肝病通常分为可预测性和不可预测性（又称特质性）两类。可预测性药物性肝病由药物或其代谢产物直接毒性所致，肝毒性的发生与药物剂量相关，如果给予足够剂量，几乎所有患者都将发生肝损伤。不可预测性药物性肝病的发生与药物剂量无关，而与个体遗传易感性有关。

笔记栏

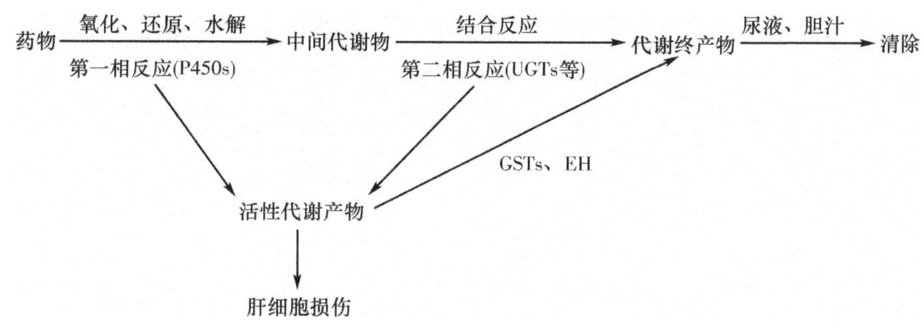

图 4-41-1 药物肝内代谢过程(GSTs:谷胱甘肽S-转移酶、EH:环氧化物水解酶)

关于药物性肝损伤的发病机制,目前认为主要是药物在肝脏代谢过程中产生活性代谢产物,该产物通过免疫或非免疫机制,造成肝细胞的损伤(图 4-41-2)。

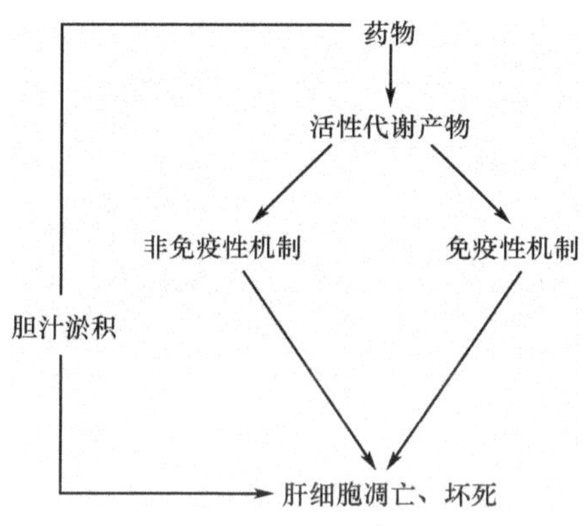

图 4-41-2 药物性肝病发病机制

1. 非免疫机制 ①共价结合:活性代谢产物与细胞功能蛋白共价结合形成加合物,从而改变了蛋白质的功能,引起肝细胞损伤;②氧化应激:药物在肝细胞线粒体和内质网的代谢过程中,产生大量的活性氧,与蛋白质、脂类、DNA发生反应,引起细胞损伤或坏死。而在代谢过程中,还原型谷胱甘肽(GSH)耗竭,进一步加重细胞的损伤;③线粒体功能障碍:由于活性代谢产物-蛋白质加合物的形成,活性氧的产生,导致肝细胞线粒体结构破坏和功能障碍,最终引起肝损伤。

2. 免疫机制 药物或药物代谢产物与某些蛋白质结合,形成抗原物质,激发机体的体液免疫应答或(和)细胞免疫应答,导致肝细胞损伤。

(三) 影响因素

药物进入机体后,是否引起肝损伤及肝损伤的程度,常受很多因素的影响,见表 4-41-2。

【临床表现】

轻者可无症状,重者可发生肝功能衰竭。通常可有乏力、食欲不振、恶心、呕吐和上腹部不适等消化道症状。胆汁淤积可有发热、黄疸和瘙痒。部分患者外周血嗜酸粒细可增多,可有皮疹或关节痛。临床上根据起病的快、慢,临床表现的差异将药物性肝病进行了分类(表 4-41-3)。

表 4-41-2 引起药物性肝病的常见药物

影响因素	说 明
年龄	老年人和儿童由于肝细胞内微粒体酶系统活性低,对某些药物的代谢能力低下,易致药物及其代谢物在体内蓄积
性别	某些药物致肝损伤有性别差异
营养因素	
肥胖	增加某些药物对肝脏的毒性
营养不良	GSH 耗竭,不能有效清除活性代谢产物
酒精过量摄入	增加药物对肝脏的毒性
遗传	P450s、GSTs 等缺陷,体内药物代谢异常
药物相互作用	影响 P450s,干扰药物代谢,致体内活性代谢产物增加
肝脏疾病	肝脏药物清除能力降低,体内蓄积;肝脏对药物敏感性增加

【诊断和鉴别诊断】

(一) 诊断要点

应根据服药史、临床症状、血象、肝功能、肝活检以及停药后的效应做出综合判断。特别应注意药物剂量、疗程、有无合并用药,服药和出现肝损害的时间关系,是否合并其他肝外表现(皮肤、黏膜、血象、肾、关节等)。符合表 4-41-4 中基本条件者可做出初步诊断,加上参考条件中任何 2 项者可以确诊。

(二) 鉴别诊断

本病应与急性病毒性肝炎、慢性病毒性肝炎、酒精性肝病、自身免疫性肝病、肝硬化等鉴别。

笔 记 栏

表 4-41-3 药物性肝病的临床表现

临床类型	临床表现	代表药物
急性药物性肝病		
急性肝炎型	类似急性病毒性肝炎	异烟肼、对氨基乙酰酚等
急性脂肪肝型	类似妊娠脂肪肝	四环素、硫唑嘌呤等
急性淤胆型	显著黄疸和皮肤瘙痒，ALP 增高，PT 延长不明显	蛋白同化激素、甾体类避孕药、镇静药、解热镇痛药等
混合型	明显的黄疸和消化道症状，ALT、ALP 增高	氯丙嗪、磺胺、解热镇痛药等
慢性药物性肝病		
慢性肝炎型	缓慢起病，类似于自身免疫性肝炎、慢性病毒性肝炎、肝硬化	甲基多巴、异烟肼、磺胺等
慢性淤胆型	不同程度的黄疸，瘙痒，全身症状轻，血清胆红素和 ALP 增高	氯丙嗪、磺胺、赛庚啶等
脂肪肝型	肝、脾肿大，血清胆红素和 ALT 轻、中度增高	胺碘酮、甲氨蝶呤等
肝血管病变型	Budd-Chiari 综合征、肝小静脉阻塞、肝紫癜病等	雄激素、口服避孕药、抗肿瘤药等

表 4-41-4 药物性肝病诊断条件

基本条件

1. 有药物接触史及与之相一致的潜伏期，潜伏期因药物肝毒性种类而异，免疫特异质性者多为 1～5 周，代谢特异质性者短则数周、数月，长则 1 年以上。
2. 能排除其他原因或疾病所致的肝功能损害或肝功能异常。
3. 一旦拟诊为药物性肝病，停药后，血清 ALT 应于 8 天后开始逐步下降，并于 30 天内不再上升，其他血清肝功能指标亦应有所改善。

参考条件

1. 肝外系统表现，如发热、皮疹、关节痛或淋巴结肿大等，有系统脉管炎者，更有助诊断。
2. 血象显示嗜酸粒细胞增多(>6%)、假性单核细胞增多等。
3. 免疫学检查，应用相关药物致敏的巨噬细胞(或白细胞)移动抑制试验及(或)淋巴细胞转化试验阳性。
4. 提示药物性肝病的组织学改变，可呈现肝小叶或腺泡的区带坏死、微泡脂肪肝、嗜酸粒细胞浸润、单纯性胆汁淤积、破坏性胆管病变、肝血管损伤病变以及肉芽肿性肝炎等。
5. 偶尔因再次给药，迅速激发病变复燃。

案例 4-41-1

临床特点：

1. 两个月前因发现卵巢囊肿自服中药治疗，有服药史。

2. 皮肤、巩膜黄染，伴乏力、纳差、腹胀，小便颜色加深，浓茶水样。有肝损伤表现。

3. 肝功能：总蛋白 67g/L，白蛋白 42g/L，球蛋白 25g/L，A/G 1.52∶1，谷丙转氨酶（ALT）437U/L，谷草转氨酶（AST）624U/L，总胆红素 112μmol/L，直接胆红素 93μmol/L，间接胆红素 19μmol/L。B 超：肝损伤声像，胆囊、胰腺、脾脏未见异常。有肝功能异常及影像学改变。

4. 肝炎病毒血清学：抗 HAV(—)；HBsAg(—)，抗 HBs(—)，HBeAg(—)，抗 HBe(—)，抗 HBc(—)，抗 HCV(—)，抗 HDV(—)，抗 HEV(—)。肝炎病毒血清学阴性，排外病毒性肝炎。

综合以上资料分析，患者存在肝损伤，肝炎病毒血清学检查全套阴性，病毒性肝炎暂时排外。结合患者有服用中药病史，肝损伤发生在服药之后，目前考虑药物性肝病，致肝损伤药物为患者为治疗卵巢囊肿而服用的中草药。

为完全排外病毒性肝炎及自身免疫性肝病，建议查自身抗体及行肝脏活检。

【治疗】

1. 立即停用一切可疑药物 这是治疗的首要措施。停用和防止重新给予引起肝损伤的药物、属于同一生化家族的药物，避免同时使用多种药物，特别是应谨慎使用那些因对药物代谢酶有诱导或抑制作用而具有相互作用的药物，如

笔记栏

CYP450 抑制剂西咪替丁、酮康唑和诱导剂利福平、巴比妥酸盐、苯妥英钠、地塞米松、奥美拉唑等。对营养不良、药物耐受能力下降和嗜酒的患者应控制给药。

2. 休息，补充 B、C 和 E 族维生素

3. 保肝退黄治疗 保肝降酶可用还原型谷胱甘肽和甘草甜素。用法：还原型谷胱甘肽，轻者每次 600mg，肌内注射或静脉滴注，每天 1～2 次；重者每次 600～1200mg，静脉滴注，每日 1～2 次。甘草甜素，轻者每次 1～2 支，静脉滴注，每天 1～2 次；重者每次2～3支，静脉滴注，每天 1～2 次。退黄可用腺苷蛋氨酸或熊去氧胆酸，中药茵栀黄也有退黄作用。

4. 保护和修复肝细胞膜 多烯磷脂酰胆碱为人体内不能合成的必需磷脂，可结合于肝细胞膜结构中，对肝细胞再生和重建有非常重要的作用，能明显减轻中毒性肝损伤的组织学变化及改善其功能。轻症患者每日 1～2 支，葡萄糖液稀释后静脉滴注；重症每日 2～4 支，静脉给药。

5. 胆汁淤积型 可用腺苷蛋氨酸或熊去氧胆酸，明显胆汁淤积者可试用糖皮质激素治疗，但应注意可能引起的不良反应。

6. 根据用药情况给以相应的解毒剂 对乙酰氨基酚引起的肝中毒可用 *N*-乙酰半胱氨酸解毒。用法：初次口服 140mg/kg，以后每 4 小时口服 140mg/kg，共 72 小时。或首次静脉滴注 150mg/kg（加在 5%葡萄糖液 200ml 内静脉滴注 15 分钟），以后静脉滴注 50mg/kg（500ml 滴注 4 小时），最后 100mg/kg（1000ml 滴注 16 小时）。

7. 发生肝功能衰竭者 应按急性肝功能衰竭处理，包括血液透析灌流和血浆置换，必要时可行肝移植术。

案例 4-41-1

1. 治疗首要措施是立即停用可疑药物。

2. 保肝、退黄治疗。选择还原性谷胱甘肽、甘草酸制剂，必要时加用糖皮质激素。

【预后】

轻患者停用致肝损伤药物，并经药物保肝、退黄治疗，病情可迅速缓解康复。胆汁淤积、黄疸重者加用糖皮质激素也可完全康复。病情重者出现暴发性肝功能衰竭，死亡率高，需要人工肝支持，预后差。

推荐阅读

Lewis JH. 2002. Drug-induced liver disease. Curr Opin Gastroenterol，18：307～313

Navarro VJ，Senior JR. 2006. Current concepts：drug-related hepatotoxicity. N Engl J Med，354：731～739

（杨晋辉）

第42章 酒精性肝病

案例 4-42-1

患者,男,34岁。因"乏力,纳差4年伴右腹不适3个月"于2004年5月入院。

4年来患者易疲乏无力,食欲不振,无呕吐,无腹泻,无发热。近3个月感右上腹闷胀不适,尿色加深,体重减轻3公斤。患病以来未正规诊治。曾饮酒16年,平均每天饮白酒200～300g。无肝炎、结核、伤寒等传染病史;无药物过敏史。

体格检查:T 36℃,P 96次/分,R 18次/分,BP 110/60mmHg。一般情况欠佳,消瘦,神志清楚,对答切题,皮肤无斑疹,皮肤巩膜中度黄染。腹饱满,软,肝于剑突下4cm、右肋下3cm可触及,边缘钝、质韧、有压痛,肝区叩击痛,移动性浊音阴性。

肝功能检查示 ALB 40g/L,GP 25g/L,CHE 3500U/L,ALT 67U/L,AST 172U/L,TBIL 145 μmol/L,GGT 268U/L,AFP 阴性。

B超提示肝大,脂肪肝声像。

问题:

1. 初步考虑是何疾病?
2. 确诊应进一步做哪些相关检查?
3. 治疗方案是什么?

酒精性肝病(alcoholic liver disease,ALD)是由于长期大量饮酒导致的中毒性肝损害,包括酒精性脂肪肝、酒精性肝炎、酒精性肝纤维化及酒精性肝硬化。ALD是西方发达国家肝硬化的主要病因(占80%～90%),也是青壮年死亡的主要原因之一,随着我国酒精消耗量的增大,ALD有日益增多的趋势。本病多见于男性,主要与男性饮酒者明显多于女性有关,但ALD在女性中较男性更严重,发生更快,引起发病的酒精剂量更低。ALD是仅次于病毒性肝炎的肝硬化第二位病因,若合并乙型或丙型肝炎存在,更易进展为肝硬化。

【病因及发病机制】

酒精的摄入量及时间是酒精性肝病发展过程中最重要的危险因素(表4-42-1)。

表 4-42-1 酒精性肝病的危险因素

危险因素	说明
饮酒量	男性:40～80g/d乙醇连续五年导致脂肪肝;80～160g/d,10～20年可引起肝炎或肝硬化;2周内>80g/d的大量饮酒史可致酒精性肝病
性别	女性饮酒量超过20g/d易患酒精性肝病。
丙型、乙型肝炎	合并存在时加速疾病进程,肝脏组织学改变加重,生存率下降。
遗传	与乙醇脱氢酶、乙醛脱氢酶及细胞色素P450 CYP2E1遗传多态性有关。
营养不良	营养不良者肝细胞对酒精的耐受降低,更易出现肝损伤。

注:乙醇量换算公式:g=饮酒量(ml)×酒精含量(%)×0.8(酒精比重)

酒精在胃只吸收少部分,80%～90%经小肠吸收,在肝脏代谢。经肝细胞质内的乙醇脱氢酶(ADH)代谢为乙醛,再经乙醛脱氢酶(ADLH)代谢为乙酸,进入三羧酸循环,最后生成CO_2和H_2O。也可通过肝微粒体乙醇氧化酶系统(MEOS)代谢。MEOS中细胞色素P450 CYP2E1是代谢限速酶,可由酒精诱导而加速乙醇降解,是酗酒量增加的原因之一。在乙醇的氧化过程中,氧化型辅酶I(NAD)转变为还原型辅酶I(NADH),NADH/NAD比例增加致肝内氧化、还原状态异常(图4-42-1)。

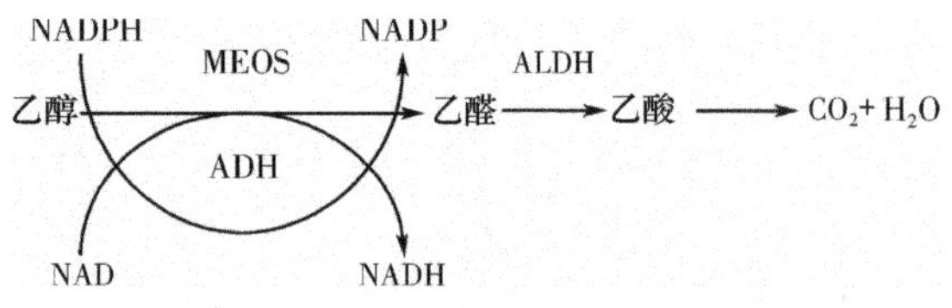

图 4-42-1 乙醇在肝内的代谢过程

乙醇造成的肝损害可能涉及以下机制:①乙醛的毒性作用,乙醛可直接损伤肝脏微管系统及线粒体。乙醛与蛋白质结合形成乙醛-蛋白加合物,作为抗原诱导细胞及体液免疫反应,导致肝细胞受免疫反应的攻击,该加合物还可引起肝脏星状细胞增殖,胶原合成增加。②酒精被氧化时,产生大量(NADH),成为合成脂肪酸的原料,从而促进脂肪合成,抑制线粒体功能使脂肪酸氧化障碍,导致高脂血症及脂肪肝形成。③依赖NADH的生化反应加强,促进

笔记栏

丙酮酸转化为乳酸，引起高乳酸血症，通过刺激脯氨酸羟化酶的活性和抑制脯氨酸的氧化，而使脯氨酸增加，致肝内胶原增加，加速肝硬化过程。④乙醇的脂质过氧化，乙醇代谢过程中产生大量的氧自由基及铁负荷增加，引起膜脂质过氧化，线粒体结构和功能的损害。

案例 4-42-1

患者有16年饮酒史，每天平均约50～60g酒精摄入量，常空腹饮酒，体重下降，消瘦乏力，提示：患者饮酒5年以上为长期饮酒史，空腹饮酒，乙醇易吸收，代替供能，影响正常进食，致营养缺乏，消瘦。

【病理】

基本病理变化包括四个方面：①肝细胞大泡性脂肪变性，以肝腺泡3区为中心或弥漫分布；②肝细胞损伤：气球样变，Mallory小体巨大线粒体，灶状坏死伴中性粒细胞浸润；③窦周纤维化，终末静脉纤维化，以肝腺泡3区为中心的桥接纤维化；④汇管区周围炎症轻，纤维增生不明显。

酒精性脂肪肝、酒精性肝炎、酒精性肝纤维化、酒精性肝硬化是酒精性肝病发展不同阶段的病理变化。至少80%重度酗酒者发生脂肪肝，10%～35%出现酒精性肝炎，大约10%发展为肝硬化。

1. 轻型酒精性肝病 病变程度轻，炎症为局灶性，可见酒精性肝病的几种基本病变，肝细胞脂肪变<30%，窦周及静脉周围轻度纤维化。

2. 酒精性脂肪肝 以大泡性脂肪变为主，肝细胞脂肪变>30%。依据脂肪变范围可分为轻度(脂变肝细胞30%～50%)、中度(50%～75%)和重度(>75%)。肝细胞无炎症坏死，小叶结构完整，或戒酒2～4周后轻度脂肪变可消失。

3. 酒精性肝炎 肝细胞变性、坏死，炎症坏死灶内可有中性粒细胞浸润，细胞质内可见Mallory小体。肝细胞淤胆，小胆管增生，铁粒沉积。可伴有不同程度的脂肪变性、纤维化。即使戒酒，部分患者的疾病仍可进展。

4. 酒精性肝纤维化 窦周纤维化，中央静脉周围纤维化，汇管区及汇管区周围纤维化，延伸发展形成星芒状，进一步形成纤维间隔，可伴或不伴脂肪变和炎症。随肝细胞分割，再生结节形成，逐渐发展为肝硬化。

5. 酒精性肝硬化 典型的是小结节性肝硬化，晚期再生结节增大，绕以致密纤维组织。结节内有时可见肝细胞脂肪变或铁颗粒沉积，可伴或不伴活动性炎症。

【临床表现】

1. 酒精性脂肪肝 可有轻度乏力，食欲不振，右上腹隐痛，腹泻等，常有肝肿大，严重者肝区疼痛、黄疸，少数因脂肪栓塞而突然死亡。

2. 酒精性肝炎 临床表现差异大，轻重常与组织学改变程度一致。常有消化道症状，食欲不振，恶心呕吐；乏力消瘦，肝区疼痛，全身不适。体征以黄疸、肝肿大和压痛最常见，1/3有脾肿大，部分患者腮腺肿大。并发症有肝功能衰竭、消化道出血、营养不良、末梢神经炎、Wernicke脑病等，易继发感染。

3. 酒精性肝硬化 较隐匿，男多于女，多在40～50岁出现，80%有5～10年大量饮酒史，临床表现与一般肝硬化相似，以门脉高压为主要表现。

4. 肝外表现 酒精性胰腺炎、酒精性胃炎、酒精性心肌病、血细胞减少、缺铁性贫血，巨幼细胞贫血和溶血性贫血等。在临床上，上述各型可交叉、重叠出现。

案例 4-42-1

患者乏力、纳差、消瘦、右上腹不适、黄疸、肝肿大、肝区压痛提示为酒精性肝炎表现。

【实验室检查】

1. 血象 慢性酗酒者红细胞平均体积升高，可有营养不良性贫血。

2. 生化检查 ①血清AST、ALT轻中度升高，很少大于500U/L，AST/ALT常>2。禁酒4周后AST、ALT基本复常。②血清GGT常升高2倍以上，禁酒后4个月明显下降。③Maddrey特别函数(discriminant function，DF)。Maddrey等根据血清胆红素和凝血酶原时间计算的区别指数DF，其计算公式为：DF=4.6×[凝血酶原时间－对照值]+总胆红素(mg/dl)，可被用于评价酒精性肝炎的严重程度，当DF>32时，提示病情严重，两个月内的病死率高达50%。④血清糖缺陷转铁蛋白(carbohydrate-deficient transferrin，CDT)水平升高是长期过量饮酒的实验室标志，但目前尚未在临床上普遍应用。⑤血脂检查：20%的ALD有高脂血症，以胆固醇升高为主。⑥发展至肝硬化时各项检查与其他原因引起的肝硬化相似。

【影像学检查】

1. B超 可见脂肪肝或肝炎改变，多伴有肝脏体积增大。有时对灶状脂肪肝难发现。

2. CT 可准确显示肝脏形态改变及密度变

笔记栏

化，重症脂肪肝密度降低明显。

3. 磁共振 对鉴别脂肪肝或肝炎和肝硬化及肝癌效果更好。

案例 4-42-1

辅助检查示 ALT、AST 升高，AST/ALT>2，GGT、TB 升高，MCV 升高。Hb 下降，提示有营养不良性贫血，肝损伤符合酒精中毒所致，肝活检见肝细胞有大泡性脂肪变>30%，肝细胞有气球样变、透明样变、炎症坏死灶内有中性粒细胞浸润。提示存在酒精性脂肪肝及肝炎的改变。

【诊断和鉴别诊断】

(一) 诊断标准

饮酒史是本病的必备依据，应详细询问饮酒的种类、量、时间、方式。诊断标准见表 4-42-2。

表 4-42-2 酒精性肝病的诊断标准

1. 有长期饮酒史，一般超过 5 年，折合酒精量>40g/d，女性略低；或 2 周内有暴饮史。
2. 禁酒后血清 ALT 和 AST 明显下降，4 周内基本恢复正常，即在 2 倍正常上限值(ULN)以下。如禁酒前 ALT 和 AST<2.5ULN 者则禁酒后应降至 1.25ULN 以下。
3. 下列 2 项中至少 1 项阳性：
   (1) 禁酒后肿大的肝脏 1 周内明显缩小，4 周内基本恢复正常；
   (2) 禁酒后 GGT 活性明显下降，4 周后降至 1.5ULN 以下，或小于禁酒前 40%。
4. 除外病毒感染、代谢异常和药物等引起的肝损伤。

(二) 鉴别诊断

本病应与非酒精性脂肪肝、病毒性肝炎、药物性肝损害等其他肝病及其他原因所致肝硬化鉴别。

案例 4-42-1

1. 患者有 16 年酗酒史，无肝炎及其他肝病史。

2. 临床特点：出现消化道症状(食欲不振，腹部不适)黄疸、肝大、肝区疼痛。

3. 辅助检查：肝功能异常，AST/ALT>2、GGT、MCV、TB 升高。活检有炎症坏死，透明样、气球变性，符合脂肪肝、肝炎改变。

临床诊断：酒精性肝病。

【治疗】

酒精性肝病的治疗原则是清除肝脏脂肪浸润、治疗酒精性肝炎，防止或抑制肝纤维化的发生发展。

(一) 戒酒

戒酒是治疗酒精性肝病的根本措施，戒酒 4～6 周后脂肪肝可恢复正常，可使轻、中度的酒精性肝炎临床症状，酶学和病理改变显著改善。对轻微肝纤维化可阻止其进展，降低门脉高压。对已发展到肝硬化者，则难以逆转。

戒酒过程中出现戒断症状时可减量用地西泮类药物，躁狂时可静脉给予镇静剂，但需要有效的呼吸循环功能的支持。

(二) 加强支持疗法

补充高蛋白、高热量，低脂饮食，多种维生素，尤其是 B 族维生素。对有肝性脑病或先兆者，应限制蛋白饮食。中链脂肪酸三酰甘油易于氧化，可减少肝内脂肪蓄积，蛋氨酸有助于病情恢复。

(三) 药物治疗

1. 糖皮质激素 ALD 的发生有免疫因素参与，有人提出糖皮质激素治疗，结果不一致。一般认为轻中型病例无效，重症 ALD 可改善其短期生存率，当合并严重脑病，高胆红素血症，凝血障碍，白细胞减少时可能从中受益。

2. 多不饱和卵磷脂 ALD 中肝细胞线粒体磷脂有变化，补足磷脂可减轻线粒体功能障碍。含多不饱和卵磷脂的大豆提取物能提供的磷脂酰胆碱，有明显抗氧化及膜稳定作用，降低细胞色素 P450 CYP2E1 活性，抑制乙醇诱导的肝细胞凋亡，同时还可抑制星状细胞活化，促进已形成胶原降解。

3. S-腺苷-L 蛋氨酸 活化的蛋氨酸通过质膜磷脂和蛋白质的甲基化可以影响线粒体和细胞膜的流动性，而转巯基作用增加肝细胞内还原性谷胱甘肽、牛磺酸及硫酸根含量，减少氧自由基介导的肝脏损伤。

4. 抗氧化剂 还原型谷胱甘肽及其前体药物与腺苷甲硫氨酸、*N*-乙酰半胱氨酸，有助于改善肝细胞抗氧化能力，促进肝细胞修复。

5. 丙硫氧嘧啶 酒精诱发肝脏代谢超负荷，类似甲亢的高代谢状态，此药有改善高代谢状态作用，连服 2 年以上疗效更好，尤其对继续饮酒者。

6. 其他 维生素 A、E、牛磺酸、月苋草等能减少氧化应激损害脂质过氧化诱导的肝纤维化。对长期服用秋水仙碱是否可促进肝纤维化的恢复尚存在争议。中药如桃仁、丹参、当归、汉防已

笔 记 栏

碱、枸杞子、何首乌等有改善肝微循环,改善肝纤维化的作用。

(四) 肝移植

对重症晚期患者,肝移植是唯一有效措施。移植后主要问题是继续酗酒,如移植前能戒酒6个月以上,提示术后继续酗酒可能性小,移植后生存率会明显提高。

案例 4-42-1

治疗

1. 戒酒,高热量、高蛋白、高维生素类饮食。

2. 多不饱和卵磷脂 静脉滴注、口服均可。

3. 还原型谷胱甘肽 1.2~1.8g/次,静脉滴注。

【预后】

戒酒后酒精性脂肪肝预后良好,配合药物治疗多数酒精性肝炎也可恢复,严重酒精性肝炎死亡率可达70%,主要死因是肝功能衰竭。3%酒精性肝硬化并发肝癌,合并病毒感染时,发生癌变的可能性更大。

推荐阅读

AKRIVIADIS E, et al. 2000. Pentoxifylline improves short-term survival in severe acute alcoholic hepatitis: A double blind placebo controlled trial. Gastroenterology, 119: 1637

MATHURIN P, et al. 2002. Corticosteroids improve short-term survival in patients with severe alcoholic hepatitis (AH): Individual data analysis of the last three randomized placebo controlled double blind trials of corticosteroids in severe AH. J Hepatol, 36: 480

TELI MR, et al. 1995. Determinants of progression to cirrhosis or fibrosis in pure alcoholic fatty liver. Lancet, 346: 987

Tilg H, Day CP. 2007. Management strategies in alcoholic liver disease. Nat Clin Pract Gastroenterol Hepatol, 4: 24~34

Tilg H, Diehl AM. 2000. Mechanisms of Disease: Cytokines in Alcoholic and Nonalcoholic Steatohepatitis. N Engl J Med, 343: 1467~1476

(杨晋辉)

第43章 肝硬化

案例 4-43-1

患者，男，37 岁。因“反复腹胀，腹泻，乏力 1 年余，黑便 2 次”于 2000 年 4 月 8 日入院。

患者 1 年来反复出现腹胀，腹泻，多在餐后发作，尤以进食油腻食物为甚，时有反酸，嗳气，大便黄，不成形，每天 3～4 次，不含黏液脓血。发作时自服乳酸菌素、小檗碱等可缓解，未规律诊治。渐感乏力，以劳动强度增加时明显。入院当天无明显诱因解黑色不成形便 2 次，总量约 400 克，感头昏、出冷汗。发现乙肝病毒感染 5 年。否认其他病史及药物过敏史。其父早年意外死亡，其母有乙肝病毒感染，现身体健康。

体格检查：T 38.2℃，P 108 次/分，R 22 次/分，BP100/60mmHg，一般情况差，慢性病容，面色晦暗，巩膜轻度黄染，全身皮肤黏膜无皮疹及出血点，颈部可见 2 枚蜘蛛痣。浅表淋巴结无肿大，双肺呼吸音粗，心率 108 次/分，律齐，未闻杂音。腹饱满，肝未触及，脾左肋下 2cm 触及，质中，腹部移动性浊音阳性，双下肢踝关节部轻度凹陷性水肿。

问题：

1. 该病例首先应考虑如何诊断？
2. 为明确诊断应做哪些实验检查？
3. 如何进行治疗？

肝硬化（hepatic cirrhosis）是由多种病因引起的慢性、进行性、弥漫性肝病。由于持续性或反复性的肝实质广泛性炎症坏死、肝脏纤维组织弥漫性增生，继而导致正常肝小叶结构破坏，形成再生结节和假小叶，最终肝脏体积缩小，质地变硬，形成肝硬化。临床表现为多系统损害，以肝功能减退及门脉高压为主，晚期常出现消化道出血、肝性脑病、继发感染等并发症，危及生命。在我国，肝硬化是消化系统常见病，后果严重。年发病率约 17/10 万，我国肝硬化占内科总住院人数的 4.3%～14.2%，主要发生于 20～50 岁男性，男女比例约为 3.6∶1～8.1∶1。

1. 病毒性肝炎 乙型、丙型、丁型肝炎病毒所致肝炎均可进展为肝硬化，甲型、戊型病毒性肝炎不发展为肝硬化。我国肝硬化的病因主要为慢性乙型病毒性肝炎，近年来慢性丙型病毒性肝炎引起的肝硬化也较常见。若为乙型、丙型或丁型肝类病毒的重叠感染可加速肝硬化的发展。

2. 慢性酒精中毒 慢性酒精中毒是欧美国家肝硬化最常见的原因。近年来随着我国人民生活水平提高及行为方式的改变，酒精消耗量增加，临床上慢性酒精中毒所致肝硬化日渐增多。

3. 胆汁淤积 各种原因引起的肝内淤胆或肝外胆管梗阻，持续超过 3 个月以上，高浓度的胆汁酸和胆红素损害肝细胞导致肝细胞变性、坏死，肝脏组织增生与纤维化，进而发展成肝硬化。可分为原发性胆汁性肝硬化（PBC）和继发性胆汁性肝硬化。

4. 药物或毒物中毒 长期服用某些药物如甲基多巴、双醋酚酊、四环素、避孕药、酮康唑等或长期接触某些化学毒物如四氯化碳、苯、磷、砷等可引起药物性或中毒性肝炎，最终演变成为肝硬化。

5. 循环障碍 慢性右心衰、缩窄性心包炎、下腔静脉和（或）肝静脉阻塞（Budd-chiari 综合征）等可导致肝细胞长期淤血、缺氧，肝小叶中心区肝细胞坏死，纤维组织增生演变成淤血性肝硬化。

6. 遗传代谢性疾病 又称代谢性肝硬化，是由于遗传或先天性缺陷、某种或某些酶缺乏致使某些物质代谢障碍而沉积于肝脏，引起肝细胞变性、坏死、纤维组织增生导致肝硬化。如铁沉积引起血色病（Hemochromatosis）、铜沉积引起肝豆状核变性（Wilson 病），α_1-抗胰蛋白酶（α_1-AT）缺乏症、半乳糖血症及肝糖原累积症等均可引起肝硬化。

7. 寄生虫病 20 世纪中期我国长江流域曾有血吸虫病流行，有报道南方地区血吸虫病引起的肝硬化占肝硬化总数的 14%～36.3%，但现在已明显减少。血吸虫或肝吸虫等虫卵沉积在汇管区，虫卵及其代谢产物的刺激，引起大量的结缔组织增生，导致肝纤维化及门静脉高压。

8. 自身免疫性肝病 自身免疫性肝病可进展为肝硬化。

9. 营养不良 食物中长期缺乏蛋白质、B 族维生素、胆碱等均引起肝细胞坏死、脂肪肝，最终形成营养不良性肝硬化。慢性特异性或非特异性肠炎，可引起消化吸收不良，加之病原体在

笔记栏

肠内产生毒素，经门静脉至肝脏，引起肝细胞变性、坏死、纤维化而致肝硬化。但目前有人否定营养失调与肝硬化的直接关系，认为长期营养失调只能使肝脏对其他致病因素的抵抗力降低，是产生肝硬化的间接因素。

10. 原因不明性 目前仍有5%～10%肝硬化的原因不明，称之为隐源性肝硬化。近年来随着医疗技术的发展，发现其中一部分隐源性肝硬化由病毒性肝炎、自身免疫性肝病或非酒精性脂肪性肝炎发展而来。

案例 4-43-1

患者男性，37岁，有乙型肝炎病毒感染病史。

【发病机制】

各种原因导致持续性或反复的大量肝实质细胞炎症坏死/凋亡是引起肝硬化的基本条件，而肝纤维化是各种原因引起肝硬化的共同途径。

细胞外基质(extra-cellular matrix，ECM)生成与降解平衡被打破，大量ECM沉积导致纤维化形成。研究表明，肝脏的星形细胞(hepatic stellate cell)是产生ECM的主要细胞，其激活是肝纤维化发生机制的中心环节。

肝星形细胞激活过程非常复杂，有多种细胞与因子的参与。在各种致病因素作用下，肝细胞、内皮细胞、库普弗细胞、血小板等均可通过释放各种细胞因子激活星形细胞从而产生大量的ECM，ECM生成与降解平衡被打破，导致大量ECM沉积形成纤维化。

肝硬化的演变发展过程包括四个方面：①大量肝细胞凋亡/变性坏死，肝小叶的纤维支架塌陷；②炎症坏死过程中释放大量细胞因子，引起肝细胞再生与肝星形细胞激活，而再生的肝细胞不沿原支架排列，形成不规则的结节状肝细胞团(异常结节)；③激活的肝星形细胞产生大量的ECM，ECM细胞外沉积、形成纤维束，自汇管区-汇管区或汇管区-肝小叶中央静脉延伸扩展形成纤维隔，包绕再生结节或将残存的肝小叶重新分割，改建为假小叶，假小叶是肝硬化典型的形态学改变；④大量ECM可在Disse间隔沉积，导致间隙增宽，并在血窦内皮下形成连续的基膜，此即"血窦毛细胞血管化"，使血窦周围的微环境发生变化，肝细胞微绒毛消失，内皮细胞"窗"孔减少，阻碍了肝细胞与血窦之间的物质交换，结果造成肝细胞的合成及代谢功能发生障碍。上述病理变化造成肝内循环的紊乱，肝内门静脉、肝静脉和肝动脉三者之间失去正常关系，并相互交通吻合，导致肝脏血供中动脉血所占比例升高，造成门静脉血流中的营养物质不能提供给肝脏，且其中一些有害物质未经肝脏过滤或解毒直接进入体循环，这一系列变化不仅是形成门脉高压的病理基础，同时也加重了肝细胞营养障碍，促进肝硬化的进一步发展。

【病理】

1. 肝脏 1994年，国际肝病信息小组确定的肝硬化病理分类，按结节形态分为三类。

(1) 小结节性肝硬化：包括门脉性肝硬化、酒精性肝硬化以及部分缓慢发展的病毒性肝炎后性肝硬化等。典型病例肉眼可见肝脏体积缩小、坚硬、重量减轻，肝包膜增厚，表面高低不平，呈弥漫性细颗粒状，颗粒大小相等，直径<3mm，结节间有纤细的灰白色结缔组织间隔。酒精性肝硬化因有多量脂肪浸润，病程早期肝脏增大。光镜下正常肝小叶结构破坏，肝实质被纤维间隔分为圆形或类圆形肝细胞团即假小叶。中央静脉偏心、缺如或增多。

(2) 大结节性肝硬化：在大量肝实质细胞坏死基础上形成。慢性乙型肝炎、丙型肝炎基础上的肝硬化、血色病、Wilson病所致肝硬化大多属于此型。肉眼观察，肝脏体积缩小变形、重量减轻、表面有大小不等结节和深浅不同的塌陷区，结节直径1～3cm，也可达5cm或以上，结节纤维间隔宽窄不一，以宽为主。光镜下见大小不等、形态不规则的假小叶被宽窄不等的纤维隔所分割，结节中有时可见几个汇管区及中央静脉挤在一起，常有假胆管增生和单个核细胞浸润。

(3) 大小结节混合性肝硬化：为上述二型的混合型，即大、小结节同时存在。α_1-AT缺乏症属此型，部分Wilson病和乙肝后性肝硬化也属此型。

2. 脾脏 常有中等度肿大。由于门静脉高压，脾脏血液回流受阻，慢性淤血，脾索纤维组织增生从而致脾脏肿大。光镜下见脾窦扩张，窦内网状细胞增生和吞噬红细胞现象，脾髓增生，大量结缔组织形成。

3. 胃肠道 由于门静脉高压，食管、胃底和直肠黏膜下层静脉可曲张、淤血，胃黏膜因淤血而水肿，甚至糜烂，呈马塞克或蛇皮样改变，称为门脉高压性胃病。

4. 肾脏 慢性乙型病毒性肝炎所致肝硬化，由于血液中乙型肝炎病毒抗原-抗体复合物形成，沉积在肾小球基膜，常造成肾脏的免疫损伤，引起膜性、膜增殖性和系膜增殖性肾小球肾炎及肾小球硬化。肝硬化形成，门静脉高压可反射性引起肾皮质血管特别是肾小球入球动脉

笔记栏

出现痉挛性收缩，而腹腔大量积液造成有效血容量不足及外周血管扩张进一步加重肾小球入球动脉的收缩，初期可仅有血流量的减少，但随疾病发展可致肾小管变性、坏死。肝功能失代偿时，血胆红素水平升高，胆红素在肾小管沉积，胆栓形成，也可引起肾小管变性、坏死，严重者出现急性肾衰竭。

5. 内分泌腺 睾丸、卵巢、肾上腺皮质、甲状腺等常有萎缩及退行性变。

【临床表现】

由于病因不同可造成患者年龄与性别比例差异。例如，肝炎后性肝硬化、酒精性肝硬化及血色病所致肝硬化以中年以后男性多见，自身免疫性肝炎所致肝硬化以女性多见，原发性胆汁性肝硬化以中年女性多见，遗传代谢性肝病所致肝硬化以青少年多见。

本病的起病及发展过程一般较缓慢，可隐伏数年、十数年之久(平均3～5年)，少数也可以因短期大片肝坏死，3～6个月发展为肝硬化。早期无特异性症状、体征。随病情发展，后期出现肝功能减退和门脉高压症的症状和体征，如黄疸、腹水、消化道出血和肝性脑病等。临床上如将肝硬化分为代偿期和失代偿期，但两者界线常不清楚。

(一) 代偿期

代偿期肝硬化患者无症状者占30%～40%，常在体检或因其他疾病剖腹术时，甚至尸体解剖时被发现。其他一部分患者症状无特异性，如食欲减退、乏力、恶心、消化不良、体重减轻等，临床表现上如同慢性肝炎，确诊常需依赖肝脏活检。

(二) 失代偿期

症状显著，主要有肝功能减退和门脉高压症两大类临床表现，同时可有全身多系统症状。

1. 肝功能减退的临床表现

(1) 一般症状：疲倦乏力为早期症状之一，常与肝病活动程度一致。其发生与食欲不振、摄入热量不足以及蛋白质、糖、脂肪、碳水化合物等代谢障碍，热量产生不足有关。可有不规则低热，可能与肝细胞坏死、炎症活动或由于肠道细菌产生的内毒素等致热物质未经肝脏灭活，经侧支循环进入体循环引起，此外与肝功能减退，致热性激素灭活减少有关，有时应与并发细菌感染相鉴别。患者一般情况差，消瘦、精神不振、面色黝暗无光泽(肝病面容)、夜盲、浮肿等。

(2) 消化道症状：食欲不振或伴有恶心呕吐，进食后上腹饱胀不适，对脂肪和蛋白质耐受性差，稍进油腻食物，就可引起腹泻。上述症状的产生与肝硬化门脉高压时胃肠道淤血水肿、消化吸收障碍及肠道菌群失调等有关。半数以上患者有黄疸，多为轻度，少数有中、重度黄疸。主要由于肝细胞排泌胆红素功能衰竭所致，是严重肝功能不全的表现。引起黄疸的其他因素还有：溶血造成非结合胆红素升高；细菌感染如自发性腹膜炎、尿路感染等导致胆汁淤积使血中结合胆红素升高。如在短期内出现重度黄疸，酒精性肝硬化者要考虑合并酒精性肝炎，其他患者应排外合并急性病毒性肝炎或胆道梗阻。晚期可并发消化道出血。

(3) 出血倾向及贫血：由于肝脏功能减退凝血因子合成减少，脾功能亢进血小板破坏过多及毛细血管脆性增加等原因，患者常有鼻出血、牙龈出血、皮肤黏膜瘀点、瘀斑、胃肠道出血等。患者常有轻、中度贫血，除失血及缺铁因素外，叶酸缺乏、红细胞形态改变及脆性增加引起溶血、脾功能亢进红细胞破坏增多也是导致贫血的原因。

(4) 内分泌系统：由于肝功能减退及肝内、外分流，若干激素在肝内的摄取清除减少，雌激素在体内蓄积，通过负反馈抑制腺垂体的分泌功能，影响垂体-性腺轴或垂体-肾上腺皮质轴，使雄激素、糖皮质激素减少。由于雄、雌激素平衡失调，男性患者常有性欲减退、睾丸萎缩、乳房发育，女性患者有性欲减退、月经不调、停经、不孕等表现。雌激素增多致小血管扩张，患者在面、颈、上胸、肩背和上肢等上腔静脉引流区域出现蜘蛛痣，在手掌大鱼际、小鱼际和指端腹侧出现红斑，称为肝掌。而醛固酮和抗利尿激素在体内蓄积，导致继发性醛固酮增多和抗利尿激素增多，前者作用于远端肾小管，使钠重吸收增加，后者作用于集合管，导致水的吸收增加，钠水潴留引起尿量减少和浮肿，同时也促进和加重腹水的形成。由于肾上腺皮质功能减退，患者面部和其他暴露部位可见皮肤色素沉着。

(5) 糖代谢紊乱：①糖尿病：因肝及周缘靶细胞发生胰岛素抵抗，从而发生糖耐量减低及糖尿病。系因肝功能障碍及门体分流使肝细胞胰岛素受体减少，且其生理效应降低，进而肝脏对葡萄糖的摄取减少，加之有关糖酵解的酶活性降低，终致葡萄糖利用明显降低。临床表现为糖耐量减低、高血糖、轻度糖尿、高胰岛素血症以及高胰高血糖素血症，成为肝原性糖尿病。肝原性糖尿病和原发性糖尿病不易区别。前者的糖耐量曲线特点：空腹时正常，120分钟及180分钟时血糖仍明显升高；胰岛素释放增高，发生酮症及酸中毒亦相对少。②低血糖：晚期肝硬化患者合并严重肝衰竭、细菌感染或肝癌时，可出现低血

笔记栏

糖表现。

2. 门静脉高压症 正常门静脉压力为7～10mmHg(10～14cmH_2O)。肝硬化时肝脏结构紊乱造成门静脉阻力增加是门脉高压发生的始动因子，而肝功减退使去甲肾上腺素系等物质清除能力降低以及交感神经兴奋等而致门静脉血流增加是维持和加剧门脉高压的重要因素。

门静脉高压导致脾肿大、侧支循环的建立和开放、腹水形成，三者是门脉高压症的三大临床表现，其中侧支循环开放对门脉高压症的诊断有特征性意义。

(1) 脾大：脾因长期淤血而肿大，多为轻中度肿大，部分可重度肿大达脐下。合并上消化道出血时脾可暂时缩小，甚至不能触及。晚期脾大常并有脾功能亢进，表现为白细胞、血小板、红细胞计数减少，为患者出血倾向的原因之一。

(2) 侧支循环建立与开放：门静脉压力增高，超过20cmH_2O时，正常消化器官和脾回心血流经肝脏受阻，导致门静脉系统与腔静脉之间建立交通支——门-体侧支循环，这些交通支开放以后，出现血流方向的改变、静脉扩张和迂曲，此时门静脉的血可不经肝脏，通过侧支循环直接回流入右心。

主要的侧支循环有：①食管下段和胃底静脉曲张：系门静脉系的胃左、胃短静脉和腔静脉系的食管静脉、肋间静脉、奇静脉等开放沟通。由于食管下段黏膜下静脉缺乏结缔组织的支持，曲张静脉突出于食管腔内，易发生破裂出血。②腹壁静脉曲张：门静脉高压时脐静脉重新开放，通过腹壁上、下静脉回流至腔静脉，形成脐周和腹壁静脉曲张。曲张静脉以脐为中心向上、下腹延伸，明显曲张者，外观呈水母头状。③痔静脉扩张：门静脉系的直肠上静脉与腔静脉系的直肠中、下静脉沟通，形成肛管直肠黏膜下静脉曲张，有时扩张形成痔核，若破裂后产生便血。此外，所有腹腔脏器与腹膜后或腹壁接触、黏着的部位，均可能有侧支循环的建立。

(3) 腹水：失代偿期患者75%以上有腹水，是肝硬化最突出的临床表现，提示肝硬化已进入晚期。短期内出现较多量的腹水者常有诱因可寻，如上消化道出血、感染、门静脉血栓、外科手术等。腹水形成的机制相当复杂，最基本的始动因素是门脉高压和肝功能不全，内脏血管扩张也有重要作用。随着疾病的发展，许多其他因素也参与。主要机制为：①门静脉压力增高：当门静脉压力超过30cmH_2O，腹腔内脏血管静水压增高，组织液回吸收减少而漏入腹腔；②低白蛋白血症：白蛋白低于30g/L时，血浆胶体渗透压降低，致使血液成分外渗，形成水肿或腹水；③淋巴液生成过多：正常时肝窦压力为0～2mmHg，当门静脉压力增高时，肝窦静水压升高，血浆自肝窦壁渗透至窦外间隙，使淋巴液生成增多，超过胸导管引流能力，淋巴液自肝包膜和肝门淋巴管渗至腹腔形成腹水；④肾脏因素：肝硬化时由于肾脏血液动力学的明显改变，最终导致钠水潴留，从而加重腹水。原因有：a. 内源性扩血管物质(一氧化氮、胰高血糖素等)增多及对缩血管物质的低反应性有关，造成高动力循环-内脏血管扩张，有效血容量降低，肾血流量减少，肾小球滤过率降低；b. 肾血流量减少可导致肾素-血管紧张素-醛固系统激活，使肾血管收缩和肾血流量再分配；c. 继发性醛固醇增多使肾钠的重吸收增加，钠、水潴留。

腹水患者伴胸水者约占5%～10%，多为右侧，双侧者较少，单纯左侧胸水者少见。其发生的原因主要是腹水通过膈淋巴管或因腹腔压力增高，膈肌腱索变薄形成孔道，腹水流入胸腔。其次可能与低白蛋白血症，胸导管扩张淤积、破裂有关。因肝硬化患者抵抗力下降，应警惕结核性胸膜炎。

3. 肝脏触诊 肝脏早期肿大，晚期坚硬缩小，肋下常不易触及。

【并发症】

(一) 上消化道出血

最常见的并发症，多表现为突发大量的呕血或黑便，常引起出血性休克或诱发肝性脑病，病死率很高。经急诊内镜检查报道出血原因由食管静脉曲张破裂引起占24%～41%，而非静脉曲张破裂出血者占45%～76%，其中包括胃黏膜病变、消化性溃疡、反流性食管炎等。痔静脉出血为鲜血便，临床上少见。

(二) 肝性脑病

是本病最严重的并发症，亦是最常见的死亡原因。

(三) 自发性细菌性腹膜炎(SBP)

肝硬化患者抵抗力低下，门静脉高压情况下肠内细菌过度繁殖，肠壁屏障系统受损，细菌自肠腔向腔外移位，进入门脉血流及体循环，引起感染。另外，最近一些研究表明，腹水感染与腹水蛋白过低有关。SBP多由革兰阴性杆菌引起，一般起病急，表现为短期内腹水迅速增加，对利尿剂无反应，伴有腹痛、腹胀、腹泻、发热，严重者出现中毒性休克；起病缓慢者多为低热、腹胀或腹水持续不减、轻重不等的全腹压痛和腹膜刺激征。

笔记栏

(四) 肝肾综合征(HRS)

又称功能性肾衰竭,表现为顽固性腹水基础上出现少尿、无尿、氮质血症、稀释性低钠血症和低尿钠。引起肝肾综合征的关键环节是肾血管收缩,导致肾皮质血流量减少和肾小球滤过率降低。其机制可能为:①肝硬化患者内脏血管扩张及腹腔积液,导致有效循环血容量不足,反射性激活交感系统和肾素-血管紧张素系统,通过神经、体液机制致肾血管收缩。②门静脉压力增高,反射性引起肾血管收缩。③肝硬化晚期肾内扩血管物质如前列腺素(PGs)、一氧化氮(NO)合成减少,而缩血管因子如血栓素 A_2(TXA_2)、白三烯产生增加。④失代偿期肝硬化常有内毒素血症,内毒素有增加肾血管阻力作用。

(五) 肝肺综合征

指严重肝病、肺血管扩张和低氧血症组成的三联征,临床表现为呼吸困难和低氧血症。发生的可能因素有:①肺内动静脉瘘形成;②胸腹水压迫引起的通气障碍;③气体弥散功能下降:由于间质水肿、肺气细血管扩张、红细胞与氧的亲和力下降,作对比增强心脏超声可协助诊断。内科治疗多无效,吸氧只能暂时改善症状但不能逆转病程。

(六) 原发性肝癌

约10%~25%肝硬化患者可发生原发性肝癌,尤其是肝炎后性肝硬化者。有下列情况应考虑并发肝癌的可能性:①积极治疗下病情仍恶化;②进行性肝肿大;③无其他原因解释的肝区痛;④血性腹水;⑤无其他原因解释的发热;⑥甲胎蛋白持续性或进行性增高;⑦超声或CT等发现肝占位病变。

(七) 电解质和酸碱平衡紊乱

肝硬化患者常见低钠血症、低钾低氯血症与代谢性碱中毒。与长期摄入不足(原发性低钠),呕吐、腹泻、利尿或大量放腹水导致钠、钾丢失,抗利尿激素与醛固酮增多致水潴留有关。肝硬化晚期低钠血症与预后相关,有不易纠正的低钠血症者预后差,死亡率高。而低钾低氯血症与代谢性碱中毒则可诱发肝性脑病。

案例 4-43-1

患者起病缓慢,症状无特异性。反复腹胀、乏力。时有腹泻,尤以进食油腻食物时明显,有消化道出血情况。

查体:慢性病容,面色灰暗,巩膜轻度黄染,颈部见蜘蛛痣。脾大,腹部移动性浊音阳性,双下肢水肿。

笔记栏

(一) 实验室检查

1. 血常规 代偿期多在正常范围,失代偿期由于出血、营养不良、脾功能亢进可发生轻重不等的贫血,有感染时白细胞可升高,脾功能亢进者白细胞和血小板均减少。

2. 尿液检查 尿常规一般在正常范围。乙肝后性肝硬化合并乙肝相关性肾炎时尿蛋白阳性。有黄疸时尿胆红素阳性。

3. 大便常规 少量出血时隐血试验阳性,出血量大时可见黑便甚至暗红色血便。

4. 肝功能试验 代偿期肝功能试验大多正常或有轻度异常,失代偿期则有较明显的改变。

(1) 血清胆红素:可出现总胆红素升高,以结合胆红素为主。胆红素的持续升高是预后不良的重要指标。

(2) 蛋白质代谢:肝脏是合成白蛋白及前白蛋白的唯一场所,肝功能明显减退时,白蛋白及前白蛋白合成减少,水平降低。由于肝硬化时损伤的肝细胞不能清除从肠道来的抗原,或抗原经门体分流直接进入体循环,刺激脾脏中的B淋巴细胞产生抗体,导致高球蛋白血症,故患者血清总蛋白可以表现为正常、降低或增高,白/球蛋白比例降低或倒置。血清蛋白电泳中,白蛋白降低,γ-球蛋白和β-球蛋白增高。

(3) 凝血酶原时间:是反映肝脏储备功能的重要预后指标,代偿期可正常,晚期肝硬化及细胞严重损害时明显延长,用维生素K后不能纠正。

(4) 血清酶学检查:①ALT和AST:肝硬化患者这两种转氨酶不一定升高,但病情活动时可升高。一般以ALT升高较显著,肝细胞严重损伤时,AST可高于ALT。酒精性肝硬化患者AST/ALT≥2。②GGT:90%肝硬化患者可升高,合并肝癌时常明显升高。

(5) 反映肝纤维化的血清指标:Ⅲ型前胶原氨基末端肽(PⅢP)、Ⅳ型胶原、透明质酸、层黏连蛋白等水平常增高。

(6) 脂肪代谢:代偿期血中胆固醇多正常,失代偿期总胆固醇特别是胆固醇酯明显降低。

(7) 定量肝功能试验:包括吲哚菁试验(ICG)、利多卡因代谢产物生成试验(MEGX)、氨基比林呼气试验等,随肝功能减退有不同程度的降低,但临床上应用较少。

5. 血清免疫学检查

(1) 甲胎蛋白(AFP):肝硬化活动时AFP可轻度升高,多与转氨酶水平平行,合并原发性肝癌时明显升高。如AFP持续性、进行性升高,须怀疑原发性肝癌。

(2) 病毒性肝炎标记物的测定:测定乙、丙、丁肝炎病毒标记物以明确病因。

(3) 血清抗线粒体抗体、抗平滑肌抗体、抗核抗体：据报道，前者在PBC患者阳性率95%，后两者阳性提示自身免疫性肝炎。

(二) 影像学检查

1. 超声检查 B超检查可显示肝脏的大小、外形及脾脏的大小和门脉的改变。肝硬化B超影像表现为肝表面不光滑或凹凸不平，呈锯齿状、波浪状或结节状，肝叶比例失调，多呈右叶萎缩和左叶、尾叶增大，肝实质回声不均匀增强，呈结节状，脾肿大、门静脉增宽，部分患者可探及腹水。多普勒检查可发现门腔侧支开放、门静脉血流速率降低和门静脉血逆流等改变(图4-43-1)。

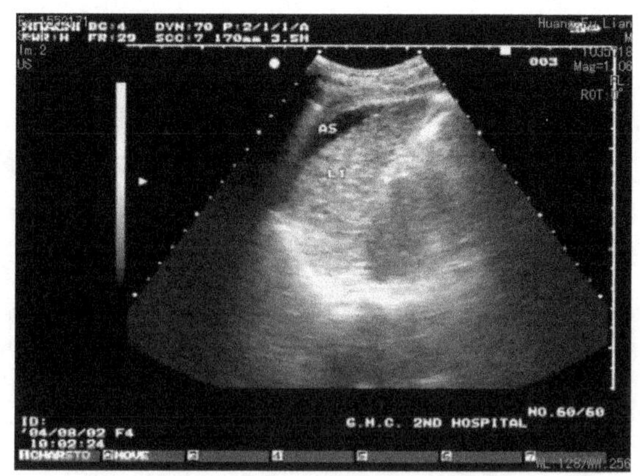

图4-43-1 肝硬化的超声声像图
肋间探查，肝内回声增粗，表面呈锯齿状
(AS：腹水，L：肝脏)

2. CT检查 肝硬化的CT影像学改变与B超检查所见相似，并不具有更好的敏感度(图4-43-2)。

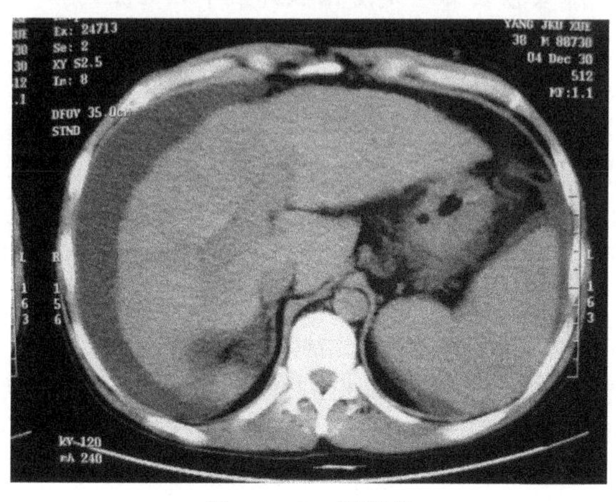

图4-43-2 肝硬化

3. 磁共振检查(MRI) 肝硬化MRI影像学改变与B超、CT相似。但磁共振血管造影(MRA)能清楚显示门脉系统，发现门静脉血栓或癌栓，可用于门静脉高压病因的鉴别及肝移植前对门脉血管的评估。

4. 放射性核素显像 肝硬化时肝脏库普弗细胞摄取和吞噬核素功能有所改变，经放射性核素扫描测定的心/肝比值能间接反映门静脉高压和门体分流程度，对诊断有一定意义。但随着B超及CT的广泛应用，肝核素扫描应用渐少。

5. 上消化道钡餐 可发现食管及胃底静脉曲张，食管静脉曲张呈虫蚀状或蚯蚓状充盈缺损，胃底静脉曲张呈菊花样充盈缺损。但诊断的敏感性不如胃镜检查。

(三) 特殊检查

1. 胃镜检查 可直接观察并确定食管及胃底有无静脉曲张，了解其曲张程度和范围，阳性率较X线钡餐检查高。胃镜检查还可以观察及确定有无门脉高压性胃病(图4-43-3)。

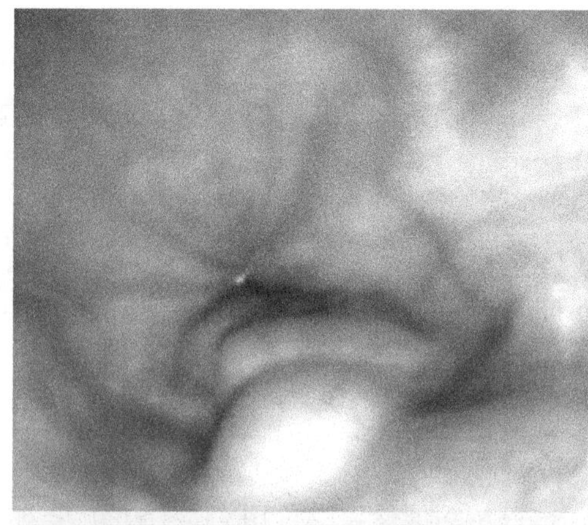

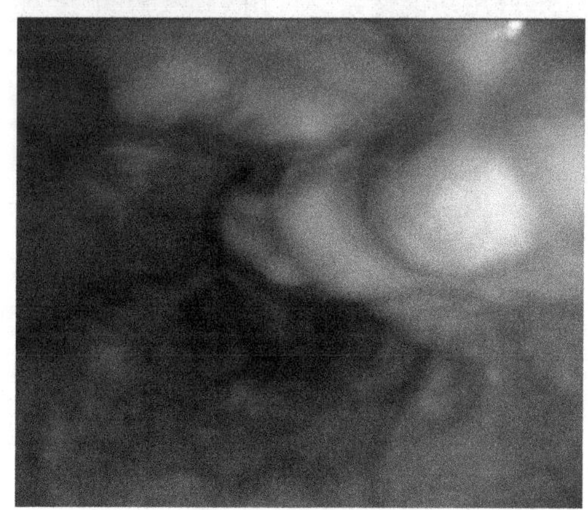

图4-43-3 肝硬化食道静脉曲张：曲张的食道静脉呈串珠状隆起

2. 肝活组织检查 对肝硬化，特别是早期肝硬化确定诊断和明确病因有重要价值。

3. 腹腔镜检查 可直接观察肝脏外形、表面及脾脏。诊断不明确时，腹腔镜检查有重要价值，并可以直视下取肝组织活检。

4. 门静脉测压 经颈静脉测定肝静脉楔入压以及肝静脉游离压，两者之差为肝静脉压力梯度(HVPG)，可代表门静脉压力。正常值5～

笔记栏

10mmHg，肝硬化门脉高压患者一般20mmHg，食管静脉曲张及出血者均>12mmHg。门静脉压力的测定是评价降门脉压力药物疗效的金标准。

5. 腹水检查 腹水检查常可明确腹水的病因。检查内容包括：腹水的性质，如颜色、比重、蛋白含量、细胞分类以及腺苷脱氨酶（ADA）、血及腹水LDH。若怀疑SBP，还应做细菌培养和药敏检查。测腹水白蛋白计算血清-腹水白蛋白梯度（SAAG），计算公式如下：SAAG＝血清白蛋白（g）－腹水白蛋白（g）。如SAAG>11g/L提示腹水由肝硬化门静脉高压所致。

【诊断与鉴别诊断】

（一）诊断

根据上述的门静脉高压和肝功能损害两大类临床表现、结合上述各项检查，失代偿期的肝硬化诊断不难，但早期诊断困难，常依赖于肝活组织检查。完整的诊断应包括病因、病理、功能、并发症四个部分。

1. 病因诊断 应详细询问肝炎史、饮酒史、药物史、输血史、家族遗传病史等，常规行病毒性肝炎标记物检测，如怀疑Wilson病应测定血清铜蓝蛋白、血铜、尿铜检测，必要时行肝活组织检查。

2. 病理诊断 肝活组织检查可以明确诊断并进行病理分类。

3. 肝脏功能诊断 可用Child-Pugh分级评价，见表4-43-1。

表4-43-1 Child-Pugh分级表

变量	分数		
	1	2	3
肝性脑病（级）	无	1～2	3～4
腹水	无	轻度	中～重度
胆红素（μmol/L）	<34	34～51	>51
白蛋白（g/L）	>35	28～35	<28
凝血酶原时间延长（秒）	<4	4～6	>6

A级5～6分；B级7～9分；C级≥10分

4. 并发症 见前述。

案例4-43-1

1. 患者有多年乙肝病史。

2. 患者出现肝功能减退及门脉高压表现：腹胀，乏力，面色晦暗，巩膜黄染，蜘蛛痣，双下肢踝关节部轻度凹陷性水肿；脾肿大，腹部移动性浊音阳性。

结合病史及临床表现综合分析，首先考虑患者为乙肝后性肝硬化肝功能失代偿期并上消化道出血。

（二）鉴别诊断

1. 其他原因所致的肝肿大，如慢性肝炎、原发性肝癌和肝脂肪浸润等。

2. 其他原因所致的脾肿大，特别是所谓特发性门静脉高压，其病理为肝内窦前性门脉纤维化与压力增高，临床表现为脾肿大、贫血、白细胞与血小板减少、胃肠道反复出血等。血吸虫病晚期也有窦前性肝内门静脉阻塞和高压、脾功能亢进和腹水等表现，应注意鉴别。

3. 其他原因引起的上消化道出血，尤其是消化性溃疡、胃炎等。

4. 其他原因所致的腹水症，特别是缩窄性心包炎、结核性腹膜炎、腹膜癌肿及卵巢癌。卵巢癌中特别是假黏液性囊腺癌，常以慢性腹水为主要表现，腹水也为漏出液，有时可造成鉴别诊断上的困难，腹腔镜检查对诊断很有帮助。

5. 其他原因引起的神经精神症状如尿毒症、糖尿病酮症酸中毒所引起的昏迷，须与肝性脑病相鉴别。

案例4-43-1

患者临床上出现上消化道出血、腹水、下肢浮肿，为明确上消化道出血、腹水、下肢浮肿的原因，建议患者行下列检查：

1. 肝脏穿刺活检：肝脏病理学检查是诊断肝硬化的金标准，发现假小叶，可明确诊断肝硬化。

2. 胃镜检查：胃镜检查可明确上消化道出血是来自肝硬化门脉高压食管胃底静脉曲张破裂还是消化性溃疡等其他原因。

3. 肾功能及超声心动图：排外肾功能不全或心脏原因引起的腹水和下肢浮肿。

4. 腹水检查：排外腹腔恶性病变所致的腹水、有无自发性细菌性腹膜炎。

【治疗】

本病无特效治疗，其治疗是综合性的。首先针对病因，如酒精性肝硬化者戒酒，代偿期乙型及丙型肝炎肝硬化者抗病毒治疗，同时避免使用肝损害药物。晚期针对并发症治疗。

（一）一般治疗

1. 休息 肝功能代偿期患者可参加一般轻工作。肝功能失代偿期或有并发症者，须绝对卧床休息。

2. 饮食 以高热量、高蛋白质、维生素丰富而易消化的食物为宜。严禁饮酒。脂肪尤其是

笔记栏

动物脂肪不宜摄入过多。如肝功能显著减退或有肝性脑病先兆时应严格限制蛋白质食物。有腹水者，应予少钠盐或无钠盐饮食。有食管-胃底静脉曲张者，应避免进食坚硬、粗糙的食物。

(二) 药物治疗

临床常用抗纤维化药物及保肝药物，但目前尚无肯定有效逆转肝硬化的药物。

1. 抗纤维化药物 秋水仙碱、活血化瘀软坚的中药如丹参、桃仁提取物等临床常用于抗纤维化治疗。肾上腺皮质激素有抗炎和抑制肝脯氨酰羟化酶作用抑制胶原合成，但也可以抑制胶原酶活性，故仅用于自身免疫性肝炎。甘草酸制剂常用于早期抗纤维化治疗。

2. 保护肝细胞药物 还原型谷胱甘肽是由谷氨酸、胱氨酸、甘氨酸组成的含巯基胱肽物质，能提供巯基、半胱氨酸维护细胞正常代谢，能与毒性物质结合，起解毒作用。熊去氧胆酸可通过理化作用减轻胆盐毒性，减少细胞毒T细胞所致小叶坏死、抑制免疫球蛋白和细胞因子，有减轻和保护肝细胞作用，主要用于原发性胆汁性肝硬化。常用的药物还有维生素等。

(三) 腹水治疗

肝硬化发生腹水时患者常感到腹部不适，同时易发生SBP、HRS及水电解质紊乱等并发症，故治疗和减少腹水是必要的。治疗的目的是减少腹水以及预防复发。

1. 腹水的一般治疗

(1) 控制水和钠的摄入：一般每克盐可潴留体液200ml，其中40%成为腹水。而约有5%～15%的患者经卧床休息及低盐饮食，可发生自发性利尿，腹水消退，故腹水患者限制钠盐的摄入是必要的。每日钠的摄入量限制在2.0g(5.0g食盐)以下，应用利尿剂时，可适度增加钠摄入，以尿钠排出量为给药指导。一般每日入水量不超过1500ml，稀释性低钠血症(<130mmol/L)患者，应限制水的摄入，每日800～1000ml，有显著低钠血症(<120mmol/L)，则应限制在500ml以内。

(2) 利尿剂的应用：经限钠饮食和卧床休息腹水仍不消退者须应用利尿剂。首选醛固酮拮抗剂螺内酯，开始时60～100mg/d，根据利尿反应每4～5天调整剂量，直到最大剂量400mg/d。袢利尿剂呋噻米为排钾利尿剂，单独使用时应同时服用氯化钾，起始剂量20～40mg/d，可增加到160mg/d。目前，主张螺内酯和呋塞米联用，可起协同作用，同时减少电解质紊乱。二者比例为100∶40较为合适。利尿剂的使用应从小剂量开始，以每天体重下降不超过500g为宜。利尿剂的不良反应有水电解质紊乱、肾功能恶化、体重减轻过度、肝性脑病、男性乳房发育等。治疗过程中应定期测定血清电解质、肾功能，以指导治疗。

(3) 提高血浆胶体渗透压：对于低蛋白血症患者，输注白蛋白、血浆可提高血浆胶体渗透压，可促进腹水的消退。

2. 难治性腹水的治疗 对大剂量利尿剂(螺内酯400mg/d，呋塞米160mg/d)缺少反应(无体重下降)，腹水量大且3个月以上不消退，尿钠<10mmol/24h，尿钠/尿钾<0.5称难治性腹水。治疗首先针对导致难治性腹水发生的一些可逆性原因：不适当的限钠、利尿，使用肾毒性药物，自发性腹膜炎，同时结合下列方法。

(1) 排放腹水同时输注白蛋白：如无禁忌证，可腹腔穿刺放腹水加输注白蛋白治疗，每次放腹水4～6L，同时补充白蛋白(每升腹水补充8～10g)，以维持有效血容量，防止循环紊乱。一次排放后仍有腹水者可重复进行，直至将腹水放尽，排放腹水后应用螺内酯维持治疗。

(2) 自身腹水浓缩回输：在严格无菌情况下，将腹水经特殊装置浓缩处理，去除腹水中水分及小分子毒性物质，剩余成分通过外周静脉或腹腔回输给患者，每次可处理腹水5000～10000ml。但有严重心肺功能不全、近期上消化道出血、严重凝血障碍、肝性脑病者不宜作此治疗。

(3) 经颈静脉肝内门体分流术：经颈静脉肝内门体分流术(transjugular intrahepatic portosystemic shunt，TIPS)通过降低门脉高压治疗难治性腹水，但远期疗效不理想，且易诱发肝性脑病，目前不作为首选方法。

(4) 肝移植：是终末期肝病的最佳治疗方法。

(四) 并发症的治疗

1. 胃底食管静脉破裂出血 胃底食管曲张静脉破裂出血是肝硬化最常见并发症，也是患者主要死亡原因，一旦发生，应予以积极抢救。

(1) 重症监护：卧床、禁食、保持气道通畅，迅速建立静脉通道以维持循环血容量稳定。密切监测患者血压、脉搏、呼吸、尿量、血氧、神志，皮肤色泽、温度、湿度及出血情况。定期测血红蛋白、红细胞、白细胞、血小板计数、肝肾功能、电解质及血氨。

(2) 控制急性出血：①药物治疗：生长抑素及其衍生物可收缩内脏血管，减少门脉血流，降低门静脉压力。目前用于临床的有十四肽生长

笔记栏

抑素，起效快，控制急性出血成功率高，不良反应小。用法：首剂 250μg 静脉推注，继以 250μg/h 持续静脉滴注。生长抑素拟似物人工八肽-奥曲肽半衰期较长，用法：首剂 50～100μg 静脉注射，继以 50～100μg /h 持续静脉滴注。垂体后叶素通过收缩内脏血管，减少门静脉血流量，达到止血效果。用法：10U 静脉注射，20 分钟后 0.4U/min 静脉滴注。不良反应有腹痛、血压升高、心绞痛等，有心血管疾病者禁用，临床上主张合并使用硝酸甘油 0.3～0.6mg（舌下含化或静脉滴注），减少垂体后叶素不良反应。其衍生物三甘氨酰赖氨酸（特利加压素）可用于静脉注射，止血率优于垂体后叶素，不良反应小。②气囊压迫术：为暂时止血措施，当前只用于药物治疗无效的病例或作为内镜下硬化、结扎治疗的过渡疗法，为急救治疗赢得时间。③内镜治疗：大出血患者经抗休克和药物治疗血液动力学稳定者立即行急诊内镜检查，明确上消化道出血原因及部位，同时可经内镜套扎或注射硬化剂、组织粘合剂止血。④介入治疗：经颈静脉肝内门体支架分流术（TIPS），术后门脉压力下降，止血效果好，但易发生肝性脑病和支架堵塞。另外，还可行胃冠状静脉栓塞术或经血管插管灌注缩血管药物。⑤急诊手术：上述止血措施无效，患者肝脏储备功能允许时可行断流术。

（3）预防再出血：食管曲张静脉出血经止血治疗后，易发生再出血，因此在急性出血控制后，可采用以下措施预防再出血：长期服用普萘洛尔或单硝酸异山梨醇，定期内镜下曲张静脉注射硬化剂或静脉套扎术，外科减压或断流，TIPS，肝移植。

2. 自发性细菌性腹膜炎　SBP 后果严重，可引起败血症，甚至感染性休克导致患者死亡。如临床上怀疑 SBP，应立即腹腔穿刺检查，并予抗生素治疗，首选头孢噻肟或头孢曲松等对革兰阴性菌有效的抗生素，要求早期、足量、联合用药，一般 2～3 种联用，然后根据治疗反应和细菌培养结果，调整抗菌药物。

3. 肝肾综合征　肝硬化患者一旦出现 HRS 预后不佳，死亡率几乎达 100%，内科疗效差，肝移植是唯一有效的方法。在积极改善肝功能前提下，可采取以下措施：①预防和消除诱发肾衰竭的因素，如感染、出血、电解质紊乱、不适当的放腹水、利尿等，避免使用损害肾功能的药物；②输注白蛋白：首日 1g/kg 体重，继以 20～40g/d，持续 5～10 天；③特利加压素 0.5～2mg/4h，静脉注射；④透析治疗；⑤肝移植。

4. 肝肺综合征　内科治疗效不佳。

（五）肝移植

是终末期矸硬化患者的最佳治疗方法。

案例 4-43-1

治疗方案：

1. 休息、补充足够的维生素及蛋白质。
2. 保肝退黄治疗。
3. 对症治疗：治疗腹水、纳差、腹泻等。
4. 治疗并发症：上消化道出血。
5. 完善相关检查：胃镜、腹水等检查，患者同意，可行肝脏活检。

【预后】

取决于患者的营养状况及肝功能状况，同时还与病因、年龄和性别有关。一般说来，病毒性肝炎引起的肝硬化预后较差。年龄大者、男性预后较差。Child-pugh C 级患者预后较差。如出现 HRS、肝性脑病、合并食管静脉大出血、严重感染等则病情危急，预后极差。

推荐阅读

Ginès P, Cárdenas A, Arroyo V, et al. 2004. Current concepts: management of cirrhosis and ascites. N Engl J Med, 350:1646～1654

Groszmann RJ, Garcia-Tsao G, Bosch J, et al. 2005. Beta-blockers to prevent gastroesophageal varices in patients with cirrhosis. N Engl J Med, 353:2254～2261

Villanueva C, Minana J, Ortiz J, et al. 2001. Endoscopic ligation compared with combined treatment with nadolol and isosorbide mononitrate to prevent recurrent variceal bleeding. N Engl J Med, 345:647～655

（杨晋辉）

第44章 原发性肝病

案例 4-44-1

患者，男，42岁，工人。因"右上腹胀痛1个月"于2006年2月13日入院。

患者于1个月前无明显诱因出现右上腹胀痛，呈间断性，渐加重，有时向右肩背部放射，伴纳差，乏力，恶心。无发热、黄疸，无呕吐、便血，无咳嗽、胸闷等。二便可，睡眠差，体重下降约1kg。曾在家自服"雷尼替丁"、"硫糖铝"等，效果不佳，为求进一步诊治来院就诊。患者10年前曾发现有乙肝，HBsAg(+)，抗HBe(+)，抗HBc(+)，未进行正规治疗。有饮酒史，每日约饮白酒200g。

体格检查：T 37℃，P 82次/分，R 18次/分，BP130/80mmHg，精神稍差，全身皮肤无皮疹及黄染，浅表淋巴结未扪及肿大，巩膜无黄染。腹平软，肝于右肋下3cm扪及，质硬，边缘钝，表面结节感，压痛，脾肋下未及，肝区叩击痛，双肾区无叩击痛，移动性浊音阴性，肠鸣音正常。

问题：

1. 分析以上资料，你首先应考虑什么诊断？
2. 为了明确诊断，应做哪些实验室或辅助检查？
3. 如何确诊？有哪些处理意见？

原发性肝癌(primary carcinoma of the liver)指肝细胞或肝内胆管细胞发生的恶性肿瘤，简称肝癌，是最常见的恶性肿瘤之一。在亚洲和撒哈拉南部非洲最为多见。据20世纪90年代统计，我国肝癌的年死亡率为20.37/10万，占恶性肿瘤死亡第二位，在城市中仅次于肺癌，农村中仅次于胃癌；广西的扶绥和江苏的启东等高发区，其肝癌的年死亡率可达40/10万。流行病学研究发现：沿海高于内地，东南和东北高于西北、华北和西南；男性多于女性，男女性别比在高发区约3∶1～4∶1，低发区为1∶1～2∶1；西方国家的发病高峰年龄在50～60岁，但在亚洲和非洲高发地区，发病年龄提前了10～20年。

【病因和发病机制】

肝癌的发病是多因素、多环节综合作用的结果，很难用一种原因来解释其发病机制。肝癌的发生主要与以下因素有关：

(一) 病毒性肝炎

主要与乙型和丙型肝炎病毒有关。流行病学认为，肝癌的高发区同时也是乙型肝炎的高发区，比如在中国东南沿海的肝癌高发区，乙型肝炎慢性携带者占人群的10%～15%，而在肝癌低发区的美国，乙型肝炎慢性携带者不到1%。乙型肝炎病毒引起肝癌的可能机制包括：①乙肝病毒DNA可整合到宿主肝细胞基因组DNA中；②乙肝病毒引起反复的肝细胞损伤和肝细胞再生，导致肝细胞遗传学上的不稳定，对其他致癌因素易感性增加；③乙肝病毒转录翻译产物如X蛋白具有反式激活作用，可能具有致癌作用，同时X蛋白还可以干扰体细胞DNA的修复，导致DNA突变事件的累积，增加发生癌变的机会(图4-44-1)。而丙型肝炎和肝癌的病因关系证据主要来自于流行病学调查，如在我国肝癌患者中抗丙肝抗体阳性率在10%左右，但自然人群中其阳性率仅为3%左右。与乙肝不同，丙肝病毒的遗传物质不与宿主DNA发生整合，可能通过非特异性机制致癌，如丙肝病毒的表达产物间接影响细胞的增殖和分化，诱导细胞恶变，具体尚不清楚。

(二) 肝硬化

原发性肝癌大多合并肝硬化，主要与乙肝相关，丙型肝炎病毒也是一个重要原因。有研究表明，严重酒精性肝硬化患者可并发肝癌，如合并乙肝病毒、丙肝病毒感染，发生可能性更大。

(三) 黄曲霉毒素B1(AFB1)

流行病学调查发现，AFB1污染严重的地区，如我国东南沿海，同时也是肝癌的好发地区。研究表明，AFB1的摄入量与肝癌的死亡率呈正相关。这种霉菌特异诱导肿瘤抑制基因P53的249密码子发生突变，与肿瘤的发生相关。另外，AFB1和HBV感染有协同作用。

(四) 饮用水污染

我国流行病调查材料显示，饮用水污染和肝癌的发生有密切关系。如江苏启东地区，饮用池

笔记栏

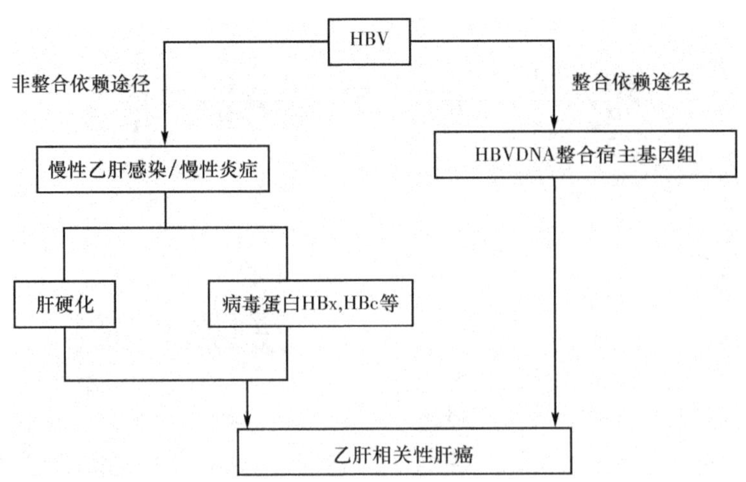

图 4-44-1　HBV 相关性肝癌发生示意图

塘水者肝癌发病率高于饮井水者。研究发现，池塘水中孳生的蓝绿藻产生的藻类毒素与肝癌的发生有关。

(五) 其他

肝癌好发于男性，长期服用避孕药可增加肝癌发生的危险性，提示激素可能起一定作用。不良生活习惯如长期饮酒等也增加肝癌的危险性，尤其是合并 HBV 感染患者。而肝癌发生的家族聚集现象，提示肝癌具有遗传倾向。其他还有微量元素如硒缺乏，化学物质如亚硝胺类等与肝癌的发生有一定相关性。

肝癌的分子发生机制见图 4-44-2。

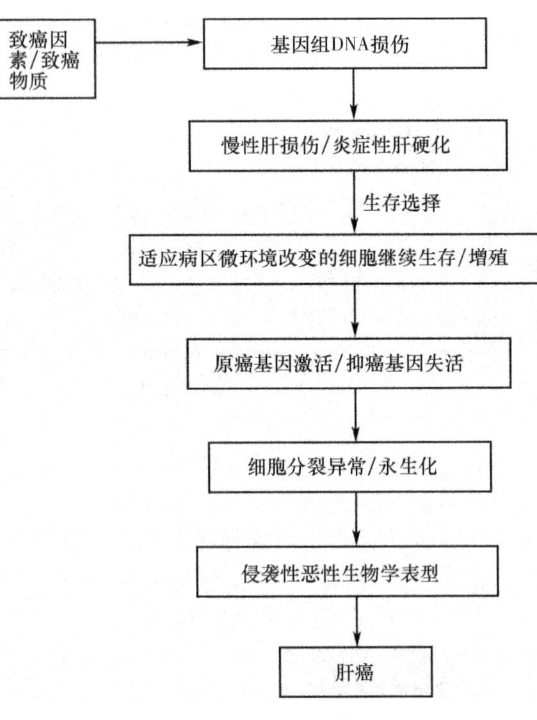

图 4-44-2　肝癌的分子发生机制

案例 4-44-1

1. 患者男，42 岁，是肝癌的好发人群。

2. 患者既往有乙肝病史 10 年，是肝癌的主要病因；同时有不良生活习惯——饮酒，增加了肝癌发病的危险性。

【病理】

(一) 分型

1. 组织学分型

(1) 肝细胞型：此型约占肝癌的 90%以上，癌细胞具有肝细胞的分化特点，大多伴肝硬化。癌细胞呈多角型，核大，核仁明显，胞质丰富。癌细胞排列成巢状或索状，癌巢间有丰富的血窦，无间质成分，癌细胞有向血窦内生长的趋势。

(2) 胆管细胞型：较少见，癌细胞具有胆管上皮细胞的分化特点。癌细胞呈柱状或立方体，胞质嗜碱性，无胆汁小滴，偶有黏液分泌。排列呈腺泡、囊状或乳头状，间质细胞多。较少合并肝硬化，有时继发于华支睾吸虫病。

(3) 混合型：此型最少见。癌组织兼有以上二者的特点，或同时存在，或细胞形态介于二者之间。

2. 大体形态分型

(1) 块状型：此型最多见。癌块直径在 5cm 以上，超过 10cm 者称为巨块型。此型可分为单块、多块和融合块状三个亚型，多为圆形，质硬，呈膨胀性生长。肿块边缘可有小的、散在的卫星结节。本型癌组织容易发生坏死，严重者可引起肝破裂。

(2) 结节型：癌结节最大直径不超过 5cm，常伴有肝硬化。此型又可分为单结节、多结节、

笔 记 栏

融合结节三个亚型。

（3）弥漫型：最少见，癌结节较小，弥漫分布于整个肝脏。

（4）小癌型：单个癌结节直径小于 3cm 或相邻两个癌结节直径之和小于 3cm，若直径小于等于 1cm 称为小肝癌。

（二）转移途径

1. 肝内转移 肝内血行转移发生最早，也最常见。癌细胞侵犯门静脉形成癌栓，脱落后可引起肝内多发性转移灶。如门静脉主干癌栓形成可导致肝功能恶化、门静脉高压和顽固性腹水。

2. 肝外转移

（1）血行转移：肺转移最常见，其他常见部位有肾上腺、骨、肾、脑等。

（2）淋巴转移：肝门淋巴结最常见。也可转移至主动脉旁、锁骨上、胰、脾等处淋巴结。

（3）种植转移或直接浸润：肝癌细胞脱落种植于腹腔形成腹腔肿块，种植于腹膜形成血性腹水，女性还可出现卵巢转移灶。肝癌还可以直接浸润邻近的组织或器官，如膈肌、胃、十二指肠等。

【临床表现】

原发性肝癌起病隐匿，早期缺乏典型症状。因肝癌大多伴肝硬化，所以发病初期不易引起注意，早期的症状和体征易忽视。临床上不少患者是在体检或普查中发现，这些患者无任何症状和体征，只表现为甲胎蛋白（AFP）升高和影像学改变，称为亚临床肝癌。自行就诊者多属中晚期，常有肝区疼痛、纳差、乏力等症状。

（一）肝区疼痛

最常见，多为首发症状，见于半数以上患者。疼痛部位常与肿瘤位置有关，如位于肝右叶则为右季肋部疼痛，位于左叶者表现为上腹痛。疼痛呈持续性或间歇性，钝痛或胀痛，是由于肿瘤生长过快使肝包膜受牵拉所致；如肿瘤生长缓慢，则可无疼痛或轻微疼痛。当肿瘤侵犯膈肌时，疼痛可放射至右肩或右背。突然发生的肝区剧痛提示癌结节的破裂出血；坏死的癌结节及血液流入腹腔，则有急腹症表现。出血量大时，可出现休克。

（二）消化道表现

症状无特异性，常有纳差、腹胀、恶心、呕吐等。最常见的体征为进行性肝肿大，质地坚硬，表面及边缘不规则，常呈结节或巨块状，伴或不伴压痛。肝区可闻及血管杂音，原因有：肿瘤本身血管丰富；癌肿压迫大血管。当肝区闻及摩擦音时提示肿瘤侵犯肝包膜。晚期患者可出现黄疸，其原因有：①肝组织广泛累及，导致肝细胞性黄疸；②肿瘤侵犯或压迫肝内或肝门附近胆管，引起梗阻性黄疸。

（三）肝硬化征象

肝癌大多伴肝硬化，可出现相应临床表现，部分腹水呈血性，系肿瘤侵犯肝包膜向腹腔破溃所致，还可以因腹膜转移引起。

（四）全身表现

有发热、乏力、消瘦、恶病质等。发热一般为低热，偶达 39℃以上，与肿瘤坏死产物吸收有关，有时由于压迫或侵犯胆管引起胆道感染所致。部分患者因肝癌本身代谢异常或癌组织对机体发生各种影响，从而引起内分泌或代谢异常，出现特殊的临床表现，称为伴癌综合征。常见有自发性低血糖、红细胞增多症，其他还有高血钙、高血脂、类癌综合征等。

（五）转移灶表现

肿瘤发生转移时可有相应的症状，有时为首发症状。如胸膜转移时可引起胸痛和血性胸水；骨骼和脊柱转移时，可有局部压痛或神经受压症状；颅内转移可有相应的神经定位表现。

【并发症】

并发症可由肝癌本身引起，也可由并存的肝硬化引起，常见于病程的晚期，是致死的主要原因。常见的有：

1. 肝性脑病 常为终末期的并发症，约占死因的 1/3。

2. 上消化道出血 合并肝硬化或有门静脉、肝静脉癌栓者，常因门静脉高压导致食管胃底静脉曲张破裂出血。亦可因胃肠黏膜糜烂或凝血功能障碍引起出血。

3. 肝癌结节破裂出血 癌组织增大、坏死、液化导致自发破裂或因外力而破裂。如破裂局限于肝包膜下可有局部疼痛；如破入腹腔则出现剧烈腹痛、腹膜刺激征；出血量大者可致休克或死亡。

4. 继发感染 长期消耗、放疗或化疗等多种原因使机体抵抗力下降，易并发各种感染如肺炎、败血症、自发性腹膜炎、真菌感染等。

案例 4-44-1

1. 起病隐匿，肝区间断性胀痛，向右肩背部放射，伴纳差，乏力，恶心，体重下降。其中肝区疼痛是肝癌的最常见的症状。

2. 肝肋下 3cm，质硬，边缘钝，表面结节感，压痛，肝区叩击痛。

笔记栏

【实验室和辅助检查】

(一) 肿瘤标志物检测

1. 甲胎蛋白(AFP) AFP是胎儿肝脏合成的一种球蛋白,存在于胎儿血清中,10～20周时,血清含量最高,可达3mg/ml,妊娠第28～36周,血中AFP达500ng/ml,以后逐渐下降,分娩后3～4周即降至一般成人水平,至出生后两年降至10～20ng/ml,以后至成年一直维持这种浓度。因含量极微,正常成人和一般肝病患者在血清中用一般的方法不能测出。当肝细胞恶变时,有关基因重新被激活,使原来已丧失合成AFP能力的细胞又重新开始合成,以致血中AFP含量明显升高。目前广泛用于肝细胞癌的普查、诊断、判断疗效、预测复发。多采用单克隆抗体酶免疫法(EIA)或放射免疫法(RIA)检测。这两种方法灵敏、快速,无需特殊设备,适于普查。通常血清AFP水平与肿瘤大小相关,但个体差异较大。在生殖腺胚胎瘤、少数转移性肝癌、孕妇、肝炎、肝硬化时,亦可检测到低浓度的AFP,如部分慢性肝炎活动期和肝硬化病例,但AFP升高多不超过200μg/L,而且常先有血清ALT明显升高,两者呈同步关系,随病情好转,二者同步下降。如ALT正常,AFP持续低浓度阳性达两个月或以上,应警惕亚临床肝癌的存在。在排除妊娠、肝炎和生殖腺胚胎瘤的基础上,如有以下情况可诊断为肝细胞癌:①AFP＞400μg/L持续4周;②AFP由低浓度逐渐升高不降;③AFP在200μg/L以上水平持续8周。

2. AFP异质体(FucAFP) 原发性肝癌、继发性肝癌和良性活动性肝病均可产生AFP,但其糖链结构不同,在与植物凝聚素反应时呈现不同的亲和性,从而可分出不同异质群。近年采用检测扁豆凝聚素(LCA)亲和双向放射免疫电泳方法将人血清AFP分为LCA结合型和LCA非结合型两种AFP异质体。肝癌患者LCA结合型≥25%,而良性肝病＜25%,由此可鉴别良恶性肝病,对肝癌的诊断率为87.5%,假阳性率仅2.5%,且不受AFP浓度、肿瘤大小和病程的影响。

3. γ-谷氨酰转肽酶Ⅱ(GGTⅡ) GGT是γ-氨基酸循环中的关键酶之一,是一种糖蛋白,血清中GGT主要来自于肝脏。其同工酶有三种形式,GGTⅡ(中分子质量形式)主要成分存在于肝脏疾病中。GGTⅡ与AFP浓度无关,在AFP低浓度和假阴性肝癌中阳性率较高。在超声或CT显示异常前常显示阳性,故具有早期诊断价值。

笔 记 栏

4. 异常凝血酶原(AP) 又称γ-羧基凝血酶原(DCP),是由于肝癌细胞的微粒体内维生素K依赖性羧化体系功能障碍,羧化酶活力下降,导致羧化不全而形成;此外,肝癌细胞自身也具有合成和释放异常凝血酶原的功能。国内用葡萄球菌凝固法和单抗基础上酶联免疫吸附法(ELISA)测定异常凝血酶原以≥250μg/L为界,原发性肝癌患者阳性率较高,而各种良性肝病、继发性肝癌仅少数阳性,故可作为鉴别良恶性肝病的一个指标。有资料显示,在AFP阴性的肝癌患者亦有较高的阳性率,所以联合AFP检测可提高诊断率。

5. α-L-岩藻糖苷酶(α-AFU) α-AFU属溶酶体酸性水解酶类,肝癌患者血清α-AFU活性明显高于正常人、继发性肝癌,与AFP水平及肿瘤大小无关。虽然其在肝硬化、慢性肝炎的假阳性率较高,但目前公认对AFP阴性肝癌及小肝癌有重要诊断价值,可联合AFP提高对小肝癌的诊断率。

6. 其他 5-核苷酸磷酸二酯酶同工酶Ⅴ(5-NPDⅤ)、醛缩酶同工酶A(ALD-A)等在肝癌时增高,在AFP阴性时也可升高,特异性强,可与AFP联合检测。碱性磷酸酶同工酶Ⅰ(ALP-Ⅰ)特异性强,几乎仅见于肝癌,但阳性率低。

(二) 肝功能检测、乙肝、丙肝病毒标志物检测

有助于肝病背景的判断,进一步为肿瘤的诊断提供依据。

(三) 超声显像

超声显像是目前肝癌最常用的诊断方法之一,临床上常结合AFP检测用于普查,有助于早期诊断。超声显像声像图中随肝癌逐渐增大,其内部回声由低回声向高回声、混合回声变化,从而表现出多型性和多变性的特点(图4-44-3)。

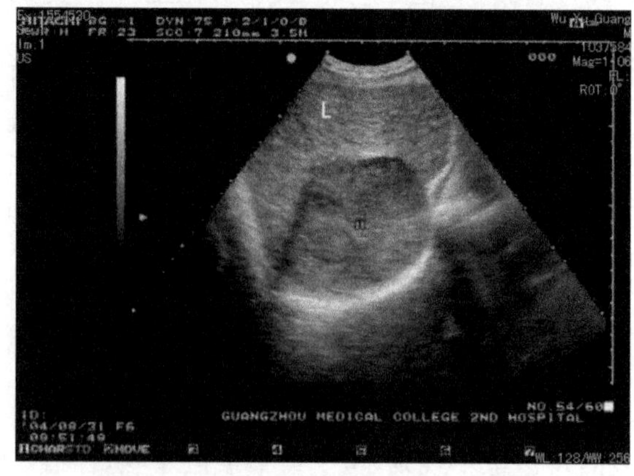

图4-44-3 原发性肝癌的超声声像图

肝右叶低回声肿块,边界清,边缘不规则。

病理:肝细胞型肝癌(L:肝脏,M:肿块)

其他表现还有声晕、结节中结节等。超声显像可发现直径大于 2cm 的肝癌，除做肝癌定位外，还有助于判断肝静脉、门静脉有无癌栓，了解肿块与大血管的解剖关系，有无癌肿播散及腹腔内淋巴结转移等。应用彩色多普勒血流成像在肝占位病灶基础上，分析测量进出肿瘤的血流，有利于鉴别病变的良恶性。超声显像造影是近年发展起来的一种新的超声检查技术，经肝动脉导管注入二氧化碳微泡后再行超声检查对直径小于 1cm 病灶检出率接近肝动脉造影。

(四) 电子计算机 X 线体层摄影(CT)

CT 是目前肝癌诊断的常规方法，能反映肝癌的部位、大小、形态、数目、出血坏死等，还可了解其浸润性及门静脉有无癌栓侵犯。平扫时肝癌表现为单发或多发的低密度影，发生坏死时呈非均质性结构；动态增强扫描病灶区早期呈高密度增强，其后迅速下降至与肝组织等密度，随后继续下降为低密度；门静脉癌栓时增强图显示未强化的癌栓与明显强化的血液间差异大，表现条状充盈缺损致门脉主干或分支血管不规则或不显影；如有肺部转移胸部 CT 常有异常，比 X 线胸片敏感。CT 可显示直径 2cm 以上的肿瘤，如结合肝动脉造影，则对直径 1cm 以下肿瘤检出率达 80%以上，是目前诊断小肝癌和微小肝癌的最佳方法(图 4-44-4)。

(五) 磁共振成像(MRI)

MRI 是近年发展的影像学检查方法，特别适用于显示肿瘤的血管浸润状态和癌栓定位。MRI 平扫时，肝癌的特点为：T1 加权像表现为低信号，T2 加权像为高信号，可显示巨块型和结节型肝癌的部位、大小和范围；而弥漫型由于肿瘤与周围肝组织分界不清，MRI 常不能显示范围。如平扫与动态增强扫描联合应用可进一步提高对肝癌病灶的检出率和诊断率。另外，MRI 对肝癌与肝血管瘤、囊肿及局灶性、结节性增生等良性病变的鉴别价值优于 CT。

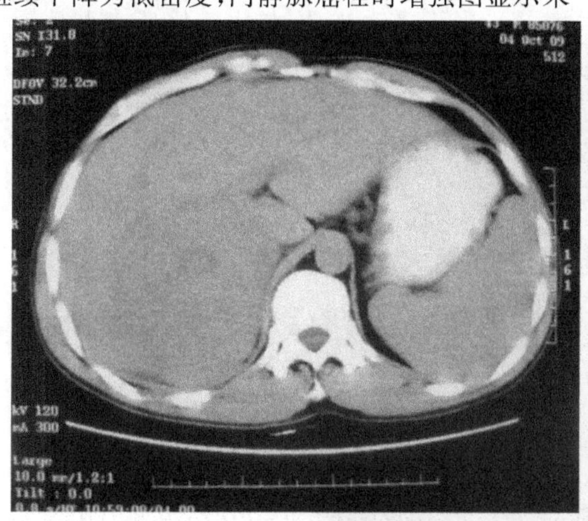

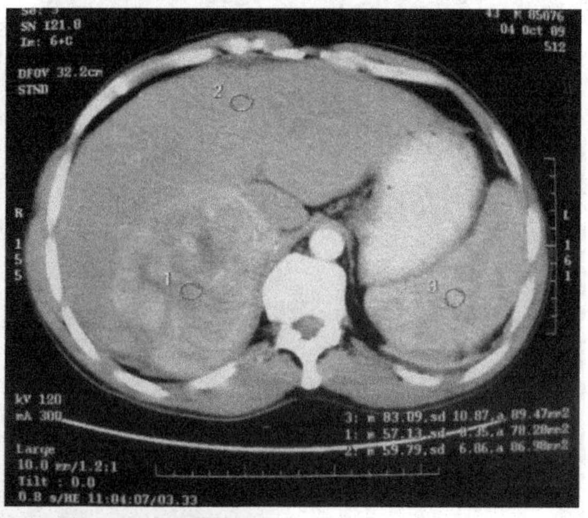

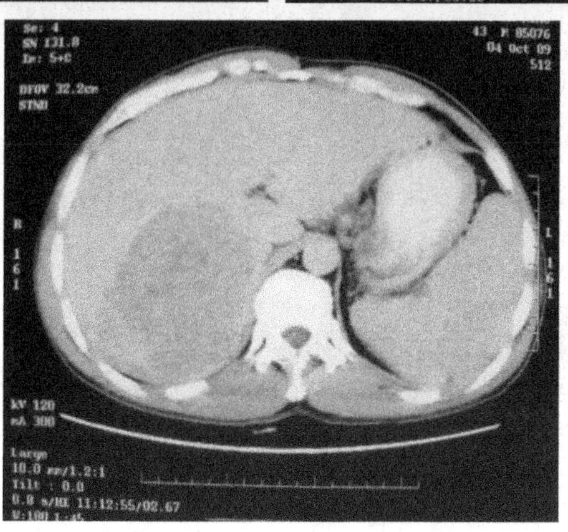

图 4-44-4　典型肝癌双期表现

(六) 肝血管造影

肝血管造影能显示直径 1cm 以下肿瘤，对小肝癌的检出率最高，可达 95%以上，目前最常用的是数字减影血管造影法(DSA)。肝癌的血管造影表现有：①小肝癌的特征性表现为肿瘤血管和

笔 记 栏

肿瘤染色，动脉期显示肿瘤血管增生紊乱，毛细血管期显示肿瘤染色（图 4-44-5）；②较大肿瘤可显示动脉拉直、肿瘤血管湖、肿瘤包绕动脉征、门静脉癌栓等恶性特征（图 4-44-6）。除在小肝癌中的重要诊断意义外，经肝动脉注入栓塞剂和（或）化疗药物尚有治疗作用。但由于检查为有创性，故不列为首选，多在超声或 CT 检查不满意时采用。

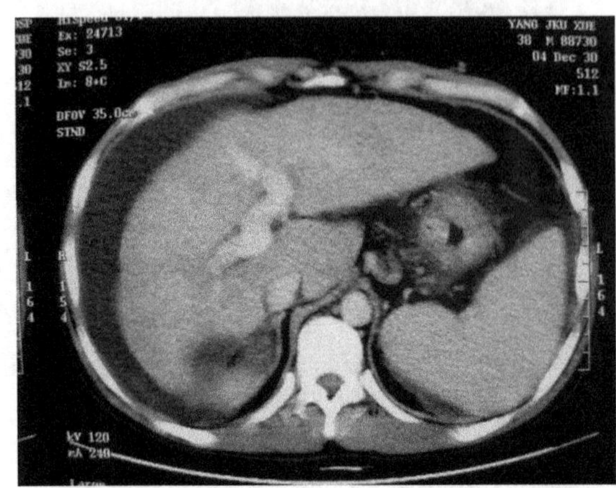

图 4-44-5　小肝癌血管造影

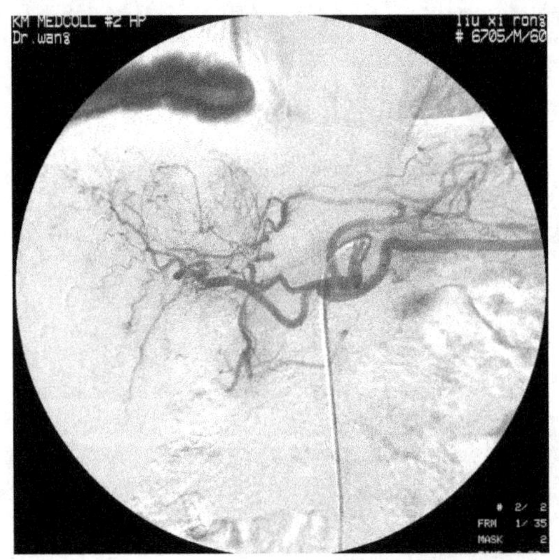

图 4-44-6　肝右叶肝癌：动脉期，肝右动脉分支弧形推移

（七）放射性核素显像

肝胆放射性核素显像采用单光子发射计算机体层仪（SPECT），因分辨率低而应用价值不大。但正电子发射型计算机断层扫描（PET）的应用，为肝癌的诊断提供了一种全新的技术。利用^{11}C、^{15}O、^{13}N 和^{18}F 等放射性核素标记的配体与相应特异性受体结合，进行组织器官和代谢分析，能更早发现组织代谢异常。PET 在监测肿瘤发展、选择治疗方案上有重要意义。但因 PET 价格昂贵，目前尚未普及。

（八）肝穿刺活体组织检查

近年来在 CT 或超声引导下用细针穿刺癌结节进行组织学或细胞学检查，可取得诊断的最直接证据，适用于经以上方法仍诊断困难者。最常见的并发症是出血，还有癌肿破裂和针道转移等。

（九）腹腔镜或剖腹探查

可在直视下取活检，有时可能发现适合部分肝切除治疗的局限性肿瘤。但因损伤大，临床应用少。

案例 4-44-1

辅助检查：

1. AFP：1356μg/L。
2. 乙肝两对半：HbsAg（＋），HbsAb（－），HbeAg（－），HbeAb（＋），HbcAb（＋）。
3. CT：平扫见肝右叶一低密度肿块，6.5cm×5.2cm，增强扫描肿块动脉期呈高密度增强，门脉及平衡期呈低密度。
4. 肝功能：白蛋白 30g/L，ALT 35U/L，AST 30U/L，TBIL 26μmmol/L，DBIL 16μmmol/L。

【诊断和鉴别诊断】

（一）诊断

1. 肝癌诊断

（1）有肝病背景，如乙肝、丙肝合并肝硬化；或有其他易患因素。

（2）AFP 在排除妊娠、肝炎和生殖腺胚胎瘤的基础上，如有以下情况可诊断为肝细胞癌：①AFP＞400μg/L 持续 4 周；②AFP 由低浓度逐渐升高不降；③AFP 在 200μg/L 以上水平持续 8 周。如 AFP 阴性或低浓度者可联合检测其他肿瘤标志物，如 GGTⅡ、AP、α-AFU。

（3）影像学标准：两种影像学检查均显示有＞2cm的肝癌占位性病变；或一种影像学检查显示有＞2cm 的肝癌占位性病变，同时伴有 AFP 升高。

（4）组织学诊断标准：影像学检查尚不能确诊的疑为肝癌者应通过活体组织检查来进一步诊断。

2. 亚临床肝癌诊断　主要结合 AFP 及影像学检查，必要时通过活体组织检查进一步诊断。

笔记栏

（二）鉴别诊断

有典型临床表现者，诊断不难，但应注意排除以下疾病：

1. 肝硬化及活动性肝炎 因肝癌多发生在肝硬化基础上，鉴别常有困难。肝炎及肝硬化患者 AFP 一般不超过 400μg/L，少数活动性肝炎也可有升高，但通常为一过性，同时伴有转氨酶显著升高，而肝癌患者 AFP 持续升高，常超过 400μg/L，与转氨酶呈分离现象；检测 AFP 异质体亦有助于鉴别，若 LCA 结合型≥25%，则考虑肝癌；若 LCA 结合型<25%，则提示活动性肝病。另外，影像学检查有助鉴别：肝癌多提示为>2cm 占位性病变，结合肝动脉造影则能显示直径 1cm 以下肿瘤。必要时通过活体组织检查来进一步鉴别。

2. 继发性肝癌 常有原发病的临床表现，以消化道肿瘤最多见，其次为呼吸道、泌尿生殖系统肿瘤。与原发性肝癌相比，继发性肝癌大多无肝病背景，影像学多提示肝脏多发性结节，多可发现原发病灶，AFP 一般为阴性或轻度增高。

3. 肝脓肿 多有感染病史，常有发热、肝区疼痛、压痛明显、白细胞增高及中性粒细胞增高等。超声检查发现液性暗区，四周见炎症反应区；如未液化时可在超声引导下做诊断性穿刺或药物试验性治疗与肝癌鉴别。

4. 肝脏其他占位性病变 如肝血管瘤、肝腺瘤、肝寄生虫病、肝脏淋巴瘤、多囊肝等，一般 AFP 阴性，鉴别主要依赖影像学检查，有时需要肝组织活检或剖腹探查才能确诊。如肝血管瘤是肝脏最常见的良性肿瘤，多无肝病背景。超声表现为高回声，呈网格状改变，彩色多普勒超声显示内部血流为静脉血流；CT 平扫时显示密度均匀一致的软组织肿块，增强扫描时在动脉期呈边缘向中心部逐步扩散的增强，在门脉期或延迟期仍为增强的高密度。

案例 4-44-1

1. 临床特点：患者男，42 岁，肝区胀痛 1 个月，伴纳差乏力，体重下降。

2. 病史特点：患者既往有乙肝病史 10 年，是肝癌的高发人群；有饮酒不良生活习惯，增加了肝癌发病的危险性。起病隐匿，呈进行性。

3. 体征：肝肋下 3cm，质硬，边缘钝，表面结节感，压痛，肝区叩击痛。

4. 辅助检查：AFP 1356μg/L（>400μg/L），是肝癌最重要的诊断依据；乙肝两对半：HBsAg(+)，HBsAb(−)，HbeAg(−)，HbeAb(+)，HBcAb(+)，提示患者为肝癌高发人群；CT 平扫见肝右叶一低密度肿块，6.5cm×5.2cm，增强扫描肿块动脉期呈高密度增强，门脉及平衡期呈低密度，结合 AFP 升高，诊断为肝癌。

临床诊断：原发性肝癌。

【治疗】

早期发现和早期治疗是改善肝癌预后的最主要因素。应根据具体病情采用不同的治疗方案，以综合治疗为主。其具体方案应视肿瘤状况、肝功能及全身状态等确定。

（一）手术治疗

1. 手术切除 肝癌的治疗方案以手术切除为首选，早期切除是提高生存率的关键。针对患者自身情况，选择合适的手术方法对预后有十分重要的意义。手术适应证为：①诊断明确，估计病变局限于一叶或半肝者；②无明显黄疸、腹水或远处转移，即使有黄疸，如考虑为肿瘤压迫引起，只要肿瘤有切除可能，也应尽量手术治疗；③肝功能代偿较好，凝血酶原时间或经纠正后不低于 50%；④心、肺、肝、肾功能能耐受手术者。

2. 肝移植 由于肝癌本身容易发生肝内和肝外转移，同时移植术后免疫抑制剂的应用，使肝癌肝移植术后复发率高，故对肝移植治疗肝癌的价值仍存在争议。

（二）非手术治疗

1. 肝动脉栓塞化疗（trans-arterial chemoembolization，TACE） 经肝动脉灌注化疗与栓塞联合应用的 TACE 是近年来肝癌非手术治疗的首选方法，理论依据是因肝动脉局部给药的药理学优势和肝癌主要由肝动脉供血等特点。主要适用于不能切除的肝癌，特别是以右叶为主，或术后复发而无法切除者。切除术前应用可使肿瘤缩小，有利于二期切除；术后应用可进一步清除肝内可能残存的病灶并预防术后复发。

2. 经皮穿刺瘤内局部治疗 经皮无水乙醇注射(PEI)已在临床上广泛应用，最理想的适应证是瘤结节大小不超过 3cm，数目不超过 3 个。其机制是：①无水乙醇在肿瘤细胞中弥散，导致细胞脱水、癌细胞死亡；②进入小血管引起血栓形成，导致肿瘤缺血坏死。禁忌证包括：严重出血倾向、重度黄疸、边界不清的腹腔巨大肿瘤以及因其他原因不能耐受者。近年来，其他局部治疗方法如经皮穿刺瘤内注射醋酸、热盐水，还有经皮穿刺瘤内射频消融、微波凝固、激光凝固、氩氦刀靶向治疗技术等,已在临床上广泛应用。

3. 高功率聚焦超声 该方法指通过对肿瘤深部聚焦,短时内产生高温使肿瘤凝固坏死,而对正常组织损伤较少。但因聚焦区域小,受影响因素多,且需反复治疗,故疗效有待进一步证实。

4. 化学药物治疗 全身化疗对肝癌效果不佳,联合应用亦未能显著提高疗效,近年来提出化疗前可行肿瘤药敏试验有望提高疗效。目前主要应用于局部治疗,如TACE,也有应用于肝癌姑息性切除术后及不宜切除的中期患者,一般采用联合或序贯化疗。常用的药物有:顺铂(DDP)及其衍生物,多柔比星(ADM)、5-Fu及其衍生物,其他还有丝裂霉素(MMC)和甲氨蝶呤等。

5. 放射治疗 放疗肝癌对放疗相对不敏感,适用于肿瘤局限但不能切除的肝癌。但近年来由于技术进步,各种影像学检查的准确定位使放疗在肝癌治疗中的地位有所提高,疗效有所改善。如离子束治疗靶向聚焦肝癌组织,提高了肝癌细胞对射线的敏感性,同时减少了对正常组织的损伤,从而提高了疗效。

6. 生物治疗 近年来生物治疗发展迅速,可通过调节或增强机体内在性防御机制达到抑制和杀伤肿瘤细胞。在理论上可配合手术、化疗及放疗以减轻对免疫的抑制,同时有消灭残余肿瘤细胞的作用。目前,临床上普遍应用的有重组人细胞因子干扰素、白细胞介素-2、α-胸腺素和肿瘤坏死因子,如在肝癌切除术后应用可降低肿瘤复发率,与化疗联合可提高化疗缓解率。其他还有免疫活性细胞如淋巴因子激活的杀伤细胞、肿瘤浸润淋巴细胞和激活的杀伤性巨噬细胞等。因肝癌的免疫原性较弱,目前多采用局部或区域治疗,或与其他治疗如肝动脉栓塞联合应用。

另外,肝癌疫苗的研究已进入临床试验,肝癌的基因治疗实验研究也取得较大进展,而在临床上开展生长抑素类似物治疗肝癌的研究表明可提高部分晚期肝癌患者的生活质量并延长生存时间。这些研究均为肝癌的治疗提供了新的思路。

7. 导向治疗 应用特异性抗体和单克隆抗体或亲肿瘤的化学药物为载体,标记核素或与化疗药物或与免疫毒素交联进行特异性导向治疗,是未来肝癌治疗新的研究目标,具有广阔的前景。

8. 中医中药治疗 祖国医学以整体观点辨证施治在肝癌治疗方面有其独到之处。有的中药可提高机体免疫功能,部分中药被认为具有杀伤肿瘤作用,还可以配合其他治疗方法以减轻不良反应并提高疗效。

案例 4-44-1

处理意见

1. 先采用TACE,结果示:肝右动脉增粗,其分支迂曲、杂乱,见不规则肿瘤血管及团状肿瘤染色;超选择肝右动脉,以5-Fu、MMC、碘化油、明胶海绵行灌注栓塞化疗,术后造影示肝右动脉主干及其分支存在,肿瘤血管闭塞,碘油沉积良好。
2. 拟待肿瘤明显缩小后行二期切除。
3. 配合生物治疗及中医中药治疗。

【预后】

预后主要取决于能否早期诊断和早期治疗。肿瘤体积小、包膜完整、尚未形成癌栓及转移、肝硬化程度较轻、免疫状态尚好且手术切除彻底者预后较好。如经积极综合治疗,中晚期患者生存期亦可明显延长。

【预防】

虽然目前肝癌的病因尚未完全清楚,但据我国肝癌与病毒性肝炎、黄曲霉毒素和饮水污染的密切联系,采取针对性的预防措施,有望改善肝癌预后。如推行乙肝疫苗以预防乙肝;对乙型或丙型肝炎患者,尤其是合并肝硬化者,定期检测AFP与超声检查,早期发现、早期诊断、早期治疗等措施均可有效降低肝癌的发病率和死亡率。而预防食物霉变、改进饮用水水质亦是预防肝癌的重要措施。

推荐阅读

Llovet JM, Burroughs A, Bruix J. 2003. Hepatocellular carcinoma. Lancet, 362:1907～1917

Yang H I, Lu S N, Liaw Y F, et al. 2002. Hepatitis B e antigen and the risk of hepatocellular carcinoma. N Engl J Med, 347:168～174

(杨晋辉)

第45章 肝性脑病

案例 4-45-1

患者，男，57 岁。因"反复腹胀伴皮肤、巩膜黄染 3 年余，意识障碍 1 天"入院。

患者近 3 年来反复出现腹胀、双下肢浮肿，并伴有皮肤、巩膜黄染，曾多次住院治疗，经血生化、影像学等检查后诊断为"乙肝后性肝硬化失代偿期"，经保肝、退黄等治疗，上述症状好转后出院。近 2 周以来患者大便干结难解，4～5 天 1 次，呈羊粪状。1 天前患者出现言语不清、嗜睡。无二便失禁；无呕吐、黑便，无发热。为求进一步诊治家人急呼"120"送入院。1 天以来，未进食，小便量少，每日 300～400ml 左右；未解大便。患者 10 年前体检时被诊断为"乙型病毒性肝炎"，乙肝两对半示 HBsAg(＋)，抗 HBe(＋)，抗 HBc(＋)，当时未治疗。无烟酒嗜好，否认食物及药物过敏史。

体格检查：T 36.8℃，BP 90/56mmHg，R 23 次/分，P 102 次/分。嗜睡，呼之能应，对答不切题，定向力障碍、计算能力下降。肝病面容，皮肤、巩膜中度黄染，全身浅表淋巴结未扪及肿大。心肺无异常。腹膨隆，全腹张力高、无压痛，肝、脾触诊不满意；移动性浊音阳性，肠鸣弱，2 次/分。双下肢膝以下凹陷性水肿。扑翼样震颤阳性。生理反射存在，病理反射未引出，脑膜刺激征阴性。

问题：

1. 该病例意识障碍的病因是什么？
2. 你的诊断步骤？
3. 如何制定治疗方案？

肝性脑病（hepatic encephalopathy，HE）旧称肝昏迷，指肝脏功能严重失调或障碍引起的以代谢紊乱为基础的神经精神综合征，临床表现主要为意识障碍、行为失常和昏迷。最常见于终末期肝硬化。

【分类与命名】

肝性脑病包括门体血管分流为主的分流性脑病、肝实质损害伴门体重排的慢性肝性脑病和肝实质损害为主的急性肝性脑病。目前，根据病因不同可将肝性脑病分 A、B、C 三种类型，见表 4-45-1。

表 4-45-1 肝性脑病的分型

A 型：急性肝功能衰竭相关肝性脑病
B 型：门体旁路并发肝性脑病，临床少见，无内在肝脏疾病，肝活检有助于诊断。
C 型：慢性肝病相关肝性脑病，临床最常见，通常发生于肝硬化或慢性肝病基础上，常有明显的门体侧支循环。包括以下亚型：
(1) 发作性肝性脑病
①诱发性：有明确诱因，常见的有上消化道出血、大量放腹水、感染、便秘、尿毒症、高蛋白饮食、服用镇静或麻醉药、大量排钾利尿
②自发性：无明确诱因的肝性脑病
③复发性：1 年内 2 次发作性的肝性脑病
(2) 持续性肝性脑病
①轻度肝性脑病（1 级）
②重度肝性脑病（2～4 级）
③治疗依赖性肝性脑病（指停药后复发）。
(3) 轻微肝性脑病（mild hepatic encephalopathy，mHE）患者无任何临床表现，但智力测试及神经电生理检查异常。

【发病机制】

肝性脑病的发病机制迄今仍未完全阐明，目前认为肝性脑病是多种因素共同作用的结果。基本机制是由于肝细胞功能衰竭或（和）存在门体分流，来源于肠道和体内的一些有害物质不能被肝脏解毒和清除而进入体循环，或通过门体分流绕过肝脏直接进入体循环，透过血-脑屏障，引起脑功能紊乱。主要涉及三个环节：①肝细胞功能衰竭和（或）存在门体分流：是肝性脑病发生的必备条件，如血吸虫性肝纤维化虽然有侧支循环，但由于肝功能较好，很少发生肝性脑病；②循环毒素产生：常见的循环毒素包括氨、γ-氨基丁酸和内源性苯二氮䓬、假性神经递质及锰离子等；③循环毒素通过血-脑屏障后损害脑功能。有关肝性脑病的发病机制有多种假说，均从以上三方面阐明肝性脑病的发生过程，其中，氨中毒学说研究最多、证据最确切。多种因素可能同时存在、协同作用（图 4-45-1）。

笔记栏

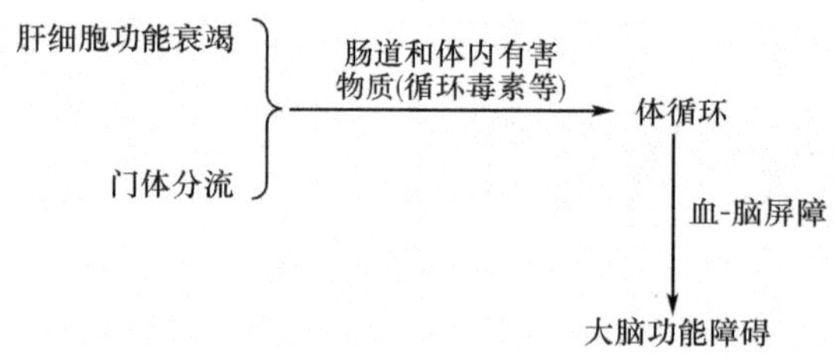

图 4-45-1　肝性脑病发生示意图

(一) 氨中毒学说

氨代谢紊乱引起的氨中毒是肝性脑病尤其是门体分流性脑病的重要机制。

1. 氨的来源和代谢　血氨主要来源于肠道、肾和骨骼肌生成的氨，其中胃肠道是氨进入血循环最主要的门户。

(1) 组织氨基酸及胺分解产氨：氨基酸的脱氨作用产氨是内氨的主要来源。

(2) 肠道产氨：肠道吸收的氨有两个来源，即肠内蛋白质在细菌作用下产生的氨和肠道尿素经细菌尿素酶的水解产生的氨。正常人肠道每日产氨 4g。当肠内腐败作用增强时，氨的产生量增多。氨在肠道的吸收主要是以非离子型氨(NH_3)形式弥散入肠黏膜，并可透过血脑屏障，其吸收率高于离子型铵(NH_4^+)。当 NH_3 转化为离子型 NH_4^+ 则相对无毒，不能透过血-脑屏障。NH_3 与 NH_4^+ 的相互转换受 pH 影响：结肠内 pH>6 时，NH_3 由肠腔弥散入血；pH<6 时，NH_3转化为 NH_4^+，形成铵盐随粪便排出。

(3) 肾脏产氨：肾小管上皮细胞分泌的氨主要来自谷氨酰胺。在谷氨酰胺酶催化下，谷氨酰胺水解成谷氨酸和氨，NH_3分泌到肾小管腔与尿中的 H^+ 结合成 NH_4^+，以铵盐形式入尿。该过程同样受肾小管液 pH 值的影响：肾小管滤液呈碱性时，大量 NH_3 被吸收入肾静脉，使血氨升高；肾小管滤液呈酸性时，大量 NH_3 进入肾小管腔与酸结合，并以铵盐形式随尿排出，是肾脏泌酸的重要机制。

2. 机体清除血氨的主要途径

(1) 合成尿素：体内氨主要在肝中通过鸟氨酸循环合成尿素而解毒。

(2) 谷氨酰胺的合成：在三磷酸腺苷(ATP)供能条件下，脑、肝、肾、肌肉等组织利用氨合成谷氨酸和谷氨酰胺(α-酮戊二酸 + NH_3 → 谷氨酸，谷氨酸 + NH_3 → 谷氨酰胺)。

(3) 通过肾脏排出：肾脏是排泄氨的主要场所，可排出大量尿素，且在排酸同时以 NH_4^+ 的形式排出大量氨。

(4) 通过肺排出：血氨过高时可从肺部呼出少量氨。

3. 肝性脑病时血氨升高的原因　血氨生成过多和代谢清除过少均可导致血氨升高。血氨生成过多包括外源性原因和内源性原因。当患者自体外摄入过多含氮的食物和药物，在肠道转化为氨，此为外源性血氨升高；而当消化道出血时，停留在肠道内的血液被分解为氨；肾前性和肾性氮质血症时，血中的尿素弥散入肠腔，转变为 NH_3后再进入血液，均导致内源性血氨升高。肝功能衰竭时，胃肠蠕动和分泌减少，肠道内菌群紊乱，影响尿素的肝肠循环，外源性产氨增多；体内蛋白质分解代谢占优势，内源性产氨增多。同时，肝将氨合成为尿素的能力减弱；门体分流存在时，肠道的氨未经肝脏解毒而直接进入体循环，均导致血氨增高。

4. 影响氨中毒的因素　以下因素可通过促进毒素产生、加重肝功能损伤或增强毒素对神经系统的损伤诱发肝性脑病发生，称为肝性脑病的诱因，可影响血氨进入脑组织的量和(或)改变脑组织对氨的敏感性(表 4-45-2)。

表 4-45-2　肝性脑病的诱因

分类	诱因	机制
氨产生增多	外源性	
	高蛋白饮食	在肠道中转化为氨
	内源性	
	上消化道出血	肠腔内蛋白质分解(100ml 血液含 20g 蛋白质)
	大量放腹水、利尿、上消化道出血	低血容量致肾前性氮质血症，血中尿素弥散；脑细胞缺氧时对氨的耐受降低
	低钾性碱中毒(大量排钾利尿、呕吐、腹泻或进食过少)	细胞内钾外移补充过程中，H^+-K^+交换使细胞外液[H^+]降低，pH 上升，利于 NH_3透过血脑屏障
	便秘	氨、胺等有毒物质与结肠黏膜接触时间延长，利于毒物吸收
	感染	促进组织分解代谢产氨，缺氧和高热增加氨在脑中的毒性作用
氨清除能力下降	低血糖	脑以葡萄糖供能，氨在脑中的解毒需耗能，低血糖时能量减少，脑内去氨活动停滞，氨毒性增加
其他	镇静、催眠药	直接抑制大脑和呼吸中枢而致缺氧，激活 GABA/BZ 复合体

笔记栏

5. 氨对神经系统的毒性作用 氨对脑的毒性作用主要是干扰脑的能量代谢,包括能量物质(高能磷酸化合物)的生成减少和消耗过多。其代谢产物亦可引起脑功能的损害。

(1) 能量物质生成减少:血氨过高可抑制丙酮酸脱氢酶活性,影响乙酰辅酶A的生成,干扰大脑三羧酸循环,ATP生成减少。氨还可诱导星形胶质细胞线粒体通透性改变,导致能量合成障碍。

(2) 能量物质消耗过多:由于大脑中无鸟氨酸循环,氨的解毒需与α-酮戊二酸结合形成谷氨酸,谷氨酸被星形细胞摄取生成谷氨酰胺,该过程消耗大量α-酮戊二酸和能量;由于α-酮戊二酸是三羧酸循环中重要的中间产物,其减少使脑细胞能量供应不足,从而导致功能障碍。

(3) 代谢产物的影响:谷氨酸是脑中重要的兴奋性神经递质,缺少时大脑抑制增加。谷氨酰胺合成酶存在于星形胶质细胞中,星形胶质细胞谷氨酰胺受体有调节神经兴奋性的作用;谷氨酰胺是强渗透剂,星形细胞中增加的谷氨酸盐同时可进入神经元,使之发生肿胀。急性肝功能衰竭时,如脑细胞肿胀未得到及时控制,可出现颅内高压甚至形成脑疝。

(二) 假性神经递质

神经冲动通过神经递质传导。神经递质分为兴奋性和抑制性两类,正常情况下两者保持生理平衡。食物中的芳香族氨基酸,如酪氨酸和苯丙氨酸在肠道(主要在结肠)经细菌脱羧酶作用后生成酪胺和苯乙胺。这些物质吸收后绝大部分在肝内被单胺氧化酶氧化分解。肝细胞功能衰竭或存在门体分流时,体循环中单胺物质明显增多,在血脑屏障通透性增高的情况下入脑增加,经脑细胞内的非特异β羟化酶作用生成羟苯乙醇胺和苯乙醇胺,两者的化学结构和中枢正常的神经递质去甲肾上腺素和多巴胺很相似,能被神经元摄取、储存、释放,并竞争性取代去甲肾上腺素和多巴胺,但效能只有正常递质的1/50～1/100,使神经传导发生障碍,故称为假神经递质。

脑干网状上行激动系统中去甲肾上腺素和多巴胺被假性神经递质取代则兴奋冲动不能正常传导到皮层,引起大脑抑制。锥体外系基底神经节有抑制多巴胺神经元和兴奋性乙酰胆碱神经元,当多巴胺被假性神经递质取代后,乙酰胆碱神经元兴奋活动占优势,出现扑翼样震颤。外周交感神经末梢的去甲肾上腺素被假性神经递质取代可引起血管张力下降,小血管扩张及侧支循环开放,有效循环血量减少,引起心、脑等重要器官功能障碍。

(三) 氨基酸不平衡学说

芳香族氨基酸(如酪氨酸、苯丙氨酸、色氨酸)在肝内代谢,支链氨基酸(如亮氨酸、异亮氨酸等)则多数在肝外脂肪和肌肉等组织分解代谢,两者的比值为1∶3～1∶4;芳香族氨基酸和支链氨基酸在生理pH时由同一转运途径通过血-脑屏障。肝功能受损或门腔分流时两者在互相竞争和排斥中通过血脑屏障,进入脑内的芳香族氨基酸增多,作为假性神经递质导致神经传导障碍(表4-45-3)。

表 4-45-3 氨基酸不平衡的机制

原因	机制	表现	后果
肝功能受损或门腔分流	胰岛素灭活下降	脂肪和肌肉组织支链氨基酸代谢增加,芳香族氨基酸在肝脏的代谢下降	氨基酸失衡,进入脑内的芳香族氨基酸作为假性神经递质,神经传导障碍
	糖原储备减少	体内蛋白尤其肌肉蛋白分解使支链氨基酸消耗	
	高血氨时,氨与谷氨酸、α-酮戊二酸结合而消耗增多	通过支链氨基酸降解补充谷氨酸、α-酮戊二酸而使得支链氨基酸进一步减少	
	高胰高血糖素血症促进糖异生	底物丙氨酸通过支链氨基酸提供氨基,血浆支链氨基酸下降	

(四) γ-氨基丁酸和内源性苯二氮䓬(GABA/BZ)学说

γ-氨基丁酸(GABA)是脑中主要的抑制性神经递质,血液内的GABA主要由肠道谷氨酸经肠道细菌作用衍生而来。正常时GABA被肝脏大量摄取并分解。肝功能不全或门体分流时,GABA血浓度增高,透过血-脑屏障。进入脑内与大脑突触后神经膜上的GABA受体结合激活该受体,GABA受体-苯二氮䓬(BZ)受体-巴比妥(BARB)受体紧密相连,组成GABA/BZ复合体,共同调节氯离子通道。GABA/BZ复合体中任何一个受体的激活均可使Cl^-大量内流,神经细胞膜过度极化,抑制突触后电位和神经传导。肝功能失代偿患者脑组织GABA/BZ受体增多,同时内源性或天然的BZ含量增多(原因不清),因BZ为脂溶性，可迅速通过血-脑屏障引起肝性脑病。

(五) 锰离子

锰具有神经毒性，正常情况下由肝脏排泄至肠道，肝病时锰不能正常排出并进入体循环，在大脑中聚集产生毒性。锰可影响5-羟色胺、去甲肾上腺素和GABA等神经递质的功能；影响多巴胺与多巴胺受体结合，导致多巴胺氧化使多巴胺减少，造成震颤、僵硬等锥体外系症状。

(六) 星形胶质细胞功能异常

脑星形胶质细胞在大脑中数量最多，分布于血管周围和神经元间，是跨血-脑屏障物质转运及神经元间、神经元和胶质细胞间递质和能量代谢的桥梁。星形胶质细胞最早受血生化代谢改变的影响，在神经病理生理中起重要作用。高氨血症时中枢神经系统解氨毒依赖特异分布于星形胶质细胞内的谷氨酰胺合成。神经递质的降解、锰的聚集、氨基酸代谢异常时的跨血脑屏障转运、细胞内外离子平衡改变、渗透压状态的调节都和星形胶质细胞密切相关。肝衰竭时血氨升高、内源性苯二氮䓬样物质增多、锰沉积及血渗透压的改变可影响星形胶质细胞能量代谢、关键蛋白表达、氨基酸递质代谢以及星形胶质细胞内外环境，从而影响星形胶质细胞的功能。脑星形胶质细胞结构和功能的改变在肝性脑病的发病中起到重要作用(图4-45-2)。

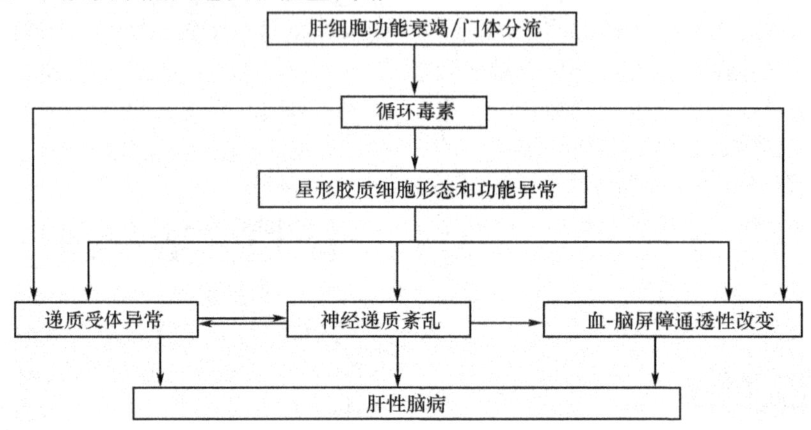

图4-45-2　多因素协同作用导致肝性脑病发生

(七) 其他

蛋氨酸、酪氨酸、短链脂肪酸经肠道内的细菌分解代谢生成甲基硫醇、酚和短链脂肪酸，可抑制脑神经细胞膜 Na^+，K^+-ATP酶，体内蓄积时对中枢神经系统有协同毒性作用可诱发肝性脑病。

【病理】

急性肝性脑病多有脑水肿，为继发性改变，以大脑皮质灰质星形胶质细胞体积增加、终足肿胀为特征的细胞性水肿为主。慢性肝性脑病时可出现大脑和小脑灰质及皮质下星形胶质细胞增生和肥大，形成AlzheimerⅡ型细胞，称为营养不良性星形胶质细胞增生。病程较长者可出现大脑皮质变薄，神经元及神经纤维消失，皮层深部有片状坏死，甚至可累及小脑和基底节。mHE可有星形胶质细胞轻度水肿。

【临床表现】

肝性脑病的临床表现往往因原有肝病的性质、肝细胞损害的轻重缓急及诱因的不同而异。急性肝性脑病诱因不明显，迅速出现意识障碍，甚至数日内即进入昏迷直至死亡，昏迷前可无前驱症状。慢性肝性脑病多见于终末期肝硬化患者和(或)门体分流术后，常有明显诱因，以反复精神异常和意识障碍为突出表现。mHE无明显临床表现，但可有注意力、判断力、操作能力的下降，在驾车和高空作业时容易发生危险。

根据患者意识障碍程度、神经系统表现和脑电图改变将肝性脑病分为四期。见表4-45-4。

表4-45-4　肝性脑病的临床分期

分期	精神状态	扑翼样震颤	脑电图
Ⅰ期(前驱期)	欣快/抑制，轻度精神错乱，言语不清，睡眠紊乱	+/-	三相波
Ⅱ期(昏迷前期)	倦怠，中度精神错乱	+	三相波
Ⅲ期(昏睡期)	显著的精神错乱，语无伦次，嗜睡，但可唤醒	+	三相波
Ⅳ期(昏迷期)	昏迷；最初对剧烈刺激有反应，随后无反应	-	δ波

笔记栏

> **案例 4-45-1**
> 1. 病史特点：患者有“乙肝后性肝硬化失代偿期”基础。
> 2. 诱因：便秘。
> 3. 临床特点：言语不清、行为异常，嗜睡；查体：嗜睡，呼之能应，对答不切题，定向力障碍、计算能力下降。肝病面容，皮肤、巩膜中度黄染，腹水征阳性；双下肢水肿。有扑翼样震颤。
> 临床诊断：肝性脑病Ⅲ期

【实验室检查和辅助检查】

(一) 实验室检查

1. 血氨 一般认为动脉血氨测定价值高于静脉血氨。血氨升高与急性肝性脑病的程度并无明显相关性，急性肝性脑病血氨多正常；严重门脉高压患者或者门静脉分流患者可出现血氨升高。

2. 血清氨基酸测定 支链氨基酸浓度降低，游离色氨酸浓度增高有助于肝性脑病的诊断，但不作为常规检查。

3. 脑脊液检查 常规生化多正常，脑脊液中谷胺酰胺和色氨酸增多并和昏迷程度密切相关。临床工作中不作为常规检查。

(二) 辅助检查

1. 脑电图 脑电图改变与肝性脑病严重程度一致。早期节律弥漫性减慢、波幅增高，由正常的 α 节律变为 θ 节律，Ⅱ～Ⅲ期肝性脑病患者表现为 θ 波三相波，昏迷时则表现为三相波消失，出现高波幅 δ 波。

2. 轻微肝性脑病的检查

(1) 心理智能测验：对无肝性脑病症状的患者进行注意力和操作能力的测试，以评价是否存在认知异常，有助于判断患者有无 mHE。方法有数字连接试验(NCT-A/B)、连续反应时间(CRT)及韦氏成人智力测验(WAIS)。

(2) 神经电生理测试：包括视觉诱发电位(VEP)、脑干听觉诱发电位(BAEP)及体表感觉诱发电位(SSEP)等。

3. 神经影像学检查 CT 及 MRI 可发现急性肝性脑病患者脑水肿，慢性肝性脑病则部分出现不同程度的脑萎缩，且有一定鉴别诊断价值。

【诊断和鉴别诊断】

(一) 诊断

1. 病史 急性或慢性肝脏疾病和(或)广泛的门-体侧支分流基础；有肝性脑病的诱因。

2. 临床表现 肝性脑病各期临床表现，可有轻度精神异常到昏迷。

3. 实验室及辅助检查 可有血氨升高，脑电图检查有特异性，CT 等有助于排外其他脑病。

目前对 mHE 无统一的诊断标准，国外报道 mHE 在肝硬化人群中的发生率在 20%～80% 间。诊断 mHE 的意义在于及早发现和治疗患者，避免可能发生的意外，改善患者的生活质量。对有 HE 发作史或慢性肝病史和门体分流的患者，临床表现和常规的精神和神经功能检查正常，进一步进行心理智力测验和诱发电位检查有任一异常者可诊断 mHE。

(二) 鉴别诊断

以精神症状为唯一突出表现的肝性脑病易被误诊。本病应排除引起精神、神志异常的其他疾病。

1. 神经系统疾病 颅内出血、颅内感染、颅内肿瘤、癫痫、肝豆状核变性等。

2. 代谢性脑病 肺性脑病、尿毒症、低血糖、酮症酸中毒、电解质紊乱等。

3. 中毒性肝病 酒精中毒/酒精戒断综合征、药物中毒、重金属中毒等。

4. 精神疾病 如精神分裂症、抑郁症、动脉硬化性精神病、焦虑状态等多种器质性精神病。

> **案例 4-45-1**
> 患者有严重肝病基础，以“便秘”为诱因，出现神经精神症状，扑翼样震颤阳性，初步诊断为肝性脑病。可通过实验室检查或影像学检查排外其他原因引起的脑病。

【治疗】

应早期治疗、消除诱因，多采用综合治疗。

(一) 消除诱因

多数肝性脑病发生都有明显的诱因，消除诱因是避免肝性脑病的发生和进一步发展的基本措施。

(二) 减少氨的产生

1. 限制蛋白质摄入 饮食疗法是公认有效的肝性脑病的治疗措施，蛋白质的摄入应根据患者病情不同而异。mHE 患者均衡混合蛋白饮食作为最佳长期饮食，但应以植物蛋白或植物混合性蛋白质为佳。Ⅰ～Ⅱ期肝性脑病患者应严格控制蛋白质摄入量在 20g/d，病情好转后逐渐增加患者对蛋白质的耐受性，完全恢复后给予 0.8～1g/(kg·d)蛋白质维持氮平衡；Ⅲ～Ⅳ期 HE 患者禁止从胃肠道

笔记栏

补充蛋白质，可鼻饲或静脉注射25%葡萄糖维持营养，减少蛋白质分解。

2. 清洁肠道，减少肠道内氨的生成和吸收，促进其排泄

(1) 口服不吸收双糖：可酸化肠道；促进有益菌生长，抑制产氨菌生长；引起渗透性腹泻，从而减少肠氨。乳果糖因治疗有效且无严重不良反应最常使用；也可用乳梨醇，它甜度低，口感好，腹胀、腹痛等不良反应比乳果糖少，更易耐受，长期小剂量乳梨醇能有效治疗 mHE。两药剂量均应个体化，以保持每天2～4次软便为宜。

(2) 口服抗生素抑制肠道细菌生长：可有效抑制肠道产尿素酶的细菌，减少氨的产生。可用新霉素，但该药有耳、肾毒性(尤其对老年人)而限制了临床使用，不宜长期使用。

(3) 灌肠和导泻：清除肠内积食、积血或其他含氮物质，可用生理盐水、磷酸盐或弱酸性溶液灌肠；或口服、鼻饲25%硫酸镁30～60ml导泻。

3. 调节肠道微生态制剂 益生菌活制剂包括双歧杆菌、乳酸杆菌、肠链球菌等，和乳果糖有互补作用，能改善宿主肠道微生态平衡，减少内毒素的产生和吸收。

(三) 降低血氨

1. L-鸟氨酸-L-天门冬氨酸(OA) 是一种鸟氨酸和门冬氨酸的混合制剂，可激活尿素合成过程的关键酶，促进体内的鸟氨酸循环(尿素循环)而降低血氨。

2. 谷氨酸盐 可与氨结合形成谷氨酰胺而降低血氨，有谷氨酸钾和谷氨酸钠两种。应根据患者病情和血清钾、钠情况和病情酌情使用。荟萃分析认为其作用有限，并不推荐；但国内仍广泛使用，并有一定疗效。

3. 锌剂 锌是鸟氨酸循环中有关酶的必需辅酶，但肝硬化患者中锌缺乏比较常见。有研究表明补给锌可使轻度肝性脑病患者血氨下降、心理智能测验积分改善，但亦有不同的研究结果。补锌治疗需进一步验证。

4. 其他 如精氨酸、苯甲酸钠等实际作用有限，限制了临床使用。

(四) 拮抗神经毒素

1. GABA/BZ复合体拮抗剂 氟马西尼是BZ受体拮抗剂，能使BZ衍生物导致的神经传导抑制得到改善。主张静脉注射，早期使用效果较明显。

2. 纠正氨基酸代谢紊乱 一般认为支链氨基酸可纠正氨基酸代谢失衡，抑制大脑中假性神经递质的形成，并能提供能量，对于不能耐受蛋白质饮食者，补充支链氨基酸有助于改善患者的氮平衡，但对门体旁路并发肝性脑病的疗效尚有争议。

3. 其他 β内啡呔拮抗剂如纳洛酮和纳曲酮，能拮抗阿片样物质对中枢的抑制，易透过血-脑屏障，代谢快，能促使患者苏醒；左旋多巴为兴奋性递质，可以透过血脑屏障进入脑组织，补充脑内正常的神经递质，拮抗假性神经递质，但疗效未证实。

(五) 人工肝

肝脏支持系统在一定程度上能清除肝性脑病患者脑毒性代谢产物，降低颅内压，减轻脑水肿，维持患者生命，帮助其渡过难关，作为肝移植的过渡疗法或经药物治疗后肝功能得以自身恢复过程中起桥梁作用。

(六) 肝移植

1. 原位肝移植 肝移植是目前治疗各种终末期肝病最有效的手段。由于移植技术的进步和抗排异的进展，近年来原位肝移植患者的生存率明显提高。

2. 肝细胞移植 肝细胞可脾内移植、通过门静脉或肝内移植，移植后的肝细胞保持正常的形态，并有合成功能，可改善肝性脑病的临床表现。目前肝细胞移植尚未能广泛应用于临床。探索有效、合理的移植方法是今后研究的方向。

(七) 其他对症治疗

如纠正水、电解质平衡失调，保护脑细胞功能、预防脑水肿等。

案例 4-45-1

患者治疗方案

1. 限制蛋白质的摄入。
2. 口服乳果糖，保持每日2～3次大便。
3. 口服肠道微生态制剂。
4. 抗昏迷治疗：①门冬氨酸-鸟氨酸针剂静脉滴注；②支链氨基酸静脉滴注

【预后】

诱因明确、容易消除、肝功能较好者预后好；有腹水、黄疸、出血倾向及暴发性肝功能衰竭者预后差。

推荐阅读

Lizardi-Cervera J, Almeda P, Guevara L et al. 2003. Hepatic encephalopathy: a review. Ann Hepatol, 2(3): 122～130

Riordan S M, Williams R. 1997. Treatment of hepatic encephalopathy. N Engl J Med, 337: 473～479

(杨晋辉)

笔记栏

第46章 胰腺炎

第一节 急性胰腺炎

案例 4-46-1

患者，男，36 岁。因“持续性上腹胀痛伴呕吐胃内容物十小时余”于 2005 年 10 月 8 日入院。

患者入院前一天晚上大量饮酒，于晚上 11 点突感上腹胀痛，为持续性，渐进性加重，向左腰背部放射，伴呕吐胃内容物，吐后腹痛无缓解，仰卧时腹痛加剧，前倾位时腹痛稍缓解。无发热、腹泻，无尿频、尿急、尿痛和肉眼血尿，未诊治，今至我院就诊，门诊以“腹痛原因待查”收入院。自起病以来，精神差、未进食，二便正常。既往有“胆囊炎、胆石症”病史 5 年，平素饮白酒 300g/d。

体格检查：T 38.7℃，R 24 次/分，P 110 次/分，BP 90/60mmHg。急性痛苦病容，神志清楚，皮肤、巩膜轻度黄染，腹饱满、软，上腹压痛明显，无反跳痛，肝、脾肋下未及，Murphy 征阳性，肝区、肾区无叩击痛，移动性浊音阴性。肠鸣弱，未闻及异常肠鸣音。

问题：

1. 你考虑何诊断？在明确诊断之前，应作哪些实验室检查？

2. 如何明确诊断？处理原则如何？

急性胰腺炎(acute pancreatitis，AP)是多种病因导致胰酶在胰腺内被激活后引起的胰腺组织自身消化、水肿、出血甚至坏死的炎症反应，可不同程度波及其他系统。临床以急性上腹痛、恶心、呕吐、发热、血尿淀粉酶升高为特点。不同国家急性胰腺炎发病率不同，国外流行病学调查发现急性胰腺炎发病率为 4.824/10 万～24/10 万，多见于成年人。急性胰腺炎疾病谱包括轻型急性胰腺炎(mild acute pancreatitis，MAP)和重症急性胰腺炎(severe acute pancretitis，SAP)。临床多见轻型，占 60%以上，以胰腺水肿为主，呈自限性，预后好；重症者约占 30%左右，有脏器功能障碍或衰竭，代谢功能紊乱或胰腺出血坏死，尽管医疗水平不断提高，但目前该病的死亡率仍较高。

【病因和发病机制】

胰腺每天分泌 1500～3000ml 等渗碱性液，大约含 20 种酶和酶原，如胰蛋白酶原、糜蛋白酶原、弹力蛋白酶原、磷脂酶原 A 等，可提供胃肠道正常消化功能所需的酶；胰液进入肠道后，为这些酶发挥作用提供理想的 pH。

正常情况下，除淀粉酶、脂肪酶具有生物活性以外，胰腺各种酶进入十二指肠前大多处于无活性或微活性的酶原状态，且胰液中存在的中性胰蛋白酶、α_1 抗胰蛋白酶、抗糜蛋白酶等多种蛋白酶抑制剂可抑制少量激活的酶活性。胰腺腺泡细胞内存在分隔结构，隔离胰酶原与溶酶体水解酶如组织蛋白酶 B，以免被后者激活。胰液进入十二指肠后，近段小肠产生的肠肽酶激活胰蛋白酶原，再由胰蛋白酶激活其他酶，同时，胰蛋白酶具有自身激活作用(可激活胰蛋白酶原)，进而发挥正常消化作用；由于胰腺实质与胰管、胰管与十二指肠之间均存在压力差，胰液的分泌压高于胆汁分泌压，一般情况下，十二指肠液和胆汁不会反流进入胰腺。正常胰管具有黏膜屏障作用，可抵抗少量蛋白酶的消化作用。

(一) 病因

我国急性胰腺炎 50%以上为胆道疾病所致，而西方国家以胆道疾病(40%)和酗酒(35%)为主要病因(表 4-46-1)。

表 4-46-1 急性胰腺炎的病因

常见病因	少见病因
胆道疾病	药物
胆石症	硫唑嘌呤，磺胺类，噻嗪类利尿剂、雌激素、四环素、呋塞米、丙戊酸
酗酒	感染
急性酒精中毒 慢性酒精中毒	流行性腮腺炎，病毒性肝炎，蛔虫病，支原体/弯曲杆菌/鸟分枝杆菌或其他细菌联合感染；巨细胞病毒、柯萨奇病毒，HIV
	代谢
暴饮暴食	高钙血症(甲状旁腺功能亢进)、肾功能衰竭、肾移植术后
胰管阻塞	自身免疫性疾病

笔记栏

续表

常见病因	少见病因
胰管狭窄、结石、肿瘤	SLE、坏死性血管炎、血栓性血小板减少性紫癜
高脂血症	血管因素
	缺血性-低灌注状态、动脉粥样硬化性栓塞、腹主动脉瘤/肝主动脉瘤
	其他
	特发性，遗传性，胰腺分离、经内镜逆行胰胆管造影（ERCP）术后、乳头及周围疾病

（二）发病机制

各种病因通过以下机制引起胰腺炎。

1. 各种病因导致胰酶原的提前激活是发生急性胰腺炎的主要始动因素

（1）α_1 抗胰蛋白酶、抗糜蛋白酶等多种胰酶抑制物的抑制酶原激活的能力下降，腺泡细胞内酶原早期激活。

（2）各种原因所致的胰管阻塞和胰液大量分泌使胰管内压力增高，损伤腺泡细胞、激活胰酶。

（3）胰腺血供障碍，腺泡细胞内分隔结构破坏，胰酶原被溶酶体水解酶激活。

（4）病毒和细菌等因素损伤腺泡细胞，激活胰酶原，如胆道炎症时的细菌毒素。另外，游离胆酸、非结合胆红素及溶血磷脂酰胆碱等也可通过胆胰间淋巴管交通支扩散到胰腺，激活胰酶而引起急性胰腺炎。

（5）基因突变：如遗传性胰腺炎时胰蛋白酶基因变异与胰酶提前激活有关。

2. 胰酶激活引起胰腺组织炎症反应，甚至全身病理生理改变 胰酶激活过程中最重要的是胰蛋白酶，少量胰蛋白酶原被肠激酶激活后，不但可自身激活，还可催化胰酶系统、激活补体系统和激肽系统，进而引起胰腺组织炎症反应。各种消化酶原激活，在急性胰腺炎病理生理变化中起重要作用的有磷脂酶 A_2、激肽释放酶或胰舒血管素、弹性蛋白酶和脂肪酶。磷脂酶 A_2 在少量胆酸参与下分解细胞膜的磷脂，产生溶血卵磷脂和溶血脑磷脂，其细胞毒作用引起胰腺凝固性坏死、脂肪组织坏死及溶血。激肽释放酶可使激肽变为缓激肽和胰激肽，使血管舒张和通透性增加，引起水肿和休克。弹性蛋白酶可溶解血管弹性纤维引起出血和血栓形成。脂肪酶参与胰腺周围脂肪坏死和液化作用。这些消化酶共同作用，造成胰腺实质及邻近组织的病变，细胞的损伤和坏死又促使消化酶释放，形成恶性循环。严重的可导致全身的病理生理变化，包括白细胞过度激活、微循环障碍、细菌易位等。细菌易位指肠道细菌在胃肠道繁殖、上移，透过黏膜屏障进入血循环，或通过淋巴管途径造成远处感染。目前认为，细菌易位在急性胰腺炎的发病中起到重要作用，一旦感染极易并发多脏器功能衰竭，死亡率明显增加（图 4-46-1，图 4-46-2）。

重症胰腺炎的特点：可由轻型发展而来，或起病即有重症表现，或可以胰外表现为首发症状。

> **案例 4-46-1**
> 1. 患者在发病前大量饮酒；
> 2. 有"胆石病"病史及长期饮酒史。

【病理】

急性胰腺炎从病理上可分为两型。一般情况下，急性水肿型在临床上多为轻型，出血坏死型多为重型。

（一）急性水肿型

较多见，病变多局限于胰尾。胰腺肿大、变硬，间质有充血、水肿并有中性粒细胞及单核细胞等炎症细胞浸润，有时可发生局限性脂肪坏死，但无出血。少数病例可转变为急性出血坏死性胰腺炎。

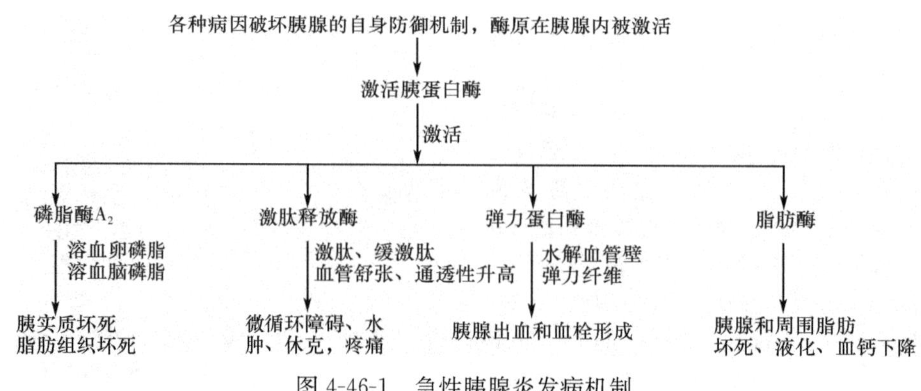

图 4-46-1 急性胰腺炎发病机制

笔记栏

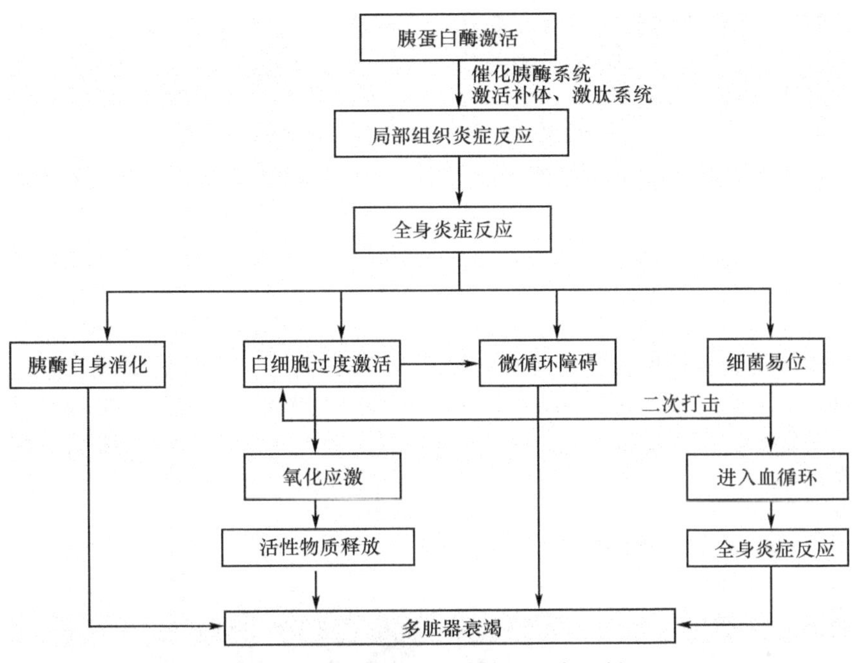

图 4-46-2　急性重症胰腺炎发病机制

(二) 急性出血坏死型

胰腺肿大、质软，呈暗红色。胰腺的分叶结构模糊，光泽消失。胰腺、大网膜及肠系膜等处散在混浊的黄白色斑点或小块状的脂肪坏死灶。镜下见基本病变为：①胰实质坏死；②血管损害引起水肿、出血和血栓形成；③脂肪坏死；④伴随炎症反应。

胰液外溢和血管损害可导致胰源性胸水、胰源性腹水、心包积液，急性呼吸窘迫综合征(ARDS)时见肺水肿、出血、肺透明膜形成，还可出现肾小管病变、急性肾小管坏死、脂肪栓塞和弥散性血管内凝血。

【临床表现】

急性胰腺炎的临床表现轻重与病因、病理类型和诊治是否及时等因素有关。

(一) 症状

1. 腹痛　是绝大部分急性胰腺炎患者的主要表现和首发症状。为突发性上腹或左上腹持续性剧痛或刀割样疼痛，阵发加剧，常在饱餐或饮酒后发生，可因进食而加重，可波及脐周或全腹，常向左肩或两侧腰背部放射，呈束带状痛。弯腰抱膝或前倾坐位可减轻腹痛。腹痛范围多在第 6 胸椎～第 1 腰椎，不能为一般胃肠解痉药缓解。若合并胆管结石或胆道蛔虫，则有右上腹痛，胆绞痛。5%～10%患者可能无腹痛，突然休克、昏迷甚至猝死，往往是急性重症胰腺炎的终末期表现，多发生于年老体弱者，还可见于肾移植、军团菌等伴发的胰腺炎。腹痛的主要机制有：胰腺的急性水肿，炎症刺激和牵拉包膜上的神经末梢；胰腺的炎性渗出液和胰液外溢刺激腹膜和腹膜后组织；胰腺炎症累及肠道，导致肠胀气和肠麻痹；胰管阻塞或伴胆囊炎、胆石症引起疼痛。

2. 恶心、呕吐及腹胀　多数患者起病即有恶心、呕吐，呕吐可频繁发作，呕吐物为胃内容物、胆汁甚至咖啡渣样物，呕吐后腹痛不缓解。可出现腹胀甚至麻痹性肠梗阻。

3. 发热　多为中度发热，一般持续 3～5 天。急性炎症、胰腺坏死组织继发细菌和真菌感染均可引起发热。重症胰腺炎发热重于轻型胰腺炎。发热伴黄疸者常为胆源性胰腺炎或胰头肿大压迫胆总管所致。当持续发热 1 周以上且白细胞升高者应考虑有无继发胰腺脓肿或合并胆道感染。

4. 黄疸　病情较轻的急性胰腺炎可无黄疸；胆道感染、胆道梗阻或肿大胰头压迫胆总管，或急性胰腺炎合并胰腺脓肿、胰腺假性囊肿压迫胆总管及合并肝脏损害等情况均可出现黄疸，不同原因的黄疸持续时间也不一样。

5. 低血压或休克　见于重症胰腺炎。表现为烦躁不安，皮肤苍白、湿冷，极少数休克可突然发生，甚至猝死。其原因为：血液或血浆大量渗出以及频繁呕吐丢失体液和电解质导致低血容量性休克；缓激肽释放导致周围血管扩张、血管通透性增高或消化道出血。

6. 手足搐搦　大量脂肪组织坏死分解出的脂肪酸与钙结合为脂酸钙，大量消耗钙；另外，胰腺炎可刺激甲状旁腺分泌降钙素，导致血钙过低。

笔记栏

7. 并发症表现 急性重症胰腺炎常有全身多系统并发症。呼吸系统最早出现的症状为呼吸频率增快，若并发急性呼吸衰竭，可突然出现进行性呼吸窘迫、发绀、焦虑等；心血管系统最先出现心率增快，不与体温平行，常不被重视，之后出现心律不齐，血压下降甚至休克；由于休克和血容量不足，造成肾小管坏死，患者可出现少尿、无尿；中枢神经系统方面，可在起病3～5天出现不同程度的神志障碍和运动障碍，反应迟钝或嗜睡；急性胰腺炎时常有胃黏膜的炎症和糜烂，严重时可发生呕血或黑便；血液系统方面，由于胰酶的活化，激肽系统和纤溶系统活化，凝血功能亢进，可能导致DIC。

(二) 体征

与病情严重程度相关。

1. 轻型胰腺炎 腹部体征较轻，仅有上腹轻压痛，无肌紧张和反跳痛，常与主诉腹痛程度不相符，可有腹胀和肠鸣音减弱。

2. 重症急性胰腺炎

(1) 可出现腹部压痛、反跳痛、肌紧张，可局限于左上腹，也可波及全腹。并发假性囊肿或脓肿时上腹可扪及包块；胰腺及胰周组织大量坏死渗出时可出现移动性浊音；肠鸣音减弱或消失。血性液体沿腹膜间隙与肌层渗入腹壁下可出现：①Grey-Turner征：血液自腹膜后间隙渗到腹壁皮肤下致两侧肋腹皮肤呈暗灰蓝色(图4-46-3)；②Cullen征：脐周或腹壁下皮肤青紫(图4-46-4)，为腹腔大出血的征象，多提示预后差。

(2) 黄疸。

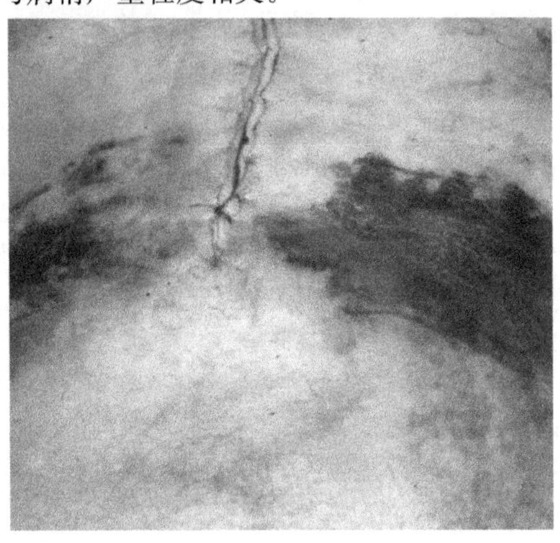

图 4-46-3 Grey-Turner征

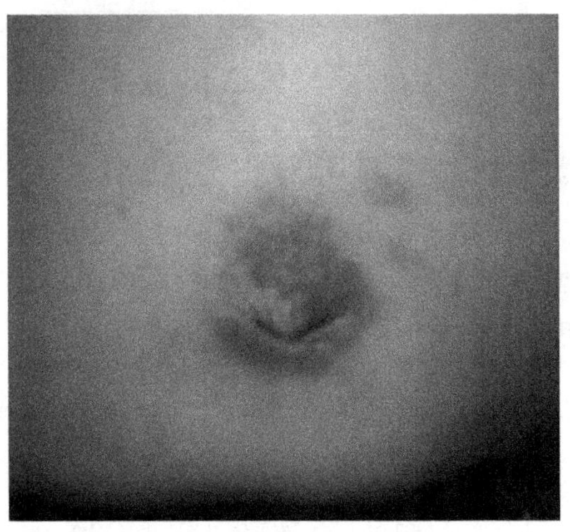

图 4-46-4 Cullen征

(3) 全身表现：以血容量不足、中毒症状为主，如血压下降、呼吸困难等。

(4) 其他：如胸水、腹水及下肢血栓性静脉炎、脂肪坏死小结、多发性关节炎等。

(三) 并发症

1. 局部并发症

(1) 胰腺坏死：胰腺实质的弥漫性或局灶性坏死，伴有胰周脂肪坏死。据有无感染分为感染性坏死和无菌性坏死。增强CT是目前诊断胰腺坏死的最佳方法。

(2) 胰腺液体聚集：发生于急性胰腺疾病的早期，可见胰腺内、胰周或胰腺远隔间隙液体积聚，但无完整包膜，称为急性液体积聚。急性液体积聚多可自行吸收，少数发展为急性假性囊肿或胰腺脓肿。假性囊肿多在急性胰腺炎起病2周后发生，4～6周成熟，通常位于腹中部或左上腹(胰体尾部)，大的囊肿可压迫临近组织并产生相应症状，囊壁穿破则导致胰源性腹水。胰腺脓肿多在胰腺液化、坏死或假性囊肿基础上发生，常在病后4周内发生，病灶常位于胰腺体尾部。患者高热不退、白细胞持续升高、腹痛加重和高淀粉酶血症时应考虑脓肿形成。

2. 全身并发症 重症胰腺炎常并发不同程度的多器官功能衰竭，包括急性呼吸衰竭、心力衰竭与心律失常、弥散性血管内凝血、消化道出血、急性肾功能衰竭等。并发胰性脑病时表现为精神异常和定向力障碍。胰腺局部感染扩散至全身可出现败血症，早期以革兰阴性杆菌为主，后期常为混合菌，败血症常与胰腺脓肿同时存在，当严重病例机体抵抗力极低且大量使用抗生素时，极易产生真菌感染。少数病例可演变为慢性胰腺炎(表4-46-2)。

表 4-46-2 急性胰腺炎的并发症

局部并发症		全身并发症
胰腺坏死	无菌性	肺脏:胸腔积液,肺不张,纵隔脓肿,肺炎,ARDS
	感染性	心血管:低血压,猝死,类似心肌梗死心电图改变,非特异性 ST—T 改变,心包积液
胰腺液体聚积	胰腺脓肿	
	胰腺假性囊肿	血液系统:弥散性血管内凝血
胰性腹水	主胰管破坏	胃肠道出血:应激性溃疡,胃肠黏膜糜烂,出血性胰腺坏死侵蚀消化道血管,脾静脉或门静脉血栓形成所致门脉高压静脉曲张出血
	胰腺假性囊肿漏	
邻近器官受累	腹腔内大出血	肾脏:少尿,氮质血症,肾动脉/肾静脉血栓形成,急性肾小管坏死
	血管栓塞(脾/门静脉)	代谢:高血糖,高三酰甘油血症,低钙血症,Purtscher 视网膜病变(突然失明)
	肠管坏死	
梗阻性黄疸		中枢神经系统:精神错乱,脂肪栓塞,红斑性结节,胰性脑病
		其他:如感染,水电解质、酸碱平衡紊乱等

案例 4-46-1

1. 症状:上腹部持续性刀割样疼痛,向左肩背部放射,前倾位时腹痛稍缓解,伴恶心、呕吐胃内容物,吐后腹痛无缓解。

2. 体征:皮肤、巩膜轻度黄染,腹饱满,软,上腹压痛明显,无反跳痛。肠鸣弱。

3. 并发症:经治疗后腹痛缓解、淀粉酶下降,但起病后 4 周出现左上腹持续隐痛,且可扪到囊性包块,有压痛。经 B 超检查发现为假性囊肿,6cm×4cm 大小。

【实验室检查和辅助检查】

(一) 实验室检查

1. 淀粉酶 淀粉酶是水解淀粉的酶,可水解淀粉产生单糖和双糖等。血清中的淀粉酶由胰腺来源的 P-淀粉酶同工酶和由非胰腺组织(唾液腺、肝脏、小肠、肾脏、输卵管及一些肿瘤组织,如肺癌、食管癌、乳腺癌和卵巢癌)来源的 S-淀粉酶同工酶组成,当胰腺的外分泌功能或唾液腺分泌功能有改变时,可相应地引起同工酶的变化。检测 P-淀粉同工酶可提高胰腺炎的诊断率。但临床上目前仍未将淀粉酶同工酶归入常规检查,其原因可能是命名混乱、价格昂贵、实验方法复杂和对其临床价值意见不一。由于临床上普遍测定血清总淀粉酶,因此,虽然淀粉酶是诊断急性胰腺炎最常用的指标,但仍存在20%~40%假阴性和假阳性,需排除唾液腺疾病、消化道穿孔或绞窄、急性腹膜炎、胆石症、胆囊炎及肠系膜血管栓塞等,但在这些情况下血淀粉酶升高一般不超过正常值 2 倍。

尿淀粉酶升高较晚,但受患者尿量的影响,不如血淀粉酶敏感。

急性胰腺炎时腹水、胸水中淀粉酶明显升高。

2. 血清脂肪酶 胰腺的炎症导致血脂肪酶升高,超过正常上限 3 倍有诊断价值,尤其适用于就诊较晚的患者;联合检测血淀粉酶和脂肪酶的活性对诊断更有帮助(表 4-46-3)。

表 4-46-3 急性胰腺炎时淀粉酶、脂肪酶变化情况

	升高时间	下降时间	持续时间
血淀粉酶	6～12h	48h	3～5d
尿淀粉酶	12～14h	慢	7～14d
血脂肪酶	24～72h	慢	7～10d

诊断中应注意以下问题:①淀粉酶升高超过 10 天提示局部并发症如假性囊肿、胰性腹水或胸水;②淀粉酶并非胰腺特异性,血清淀粉酶对胰腺炎诊断的敏感性仅 75%,高脂血症可影响其正常值;③淀粉酶的高低不一定反映病情的轻重,出血坏死性胰腺炎淀粉酶可以正常。

3. 其他标志物 血清胰腺非酶分泌物如胰腺相关蛋白(PAP)、胰腺特异性蛋白(PSP)等及血清非特异性标志物如 C 反应蛋白(CRP)等可用于评估与监测急性胰腺炎严重性。

4. 血生化检查

(1) 血常规:一般白细胞增高,中性粒细胞核左移;体液丢失导致血细胞比容增高。

(2) 尿常规:部分尿糖增高,严重者可出现尿蛋白、红细胞及管型。

(3) 血生化:可出现①血糖升高;②胆红素升高,多见于胆源性胰腺炎;③血清 ALT、LDH 升高;④血钙降低,低血钙程度与临床严重程度平行;血钙<1.75mmol/L则提示预后不良;⑤严重者血清白蛋白降低,尿素氮升高;⑥ 血三酰甘油升高。

(二) 辅助检查

1. CT 推荐 CT 扫描作为诊断 AP 的标准

笔 记 栏

影像学方法。对鉴别水肿型和出血坏死型有较大价值（图 4-46-5，图 4-46-6），必要时行增强 CT 或动态增强 CT 检查。主张在重症胰腺炎起病后 3 天进行增强 CT 扫描对胰腺坏死有确诊意义。根据炎症的严重程度分级为 A～E 级（见表 4-46-4）。A～C 级：临床上怀疑有并发症时需复查增强 CT ；D～E 级：间隔 7～10 天后复查增强 CT。

表 4-46-4　AP 病情程度的 CT 分级

A 级：正常胰腺
B 级：胰腺实质改变，包括局部或弥漫的腺体增大
C 级：胰腺实质及周围炎症改变，胰周轻度渗出
D 级：除 C 级外，胰周渗出显著，胰腺实质内或胰周单个液体积聚
E 级：广泛的胰腺内、外积液，包括胰腺和脂肪坏死，胰腺脓肿

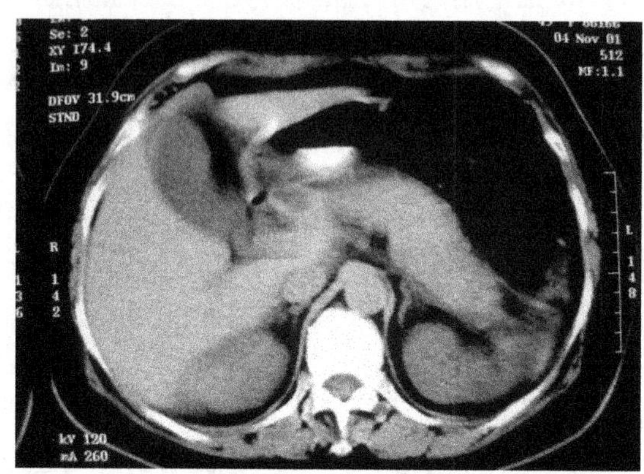

图 4-46-5　急性水肿型胰腺炎 CT 表现

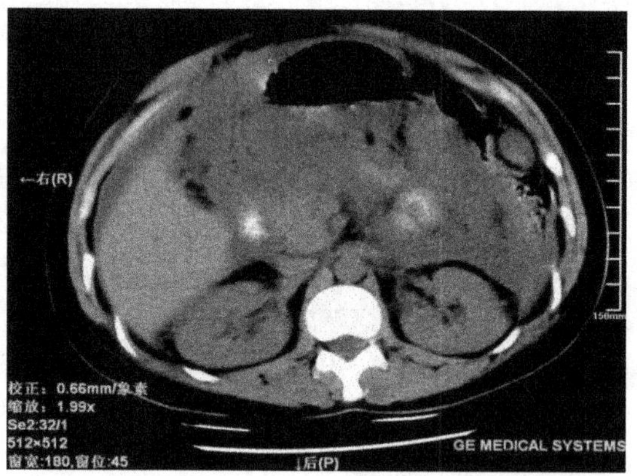

图 4-46-6　急性出血坏死型胰腺炎 CT 表现

2. 磁共振（MR）　除了与腹部 CT 有类似诊断价值外，还可以通过 MRCP 了解有无胆管、胰管梗阻。

3. B 超　B 超检查可了解有无胆道梗阻、胰腺水肿、坏死、囊肿等，但受急性胰腺炎时胃肠道积气的影响，敏感性不如 CT。

4. X 线检查　可排除其他急腹症，如内脏穿孔等。“哨兵袢”和“结肠切割征”为胰腺炎的间接指征。

笔 记 栏

案例 4-46-1

1. 血淀粉酶为 1000U/L，尿淀粉酶为 2700U/L；白细胞计数为 18.0×10^9/L

2. CT 见胰腺体积增大，模糊不清，胰腺实质及周围炎症改变，胰周渗出显著，实质内或胰周单个液体积聚，肾前筋膜明显增厚。

【诊断和鉴别诊断】

（一）诊断

1. 急性胰腺炎　急性发作的剧烈而持续性上腹疼痛伴恶心、呕吐，吐后腹痛无缓解，血清淀粉酶活性增高（≥正常值上限 3 倍），影像学提示胰腺有或无形态改变，排外其他急腹症可诊断急性胰腺炎。

2. 急性胰腺炎完整的诊断应包含三方面　①急性胰腺炎的确立诊断；②急性胰腺炎的病因诊断；③急性胰腺炎的严重程度的评估，图4-46-7。

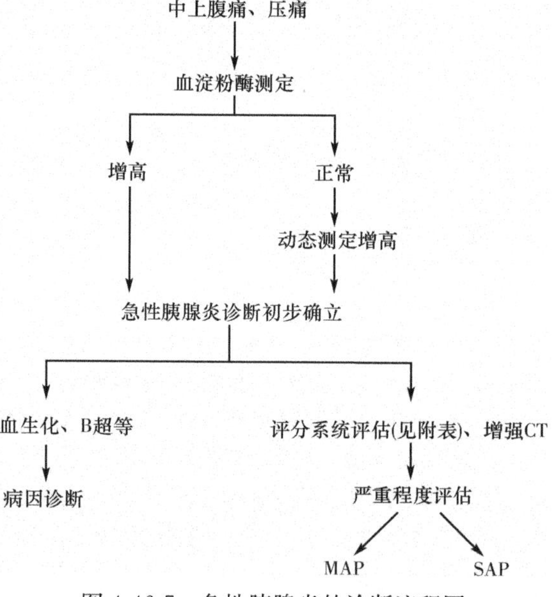

图 4-46-7　急性胰腺炎的诊断流程图

3. 重症胰腺炎诊断标准　见表 4-46-5。

表 4-46-5　重症胰腺炎的诊断标准

具备急性胰腺炎的临床表现和生化改变，且具下列之一者，可诊断为重症胰腺炎
(1) 局部并发症（胰腺坏死，假性囊肿，胰腺脓肿）
(2) 器官衰竭
(3) Ranson 评分≥3
(4) APACHEⅡ评分≥8
(5) CT 分级为 D 级、E 级

目前，对临床上急性重症胰腺炎患者中病情极其凶险者冠名为暴发性胰腺炎（fulminate pancreatitis）或早期重症急性胰腺炎。指重症胰腺炎患者发病后72小时内出现下列之一者：肾功能衰竭（血清肌酐>176.8μmol/L）、呼吸衰竭（$PaO_2 \leqslant 60mmHg$）、休克（收缩压≤80mmHg，持续15分钟）、凝血功能障碍[凝血酶原时间<70%和（或）部分凝血活酶时间>45秒]、败血症（T>38.5℃、WBC>16.0×10^9/L、剩余碱≤4mmol/L，持续48小时，血/抽取物细菌培养阳性）、全身炎症反应综合征（T>38.5℃、WBC>12.0×10^9/L、剩余碱≤2.5mmol/L，持续48小时，血/抽取物细菌培养阴性）。

（二）鉴别诊断

1. 各种急腹症 消化道空腔脏器穿孔、急性肠梗阻、高位阑尾穿孔、肾绞痛、异位妊娠破裂等均可致剧烈腹痛，血清淀粉酶升高，一般不超过正常值上限2倍，可通过影像学等检查鉴别。

2. 心肌梗死 多有冠心病史，突然起病，有时疼痛局限于上腹部，心电图显示心肌梗死征象，动态观察更有意义，血清心肌酶学升高、肌钙蛋白阳性；血、尿淀粉酶正常。

案例 4-46-1

临床特点：患者大量饮酒后出现腹痛，渐进性加重，伴呕吐，吐后腹痛不缓解。既往有胆结石病史和长期饮酒史。体检发现腹饱满，软，上腹压痛明显，无反跳痛。血尿淀粉酶升高，CT发现胰腺形态改变及渗出病灶，血钙正常，无低血压、休克及胰外脏器衰竭表现。

临床诊断：急性胆源性胰腺炎，轻型。

【治疗】

应根据病因、病情严重程度选择合适的治疗方法。

（一）内科治疗

轻型急性胰腺炎以内科治疗为主。

1. 一般治疗

（1）监护：由于部分轻型胰腺炎可进展为重症胰腺炎，故入院后常规监护3天。而重症胰腺炎则应针对器官功能衰竭及代谢紊乱采取相应的监护措施。

（2）支持治疗：补充血容量，维持水、电解质、酸碱平衡，维持能量供应。首选晶体液，适量补充胶体、维生素及微量元素。补液量包括基础需要量和流入组织间隙的液体量。

（3）止痛：疼痛剧烈时考虑镇痛治疗。在严密观察病情下，可注射盐酸哌替啶（度冷丁）。不推荐应用吗啡或胆碱能受体拮抗剂，如阿托品、654-2等，因前者会收缩Oddis括约肌，后者则会诱发或加重肠麻痹。

2. 抑制胰液分泌

（1）禁食和胃肠减压：轻型胰腺炎短期禁食，无需肠内或肠外营养。重症胰腺炎常规禁食，对有严重腹胀，麻痹性肠梗阻者应进行胃肠减压。在患者腹痛减轻或消失、腹胀减轻或消失、肠道动力恢复或部分恢复时可以考虑开放饮食，开始以糖类为主，逐步过渡至低脂饮食，不以血清淀粉酶活性高低作为开放饮食的必要条件。

（2）H_2受体阻滞剂和质子泵抑制剂：以往认为质子泵抑制剂和H_2受体拮抗剂可通过抑制胃酸分泌而间接抑制胰腺分泌，目前尚无循证医学证据有力支持；但抑酸可抑制胃酸、保护胃黏膜、预防应激性溃疡的发生。

（3）生长抑素及类似物：生长抑素及其类似物有八肽和十四肽，可以通过直接抑制胰腺外分泌而发挥作用，主张在重症胰腺炎治疗中应用。停药指征：症状改善、腹痛消失和（或）血清淀粉酶活性降至正常。

3. 抑制胰酶活性

（1）抑肽酶：主要抑制胰蛋白酶活性，主张早期、足量使用。

（2）牛磺酸加贝酯：是一种非肽类蛋白酶分解抑制剂，对弹力蛋白酶、血管舒缓素和磷脂酶A_2均有较强的抑制作用，还可松弛Oddis括约肌。

4. 预防和治疗感染 轻型胰腺炎不推荐常规使用。针对胆源性胰腺炎，如疑合并感染，则应选用1～2种抗生素。重症胰腺炎常规使用抗生素，可采用以下三项措施预防和治疗感染：

（1）口服或灌入肠道不吸收的抗生素。

（2）静脉应用抗生素：胰腺感染的致病菌主要为革兰阴性菌和厌氧菌等肠道常驻菌。应遵循抗菌谱为革兰阴性菌和厌氧菌为主、脂溶性强、有效通过血胰屏障三大原则。推荐甲硝唑联合喹诺酮类药物为一线用药，疗效不佳时改用其他广谱抗生素，疗程为7～14天，特殊情况下可延长应用。当临床上无法用细菌感染来解释发热等表现时，应考虑到真菌感染的可能，可经验性应用抗真菌药，同时进行血液或体液真菌培养。

（3）肠内营养：作用是预防肠道衰竭、维持肠黏膜功能、防止肠内细菌易位。

5. 营养支持 重症胰腺炎患者常先施行肠

外营养,待病情趋向缓解,则考虑实施肠内营养。鼻饲管放置在 Treitz 韧带以下。应注意补充谷氨酰胺制剂。对于高脂血症患者,应减少脂肪类物质的补充。进行肠内营养时,应注意患者的腹痛、肠麻痹、腹部压痛等胰腺炎症状和体征是否加重,并定期复查电解质、血脂、血糖、总胆红素、血清白蛋白水平、血常规及肾功能等,以评价机体代谢状况,调整肠内营养剂量。

6. 血管活性物质的应用 由于微循环障碍在急性胰腺炎、尤其急性重症胰腺炎的发病中起重要作用,推荐应用改善胰腺和其他器官微循环的药物,如前列腺素 E_1 制剂、血小板活化因子拮抗剂、丹参制剂等。

7. 免疫增强剂 重症病例可选择性应用免疫增强制剂。

(二)内镜治疗

解除胆道梗阻对胆源性急性重症胰腺炎和保守治疗中病情恶化的轻型胰腺炎有效,主张在发病后 24 小时内进行鼻胆管引流或内镜下 Oddi 括约肌切开术(EST)。

(三)中医中药治疗

单味中药如生大黄和复方制剂如清胰汤、柴芍承气汤等被临床实践证明有效。中药制剂通过降低血管通透性、抑制巨噬细胞和中性粒细胞活化、清除内毒素达到治疗功效。

(四)外科治疗

1. 腹腔灌洗 可清除腹腔内细菌、内毒素、胰酶、炎性因子等,减少这些物质进入血循环后对全身脏器损害。

2. 手术指征 ①重症胰腺炎经内科治疗无效;②胰腺炎并发脓肿/弥漫型腹膜炎/肠麻痹坏死等;③胆源性胰腺炎需外科解除梗阻;④诊断未明,疑有穿孔或肠坏死。

案例 4-46-1

1. 发病初期的处理和监护:内容包括心电监护;血压监测;血气分析;血清电解质测定;胸片;中心静脉压测定。动态观察腹部体征和肠鸣音改变。记录 24 小时尿量和出入量变化。血、尿常规测定,粪便隐血、肾功能、肝脏功能测定;血糖测定。其血糖监测发现血糖波动极大,时而高血糖,时而发作低血糖。进一步胰岛功能测定发现胰岛功能极差,予清晨长效胰岛素+餐前短效胰岛素控制血糖。

2. 补液,维持水、电解质及酸碱平衡。监测中心静脉压条件下给足液体及能量。

3. 减少胰液分泌、抑制胰酶活性:采用生长抑素及抑肽酶静脉持续泵入;同时质子泵抑制剂静脉输注,2 次/日。

4. 抗生素:患者为胆源性胰腺炎,采用甲硝唑联合喹诺酮类药物和头孢三代联合抗菌治疗。入院 25 天患者出现体温升高,白细胞计数 1.3×10^9/L,腹腔引流液中培养出热带念珠菌,考虑为真菌感染,给予抗真菌药物后热退,白细胞计数恢复正常。

5. 中医中药:患者腹胀明显,初期以大承气汤内服后明显缓解;B 超示胰腺囊肿,予芒硝外敷,辅以针灸治疗,1 周后复查见囊肿明显缩小。

6. 外科治疗:腹腔置引流,并予甲硝唑及生理盐水每日行腹腔灌洗。

【预后】

急性胰腺炎的预后取决于病变程度及有无并发症。轻型胰腺炎预后好,通常在一周内恢复,不留后遗症。重症胰腺炎病情凶险、预后差,病死率高,可达约 30%。经积极抢救后幸存者可遗留不同程度的胰腺功能不全,反复发作可演变为慢性胰腺炎。影响预后的因素包括:年龄大、低蛋白、低氧血症、低血钙及各种并发症。

第二节　慢性胰腺炎

案例 4-46-2

患者,男,47 岁,因"反复腹痛伴腹泻 4 年余"入院。

患者 4 年前无明显诱因反复出现左上腹疼痛,为持续隐痛,无放射,夜间疼痛明显,疼痛剧烈时伴恶心、呕吐胃内容物;每于饮酒及进食高脂餐时腹痛加剧,在前倾坐位或侧卧屈膝时疼痛缓解。食后饱胀,腹泻在进食高脂餐后出现,大便滑腻、臭、难冲刷。为求进一步诊治入院。自起病以来,精神可,进食少,小便正常,体重下降 6 公斤。患者酗酒 20 余年,每日 0.5kg 白酒;否认"糖尿病"等病史,否认药物及食物过敏史。

体格检查:T 36.7℃,R 20 次/分,P 90 次/分 BP 120/87mmHg。消瘦,腹平软,肝脾未及,全腹无包块,剑下及左上腹轻压痛,无反跳痛、肌卫;移动性浊音阴性,肠鸣正常。

笔记栏

问题：

1. 据患者病史及临床表现，考虑何诊断？

2. 为明确诊断，需行哪些检查？

3. 治疗原则？

慢性胰腺炎(chronic pancreatitis，CP)是由各种不同病因引起的胰腺组织和功能的持续性损害，是一种慢性进行性炎症性疾病，以不可逆的形态学改变为主要特征，最终可导致胰腺内外分泌功能的永久损害。其病理特征为胰腺纤维化。结构损害包括腺泡萎缩、胰腺实质钙化、胰管结石、胰腺假性囊肿形成等；胰腺内分泌功能损害可出现糖尿病，外分泌功能障碍则导致吸收不良。临床以反复发作的上腹疼痛、胰腺外分泌功能不全为主要症状，可并有胰腺内分泌功能不全。慢性胰腺炎的发病率地区间差别很大，欧美国家发病率较高。我国发病率较低，但近年来有升高趋势，目前国内缺乏全国性流行病学统计资料。

【病因和发病机制】

(一) 慢性胰腺炎病因

病因较多，存在地区差异。我国以胆道疾病为主。详见表4-46-6。

表4-46-6　慢性胰腺炎病因

常见病因	其他病因
胆系疾病：占我国CP47%～65%，包括急/慢性胆囊炎，胆管炎，胆石症，胆道蛔虫、Oddis括约肌功能障碍 慢性酒精中毒：占西方国家CP70%～90%饮酒>150g/d持续5年，或饮酒60～80g持续10年	代谢障碍：高脂血症，高钙血症(甲状旁腺功能亢进) 遗传因素：遗传性胰腺炎(常染色体显性遗传性疾病) 自身免疫性疾病：自身免疫性CP，原发性硬化性胆管炎，原发性胆汁性肝硬化 胰腺先天性异常：胰腺分裂症，囊性纤维化等 特发性CP：10%～30%的CP病因不能明确者

(二) 发病机制

慢性胰腺炎发病机制尚未阐明，其始动因素仍不十分清楚。可能与以下因素有关：①胰管阻塞：胰管内蛋白质沉淀物、蛋白栓、结石阻塞，胰管内压力增高，导致腺泡和小管破裂，破坏胰腺组织和胰管系统；②酒精及代谢产物毒性作用直接损伤胰腺实质和胰管系统，同时刺激星状细胞分泌细胞外基质；③坏死纤维化：胰管和胰腺组织坏死后被纤维组织取代，形成慢性炎症；④基因突变：如特发性和酒精性慢性胰腺炎中发现囊性纤维化跨膜调节因子(CFTR)基因突变、特发性慢性胰腺炎中Kajal Ⅰ型丝氨酸蛋白酶抑制因子(SPINK1)基因突变。但某一因素并不能单独解释其发病。

【病理】

1. 早期　可见散在的灶状脂肪坏死，小叶及导管周围纤维化，胰管分支内有蛋白栓及结石形成。

2. 进展期　胰管可狭窄或扩张，主胰管内可见嗜酸性蛋白栓和结石；导管上皮萎缩、化生乃至消失，并可见大小不等的囊肿形成，甚至出现小脓肿。随着纤维化的发展，可累及小叶周围并将实质小叶分割成不规则结节状，而被纤维组织包裹的胰岛体积和数量甚至会有所增加，偶尔会见到残留导管细胞芽生所形成的类似于胚胎发生时的胰岛细胞样组织，类似于肝硬化时假小叶的形成。

3. 晚期　病变累及胰腺内分泌组织，导致大部分内分泌细胞减少，少数细胞如A细胞和P细胞相对增生，随着病变的进一步发展，多数胰岛消失，少数病例胰岛细胞显著增生，呈条索状和丛状。

【临床表现】

临床表现轻重不一，轻者可无临床表现或仅有轻度消化不良表现，重者可因胰腺结构破坏引起内、外分泌功能不全及并发症的表现。

(一) 腹痛

腹痛是慢性胰腺炎的主要临床症状，多位于中上腹或左上腹，可放射至背部或两肋部，初为间歇性，后转为持续性，疼痛性质可为隐痛、钝痛或钻痛，疼痛剧烈时可伴恶心、呕吐。腹痛常因饮酒、饱食、高脂肪餐或劳累而诱发，平卧加重，在前倾坐位、侧卧屈膝时减轻，称为胰性疼痛体位(pancreatic posture)。

(二) 胰腺功能不全表现

1. 胰腺外分泌功能不全　吸收不良综合征的表现，包括脂肪、蛋白质、碳水化合物吸收障碍，其中脂肪吸收不良最早出现。可出现食后腹胀、食欲减退、厌食油腻、消瘦、脂肪泻(steatorrhea,大便泡沫样,恶臭、表面发油光或有油滴,镜检可见脂肪滴)。严重者伴有脂溶性维生素缺乏所致夜盲症、皮肤粗糙、出血倾向,体重减轻。

2. 内分泌功能不全表现 胰腺慢性炎症破坏胰岛,胰岛素分泌减少,可表现为高血糖,包括空腹血糖受损、糖耐量减低和糖尿病。

(三)体征

无特异性体征。多数患者仅有轻度压痛,与腹痛程度不相称。当并发巨大假性囊肿时可扪及包块;当胰头显著纤维化或假性囊肿压迫胆总管下段,可出现黄疸。由于消化吸收功能障碍导致消瘦,亦可出现与并发症有关的体征。

(四)并发症

胰腺假性囊肿、腹水、胰瘘、消化道梗阻及胰源性门脉高压症,胰腺癌、胰性脑病等。

案例 4-46-2

1. 有酗酒史多年,白酒 500g/d。

2. 左上腹疼痛,与进食及体位有关,符合胰性疼痛体位性特点;食后饱胀,脂肪腹泻,符合胰腺外分泌功能不足表现。

3. 查体:消瘦,腹平软,剑突下及左上腹轻压痛。腹部体征与腹痛程度不相称。

临床诊断:慢性胰腺炎。

【实验室检查和辅助检查】

(一)一般实验室检查

1. 血常规 急性发作、胆道感染时白细胞升高。

2. 血生化 ①急性期可见血清淀粉酶升高,如合并胸、腹水,其胸、腹水中的淀粉酶含量往往明显升高。②血胆红素、碱性磷酸酶有助于了解有无胆道梗阻。

3. 血清肿瘤标志物 慢性胰腺炎也可出现血清 CA19-9 增高,但升高幅度一般较小,如明显升高,应警惕合并胰腺癌的可能。

4. 粪便检查 ①粪便显微镜检查可见未消化的肌肉纤维及脂肪滴,但对胰腺功能轻度不足时不敏感。②粪便脂肪定量检测:可信,但不能区分消化不良和吸收不良。③粪便氮:敏感度低,亦不能区分消化不良和吸收不良。

(二)胰腺分泌功能测定

1. 胰腺外分泌功能测定 胰腺外分泌功能检查理论上是诊断慢性胰腺炎的重要依据,但目前国内外开展的各种试验敏感性较差,轻型患者无变化,因而临床价值有限,仅有胰腺外分泌功能改变,不能诊断为慢性胰腺炎。

(1) 直接试验:对轻度慢性胰腺炎的诊断有价值。指用外源性胃肠激素(胰泌素-胆囊收缩素等)刺激胰腺分泌,通过插管至十二指肠收集胰液,分析胰液分泌量及成分(碳酸氢盐浓度和淀粉酶含量)以评估胰腺外分泌功能,但因插管令患者难以接受及试剂昂贵之故,临床较少开展。

(2) 间接试验:通过测定胰酶观察胰腺的外分泌功能,包括:①Lundh 试验餐:试验餐(脂肪、碳水化合物和蛋白)引起胆囊收缩素释放增加,后者引起酶分泌增多,胰蛋白酶浓度升高,用于检查胰腺外分泌功能不足。胃排空延迟时有假阴性,原发性消化道黏膜疾病和胆总管结石时有假阳性,不能确定分泌储备功能。②苯替酪胺试验(Bz-Ty-PABA):简便可信,以合成多肽(Bz-Ty-PABA)特异性经糜蛋白酶水解,释放 PABA,PABA 吸收、代谢后通过尿液排出,测量尿、血中 PABA 水平间接反映胰腺分泌糜蛋白酶的功能,临床最常用。③胰月桂酰试验:由于荧光素可被胰腺弹性蛋白酶水解并吸收,测定尿中的荧光素可反映胰腺外分泌功能。

2. 胰腺内分泌功能测定

(1) 血糖及空腹胰岛素水平测定:血浆胰岛素水平降低,空腹血糖受损、糖耐量减低或血糖升高。

(2) 血浆胰多肽:胰多肽由胰腺 PP 细胞分泌,正常时餐后迅速升高,慢性胰腺炎时空腹及餐后均明显降低。

(3) 血清缩胆囊素(CCK):慢性胰腺炎胰酶分泌减少,对 CCK 反馈抑制作用减弱,血清 CCK 明显升高。

(三)影像学检查

1. 腹部 X 线片 可有胰腺钙化或结石。

2. 腹部 B 超 根据胰腺形态与回声及胰管变化可作慢性胰腺炎的初筛检查,但诊断的敏感性不高。

3. 内镜超声(EUS) 对慢性胰腺炎的诊断优于腹部 B 超,诊断敏感性达 80%。声像图表现主要有胰实质回声增强、主胰狭窄或不规则扩张及分支胰管扩张、胰管结石、假性囊肿等。

4. CT/MRI 检查 CT 显示胰腺增大或缩小、轮廓不规则、胰腺钙化、胰管不规则扩张或胰周胰腺假性囊肿等改变。MRI 对慢性胰腺炎的诊断价值与 CT 相似,但对钙化和结石逊于 CT。

5. 胰胆管影像学检查 是诊断慢性胰腺炎

笔记栏

的重要依据。①轻度慢性胰腺炎：胰管侧支扩张/阻塞（超过3个），主胰管正常。②中度慢性胰腺炎：主胰管狭窄及扩张。③重度慢性胰腺炎：主胰管阻塞，狭窄，钙化，有假性囊肿形成。胰胆管影像学检查主要方法有：内镜逆行胰胆管造影术（ERCP）和磁共振胰胆管成像术（MRCP）。

（四）病理学检查

手术活检可获取最理想的胰腺标本，但通常难以获得；经超声（腹部、EUS）或CT引导下的穿刺活检是最常用的方法。

案例 4-46-2

1. 血常规、血生化及CA19-9正常；
2. 大便镜检见脂肪滴；
3. 糖耐量减低；
4. CT见胰腺轮廓不规则，MRCP见主胰管狭窄。

【诊断和鉴别诊断】

（一）诊断

在排除胰腺癌的基础上，下述4项可作为慢性胰腺炎的主要诊断依据：①典型的临床表现（腹痛、胰腺外分泌功能不全症状）；②病理学检查；③影像学上有慢性胰腺炎的胰胆改变征象；④实验室检查有胰腺外分泌功能不全依据。其中，①为诊断所必须，②阳性可确诊，①＋③可基本确诊，①＋④为疑似患者（图4-46-8）。

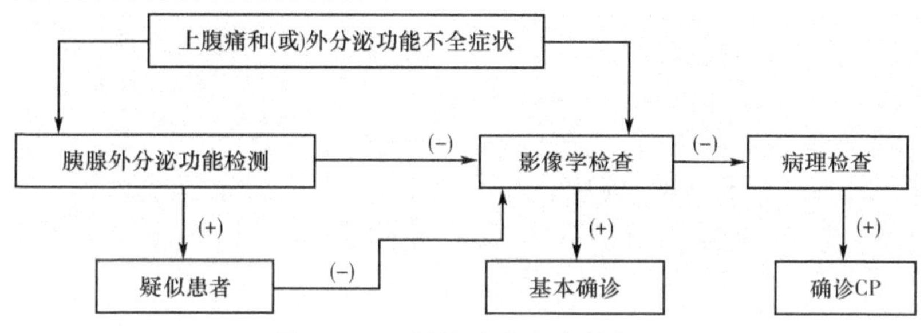

图4-46-8　慢性胰腺炎诊断流程

（二）鉴别诊断

慢性胰腺炎与胰腺癌的鉴别尤为重要且有一定难度。

胰腺癌是胰腺外分泌腺的恶性肿瘤，发病率近年明显上升，恶性程度高，由于胰腺血管、淋巴管丰富且无包膜，易发生早期转移，预后极差。发病年龄以45～70岁多见，男女比为1.3∶1～1.8∶1。临床上主要表现为腹痛、食欲不振、消瘦和黄疸等。胰头癌突出表现为梗阻性黄疸；胰体、胰尾癌则疼痛明显；当肿瘤破坏胰腺结构，可出现胰腺外分泌功能不全所致的吸收不良综合征及内分泌功能不足所致的胰源性糖尿病。重要体征为Courvoisier征（扪及囊状、无压痛、表面光滑并可推移的肿大胆囊），腹部可扪及结节状或硬块，晚期有腹水及远处转移征象。胰腺癌应争取手术治疗，但因早期诊断困难，手术切除率低，且手术死亡率高，5年生存率低。因此，对于年龄超过40岁且出现以下任何临床表现的患者应注意排外胰腺癌：①不明原因的梗阻性黄疸；②近期出现无法解释的体重下降＞10%；③近期出现不能解释的上腹或腰背部疼痛；④近期出现模糊不清又不能解释的消化不良症状，内镜检查正常；⑤突发糖尿病而又无诱发因素；⑥突发无法解释的脂肪泻；⑦自发性胰腺炎。B超作为初筛；CT是诊断胰腺癌的首选方法，可发现最小直径为1cm的病灶，特别是高分辨率薄层螺旋CT可获得不同时相影像，进行较精确的TNM分期；MRCP是非侵入性了解胆管和胰管的好方法；PET对于发现腹腔和远处转移病灶有优势。CA19-9敏感性、特异性均高，多种肿瘤标志物如癌胚抗原（CEA）和胰腺胚胎抗原（POA）联合检测可提高胰腺癌的诊断率。

【治疗】

控制症状、改善胰腺功能和治疗并发症为重点，如病因明确，应进行病因治疗。

（一）一般治疗

绝对戒酒、避免暴饮暴食。发作期间应严格限制脂肪摄入。必要时可给予肠外或肠内营养治疗。长期脂肪泻患者应注意补充脂溶性维生素及维生素B_{12}、叶酸，适当补充各种微量元素。

（二）内科治疗

1. 急性发作期　临床表现及治疗均与急性胰腺炎大致相同。

笔记栏

2. 胰腺外分泌功能不全 胰腺外分泌功能不全所致腹泻，主要应用外源性胰酶制剂替代治疗并辅助饮食疗法。此外，胰酶制剂对缓解胰性疼痛也具有重要作用。应选用含高活性脂肪酶的超微粒胰酶胶囊(低活性的胰酶制剂对治疗胰腺外分泌功能不全疗效差)。同时可给予质子泵抑制剂、H_2受体拮抗剂等抑酸剂，以增强胰酶制剂的疗效，并加强止痛效果。患者应限制脂肪摄入并进行高蛋白饮食，脂肪摄入量限制在总热量的20%～50%，一般不超过50～75g/d。严重脂肪泻患者可静脉给予中长链三酰甘油(MCT/LCT)。

3. 伴糖尿病 按糖尿病处理原则处理。

4. 疼痛的治疗

(1) 一般治疗：轻症患者多数情况下戒酒、控制饮食便可使疼痛减轻或暂时缓解。

(2) 止痛药物：抗胆碱能药物对轻症可能达到止痛效果，疼痛严重者可用麻醉镇痛剂。

(3) 抑制胰酶分泌：胰酶制剂替代治疗能缓解或减轻腹痛，生长抑素及其类似物、H_2受体拮抗剂或质子泵抑制剂对减轻腹痛有一定疗效。

(4) 抗氧化剂：对于酒精性慢性胰腺炎患者，应用抗氧化剂(如维生素A、维生素C、维生素E、硒、甲硫氨酸)后可缓解疼痛。

(5) 疼痛顽固剧烈、药物治疗无效者可在CT、EUS诱导下作腹腔神经丛阻滞治疗，合并有胰管狭窄、胰管结石，可在内镜下做相应治疗；如上述方法无效时，应考虑手术治疗。

(三) 内镜治疗

慢性胰腺炎的内镜治疗主要用于胰管减压，缓解胰性疼痛，提高生活质量。有胰管结石者，可切开取石；并发胰腺假性囊肿者可做内镜下引流术或胰管支架置入术。

(四) 外科治疗

手术治疗分为急诊手术和择期手术。

1. 急诊手术适应证 假性囊肿出现并发症时，如感染、破裂及出血。

2. 择期手术适应证 顽固性疼痛经内科治疗无效者；并发胰腺假性囊肿、胰瘘或胰管结石者内镜治疗无效或不能实施内镜治疗者；伴有可手术治疗的胆道疾病，如结石、胆管狭窄；慢性胰腺炎引起难以消退的阻塞性黄疸；不能排除胰腺癌者。

手术方法有胰管内引流、胰腺远端切除术、胰十二指肠切除术、全胰切除术、胰腺支配神经切断术及针对病因的有关手术等。

案例 4-46-2

1. 嘱戒酒，予低脂饮食

2. 给与胰酶制剂及质子泵抑制剂，腹痛时加用抗胆碱能药物

【预后】

主要取决于病因是否去除、发病时胰腺的受损程度。晚期多死于并发症。

推荐阅读

中华医学会消化病学分会. 2005. 慢性胰腺炎诊治指南. 中华消化杂志，25(5)：319～320

Whitcomb DC. 2006. Acute Pancreatitis. N Engl J Med, 354：2142～2150

(杨晋辉)

第47章 消化道出血

案例 4-47-1

患者张某，男性，43岁，因发热，咽痛，纳差，乏力两天，呕血、黑便3小时入院。

患者两天前发热，为持续性，达39.5℃，伴咽痛、纳差、乏力，自服"感冒药"体温可暂时性下降，旋即上升，未做进一步处理；3小时前乏力加重，头晕，心悸，口干，出冷汗，排柏油样便两次，量约500ml，呕吐咖啡样液体200ml；到医院就诊。

体格检查：T 38.5℃，R 26次/分，P 110次/分，BP 80/60mmHg，烦躁，苍白，胸前及颈部皮肤充血，淋巴结未触及，结膜充血明显，咽部充血，上腭少许针尖样出血点，肺部少许湿啰音，腹软，无压痛，肝脾未触及，肠鸣音活跃，四肢末梢湿冷。

实验室检查：血常规：Hb 80g/L，WBC 6×10^9/L，N 0.46，L 0.53，E 0，M 0.01，PLT 80×10^9/L；PT 20s，APTT 45s，显微镜下可见异形淋巴细胞；尿常规：蛋白、红、白细胞少量；BUN 16mmol/l，CO_2 CP 13mmol/L

问题：

1. 本例的主要临床特点是什么？
2. 本例诊断何种疾病，依据是什么？
3. 为明确诊断应做哪些检查？
4. 给出本例的治疗方案。

消化道出血是临床常见急性而且严重的病症。以屈氏韧带为界，其上的消化道出血称上消化道出血（包括食管、胃、十二指肠、近段空肠以及胆胰疾病引起者；胃空肠吻合术后的空肠病变出血也属此范畴），其下的消化道出血称为下消化道出血。消化道急性大量出血主要表现为呕血、黑粪或血便等，并可伴有血容量减少引起的急性周围循环障碍，病情严重者可危及生命。现分述如下。

第一节 上消化道出血

上消化道出血（upper gastrointestinal hemorrhage）常表现为急性大量出血，是临床常见急症，病死率达15%～20%；尤其是高龄、合并严重伴随病患者，临床应予高度重视。

【病因】

上消化道本身的炎症、机械性损伤、血管病变、肿瘤及邻近器官病变和全身性疾病均可引起上消化道出血。常见的出血原因为消化性溃疡、食管胃底静脉曲张破裂、急性糜烂出血性胃炎和胃肿瘤。现将出血病因按解剖部位叙述如下：

（一）上消化道疾病

1. 食管疾病 食管炎（反流性食管炎、食管憩室炎）、食管溃疡、食管癌、食管贲门黏膜撕裂综合征（Mallory-Weiss Syndrome）及理化因素导致的食管损伤（器械检查、异物或放射性因素引起的物理性损伤；强酸、强碱或其他制剂引起的化学性损伤）。

2. 胃、十二指肠疾病 消化性溃疡，急性糜烂出血性胃炎，胃癌，胃黏膜脱垂，急性胃扩张，胃扭转，膈疝，胃手术后病变如吻合口或残胃黏膜糜烂、残胃癌，十二指肠憩室炎，十二指肠炎，血管异常（血管瘤、动静脉畸形、胃黏膜下恒径动脉破裂又称 Dieulafoy 病变等），其他病变（包括平滑肌瘤/肉瘤、淋巴瘤、胃息肉、神经纤维瘤、壶腹周围癌、胃泌素瘤，胃血吸虫病、重度钩虫病，胃或十二指肠克罗恩病、胃或十二指肠结核、嗜酸性胃肠炎、胃或十二指肠异位胰腺等）。

3. 空肠疾病 胃空肠吻合术后的空肠溃疡，吻合口溃疡等。

4. 门静脉高压引起的食管胃底静脉曲张破裂或门脉高压性胃病 门静脉高压可由肝硬化、门静脉炎症或血栓形成导致门静脉阻塞，肝静脉阻塞（Budd-Chiari Syndrome）引起。门静脉高压引起的静脉曲张大部位于食管下段，胃和十二指肠较少见，约1/3患者可并发出血，其中10%～20%可表现为严重的消化道出血，其住院死亡率可高达15%～40%，如治疗不及时，50%患者将在住院期间再出血。门静脉高压引起的出血并非全由食管胃底静脉曲张破裂所致，其中门脉高压性胃病引起者约占20%。

（二）上消化道邻近器官或组织的疾病

1. 胆道出血 胆道蛔虫病、胆管或胆囊结石、胆道肿瘤、胆管引流管压迫造成胆道坏死、肝

笔记栏

瘤、肝脓肿或肝血管病变破裂等均可引起出血。

2. 胰道疾病累及十二指肠 急性胰腺炎、胰腺脓肿、胰腺癌。

3. 胸、腹主动脉瘤破入消化道。

4. 纵隔肿瘤或脓肿破入食管。

(三)全身性疾病在消化道表现出血

1. 血液病 白血病、血友病、再生障碍性贫血、血小板减少性紫癜、凝血机制障碍的疾病。

2. 血管性疾病 过敏性紫癜、遗传性出血性毛细血管扩张(Rendu-Osler-Weber 病)、血管瘤、肠系膜血管栓塞等。

3. 尿毒症。

4. 结缔组织病 系统性红斑性狼疮,结节性多动脉炎,或其他血管炎。

5. 急性感染性疾病 流行性出血热,登革热,钩端螺旋体病等。

6. 应激相关性胃黏膜损伤(stress-related gastric mucosal injury) 指各种严重疾病引起的应激状态下所产生的以胃黏膜多发性糜烂乃至浅溃疡形成为特征的急性胃黏膜病变,可发生出血。

【临床表现】

上消化道出血的临床表现除取决于出血病变的性质、部位、失血量与速度外,还与患者的年龄、全身状况相关。

(一)呕血与黑粪

是上消化道出血的特征性表现。上消化道大量出血后,均有黑粪,多呈柏油样。出血量大或血液在肠道停留时间短,可为暗红乃至鲜红色粪便。急性大量出血,部位在屈氏韧带以上者常伴有呕血,表现为鲜红色或暗红色血液。

(二)周围循环衰竭

急性大量血液丢失导致循环血容量迅速减少而出现周围循环衰竭。在其发展过程中,可有头昏、心悸、口干、黑矇、乏力、体位性晕厥等症状。皮肤苍白、肢体湿冷、心率加快、血压偏低等体征。重者表现为失血性休克,上述临床表现加重,患者烦躁不安或神志不清、口唇及肢体末端发绀、呼吸急促、血压下降、脉压差变窄、尿量明显减少。

(三)氮质血症

分为肠源性、肾前性及肾性氮质血症 3 种。肠源性氮质血症是指在上消化道大量出血后,血液蛋白质的分解产物在肠道被吸收,导致血尿素氮浓度增高。肾前性氮质血症则指失血性周围循环衰竭引起肾血流减少,肾小球滤过降低以致血中氮质潴留。一般情况下,出血后数小时血尿素氮开始升高,约 24～48 小时可达到高峰,大多不超出 14.3mmol/L(40mg/dl);若无继续出血,低血压、休克纠正后,则在 72～96 小时内降至正常。肾性氮质血症却是因为失血性休克并发急性肾功能衰竭,或原有肾脏疾病因失血而加重,其标准是在出血已停止,且血容量已基本纠正情况下而尿量仍少,血尿素氮持续升高超过 96 小时或明显升高超过 17.9 mmol/L(50mg/dl)。

(四)血象变化

急性大量出血的早期,因存在外周血管收缩及红细胞重分布等因素,血红蛋白浓度、红细胞计数与血细胞比容可无明显变化。失血性贫血一般出现在数小时后,贫血程度取决于失血量、出血前有无贫血以及出血后液体平衡状况等因素。出血后骨髓有明显代偿性增生,24 小时内网织红细胞即见增高,活动性出血者,网织红细胞可持续升高。上消化道急性出血发生后,白细胞计数可升高。注意肝硬化并有脾功能亢进患者,则白细胞计数可不增高,同时有血小板减少,并有凝血功能障碍。

(五)发热

上消化道大量出血后,多数患者在 24 小时内出现低热。多在 38.5℃以下,持续数天。其原因未明,可能与血容量减少、贫血、体内蛋白质破坏、循环衰竭,导致体温调节中枢的功能障碍有关。

> **案例 4-47-1**
>
> 本例特点:
>
> 1. 本病以发热、咽痛、乏力起病,以呕血黑便入院;伴头晕,心悸,口干,出冷汗。
>
> 2. 体检:BP 80/60mmHg,P 110 次/分,烦躁,苍白,颈部及前胸部皮肤充血,结膜、咽部充血明显,有明显的休克表现。
>
> 3. 相关检查示:中度贫血,白细胞总数不高,分类以淋巴细胞为主,可见异型淋巴细胞,血小板减少,凝血功能障碍,尿素氮升高,酸中毒。

【诊断】

(一)上消化道出血的诊断

1. 上消化出血的诊断 根据:①特征性的临

笔记栏

床表现:呕血、黑粪;②实验室检查:呕吐物或黑粪隐血试验呈强阳性,血红蛋白浓度、红细胞计数及血细胞比容下降,上消化出血的诊断基本确立。

2. 排除消化道以外的出血因素 通过病史询问和局部检查排除消化道以外的出血因素,如呼吸道出血、口腔、鼻、咽喉部出血;排除进食动物血液、炭粉、铁剂或铋剂等药物引起的黑粪。

3. 判断上消化道还是下消化道出血 根据既往病史尤其肝病、溃疡病病史,出血前服药史,以呕血、黑粪为主要表现,提示出血大多来自上消化道。但须注意:上消化道短时间内大量出血可仅表现为暗红色甚至鲜红色血便而无呕吐,而高位小肠乃至右半结肠出血,血在肠腔停留时间长亦可表现为黑粪。在这种情况下不易判断出血来自上消化道还是下消化道,应行急诊胃镜检查,必要时加上肠镜检查证明出血来自上消化道还是下消化道。

(二) 出血量的估计和周围循环状态的判断

成人每日消化道出血 5～10ml 粪便隐血试验出现阳性,每日出血量 50～70ml 即可出现黑粪。胃内储积血量在于 250～300ml 可引起呕血。一次出血量不超过 400ml 一般不引起全身症状。出血量在 400～800ml,可出现全身症状,如头昏、心悸、体位性晕厥等。短时间内出血量超过 1000ml,可出现周围循环衰竭表现。急性出血达 1500～2500ml 即可产生休克。表现为烦躁不安或神志不清,面色苍白、四肢湿冷、口唇发绀、呼吸困难、血压下降(收缩压低于 90mmHg)、脉压差缩小(<25～30mmHg)及脉搏快弱(脉率大于 120 次/分钟)。须立即抢救,如处理不当,可导致死亡。

(三) 出血停止的判断

约 80%的上消化道出血病例,其出血为自限性,其余病例经过恰当治疗,可于短时间内止血。而肠道积血需经数日方可排尽,所以黑粪不能作为继续出血的指标。

(四) 再出血的识别

而下列情况的出现应考虑活动出血或再出血:①反复呕血,或黑粪次数增多、粪质稀薄,伴有肠鸣音亢进;②周围循环衰竭的表现经充分补液输血而未见明显改善,或虽暂时好转而又恶化;③血红蛋白浓度、红细胞计数与血细胞比容持续下降,网织红细胞计数持续增高;④补液与尿量足够的情况下,血尿素氮持续或再次增高。

(五) 出血的病因及部位的诊断

过去病史、症状与体征可为出血的病因提供重要线索,但确诊出血的原因与部位需靠器械检查。

1. 临床表现与实验室检查 80%～90%的溃疡病患者有慢性、周期性、节律性上腹痛病史,出血前疼痛加剧,出血后减轻或缓解,更有助于消化性溃疡并发出血的诊断。有使用非甾体抗炎药、激素等药物史或者患有严重疾病,则多为急性糜烂出血性胃炎。过去有病毒性肝炎、血吸虫病或酗酒病史,并有肝病与门静脉高压的临床表现者,则考虑肝硬化食管(胃底)静脉曲张破裂或门脉高压性胃病出血。血白细胞及血小板减少、肝功能试验结果异常对此诊断有帮助。近期出现上腹痛失去原有规律,伴有厌食、消瘦患者,应警惕胃癌的可能。

2. 胃镜检查 上消化道出血病因诊断的首选方法。可以直接观察从食管至十二指肠降段,从而判断出血病变的部位、病因及出血情况。应在出血 24～48 小时内进行,称之为急诊胃镜检查(emergency endoscop)。认为其诊断的阳性率>95%,胃镜检查还可根据病变的特征判断出血是否活动或估计再出血的危险性,并可进行内镜止血治疗。

3. X 线钡餐检查 此项检查仅适用于出血停止和病情稳定患者,或胃镜检查有禁忌证患者,并且此项检查对急性消化道出血病因诊断阳性率不高,目前已为胃镜检查所代替。但对经胃镜检查出血原因未明,疑病变在十二指肠降段以下小肠段,则有其价值。检查一般在出血停止数天后进行。

4. 血管造影检查 因各种原因导致胃镜检查无法进行或因积血影响视野而无法判明出血病灶,或患者处于上消化道持续严重大量出血紧急此时又有手术禁忌,则可行选择性肠系膜动脉造影可能发现出血部位,并同时进行介入治疗。

案例 4-47-1

本例以拟急性糜烂出血性胃炎,消化道出血,失血性休克收入消化科,经紧急建立静脉通道,快速补液,配血,纠正水电解质失衡。生命体征平稳后即行急诊胃镜检查,镜下可见胃黏膜广泛充血水肿,呈弥漫性分布的针尖样出血灶,十二指肠球部及近段可见散在出血灶。检查结束后患者咯鲜血 150ml,双肺湿啰音明显增多,提示合并呼吸道出血。

本病例以发热急骤起病,多器官出血的同时合并有凝血功能的障碍与肾功能的损害,考虑病毒感染性疾病可能性大,再次详细询问病史,患者在发病前一周曾在当地

笔记栏

森林公园活动。高度疑诊流行性出血热，行相关检查。

【治疗】

急性上消化道出血或大出血是内科急症，病情急、进展快，严重者可有生命危险，应立即进行抢救。迅速补充血容量和抗休克治疗。

(一) 一般措施

患者应采取卧位，保持呼吸道通畅，吸氧。出血期间禁食。

密切监测患者生命体征：心率、血压、呼吸，必要时心电监护，观察神志变化。根据呕血与黑粪情况动态监测血红蛋白浓度、红细胞计数、血细胞比容与血尿素氮浓度及统计尿量，必要时行中心静脉压测定。据此对出血情况及迅速补充血容量的效果进行评估，指导采取进一步医疗措施的。

(二) 积极补充血容量

尽快建立静脉输液通道，迅速扩充血容量。同时查血型和配血，输足全血是治疗急性失血性周围循环衰竭的关键措施。输血前，可先输平衡液或葡萄糖盐水，遇血源缺乏，可用右旋糖酐或其他血浆代用品暂时代替输血。紧急输血指征：①出现性体位晕厥、血压下降（收缩压低于90mmHg）和心率加快；②失血性休克；③血红蛋白低于70 g/L或血细胞比容低于25%。输血量取决于患者的生命体征、出血的量及相关检查结果而定，一般要求达到血细胞比容30%。

(三) 止血措施

1. 食管、胃底静脉曲张破裂出血的治疗

(1) 药物止血：作用机制是通过对内脏血管的收缩作用，减少门脉血流量，降低门脉及其侧支循环的压力，从而控制食管、胃底静脉曲张破裂出血。常用药物为血管加压素(vasopressin)及其衍生物，最常用者为垂体后叶素，以0.2～0.4U/min静脉持续滴注，可发挥止血效果。但药物不良反应多，常见的有腹痛、血压升高、心律失常、心绞痛，严重者可发生心肌梗死。应同时使用硝酸甘油口服或静脉滴注，以减少血管加压素引起的不良反应，同时硝酸甘油还有协同降低门静脉压的作用。生长抑素(somatostatin)及其衍生物可明显减少内脏血流量，降低门脉压力的同时抑制胃酸分泌，且不伴全身血流动力学改变，疗效肯定。目前用于临床的有14肽天然生长抑素及其8肽同类物奥曲肽(octreotide)。

(2) 气囊压迫止血：效果肯定，止血率约50%～70%。但由于不能长期压迫（持续压迫不能超过24小时），停用后早期再出血率高，且患者痛苦大、并发症多（如吸入性肺炎、窒息、食管炎、食管黏膜坏死、心律失常等），加上近年药物治疗和内镜治疗的进步，已不推荐为首选止血措施。其应用宜限于药物不能控制出血时作为暂时止血用，以赢得时间去准备其他更有效的治疗措施。

(3) 内镜治疗：目前主张一经治疗大出血基本控制，患者情况基本稳定，即进行急诊内镜检查，同时进行内镜下曲张静脉硬化剂注射或用皮圈套扎，达到止血目的的同时防止早期再出血，是治疗食管胃底静脉曲张破裂出血的重要手段。并发症主要有局部溃疡、出血、穿孔、瘢痕狭窄等。

(4) 经颈静脉肝内门体静脉分流术(transjugular intrahepatic portosystemic stent shunt, TIPSS)：通过肝脏在肝静脉放置一个或多个金属支架连接到门静脉以达到减轻门静脉系统的压力和控制急性静脉曲张破裂出血。

该法尤适用于准备做肝移植的患者。

(5) 外科手术：急性大量出血上述方法治疗无效时，唯有进行急诊外科手术止血治疗。但手术并发症多、死亡率高，应尽量避免。

2. 非曲张静脉上消化道出血的治疗 其中以消化性溃疡所致出血最为常见，主要止血措施：

(1) 抑制胃酸分泌的药物：血小板聚集及凝血功能所诱导的止血作用在pH>6.0时能有效发挥，而且在此基础上新形成的凝血块才不会被胃蛋白酶溶解。因此，抑制胃酸分泌，提高胃内pH具有止血作用。对消化性溃疡和急性胃黏膜损害所引起的出血，常规从静脉途径予H_2受体拮抗剂或质子泵抑制剂，以达到止血目的，后者在提高及维持胃内pH的作用优于前者。

(2) 内镜治疗：急诊胃镜检查时，如见有活动性出血或暴露血管的溃疡出血应进行内镜止血。包括热探头、高频电灼、激光、微波、局部注射疗法或止血夹等，可供选用。其他原因引起的出血，也可视情况选择上述方法进行内镜止血。

(3) 手术治疗：内科积极治疗仍大量出血不止者，须不失时机行手术治疗，以免患者的生命安全受影响。

(4) 介入治疗：在无法进行内镜治疗，又不能耐受手术的特殊情况下，可行选择性肠系膜动脉造影，找到出血灶的同时进行血管栓塞治疗。

笔记栏

案例 4-47-1

本病例经积极抗休克治疗，加强支持治疗，抗病毒治疗，予利巴韦林（病毒唑）1g，静脉给药，1 次/日，共 5 天；抑制胃酸，予奥美拉唑 40mg，静脉给药，2 次/日，共 5 天；同时予以对症治疗，患者于两周后基本康复，相关检查结果：流行性出血热 Ig M 抗体强阳性。

【预后】

据统计，80%～85%的急性上消化道出血患者除支持疗法外，无需特殊治疗而出血可在短期内自然停止。仅有 15%～20%患者持续出血或反复出血，而这类患者主要是由于出血并发症而非出血本身导致死亡。因此，早期识别再出血及高危患者，并予加强监护和积极治疗，是急性上消化道大出血处理的重点。提示预后不良、危险性增高的主要因素有：①高龄患者（＞60 岁）；②有严重伴随病（心、肺、肝、肾功能不全、脑血管意外等）；③本次出血量大或短期内反复出血；④特殊病因和部位的出血（如食管胃底静脉曲张破裂出血）；⑤内镜下溃疡伴有活动性出血，或血管暴露或溃疡面上有血痂。

第二节 下消化道出血

下消化道出血（lower gastrontestinal hemorrhage）指空肠屈氏韧带以下的消化道出血。临床常见。其中，大肠出血多见，约占 95%，小肠出血少见，但诊断较为困难。

【病因】

引起下消化道出血的病因甚多，应从患者的年龄和出血的严重程度来考虑下消化道出血的原因。据统计，国内最常见原因为大肠癌和肠息肉，肠道炎症性病变次之，痔、肛裂、血管畸形又次之。国外急性下消化道出血以憩室病及血管畸形最多见，慢性则以痔及恶性肿瘤最多见。约 20%为不明原因出血（obscure bleeding）是指常规内镜检查（胃镜和结肠镜）不能确定出血来源的持续或反复消化道出血，多为小肠的肿瘤、Meckel 憩室和血管病变。现将引起下消化道出血的病因列举如下：

（一）肠道原发疾病

1. 肠道新生物 包括肿瘤与息肉；各种良恶性肿瘤有癌、类癌、恶性淋巴瘤、囊性淋巴管瘤、平滑肌瘤/肉瘤、纤维肉瘤、神经纤维瘤/肉瘤、脂肪瘤、血管瘤、黏液瘤等。这些肿瘤以癌最常见，多发生于大肠，其他肿瘤少见，多发生于小肠。息肉多见于大肠，主要是腺瘤性息肉，还有幼年性息肉及幼年性息肉病及黑斑息肉综合征等。良性息肉与恶性肿瘤与慢性潜血或间断性直肠肛门便血相关，结肠的新生物引起的出血占急性下消化道出血的 10%。0.3%的患者在肠镜下切除结肠息肉后两周后会出现出血。

2. 炎症性病变 ①感染性肠炎：肠结核、肠伤寒、菌痢及其他细菌性肠炎等；②寄生虫感染：阿米巴、血吸虫、兰氏贾弟鞭毛虫以及钩虫或鞭虫所致的肠炎；③非特异性肠炎：溃疡性结肠炎、克罗恩病、结肠非特异性孤立溃疡等。此外，还有抗生素相关肠炎、坏死性小肠炎等。常常表现为腹泻和血便，潜血与便血均有可能出现，可以合并腹痛，里急后重感。

3. 血管病变 如血管瘤、毛细血管扩张症、血管畸形等，可发生于上下消化道，引起无痛性出血，从黑便、血便到潜血均可能出现。占下消化道出血病因的 5%～10%。此外，门静脉高压所引起的罕见部位的静脉曲张可位于直肠、结肠和回肠末段，可出血引起致命性的大出血。

4. 肠壁结构性病变 如憩室病（其中小肠 Meckel 憩室出血不少见），3%～5%的憩室病患者可以发生出血，结肠憩室病是国外下消化道出血的主要原因，占下消化道出血的 50%。尽管憩室病常发生于左半结肠，但是出血常常发生于右半结肠。憩室病出血常常比较急性，无痛，大于 50 岁的患者常见大量的褐红色或鲜红色血便。超过 95%的患者需要输血。80%的患者出血可以自行减少，但是高达 25%的患者可以再次出血。此外，肠重复畸形、肠气囊肿病（多见于高原居民）、肠套叠等也可引起出血。

5. 肛门直肠疾病 肛门直肠疾病的症状常常是患者发现厕纸上有鲜血，粪便上或厕盆有血液。出血量少，而且明显的失血少见。无痛性出血常见于内痔。出血合并排便疼痛提示肛裂。

6. 缺血性结肠炎 缺血性结肠炎常见于老年患者，且多数合并动脉粥样硬化性疾病。多数的病例是由于短暂的非闭塞性局部缺血引起的肠道自发性出血。5%的缺血性结肠炎可见于腹主动脉瘤或回肠动脉手术后的患者。年轻人发生缺血性结肠炎的原因多数是血管炎症、凝血功能障碍、雌激素的使用和长跑后。缺血性结肠炎可引起血便和血性腹泻及轻微的痉挛性疼痛。多数情况下，出血是轻微的而且呈自限性。

7. 其他 放射线性直肠炎引起的肛门直肠出血可出现于骨盆放射治疗后数月或数年，内镜

笔记栏

可见多数的直肠黏膜毛细血管扩张。少见的下消化道出血原因还有血管炎性出血，孤立的直肠溃疡，NSAID 诱导的小肠或右半结肠的溃疡。

(二) 全身疾病及腹腔邻近脏器疾病累及肠道

疾病种类及其机制参照上节（上消化道出血）。

【诊断】

(一) 除外上消化道出血

下消化道出血一般为血便或暗红色大便，不伴呕血。但出血量大的上消化道出血亦可表现为暗红色大便，对大便颜色的观察有助于区分出血来自上或下消化道。褐色大便或大便带有血丝提示出血来自于乙状结肠或肛门，大量的鲜血提示出血来自结肠，褐红色血便提示出血来自右半结肠或小肠，黑便提示出血接近 Treitz 韧带。鲜血流出直肠少见于上消化道出血，若上消化道出血出现直接排出鲜血，唯见于急性大量出血，且多伴有休克。无痛性的大量出血常常提示的是憩室出血或者血管扩张出血。血性腹泻合并腹部绞痛，里急后重感多见于炎症性肠病、感染性结肠炎或局部缺血性结肠炎。如根据患者提供的病史，结合详细体格检查仍不能鉴别，则做胃镜检查除外上消化道出血。

(二) 下消化道出血的定位及病因诊断

1. 病史与体征

(1) 年龄：老年患者以大肠癌、结肠血管扩张、缺血性肠炎多见。儿童以 Meckel 憩室、幼年性息肉、感染性肠炎、血液病多见。

(2) 出血前病史：结核病、血吸虫病、腹部放疗史可引起相应的肠道疾病。动脉硬化、口服避孕药可引起的缺血性肠炎。在血液病、风湿性疾病病程中发生的出血应考虑原发病引起的肠道出血。

(3) 粪便颜色和性状：血色鲜红，附于粪表面多为肛门、直肠、乙状结肠病变，便后滴血与喷血常为痔或肛裂。右侧结肠出血为暗红色或猪肝色，停留时间长可呈柏油样便。小肠出血与右侧结肠出血相似，但更易呈柏油样便。黏液脓血便多见于菌痢、溃疡性结肠炎，大肠癌特别是直肠、乙状结肠癌有时亦可出现黏液脓血便。

(4) 伴随症状：伴有发热见于肠道炎症性病变，由全身性疾病如白血病、淋巴瘤、恶性组织细胞病及风湿性疾病引起的肠出血亦多伴发热。伴不完全性肠梗阻症状常见于克罗恩病、肠结核、肠套叠、大肠癌。上述情况往往伴有不同程度腹痛，而不伴有明显腹痛的多见于息肉、未引起肠梗阻的肿瘤、无合并感染的憩室和血管病变。

2. 体格检查 应特别注意：

(1) 皮肤黏膜检查有无皮疹、紫癜、毛细血管扩张；浅表淋巴结有无肿大。

(2) 腹部检查要全面细致。特别注意腹部压痛及腹部包块。

(3) 一定要常规检查肛门直肠，注意痔、肛裂、瘘管；直肠指检注意有无肿物。

3. 实验室检查 常规血、尿、粪便及生化检查。疑伤寒者做血培养及肥达试验。疑结核者做结核菌素试验。疑全身性疾病者做相应检查。

4. 影像学检查 除某些急性感染性肠炎如痢疾、伤寒、坏死性肠炎等之外，绝大多数下消化道出血的定位及病因需依靠影像学检查确诊。

(1) 结肠镜检查：是诊断大肠及回肠末端病变的首选检查方法。其优点是诊断敏感性高、可发现出血灶、结合活检病理检查可判断病变性质，同时可以决定手术的方式。

(2) X 线钡剂造影：X 线钡剂灌肠用于诊断大肠、回盲部及阑尾病变，一般主张进行双重气钡造影。其优点是基层医院已普及，患者较易接受。缺点是对较平坦病变、广泛而较轻炎症性病变容易漏诊，有时无法确定病变性质。因此，对 X 线钡剂灌肠检查阴性的下消化道出血患者需进行结肠镜检查，已做结肠镜全结肠检查患者则不强调 X 线钡剂灌肠检查。

小肠 X 线钡剂造影是诊断小肠病变的重要方法。X 线小肠钡餐检查（口服少量钡剂，分段观察小肠），敏感性低、漏诊率相当高。小肠双重气钡造影一定程度提高诊断正确认，但有一定难度，要求进行插管法小肠钡剂灌肠。

X 线钡剂造影检查一般要求在大出血停止至少 3 天之后进行。

(3) 放射性核素扫描或选择性腹部血管造影：必须在活动性出血时进行，适用于：内镜检查（特别是急诊内镜检查）和 X 线钡剂造影不能确定出血来源的不明原因出血；因严重急性大量出血或其他原因不能进行内镜检查者。可视情况选择放射性核素扫描或选择性血管造影检查，必要时亦可两种检查先后进行。

放射性核素扫描是静脉推注用锝-99m 标记的患者自体红细胞做腹部扫描，在出血速度＞0.1ml/min 时，标记红细胞在出血部位溢出形成浓染区，由此可判断出血部位，且可监测出血达 24 小时。该检查方法简便，创伤少，患者易接受；但假阴性可达 30%，而阳性病例，定位错误

笔记栏

>40%，可作为初步出血定位。本检查对Meckel憩室合并出血有重要诊断价值，因为约90%Meckel憩室合并出血者有异位胃黏膜存在，而异位胃黏膜对锝有浓集作用。

对持续大出血患者则宜及时做选择性腹腔动脉造影，在出血量>0.5ml/min时，可以发现造影剂在出血部位溢出，有比较准确的定位价值。对于某些血管病变，如血管畸形和血管瘤、血管丰富的肿瘤兼有定性价值。

(4) 小肠镜或胶囊内镜检查：小肠镜可直接观察十二指肠远侧段及空肠近侧段出血病变。胶囊内镜检查，患者吞服胶囊内镜后，内镜在胃肠道拍摄的图像通过无线电发送至体外接收器进行图像分析，其阳性检出率高于小肠镜检查。

5. 吞棉线试验 此为一种古老的检查方法，对疑为小肠活动性出血而检查设备不足时可用。该检查采用长约2米的白色棉线，让患者吞入，末端固定在患者衣领，12～24小时后拉出棉线，测量门齿至胆汁染色距离和血染距离，有时需加做潜血试验，可大致推测出血部位。该检查可检出上段空肠以上的出血。

6. 手术探查 各种检查不能明确出血灶，持续大出血危及患者生命时，必须手术探查。有些微小病变特别是血管病变手术探查亦不易发现，此时可借助术中内镜检查帮助寻找出血灶。

(三) 下消化道出血的诊断步骤

多数下消化道出血有明显血便，结合临床及必要实验室检查，通过结肠镜全结肠检查，必要时配合X线小肠钡剂造影检查，确诊一般并不困难。诊断困难的主要是反复发作的不明原因消化道出血。多次胃镜及结肠镜检查均未能发现出血病变，多为小肠出血。在出血停止期，应对小肠做重点检查，高质量的小肠钡灌双重气钡造影是目前诊断的主要手段，做小肠镜或胶囊内镜检查，或可获得更满意的结果；在出血发作期，应及时作锝-99m标记红细胞静脉注射腹部核素扫描或腹腔动脉造影，以期发现出血部位及病变；出血不止危及生命者行手术探查，探查时可辅以术中内镜检查。

【治疗】

下消化道出血主要是病因治疗，大出血时应积极抢救。

(一) 一般急救措施及补充血容量

详见本章第一节。

(二) 止血治疗

1. 内镜下止血 急诊结肠镜检查如能发现出血病灶，可试行内镜下止血，为下消化道出血的首选治疗手段，可选电凝、激光治疗，也可局部喷洒孟氏液、去甲肾上腺素、凝血酶治疗。

2. 动脉栓塞治疗 适用于结肠出血不能自行停止或对动脉造影后动脉输注血管加压素无效病例，可做肠系膜上下动脉超选择性插管，在出血灶注入栓塞剂，以达到止血目的。

3. 血管活性药物应用 血管加压素、生长抑素静脉滴注可能有一定作用。如做动脉造影，可在造影完成后动脉滴注血管加压素0.1～0.4U/min，对右半结肠及小肠出血止血效果优于静脉给药。

4. 凝血酶保留灌肠 可能对左半结肠出血有效。

5. 紧急手术治疗 经内科保守治疗仍出血不止危及生命，无论出血病变是否确认，均是紧急手术的指征。

(三) 病因治疗

针对不同病因选择药物治疗、内镜治疗、择期外科手术治疗。

推荐阅读

Chan FKL, Chung SCS, Suen BY, et al. 2001. Preventing recurrent upper gastrointestinal bleeding in patients with *Helicobacter pylori* infection who are taking low-dose aspirin or naproxen. N Engl J Med, 344:967～973

McGee MF, Rosen MJ, Ponsky JL. 2006. Management of acute gastrointestinal hemorrhage. Adv Surg, 40:119～158

(钟 健)

第五篇 泌尿系统疾病

第48章 总论

泌尿系统由肾脏、输尿管、膀胱、尿道及有关的血管、淋巴和神经等组成,主管机体尿液的生成和排泄功能。肾脏不仅是人体重要的排泄器官,也是一个重要的内分泌器官,对维持机体内环境的稳定起相当重要的作用。本篇主要讨论内科范畴常见的肾脏疾病。

第一节 肾脏的结构与功能特点

【肾脏的基本结构】

人体有左右两个肾脏,形似蚕豆,位于腹膜后脊柱两侧,其大小和重量随年龄、性别而异。中国成年人肾的长、宽、厚分别约为10.5～11.5cm,5.0～7.2cm,2.0～3.0cm,重量男性约为100～140g,女性略轻。肾由肾单位、球旁复合体,以及肾间质、血管、神经等组成。肾单位是肾的结构与功能单位,由肾小体和肾小管两部分组成,是制造尿液的主要场所,每个肾各有肾单位约0.4×10^6～1.2×10^6个。球旁复合体是一组具有特殊功能的细胞群,调节肾小球小动脉阻力、肾小球滤过,以及控制肾素的合成与分泌。肾间质由间质细胞和细胞外基质组成,除起填充作用外,还可产生一些激素以及参与吞噬功能。肾脏的血液循环来自于肾动脉,肾动脉经肾门入肾后分为数支叶间动脉,在肾柱内上行至皮质与髓质交界处,横向分支为弓形动脉。弓形动脉分出若干小叶间动脉,成放射状走行于皮质迷路内,其末端形成毛细血管网。小叶间动脉沿途向两侧分出许多入球小动脉进入肾小体,形成血管球,继而汇合成出球小动脉。浅表肾单位的出球小动脉离开肾小体后,又分支形成球后毛细血管网,分布在肾小管周围。毛细血管网依次汇合成小叶间静脉、弓形静脉和叶间静脉,它们与相应的动脉伴行,最后形成肾静脉出肾。

【肾脏的功能】

肾脏的生理功能是排泄代谢产物及调节水、电解质和酸碱平衡,维持机体内环境稳定。

(一) 肾小球滤过功能

这是排泄代谢产物的主要形式。其中含氮废物如尿素、肌酐等多由肾小球滤过排出,部分有机酸如马尿酸、苯甲酸、尿酸及各种胺类等也有一部分经肾小球滤过,但主要由肾小管分泌排出。

肾小体犹如滤过器,当血液流经血管球毛细血管时,管内血压较高,血浆内部分物质经有孔内皮、肾小球基膜(glomerular basement membrane,GBM)和足细胞裂孔膜滤入肾小囊腔,这三层结构称为滤过屏障或滤过膜。肾小球基膜是由肾小球上皮细胞和内皮细胞产生的细胞外基质构成,它在维持正常肾小球结构、固定邻近细胞及构成滤过屏障上起着重要作用。电镜测定正常人GBM厚度为310～373 nm,其主要成分为Ⅳ型胶原、纤连蛋白、层黏连蛋白和蛋白多糖等,其中阴离子的硫酸肝素蛋白多糖使GBM带负电荷,限制了带负电荷的白蛋白从滤过膜通过。一般情况下滤过膜仅容一定直径大小的分子物质滤过,相对分子质量在5 200以下(如菊糖)可完全滤过,相对分子质量在69 000(白蛋

笔记栏

笔

白)以上则完全不能透过。除分子直径大小外，滤过物质分子电荷情况也影响滤过情况。若滤过膜受损害(如肾小球肾炎)，则大分子蛋白质甚至血细胞均可通过滤过膜漏出，出现蛋白尿或血尿。

肾小球系膜细胞及环绕它的基质构成系膜区，肾小球系膜细胞除支撑肾小球毛细血管丛外，还有收缩功能，其上有一些血管活性物质受体，可以根据全身情况调节收缩而改变滤膜的滤过面积。此外，系膜细胞还具有吞噬功能，可以清除肾小球滤过的某些大分子物质。

肾小球滤过率(glomerular filtrati on rate, GFR)主要受肾小球内毛细血管和肾小囊内静水压、胶体渗透压以及滤过膜的面积和毛细血管超滤分数(后两者总称为滤过系数)等因素决定。

肾血流量和 GFR 在正常情况下(平均血压在80～180mmHg 范围内波动时)保持相对恒定，此即肾血流量和 GFR 的自身调节。这种自身调节有重要的生理意义，一方面它保证了在机体血流动力学变化时肾小球滤过仍能稳定地进行，体内代谢废物得以继续排出；另一方面又保证了体液的平衡，如在动脉压增加时不致因滤过过多而致体液丢失。

(二) 肾小管重吸收和分泌功能

正常肾小球每日滤过的原尿可达 180L，其中电解质成分与血浆基本相似。但实际上正常人每日排出尿量仅 1 500ml 左右，原尿中 99%以上的水和很多物质被肾小管重吸收。

近端肾小管主要负责滤过液的重吸收，其中滤过的葡萄糖、氨基酸 100%被重吸收，90%的碳酸氢根和约 70%水、NaCl 被重吸收。近端肾小管虽然有如此强大的重吸收功能，但它对水和 NaCl 是等比例的重吸收，因此吸收后留下的滤过液中各电解质成分与血液中的成分依然相似，故称之为等渗性重吸收。近端肾小管除重吸收功能外，还与有机酸排泄有关，当有机酸到达肾小管周边的毛细血管时，可被肾小管上皮细胞主动摄取使其在细胞内浓度提高，然后再分泌到管腔中随尿液排出。尿酸可从肾小球滤过，但多数在近端肾小管被重吸收，继而再分泌到管腔中。除有机酸和尿酸外，许多体外给予的药物也均以这种方式排出，所以，上述物质浓度过高时可积聚在肾小管内造成肾小管坏死继而出现肾功能衰竭。

髓袢薄支在逆流倍增过程中发挥重要作用，维持髓质间质的高张及尿液的浓缩与稀释。薄升支对 Na^+ 和 Cl^- 非常容易透过而不透过水，小管腔内 NaCl 浓度降低，即滤过液被稀释，越靠近皮质浅部其浓度越低。而薄降支对水易通过，对 Na^+ 和 Cl^- 低通过，从上升支转运出来的 NaCl 在相邻肾间质中可以把下降支的水析出，于是下降支管腔中渗透浓度升高，当下降支内的液体到达上升支时，NaCl 再次被转运出去，结果除继续稀释管腔液外，还使同一平面肾间质 NaCl 浓度更高，这样反复循环，相同间质渗透梯度由皮质到髓质不断上升，形成一个从浅部到深部依次增大的渗透梯度。并且，直小血管排列呈发夹状，与髓袢平行走向，也有逆流交换，使髓质已形成的渗透梯度不致因为水的重吸收而明显改变。精氨酸加压素(AVP)的抗利尿作用就是依赖髓质间质的渗透梯度而实现的。

远曲小管特别是集合小管是调节尿液最终成分的主要场所，这些小管上皮细胞可以重吸收 Na^+，排出 K^+，分泌 H^+ 和 NH_4^+，醛固酮可加强此作用。另外，抗利尿激素不仅能使皮质部集合小管透过水而不透过尿素，这样尿素得以浓缩，而且在髓质部集合小管既可使水又可使尿素通透，在间质高渗梯度的吸引下，大量水被重吸收，高浓度的尿素则也进入到间质，而后进入到髓袢下降支，再逐段循环到集合小管，此即尿素再循环。

(三) 肾脏内分泌功能

肾脏还是一个重要的内分泌器官，分泌的激素可分为血管活性肽和非血管活性激素。前者除作用于全身外尚有器官局部作用，参与肾的生理功能，主要调节肾脏的血流动力学和水盐代谢，包括肾素-血管紧张素-醛固酮系统、激肽释放酶-激肽系统、内皮素、利钠肽类以及类花生酸类物质等。后者作用于全身，影响其他系统的生理作用，包括 1α-羟化酶和红细胞生成素等。

第二节　肾脏疾病的诊查

大多数肾脏病患者通过详细询问病史，体格检查，必要的实验室及辅助检查即能做出正确的肾脏疾病的诊断。

【肾脏疾病的病因】

引起肾脏疾病的原因很多，内科常见的如下。

(一) 变态反应性疾病

最常见，包括急性和慢性肾小球肾炎、过敏性紫癜、系统性红斑狼疮(SLE)及其他结缔组织性疾病引起的肾脏病变等。

(二) 感染

包括细菌感染如肾盂肾炎、肾结核和败血症引起的肾脏病变；感染性心内膜炎引起的局灶性或弥漫性肾小球肾炎；汉坦病毒、疟原虫、乙型肝炎病毒引起的肾脏病变等。

(三) 肾血管病变

肾动脉硬化病、肾硬化、肾动脉栓塞、肾血管性高血压和肾静脉血栓形成引起的肾病综合征等。

(四) 代谢异常及先天性疾患

如肾结石、糖尿病性肾小球硬化症、肾淀粉样变、遗传性肾炎、多囊肾病、海绵肾病等。

(五) 药物、毒素及严重循环衰竭造成的肾损害

如上述原因引起的急性和慢性肾衰竭、止痛药性肾病、中毒性肾病及肾病综合征等。

(六) 原因未明

如类脂性肾病等。

【肾脏疾病常见综合征】

泌尿系统疾病通常会引起一组临床症状、体征和实验室表现相似的综合征。由于导致每个综合征的病因远较其包含的个别临床症状和体征的致病原因要少，所以，识别患者属于哪一种综合征对诊断有帮助。

(一) 肾炎综合征

以血尿、蛋白尿及高血压为特点的综合征，本征常伴钠水潴留。尿红细胞相差显微镜及容积分布曲线检查显示为肾小球源性血尿。按病程及肾功能改变，又可分为急性肾炎综合征、急进性肾炎综合征和慢性肾炎综合征。急性肾炎综合征常指起病急，病程不足一年者，如急性链球菌感染后肾炎；急进性肾炎综合征指肾功能急性进行性恶化，于数月内发展为肾功能衰竭者，如坏死性新月体性肾小球肾炎；慢性肾炎综合征指病程迁延一年以上者。

(二) 肾病综合征

指各种原因所致的表现为大量蛋白尿(>3.5g/d)，低蛋白血症(<30g/L)，明显水肿和(或)高脂血症的综合征。肾病综合征可以分为原发性和继发性两类，前者包括微小病变、局灶节段性肾小球硬化、膜性肾病、系膜增生性和膜增生性肾小球肾炎等，后者包括糖尿病肾病、淀粉样病变和 SLE 膜性病变等。

(三) 无症状性尿检查异常

包括单纯性血尿或(和)无症状性蛋白尿，以及不能解释的脓尿(白细胞尿)。

(四) 急性或急进性肾衰竭综合征

急性肾衰竭综合征(ARF)的 GFR 下降是几天，而急进性肾衰竭综合征(RPRF)的 GFR 下降是几周，这一区分在临床上有用。这两个综合征的病因也稍有不同，ARF 的常见病因是脓毒症、肾毒性药物、休克或其他原因导致急性肾小管坏死，而 RPRF 的病因是免疫损伤或血管炎引起的毛细血管外增生性(新月体性)肾小球肾炎。

(五) 慢性肾脏病

2002 年公布的美国 K/DOQI 临床实践指南对慢性肾脏病(chronic kidney disease，CKD)评估及分期进行了建议。当存在肾脏损伤或 GFR <60ml/(min · 1.73m^2)持续 3 个月或以上者可诊断为 CKD。并提出肾脏损伤的定义为存在肾脏病理学异常或肾受损的标志包括血、尿成分的异常或影像学异常。当 GFR<60ml/(min · 1.73m^2)时，不论有无肾损伤的标志，均可诊断为 CKD。早期识别 CKD 的存在，有助于干预治疗，以防止疾病进展至终末期肾衰竭。

【肾脏疾病的评估与检查】

(一) 估计疾病病程

疾病是急性还是慢性，这一鉴别对疾病的诊断、治疗和预后都很重要。

(二) 尿液检查

非常重要，常为诊断有无肾脏疾病的主要依据。

1. 蛋白尿 通过测定 24h 尿蛋白排泄或任何一次排尿的尿蛋白/肌酐比值及尿微量蛋白进行尿蛋白评估。当尿蛋白超过 150mg/d 时尿蛋白定性阳性，称蛋白尿；当尿蛋白超过 3.5g/d 时，则称为大量蛋白尿。当 24h 尿白蛋白排泄持续>300mg 或任何一次排尿测尿白蛋白/肌酐比值男性>250mg/g、女性>355mg/g称为白蛋白尿；当 24h 尿白蛋白排泄持续30～300mg 或任何一次排尿测尿蛋白/肌酐比值男性 17～250 mg/g、女性 25～355mg/g 称为微量白蛋白尿。

产生蛋白尿的原因有多种如滤过膜的损害、所带电荷的改变和血流动力学变化等，根据蛋白

笔记栏

尿的发生原因，一般分为以下四类：

(1) 功能性蛋白尿：为生理性表现，包括剧烈运动、高热、充血性心衰、交感神经兴奋、直立体位等因素引起的蛋白尿。其中直立性蛋白尿可在2%～5%的青年中出现，于直立和脊柱前凸姿势时出现蛋白尿，卧位或腹部加压时尿蛋白减轻或消失，尿蛋白总量一般不超过1g/d，发生机制尚不十分清楚，可能与静脉淤血有关。

(2) 肾小球性蛋白尿：其起因可以是肾小球滤过膜的损伤，也可是滤过膜负电荷的减少。如病变仅使滤过膜上的负电荷减少，导致电荷屏障受损，那么仅有白蛋白滤过增多，称为选择性蛋白尿，尿液中出现以白蛋白为主的中分子质量蛋白质。如病变使滤过膜孔径异常增大或肾小球毛细血管壁严重破坏，血管中各种分子质量的蛋白质无选择性地滤出，称为非选择性蛋白尿，尿液中出现球蛋白及其他大分子蛋白。

(3) 肾小管性蛋白尿：正常情况下，经肾小球滤过的中小分子蛋白质几乎全被肾小管完全吸收。当小管间质受损或各种重金属中毒时，近端小管对肾小球滤过的蛋白质重吸收受损，导致小分子蛋白从尿中排出，包括 β_2 微球蛋白、溶菌酶、核糖核酸酶等。由于血液中中小分子蛋白质浓度很低，所以此类患者尿蛋白总量一般不超过2g/d，有时仅数十毫克。

(4) 溢出性蛋白尿：血中低分子质量的异常蛋白如多发性骨髓瘤轻链蛋白、血红蛋白、肌红蛋白等增多，经肾小球滤过而未能被肾小管全部重吸收所致。

2. 血尿 分肉眼血尿及显微镜下血尿两种。肉眼血尿一般可以用三杯法粗略测出血部位：第一杯有血表明病变位于尿道及前列腺，第三杯有血表明病变在膀胱三角区或尿道(终末血尿)，三杯均有血表明血来自上尿道或膀胱。正常人尿常规检查沉渣中每高倍视野不超过3个红细胞，若屡次超过3个/HP，则为显微镜下血尿。

引起血尿的原因大致分为以下三类：

(1) 全身性疾病：如白血病、充血性心力衰竭、肾综合征出血热、系统性红斑狼疮、过敏性紫癜等。

(2) 肾及尿路疾病：如各型肾炎、肾盂肾炎、多囊肾病、尿路结石、泌尿系统肿瘤等。

(3) 尿路邻近器官疾病：如急性阑尾炎、急性或慢性盆腔炎、结肠肿瘤等其他疾病侵及或刺激尿路，有时可产生血尿，但并不常见。

用相差显微镜观察尿红细胞形态，结合尿红细胞容积分布曲线测定对鉴别肾小球性和非肾小球性血尿有一定的价值。

3. 管型尿 尿中管型的出现表明蛋白质在肾小管内凝固，其形成与尿蛋白的性质、浓度、尿液酸碱度以及尿量有密切关系，宜采集清晨尿标本做检查。管型尿可因肾小球或肾小管疾病所致，也可因炎症、药物刺激使黏蛋白分泌增多而形成，所以不一定代表肾脏有病变，但若有细胞管型或较多的颗粒管型与蛋白尿同时出现则临床意义较大。一般认为红细胞管型常可见于肾小球肾炎的急性活动期，白细胞管型是活动性肾盂肾炎的特征，上皮细胞管型主要见于肾病综合征，在集合小管形成的宽而短的肾衰管型见于肾衰竭。

4. 白细胞尿、脓尿和细菌尿 离心新鲜尿液每高倍镜视野白细胞超过5个或1小时新鲜尿液白细胞数超过40万或12小时超过100万者称白细胞尿，常见于尿感，也可见于急性间质性肾炎，过敏性间质性肾炎和小管间质性肾炎等。蜕变的白细胞称为脓细胞，所以白细胞尿亦称脓尿。清洁外阴后无菌技术下采集的中段尿标本，如涂片每个高倍镜视野下均可见细菌，或培养菌落计数超过 10^5 个/ml时，称为细菌尿，可诊断为尿感。

(三) 肾小球滤过率测定

肾小球滤过率指肾在单位时间内清除血浆中某一物质的能力，通常通过清除率的测定推算出肾脏每分钟能清除多少毫升血浆中的该物质，并以标准体表面积予以矫正。一般认为菊粉清除率比较准确但操作麻烦，单纯以血肌酐反映GFR不够准确，故临床上常用内生肌酐清除率(同时采取血、尿标本测定肌酐值，根据公式计算肌酐清除率)的方法来反映GFR，Ccr＝尿Cr×尿量/血Cr，正常值平均在(100±20)ml/min左右，女性较男性略低。

2002年美国K/DOQI临床实践指南推荐采用两种公式计算GFR，其优点是不必留尿。一种是Cockroft-Gault公式，另一种是MDRD公式，但在某些情况下，如年龄过老或过幼、身材大小极端、严重营养不良或体重过重、瘫痪和素食者采用公式计算GFR不可靠，应留血、尿测肌酐清除率来反映GFR。

(四) 血清学试验

包括血抗核抗体，抗DNA抗体，抗中性粒细胞胞浆抗体，抗肾小球基膜抗体，类风湿因子，补体，冷球蛋白，抗脱氧核酐酸酶B和抗链球菌溶血素O等。这些试验是非创伤性的，在各种肾脏疾病评估中常用，帮助诊断及鉴别诊断。

(五) 影像学检查

各种影像学检查已用于肾脏病的诊断中，包括：超声显像、KUB平片、静脉尿路造影、CT、CT血管造影术、MRI、肾血管造影、放射性核素检查等。其中超声显像由于无创伤、方便，以及能可靠提供肾大小、梗阻、肿块及肾回声等特性成为最常用的影像学检查。

(六) 肾活检

肾活检虽为一种创伤性检查，但在肾脏疾病的诊断中是一种非常有价值的方法，所以为了明确诊断、指导治疗或判断预后，无肾穿刺禁忌证时均可行肾穿刺活检。这对明确诊断各类原发性肾小球肾炎、继发性肾小球肾炎、移植肾出现的急性肾衰竭或慢性肾衰竭以及一些新认识的疾病等都十分有帮助。

第三节　肾脏疾病的防治

肾脏疾病依据其病因、发病机制、病变部位、病理诊断和功能诊断的不同，选择不同的治疗方案。其治疗的原则包括去除诱因，一般治疗，抑制免疫及炎症反应，防治并发症，延缓肾脏疾病进展和肾脏替代治疗。

一、去除诱因，一般治疗

避免肾毒性药物，生活方式的改变包括戒烟、减少盐摄食、防止超重、增加体力活动，限制饮食中蛋白质的摄入，降脂治疗以及糖尿病患者控制血糖。

二、抑制免疫及炎症反应

肾小球病理及免疫发病机制的研究，为制定合理的治疗方案创造了条件，促进了糖皮质激素、免疫抑制剂的合理应用。

新型的细胞免疫抑制剂，如亲免素调节剂和吗替麦考酚酯，通过影响细胞内信号转导旁路等途径选择性抑制T辅助细胞及T细胞毒效应细胞，不仅用于肾移植预防排斥治疗也被用于肾小球疾病的治疗。但其长期疗效、有效剂量及不良反应还有待于进一步确定。

三、降压治疗

降压治疗在肾脏疾病中十分重要，因为肾小球病变常常伴有高血压，慢性肾衰竭患者90%会出现高血压。持续存在的高血压是加速肾功能恶化的重要原因之一，积极控制高血压在肾脏疾病各个阶段治疗中都十分重要。最近公布的美国JNC7有关高血压定义和治疗的临床指南以及美国K/DOQI有关CKD降压治疗的建议为降压制定了靶目标。在关注降压靶目标的同时，在降压药的选择上应注意选择具有肾脏保护作用的药物延缓肾损害的进展，如选用血管紧张素转换酶抑制剂(ACEI)及血管紧张素受体拮抗剂(ARB)既有降压作用又具有抑制RAS系统的作用。

笔记栏

四、减少蛋白尿

近年来，人们认识到蛋白尿不仅是肾脏疾病危险的标志，也是一项有用的治疗目标的标志物，因此对肾脏疾病蛋白尿，不仅要重视病因治疗以减少尿蛋白，也要重视对症治疗，直接减少尿蛋白的排泄。因为ACEI和ARB药物具有降尿蛋白的作用，所以建议不论有无高血压，在CKD蛋白尿的患者应采用ACEI或ARB以减少蛋白尿。

五、刺激红细胞生成药物、活性维生素D及降磷药的应用

刺激红细胞生成药物(包括促红素及Darbepoetin)、活性维生素D及降磷药的广泛应用，已使慢性肾衰竭合并症的防治取得了明显的改善。他汀类药物降脂及抗炎作用在一些肾脏疾病治疗中也显示其独特的作用。

六、肾衰竭的肾脏替代治疗

肾脏替代治疗是终末期肾衰竭患者目前唯一的有效治疗方法，适时开始透析和一体化治疗提高终末期肾衰竭患者的存活率和生活质量。肾脏替代治疗包括以下几个方面：

(一) 腹膜透析

包括连续性和间歇性腹膜透析两种，近年来由于腹膜透析连接系统的改进，腹膜透析有关感染并发症减少，其操作简便、安全有效的特点在肾脏替代治疗中更显示了其独有的优点。

(二) 血液透析

通过扩散、对流及吸附清除体内积聚的毒性代谢产物，清除体内潴留的水分，纠正酸中毒达到治疗的目的。随着透析设备更趋先进，以及大

量基础和临床研究的进行，治疗效果及生活质量更好，血液透析已成为使用最多的肾脏替代治疗。

(三) 肾移植

成功的肾移植可以使患者恢复正常的肾功能(包括内分泌和代谢功能)，但肾移植后需长期应用免疫抑制剂以防止排斥反应。近年来，随着对免疫抑制剂的认识深化及新型免疫抑制剂的应用，移植肾的存活率明显改善。

七、中西医结合治疗

中医药的辨证施治为肾脏疾病的治疗提供了一个有效的途径，中医药有着多环节、多靶点的特点，其中大黄、雷公藤多苷、黄芪等一些效用已得到不少的基础与临床研究证实。有关某些中草药如关木通具有肾毒性已得到重视。

第四节 进展和展望

肾脏病学通过众多生物医学的研究，分子细胞生物学、重组 DNA 技术、基因组学及蛋白组学在肾脏疾病研究中的应用，在肾脏疾病的发病机制等方面已经取得了长足的进展。今后将会有更快的发展。

一、肾脏疾病的发病机制

肾脏疾病的发病机制涉及免疫、肿瘤、炎症、细胞毒性以及其他途径的损伤，近年来已经得到了很好的诠释并且已经成为各种干预治疗的目标。

在各种原发性肾小球疾病中，T 淋巴细胞、单核/巨噬细胞以及它们所产生的各类细胞因子、生长因子、化学趋化因子等，不仅对肾单位的固有细胞产生损伤，同时还使固有细胞对各种刺激产生增殖反应，加大了炎症反应，使抑制炎症细胞成为各种肾小球疾病治疗的一个目标。

对肾小球基膜包括Ⅳ型胶原结构及足细胞的分子细胞生物学研究，对各型 Alport 综合征和 Goodpasture 综合征有了新的认识，为以后治疗奠定了基础。

对肾小管许多转运蛋白、离子通道等分子遗传学认识的进展，使人们对肾性尿崩症、单或双侧输尿管可逆性梗阻尿液浓缩缺陷的机制有了清晰的认识。

通过对足细胞结构与功能的研究及相关细胞骨架和裂隙膜蛋白的研究，对蛋白尿的形成机制会有新的认识。

二、慢性肾脏疾病进展机制的研究

对于各种肾脏疾病慢性进展的机制研究，特别是细胞外基质的过度积聚机制的认识、肾内局部肾素-血管紧张素-醛固酮系统、脂质代谢紊乱在肾病进展中地位的重要性等的大量研究，使肾病治疗大大改观。

其中认识到抑制 RAS 对肾有保护作用，其血流动力学机制和非血流动力学机制的研究为抗纤维生成、防止肾硬化开辟了广阔的前景。

对激肽释放酶-激肽系统(KKS)有了新的认识，KKS 的生理作用是调节血压血流、促进凝血和钠水排泄，KKS 异常见于糖尿病、高血压病、慢性肾衰竭及慢性输尿管梗阻，推测 KKS 参与了这些疾病的发生和发展。

三、慢性肾衰竭的早期诊断与防治

慢性肾衰竭肾脏替代治疗无论是腹膜透析、血液透析或肾移植，可使终末期肾衰竭患者赖以生存，人体各器官衰竭中肾脏成为非常突出的一个替代最为成功的器官。但替代治疗仍是一种死亡率较高、生活质量不够理想和高花费的治疗，每年全世界肾脏替代治疗人数持续增长，血透人数已超过百万。

为了减轻沉重的医疗负担，认识到 CKD 是一项公众健康问题，应重视 CKD 的早期识别，防治 CKD 的发生和发展，减少终末期肾衰竭的发生。

应对糖尿病、高血压病和肾小球肾炎病史患者进行 CKD 筛查，最简单的筛查办法是蛋白尿、镜下血尿的检测和血肌酐测定以计算 GFR。

现在国际肾脏病学界已经开始寻求启动和发展国际合作，建立来自循证医学根据的、适合各国的临床实践指南。我国是一个人口众多的发展中国家，在这方面任务更加艰巨，我国学者应该提高认识，结合我国患者特点，认真严谨地制定出适合我国的 CKD 临床防治指南，以期进行慢性肾衰竭的早期诊断与防治。

(梁 东)

第49章 肾小球疾病概述

肾小球疾病是一组以血尿、蛋白尿、水肿和高血压等为临床表现的肾脏疾病。病因、发病机制、病理改变、病程和预后不尽相同，病变主要累及双肾肾小球。根据病因可分为原发性、继发性和遗传性三大类。原发性肾小球疾病常病因不明；继发性肾小球疾病是指继发于全身性疾病的肾脏损害，如糖尿病肾病、狼疮性肾炎等；遗传性肾小球疾病是指遗传基因突变所致的肾小球疾病，如 Alport 综合征等。

本章主要讨论原发性肾小球疾病，它占肾小球病中的大多数，是我国引起慢性肾衰竭的首位病因。

【原发性肾小球疾病的分类】

常用的分类方法是根据临床表现和肾脏活检病理改变进行分类。

（一）原发性肾小球疾病的临床分类

1. 急性肾小球肾炎（acute glomerulonephritis）

2. 急进性肾小球肾炎（rapidly progressive glomerulonephritis）

3. 慢性肾小球肾炎（chronic glomerulonephritis）

4. 肾病综合征（nephrotic syndrome）

5. 隐匿性肾小球肾炎［无症状性血尿和（或）蛋白尿，latent glomerulonephritis］

（二）原发性肾小球疾病的病理分类

世界卫生组织 1982 年关于肾小球疾病的病理分类标准：

1. 微小病变性肾病（minimal glomerular abnormalities）

2. 局灶性节段性肾小球肾炎（focal segmental glomerulonephritis）

3. 弥漫性肾小球肾炎（diffuse glomerulonephritis）

（1）膜性肾病（membranous nephropathy）。

（2）增生性肾炎（proliferative glomerulonephritis）：①系膜增生性肾小球肾炎（mesangial proliferative glomerulonephritis）；②毛细血管内增生性肾小球肾炎（endocapillary proliferative glomerulonephritis）；③系膜毛细血管性肾小球肾炎（mesangiocapillary glomerulonephritis）；④致密沉积物性肾小球肾炎（dense deposit glomerulonephritis）；⑤新月体性肾小球肾炎（crescentic glomerulonephritis）。

（3）硬化性肾小球肾炎（sclerosing glomerulonephritis）

4. 未分类的肾小球肾炎（unclassified glomerulonephritis） 肾小球疾病的临床表现和病理改变之间有一定的联系。同一临床表现可呈现为多种病理类型，如急性肾炎综合征可以表现为毛细血管内增生性肾小球肾炎、系膜毛细血管性肾小球肾炎、新月体性肾小球肾炎等。同样，同一病理类型又可呈现多种临床表现，如系膜毛细血管性肾小球肾炎可以表现为急性肾炎综合征、慢性肾炎综合征和肾病综合征等。因此，肾活检是确定肾小球病理类型和病变程度的必需手段，而正确的病理诊断又必须与临床密切结合。

【发病机制】

多数学者认为免疫反应介导的炎症损伤在肾小球的发病机制中发挥重要作用，在肾小球疾病的慢性化进程中非免疫因素也发挥重要作用，此外，遗传因素在肾小球肾炎的易感性、疾病的严重性和治疗反应上的重要性近年来也已受到关注。

（一）免疫反应

肾小球疾病的免疫反应主要包括体液免疫和细胞免疫反应，前者在肾小球肾炎发病机制中的作用已被公认，后者在某些类型的肾小球肾炎发病机制中的作用也得到了许多学者的证实和肯定。

1. 体液免疫 体液免疫反应是指循环免疫复合物或原位免疫复合物激活机体的一系列炎症反应导致肾脏损伤。

（1）循环免疫复合物的沉积：外源性抗原或内源性抗原刺激机体产生相应的抗体，循环中的抗原与抗体结合形成免疫复合物，在一定的情况下，如单核-吞噬细胞功能低下、肾小球系膜细胞清除功能减弱、补体成分功能缺陷等，免疫复合物易在肾小球沉积，激活有关的炎症介质系统导致肾小球的损伤，循环免疫复合物沉积是肾脏免

笔记栏

疫损伤中最常见的免疫复合物形成机制。免疫复合物在肾脏的沉积主要位于内皮下及系膜区，典型的肾脏疾病有急性肾小球肾炎、膜增生性肾炎等。

(2) 原位免疫复合物形成：指血循环中游离抗体(或抗原)与肾小球固有抗原或已种植于肾小球的外源性抗原(或抗体)相结合，在肾局部形成免疫复合物并导致肾脏损伤。原位免疫复合物沉积主要位于肾小球基膜上皮细胞侧，典型的肾脏疾病有抗肾小球基膜肾炎、Heymann 肾炎等。

2. 细胞免疫 细胞免疫在肾小球肾炎的发病机制中的作用已为许多学者所重视，近年来肾炎动物模型及部分人类肾小球肾炎均提供了细胞免疫的证据，故细胞免疫在某些类型肾炎发病机制中的重要作用得到认可。但细胞免疫是否直接诱发肾炎，长期以来一直未得到肯定回答，其主要原因有：

(1) 缺乏为大家公认的应用致敏的 T 细胞传输诱发的肾小球肾炎模型。

(2) 用单克隆抗体检查人类多数不同类型肾小球肾炎的肾小球，往往不能发现或仅有数量甚微、一过性的 T 细胞。

(二) 炎症反应

免疫反应引起的肾脏损伤均需炎症反应的参与，在炎症反应中起主导作用的是炎症细胞和炎症介质。炎症细胞可产生炎症介质，炎症介质又可趋化激活炎症细胞，各种炎症介质间又相互促进或制约，形成一个十分复杂的网络关系，因此炎症反应持续存在，不断放大。

1. 炎症细胞 主要有中性粒细胞、致敏 T 淋巴细胞、单核/巨噬细胞、嗜酸粒细胞及血小板等。近年来，人们进一步认识到肾脏固有细胞，如肾小管上皮细胞、血管内皮细胞和系膜细胞也被认为具有炎症细胞的功能。

(1) 中性粒细胞：中性粒细胞不仅是炎症细胞也是具有免疫功能的免疫活细胞，通过受体介导的免疫黏附作用在肾小球受损处聚集，造成肾脏损伤。

(2) 淋巴细胞：参与肾炎发生发展的细胞类型主要是 $CD4^{+}$ 及 $CD8^{+}$ 细胞，它们通过细胞毒作用直接杀伤细胞，或者通过趋化或激活单核/巨噬细胞和自然杀伤细胞，诱导迟发型变态反应造成肾脏损伤。

(3) 单核/巨噬细胞：一旦定位于肾内，可以通过释放细胞因子等炎症介质造成肾脏损伤，通过改变或影响肾脏固有细胞的生理功能，导致细胞增殖和细胞外基质积聚。

(4) 肾脏固有细胞：近年来研究显示，肾脏固有细胞在免疫介导的肾脏损伤中不仅单是被动的受害者，而且是免疫反应的主动参与者。

2. 炎症介质 免疫反应激活炎症细胞，使之释放炎症介质和细胞因子而造成肾脏损害，引起肾组织损伤的炎症介质种类繁多。

(1) 影响肾小球血流动力学及肾小球毛细血管通透性：如前列腺素类、血小板活化因子、一氧化氮等。

(2) 影响循环炎症细胞的趋化、黏附及活化：如前列腺素类、白细胞介素、巨噬细胞趋化蛋白等。

(3) 影响肾脏固有细胞活化和增殖：如 TGF-β、TNF-α、前列腺素类等。

(4) 参与肾小管损伤和间质纤维化：如血小板衍生生长因子、成纤维细胞生长因子、TNF-α 等。

(5) 影响凝血与纤溶系统：前列腺素类、凝血及纤溶系统因子等。

(6) 直接损伤肾脏细胞：活性氧、NO、TNF-α 等。

(三) 非免疫因素

免疫介导的炎症反应在肾小球病致病中起主要作用和(或)起始作用，在慢性进展过程中存在着非免疫因素的参与，有时成为病变持续、恶化的重要因素。在肾小球疾病的慢性进行性发展过程中，高血压、大量蛋白尿、高脂血症等非免疫因素发挥着非常重要的作用。

1. 高血压 高血压尤其是肾内毛细血管高血压可能是加重肾脏损害的最危险因素。

2. 蛋白尿 基础及临床研究证实，尿蛋白可作为独立因素与肾功能损害及慢性肾脏患者的预后密切相关，实验证明，尿蛋白在肾间质炎症细胞浸润，以及细胞外基质降解和重塑中发挥重要作用，促进小管间质纤维化过程。

3. 高脂血症 无论病因如何，大多数慢性肾脏疾病患者几乎都有脂质代谢异常。许多学者认为，高脂血症是诱发和(或)加重肾小球损伤的重要因素之一。

【临床表现】

(一) 蛋白尿

肾小球滤过屏障包括：①分子屏障：肾小球滤过膜仅允许一定大小的蛋白分子通过；②电荷屏障：内皮细胞及上皮细胞膜含涎蛋白，基膜含硫酸类肝素，共同组成肾小球滤过膜的负性电荷屏障，同性电荷相斥，阻止含负电荷的血浆蛋白

笔 记 栏

滤过。

上述任何一屏障损害均可出现蛋白尿。当分子屏障被破坏时,尿中往往出现较多的大分子血浆蛋白,为非选择性蛋白尿,提示肾小球滤过膜有较严重的损伤。

(二) 血尿

血尿是肾小球疾病常见的临床表现,多为无痛性、全程性血尿,可呈镜下或肉眼血尿,持续或间歇性发作。如血尿伴有大量蛋白尿和(或)管型(特别是红细胞管型),多提示为肾小球源性血尿。

目前多用以下两项检查来区分血尿来源:

1. 新鲜尿沉渣相差显微镜检查 变形的红细胞血尿为肾小球源性,均一形态正常的红细胞尿为非肾小球源性。

2. 尿红细胞容积分布曲线 肾小球源性血尿呈非对称曲线,其峰值红细胞容积小于静脉红细胞分布曲线的红细胞容积峰值;非肾小球源性血尿呈对称曲线,其峰值红细胞容积大于静脉红细胞分布曲线的红细胞容积峰值;混合性血尿同时具备以上两种曲线特征,呈双峰。

以上两种鉴别血尿来源的方法有一定互补性,临床上可以配合使用。

肾小球源性血尿产生的主要原因为肾小球基膜断裂,红细胞通过该裂隙时受血管内压力作用而受损,受损的红细胞通过肾小管各段时又受不同渗透压和 pH 作用,呈现变形红细胞血尿,红细胞容积变小甚至破裂。

(三) 水肿

水肿的基本病理生理改变是水钠排泄障碍,水钠潴留。肾性水肿分为以下两大类:

1. 肾炎性水肿 由于肾小球滤过率下降,肾小管重吸收功能基本正常造成"球-管失衡"和肾小球滤过分数下降,导致水钠潴留。由于水钠潴留,血容量常为扩张,肾素-血管紧张素-醛固酮活性抑制,抗利尿激素分泌减少,血压增高。此外,毛细血管通透性增高可进一步加重水肿。肾炎性水肿,组织间隙蛋白含量高,水肿多从眼睑、颜面部开始。

2. 肾病性水肿 由于大量血浆蛋白从尿中丢失,血浆胶体渗透压降低,液体进入组织间隙,产生水肿。此外,由于有效循环血容量减少,刺激肾素-血管紧张素-醛固酮系统,抗利尿激素分泌增多,肾小管重吸收水钠增多,进一步加重水肿。肾病性水肿,组织间隙蛋白含量低,水肿多从下肢部位开始。

笔记栏

(四) 高血压

肾小球疾病常伴有高血压的出现,慢性肾衰竭患者高血压发生率高达 90%。高血压的持续存在会加速肾功能的恶化,其发生机制包括以下三个方面:

1. 水、钠潴留 各种原因引起水、钠排泄减少,血容量增多,血压升高,引起容量依赖性高血压。

2. 肾素-血管紧张素分泌增多 肾小球疾病时,由于肾脏缺血,刺激球旁细胞肾素分泌增多,通过肾素-血管紧张素系统的作用,导致全身小动脉收缩、外周血管阻力增高,引起高血压。

3. 肾内降压物质分泌减少 肾实质损害时,肾内前列腺系统、激肽释放酶-激肽系统等降压物质分泌减少,引起高血压。

肾小球病所致的高血压多数为容量依赖性高血压,少数为肾素依赖性高血压,但两型高血压常常混合存在。

(五) 肾功能损害

肾脏疾病如果没能得到良好的控制,持续发展均会导致肾功能损害,最终发展为终末期肾衰竭。急进性肾小球肾炎常导致急性肾衰竭,肾病综合征可有一过性肾功能损害或急性肾衰竭,慢性肾小球肾炎及尿蛋白控制不好的肾病综合征随着病程的进展至晚期常发展为慢性肾衰竭。

【治疗原则】

(一) 一般治疗

任何活动指标包括明显血尿、蛋白尿、水肿、严重高血压或肾功能短期内变化,均应休息;禁止使用对肾脏有毒性作用的药物;有水肿和高血压者控制钠盐摄入。

(二) 利尿剂的合理利用

肾性水肿时常用的利尿剂为袢利尿剂,包括呋塞米和布美他尼,疗效不明显时加用潴钾利尿剂螺内酯等,或加渗透性利尿剂。

利尿剂的使用应采用短期或间歇用药为宜,以避免过度利尿造成血容量不足和长期用药对肾脏的毒性作用,以及加重水、电解质紊乱和酸碱平衡失调。

(三) 糖皮质激素和免疫抑制剂的合理利用

应根据病情、病理改变严重程度、病程长短

和患者全身情况及时、尽早地用药，既要考虑有效剂量又要避免过量。临床上有患者经治疗后病情改善，尿蛋白减少或消失，肾功能恢复正常或有明显改善，但出现严重感染或出血等并发症甚至导致死亡。因此，用糖皮质激素和免疫抑制剂治疗时要注意边治疗边调整用量，治疗期间密切观察有效性和安全性。

(四) 抗高血压药物的应用

对容量依赖性高血压患者应控制钠盐的摄入，适量应用呋塞米，并根据高血压程度选用合适的降压药。

(五) 控制感染病灶

控制感染灶非常重要，但要避免应用肾毒性抗生素。

(六) 抗凝治疗

早期联合应用肝素和尿激酶可改善血液高凝状态，避免肾静脉血栓的形成。

(七) 高脂血症的治疗

他汀类药物的降脂作用在一些肾脏疾病的治疗中显示其独特的作用。

(八) 保护肾功能

原发性肾小球疾病发生发展过程中常伴有肾功能减退，减少尿蛋白的排出、防止血容量不足和心排出量的减少对保护肾功能有积极的作用，可使肾功能得到可逆性恢复或部分恢复，从而阻止病情进一步发展为慢性肾衰竭。

推荐阅读

Danilczyk U, Penninger JM. 2006. Angiotensin-converting enzyme Ⅱ in the heart and the kidney. Circ Res, 98(4): 463～471

Ruiz-Ortega M, Ruperez M, Esteban V, et al. 2006. Angiotensin Ⅱ: a key factor in the inflammatory and fibrotic response in kidney diseases. Nephrol Dial Transplant, 21(1): 16～20

（梁　东）

第50章 肾小球肾炎

第一节 急性肾小球肾炎

急性肾小球肾炎(acute glomerulonephritis，AGN)简称急性肾炎，以急性肾炎综合征为主要临床表现的一组疾病。其临床特点为急性起病，以血尿、蛋白尿、水肿和高血压为特征，并可伴有一过性肾功能损害。临床上常见于链球菌感染后，其他细菌、病毒及寄生虫等感染也可引起。本节主要介绍最常见的急性链球菌感染后肾炎。

急性链球菌感染后肾炎

案例 5-50-1

患者，男，13岁，因水肿伴肉眼血尿2天，于2005年3月9日入院。

患者于2天前无明显原因晨起出现双眼睑水肿，手足肿胀感明显，尿液呈红棕色，尿量减少，每天约600ml左右。无发热、咳嗽、咳痰，无头痛、呕吐，无尿频、尿急、尿痛等，未经任何治疗而来院。患者于2周前出现过发热及咽痛，经对症处理后，目前已痊愈。既往史及个人史无特殊。

体格检查：T 36.5℃，P 85次/分，R 20次/分，BP 150/90mmHg。发育正常，营养中等，神志清醒，精神可。全身皮肤、黏膜未见黄染及出血点，浅表淋巴结无肿大。双眼睑水肿，咽部稍红，扁桃体不大。颈软、无抵抗。胸廓对称无畸形，双肺呼吸音清晰，心律规整，心率85次/分，心音有力，未闻及杂音。腹部平软，肝脾肋下未触及，双肾区无叩击痛。脊柱四肢无畸形，活动自如。双下肢轻度凹陷性水肿。生理反射存在，病理反射未引出。

问题：

1. 应考虑做何诊断？
2. 在明确诊断之前，应做哪些实验室检查？
3. 如何明确诊断？如何给出处理建议？

笔记栏

【病因和发病机制】

本病常因β溶血性链球菌“致肾炎菌株”(常为A组链球菌中的Ⅻ型)感染后所致。常在上呼吸道感染(多为扁桃体炎)、皮肤感染(多为脓疱疮)、猩红热等链球菌感染后发生。感染的严重程度与急性肾炎的发生和病变程度并不一致。本病主要是感染所诱发的免疫反应引起，致病抗原目前多认为是链球菌胞浆或分泌蛋白的某些成分。其发病机制有：①循环免疫复合物沉积于肾脏；②抗原原位种植于肾脏，再结合循环中的特异抗体形成原位免疫复合物而致病；③改变肾脏正常抗原，诱导自身免疫反应。肾小球内的免疫复合物导致补体激活，中性粒细胞及单核细胞浸润，导致肾脏病变。

【病理】

急性期肾脏体积可较正常增大，病变主要累及肾小球，呈弥漫性。病理类型为毛细血管内增生性肾小球肾炎。免疫荧光检查可见沿毛细血管壁和系膜区有弥漫粗颗粒免疫复合物沉积，其主要成分是IgG和补体C3。光镜下通常为弥漫性肾小球病变，以内皮细胞及系膜细胞增生为主要表现，急性期可伴有中性粒细胞和单核细胞浸润(见图5-50-1)。病变严重时，增生和浸润的细胞可压迫毛细血管袢使管腔狭窄或闭塞，临床上常表现为一过性的肾功能损害。电镜检查可见上皮细胞下有“驼峰状”电子致密物沉积。

【临床表现】

本病多见于儿童，高峰年龄为2～6岁。男性多于女性。疾病发作前常有前驱感染，潜伏期为7～21天，一般为10天。皮肤感染引起者，潜伏期较呼吸道感染稍长。潜伏期相当于致病抗原初次免疫后诱导机体产生免疫复合物所需的时间。本病起病较急，病情轻重不一，轻者可无明显临床症状，仅表现为镜下血尿及血补体C3的规律性变化；典型者呈急性肾炎综合征表现，为突发的血尿、蛋白尿、高血压、水肿，部分患者可出现一过性氮质血症；重症者表现为急性肾衰竭。

本病典型者具有以下表现：

1. 尿异常 几乎全部患者均有肾小球源性

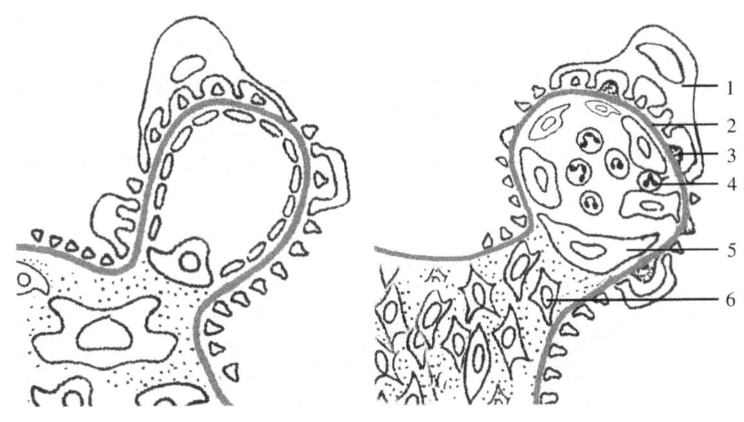

图 5-50-1　毛细血管内增生性肾小球肾炎

左：正常肾小球；右：病变肾小球；1. 上皮细胞；2. 基膜；3. 免疫复合物；4. 中性粒细胞；5. 内皮细胞；6. 系膜细胞

血尿，约 40%患者可有肉眼血尿，常为起病首发症状和患者就诊原因。常有尿量减少，但很少发生无尿。

2. 水肿　90%患者可发生水肿，常为起病的初发表现，水肿的原因是“球-管失衡”和肾小球滤过分数下降造成的水、钠潴留。典型表现为晨起眼睑水肿或伴有双下肢水肿，严重者可有全身水肿。

3. 高血压　约 80%患者出现高血压，常为轻、中度。与水、钠潴留有关，经利尿治疗后可很快恢复正常。少数患者可出现严重高血压，甚至高血压脑病。

4. 肾功能异常　患者起病早期可因肾小球滤过率下降，水、钠潴留而尿量减少（常在 400～700ml/24 小时），少数患者甚至少尿（<400ml/24 小时）。肾功能异常多呈一过性氮质血症。多数患者于利尿消肿数日后恢复正常。仅极少数患者可表现为急性肾衰竭，易与急进性肾炎相混淆。

5. 心功能衰竭　可表现为急性左心功能不全，是临床工作中需紧急处理的急症。

【实验室检查】

1. 尿液检查　几乎所有患者均有血尿，为肾小球源性血尿。患者常有蛋白尿，多为轻、中度，少数患者出现达肾病综合征范围的大量蛋白尿。尿沉渣除红细胞外，早期尚可见白细胞和上皮细胞，并可有颗粒管型和红细胞管型等。血尿和蛋白尿会持续数月，常于一年内恢复。若蛋白尿持续异常，则提示患者为慢性肾炎。

2. 血常规检查　可有轻度贫血，常与水钠潴留致血液稀释有关。白细胞计数可正常或升高。血沉在急性期常加快。

3. 肾功能检查　部分患者可表现为一过性氮质血症；极少数患者出现急性肾衰竭，表现为血肌酐和尿素氮进行性升高，内生肌酐清除率下降。

4. 免疫学检查　动态观察血清补体 C3 的变化对诊断本病非常重要。疾病早期，血清补体 C3 及总补体下降，8 周内逐渐恢复到正常水平。若患者有持续的低补体血症，常提示其他疾病的存在，如膜性增生性肾炎、狼疮性肾炎或先天性低补体血症。抗链球菌溶血素 O 抗体（ASO）滴度可升高，提示近期内有过链球菌感染。在诊断价值上，ASO 滴度的逐渐上升较单纯的滴度高水平更有意义。

案例 5-50-1

1. 尿常规：红细胞（+++），蛋白（++）。24 小时尿蛋白定量 2.0g。

2. 血常规：Hb 120g/L，WBC 8.2×10^9/L，N 0.7。

3. 肾功能：血肌酐 140μmol/L，内生肌酐清除率（Ccr）60ml/min。

4. 血补体 C3 0.30g/L（正常值 0.85～1.93g/L），ANA、抗 dsDNA、抗 ENA 抗体均（—），ASO 700IU/ml（正常值<200IU/ml），RF（—）。

5. B 超：双肾大小正常。

【诊断】

患者咽峡部、皮肤等处链球菌感染后 1～3 周出现血尿、蛋白尿、水肿和高血压等典型临床表现，伴血清补体 C3 的典型动态变化即可做出临床诊断。若起病后 2～3 个月病情无明显好转，仍有高血压或持续性低补体血症，或肾小球滤过率进行性下降，应及时做肾活检明确诊断。

案例 5-50-1

1. 患者男性，13 岁，水肿伴肉眼血尿 2 天。

2. 临床特点：青少年男性，起病急，发病前2周有上呼吸道感染史，突发的血尿、蛋白尿、水肿、高血压及轻度氮质血症，低补体血症。

3. 辅助检查：尿常规提示血尿、蛋白尿，肾功能示氮质血症，血清补体C3下降，B超示双肾大小正常。

临床诊断：急性链球菌感染后肾小球肾炎。

【鉴别诊断】

1. 其他病原体感染后急性肾炎 其他细菌、病毒及寄生虫等感染均可引起急性肾炎，目前较多见于多种病毒（如水痘、带状疱疹病毒、EB病毒、流感病毒等），症状常于感染极期或感染后3～5天出现，临床表现常较轻，血清补体多正常，水肿和高血压少见，肾功能一般正常，临床过程自限。

2. 系膜增生性肾小球肾炎（IgA肾病及非IgA系膜增生性肾小球肾炎） 部分患者有前驱感染，但潜伏期较短，多于前驱感染后1～2日内出现急性肾炎综合征症状，以血尿为主，常呈肉眼血尿，可反复发作，血清补体C3正常。IgA肾病患者的血尿发作常与上呼吸道感染有关。

3. 膜增生性肾小球肾炎 又称系膜毛细血管性肾小球肾炎，临床表现类似急性肾炎综合征，但蛋白尿明显，可呈肾病综合征范围的大量蛋白尿，血清补体C3水平持续低下，病变持续发展，无自愈倾向。

4. 急进性肾小球肾炎 起病过程与急性肾炎相似，临床表现常较重。早期出现少尿、无尿，肾功能进行性下降。重症急性肾炎与该病鉴别困难时，应尽快做肾活检明确诊断。

5. 全身系统性疾病肾脏损害 系统性红斑狼疮、过敏性紫癜、系统性血管炎等均可引起肾脏损害，常呈急性肾炎综合征表现，但伴有其他系统受累的典型表现和实验室检查，可资鉴别。

当临床诊断困难时，急性肾炎综合征患者需考虑进行肾活检以明确诊断、指导治疗。肾活检指征为：①少尿1周以上或进行性尿量减少伴肾功能恶化者；②病程超过两个月而无好转趋势者；③急性肾炎综合征伴肾病综合征者。

【治疗】

本病治疗以休息及对症治疗为主，同时注意防治并发症和保护肾功能。

1. 一般治疗 急性期应卧床休息，直到肉眼血尿消失，水肿消退及血压恢复正常。水肿不伴低钠血症者及高血压者应限制饮食中水和钠的摄入。有氮质血症时应限制蛋白质摄入。明显少尿的急性肾衰竭者应限制液体入量。

2. 治疗感染灶 有链球菌感染病史者，应选用无肾毒性抗生素治疗，如青霉素等。与病情相关反复发作的慢性扁桃体炎，待病情稳定后应考虑做扁桃体摘除，术前、术后两周使用抗生素。

3. 对症治疗 经卧床休息及限制水、钠摄入，水肿仍明显者，应适当使用利尿剂治疗。经限水、钠摄入及利尿治疗后血压控制仍不满意者，应给予降压药物，以防止心脑并发症的发生。

4. 透析治疗 少数发生急性肾衰竭而又有透析指征者，应及时给予透析治疗，以帮助患者渡过急性期。由于本病呈自愈倾向，肾功能多可逐渐恢复，一般不需维持性透析治疗。

5. 中医药治疗 急性肾炎属中医"风水"，多由于感受风寒、风热及湿邪所致。在病变发展期有外感表征及水肿、尿少、血尿等症状，此期治疗采用祛风、利水、清热解毒、凉血止血等治疗法则。恢复期主要为余邪未尽，仍以祛邪为主。

案例 5-50-1

处方及医生指导

1. 卧床休息，直到肉眼血尿消失、水肿消退、血压恢复正常。限制水、钠摄入，适当限制蛋白质入量。

2. 清除感染灶：可给予青霉素静脉滴注，疗程2周左右。

3. 经卧床休息，限制水、钠摄入后水肿仍不消退者，可给予利尿剂，如氢氯噻嗪12.5～25mg，每日2～3次，也可联用螺内酯20mg，每日2～3次。

4. 经利尿、消肿处理，血压仍高者应给予降压药物，如长效硝苯地平20mg，每日1～2次。血管紧张素转换酶抑制剂，一般不需要用。

5. 透析治疗：若患者肾功能继续恶化有透析指证时，应及时给予透析治疗以帮助其渡过急性期。

6. 注意观察尿量，监测血压，定期复查尿常规、血补体C3、肾功能。符合肾活检指征时，及时行肾活检，以尽快明确诊断，指导治疗。

【预后】

由于本病呈自愈倾向，绝大多数患者预后良好，尤其是儿童患者。常于1～4周内出现利尿、消肿、肉眼血尿消失、血压恢复正常。少部分患

笔记栏

者轻度镜下血尿及微量白蛋白尿有时可迁延半年至1年才消失。

多数患者的远期预后良好，仅有少部分患者遗留尿异常和(或)高血压而转为慢性。也有些患者在“临床痊愈”多年后又出现蛋白尿、高血压和肾功能损害。

一般认为老年患者，有持续性大量蛋白尿、高血压和肾功能损害者预后可能较差；散发者较流行者预后可能较差；肾组织增生病变重，有广泛新月体形成者预后差。

案例 5-50-1

预防指导建议

1. 注意避免受凉、劳累。

2. 避免应用肾毒性药物，如氨基苷类抗生素等。

3. 定期测量血压，定期复查尿常规、肾功能。如有异常，及时就诊。

第二节 急进性肾小球肾炎

案例 5-50-2

患者，男，32岁，因血尿2周、水肿伴尿少1周，于2005年8月10日入院。

患者2周前无明显诱因出现血尿，尿色呈洗肉水样，伴腰酸、乏力，无水肿，血压正常。化验尿常规：蛋白(+++)、红细胞(+++)。当地县医院诊断：急性肾炎。予青霉素治疗10天，尿色一度好转。1周前再次血尿，尿量明显减少，约500～600ml/d，伴头痛、恶心、呕吐，无发热、咯血，无皮疹、脱发及关节痛等。为进一步诊治入院。既往史及个人史无特殊。

体格检查：T 36.5℃，P 82次/分，R 20次/分，BP 170/100mmHg，发育正常，营养中等，神志清醒，精神可。贫血貌，全身皮肤、黏膜未见黄染及出血点，浅表淋巴结无肿大。双眼睑水肿，颜面水肿，咽部无充血，扁桃体不大。颈软、无抵抗。胸廓对称无畸形，双肺呼吸音清晰，心律规整，心率82次/分，心音有力，未闻及杂音。腹部平软，肝脾肋下未触及，双肾区叩击痛。脊柱四肢无畸形，活动自如。双下肢中度凹陷性水肿。生理反射存在，病理反射未引出。

问题：

1. 首先应考虑做何诊断？

2. 在明确诊断之前，应做哪些实验室检查？

3. 如何明确诊断？如何给出处理建议？

急进性肾小球肾炎(rapidly progressive glomerulonephritis，RPGN)是一组以急性肾炎综合征为临床表现，肾功能急剧恶化，常伴少尿或无尿的临床综合征。病理类型为新月体性肾小球肾炎。

【病因】

引起急进性肾小球肾炎的疾病主要分为3类：①原发性急进性肾小球肾炎；②继发于全身性疾病(如系统性红斑狼疮等)的急进性肾小球肾炎；③在原发性肾小球疾病(如膜增生性肾小球肾炎)的基础上形成的新月体性肾小球肾炎。本节主要讨论原发性急进性肾小球肾炎。

【病理分型】

急进性肾炎根据免疫病理可分为3型。

1. Ⅰ型 抗肾小球基膜型肾小球肾炎，抗肾小球基膜抗体沿肾小球基底呈线样沉积。

2. Ⅱ型 免疫复合物型，可见免疫复合物沿基膜或系膜区呈“颗粒状”沉积。

3. Ⅲ型 非免疫复合物型，此型通常是系统性血管炎的肾脏表现，大部分患者血循环中抗中性粒细胞胞浆抗体(ANCA)阳性。

也有学者根据患者血清ANCA的检测结果将本病分为5型：在原Ⅰ型中约有30%患者发现ANCA呈阳性，被归为Ⅰ型；在原Ⅲ型中有20%～50%患者的ANCA呈阴性，被归为Ⅴ型。

【病理】

肾脏体积通常增大。病理类型为新月体肾小球肾炎。光镜下，以广泛(50%以上)的肾小球囊腔内有大量新月体形成(占据肾小球囊腔的50%以上)为主要特征，病变早期为细胞新月体，后期为纤维新月体(见图5-50-2)。另外，Ⅱ型常伴有肾小球内皮细胞和系膜细胞增生，Ⅲ型常可见肾小球节段性纤维素样坏死。免疫病理学检查是分型的主要依据，Ⅰ型IgG及血补体C3沿肾小球基膜呈线样沉积；Ⅱ型IgG和补体C3在系膜区或沿毛细血管壁呈颗粒状沉积；Ⅲ型肾小球内无或仅有微量免疫复合物沉积。电镜检查可见Ⅱ型在系膜区和内皮下有电子致密物沉积，Ⅱ型和Ⅲ型无电子致密沉积。

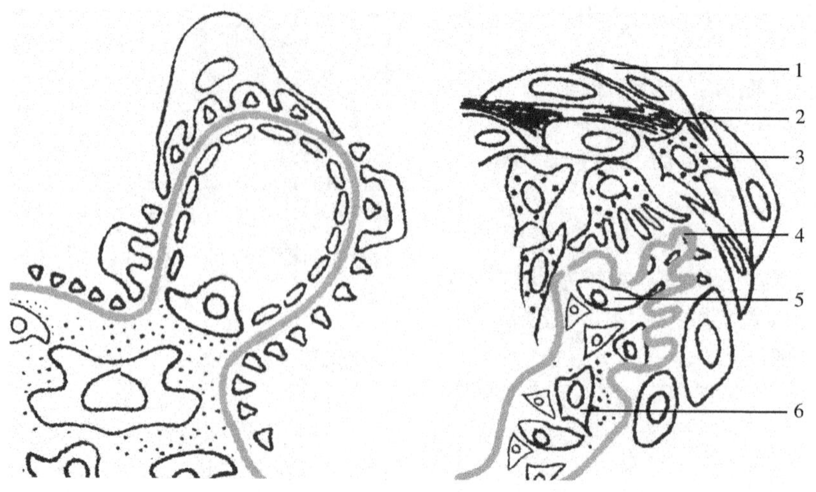

图 5-50-2　新月体肾小球肾炎

左：正常肾小球；右：病变肾小球；1. 上皮细胞；2. 纤维素；3. 单核细胞；4. 基膜；5. 内皮细胞；6. 系膜细胞

【临床表现】

患者可有前驱呼吸道感染，起病较急，病情急骤进展。临床主要表现为急性肾炎综合征的症状，如血尿、蛋白尿和高血压等，多早期出现少尿或无尿，肾功能在短时间内进行性恶化并发展至尿毒症。

Ⅱ型患者常伴肾病综合征，Ⅲ型患者常有不明原因的发热、乏力、关节痛或咯血等系统性血管炎的表现。

Ⅰ型好发于青、中年，Ⅱ型及Ⅲ型常见于中、老年患者，男性居多。我国以Ⅱ型多见。

【实验室检查】

尿液检查：尿蛋白阳性，红细胞及白细胞增多，可见红细胞管型。

肾功能：血肌酐及尿素氮进行性上升，内生肌酐清除率进行性下降。

免疫学检查：Ⅰ型抗 GBM 抗体阳性；Ⅱ型血循环免疫复合物及冷球蛋白可呈阳性，并可伴血清补体 C3 降低；Ⅲ型 ANCA 阳性。

B 型超声检查及其他影像学检查可见双肾增大。

案例 5-50-2

患者的实验室检查结果如下：

1. 尿常规：蛋白(＋＋＋)、红细胞(＋＋＋)；尿沉渣镜检，红细胞满视野；24 小时尿蛋白定量 3.0g。

2. 血常规：Hb 89g/L；血沉 40 mm/1h 末；血肌酐(Scr)1010μmol/L，尿素氮(BUN)40.23mmol/L；内生肌酐清除率（Ccr）2.1ml/min；补体 C3 1.05g/L（0.85～1.93g/L）；抗 GBM 抗体 150（正常值 16），ANCA(－)。

3. B 超：左肾 13cm×6.2cm×5.1cm，右肾 12.7cm×6.1cm×5.0cm。

4. 肾活检病理：免疫荧光：IgG(＋＋)、补体 C3(＋＋)，线条样沿肾小球毛细血管袢沉积。光镜：42 个肾小球，肾小球毛细血管严重破坏，31 个肾小球有细胞性新月体形成，11 个肾小球有细胞纤维性新月体。肾小管灶状萎缩。肾间质灶状淋巴和单核细胞浸润。小动脉无明显病变。电镜：肾小球毛细血管基膜大部分皱缩，上皮细胞足突广泛融合，肾小囊可见大量细胞增生，形成细胞性新月体。结论：符合抗 GBM 抗体型肾小球肾炎。

【诊断】

凡急性肾炎综合征伴肾功能急剧恶化，应高度注意本病的可能，并尽快做肾活检明确诊断。若病理证实为新月体肾小球肾炎，根据临床和实验室检查能除外继发性肾脏疾病，诊断可成立。

案例 5-50-2

1. 患者男性，32 岁，尿血 2 周、水肿伴尿少 1 周。

2. 病史特点：青年男性，无前驱感染史，突发血尿、水肿、尿少、高血压及肾衰竭。

笔　记　栏

3. 临床特点：高血压，贫血貌，眼睑水肿，双下肢中度水肿。

4. 辅助检查：尿常规示蛋白尿、血尿，血常规示中度贫血，肾功能示肾衰竭，免疫学检查抗 GBM 抗体阳性、ANCA 阴性，肾活检病理符合抗 GBM 抗体型肾小球肾炎。

临床诊断：急进性肾小球肾炎（RPGN）Ⅰ型。

【鉴别诊断】

1. 急性肾小管坏死 常有引起本病的明确病因，如肾缺血或使用肾毒性药物的病史，临床上以肾小管功能损害为主（如尿钠增加、低比重尿及低渗透压尿），一般无急性肾炎综合征的表现。

2. 急性过敏性间质性肾炎 常有明确的用药史及全身过敏反应，如发热、皮疹、关节痛等，血和尿嗜酸粒细胞增加。必要时需肾活检明确诊断。

3. 引起急进性肾炎综合征的其他原发性肾小球肾炎 如重症毛细血管内增生性肾小球肾炎或重症系膜毛细血管性肾小球肾炎等，病理上并无新月体形成，但病变较重和（或）持续。临床上鉴别常较困难，需做肾活检协助诊断。

4. 继发性急进性肾炎 如系统性红斑狼疮、过敏性紫癜等引起的急进性肾炎综合征，依据典型的临床表现及特殊的实验室检查可资鉴别。

5. 血栓性微血管病 如溶血尿毒综合征、血栓性血小板减少性紫癜等，有微血管病性溶血及血小板减少。

6. 梗阻性肾病 突然发生的少尿或无尿，无急性肾炎综合征表现，影像学（如 B 超、CT）或逆行尿路造影检查可明确诊断。

【治疗】

治疗包括针对急性免疫介导性炎症性病变的强化治疗以及针对肾脏病变后果（如钠水潴留、高血压、尿毒症及感染等）的对症治疗。

1. 强化血浆置换疗法 主要用于：①Ⅰ型；②对肺出血-肾炎综合征（Goodpasture 病）和原发性小血管炎所致急进性肾炎（Ⅲ型）伴有威胁生命的肺出血作用较为肯定、迅速，应首选。方法是应用血浆置换机分离患者的血浆和血细胞，弃去血浆，以等量的正常人血浆（或血浆白蛋白）和患者血细胞重新输入体内。通常每日或隔日 1 次，每次置换血浆 2～4L，直到血清抗体（如抗 GBM 抗体、ANCA）或免疫复合物转阴，一般约置换 10 次左右。同时应联合糖皮质激素[口服泼尼松 1mg/(kg·d)，2～3 个月后渐减]及细胞毒药物[环磷酰胺 2～3mg/(kg·d)口服，累积量不超过 6～8g]。该疗法需早期施行（血肌酐值＜530μmol/L），方有较好的疗效。

2. 甲泼尼龙冲击伴环磷酰胺治疗 为强化治疗之一。甲泼尼龙 0.5～1.0g 溶于 5%葡萄糖溶液中静脉滴注，每日或隔日 1 次，3 次为一疗程。必要时间隔3～5 天可进行下一疗程，一般不超过 3 个疗程。甲泼尼龙冲击疗法也需辅以泼尼松及环磷酰胺口服治疗，方法同前。该疗法主要适用于Ⅱ、Ⅲ型。用甲泼尼龙冲击治疗时，应注意继发感染和钠、水潴留等不良反应。

3. 对症治疗 包括降压、控制感染和纠正水、电解质酸碱平衡紊乱等。

4. 替代治疗 凡急性肾衰竭已达透析指征者，应及时透析。对强化治疗无效的晚期病例，则需维持性透析治疗。病情稳定 6～12 个月，血清抗 GBM 抗体阴性者，可考虑肾移植。

案例 5-50-2

处方及医生指导

1. 给予强化血浆置换治疗：每日或隔日 1 次，每次 2000ml，一般 10 次左右，视病情而定。

2. 甲泼尼龙冲击伴环磷酰胺治疗：甲泼尼龙 1.0g 溶于 5%葡萄糖溶液中静脉滴注，每日 1 次，3 次为一疗程。环磷酰胺 2～3 mg/(kg·d)口服，累积量不超过 6～8g。

3. 口服泼尼松：剂量 1mg/(kg·d)，2～3 个月后渐减。

4. 对症治疗：控制血压，该患者目前肾小球滤过率仅有 2.1ml/min，利尿剂基本不起作用，可通过透析脱水降低血容量，必要时可选用硝普钠。注意预防感染，及时处理水、电解质和酸碱平衡紊乱。

5. 透析治疗：患者目前已达透析指征，可予以常规血液透析，每日或隔日 1 次。是否需要维持性透析治疗，依病情及冲击治疗效果决定。

【预后】

影响患者预后的因素主要有：①治疗是否及时是成功的关键，如在血肌酐值＜530μmol/L，病理尚未显示发生不可逆病变（纤维性新月体、肾小球硬化或间质纤维化）时开始治疗效果较好，否则预后差。②免疫病理类型：Ⅲ型较好，Ⅱ型其次，Ⅰ型较差。③老年患者预后相对较差。

笔记栏

案例 5-50-2

预防指导建议

本组疾病病因不明，预后取决于治疗是否及时和病理类型。

案例 5-50-2

小　结

患者男性，32岁，尿血2周、水肿伴尿少1周。突发急性肾炎综合征，短时间内出现少尿和肾功能进行性恶化，肾衰竭同时并发贫血，B超示双肾体积增大，抗GBM抗体阳性，病势发展迅猛，病情凶险。因此，急性肾炎综合征患者短期内出现肾功能急剧恶化，应及时肾活检以明确诊断，以免延误治疗。对于急进性肾炎的预后，早诊断、早治疗是关键。

第三节　慢性肾小球肾炎

案例 5-50-3

患者，女，40岁，因发现蛋白尿2年，加重伴水肿1周，于2005年11月5日入院。

患者2年前体检时发现蛋白尿(++)，无血尿，血压正常，未特殊治疗。2年来，蛋白尿时轻时重，波动在(+)~(++)。1周前感冒后第2天出现水肿，症状渐加重，无头痛、恶心、呕吐，无皮疹、关节痛及脱发等。门诊化验尿常规尿蛋白(+++)。为进一步诊治，收入院。既往史及个人史无特殊。

体格检查：T 36℃，P 75次/分，R 20次/分，BP 130/70mmHg，发育正常，营养中等，神志清醒，精神可。全身皮肤、黏膜未见黄染及出血点，浅表淋巴结无肿大。双眼睑水肿，咽部无充血，扁桃体不大。颈软、无抵抗。胸廓对称无畸形，双肺呼吸音清晰，心律规整，心率75次/分，心音有力，未闻及杂音。腹部平软，肝脾肋下未触及，双肾区无叩击痛。脊柱四肢无畸形，活动自如。双下肢轻度凹陷性水肿。生理反射存在，病理反射未引出。

问题：

1. 该病例首先应考虑做何诊断？
2. 在明确诊断之前，应做哪些实验室检查？
3. 如何给出处理建议？

笔记栏

慢性肾小球肾炎(chronic glomerulonephritis)简称慢性肾炎，是一组以血尿、蛋白尿、高血压和水肿为基本临床表现的肾小球疾病，可有不同程度的肾功能减退。由于本组疾病的病理类型及病期不同，主要临床表现可各不相同，疾病表现呈多样化。临床特点为病程长，病变缓慢进展，最终至慢性肾衰竭。

【病因和发病机制】

绝大多数慢性肾炎患者的病因尚不清楚，由多种病因、不同病理类型的原发性肾小球疾病发展而来，仅有少数由急性链球菌感染后肾小球肾炎发展而来。其发病机制主要与原发病的免疫炎症损伤有关。此外，其慢性化进程还与非免疫非炎症因素(如高血压、大量蛋白尿、高血脂等)有关。

【病理】

慢性肾炎的病理类型多样，常见类型有系膜增生性肾小球肾炎(包括IgA肾病和非IgA系膜增生性肾小球肾炎)、系膜毛细血管性肾小球肾炎、膜性肾病及局灶性节段性肾小球硬化等。随着病情的进展，所有各种病理类型均可转化为程度不等的肾小球硬化，相应肾单位的肾小管萎缩、肾间质纤维化。疾病晚期肾脏体积缩小、肾皮质变薄，发展为硬化性肾小球肾炎。

【临床表现】

慢性肾炎可发生于任何年龄，但以青中年为主，男性多见。多数患者起病缓慢、隐袭。临床表现以血尿、蛋白尿、高血压和水肿为基本症状，可有不同程度的肾功能减退。病情迁延，渐进性发展为慢性肾衰竭。

早期患者可有体倦乏力、腰膝酸痛、纳差等，水肿时有时无，病情时轻时重。随着病情的发展可渐有夜尿增多，肾功能有不同程度的减退，最后发展至终末期肾衰竭。多数患者有轻重不等的高血压，少数患者以高血压为突出表现，甚至出现高血压脑病和高血压心脏病，这时患者多有眼底改变(如出血、渗出，甚至视乳头水肿)。

慢性肾炎患者有急性发作倾向。常见的加重病情发展的因素有感染、过度疲劳、肾毒性药物的使用等。在这些加重因素的作用下，可出现明显的高血压、水肿和肾功能急剧恶化。经及时去除诱因和适当治疗后，病情可有一定程度的缓解，但也可能因此而进入不可逆的慢性肾衰竭。

晚期则主要表现为终末期肾衰竭症状。

慢性肾炎临床表现呈多样性，个体间差异较大，故要特别注意因某一表现突出，而易造成误诊。如慢性肾炎高血压突出时易误诊为原发性高血压，增生性肾炎(如IgA肾病、系膜毛细血管性肾小球肾炎等)感染后急性发作时易误诊为急性肾小球肾炎。

【实验室检查】

慢性肾炎患者早期可表现为程度不等的蛋白尿和(或)血尿，尿蛋白常在1～3g/d，部分患者可出现大量蛋白尿(尿蛋白定量＞3.5g/24h)，可有红细胞管型。多数患者早期血常规检查正常或有轻度贫血。白细胞和血小板多正常。

多数患者可有较长时间的肾功能稳定期。随着病情的进展，晚期可出现尿浓缩功能减退，血肌酐升高和内生肌酐清除率下降。

B型超声波检查早期肾脏大小正常，晚期出现双侧对称性缩小，皮质变薄。

肾脏活体组织检查可表现为原发病的各种病理类型，对于指导治疗、判断病情和估计预后具有重要价值。

案例 5-50-3

患者的实验室检查结果如下：

1. 尿常规：蛋白(＋＋＋)，尿沉渣镜检红细胞满10～20个/高倍镜视野，可见颗粒管型；24小时尿蛋白定量2.5g。

2. 血常规：Hb 120g/L；血沉15mm/h；血肌酐(Scr) 105μmol/L，尿素氮(BUN) 4.2mmol/L；内生肌酐清除率(Ccr) 110ml/min；补体C3 0.95g/L(0.85～1.93g/L)；血清白蛋白(Alb) 42g/L；ANA、抗dsDNA、ENA抗体谱均(－)，ASO 100 IU/ml(正常值＜200IU/ml)，RF(－)；血糖5.2mmol/L；肝功能检查正常，血清乙肝标志物监测均(－)；血脂检查总胆固醇5.6mmol/L，三酰甘油2.6mmol/L。

3. B超 左肾10.5cm×5.3cm×4.0cm，右肾10.2cm×5.1cm×3.5cm；心电图检查正常心电图表现。

【诊断】

凡尿化验异常(蛋白尿、血尿、管型尿)、水肿及高血压病史达一年以上，无论有无肾功能损害均应考虑此病，在除外继发性肾小球肾炎及遗传性肾小球肾炎后，临床上可诊断为慢性肾炎。

案例 5-50-3

1. 患者女性，40岁，发现蛋白尿2年，加重伴水肿1周。

2. 病史特点：中青年女性，慢性病程，急性加重。

3. 临床特点：临床上呈慢性肾炎综合征表现(蛋白尿、血尿、水肿、管型尿)，本次病情加重与感染有关。

4. 辅助检查：尿液检查示中度蛋白尿、镜下血尿、管型；肾功能正常；血红蛋白正常；补体C_3正常；ANA、抗dsDNA、ENA抗体谱均(－)；B超示双肾大小正常。

临床诊断：慢性肾小球肾炎。

【鉴别诊断】

(一) 继发性肾小球疾病

常见有以下几类：

1. 狼疮性肾炎 好发于育龄期女性，有相应的实验室检查异常，肾脏活检有助于明确诊断。

2. 糖尿病肾病 较长时间的糖尿病病史，无或轻度镜下血尿，常伴高血压，肾功能损害时仍有大量蛋白尿等有助于诊断。

3. 原发性高血压肾损害 即良性小动脉性肾硬化，多有较长时间的高血压病史，然后才出现肾功能损害的表现。肾小管功能损害(如尿浓缩功能减退、比重降低和夜尿增多)早于肾小球功能损害，尿改变较轻(蛋白尿常＜2.0g/24h，以中、小分子蛋白为主，可有镜下血尿及管型)，常伴有高血压其他靶器官的损害(如心脏扩大和眼底改变)。

4. 此外，尚需与痛风肾、多发性骨髓瘤肾损害、肾淀粉样变性等鉴别。

(二) 其他原发性肾小球疾病

1. 隐匿性肾小球肾炎 主要表现为无症状性血尿和(或)蛋白尿，无水肿、高血压及肾功能损害。

2. 感染后急性肾炎 慢性肾炎急性发作多在短期内(数日)病情急骤变化，感染后潜伏期短于急性肾炎潜伏期。血清补体C3一般无动态变化。此外，疾病的转归不同，慢性肾炎无自愈倾向，相反呈慢性进展。

(三) 慢性肾盂肾炎

该病晚期可有较大量的蛋白尿和高血压。

笔记栏

慢性肾盂肾炎多见于女性患者,多有反复发作的尿路感染病史,尿细菌学检查常阳性,B型超声波检查或静脉肾盂造影示双侧肾脏不对称缩小则更有诊断价值。

(四) 遗传性肾小球肾炎

如Alport综合征,常于青少年起病(多在10岁之前),患者有眼(球形晶状体等)、耳(神经性耳聋)、肾(血尿、轻-中度蛋白尿及进行性肾功能损害)异常,并有阳性家族史(多为性连锁显性遗传)。

【治疗】

慢性肾炎的治疗以防止或延缓肾功能进行性恶化为目标,同时兼顾改善或缓解临床症状及防治严重并发症。

(一) 低蛋白饮食和必需氨基酸治疗

根据肾功能的状况,给予优质低蛋白饮食(每日0.6～1.0g/kg),同时控制饮食中磷的摄入。在低蛋白饮食2周后可使用必需氨基酸或α-酮酸(每日0.1～0.2g/kg)。极低蛋白饮食者(0.3g/kg),应适当增加必需氨基酸或α-酮酸的摄入(8～12g/d)。

(二) 糖皮质激素和细胞毒药物

鉴于慢性肾炎为一临床综合征,病因不尽相同,此类药物是否应用应区别对待,一般不主张积极应用。但对于患者肾功能正常或仅轻度受损,肾体积正常,病理类型较轻(如轻度系膜增生性肾炎、早期膜性肾病等),如无禁忌者可试用,无效者逐步撤去。

(三) 抗凝和抗血小板黏附

主要适用于临床有低白蛋白血症(＜20g/L)、血液黏滞度增高和某些引起高凝状态的肾脏病理类型(如膜性肾病、膜增生性肾炎)以及轻、中度慢性肾衰竭患者。抗凝药物可选用肝素钠1875～3750U皮下注射,每6小时1次(或选用低分子肝素),维持凝血时间于正常一倍;也可服用华法林或其他香豆素类药物。抗血小板黏附药物可用双嘧达莫(300～400mg/d)或阿司匹林(40～300mg/d)。

(四) 针对参与及加重本病的非免疫非炎症因素的治疗

1. 控制高血压 高血压是加快肾小球硬化、促进肾功能恶化的重要因素,积极控制血压是十分重要的治疗措施。治疗目标:①蛋白尿≥1g/d,血压应控制在125/75mmHg以下;②蛋白尿＜1g/d者,血压控制在130/80mmHg以下。药物治疗一般多选用血管紧张素转换酶抑制剂(ACEI),如卡托普利12.5～50mg,每8小时1次;贝那普利10～20mg,每日1次;或血管紧张素Ⅱ受体拮抗剂(ARB),如氯沙坦50～100mg,每日一次。临床与实验研究结果均证实,ACEI或ARB类药物具有降低肾小球毛细血管压,减少蛋白尿及保护肾功能的作用。应用ACEI时应注意其可引起高血钾(特别是肾功能不全者),其他不良反应有皮疹、持续性干咳和较为罕见的粒细胞减少等。ARB具有与ACEI相似的肾保护作用和减少尿蛋白作用,不引起持续性干咳。此外,可用钙通道阻滞剂,如氨氯地平5～10mg,每日一次。也可选用β受体阻滞剂,如阿替洛尔12.5～25mg,每日2次;一般此类药物不单独应用,常与其他药物联合应用。血压控制欠佳时,可联合使用不同类型降压药物,力争将血压控制到靶目标值。

2. 降脂治疗 近年来研究证实慢性肾炎患者存在脂质代谢异常,而其又可加重肾脏损害。故高血脂的治疗也是一个重要的环节。常选用降胆固醇为主的羟甲基戊二酸单酰辅酶A(HMG-CoA)还原酶抑制剂(又称他汀类他调脂药),如洛伐他汀20mg,每日1次。或降三酰甘油为主的纤维酸衍生物类(又称贝特类调脂药),如非诺贝特100mg,每日3次。

此外,对高血糖、高尿酸血症者均应及时予以适当治疗,防止其加重肾脏损害。

(五) 对症治疗

预防感染,防治水、电解质和酸碱平衡紊乱,避免使用有肾毒性的药物包括中药(如含马兜铃酸的关木通、广防己等)和西药(如氨基苷类抗生素等)。

案例 5-50-3

处方及医生指导

1. 一般治疗:本患者肾功能正常,可予以正常量蛋白质的饮食;目前有水肿,可适当限盐。

2. 应用血管紧张素转化酶抑制剂:患者目前呈中等量的蛋白尿(24小时尿蛋白达2.5g),血压130/70mmHg。根据本节所述,应努力将血压控制在125/75mmHg以下。具体药物可选用:卡托普利12.5～50mg,每8小时1次;或贝那普利10～20mg,每日1次;或血管紧张素Ⅱ受体拮抗剂(ARB),如氯沙坦50～100mg,每日1次。

笔记栏

3. 抗感染：本患者此次急性发作与感染有关。可选用无肾毒性的抗生素，如青霉素及头孢霉素等。

4. 降脂治疗：患者存在高三酰甘油血症，可选用贝特类调脂药，如非诺贝特100mg，每日3次。

5. 抗血小板黏附：患者有高三酰甘油血症及慢性肾炎，需注意预防冠心病，可应用双嘧达莫(300～400mg/d)或阿司匹林(40～300mg/d)。

6. 注意定期追踪复查尿常规、肾功能及免疫学指标等；监测血压。

【预后】

慢性肾炎病情迁延，病变持续进展，最终发展至慢性肾衰竭。病变发展的速度主要取决于肾脏病理类型，但也与治疗是否恰当及患者的重视保护程度有关。

案例 5-50-3

预防指导建议

患者未行肾活检，病理类型不明。从起病至今已两年肾功能尚正常，估计病理类型较轻，但不可掉以轻心，需坚持治疗，注意定期追踪复查。

案例 5-50-3

小　　结

患者女性，40岁，发现蛋白尿两年，加重伴水肿1周。临床上呈慢性肾炎综合征表现(蛋白尿、血尿、水肿、管型尿)。慢性病程，急性加重，本次病情加重与感染有关。补体 C_3 正常；ANA、抗 dsDNA、ENA抗体谱均(一)；临床诊断慢性肾小球肾炎明确。对于一个慢性肾炎患者来说，要注意两点：① 诊断时要注意仔细询问病史，感染后潜伏期的长短对于初步判断急、慢性肾炎至为重要；② 治疗上要注意保护患者的肾功能，防止治疗过度，以免造成不必要的肾脏损害。

第四节　隐匿性肾炎

案例 5-50-4

患者，男，34岁，因发现蛋白尿2个月，于2006年3月6日入院。

患者2个月前体检时发现尿蛋白(＋＋)，无血尿、水肿和高血压，无尿频、尿急、尿痛，无发热、皮疹及关节痛。2个月来反复检查尿常规均有蛋白尿，呈(＋～＋＋)，无长期服用药物及吸食毒品史。

体格检查：T 36℃，P 70次/分，R 20次/分，BP 120/70mmHg 发育正常，营养中等，神志清醒，精神可。全身皮肤、黏膜未见黄染及出血点，浅表淋巴结无肿大。双眼睑无水肿，咽部无充血，扁桃体不大。颈软、无抵抗。胸廓对称无畸形，双肺呼吸音清晰，心律规整，心率70次/分，心音有力，未闻及杂音。腹部平软，肝脾肋下未触及，双肾区无叩击痛。脊柱四肢无畸形，活动自如。双下肢无水肿。生理反射存在，病理反射未引出。

问题：

1. 该病例首先应考虑做何诊断？

2. 在明确诊断之前，应做哪些实验室检查？

3. 如何给出处理建议？

隐匿性肾小球肾炎(lactent glomerulonephritis)又称为无症状性血尿或(和)蛋白尿(asymptomatic hematuria or/and proteinuria)，是指存在肾小球源性血尿或(和)蛋白尿，而无水肿、高血压及肾功能损害的一组肾小球病。

【病理】

本组疾病可见于多种原发性肾小球疾病，但病理改变多较轻。如可见于轻微性肾小球病变(肾小球中仅有节段性系膜细胞及基质增生)、轻度系膜增生性肾小球肾炎及局灶性节段性肾小球肾炎(局灶性肾小球病，病变肾小球内节段性内皮细胞及系膜细胞增生)。根据免疫病理表现，又可将系膜增生性肾小球肾炎分为IgA肾病和非IgA系膜增生性肾小球肾炎。

【临床表现】

临床多无症状，多因肉眼血尿发作或体检有镜下血尿或(和)蛋白尿而发现。反复发作的单纯性血尿(仅有血尿而无蛋白尿)，尤其是和上呼吸道感染密切相关者应注意IgA肾病的可能。

【实验室检查】

1. 尿液检查　肾小球源性血尿或(和)蛋白

笔记栏

尿(尿蛋白>0.5g/24h,但常<2.0g/24h,以白蛋白为主)。

2. 血常规及肾功能检查 均正常。

3. 免疫学检查 抗核抗体、抗双链DNA抗体、免疫球蛋白、补体等均正常;部分IgA肾病患者可有血IgA的升高。

4. 影像学检查 (如B超、静脉肾盂造影、CT等)常无异常发现。

5. 肾活检 对于无症状性血尿或(和)蛋白尿的诊断非常重要。

如果追踪过程中发现有血尿或(和)蛋白尿加重,或肾功能恶化,应尽快做肾活检以明确诊断。

> **案例 5-50-4**
>
> 1. 尿液检查:尿常规蛋白(+),潜血(-);24小时尿蛋白定量为0.6g;尿蛋白电泳示以中分子为主。
>
> 2. 血常规及肾功能检查均正常;补体C3 1.05g/L(0.85~1.93g/L);血清白蛋白(Alb)45g/L; ANA、抗dsDNA、ENA抗体谱均(-);血糖5.9mmol/L;肝功能检查正常,血清乙肝标志物监测均(-)。
>
> 3. B超:①双肾大小正常,皮、髓质界限清楚;②未见左肾静脉受压征象。

【诊断】

患者持续存在或反复发作的无症状性血尿或(和)蛋白尿,临床上无水肿、高血压、肾功能损害者,即应考虑本病。

> **案例 5-50-4**
>
> 1. 患者男性,34岁,持续蛋白尿2个月。
>
> 2. 病史特点:青年男性,起病隐袭,病程短。
>
> 3. 临床特点:持续蛋白尿,无血尿、水肿和高血压,肾功能正常。
>
> 4. 辅助检查:尿液检查示轻度蛋白尿,无血尿;尿蛋白电泳示肾小球性蛋白尿;无低补体血症;ANA、抗dsDNA、ENA抗体谱均(-);B超提示无胡桃夹现象(除外体位性蛋白尿)。
>
> 临床诊断:隐匿性肾炎

【鉴别诊断】

1. 生理性蛋白尿 多有明确的诱因,如剧烈运动、寒战、发热等,且为一过性蛋白尿,蛋白尿较轻,诱因去除后蛋白尿消失。体位性蛋白尿多见于青少年,直立时出现,卧床后消失。

2. 非典型的急性肾炎恢复期 急性肾炎恢复期镜下血尿和微量白蛋白尿可迁延6~12个月才消失,应注意询问病史,密切追踪。

3. 其他继发性肾脏疾病 如狼疮性肾炎、紫癜性肾炎,可根据临床表现及特殊的实验室检查进行鉴别。

4. 遗传性疾病 Alport综合征的早期和薄基膜肾病,多有阳性家族史,必要时需依赖肾活检明确诊断。

【治疗】

隐匿性肾小球肾炎无需特殊疗法。以定期追踪复查(至少每3~6个月1次)为主。注意避免感染和劳累;避免肾毒性药物的使用,不必使用过多的中草药,以免用药不慎反而导致肾功能损害。

> **案例 5-50-4**
>
> 处方及医生指导
>
> 1. 该患者仅有轻度的蛋白尿,不需特殊治疗。
>
> 2. 注意避免感染和劳累,避免肾毒性药物的使用。
>
> 3. 定期追踪复查(至少每3~6个月1次)尿常规、血常规、肾功能及B超等。

【预后】

大多数患者的肾功能可长期维持正常,血尿或(和)蛋白尿可长期迁延,也可呈间歇性或时轻时重。少数患者可自愈或蛋白尿加重,出现肾功能损害,转为慢性肾小球肾炎。

> **案例 5-50-4**
>
> 预防指导建议
>
> 定期追踪复查,如出现蛋白尿加重,或出现血尿或肾功能损害,则应及时进行肾活检以明确诊断,正确指导治疗。

> **案例 5-50-4**
>
> 小　结
>
> 患者男性,34岁,持续蛋白尿2个月。患者起病隐袭,病程短 ,无血尿、水肿和高血压,肾功能正常,临床诊断隐匿性肾炎。对于无症状性蛋白尿来说,诊断上应着重除

笔记栏

外生理性蛋白尿。特别应注意青年人的体位性蛋白尿，以免误诊，给患者带来不必要的身心负担。另外，因无特殊治疗，对患者的健康宣教就显得尤为重要，这有助于患者肾功能的长期稳定。

推荐阅读

Briganti EM, Russ GR, McNeil JJ, et al. 2002. Risk of renal allograft loss from recurrent glomerulonephritis. N Engl J Med, 347:103～109

Hricik DE, Chung-Park M, Sedor JR. 1998. Medical progress: glomerulonephritis. N Engl J Med, 339: 888～899

Meyrier A. 2005. Mechanisms of disease: focal segmental glomerulosclerosis. Nat Clin Pract Nephrol, 1:44～54

（梁　东）

第51章 肾病综合征

案例 5-51-1

患者，女性，31岁。因颜面、双下肢水肿1个月，腹胀、尿少2周于2006年1月9日入院。

患者1个月前无明显诱因出现颜面及双下肢水肿，伴排泡沫尿，无肉眼血尿，无发热、关节痛、皮疹，无尿频、尿急、尿痛，无恶心、呕吐、纳差、眼黄、尿黄，无心悸、活动后呼吸困难，无咳嗽、咳痰。在院外服“利尿药”后水肿可稍消退，但水肿有反复。1周前“感冒”后出现水肿加重，伴腹胀，尿量减少至每日约400ml，体重增加近20斤而来我院。门诊尿常规检查显示“尿蛋白5g/L，Leu(－)，Ery(－)”。既往无肾炎、肝炎、糖尿病、高血压等病史。无遗传病家族史。

体格检查：T 36.7°C，P 96次/分，R 22次/分，BP 95/60mmHg，身高160cm，发育正常，营养中等，神志清醒，急性面容，精神疲倦。眼睑及颜面水肿，全身皮肤未见皮疹及出血点，无黄染、无肝掌及蜘蛛痣，浅表淋巴结无肿大。咽稍充血，扁桃腺不大，颈软，气管居中，甲状腺不大。胸廓对称无畸形，双肺呼吸音清，未闻及干湿性啰音。心律规整，心率96次/分，未闻及杂音。腹膨隆，无静脉曲张，肝脾肋下未及，转移性浊音阳性。四肢高度水肿，无畸形，关节无红肿，活动自如。

问题：

1. 本病最可能的诊断是什么？
2. 进一步诊断需做哪些实验室检查？
3. 有何治疗建议？

肾病综合征(nephrotic syndrome，NS)不是一个独立的疾病，而是由多种病因和多种病理类型引起的肾小球疾病中的一组临床综合征，以①大量蛋白尿(>3.5g/d)；②低白蛋白血症(血浆白蛋白<30g/L)；③水肿；④高脂血症为基本特征。大量的血浆蛋白流入尿中是导致上述表现的直接或间接原因。

【病因和分类】

肾病综合征可分为原发性肾病综合征和继发性肾病综合征两类。原发性是指原发于肾小球病变引起者，一般要除外继发性才能诊断原发性；而继发性是指继发全身性疾病引起者(见表5-51-1)，本节仅讨论原发性肾病综合征。

【病理生理】

(一) 大量蛋白尿

大量蛋白尿是肾病综合征最主要的诊断依据。大量蛋白尿是指每日从尿中丢失蛋白质超过3.5克。正常生理情况下，肾小球滤过膜具有分子屏障和电荷屏障，能有效阻止绝大部分血浆蛋白从肾小球滤过，每日尿蛋白的排出量不超过

表 5-51-1　肾病综合征的分类和常见病因

一、原发性肾病综合征
为多种病理类型的原发性肾小球肾炎，主要包括：①微小病变型肾病；②系膜增生性肾小球肾炎；③局灶性节段性肾小球硬化；④膜性肾病；⑤系膜毛细血管性肾小球肾炎。
二、继发性于其他疾病
1. 各种感染：细菌感染(链球菌感染后、先天性和二期梅毒、感染性心内膜炎、分流性肾炎)；病毒感染(乙肝、丙肝、HIV感染，传染性单核细胞增多症，巨细胞病毒感染)；寄生虫(疟疾，弓形体病，血吸虫病，丝虫病)
2. 药物：金，汞，重金属；青霉胺，非甾体抗炎药，造影剂，卡托普利，丙磺舒，二醋吗啡(海洛因)等
3. 各种肿瘤：淋巴瘤或实体肿瘤性肾病、骨髓瘤性肾病，黑色素瘤
4. 多系统疾病：系统性红斑狼疮肾炎、肾淀粉样变性、过敏性紫癜肾炎，血管炎，皮肌炎
5. 家族遗传性和代谢性疾病：糖尿病肾病，先天性肾病综合征，镰状细胞病，Alport综合征，Fabry病
6. 其他：妊娠高血压综合征，移植物排斥反应

笔记栏

150毫克。很多疾病，包括免疫功能失调、代谢异常、中毒损伤等均可导致肾脏滤过膜的正常电荷屏障和分子屏障功能发生障碍，肾小球对血浆中蛋白质的通透性增加，当原尿中蛋白含量超过近端小管的重吸收能力时，蛋白从尿中大量流失，形成蛋白尿。此外，肾小球血流动力学改变也能影响肾小球滤过膜的通透性，凡能增加肾小球内压力及引起高灌注、高滤过的因素(高血压、输注血浆蛋白、高蛋白饮食等)均可加重尿蛋白的排出。故肾病综合征是一系列损伤肾小球滤过膜通透性疾病的常见结果，而肾病范围蛋白尿是其标志。

(二) 低血浆白蛋白血症

肾病综合征时尿液中丢失大量血浆白蛋白，同时蛋白分解代谢增加，当肝脏的代偿性蛋白合成不足以克服丢失和分解时，则导致低血浆白蛋白血症。而消化道黏膜水肿导致食欲减退，蛋白摄入不足，进一步加重低血浆白蛋白血症。除血浆白蛋白丢失外，血浆的某些免疫球蛋白(如IgG)和补体成分也可减少，由于免疫球蛋白和补体成分的丢失，对细菌的调理作用减弱，肾病综合征患者的抵抗力降低，易患感染。长期大量的蛋白丢失会导致患者营养不良和生长发育迟缓。

(三) 水肿

低白蛋白血症引起血浆胶体渗透压下降，水分从血管腔内进入组织间隙，是造成肾病综合征水肿的重要原因。血浆胶体渗透压恢复正常时，水肿消退，进一步支持低白蛋白血症是产生水肿的重要原因。

另外，为了纠正有效循环血容量的不足，机体启动了一系列的调节机制，包括肾素-血管紧张素-醛固酮系统的激活，导致肾小管对钠重吸收的增加，继而出现钠、水潴留，出现持续性水肿。但也有研究发现，部分肾病综合征患者的血容量并不减少甚或增加，血浆肾素水平正常或下降，提示肾病综合征患者的钠、水潴留并不依赖于肾素-血管紧张素-醛固酮系统的激活，原发于肾内的钠、水潴留因素在肾病综合征水肿发生中起一定作用。

(四) 高脂血症

表现为高胆固醇血症和(或)高三酰甘油血症并可伴有低密度脂蛋白(LDL)及极低密度脂蛋白(VLDL)的升高，常与低血浆白蛋白血症并存。高脂血症发生的主要原因是肝脂蛋白合成的增加和外周利用及分解减少，从尿中流失大量的调节脂蛋白合成分解的血浆蛋白因子也是导致高脂血症的原因。高胆固醇血症发生的原因是肝产生过多富含胆固醇和载脂蛋白B的LDL，LDL受体活性和数目改变导致LDL清除障碍。高三酰甘油血症在肾病综合征中也常见，其产生的原因更多是由于分解减少而不是合成增多。

【原发性肾病综合征的病理类型和临床特点】

导致原发性肾病综合征的肾小球病主要病理类型有微小病变型肾病、系膜增生性肾小球肾炎、系膜毛细血管性肾小球肾炎、膜性肾病及局灶性节段性肾小球硬化。它们的病理及临床特征如下：

(一) 微小病变型肾病

微小病变型肾病(minimal change nephropathy)好发于儿童(占儿童肾病综合征的80%左右)，发病高峰在2～8岁。在成人中也不少见(占16岁以上原发性肾病综合征患者的15%～20%)，男性略多，老年人发病率呈增高趋势。临床主要表现为突发的大量蛋白尿和低蛋白血症，可伴有高脂血症和水肿。儿童病患者其蛋白尿呈高度选择性，成人则表现不一。血尿和高血压少见。60岁以上的患者中，高血压和肾功能损害较为多见。大部分患者突然起病而无任何诱因，部分患者有过敏体质(如对牛奶、花粉过敏)和有近期免疫接种史或上呼吸道感染史。

光镜下肾小球没有或仅见轻微病变，近端肾小管上皮细胞可见空泡变性和脂肪变性。免疫荧光检查一般无免疫沉积物。电镜下有弥漫的肾小球脏层上皮细胞足突融合(见图5-51-1)为本病的特征性改变和主要诊断依据。

本病约30%～40%的病例可能在发病后数月内自发缓解或反复发作，90%病例对糖皮质激素治疗敏感，治疗后两周左右开始利尿，尿蛋白可在数周内迅速减少至阴性，血浆白蛋白逐渐恢复正常水平，最终可达临床完全缓解。但本病容易复发，长期反复发作或大量蛋白尿未能控制则需注意病理类型的改变，如系膜增生性肾小球肾炎或局灶性节段性肾小球硬化。一般认为，成人的治疗缓解率和缓解后复发率均较儿童低。约5%左右的儿童患者会表现为激素抵抗，应积极寻找抵抗的原因并调整治疗方案。

(二) 系膜增生性肾小球肾炎

系膜增生性肾小球肾炎(mesangial proliferative glomerulonephritis)是我国原发性肾病综合征中常见的病理类型，约占30%，显著高于欧美国家(约占10%)。本病好发于青少年，男性稍多于女性。约30%～40%患者起病前有上

笔记栏

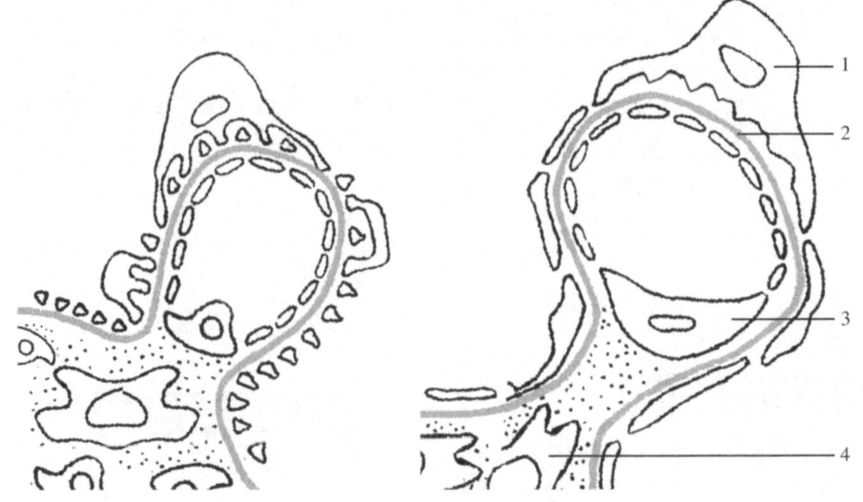

图 5-51-1　微小病变型肾病
左:正常肾小球;右:病变肾小球;1. 上皮细胞;2. 基膜;
3. 内皮细胞;4. 系膜细胞

道感染等前驱感染症状,可呈急性起病,甚至表现为急性肾炎综合征,约 30%表现为肾病综合征。此外,本病多为隐匿起病,临床主要表现为蛋白尿或(和)血尿,血尿发生率较高,约 70%以上常为镜下血尿,30%为反复发作性肉眼血尿。蛋白尿多寡不一,可伴有单侧或双侧腰痛,特别是 IgA 肾病更常见。随着肾病变程度由轻至重,肾功能不全及高血压的发生率逐渐增加。

病理特征是光镜下可见肾小球系膜细胞和系膜基质弥漫增生(见图 5-51-2),依其增生程度可分为轻、中、重度。根据免疫荧光结果可将其分为 IgA 肾病(单纯 IgA 或以 IgA 沉积为主)和非 IgA 系膜增生性肾小球肾炎(以 IgG 或 IgM 沉积为主),常伴有补体 C3 在肾小球系膜区或沿毛细血管壁呈颗粒状沉积。电镜下可见系膜区有电子致密物沉积。

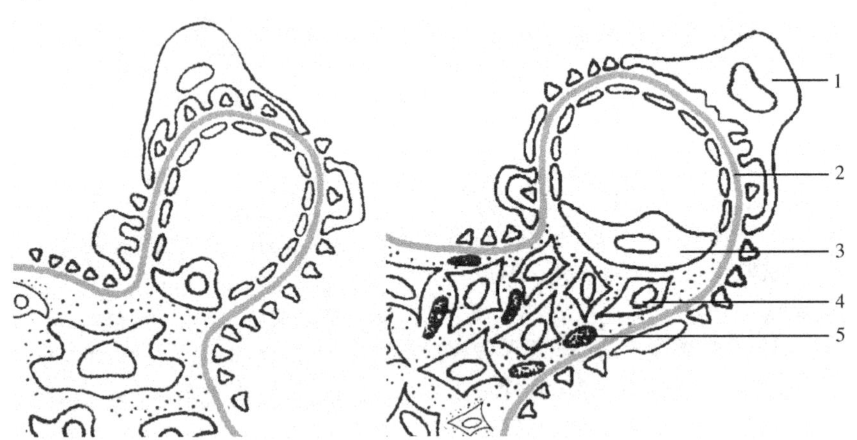

图 5-51-2　系膜增生性肾小球肾炎
左:正常肾小球;右:病变肾小球;1. 上皮细胞;2. 基膜;
3. 内皮细胞;4. 系膜细胞;5. 免疫复合物

本组疾病呈肾病综合征者,对糖皮质激素及细胞毒药物的治疗反应与其病理改变轻重相关,病理改变轻者疗效较好,病理改变重者则疗效较差。

(三) 局灶性节段性肾小球硬化

局灶性节段性肾小球硬化(focal segmental glomerulosclerosis)可发生于任何年龄,占我国肾病综合征的 5%～20%,以青少年多见,男性多于女性。起病较为隐匿,部分病例可由微小病变肾病或系膜增生性肾小球肾炎转变而来。约 60%临床表现为大量蛋白尿或肾病综合征。多数患者伴有血尿,部分患者出现肉眼血尿;病情较轻者也可表现为无症状蛋白尿和(或)血尿。

笔记栏

上呼吸道感染或其他诱发因素可使临床症状加重。多数患者确立诊断时常伴有高血压和肾功能损害，且随着病情的进展而加重。部分患者可伴有肾性糖尿、氨基酸尿及磷酸盐尿等近曲小管功能障碍。

病理特征是光镜下部分肾小球硬化、透明样变（即局灶性）且受侵犯的肾小球中也仅有一部分区域出现硬化（即节段性），而未硬化处相对正常。硬化区的典型病变为系膜基质增多、毛细血管闭塞、球囊粘连等，同时伴有相应肾单位肾小管萎缩和肾间质纤维化。免疫病理可见 IgM 和补体 C3 在肾小球硬化节段呈团块状沉积。电镜下可见系膜基质增多，病变部位电子致密物沉积，肾小球上皮细胞广泛足突融合。

本病对糖皮质激素和细胞毒药物治疗的反应性较差，疗程要较其他病理类型的肾病综合征适当延长，但激素治疗无效者达 60%以上。本病的预后与激素治疗的效果及蛋白尿的程度密切相关。激素治疗反应好的患者，预后较好。

（四）膜性肾病

膜性肾病（membranous nephropathy）好发于中老年人，男性多见，发病的高峰年龄是 50～60 岁，占我国原发性肾病综合征的 25%～30%。膜性肾病起病较隐匿，进展缓慢，可无前驱感染史。膜性肾病可发生于系统性红斑狼疮、某些慢性感染（如疟疾、乙型肝炎）、实体肿瘤（如黑色素瘤、肺癌、结肠癌）或重金属（金、汞）或药物（青霉胺、卡托普利）接触者。对每例膜性肾病都要找上述原因。70%～80%的患者表现为肾病综合征，约 30%可伴有镜下血尿，一般无肉眼血尿。大多数患者肾功能正常，常在发病 5～10 年后逐渐出现肾功能损害。动静脉血栓的发生率较高，其中尤以肾静脉血栓最常见（可达40%～50%）。

膜性肾病光镜下的特征性表现是肾小球上皮下免疫复合物沉着，进而有钉突形成（嗜银染色），基膜弥漫性增厚，系膜细胞及内皮细胞未见增生。晚期可出现系膜硬化，小管间质萎缩及血管病变（见图5-51-3）。免疫病理特征表现是免疫球蛋白和补体围绕毛细血管壁或基膜弥漫细颗粒状沉积，其中以 IgG 的强度最高，也可有 IgA 和 IgM 的沉积。电镜下可见基膜上皮下或基膜内有分散或规则分布的电子致密物沉积，上皮细胞广泛足突融合。

部分膜性肾病患者有自然缓解倾向，在成人中约有 20%～40%患者会在 5 年内自然缓解，一般主张保守治疗。激素和细胞毒药物治疗可使部分患者缓解，但长期和大剂量使用激素和细胞毒药物有较多的毒副反应，因此必须权衡利弊，慎重选择。

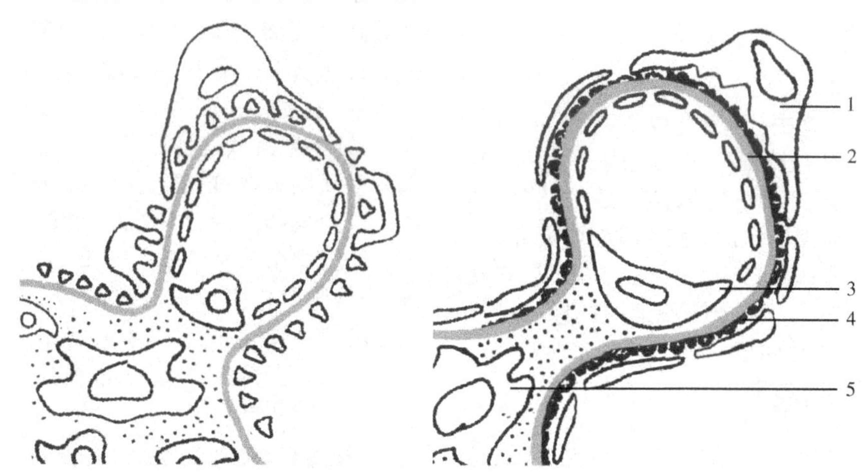

图 5-51-3　膜性肾病

左：正常肾小球；右：病变肾小球；1. 上皮细胞；2. 基膜；3. 内皮细胞；4. 免疫复合物；5. 系膜细胞

（五）系膜毛细血管性肾小球肾炎

此疾病又称为膜增生性肾小球肾炎（membranoproliferative glomerulonephritis），约占我国原发性肾病综合征的 10%。本病好发于青少年，男性稍多于女性，老年人很少见。半数患者有上呼吸道的前驱感染病史。50%的患者表现为肾病综合征，20%～30%的患者表现为急性肾炎综合征。几乎所有患者均伴有血尿，其中少数为发作性肉眼血尿；其余少数患者表现为无症状性血尿和蛋白尿。高血压、贫血及肾功能损害常见，常呈持续进行性发展。约 50%～70%的患者有持续性低补体血症，是本病的重要特征。

本病的病理特点是光镜下可见系膜细胞及

笔记栏

系膜基质的弥漫重度增生，广泛插入到肾小球基膜和内皮细胞之间，肾小球基膜呈分层状增厚，毛细血管袢呈现“双轨征”(见图 5-51-4)。免疫病理检查可见 IgG 和补体 C3 呈颗粒状沿毛细血管壁和系膜区沉积。电镜下可见内皮下和系膜区电子致密物沉积。

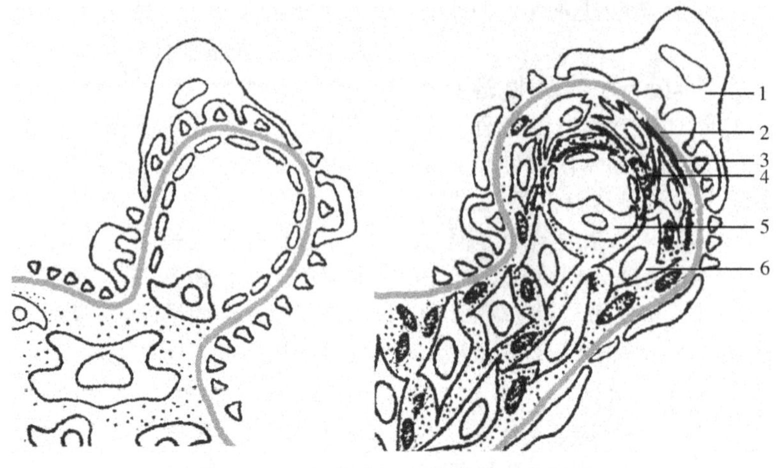

图 5-51-4　系膜毛细血管性肾小球肾炎

左：正常肾小球；右：病变肾小球；1. 上皮细胞；2. 基膜；3. 基膜样物质；4. 免疫复合物；5. 内皮细胞；6. 系膜细胞

本病目前尚无有效的治疗方法，激素和细胞毒药物仅在部分儿童病例有效，在成年人效果不理想。本病预后较差，病情持续进行性发展，约 50％的患者在 10 年内发展至终末期肾衰竭。

【并发症】

(一) 感染

感染是肾病综合征患者常见并发症，与尿中免疫球蛋白的大量丢失、免疫功能紊乱、蛋白质营养不良、激素和细胞毒药物的使用等有关。感染发生的常见部位有呼吸道、泌尿道、皮肤和自发性腹膜炎等。感染也是导致肾病综合征复发、激素抵抗的重要原因之一。一般不主张常规使用抗生素预防感染，一旦发生感染应选择无肾毒性的有效抗生素进行治疗。

(二) 血栓和栓塞

多种因素，如某些蛋白质从尿中丢失，及肝代偿性合成蛋白增加，引起机体凝血、抗凝和纤溶系统失衡、高脂血症、血液浓缩等可使血液黏滞度升高。加之肾病综合征时血小板功能亢进、应用利尿药和糖皮质激素等均进一步加重高凝状态。因此，血清白蛋白非常低(＜20g/L)的肾病综合征患者发生血栓、栓塞并发症的危险性增加，其中以肾静脉血栓形成(RVT)最为常见(发生率约 10％～50％，其中 3/4 病例因慢性形成，临床并无症状)，可单侧也可双侧发生。此外，肺血管血栓、栓塞，下肢静脉、下腔静脉、冠状血管血栓和脑血管血栓也不少见。血栓、栓塞并发症是直接影响肾病综合征治疗效果和预后的重要原因。

(三) 急性肾功能衰竭

急性肾功能衰竭为肾病综合征最严重的并发症，常无明显诱因。有效循环血容量的严重不足导致肾脏血流量下降，尤其是严重水肿的肾病综合征患者给予强力利尿治疗时易诱发肾前性氮质血症，经扩容、利尿后可得到恢复。少数病例可出现急性肾功能衰竭，尤以微小病变型肾病者居多，发生多无明显诱因，表现为少尿甚或无尿，扩容利尿无效，机制不明，肾活检病理检查肾小球常无明显改变，肾间质水肿显著，肾小管正常或有少数细胞变性坏死。推测与肾脏间质高度水肿压迫肾小管、肾小管管腔内蛋白管型堵塞、肾静脉血栓形成、药物等因素有关。上述变化形成肾小管腔内高压，引起肾小球滤过率骤然减少，又可诱发肾小管上皮细胞损伤、坏死，从而导致急性肾功能衰竭。

(四) 蛋白质和脂肪代谢紊乱

长期低蛋白血症可导致营养不良、机体抵抗力下降、小儿生长发育迟缓；金属结合蛋白丢失可使微量元素(铁、铜、锌等)缺乏；尿中转铁蛋白流失增加导致耐铁的小细胞低色素性贫血；内分泌素结合蛋白不足可诱发内分泌紊乱(如低 T3 综合征等)；25-羟胆骨化醇结合蛋白流失增加，则可导致维生素 D 缺乏及继发性甲状旁腺功能亢进，继而引起低钙血症、转移性钙化、骨质疏松；低蛋白血症还可导致药物与蛋白结合减少，游离药物增多，影响药物的疗效；同时，还可能增

笔 记 栏

加部分药物的毒性作用。

高脂血症是肾病综合征患者肾功能损害进展的危险因素，高脂血症会促进肾小球的硬化和肾小管-间质病变的发生。越来越多的报道显示，肾病综合征患者并发冠状动脉粥样硬化、心肌梗死的危险性增高。肾病综合征患者合并高三酰甘油血症是发生冠心病的独立危险因素。

案例 5-51-1

实验室资料

1. 血常规：WBC $8.7\times10^9/L$，RBC $4.86\times10^{12}/L$，HB 145g/L。

2. 尿检：24 小时尿蛋白定量 4.5g，尿糖（—），尿本-周蛋白（—）。

3. 血液生化：Na^+ 145mmol/L，Cl^- 105mmol/L，K^+ 4.8mmol/L，AST 26IU/L，ALT 30IU/L，ALB 13g/L，GLB 26g/L，TCH 11.6mmol/L，TG 2.4mmol/L，Glu 4.6mmol/L。

4. 免疫学检查：ANA（+），ds-DNA（—），p ANCA（—），c ANCA（—），Anti-Sm（—），Anti-GBM（—），HBsAg（—），Anti-HBs（+），补体 C_3 0.56 g/L。

5. 腹部 B 超：肝、胆、脾未见异常，双肾大小正常，皮质分界清晰。大量腹水。

6. 肾穿刺活检：光镜：肾小球正常；免疫荧光（—）；电镜：肾小球上皮细胞足突广泛融合。

【诊断与鉴别诊断】

诊断包括三个方面：

（一）明确肾病综合征的诊断

①大量蛋白尿（>3.5g/d）；②低蛋白血症（血浆白蛋白<30g/L）；③水肿；④高脂血症，其中前两者为诊断的必备条件。

（二）需除外继发性肾病综合征，才能诊断为原发性肾病综合征

最好能进行肾活检，据此做出精确病理诊断并制定合理的治疗计划。

（三）判定有无并发症

需进行鉴别诊断的继发性肾病综合征病因主要包括以下疾病：

1. 过敏性紫癜肾炎 好发于青少年，有皮肤紫癜、关节痛、腹痛等临床表现，血尿和（或）蛋白尿多发生在皮疹出现后 1～4 周左右，典型皮疹有助于鉴别诊断。

2. 系统性红斑狼疮 好发于青少年和中年女性，依据多系统受损的临床表现和免疫学检查之异常表现，一般不难明确诊断。

3. 乙型肝炎病毒（HBV）相关性肾炎 多见于儿童及青少年，以蛋白尿或肾病综合征为主要临床表现，常见的病理类型为膜性肾病，其次为系膜毛细血管性肾小球肾炎等。诊断主要依据血清 HBV 抗原阳性及肾活检切片中找到 HBV 抗原。

4. 糖尿病肾病 好发于中老年，肾病综合征常见于病程 10 年以上的糖尿病患者。糖尿病病史及特征性眼底改变有助于鉴别诊断。

5. 肾淀粉样变性 好发于中老年，肾淀粉样变性是全身多器官受累的一部分。肾受累时体积增大，常呈肾病综合征，肾淀粉样变性常需肾活检确诊。

6. 骨髓瘤性肾病 多发性骨髓瘤累及肾小球时可出现肾病综合征。好发于中老年男性，多发性骨髓瘤的特征性临床表现，如骨痛、血清单株免疫球蛋白增高、蛋白电泳有 M 蛋白、尿本-周蛋白阳性及骨髓象显示浆细胞异常增生（占有核细胞的 15%以上）等有利于鉴别诊断。

案例 5-51-1

1. 中年女性，颜面、四肢水肿 1 个月，加重 1 周。

2. 有“三高一低”的临床特征：高度水肿、大量蛋白尿、高脂血症、低蛋白血症。

3. 未发现引起继发性肾病综合征的病因，如糖尿病、系统性红斑狼疮、多发性骨髓瘤等。

4. 肾穿刺病理活检符合“微小病变型肾病”。

诊断：原发性肾病综合征，微小病变型。

【治疗】

（一）一般治疗

肾病综合征患者凡有严重水肿、低白蛋白血症者需卧床休息。水肿消失、一般情况好转后，可起床活动。病情稳定者适当活动是必需的，以防止静脉血栓形成。

建议饮食食盐量为 3～5g/d，应根据水肿程度、有无高血压、血钠浓度、激素剂量等调整钠摄入量。为减轻高脂血症，应少吃富含饱和脂肪酸（动物油脂）的食物，而多吃富含多聚不饱和脂肪

酸(如植物油、鱼油)及富含可溶性纤维(如燕麦、米糠及豆类)的食物。

肾功能良好者不必限制蛋白的摄入,给予正常量0.8～1g/(kg·d)的优质蛋白(富含必需氨基酸的动物蛋白,如牛奶、鸡蛋、鱼、肉等)饮食。热量要保证充分,每日每公斤体重不应少于126～147kJ(30～35kcal)。尽管患者丢失大量尿蛋白,但不建议为了纠正低蛋白血症而进食高蛋白食物,因为增加食物蛋白最终主要增加了尿蛋白的排泄,促进肾脏病变的进展,而对血浆蛋白的影响较小,且高蛋白饮食难以同时限盐。因此,多数学者不主张肾病综合征患者进食过高蛋白食物。肾功能不全的患者,则应适当限制蛋白质摄入。

(二) 利尿消肿

一般患者在使用激素后,经过限制水、盐的摄入可达到利尿消肿目的。对于水肿明显,限钠、限水后仍不能消肿者可适当选用利尿剂。利尿剂根据其作用部位可分为:

1. 渗透性利尿剂 常用的有甘露醇、低分子右旋糖酐、高渗葡萄糖液等。主要通过一过性提高血浆渗透压,使组织中水分回吸收到血管内,同时在肾小管腔内造成高渗状态,减少水、钠的重吸收而达到利尿目的。对无明显肾功能损害的高度水肿患者可间歇、短程使用甘露醇,但在少尿的患者应慎用甘露醇,以免由于尿量减少,甘露醇在肾小管腔内形成结晶造成肾小管阻塞,并由于其高渗作用导致肾小管上皮细胞变性、坏死,诱发“渗透性肾病”,导致急性肾衰竭。

2. 噻嗪类利尿剂 常用的有氢氯噻嗪(50～100mg/d,分2～3次服用)。主要作用于髓袢升支厚壁段和远曲小管前段,通过抑制钠和氯的重吸收,增加钾的排泄而利尿。长期使用应注意低钠血症和低钾血症的发生。

3. 袢利尿剂 常用制剂有呋塞米(速尿)20～120mg/d,口服或静脉注射,严重者可用100～400mg静脉滴注;布美他尼(丁尿胺)1～5mg/d,分次口服或静脉注射,在渗透性利尿药应用后随即给药效果更好。主要作用于髓袢升支,抑制钠、钾和氯的重吸收。长期使用应注意低钠血症、低钾血症和低氯血症的发生。

4. 潴钾利尿剂 常用的有氨苯蝶啶(150～300mg/d,分2～3次服用)和醛固酮拮抗剂螺内酯(20～120mg/d,分2～3次服用)。主要作用于远端小管后段,抑制钠和氯的重吸收,但有潴钾作用,因而适用于有低钾血症的患者。此类药物单独使用效果欠佳,与排钾利尿剂合用可增强利尿效果,并减少电解质紊乱;长期使用注意高钾血症的发生,肾功能不全患者应慎用。

5. 血浆或白蛋白 可提高血浆胶体渗透压,促进组织间隙中的水分回吸收到血管而发挥利尿作用,多用于低血容量或利尿剂抵抗、严重营养不良的患者。由于静脉使用的白蛋白会在24～48小时内排泄掉,其提高血浆胶体渗透压的作用极为短暂,且频繁静脉输注白蛋白可增加肾小球高滤过和肾小管上皮细胞损伤、促进肾间质纤维化,轻者影响糖皮质激素疗效,延迟疾病缓解,重者可损害肾功能。故应严格掌握适应证:①血浆白蛋白浓度低于25g/L伴全身水肿,或胸腔、心包腔积液;②有严重的体位性症状或使用呋塞米利尿后,出现有效血容量不足的临床表现者;③因肾间质水肿引起急性肾功能衰竭者。但也要避免过频、过多使用。

(三) 减少尿蛋白

持续性大量蛋白尿本身可导致肾小球高滤过,加重肾小管-间质损伤,促进肾小球硬化,是影响肾小球病预后的重要因素。已证实,减少尿蛋白可以有效延缓肾功能的恶化。血管紧张素转化酶抑制剂(ACEI)如贝那普利或福辛普利10～20mg,每日1次、血管紧张素Ⅱ受体拮抗剂如氯沙坦50～100mg,每日1次或缬沙坦80～160 mg、长效二氢吡啶类钙拮抗药(如氨氯地平5mg,每日1次)等,均可通过其有效的控制高血压作用而显示出能不同程度地减少尿蛋白。

此外,ACEI通过降低肾小球内压和直接影响肾小球基膜对大分子的通透性,可有不依赖于降低全身血压的减少尿蛋白作用。血管紧张素Ⅱ受体拮抗剂也具有相似的作用。

(四) 免疫抑制治疗

糖皮质激素和细胞毒药物仍然是治疗肾病综合征的主要药物,原则上应根据肾活检病理结果选择治疗药物及疗程。

1. 糖皮质激素 主要是通过抑制炎症反应、抑制免疫反应、抑制醛固酮和抗利尿激素分泌,影响肾小球基膜通透性等综合作用而发挥其利尿、消除尿蛋白的作用。激素的使用原则为:①起始剂量要足:常用药物为泼尼松1mg/(kg·d),连用8周,部分患者可根据具体情况延长至12周;②减药要慢:足量治疗后每1～2周减原用量的10%;③小剂量维持治疗:常复发的肾病综合征患者在完成8周大剂量疗程后,逐渐减量,当减至0.4～0.5mg/(kg·d)时,则将两日剂量的激素隔日晨顿服,维持6～12个月,然后再逐渐减量。激素的维持量和维持时间因病例不同而异,以不出现临床症状而采用的最小剂量为

笔记栏

度，以低于15mg/d为满意。片剂为最常用的剂型，目前常用的激素是泼尼松。肝功能损害或泼尼松治疗效果欠佳时可选用等剂量泼尼松龙口服或静脉滴注。地塞米松由于半衰期长，不良反应大，现已少用。

糖皮质激素对肾病综合征的疗效反应在很大程度上取决于其病理类型，一般认为只有微小病变肾病的疗效最为肯定；对增生明显的病理类型已有一定的疗效；对伴有肾间质各种炎性细胞浸润也有抑制作用。根据患者对糖皮质激素的治疗反应，可将其分为"激素敏感型"（用药8～12周内缓解）、"激素依赖型"（激素减量到一定程度即复发）和"激素抵抗型"（激素治疗无效）三类，其各自的进一步治疗有所不同。

长期应用激素可产生很多不良反应，激素导致的蛋白质高分解状态可加重氮质血症，促使血尿酸增高，诱发痛风和加剧肾功能减退。还可能出现感染、药物性糖尿病、骨质疏松、股骨头无菌性缺血性坏死和白内障等，因此需加强监测，及时处理。

2. 细胞毒药物 主要用于"激素依赖型"或"激素无效型"，协同激素治疗。可供临床使用的药物主要有环磷酰胺、氮芥及苯丁酸氮芥。

环磷酰胺是国内外最常用的细胞毒药物，在体内被肝细胞微粒体羟化，产生有烷化作用的代谢产物而具有较强的免疫抑制作用。应用剂量为每日每公斤体重2mg，分1～2次口服；或200mg隔日静脉注射。累积量达6～8g后停药。主要不良反应为骨髓抑制及中毒性肝损害，并可出现性腺抑制（尤其男性）、脱发、胃肠道反应及出血性膀胱炎。

氮芥是临床上使用较早的治疗肾病综合征的细胞毒药物，疗效较好，但由于其不良反应较多，如注射部位血管炎或组织坏死、严重的胃肠道反应及骨髓抑制等而在临床上使用较少。苯丁酸氮芥、硫唑嘌呤等由于疗效较弱而少用。

3. 环孢素 可用于激素抵抗和细胞毒药物治疗无效的肾病综合征患者。环孢素可通过选择性抑制T辅助细胞及T细胞毒效应细胞而起作用。起始剂量为3～5mg/(kg·d)，分两次口服，然后根据血环孢素浓度（应维持其血清浓度在100～200ng/ml）进行调整。一般疗程为3～6个月。长期使用有肝肾毒性，并可引起高血压、高尿酸血症、牙龈增生及多毛症等。停药后易复发且费用昂贵限制了其临床使用。

4. 麦考酚吗乙酯（mycophenolate mofetil，MMF）MMF是一种新型有效的免疫抑制剂，在体内代谢为霉酚酸，后者为次黄嘌呤单核苷酸脱氢酶抑制剂，抑制鸟嘌呤核苷酸的经典合成途径，主要是选择性地抑制T、B淋巴细胞增殖，此外，对肾小球系膜细胞亦有抑制作用。可用于激素抵抗及细胞毒药物治疗无效的肾病综合征患者。推荐剂量为1.5～2.0g/d，分1～2次口服，维持剂量0.5～1.0g/d，疗程3～6个月或更长。不良反应相对较少，如腹泻、恶心、呕吐等，偶尔有骨髓抑制作用。其确切的临床效果及不良反应还需要更多临床资料证实，由于其目前费用昂贵尚不能被列为首选药。

（五）并发症防治

肾病综合征的并发症是影响患者长期预后的重要因素，应积极防治。

1. 调脂药物 高脂血症可加速肾小球疾病的发展，增加心、脑血管疾病的发生率，因此，肾病综合征患者合并高脂血症应使用调脂药治疗，尤其是有高血压及冠心病家族史、高LDL及低HDL血症的患者更需积极治疗。常用药物包括：①羟甲基戊二酸单酰辅酶A（HMG-CoA）还原酶抑制剂，如洛伐他汀（lavastatin，20～60mg/d）、辛伐他汀（simvastatin，20～40mg/d）。②纤维酸类药物（fibric acid），如非诺贝特（fenofibrate，100mg/次，每日3次）等。如果肾病综合征缓解后高脂血症自行缓解则不必使用调脂药。

2. 抗凝治疗 肾病综合征患者由于凝血因子的改变及激素的使用，常处于高凝状态，有较高的血栓并发症的发生率，尤其是在血浆白蛋白低于20g/L时，更易有静脉血栓的形成。因此，有学者建议当血浆白蛋白低于20g/L时应常规使用抗凝剂，可使用肝素钠或低分子肝素，维持凝血酶原时间在正常的2倍。此外，也可使用口服抗血小板药，如双嘧达莫300～400mg/d，分3～4次口服；阿司匹林50～200mg/d。至于肾病综合征患者是否需要长期使用抗凝剂尚需要更多临床资料的证实。如已发生血栓形成或血管栓塞的患者应尽快行溶栓治疗，可给予尿激酶或链激酶静脉滴注，同时辅以抗凝治疗。治疗期间应密切观察患者的出凝血情况，避免药物过量导致出血并发症。

3. 感染 通常在激素治疗时无需应用抗生素预防感染。免疫增强剂（如胸腺肽、转移因子及左旋咪唑等）能否预防感染尚不完全肯定。长期使用激素时的感染症状有时可不明显，特别容易延误诊断，使感染扩散。一旦发现感染，应及时选用对致病菌敏感、强效且无肾毒性的抗生素积极治疗，有明确感染灶者应尽快去除。严重感染难控制时应视患者的具体情况考虑减少或停用激素。

笔记栏

4. 急性肾衰竭 肾病综合征并发急性肾衰竭若及时给予正确处理，大多数患者可望恢复。可采取以下措施：①袢利尿药：对袢利尿药仍有效者应予以较大剂量，以冲刷阻塞的肾小管管型。肾病综合征伴急性肾衰竭有严重低蛋白血症者，在未补充血浆蛋白就使用大剂量利尿剂时会加重低蛋白血症和低血容量，肾功能衰竭更趋恶化。因此，应在补充血浆白蛋白后再使用利尿剂。②碱化尿液：可口服碳酸氢钠碱化尿液，以减少管型形成。③血液透析：利尿无效，并已达到透析指征者，应予血液透析以维持生命，并在补充血浆制品后适当脱水，以减轻肾间质水肿。④原发病治疗：因其病理类型多为微小病变型肾病，应予以积极治疗。

（六）中医中药治疗

单纯中医、中药辨证施治治疗肾病综合征疗效出现较缓慢，一般主张与激素及细胞毒药物联合应用。

1. 拮抗激素及细胞毒药物不良反应 久用大剂量激素常出现阴虚内热或湿热，给予滋阴降火或清热祛湿的方剂，可减轻激素不良反应；激素减量过程中辅以中药温补脾肾方剂，常可减少病情反跳、巩固疗效；应用细胞毒药物时配合补益脾肾及调理脾胃的中药，可减轻胃肠道反应及骨髓抑制的不良反应。

2. 雷公藤总苷 有降尿蛋白作用，可配合激素应用。国内研究显示该药具有抑制免疫功能、抑制肾小球系膜细胞增生的作用，并能改善肾小球滤过膜通透性。主要不良反应为性腺抑制、肝功能损害及外周血白细胞减少等，及时停药后可恢复。

【各种病理类型原发性肾病综合征的治疗】

（一）微小病变型肾病

本型大多数对糖皮质激素治疗反应较好，初治者可单用激素治疗。因感染、劳累而短期复发者去除诱因后不缓解可再使用激素，疗效差或反复发作者应在小剂量激素的基础上加用细胞毒药物，力争达到完全缓解。最近也有学者使用MMF治疗激素依赖或无效的肾病综合征患者，初步疗效尚可。微小病变型肾病引起的肾病综合征经上述积极治疗不能缓解时，必须注意有无隐匿性感染灶、肾静脉血栓形成等情况。

（二）系膜增生性肾炎

（1）病变较轻，系膜细胞增生较少者，可按微小病变型肾病激素治疗方案进行，但疗程需适当延长。对其中疗效不佳或仅部分缓解的患者或反复发作的患者，可加用细胞毒类药物。

（2）病变较重，肾活检示中度至重度弥漫性系膜细胞增生伴局灶节段性肾小球硬化表现时，常对激素治疗反应性较差，倾向于持续性蛋白尿并缓慢进展为肾功能不全。需加用细胞毒药物，约60%的患者使用细胞毒药物后可减少复发。

（三）局灶性节段性肾小球硬化

因缺少前瞻性对照研究，故仍是经验性的治疗。多数学者观察到，本病给予长程激素治疗，疗效较好，肾功能稳定。一般建议使用泼尼松1mg/(kg·d)，疗程8～12周甚至更长，然后逐渐减量至0.5mg/(kg·d)，隔日顿服，维持6～12个月。激素治疗是否有效，应使用激素治疗6个月以上才能确定。临床观察结果表明，激素治疗效果好者，预后较好。激素效果不佳者可试用环孢素。

（四）膜性肾病

由于膜性肾病病程长，进展缓慢，约30%病例可自行缓解，对于本病的治疗目前有较大的争议。根据循证医学已有以下共识：①单用激素无效，必需激素联合烷化剂（常用环磷酰胺、苯丁酸氮芥）。效果不佳的患者可试用小剂量环孢素，一般用药应在半年以上。②早期膜性肾病疗效相对较好，若肾功能严重恶化，血肌酐＞354μmol/L或肾活检示有严重间质纤维化者则不应给予上述治疗。③激素联合烷化剂治疗的对象主要为有病变进展高危因素的患者，如严重、持续性肾病综合征，肾功能恶化和肾小管间质较重的可逆性病变等，应给予治疗。反之，则提议可先密切观察6个月，控制血压和用ACEI降低尿蛋白，病情无好转再接受激素联合烷化剂治疗。另外，膜性肾病血栓栓塞并发症发生率较高。因此，在治疗肾病综合征的同时，应加强抗凝治疗，可用双嘧达莫、阿司匹林口服或其他抗凝药。

（五）系膜毛细血管性肾小球肾炎

是肾小球肾炎中最少见的类型之一。本病疗效差，长期足量激素治疗可延缓部分儿童患者的肾功能恶化。对于成年患者，目前没有激素和细胞毒药物治疗有效的证据。临床研究仅发现，口服6～12个月的阿司匹林（325mg/d）和（或）双嘧达莫（50～100mg，每天3次）可以减少尿蛋白，但对延缓肾功能恶化无作用。因

笔记栏

此，肾功能正常而无大量蛋白尿者，无需特殊治疗，但应密切随访。儿童患者蛋白尿明显和（或）肾功能下降者，可试用糖皮质激素治疗，无效则停用，并继续随访和对症处理，如控制血压、降低蛋白尿等。

案例 5-51-1

处方及医生指导

1. 卧床休息，去除感染等诱因，低盐优质蛋白饮食，蛋白质按 1g/(kg・d)给予。热量充足。

2. 对症治疗：予呋塞米等消肿利尿，必要时使用白蛋白。

3. 降脂、抗血小板、降蛋白(ACEI)等。

4. 激素治疗：给予泼尼松 55mg/d，晨起顿服。

5. 如激素依赖或无效，可考虑加用环磷酰胺或 MMF。

【预后】

肾病综合征预后的个体差异很大。影响肾病综合征预后的因素主要有：①病理类型：微小病变肾病和轻系膜增生性肾小球肾炎预后较好，系膜毛细血管性肾炎、局灶性节段性肾小球硬化及重度系膜增生性肾小球肾炎预后较差。早期膜性肾病也有一定的缓解率，晚期则难于缓解。②临床因素：大量蛋白尿、严重高血压、高血脂及肾功能损害者，如长期得不到控制，则预后较差。③激素治疗效果：激素敏感者预后相对较好，激素抵抗者预后差。④并发症：反复感染导致肾病综合征经常复发者预后差。

案例 5-51-1

小　结

1. 患者中年女性，以大量蛋白尿(4.5g/d)、低血浆白蛋白血症(13g/L)、水肿、高脂血症(TCH 11.6mmol/L，TG 2.4 mmol/L)为临床特征。

2. 排除了过敏性紫癜肾炎、系统性红斑狼疮、糖尿病肾病等继发性疾病。

3. 肾穿刺活检提示“微小病变型肾病”。

4. 临床诊断为“原发性肾病综合征，微小病变型”。

5. 治疗主要用糖皮质激素，必要时加用细胞毒药物。

推荐阅读

Orth SR，Ritz E. 1998. Medical progress：the nephrotic syndrome. N Engl J Med，338：1202～1211

Vats AN. 2005. Genetics of idiopathic nephrotic syndrome. Indian J Pediatr，72：777～783

（徐米清）

第52章 IgA肾病

案例 5-52-1

患者，男性，16 岁，因“血尿 2 天”于 2005 年 9 月 16 日入院。

患者诉 2 天前无明显诱因晨起后出现排肉眼血尿一次，尿色呈洗肉水样，全程，伴腰痛，无尿频、尿急、尿痛，今早起床再排肉眼血尿一次，性状同前，无皮疹、紫癜、关节痛，无水肿，在外未做任何治疗而来院。起病以来，精神食欲好，睡眠可，大便正常。4 天前受凉后出现咽痛，发热，体温 38.2℃，经对症处理后，体温下降达正常，咽痛减轻。既往史、个人史、家族史无异常。

体格检查：T 36.6℃，P 74 次/分，R 18 次/分，BP 125/75mmHg，神志清楚，全身皮肤巩膜无黄染，无皮疹、出血点，浅表淋巴结不大。咽充血(＋)，双侧扁桃体不大。颈软，胸廓对称无畸形，双肺呼吸音清晰。心率 74 次/分，律齐整，未闻及杂音。腹部平软，肝、脾肋下未触及，双肾区无叩痛，输尿管行程无压痛，双下肢无水肿。

问题：

1. 该病例首先应考虑做何诊断？

2. 在明确诊断之前，应做哪些实验室检查？

3. 如何明确诊断？如何给出处理建议？

以 IgA 和补体 C3 为主的沉积于肾小球系膜区的肾小球疾病，称为 IgA 肾病（IgA nephrophathy）。IgA 肾病是一种免疫病理诊断的肾小球疾病。本病的病理特点是肾小球系膜细胞和系膜基质弥漫性增生，伴有以 IgA 为主的免疫复合物沉积。临床上以反复发作性血尿为主要特点，可呈现无症状性血尿到急进性肾炎的各种表现。IgA 肾病既可以见于各种原发性肾小球疾病，也可合并存在于多种疾病之中，如过敏性紫癜性肾炎、HIV 感染、克罗恩病、肝病、某些肿瘤、免疫性血小板减少症等，称之为继发性 IgA 肾病。

世界各地报道的 IgA 肾病发病率有很大差别。亚洲地区发病率最高，达肾活检病例的 30%～40%，其中日本可占 50%，我国约占 26%～34%，欧洲次之，约占 20%，北美仅约占 10%。本病好发于儿童和青少年，男女发病率之比为2：1～6：1，部分 IgA 肾病患者具有家族聚集现象，提示遗传因子可能参与 IgA 肾病的发病及进展。目前认为本病约 40%最终进展为终末期肾病。

【病因及发病机制】

IgA 肾病的发病机制迄今仍未完全阐明。有以下几种观点。

(一) 循环免疫复合物沉积

IgA 肾病免疫病理提示沉积在肾小球系膜区的 IgA 主要是多聚 IgA_1，多聚 IgA_1 主要源自黏膜免疫系统。许多 IgA 肾病患者起病时常有呼吸道或胃肠道症状，血液和肾小球中可以检出多种病毒、细菌和食物抗原的抗体，在呼吸道或胃肠道感染时血尿亦常迅速增多。

(二) IgA 结构异常

最近的研究提示，IgA_1 的结构异常，尤其是 IgA_1 铰链区的 *O*-糖基化减少可能在 IgA_1 沉积到肾小球系膜中起着重要的作用。IgA_1 的结构异常，使其转变成自身抗原，诱导抗体产生，形成抗原-抗体复合物，沉积在肾小球系膜上。正常情况下，循环的 IgA_1 通过肝唾液酸糖蛋白受体（ASGP-R）被清除，这些 IgA_1 的缺陷，不仅可能导致清除减少，而且导致肾内多聚 IgA_1 的结合增加。

有人认为 IgA 肾病患者的肾小球系膜细胞有特殊的 IgA 受体，有人则认为血内单核细胞和粒细胞有 IgA 的 Fc 段 α 受体，它们浸润于肾小球时，起到了载体作用。

【病理】

IgA 肾病主要累及肾小球，病理类型多种多样，无固定形式，可呈现各种类型肾小球疾病的病理改变，如轻微病变型、系膜增生型、局灶节段型、新月体型、毛细血管内增生型以及硬化型，甚至膜性病变等，其中系膜增生型肾小球肾炎是其主要的基本病理类型。肾间质和肾小管病变与肾小球病变相对应。

免疫荧光检查是最具有诊断价值的检查。

笔记栏

特征性的改变是IgA在肾小球系膜区、系膜旁区呈弥漫性或节段性分布，呈团块状或颗粒状沉积。除IgA沉积外，补体C3经常合并存在，而补体C1q和补体C4则较少或缺如。也可以伴其他免疫球蛋白，如IgG和IgM的沉积，分布与IgA分布相类似。部分患者的毛细血管壁可有IgA沉积。

电镜下可见高密度电子致密物沉积于系膜区，有时呈巨大团块样，具有重要辅助诊断价值。上皮细胞足突多正常，有大量蛋白尿时可见足突融合。进行性病例可见球囊基膜变形、裂解，肾小球基膜"熔解"。

【临床表现】

IgA肾病可包括原发性肾小球病的各种临床表现，但几乎所有患者均有血尿。IgA肾病是原发性肾小球病中呈现单纯性血尿的最常见的病理类型。

多数患者起病前有上呼吸道(50%)或消化道感染(10%)等前驱症状，主要表现为感染后数小时至3天内出现发作性肉眼血尿或镜下血尿，可持续数小时至数日，个别达1周。肉眼血尿发作后，尿红细胞可消失，也可转为镜下血尿。肉眼血尿可反复发作。肉眼血尿发作时可有全身轻微症状，如低热、腰痛、全身不适等，尿痛有时很显著。可伴有少量蛋白尿。约30%左右患者起病隐匿，表现为无症状性尿异常，往往体检时才发现，呈持续性或间发性镜下血尿，可伴或不伴轻度蛋白尿。

10%～15%患者呈现血尿、蛋白尿、高血压、水肿、尿量减少等急性肾炎综合征的表现。

部分患者临床表现为"三高一低"典型肾病综合征症状，其病理改变以单纯轻度系膜增生为主，一般无肾小球硬化及明显的间质改变。有部分大量蛋白尿患者水肿并不明显，常伴夜尿增多，俗称"干性肾病"。其肾脏病理检查可见肾组织中有广泛肾小球硬化及间质纤维化等慢性化改变，此类型患者病程往往迁延较长，预后不良。

少数IgA肾病患者(<10%)可呈现急性肾功能不全表现，部分伴严重腰痛、少尿甚至无尿，肾活检示急性肾小管坏死、部分小新月体形成，一般可逆。约20%左右患者呈弥漫性新月体形成，肾功能进行性恶化，需要透析治疗，肾功能多难以恢复，预后差。

IgA肾病早期高血压并不常见，随着病情进展而增多，年龄超过40岁的IgA肾病患者高血压的发生率为30%～40%。少数可出现恶性高血压，病理检查常为局灶节段性肾小球硬化或全肾小球硬化以及广泛的间质纤维化，预后较差。

【实验室和辅助检查】

尿液检查可表现为镜下血尿或肉眼血尿，尿红细胞位相检查以畸形红细胞为主，提示肾小球源性血尿。60%患者伴少量蛋白尿(尿蛋白<1.0g/24h)，部分可表现为肾病综合征。30%～50%患者血IgA升高，与病情活动无关，10%～15%患者血中IgA循环免疫复合物增高，血补体C3正常，32%患者有IgA类风湿因子水平增高。部分患者可有肾功能受损的表现。

肾活检免疫荧光检查可见系膜区IgA沉积为主，补体C3经常合并存在，电镜下系膜区可见高密度电子致密物沉积。部分患者前臂皮肤活检可见毛细血管内有IgA和补体C3沉积。

案例 5-52-1

1. 血常规：Hb134g/L，WBC 10.8×10^9/L，中性0.88，PLT 168×10^9/L。

2. 尿常规：PRO(+)，RBC(++++)。

3. 尿红细胞位相：畸形红细胞95%。

4. 24小时尿蛋白定量：0.56g。

5. 肾功能：BUN5.6mmol/L，SCR 82μmol/L。

6. 血清免疫球蛋白：IgA5.30g/L(正常值0.7～3.30g/L)。

7. 血补体C3：1.42g/L(正常值0.85～1.93g/L)。

8. 肾脏病理：免疫荧光：6个肾小球IgG(−)IgA(++++) IgM(±)补体C3(++)C_{1q}(−)FRA(−)系膜区沉积。光镜：全片可见33个肾小球，肾小球系膜细胞、系膜基质轻度弥漫性增生；Masson染色系膜区可见嗜复红蛋白沉积；肾小管、肾间质、小动脉无明显病变。电镜：系膜区可见高密度电子致密物沉积，未见足突融合。

结论：轻度系膜增生性肾小球肾炎；IgA肾病。

【诊断】

IgA肾病的诊断依赖于肾活检标本的免疫病理学检查。对于临床疑诊IgA肾病患者，应尽早行肾活检，早诊断、早治疗，以便维持稳定的肾功能。

案例 5-52-1

1. 年轻男性，血尿2天。

2. 临床特点：起病急，有前驱感染史，潜伏期短(2天)，血尿为主要症状，伴轻度蛋

笔记栏

白尿。咽充血(+)。

3. 辅助检查:尿常规、尿红细胞位相、24小时尿蛋白定量提示肾小球源性血尿,轻度蛋白尿。血清免疫球蛋白 IgA 升高。肾脏病理:轻度系膜增生性肾小球肾炎;IgA 肾病。血常规示 WBC 及中性粒细胞增高。

临床诊断:

1. IgA 肾病。

2. 急性上呼吸道感染。

【鉴别诊断】

原发性 IgA 肾病主要应与下列疾病鉴别:

(一) 链球菌感染后急性肾小球肾炎

此病潜伏期较长,一般为 7~14 天,有自愈倾向;IgA 肾病潜伏期短,病情反复,结合实验室检查(如血 IgA、补体 C3、ASO 尤其是肾活检)。

(二) 薄基膜肾病

临床表现为持续性镜下血尿,常有阳性家族史,肾活检免疫荧光检查 IgA 阴性,电镜可见肾小球基膜弥漫变薄。

(三) 继发性 IgA 沉积为主的肾小球疾病

1. 过敏性紫癜性肾炎 肾脏病理及免疫荧光与 IgA 肾病相同,但前者常有典型的肾外表现,如皮肤紫癜、关节疼痛、腹痛、黑便等,可资鉴别。

2. 慢性酒精性肝硬化 50%~90%的酒精性肝硬化患者肾组织可显示以 IgA 为主的免疫球蛋白沉积,但仅很少数患者有肾受累的临床表现。两者的鉴别主要是肝硬化的存在。

3. 狼疮性肾炎 其病理改变大多与 IgA 肾病有明显差别。其免疫病理特点为"满堂亮"(各种免疫球蛋白及补体均阳性),且 C 1q 、C 4呈强阳性。少数免疫病理相似者可因其具备全身多系统损害表现而区别。

【治疗】

由于 IgA 肾病的发病机制尚不明确,因此至今尚无满意的治疗方案。目前 IgA 肾病治疗的指征无统一认识,多数认为治疗应结合临床表现与病理改变合理进行,重点在于减少尿蛋白、控制血压、延缓 IgA 肾病的发展。

(一) 急性期治疗

(1) 有上呼吸道感染的患者,应选用无肾毒性的抗生素控制上呼吸道感染,如青霉素、红霉素、头孢菌素等。

笔记栏

(2) 急进性肾小球肾炎:如果肾活检提示为细胞性新月体肾炎,应按照急进性肾小球肾炎治疗方案及时给予大剂量激素和细胞毒性药物强化治疗。

(二) 慢性期治疗

1. 感染的预防及治疗 对于反复上呼吸道感染后发作性肉眼血尿或镜下血尿的患者,控制急性感染后,可考虑扁桃体摘除,手术前后两周需使用抗生素。

2. 单纯性血尿或(和)轻度蛋白尿(<1g/24h) 一般无需特殊治疗,避免劳累,避免使用肾毒性药物,预防感冒,定期复查,密切观察病情变化。对于轻度蛋白尿(<1g/24h)者,可选用 ACEI 或 ARB 类药物治疗以减少蛋白尿。此类患者预后较好,肾功能一般能较长期维持在正常范围。

3. 大量蛋白尿或肾病综合征 如病理改变轻,仅为单纯轻度系膜增生,可选用激素和细胞毒药物治疗(详见肾病综合征),效果常常较好。如果病理改变重,尤其是肾组织中有较广泛肾小球硬化及间质纤维化等慢性化改变患者,病变常呈持续进行性发展,预后差。

4. 高血压 积极控制高血压,可以防治肾脏病变的进展。大量临床实验证实,用 ACEI 或 AT_1 RA 阻断血管紧张素系统,除了有利于控制血压,还有助于减少 IgA 肾病等肾小球疾病患者的蛋白尿,延缓肾衰竭的进展。

5. 慢性肾功能不全 按慢性肾衰竭处理。

6. 饮食治疗 IgA 肾病的发生可能与某些食物如肉、蛋、奶、麸类等引起的黏膜免疫反应有关,因此应避免此类食物的摄入。有学者认为鱼油富含 ω-3,是多聚不饱和脂肪酸,能竞争性抑制花生四烯酸,减少前列腺素、血栓素和白三烯的产生,从而减轻肾小球和肾间质的炎症反应,保护肾脏。

案例 5-52-1

处方及医生指导

1. 患者目前有感染的症状和体征,属于急性期,应注意休息,选用无肾毒性的抗生素控制上呼吸道感染,如青霉素、红霉素、头孢菌素等。

2. 感染控制后,复查血尿及蛋白尿情况,如果仍有轻度蛋白尿,可选用 ACEI 或 ARB 类药物治疗以降蛋白尿;如果血尿、蛋白尿消失,则无需特殊治疗,避免劳累及使用肾毒性药物,预防感冒,定期复查,密切观察病情变化。

【预后】

影响IgA肾病预后的因素很多，目前一致认为大量蛋白尿、高血压和受损的肾功能是IgA肾病预后不良的临床指标。而球性肾小球硬化、肾小管萎缩和间质纤维化等则被公认是IgA肾病预后不良的病理指标。除了临床和病理指标以外，还有遗传和治疗因素也影响IgA肾病预后，而且IgA肾病的病理改变是动态的，因此，在推测和判断IgA肾病的预后时，需要综合考虑。

肾移植是IgA肾病进展至终末期肾病患者的有效治疗方法，约30%的患者肾移植后5～10年IgA肾病再发，不过再发的IgA肾病很少导致移植肾衰竭。

案例 5-52-1

预　　后

目前患者仅为单纯性血尿和轻度蛋白尿，肾脏病理较轻（Ⅰ级），预后较好。

案例 5-52-1

小　　结

年轻男性，16岁，发作性肉眼血尿，无水肿、高血压，起病前2天有前驱感染，尿检提示肾小球源性血尿，伴轻度蛋白尿，血清补体C3正常，肾活检免疫荧光提示系膜区IgA沉积为主，临床诊断IgA肾病。从本病例可以看出诊断IgA肾病的依据在于三个方面：①前驱感染史，潜伏期短；②存在肾小球源性血尿、蛋白尿；③肾活检免疫荧光提示系膜区IgA沉积为主。其中第三点是确诊的必备条件。

推荐阅读

Donadio JV, Grande JP. 2002. Medical progress: IgA nephropathy. N Engl J Med, 347: 738～748

（梁　东）

笔记栏

第53章 间质性肾炎

第一节 急性间质性肾炎

案例 5-53-1

患者，男，27岁，因咽痛、发热7天，腰痛、无尿3天，水肿2天来诊。

患者于7天前在受凉后，出现咽痛、全身肌肉酸痛、发热，体温39.5℃。在当地医院按照“上呼吸道感染”给予葡萄糖加阿昔洛韦静脉滴注，每日1次，共3次。3日后患者感到外阴部皮肤瘙痒、腰部持续胀痛。无尿，每日尿量约80ml，尿色深黄，无异味，无异常沉淀物。于次日出现双下肢、颜面部水肿，且水肿逐渐加重。

体格检查：T 37.6℃，P 63次/分，R 14次/分，BP 150/95mmHg。双上肢、下腹部皮肤多处紫红色皮疹，不高出皮肤。外阴部皮肤大片深红色皮疹。颜面部水肿。两肺呼吸音正常，心率63次/分，心律齐，无杂音。腹部移动性浊音(+)，双肾区明显压痛、叩击痛，双侧腹股沟有2～3个肿大淋巴结。双下肢凹陷性水肿。

问题：

1. 该病例可考虑做何诊断？
2. 诊断思路是什么？
3. 应做哪些实验室检查？

急性间质性肾炎(acute interstitial nephritis)，因病变主要发生在肾小管和肾间质，所以又称急性肾小管-间质性肾炎。其病理改变主要是：炎症细胞浸润间质和肾小管，肾小管细胞发生变性(甚至坏死)。依据病因，可分为感染相关性、药物过敏性以及特发性三类。以药物过敏性最为常见。本章以药物过敏性急性间质性肾炎为例讲解。

【病因和发病机制】

部分抗生素、非甾体类抗炎药物、磺胺类等多种药物，以半抗原的形式进入体内，与体内载体蛋白质结合成全抗原，诱发细胞免疫和体液免疫共同参与超敏反应，使肾小管和间质发生急性非感染性炎症。部分药物在引起肾小管、间质急性炎症的同时，还能损害肾小球。

笔 记 栏

【病理改变】

肾脏外形增大，光镜下间质水肿，淋巴细胞、单核细胞、嗜酸粒细胞弥漫广泛浸润肾脏间质、肾小管。肾小管上皮细胞浊肿、变性甚至出现坏死，而肾小管基膜一般是完整的。

【临床表现】

1. 全身过敏表现 如皮肤出现药物疹、低热、关节痛、淋巴结肿大。外周血嗜酸粒细胞增加。个别患者出现胸闷、气急等过敏症状。此外，个别患者出现心动过缓、室性早搏、房室传导阻滞等心律失常。

2. 泌尿系统表现 部分患者因肾脏水肿、胀大，肾包膜受到牵拉而出现腰痛。

3. 尿液检查 尿常规检查常常出现白细胞，但尿培养阴性；蛋白尿、血尿，多为轻至中度蛋白尿，少数患者发生大量蛋白尿，甚至有肾病综合征表现。

尿量没有明显减少的患者，主要表现为肾小管的浓缩稀释功能下降，重吸收功能受损。尿比重下降，尿渗透压降低，尿pH升高，糖尿，氨基酸尿等。

4. 血常规化验 常有嗜酸粒细胞增多或白细胞增多。个别患者白细胞明显增多。

5. 肾功能检查 部分尿量减少的患者表现为血肌酐轻度升高。少尿、无尿的患者血肌酐明显升高，出现代谢性酸中毒等肾衰竭的表现。

案例 5-53-1

1. 24小时尿量86ml。
2. 尿常规：尿蛋白(++)，红细胞(++)。
3. 血常规：WBC 12×10^9/L。
4. 血生化：血肌酐906μmol/L，二氧化碳结合力50mmol/L，K^+ 5.8mmol/L。
5. 双肾B超：双肾轻度增大，回声轻度增强。

【诊断】

根据下列条件确定诊断：①近期内用药史；②尿液检查出现血尿、蛋白尿；③肾小管功能损害或者合并肾小球损害;④全身过敏表现。临床表现典型者,没有④也能确诊。但是出现下列情况者,需要进行肾活检协助诊断:①大量蛋白尿(>3.5g/d),经治疗不伴其他症状、检查结果好转者;②经合理治疗无尿超过 2 周者;③经治疗 4 周后仍有明显的血尿、蛋白尿者。

急性间质性肾炎要与急性肾衰竭、紫癜性肾炎相鉴别。

案例 5-53-1

1. 患者有近期内用利巴韦林(病毒唑史)。

2. 有皮肤过敏表现:瘙痒、皮疹。

3. 肾损害所致的无尿表现,每日尿量 86ml。

4. 腰痛、肾区压痛、叩击痛。

5. 尿液化验异常,尿常规:尿蛋白(++),红细胞(++)。

6. 肾功能异常,血肌酐 906μmol/L,二氧化碳结合力 50mmol/L。

7. 双肾影像学异常,B 超显示双肾增大,回声异常。

【治疗】

(1) 停用致病药物,部分轻症患者可自行缓解。

(2) 使用免疫抑制剂,一般使用地塞米松注射液 5mg,静脉注射,每日 1 次,连续 2～3 次。

(3) 对于出现无尿、肾功能明显异常的患者,需要进行血液透析治疗。

案例 5-53-1

1. 地塞米松注射液 5mg 静脉注射,每日一次,连续 2 天。

2. 血液透析。

第二节　慢性间质性肾炎

案例 5-53-2

患者,男,64 岁,游走性踇趾关节肿痛十余年,多尿、夜尿增多两年来诊。

患者 10 年前在酗酒后夜间突感左侧踇趾关节疼痛难忍,并发现局部红肿。在当地医院按"关节炎"给予青霉素静脉滴注 1 天后,症状缓解。半年后,在饮酒过程中再感右侧踇趾关节疼痛难忍,而且局部红肿。未经诊治,2 天后自行缓解。以后多次出现左侧或者右侧踇趾关节肿痛,偶有一侧膝关节肿痛。5 年前一次踇趾关节肿痛发作时到某医院就诊,发现血尿酸明显高于正常,拟诊为"痛风",给予吲哚美辛(消炎痛)治疗后症状在数小时内缓解。此后,每逢发生踇趾关节、膝关节肿痛即服消炎痛,多能在数小时内缓解。2 年前开始患者感到尿量明显增多,每日总尿量约 3500ml,而且夜间尿量也明显增多,每夜排尿 3～4 次,超过昼尿量。近半年来尿量进一步增加,每日达4000～5000ml,每夜排尿 4～5 次,影响睡眠。

体格检查:T 36.9℃,P 87 次/分,R 16 次/分,BP 170/100mmHg。右侧膝关节外侧有一直径 1.5cm 痛风结石。两侧踇趾关节痛风石直径 2cm,轻度外翻畸形。

问题:

1. 患者尿量增多的原因是什么?

2. 还应做哪些检查以明确诊断?

3. 如何治疗?

慢性间质性肾炎(chronic interstitial nephritis),又称慢性肾小管-间质性肾炎,其特征性改变是:肾脏间质纤维化、肾小管萎缩和纤维化。

【病因和发病机制】

慢性间质性肾炎的病因多种多样,常见的有自身免疫性疾病,如干燥综合征、系统性红斑狼疮、类风湿关节炎等;内分泌、代谢性疾病,如甲亢、痛风等。但是临床上更为常见的是药物、毒物所致的慢性间质性肾炎。如含有马兜铃酸的中药关木通、广防己等。有些肾病患者相信中草药能根治肾病,长期服用中草药,结果在原发性肾脏病的基础上又增加了慢性间质性肾炎,患者加快发展到尿毒症。西药镇痛药也可引起慢性间质性肾炎,但在我国发生率明显少于西方国家。此外,重金属铅、镉、砷等都可引起慢性间质性肾炎。个别患者不能明确慢性间质性肾炎的病因。慢性间质性肾炎的发生机制各不相同,有免疫反应的局部作用,有药物、毒物的局部直接损害,还有与炎症细胞在局部释放炎症介质引起成纤维细胞增生有关。总之,最后的结果是正常的间质、肾小管细胞减少或消失,纤维细胞大量增生。

【病理改变】

病程后期常常出现肾脏萎缩,但是不少患者在很长时间内肾脏的外形没有明显改变。早期显微镜下病变主要发生在间质、肾小管。表现为正常细

笔 记 栏

胞减少，纤维细胞增生，常常伴有一些慢性炎症细胞的浸润。后期肾小球也出现缺血、纤维化、硬化。

【临床表现】

起病缓慢、隐匿，患者往往不能说清起病的时间。多数患者首先出现肾小管浓缩吸收、排泌功能障碍，逐渐发展到肾小球滤过功能障碍。常常由于肾小管功能异常引起注意，也可能是因为在体格检查时发现尿中蛋白引起注意，还有少数患者发现时已经有了肾功能（肾小球滤过功能）异常的临床表现，如因代谢性酸中毒出现全身乏力、呼吸困难等就诊被发现。个别患者因肾小管排泌功能障碍发生严重高血钾、心律失常就诊被发现。贫血程度轻重不一，血压常轻至中度升高。

案例 5-53-2

1. 前 10 年主要表现为原发病“痛风”的表现，游走性踇趾关节肿痛。
2. 以后出现多尿、夜尿增多，而且逐渐加重。即肾小管功能障碍越来越重。
3. 血压：170/100mmHg。
4. 右侧膝关节外侧有一直径 1.5cm 痛风结石。两侧踇趾关节痛风石直径 2cm，轻度外翻畸形。

【实验室检查】

1. 尿液检查 尿常规可出现尿蛋白，多为（+～++），大量蛋白尿者少见，也可出现白细胞、红细胞，多为轻度。

2. 肾小管功能检查 尿相对比重降低，相对比重固定；尿渗透压下降；尿糖、尿氨基酸可为阳性；尿 pH 升高。

3. 双肾 B 超 双肾皮髓质分界不清，双肾萎缩。

4. 血常规 血红蛋白、红细胞低于正常。

案例 5-53-2

1. 尿常规：蛋白（+），WBC（+）。
2. 尿相对比重 1.010。
3. 双肾 B 超：双肾皮髓质分界不清。
4. 血常规：Hb79g/L ，RBC 2.67×10^{12}/L。
5. 肾脏病理：肾小管上皮细胞萎缩，间质纤维化并有淋巴细胞浸润，部分肾小球硬化。
6. 血生化：K^+ 6.6mmol/L，二氧化碳结合力 16mmol/L 肌酐 256μmol/L 尿酸 760μmol/L。

【诊断】

根据病史、尿液及其他检查初步诊断，结合肾脏病理检查方能确定诊断。

【治疗】

早期治疗原发病，在治疗过程中避免使用损害肾脏的药物至关重要。出现肾小管功能损害后，根据表现和实验室检查对症治疗，如纠正代谢性酸中毒、降压、纠正贫血、纠正低血钾或者高血钾等。已发展为慢性肾衰竭、尿毒症者予透析或肾移植治疗。

案例 5-53-2

1. 忌酒、低嘌呤饮食、低钾饮食。
2. 卡托普利 25mg 3 次/日。
3. 碳酸氢钠注射液 125ml 静脉点滴。
4. 碳酸氢钠片 0.9g，口服 3 次/日。
5. 红细胞生成素 3000U　皮下注射 2 次/周。
6. 结肠透析 2 次/周。

推荐阅读

Esteve JB，Launay Vacher V，Brocheriou I，et al. 2005. COX-2 inhibitors and acute interstitial nephritis：case report and review of the literature. Clin Nephrol，63：385～389

Tokumoto M，Fukuda K，Shinozaki M，et al. 1999. Acute interstitial nephritis with immune complex deposition and MHC class Ⅱ antigen presentation along the tubular basement membrane. Nephrol Dial Transplant，14：2210～2215

（马祖等）

第54章 尿路感染

案例 5-54-1

患者，女，46 岁，因"间歇右腰痛 3 年，加重伴发热 2 天"于 2003 年 7 月 12 日入院。

患者 3 年前无诱因出现右腰痛，呈胀痛，无放射，间歇发作，在某诊所诊断为"腰肌劳损"，未做特殊检查及治疗。2 天前劳累后出现体温升高，最高达 40.2℃，伴有寒战、尿频、尿急、尿痛、头痛、恶心、呕吐，全身乏力，右侧腰部疼痛加剧，无放射，与体位转动无关。无抽搐、昏迷，无二便失禁，无排肉眼血尿及泡沫样尿，无咳嗽、咳痰。既往有"过敏性鼻炎"病史，无肝炎、结核等病史。

体格检查：T 38.5℃、P 100 次/分、R 24 次/分、BP 92/60mmHg，发育正常，营养中等，查体合作。全身浅表淋巴结未及肿大。胸廓对称无畸形，双肺呼吸运动对称，叩诊清音，双肺呼吸音粗，未闻干湿性啰音。HR 100 次/分，律齐，各瓣膜听诊区未闻杂音。腹平，右侧上、中输尿管点压痛（+），无反跳痛，Murphy 征（−），McBurney 点压痛（−），右肾区叩痛（+），左肾区无叩痛，右侧肋脊点、肋腰点压痛，双下肢无水肿。

问题：

1. 该病例的诊断是什么？
2. 为了明确诊断，应做哪些实验室检查？
3. 如何处理？

尿路感染（urinary tract infection，UTI）指各种病原微生物在泌尿系统生长繁殖所致的尿路急、慢性炎症反应。多见于育龄女性、老年人、免疫功能低下、肾移植和尿路畸形者。根据感染发生的部位，临床可分为上尿路感染（主要是肾盂肾炎）和下尿路感染（主要是指膀胱炎与尿道炎），有时两者临床表现极相似，不容易鉴别，故统称尿路感染（简称尿感）。

【病原微生物】

尿感的病原微生物主要是细菌，极少数为病毒、真菌、衣原体、支原体及滴虫等。单纯性尿感与复杂性尿感的病原菌谱有所差异。单纯性尿感病原菌谱中，75％为大肠埃希杆菌，25％局限于表皮葡萄球菌、肺炎克雷伯杆菌、铜绿假单胞菌及粪肠球菌；并且病原菌谱基本上无年代差异和医疗设施间的差异。复杂性尿感的病原菌谱中，大肠埃希菌不足 50％，葡萄球菌属、克雷伯菌属、假单胞菌属、沙雷菌属和肠杆菌属的细菌明显增多；病原菌谱年代差异和医疗设施间的差异明显，有流行倾向。临床上尿感常常为单一细菌感染，但在长期使用抗生素或免疫抑制剂治疗、长期留置导尿管或输尿管插管以及机体抵抗力差、泌尿器械检查者，可见多种细菌混合感染、厌氧菌及真菌感染。

【发病机制】

（一）感染途径

1. 上行感染　绝大多数尿感由粪源性病原体上行感染引起，即病原菌由尿道、膀胱、输尿管上行至肾脏引起感染性炎症，可累及单侧或双侧。正常人前尿道、尿道口周围及女性阴道前庭有链球菌、葡萄球菌和乳酸杆菌等细菌存在，但一般不引起感染。能否发生感染取决于菌株的致病性、进入膀胱细菌的数量和宿主局部及全身防御机制之间的相互作用。尿道插管、尿路器械检查及性生活引起尿道损伤、排尿终末时后尿道尿液反流等因素有可能导致细菌进入膀胱而引起感染，全身抵抗力低下及尿流不畅者更易发生。

2. 血行感染　仅占尿感的 3％以下。肾脏血流量占心搏量的 25％～30％，因此在全身败血症或菌血症时，病原菌很容易经血液循环到达肾脏。多见于金黄色葡萄球菌、假单胞菌属、沙门菌属、白色念珠菌属及结核分枝杆菌等。正常肾脏能抵御血源性大肠杆菌等尿感常见致病菌的侵袭，但当肾脏结构或功能受损时，则易感性明显增加。

（二）细菌的致病力

不是所有的大肠杆菌都同样能感染完整无损的泌尿系统，只有能在尿路上皮固定、繁殖的细菌才能引起尿感，尿感发病的第一步是细菌黏

笔记栏

附于尿路上皮，而细菌黏附是通过细菌的黏附素(adhesin)来完成的。

1. 细菌黏附的方式 细菌能特异性和非特异性地黏附于其生存环境中的各种物质。特异性黏附是指菌体表面存在的特定物质(黏附素)与存在于宿主细胞表面或构成间质成分的糖蛋白/糖脂的特定部位(受体)之间的特异性结合。而黏附于导管等人工材料表面的细菌，其黏附方式是非特异性的，受到细菌体、人工材料表面及周围体液或组织内的电解质、蛋白成分的亲水性和电荷的影响。

2. 细菌菌毛 细菌的菌毛有7种，而大肠埃希菌的菌毛主要有Ⅰ型菌毛、P菌毛和S菌毛。Ⅰ型菌毛为MS菌毛，与急性单纯性膀胱炎的发病相关；P菌毛为MR菌毛，主要与肾盂肾炎的发病密切相关，尿路上皮细胞上具有P菌毛大肠埃希氏杆菌的受体越多，越易发生肾盂肾炎。

3. 细菌抗原 细菌的抗原成分也是细菌的重要致病因素。细菌荚膜(K)抗原能够抵抗多核白细胞的吞噬和血清的杀菌作用，可促进尿感的发生、发展。富含K抗原的大肠埃希菌易于引起肾盂肾炎。细菌细胞壁(O)抗原主要成分为脂多糖，具有细胞毒性和免疫原性，可引起机体的炎症反应，除与感染灶的形成、进展相关外，还与炎症的慢性化密切相关。

(三) 机体的防御机制

正常机体具有多种防止尿路细菌感染发生的机制(见表5-54-1)。当防御机制减弱时，容易发生尿感。

表 5-54-1 正常机体防止尿路细菌感染的机制

抗黏附因素	作用
1. 尿道口、外阴分布的正常菌群	抑制病原菌生长
2. 排尿、尿流	机械性冲洗
3. 尿中Hamm-Horsfall蛋白抑制细菌与尿路上皮上的受体结合	阻止细菌黏附于上皮
4. 尿中低聚糖、低pH、有机酸、溶菌酶	抑制细菌生长
5. 尿中免疫球蛋白	杀伤细菌
6. 膀胱表面的黏多糖	阻止细菌黏附
7. 膀胱壁的多形核白细胞	抗菌作用
8. 前列腺液	清除细菌

(四) 易感因素

尿路感染按其是否伴有基础疾病/易患因素分为单纯性(非复杂性)尿路感染和复杂性尿路感染。单纯性尿路感染不伴有基础疾病/易患因素；而复杂性尿路感染均伴有某些基础疾病/易患因素。常见的基础疾病/易患因素见表5-54-2。

表 5-54-2 尿路感染的基础疾病/易患因素

畸形	多囊肾病、肾囊肿
	肾盂输尿管移行部位狭窄
	输尿管膀胱移行部位狭窄
	膀胱憩室
肿瘤	肾、肾盂、输尿管、膀胱、前列腺、尿道
结石	肾盂、输尿管、膀胱、尿道
其他	肾乳头坏死
	神经性膀胱
	膀胱输尿管反流
	糖尿病
	免疫功能不全
医源性	留置导管
	逆行性操作(导尿、膀胱镜、输尿管插管)

1. 尿路梗阻 各种原因(畸形、肿瘤、结石、异物等)引起的尿路梗阻是引发尿感的最主要因素，合并尿路梗阻者尿感发生率是正常人的12倍。此外，膀胱输尿管反流、前列腺肥大、妊娠时增大子宫压迫和分泌增多的黄体酮抑制输尿管蠕动引起的尿流排泄不畅等也是引起尿路梗阻的主要原因。

2. 医疗器械操作 导尿、留置导管、膀胱镜、输尿管插管以及逆行肾盂造影等均可以损伤泌尿道黏膜，并可将病原菌直接带入而引起尿感。至少10%～20%的住院持续导尿患者发生细菌尿。据统计，1次导尿后持续性菌尿的发生率为1%～2%；留置导管4天以上则持续性菌尿的发生率高达90%。即使严格地管理导尿管及预防性给予抗生素，留置导尿1个月以上者约90%并发尿感。其主要原因是：留置导管后细菌黏附其上，并分泌糖蛋白；进而细菌在糖蛋白中分裂、繁殖形成微小菌落；微小菌落增多、融合，形成细菌生物薄膜。由于细菌生物薄膜内的细菌营养和氧的摄取困难，导致细菌外膜构造发生变化，降低了对药物的敏感性；而宿主的特异性和非特异性感染防御机制中的吞噬细胞、抗体也同样难以作用于生物薄膜菌。临床上往往不去除导管，尿感难以控制。

3. 机体抵抗力低下 合并糖尿病等慢性疾病、免疫功能不全或长期服用免疫抑制剂容易发生尿感。而长期高血压、高尿酸血症、高钙血症等造成肾间质损伤，局部抵抗力低下者也易发生尿感。女性因尿道长度短(4cm)、尿道括约肌作用弱以及尿道口与阴道口距离近而更易发生尿感。当性交时做尿道按摩引起细菌进入膀胱、过度地使用子宫帽和杀精剂能改变正常尿道口的

笔记栏

菌群，亦增加了尿感的危险性。成年女性尿感的发生率为男性的8～10倍。

4. 神经性膀胱 支配膀胱的神经发生功能障碍，如患脊髓损伤、脊髓痨、多发性硬化、糖尿病或其他疾病，这些患者由于尿液在膀胱停留过久、常要使用导尿管引流、长期不活动等原因易发生尿感。

5. 尿道内或尿道口周围炎症病灶 如妇科炎症、细菌性前列腺炎等均易引起尿感。细菌性前列腺炎是青年男性患者最常见的易感因素。

6. 遗传因素 越来越多的证据提示基因因素影响尿感的发生。反复发作尿感妇女，其尿感的家族史显著多于对照组。尿路上皮细胞P菌毛受体的数目增加，可增加尿感的易感性。

【流行病学】

在流行病学上，尿感可再分为与导管相关的(或医院获得性)感染和与导管无关的(社区获得性)感染。尿感以女性居多，约20%～30%的妇女在其一生中曾患过尿感。未婚少女发病率为2%，已婚女性增加至5%，孕妇细菌尿的发生率为7%。男性极少发生尿感，50岁以后因前列腺肥大，才较多发生。老年男女的尿感发生率可高达10%。

【病理】

急性膀胱炎(acute cystitis)的膀胱黏膜充血、潮红、上皮细胞肿胀，黏膜下组织充血、水肿和炎细胞浸润。严重者可见点状或片状出血、黏膜糜烂。急性肾盂肾炎(acute pyelonephritis)病变可为单侧或双侧，局灶或弥漫性肾盂黏膜充血、水肿，黏膜下组织炎细胞浸润，并可形成微小脓肿；肾小管上皮细胞肿胀、坏死、脱落，肾小管管腔中可见脓性分泌物、炎性细胞、脱落的肾小管上皮细胞以及由此形成的管型；严重者可见肾锥体和肾乳头坏死；肾间质水肿和炎细胞浸润。

【临床表现】

(一) 急性膀胱炎

占尿感的60%。患者通常有尿痛、尿频、尿急及下腹部疼痛。尿液常混浊，30%可见血尿，偶可见肉眼血尿，尿后尿道滴血是较为特征性症状。体检可能只有耻骨上区域压痛。大部分患者的尿液中可检测到白细胞和细菌，其致病菌多为大肠杆菌，约占75%以上。其他致病原包括沙眼衣原体、淋球菌、毛滴虫、念珠菌和单纯疱疹病毒等。一般无38.5℃以上发热、恶心、呕吐及末梢血白细胞增多等全身感染表现。

(二) 急性肾盂肾炎

起病急骤，一般在发病数小时或1天后快速出现症状。主要有：①全身感染症状：发热、寒战、体温升高达38～39℃，甚至高达40℃，伴有头痛、恶心、呕吐、腹泻、心率加快及肌肉酸痛等，患者末梢血白细胞升高，严重者可出现革兰阴性杆菌败血症表现。②泌尿系统症状：尿痛、尿频、尿急、腰痛和(或)下腹部疼痛。体检时肋脊角区和季肋点压痛阳性，和(或)肾区叩痛阳性，常有输尿管点压痛阳性。

(三) 无症状性细菌尿(asymptomatic bacteriuria)

指患者有真性细菌尿(不同日的2次以上清洁中段尿培养菌落计数均≥10^5/ml，且为同一菌种)而无任何尿路感染症状。其发生率随年龄增长而增加，常见于女性、老人、留置尿管、尿道器械操作后。

【实验室和辅助检查】

(一) 尿液检查

1. 尿常规检查 尿液外观可混浊伴腐败味；尿比重低下；尿蛋白阴性或微量；肉眼和(或)镜下血尿，尿中红细胞呈均一正常形态；尿白细胞增多，凡新鲜清洁中段尿沉渣每高倍视野超过5个白细胞称为脓尿，脓尿对尿感诊断有一定帮助；白细胞颗粒染色(氯乙酸醋染料)白细胞酯酶阳性；亚硝酸还原试验阳性。可见白细胞管型和(或)上皮细胞管型，偶见颗粒管型。如发现白细胞管型，有助于肾盂肾炎的诊断。

2. 尿白细胞排泄率 艾迪斯计数(Addis count)尿中白细胞<20万个/小时为正常，>30万个/小时为阳性，20万～30万个/小时为可疑。但该方法存在假阳性和假阴性，不能独立作为诊断依据。

(二) 细菌学检查

是诊断尿路感染的关键性手段。必须按操作规程收集尿标本，特别要避免白带污染。采用清洁中段尿做细菌定量培养其结果才可靠。膀胱穿刺尿做细菌定性培养是诊断尿路感染的金指标，但操作复杂和费时，只能用于科学研究。

1. 细菌定性检查 采用新鲜中段非离心尿革兰染色后油镜观察，>1个菌/视野，尿感诊断的阳性率90%；>5个菌/视野，则可达99%。该方法简便易行，可初步确定细菌种类，对选择治疗方案具有一定指导意义。但未检测到细菌

笔记栏

也不能排除尿感的诊断。

2. 细菌定量检查 有症状的患者，新鲜清洁中段尿细菌培养计数≥10^5/ml；无症状的患者，两次连续的新鲜清洁中段尿液标本，细菌培养计数均≥10^5/ml；耻骨上膀胱穿刺的尿标本出现任何程度的菌尿或从导管获得的尿液标本细菌含量>10^5/ml均提示存在尿感。

尿细菌培养假阳性主要见于：①收集尿液标本时无菌操作不严格、细菌污染；②尿液标本超过1小时后才接种；③培养基或接种操作不严格、细菌污染。

假阴性主要见于：①留取尿液标本1周内患者使用过抗生素；②尿液在膀胱停留少于6小时；③无菌操作过程中消毒液混入尿液；④感染病灶与尿路不相通；⑤细菌丢失部分或全部细胞壁转变为原浆型(L型)菌株、厌氧菌或结核杆菌感染而未做相应特殊培养；⑥尿液中排菌为间歇性。

(三) 其他实验室检查

急性肾盂肾炎血白细胞升高，中性粒细胞核左移。血沉可增快。偶有尿浓缩功能障碍，但治疗后可恢复。

(四) 影像学检查

一般的尿感无需进行影像学检查，但在：①复杂性尿感；②尿感反复发作；③尿感治疗效果不佳时，为明确有无尿路感染的易患因素或并发症存在，需要实施影像学检查。

1. 超声检查 是目前应用最广泛、最简便的方法，能较好地显示肾脏形态、轮廓、大小及内部结构，对多囊肾、肾结石、肾积水、输尿管扩张、肾结核、肾脓肿及周围脓肿，泌尿道畸形及前列腺增生有较好的诊断价值，但对尿感本身无诊断价值。

2. 静脉肾盂造影和逆行肾盂造影 对肾盂、肾盏及输尿管解剖结构显示较好，有助于尿路梗阻和结石、结核、畸形、肿瘤及膀胱输尿管反流的诊断。静脉肾盂造影尚可反映肾脏功能，但对肾功能不全者，显像不清晰，且加重肾负担。而逆行肾盂造影有使下尿路感染向上尿路扩散的危险。

3. 同位素肾图检查 可了解肾功能、尿路梗阻、膀胱输尿管反流及膀胱残余尿情况。

案例 5-54-1

实验室检查：

1. 血常规：WBC12.8×10^9/L，N 0.86，Hb132g/L。

2. 尿液检查：SG 1.012，白细胞酯酶(+++)，NIT(+)，蛋白0.3g/L；沉渣镜检：脓细胞满视野，RBC 3～5个/HP。尿β_2-微球蛋白2.7mg/L，尿NAG酶40.2U(g·cr)。

3. 细菌学检查：清洁中段尿细菌培养见大肠埃希菌生长，定量>10^5/ml，血细菌学培养(—)。

4. 辅助检查：B超检查提示“右输尿管上段0.5cm×0.8cm结石，右输尿管上段轻度扩张”。胸片“心、肺未见异常”。

笔记栏

【诊断和鉴别诊断】

(一) 尿感的诊断流程

1. 确诊尿感的存在 尿感确诊依赖于细菌学检查证实尿路中细菌存在。凡是有真性细菌尿者，均可诊断为尿感。真性细菌尿是指：①新鲜清洁中段尿细菌定量培养≥10^5/ml；如临床上无症状，则要求两次细菌培养计数均≥10^5/ml，且为同一菌种；②膀胱穿刺尿细菌定性培养阳性。但女性有明显尿频、尿急、尿痛，且尿白细胞增多，便可疑为尿感，如尿细菌定量培养>10^2/ml，且为尿感常见致病菌则可拟诊为尿路感染。

2. 尿感的定位诊断 符合下列指标之一者均提示肾盂肾炎：①明显的全身感染症状，如发热、寒战、体温升高、恶心、呕吐、肌肉酸痛及末梢血白细胞显著升高等；②明显腰痛和肋脊角压痛、叩痛；③尿中白细胞管型和(或)颗粒管型；④尿β_2微球蛋白含量升高；⑤尿液NAG酶升高；⑥肾小管功能损伤，如夜尿增多、低渗尿、低比重尿及肾性糖尿等；⑦急性肾衰竭、肾周围脓肿、肾乳头坏死等并发症；⑧3天疗法多不能治愈；⑨复杂性尿感和致病菌为铜绿假单胞菌、变形杆菌者；⑩影像学检查提示肾盂病变。

3. 判断是急性还是慢性肾盂肾炎 肾盂肾炎患者存在反复尿路感染病史，合并肾小管功能损害或肾脏形态异常之一者，可诊断为慢性肾盂肾炎。肾脏形态是指影像学检查提示：①肾盂形态异常：肾盂畸形、斑痕；②肾脏表面不光滑、萎缩及双侧大小不一。

4. 明确有无合并症 肾盂肾炎常见的并发症包括：①肾结石和尿路梗阻、肾盂积液；②肾乳头坏死；③肾周围脓肿；④革兰阴性杆菌败血症。

(二) 尿路感染的鉴别诊断

1. 尿道综合征 患者出现尿频、尿急及尿痛症状，多次尿细菌、真菌、厌氧菌培养阴性，并排除结核感染，临床上可诊断为急性尿道综合征

(acute urethral syndrome)。但应注意区别：①感染性尿道综合征：是一种性传播性疾病，患者常伴有不洁性交史，由支原体、沙眼衣原体或单纯疱疹病毒等引起，常伴有白细胞尿。②非感染性尿道综合征：常见于中年妇女，病因未明，可能与神经焦虑、抑郁有关，无白细胞尿，病原体检查亦阴性。

2. 泌尿系结核 是由结核分枝杆菌引起的特殊类型尿路感染。其特点：①肾外（肺、附睾等）结核病灶存在；②午后潮热、盗汗、食欲减退及体重减轻等结核中毒症状；③明显的膀胱刺激症状；④反复多次尿培养或尿沉渣镜检可发现结核分枝杆菌；⑤影像学检查可见肾盂、肾盏虫蚀样缺损或挛缩膀胱；⑥尿频、尿急、尿痛更突出，一般抗生素治疗无效。

3. 前列腺炎 50岁以上的男性因有前列腺增生、肥大等易患此病。前列腺炎常常出现尿急、尿痛及下腹痛症状，需与膀胱炎、尿道炎相鉴别。急性细菌性前列腺炎常以发热、寒战、尿痛、前列腺疼痛为特征，挤压或按摩前列腺获得的脓性分泌物培养得到大量细菌，可以确诊。慢性细菌性前列腺炎除尿检异常外临床症状多不明显，有时可出现梗阻症状或会阴部疼痛。前列腺按摩得到的前列腺液中白细胞数>10个/HP及前列腺B超有助于鉴别诊断。非细菌性前列腺炎可能与支原体、沙眼衣原体有关，尿细菌培养阴性。

4. 无菌性脓尿(sterile pyuria) 尿白细胞增多，但反复多次尿细菌培养阴性，称之为无菌性脓尿。常见于：①非细菌性感染，如沙眼衣原体、解脲支原体、结核杆菌或真菌等；②结石、解剖异常、肾钙化症、膀胱输尿管反流、间质性肾炎或多囊肾等非感染性疾病。此外，急性肾小球肾炎、狼疮性肾炎和间质性肾炎也常常可见到白细胞增多，特别是当这些疾病水肿、蛋白尿不明显时更要加以鉴别。

案例 5-54-1

1. 中年女性，右腰胀痛2年余，劳累后加重伴畏寒、发热2天。

2. 有腰痛、尿频、尿急、尿痛、右肾区叩击痛、右上、中输尿管点压痛。

3. 血WBC总数及中性分叶核细胞比例均升高，尿检见脓细胞，少许红细胞，微量蛋白尿；尿NAG酶升高，β_2微球蛋白升高，有真性细菌尿。

4. B超提示"右输尿管上段结石并轻度扩张"。

临床诊断：

1. 急性肾盂肾炎。

2. 右输尿管上段结石并积液。

【治疗】

尿路感染的治疗目的在于预防或治疗全身败血症，缓解症状，清除感染灶，消灭尿路病原体、预防复发和长期并发症。应根据尿感的部位和类型分别给予不同的治疗方案。

(一) 治疗原则

尿感的治疗应遵循以下原则：①鼓励患者多饮水、勤排尿，以降低肾髓质渗透压，提高机体吞噬细胞的功能，并促进细菌和炎性分泌物从尿中排出；②尽可能纠正梗阻、结石等易感因素；③抗感染治疗最好在尿细菌定量培养及药敏试验指导下进行；④临床症状缓解并不意味着细菌学治愈；⑤治疗方案完成后应进行评估和随访；⑥普通抗生素治疗无效应考虑厌氧菌、L型细菌、结核分枝杆菌或支原体、沙眼衣原体及单纯疱疹病毒等所致的尿感。

(二) 急性膀胱炎

急性单纯性膀胱炎，90%～95%以上是由大肠杆菌或腐生葡萄球菌引起，一般选用短疗程（3天）抗菌疗法：用药3天，给予复方磺胺甲基异噁唑2片，每日2次，或氧氟沙星0.2g，每日2次，或环丙沙星0.25g，每日2次，或阿莫西林0.5g，每日4次。用3天疗法，约90%尿感可治愈。男性患者、孕妇、糖尿病的患者、复杂性尿感，或拟诊为肾盂肾炎者，均不宜用3天疗程。

为了确知细菌尿是否已被肃清，应嘱患者于3天疗程结束后，即使症状消失，也需要在停药后7天再次行清洁中段尿细菌定量培养，如无细菌生长，可作为临床治愈；短疗程疗法结束后，症状没有缓解，并伴有白细胞尿和（或）菌尿，则按肾盂肾炎处理；如果伴有白细胞尿，但无菌尿，则应考虑有无厌氧菌、结核分枝杆菌或支原体、沙眼衣原体及单纯疱疹病毒感染的可能。如果没有细菌尿，也没有白细胞尿，但仍有尿频和排尿不适，则很可能是非感染性尿道综合征。

(三) 急性肾盂肾炎

1. 轻型急性肾盂肾炎 经3天疗法治疗失败的尿路感染，或有轻度发热和（或）肾区叩痛的肾盂肾炎，宜口服有效抗生素药物14天治疗，以喹诺酮类药为首选。可选用氧氟沙星0.2g，每天3次口服，或环丙沙星(Ciprofloxacin)0.25g，每天2次口服；或二、三代头孢菌素口服给药治疗；如用药72小时仍未显效，应按照药物敏感试验结果更改抗菌药物。

2. 中等度严重的肾盂肾炎 发热>38℃，

血白细胞升高等全身感染症状较明显的急性肾盂肾炎，应选择静脉给药治疗。在未有药敏结果前，可选用环丙沙星200～400mg，每12小时1次，或氧氟沙星200～400mg，每12小时1次，或庆大霉素(gentamicin)1mg/kg，每8小时1次。在获得药敏报告后，可酌情改用肾毒性小的抗菌药物。静脉用药至患者热退72小时后，可改用口服有效抗菌药物，完成2周疗程。

3. 重症急性肾盂肾炎 这些患者多是复杂性肾盂肾炎，伴有严重的全身感染中毒症状，致病菌常为耐药革兰阴性杆菌，可选用氨基苷类抗生素如阿米卡星(Amikacin)或庆大霉素，第三代头孢霉素如头孢曲松钠(ceftriaxone)1～2g/d，或头孢派酮钠(cefoperazone)2g，每8小时1次。半合成的广谱青霉素如哌拉西林3g，每6小时1次。通常使用一种氨基苷类，再加一种广谱半合成青霉素或第三代头孢菌素类，后两者与氨基苷类联用，有协同作用。如未能排除革兰阳性球菌感染，可加用氨苄西林。获得尿细菌培养结果后，可参考药物敏感实验结果调整抗生素。患者全身感染症状消退、体温恢复正常72小时后，可改用口服有效抗生素以完成2周疗程。

4. 随访和疗效评估 疗程结束时如临床症状消失、尿白细胞和细菌检查阴性，应在停药后第2、第6周再行尿细菌培养。如2次尿培养均为阴性，则可视为临床治愈。如果静脉抗生素治疗3～5天，临床症状仍无明显好转，应注意混合感染或(和)并发症的存在。而疗程结束时仍有膀胱刺激症状、尿白细胞增多，应考虑结核分枝杆菌感染的可能。妊娠妇女即使临床治愈，也应每月均进行尿培养，直到分娩。

(四) 再发性尿路感染

尿路感染经临床治疗后，细菌尿转阴，但以后再次发生细菌尿称为再发性尿感，分为复发和重新感染。

复发指治疗后菌尿转阴，但在停药后1个月内再发，且致病菌与先前感染的细菌完全相同。复发的常见原因有：①尿路解剖或功能异常，引起尿流不畅，可通过静脉肾盂造影或逆行肾盂造影确诊；②抗菌药物选用不当或剂量和疗程不足；③由于病变部位瘢痕形成，血供差，病灶内抗菌药物浓度不足。

重新感染是指另一种新的致病菌侵入尿路引起的感染，表示尿路防御感染的能力差，并不是由于治疗不当而失败，故应重视尿感的预防，同时全面检查有无易感因素存在，予以去除。一年内尿感发作在3次或3次以上者应考虑用长程低剂量抑菌疗法作预防性治疗。一般选用几种不同种类的抗菌药(如磺胺、喹诺酮、头孢菌素、大环内酯等)排列组合，每种抗菌药服用2～3周后服用下一种抗菌药，几种抗菌药组成一个疗程。每晚睡觉前排尿后，服用单剂量抗菌药。一个疗程结束后可连续进行下一个疗程，服药时间可6个月、1～2年，甚至更长。

笔记栏

(五) 无症状性细菌尿

大多数情况下，尤其是老年患者的无症状性细菌尿，一般没有必要抗感染治疗；否则会促使大部分患者出现耐药菌株。对发生显性感染风险甚高和有合并症的患者，应建议治疗。这类患者包括糖尿病、多囊肾病、解剖或神经性病变以及拟做泌尿科检查的患者。孕妇常易发展为急性肾盂肾炎而导致败血症，故妊娠早期应积极治疗无症状性细菌尿。

【并发症】

案例 5-54-1

1. 中年女性，有劳累诱因，有右输尿管上段结石并梗阻的易感因素。
2. 临床表现为全身症状(畏寒、发热等)、泌尿系统症状(尿频、尿急、尿痛等)。
3. 体格检查有右肋脊点压痛和右肾区叩痛、右上、中输尿管点压痛。
4. 实验室检查见脓细胞、真性细菌尿。
5. 临床诊断为急性肾盂肾炎。
6. 治疗采用2周抗生素疗程，并去除易感因素。

尿感一般经积极、有效治疗很少出现并发症，但如果治疗不当、复杂性尿感以及机体抵抗力低下时，可出现多种并发症。

(一) 肾乳头坏死

肾乳头及其邻近肾髓质的缺血性坏死，常常发生于患有糖尿病、止痛剂性肾病及痛风性肾病等基础疾病的尿感患者；临床出现寒战、高热、剧烈腰痛和血尿；尿中有坏死组织排出，阻塞输尿管可引起肾绞痛；常常合并败血症和肾功能急剧恶化。静脉肾盂造影可见特征性肾乳头环形征。宜加强抗菌药物治疗和解除尿路梗阻。

(二) 肾周围脓肿

重症急性肾盂肾炎直接扩展至肾周组织引起的化脓性炎症，常并发于糖尿病、尿路梗阻的患者。临床出现持续性高热和明显的单侧腰痛，向健侧弯腰时疼痛加剧。超声、腹部平片、CT

及磁共振检查有助于诊断。宜使用强力的抗菌药物治疗,加强支持疗法,必要时考虑切开引流。

(三)革兰阴性杆菌败血症

常见于复杂性尿路感染患者,偶见于严重的单纯性肾盂肾炎患者。病情急剧、凶猛,患者出现寒战、高热及休克。预后不良,病死率高。

案例 5-54-1

处　理

1. 卧床休息,多饮水,多排尿,适当碱化尿液。

2. 抗生素治疗:予第三代头孢菌素类,如头孢曲松钠或头孢派酮钠联合氨基苷类抗生素如阿米卡星、庆大霉素静脉滴注,疗程2周。

3. 急性期过后行静脉肾盂造影检查,明确诊断并考虑排石治疗,解除梗阻。

【预后】

预后:①单纯性膀胱炎或肾盂肾炎的患者经过治疗可痊愈;成年急性单纯性肾盂肾炎进展为肾功能损伤、慢性肾脏疾病罕有发生。②复杂尿感如不对其内在缺陷进行矫治,或对异物进行清除,要想根治感染是极为困难的。复杂尿感患者更易发生严重肾损害、菌血症和败血症,病死率也更高。治疗关键除须选用有效抗菌药物外,尚需解除梗阻,清除异物。③不伴有泌尿系统疾病和梗阻的儿童及成年人的无症状性菌尿,可使症状性尿感的事件增加,但一般不导致肾损害。

【预防】

预防措施包括:①多饮水,每2～3h排尿1次,是最有效的预防措施;②保持会阴部清洁;③尽可能避免使用尿路器械检查;④性生活后排尿也是有效的预防方法;⑤频发的尿路感染(>3次/年)可在全量治疗清除菌尿之后,长期给予小剂量抗生素预防复发;⑥对于留置导尿的患者,投予抗生素可以推迟尿感的发生,但留置导尿超过3天后,药物预防无效;⑦有膀胱-输尿管反流的患者要养成“二次排尿”的习惯,即每一次排尿后数分钟,再排尿1次。

案例 5-54-1

预防指导建议

1. 多饮水、勤排尿,适当运动,避免久坐。

2. 注意会阴部清洁。

3. 2周及6周后复查尿常规及清洁中段尿细菌培养。

推荐阅读

Fihn SD. 2003. Acute uncomplicated urinary tract infection in women. N Engl J Med,349:259～266

Johnson JR, Kuskowski MA, Wilt TJ. 2006. Systematic review: antimicrobial urinary catheters to prevent catheter-associated urinary tract infection in hospitalized patients. Ann Intern Med,144:116～126

(徐米清)

第55章 肾小管疾病

第一节　肾小管酸中毒

由于肾小管排泌氢离子(H^+)，或者重吸收碳酸氢盐离子(HCO_3^-)障碍而导致的酸中毒称为肾小管酸中毒(Renal Tubular Acidosis，RTA)。

一、低钾性远端肾小管性酸中毒

案例 5-55-1

患者，女，36岁，因"全身乏力3年，心悸1年，活动后胸闷、气急半年"来诊。

患者于3年前开始出现全身乏力，以双下肢为重，因多次双下肢酸软无力而跌倒，多经坐位休息10～30分钟后自行部分缓解。自去年开始出现心悸，时有阵发性加重。加重期间停止活动自行缓解。每次持续约3～5分钟。半年前开始步行约100米左右出现胸闷、气急，入院前步行30米即可感到胸闷、气急。自发病以来，食欲正常，体重变化不大，每日平均排尿6次，其中夜尿3～4次，每日尿量约3000ml。

体格检查：T 36.8℃，P 109次/分，R 14次/分，BP 130/65mmHg，神志清，营养发育正常。皮肤黏膜红润。两肺呼吸音正常，心率109次/分，心律不齐，心音低钝，无杂音。四肢肌力约Ⅳ级。腱反射迟钝，病理反射未引出。

问题：

1. 如何考虑诊断？
2. 患者无力，首先考虑神经性疾病还是肌肉病变？为什么？
3. 进一步要做哪些检查？

【病因与发病机制】

该型肾小管酸中毒是由于远端肾小管向肾小管腔排泌H^+减少，使肾小管腔内与肾小管周围不能形成H^+浓度差。肾小管周围的H^+不能按照浓度梯度，从小管周围源源不断的进入小管腔被从尿中排出。主要机制有：①肾小管上皮细胞膜H^+泵结构或者功能缺陷，不能主动向管腔排泌H^+；②肾小管上皮细胞通透性异常，不能有效阻止管腔内的H^+反弥散入肾小管上皮细胞。

引起本型肾小管异常的原因分为继发和原发两类。继发性患者常常能找出肾小管损害因素，如长期服用损害肾小管的药物，如中药木通；从事与肾小管损害有关的职业，如养蜂人经常遭受蜂毒；患有损害肾小管的疾病，如风湿性疾病等。原发性患者肾小管缺陷与遗传有关。

【临床表现】

1. 代谢性酸中毒的表现　无论是肾小管上皮细胞泌H^+障碍还是管腔内H^+反弥散入肾小管上皮细胞，患者都表现为尿液酸度下降。具体表现为尿中NH_4^+减少，尿pH升高(始终pH>6)，因尿液排酸减少，血液酸度升高，表现为血pH下降、酸中毒。酸中毒是引起患者全身无力的原因之一。

2. 低钾血症　因肾小管腔内H^+减少，肾小管上皮细胞H^+-Na^+交换减少，K^+-Na^+交换增加，更多的K^+被交换如肾小管腔而排出。所以出现低钾血症，但是常伴有血Cl^-升高。低钾血症不仅引起全身无力，严重者可以引起胃肠胀气、心律失常以及低钾性肾病，即由于肾小管上皮细胞变性表现为肾小管浓缩稀释功能障碍。

3. 钙磷代谢异常　主要表现为肾小管对α-D_3的25羟化能力下降，1,25-$(OH)_2D_3$生成减少，肾小管对钙、磷重吸收能力下降。尿钙、尿磷增加以及由此引起的尿路结石，血钙、血磷下降以及由此导致的骨病。

部分患者肾小管已经出现酸化功能障碍，但是尚未表现为酸中毒，称为不完全性肾小管酸中毒。

案例 5-55-1

1. 患者全身乏力3年。
2. 心悸、阵发性加重1年。
3. 活动后胸闷、气急。
4. 夜尿增多。
5. 心率加快109次/分，心律失常，心音低钝，四肢肌力下降，腱反射反应迟钝。

【实验室检查】

1. 血生化　二氧化碳结合力下降、血pH下

笔记栏

降，但阴离子间隙 AG 正常；血钾降低、血氯升高；可有低血钙、低血磷。

2. 尿液 尿 pH>6，尿 NH_4^+ 减少；可出现尿比重下降、尿渗透压下降。

3. 氯化铵负荷试验 对怀疑不完全远端肾小管酸中毒者，口服氯化铵后尿 pH 不能下降至 5.5 以下为阳性。有肝病者，可改服氯化钙。

4. 影像学检查 泌尿系统可出现结石阴影；可出现骨质疏松影像改变。

案例 5-55-1

1. 血生化 CO_2CP 16mmol/L，血 pH 7.32，K^+ 2.7mmol/L，Cl^- 110mmol/L，Ca^{2+} 1.86mmol/L，P^{5+} 0.54mmol/L。

2. 尿液化验 尿 pH7.6。

3. B 超：左肾盂结石 9mm×6mm；右侧输尿管中上段结石 8mm×7mm，右侧肾盂轻度积水。

4. 心电图：窦性心动过速，频发室性期前收缩。

【诊断】

高氯性代谢性酸中毒、AG 正常、伴有低血钾、尿pH>6，排除慢性肾脏病变所致的肾小管损害、甲状腺功能亢进等疾病，方可考虑远端肾小管酸中毒。如同时伴有低血钙、低血磷、骨病、尿路结石则更有利于诊断。

【治疗】

去除病因对于继发性患者尤为重要。对症治疗措施如下：

1. 纠正酸中毒 补充碱性药物。如碳酸氢钠，口服，酸中毒严重患者可先静脉注射后改为口服。具体剂量应根据患者的酸中毒程度和病情决定。

2. 补钾 因患者多伴有高氯血症，口服氯化钾能使血氯进一步升高。为了避免此不良反应，选择枸橼酸钾最为合适。同时，使用枸橼酸＋枸橼酸钾制成合剂（枸橼酸 100g＋枸橼酸钾 100g，加水至 1000ml）也能纠正酸中毒，减少泌尿系统结石形成，起到一药多效的作用。

3. 补充 1,25·$(OH)_2D_3$（骨化三醇） 对已经存在骨病的患者，可给以骨化三醇 0.25μg，每日 1 次，并补充钙剂。

案例 5-55-1

1. 5%碳酸氢钠注射液 125ml，静脉点滴。

2. 枸橼酸钾合剂 10ml，每日 3 次。

3. 碳酸钙 1.0，每日 3 次。

二、近端肾小管酸中毒

案例 5-55-2

患者，女，27 岁，服中草药 2 年，心悸、气急、乏力 5 个月，晕倒 3 小时来诊。

患者于 2 年前因“不孕症”在当地门诊部就诊，给以中草药长期治疗（具体成分不详），治疗 2 年仍未妊娠。自 5 个月前开始出现持续心悸、气急、全身乏力并持续加重，活动后更明显。3 小时前，患者在步行过程中突然晕倒。半年来食欲较前有所下降。

体格检查：T 36.4℃，P 116 次/分，R 16 次/分，BP 90/50mmHg。皮肤黏膜无异常。胸式呼吸增强，三凹征阴性，两肺呼吸音正常，心率 116 次/分，心律不齐，心音低钝，无杂音。四肢肌力约Ⅲ～Ⅳ级。腱反射迟钝，病理反射未引出。

问题：

1. 应该如何考虑诊断？

2. 首先考虑神经性疾病还是肌肉病变？为什么？

3. 你首先做什么？其次做什么？

【病因和发病机制】

病变发生在近端肾小管。主要是近端肾小管对 HCO_3^- 重吸收障碍，大量 HCO_3^- 自尿中丢失。主要机制：①肾小管上皮细胞腔面膜 Na^+-H^+ 交换障碍，使 HCO_3^- 重吸收失去动力，肾小管腔内 HCO_3^- 重吸收减少；②肾小管上皮细胞基膜侧 Na^+-HCO_3^- 协同转运故障，肾小管上皮细胞内的 HCO_3^- 不能及时转运到管周积聚在肾小管上皮细胞内影响管腔内 HCO_3^- 的进一步转运。

近端肾小管酸中毒也分为继发性和原发性两种。其致病特点与远端肾小管酸中毒相似。

【临床表现】

1. 代谢性酸中毒的表现 肌肉酸软、食欲不振、胸闷气急甚至出现呼吸困难（酸中毒大呼吸）、精神不振、反应迟钝。

2. 低血钾的表现 全身无力，心悸，心律失常，低钾性肾病，主要表现为多尿、夜尿增多。严

笔记栏

重患者甚至发生呼吸肌麻痹。

与远端肾小管酸中毒相比,近端肾小管酸中毒患者尿中 HCO_3^- 明显增多。尿液 pH 多在 5.5 以下。血钙、血磷轻度降低甚至正常。泌尿系统结石很少见。

【实验室检查】

1. 血生化 二氧化碳结合力下降、血 pH 下降,阴离子间隙 AG 正常,血钾降低,血钙、血磷轻度降低或者正常。

2. 尿 HCO_3^- 明显增高,尿 pH 一般<5.5,尿 NH_4^+ 浓度正常。

案例 5-55-2

1. 血生化 CO_2CP 13mmol/L,标准 HCO_3^- 18mmol/L,血 pH 7.29,K^+ 2.3mmol/L,Cl^- 10^9 mmol/L。

2. 尿 pH5.3。

3. 心电图:窦性心动过速,频发室性早搏成二联律。

【诊断】

根据病史、临床表现、代谢性酸中毒、低血钾、尿中 HCO_3^- 明显增高可考虑近端肾小管酸中毒。结合碳酸氢钠重吸收试验(口服或者静脉注射碳酸氢钠后,测定尿排泄 HCO_3^- 的比率)可确定诊断。

【治疗】

继发性患者首先进行病因治疗。对症治疗如下。

(1) 纠正酸中毒,因为本型患者酸中毒主要是由于自尿中丢失 HCO_3^- 所致,所以补充碳酸氢钠是最直接的纠正酸中毒的治疗方法。碳酸氢钠 6~12 克/日,分次口服,可根据患者碳酸氢钠排泄分数确定每日剂量。

(2) 补钾,因为本型患者同样存在高氯血症,所以补充氯化钾能加重高氯血症。一般选用枸橼酸钾口服液。

(3) 碳酸氢钠排泄分数高者,可给以小剂量氢氯噻嗪。

案例 5-55-2

1. 5%碳酸氢钠注射液 125ml,静脉点滴。
2. 碳酸氢钠 2 克,每日 3 次。
3. 枸橼酸钾口服液 10ml,每日 3 次。
4. 氢氯噻嗪 25mg,每日 3 次。

笔记栏

三、高血钾型肾小管酸中毒

案例 5-55-3

患者,男,55 岁,因口渴、多饮、多尿 11 年,双下肢水肿 1 年,心悸 6 个月来诊。

患者于 11 年前无明显诱因出现口渴难忍、多饮,每餐之间至少饮水 5~6 次,每日饮水约5~6kg。多尿,每日尿量约 4000~5000ml。在当地医院就诊,经血、尿化验以及糖耐量试验诊断为 2 型糖尿病。前 4 年服用"消渴丸"治疗,症状有所减轻,但血糖控制不理想。后改服中草药 3 年,未做血糖化验。4 年前因视物不清在当地医院就诊,发现血糖明显高于正常,开始皮下注射胰岛素治疗。血糖控制较好。1 年前开始出现双下肢水肿,在当地医院尿液化验发现尿中蛋白,诊断为糖尿病肾病,给以卡托普利治疗。6 个月前开始出现持续心悸。

体格检查:T 36.2℃,P 49 次/分,R 16 次/分,BP 170/110mmHg,体重 56kg。神志清,精神差,营养发育良好。双肺呼吸音正常,心率 49 次/分,心律齐,心音基本正常,无杂音。双下肢轻度凹陷性水肿,神经反射正常。

问题:

1. 应该如何考虑诊断?
2. 你首先做什么? 其次做什么?

高血钾型肾小管酸中毒在临床上比较常见,由于患者往往是在慢性肾脏病变,如糖尿病肾病、慢性间质性肾炎、慢性肾小球肾炎等肾脏病的基础上发生,而且患者此时已经存在肾功能不全,高血钾型肾小管酸中毒容易被忽视。本型患者的突出表现是:肾小球滤过功能损害轻,肾小管排泌功能损害重。也就是血肌酐仅轻度升高,高血钾和酸中毒却很严重。

【病因与发病机制】

本病的发生机制尚未完全阐明,可能与醛固酮分泌减少或者远端肾小管对醛固酮的反应减弱有关,这种情况下肾小管排泌 H^+、K^+ 减少,故而出现高血钾和酸中毒。也可能是由于慢性肾脏病患者肾小管与肾小球的损害不相匹配有关,即肾小管的损害相对重,而肾小球的损害相对轻。临床上经常见到一些慢性肾小球肾炎(或者其他慢性肾脏病)患者长期服用中草药治疗,血肌酐仅仅轻度升高,但是血钾明显升高、酸中毒已经比较严重。

【临床表现】

1. 酸中毒的表现 食欲不振、恶心、呕吐，肌肉酸软无力，胸闷气急、呼吸困难。

2. 高血钾表现 心动过缓、传导阻滞，严重者甚至心脏停搏。

【实验室检查】

1. 血生化 血肌酐轻度升高甚至正常，高血钾，二氧化碳结合力明显下降，血 pH 下降，血氯升高。

2. 尿液检查 尿钾减少，尿 NH_4^+ 减少。

3. 内分泌检查 部分患者血醛固酮水平下降。

案例 5-55-3

1. 血生化：血钾 6.8mmol/L，血氯 114mmol/L，血肌酐 149μmol/L，血 pH 7.30，CO_2CP 12mmol/L。

2. 24 小时尿钾 11mmol/L。

3. 心电图：窦性心动过缓，Ⅰ度房室传导阻滞。

4. 双肾 B 超：双肾形态基本正常，双肾皮质回声轻度增强。

【治疗】

去除病因至关重要，否则，患者可能需要提前进入透析维持生命阶段。对症治疗如下。

1. 纠正酸中毒 碳酸氢钠口服或者静脉点滴，根据患者代谢性酸中毒的程度决定剂量、给药方式和疗程。

2. 降低血钾 轻、中度高血钾可以通过控制钾的摄入量、补充碳酸氢钠、利尿、口服离子交换树脂等治疗。严重高血钾患者（>6.5mmol/L）需要及时进行透析治疗。

3. 纠正低醛固酮血症 对证明存在低醛固酮血症的患者，可每日给以氟氢可的松 0.1mg 口服；肾小管抵抗醛固酮的患者，应每日服用氟氢可的松0.3～0.5mg。

案例 5-55-3

1. 5%碳酸氢钠注射液 125ml 静脉滴注。

2. 血液透析。

3. 低钾饮食。

4. 碳酸氢钠片 1.0mg，每日 3 次。

5. 定期复查血生化。

第二节 Fanconi 综合征

本病是一种近端肾小管的多功能缺陷性疾病。成人发病多继发于肾小管损害，与药物、毒物、风湿性疾病等因素有关。临床主要表现为近端肾小管的重吸收功能障碍，一些本不应该出现在尿液中的成分，由于肾小管重吸收障碍，在尿中出现。尿中可检出葡萄糖（血糖正常）、氨基酸、磷酸盐、尿酸盐、碳酸盐等。如在尿中检出葡萄糖（血糖正常）、氨基酸、磷酸盐、尿酸盐、碳酸盐等可拟诊，进一步排除其他因素所致可以确诊。治疗主要是去除病因、对症治疗。

推荐阅读

Karet FE. 2002. Inherited distal renal tubular acidosis. J Am Soc Nephrol，13：2178～2184

Ring T，Frische S，Nielsen S. 2005. Clinical review：Renal tubular acidosis：a physicochemical approach. Crit Care，9(6)：573～580

Santer R，Steinmann B，Schaub J. 2002. Fanconi-Bickel syndrome：a congenital defect of facilitative glucose transport. Curr Mol Med，2：213～227

（马祖等）

笔记栏

第56章 肾血管疾病

第一节 肾动脉狭窄

【病因】

肾动脉狭窄(renal artery stenosis)常由动脉粥样硬化、纤维肌性发育不良和大动脉炎等引起。青年患者以后两种病因多见;老年患者则以前者为主。肾动脉狭窄是引起肾血管性高血压(renal vascular hypertension)的重要原因。

【发病机制】

肾动脉狭窄引起的高血压与肾动脉狭窄程度成正比,肾动脉狭窄大于50%时,才会影响肾脏的血流灌注;大于70%才会明显减少肾血流量,激活肾素-血管紧张素系统,导致外周血管阻力升高,钠、水潴留,动脉血压升高。此外,部分动脉粥样硬化所致的肾动脉狭窄患者可引起缺血性肾脏病,导致肾小球硬化、肾小管萎缩及肾间质纤维化。

【临床表现】

(一) 肾血管性高血压

肾动脉狭窄所致高血压的特点是病程进展迅速,舒张压升高明显(常超过110~120mmHg)。对于家族史阴性、新近起病的年轻高血压患者,要高度怀疑纤维肌性发育不良的可能。对于中年起病的患者,尤其是合并有其他器官动脉粥样硬化病变表现,应该怀疑动脉粥样硬化性肾血管性高血压。有时患者腹部(或腰部)可闻及收缩期或双期血管杂音。实验室检查尿常规可正常或有轻度蛋白尿,少量红细胞及管型。部分患者因血浆醛固酮增多而出现低钾血症。B超示患侧肾缩小。

(二) 缺血性肾病

对有动脉粥样硬化的老年患者(伴或不伴高血压),出现不明原因的肾功能进行性减退,并伴有轻度的尿检查异常(蛋白尿<1g/d、少量红细胞及管型),要高度重视本病的可能。有学者发现,有上述表现者,半数以上患者有明显的肾动脉狭窄,且抗高血压治疗尤其是使用ACEI类药物会进一步加重肾功能损害。

笔记栏

【诊断及鉴别诊断】

有下列情况者需注意肾动脉狭窄的可能:顽固性高血压,老年患者新患高血压,严重高血压(舒张压>120mmHg)合并进行性肾功能减退,尤其是有吸烟或(和)血管栓塞史者;高血压患者伴有原因不明的血肌酐升高或由ACEI诱导的可逆性血肌酐上升;中、重度高血压伴有双肾大小不等。及时诊断有赖于临床医生对本病的警惕及相关检查。

(一) 超声检查

腹部超声波检查是一项简便无创的筛选方法。双侧肾脏大小不等(两肾长径相差1.5cm以上)提示小肾可能存在肾动脉狭窄。可进一步行多普勒血管超声检查,若发现肾动脉狭窄处血流加速改变,则诊断价值更大。

(二) 血浆肾素活性测定

肾血管性高血压患者中有约75%有血浆肾素活性水平增高。如卡托普利试验阳性(口服卡托普利25~50mg,分别测定服药前及服药后1小时血浆肾素活性,如果服药后血肾素活性明显升高为阳性),则诊断意义更大。

(三) 放射性核素肾显像

仅做核素肾显像意义不大,阳性率极低。如能配合卡托普利肾显像检查(服卡托普利25~50mg,比较服药前后肾显像结果)可以提高本病诊断的敏感性和特异性。

(四) 肾动脉造影

是诊断肾动脉狭窄的“金指标”。可以准确显示肾动脉狭窄的部位、病变的范围、狭窄的程度及侧支循环形成情况。同时可以间接提示肾动脉狭窄的病因。肾动脉造影可引起急性肾衰竭、出血或血栓形成等并发症,应严格掌握适应证及做好预防措施。

(五) 磁共振显像或螺旋CT血管造影

能清楚显示肾动脉狭窄,敏感性及特异性均高。不过它们显示的肾动脉狭窄程度常有夸张。

【治疗】

肾动脉狭窄的治疗目的为控制血压和增加缺血肾的血流量，方法主要有药物治疗、血管成形术和外科手术治疗。现已肯定手术治疗优于内科治疗。

（一）血管成形术

此方法包括经皮肾动脉腔内球囊扩张和支架植入。由于此方法安全可靠，已成为肾动脉狭窄的首选治疗方法。适用于各种病因引起的肾动脉狭窄，尤其是纤维肌性发育不良患者。

（二）外科手术治疗

适用于肾动脉狭窄介入治疗无效、多分支狭窄或狭窄远端有动脉瘤形成等情况。手术治疗包括血管重建、动脉内膜切除、自身肾移植等。如上述治疗无效，可作病肾切除术。

（三）内科药物治疗

药物治疗不能改善肾动脉狭窄导致的患肾缺血，仅能帮助控制高血压。适用于单侧肾动脉狭窄伴血浆肾素水平增高的患者。常选用ACEI或ARB。使用时必须从小剂量开始，逐渐加量，并密切观察血压及肾功能的变化。双侧肾动脉狭窄者使用ACEI类药物需慎重。

第二节　肾动脉栓塞和血栓形成

【病因和发病机制】

肾动脉栓塞（renal artery embolism）的栓子主要来源于心脏，如风湿性心脏病合并心房纤颤、心肌梗死时的附壁血栓、换瓣术后血栓、感染性心内膜炎等。此外，尚有来源于心脏外的栓子，如肿瘤栓子、脂肪栓子等。

肾动脉血栓形成（renal artery thrombosis）主要在肾动脉创伤性检查或治疗（如经皮肾动脉造影、肾动脉内球囊扩张）、肾动脉病变（如肾动脉粥样硬化、炎症、动脉瘤等）的基础上形成。此外，血液高凝状态（肾病综合征尤其是膜性肾病）等也可有肾动脉血栓形成。

【临床表现】

肾动脉栓塞和血栓形成的临床症状及轻重程度取决于肾动脉阻塞的程度、部位及范围。局部细小血管的栓塞临床上常无症状；肾动脉或较大的分支阻塞常导致肾梗死，患者有突发剧烈的腹痛或腰痛，可伴有恶心、呕吐。部分患者出现轻度蛋白尿、血尿。约60%患者可因肾缺血肾素释放出现高血压，高血压经常是暂时性但也可能是持续性的。广泛双侧肾动脉栓塞或孤立肾动脉栓塞常导致急性肾衰竭。单侧肾动脉渐进性闭塞（如动脉粥样硬化）可不被觉察，临床表现为不明原因的进行性肾功能减退。

【诊断和鉴别诊断】

有肾梗死致病因素的患者，突然出现持续性腰痛应注意本病的可能，并尽快做相应的检查。如静脉肾盂造影或核素肾显像发现节段性肾脏低灌注区域或肾脏无灌注，常提示本病的可能。增强的CT和MRI检查可显示增强减低的梗死区。肾动脉栓塞的确诊有赖于选择性肾动脉造影。一般典型病例无需做肾动脉造影，仅限于需行手术治疗的患者。

【治疗】

肾动脉栓塞或血栓形成诊断确立后应尽快给予抗凝治疗，以恢复肾脏血流灌注。具体措施包括：①肾动脉内灌注溶栓治疗；②全身抗凝治疗；③引起肾动脉栓塞或血栓形成原发病的治疗；④外科手术取栓治疗。治疗选择取决于：①患者耐受手术的能力；②肾血管闭塞的范围、肾脏受侵犯的程度。

第三节　小动脉性肾硬化

小动脉性肾硬化（hypertensive arteriolar nephrosclerosis）主要是指弓形动脉、小叶间动脉、入球小动脉的硬化。在西方国家较常见，是终末期肾衰竭的第二位病因。根据其临床表现、病理改变及预后又可分为良性小动脉性肾硬化症（benign arteriolar nephrosclerosis）和恶性小动脉性肾硬化症（malignant arteriolar nephrosclerosis）。

一、良性小动脉性肾硬化症

本病由长期未控制好的良性高血压引起。高血压持续5～10年即可出现良性小动脉性肾硬化症的病理改变，10～15年即可能出现临床表现。

【病理】

早期肾脏大小正常，晚期缩小。肾脏入球小动脉玻璃样变，小叶间动脉、弓形动脉内膜增厚，管腔狭窄，肾脏供血减少，进而发生缺血性肾实质

笔记栏

损害，致肾小球硬化、肾小管萎缩和间质纤维化。

【临床表现】

本病多见于50岁以上中老年人，有多年（10～15年）缓慢进展的高血压史。随着病程发展，肾功能逐渐减退，由于肾小管对缺血敏感，故临床首先出现夜尿增多、多尿等肾小管功能受损表现，晚期可出现肾小球功能渐进性损害。尿常规检查仅有轻度尿异常，可有少量红细胞及管型，部分患者有少量蛋白尿（多<1.5g/d），以小分子蛋白为主。患者可同时出现视网膜血管改变[小动脉狭窄和/或火焰状出血]、心脏肥大、充血性心力衰竭等肾外改变。

【治疗】

积极稳妥地控制高血压是防治肾小动脉硬化的关键。高血压的良好控制可有效地防止老年患者发生高血压肾损害和良性小动脉肾硬化所致的终末期肾衰竭的发生率。同时戒除一些不良生活习惯，如吸烟、酗酒等。一旦发生肾衰竭，则按慢性肾衰竭处理。

二、恶性小动脉性肾硬化症

恶性小动脉性肾硬化症是由于急进性高血压或恶性高血压引起肾小动脉弥漫性病变，肾功能急剧恶化发展而来。

【病理】

本病除了有良性小动脉性肾硬化（缺血性肾病）的改变外，其特征性病理改变是入球小动脉、小叶间动脉和弓状动脉发生纤维素样坏死；此外，小叶间动脉和弓状动脉内膜和表层平滑肌细胞增厚（高度增生的基质及细胞成同心圆排列，使血管切面呈"洋葱皮"样外观），肾小动脉腔高度狭窄，甚至闭塞。

【临床表现】

肾损害的表现是恶性高血压的一部分，临床表现除了有神经系统症状（头晕、头痛、视力模糊、神志改变、局部性或全身性癫痫发作）、心力衰竭等恶性高血压的肾外表现外，患者出现蛋白尿（约1/3患者呈现大量蛋白尿），肉眼血尿（约1/5）或镜下血尿，可有红细胞管型、颗粒管型和少量蛋白管型。肾功能急剧恶化，血肌酐、尿素氮迅速升高，常于发病后数周或数月进入终末期肾衰竭。

笔记栏

【治疗】

恶性高血压是内科危急重症之一，如不及时治疗，预后不佳，可于短期内死于肾衰竭、脑卒中或心力衰竭。迅速有效地降低血压，是保护靶器官功能的关键。一般首选静脉用药迅速控制血压，然后口服降压药维持。治疗过程中应密切观察血压，避免血压下降过快、过低，以免导致心、脑、肾等重要器官供血不足。血压不能控制的恶性高血压患者，预后极差。已发生肾衰竭的患者应及时透析治疗。

第四节　肾静脉血栓形成

肾静脉血栓形成（renal vein thrombosis，RVT）发生的主要原因有：全身高凝状态（如肾病综合征尤其是膜性肾病）、肾静脉受压（如腹膜后纤维化、肿瘤或脓肿等）、血管壁受损（如肾癌侵袭肾静脉、外伤等）、妊娠或服用避孕药等情况。此外，其他一些因素也促进肾静脉血栓的形成，如高度水肿导致有效循环血容量不足、强烈利尿治疗、激素使用等。

【临床表现】

本病的临床表现取决于被阻塞静脉的大小、血栓形成的速度、血流阻塞的程度、侧支循环的建立等。慢性小分支静脉血栓，尤其侧支循环建立良好者常无明显临床症状。急性RVT的典型临床表现为：①患侧腰胁痛或腹痛、恶心、呕吐；②尿异常：出现血尿（镜下血尿或肉眼血尿）和蛋白尿（原有蛋白尿增多）；③病侧肾脏增大（影像学检查证实）；④肾功能损害：尤其是双侧肾静脉血栓形成时，可导致显著的少尿和急性肾衰竭。慢性RVT多有持续腰背疼痛及肾小管功能的异常，如肾小管性酸中毒、肾性糖尿、氨基酸尿、磷酸盐尿等。此外，肾静脉血栓常可脱落引起肺栓塞。

【诊断】

本病的确诊有赖于选择性肾静脉造影检查。肾静脉腔内充盈缺损或静脉不显影等都有助于RVT的诊断。其他非侵入性检查，如CT、MRI、B超及彩色血管多普勒检查等由于敏感性欠佳，临床实际应用价值有限。

【治疗】

RVT确诊后应尽早给予局部或全身溶栓及

抗凝治疗，包括链激酶或尿激酶、肝素等。急性RVT伴急性肾衰竭可考虑溶栓治疗，而抗凝治疗则广泛用于急慢性RVT，最为广泛认可的治疗方法即肝素抗凝，5～7日后可以改为华法林口服，并长期维持。治疗一般至少持续1年。复发性病例或风险因素持续存在者，抗凝治疗可能需无限期延续。外科手术取栓主要用于双侧肾静脉血栓形成，抗凝溶栓治疗无效，反复发生肺栓塞的患者。

推荐阅读

Mailloux LU, Napolitano B, Bellucci AG, et al. 1994. Renal vascular disease causing end-stage renal disease, incidence, clinical correlates and outcomes: a 20 years clinical experience. Am J Kidney Dis, 24: 622～629

Novick AC, Scoble J, Hamilton G. 1996. In Novick AC et al (eds): Renal Vascular Disease. Philadelphia: WB Saunders, 1～529

Safian RD, Textor SC. 2001. Medical Progress: Renal-Artery Stenosis. N Engl J Med, 344: 431～442

Taylor ATJ, Fletcher JW, Nally JVJ, et al. 1998. Procedure guideline for diagnosis of renaovascular disease. J Nucl Med, 39: 1297～1302

Wilcox CS. 2003. Medical management of renovascular hypertension and ischemic nephropathy. In Brady and Wilcox's, Therapy in nephrology and hypertension, 2th ed. Philadelphia: WB Saunders, 589～597

（徐米清）

笔 记 栏

第57章 急性肾衰竭

急性肾衰竭(acute renal failure)是肾小球滤过率在短时间内(几小时至几天)迅速下降,以至于血液中的毒素、水、电解质排泄或代谢障碍为特征的临床综合征。急性肾衰竭常常以少尿或无尿为主要临床表现,但是约50%的患者尿量多于400ml/d。在发生急性肾衰竭的早期,患者常没有症状或仅表现为原发病的症状。

案例 5-57-1

患者,女,32岁,分娩后阴道大出血3天,无尿24小时。

3天前患者在预产期内分娩出现难产,产程约30小时左右。在当地卫生部门的协助下产出一名健康男婴。分娩刚刚结束阴道开始出血,第一小时出血约100ml。第二小时内出血约50ml。第三小时出血约30ml。第四小时仅有10ml出血。出血量逐渐减少,未予重视。两天前患者在家中又有阴道出血,4小时内出血约500ml。就诊途中突然出现阴道持续、大量出血约1800ml,到达本医院时收缩压在40mmHg以下,神志模糊、大小便失禁。给予紧急输血1000ml、输液2000ml、催产素静脉滴注后,阴道流血逐渐停止,血压逐渐回升至120/60mmHg,神志已经基本恢复正常。在继续治疗过程中,发现已有24小时无尿(共排尿70ml)。为进一步救治入院。

体格检查:T 36.6℃,P 96次/分,R 16次/分,BP 160/105mmHg。神志清,精神差,能对答。营养发育良好。皮肤黏膜苍白,无出血点。睑结膜苍白、轻度水肿,无黄染。浅表淋巴结无肿大。牙龈无出血。两肺呼吸音正常,两肺底有少许湿啰音,心率98次/分,心律齐,心音亢进,无杂音。肝脾无肿大,腹部无压痛,双下肢凹陷性水肿。无反跳痛。无病理反射。

【病因与分类】

急性肾衰竭的病因分为3类。

(1) 肾脏灌注(血流量)不足,肾实质尚未发生器质性损害,也称肾前性急性肾衰竭。该类患者临床上最为常见,约占55%。

(2) 肾实质直接受到损害,也称肾性急性肾衰竭。该类患者约占40%。

(3) 尿路梗阻,也称为肾后性急性肾衰竭。该类比较少见,约占5%。

具体原因举例见表5-57-1。

表 5-57-1 急性肾衰竭的常见病因

肾前性急性肾衰竭
1. 血容量不足
A. 出血、烧伤、脱水
B. 经胃肠道失液:呕吐、外科引流、腹泻
C. 经肾脏失液:利尿、渗透性利尿、肾上腺机能减退
D. 体腔(胸腔、腹腔)内大量积液:胰腺炎、腹膜炎、创伤、烧伤、严重低蛋白血症
2. 心排血量下降
A. 心肌病、瓣膜或心包疾病、心律失常
B. 其他:肺动脉高压、广泛肺栓塞、正压机械通气
3. 全身或肾脏血管阻力异常
A. 全身性血管扩张:脓毒血症、麻醉、过敏反应
B. 肾脏血管收缩:高钙血症、使用药物,如:去甲肾上腺素、肾上腺素、环孢素、他克莫司、两性霉素B等
C. 肝肾综合征
4. 肾脏自我调节反射损害所致的肾脏灌注不足
5. 高黏滞综合征:多发性骨髓瘤、红细胞增多症、巨球蛋白血症
肾实质性急性肾衰竭
1. 肾血管栓塞
A. 肾动脉阻塞:粥样硬化斑块、血栓形成、栓塞、夹层动脉瘤、血管炎

笔记栏

续表

B. 肾静脉阻塞:血栓形成、压迫
2. 肾小球疾病或肾微血管病变
A. 肾小球肾炎、血管炎
B. 溶血尿毒综合征、血栓性血小板减少性紫癜、DIC、放射性肾炎、SLE、硬皮病
3. 急性肾小管坏死
A. 缺血性:肾脏灌注下降,如血容量不足、心排血量下降、肾血管收缩、全身血管扩张;产科并发症,如胎盘早期脱离、产后出血
B. 中毒
①外源性毒素:环孢素、抗生素、化疗、对乙酰氨基酚(扑热息痛)
②内源性毒素:横纹肌溶解、溶血、尿酸、草酸盐
4. 间质性肾炎
A. 过敏性:抗生素、非类固醇类消炎药、利尿剂、卡托普利
B. 感染:细菌性、病毒性、真菌性
C. 浸润性:淋巴瘤、白血病、结节病
D. 特发性
5. 小管内沉积物或阻塞
骨髓瘤球蛋白、尿酸、草酸盐、阿昔洛韦、甲氨蝶呤、磺胺类药
6. 移植肾排斥反应
肾后性急性肾衰竭
1. 输尿管梗阻:结石、血凝块、坏死的乳头、癌栓、压迫
2. 膀胱性梗阻:神经源性膀胱、前列腺肥大、结石、癌症、血凝块
3. 尿道性梗阻:尿道狭窄、先天性瓣膜、包茎

【发病机制】

肾前性急性肾衰竭是由于血容量不足、肾脏血流灌注减少、肾脏血流动力学改变所致的肾小球滤过率下降。如果及时补足血容量、增加肾脏灌注,使肾脏血流动力学改变能得到及时纠正,肾小球滤过率可恢复正常。如不能及时纠正,肾脏灌注不足,肾小管将发生坏死。肾后性急性肾衰竭也是如此,如果不能及时解除梗阻,肾小管也会发生坏死。

下面以肾脏灌注(血流量)不足所致的急性肾小管坏死为例说明其发病机制。

1. 肾脏血流动力学异常 肾脏缺血、灌注不足时肾脏的血流重新分布,具体变化是肾皮质血流减少、髓质血流相对增加。这些改变主要是由下列因素引起,一方面肾脏收缩血管因素增加,如具有收缩血管作用的交感神经兴奋性增强、肾素-血管紧张素系统活动性增强、血栓素A_2以及肾脏血管内皮素合成增加,另一方面具有舒张血管作用的因素减弱,如PGI_2、PGE_2、一氧化氮等减少。这些变化造成肾脏血流动力学异常,肾小球滤过率下降。

2. 肾小管上皮细胞损害 ①能量缺乏,细胞膜离子泵活动障碍,导致上皮细离子异常分布、胞内水肿;②上皮细胞内氧自由基产生增加,氧化应激损害增加;③上皮细胞膜损害导致功能障碍;④上皮细胞内酸中毒。最终引起肾小管上皮细胞功能障碍、肿胀、变形、坏死。

3. 肾小管内管型形成 坏死的上皮细胞、分泌物质等在肾小管形成管型阻塞肾小管,肾小球滤过液反流使局部水肿进一步加重。

其发生机制和过程如图 5-57-1。

【病理改变】

由于引起急性肾衰竭的病因不同,病理改变存在很大差异。典型急性肾衰竭的肾脏外观表现为肾脏增大、表面苍白,切开实质多见皮质肿胀苍白、髓质充血暗红。肾小管的病理改变也由于病因不同,病理改变存在明显差异。肾前性急性肾衰竭所致的急性肾小管坏死,其肾小管表现为小管上皮细胞肿胀、坏死、脱落。坏死可成点状、片状、段状、灶性,可同时存在肾小管基膜的破坏。管腔内有细胞碎片、坏死物质、蛋白等组成的管型存在。一般说来,感染、缺血所致的急性肾小管坏死病理改变重,常伴有部分肾小管基膜破坏。药物所致者病理改变主要集中在近曲小管,而且多为点状,常不伴基膜破坏。所以药物所致常比感染、缺血所致恢复所需时间短,而且恢复后一般不遗留肾小管浓缩、重吸收功能障碍。肾小球的病理改变存在很大差异,严重出血患者可能发生广泛肾小球坏死。但一般表现为肾小球水肿、肿大、炎症细胞浸润、有时伴有毛细血管断裂。

【临床表现】

不同病因所致的急性肾衰竭,临床表现、病

笔 记 栏

程、转归都存在差异。即便是相同病因所致的急性肾衰竭也存在病情、病程、转归差异。临床上就诊的急性肾衰竭患者，最常见的表现形式为急性肾小管坏死。而且急性肾小管坏死的临床表现典型、颇具代表性，下面着重讲述急性肾小管坏死的临床表现。

1. 起始期 此期常存在已知的肾脏损害因素，如大出血导致低血压休克、严重挤压伤、急性感染，以及服用某种药物等。但是由于患者的全身病变表现突出，肾脏损害尚未充分表现出来，很容易被医生忽视。但是此时常已经有了尿量、尿液成分的变化，如尿量减少、尿中少量蛋白、尿中红细胞等。及时去除肾脏损害因素、及早采取相应措施，部分患者可以避免进一步发展。

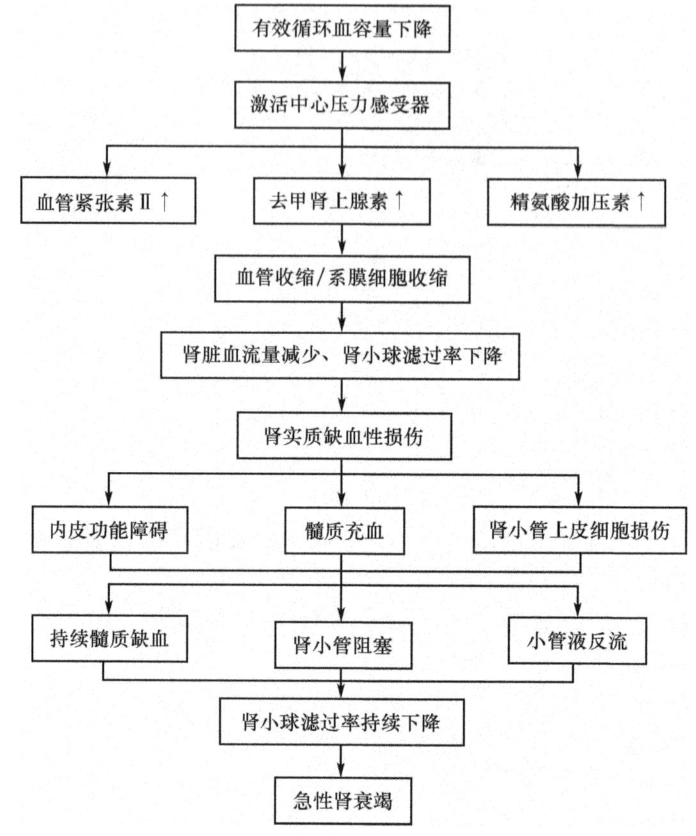

图 5-57-1 有效血容量不足致急性肾功能衰竭的机制

2. 少尿期 典型患者此期持续 1～2 周，但是也可短至 2～3 天，或者长至 6 周。大部分患者最突出的表现是少尿，每日尿量少于 400ml。也有少部分患者尿量超过 400ml。一般情况下，少尿期尿量越多，恢复越快。由于少尿（以及非少尿）期患者肾功能减退，毒素排泄、水分清除障碍，患者表现出一系列临床症状如下。

急性肾衰竭少尿期常出现的异常如下。

(1) 代谢性酸中毒，主要由于肾脏排泄酸性代谢产物障碍，再加上机体的高分解代谢状态所致。

(2) 高血钾，肾脏排钾障碍、高分解代谢、酸中毒是产生高血钾的主要原因。在严重高分解代谢的患者，血钾上升速度快，是威胁急性肾衰竭患者生命的重要因素之一。

(3) 钠水潴留：主要为血钠降低，但是机体总钠量增加。由于水潴留多于钠潴留，所以出现稀释性低血钠。

系统并发症的临床表现如下。

(1) 呼吸系统：主要表现为由于血容量过多，肺淤血而影响气体交换。主要表现为咳嗽、咳痰，痰量增加，多为白色泡沫痰。胸闷、气急、呼吸困难。发生急性肺水肿时，咳血痰或粉红色泡沫痰。患者容易并发呼吸道感染。可因此进一步加重感染。

(2) 循环系统：主要表现为血压升高、心衰。端坐呼吸、咳白色稀薄痰或者粉红色泡沫痰等肺水肿症状。两肺可有湿啰音。少数患者出现室性早搏、心房纤颤、室上性心动过速等心律失常。

(3) 消化系统：食欲不振、恶心、呕吐、腹胀、腹泻，不少患者有轻度消化道出血，表现为大便潜血阳性，少数患者出现黑便。个别患者消化道出血量大，成为威胁生命的主要因素。部分患者出现肝脏损害的症状体征。

(4) 神经系统：头痛、头晕，神志淡漠、反应冷淡，甚至出现嗜睡、昏迷，少数患者出现抽搐、烦躁不安等。个别患者出现脑水肿的症状体征。

该期患者常发生水、电解质、酸碱平衡紊乱、感染等并发症。急性肾衰竭患者一旦并发严重感染、消化道大量出血等并发症,可导致多器官功能衰竭,病死率明显增加。

3. 多尿期 持续1～3周甚至更长时间。多尿期开始的标志是每日尿量超过500ml。尿量逐渐增加或者迅速增加,有时24小时尿量高达10000ml以上。产生多尿的原因是:一方面肾小管上皮细胞再生,肾小管内的管型、细胞碎片等被尿液冲出致管腔通畅,但是浓缩功能尚未恢复,另一方面血液中积聚的代谢产物产生渗透性利尿作用。该期由于产生大量尿液,仍易产生水、电解质、酸碱平衡紊乱。同时可因为尿量过多、血容量不足发生肾前性肾损害,加重肾脏病变或者延迟恢复。该期患者抵抗力低下,仍然易于并发感染。

4. 恢复期 主要是肾小管浓缩稀释、重吸收功能的恢复。一般需要数月时间,少数患者肾小管功能始终未能完全恢复,表现为多尿、夜尿增多、尿糖等异常。

案例 5-57-1

1. 大出血、休克后经输血、输液,血压恢复正常,神志恢复。

2. 大出血、休克抢救成功。发现已经24小时无尿,患者血压逐渐升高,达160/105mmHg。而且睑结膜轻度水肿,两肺底少许湿啰音,心音亢进,双下肢凹陷性水肿。患者已经发生急性肾衰竭,出现血容量过多。

【实验室检查】

1. 血常规检查 由于大出血所致的急性肾衰竭,是否贫血、贫血程度取决于出血量和输血量。

2. 血生化 血肌酐、尿素氮、血钾明显升高。而且每日都有增高。血肌酐平均每日升高44.2 μmol/L,高分解代谢者升高速度更快。代谢性酸中毒,血pH<7.35,HCO_3^-<20mmol/L。血钠降低。

3. 尿液检查 可见尿蛋白(+～++)、上皮管型、颗粒管型、比重固定在1.015以下。尿渗透压低于350mmol/L。

4. 影像学检查 B超检查发现双肾大小正常或者轻度增大,实质回声改变。肾后性者可发现结石、肾盂积水等。肾脏ECT检查对明确肾脏功能、排除梗阻结石等很有价值。

案例 5-57-1

1. Hb 78g/L,WBC 10.2×10^9/L,RBC 3.32×10^{12}/L,PLT 106×10^9/L。

2. 血Cr 657μmol/L,BUN 28.8mmol/L,HCO_3^- 12.4mmol/L,K^+ 6.8mmol/L,Na^+ 133mmol/L,Ca^{2+} 1.86mmol/L,血渗透浓度340mmol/L。

3. 尿液化验:尿蛋白(++),颗粒管型(++),尿比重1.013,尿渗透浓度336mmol/L,尿钠31.3mmol/L,尿肌酐70.2μmol/L。

4. 滤过钠分数:2.2。

5. B超:双肾轻度增大,实质回声增强。

【诊断与鉴别诊断】

有引起急性肾损害的因素存在,尿量进行性减少的同时,血肌酐高于正常或者持续升高,如血肌酐连续3天以上每日升高超过44.2μmol/L,即可疑诊;如患者同时出现血压进行性升高、血钾不断升高、代谢性酸中毒等可确定诊断。小部分患者尽管没有达到少尿程度,但是出现血肌酐进行性升高、血钾升高、代谢性酸中毒等肾功能损害表现,也能诊断。

对于急性肾小管坏死的诊断多不困难,对于病因不明、大量蛋白尿、病程4周仍然没有恢复征象者应及时行肾活检明确急性肾衰竭的原因。例如,个别急进性肾小球肾炎酷似急性肾衰竭,及时肾活检明确诊断、及早采取措施有利于预后。在慢性肾损害的基础上发生急性肾损伤容易被忽视,需要特别注意。急性肾衰竭的原因诊断尤为重要。

肾前性急性肾衰竭是否已经发展到了急性肾小管坏死需要进行如下鉴别:

血容量不足所致的肾前性少尿,有体液丢失,有脱水、血容量不足的体征,血压下降或者低于正常。对于不能排除且没有心脏病变者,在做好透析的前提下,可先给以5%的葡萄糖溶液500ml后观察尿量和血压。如尿量增加,可考虑血容量不足。如尿量不增,可使用呋塞米40mg静脉注射再观察尿量。确定是否由于血容量不足导致少尿。下列指标有助于鉴别两者(表5-57-2)。

此外,尿路梗阻所致的尿量减少、尿闭,也需要与急性肾小管坏死鉴别。通过尿路系统的影像学检查,鉴别不难。对于尿路梗阻是否发展到了肾小管坏死,解除梗阻预后如何有时评估比较困难。

表5-57-2 肾前性少尿与肾实质性肾衰竭的尿液诊断指标

诊断指标	肾前性少尿	肾实质性肾衰竭
尿相对比重	>1.020	<1.015
尿渗透浓度(mmol/L)	>500	<350
尿钠(mmol/L)	<20	>20

笔记栏

续表

诊断指标	肾前性少尿	肾实质性肾衰竭
肾衰指数*	<1	>1
滤过钠分数**	<1	>1
尿液化验	—	颗粒管型

*尿钠/(尿肌酐/血肌酐)；**(尿钠/血钠)/(尿肌酐/血肌酐)

【治疗】

1. 针对引起急性肾小管坏死的原发病治疗。

2. 饮食治疗 给以高热量饮食，少尿期以碳水化合物为主，适当控制蛋白摄入量。高分解代谢患者适当增加蛋白、热量。控制钠、钾摄入。

3. 维持水、电解质、酸碱平衡 ①水平衡，参考血压、体重变化、尿量、出汗量、体温、皮肤弹性、有无水肿等体征确定补液量，液体入量过多可引起心衰，液体入量不足可加重肾损害。②高血钾的治疗，血钾超过6.5mmol/L者，要及时给以如下处理：做好透析准备；10%葡萄糖酸钙10ml+50%葡萄糖20ml缓慢静脉注射；5%碳酸氢钠125ml静脉点滴；50%葡萄糖50ml+速效胰岛素10U静脉注射。③代谢性酸中毒，HCO_3^- < 15mmol/L时，给以5%碳酸氢钠125ml静脉注射。透析治疗最为有效。

4. 感染 是急性肾小管坏死患者的主要死亡原因之一。应尽早选择无肾毒、敏感抗生素治疗。在使用抗生素过程中，要考虑到肾功能衰竭的影响，也要考虑到血液透析对抗生素的清除作用。

5. 心力衰竭 是急性肾小管坏死的主要死亡原因之一。尽早进行透析治疗有利于恢复。

6. 透析治疗 适应证如下：①急性肺水肿；②高血钾，血钾≥6.5mmol/L，或者心电图提示高血钾；③高分解代谢，每日尿素氮上升≥14.3mmol/L、肌酐上升≥177μmol/L、血钾上升≥1mmol/L、HCO_3^-下降≥2mmol/L；④少尿或者无尿2天以上、血肌酐≥442μmol/L、尿素氮≥21.4mmol/L、二氧化碳结合力≤13mmol/L；⑤出现尿毒症症状，如恶心、呕吐、意识障碍等。可以选择腹膜透析，也可以选择血液透析。对于病情严重、心血管功能不稳定、低血压或者血压波动大、特别是有严重感染者、多脏器功能衰竭者，选择连续性肾脏替代治疗尤为合适，其具有血流动力学稳定、静脉内补充营养、清除炎症介质等优点。

案例 5-57-1

少尿期治疗

1. 记出入量。
2. 低盐、低钾、低蛋白饮食。
3. 5%碳酸氢钠125ml，静脉滴注。
4. 10%葡萄糖酸钙10ml+50%葡萄糖40ml，静脉注射。
5. 血液透析。
6. 定期复查血生化指标。

7. 多尿期主要是防止水、电解质平衡紊乱，预防感染发生。肌酐、尿素氮恢复正常后应增加蛋白摄入量。

案例 5-57-1

发病第21天，经过9次血液透析治疗：

1. 24小时尿量为3300ml。
2. 血钾3.8mmol/L，血肌酐328μmol/L，血尿素氮16.5mmol/L。
3. Hb115g/L，WBC 9×10^9/L，血小板234×10^{12}/L。
4. 尿液化验：比重1.012，蛋白阴性，尿渗透浓度327mmol/L，尿钠22.5mmol/L，尿肌酐66.7μmol/L。

多尿期治疗：

1. 血生化检查。
2. 根据生化决定是否需要继续血液透析，是否需要纠正水、电解质、酸碱失衡。

多尿期患者，由于肾小管的浓缩吸收功能尚未完全恢复，此期的患者仍然易发水、电解质、酸碱平衡紊乱。如果补液不足(或者饮水不足)，易发脱水、血容量不足，严重时甚至再次发生肾前性血容量不足，使肾小管再次受损，恢复延迟。补液过多，可发生水肿甚至心衰。既可因为尿量增加、尿钾排除增多而发生低血钾，又可能因为补钾过量肾脏不能增加排出量而发生高血钾，血钠也是如此。所以，及时、适量的纠正水电解质紊乱是这一时期的重要任务。经过了少尿、无尿期和透析等治疗，再加上患者摄入减少、营养不良，患者抵抗力明显下降，此时易发生感染。所以防止感染也是该期的重要任务。

8. 恢复期 部分患者在急性肾衰竭后1～2年甚至更久时间有多尿、夜尿增多等肾小管受损的表现，少数患者因肾小管受损严重，长期血肌酐轻度高于正常值。

推荐阅读

Hilton R. 2006. Acute renal failure. BMJ, 333:786～790

Schiffl H, Lang SM, Fischer R. 2002. Daily hemodialysis and the outcome of acute renal failure. N Engl J Med, 346:305～310

Schrier RW, Wang W. 2004. Mechanisms of Disease: Acute Renal Failure and Sepsis. N Engl J Med, 351:159～169

(马祖等)

笔记栏

第58章 慢性肾衰竭

案例 5-58-1

患者,男,35 岁,因“间歇性水肿 8 年,夜尿增多 2 年,恶心、呕吐 3 个月”于 2003 年 10 月 9 日入院。

患者于 8 年前无明显诱因出现面部及双下肢水肿,晨起时面部水肿较为明显,下肢下午水肿较为突出,压之凹陷。每日尿量约 2000ml,尿色淡黄,泡沫多,而且久置难消,气味无异常。到当地卫生部门就诊,发现血压升高、尿有蛋白,诊断为“慢性肾小球肾炎”。给以呋塞米 20mg 每日 3 次治疗,水肿消失,血压有所下降。此后每逢感冒、劳累即出现面部和双下肢水肿,皆经利尿治疗症状消失。2 年前出现全身乏力,夜尿增多,每夜平均排尿 4 次,夜尿量明显超过昼尿量,每日总尿量也有所增多,达 3000ml 左右。到当地医院就诊,经血液化验诊断为“慢性肾功能不全”。给以卡托普利每次 1 粒,每日 3 次;碳酸氢钠片每次 3 粒,每日 3 次治疗;间断服用中草药治疗。全身乏力有所好转,其他症状无明显改变。3 个月前出现恶心、呕吐、食欲不振,全身乏力加重。

体格检查:T 36.5℃ P 89 次/分 R 17 次/分 BP 160/100mmHg,呼出气体有尿素味,贫血貌,精神不振,面部水肿,睑结膜、口腔黏膜苍白,全身皮肤黏膜无出血点、蜘蛛痣。双肺呼吸音清,肺底无湿啰音。心音有力,心率 89 次/分,心律规整,心尖部可闻及收缩期吹风样杂音。肝脾肋下未及,肝区无叩击痛。甲床苍白,双下肢中度凹陷性水肿。生理反射存在,病理反射未引出。

问题:

1. 针对该病例,应做出哪些考虑?
2. 诊断思路是什么?
3. 第一步应该做什么?

慢性肾衰竭(chronic renal failure)是一种复杂的临床综合征。各种慢性肾脏病变,无论是原发还是继发,如果不能终止发展,最终将进入到慢性肾衰竭阶段。近年来慢性肾衰竭的发生率持续增长,使得慢性肾衰竭已经成为常见病、多发病。据估计我国每 1 万人中每年有 1 人发生慢性肾衰竭。而且由于治疗费用昂贵,应引起高度重视。

慢性肾衰竭的分期:

正常肾小球滤过率(GFR)为 80～120ml/min,此时肾功能假设为 100%。最常用的肾脏功能分期是按照肾小球滤过率划分如下:①肾储备能力下降期:约相当于美国国家肾病基金会的“肾脏病生存质量指导”(K/DOQI)的第 2 期,GFR 减少至正常的约50%～80%,血肌酐正常;②氮质血症期:相当于 K/ DOQI 的第 3 期,是肾衰的早期,GFR 减少至正常的约 25%～50%,出现氮质血症,血肌酐高于正常,但<450μmol/L;③肾衰竭期:相当于 K/ DOQI 的第 4 期,GFR 减少至正常的 10%～25%,血肌酐显著升高(约 450～707μmol/L);④尿毒症期:相当于 K/DOQI 的第 5 期,是肾衰竭的晚期,GFR 减少至正常的 10%以下,血肌酐>707μmol/L。

案例 5-58-1

1. 患者间歇性水肿多年、血压升高、尿蛋白,是慢性肾小球肾炎。

2. 数年后出现了多尿、夜尿增多进入肾衰竭早期。

3. 进一步出现消化道症状进入尿毒症阶段。

【病因】

任何疾病或者任何原因引起肾脏的正常结构破坏都有可能发展成为肾衰竭。常将这些原因分为原发性、继发性、遗传性肾脏病变三类。原发性肾脏病变如:慢性肾小球肾炎、隐匿性肾小球肾炎、肾病综合征等;继发性肾脏病变如:糖尿病肾病、梗阻性肾病、狼疮性肾炎、痛风性肾病、慢性间质性肾炎等;遗传性肾脏病变如:多囊肾病、遗传性肾炎等。国内外引起慢性肾衰竭的原因排序存在差异。西方国家一般排序为:糖尿病、高血压病、肾小球疾病、多囊肾病等。到目前为止,在我国公认的最常见原因是肾小球肾炎。局部统计结果是:糖尿病肾病或者高血压病第二位,但是多囊肾病、梗阻性肾病并不少见,特别是一些经济欠发达地区,常见到由于尿路梗阻不能

笔记栏

及时解除而导致的慢性肾功能衰竭。有些患者由于起病隐匿，到肾衰竭晚期才来就诊，此时双肾已经萎缩，往往不能确定其病因。

【发病机制】

（一）慢性肾衰竭进行性恶化的机制

肾功能恶化与基础疾病的活动性无疑相关，但是其机制目前尚未完全弄清楚。目前有以下几种学说。

1. 健存肾单位“三高”学说 当原发性疾病肾脏破坏到达一定程度时，如 GFR 已经下降到正常值的 25%以下，即使基础疾病已经停止活动肾功能仍然不停地减退，直至出现尿毒症，其减退是通过一个共同的途径。这一点在动物实验得到了证实，将大鼠的一侧肾脏切除，另一侧肾脏切除 2/3，大鼠将逐渐发展为肾功能不全。一些尿路梗阻（如双侧尿路结石或者前列腺肥大患者），当肾脏损害达到一定程度时，解除尿路梗阻后，肾功能仍然持续恶化。目前多数学者认为，当肾单位破坏至一定数量，剩下的“健存”肾单位因排泄废物的负荷加重，因而发生肾小球毛细血管的高灌注、高压力、高滤过（肾小球内“三高”）。而肾小球内“三高”可引起：①肾小球上皮足突融合，系膜细胞和基质显著增加，肾小球肥大；②肾小球内皮细胞损伤，诱发血小板集聚，导致微血栓形成，损害肾小球而促进硬化；③肾小球通透性增加，使尿蛋白增加而损害肾小管间质。上述过程不断进行，形成恶性循环，使肾功能进一步恶化。这就是一切慢性肾脏病发展至尿毒症的共同途径。血管紧张素Ⅱ（angiotensin，AngⅡ）在肾衰竭进行性恶化中起着重要作用。在肾小球内“三高”时，肾素、血管紧张素轴的活动增高，而AⅡ是强有力的血管收缩物质，不论是全身循环AⅡ增多引起高血压，还是肾脏局部 AⅡ增多，均可导致肾小球毛细血管压力增高，引起肾小球肥大，继而引起肾小球硬化。此外，残存肾单位的肾小管代谢亢进使得肾小管萎缩、间质纤维化，反过来又加重了肾小球的损害。

2. 肾小球系膜细胞、肾小球或者肾小管上皮细胞表型转化学说 近年来发现，肾小球系膜细胞、肾小管或肾小球上皮细胞的表型转化，在肾脏组织病变加重、肾功能恶化过程中也起重要作用。某些生长因子以及细胞因子，如 TGF-β_1 能诱导上述肾实质细胞转化为成纤维细胞等异常细胞。

3. 细胞因子、生长因子的作用 转化生长因子 β_1（TGF-β_1）、血小板衍生生长因子（PDGF）、白细胞介素-6（IL-6）、血小板活化因子（PAF）、血栓素 A_2（TXA_2）等生长因子，以及白介素-1、肿瘤坏死因子（TNFα）等细胞因子和纤维化因子的表达，而 TGF-β_1 是肾脏 ECM 合成和纤维化的决定性介质，能促进肾小球纤维化。慢性肾脏病患者肾脏组织中上述因子都表达增加。

4. 基因多态性 近年来发现某些基因，如血管紧张素转换酶等基因的类型患者更易发展为慢性肾功能不全。

（二）尿毒症各种症状的发生机制

（1）有些症状主要与水、电解质和酸碱平衡失调有关，如水肿、血压升高、呼吸困难等。

（2）有些症状与尿毒症毒素有关部分症状、体征是小分子毒素积聚所致，如高血磷可引起或者加重皮肤瘙痒；血尿素和氰酸盐堆积引起乏力、头痛、嗜睡、抑郁、瘙痒、恶心、呕吐以及软弱、腹泻、体温下降等；胍类物质聚积可引起胃十二指肠溃疡和出血、抽搐和意识障碍。近年来中大分子毒性物质的危害受到重视，例如甲状旁腺素是重要的毒素，甲状旁腺素积聚是肾性骨病发生的重要原因，甲状旁腺素升高还可引起广泛的转移性钙化、周围神经病变、贫血加重、皮肤瘙痒、软组织坏死等。

（3）肾脏内分泌功能障碍，肾脏产生的激素减少，肾脏降解的物质减少。如肾脏产生红细胞生成素（EPO）减少是引起肾性贫血的主要原因；肾脏 1 羟化酶活性下降，骨化三醇产生减少，是肾性骨病的重要原因。此外，肾脏降解胃泌素减少，血液胃泌素水平增高，胃酸分泌增加，消化性溃疡发生率增加。

【临床表现】

早期常常出现尿量变化，如多尿或者尿量减少，夜尿增多。还有血压升高、贫血、全身乏力症状。由于起病缓慢，上述症状有时被忽视。随后症状逐渐加重，出现明显的全身症状或者严重影响生活的症状时，方引起患者自己的注意。分析肾衰竭就诊病例大致分为以下几种。一种是案例 5-58-1 类型，从慢性肾脏病逐渐发展到肾衰竭。还有一种病例既往病史不明确，来诊时已经发展到肾衰竭阶段，如案例 5-58-2。

案例 5-58-2

患者，男，46 岁，因夜尿增多半年，食欲不振 3 周，恶心、呕吐 1 周于 2004 年 12 月 24 日来诊。

患者半年前出现夜尿增多，平均每夜排尿 3 次，明显多于昼尿量。每日平均尿量约 2000ml。当时未引起重视。3 周前感觉食欲不振，未予诊治。近 1 周来出现反复恶心、呕吐不能进食。来我院消化科就诊，内镜检查发现胃黏膜轻度充血，诊断为慢性浅表性胃炎。血液化验发现贫血、肾功能异常。以慢性肾衰竭收入院。

也有患者以上呼吸道感染、肺炎久治不愈开始就诊，最后发现患者为慢性肾衰竭。少数患者因为心衰、酸中毒，表现为呼吸困难来诊。这些患者由于没有明确的既往病史，以某一系统或者某几系统症状、体征为主要表现，容易误诊。

(一) 水、电解质和酸碱平衡紊乱

1. 钠、水失衡 常常表现为钠水潴留、血容量增加所致的水肿，血压升高、心衰。由于水的潴留，患者一般血钠不高。在就诊过程中如果输入盐水，可引起患者水肿、高血压、心衰加重。患者病肾对水钠、血容量的调节功能下降，即便是出现了血容量不足，肾小管的浓缩功能下降，未必出现尿量减少。一旦发现尿量减少时患者已经发生了肾前性肾衰竭。

2. 血钾失衡 血钾主要来源于食物、组织分解，主要通过肾脏排泄，肠道也部分排泄。慢性肾衰竭最常见的是高血钾，其主要原因如下：①肾脏排钾减少；②一些药物影响了钾的排泄；③摄入含钾较高的食物或者输血；④代谢性酸中毒；⑤组织分解增加，合成减少；⑥消化道出血。高血钾可导致严重心律失常甚至心脏骤停。有时也出现低血钾，如腹膜透析患者、出现慢性腹泻、慢性间质性肾炎所致的肾衰竭。

3. 代谢性酸中毒 绝大多数慢性肾衰竭患者出现代谢性酸中毒，其主要原因是肾脏排泄酸性物质障碍，肾小管排泌氢离子能力下降所致。代谢性酸中毒是引起食欲不振、恶心、呕吐、全身无力、呼吸困难、心衰、循环障碍的重要因素。

4. 钙、磷代谢异常 患者常常出现低钙、高磷血症。低钙的主要原因与肠道对钙的吸收减少有关。钙首先与肠黏膜钙结合蛋白结合才能被吸收。钙结合蛋白的基因转录，需要骨化三醇。慢性肾衰竭时，骨化三醇减少，钙结合蛋白合成减少，钙吸收障碍。高磷血症与肾小球对磷的排泄障碍有关。

5. 镁代谢异常 主要表现为高镁血症。

(二) 各个系统的表现

1. 心血管和呼吸系统 心血管系统主要表现为高血压、心力衰竭、心律失常、心包炎、冠状动脉粥样硬化所致的心脏病变。大多数慢性肾衰竭患者血压升高，如果患者血压正常需细致分析：原发病是慢性间质性肾炎、多囊肾病，或者是血容量不足、并发低钠血症或降压药过多等情况；心衰的原因有高血压、贫血、代谢性酸中毒、血容量过多所致的心脏负荷加重、毒素对心肌的毒性作用、动脉粥样硬化等。心衰是尿毒症患者最常见的死亡原因；尿毒症患者心包炎有尿毒症性心包炎和透析相关性心包炎两种。由于尿毒症患者无论透析与否，血液内炎症介质，如白介素-6、肿瘤坏死因子等明显升高，同时血脂代谢异常较为常见，导致患者动脉粥样硬化比健康人群更为常见。呼吸系统主要表现为呼吸困难。部分患者与代谢性酸中毒有关，但是少数患者呼吸困难既没有酸中毒，也没有发现肺部影像学异常。

2. 血液系统改变

(1) 贫血：贫血产生的原因主要有：①肾脏产生红细胞生成素减少；②缺铁和其他营养物质，如叶酸；③失血：血液透析失血、肠道出血、频繁抽血化验、月经过多；④红细胞生存时间缩短；⑤毒素对骨髓造血抑制；⑥血液透析铝中毒；⑦甲状旁腺功能亢进；⑧慢性感染。

(2) 出血倾向：表现为皮肤瘀斑、鼻出血、月经过多、消化道出血。出血倾向的原因可能与血小板功能障碍、毒素对凝血影响、与凝血相关的物质，如维生素 K、B_6 等缺乏有关。血管脆性异常等有关。

3. 神经、肌肉系统病变 早期主要表现为疲乏无力、失眠注意力不集中。逐渐出现肌肉兴奋性增加、对外界反应冷淡。长期存活患者甚至出现不宁腿综合征、肢体麻木或者烧灼感等异常感觉。血液透析患者，特别是首次透析患者，可能出现恶心、呕吐、头疼、头晕甚至抽搐，成为透析失衡综合征。其发生机制可能与透析迅速清除血中毒素，使血液渗透压迅速下降，而脑脊液中毒素清除少渗透压高，水分从血液进入脑组织所致。长期透析患者痴呆发生率明显增加，可能与铝中毒有关，也可能与老年患者在透析期间反复出现低血糖有关。

4. 胃肠道症状 主要表现为食欲不振、恶心、呕吐。患者消化性溃疡发生率比正常人高。常常有少量或者微量消化道出血。此外，患者的乙型肝炎发生率明显高于正常人群。

5. 皮肤症状 皮肤瘙痒最为常见，有时难以忍受，影响生活和睡眠。可能与毒素刺激、甲旁亢、高血磷、中枢神经病变和周围神经病变等因素有关。

6. 肾性骨病 发生肾性骨病的原因是有继发性甲旁亢、代谢性酸中毒、骨化三醇缺乏、高血磷、低血钙、营养不良、铝中毒等。骨病理表现为纤维素性骨炎、肾性骨软化、骨质疏松症、肾性骨

笔记栏

硬化症。临床表现为骨疼、行走困难、病理性骨折或者自发性骨折。最可靠的诊断方法是骨活检，但是因其创伤性难以广泛应用。一般常根据血液化验、骨骼X线检查做出临床诊断。肾性骨病按照发生原因分为继发性甲状旁腺功能亢进性骨病、低转化性骨病、铝中毒性骨病。

7. 内分泌功能紊乱 主要表现为肾脏产生骨化三醇、红细胞生成素减少；肾脏降解胰岛素、胰高血糖素、胃泌素减少，以及甲状旁腺素分泌增加导致血浆水平升高。无论男性、女性，总体来说性激素水平降低，性功能下降。

8. 易于发生感染 可能与营养不良、酸中毒、毒素对免疫系统的抑制作用、贫血等多种因素有关。对尿毒症患者进行胸部X线检查发现，部分没有临床表现的患者也有轻度肺部感染。其感染发生率明显高于正常人群，这也是尿毒症死亡的第二位原因。此外，尿毒症患者乙型肝炎的发生率明显高于正常人群，特别是血液透析患者，更易发生乙型肝炎病毒感染。在正常人群很少见的带状疱疹病毒感染，在腹膜透析患者也比较常见。

9. 其他代谢紊乱 如体温低于正常，多发生在女性患者、老年患者，特别是透析不充分的女性、老年患者。患者常自感全身发冷、畏寒，特别是在血液透析期间。糖耐量异常，部分患者易生发低血糖，尤其是老年透析患者。透析期间反复发生低血糖，患者中枢神经会受到一定影响。高尿酸血症很常见，但是发生痛风者较少。

案例 5-58-1

实验室检查：

1. 血常规：Hb 69g/L，RBC 2.26×10^{12}/L，PLT 153×10^{9}/L，WBC 7.2×10^{9}/L。

2. 尿常规：尿蛋白(++)，RBC(+)。

3. 血生化：Cr 1104μmol/L，BUN 34mmol/L，K^{+} 5.9mmol/L，CO_2 CP 12mmol/L，P^{5+} 3.2mmol/L，Ca^{2+} 1.6mmol/L，尿酸 560μmol/L，ALB 33g/L。

4. B超：双肾萎缩，右肾 8.5cm×3.6cm，左肾 7.3cm×3.8cm，肾实质回声增强，皮质与髓质分界不清。

【诊断与鉴别诊断】

根据病史及实验室检查结果，慢性肾衰诊断通常可以建立。对于病史不明确、贫血不明显、双肾形态没有明显改变的患者应该进行肾活检明确诊断。确定慢性肾衰竭诊断后，应尽量明确原发病。但是部分慢性肾衰竭晚期就诊患者原发病难以确定。

案例 5-58-1

资料总结

1. 病史：长期慢性肾小球肾炎史，病情逐渐加重。

2. 多尿、夜尿增多，食欲不振、恶心呕吐等临床表现。

3. 高血压、贫血、双下肢水肿体征。

4. 血常规化验示贫血，尿常规化验示血尿、蛋白尿，血生化示血肌酐、尿素氮升高，血磷、血钾升高，酸中毒、低血钙，B超示双肾萎缩。

确定了慢性肾衰竭的诊断和原发病诊断后，进一步分析促使患者肾功能恶化的因素。常见的因素有：①肾毒性药物：如某些抗生素。②血容量不足：可使患者在慢性肾脏病变的基础上发生急性肾损害，一些慢性肾脏病变患者是否存在血容量不足，不能单纯观察尿量、血压。由于患者肾小管病变，尿液浓缩发生障碍，即使已经发生了血容量不足，未必出现尿量减少。由于患者平时血压高于正常，血容量不足时血压并不能及时降低。此时，要结合患者体重变化、皮肤弹性、血生化检查结果等确定是否存在血容量不足。③感染：是肾功能恶化的常见因素。④尿路梗阻：尿路结石、前列腺肥大是常见病因，应该及时解除，延期治疗不仅能加速肾功能损害，而且晚期会失去解除治疗的意义。⑤心力衰竭以及严重的心律失常使肾脏淤血、缺血，都能加重肾脏损害。⑥高血压：是最常见的肾损害因素。临床观察发现，没有高血压的慢性肾衰竭患者的肾功能恶化速度明显慢于有高血压的患者，恶性高血压患者的肾功能恶化相当迅速，有时在数日内就发展到需要透析的地步。⑦高蛋白饮食：对于尚未进入透析阶段的患者来说，有足够的证据表明，高蛋白饮食能加速肾功能恶化。⑧高血钙、高血磷：对于慢性肾衰竭患者来说适量补充钙是应该的，但是临床上发现，患者总是担心缺钙，在没有医生的指导下过量补钙，结果发生转移性钙化，特别是肾脏转移性钙化，患者肾功能很快恶化。磷对于慢性肾衰竭患者的毒性作用已经得到证实，高血磷能促进肾功能恶化。⑨透析特别是血液透析，有可能加速肾功能恶化。⑩急性应激状态：如创伤、大手术等都有可能加速肾功能恶化。

【治疗】

1. 原发病治疗 去除导致肾功能恶化的因素，对于慢性肾衰竭患者来说，这是最有效、最积

笔记栏

极的治疗方法。引起肾功能衰竭的某些原发病有一定的可逆性，经过治疗这些可逆因素，肾功能有可能好转，临床中常见到一些患者入院时血肌酐已经达到了透析水平，经过对原发病合理有效的治疗，血肌酐明显下降，一段时间不需要透析。这样的情况多见于继发性肾脏病，如系统性红斑狼疮。对于原发性肾脏病则较少有可逆因素。所以应强调积极寻找、认真分析促使肾脏功能恶化的因素，尽可能加以去除。

2. 饮食治疗 ①有水肿、高血压的患者要低盐饮食，每日食盐摄入量要低于3g。很多地区长期以来习惯于高盐饮食，改正这种不良习惯，进行低盐饮食，较长一段时间会影响患者食欲，可以通过增加辣味、甜味、苦味等方法刺激食欲。水的摄入量需要根据尿量确定。②尚未进行透析治疗者要优质低蛋白饮食。蛋白摄入量需要根据患者的肾小球滤过率进行调整。GFR＜20ml/min，建议每日蛋白摄入量为0.6g/kg。尽量选用优质蛋白，如瘦肉、鱼、蛋、奶等富含优质蛋白食物，晚近也建议适当摄入植物蛋白。为了减轻营养不良，应给予高热量（碳水化合物为主）饮食，根据患者体重、活动量决定热量的摄入情况。更有效的方法是低蛋白饮食＋高热量饮食＋α酮酸。对于已经开始透析（无论是血透还是腹透）的患者，都要求高蛋白饮食[1.2g/(kg·d)]以预防营养不良。③补充微营养，特别是透析患者，常缺乏各种维生素、微量元素，应及时加以补充。④慢性肾衰竭早期，每日尿量＞1000ml而且血钾正常者可以不控制钾的摄入量，但是已经有明显肾功能障碍伴少尿者需要低钾饮食，血液透析患者更应低钾饮食。腹膜透析患者应根据情况适当增加富含钾的食物。⑤低磷饮食是减轻肾脏负担，延缓肾功能恶化的措施，每日磷的摄入量应该少于0.6g。⑥对严重肾功能损害患者控制水的摄入量，控制水摄入的前提是低盐饮食。部分患者饮食过程中习惯伴随较多水的摄入，这是需要改正的习惯。在低盐饮食的前提下控制饮水有利于减轻水肿、降低血压、减轻心脏负担。

3. 水、电解质、酸碱平衡紊乱的治疗

（1）钠水潴留：低盐饮食，控制水的入量最为有效。在慢性肾衰竭早期，使用利尿剂也有一定效果，即使在透析患者也要控制水盐的摄入量。临床上经常看到尿量多的透析患者自以为尿量多不控制食盐摄入，结果是比尿量少或者无尿的透析患者更早出现心衰。

（2）高血钾与低钾血症：对于高血钾患者应该首先分析产生高钾的原因，总体上说，慢性肾衰竭产生高钾最主要的原因是肾脏排泄钾减少，其次是酸中毒、含钾较高的食物、药物、输库血等。长期大量服用中草药的患者会导致肾小管损害加重，患者血肌酐虽然轻度升高，血钾升高却很突出，成为患者的致命问题。慢性肾衰竭早期，小部分血钾轻度增高的患者去除高钾原因后，血钾能够恢复正常，无需额外治疗措施。更多的高血钾患者需要治疗。如果血钾＞6.5mmol/L，或者出现高血钾的临床表现，应该尽快给予治疗，包括10％葡萄糖酸钙稀释后静脉注射；5％碳酸氢钠注射液静脉注射；10％葡萄糖溶液＋胰岛素静脉注射。在上述处理过程中做好透析准备并及时透析。

（3）代谢性酸中毒：轻、中度代谢性酸中毒可以通过口服碳酸氢钠予以纠正，如碳酸氢钠1～2g，每日3次。由于长期酸中毒，即便是轻度酸中毒也对患者的营养状况、骨骼系统、心血管系统产生不利影响，所以需要认真对待。较重的代谢性酸中毒需要静脉注射碳酸氢钠治疗。如：5％碳酸氢钠125ml静脉点滴。在点滴过程中，可能会引起低钙性搐搦，可给予10％葡萄糖酸钙10ml稀释后静脉注射。

（4）钙磷异常与肾性骨病的治疗：①血磷的控制，低磷饮食、不输血或者浓缩红细胞，仍然不能达到目的者使用磷结合剂，如碳酸钙口服，也可短期使用氢氧化铝凝胶。对于血钙已经较高者或者已经存在转移性钙化者，可选用新型钙结合剂Renagel。如果饮食控制、一种磷结合剂不能将血磷控制在1.78mmol/L以内，可联合使用两种磷结合剂。血磷＞2.26mmol/L者，需要通过增加透析频率、透析滤过、血液灌流、短期联合应用铝结合剂等措施进行降磷治疗。②低钙患者需要口服或者静脉补钙，长期血液透析患者，少数患者血钙高于正常，钙磷乘积＞$55mg^2/dl^2$者，不可补钙，甚至需要低钙透析。对于低钙者，每日补钙量不应超过2.0g。③甲状旁腺功能亢进的治疗，血液透析患者当iPTH在300～600pg/ml时，建议给以1,25-$(OH)_2D_3$每次0.5～1.5μg，每周3次。如果iPTH在600～1000pg/ml，建议给以1,25-$(OH)_2D_3$每次1～4μg，每周3次。如果iPTH＞1000pg/ml，建议给以1,25-$(OH)_2D_3$每次3～7μg，每周3次。④钙敏感受体促进剂，能降低血浆iPTH水平。⑤甲状旁腺次全切除，适用于药物不能控制的严重甲旁亢患者。⑥低转化性骨病，补充1,25-$(OH)_2D_3$、磷治疗，铝中毒者给以去铁胺治疗。⑦铝中毒性骨病，要停止使用铝剂，去铁胺每次5mg，每周1次于透析结束时静脉注射。疗程为3个月。

4. 心血管并发症的治疗

（1）高血压的控制，大多数患者高血压是容量依赖性的，控制钠的摄入量，减少水的入量对控制血压有效。在慢性肾衰竭的早期，也可使用利尿剂利尿降压。但是对尿量明显超过正常或

笔记栏

者尿量已经有所减少者不宜使用。一般降压药物首选ACEI,需要注意ACEI类引起血钾升高的不良作用。尽量将血压控制在目标值。对于老年伴有肾动脉硬化者要密切观察尿量变化,尿量减少、血肌酐明显升高者,要及时停药。如单用ACEI血压控制不理想,应联合ARB、钙离子通道阻滞剂、β受体阻滞剂等。

(2) 心力衰竭的治疗,控制钠水入量、充分血液透析、保持理想体重、控制血压是治疗心力衰竭有效的方法。

5. 贫血的治疗

(1) 给予充足的红细胞生成素(EPO),透析前每周50～150U/kg,血液透析时期剂量为每周100～200U/kg。开始治疗阶段,每两周检查Hct 1次,将其上升速度控制在每周上升1%为宜。当Hb达到目标水平后,EPO减少剂量1/3长期维持,每月查血1次。EPO可引起血压升高、癫痫发作、高凝倾向等不良反应。

(2) 补充铁剂,补充铁剂对体现EPO的疗效至关重要。口服要求每日补铁0.6～1.2g。很多情况下,血液透析患者口服铁剂不能完全满足需要,最好静脉补铁,使铁蛋白>100μg/L和转铁蛋白饱和度>20%。

(3) 纠正贫血加重因素,如出血、感染、严重甲旁亢。

(4) 其他贫血辅助治疗,如左旋肉毒碱、维生素B_6、叶酸。

6. 替代治疗

(1) 血液透析,是目前最为常用的替代治疗方法。将患者的血液从动脉引出,通过由半透膜制成的透析器,毒素进入透析液中(见图5-58-1)。一般要求每周透析2～3次。但是血肌酐不会降到正常。不少患者靠血液透析维持治疗存活超过20年。生存质量也有很大改观。

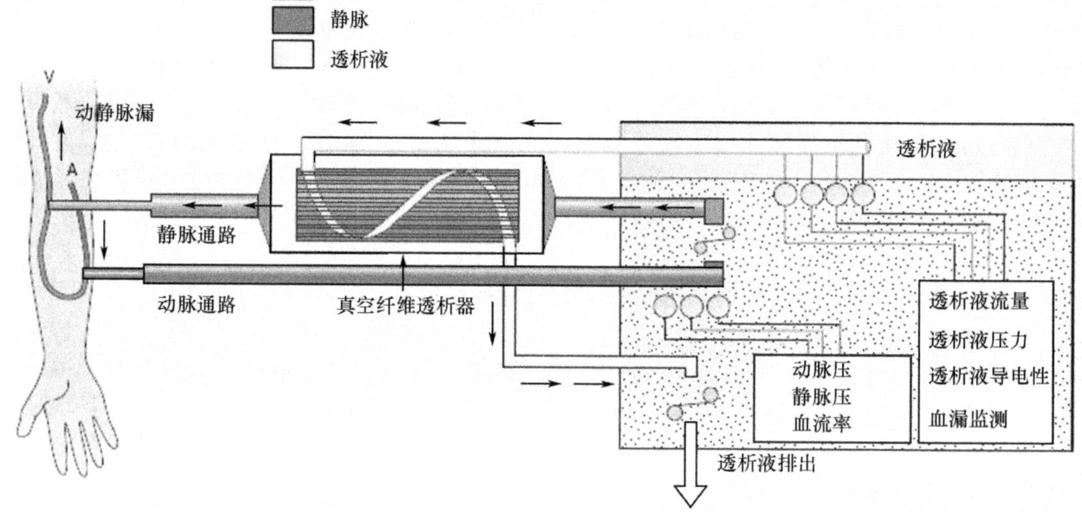

图5-58-1　血液透析示意图

(2) 腹膜透析,在腹部置管,将透析液灌入腹腔,利用腹膜作为透析膜实现交换。持续性不卧床腹膜透析疗法(CAPD)每6小时交换1次,每次交换液2L。优点是:无需特殊设备,在家自行操作,没有穿刺血管的痛苦。

(3) 肾移植,成功率已经有明显提高,移植肾1年存活率为85%,5年存活率为60%。患者的生存质量明显优于透析患者。

案例5-58-1

1. 低盐、低磷饮食。
2. 卡托普利25mg,每日3次。
3. 每周血液透析2次。
4. EPO 3 000U皮下注射,每周3次。
5. 右旋糖酐铁。
6. 碳酸钙0.5g每日3次。
7. 1,25-$(OH)_2D_3$ 0.25μg,每日1次。

笔记栏

推荐阅读

Maxwell AP. 2002. Novel erythropoiesis-stimulating protein in the management of the anemia of chronic renal failure. Kidney Int, 62:720～729

Perna AF, Capasso R, Acanfora F, et al. 2006. Toxic effects of hyperhomocysteinemia in chronic renal failure and in uremia: cardiovascular and metabolic consequences. Semin Nephrol, 26:20～23

Vaziri ND. 2006. Dyslipidemia of chronic renal failure: the nature, mechanisms, and potential consequences. Am J Physiol Renal Physiol, 290:F262～272

(马祖等)

第六篇 血液系统疾病

第59章 总 论

血液学的主要研究对象是血液和造血组织，包括它们的生理、病理和临床等方面。

【血液系统】

血液系统由血液和造血器官组成。血液由血浆和悬浮于其中的血细胞组成。造血器官（或造血组织）指能够生成并支持血细胞分化、发育成熟的组织器官，出生后主要包括骨髓、胸腺、脾和淋巴结。造血器官的主要功能是造血，造血(hematopoiesis)即指血液中有形成分的生成过程。

（一）造血器官

1. 骨髓 骨髓是出生后的主要造血器官。骨髓组织是一种海绵状、胶状或脂肪性的组织，位于坚硬的骨髓腔内。骨髓分为造血组织的红髓和脂肪组织的黄髓两部分。出生时，全身的骨髓腔内均是红髓，随着年龄的增长，部分红髓转变为黄髓，至青春后期，红髓仅集中在颅骨、椎骨、肩胛骨、肋骨、胸骨、髂骨、肱骨和股骨的近心端骨骺。在成人，脂肪组织约占骨髓空间的50%。如果存在长期造血增长的需要，如溶血性贫血时，黄髓也能恢复为红髓造血。

骨髓组织主要由造血细胞、非造血细胞、血窦、血管和神经组成。造血细胞包括红细胞系、粒单细胞系、巨核细胞系和淋巴细胞系，分布在网状细胞和网状纤维构成的网状支架中，不同阶段的造血细胞在骨髓中的分布有一定的规律性，这与其所需微环境的不同有关。非造血细胞包括内皮细胞、网状细胞、巨噬细胞、脂肪细胞、成纤维细胞及未分化的间充质细胞等，它们与血窦、骨内膜细胞、成骨细胞、破骨细胞及与血管伴行的神经纤维共同构成造血微环境，构筑造血细胞所在的场所，并支持、营养造血细胞的分化发育。

2. 淋巴器官 淋巴器官分为中枢性淋巴器官和外周性淋巴器官。中枢性淋巴器官指骨髓和胸腺。骨髓是所有淋巴祖细胞寄居并开始分化的场所，且B淋巴细胞在骨髓内分化、成熟；胸腺是T淋巴细胞分化发育的场所。外周淋巴器官是成熟淋巴细胞定居、淋巴细胞相互作用并与非淋巴细胞作用，对抗原产生免疫应答的场所，包括淋巴结、脾脏和皮肤黏膜淋巴组织。

(1) 胸腺：胸腺外有结缔组织被膜，内为实质，被膜的结缔组织深入实质将胸腺分隔成若干胸腺小叶。胸腺小叶外层为皮质，分为被膜下浅皮质区和深皮质区，小叶内部为髓质。青春期后，胸腺皮质开始退化，随着年龄增大，皮质部分可能完全萎缩，而髓质的残余部分可终生保存。胸腺内含有两类细胞，即胸腺细胞（正在发育的淋巴细胞）和胸腺基质细胞。胸腺基质细胞包括上皮细胞、巨噬细胞及树突状细胞等。胸腺基质细胞相互连接成网状结构，形成胸腺微环境。胸腺是T淋巴细胞分化成熟的场所，来源于卵黄囊、胚肝（胚胎期）或骨髓的T淋巴祖细胞迁入胸腺皮质，并从皮质逐渐内移到髓质，这一内移过程即为T淋巴细胞在胸腺微环境中逐步分化成熟的过程。成熟的T淋巴细胞离开胸腺，通过血流进入外周淋巴器官。胸腺还有免疫调节的功能。

(2) 脾：脾是人体最大的外周淋巴器官，是对血源性抗原免疫反应的主要场所。脾由白髓、红髓及边缘区组成。白髓由围绕中央动脉聚集的淋巴细胞构成，动脉周围由T淋巴细胞包围成淋巴鞘，是T淋巴细胞聚居区。鞘内的淋巴小结为初级淋巴滤泡，受抗原刺激后形成生发中心，为B淋巴细胞聚居区。淋巴鞘和滤泡周围围

笔记栏

绕着淋巴细胞和巨噬细胞，为边缘区。边缘区的细胞形成一个细网眼滤过床，是大量流经脾脏血液的通道。边缘区围绕着白髓，并逐渐融入红髓中。红髓分布在白髓的周围，由脾索和血窦(脾窦)组成，脾索是B淋巴细胞的聚居区，也有许多树突状细胞和巨噬细胞。血窦由脾索围成，内为血液。脾窦有着与邻近组织进行物质交换和血细胞出入的特殊结构。脾脏具有滤血、免疫、储血和造血等功能。

(3) 淋巴结：淋巴结是大量网状细胞形成的网状支架及由骨髓或胸腺迁移来的淋巴细胞填充其中形成的淋巴网状组织，分为皮质和髓质两部分。淋巴结是对组织抗原免疫应答的主要场所。

皮质由淋巴滤泡、副皮质区和淋巴窦构成。淋巴滤泡位于外层皮质，主要由B淋巴细胞聚集而成。未受抗原刺激的初级淋巴滤泡内多是成熟静止的B淋巴细胞，无生发中心。初级淋巴滤泡经抗原刺激后形成生发中心，内含大量增殖分化的B淋巴母细胞，此细胞向内迁移至髓质转化为浆细胞，可产生与抗原有高度亲和力的抗体。副皮质区亦称为胸腺依赖区，位于淋巴滤泡之间和深皮质区，为T淋巴细胞聚集区。

髓质由髓索及其间的淋巴窦组成。髓索内主要为B细胞、浆细胞和巨噬细胞。淋巴窦接受皮质区淋巴窦来的淋巴液，并经输出淋巴管到下一站淋巴结。

淋巴结是产生和储存淋巴细胞的场所，又是淋巴液的生物滤器，还对外来抗原产生反应。

3. 单核-吞噬细胞系统 该系统的细胞起源于骨髓的粒、单系祖细胞，是血液系统的延伸，相当于以前Aschoff所称的“网状内皮系统”。包括骨髓内的原、幼单核细胞，血液中的单核细胞，淋巴结、脾和结缔组织中固定和游走的组织细胞和巨噬细胞、肝的Kupffer细胞及神经系统的小神经胶质细胞等。单核-吞噬细胞系统的细胞具有趋化作用、运动和黏附作用、吞噬功能、启动和调节免疫反应、细胞毒作用、合成细胞因子等功能。除参与免疫过程外，还参与铁、脂肪和蛋白质的代谢，并通过清除激活的凝血因子而成为抗凝系统的一部分。单核-吞噬细胞系统的细胞虽然具有共同的起源和功能特征，但在不同组织中其作用不尽相同，因此，这些细胞在不同的阶段及不同的部位发育异常所引起的疾病亦不同。

4. 胚胎及胎儿造血组织 在胚胎的9～10天，中胚层开始出现造血位点，以后逐步发育成卵黄囊中的血岛。血岛外周的细胞分化为血管壁的内皮细胞，中间的细胞分化为最早的血细胞，称为原始血细胞(blast)，只能合成胎儿血红蛋白。胚胎肝于第5周开始有造血功能，3～6个月时成为主要的造血场所，主要产生红系细胞，次为粒系细胞，巨核细胞最少。在胎儿2个月以后，胚胎脾也短暂参与造血，主要生成淋巴细胞和单核细胞。约于胎儿的第5个月时骨髓腔形成并开始造血，主要产生粒系细胞、红系细胞，随着胎儿的发育，还生成巨核细胞，并于妊娠后期及出生后成为主要的造血器官。

(二) 血细胞生成与发育

血细胞的发育是一个连续的过程，由造血干细胞经过一系列的增殖(proliferation)、分化(differentiation)、成熟(maturation)和释放(release)的过程，最终变为具有特定功能的终末细胞。

1. 造血干细胞 造血干细胞(hemapoietic stem cell, HSC)由胚胎中胚层的细胞分化而来，是各种血细胞和免疫细胞的起始细胞。HSC具有不断自我复制与多向分化增殖的能力。自我复制指的是产生具有相同特性子代细胞的能力；多向分化增殖指具有分化增殖为全血细胞的能力。HSC在体内形成HSC池，其自我复制与多向分化之间维持着动态平衡，所以HSC数量是相对恒定的。此动态平衡的实现，可能与HSC的不对称分裂及细胞因子调节有关。HSC在分裂为两个细胞时，其中一个保持了干细胞原有的特性，另一个则具有了相对成熟的特性，并能向各系细胞分化增殖。HSC从自我复制状态进入分化增殖时，自我复制能力下降，HSC由多向分化能力向定向分化发展时，已过渡成为祖细胞(progenitor)。祖细胞的自我复制能力减弱，只能短期维持造血，长期造血的维持依赖于HSC。

HSC是具有长期再生造血能力的单个核细胞，可根据表面抗原特征来识别。用细胞分化群(cluster of differentiation, CD)来识别HSC，则HSC有CD34抗原，但属于各系细胞(髓系和淋系)特有的抗原(Lin抗原)均缺乏，即HSC为$CD34^+$、$CD33^-$、$CD38^-$、$HLA\text{-}DR^-$、Lin^-。HSC存在于骨髓和血液中，$CD34^+$细胞约占骨髓有核细胞的1%，外周血中仅占0.05%左右。

通常使用动物实验和细胞培养的方法来研究HSC和祖细胞。通过HSC在鼠体内形成脾集落形成单位(colony-forming unit-spleen, CFU-S)或重建造血的异种移植，可观察HSC的造血功能。干/祖细胞可在体外半固体培养时通过观察集落形成细胞(colony-forming cell, CFC)或集落形成单位(colony-forming unit, CFU)来了解。CFU-S可形成髓系的粒、红、单核、巨核系集落形成单

笔记栏

位(colony-forming unit of granulocyte, erythrocyte, monocyte, megakaryocyte, CFU-GEMM)和淋巴系集落形成单位(colony-forming unit of lymphocyte, CFU-L)。CFU-GEMM可进一步形成定向的祖细胞,即粒-单系集落形成单位(CFU-GM)、红系集落形成单位(CFU-E)和巨核系集落形成单位(CFU-Meg)。各系祖细胞增殖分化为形态学可辨认的造血前体细胞,后者进一步发育成熟为各系成熟的终末血细胞。

2. 细胞因子 细胞因子(cytokine, CK)指体内多种细胞产生的一组调控细胞生物活性的蛋白,具有多种重要的生理效应,如介导细胞的相互作用、促进和调节细胞的活化、增殖、分化和效应功能等,也与相关疾病的病理生理变化有关。

HSC主要存在于骨髓的造血微环境中。造血微环境中的细胞因子调控着HSC的存活、自我复制、增殖与分化。这种调控与细胞因子的种类、数量以及各种细胞因子的相互作用有关。如粒系集落刺激因子(granulocyte colony-stimulating factor, G-CSF)促进中性粒细胞分化、成熟;粒单系集落刺激因子(granulocyte-monocyte colony-stimulating factor, GM-CSF)促进粒单系祖细胞分化成熟为中性粒细胞和单核细胞;红细胞生成素(EPO)则促进红系细胞的分化、成熟等。

3. 造血微环境(erythropoietin) 骨髓是机体的主要造血器官。造血细胞和支持造血细胞生长发育的造血微环境是构成骨髓的两大基本成分。造血微环境是造血细胞赖以生存的场所,其中的基质细胞、细胞因子和细胞外基质在造血细胞的分化、发育过程中发挥了重要的作用。基质细胞指骨髓中的非造血细胞,它们为造血细胞的发育提供了所需要的营养。基质细胞所产生的细胞外基质指骨髓中的胶原、蛋白多糖和糖蛋白。胶原形成支架,构筑造血空间;蛋白多糖在细胞间相互作用、细胞因子提呈和细胞分化中发挥作用;糖蛋白则促进细胞黏附,调节细胞的迁移。

【血液病的诊断】

(一) 血液病的定义和特点

血液系统疾病指原发于血液系统(如白血病)或主要累及血液系统(如缺铁性贫血)的疾病。

血液以液体状态存在,不构成定形的实质器官;它是功能各异的血细胞和血浆成分的组合体,执行着多种重要的生理功能;它灌注着每一个组织器官的微循环,与机体组织器官有着密切的联系。血液的这些特性决定了血液病的下列特点。

1. 血液病的症状和体征常常缺乏特异性 血液病的病种较多,但血液病常见的症状和体征主要是受累血细胞或血浆成分功能障碍的表现,如贫血、出血、发热和易感染、淋巴结及肝脾肿大等,可以是多种血液病的共同表现,也可是其他系统疾病的临床表现。这就要求临床医师要熟悉和掌握这些症状和体征在不同血液病以及其他非血液病中的细微差别,为实验室检查提供线索或依据。

2. 继发性血液学异常多见 许多全身性疾病都能引起血象的改变,有的甚至可引起严重或持久的继发性血液学异常,如各种感染、炎症、肝、肾、内分泌疾病和肿瘤等,均可出现贫血、出血等症状。有时甚至原发疾病的表现不明显,而继发性血液学异常的表现突出。因此,找出原发病因,给予针对性的治疗,是治疗成功的关键。

3. 实验室检查在血液病的诊断中占有突出的地位 很多血液病都需要实验室检查以确诊,疗效的观察也离不开实验室检查。

(二) 血液病的分类

见表6-59-1。

表 6-59-1 血液病的分类

1. 红细胞疾病 各类贫血和红细胞增多症等
2. 粒细胞疾病 粒细胞缺乏症、中性粒细胞分叶功能不全(Pelger-Huet畸形)、惰性白细胞综合征、类白血病反应等
3. 单核细胞和巨噬细胞疾病 恶性组织细胞病等
4. 淋巴细胞和浆细胞疾病 淋巴瘤、淋巴细胞白血病、多发性骨髓瘤等
5. 造血干细胞疾病 再生障碍性贫血、阵发性睡眠性血红蛋白尿、骨髓增生异常综合征、急性非淋巴细胞性白血病、骨髓增殖性疾病等
6. 脾功能亢进
7. 出血性及血栓性疾病 血管性紫癜、血小板减少性紫癜、凝血障碍性疾病、弥散性血管内凝血、血栓性疾病等

(三) 血液病常见症状与体征

详细的病史询问和体格检查是血液病诊断的重要线索,血液病常表现出下列症状和体征。

1. 贫血 贫血是血液病最常见的症状。贫血时由于红细胞减少,血液的携氧能力降低,使各组织器官发生缺氧。临床上一般表现为皮肤黏膜苍白,以观察指(趾)甲、手掌、口唇黏膜和睑

笔记栏

结膜等处较可靠。贫血依其程度、发展速度和机体代偿能力的不同，可表现为乏力、头昏、眼花、黑矇、心悸、气促、消化功能减退、注意力涣散、记忆力下降、倦怠等，重者可有呼吸功能和心功能的障碍。

2. 出血倾向 血液病的出血是凝血和止血机制障碍所致，多为全身性，可发生于身体的任何部位。其特点是容易出血，常无诱因，或诱因与出血的程度不成比例，出血不易控制，对常用的止血药治疗反应不佳。

3. 发热 血液病常有发热，尤其是恶性血液疾病。大多数情况是合并感染所致。感染的基本原因是机体的防御功能下降。表现为反复发生感染，尤其是口腔、肛周、皮肤和软组织、呼吸系统等部位。临床上可有发热和感染的表现，也可只表现为发热。病原菌可是细菌、真菌、病毒等。特点是感染不易控制，对常用剂量的抗感染药物治疗反应差，易发生败血症。非感染性发热是由于病变细胞生长和破坏，致蛋白分解增加、基础代谢率增高、坏死物质吸收等原因所致。

4. 黄疸 血液病的黄疸主要是溶血性黄疸，可见于溶血性贫血和巨幼细胞贫血。黄疸的程度与红细胞破坏的程度及肝功能有关。某些血液肿瘤如恶性组织细胞病、淋巴瘤等在疾病的晚期亦可出现肝细胞性或胆汁淤积性黄疸。

5. 淋巴结肿大 血液病的淋巴结肿大多为无痛性肿大，可表现为局部性淋巴结肿大，亦可表现为全身淋巴结的肿大。常见于血液肿瘤性疾病，如白血病、淋巴瘤等。

6. 肝脾肿大 脾肿大常见于溶血性贫血、传染性单核细胞增多症、真性红细胞增多症、原发性骨髓纤维化、白血病、淋巴瘤、巨球蛋白血症及脾功能亢进等。脾大时亦可伴有肝脏的肿大，但其特异性常不及脾大。

7. 骨痛 骨痛常常由于骨髓腔内肿瘤细胞增殖，使腔内压力增加所致，亦可系肿瘤细胞引起广泛骨质疏松或局部骨质破坏所为。可见于多发性骨髓瘤、白血病、骨髓转移癌等。

8. 皮肤表现 霍奇金病可有皮肤瘙痒，Sézary综合征时可见淋巴细胞浸润皮肤引起脱屑性红皮症，可合并水肿、角化过度。急性白血病发生皮肤浸润时可有皮肤结节、肿块等。某些血红蛋白病可出现发绀。真性红细胞增多症常常表现为皮肤紫红色。出血性疾病时可有皮肤的瘀点、瘀斑、皮下血肿等。

(四) 血液病的实验室检查和辅助检查

实验室检查是血液病明确诊断的重要依据，但血液病的实验室检查及辅助检查项目繁多，应综合分析，全面考虑，重点选择，从中选出恰当的检查以达到明确诊断的目的。

1. 血象检查 周围血细胞质和量的改变，常可反映骨髓造血的病理变化。准确的血象检查可为临床医生提供进一步检查的线索，有时可为某些血液病的诊断提供重要依据。因此，血常规的检查是最基本的诊断方法。目前应用的血液分析仪可同时测定红细胞数(RBC)、血红蛋白含量(Hb)、血细胞比容(Hct)、平均红细胞体积(MCV)、平均血红蛋白含量(MCH)、平均血红蛋白浓度(MCHC)、红细胞体积分布宽度(RDW)、白细胞数(WBC)、白细胞分类计数(DC)、血小板数(PLT)、平均血小板体积(MPV)、血小板体积分布宽度(PDW)等，有的仪器尚可检出网织红细胞数(Rtc)。血细胞的形态变化仍应通过血涂片观察确定。

2. 骨髓检查 骨髓检查包括骨髓穿刺细胞学检查及骨髓组织病理检查。骨髓穿刺细胞学检查是多数血液病诊断中必不可少的步骤，用于了解造血细胞生成的质和量的变化。对于急性白血病、多发性骨髓瘤、再生障碍性贫血、巨幼细胞贫血等疾病具有确诊价值。还可诊断骨髓转移癌及某些真菌和原虫的感染(如组织胞浆菌病可找到组织胞浆菌、疟疾可找到疟原虫等)。对于某些代谢性疾病，如戈谢病、尼曼匹克病等，在骨髓中找到特殊细胞即可确诊。骨髓组织病理检查对再生障碍性贫血、骨髓纤维化、骨髓增生异常综合征、骨髓转移癌等疾病的诊断有较大的帮助。

3. 其他实验室检查及辅助检查

(1) 出凝血的检查：出血性及血栓性疾病的诊断，常需要根据病情选择性地进行各种凝血试验、凝血因子测定、抗凝系统检查、纤溶及抗纤溶系统检查等。

(2) 溶血性贫血的检查：为溶血性贫血的诊断所必需。

(3) 铁代谢指标的检查：用以了解体内储存铁和铁代谢的情况。

(4) 血液免疫学的检查：如白血病免疫分型、抗血细胞抗体、血清蛋白电泳、免疫球蛋白定量和免疫电泳、造血细胞调节因子及其受体的测定等。

(5) 细胞遗传学及分子生物学检查：染色体的检查对于白血病的诊断、预后判断及治疗均有重要意义。某些血液病可进行基因诊断，这不仅可确诊疾病，还可对疾病的发生机制、进程、预后及治疗进行研究。

(6) 造血细胞培养：对某些血液病，如再生障碍性贫血等的诊断有帮助，并可研究药物对造

笔记栏

血细胞的影响。

(7) 病理检查:淋巴结和肿块的病理检查是淋巴瘤等疾病的确诊依据。

(8) 影像诊断及放射性核素检查:超声显像、电子计算机体层显像(CT)、磁共振显像(MRI)及正电子发射计算机体层显像(PET)等,对血液病的诊断也有很大的帮助。放射性核素可测定红细胞寿命,进行脾、淋巴结及骨显像扫描等,对不同的血液病均有相应的诊断意义。

【血液病的治疗】

(一) 去除病因

应使患者脱离致病因素的作用,如某些化学物质(如苯)、电离辐射、某些药物等。但目前仍有部分血液系统疾病的病因难以明确或无法避免,使治疗效果受到影响。因此,应加强病因方面的研究。

(二) 保持正常血液成分及其功能

1. 补充造血原料 如缺铁性贫血补充铁剂;巨幼细胞贫血补充叶酸和(或)维生素 B_{12} 等。

2. 刺激造血 如慢性再生障碍性贫血时用雄激素刺激骨髓造血。

3. 细胞因子 如肾性贫血用红细胞生成素(EPO)治疗,化疗后粒细胞减少可用粒系集落刺激因子(G-CSF)或粒-单系集落刺激因子(GM-CSF)加速粒细胞的恢复等。

4. 脾切除 去除体内最大的单核-吞噬细胞系统的器官,可减少血细胞的破坏和阻留,减少抗血细胞抗体的产生,使血细胞寿命延长。如遗传性球形红细胞增多症的患者切脾有确切的疗效,部分自身免疫性溶血性贫血和特发性血小板减少性紫癜患者亦可用切脾治疗。

5. 成分输血及抗生素的应用 严重贫血或急性失血时应输注红细胞,血小板减少有出血危险时应输注血小板,血友病 A 有活动性出血时应补充因子Ⅷ。粒细胞减少合并感染时应使用有效的抗生素治疗。

(三) 去除异常的血液成分和抑制异常功能

1. 化疗 各种化疗药物合理的联合使用可杀灭血液病的病变细胞。

2. 放疗 利用 γ 射线、X 射线等电离辐射杀灭白血病及淋巴瘤细胞,常用于肿瘤比较局限或化疗药物不易达到的部位。全身放疗或全淋巴结照射对机体影响较大,仅用于造血干细胞移植时白血病和播散性淋巴瘤的治疗。

3. 诱导分化治疗 如全反式维 A 酸和三氧化二砷对急性早幼粒细胞白血病有肯定的疗效,二者可诱导凋亡或诱导白血病细胞向正常终末细胞分化。这是去除白血病细胞的新途径。

4. 治疗性血液成分单采 是应用血细胞分离机,选择性地去除血液中病变成分的治疗方法。如高白细胞性白血病时用细胞去除术去除白细胞,巨球蛋白血症时用血浆置换术去除病变的球蛋白,血浆置换也用于自身免疫性疾病、血栓性血小板减少性紫癜的治疗。

5. 免疫抑制剂治疗 如应用糖皮质激素、环孢素、抗胸腺细胞球蛋白/抗淋巴细胞球蛋白等免疫抑制剂,使具有异常功能的淋巴细胞数量减少,并抑制其异常的功能。可用于治疗再生障碍性贫血、自身免疫性溶血性贫血、特发性血小板减少性紫癜等。

6. 单克隆抗体的治疗 如用利妥昔单抗(抗 CD20)治疗 B 细胞淋巴瘤。

7. 抗凝及溶栓治疗 如弥散性血管内凝血(DIC)时为防止凝血因子进一步消耗,可应用肝素治疗。血小板增高时为防止血栓形成,可使用阿司匹林等抗血小板药物。血栓形成时用尿激酶、组织型纤溶酶原激活物(t-PA)等溶栓治疗。

(四) 造血干细胞移植

造血干细胞移植(hematopoietic stem cell transplantation,HSCT)是应用大剂量的放化疗,去除肿瘤细胞及其他病变细胞,再植入健康的造血干细胞,以重建造血系统和免疫系统。这是一种可能根治部分血液系统疾病的治疗方法。

【血液病学的进展和重要性】

血液病学是一门进展较快的医学学科。20 世纪初发现了红细胞血型,解决了输血安全问题。1936 年,放射性核素 ^{32}P 人工生产后,首先应用于慢性髓细胞性白血病的治疗,后又用于真性红细胞增多症的治疗。20 世纪 60 年代,用 MOPP 治疗霍奇金淋巴瘤,使部分患者获得长期无病生存,开创了化疗治愈肿瘤的先河。20 世纪 40 年代,对镰状细胞贫血的研究,发现了其血红蛋白成分与正常的不同。人类白细胞抗原(HLA)的研究促进了骨髓移植和器官移植的发展。近年来,由于单克隆抗体、重组 DNA 技术、细胞遗传学和分子生物学的理论和实验技术的进展,使血液病的病因、发病机制的研究有了很大的发展,也使血液病的诊断和治疗有了进一步的提高。恶性血液病的治疗已从既往的化疗、放疗、骨髓移植治疗扩展到诱导分化治疗、生物治疗、免疫过继治疗、多种来源的造血干细胞移植治疗和靶基因治疗等。对凝血和止血分子的研究和红细胞膜结构、成分及功能的研究，都取得了卓有成效的进展。现代血液病学的研究，也促进了细胞学、生物化学、分子生物学、生物物理学、免疫学和遗传学等学科的进展。

我国血液病学家亦对血液病学的发展做出了自己的贡献。1986年，首先应用全反式维A酸(ATRA)诱导分化治疗急性早幼粒细胞白血病，使这一型白血病治疗的安全性明显提高，而且达到很高的缓解率。1992年，又用三氧化二砷诱导凋亡治疗急性早幼粒细胞白血病，也获得了很高的缓解率，并对全反式维A酸治疗缓解后复发患者的治疗也有很好的疗效。这些治疗方法为肿瘤的治疗开辟了新的途径，得到了国际血液及肿瘤学界的承认和高度的评价。

(何　勤)

第60章 贫血概述

案例 6-60-1

患者，女，38岁，因"头昏、乏力、面色苍白2个月"入院。

患者近7年来月经过多，曾服用中药治疗效果不明显。2个月前无明显诱因渐感头昏、乏力、面色苍白，活动后心悸、气促。未曾就医，症状逐渐加重。病程中睡眠差，食欲不振，无发热。二便正常。家族中无特殊病史。

体格检查：T 36.7℃，P 78次/分，R 20次/分，BP 100/70mmHg。神清，皮肤黏膜苍白，浅表淋巴结不大。

问题：

1. 该患者的初步诊断应是什么？
2. 为明确诊断应做哪些实验室检查？
3. 如何给出治疗建议？

贫血(anemia)指全身循环血液中红细胞容量减少，低于正常范围的一种常见临床症状。但血液红细胞容量的测定技术复杂而费时，因此在临床实际工作中，诊断有无贫血时，使用的是反映外周血红细胞浓度的指标，包括血红蛋白(hemoglobin，Hb)定量、红细胞(red blood cell，RBC)计数及血细胞比容(hematocrit，Hct)。所以，贫血是指外周血单位容积血液中的血红蛋白量、红细胞计数及(或)血细胞比容低于正常参考值的一种临床症状。国内成人诊断贫血的标准(表6-60-1)与国外(表6-60-2)有所不同。

表 6-60-1 国内贫血诊断标准

指标	标准		
	男性	非妊娠女性	妊娠女性
Hb(g/L)	<120	<110	<100
RBC($\times 10^{12}$/L)	<4.0	<3.5	<3.0
Hct	<0.42	<0.37	<0.3

表 6-60-2 国外贫血诊断标准(1972年，WHO)

人群	Hb(g/L)
6个月～6岁	<110
6岁～14岁	<120
成人男性	<130
成人女性(非妊娠)	<120
妊娠女性	<110

在评价贫血的实验室指标中，以Hb量最为常用和可靠。Hb的降低一般都伴有RBC及Hct的减少，但有时其变化可不一致，如在某些轻度的缺铁性贫血和血红蛋白病的早期，可只有Hb的降低，而RBC和Hct可在正常范围。此外，单位容积血液中的Hb量受年龄、性别、居住地区海拔、妊娠和吸烟等因素的影响。婴儿、儿童及妊娠妇女的Hb浓度较正常成人低，长期居住在高海拔地区居民或吸烟者的Hb浓度较高。在妊娠、低蛋白血症、充血性心力衰竭、脾大及巨球蛋白血症时，血浆容量增加，Hb浓度可因血液稀释而降低；在脱水等循环血容量减少时，Hb浓度又可因血液浓缩而增高。因此，在判定有无贫血及其程度时，应考虑上述影响因素。

贫血是一种常见的临床症状，不是一个具体的疾病。血液系统疾病会引起贫血，其他系统的疾病也会导致贫血。贫血在世界各地都是常见症状，在发展中国家和血红蛋白病或红细胞葡萄糖-6-磷酸脱氢酶变异的高发地区尤其突出。

【分类】

根据临床特点的不同，贫血有不同的分类。如：按贫血进展速度分急性和慢性贫血；按红细胞形态分大细胞性贫血、正常细胞性贫血和小细胞性贫血(表6-60-3)；按血红蛋白浓度分轻度、中度、重度和极重度贫血(表6-60-4)；依据病因

表 6-60-3 贫血的形态学分类

类型	MCV(fl)	MCHC(%)	常见疾病
大细胞性贫血	>100	32～35	巨幼细胞贫血、伴网织红细胞大量增生的溶血性贫血、骨髓增生异常综合征、肝脏疾病贫血
正常细胞性贫血	80～100	32～35	再生障碍性贫血、纯红细胞再生障碍性贫血、溶血性贫血、骨髓病性贫血、急性失血性贫血
小细胞低色素性贫血	<80	<32	缺铁性贫血、铁粒幼细胞性贫血、血红蛋白病

注：MCV指红细胞平均体积；MCHC指红细胞平均血红蛋白浓度

笔记栏

和(或)发病机制又可分为红细胞生成减少性、红细胞破坏过多性及失血性贫血等(见表 6-60-5)。不同的分类对诊断和治疗均有一定的意义,但亦有一定的局限性。如贫血的形态学分类虽过于简单,但容易掌握,并可为临床诊断提供线索,小细胞低色素性贫血以缺铁性贫血为多见,而大细胞性贫血则可能为叶酸和维生素 B_{12} 缺乏所致。但某种贫血的形态学表现不是固定不变的,如再生障碍性贫血多是正细胞性的,但部分患者可为大细胞性的;溶血性贫血有正细胞性的,也有小细胞性的,还可有大细胞性的。多种分类中以病因和发病机制分类更能反映贫血的本质。

表 6-60-4 贫血的程度分类

Hb(g/L)	贫血严重程度
>90	轻度
60～90	中度
30～59	重度
<30	极重度

表 6-60-5 贫血的病因和发病机制分类

1. 红细胞生成减少
   (1) 造血干/祖细胞和造血微环境异常:再生障碍性贫血、纯红细胞再生障碍性贫血、骨髓增生异常综合征、肾性贫血、内分泌病贫血
   (2) 造血原料不足或利用障碍
      1) DNA 合成障碍:巨幼细胞贫血
      2) 血红素合成障碍:缺铁性贫血、铁粒幼细胞贫血、铅中毒
      3) 骨髓被异常组织或细胞浸润:白血病、多发性骨髓瘤、恶性组织细胞病、骨髓纤维化、骨髓转移癌等
2. 红细胞破坏过多(溶血性贫血)
   详见本篇第 6 章
3. 失血
   (1) 急性失血:急性失血后贫血
   (2) 慢性失血:缺铁性贫血

【病因和发病机制】

红细胞起源于造血组织中的造血干细胞。造血干细胞在特定的造血微环境中分化为红系祖细胞,在红细胞生成素(erythropoietin,EPO)作用下,红系祖细胞增殖分化为红系前体细胞,再经多次分裂增殖后,生成终末成熟红细胞。成熟红细胞生存约 120 天后在单核-吞噬细胞系统内被破坏。红细胞数量的恒定有赖于红细胞生成与破坏的动态平衡状态。任何因素导致此平衡状态的失衡,使红细胞容量减少,均可发生贫血。

(一) 红细胞生成减少

红系的正常造血需要骨髓造血干细胞、造血微环境和红系造血调节的正常(如肾脏产生正常的 EPO 等),并需要充足的造血原料。这些关键因素的任一环节出现问题均可发生红细胞生成减少性贫血。主要引起红细胞生成减少性贫血的机制有:①造血干/祖细胞和微环境异常:各种致病因素损伤造血干细胞和造血微环境,使骨髓造血功能衰竭,致外周血全血细胞减少,则发生再生障碍性贫血。如果各种病因主要损伤红系造血,引起单纯红细胞生成减少,而粒系及血小板基本正常,则为纯红细胞再生障碍性贫血。骨髓增生异常综合征时,由于造血干细胞的异常克隆在骨髓中增殖,可抑制正常红系造血,并出现无效造血增加而发生贫血。②红系造血调节异常:如慢性肾功能衰竭时,肾脏合成 EPO 减少。内分泌系统疾病引起的贫血亦可能与造血调节异常有关。③造血原料不足或利用障碍:叶酸和(或)维生素 B_{12} 是细胞 DNA 合成所必需的物质,其缺乏可引起巨幼细胞贫血。铁是合成血红蛋白的重要物质,铁缺乏可导致缺铁性贫血。铁不缺乏,但由于某些机制引起铁利用障碍,亦可发生贫血,如铁粒幼细胞性贫血、慢性病贫血等。④骨髓被异常组织或细胞浸润:血液系统恶性肿瘤、骨髓纤维化、血液系统外肿瘤发生骨髓转移等,均导致正常造血受抑制而发生贫血。

(二) 红细胞破坏过多

红细胞破坏过多引起的贫血,称为溶血性贫血。详见本篇第 6 章。

(三) 失血

失血是临床上最常见的贫血病因之一,分为急性失血和慢性失血。急性失血时临床表现以低血容量为主,患者的主要问题是低血压和器官灌注减少,而不是贫血。慢性失血性贫血的实质是缺铁性贫血。

贫血的发病机制常常是多因素的,如恶性肿瘤引起的贫血涉及骨髓浸润(骨髓病性贫血)、失血、溶血、营养障碍引起的造血原料缺乏、造血调节异常(如 EPO 减少等)、放化疗引起的造血抑制等多种机制;在巨幼细胞贫血的发生中,细胞 DNA 合成障碍与无效造血增加等因素都参与其中。

案例 6-60-1

患者,女性,38 岁。头昏、乏力、面色苍白、活动后心悸、气促、食欲不振 2 个月。有月经过多史 7 年。

患者病因可能与月经过多有关。

笔记栏

【临床表现】

贫血时由于血红蛋白减少，血液携氧能力降低，使机体组织器官发生缺氧性的变化，而引起一系列的临床表现。贫血临床表现的有无及轻重与下列因素有关：即贫血的病因（包括引起贫血的相关疾病），贫血发生的速度及程度，贫血时血容量下降的程度及机体的代偿能力等。

（一）皮肤黏膜

由于皮内毛细血管缺血引起的皮肤黏膜苍白是贫血最常见的体征。皮肤黏膜的颜色受多种因素影响，如皮肤色素、皮肤血管的分布及扩张程度、皮下组织液体含量等。临床上以观察指（趾）甲、手掌、口唇黏膜和睑结膜等处较可靠。贫血时皮肤的光泽、弹性及张力均降低。

（二）呼吸系统

当机体缺氧及二氧化碳增高时，可刺激呼吸中枢而引起呼吸加快加深。因此，在引起缺氧加重的诱因下，如活动或情绪激动时，均可出现气促。

（三）循环系统

贫血引起代偿性心率加快，患者常有心悸的症状，体力活动时尤为明显。贫血可引起脉压加大，血黏度降低、循环时间加快和心搏出量增加等，在肺动脉瓣区和心尖区可听到中等强度的收缩期吹风样杂音。长期严重的贫血可导致贫血性心脏病，甚至可出现心力衰竭及心绞痛。但严重的心脏并发症常常发生于有器质性心脏疾病的贫血患者中。病情较重的贫血患者，心电图可有窦性心动过速、窦性心律不齐、ST 段压低和 T 波低平或倒置等非特异性改变。

（四）神经肌肉系统

乏力和易疲劳是贫血最常见的症状，是肌肉组织缺氧的结果。严重贫血常有头晕、头痛、耳鸣、晕厥、倦怠、注意力不集中和记忆力减退等神经系统表现，与脑缺氧有关。

（五）消化系统

贫血可影响消化系统的功能，出现食欲不振、恶心、腹胀、腹部不适、便秘或腹泻等表现。维生素 B_{12} 缺乏所致的巨幼细胞贫血和恶性贫血可有舌炎和舌乳头萎缩，缺铁性贫血可有吞咽异物感。口腔黏膜炎或溃疡见于再生障碍性贫血和急性白血病，系粒细胞减少所致。慢性溶血性贫血可有黄疸、脾大，可合并胆道结石等。

（六）泌尿生殖系统

贫血患者因肾小球滤过和肾小管重吸收功能障碍，从而引起多尿和低比重尿，严重者可有轻度蛋白尿，血管内溶血出现血红蛋白尿，甚至急性肾功能衰竭。育龄期女性患者可出现月经周期紊乱，月经量异常等。严重贫血者可出现性功能减退。

（七）其他

贫血患者时有低热，可能与贫血的基础代谢升高有关，可有毛发枯细、指甲薄脆。缺铁性贫血时，指甲可呈反甲或匙状甲。

案例 6-60-1

1. 患者，女性，38 岁。起病缓慢，头昏、乏力、面色苍白、活动后心悸、气促、食欲不振 2 个月。既往有月经过多史 7 年。

2. 体检见皮肤黏膜苍白。

上述临床表现提示患者可能有慢性贫血，其原因可能与月经过多慢性失血有关。应予血象、骨髓等检查明确贫血的诊断，并行贫血病因的相关检查。

【诊断】

贫血的诊断要明确：①贫血及其程度的确定；②贫血的类型（形态学特点）；③贫血的原因。根据临床表现和实验室检查结果，对贫血不难做出诊断，但贫血只是一种症状，其最终诊断是要查明引起贫血的病因。在明确病因之前，除支持治疗外，不应滥投药物，以免延误正确的诊断。

（一）病史

详细的病史资料可为贫血的病因诊断提供重要线索。除常规病史内容外，应有目的地询问与贫血有关的信息，如发病形式、时间及病程、饮食习惯，既往疾病及用药情况，出血史、慢性系统性疾病史，月经史、生育史，射线、毒物或化学物质接触史，职业、民族、家族遗传史等，并结合患者情况对各项内容的重要性进行评估和综合分析。

（二）体格检查

全面的体格检查对于贫血的病因诊断亦不可少。体检中应注意贫血的体征，如皮肤黏膜苍白的程度，呼吸、心率和心律的变化，指甲和毛发的改变等。还应注意贫血的伴随表现，如皮肤黏膜瘀斑、瘀点、皮疹、黄疸、淋巴结肿大、胸骨压痛、肝脾肿大等。还应注意引起贫血的基础疾病

笔记栏

的相应体征。

(三) 实验室检查

1. 血象检查 Hb、RBC、Hct为诊断贫血提供依据并可判断贫血的程度，红细胞指数(MCV、MCH、MCHC)有助于明确贫血的形态类型。网织红细胞(reticulocyte，Rct)计数间接反映骨髓红系增生的情况。白细胞、血小板计数也有助于为贫血的病因诊断提供线索。外周血涂片检查可观察红细胞、白细胞、血小板的数量和形态，有无异常细胞和疟原虫等。

2. 尿液及粪便检查 尿液应注意胆红素代谢产物和隐血。血尿可能是肾脏或泌尿道疾病的表现，也可能由于血小板减少或凝血障碍所致。尿胆原增高提示可能有溶血，而血红蛋白尿是血管内溶血的证据。大便隐血阳性提示消化道出血，大便钩虫卵阳性表明有钩虫病，是缺铁性贫血的常见病因之一。

3. 骨髓检查 包括穿刺涂片和活检。骨髓检查是贫血诊断过程中的重要内容，能为贫血患者的骨髓造血功能和病因提供直接的依据。再生障碍性贫血的骨髓造血功能低下，造血细胞减少，非造血细胞增多。溶血性贫血的红系造血明显活跃，粒细胞/红细胞比例可倒置。血液系统恶性肿瘤和骨髓转移癌的骨髓中出现相应的肿瘤细胞，正常造血受到抑制。骨髓纤维化时骨髓中纤维组织增生。骨髓铁染色是评价机体储存铁的可靠指标，缺铁性贫血时细胞外铁缺失，细胞内铁减少或消失；骨髓增生异常综合征或铁粒幼细胞贫血(sideroblastic anemia)时可见环形铁粒幼细胞。

4. 贫血的病因和发病机制检查 将在贫血各论中描述。

案例 6-60-1

实验室检查：

1. 血常规 Hb 73g/L，RBC 1.89×10^{12}/L；WBC 6.5×10^{9}/L；PLT 214×10^{9}/L；MCV 63.7fl，MCH 23.6pg，MCHC 300g/L；Rtc 0.015。

2. 骨髓象 增生明显活跃，以红系增生为主。

3. B超 子宫肌瘤。

案例 6-60-1

临床特点：

1. 病史及体征 患者女性，38岁，起病缓慢，头昏、乏力、面色苍白、活动后心悸、气促、食欲不振2个月，查体皮肤黏膜苍白。

2. 实验室及辅助检查 小细胞低色素性贫血，Hb 73g/L；骨髓增生明显活跃，红系增生为主；腹部B超示子宫肌瘤。

临床诊断：

1. 慢性失血性中度贫血。

2. 子宫肌瘤。

【治疗】

一般情况下，贫血的治疗原则是在确诊后进行治疗。但迅速进展的严重贫血患者，在确诊前常需要输注红细胞治疗。

(一) 病因治疗

去除贫血的病因或治疗引起贫血的原发病，是治疗贫血的根本措施，病因治疗的难易决定了贫血治疗的效果。

(二) 补充造血原料

因缺乏造血原料所致的贫血，在合理补充后可取得良好的疗效，如缺铁性贫血补充铁剂、巨幼细胞性贫血补充叶酸和维生素B_{12}后，可迅速改善病情。维生素B_{12}及铁在正常机体有一定的储备，只有在其耗竭后才发生贫血。因此，治疗此类贫血时应注意补足储备，以免复发。

(三) 造血生长因子或造血刺激药物

肾性贫血有红细胞生成素的减少，应用重组人红细胞生成素(rhuEPO)治疗有显著的疗效。此外，rhuEPO治疗某些慢性病贫血也有一定的疗效。雄激素有刺激骨髓造血的效应，对部分非重型再生障碍性贫血有效。

(四) 免疫抑制剂

适用于发病机制与免疫有关的贫血，如糖皮质激素是自身免疫性溶血性贫血的主要治疗药物，抗胸腺细胞球蛋白(antithymocyteglobulin，ATG)或抗淋巴细胞球蛋白(antilymphocyte globulin，ALG)和环孢素用于重型再生障碍性贫血的治疗，可获得较好的疗效。免疫抑制剂也可用于其他免疫性贫血。

(五) 异基因造血干细胞移植

适用于骨髓造血功能衰竭或某些严重的遗传性贫血，如重型再生障碍性贫血、海洋性贫血及镰状细胞贫血等。干细胞来源于人类白细胞抗原相合供者的外周血或骨髓。

笔记栏

（六）脾切除

脾是红细胞破坏的主要场所，也是产生抗体的器官。某些贫血可进行脾切除治疗。遗传性球形红细胞增多症和脾功能亢进引起的贫血，脾切除治疗有显著的疗效。某些内科治疗无效的自身免疫性溶血性贫血亦可脾切除治疗。部分血红蛋白病患者脾切除治疗后可缓解病情。

（七）支持治疗

输血是贫血的对症治疗措施之一，但因不良反应和并发症较多，故应严格掌握适应证。慢性贫血 Hb＜60～70g/L 是输血的指征。急性大失血引起的贫血必须输血治疗。某些难治和严重的贫血，输血治疗可获得暂时的疗效。而缺铁性贫血、巨幼细胞贫血和多数自身免疫性溶血性贫血给予适当的治疗后，血红蛋白均可逐渐恢复，除非有极严重的贫血或短期需要紧急手术者，一般不必输血治疗。输血应采用成分输血。其他的支持治疗包括改善患者的一般情况，有效控制感染和出血等。

案例 6-60-1

治疗建议：

1. 去除病因　可考虑子宫肌瘤手术治疗。

2. 对症治疗　患者长期慢性失血，可考虑补充造血物质如铁剂等，同时注意调节饮食结构，补充富含铁剂的食物。

推荐阅读

Goodnough LT，Bach RG. 2001. Anemia，transfusion，and mortality. N Engl J Med，345：1272～1274

High K. 2005. Anemia and gene therapy—a matter of control. N Engl J Med，352：1146～1147

（杨　凌）

第61章 缺铁性贫血

案例 6-61-1

患者，男，36岁，农民。因"头昏、乏力4个月，加重并出现心悸、气促、面色苍白1个月"入院。

患者于4个月前渐感头昏、乏力、劳动力下降。近1个月症状加重，于活动时感心悸、气促，并见面色苍白，食欲不振。病程中无发热，二便正常。

体格检查：T 36.7℃，P 78次/分，R 20次/分，BP 110/70mmHg，神清合作。皮肤黏膜苍白，全身浅表淋巴结不大。双肺无异常。心率112次/分，律齐。腹平软，无压痛，肝脾未及。

问题：

1. 该患者的初步诊断是什么？
2. 应做哪些实验室检查以明确诊断？
3. 如何给出治疗建议？

铁是合成血红蛋白必需的元素，也是保证机体细胞功能正常的重要物质。铁缺乏指体内铁含量低于正常的一种状态，最初引起体内储存铁消耗，即为储铁缺乏期(iron depletion，ID)；继之红细胞内缺铁，影响血红蛋白的合成，进入缺铁性红细胞生成期(iron deficient erythropoiesis，IDE)；最终引起血红蛋白下降，发展为缺铁性贫血(iron deficient anemia，IDA)。铁缺乏症包括ID、IDE和IDA三个阶段，而IDA是铁缺乏症的最终阶段，表现为缺铁引起的小细胞低色素性贫血及其他异常。

【流行病学】

铁缺乏症和IDA在全世界都是最常见的营养性和血液学疾病，全球约有近1/3的人群有铁缺乏，在发展中国家及经济不发达的地区尤为明显。婴幼儿、儿童和育龄期妇女为高危人群。上海地区人群调查显示：铁缺乏症的发病率在6个月～2岁婴幼儿为75.0%～82.5%、妊娠3个月以上妇女为66.7%、育龄妇女为43.3%、10～17岁青少年为13.2%；以上人群的IDA患病率分别为33.8%～45.7%、19.3%、11.4%、9.8%。

【铁代谢】

铁虽是机体必需的微量元素，但高铁负荷通过产生过量的氧自由基也会对机体造成损害。因此，机体通过严格的调节机制维持铁平衡。

正常成人含铁量男性约50～55mg/kg，女性约35～40mg/kg，其中血红蛋白铁约62.1%，储存铁约31%，肌红蛋白铁约4%，转运铁约0.1%，组织铁约0.2%，易变池铁约2.5%。组织铁存在于细胞色素和其他的含铁酶中，数量虽小却是维持生命不可缺少的。易变池铁是指铁离开血浆进入组织或细胞间，结合于细胞膜或细胞间蛋白的短暂期间的铁容量。储存铁以铁蛋白(ferritin)和含铁血黄素(hemosiderin)的形式主要储存于单核-吞噬细胞系统内。正常人每天造血约需20～25mg铁，主要来自衰老破坏的红细胞。

人体的铁代谢是在一个近似"封闭"的系统内进行，铁可反复利用，除月经和上皮细胞脱落丢失外，人体几乎无明显的生理性排泄铁。因此，正常的成年男性和绝经女性一般不会发生缺铁性贫血。铁补充主要来源于饮食，正常人每天从食物中摄取铁1～1.5mg，孕妇及哺乳期妇女2～4mg，以补充每天少量的排泄。正常每日饮食含铁约10～15mg，其中约5%～10%可被吸收。铁的生物利用度受食物种类的影响，铁缺乏症时动物食品中的血红素铁吸收率可达20%，而植物食品中的非血红素铁只有5%～10%可吸收。铁主要以血红素、二价铁的形式在十二指肠和空肠上段被吸收。铁由肠道细胞吸收进入血液的过程尚未完全阐明，但由肠道吸收入血浆需要多种转运蛋白及酶的参与。铁的吸收受多种因素的影响，如食物中铁的状态(三价或二价铁、铁复合物的成分等)、胃肠道的功能(酸碱度、转运蛋白与酶的正常等)、体内储存铁量、骨髓红系造血状态等，均会影响铁的吸收。食物成分(包括药物)也会影响铁的吸收，动物性蛋白(中间消化产物与无机铁形成可溶性复合物)及人乳促进非血红素铁的吸收。草酸盐、植酸盐、磷酸盐和鞣酸等，可与铁形成复合物阻止其吸收；多酚(含于茶叶、咖啡和某些豆科植物)亦抑制铁吸收。还原性物质，如维生素C、乳酸盐、丙酮酸盐、琥珀酸盐、果酸等可增加铁的吸收。肠道内

笔记栏

铁浓度过高时(如儿童误服大量铁剂),铁吸收增加并超过转铁蛋白的结合能力,导致游离铁损伤组织器官,发生急性铁中毒。

吸收入血的二价铁经铜蓝蛋白氧化为三价铁后,与转铁蛋白结合运输到骨髓幼红细胞,与细胞膜上的转铁蛋白受体(transferrin receptor,TfR)结合进入细胞内以合成血红素,少量的转铁蛋白铁被运送至其他组织合成含铁酶。在单核-吞噬细胞系统内,衰老的红细胞被破坏和血红蛋白降解,释放出的铁与转铁蛋白结合并重新分布,约 80%再用以合成血红蛋白,余下的铁进入储存池。

正常成年男性每天排铁约 0.5~1.0mg,育龄期女性约 1.0~1.5mg,铁主要通过脱落的上皮细胞经消化道、皮肤、泌尿生殖道而丢失,育龄女性可因月经、妊娠、哺乳等情况而增加铁的消耗。

【病因和发病机制】

(一) 病因

1. 铁丢失过多 慢性失血是成人 IDA 最常见的病因,慢性失血实质就是失铁。成年男性最常见的缺铁原因是慢性胃肠道失血,包括痔疮、消化性溃疡、食管裂孔疝、消化道息肉、胃肠道肿瘤、寄生虫感染、食管或胃底曲张静脉破裂等疾病引起的出血。IDA 常是胃肠道肿瘤的首发表现,农村钩虫病感染是 IDA 的重要原因。女性常见的缺铁原因是月经过多,可由宫内放置节育环、子宫肌瘤及月经失调等妇科疾病所致。引起铁丢失的其他原因有:反复咯血(如肺结核、支气管扩张、肺癌、肺含铁血黄素沉着症、肺出血-肾炎综合征等)、反复发作的血红蛋白尿(如阵发性睡眠性血红蛋白尿、人工心脏瓣膜、行军性血红蛋白尿等)、慢性肾衰竭行血液透析及多次献血等。

2. 铁需要量增加而摄入不足 我国的饮食结构以谷物和蔬菜为主,食物中的铁主要是非铁血红素,吸收率较低。当生理性铁的需要量增加时,如婴幼儿、青少年、育龄女性等,容易发生营养性的缺铁性贫血。婴幼儿及青少年由于快速的生长发育而对铁的需要增加。女性一次正常月经平均失血约 40~60ml(相当于铁 20~30mg),所以女性的日需铁量多于男性。一次正常妊娠(胎儿需要、分娩失血及哺乳)丢失铁约 900mg,妊娠中晚期需铁量达 4~6mg/d,仅从饮食补充是不够的。

3. 铁吸收障碍 常见于胃大部切除术后,胃酸分泌不足且食物快速进入空肠,使铁吸收减少。此外,多种原因造成的胃肠道功能紊乱,如长期不明原因腹泻、慢性肠炎、Crohn 病等均可因铁吸收障碍而发生 IDA。

(二) 发病机制

1. 缺铁对铁代谢的影响 缺铁性贫血时,储铁指标(血清铁蛋白、骨髓可染铁)降低,血清铁和转铁蛋白饱和度减低、总铁结合力和未结合铁的转铁蛋白升高,组织和红细胞内缺铁。在机体细胞中,转铁蛋白受体较多地表达于红系细胞膜表面,并可释放入血循环成为血清可溶性转铁蛋白受体(sTfR)。机体缺铁时转铁蛋白受体的表达量增加,释放入血的 sTfR 量亦增加。

2. 缺铁对造血系统的影响 原卟啉是血红素合成的中间产物,IDA 时血红素合成障碍,原卟啉(游离原卟啉或与锌结合的锌原卟啉)聚集在红细胞中。血红蛋白生成减少,形成小细胞低色素性贫血。

3. 缺铁对组织细胞代谢的影响 组织缺铁,细胞色素及其他含铁酶的活性降低,进而影响患者的精神、行为、体力、免疫功能及患儿的生长发育和智力等;缺铁可引起黏膜组织病变和外胚叶组织营养障碍。

案例 6-61-1

患者,男性,36 岁,农民。头昏、乏力、劳动力下降 4 个月,加重并心悸、气促,面色苍白、食欲不振 1 个月。查体有皮肤黏膜苍白。

患者中年男性,来自农村,有慢性贫血表现,应警惕有无钩虫病引起的慢性消化道出血所致的贫血。

【临床表现】

(一) 缺铁原发病表现

依原发病的不同而临床表现各异。如消化性溃疡、胃肠道肿瘤导致的腹痛、黑粪,痔疮的便血,妇女的月经过多,血管内溶血的血红蛋白尿等。

(二) 贫血表现

常表现为慢性贫血的症状,如乏力、疲倦、头晕、头痛、眼花、耳鸣、心悸、气促、纳差,皮肤黏膜苍白、心率增快等。

(三) 组织缺铁表现

精神行为异常,如烦躁、易怒、注意力不集中、异食癖;儿童可有生长发育迟缓、智力下降;口腔炎、舌炎、口角炎、吞咽困难(Plummer-

笔记栏

Vision 综合征)；毛发干枯、皮肤干燥、指(趾)甲缺乏光泽、变平，重者呈反甲(见图 6-61-1)。

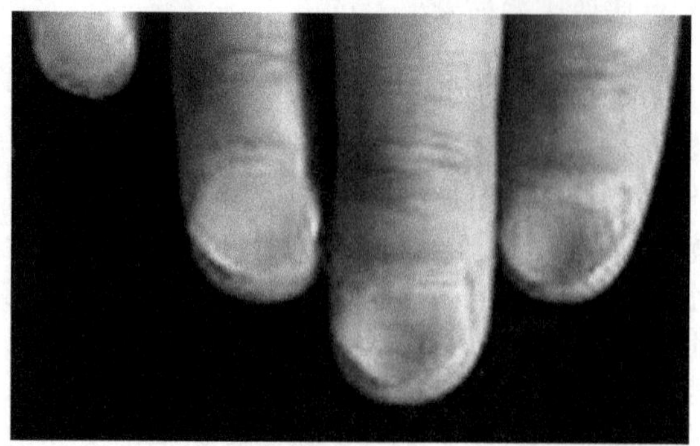

图 6-61-1　反甲

案例 6-61-1

1. 患者男性，36 岁，农民。慢性起病，有头昏、乏力、心悸、气促、劳动力下降等表现；又有食欲不振等消化道症状。

2. 查体有皮肤黏膜及面色苍白。

上述临床表现提示有慢性贫血。应予血象、骨髓象、铁代谢指标、大便钩虫卵等检查，以明确诊断。

【实验室检查】

(一) 血象

呈小细胞低色素性贫血(MCV＜80fl，MCH＜27pg，MCHC＜32%，见图 6-61-2)。血片中成熟红细胞大小不一、整体体积小、中央淡染区扩大，红细胞体积分布宽度(RDW)增高。网织红细胞计数多正常或轻度增高。白细胞计数正常或减少。血小板计数多数正常，亦可减低或增高。

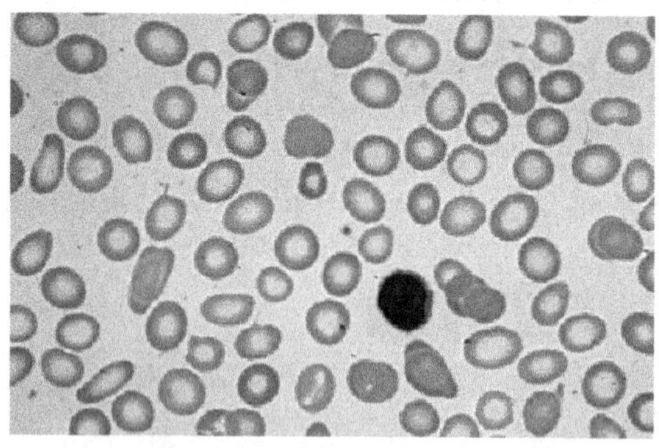

图 6-61-2　IDA 血涂片，红细胞呈小细胞低色素性

(二) 骨髓象

增生活跃或明显活跃；以中、晚幼红细胞增生为主，幼红细胞体积较小、核染色质致密、胞质少、边缘不规则，血红蛋白生成减少；粒系、巨核系无明显异常。骨髓储存铁的缺乏是评价 IDA 敏感而可靠的指标，IDA 时骨髓铁染色显示骨髓小粒中无深蓝色的含铁血黄素颗粒(细胞外铁阴性)；幼红细胞内铁小粒(细胞内铁)减少或消失，铁粒幼细胞(含铁颗粒的幼红细胞)少于 15%。

(三) 血清铁和总铁结合力

血清铁指与转铁蛋白结合的循环铁量，总铁结合力是指循环血液中的转铁蛋白数量，转铁蛋白饱和度是指血清铁占总铁结合力的百分比。IDA 时血清铁降低，＜8.95μmol/L，总铁结合力升高，＞64.44μmol/L，转铁蛋白饱和度降低，＜0.15。血清铁不是评价 IDA 的敏感可靠指标，其受多种生理或病理因素的影响，如有昼夜节律(午后及夜间降低)，月经期、炎症、感染、肿瘤或急性心肌梗死后血清铁水平均降低。

(四) 血清铁蛋白

血清铁蛋白与机体的储存铁相关性很好，可作为评价储存铁的敏感指标，IDA 时血清铁蛋白＜12μg/L。但应注意，在某些感染、炎症、风湿性疾病、肝脏病和肿瘤时，血清铁蛋白会升高。

(五) 红细胞原卟啉和血液锌原卟啉

IDA 时红细胞游离原卟啉(FEP)及血液锌原卟啉(ZPP)均增高，FEP＞0.9μmol/L(全血)，ZPP＞0.96μmol/L(全血)，FEP/Hb＞4.5μmol/L(血红蛋白)。

(六) 血清可溶性转铁蛋白受体(sTfR)

是反映缺铁性红细胞生成较好的指标，IDA 时 sTfR 浓度增高，一般＞26.5nmol/L 时可考虑缺铁。

案例 6-61-1

实验室检查：

1. 血象　Hb 45g/L，RBC 1.93×10^{12}/L；WBC 4.7×10^{9}/L，N 0.63，L 0.37；PLT 120×10^{9}/L；MCV 61fl，MCH 21pg，MCHC 270g/L；RDW 0.22；Rtc 0.012。成熟红细胞大小不均，小细胞多见，中心淡染区扩大。

2. 大便　隐血(＋)，钩虫卵(＋)。

3. 骨髓象　增生明显活跃(Ⅱ级)，红系明显增生，占 49.5%，G∶E ＝ 0.84；以中、晚幼红为主，部分幼红细胞体积小浆少蓝色，呈血红蛋白合成不良，成熟红细胞大小不均，小细胞多见，部分中心淡染区扩大。骨髓铁染色：细胞外铁(－)，铁粒幼细胞(－)。

4. 铁蛋白：3.5μg/L。

笔记栏

【诊断与鉴别诊断】

(一) 诊断

IDA是一个渐进发展的过程，在ID时患者仅有储铁指标血清铁蛋白和骨髓可染铁的减少；疾病进展到IDE时可有转铁蛋白饱和度降低和红细胞游离原卟啉增高；进一步发展为IDA时有明显的小细胞低色素性贫血。根据缺铁的病因、临床表现、典型的小细胞低色素性贫血和缺铁指标的阳性，不难做出IDA诊断。IDA的诊断确定后，明确病因或原发病的诊断亦非常重要。

(二) 鉴别诊断

IDA应与下列小细胞性贫血鉴别：

1. 血红蛋白病 属遗传性溶血性贫血，有家族史、慢性溶血的临床表现。血片中可见靶形红细胞，血红蛋白电泳可出现异常。血清铁蛋白、骨髓可染铁、血清铁和转铁蛋白饱和度不低且常增高。

2. 慢性病性贫血 指因慢性炎症、感染或肿瘤等引起的铁代谢异常性贫血。贫血多为正细胞性，部分患者为小细胞低色素性贫血。临床有原发疾病表现，血清铁降低，总铁结合力不增高，骨髓细胞外铁增多而细胞内铁减少，血清铁蛋白可增高。

3. 铁粒幼细胞性贫血 是遗传或不明原因导致的红细胞铁利用障碍性贫血。表现为小细胞性贫血，但血清铁蛋白浓度增高、骨髓细胞外铁增多、铁粒幼细胞增多，并出现环形铁粒幼细胞。血清铁和铁饱和度增高，总铁结合力不增高。

案例 6-61-1

临床特点：

1. 病史及体征：患者，男性，36岁，农民。有头昏、乏力、心悸、气促、劳动力下降、食欲不振等症状。查体有皮肤黏膜及面色苍白等体征。

2. 实验室和辅助检查：重度小细胞低色素性贫血；骨髓红系增生，有血红蛋白合成不良；骨髓铁染色示细胞内外铁(－)；大便隐血(＋)，钩虫卵(＋)；铁蛋白3.5μg/L。

临床诊断：

1. 缺铁性贫血。

2. 钩虫病。

【治疗】

IDA治疗的原则是：根除病因；补足储存铁。

(一) 病因治疗

去除缺铁的病因，IDA才有可能根治。IDA单纯补铁治疗虽可缓解病情，但若不去除病因，贫血难免复发并可延误原发病的治疗。

(二) 补铁治疗

首选口服铁剂治疗，常用的口服铁剂有硫酸亚铁(每片0.3g，含元素铁60mg)、富马酸亚铁(每片0.2g，含元素铁66mg)、葡萄糖酸亚铁(每片0.3g，含元素铁34.5mg)、右旋糖酐铁(每片25mg，含元素铁35%)、10%的枸橼酸铁胺(每毫升含元素铁20mg)等。每日剂量以150～200mg元素铁为宜，分3～4次口服。口服铁剂治疗可出现胃肠道反应，但多数患者可耐受。铁剂在餐时或餐后服可减少消化道反应，但吸收也减少。进食谷类、乳类和茶等会抑制铁剂的吸收，鱼、肉类、维生素C可增加铁剂的吸收。铁剂治疗有效者网织红细胞于服药后3～4天开始升高，7～10天达高峰，随后血红蛋白浓度上升，一般2个月左右血红蛋白恢复正常。铁剂治疗应在血红蛋白恢复正常后至少持续4～6个月，以补足储铁。

注射铁剂不良反应较多，仅用于口服铁剂不能耐受、有消化道疾病口服铁剂可加重病情、消化道吸收障碍或不易控制的慢性失铁量超过消化道吸收铁量等情况。常用右旋糖酐铁注射剂(每毫升含铁50mg)深部肌内注射，首次剂量为50mg，若无不良反应，以后每日或隔日给100mg，直至完成总剂量。注射铁剂的总剂量按公式计算：补铁总剂量＝[正常血红蛋白浓度(g/L)－患者的血红蛋白浓度(g/L)]×0.33×患者体重(kg)。

案例 6-61-1

治疗建议：

1. 去除病因：驱钩虫治疗(可予阿苯达唑400mg顿服，10天后重复一次)；改善饮食，补充富含铁的食物。

2. 补铁治疗：予硫酸亚铁0.3g，每日3次口服；或右旋糖酐铁50mg，每日2～3次口服；同时予维生素C 0.2g，每日3次口服。

3. 对症治疗：患者重度贫血，可适当予浓缩红细胞输注，纠正贫血。

【预防】

主要针对高危人群，如婴幼儿、青少年和妇

笔 记 栏

女的营养保健，合理饮食。积极防治引起 IDA 的病因或原发疾病。

【预后】

预后取决于 IDA 的病因及原发疾病的性质。如单纯营养不足者，易恢复正常；若继发于恶性肿瘤者，则根治较困难。

推荐阅读

Andrews NC. 1999. Medical Progress: Disorders of iron metabolism. N Engl J Med, 341:1986～1995

Bailie GR, Johnson CA, Mason NA. 2000. Parenteral iron use in the management of anemia in end-stage renal disease patients. Am J Kidney Dis, 35:1～12

Weiss G, Goodnough LT. 2005. Medical progress: anemia of chronic disease. N Engl J Med, 352:1011～1023

（杨　凌）

第62章 巨幼细胞贫血

案例 6-62-1

患者男性,66岁。因"乏力、面色苍黄、食欲不振2个月,加重半个月"入院。

患者于2个月前即感乏力、头晕、面色苍黄,易疲劳,活动后心悸、气促,食欲不振,时有恶心及腹胀。症状进行加重,近半月尤明显,记忆力减退,手足麻木,饮食明显减少。病程中无发热、无酱油色尿,无鼻出血、牙龈出血、皮肤瘀斑瘀点及黑粪史,无行走不稳、性格改变及幻觉等。近半年素食,体重下降约4公斤,无特殊药物使用史。既往高血压病史,长期服药治疗,血压可控制在正常范围。家族中无特殊病史。

体格检查:T 36.5℃,P 96次/分,R 20次/分,BP 120/76mmHg。面色苍白,皮肤黏膜苍白、黄染,未见出淤血,浅表淋巴结未及。巩膜黄染。胸骨无压痛,双肺呼吸音清,心率96次/分,律齐,心尖区局限性2～3/6级收缩期吹风样杂音。腹软,肝脾未及,无异常包块。四肢远端痛觉减退。

问题:

1. 该患者应首先考虑做何诊断?
2. 在明确诊断之前,应做哪些实验室检查?
3. 如何给出治疗建议?

巨幼细胞贫血(megaloblastic anemia,MA)是一组因DNA合成障碍所致的疾病,常由叶酸和(或)维生素B_{12}缺乏所致,其共同的形态学特征是骨髓中出现核浆发育不平衡的巨幼细胞。叶酸和维生素B_{12}参与细胞核DNA的合成,缺乏时可致细胞核发育障碍,是一种全身性疾病。但最先受累的是那些更新较快的细胞,尤其是造血前体细胞和胃肠道上皮细胞。因此,临床上常表现出贫血和消化道症状,维生素B_{12}缺乏者还有神经系统异常。

国内巨幼细胞贫血以营养性叶酸和(或)维生素B_{12}缺乏多见,其中又以叶酸缺乏为主,全国各地均可发病。由内因子缺乏引起的恶性贫血在西方国家多见,而国内少见。

【叶酸和维生素B_{12}的代谢及功能】

(一) 叶酸的代谢和功能

叶酸属维生素B族,由蝶啶、对氨基苯甲酸及L-谷氨酸组成。叶酸主要来源于新鲜绿色蔬菜、水果、酵母、动物肝等组织中。食物中的叶酸很不稳定,烹饪时间过长可使其破坏。叶酸的每日需要量约为200μg,生长期的儿童、孕妇及哺乳妇女的需要量增加。空肠近端是叶酸吸收的主要部位。食物中多聚谷氨酸型的叶酸在肠道黏膜上皮细胞的刷状缘处,经解聚酶水解为单谷氨酸型或双谷氨酸型的叶酸而被吸收,吸收方式为主动吸收,也有被动弥散。吸收入肠细胞的单谷氨酸型叶酸进一步转化为N^5-甲基四氢叶酸经门静脉入肝,其中一部分经胆汁排泄到小肠后再重吸收,形成叶酸的肠肝循环。叶酸以单谷氨酸型的N^5-甲基四氢叶酸形式与白蛋白结合运输到机体各组织,通过组织细胞的叶酸受体而进入细胞内。在细胞内N^5-甲基四氢叶酸转变为四氢叶酸,并在多聚谷氨酸叶酸合成酶的作用下转变为多聚谷氨酸型叶酸在细胞内储存和发挥作用。人体的叶酸储存量约5～10mg,其中1/2在肝脏。叶酸主要从尿中排泄(2～5μg/d),少量从粪便排泄。

叶酸的功能形式为四氢叶酸(FH_4),FH_4是一碳基团的运载体(即一碳基团代谢的辅酶),接受来自丝氨酸等氨基酸的一碳基团,用于嘌呤、胸腺嘧啶核苷酸和甲硫氨酸的生物合成。胸腺嘧啶核苷酸是DNA合成所必需的。在胸腺嘧啶核苷酸的合成过程中FH_4被氧化为二氢叶酸(FH_2),FH_2在FH_2还原酶作用下还原为FH_4继续参与一碳基团代谢(见图6-62-1)。因此,叶酸缺乏时可因胸腺嘧啶核苷酸合成障碍而导致DNA合成障碍。

(二) 维生素B_{12}的代谢和功能

维生素B_{12}又名钴胺素,系类咕啉化合物。人体不能合成钴胺素,正常成人维生素B_{12}每日需要量约2～5μg,主要来源于动物性食物,如肉类、肝、肾、鱼、蛋类和乳制品等。食物中的维生素B_{12}与蛋白质结合,经胃蛋白酶消化后在胃内释放出来。释放出来的维生素B_{12}与胃壁细胞合

笔记栏

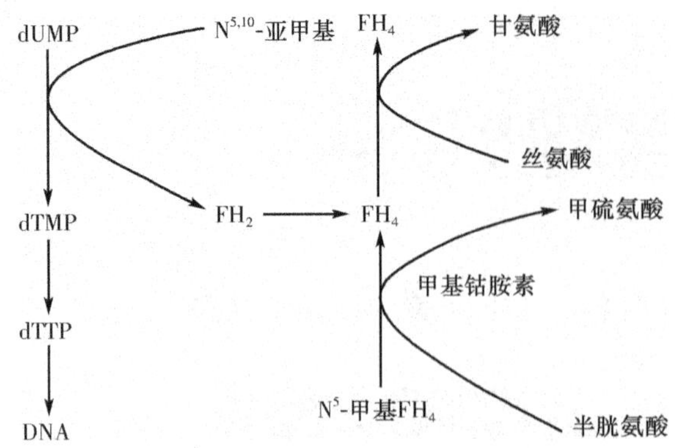

图 6-62-1 叶酸和维生素 B_{12} 在DNA合成中的作用

dUMP：一磷酸脱氧尿苷；dTMP：一磷酸脱氧胸苷；dTTP：三磷酸脱氧胸苷；DNA：脱氧核糖核酸；FH_2：二氢叶酸；FH_4：四氢叶酸

成的R结合蛋白结合为R-B_{12}复合物，其进入十二指肠，在胰蛋白酶作用下R结合蛋白降解，维生素 B_{12} 又与胃壁细胞分泌的内因子(IF)结合为IF-B_{12}复合物。IF-B_{12}复合物能抵抗消化道的消化作用，到达回肠末端，经此处肠黏膜细胞刷状缘的IF-B_{12}受体胞饮吸收。进入血液的维生素 B_{12} 与转钴胺蛋白Ⅱ结合运输至各组织（见图6-62-2）。维生素 B_{12} 亦有肠肝循环，即吸收入肝的维生素 B_{12} 可经胆汁排入肠道后再重吸收。人类血液中维生素 B_{12} 的主要形式为甲基钴胺素。人体内的储存量为2～5mg，大部分储存于肝。维生素 B_{12} 主要经粪便和尿液排泄。

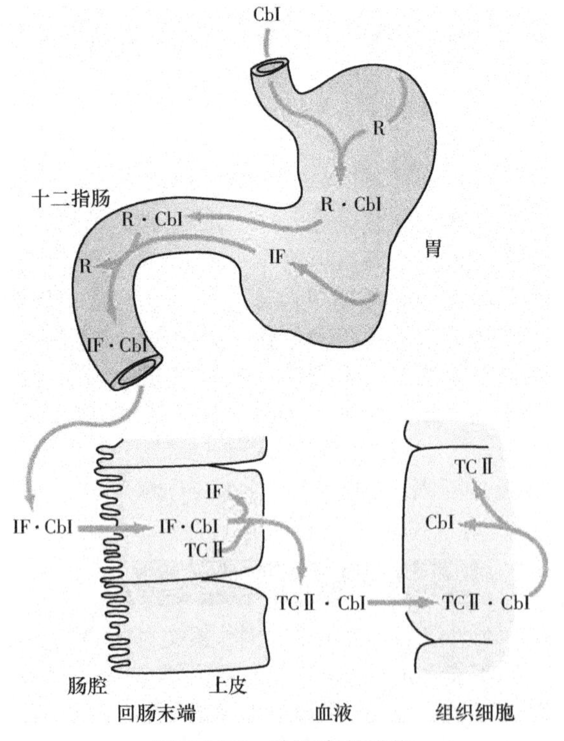

图 6-62-2 钴胺素的吸收

CbI：钴胺素；R：R结合蛋白；IF：内因子；TCⅡ：转钴胺蛋白Ⅱ

维生素 B_{12} 是人体两种酶——甲硫氨酸合成酶和甲基丙二酰辅酶A合成酶的辅酶。维生素 B_{12} 主要有两种功能形式，即甲基钴胺素和腺苷钴胺素。甲基钴胺素是甲硫氨酸合成酶的辅酶，催化半胱氨酸向甲硫氨酸转化，此步反应所需要的甲基来自血液中新摄取的 N^5-甲基四氢叶酸，而 N^5-甲基四氢叶酸给出一个甲基后转化为 FH_4（见图6-62-1）。当维生素 B_{12} 缺乏时，胸腺嘧啶核苷酸合成所需要的 FH_4 减少，从而影响了DNA的合成。腺苷钴胺素是甲基丙二酰辅酶A合成酶的辅酶，催化甲基丙二酰辅酶A形成琥珀酰辅酶A进入三羧酸循环代谢。当维生素 B_{12} 缺乏时，甲基丙二酰辅酶A堆积，影响神经髓鞘的形成而产生神经系统症状。

【病因和发病机制】

(一) 病因

1. 叶酸缺乏

(1) 摄入不足：主要是饮食不当，如食物结构不合理、食物加工不当、营养不良、酗酒等。

(2) 需要增加：儿童、孕妇、哺乳；接受血液透析的患者；细胞更新加速性疾病，如慢性溶血性贫血、剥脱性皮炎等；代谢增高性疾病，如甲状腺功能亢进、肿瘤等。

(3) 吸收障碍：非热带口炎性腹泻、热带口炎性腹泻、小肠的广泛切除或疾病等。

(4) 药物影响：影响叶酸代谢，如甲氨蝶呤。DNA合成抑制剂，包括嘌呤类似物，如巯嘌呤、硫唑嘌呤等；嘧啶类似物，如5-氟尿嘧啶、阿糖胞苷等；其他影响DNA合成的药物，如羟基脲、丙卡巴肼等。某些药物可影响叶酸的吸收，如抗癫痫药等。

2. 维生素 B_{12} 缺乏

(1) 摄入不足：如素食者。

(2) 吸收障碍：为维生素 B_{12} 缺乏的常见原因，有：①胃源性：胃切除、严重的胃黏膜萎缩、恶性贫血、Zollinger-Ellison综合征等；②肠源性：回肠的切除或疾病、盲襻综合征、阔节裂头绦虫病、腹泻；③胰腺疾病，如胰腺功能不全等。

(3) 药物影响：如对氨基水杨酸、二甲双胍、秋水仙碱等可影响钴胺代谢。

(4) 其他：先天性转钴胺蛋白Ⅱ缺乏症等。

(二) 发病机制

叶酸是一碳基团代谢的重要辅酶。当叶酸缺乏时，使dUMP甲基化形成dTMP减少，dTTP亦生成减少，最终导致DNA的合成障碍（见图6-62-1）。维生素 B_{12} 缺乏使 N^5-甲基形成

FH_4减少，继之 $N^{5,10}$-亚甲基 FH_4 减少，后者是 dUMP 形成 dTTP 的甲基供体，故亦导致 DNA 合成障碍(见图 6-62-1)。而叶酸与维生素 B_{12} 缺乏均对 RNA 合成影响不大。结果是受累细胞发育不平衡，胞核发育落后于胞浆，形成巨幼变。病变累及骨髓红、粒、巨核三系细胞，引起全血细胞减少。病变细胞成熟障碍，在骨髓中被破坏，使无效造血增加。维生素 B_{12} 缺乏还使甲基丙二酰辅酶 A 堆积，影响神经髓鞘的形成，表现出神经系统症状。DNA 合成障碍也波及消化道上皮细胞，表现出消化道症状。

巨幼细胞贫血时，由于大量的巨幼变细胞生成，这些细胞释放入血循环之前在骨髓内大量被破坏。因此，无效造血增多是巨幼细胞贫血的特征之一。临床上可引起黄疸、非结合胆红素增高、乳酸脱氢酶增高等。

药物亦通过影响 DNA 的代谢引起巨幼细胞贫血。如甲氨蝶呤是极强的 FH_2 还原酶抑制剂，可阻止 FH_2 还原为 FH_4 影响一碳基团代谢，从而影响 DNA 的合成。

案例 6-62-1

1. 患者男性，66 岁，老年患者。

2. 素食后发病，提示有营养不良性摄入不足的情况。

【临床表现】

(一) 血液系统表现

起病缓慢，主要为慢性贫血的症状，如乏力、头昏、耳鸣、心悸、气促、易疲劳、面色及皮肤黏膜苍白，部分患者可有轻度的黄疸。多数患者可同时有白细胞及血小板的减少，但临床上由此引起的感染及出血情况少见。

(二) 非血液系统表现

1. 消化系统表现 患者就诊时常有明显的消化系统症状，常见为食欲不振、恶心、腹胀、腹泻或便秘等。部分患者可有舌炎，表现为舌痛、舌质绛红如“牛肉样舌”。

2. 神经系统表现和精神症状 主要见于维生素 B_{12} 缺乏患者，可无贫血而单独发生，病情进展到一定程度以后则不能为治疗所逆转。早期为周围神经病变，表现为远端肢体麻木、深感觉障碍等。疾病进展可发生脊髓侧索和后索脱髓鞘病变，表现为共济失调等。患者可有精神症状，如记忆力减退、抑郁等，重者可有幻觉、谵妄甚至精神错乱等。

案例 6-62-1

1. 起病缓慢，素食后出现乏力、头昏、面色苍黄，易疲劳，活动后心悸、气促，食欲不振、恶心及腹胀，记忆力减退，手足麻木，体重下降。

2. 面色及皮肤黏膜苍白、黄染，心尖区局限性 2～3/6 级收缩期吹风样杂音，四肢远端痛觉减退。

患者有慢性贫血、黄疸、消化系统及神经系统等症状表现，提示可能有巨幼细胞贫血。

为明确诊断，应行血象、骨髓检查，有条件时行血清叶酸和维生素 B_{12} 测定检查。

【实验室检查】

(一) 血象

呈大细胞性贫血(MCV 和 MCH 增高)，若合并有铁缺乏，则大细胞不明显，网织红细胞多正常。血片上红细胞大小不均，可见大卵圆形红细胞是其特征，亦可见嗜碱点彩红细胞及有核红细胞。多数有白细胞及血小板减少，中性粒细胞核分叶过多(5 叶>5%或有 6 叶者)亦为特征性改变(见图 6-62-3)。

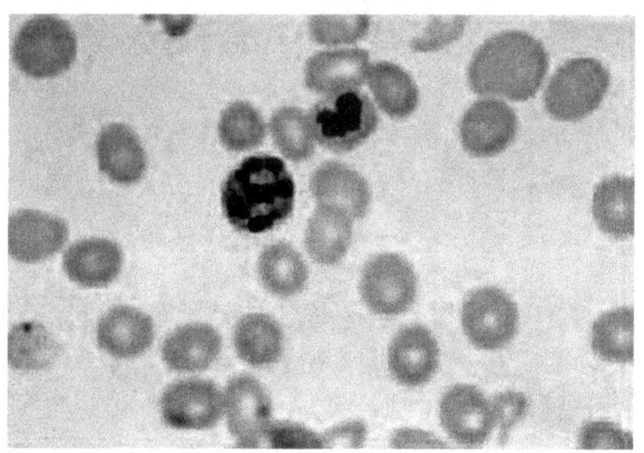

图 6-62-3 巨幼细胞贫血外周血涂片。大卵圆形红细胞和分叶过多的中性粒细胞

(二) 骨髓

增生活跃，红系增生为主，各系细胞均有巨幼变。有核红细胞体积增大，胞核发育落后于胞浆，核染色质疏松，呈蚕食样改变，是巨幼细胞贫血红系造血的特征性改变(见图 6-62-4)。红系细胞可见异常分裂象、Howell-Jolly 小体或 Cabot 环。粒系亦有巨幼变，细胞体积增大，有巨晚幼粒细胞和巨杆状粒细胞。巨核细胞体积增大，分叶过多，胞浆内颗粒减少。

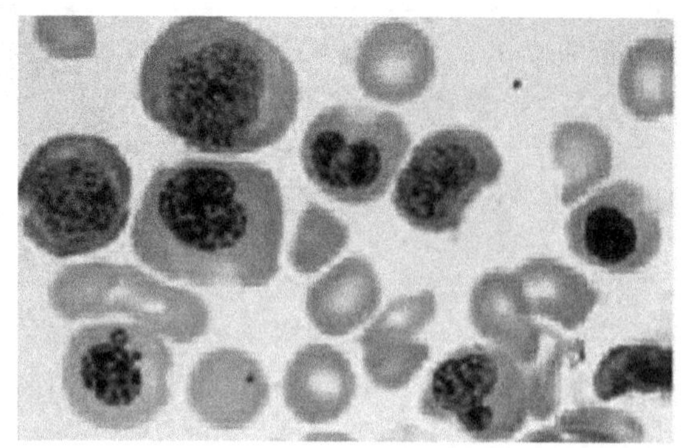

图 6-62-4 巨幼细胞贫血骨髓涂片

（三）生化

1. 血清叶酸<6.91nmol/L(<3ng/ml)，红细胞叶酸<227nmol/L(<100ng/ml)，可诊断叶酸缺乏；血清维生素 B_{12}<74pmol/L(<100pg/ml)，可诊断维生素 B_{12} 缺乏。维生素 B_{12} 缺乏患者应进一步做维生素 B_{12} 吸收(Schilling)试验，有助于判断维生素 B_{12} 缺乏的原因。

2. 其他 因无效造血，红细胞在骨髓中被破坏，故血清非结合胆红素增高；血清乳酸脱氢酶增高。

案例 6-62-1

实验室检查：

1. 血象：Hb 64g/L，RBC 1.52×10^{12}/L；WBC 2.25×10^{9}/L，N 0.61，L 0.35，M 0.04；PLT 56×10^{9}/L；MCV 122.4fl，MCH 42.1pg，MCHC 350g/L；Rtc 0.013。血片：成熟红细胞大小不均，部分体积大，可见大卵圆形红细胞；白细胞减少，5 叶核中性粒细胞 9%；血小板少。

2. 血生化：丙氨酸氨基转移酶(ALT) 50U/L，天门冬酸氨基转移酶(AST) 73U/L；总胆红素 37.2μmol/L，结合胆红素 6.5μmol/L，非结合胆红素 30.7μmol/L；乳酸脱氢酶(LDH) 750U/L。

3. 骨髓：有核细胞增生明显活跃(Ⅱ级)，粒：红＝1.2；红系明显增生占 38%，大部分幼红细胞体积明显增大，染色质疏松，呈明显巨幼变，成熟红细胞内可见 Howell-Jolly 小体和 Cabot 环；粒系增生相对减低，有巨晚幼粒细胞和巨杆状粒细胞；巨核细胞不少，体积增大，分叶过多。

铁染色：外铁(＋＋)，铁粒幼细胞 40%。

笔 记 栏

【诊断和鉴别诊断】

（一）诊断

病史有饮食不当、特殊药物使用史或其他相关病史；临床有贫血、消化系统表现；实验室检查为大细胞性贫血，中性粒细胞核分叶过多，骨髓造血细胞巨幼变，血清叶酸、维生素 B_{12} 降低，诊断可以确立。若无条件测定血清叶酸、维生素 B_{12}，而临床符合巨幼细胞贫血者，可行诊断性治疗。予叶酸或维生素 B_{12} 治疗一周，网织红细胞上升，亦可诊断本病。

（二）鉴别诊断

本病主要应与具有全血细胞减少、骨髓造血细胞巨幼变的其他疾病鉴别，前者如再生障碍性贫血，后者有骨髓增生异常综合征、红白血病等。此外，本病有黄疸、血清非结合胆红素增高、血清乳酸脱氢酶增高，应与溶血性贫血鉴别。鉴别要点为此类疾病用叶酸和维生素 B_{12} 治疗无效或不能完全纠正贫血。

案例 6-62-1

临床特点：

1. 病史及体征：患者男性，66 岁，有素食史。起病缓慢，有乏力、头昏、体力下降，活动后心悸、气促，食欲不振、恶心、腹胀、记忆力减退、手足麻木等症状；体检有面色及皮肤黏膜苍白、黄染、心尖区局限性 2～3/6 级收缩期吹风样杂音、四肢远端痛觉减退等体征。患者有贫血、消化系统及神经系统表现。

2. 实验室检查：中度贫血，大细胞性；白细胞及血小板减少，成熟红细胞大小不均，有大卵圆形红细胞；中性粒细胞有核分叶过多。非结合胆红素增高，LDH 增高。骨髓红系增生，红系、粒系和巨核系均有巨幼变，骨髓铁不少。符合巨幼细胞贫血特点。

临床诊断：

营养性巨幼细胞贫血。

【治疗】

（一）病因或原发病的治疗

有原发病者应积极治疗原发病，无原发病者应根据不同的病因给予纠正，如合理饮食，药物影响者酌情停药等。

(二) 叶酸、维生素 B_{12} 治疗

1. 叶酸治疗 口服叶酸 5～10mg，每天 2～3 次。严重吸收障碍者可用四氢叶酸钙注射剂，3～6mg 肌内注射，每天 1 次。用至血象恢复正常，若无原发疾病者，不必维持治疗。同时有维生素 B_{12} 缺乏者，应同时补充维生素 B_{12}，否则会加重神经系统症状。

2. 维生素 B_{12} 治疗 肌内注射维生素 B_{12}，每次 500μg，每周 2 次，至血象恢复正常。有神经系统症状者，血象正常后应维持治疗 6 个月。恶性贫血或全胃切除者，需终身替代治疗，肌内注射维生素 B_{12}，1000μg/月。

【预防】

加强营养知识教育，合理饮食。高危人群，如儿童、孕妇、老年人或有相关疾病者，可适当补充叶酸和维生素 B_{12}。

案例 6-62-1

治疗建议：

1. 合理饮食，食谱应广，应有肉类、蔬菜和水果，蔬菜烹饪时间不宜过长。

2. 叶酸和维生素 B_{12} 治疗：口服叶酸 10mg，每天 2 次；肌内注射维生素 B_{12}，每次 500μg，每周 2 次。

3. 治疗一周时检查血象，若网织红细胞增高，则表明治疗有效，继续治疗至血象恢复正常。血象正常后可停用叶酸，肌内注射维生素 B_{12} 再维持治疗 6 个月。

预防：

合理饮食。

【预后】

多数患者预后良好。

案例 6-62-1

患者用叶酸和维生素 B_{12} 治疗 1 周时网织红细胞为 0.09，2 周后 Hb 开始上升，2 个月后 Hb 正常，继续维生素 B_{12} 维持治疗。

推荐阅读

Dharmarajan TS, Adiga GU, Norkus EP. 2003. Vitamin B_{12} deficiency: recognizing subtle symptoms in older adults. Geriatrics, 58: 30～4, 37～8

Jacques PF, Selhub J, Bostom AG, et al. 1999. The effect of folic acid fortification on plasma folate and total homocysteine concentrations. N Engl J Med, 340: 1449～1454

Kuzminski AM, Del Giacco EJ, Allen RH, et al. 1998. Effective treatment of cobalamin deficiency with oral cobalamin. Blood, 92: 1191～1198

Toh B-H., van Driel IR., Gleeson PA. 1997. Mechanisms of disease: pernicious anemia. N Engl J Med, 337: 1441～1448

（何 勤）

笔记栏

第63章 再生障碍性贫血

案例 6-63-1

患者男性，32 岁。因"巩膜黄染 1 个月，双下肢皮肤瘀斑、瘀点 1 周，发热、咳嗽 3 天"入院。

患者一个多月前发现巩膜黄染，并感疲乏、倦怠，右上腹部不适、厌食，鼻出血一次。查肝功能示 AST 1117.0U/L，ALT 2240U/L，抗 HEV IgG 阳性。血常规示 Hb 146g/L，WBC 4.26×10^9/L，PLT 170×10^9/L。诊断为"戊型病毒性肝炎、急性黄疸型"。给予保肝对症支持治疗后，黄疸消退，症状缓解。1 周前患者无诱因出现双下肢瘀斑、瘀点，逐渐增多，伴牙龈出血。3 天前又出现畏寒、发热、咳嗽，口腔疼痛。无恶心、呕吐、腹痛、腹泻等。患者无特殊药物及化学物质接触史。家族中无特殊病史。

体格检查：T 39.3℃，P 110 次/分，R 22 次/分，BP 120/68mmHg，神清。皮肤黏膜无明显苍白、黄染，双下肢皮肤较多散在瘀斑、瘀点，浅表淋巴结未及。巩膜无黄染，口腔颊黏膜两处溃疡，咽充血。胸骨无压痛，双肺呼吸音粗，可闻干啰音。心率 110 次/分，律齐，未闻杂音。腹平软，肝脾未触及，无压痛及包块，肝肾区无叩痛。

血常规：Hb 110g/L，WBC 1.0×10^9/L，PLT 7×10^9/L。

问题：

1. 你考虑该患者的初步诊断是什么？
2. 应做哪些实验室检查以明确诊断？
3. 如何治疗？

再生障碍性贫血（aplastic anemia，AA，简称再障）是由于获得性骨髓造血功能衰竭，导致骨髓增生低下、外周血全血细胞减少、临床上出现贫血、感染、出血等表现的一种临床综合征。

再障呈世界性散发分布，其发病率估计约每年 0.2～0.5/10 万人口。工业化国家发病率约每年 0.5～1/10 万人口。我国的发病率约每年 0.74/10 万人口。各年龄段均可发病，中青年和老年居多，男女发病率无明显差异。

笔记栏

【病因和发病机制】

（一）病因

发病无明确原因可寻的，称为原发性再障，约占半数以上。继发性再障的发病则与某些原因有关，以下为可能引起再障的常见原因。

1. 化学物质 苯是最早发现的与再障有关的化学物质。其他如与苯有关的杀虫剂、甲苯、含氯的碳氢化合物、有机磷酸盐化合物、染发剂等均有引起再障的报道。最早引起注意的引起再障的药物是氯霉素。抗肿瘤药物可引起暂时性的再障，白消安在少数患者可引起持续性的再障。其他可引起再障的药物有非甾体消炎药（如保泰松等）、重金属（如金等）、抗癫痫药（如卡马西平等）、磺胺类药、某些抗甲状腺药和降糖药等。化学物质引起再障可以是剂量依赖性的，也可以是体质性的反应。

2. 放射线 长期反复接受小剂量或短时间接受大剂量的放射线均有可能引起再障。放射线可引起造血细胞和造血组织的 DNA 损伤，人体接受放射线总量为 1～2.5Gy 时造成可逆性的骨髓增生不良，4.5Gy 时导致的骨髓衰竭可使半数患者死亡，10Gy 时全部患者将不可逆的死亡。

3. 病毒感染 病毒感染与再障的发病有关，其中最重要的是病毒性肝炎。肝炎相关性再障（hepatitis associated aplastic anemia，HAAA）多继发于非甲非乙型肝炎，常在肝炎后 1～2 个月发病，多见于青年男性。发病机制可能与病毒抑制造血细胞或免疫因素有关。其他可能与再障有关的病毒感染有 EB 病毒、微小病毒 B19、HIV 等。

4. 其他 妊娠使部分人出现再障，妊娠终止后再障消失，而以后再次妊娠时再障可复发。某些疾病可引起再障，如系统性红斑狼疮、类风湿关节炎、干燥综合征等风湿性疾病、阵发性睡眠性血红蛋白尿（PNH）、胸腺肿瘤、嗜酸性筋膜炎、低免疫球蛋白血症、获得性免疫缺陷综合征等。

（二）发病机制

再障的发病机制仍未完全阐明，在某些同样

的致病条件下仅有少数人发病，不同患者其疾病的过程及治疗反应亦可不同，表明其发病机制有异质性。一般认为再障可能通过下列机制发病。

1. 造血干细胞缺陷 造血干细胞缺陷包括量的减少和质的异常。在体外培养中证实，再障患者的 $CD34^+$ 细胞、CFU-GM 和 BFU-E 的数量明显减少，表明造血干细胞的减少是异常血细胞生成中的主要缺陷。

2. 免疫功能紊乱 再障患者常见活化的细胞毒 T 淋巴细胞数量增加及 $CD4^+/CD8^+$ 细胞比例倒置，经免疫抑制剂治疗病情好转后可恢复。研究发现再障患者的 Th1 细胞免疫反应占优势，使某些造血负调控因子如 γ-干扰素、IL-2、肿瘤坏死因子增高。γ-干扰素和肿瘤坏死因子可诱导 $CD34^+$ 细胞表达 Fas 基因，导致凋亡。骨髓存在的活化 T 淋巴细胞，在局部产生可溶性细胞因子，亦可致造血干细胞损伤。免疫功能紊乱既可损伤造血干细胞，又可损伤造血微环境。临床上免疫抑制剂治疗再障有明确的疗效。因此，免疫功能紊乱在再障的发病中起着重要的作用。但再障早期是如何启动病理性免疫反应的，仍不清楚。

3. 造血微环境缺陷 部分再障患者骨髓基质细胞体外研究有生长及功能的缺陷。此外，由骨髓基质细胞产生的造血因子在再障患者中多有异常。但目前研究表明，造血微环境缺陷不是再障患者发病的决定因素。

> **案例 6-63-1**
>
> 1. 患者，男性，32 岁。
>
> 2. 1 个月余前曾患急性黄疸型戊型病毒性肝炎，治疗后好转。近 1 周出现下肢瘀斑、瘀点，牙龈出血。3 天来发热、咳嗽、口腔疼痛。
>
> 3. 血常规：Hb 110g/L，WBC 1.0×10^9/L，PLT 7×10^9/L。
>
> 患者全血细胞减少的病因可能与病毒性肝炎相关。

【临床表现】

根据患者的病情、血象、骨髓和预后的不同，国外将再障分为重型再障和非重型再障，重型再障中又分出极重型再障；国内则分为慢性再障和重型再障，慢性再障相当于非重型再障，重型再障中起病即为重型再障者称为重型再障Ⅰ型，由慢性再障发展来的重型再障称为重型再障Ⅱ型。

（一）重型再障（SAA）

可为急性起病，亦可由非重型再障进展而来。此型患者进展快，病情重。患者呈进行性贫血，常以突出的出血、感染而就诊。感染多见于呼吸道、皮肤黏膜、消化道、泌尿生殖系统等部位，常伴有难以控制的发热及败血症。病原菌以细菌为主，亦有真菌感染。患者常见明显的皮肤黏膜出血，可有内脏出血，颅内出血常危及生命。

（二）非重型再障（NSAA）

起病和进展较缓慢，病情较重型轻。多以贫血症状就诊。表现为苍白、乏力、头昏、活动后心悸、气促等。感染较轻，多为上呼吸道感染。出血倾向亦轻，常为皮肤、黏膜出血，如皮肤瘀斑瘀点、牙龈出血、月经过多等。

> **案例 6-63-1**
>
> 1. 患者起病急，进行性增多的双下肢皮肤瘀斑瘀点 1 周，发热、咳嗽、口腔疼痛 3 天。体检有高热、下肢皮肤瘀斑瘀点、口腔溃疡、咽充血，双肺可闻干啰音，无淋巴结及肝脾肿大。一个多月前患急性黄疸型病毒性肝炎，治疗后病情好转。
>
> 2. 血常规：Hb 110g/L，WBC 1.0×10^9/L，PLT 7×10^9/L。
>
> 患者有出血及感染征象，全血细胞减少，符合再生障碍性贫血表现。应进一步监测血象，行骨髓穿刺及骨髓活检、胸片或 CT 等检查，以明确诊断。

【实验室检查】

（一）血象

不同程度的全血细胞减少，网织红细胞减少；贫血多是正细胞正色素性的，亦可为大细胞性。部分患者早期可仅有一系或两系细胞的减少。

（二）骨髓

骨髓穿刺涂片外观骨髓小粒减少，脂肪滴增多。有核细胞增生减低，三系造血细胞均减少，早期细胞缺乏，小粒空虚，淋巴细胞及非造血细胞如浆细胞、肥大细胞、吞噬细胞可相对增多。无明显病态造血。非重型再障可穿刺到残存的造血增生灶，表现为有核细胞增生良好，但巨核细胞减少。骨髓活检对于再障的诊断是必要的，主要特点为骨髓脂肪变，造血组织减少（见图 6-63-1）。

笔记栏

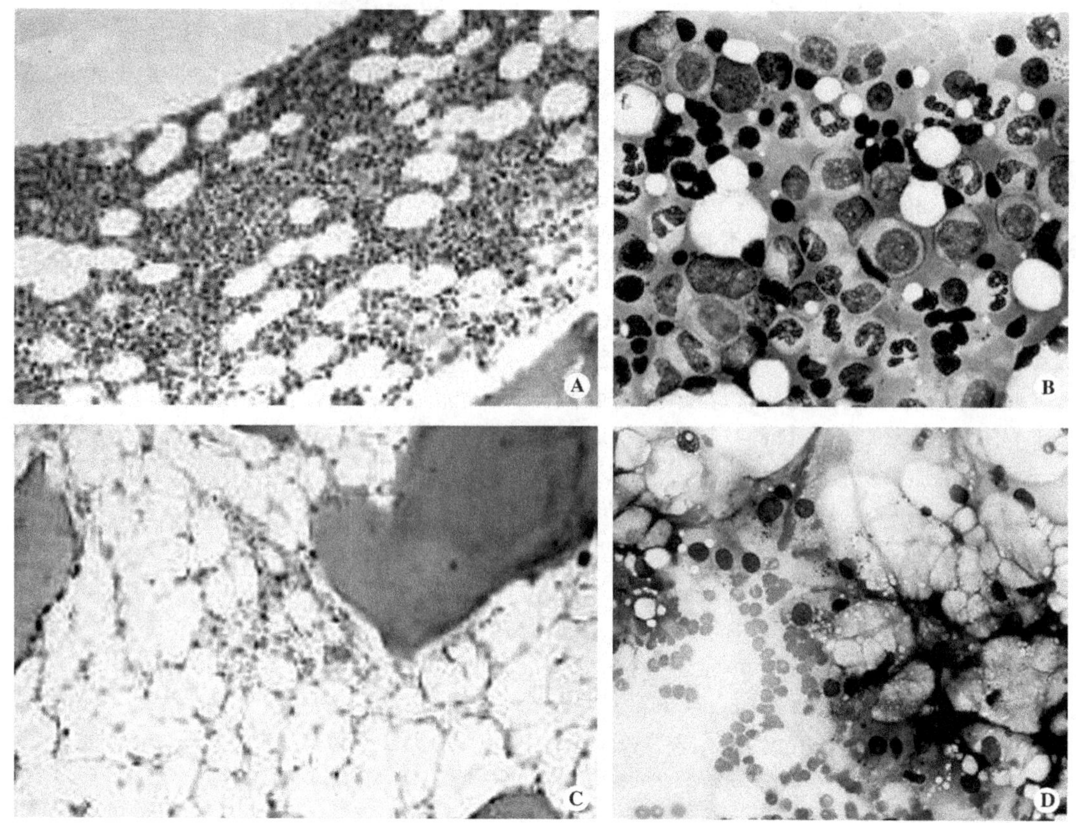

图 6-63-1　再障骨髓活检及穿刺涂片

A. 正常骨髓活检；B. 正常骨髓穿刺涂片，正常骨髓 30%～70% 为细胞，包括粒细胞、红细胞和淋巴细胞；C. 再障的骨髓活检；D. 再障的骨髓穿刺涂片，造血组织被脂肪组织替代，只有残留的基质细胞和淋巴细胞

(三) 其他检查

①体外造血祖细胞培养：细胞集落明显减少；②T 淋巴细胞亚群：$CD4^+/CD8^+$ 细胞比例倒置；③细胞 CD59 和 CD55 测定：部分再障患者体内有 PNH 细胞克隆，CD59 和 CD55 可减少；④中性粒细胞碱性磷酸酶活性增高；⑤MRI：可测定骨髓容量，有助于再障和骨髓增生异常综合征的鉴别。

案例 6-63-1

实验室检查：

1. 血象：

(1) 入院后第 2 天：Hb 94g/L，RBC 2.89×10^{12}/L；WBC 0.9×10^9/L，N 0.35，L 0.63，M 0.02；PLT 2×10^9/L；MCV 89.6fl，MCH 32pg，MCHC 340g/L；Rtc 0.0016，Rtc 绝对值 4.6×10^9/L[参考值：$(24\sim84)\times10^9$/L]。

(2) 入院后第 5 天：Hb 79g/L，RBC 2.37×10^{12}/L；WBC 0.5×10^9/L；PLT 6×10^9/L。

(3) 入院后第 10 天：Hb 56g/L，RBC 1.75×10^{12}/L；WBC 0.2×10^9/L，ANC 0.06×10^9/L；PLT 7×10^9/L；Rtc 0.001，Rtc 绝对值 2.3×10^9/L。

2. 骨髓：

(1) 穿刺涂片：外观未见骨髓小粒，脂肪滴增多。有核细胞增生极度减低（Ⅴ级），分类以成熟淋巴细胞为主，其次为中性分叶核细胞，嗜酸粒细胞可见，可见成熟浆细胞及单核细胞，形态均无异常。粒系增生减低，红系及巨核细胞系增生重度减低（二系细胞增生为 0），散在的血小板罕见。

(2) 活检：骨髓增生极度减低，全片未见巨核细胞，骨髓腔内几乎全为脂肪组织，可见散在淋巴细胞，其余细胞少见。未见纤维组织增生。

3. 大便隐血阳性。

4. 病毒性肝炎抗原抗体：抗 HAV IgG(－)；HBsAg(－)，HBsAb(＋)，HBeAg(－)，HBeAb(－)，HBcAb(－)；抗 HCV(－)；抗 HDV(－)；抗 HEV IgG(－)。

5. 肝功能：总蛋白 59.8g/L，白蛋白 41.7g/L，球蛋白 18.1g/L，ALT 52U/L，AST 63U/L，总胆红素 33.2μmol/L，结合胆红素 18.9μmol/L，非结合胆红素 14.3μmol/L。

6. 其他：红细胞 CD55 和 CD59 测定：CD55 25.4%（参考值：＞23.5%），CD59 96.7%（参考值：＞93.6%）。

7. 辅助检查：胸部 X 线：右上肺及左肺片状致密阴影，考虑肺部感染。

【诊断与鉴别诊断】

（一）诊断和分型

1. 诊断 AA 的诊断标准见表 6-63-1。

表 6-63-1 AA 的诊断标准

1. 全血细胞减少，网织红细胞绝对值减少；
2. 一般无肝脾肿大；
3. 骨髓多部位增生减低或重度减低，造血细胞减少，非造血细胞比例增高；骨髓增生活跃者须有巨核细胞减少；骨髓活检示造血组织减少，脂肪组织增加；
4. 除外引起全血细胞减少的其他疾病。

2. 分型 分型诊断见表 6-63-2。

表 6-63-2 再生障碍性贫血的分型诊断

	非重型再障	重型再障
临床表现	贫血明显，感染、出血较轻	进行性贫血，感染、出血较重
血象（血象具备以下三者之二）		
Rtc（校正后）	＞0.01	＜0.01
ANC（$\times10^9$/L）	＞0.5	＜0.5
PLT（$\times10^9$/L）	＞20	＜20
骨髓	增生减低，增生活跃者有巨核细胞减少	增生重度减低，造血组织减少
预后	较好	差

Rtc：网织红细胞；ANC：中性粒细胞绝对计数；PLT：血小板

极重型再障（VSAA）：重型再障中若 ANC ＜0.2×10^9/L，称为极重型再障，预后极差。

（二）鉴别诊断

1. 骨髓增生异常综合征（MDS） 再障要与低增生性 MDS 相鉴别，尤其是老年患者。MDS 是一种造血干细胞克隆性疾病，外周血表现为一系、两系或全血细胞减少，骨髓有病态造血和（或）原始细胞增多有助于 MDS 的诊断。

2. 急性造血功能停滞 本病是在某些发病因素的作用下，突然出现骨髓停止造血，表现为全血细胞尤其是红细胞骤然减少。常见的发病因素有感染、药物等。骨髓可表现为增生低下，但涂片周边可找到巨大的原始红细胞。在积极的病因治疗及支持治疗下，本病呈自限性，数周后可恢复。

3. 阵发性睡眠性血红蛋白尿（PNH） PNH 是获得性的造血干细胞克隆性溶血性疾病，与再障关系密切，可互相转化，再障患者的血液中也可以存在 PNH 克隆细胞。典型的 PNH 有发作性的血红蛋白尿，PNH 克隆细胞的酸溶血试验阳性、CD59 和 CD55 阴性表达。

4. 其他全血细胞减少的疾病 如某些急性白血病、恶性组织细胞病等，均可表现为全血细胞减少，但骨髓中有特征性的白血病细胞或异常组织细胞，有助于鉴别。

5. 遗传性骨髓衰竭综合征 某些遗传性疾病，如 Fanconi 贫血、先天性皮肤角化不良、Shwachman-Diamond 综合征（胰腺功能不全伴中性粒细胞减少症）、无巨核细胞性血小板减少症等，可表现或发展为再障，但这些疾病常有其他器官和部位的发育异常，可资鉴别。

案例 6-63-1

临床特点：

1. 病史及体征：患者男性，32 岁。起病急，逐渐增多的双下肢皮肤瘀斑瘀点、牙龈出血，畏寒、发热、咳嗽、口腔疼痛。发病前 1 个月余有急性黄疸型戊型病毒性肝炎病史，当时血常规正常。既往无特殊药物及化学物质接触史。体检：T 39.3℃，双下肢皮肤瘀斑瘀点；口腔黏膜溃疡，咽充血；双肺干啰音；浅表淋巴结及肝脾无肿大。肝炎恢复时出现出血、感染等表现。

2. 实验室及辅助检查：进行性贫血，WBC 0.2×10^9/L，ANC 0.06×10^9/L；PLT 7×10^9/L；Rtc 0.001，Rtc 绝对值 2.3×10^9/L；骨髓穿刺涂片及活检均示增生重度降低，无巨核细胞；肝功能轻度损伤；红细胞 CD55 和 CD59 测定正常。符合极重型再障的实验室改变。胸部 X 线示右上肺及左肺片状致密阴影，多考虑肺部感染。

临床诊断：

肝炎相关性极重型再生障碍性贫血并肺部感染。

笔记栏

【治疗】

再障的治疗应为综合治疗，首先应去除诱因或积极治疗原发病，并根据分型及年龄早期进行规范的治疗。再障患者治疗有效后，应维持治疗，以减少复发。

(一) 支持治疗

支持治疗对于所有的再障患者都是重要的。

1. 防护 保持个人及环境的卫生，重型再障患者应进行保护性隔离，以减少感染机会。应注重洗手，因洗手(包括医护人员及护理人员)是最简单有效的防止感染传播的方法。避免外伤和剧烈活动，以防止出血。避免接触各种有害因素(如药物等)。

2. 对症治疗

(1) 输血治疗：严重贫血(Hb<60g/L)的患者应输注浓缩红细胞以纠正贫血；有活动出血或血小板明显减少(<10×10^9/L)有发生内脏出血风险时，可输注血小板，防止致命性颅内出血的发生。

(2) 控制感染：患者一旦有感染征象，应立即取可疑感染部位的分泌物、排泄物或血液进行培养，并及时使用有效抗生素治疗。

(3) 保肝治疗：再障可合并肝功能损害，且治疗再障的药物中多数有肝功能损伤的不良反应。因此，应酌情给予保护肝脏的治疗。

(二) 针对发病机制的治疗

1. 重型再障

(1) 异基因造血干细胞移植：异基因造血干细胞移植可替代患者缺失的造血细胞和重建免疫系统而获痊愈。年轻(<30～35岁)患者如有匹配的同胞供者，异基因造血干细胞移植是首选治疗，粒细胞严重缺乏的患者也应考虑移植治疗。>30～35岁的患者在强烈免疫抑制治疗无效时，可考虑造血干细胞移植作为挽救性治疗。儿童患者的移植疗效优于成人。影响异基因造血干细胞移植疗效的主要因素是排斥反应和移植物抗宿主病。患者在移植前，应尽量避免输血，以免使移植成功率下降。

(2) 免疫抑制治疗：对于年龄较大(>30～35岁)的患者，免疫抑制治疗常为首选治疗。常用药物为抗胸腺细胞球蛋白(ATG)、抗淋巴细胞球蛋白(ALG)、环孢素等。ATG/ALG有抑制细胞毒T淋巴细胞的作用。单用ATG或ALG，使约50%的患者获血液学恢复，联合使用环孢素，可使有效率增加到70%～80%，尤其可改善儿童和严重中性粒细胞缺乏患者的预后。常用方案为马ATG 10～20mg/(kg·d)，连用4～5天；或兔ATG 3.5mg/(kg·d)，连用5天；联合环孢素剂量3～7mg/(kg·d)[国外初始剂量常用到12mg/(kg·d)]，分2～3次服用，以后根据血象情况及血药浓度调整剂量。对于再障的免疫抑制治疗，现在还没有关于药物合理剂量的应用指南。因此，临床应用中，应根据患者的具体情况进行调整。ATG可加速血细胞的破坏，因此，在治疗过程中血小板和粒细胞数可进一步下降，应加强防护和支持治疗。ATG/ALG的近期不良反应为过敏反应和血清病等。在使用前应做过敏试验，治疗中同时使用类固醇治疗ATG/ALG所致的血清病。应用ATG/ALG治疗后长期生存的患者中有部分发生MDS或白血病转化的报道。

目前ATG与环孢素联合的强烈免疫抑制治疗是大多数重型再障的标准治疗方案，对此联合治疗有反应的患者具有较好的生存率，无反应的患者属难治性病例，生存率较低。其他的新型免疫抑制剂，如麦考酚吗乙酯、抗CD3单抗、塞尼哌(抗IL-2受体单抗)等亦有用于治疗再障，其疗效有待于积累资料后作出评价。

(3) 造血细胞因子：常用药物有粒细胞集落刺激因子(G-CSF)或粒-单细胞集落刺激因子(GM-CSF)、红细胞生成素(EPO)、IL-11等，对相应细胞系列有促生长作用。造血细胞因子单独应用作用有限且短暂，常与免疫抑制治疗联合使用。

(4) 其他治疗：亦有用大剂量丙球静脉注射、大剂量环磷酰胺、大剂量甲泼尼龙治疗再障有效的报道。

2. 非重型再障 非重型再障患者中，有部分是慢性非进展性的轻度血细胞减少的患者，预后较好，可以暂不必治疗。其他患者可根据个体情况选择下列治疗。

(1) 雄激素：有刺激骨髓造血的作用，常与环孢素联合应用。国内常选用雄激素治疗非重型再障，部分患者有效。常用药物有司坦唑醇(康力龙)每日6～12mg，分3次口服；十一酸睾酮每日120～160mg，分2次口服，或250mg每周1次肌内注射；达那唑每日200～400mg口服；丙酸睾酮100mg每日或隔日肌内注射等。主要不良反应为男性化、肝功能损害等。疗程和剂量应视疗效和不良反应调整。

(2) 环孢素：通过抑制T淋巴细胞而发挥作用。剂量为3～7mg/(kg·d)[国外初始剂量常用到12mg/(kg·d)]，分2～3次口服，应根据患者个体的情况和血药浓度调整剂量。不良反应主要为肝肾功能损害、牙龈增生等。

笔记栏

(3) 其他：造血细胞因子也可与雄激素和环孢素联合应用于非重型再障的治疗。此外，国内常应用中医中药和某些改善微循环（如莨菪类等）药物作为非重型再障的辅助治疗，可能有助于改善疗效，但由于常与雄激素和环孢素合用，且缺乏严格的前瞻性随机病例对照研究，故其确切疗效有待进一步证实。

案例 6-63-1

治疗建议：

1. 支持治疗

(1) 防护：应进行隔离，加强护理，保持患者个人、饮食及环境的卫生。卧床、避免情绪激动及过度活动，防止出血。

(2) 输血：输注浓缩红细胞纠正贫血，输注血小板防治出血。

(3) 抗感染：应立即取血和痰进行培养，立即使用广谱强效抗生素治疗。待培养及药敏结果出来后，选用针对性的抗生素治疗。如果抗细菌感染治疗无效，应警惕真菌感染，必要时加抗真菌治疗。

2. 免疫抑制治疗：应用 ATG/ALG 及环孢素进行治疗。

3. 可应用造血细胞因子治疗，如 G-CSF、GM-CSF、EPO、IL-11 等。

【预后和预防】

(一) 预后

非重型再障预后较好，多数患者治疗后可获缓解，甚至可治愈。重型再障预后差，治疗费用高。中性粒细胞绝对计数是再障判断预后最重要的指标，未经治疗的重型再障存活的中位数是 3～6 个月，仅有 20%可存活超过 1 年，极重型再障预后极差。近十余年来由于治疗方法的改进，使重型再障的预后有了明显的改善。

(二) 预防

提高防护意识，加强工作和生活环境的保护，避免接触或暴露于有害因素。

推荐阅读

Marsh JC. 2007. Treatment of acquired aplastic anemia. Haematologica, 92:2～5

Yamaguchi H, Calado RT, Ly H, et al. 2005. Mutations in TERT, the gene for telomerase reverse transcriptase, in aplastic anemia. N Engl J Med, 352:1413～1424

Young NS, Brown KE. 2004. Mechanisms of disease: parvovirus B19. N Engl J Med, 350:586～597

（何 勤）

笔记栏

第64章 溶血性贫血

第一节 概 述

案例 6-64-1

患者，女性，55岁。因"发热、腹痛2日，腰背及双下肢痛、酱油色尿1日"入院。

患者发病前因关节痛，自服"草药及止痛药"(具体不详)治疗，关节痛有所好转。但于前日晨起突然出现畏寒、发热，体温最高达39℃，下午出现腹痛，到厂医务室就诊，予对症治疗后(具体不详)，腹痛有所缓解。当天夜间又出现腰背部、双下肢及全身酸痛，伴呕吐胃内容物2次，每次量不多，无咖啡渣样物，无腹泻，小便酱油色。家族中无特殊病史。

体格检查：T 38.8℃，P 100次/分，R 20次/分，BP 122/80mmHg，急性痛苦面容，面色苍白，神志清楚。皮肤苍白、黄染，未见皮疹和出血点，浅表淋巴结未触及。巩膜黄染，双肺呼吸音清晰，未闻干湿啰音，心率100次/分，律齐，未闻杂音。腹平软，无明显压痛，莫菲征阴性，肝脾未及。

问题：

1. 该患者应考虑的初步诊断是什么？
2. 为明确诊断应做哪些实验室检查？
3. 如何给出处理建议？

正常红细胞在血循环中的寿命约120天，一些疾病可使红细胞寿命缩短。溶血是指红细胞提前被破坏，寿命缩短的过程。溶血超过骨髓造血代偿能力时出现的贫血即为溶血性贫血(hemolytic anemia，HA)。溶血发生而骨髓能够代偿时(骨髓有6～8倍的红系造血代偿能力)可以不出现贫血，称为溶血状态(hemolytic state)。溶血性贫血是由不同病因引起的一组异质性疾病。

【临床分类】

溶血性贫血有多种分类方法，可分为遗传性和获得性；按起病的形式及病情的程度分为急性和慢性溶血；按溶血的部位分为血管内溶血和血管外溶血；临床上多按病因及发病机制进行分类(见表6-64-1)。

表 6-64-1 溶血性贫血的分类

(一) 红细胞自身异常所致的溶血性贫血
- 1. 红细胞膜缺陷
  - (1) 遗传性红细胞膜缺陷
    - 遗传性球形红细胞增多症(HS)
    - 遗传性椭圆形红细胞增多症(HE)
    - 遗传性口形红细胞增多症(HSt)
  - (2) 获得性红细胞膜缺陷
    - 阵发性睡眠性血红蛋白尿(PNH)
- 2. 遗传性红细胞酶缺陷
  - (1) 磷酸戊糖途径酶缺陷：如葡萄糖-6-磷酸脱氢酶(G6PD)缺乏症等
  - (2) 无氧酵解途径酶缺陷：如丙酮酸激酶缺乏症等
- 3. 遗传性珠蛋白异常(血红蛋白病)
  - (1) 珠蛋白肽链量的异常：海洋性贫血
  - (2) 珠蛋白肽链结构的异常：异常血红蛋白病

(二) 红细胞外部异常所致的溶血性贫血
- 1. 免疫性溶血性贫血
  - (1) 自身免疫性溶血性贫血(AIHA)：温抗体型或冷抗体型
  - (2) 同种免疫性溶血性贫血：如血型不符的输血反应、新生儿HA等
- 2. 血管性溶血性贫血
  - (1) 血管壁异常：心瓣膜病、人工瓣膜、血管炎病等
  - (2) 微血管病性溶血性贫血
    - 血栓性血小板减少性紫癜(TTP)/溶血尿毒综合征(HUS)
    - 弥散性血管内凝血(DIC)
  - (3) 血管壁受到反复挤压：行军性血红蛋白尿
- 3. 生物因素
  - 蛇毒、蜂毒、疟疾、黑热病、支原体肺炎等
- 4. 理化因素
  - 大面积烧伤，砷化氢、苯肼、氯酸盐类、亚硝酸盐类、毒蕈等中毒
- 5. 脾功能亢进

【病因及发病机制】

(一) 红细胞易受破坏而寿命缩短

1. 红细胞膜缺陷 红细胞膜的正常结构是保持红细胞的变形性和稳定性的重要条件，所以红细胞膜缺陷是发生溶血性贫血的重要机制之一。红细胞膜骨架与红细胞的形态、变形性和稳定性密切相关。红细胞膜骨架蛋白缺陷时红细胞形态即发生改变，如遗传性球形红细胞增多症、遗传性椭圆形红细胞增多症和遗传性口形红细胞增多症等。红细胞膜化学成分的改变也影响

笔记栏

红细胞的形态、变形性和稳定性，如无β脂蛋白血症时，因红细胞膜胆固醇含量增加而卵磷脂含量降低，从而使红细胞呈棘形。上述各种异形红细胞脆性增加，在脾脏被截留后为巨噬细胞所吞噬破坏，致寿命缩短。阵发性睡眠性血红蛋白尿时，红细胞膜的糖化肌醇磷脂锚链膜蛋白有缺陷，使红细胞对补体的敏感性增高，发生补体介导的溶血。

2. 红细胞酶缺陷 正常的红细胞酶和能量代谢对维持红细胞膜的变形性和稳定性是不可或缺的。红细胞内葡萄糖磷酸戊糖代谢途径产生还原性物质使血红蛋白免受氧化损伤，当此途径的酶缺陷时，血红蛋白易受氧化损伤而沉淀，形成海因小体(Heinz body)，使红细胞膜的稳定性及变形性下降而发生溶血，如葡萄糖-6-磷酸脱氢酶缺乏症等。葡萄糖无氧酵解代谢途径为红细胞提供了行使各种生理功能所需要的能量，丙酮酸激酶是该代谢途径的限速酶之一，当丙酮酸激酶缺乏时，红细胞膜对阳离子的通透性发生改变，红细胞内 K^+ 漏出和 Na^+ 渗入增加，使红细胞膜的稳定性破坏而发生溶血。

3. 血红蛋白异常 包括珠蛋白肽链合成量的异常(海洋性贫血)和珠蛋白肽链分子结构的异常(异常血红蛋白病)。异常的血红蛋白易发生聚集、结晶或形成包涵体，使红细胞硬度增加，在通过直径比它小的微循环时被阻留后为单核-吞噬细胞所吞噬。不稳定血红蛋白病的血红蛋白也因易受氧化损伤，使红细胞膜的变形性下降而被单核-吞噬细胞吞噬。

4. 红细胞外异常

(1) 在自身免疫性溶血性贫血时，红细胞膜吸附凝集抗体、不完全抗体或补体，使红细胞易被单核-吞噬细胞系统吞噬。

(2) 机械因素所引起的溶血性贫血见表 6-64-2。

表 6-64-2 机械因素所致溶血性贫血

创伤性心源性溶血性贫血
系病理性瓣膜(钙化性主动脉瓣狭窄等)、人工机械瓣膜等对红细胞的机械性损伤
微血管病性溶血性贫血
在弥散性血管内凝血、血栓性血小板减少性紫癜/溶血尿毒综合征时，微血管内形成纤维蛋白条索，当循环的红细胞在血流的不断冲击下通过这些纤维蛋白条索时，发生破裂溶血
行军性血红蛋白尿
足掌受到反复撞击引起红细胞机械性破坏而发生血管内溶血

(3) 脾功能亢进时大量的红细胞被脾阻留并为巨噬细胞所吞噬破坏。

(4) 某些生物及理化因素可通过下列机制或目前未知的机制引起红细胞破坏，这些机制有：微生物直接寄生在红细胞内(如疟疾)；细菌毒素直接破坏红细胞(如某些产气荚膜梭菌)；细菌本身或其毒素刺激免疫反应，促使巨噬细胞识别和吞噬红细胞(如支原体肺炎)；某些化学物质或是作用于巯基(如砷)、或是导致高铁血红蛋白和 Heinz 小体形成(如氯酸盐类或其他氧化物质)、或是通过免疫机制(如某些药物)使红细胞破坏；烧伤时的红细胞破坏可能与高热有关。

(二) 红细胞破坏场所及血红蛋白降解途径

1. 血管内溶血 见于血型不合的输血、输注低渗溶液、阵发性睡眠性血红蛋白尿、微血管病性溶血和某些酶缺陷症。此时红细胞在血循环中被破坏，形成血红蛋白血症。正常血浆中仅有微量的血红蛋白(<50mg/L)，血管内溶血时，血浆中游离血红蛋白增高。血液中的结合珠蛋白能与游离的血红蛋白结合。结合珠蛋白由肝脏产生，是一种α球蛋白，正常血清含量为 0.5～1.5g/L。游离的血红蛋白与结合珠蛋白结合形成复合物运输，由于其分子量较大，不能通过肾小球滤过排出，被单核-吞噬细胞系统清除，清除速度每小时约 0.13g/L。急性溶血停止后 3～4 天，血浆结合珠蛋白浓度才恢复。未与结合珠蛋白结合的游离血红蛋白能从肾小球滤过，并在近端肾小管中被部分重吸收，余下的血红蛋白形成血红蛋白尿排出体外。所以，所谓血红蛋白的“肾阈”，实际代表了结合珠蛋白结合血红蛋白的能力和肾小管重吸收功能的总和。一般血浆中游离血红蛋白>1300mg/L 时，临床上出现血红蛋白尿。血红蛋白尿的出现提示严重血管内溶血。肾小管重吸收的游离血红蛋白，在近端肾小管上皮细胞内被分解为铁、卟啉和珠蛋白。分解的铁超过肾小管上皮细胞的输送能力时，以铁蛋白或含铁血黄素的形式沉积在上皮细胞内。当上皮细胞脱落时随尿排出，即为含铁血黄素尿，主要见于慢性血管内溶血。含铁血黄素尿一般出现在血红蛋白尿发生 3～4 天后，血红蛋白尿停止后仍可持续数周。血管内溶血一般起病比较急，常有全身症状，当溶血产物引起肾小管阻塞、细胞坏死时，可并发急性肾功能衰竭和休克。

2. 血管外溶血 见于遗传性球形红细胞增多症、温抗体型自身免疫性溶血性贫血、血红蛋白病等。此时红细胞在单核-吞噬细胞系统主要是脾脏内被破坏。单核-吞噬细胞系统吞噬红细胞后，裂解释放出的血红蛋白分解为珠蛋白和血红素。珠蛋白进入全身蛋白池代谢，血红素分解为铁和卟啉。铁可再利用，卟啉进一步分解为游离胆红素(即非结合胆红素)经血循环被肝细胞所摄取。游离胆红素在肝细胞内与葡萄糖醛酸结合形成结合胆红素从胆汁中排入肠道。结合胆红素在肠道内被细菌还原为尿胆原，其大部分氧化为粪胆原随粪便排出；小部分尿胆原在肠道吸收后经门静脉回到肝内，其中大部分又随胆道排入肠道，形成所谓的"胆红素肠肝循环"。回吸收的少量尿胆原经体循环由肾排出，形成尿中尿胆原。血管外溶血一般起病比较慢，可引起贫血、黄疸、脾大、血清非结合胆红素增高、尿胆原及粪胆原排出增多。黄疸的有无或轻重除取决于溶血的程度外，还与肝脏的清除能力有关。因此，溶血性贫血不一定都有黄疸。即使大量溶血，由于肝清除胆红素的能力极强，血清总胆红素一般不超过 85.5μmol/L(5mg/dl)。正常人每日排除粪胆原 40～280mg，高胆红素血症时粪胆原排除增多，但其排除量受大便次数、抗生素等因素影响。正常人 24 小时排除的尿胆原量小于 4mg，溶血性贫血时其排除量增加。

在巨幼细胞性贫血、骨髓增生异常综合征等疾病时，骨髓内的幼红细胞在释放入血循环之前已在骨髓内被破坏，称为无效性红细胞生成(ineffectiv erthropoiesis)或原位溶血。其本质也是一种血管外溶血，可伴有黄疸。

(三) 骨髓红系造血代偿增生

溶血时循环红细胞减少，组织缺氧，使 EPO 增多，引起骨髓红系造血代偿性增生，甚至粒红比例倒置，红细胞生成可增加 10 倍以上。外周血可见有核红细胞及网织红细胞增高，网织红细胞可达 0.05～0.20 以上。部分红细胞内含有核碎片，如 Howell-Jolly 小体和 Cabot 环。严重慢性溶血性贫血时，长骨的黄髓可以变为红髓造血。儿童的重度溶血性贫血时，可在髓外如肝、脾、淋巴结等部位形成髓外造血。所以，儿童的溶血性贫血多有肝脾肿大。

案例 6-64-1

患者，女性，55 岁。发病前服用过"草药及止痛药"。病因可能与药物有关。

【临床表现】

溶血性贫血的病种繁多，不同溶血性贫血的临床表现各有其特点，但仍有某些相同的特征。溶血性贫血的临床表现主要与溶血发生的速度、程度、持续时间和溶血部位有关。

(一) 急性溶血

多为血管内溶血。起病急，短期内大量溶血可引起寒战、高热、头痛、呕吐、腹痛和四肢及腰背疼痛，继之出现血红蛋白尿、黄疸和贫血症状。严重者可出现周围循环衰竭和急性肾功能衰竭。

(二) 慢性溶血

多为血管外溶血。起病缓慢，病程较长，表现为贫血、黄疸和脾大三大症状。长期的高胆红素血症可并发胆石症和肝功能损害。婴幼儿起病可有面容及骨骼的改变。在慢性溶血性贫血的病程中，可由于某些诱因如病毒感染、叶酸缺乏等，而发生暂时性红系造血停滞，称为再生障碍性贫血危象(aplastic crisis)。

案例 6-64-1

1. 起病急，畏寒、发热、腹痛、呕吐、腰背及全身酸痛，小便酱油色。

2. 体温 38.8～39℃，面色苍白，皮肤巩膜黄染。

上述临床表现提示可能有急性血管内溶血。应行血象、尿生化、肝肾功能和骨髓等检查，寻找溶血的证据，以明确诊断。

【实验室检查】

溶血性贫血的实验室检查一般有红细胞破坏增加、红系造血代偿增生、红细胞缺陷(红细胞形态异常)和确定溶血性贫血病因四方面的检查。

(一) 红细胞破坏增加的检查

红细胞寿命缩短是红细胞破坏增加最直接的证据，但测定红细胞寿命需要放射性核素且测定时间较长，临床上较少使用。临床上常用的红细胞破坏增加的检查见表 6-64-3。

表 6-64-3 红细胞破坏增加的实验室检查

	血管外溶血	血管内溶血
血浆或血清		
胆红素	非结合胆红素↑	非结合胆红素↑
结合珠蛋白	轻度↓	↓或消失
游离血红蛋白	正常或轻度↑	明显↑
乳酸脱氢酶	↑	明显↑
尿		
尿胆原	↑	↑
血红蛋白尿	－	＋
含铁血黄素尿	－	＋

注：↑示增加；↓示减少；－ 示阴性；＋ 示阳性

(二) 红系造血代偿增生的检查

见表 6-64-4。

笔记栏

表 6-64-4 红系造血代偿增生的实验室检查

外周血	骨髓
网织红细胞↑	幼红细胞增生
出现幼红细胞	
可见:嗜多染红细胞	
Howell-Jolly 小体	
Cabot 环	

注:↑示增高

(三)红细胞缺陷的检查

虽然仅从外周血涂片所见极少能确立诊断,但红细胞形态的异常可为溶血的存在及病因诊断提供重要线索,见图 6-64-1～图 6-64-8 和表 6-64-5。

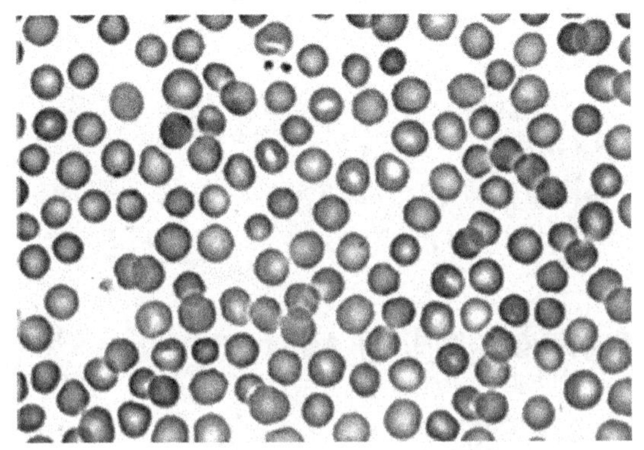

图 6-64-1 球形红细胞

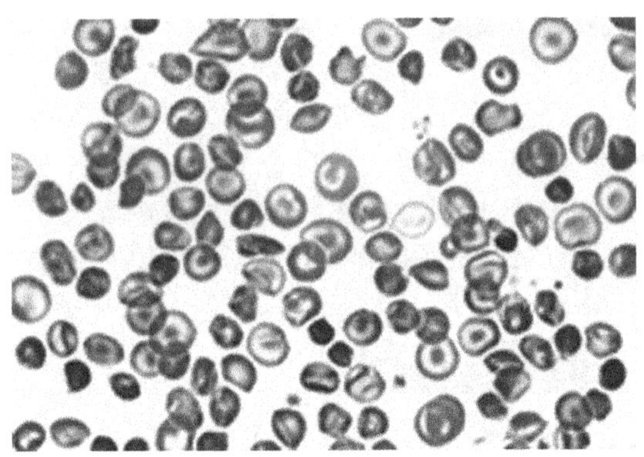

图 6-64-2 椭圆形红细胞

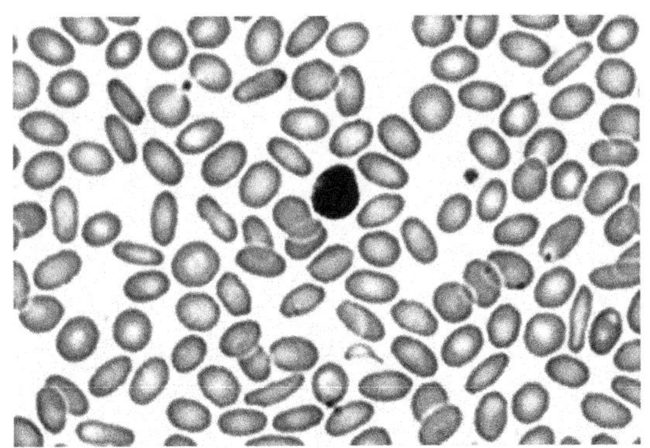

图 6-64-3 靶形红细胞

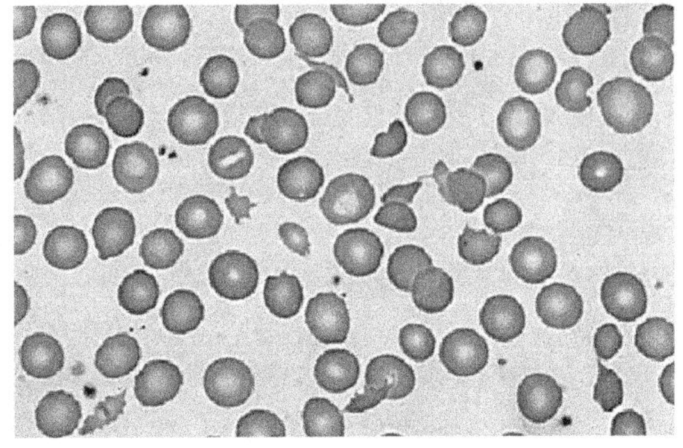

图 6-64-4 碎裂红细胞

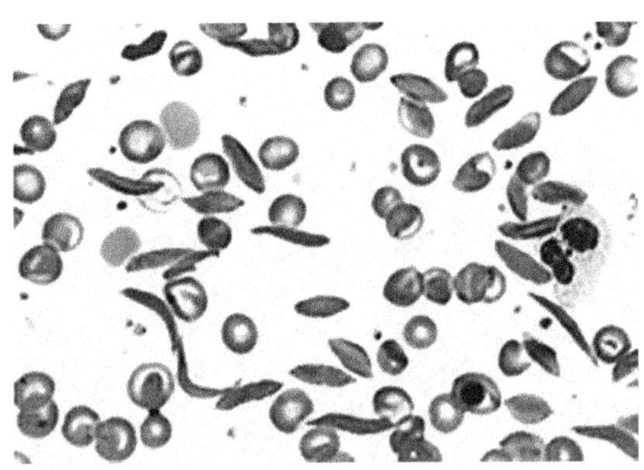

图 6-64-5 镰形红细胞

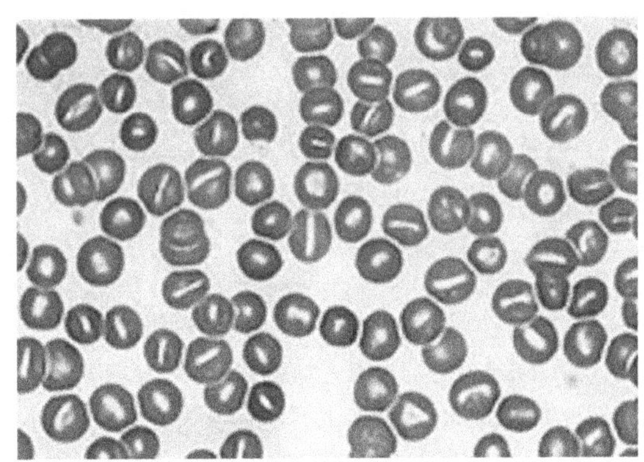

图 6-64-6 口形红细胞

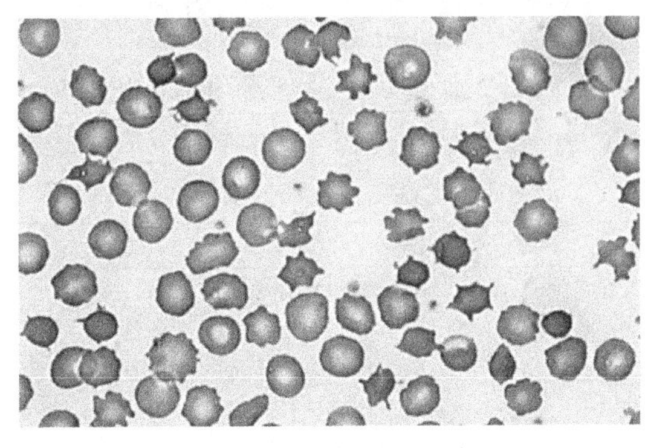

图 6-64-7 棘形红细胞

笔记栏

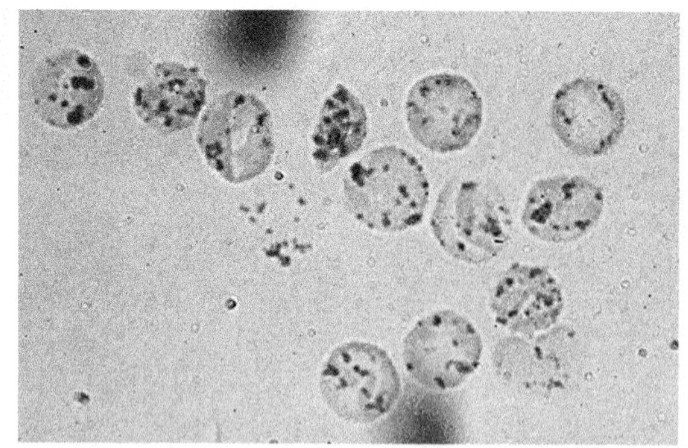

图 6-64-8　Heinz 小体

表 6-64-5　溶血性贫血的红细胞形态学诊断

形态	病因	疾病
球形红细胞	膜骨架蛋白缺陷 红细胞膜被部分吞噬	遗传性球形红细胞增多症 自身免疫性溶血性贫血
椭圆形红细胞	膜骨架蛋白缺陷	遗传性椭圆形红细胞增多症
口形红细胞	膜骨架蛋白缺陷	遗传性椭圆形红细胞增多症
靶形红细胞	血红蛋白异常	血红蛋白病
碎裂红细胞	机械损伤	微血管病性溶血 心源性溶血 行军性血红蛋白尿
镰形红细胞	血红蛋白 S 形成多聚体	镰状细胞贫血
棘细胞	膜脂质异常	无β脂蛋白血症、严重肝病
吞噬红细胞及红细胞自凝	自身抗体和补体吸附在红细胞膜上	冷凝集素综合征
Heinz 小体	血红蛋白沉淀	不稳定血红蛋白 G-6-PD 缺乏症 氧化损伤

注：Heinz 小体是红细胞内变性珠蛋白的包涵体。红细胞体外染色后，在光学显微镜下可见红细胞内 1～2μm 大小颗粒的折光小体，多分布在红细胞膜上

（四）确定某些溶血性贫血病因的特殊检查

溶血性贫血病因诊断时常用的特殊检查见表 6-64-6。

表 6-64-6　溶血性贫血病因诊断的实验室检查

试　验	疾　病
抗人球蛋白(Coombs)试验	自身免疫性溶血性贫血
酸溶血(Ham)试验	阵发性睡眠性血红蛋白尿
血细胞 CD59、CD55	阵发性睡眠性血红蛋白尿
红细胞渗透脆性试验	遗传性球形红细胞增多症
血红蛋白电泳	血红蛋白病
异丙醇试验、热变性试验	不稳定血红蛋白病
酶活性测定	酶缺陷症

笔 记 栏

案例 6-64-1

1. 血象：Hb 80g/L，RBC 2.50×10^{12}/L；WBC 9.0×10^{9}/L，中性粒细胞 0.74；PLT 121×10^{9}/L；Rtc 0.075；MCV 88.5fl，MCH 32.5pg，MCHC 330g/L；外周血红细胞大小不一，可见晚幼红细胞。

2. 尿常规：暗红色浑浊，蛋白(＋＋＋)，WBC 0～2/高倍镜，RBC 0～2/高倍镜，隐血(＋＋＋＋)，尿胆原(＋＋)。

3. 血生化：ALT 50U/L，AST 206U/L，总胆红素 41μmol/L，结合胆红素 10.5μmol/L，非结合胆红素 30.5μmol/L，LDH 780U/L，尿素氮 25.6mmol/L，肌酐 362μmol/L，K^+ 7.7mmol/L。

4. 骨髓：有核细胞增生明显活跃(Ⅱ级)，粒∶红＝0.8；红系增生明显活跃，占有核细胞的 50%，以中晚幼红为主，成熟红细胞大小不均。

【诊断和鉴别诊断】

（一）诊断

临床上有溶血性贫血的表现，实验室检查有红细胞破坏增加、红系造血代偿增生及红细胞缺陷形态表现的证据时，溶血性贫血的诊断可以确立。溶血性贫血的病因诊断可以通过仔细的病史询问和特殊的实验室检查而确定。如病史中有肯定的物理、化学、生物或输血等因素的接触史，则病因诊断容易明确；如有家族史，则提示遗传性溶血性贫血。

（二）鉴别诊断

有些情况易与溶血性贫血相混淆，应注意鉴别(见表 6-64-7)。

无效性红细胞生成时兼有贫血和非胆色素尿性黄疸，是一种特殊的溶血。

表 6-64-7　溶血性贫血的鉴别诊断

疾病	混淆点	鉴别点
失血性贫血	治疗后恢复早期有贫血及网织红细胞↑	无红细胞破坏增加的证据
缺铁性贫血	治疗后恢复早期有贫血及网织红细胞↑	无红细胞破坏增加的证据
巨幼细胞贫血	治疗后恢复早期有贫血及网织红细胞↑	无红细胞破坏增加的证据
骨髓转移癌	幼红-幼粒细胞贫血 红细胞畸形 网织红细胞轻度↑	无红细胞破坏增加的证据 骨髓中可找到肿瘤细胞

续表

疾病	混淆点	鉴别点
家族性非溶血性黄疸(Gibert综合征)	黄疸 非结合胆色素↑	无贫血、红细胞破坏增加和红系代偿增生的证据

注：↑示增高

案例 6-64-1

临床特点：

1. 病史及体征：患者，女性，55岁。起病前有服用"草药及止痛药"史。起病急，畏寒、发热、腹痛、呕吐、腰背及全身酸痛，酱油色小便。体温38.8～39℃，皮肤苍白、黄染，巩膜黄染。符合急性溶血性贫血的表现。

2. 实验室检查：正细胞正色素性贫血，网织红细胞增高；外周血红细胞大小不一，可见晚幼红细胞。尿蛋白(+++)，尿隐血(++++)，尿胆原(++)；ALT 50U/L，AST 206U/L，总胆红素41μmol/L，直接胆红素10.5μmol/L，间接胆红素30.5μmol/L，LDH 780U/L，尿素氮25.6mmol/L，肌酐362μmol/L，血钾7.7mmol/L。骨髓幼红细胞明显增生，成熟红细胞大小不一。有红细胞破坏增加、红系代偿增生和血管内溶血的证据；有肾功能损害及高钾血症。

临床诊断：

急性血管内溶血并急性肾功能衰竭。

【治疗】

(一) 去除病因

获得性溶血性贫血如有病因可寻，去除病因后可望治愈。某些遗传性溶血性贫血在诱因的作用下可加重溶血，去除诱因可使溶血明显改善。如某些G-6-PD缺乏症，在食用蚕豆或氧化性药物时，可出现急性血管内溶血发作，当停用蚕豆或氧化性药物后，急性溶血可停止。

(二) 针对发病机制的治疗

无法去除病因时可施行下列治疗：

1. 药物治疗 糖皮质激素和免疫抑制剂可用于免疫性溶血性贫血的治疗，糖皮质激素还可用于阵发性睡眠性血红蛋白尿的治疗。

2. 输血 因输血可能加重自身免疫性溶血性贫血或诱发阵发性睡眠性血红蛋白尿发作。因此，输血指征应从严掌握。输血应视为支持或挽救生命的措施，采用成分输血，必要时输注洗涤红细胞。

3. 脾切除术 适用于红细胞主要在脾破坏的患者。对遗传性球形红细胞增多症有肯定疗效，溶血明显改善，贫血可能永久消失。对糖皮质激素治疗反应不好的自身免疫性溶血性贫血、丙酮酸激酶缺乏症及某些血红蛋白病，脾切除后可不同程度的缓解病情。

4. 其他 严重血管内溶血可并发急性肾功能衰竭、休克和电解质紊乱而危及生命，应予积极地处理。慢性溶血性贫血患者应适当补充叶酸，以防叶酸缺乏而加重贫血或诱发再障危象。长期依赖输血的患者应使用铁螯合剂驱铁治疗，以减轻体内铁负荷。

案例 6-64-1

治疗建议：

1. 去除病因　立即停用一切可疑的药物及其他不必要的药物。

2. 碱化尿液　可予5%碳酸氢钠静脉点滴。

3. 使用糖皮质激素，减轻溶血及其症状。

4. 积极处理急性肾功能衰竭。

5. 监测生命体征、尿量、血常规和肾功能。

第二节　遗传性球形红细胞增多症

案例 6-64-2

患者，女性，35岁。因"反复皮肤巩膜黄染20年、右上腹隐痛1年余，黄染加重半个月"入院。

患者20年来反复出现皮肤巩膜黄染，每于疲劳、"感冒"时加重，曾被诊为"肝炎"，按"肝炎"治疗，病情无好转。皮肤巩膜黄染仍时轻时重，重时常伴有乏力及下肢酸软。2年前B超检查发现"胆囊结石"。1年多来，反复发作右上腹阵发隐痛不适，无恶心呕吐。近半个月因疲劳后感皮肤、巩膜黄染明显，伴纳差、乏力，大小便颜色加深。无发热及酱油色小便。无特殊化学物质接触史。家族中无类似病史。

体格检查：T 36.5℃，P 84次/分，R 20次/分，BP 110/70mmHg，神清。全身皮肤及巩膜黄染，浅表淋巴结无肿大，心肺无异常。腹平软，右上腹轻压痛，无反跳痛，莫菲征(—)，肝脏未及，脾左肋下2cm可及，

笔记栏

移动性浊音(一)。

问题:

1. 该患者的初步诊断是什么?
2. 为明确诊断应做哪些实验室检查?
3. 治疗建议是什么?

遗传性球形红细胞增多症(hereditary spherocytosis,HS)是一组遗传性红细胞膜异常的溶血性贫血。主要临床特征是不同程度的贫血、黄疸、脾大、外周血中球形红细胞增多和红细胞渗透脆性增加,脾切除疗效较好。

世界各地均有发病,以北欧后裔最常见,发病率约1∶1000～1∶2500。国内亦屡有报道。

【病因和发病机制】

红细胞膜结构的正常是保持红细胞变形性和稳定性的重要条件。红细胞膜的骨架系统由收缩蛋白、锚蛋白、带3蛋白、肌动蛋白、肌球蛋白、区带蛋白(4.1～4.9)等组成。红细胞膜骨架系统与红细胞的形态、变形性和稳定性密切相关。HS红细胞的标志是相对于细胞内容积的膜表面积的丢失,这也是红细胞球形变和变形性下降的原因。患者红细胞膜表面积丢失是因膜骨架蛋白缺陷所致。目前已发现HS有锚蛋白、带3蛋白、收缩蛋白、蛋白4.2四种骨架蛋白的质或(和)量异常,最常见的是收缩蛋白和锚蛋白共同缺乏,其次是带3蛋白、单一收缩蛋白或蛋白4.2的缺乏。膜蛋白的缺陷引起细胞膜脆性增加,膜的稳定性下降,发生膜囊泡化并丢失,使表面积下降。此外,患者的球形红细胞膜骨架蛋白缺陷可引起某些继发的代谢改变,如被动性钠内流增加,使ATP酶活性增高,致ATP消耗、无氧酵解率增加、2,3-二磷酸甘油酸浓度降低,结果是细胞内pH下降。血液通过脾脏时,由于脾脏内低pH值、低葡萄糖、低ATP浓度和较高的局部毒性自由基浓度的环境,进一步使球形红细胞的变形性下降(脾脏的“调理作用”)。最终是变形性减退的大量球形红细胞被脾阻留,为巨噬细胞所吞噬破坏(见图6-64-9)。

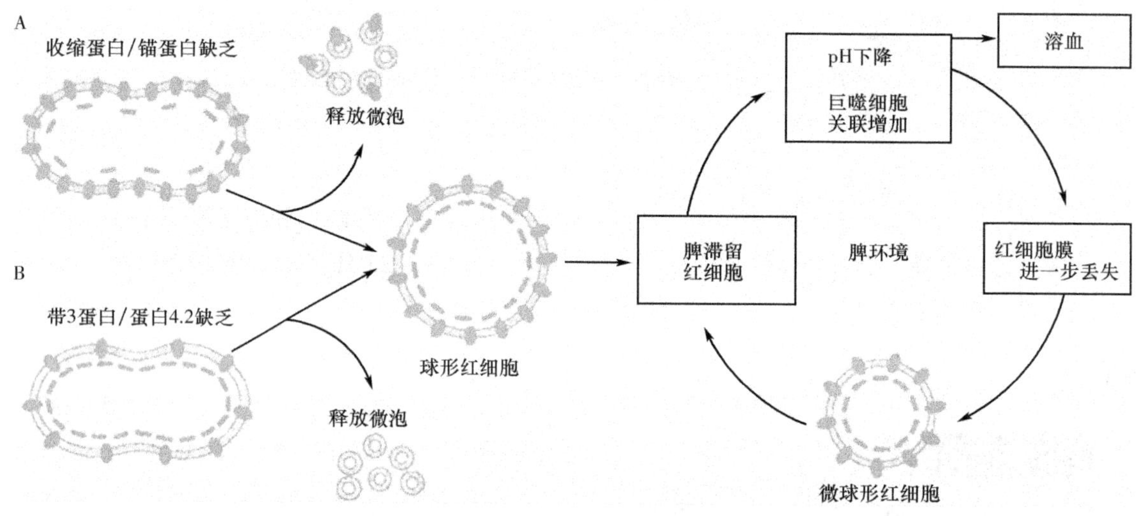

图6-64-9 HS的发病机制

本病通常是常染色体显性遗传,但约有20%的患者其家庭成员无血液学异常,提示为常染色体隐性遗传或是自发突变。

【临床表现】

有的患者在儿童期即有临床表现,但多数是成年后才被发现。患者可有阳性家族史,亦可是散发病例。

HS的临床表现是多样的,主要临床表现是:贫血、黄疸、脾大。溶血程度不一,轻者可是偶然体检时发现的无症状患者,重者则是输血依赖性的。多数患者为轻、中度贫血。贫血和黄疸常在过度疲劳、感染等情况下加重。

本病的常见并发症是胆石症。部分患者在病程中可并发再障危象(aplastic crisis),常见的诱因是病毒感染,亦可发生在长期叶酸缺乏后。其他少见的并发症有下肢复发性溃疡、慢性红斑性皮炎和痛风等。如幼儿发病并有严重的失代偿性贫血,则有生长缓慢、海洋性贫血貌、异位骨髓(胸腰椎旁或肾门)等。

案例6-64-2

患者慢性起病,病程长,有贫血、黄疸、脾大、胆石症等临床表现,提示有慢性溶血性贫血。

应进一步行血象、血液生化、骨髓、溶血病因检查等试验检查,以明确诊断。

笔记栏

【实验室检查】

(一) 血象

多为轻中度贫血；MCV 正常或轻度下降；MCHC 可因细胞脱水而增加；网织红细胞增高。血片中可见比例不一的胞体较小、深染、中心浅染区消失或缩小的球形红细胞（见图 6-64-10）。此类红细胞 Coombs 试验阴性。

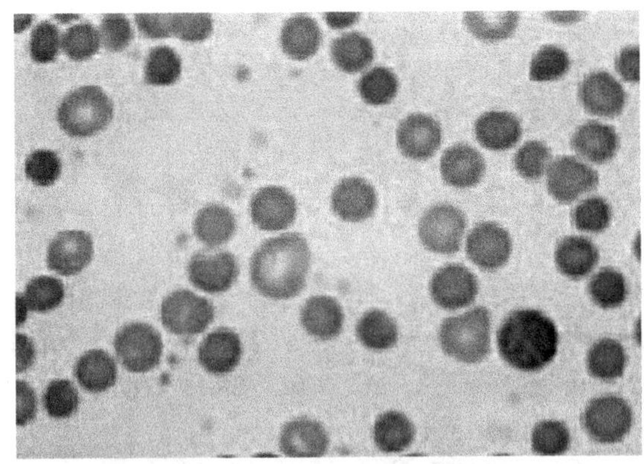

图 6-64-10 HS 的外周血涂片，可见中心浅染区消失的球形红细胞

(二) 骨髓

红系造血明显增生，幼红细胞比例增高。再障危象时骨髓幼红细胞明显减少。

(三) 红细胞渗透脆性试验

正常红细胞过剩的胞膜使之呈盘形，红细胞丰富的表面积赋予它对低渗盐水具有一定的抵抗力。但 HS 的球形红细胞由于表面积减少，在低渗盐水中较正常红细胞易于溶血，即渗透脆性增高（图 6-64-11）。正常红细胞在 4.2～4.6g/L（0.42%～0.46%）盐水中开始溶血，在 2.8～3.4g/L（0.28%～0.34%）盐水中完全溶血。本病红细胞可在 5.2～7.2g/L（0.52%～0.72%）盐水时开始溶血，4.2g/L（0.42%）盐水时完全溶血。孵育（37℃条件下孵育 24 小时）渗透脆性

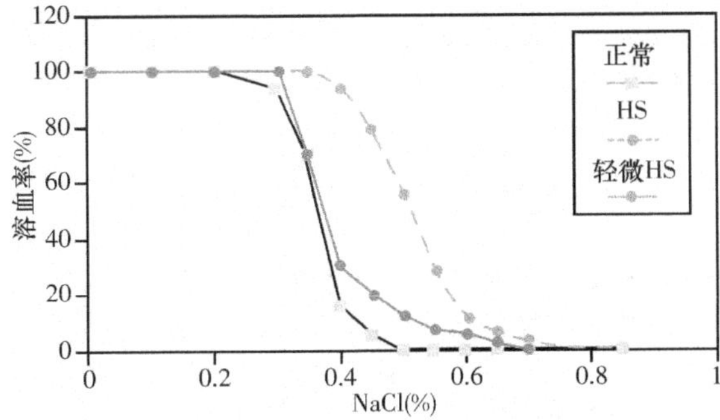

图 6-64-11 正常人与 HS 的红细胞渗透脆性

试验具有更高的敏感性，是诊断 HS 的标准试验。

(四) 其他

膜蛋白电泳和基因分析可进一步对患者的缺陷膜蛋白和基因进行诊断。

案例 6-64-2

实验室及辅助检查：

1. 血象：Hb 80g/L，RBC 2.40×10^{12}/L，WBC 7.17×10^{9}/L；PLT 170×10^{9}/L；MCV 86.8fl，MCH 35.0pg，MCHC 350g/L；Rtc 0.066；成熟红细胞大小不均，嗜多染红细胞多见，球形红细胞约占 10%。

2. 尿生化：尿胆原（＋＋），尿隐血（－）。

3. 骨髓：有核细胞增生明显活跃（Ⅱ级），粒：红＝0.59；红系增生明显活跃，占有核细胞的 55.0%，以中晚幼红为主，成熟红细胞大小不均，球形红细胞易见。

4. 血生化：总胆红素 60.8μmol/L，结合胆红素 15.6μmol/L，非结合红素 45.2μmol/L。ALT 40U/L，AST 35U/L。

5. 直接和间接抗人球蛋白（Coombs）试验：阴性。

6. 红细胞渗透脆性试验：开始溶血 6.0g/L NaCl（正常对照 4.4g/L NaCl），完全溶血 4.0g/L NaCl（正常对照 2.8g/L NaCl）。红细胞孵育渗透脆性试验：37℃孵育 24 小时：50%溶血度为 7.0g/L NaCl（参考值：50%溶血度为 4.5g/L NaCl）。

7. 腹部超声：①脾大；②胆囊结石。

【诊断】

根据贫血、黄疸、脾大、网织红细胞增高，外周血球形红细胞增多、红细胞渗透脆性增高等临床特征，同时伴有家族史者，诊断容易确立。但有部分患者无阳性家族史。

引起球形红细胞增多的原因，还有后天获得的损害，如自身免疫性溶血性贫血、烧伤、蛇毒、蜂毒等情况。HS 应与这些继发性球形红细胞增多的疾病进行鉴别。

案例 6-64-2

临床特点：

1. 病史及体征：患者女性，35 岁。慢性起病，病程 20 年，有贫血、黄疸、脾大；疲劳或感染时黄疸与贫血加重。胆石症 2 年，

右上腹隐痛不适1年余。符合慢性溶血性贫血的表现。

2. 实验室及辅助检查：正细胞性贫血，网织红细胞增高；外周血球形红细胞增多；尿胆原增高；血清胆红素增高，以非结合胆红素增高为主；骨髓幼红细胞增生。有红细胞破坏增加及红系代偿增生的实验室证据。Coombs试验(－)；红细胞渗透脆性增高；腹部超声胆囊结石。符合遗传性球形红细胞增多症的改变。

临床诊断：

1. 遗传性球形红细胞增多症。
2. 胆囊结石。

【治疗】

脾切除对本病有显著疗效，术后数天黄疸和贫血即可减轻，绝大多数患者可治愈或缓解贫血。脾切除术后，红细胞寿命接近正常，网织红细胞下降至正常或接近正常，胆石症及再障危象等并发症的发生减少，但球形红细胞和其渗透脆性增高的改变仍然存在。诊断确定，年龄在10岁以上，有症状、体征和并发症的患者，应考虑脾切除治疗。

贫血的患者可予叶酸补充治疗，以防叶酸缺乏而加重贫血或诱发再障危象。贫血严重时需输血治疗。

案例 6-64-2

治疗建议：

本病目前暂无针对病因的治疗。

本患者可行脾切除治疗，并可考虑同时行胆囊切除治疗。

第三节　红细胞葡萄糖-6-磷酸脱氢酶缺乏症

案例 6-64-3

患者，男性，22岁，傣族。因“皮肤巩膜黄染，面色苍白，尿色深5天”入院。

患者8天前因患“胆碱能性荨麻疹”，服用“氨苯砜、赛庚啶”等药物治疗3天后，于5天前出现皮肤巩膜黄染，面色渐苍白，酱油色尿，无发热及腹痛。停口服药后，尿色渐浅呈暗红色。既往3岁时曾患蚕豆病。家族中其兄有蚕豆病史。

体格检查：T 36.5℃，P 96次/分，R 18次/分，BP 114/60mmHg。贫血貌，皮肤巩膜苍白、黄染，浅表淋巴结未及，咽无充血，心肺腹无异常。脊柱四肢无异常。

问题：

1. 该患者的诊断可能是什么？
2. 还需做哪些实验室检查以明确诊断？
3. 如何治疗？

红细胞葡萄糖-6-磷酸脱氢酶(G-6-PD)缺乏症(erythrocyte glucose-6-phosphate dehydrogenase deficiency)是指红细胞G-6-PD活性降低和(或)酶性质改变导致以溶血为主要表现的一组疾病。临床上可分为药物或感染等因素诱发的溶血性贫血、蚕豆病、遗传性非球形红细胞性溶血性贫血和新生儿高胆红素血症五种类型。如果只有G-6-PD缺乏而无贫血，则称为红细胞G-6-PD缺乏。

G-6-PD缺乏是最常见的红细胞酶缺乏。遗传性红细胞G-6-PD缺乏症患者遍及世界各地，估计患者人数约2亿～4亿，是与人类健康关系最密切的高发遗传病之一。各地区、民族间发生率有很大差异。地中海沿岸国家、中东地区、印度、东南亚等国家和地区的某些人群中发生率较高。我国以广西壮族自治区的壮族、海南省黎族、云南省的傣族、德昂族、拉祜族最为常见，其次为广东、福建、浙江省及长江流域各地，淮河以北较少见。

【发病机制】

G-6-PD基因位于X染色体上(Xq^{28})，G-6-PD分子由515个氨基酸组成，相对分子质量59kD。本病是一种伴性不完全显性遗传，男性患者(半合子)自携带者母亲获得异常基因。杂合子女性G-6-PD活性有较大差异，有的呈完全缺乏，有的在正常范围，一般表现为部分缺乏；纯合子女性可以发病，但很少见。控制G-6-PD的基因呈复杂的多态性，可形成多种G-6-PD缺乏症的变异型。已知有超过300种的G-6-PD变异型，大多数变异型是基因的错义突变，导致单个氨基酸的替换。其结果是酶的电泳移动率、最适pH和热稳定性的改变，这些变化造成临床表现的很大差异。有的不产生任何临床症状，有的仅在轻微或明显的氧化物存在时出现溶血性贫血，有的可在没有明显氧化物存在的情况下即表现出溶血性贫血。

G-6-PD是防止红细胞中蛋白被氧化损伤的

看家酶。G-6-PD参与的磷酸戊糖代谢途径是红细胞产生还原型烟酰胺腺嘌呤二核苷酸磷酸(NADPH)的唯一途径。NADPH是红细胞内的重要还原物质,可将氧化型的谷胱甘肽(GSSG)还原为还原型谷胱甘肽(GSH),而GSH可使红细胞受氧化损伤的蛋白还原修复。G-6-PD缺乏症时,上述还原性物质产生减少,当红细胞受到氧化物质作用后,如使用氧化性药物、接触氧化性物质、感染时吞噬性白细胞产生过氧化氢等情况下,红细胞内GSH耗竭,使含巯基的血红蛋白氧化为变性血红蛋白或硫化血红蛋白,后两者形成变性珠蛋白小体(Heinz body)附于细胞膜上。此外,氧化物质也可直接损伤细胞膜。上述结果是:红细胞膜变硬、通透性增加、变形性下降和抗原性改变,易于被破坏而溶血。蚕豆病患者的溶血机制不明,可能与蚕豆的某些代谢产物具有氧化剂性质有关,也可能与特定个体的遗传"易感性"有关。同一地区G-6-PD缺乏者仅部分人发病,而同一个患者也不是每年食蚕豆都发病,提示还有G-6-PD外的因素参与。新生儿的红细胞易受氧化损伤,肝功能发育尚不成熟,处理胆红素的能力不足,在G-6-PD缺乏时易发生高胆红素血症。G-6-PD缺乏症所致的溶血可表现为血管外溶血,也可表现为血管内溶血。

G-6-PD缺乏症可以是合成量的减少,也可因G-6-PD与其底物(葡萄糖-6-磷酸,G-6-P)或辅酶烟酰胺腺嘌呤二核苷酸磷酸(NADP)的亲和力降低等机制引起。

【临床表现】

红细胞G-6-PD缺乏症的普通型患者,通常没有症状,溶血性贫血呈发作性,仅在应激条件下,如使用氧化剂、感染、特定的个体接触蚕豆或新生儿时期发生溶血性贫血。红细胞G-6-PD缺乏症的不常见变异型可表现为慢性溶血性贫血的遗传性非球形红细胞性溶血性贫血类型。红细胞G-6-PD缺乏症据其溶血发作诱因和临床表现分为下列五型。

(一)药物诱发的溶血性贫血

曾称为伯胺喹啉型溶血性贫血。不少药物和化学制剂可引起G-6-PD缺乏者的溶血反应(见表6-64-8)。药物代谢和排泄的个体差异影响着G-6-PD缺乏红细胞的破坏程度。所以,不同患者对同一药物的反应程度不一。常规剂量无害的药物有时在大剂量时可引起溶血。

表6-64-8　引起G-6-PD缺乏患者溶血的药物及化学物质

抗疟药
伯胺喹啉、扑疟喹啉
磺胺类
磺胺甲噁唑、磺胺吡啶、磺醋酰胺、柳氮磺胺
硝基呋喃类
呋喃妥因、呋喃唑酮、呋喃西林
解热镇痛类
乙酰苯胺类
其他
氨苯砜、萘啶酸、硝咪唑、维生素K(水溶性)、丙磺舒、对氨基水杨酸、萘啶酸、萘(樟脑丸)、亚甲蓝、苯肼等

患者常于使用药物后1~3天出现溶血,表现轻重不一。轻者可有红细胞寿命缩短而无明显症状,重者可表现为急性血管内溶血,如发热、腰背痛、腹痛、贫血、黄疸、尿色深,甚至酱油色尿。病程多是自限性的,因溶血后代偿增生的年轻红细胞具有较高的G-6-PD活性。

(二)感染等诱发的溶血性贫血

细菌性肺炎、病毒性肝炎、伤寒、流感等疾病可诱发溶血,多是感染后数日出现血管内溶血。糖尿病酮症酸中毒、肾功能衰竭等亦可诱发或加重G-6-PD缺乏所致的溶血。

(三)蚕豆病

见于某些G-6-PD缺乏患者。我国常见于广东、四川、广西、湖南、江西、云南等地。儿童居多,男性多于女性。发病有明显的季节性,均发生于蚕豆成熟季节(3~5月)。患者有进食新鲜蚕豆史(亦有食干蚕豆发病的),哺乳期婴儿可因母亲食蚕豆而发病,部分患者因接触花粉发病。于摄入后1小时~15天(多为1~2天)出现急性血管内溶血的表现,如头痛、恶心、腰背痛、寒战、发热、贫血、黄疸、血红蛋白尿等,严重者可并发急性肾功能衰竭和急性周围循环衰竭。病情有自限性。

(四)遗传性非球形红细胞性溶血性贫血

遗传性非球形红细胞性溶血性贫血为一组异质性疾病,包括了多种红细胞酶病,G-6-PD缺乏属其中的Ⅰ型。此型患者自幼发病,表现为贫血、黄疸、脾大等慢性溶血性贫血的症状和体征。发病无明显诱因,但感染、药物等因素可加重溶血。不同患者的溶血程度差异很大,多为轻中度。外周血涂片无球形红细胞增多,抗人球蛋白试验阴性,红细胞渗透脆性正常,无血红蛋白病证据。G-6-PD活性明显降低。

笔记栏

(五) 新生儿高胆红素血症

G-6-PD 缺乏的新生儿可发生溶血性贫血伴黄疸，症状可因注射维生素 K 或接触樟脑丸而加重。多于出生后 24～72 小时内(也可迟至 1 周)发病，黄疸较重，可并发核黄疸，而引起严重后果。

案例 6-64-3

1. 患者，男，22 岁，傣族。既往蚕豆病史。家族中有蚕豆病史。

2. 服用氨苯砜药物 3 天后发病。

3. 出现面色苍白、皮肤巩膜黄染，酱油色尿等表现。停口服药后，尿色渐浅呈暗红色。

患者系傣族，属本病的高发人群，既往本人和家族中均有蚕豆病史。口服氨苯砜后发病，有苍白、皮肤巩膜黄染和酱油色尿等提示血管内溶血的表现。应考虑患者可能系红细胞 G-6-PD 缺乏症。

应进一步行血象、尿生化、血生化、G-6-PD 活性测定等检查以明确诊断。

【实验室检查】

(一) 过筛试验

1. 高铁血红蛋白还原试验 G-6-PD 缺乏时，红细胞不能产生足够 NADPH，标本中加入美蓝(氢离子传递物)时，高铁血红蛋白还原率低于 75%，严重者低于 30%。方法简便，但有假阳性。

2. 荧光斑点试验 NADPH 在紫外光下会发出荧光。G-6-PD 缺乏症荧光很弱或无荧光。操作简便，特异性也较好。

3. 硝基四氮唑蓝(NBT)纸片法 点有血样的红色滤纸片加上 NBT 后，G-6-PD 正常时可使 NBT 还原成紫色，轻度缺乏者呈淡紫色，严重缺乏者仍为红色。标本量少，操作简便，特异性较好。

4. 变性珠蛋白小体(Heinz body)生成试验 血标本中加入乙酰苯肼，37℃孵育后用煌焦油蓝染色，计数含 5 个以上珠蛋白小体的红细胞，G-6-PD 缺乏时常高于 45%。

(二) G-6-PD 活性测定

G-6-PD 活性测定是确诊的依据。WHO 推荐 Zinkham 法参考值为(12.1±2.09)U/gHb。

红细胞中 G-6-PD 的活性随着红细胞的衰老而降低，网织红细胞中 G-6-PD 的活性比老年红细胞高 5 倍。因此，当患者体内的红细胞大多数是年轻红细胞时，上述试验可能出现假阴性。

案例 6-64-3

实验室检查：

1. 血象：Hb 72g/L，RBC 2.00×10^{12}/L，WBC 6.2×10^{9} g/L，PLT 249×10^{9} g/L；MCV 98.fl，MCH 33.9pg，MCHC 320g/L；Rtc 0.085。

2. 尿生化：尿胆原(++)，尿隐血(+++)。

3. 骨髓：有核细胞增生明显活跃(Ⅱ级)，粒：红=0.6；红系增生明显活跃，占有核细胞的 52.0%，以中晚幼红为主，成熟红细胞大小不均。

4. 血生化：ALT 40U/L，AST 106U/L，总胆红素 95.2μmol/L，结合胆红素 10.9μmol/L，非结合胆红素 84.3μmol/L，LDH 1371U/L，尿素氮 10.24mmol/L，肌酐 96μmol/L。

5. 溶血病因检查：Ham 试验阴性；Coombs 试验阴性；Hb 电泳无异常区带；异丙醇实验阳性；G-6-PD 活性：2.2U/gHb [参考值：(12.1±2.09)U/gHb]。

【诊断】

G-6-PD 缺乏症临床上病情轻重不一，可表现为急性血管内溶血，也可表现为慢性血管外溶血，缺乏特异性。因此，G-6-PD 缺乏的诊断依赖于实验室检查。临床上疑似病例均应行 G-6-PD 活性相关检查。2 项过筛试验为中度缺乏或 1 项过筛试验为重度缺乏，或 G-6-PD 活性测定降低均可诊断红细胞 G-6-PD 缺乏症。

案例 6-64-3

临床特点：

1. 病史及体征：患者男性，22 岁，傣族。既往有蚕豆病史，家族中有蚕豆病史。服用氨苯砜药物后发病。有面色苍白、皮肤巩膜黄染、酱油色尿等血管内溶血表现。停口服药后，尿色渐浅呈暗红色，示病程有自限。

2. 实验室检查：正细胞性贫血，网织红细胞增高；尿胆原增高，尿隐血阳性；非结合胆红素增高；骨髓红系增生；有红细胞破坏增加和红细胞代偿增生的证据。G-6-PD 活性降低。符合红细胞 G-6-PD 缺乏症的改变。

临床诊断：

红细胞 G-6-PD 缺乏症。

笔记栏

【防治】

本病为遗传性疾病，目前无特殊治疗。无溶血时不需治疗，出现溶血时根据病情给予必要的对症治疗。对症治疗包括：去除诱因；严重贫血时输血（避免输亲属血），同时应用糖皮质激素以减轻溶血和预防输血反应；新生儿高胆红素血症采用换血疗法、光照疗法、应用苯巴比妥等治疗；其他尚有防治休克、保护肾功能、纠正酸中毒等并发症的治疗。

本病患者应尽量避免接触可引起溶血发作的诱因，如氧化性药物及化学物质、蚕豆、防治感染等。

案例 6-64-3

处理建议：

1. 停用氨苯砜等氧化性药物。
2. 适当使用糖皮质激素。
3. 碱化尿液。
4. 注意观察和防治并发症。

预防建议：

今后应避免使用或接触氧化性的药物及化学物质。

第四节　血红蛋白病

血红蛋白由珠蛋白和血红素结合形成，珠蛋白有不同的肽链，在成人是α链和非α链（即β、δ或γ链）。α链由141个氨基酸组成，非α链由146个氨基酸组成。每条肽链都有其固定的氨基酸排列顺序，其中某些氨基酸对蛋白质分子的稳定性及功能至关重要。每一条珠蛋白肽链与一个血红素结合，构成一个血红蛋白单体，血红素中的亚铁离子可与氧进行可逆性结合。4个血红蛋白单体聚合为四聚体的血红蛋白。血红蛋白四聚体是高度可溶的，而单个珠蛋白肽链是不溶的。血红蛋白的不同肽链由不同的基因所控制，α链基因位于16号染色体，β、δ、γ链基因位于11号染色体。

正常人出生后有三种血红蛋白：①血红蛋白A（HbA）：由一对α链和一对β链组成（$\alpha_2\beta_2$），为成人主要的血红蛋白，占血红蛋白的95%～97%；②血红蛋白A_2（HbA_2）：由一对α链和一对δ链组成（$\alpha_2\delta_2$），占血红蛋白的2%～3%；③血红蛋白F（HbF）：由一对α链和一对γ链组成（$\alpha_2\gamma_2$），为胎儿时期的主要血红蛋白，出生时占总量的50%～95%，半年后降到1%左右。

血红蛋白病（hemoglobinopathy）是一组遗传性珠蛋白生成缺陷的贫血性疾病，包括异常血红蛋白病（珠蛋白肽链分子结构异常）和海洋性贫血（珠蛋白肽链合成数量异常）两大类。α链存在于HbA、HbA_2和HbF中，因此，α链基因异常可导致三种血红蛋白异常。所以，α链血红蛋白病在胎儿和出生后均有症状，因为在胎儿期和成人期均需要正常功能的α链。而β链只存在于HbA中，所以，β链血红蛋白病在出生后3～9个月内多无症状，以后随着HbF的下降，Hb A逐渐增多取代HbF时才会表现出症状。

血红蛋白病的遗传方式是常染色体共显性遗传。血红蛋白病的杂合子状态可以有症状，如不稳定血红蛋白病、海洋性贫血等；也可没有症状，如镰状细胞特征、某些轻型的海洋性贫血等。如果患者从父母双方继承了两种不同的异常血红蛋白基因，称为双重杂合子状态，可表现出复合的特性，如镰状细胞β海洋性贫血的患者同时有镰状细胞贫血和β海洋性贫血的特征。

全世界大约有1.5亿人携带有血红蛋白病的异常基因，至今已完成异常血红蛋白鉴定的有近900种，我国发现了其中的80余种。

海洋性贫血广泛分布于地中海人群、中东、印度及巴基斯坦的部分地区、整个东南亚、中国（某些地区）和非洲（主要是α海洋性贫血）。我国北方较少，而广东、广西、海南、四川和云南的部分地区较多见。

一、异常血红蛋白病

案例 6-64-4

患者，男性，40岁。因"反复巩膜黄染8年，再发1个月"入院。

患者8年前发现巩膜黄染，无发热、恶心、呕吐、腹痛及纳差等不适，未予诊治。其后常于疲劳或感冒后出现巩膜黄染，休息后减轻或消退。3年前因"消化性溃疡并上消化道出血"住消化科，血生化示非结合胆红素增高，诊断"肝损伤"，给予"保肝退黄"治疗，效果不佳。1个月前又因"腹泻"后发现巩膜黄染，伴乏力，尿色深。患者家族中无特殊病史。

体格检查：T 36.6℃，P 68次/分，R 18次/分，BP 112/82mmHg。一般情况可。皮肤黏膜稍苍白，皮肤巩膜黄染，浅表淋巴结无肿大。心肺无异常，腹平软，无压痛，肝未扪及，肝区无扣痛，脾于左肋下2cm可及。脊柱四肢无异常。

笔 记 栏

问题：

1. 该患者最可能的诊断是什么？
2. 如何明确诊断？
3. 应给予什么治疗？

异常血红蛋白是指由于遗传基因的缺陷，导致形成珠蛋白链分子结构异常的血红蛋白。大多数异常血红蛋白是一种珠蛋白链中仅有一个氨基酸发生了替代，少数可发生氨基酸的缺失、链延伸、链融合，或2～3个氨基酸的替代。迄今全世界已发现了500余种异常血红蛋白，但大多数异常血红蛋白不伴有生理功能及理化性质的改变，不引起临床表现。约20%的异常血红蛋白伴有生理功能及理化性质的改变，使血红蛋白的稳定性发生变化，生存时间缩短，发生溶血性贫血；或是影响到血红蛋白与氧的亲和力，可能引起代偿性红细胞增多症；或形成高铁血红蛋白，出现发绀等，称为异常血红蛋白病。我国异常血红蛋白病的发生率约为0.29%，分布于南北各省，新疆、广西、广东、江西、贵州和云南的某些地区较多见。

（一）镰状细胞贫血

镰状细胞疾病是指红细胞内含有血红蛋白S(HbS)的一组疾病，包括HbS纯合子状态的镰状细胞贫血及HbS与其他异常血红蛋白形成的双重杂合子状态，如HbSC、HbSD、HbSβ海洋性贫血等。此组疾病的临床表现和治疗是相同的，镰状细胞贫血是本组疾病中最严重的类型。

镰状细胞贫血（sickle cell anemia），即血红蛋白S病（hemoglobin S disorder，$Hb\alpha_2\beta_2^{6}$ 谷→缬）。其遗传基础是β珠蛋白链基因第6位编码子的腺嘌呤为胸腺嘧啶所替换，致使β珠蛋白链第6位上的谷氨酸被缬氨酸替代。本病主要见于非洲和美洲的黑人。我国曾有报道，但其亲代是非洲黑人。

HbS纯合子状态时，红细胞内的HbS浓度较高，HbS对氧的亲和力明显降低，脱氧的HbS形成螺旋状纤维多聚体，使红细胞扭曲成镰状细胞（镰变；见图6-64-12），致红细胞膜变硬。镰状细胞的变形性降低，通过小血管和微循环时，易被阻留破坏而发生溶血性贫血；镰状细胞可阻塞小血管和微循环引起组织器官缺血、坏死、疼痛，逐渐出现终末器官功能障碍。

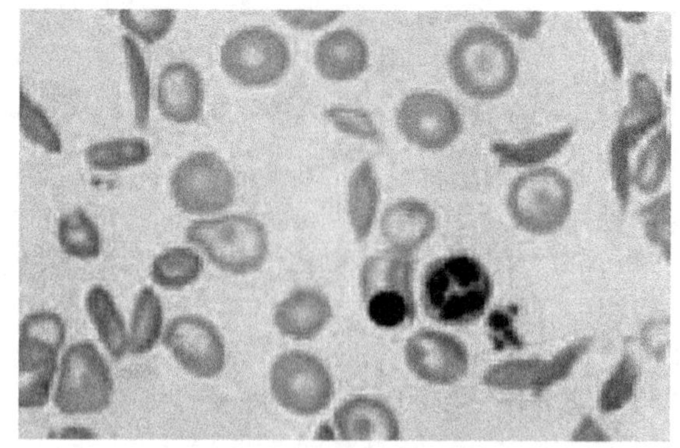

图6-64-12　镰状细胞贫血血涂片，可见镰形红细胞、靶形红细胞及有核红细胞

此病特征是溶血性贫血和疼痛（血管阻塞性）、滞留、再障三种危象。患者出生3～4个月后即逐渐有贫血、黄疸、肝脾肿大、发育较差、胆石症、下肢溃疡等慢性溶血性贫血表现。血管阻塞引起急性疼痛，常见部位有脾、肺、肾、骨、生殖泌尿系统、神经系统和眼等，脑梗死为最严重的类型。除疼痛外，患者有受累组织器官损害的表现。滞留危象是因大量的红细胞滞留在脾脏，使血红蛋白急剧下降、低血容量性休克和心功能障碍。再障危象常与感染，尤为微小病毒B19感染有关，表现为血红蛋白明显减少或全血细胞减少，可伴骨髓坏死。患者可因再障危象、贫血加重、并发感染而死亡。患者红细胞体外镰变试验阳性，血红蛋白电泳主要成分为HbS，无HbA。杂合子患者因红细胞内HbS浓度较低，一般无症状，称为镰状细胞特征。

镰状细胞贫血根据病史、临床表现、镰变试验阳性和血红蛋白电泳发现HbS可确立诊断。本病无特殊治疗，应注意常规的医疗护理和预防并发症，如防止缺氧、脱水，防治感染等。溶血及疼痛发作时予吸氧、补液、止痛和输血等支持对症治疗。羟基脲和苯丁酸盐类治疗可使部分患者体内的HbF水平增高，有利于改善临床症状，并使输血减少。有条件者亦可考虑行异基因造血干细胞移植。

（二）不稳定血红蛋白病

不稳定血红蛋白病（unstable hemoglobin disease）是因珠蛋白链氨基酸序列的突变，导致血红蛋白溶解性降低或对氧化敏感性增加，产生不稳定血红蛋白。代表性的突变是与血红素接触部位、α和β链亚单位连接部位及血红蛋白螺旋结构部位的氨基酸发生了替代或缺失，或非极性氨基酸为极性氨基酸所替代等。不稳定血红蛋白在细胞内沉淀，形成海因小体附着于红细胞膜，使红细胞变形性降低易于在脾被破坏。

本病临床表现极不一致，可以是极重的贫血也可以完全没有症状。重者出生后1年内发病，呈输血依赖性。轻中度者表现为慢性溶血性贫血。溶血可因感染、氧化剂和磺胺类药物诱发或加重。患者的异丙醇试验、热变性试验和海因小体生成试验为阳性，但血红蛋白电泳仅少数病例

笔记栏

可见异常血红蛋白区带。不稳定血红蛋白病应与红细胞 G-6-PD 缺乏症及其他血红蛋白病鉴别。本病无特效治疗。贫血代偿良好者无需治疗,但应防治感染、避免接触氧化剂和磺胺类药物。贫血重者予输血治疗。脾切除可使部分患者溶血减轻。

案例 6-64-4

实验室检查:

1. 血象:Hb 96g/L,RBC 4.0×10^{12}/L,WBC 5.14×10^{9}/L,PLT 110×10^{9}/L;MCV 66fl,MCH 21.3pg,MCHC 290g/L;Rtc 0.045。成熟红细胞大小不均,小者多见,嗜多染红细胞易见,部分红细胞中心淡染区扩大。

2. 尿生化:尿胆原(++),尿隐血(-)。

3. 血生化:白蛋白 60.3g/L,ALT 27U/L,AST 27U/L,总胆红素 85.1μmol/L,结合胆红素 12.8μmol/L,非结合胆红素 72.3μmol/L。

4. 骨髓:有核细胞增生明显活跃(Ⅱ级),红系增生明显,占有核细胞的 53%,以中晚幼红为主。成熟红细胞形态同外周血所见。

5. 溶血病因检查:异丙醇实验阳性;热变性试验 12%(参考值:<1%);红细胞渗透脆性实验:开始溶血 3.8g/L NaCl(正常对照 4.4g/L NaCl),完全溶血 2.8g/L NaCl(正常对照 3.2g/LNaCl);Hb 电泳:HbA 92.6%,HbA_2 2.8%,未见异常区带;HbF:4.6%;G6PD 活性:15.7U/gHb(参考值:(12.1±2.09)U/gHb);Ham 和 Coombs 试验阴性。

案例 6-64-4

临床特点:

1. 病史及体征:患者男性,40 岁。慢性起病,病程 8 年。有反复巩膜黄染,感染或劳累后可加重;皮肤黏膜苍白黄染、脾大等慢性溶血性贫血的表现。

2. 实验室检查:轻度小细胞低色素性贫血,网织红细胞增高;尿胆原增高;非结合胆红素增高;骨髓红系代偿增生;有红细胞破坏增加和红系代偿增生的证据。红细胞渗透脆性降低,异丙醇试验和热变性试验阳性,HbF 增高,血红蛋白电泳未见异常区带,G-6-PD 活性正常,Coombs 试验阴性。符合不稳定血红蛋白病改变。

临床诊断:不稳定血红蛋白病。

治疗建议:

1. 本病目前暂无针对病因的治疗。

2. 患者轻度贫血,暂可不必予特殊治疗。

3. 注意防治感染、避免接触氧化剂和磺胺类药物。

(三) 血红蛋白 M 病

血红蛋白 M 病(hemoglobin M disorder,HbM),迄今发现 5 种,其中 4 种是因 α 或 β 链近端或远端的组氨酸为酪氨酸替代,酪氨酸与血红素铁形成铁-酚复合物,阻碍了红细胞正常代谢系统将高铁还原为亚铁状态。另一种是由于 β 链第 67 位上的缬氨酸被谷氨酸所替代,面向血红素的谷氨酸侧链上的羧基团与铁离子相互作用,使之稳定于高铁状态。高铁血红素不能与氧进行可逆结合,降低了血红蛋白的携氧能力。本病发病率较低,迄今约有 200 多例报道,可能因纯合子不能存活,所以仅见杂合子患者。临床主要特征是发绀,α 链异常的 HbM 患者仅表现为发绀,β 链异常的 HbM 患者除发绀外,可有轻度的溶血性贫血。发绀是非劳力性的。高铁血红蛋白一般不超过 30%。溶血和贫血可因磺胺类药物而加重。检查有异常血红蛋白吸收光谱,高铁血红蛋白增高。pH 7.1 条件下电泳可分离 HbM。本病须与获得性高铁血红蛋白血症鉴别。患者不需治疗,但应避免接触苯胺衍生物、硝酸盐及磺胺类药物等可诱发高铁血红蛋白血症的物质。

(四) 氧亲和力异常的血红蛋白病

氧亲和力异常的血红蛋白病(abnormal affinity hemoglobin disorder),包括氧亲和力增高的异常血红蛋白病和氧亲和力降低的异常血红蛋白病。当珠蛋白链分子结构异常,引起血红蛋白氧合结构的稳定性超过正常或脱氧结构的稳定性低于正常时,血红蛋白的氧亲和力就增高;反之,则氧亲和力降低。氧亲和力增高的血红蛋白病可引起组织缺氧,代偿性红细胞增多,但白细胞和血小板不增高,无脾大,家族中可有类似病史。一般无需治疗。当血细胞比容>60%时,可考虑适当放血。氧亲和力减低的异常血红蛋白病可有轻度贫血,亦无需治疗。

(五) 其他异常血红蛋白病

尚有血红蛋白 E(HbE)、血红蛋白 C(HbC)、血红蛋白 D(HbD)等。这些异常血红蛋

笔记栏

白的纯合子状态可发生轻度的溶血性贫血和脾大，但杂合子状态不发生贫血。

血红蛋白E是β珠蛋白链第26位谷氨酸被赖氨酸所替代的异常血红蛋白（HbE，$Hb\alpha_2\beta_2^{26}$谷→赖）。其溶解度与HbA相似，在氧化剂的作用下稍不稳定。HbE最多见于东南亚地区，也是我国最常见的异常血红蛋白病，以云南、广西、广东多见，在云南某些地区的傣族人群中血红蛋白E的检出率可高达10%以上。HbE纯合子有轻度的小细胞低色素性溶血性贫血，感染和氧化性物质可加重溶血。贫血呈小细胞低色素性，靶形红细胞增多可达25%～75%，红细胞渗透脆性降低，异丙醇试验可阳性，血红蛋白电泳出现HbE可高达90%。杂合子状态时血红蛋白电泳可检出HbE约30%～45%。患者无需治疗。血红蛋白E合并β海洋性贫血的基因双重杂合子患者，临床表现似β海洋性贫血的重型或中间型。

二、海洋性贫血

案例 6-64-5

患者，男性，15岁。因"反复皮肤巩膜黄染、乏力12年"入院。

患者自3岁起出现皮肤巩膜黄染、乏力，当地医院检查发现贫血、肝脾肿大、血中胆红素增高。以后每于疲劳或发热时，黄染、乏力及贫血出现或加重，重时需输血治疗。无腹痛、无酱油色小便。近4年多未曾输血治疗。既往无其他病史，家族中无类似病史。

体格检查：T 36.6℃，P 88次/分，R 20次/分，BP 120/80 mmHg。皮肤黏膜无明显黄染，无皮疹及瘀斑点。浅表淋巴结无肿大。心肺无异常。腹平软，无压痛，肝未及，脾左肋下3cm可及。脊柱四肢无异常。

问题：

1. 该患者首先考虑作何诊断？
2. 如何确定诊断？
3. 你的治疗建议是什么？

海洋性贫血（thalassemia）或译为地中海贫血，是由于血红蛋白的珠蛋白基因缺陷，引起珠蛋白链有一种或几种的合成受到部分或完全抑制，所导致的一组遗传性溶血性贫血。海洋性贫血因涉及珠蛋白基因的多种突变异常，故呈明显的异质性，但临床上有两种主要的类型：α珠蛋白基因缺陷导致α珠蛋白链合成减少或缺乏，称为α海洋性贫血；β珠蛋白基因缺陷导致β珠蛋白链合成减少或缺乏，称为β海洋性贫血。

本病是人类最常见的单基因病，呈世界性分布。地中海沿岸人群、中东、印度次大陆、东南亚、中国华南至马来半岛，一直到太平洋各岛国的人群中均有较高的基因频率。我国以西南及华南一带多见，北方很少见，在苗、瑶、黎、壮、傣、阿昌、德昂等少数民族中尤为常见。

【遗传和发病机制】

正常情况下α链和β链的合成速率大致相同。但在海洋性贫血时，由于某一种或几种珠蛋白链基因的缺陷或缺失，使相应的珠蛋白链合成障碍，而其他的珠蛋白链合成速度明显增加，导致基础的珠蛋白链合成不平衡，使正常的血红蛋白合成减少，其他的珠蛋白亚单位生成增加，以致出现病理性肽链聚合体，造成红细胞或其前体细胞损伤，从而引起一系列的病理生理变化，出现相应的临床表现。

α海洋性贫血是由于α珠蛋白链基因的缺失或缺陷，使α珠蛋白链合成不同程度地减少，引起临床上不同类型的α海洋性贫血。正常α珠蛋白链的合成由2对α基因（αα/αα）控制，α^0海洋性贫血（α海洋性贫血1）是受累的染色体无α链生成；α^+海洋性贫血（α海洋性贫血2）系α珠蛋白基因连锁对之一的α链生成缺陷。如果1个α基因缺陷（αα/α-），可表现为静止型α海洋性贫血；2个基因异常（--/αα或-α/-α），多表现为标准型α海洋性贫血；3个基因异常（α-/--），则为血红蛋白H病（β_4）；4个基因缺失（--/--），是血红蛋白Bart（γ_4）。α珠蛋白链缺乏时，过剩的γ链（胎儿和新生儿时期）或β链（成人期）形成γ_4或β_4四聚体，两者是可溶的，所以在骨髓的红细胞内不发生明显沉淀，而不致产生严重无效造血。但β_4四聚体仍可在外周血的红细胞内沉淀，形成包涵体附着于红细胞膜上，使红细胞的变形性降低，在脾内被破坏而发生溶血性贫血。血红蛋白合成量减少，使红细胞呈小细胞低色素性。血红蛋白Bart和血红蛋白H的氧亲和力增高，可使组织缺氧。

β海洋性贫血的分子病理基础是β链基因的缺失以及可影响到β链基因转录、加工或翻译的各种突变。β海洋性贫血从功能上可分为两种主要类型：一种是β^0海洋性贫血，其β链生成全部缺乏；另一种是β^+海洋性贫血，其β链合成部分缺乏。正常β珠蛋白链的合成由一对β基因（β/β）控制，1个β基因（β/一）异常为杂合子，表现为轻型或中间型β海洋性贫血；2个β基因（一/一）异常为纯合子，表现为重型或中间型β海洋性贫血。β链缺乏时，过剩的α链溶解度较

笔记栏

低，可在红系前体细胞及成熟细胞中沉淀，形成大包涵体附着于细胞膜上，前体细胞在骨髓中被破坏，致无效造血生成；成熟细胞在脾内破坏而发生溶血性贫血。血红蛋白合成量减少，使红细胞呈小细胞低色素性。组织缺氧及贫血使EPO生成和释放增加，致骨髓造血增生，引起骨骼异常和髓外造血等表现。正常发育所需要的营养及热量用于大量的无效红细胞生成，故严重患者可有发育差及消瘦。大量的无效造血可导致继发性高尿酸血症及叶酸缺乏。此外，贫血使肠道铁吸收增加，加之长期反复输血，引起继发性血色病。过多的铁沉积于心、肝、肾和内分泌系统等组织器官，致使这些组织器官功能障碍甚至衰竭，是本病的主要死亡原因。

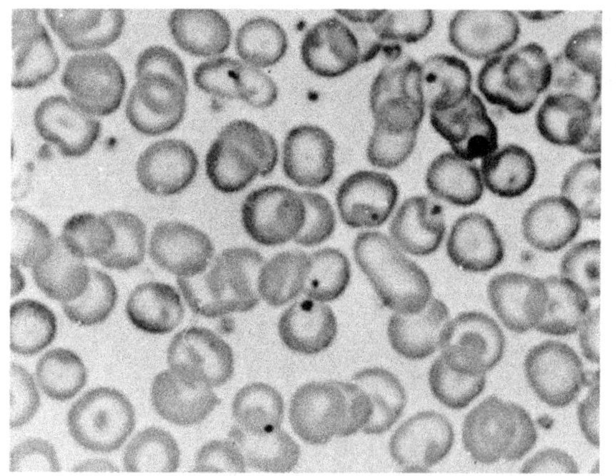

图 6-64-13　血红蛋白H病的血涂片，可见低色素性红细胞、靶形红细胞和Heinz小体

【临床表现和实验室检查】

(一) α海洋性贫血

1. 血红蛋白Bart胎儿水肿综合征(Hemoglobin Bart hydrops fetalis syndrome)　是α海洋性贫血中最严重的类型。胎儿多在妊娠34～40周或出生后几小时死亡。胎儿明显苍白、水肿、肝脾肿大。血红蛋白多在60g/L以下，明显的小细胞低色素性。外周血靶形红细胞、幼红细胞及网织红细胞增多。血红蛋白电泳见Hb Bart占80%～100%，可有少量的HbH，无含α链的HbA、HbA_2和HbF。父母双方均为α海洋性贫血。

2. 血红蛋白H病(Hemoglobin H disease, HbH)　临床表现轻重不一，少数患者几乎与重型β海洋性贫血一样严重。患儿出生时情况良好，出生1年渐出现症状。大多数患者仅表现为轻到中度的贫血，贫血终生存在，伴有不同程度的脾大。感染或服用氧化性药物后可加重溶血性贫血。Hb多在60～100g/L之间，呈明显的小细胞低色素性，可见靶形红细胞，网织红细胞多在0.05以内。红细胞包涵体生成试验可见多数细胞有H包涵体(见图6-64-13)。血红蛋白电泳见HbH带，占总血红蛋白的5%～40%。父母双方均为α海洋性贫血。

3. 静止型和标准型α海洋性贫血　出生时有5%～15%以下的Hb Bart，几个月后消失。患者一般无症状或无贫血，可有轻度红细胞形态变化，如小细胞低色素。红细胞渗透脆性轻度降低。红细胞包涵体生成试验可见少数红细胞有H包涵体。血红蛋白电泳多正常。基因分析为此类患者的可靠诊断方法。父母中有一方为α海洋性贫血。

(二) β海洋性贫血

1. 重型β海洋性贫血(β thalassemia major)是β海洋性贫血的纯合子或双重杂合子状态，父母均为β海洋性贫血，或父母一方为β海洋性贫血另一方为其他血红蛋白异常。患儿出生时正常，出生后半年内发病。逐渐加重的贫血、黄疸、肝脾肿大。生长发育迟缓，易并发感染，呈特殊面容：额部隆起、鼻梁凹陷、眼距增宽、颌骨突出等。有骨骼畸形。长期反复输血后可继发血色病。血红蛋白多在60g/L以下，呈小细胞低色素性。外周血可见幼红细胞，靶形红细胞增多，网织红细胞增加，红细胞明显大小不一。骨髓红系明显增生，骨髓细胞内外铁均增多。HbF可达30%～90%，HbA多低于40%。红细胞渗透脆性明显降低。X线见骨质疏松，骨皮质变薄及髓腔扩张；颅骨板障增厚，皮质变薄，骨小梁条纹清晰，似短发直立状。患儿很少能成活到成年。

2. 轻型β海洋性贫血(β thalassemia minor)是β海洋性贫血的杂合子状态。父母中一方为β海洋性贫血。临床上可无症状，或仅有轻度的贫血，贫血可因感染、妊娠等情况加重，并可出现轻度黄疸。脾可轻度肿大。生长发育不受影响，骨骼无异常。血红蛋白在80g/L以上，呈小细胞低色素性，网织红细胞多正常。血片中红细胞大小不一，可见靶形红细胞。红细胞渗透脆性减低。骨髓红系增生，细胞内外铁增多。本病的特征为HbA_2增高>3.5%(多在4%～8%之间)。HbF正常或轻度增高(≤5%)。

3. 中间型β海洋性贫血(β thalassemia intermedia)　包含多种遗传基础不同的疾病。临床表现介乎于轻型和重型之间，贫血程度范围较大，脾轻至中度肿大，中间偏重的可有轻度骨骼改变。实验室检查似重型β海洋性贫血(见图6-64-14)。患者可以生存至成年。

笔记栏

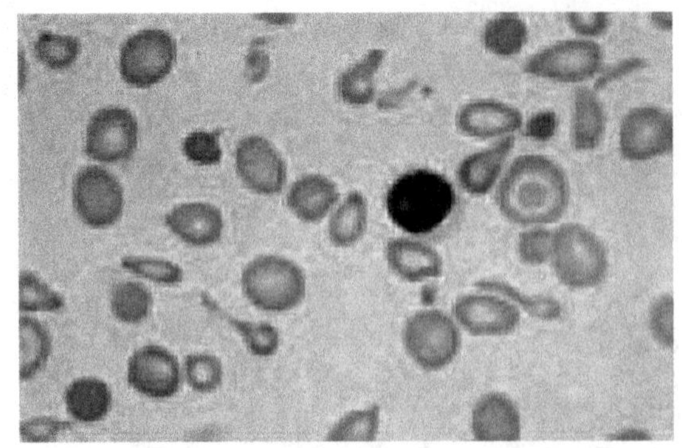

图 6-64-14　中间型β海洋性贫血血涂片，红细胞明显大小不一，可见低色素性小细胞、靶形和椭圆形红细胞

案例 6-64-5

患者男性，15 岁。慢性病程，自 3 岁起出现皮肤巩膜黄染、乏力，检查有贫血、肝脾肿大、血中胆红素增高。疲劳或发热时症状加重，病情重时曾输血治疗。体征有脾大。

患者幼年起病，有过贫血、黄疸等症状，现有脾大，考虑可能是遗传性溶血性贫血。应进一步行血象、尿生化、血生化、骨髓等检查，以明确是否为溶血性贫血。若为溶血性贫血，再行病因检查，以确定溶血性贫血的病因及性质。

案例 6-64-5

实验室检查：

1. 血象：Hb 110g/L，RBC 5.0×10^9/L，WBC 5.6×10^9/L，PLT 240×10^9/L；MCV 62 fl，MCH 23pg，MCHC 295g/L；Rtc 0.03；红细胞大小不一，部分中心浅染区扩大，靶形红细胞约占 20%。

2. 尿生化：尿胆原(++)，尿隐血(-)。

3. 骨髓：有核细胞增生明显活跃(Ⅱ级)，粒：红 = 0.47；红系明显增生，占有核细胞的 55%，成熟红细胞形态如外周血所见。

4. 血生化：ALT 14U/L，AST 36U/L，总胆红素 18.8μmol/L，结合胆红素 8.9μmol/L，非结合胆红素 9.9μmol/L；LDH 188U/L。

5. 溶血病因检查：红细胞渗透脆性试验：开始溶血 3.6g/L NaCl(正常对照 4.0g/L NaCl)，完全溶血 2.0g/L NaCl(正常对照 2.8g/L NaCl)；Hb 电泳：HbA 53.4%，HbA_2 40.8%；HbF：5.8%；Coombs 试验阴性；异丙醇试验和热变性试验阴性；G-6-PD 活性 16.8U/gHb(参考值：5.9～12U/gHb)；Heinz 小体阴性。

6. PCR 基因分析：β 海洋性贫血 Codons41-42 位点杂合子状态。

7. 患者母亲无临床症状及贫血，外周血可见少量靶形红细胞，PCR 基因分析亦为β海洋性贫血 Codons41-42 位点杂合子状态。

案例 6-64-5

临床特点：

1. 病史及体征：患者男性，15 岁。幼年发病，曾有贫血、黄疸、脾大等表现；曾输血治疗。符合遗传性溶血性贫血的表现。

2. 实验室检查：外周血红细胞呈小细胞低色素性，网织红细胞增高，靶形红细胞增多；尿胆原增高；骨髓幼红细胞增生；有红细胞破坏增多和红细胞代偿增生的证据。红细胞渗透脆性降低，HbA 下降，HbA_2 增高，HbF 增多；异丙醇试验和热变性试验阴性；G-6-PD 活性正常；基因分析为β海洋性贫血 Codons41-42 位点杂合子状态。

3. 其母的外周血有靶形红细胞，基因分析为β海洋性贫血 Codons41-42 位点杂合子状态。

符合β海洋性贫血改变。

临床诊断：

中间型β海洋性贫血。

【治疗和预防】

本病目前无根治方法。无贫血或仅有轻度贫血的患者一般不需特殊的治疗。脾切除适用于 HbH 病和重型β海洋性贫血伴脾功能亢进及局部有压迫症状者。重度贫血患者主张输血治疗，使血红蛋白保持在 100g/L，以保证生长发育，并可抑制自身过度的红系造血，防止骨骼病变导致畸形。为减少白细胞和血小板组织配型不合而引起的输血反应，可输洗涤红细胞或冰冻保存的红细胞。长期反复输血患者，可继发致死性血色病。因此，应予铁螯合剂驱铁治疗。常用的铁螯合剂是去铁胺(desferrioxamine)，剂量 20～25mg/(kg·d)皮下或静脉输注。羟基脲和苯丁酸盐类似物可激活γ链基因，使 HbF 生成增加，有报道使用此类药物治疗重型β海洋性贫血，可改善部分患者的临床症状，使输血减少。

有条件者亦可考虑异基因造血干细胞移植。

所有患者均应积极防治诱发或加重溶血的因素，如感染、应用氧化性药物等。

案例 6-64-5

治疗建议：目前无需特殊治疗，注意防治感染等诱因。

第五节　自身免疫性溶血性贫血

自身免疫性溶血性贫血(autoimmune hemolytic anemia，AIHA)系免疫功能紊乱，产生抗自身红细胞的自身抗体，引起溶血性贫血。红细胞寿命缩短及血液中出现抗自身红细胞的自身抗体为本病的两大特征。抗人球蛋白(Coombs)试验多阳性。

【分类】

AIHA 根据有无病因分为原发性和继发性；根据自身抗体作用于红细胞时的最佳温度，可分为温抗体型和冷抗体型。

(一) 温抗体型自身免疫性溶血性贫血

自身抗体主要是 IgG，少数为 IgM，为不完全抗体，在 37℃时呈现最大活性。自身抗体结合到红细胞膜上致敏红细胞，使其在单核-吞噬细胞系统破坏。大多数 AIHA 患者(成人的 80%～90%)为此型。

(二) 冷抗体型自身免疫性溶血性贫血

在冷抗体型 AIHA 中，补体系统对红细胞的损伤起了主要作用。引起 AIHA 的冷抗体主要有两种：一种是冷凝激素，主要是 IgM，为完全抗体，体外反应高峰一般在0～5℃。在较低温度时冷凝激素使自身红细胞发生凝集并固定补体，导致红细胞直接被破坏或被单核-吞噬细胞系统破坏，发生溶血性贫血，在临床上引起冷凝集素综合征(cold agglutinin syndrome)。另一种是 D-L 抗体，主要是 IgG，在温度低于 20℃时与红细胞结合，并吸附补体，当温度回升到 37℃时补体被激活并破坏红细胞，产生血管内溶血，在临床上引起阵发性冷性血红蛋白尿(paroxysmal cold hemoglubinuria)。

原发性冷凝集素综合征主要见于老年人，女性多见。继发性冷凝集素综合征常继发于恶性 B 淋巴细胞增殖性疾病(如淋巴瘤、原发性巨球蛋白血症、多发性骨髓瘤等)或感染后(如支原体肺炎或传染性单核细胞增多症)。冷凝集素综合征常表现为慢性溶血性贫血，部分患者可有伴血红蛋白尿发作的急性溶血。溶血常因寒冷诱发或加重，可伴有指、趾、耳、鼻等肢端部位因红细胞淤滞血管阻塞引起的发绀、僵硬、疼痛等。继发性冷凝集素综合征尚有原发病表现。阵发性冷性血红蛋白尿较罕见，其特征是局部或全身受寒后出现急性血管内溶血及血红蛋白尿，可继发于某些病毒感染或梅毒。

温抗体型自身免疫性溶血性贫血

案例 6-64-6

患者，女性，44 岁。因“头昏，乏力，心悸，气促，面色苍白一个月余”入院。

患者两个月前因“胆囊结石”行“胆囊切除术”。半个月后即感头昏、乏力、眼花、耳鸣，活动后气促、心悸，并出现面色苍白，症状日渐加重而入院。病程中无鼻出血、牙龈出血，无黑便、血尿，无关节肿痛，无发热、皮疹、周身酸痛及体重减轻等。纳差，二便正常。既往健康，无输血及使用特殊药物史。家族中无特殊病史。

体格检查：T 36.4℃，P 120 次/分，R 20 次/分，BP 108/66mmHg。面色苍白。皮肤黏膜苍白、黄染，无皮疹及出血瘀斑瘀点，浅表淋巴结未及。巩膜黄染。胸骨无压痛，双肺无异常。心率 120 次/分，律齐，未闻杂音。腹平软，肝未及，脾左肋下 1cm 可及。脊柱四肢无异常。

问题：

1. 该患者的初步诊断是什么？
2. 为明确诊断应做哪些实验室检查？
3. 如何给出治疗建议？

【病因和发病机制】

本病可发生于任何年龄，但成年女性较多见。按其病因可分为原发性和继发性。当无基础疾病存在时，AIHA 为原发性或特发性，约占半数左右。有基础疾病存在，AIHA 作为该基础疾病的一种临床表现或并发症出现时，称为继发性。通常，在下列情况时 AIHA 被认为是继发性的：①当 AIHA 和原发疾病经常同时发生，很少单独发生；②当原发疾病被纠正时，AIHA 同时逆转；③当 AIHA 和原发疾病通过免疫学异常确定是相关的。继发性 AIHA 的常见原发疾病见表 6-64-8。对于“原发性”AIHA 患者应进行仔细随访，因为溶血性贫血有可能是某些原发疾病（如淋巴瘤、系统性红斑狼疮等）的首发临床表现（图 6-64-9）。

表 6-64-9 继发性 AIHA 的常见原发疾病

1. 淋巴细胞增殖性疾病：如淋巴细胞白血病、淋巴瘤等
2. 风湿性疾病：如系统性红斑狼疮、类风湿关节炎等
3. 感染性疾病：尤为儿童的病毒感染
4. 某些慢性炎症性疾病：如溃疡性结肠炎等
5. 免疫缺陷性疾病：如低丙种球蛋白血症、免疫缺陷综合征等
6. 其他：某些卵巢肿瘤、应用某些药物（如甲基多巴）等

本病的发病机制仍未完全明了，多认为是机体免疫功能受到破坏，失去免疫识别功能，而致红细胞自身抗体的产生所致。温抗体型 AIHA 的自身抗体主要是不完全抗体 IgG 和（或）补体 C3，其在 37℃时与人的红细胞有较高的亲和力。因此，自身抗体主要与患者血循环中的红细胞结合，红细胞表面吸附自身抗体后被致敏。致敏的红细胞在单核-吞噬细胞系统（主要是脾）内被巨噬细胞识别（巨噬细胞有 IgG 的 Fc 受体和补体 C3 受体）并破坏。若红细胞膜被巨噬细胞部分吞噬，则形成球形红细胞，进一步被脾阻留破坏。膜上同时附着 IgG 和补体 C3 的致敏红细胞，可被脾脏加速破坏，也可在肝脏破坏。

此外，单核-吞噬细胞及淋巴细胞的细胞毒作用在温抗体型 AIHA 的红细胞破坏中亦发挥了作用，体外研究表明单核-吞噬细胞及淋巴细胞可不靠吞噬作用而裂解致敏红细胞。

【临床表现】

本病临床表现轻重不一，溶血可从非常轻微到危及生命。一般起病缓慢，数月后发现贫血，主要表现为头昏、乏力，活动后心悸、气促等。但有时患者可在短期内突然出现严重贫血和黄疸。病毒感染可加重病情，尤其在儿童常可诱发急性溶血，有寒战、高热、腰背痛、呕吐、腹痛，贫血严重时可有休克和神经系统表现如头痛、烦躁，甚至昏迷等。体检见苍白、黄疸，半数以上有轻中度的脾肿大。继发性 AIHA 患者有原发病的表现，有时原发病表现可掩盖溶血性贫血的症状。

本病如并发免疫性血小板减少，则称为 Evans 综合征（Evans syndrome），多见于女性患者。贫血及血小板减少两者的出现先后不一，对治疗的反应亦可不一样。

案例 6-64-6

患者女性，44 岁。因手术后出现头昏、乏力、眼花、耳鸣，活动后气促、心悸等贫血症状一个月余。无输血及特殊药物史。体检有面色及皮肤黏膜苍白，皮肤巩膜黄染，脾大等，提示可能有溶血性贫血。

应进一步行血象、尿及血的生化、骨髓等检查以明确是否是溶血性贫血。若为溶血性贫血再行溶血病因的检查，以确定最后诊断。

【实验室检查】

（一）血象

贫血轻重不一，可从轻度至极重度。多为正细胞正色素性，亦可为大细胞性。网织红细胞增高。外周血可见球形红细胞、幼红细胞及嗜多染性红细胞（见图 6-64-15）。部分患者可有体外红细胞自凝现象。急性溶血时白细胞可增高。血小板多正常，但在 Evans 综合征时减少。

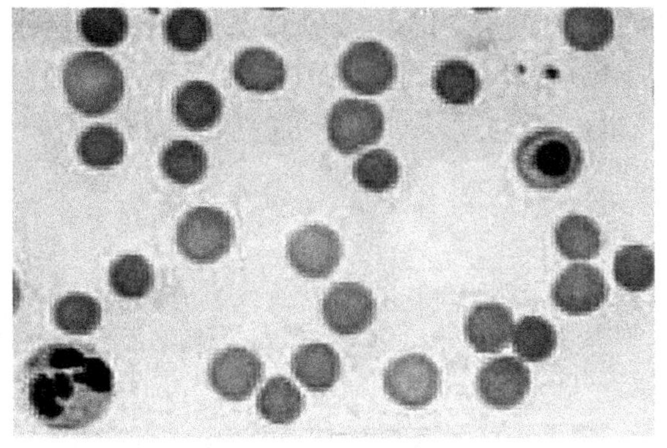

图 6-64-15 AIHA 外周血涂片，见球形红细胞及有核红细胞

（二）骨髓

幼红细胞增生，少数可见轻度巨幼样变。并发再障危象时骨髓增生低下。

（三）抗人球蛋白试验

直接抗人球蛋白（Coombs）试验是检测红细胞膜上不完全抗体和补体的实验方法。大多数患者红细胞膜上的抗体为抗 IgG 和（或）抗补体 C_3，极少数有抗 IgA 或抗 IgM。根据特异单价抗人球蛋白测定患者红细胞膜上抗体的结果，可把 AIHA 分为三型：①抗 IgG 和抗补体 C_3 型：红细胞破坏最重；②抗 IgG 型：红细胞破坏居中；③抗补体 C_3 型，红细胞破坏最轻。Coombs 试验阳性见于 90％以上的患者，是诊断本病的重要指标。

笔 记 栏

(四) 其他

非结合胆红素增高，尿中尿胆原增多，血清乳酸脱氢酶升高等。

案例 6-64-6

实验室检查：

1. 血象：Hb 43g/L，RBC 1.44×10^9/L；WBC 5.34×10^9/L，N 0.70，L 0.25，M 0.05；PLT 190×10^9/L；MCV 89.6fl，MCH 29.2pg，MCHC 333g/L；Rtc 0.11。红细胞大小不一，可见球形红细胞、有核红细胞及嗜多染性红细胞。

2. 尿生化：尿胆原(＋＋)，尿隐血(－)。

3. 骨髓：有核细胞增生明显活跃(Ⅱ级)，粒：红＝0.8；幼红细胞明显增生，占有核细胞的 50%。成熟红细胞形态同外周血。

4. 血生化：ALT 37U/L，AST 30U/L；总胆红素 41.4μmol/L，结合胆红素 6.8μmol/L，非结合胆红素 33.6μmol/L，LDH 292U/L。

5. 免疫学检查：IgG、IgA 和 IgM 正常；ANA(－)，抗 dsDNA(－)。

6. 直接 Coombs 试验：阳性；抗 IgG 阳性(＋＋)，抗补体 C_3 阳性(＋＋)，盐水对照阴性。

7. 冷凝集素试验：1∶8(参考值：<1∶32)。

【诊断和鉴别诊断】

有溶血性贫血的临床表现和实验室证据，Coombs 试验阳性，冷凝激素效价在正常范围，近 4 个月内无输血和使用特殊药物(如甲基多巴、奎尼丁等)史，可诊断本病。温抗体型 AIHA 的诊断确立后，应进一步明确是原发性或继发性的，注意排查有无引起温抗体型 AIHA 的原发疾病存在，以免延误原发病的诊治。

少数患者 Coombs 试验阴性，若临床表现符合本病，糖皮质激素和切脾治疗有效，能除外其他的溶血性贫血，可诊断为 Coombs 试验阴性的 AIHA。

本病因外周血可出现球形红细胞，应注意与遗传性球形红细胞增多症鉴别。

案例 6-64-6

临床特点：

1. 病史及体征：患者女性，44 岁。手术后发病，有头昏、乏力、眼花、耳鸣，活动后气促、心悸等症状；无输血及特殊药物使用史；体检有面色及皮肤黏膜苍白、皮肤巩膜黄染、脾大等表现；符合溶血性贫血临床表现。

2. 实验室检查：重度正细胞正色素性贫血，网织红细胞增高；外周血可见球形红细胞增多、有核红细胞及嗜多染红细胞；尿胆原增高；非结合胆红素增高，乳酸脱氢酶轻度增高；骨髓红系增生；有红细胞破坏增多和红系代偿增生的证据。直接 Coombs 试验阳性，为抗 IgG 和抗补体 C_3 型；冷凝集素试验阴性；免疫学检查阴性；符合自身免疫性溶血性贫血改变。

临床诊断：

原发性温抗体型自身免疫性溶血性贫血。

【治疗】

(一) 病因治疗

继发性患者应积极治疗原发病。

(二) 糖皮质激素

是治疗本病的主要药物，为首选治疗。初始剂量泼尼松 1～1.5mg/(kg·d)，分次口服。急性溶血的重症患者可静脉给予甲泼尼龙治疗。治疗 1 周左右血红蛋白开始上升，待血红蛋白恢复正常后，激素逐渐减量。开始以每周减少日剂量10～15mg 逐渐减量，减至 30mg/d 时，再以每周或每 2 周减日剂量 5mg，至 5～10mg/d 时，维持至少3～6 个月，治疗应到直接 Coombs 试验阴性时才停止。80%以上的患者可获早期完全或部分缓解，但仅有 20%左右的患者在撤除糖皮质激素后能获长期缓解，其他患者在停糖皮质激素后可能会复发。因此，患者在治疗后应随访至少几年。约 10%的患者对糖皮质激素治疗无效。糖皮质激素治疗 3 周无效或维持剂量>15mg/d 的患者应考虑更换其他治疗。

糖皮质激素治疗本病的机制可能为：抑制并减少抗体的产生；降低抗体与红细胞膜抗原的亲和力，减少红细胞吸附自身抗体；减少巨噬细胞上 IgG 和补体 C3 的受体数量，使吸附有自身抗体的红细胞破坏减少。

(三) 脾切除

对于糖皮质激素治疗无效或泼尼松维持剂量>10mg/d 的患者，不能耐受激素治疗或激素治疗有禁忌证的患者，可考虑行脾切除治疗。脾切除的总有效率约 60%～75%，术后复发者仍

笔记栏

可用糖皮质激素治疗。

脾切除治疗本病的机制为：去除破坏致敏红细胞的主要器官；减少抗体的产生（脾脏是产生抗体的器官）。

（四）免疫抑制剂

主要适用于对糖皮质激素和脾切除无效或有手术禁忌证的患者。细胞毒药物以环磷酰胺、硫唑嘌呤最常用。环磷酰胺每天 60mg/m^2 或硫唑嘌呤每天 80mg/m^2，开始与糖皮质激素合用，3 个月后激素渐减停，再用免疫抑制剂治疗 6 个月后渐减停。治疗期间应密切观察药物不良反应，尤其是骨髓抑制情况。非细胞毒药物的免疫抑制剂如环孢素、麦考酚酸酯等亦有成功治疗本病的报道。

（五）输血

AIHA 患者因红细胞体外易发生自凝而可能造成血型鉴定和交叉配血困难，且患者易发生输血反应。此外，输注入患者体内的红细胞寿命亦可缩短。因此，本病输血应严格掌握适应证。大多数患者可在治疗后短期内改善贫血，而不必输血治疗，少数极重度贫血患者需要输血时，应给予洗涤红细胞输注，并密切观察输血反应。

（六）其他治疗

大剂量丙种球蛋白静脉注射或血浆置换术均有一定的疗效，但作用是暂时的。达那唑系弱雄激素，对部分 AIHA 患者有效，可与糖皮质激素合用。

案例 6-64-6

治疗建议：

1. 糖皮质激素治疗：予泼尼松 1～1.5mg/kg 口服治疗，有效后逐渐减量维持。
2. 糖皮质激素疗效不好可考虑脾切除治疗。
3. 上述治疗效果均不理想时可考虑用免疫抑制剂治疗。
4. 患者应定期随访观察有无 AIHA 的原发疾病。

第六节　阵发性睡眠性血红蛋白尿

案例 6-64-7

患者，男性，25 岁。因“皮肤苍黄、乏力半年，酱油色小便 3 天”入院。

患者半年前无明显原因渐出现乏力、头昏、活动后心悸气促、皮肤苍黄，曾在外院诊断为“贫血”，并予“抗贫血”药物（具体不详）治疗，但病情无明显好转，症状日渐加重。近 3 天出现清晨酱油色小便，无尿频、尿急、尿痛，无发热及出血情况，饮食及大便正常。既往健康，家族中无类似病史。

体格检查：T 36.6℃，P 80 次/分，R 18 次/分，BP 120/70mmHg。神清，皮肤黏膜苍白、黄染，无瘀斑瘀点，浅表淋巴结不大。巩膜黄染。心肺无异常发现。腹平软，包块，肝未及，脾于右侧卧位左肋下刚可及边。脊柱四肢无异常。

问题：

1. 应考虑做何诊断？
2. 应做哪些实验室检查以明确诊断？
3. 如何给出治疗建议？

阵发性睡眠性血红蛋白尿（paroxysmal nocturnal hemoglobinuria，PNH）是一种获得性造血干细胞克隆性疾病，其血细胞（红细胞、粒细胞、血小板）膜对激活的补体异常敏感，而导致慢性血管内溶血。临床表现以与睡眠有关的、阵发性发作的血红蛋白尿为特征，可伴有全血细胞减少及血栓事件。

本病欧美等国少见，我国华北和东北地区较常见。80％的病例在 40 岁以下发病，偶见于儿童和老年，男性明显多于女性。

【病因和发病机制】

PNH 的基本损害是 PIG-A 基因。PIG-A 基因位于 X 染色体上，对合成糖化肌醇磷脂（glycosyl phosphatidyl inosital，GPI）具有重要作用。该基因的一种或多种突变将导致 GPI 合成缺陷。GPI 是细胞膜上的一种锚定结构，为细胞膜结合许多蛋白质所必需，它的异常将引起这些膜蛋白质的丢失而影响细胞膜的功能。此类蛋白质称为 GPI 锚连膜蛋白。PNH 已发现有多种 GPI 锚连膜蛋白的缺乏。GPI 锚连膜蛋白缺乏与 PNH 细胞对补体的敏感性增高相关，其中重要的是 CD59 和 CD55。CD59 是反应性溶血膜抑制因子（MIRL），其通过阻碍补体 C_8 与 C_9 的结合及 C_9 的聚合，而抑制补体膜攻击复合物的形成。CD59 的缺乏在 PNH 红细胞对补体敏感性增高上扮演着最重要的角色。CD55 是衰变加速因子（DAF），其加速降解补体 C_3 转化酶和 C_5 转化酶，并抑制两者的形成。PNH 患者的 GPI 锚连膜蛋白缺乏可同时发生在红细胞、粒细胞、血小板等血细胞上。PNH 粒细胞的趋化反应亦有缺陷，甚至可累及淋巴细胞。溶血使红细胞释放促凝物质，补体作用于血小板膜，使其活化、聚集等，均有可能导致血栓形成。

患者体内的红细胞分为两群，一群是正常细胞，一群是 PNH 细胞。PNH 红细胞的典型异常是对补体介导的溶血敏感性增高。根据对补体的敏感程度可将 PNH 细胞分为三型：Ⅰ型细胞对补体敏感性与正常人相似；Ⅱ型细胞对补体的敏感性是正常人的3～5 倍；Ⅲ型细胞对补体的敏感性是正常人的 15～25 倍。PNH 不同类型细胞的数量决定了临床表现的差异和血红蛋白尿发作的频度。同一患者可同时存在几个亚型的 PNH 细胞，提示可能同时存在着几个不同突变形成的不同克隆。

【临床表现】

多数起病缓慢，病情轻重不一，病程迁延反复。首发症状多为慢性溶血性贫血的表现。

(一) 血红蛋白尿

多数患者在病程的不同时期可出现血红蛋白尿，而以血红蛋白尿为首发症状者约占 1/4。血红蛋白尿时，可伴有乏力、发热、腰腹痛等，尿液外观呈酱油色或红葡萄酒色，轻者仅表现为尿隐血试验阳性。血红蛋白尿多与睡眠有关，故以清晨的血红蛋白尿较重，亦可发生在白日睡眠后。睡眠时加重溶血的机制不详，认为可能与睡眠时呼吸中枢敏感性降低，血流缓慢或淤滞，酸性代谢产物增加，而使血 pH 值降低，致补体激活增加有关。但多数患者的血红蛋白尿发作是不规则的，可在睡眠后发作，亦可在其他时候发作。因为血红蛋白尿发作可以是溶血加重所致，也可是异常 PNH 细胞生成增加所为。

(二) 慢性溶血性贫血

患者有慢性血管内溶血的临床表现和实验室异常。常有乏力、头晕、苍白、气促、心悸等，部分患者有轻中度脾大。某些诱因可加重溶血，如感染、手术、输血、应用造影剂、情绪波动、疲劳、饮酒或服用某些药物，如铁剂、维生素 C、阿司匹林、氯化铵、磺胺、苯巴比妥等。

(三) 感染与出血

感染较常见，如支气管、肺或泌尿生殖道等部位的感染，与中性粒细胞减少和功能缺陷有关。血小板减少时可有出血倾向。

(四) 铁缺乏

是 PNH 的常见表现之一，其原因为铁以含铁血黄素和血红蛋白尿的形式从尿中丢失。但 PNH 合并铁缺乏的患者使用铁剂可导致溶血加重，表现为血红蛋白尿明显化。原因为铁剂的氧化作用可使红细胞膜损伤而破坏，也可是铁剂使骨髓红系生成增加，所生成的异常红细胞发生溶血。

(五) 血栓形成

患者有血栓形成的倾向，主要发生在静脉系统。肝静脉血栓形成所致的 Budd-Chiari 综合征较常见，可表现为腹痛、肝大、黄疸、腹水等，若为亚临床型可无症状。血栓形成亦可发生在肠系膜静脉、脑或肢体血管，引起相应的临床表现。据报道国内病例血栓形成的发生率低于国外。

案例 6-64-7

1. 患者起病缓慢，首先出现乏力、头昏、活动后心悸气促、皮肤苍黄等贫血症状，半年后出现与睡眠有关的酱油色小便。

2. 体检有皮肤黏膜苍白，黄疸，轻度脾大。

上述表现提示可能系慢性血管内溶血。应行血象、血及尿的生化、骨髓等检查，明确溶血性贫血的存在，并明确是否为血管内溶血。确定为溶血性贫血后，进一步行溶血原因的检查，以确定最后诊断。

【实验室检查】

(一) 血象

贫血程度不一，多数 Hb<60g/L。缺铁者，呈小细胞低色素性贫血，网织红细胞增高。合并血栓形成时，可见红细胞碎片。可有粒细胞和血小板减少。

(二) 骨髓

半数以上有核细胞增生活跃，以幼红细胞增生为著。在不同患者或同一患者的不同时期，增生程度可有差异，可有增生活跃、增生低下或再生障碍。铁缺乏时骨髓铁染色可见细胞内外铁减少。

(三) 尿

血红蛋白尿发作期，有蛋白尿、尿隐血阳性，尿胆原可增高。尿含铁血黄素(Rous)试验可持续阳性，为本病的稳定特征之一。

(四) 血生化

溶血发作期有血清游离血红蛋白升高，结合

珠蛋白可降低，非结合胆红素增高，乳酸脱氢酶增高等。铁缺乏时血清铁和铁蛋白降低。

(五) 诊断性试验

1. 酸溶血(Ham)试验 特异性高，是本病的重要诊断指标，但可出现假阴性。

2. 蔗糖溶血试验 敏感性高，但特异性较差，一般作为筛查试验。

3. 蛇毒因子试验 敏感性优于酸溶血试验，特异性高于蔗糖溶血试验。

4. CD59 和 CD55 测定 用流式细胞仪测定细胞膜上的 CD59 和 CD55 分子。PNH 时，红细胞、粒细胞和血小板膜上的 CD59 和 CD55 分子表达降低。

案例 6-64-7

实验室检查：

1. 血象：Hb 68g/L，RBC 1.96×10^{12}/L，WBC 8.5×10^{9}/L，PLT 109×10^{9}/L；MCV 98 fl，MCH 33.7pg，MCHC 327g/L，Rtc 0.16。成熟红细胞大小不均，嗜多染性红细胞易见。

2. 尿：pH 6.5，蛋白(++)，隐血(+++)，尿胆原(++)；红细胞 0～3 个/HP，白细胞 0～1 个/HP。

3. 血生化：ALT 79U/L，AST 215U/L，总胆红素 40.7μmol/L，非结合胆红素 40.2μmol/L，结合胆红素 0.5μmol/L；LDH 2764U/L，尿素氮 8.42mmol/L，肌酐 99μmol/L；血清铁蛋白 12μg/L。

4. 骨髓：有核细胞增生极度活跃(Ⅰ级)，幼红细胞增生为主，占有核细胞的 55%。骨髓铁染色：细胞外铁(—)，铁粒幼红细胞 8%。

5. 溶血病因检查：Coombs 试验阴性；Ham 试验阳性；蔗糖溶血试验阳性；蛇毒因子试验阳性；Rous 试验阳性；外周血红细胞 CD59 68.3%(参考值：>93.2%)，CD55 12.6%(参考值：>22.8%)。

【诊断和鉴别诊断】

临床表现符合 PNH，实验室检查中 Ham、蔗糖溶血、蛇毒因子、尿隐血(或 Rous 试验)等试验有两项阳性；或一项阳性，但为两次以上阳性，有溶血的确切证据或肯定的血红蛋白尿，则诊断成立。流式细胞仪测定血细胞膜上的 CD59 和 CD55 分子被认为是敏感性和特异性俱佳的诊断方法，已有取代老的诊断方法之势。本病与再生障碍性贫血(AA)关系密切，两者可相互转化，兼有两病特征时称为 AA-PNH 综合征。

本病应与其他溶血性贫血相鉴别，如遗传性球形红细胞增多症、自身免疫性溶血性贫血、红细胞 G-6-PD 缺乏症、阵发性冷性血红蛋白尿症等。

案例 6-64-7

临床特点：

1. 病史及体征：患者男性，25 岁。在出现乏力、头昏、活动后心悸气促、皮肤苍黄等贫血表现半年后，出现与睡眠有关的血红蛋白尿。体检有皮肤黏膜苍白，黄疸，轻度脾大。

2. 实验室检查：中度贫血，网织红细胞增高，外周血见嗜多染性红细胞；蛋白尿，尿隐血阳性，尿胆原增高；非结合胆红素增高，LDH 明显增高；骨髓幼红细胞明显增生；有红细胞破坏增多、红系代偿增生和血管内溶血的证据。Coombs 试验阴性；Ham 试验阳性；蔗糖溶血试验阳性；蛇毒因子试验阳性；Rous 试验阳性；红细胞 CD59 和 CD55 减少；骨髓细胞外铁消失细胞内铁减少，血清铁蛋白降低。符合 PNH 改变。

临床诊断：

阵发性睡眠性血红蛋白尿。

【治疗】

目前本病尚无特效治疗方法。主要为支持及对症治疗，避免诱发因素。

(一) 输血

可纠正贫血，并减少 PNH 红细胞的生成。为避免血浆所含的补体同时输入，应输注洗涤红细胞。有报道 PNH 患者输注浓缩红细胞亦同样安全。

(二) 控制溶血发作

1. 糖皮质激素 对溶血及血栓发作均有疗效，但仅对部分患者有效。初始剂量为泼尼松 40～60mg/d，溶血控制后渐减量，并维持 2～3 个月。

2. 右旋糖酐 在体内外有抑制 PNH 红细胞溶血的作用，输入中分子右旋糖酐 500～1000ml 可阻止血红蛋白尿发作。适用于伴有感染、外伤、输血反应和腹痛危象者。

3. 碳酸氢钠 急性溶血时可口服或静脉滴注。

笔记栏

(三) 促红细胞生成

1. 雄激素 丙酸睾酮、司坦唑醇等雄激素可刺激红系造血，使血红蛋白水平升高，但不能改变红细胞膜缺陷。

2. 铁剂 患者常因尿液丢失铁而有铁缺乏，需要补铁，铁剂的使用可使输血需求下降。但铁剂可诱发或加重血红蛋白尿发作，故应小剂量补铁（常规剂量的 1/3～1/10），有溶血则停用。

(四) 血栓形成的防治

血栓形成时可予抗凝或溶栓治疗，但服用华法林等抗凝剂防止血栓形成有出血风险，应慎重。

(五) 异基因造血干细胞移植

对 PNH 是一种高风险的根治性治疗方法，应权衡利弊，慎重选用。

(六) 其他

患者慢性溶血，可适当补充叶酸等造血原料。骨髓增生低下时可考虑用环孢素等免疫抑制剂治疗。

案例 6-64-7

治疗建议：

1. 予糖皮质激素、碳酸氢钠等控制溶血。

2. 予洗涤红细胞输注，纠正贫血，并减少 PNH 细胞生成。

3. 予雄激素促红细胞生成。

4. 患者铁缺乏，待血红蛋白尿好转后予小剂量铁治疗，但注意观察溶血情况，出现血红蛋白尿则停药。

预防：

积极防治感染，避免疲劳、情绪波动、饮酒、服用维生素 C、阿司匹林、氯化铵、磺胺等药物，以免诱发或加重溶血。

【预后】

PNH 是一种慢性疾病，中位生存期约 10～15 年。患者预后与病情的轻重程度密切相关，轻症患者长期预后较好，可出现病情不同程度的自发缓解。多数患者最终死于并发症，如血栓形成、出血、感染等。少数患者可转化为骨髓增生异常综合征或急性白血病，预后不良。

推荐阅读

A Amidon TM, Chou TM, Rankin JS, et al. 1993. Mitral and aortic paravalvular leaks with hemolytic anemia. Am Heart J, 125: 266～268

Claster S, Vichinsky EP. 2003. Managing sickle cell disease. BMJ, 327: 1151～1155

Mauro FR, Foa R, Cerretti R, Giannarelli D. 2000. Autoimmune hemolytic anemia in chronic lymphocytic leukemia: clinical, therapeutic, and prognostic features. Blood, 95: 2786～2792

Pietrangelo A. 2004. Medical progress: hereditary hemochromatosis: a new look at an old disease. N Engl J Med, 350: 2383～2397

（何 勤）

笔 记 栏

第65章 粒细胞减少和粒细胞缺乏症

案例 6-65-1

患者，女，30 岁。因发热、咽痛 2 天入院。

2 天前出现发热，体温至 39.4℃，无寒战，伴咽痛不适感，时有咳嗽，无咯痰，大小便无异常。近 5 个月来出现乏力消瘦，伴多汗、多食，2 周前于内分泌科诊为 Grave 病。遂口服抗甲亢药物他巴唑治疗。

体格检查：T39.1℃，R21 次/分，P101 次/分，BP130/87mmHg。神清，无皮肤瘀点、瘀斑。无浅表淋巴结肿大。眼突出，咽充血，双侧扁桃体Ⅱ°肿大，无分泌物。双侧甲状腺Ⅱ°肿大，质较硬。胸骨无压痛。双肺未闻干湿性啰音，心率 101 次/分，律齐，腹无压痛，肝脾肋下未触及。双下肢无水肿。

血常规：WBC 2.43×10^9/L，N 0.28，0.68×10^9/L，L 0.66，1.60×10^9/L，M 0.06。Hb 123g/L，PLT 162×10^9/L。

骨髓象示：骨髓中性粒系增生低下，各期比例减低，早期细胞减少。红细胞系增生活跃，形态正常。全片巨核细胞 46 个，成熟产血小板巨核细胞为主。

问题：

1. 该病例首先应考虑做何诊断？

2. 骨髓中粒细胞减少考虑与什么因素有关？

3. 应给予哪些措施？

中性粒细胞减少（neutropenia）是指成人外周血粒细胞绝对计数持续低于 2.0×10^9/L，在儿童≥10 岁低于 1.8×10^9/L 或＜10 岁低于 1.5×10^9/L。外周血白细胞的主要成分是中性粒细胞，白细胞减少往往是中性粒细胞减少。粒细胞严重减少低于 0.5×10^9/L 时，为粒细胞缺乏症（agranulocytosis）。

【病因和发病机制】

中性粒细胞从骨髓中的干/祖细胞和前身细胞起始后经过增生和成熟，最后释放到血液中。中性粒细胞是分化完全的终末细胞。骨髓中的粒细胞系统可分为干细胞池（多能造血干细胞-粒系定向祖细胞）、分裂池（原始粒细胞-中幼粒细胞）、储存池（晚幼粒细胞-中性粒细胞）。成熟的中性粒细胞多储存于骨髓，是血液中的 8～10 倍，随时释放入外周血。中性粒细胞至血液后大约循环 6 小时然后进入组织，其吞噬功能持续数天。所有血管内的中性粒细胞组成了血液中性粒细胞总池，约 50%附于小血管壁，称为边缘池；另约 50%在血液循环中，称为循环池，两池通过交换保持动态平衡。

据中性粒细胞细胞动力学原理，粒细胞缺乏症可分为：中性粒细胞生成缺陷、中性粒细胞破坏或消耗过多以及中性粒细胞分布异常，见表 6-65-1。

表 6-65-1　粒细胞减少的病因及影响因素

病	因	影响因素
生成缺陷	生成减少 成熟障碍	细胞毒药物、苯、辐射、药物、免疫介导、感染、骨髓浸润/抑制等叶酸、维生素 B_{12} 缺乏、MDS、粒细胞白血病、先天性减少等
破坏	免疫因素	自身免疫病、免疫性粒细胞减少、某些感染、非细胞毒药物等
消耗过多	非免疫因素	严重细菌感染、败血症、各种原因引起的脾功能亢进等
分布异常	边缘池过多	粒细胞滞留于边缘池过多、先天性/体质性减少等
	滞留脏器	血透开始滞留于肺血管内、滞留于脾脏等

（一）中性粒细胞生成缺陷

细胞毒类药物和电离辐射等是引起中性粒细胞减少最常见的原因，直接作用于干细胞池和分裂池，破坏、损伤或抑制造血干祖细胞的分化。往往是药物剂量依赖性的，干扰蛋白质合成或细胞复制；解热镇痛药和磺胺类等为特异质药物反应，与剂量无关，可能是由于过敏或免疫因素引起。影响造血干细胞分化的疾病如再生障碍性贫血、骨髓造血组织被肿瘤细胞浸润等，中性粒细胞生成障碍引起减少，也可导致中性粒细胞减少。感染时产生的负性造血调控因子作用于造血细胞而致中性粒细胞生成减少，是其中一个重要的机制（表 6-65-2）。

笔记栏

表 6-65-2 可导致中性粒细胞减少的常用药物

药物种类	药 物
细胞毒类药物	环磷酰胺、甲氨蝶呤、白消安、羟基脲、阿糖胞苷、柔红霉素、多柔比星、美法仑等
解热镇痛药	对乙酰氨基酚(扑热息痛)、氨基比林、阿司匹林、吲哚美辛、布洛芬等
抗菌抗病毒药	氯霉素、链霉素、磺胺类、利福平、异烟肼、头孢菌素类、万古霉素、喹诺酮类、乙胺丁醇、更昔洛韦等
抗甲状腺药	他巴唑、甲硫氧嘧啶、丙硫氧嘧啶等
抗惊厥/癫痫药	苯妥英钠、美芬妥因、苯巴比妥等
抗心律失常药	普鲁卡因胺、奎尼丁、普萘洛尔、阿普林定等
抗高血压药	利血平、肼屈嗪、甲基多巴、卡托普利等
抗精神病药	氯丙嗪、三环类抗抑郁药等
利尿药	乙酰唑胺、氢氯噻嗪等

(二)中性粒细胞在血液或组织中破坏、消耗过多

免疫相关性是由于中性粒细胞被抗体或抗原-抗体复合物包裹在血液或脾脏破坏,可见于药物诱发的免疫破坏,往往停药后可恢复,还可见于自身免疫疾病。病原微生物(如肝炎病毒)进入机体形成的半抗原能与粒细胞的蛋白质结合为全抗原,从而诱发产生针对该抗原的抗体使粒细胞被破坏。

(三)中性粒细胞分布异常

中性粒细胞转移至边缘池导致循环池的粒细胞相对减少,但粒细胞总数并不减,见于先天性或体质性假性粒细胞减少。获得性见于严重细菌感染、营养不良等。血液透析开始后2～15分钟中性粒细胞滞留于血管内,暂时性减少。

中性粒细胞减少的发病机制复杂,病因很多往往有综合因素。

案例 6-65-1

1. 患者因患 Grave 病,服用抗甲状腺素药物后出现中性粒细胞减少。抗甲状腺药物是导致粒细胞缺乏的原因。

2. 应用降低白细胞药物应经常检查血象,警惕药物对血细胞的影响,以便及时处理。

【临床表现】

临床表现主要取决于中性粒细胞减少的程度。并随中性粒细胞减少的原因和时间长短不同。根据中性粒细胞减少的程度可分为轻度≥1.0×10^9/L,中度$(0.5\sim1.0)\times10^9$/L 和重度<0.5×10^9/L,重度减少者为粒细胞缺乏症。

一般轻度减少的临床表现缺乏特异性,起病往往较缓慢,多有易疲劳等。中度减少者多表现为原发病症状,乏力,易疲倦、头晕及低热。易感染性因人而异,可反复出现上呼吸道、泌尿道感染等。重度减少者易发生严重感染,起病往往急骤,全身症状严重。常见表现为突发高热、寒战、黏膜的坏死性溃疡及全身肌肉关节疼痛,严重的败血症、脓毒血症。感染部位是呼吸道、消化道及泌尿生殖道。粒细胞严重缺乏时,感染部位不能形成有效的炎症反应,常无脓液,感染灶不易局限,导致致命性严重感染。

【实验室检查】

(一)血常规

白细胞和中性粒细胞低于正常值的下限,粒细胞缺乏时中性粒细胞重度减少甚至缺如。淋巴细胞百分率相对增加。中性粒细胞核左移,核分叶过多,胞浆内可见中毒颗粒及空泡,恢复期血象中可出现少量幼稚粒细胞。

(二)骨髓象

注意粒细胞生成减少还是成熟障碍抑或生存期缩短。中性粒细胞系统的各期细胞均减少,早期细胞减少明显,严重减少者各期细胞可缺如。观察粒系细胞增生程度,有助于估计粒细胞减少的发病机制和病因诊断,不同原因导致的粒细胞减少的骨髓象各有不同表现。粒系各期细胞均正常以及粒红比例正常,则要考虑中性粒细胞分布异常。

案例 6-65-1

1. 中性粒细胞减少低于 0.5×10^9/L,诊为中性粒细胞缺乏症。

2. 外周血白细胞低于 4.0×10^9/L,中性粒细胞低于 2.0×10^9/L,诊为中性粒细胞减少症。

3. 两者主要是细胞减低的程度不同,后者注意与分布异常鉴别。可以做肾上腺素试验,老年人和高血压患者不宜做此试验。

【诊断与鉴别诊断】

国内诊断标准如下:成人外周血白细胞低于 4.0×10^9/L 称为白细胞减少;成人外周血中性粒细胞低于 2.0×10^9/L 称为中性粒细胞减少;

笔记栏

低于 $0.5\times10^9/L$，称为粒细胞缺乏。详细询问病史以及实验室或其他特殊检查，有助于发病机制和病因的诊断。

(一) 病史

注意粒细胞减少发生速度、持续时间、减少程度和有无周期性。突然发生可能与药物、毒物、放射线或感染有关。注意有无相关疾病，急慢性感染、类风湿关节炎及其他结缔组织病等。家族中有无相似疾病者。

(二) 体格检查

有无淋巴结、肝脾大、胸骨压痛及相关疾病的阳性体征和感染病灶。

(三) 实验室检查

1. 血液细胞学检查

(1) 血常规：观察粒细胞减少的程度，是否伴有其他系统细胞减少和异常细胞。可疑周期性中性粒细胞减少症者，应每周检查血象 2～3 次，连续 6 周。

(2) 骨髓象：自身免疫病继发中性粒细胞减少时可见粒系核左移，早期细胞代偿性增加。白血病、转移瘤等可见异常细胞浸润。中毒、药物和严重感染等致的粒细胞缺乏症，可见粒细胞核固缩，胞浆内中毒性颗粒、空泡增多。在恢复阶段，骨髓粒系比例增高，原粒细胞及早幼粒细胞增加。

2. 特殊检查

(1) 肾上腺素试验：肾上腺素使小血管收缩，血流加速，促使边缘池的中性粒细胞进入循环池，了解粒细胞分布是否异常，从而可以鉴别假性粒细胞减少。皮下注射 1∶1 000 肾上腺素 0.2ml，注射后于 20 分钟测定外周血粒细胞数，增高达原计数一倍或达正常水平，则可考虑粒细胞分布异常。

(2) 糖皮质激素试验：糖皮质激素可将骨髓粒细胞储存池中粒细胞释放，测定骨髓粒细胞储存功能。泼尼松 40mg，口服，5 小时，中性粒细胞升高 $2.0\times10^9/L$。

(3) 中性粒细胞特异性抗体测定：包括白细胞聚集反应、免疫荧光粒细胞抗体测定法等，以了解免疫破坏因素对中性粒细胞的影响。

案例 6-65-1

临床特点：

1. 患者，女，30 岁。发热、咽痛 2 天。

2. 病史特点：2 周前诊为 Grave's 病。口服抗甲亢药物他巴唑治疗。

3. 体征：T 39.1℃，咽充血，双侧扁桃体Ⅱ°肿大，无分泌物。咽部和扁桃体感染导致发热。

4. 血常规检查：周围血中性粒细胞减低，血红蛋白和血小板正常；骨髓：中性粒系增生低下，各期比例减低。

临床诊断

1. 中性粒细胞缺乏症。

2. 急性扁桃体炎。

3. Grave 病。

【治疗】

(一) 病因治疗

首先尽量找到病因，应立即停止接触可疑致病因素如药物等。积极治疗导致粒细胞减少者的原发病，如急性白血病、自身免疫性疾病、感染等，经过治疗病情缓解后中性粒细胞可恢复正常。脾功能亢进者还可考虑手术切除脾脏。

(二) 感染防治

轻度减少者不需特别的预防措施。中度减少者感染率增加，尽量减少到公共场所避免呼吸道感染。注意保持皮肤和口腔卫生，去除慢性感染病灶。粒细胞缺乏者应采取无菌隔离措施，可以住无菌层流病房，加强预防感染的措施。已有感染者应对感染部位，严重程度，血、尿、痰和感染病灶分泌物做细菌培养和药敏试验。进行胸片、B 超等检查，以明确感染的类型和部位，在致病菌尚未明确之前，可经验性应用广谱抗生素治疗，覆盖革兰阴性菌和革兰阳性菌，根据病原菌和药敏结果再调整抗生素。若 3～5 天后无效，可加用抗真菌治疗，病毒感染可加用抗病毒药物。

(三) 升粒细胞药物

1. 鲨肝醇 剂量为 25mg，一日两次，适用于药物因素、放射因素、苯及其衍生物所致的白细胞减少。不良反应轻微，偶见口干。

2. 利血生 剂量为 10～20mg，一日三次。给药剂量要适当，过高或过低均影响疗效。

3. 造血生长因子 如重组人粒-巨噬细胞集落刺激因子(rhGM-CSF)、重组人粒细胞集落刺激因子(rhG-CSF)治疗粒细胞缺乏疗效明确，是目前治疗中性粒细胞缺乏应用最广泛的药物。可使中性粒细胞迅速增多，并增强其吞噬、杀菌及趋化功能。前者除可使中性粒细胞增高外，还可使单核细胞和嗜酸粒细胞增多。后者主要刺

笔记栏

激粒系祖细胞增生,缩短分化成熟时间,使中性粒细胞迅速增高。常用剂量为2～5μg/(kg·d),常见的不良反应有发热、肌肉骨骼酸痛、皮疹等。

(四) 免疫抑制剂

自身免疫性粒细胞减少和通过免疫介导机制所致的粒细胞缺乏症,可用糖皮质激素等免疫抑制剂治疗。其他原因引起的中性粒细胞减少,则不宜采用。

(五) 预防

接触放射线及苯等化学毒物人员,必须建立防护措施和定期检查血象。使用易引起中性粒细胞减少的药物者,须一两天检查血象,根据粒细胞数及时减药和停药。有药物过敏史或发生过用药后中性粒细胞减少者,应避免服用同类药物。

案例 6-65-1

处方及医生指导

1. 去掉影响白细胞减少因素:暂时停用抗甲状腺素药物。待白细胞恢复可用对血细胞影响较小的药物,如丙硫氧嘧啶。

2. 刺激中性粒细胞增生:G-CSF 150μg,皮下注射,每日一次。

3. 抗感染治疗:给予抗生素静脉滴注。

【预后】

中性粒细胞减少的预后与病因、减少程度、持续时间、进展情况及治疗措施有关。轻、中度者,若不进展则预后较好。粒细胞缺乏症者病死率较高,预后取决于能否及时去除病因、控制感染,恢复中性粒细胞的数量。目前由于广谱抗生素和造血生长因子的应用,病死率明显下降。

推荐阅读

Cooper DS. 2005. Drug therapy: antithyroid drugs. N Engl J Med,352:905～917

Corey L, Boeckh M. 2002. Persistent fever in patients with neutropenia. N Engl J Med,346:222～224

(汪洪毅)

第66章 骨髓增生异常综合征

案例 6-66-1

患者，女，60岁，因心慌、皮肤紫癜3周入院。

3周来无明显诱因出现阵发性心慌，活动时显著，伴乏力。有时伴有头晕。洗浴时发现躯干部和双下肢少量皮肤紫癜。无发热。既往无高血压、心脏病史。有染发史11年。

体格检查：T 36.7℃，R20次/分，P107次/分，BP135/77mmHg。神志清，染发。躯干部和双下肢少许皮肤紫癜，无痛痒感。无浅表淋巴结肿大。中度贫血貌，睑结膜苍白，巩膜无黄染。胸骨无压痛。双肺呼吸音清，心率107次/分，心律规整。腹软，无压痛，肝脾肋下未触及。

血常规：WBC 6.0×10^9/L，中性粒细胞0.356，淋巴细胞0.473，中位数细胞占17.1%，血涂片分类原粒细胞2%，早幼粒细胞3%；Hb 77g/L；PLT 57×10^9/L。

骨髓象：骨髓增生活跃，原始粒细胞占10%；粒系增生活跃，可见粗大颗粒。红系增生活跃，可见分裂相、三核红细胞、巨大红细胞、点彩红细胞；巨核细胞10个，可见淋巴样小巨核细胞，CD68(+)。染色体47，XX，+8。

问题：

1. 该病例首先应考虑哪些诊断？
2. 进一步诊断还可以做哪些检查？
3. 如何做出诊断？提出哪些处理建议？

骨髓增生异常综合征(myelodysplastic syndrome，MDS)是一组造血干/祖细胞恶性克隆性疾病，以骨髓病态和无效造血、难治性外周血细胞减少及高风险向白血病转化为特征。约80% MDS患者年龄大于60岁，男、女均可发病。难治性贫血是最常见的临床表现，还常伴有感染、出血。20世纪50年代提出白血病前期的概念，此后还有冒烟白血病、低原始细胞白血病，以及各种难治性贫血等，诊断和命名混乱，但显著的共同特征是造血组织增生异常。

【病因和发病机制】

原发性MDS的病因不明确。继发性MDS常见于免疫抑制治疗和暴露于致癌物质的环境中。某些药物，如烷化剂、拓扑异构酶Ⅱ抑制剂，放射线、有机毒物如苯及其衍生物可诱发继发性白血病，多有继发性MDS的发病过程。因而，环境中致癌因子、个体易感性共同导致造血干/祖细胞染色体的突变、间变、癌变。肿瘤免疫监视和对异常基因清除功能相对不足亦可能为发病原因之一。

目前认为MDS发病机制是多重性的，MDS异常克隆细胞部分可发现有原癌基因突变(N-ras基因突变)或染色体异常(如+8、-7)，这些基因的异常可能参与了MDS的发生。造血干细胞的损伤或突变，还可能引发一种免疫反应，不利于祖细胞的存活；某些细胞因子增加了骨髓造血细胞的过度增殖和早期凋亡；抑癌基因失活导致发病。骨髓造血干/祖细胞异常克隆使红系、巨核系和粒系的分化阻滞、成熟障碍，出现病态造血和无效造血。30%～50%的原发性MDS和80%的继发性MDS发现克隆性染色体异常，主要的异常是非随机的染色体缺失，提示抑癌基因丢失和正常髓细胞生成所需的单个基因作用不足是其发病基础。因而其发病涉及造血干/祖细胞增殖与凋亡、造血微环境、免疫过程的参与、基因甲基化等多方面。

【分型】

法美英(FAB)协作组1982年提出了MDS分类建议。主要根据外周血、骨髓的原始细胞比例、形态学改变及单核细胞数量，将MDS分为5型：难治性贫血(refractory anemia，RA)、环形铁粒幼细胞性难治性贫血(RA with ringed sideroblasts，RAS)、难治性贫血伴原始细胞增多(RA with excess blasts，RAEB)、慢性粒-单核细胞性白血病(chronic myelomonocytic leukemia，CMML)、难治性贫血伴原始细胞增多转变型(RAEB in transformation，RAEB-t)。MDS的分型见表6-66-1。

笔记栏

表 6-66-1 骨髓增生异常综合征的FAB分型

类型	外周血	骨髓
RA	原始细胞<1%	原始细胞<5%
RARS	原始细胞<1%	原始细胞<5%,环形铁粒幼细胞占全骨髓有核细胞的15%以上
RAEB	原始细胞<5%	原始细胞 5%～20%
RAEB-t	原始细胞≥5%	原始细胞>20%而<30%;或幼粒细胞出现 Auer 小体
CMML	原始细胞<5% 单核细胞绝对值>1×10⁹/L	原始细胞 5%～20%

注:若 RAEB 幼粒细胞出现 Auer 小体,则应归入 RAEB-t

WHO 在 1999 年造血与淋巴组织肿瘤分类方案中,提出了新的 MDS 分型标准,新分类延续和继承了原 FAB 分类概念和定义,在前基础上进行了修订。保留了 RA、RAS;将 RAEB 分为 RAEB-1&RAEB-2; RAEB-t 归为急性髓系白血病(AML);将 RA 或 RAS 中伴有 2 系或 3 系增生异常者列为,难治性血细胞减少伴多系增生异常(refractory cytopenia with multilineage dysplasia,RCMD)与 RCMD 和环形铁粒幼细胞增多(RCMD-RS)(RCMD and RA);骨髓增生异常综合征,未分类(myelodysplastic syndrome, unclassified,MDS-U);将伴 5q-的 RA 单独列为 5q-综合征;将 CMML 归为 MDS/MPD(骨髓增殖性疾病)。WHO 的分型尚未获得广泛的认同(表 6-66-2)。

表 6-66-2 WHO 骨髓增生异常综合征分型标准

类型	血象	骨髓象
RA	贫血,无或罕见原始细胞	仅有红系病态造血,原始细胞<5%,环形铁粒幼细胞<15%
RARS	贫血,无原始细胞	同 RA,环形铁粒幼细胞≥15%
RCMD	血细胞减少(两或三系),无或罕见原始细胞,无 Auer 小体,单核细胞<1×10⁹/L	髓系中>两系病态造血细胞≥10%,原始细胞<5%,无 Auer小体,环形铁粒幼细胞<15%
RCMD-RS	同 RCMD	同 RCMD,环形铁粒幼细胞≥15%
RAEB-Ⅰ	血细胞减少,原始细胞<5%,无 Auer 小体,单核细胞<1×10⁹/L	一系或多系病态造血,原始细胞 5%～9%,无 Auer 小体
RAEB-Ⅱ	原始细胞 5%～19%,有或无 Auer 小体,余同 RAEB-Ⅰ	原始细胞 10%～19%,有或无 Auer 小体,余同 RAEB-Ⅰ
MDS-U	血细胞减少,无或罕见原始细胞,无 Auer 小体	粒系或巨核系一系病态造血,原始细胞<5%,无 Auer 小体
5q 综合征	贫血,原始细胞<5%,血小板正常或增多	原始细胞<5%,无 Auer 小体,巨核数正常或增多核分叶减少,单纯 del(5q)

案例 6-66-1

1. 心慌,活动时显著,伴有头晕。皮肤紫癜。有染发史 11 年。

2. 躯干部和双下肢少许皮肤紫癜,中度贫血貌,睑结膜苍白。

【临床表现】

90%以上患者由于红系的病态造血和无效造血都有贫血症状,出现乏力、头晕、易疲倦。RA 和 RAS 多以贫血表现为主,病情进展缓慢,中位生存期为 3～6 年,白血病转化率约为5%～15%。RAEB、RAEB-t 和 CMML 以全血细胞减少为主,往往贫血为首发表现,常需输血维持。

50%以上患者随着疾病进展可出现进行性血小板减少,皮肤出血点、紫癜以及鼻出血、齿龈出血等皮肤黏膜出血倾向易见,少数深部器官出血,甚至脑出血导致死亡。

约 60%的患者中性粒细胞减少,同时存在中性粒细胞功能低下使得容易感染,感染导致发热,常见于呼吸道、肠道等感染,甚至败血症,约有 20%患者难以控制的感染常导致衰竭死亡。

RAEB、RAEB-t 病情进展快,中位生存期分别为 12 个月、5 个月,白血病转化率分别高达 40%、60%。少数 RAEBT 可有骨痛等浸润症状,CMML 还可伴有脾大,中位生存期约为 20 个月。

案例 6-66-1

1. 血常规:WBC $6.0\times10^9/L$,中性粒细胞 35.6%,中位数细胞占 17.1%,血涂片分类原粒细胞 2%,早幼粒细胞 3%;Hb 77g/L;PLT $57\times10^9/L$。

2. 骨髓象:骨髓增生活跃,原始粒细胞占10%;粒系增生活跃,可见粗大颗粒。红系增生活跃,可见分裂相、三核红细胞、巨大红细胞、点彩红细胞;巨核细胞10个,可见淋巴样小巨核细胞,CD68(+)。染色体47,XX,+8。

3. 外周血和骨髓血细胞都有病态造血的表现,粒系、红系和巨核系都有。骨髓病理检查对诊断有帮助。

【实验室检查】

(一)血象和骨髓象

大多数患者有全血细胞减少,以红细胞和血红蛋白减少为主,一系减少者很少见。骨髓增生程度多为活跃以上,少部分呈增生减低。外周血和骨髓常见有红系、粒系和巨核系的病态造血。见表6-66-3。

表6-66-3 骨髓增生异常综合征的常见病态造血表现

	外周血象	骨髓象
红细胞系统	巨大红细胞和小红细胞,可出现有核红细胞	红系比例高或低,核分叶过多,奇数核多见,核碎裂,核浆发育失衡,红细胞大小不一,类巨幼变,有点彩和多嗜性,PAS可呈阳性RAS环形铁幼粒细胞>15%
粒、单核细胞系统	出现幼稚粒细胞及与骨髓中同样的异常改变	原、幼细胞比例增高,核Pelger-Huet畸形或分叶过多或过少,可见核肿胀,核浆发育失衡,可见成熟粒细胞胞浆嗜碱、颗粒粗大或减少
巨核细胞系统	可见巨大血小板	淋巴样、单圆核、多圆核、大圆核等各类小巨核细胞,巨大血小板

(二)病理检查

正常骨髓中原粒、早幼粒细胞分布贴近骨小梁内膜表面,MDS骨髓的骨小梁旁区和间区出现3~5个或更多的原粒和早幼粒细胞,成集簇状分布,称为不成熟前体细胞异常定位(abnormal localization of immature precursor,ALIP)。还可见幼红细胞岛、原红细胞造血灶增多。骨髓网硬蛋白纤维增多等改变。

(三)细胞遗传学改变

40%~70%的MDS有克隆性染色体核型异常,多为缺失性改变,常累及5、7、8、11、20、21、3号染色体,如-5/5q-、-7/7q-、+8、20q-等。还可见复合型(两种以上)染色体异常。异常核分裂相/被检核分裂相>50%。

(四)免疫学改变

骨髓细胞中髓系细胞抗原CD13、CD33及其早期抗原表达,如CD34、HLA-DR等随病情进展增加,还可见抗原表达错位,单核细胞抗原表达增多等。T淋巴细胞减低及其亚群数量减少,Th_1/Th_2比值降低,细胞免疫功能低下等。

(五)细胞生物学改变

细胞生长方式异常,体外集落培养常出现集落减少或无集落形成。常出现CFU-GM集落减少而集簇增多,集簇/集落比值增高,呈白血病样生长方式。细胞周期出现G_0/G_1期细胞阻滞。

案例6-66-1

临床特点:

1. 患者女,60岁,心慌、皮肤紫癜3周。

2. 病史特点:心慌3周,活动时显著,乏力,头晕。躯干部和双下肢少量皮肤紫癜。有染发史11年。

3. 体征:躯干部和双下肢少许皮肤紫癜。中度贫血貌,睑结膜苍白。胸骨无压痛。

4. 血常规:中性粒细胞减少,发现有幼稚粒细胞,血红蛋白和血小板低。骨髓:原始粒细胞增多占10%;红系见三核红细胞、巨大红细胞;可见淋巴样小巨核细胞,CD68(+)。染色体47,XX,+8。

临床诊断:

骨髓增生异常综合征(MDS)RAEB。

【诊断与鉴别诊断】

根据难治性贫血、易感染以及出血倾向等临床表现,外周血一系两系或全血细胞减少,偶可白细胞增多,骨髓中两系以上的病态造血等,结合骨髓病理学改变、细胞遗传学异常、免疫学异常、细胞生物学改变等结果,同时要除外其他引起病态造血的疾病,可确立MDS的诊断。MDS

笔记栏

作为除外性诊断，常应与各种溶血性贫血、难治性血小板减少性紫癜、骨髓纤维化等血液病以及如下疾病的鉴别。

(一) 慢性再生障碍性贫血(CAA)

RA的网织红细胞可正常或升高，外周血可见到红系、粒系幼稚细胞，骨髓病态造血常在两系以上，早期细胞比例不低或增加，有特征性克隆性染色体改变，CAA无上述异常。

(二) 阵发性睡眠性血红蛋白尿(PNH)

可有全血细胞减少和病态造血，但PNH检测可发现$CD55^+$、$CD59^+$细胞减少，酸溶血试验阳性及血红蛋白尿等血管内溶血的改变。

(三) 巨幼细胞贫血

MDS细胞病态造血可见红细胞的类巨幼变，易于巨幼细胞贫血混淆，巨幼细胞贫血给予叶酸、维生素B_{12}治疗后贫血可纠正，而MDS则治疗无效。

(四) 慢性粒细胞白血病(CML)

CML的Ph染色体、BCR-ABL融合基因检测为阳性，而CMML则无。

【治疗】

目前，MDS尚无满意的治疗方法，主要还是以支持治疗为主。常将MDS分组，以便选择针对性更强的治疗方法。分组的标准根据骨髓原始细胞数、细胞遗传学异常和外周血细胞减少提出国际预后评分系统。在对低危组采用促造血、诱导分化、免疫抑制剂和生物反应调节剂等治疗，对高危组采用联合化疗和造血干细胞移植，见表6-66-4。

表6-66-4 国际预后评分系统(IPSS)：患者评分

分值	0	0.5	1.0	1.5	2.0
骨髓原始细胞%	<5	5～10		11～20	21～30
核型	好	中	差		
血细胞减少数	0/1	2/3			

注：不同为危险组分值如下：低危0；中危－1 0.5～1.0；中危－2 1.5～2.0；高危≥2.5。核型好：正常，-Y，del(5q)，del(20q)；差：复杂的染色体异常(≥3)，7号染色体异常；中等：其他异常。血细胞减少的定义：血红蛋白<10g/dl，中性粒细胞<1.8×10^9/L，血小板<100×10^9/L

案例6-66-1

处方及医生指导

1. 避免接触可能的致病因素：注意不接触苯类如汽油、煤油、油漆等，不要再接触染发剂。

2. 促造血治疗：司坦唑醇4mg，每日三次。

3. 诱导分化治疗：全反式维A酸20mg，一日三次。

4. 输红细胞4单位，静脉滴注，即刻。

5. 定期查血象，注意预防感染。

(一) 支持治疗

对于严重贫血和有出血症状的患者，可输注红细胞和血小板。粒细胞减少和缺乏的患者应注意感染防治。

(二) 促造血治疗

雄激素司坦唑醇2～4mg，每日三次，达那唑0.2mg，一日三次，用药至少三个月。不良反应为肝功能损害。

造血生长因子粒系集落刺激因子(G-CSF)、红细胞生成素(EPO)等，能使部分患者改善造血功能。

(三) 诱导分化治疗

可使用全反式维A酸20mg，一日三次，不良反应：肝功能损害、皮肤角化、头痛等。骨化三醇[1,25-$(OH)_2D_3$]0.25～0.5μg/d，少部分患者会出现血象的改善，也有以造血生长因子作为诱导分化剂使用，还可用砷剂或小剂量化疗药进行诱导分化。

(四) 免疫抑制剂

环孢素5mg/(kg·d)，连用三个月，不良反应：肝肾功能损害、多毛、震颤等。还可应用抗胸腺细胞球蛋白(ATG)等。

(五) 生物反应调节剂

α干扰素300万单位，隔日一次，皮下注射CMML较好，不良反应有发热、无力、肌痛、脱发、骨髓抑制等。还可用血管新生抑制剂沙利度胺等，疗效尚不确切。

(六) 联合化疗

对于年轻的高危患者可考虑使用标准剂量联合化疗，如蒽环类抗生素联合阿糖胞苷，治疗相关的并发症多，往往化疗后骨髓抑制期长，注意加强支持治疗。低剂量化疗治疗耐受性较好但有效率低。CMML可口服羟基脲，控制细胞数量。

笔记栏

（七）造血干细胞移植

目前唯一能治愈 MDS 的疗法，获得 HLA 配型合适的供体较难，多数 MDS 患者年龄>40岁，移植的相关风险较高。少数合适患者通过异基因干细胞移植，32%～54%可获长期无病生存。

推荐阅读

Cazzola M，Malcovati L. 2005. Myelodysplastic syndromes—coping with ineffective hematopoiesis. N Engl J Med，352：536～538

List A，Dewald G，Bennett J，et al. 2006. The myelodysplastic syndrome-003 study investigators：lenalidomide in the myelodysplastic syndrome with chromosome 5q deletion. N Engl J Med，355：1456～1465

（汪洪毅）

笔 记 栏

第67章 白血病

第一节 概　　述

白血病(leukemia)是一类造血干细胞的克隆性恶性疾病。其异常克隆肿瘤性增生的血细胞失去分化成熟的能力,停滞在不同阶段为白血病细胞。大量白血病细胞在骨髓、肝、脾、淋巴结等各脏器广泛浸润,正常造血受到抑制,外周血白细胞质和量异常,红细胞和血小板数量减少,导致贫血、出血、感染和浸润等临床表现。

根据白血病细胞分化的程度和自然病程将白血病分为急性和慢性两大类,急性白血病细胞分化停滞在早期阶段,病情发展迅速,自然病程仅数月。慢性白血病细胞分化则停滞在较晚期接近成熟的阶段。病情发展慢,自然病程可达数年。根据主要受累的细胞系列可将急性白血病分为急性淋巴细胞白血病(acute lymphocytic leukemia, ALL)和急性非淋巴细胞白血病(或急性髓细胞白血病)(acute non-lymphocytic leukemia, ANLL;acute myelocytic leukemia, AML),还有一些少见类型白血病,如多毛细胞白血病、浆细胞白血病、幼淋细胞白血病等。慢性白血病有慢性粒细胞白血病(chronic myelocytic leukemia, CML)和慢性淋巴细胞白血病(chronic lymphocytic leukemia, CLL)等。

【发病情况】

我国白血病发病率为2.76/10万。恶性肿瘤死亡率中,白血病居第5位(男性)和第8位(女性),在儿童及35岁以下成人中则居第1位。

我国急性白血病比慢性白血病多见约5.5∶1,其中急性髓细胞白血病最多占1.62/10万,其次为急性淋巴细胞白血病占0.69/10万,慢性粒细胞白血病为0.36/10万,慢性淋巴细胞白血病少见占0.05/10万。男性发病率略高于女性,约1.81∶1。成人急性白血病中以急性非淋巴细胞白血病最多见。儿童中以急性淋巴细胞多见。慢性粒细胞白血病随年龄增长而发病率逐渐升高。慢性淋巴细胞白血病发病一般在50岁以后才明显增加。

我国白血病发病率与亚洲国家相近,低于欧美国家。我国慢性淋巴细胞白血病少见,而欧美国家则较常见占白血病的25%。

【病因和发病机制】

白血病的发病机制尚不清楚。

1. 放射因素　早在1911年首次报道放射工作者发生白血病,特别在防护不注意的放射工作者,发现发生率较高,防护后发病率下降。通过对日本广岛和长崎两地区原子弹爆炸后幸存者长期随访,随访资料显示,在原子弹爆炸后3年,白血病发病率上升。接触射线时的年龄和射线剂量与发病率相关,危险性在10岁以下和50岁以上年龄组增大,γ射线的危害性更大。接受放射性治疗其白血病的发病率亦较对照组高。

2. 化学因素　苯以及含苯的有机溶剂,致白血病作用已经明确,早年接触含苯胶水的制鞋工人高于正常人群的3～20倍。某些化学物质和药物与人类白血病发生的关系一直受到关注。抗肿瘤药物中的烷化剂可引起继发性白血病,在淋巴瘤和免疫系统缺陷的患者中更为多见。乙双吗啉是亚乙胺衍生物,具有极强的致染色体畸变作用,可导致白血病作用明确。氯霉素、保泰松等可能有致白血病作用。

3. 病毒因素　几十年来,人们在人类白血病病毒病因研究中进行了大量的工作,分离出Ⅰ型人类T细胞白血病/淋巴瘤病毒(human T cell leukemia/lymphotropic virus-1, HTLV-Ⅰ),并明确了其是引起成人T细胞白血病发生的原因。

4. 遗传因素　在对白血病调查进行分析和研究发现,白血病发生的遗传因素是通过对家族白血病、孪生子和某些先天性疾病所获得。家族性白血病约占白血病的7/1 000,单卵孪生子,如果一个人发生白血病,另一个人的发病率高达1/5。双卵孪生子为1/800。先天愚型(唐氏综合征)有21号染色体3体改变,其白血病发病率达50/10万,比正常人群高20倍。此外先天性再生障碍性贫血(Fanconi贫血)、先天性血管扩张红斑病(Bloom综合征)及先天性丙种球蛋白缺乏症等白血病发病率均较高。

各种原因导致细胞原癌基因决定性突变,从而产生异常的造血克隆增生,染色体断裂和易位

笔记栏

可使原癌基因的表达被激活、基因突变、抑癌基因失活(如 p53 突变或失活)导致白血病发生。抑制或形成具有蛋白激酶活性的融合蛋白,导致白血病的发生。染色体的易位导致的融合基因(如 BCR-ABL),形成新的 mRNA,并产生融合蛋白以及凋亡抑制基因(如 bcl-2)的过度表达,病变的细胞凋亡受阻等因素均可导致白血病的发生。

5. 其他血液病 有些血液病在疾病发展的最后阶段,可以转化为白血病,如骨髓增生异常综合征、淋巴瘤、多发性骨髓瘤等。

第二节 急性白血病

案例 6-67-1

患者,男,25 岁。因乏力 1 个月,发热 3 天入院。

1 个月来无明显诱因出现乏力、头晕、心悸、活动后加重,有时感四肢骨、关节疼痛,牙龈出血,偶有鼻出血。无咳嗽,无恶心呕吐,无腹痛腹泻。3 天前出现发热,间歇性;高至 38.5℃,无寒战。当地医院给予青霉素类抗生素治疗无效。既往体健。

体格检查:T 38.0℃,R 20 次/分,P 103 次/分,BP 135/70mmHg。神志清。全身皮肤散在出血点、紫癜,双下肢可见两处瘀斑。双侧颈部、两腋下和两侧腹股沟可触及数枚直径 0.5~2.0cm 的肿大淋巴结,可活动,质韧,无压痛。重度贫血貌,眼睑苍白,巩膜无黄染。胸骨压痛。眼部轻度充血,双肺呼吸音清,心率 103 次/分,心律规整。腹软,无压痛,肝肋下未触及,脾肋下 4cm,质韧,无压痛。

问题:

1. 从白血病的角度看,该病例首先考虑的诊断是什么?

2. 在诊断分型方面还需要进一步做什么检查?

3. 做出诊断的几个方面有哪些?主要治疗的建议有哪些?

急性白血病(acute leukemia)是造血干/祖细胞的克隆性恶性疾病。造血祖细胞由于基因的改变,其增殖失去调控和分化停滞,使大量的原始血细胞(白血病细胞)积聚在骨髓和外周血中,抑制正常造血细胞的生长。急性白血病发病急,进展迅速,病程短,主要为贫血、感染、出血和浸润的临床表现,若治疗不及时通常在患病后数月内死亡。

笔 记 栏

【临床表现】

起病急缓不一。起病急骤者往往是突发高热,同时伴严重出血倾向,多见于儿童和青年。贫血往往是进行性加重。缓慢起病者常因乏力、低热、脸色苍白,活动后心悸,牙龈肿胀、出血,皮肤紫癜和月经过多而就医,一旦症状明显,病情急剧加重。

(一) 贫血

贫血往往呈进行性加重,多是患者的首要表现,半数患者就诊时已有重度贫血。主要原因是由于红细胞生成受抑制,还有红细胞破坏增多等因素。

(二) 发热

发热的主要原因是感染,可为早期表现,感染最常见于呼吸道和肺部感染、扁桃体炎、牙龈炎、咽峡炎。皮肤黏膜交界处易发生感染如肛周炎、肛旁脓肿等,消化道、泌尿道均可发生感染,严重时可致败血症。最常见的致病菌为革兰阴性杆菌,如肺炎克雷伯菌、铜绿假单胞菌、产气杆菌等;还有金黄色葡萄球菌、表皮葡萄球菌、粪链球菌及厌氧菌等。长期应用抗生素者可伴真菌感染,如白色念珠菌、曲菌、隐球菌等。可有病毒感染如带状疱疹、巨细胞病毒感染等;偶见肺囊虫病引起的间质性肺炎。局部炎症表现可以不明显,高热常提示感染存在,原发病亦可导致低热。易感染主要是因为中性粒细胞减少及功能异常,还有免疫功能低下以及白血病细胞对皮肤黏膜的浸润等。

(三) 出血

以出血为早期表现者近 40%。出血可发生在身体各部位,多见皮肤黏膜的出血点、瘀斑、鼻出血、齿龈出血、月经过多等。眼底出血出现视力障碍,可为颅内出血的前兆。颅内出血表现为高颅压症状有头痛、呕吐、瞳孔不对称、昏迷,甚至脑疝而死亡。弥散性血管内凝血及原发性纤维蛋白溶解所致的出血,往往急骤严重,全身广泛性出血,见于急性早幼粒细胞白血病。急性白血病死于出血者占 62.24%,其中 87%为颅内出血。出血主要是由于血小板的减少、凝血因子的消耗以及白血病细胞对血管的浸润等。

(四) 浸润

大量白血病细胞对组织、器官浸润导致的各种临床表现。

1. 淋巴结和肝脾肿大 淋巴结肿大、肝脾大以急性淋巴细胞白血病多见，其次为单核细胞性白血病。淋巴结肿大一般无触痛和粘连，质地较软，轻至中度肿大。多见于颌下、颈部、腋下、腹股沟处，还可有深部淋巴结大等。肝脾大常是轻至中度，除非慢性粒细胞白血病急性变巨脾很罕见。

2. 骨骼和关节 白血病细胞过度增生使骨髓腔内张力增高，亦可浸润破坏骨皮质和鼓膜。常致胸骨下端局部压痛。骨痛多为隐痛、疼痛。肢体骨骼的剧痛提示骨髓坏死发生。关节、骨骼疼痛尤以儿童多见。波及四肢多个关节并呈游走性，易误诊为风湿热，但局部无红肿热表现。

3. 眼部 眼眶为绿色瘤（chloroma）好发部位。是粒细胞白血病细胞形成的粒细胞肉瘤（granulocytic sarcoma）常累及骨膜。可引起眼球突出、复视或失明。

4. 口腔和皮肤 白血病细胞浸润口腔黏膜，牙龈增生、肿胀；皮肤浸润可出现蓝灰色斑丘疹或皮肤粒细胞肉瘤，局部皮肤隆起、变硬，呈紫蓝色皮肤结节。急单和急性粒-单细胞性白血病多见。

5. 中枢神经系统 由于化疗药物不易透过血-脑屏障，使中枢神经系统成为白血病细胞的“庇护所”，不能被有效杀灭白血病细胞，引起中枢神经系统白血病（central nervous system leukemia，CNSL）。CNSL 可发生在疾病各个时期，但常发生在疾病缓解期。以急性淋巴细胞白血病最常见，儿童患者尤多见。临床表现为头痛、恶心、呕吐、颈项强直，甚至抽搐、昏迷。脊髓浸润可发生截瘫。神经根浸润可产生各种麻痹症状。颅神经受损见于视力障碍、瞳孔改变、面肌麻痹等。

6. 睾丸卵巢 睾丸受浸润时出现无痛性肿大，多为一侧性，双侧活检均可发现白血病细胞浸润。睾丸白血病多见于急性淋巴细胞白血病，特别在缓解期的幼儿或青年，是仅次于 CNSL 的白血病随外复发的根源。卵巢的浸润表现在月经紊乱，亦是骨髓外复发的所在。

此外，白血病可浸润其他器官，如肺胸膜、心脏、消化道、胰腺、泌尿系统等均可受累，导致相应的临床表现或无明显表现。

案例 6-67-1

1. 乏力伴头晕，心悸，活动后加重 1 个月，发热 3 天。四肢骨、关节疼痛，牙龈出血，偶有鼻出血。

2. 皮肤出血点、紫癜，双下肢瘀斑。双侧颈部、两腋下和两侧腹股沟可触及肿大淋巴结，重度贫血貌，胸骨压痛，脾肋下 4cm，质韧。

3. 出现急性白血病的主要临床表现，贫血、感染发热、出血和淋巴结、脾肿大、骨关节痛浸润。

【实验室和辅助检查】

（一）血象

不同程度的红细胞和血红蛋白减少，贫血属正细胞正色素性。可见红细胞大小不等、嗜多色性以及少数幼红细胞等。约 1/2 的患者血小板低于 $60\times10^9/L$，甚至血小板极度低下，血小板大小不等，有巨血小板。

多数患者的白细胞数增多，疾病晚期增多更显著，可超过 $100\times10^9/L$，成为“高白细胞性白血病”。白细胞数也可正常或减低，低者可 $<1.0\times10^9/L$，称为“白细胞不增多性白血病”。血片白血病细胞（原始、幼稚细胞）大量出现，一般占 30%～90%，甚至可高达 95% 以上，但白细胞数不增多者血片找到原始细胞较难，需要浓缩涂片。

（二）骨髓象

骨髓象有核细胞增生明显或极度活跃，有关系列白血病细胞的原始和幼稚细胞占主要成分。较成熟中间阶段细胞缺如，并残留少数成熟粒细胞，称为白血病“裂孔”现象。正常的幼红细胞和巨核细胞受抑制减少。约有 10% 急性髓细胞白血病骨髓增生低下，称为“低增生性急性白血病”。白血病性原始细胞和幼稚细胞形态常异常，例如胞体较大，核浆发育失衡，核的形态异常（如切迹、凹陷、分叶等），染色质粗糙，排列紊乱，核仁明显，分裂象易见等。Auer 小体较常见于急性粒细胞系和单核系白血病细胞胞浆中，不见于急性淋巴细胞白血病。因而 Auer 小体有助于鉴别急性淋巴细胞和急性髓细胞白血病。

（三）细胞化学

主要用来鉴别各类白血病细胞。常见白血病的细胞化学反应见表 6-67-1。

（四）免疫学检查

根据白血病细胞免疫学标志，不仅可将急性淋巴细胞白血病与急性非淋巴细胞白血病区别，而且可将各亚型的白血病加以区别，见表 6-67-2、表 6-67-3。

笔记栏

表 6-67-1 常见急性白血病类型鉴别

	急 淋	急 粒	急 单
主要病变细胞	淋巴母细胞	原粒细胞	原单核细胞
过氧化物酶(POX)	(−)	(−)～(+++)	(−)～(+)
特异性酯酶(CE)	(−)	(+)～(+++)	(−)～(+)
非特异性酯(NSE)	(−)	(−)～(+)	(+)
NSE+氟化钠(NaF)	(−)	NaF 不抑制	NaF 抑制
糖原反应(PAS)	(+)成块或颗粒状	(−)～(+)弥漫淡红色	(−)～(+)淡红细粒状
碱性磷酸酶(NAP)	增加	减少或(−)	正常或增加

表 6-67-2 急性白血病各亚型的免疫学鉴别

	M0	M1	M2	M3	M4	M5	M6	M7
HLA-DR	+	+	+	−	+	+	+/−	+/−
CD34	+	+	+/−	−	+/−	+/−	+/−	+/−
CD33	+	+	+	+	+	+	+/−	+/−
CD13	+/−	+/−	+	+	+	+	−	NR
CD15	−	−	+	+/−	+	+	+/−	NR
CD14	−	−	+/−	−	+	+	−	NR
GlyA	−	−	−	−	−	−	+	−
CD41	−	−	−	−	−	−	−	+

注:NR-未报告

表 6-67-3 急性淋巴细胞白血病与急性非淋巴细胞白血病的免疫学鉴别

	CD2	CD3	CD5	CD7	CD19	CD22	CD79a	HLA-DR
T-ALL	+	+	+	+	−	−	−	−
B-ALL	−	−	−	−	+	+	+	+

(五)染色体和基因改变

多数白血病可以发现克隆性的细胞染色体异常,常伴有特异的染色体和基因改变。例如急性早幼粒细胞白血病常伴有 t(15∶17)(q22;q21)染色体改变,15 号染色体上的 PML 与 17 号染色体上 RARα 形成融合基因 PML-RARα。这是其发病及用维 A 酸治疗有效的分子基础。此外,某些急性白血病尚有 N-RAS 癌基因点突变、活化,抑癌基因 p53 失活等。其他常见的染色体异常见表 6-67-4。

表 6-67-4 白血病部分亚型的染色体和基因改变

类型	染色体改变	基因改变
M2	t(8;21)(q22;q22)	AML1-ETO
M3	t(15;17)(q22;q21)	PML-RARα PLZF-RARα
M4Eo	Inv(16)(p13q22); t(16;16)(p13;q22)	CBFβ-MYH11
M5 M4	t(variable;11q23)	MLL-ENL
L3(B-ALL)	t(8;14)(q24;q32)	MYC-IgH
ALL AML	t(9;22)(q34;q11)	BCR-ABL M-BCR-ABL

(六)粒-单核系祖细胞(CFU-GM)半固体培养

急性髓细胞白血病骨髓 CFU-GM 集落不生成或生成很少,而集簇数目增多;缓解时集落恢复生长,复发前集落又减少。

(七)血液生化改变

血清尿酸浓度增高,尿中尿酸排泄量增加,可有尿酸结晶,化疗后尿酸升高明显。发生 DIC 时可出现凝血异常。急性单核细胞白血病血清和尿溶菌酶活性增高,急性粒细胞白血病不增高,而急性淋巴细胞白血病的常降低。出现中枢神经系统白血病时,脑脊液压力增高,白细胞数增多($>0.01\times10^9$/L),蛋白质增多(>450mg/L),而糖定量减少。涂片中可找到白血病细胞。脑脊液清浊度随所含的细胞数而异。

案例 6-67-1

1. 血常规:WBC 57.0×10^9/L,淋巴细胞占 97.3%,血涂片可见大量原始和幼稚淋巴细胞;Hb57g/L;PLT 30×10^9/L。

2. 骨髓象：骨髓增生极度活跃，粒系、红系增生受抑制，全片未见巨核细胞；原淋占36%，幼淋占49%可见大量幼稚淋巴细胞，大小较均一。POX(－)。

【诊断】

诊断根据临床表现、实验室和特殊检查结果。法美英三国协作组(FAB协作组)制定了急性白血病FAB分型诊断标准。1986年，我国血液学家综合国内外关于急性白血病分型的新发展，提出了以下诊断标准，见表6-67-5。

表6-67-5 急性白血病FAB分型

(一) 急性非淋巴细胞白血病(ANLL)分型

1. M1(急性粒细胞白血病未分化型) 未分化原粒细胞(Ⅰ型＋Ⅱ型)占90%以上(非红系细胞)，早幼粒细胞很少，中幼粒细胞以下阶段没有或罕见。
2. M2(急性粒细胞白血病部分分化型)
   (1) M2a：原粒细胞(Ⅰ型＋Ⅱ型)占30%～89%(非红系细胞)，单核细胞＜20%，早幼粒细胞以下阶段＞10%。
   (2) M2b：骨髓中原始及早幼粒细胞明显增多，以异常的中性中幼粒细胞增生为主，其胞核常有核仁，有明显的核浆发育不平衡，此类细胞＞30%。
3. M3(急性早幼粒细胞白血病，APL) 骨髓中以颗粒增多的早幼粒细胞为主，此类细胞≥30%(非红系细胞)。
   (1) M3a(粗颗粒型)：嗜苯胺蓝颗粒粗大，密集或融合。
   (2) M3b(细颗粒型)：嗜苯胺蓝颗粒密集而细小。
4. M4(急性-单核细胞白血病) 按粒系和单核细胞系形态不同，可包括下列四种类型：
   (1) M4a：原始和早幼粒细胞增生为主，原、幼单核和单核细胞≥20%(非红系细胞)。
   (2) M4b：原、幼稚单核细胞增生为主，原始和早幼粒细胞＞20%(非红系细胞)。
   (3) M4c：原始细胞既具粒细胞系，又具有单核细胞系形态特征者＞30%(非红系细胞)。
   (4) M4EO：除上述特点外，还有粗大而圆的嗜酸颗粒及着色较深的嗜碱颗粒，占5%～30%(非红系细胞)。
5. M5(急性单细胞白血病) 分为以下两种亚型：
   (1) M5a：未分化型。骨髓原单核(Ⅰ型＋Ⅱ型)≥80%(非红系细胞)。
   (2) M5b：部分分化型。骨髓原始和幼稚单核细胞＞30%，原单核细胞(Ⅰ型＋Ⅱ型)＜80%(非红系细胞)。
6. M6(急性红白血病) 骨髓中红细胞系＞50%，且带有形态学异常，骨髓非红细胞系原粒细胞(或原始＋幼稚单核细胞)Ⅰ＋Ⅱ型＞30%；若血片中原粒细胞或原单核细胞＞5%，骨髓非红细胞系细胞中原粒细胞或原始＋幼稚单核细胞＞20%。

续表

7. M7(急性巨核细胞白血病) 外周血中有原始巨核(小巨核)细胞；骨髓中原始巨核细胞≥30%；原始巨核细胞有电镜或单克隆抗体证实；骨髓细胞少，往往干抽，活检有原始和巨核细胞增多，网状纤维增加。

(二) 急性淋巴细胞白血病分型

1. L1 原始和幼淋巴细胞以小细胞(直径≤12μm)为主，胞浆较少，核型规则，核仁不清楚。
2. L2 原始和幼淋巴细胞以大细胞(直径＞12μm)为主，胞浆较多，核型不规则，常见凹陷或折叠，核仁明显。
3. L3 原始和幼淋巴细胞以大细胞为主，大小较一致，胞浆较多，细胞内有明显空泡，胞浆嗜碱性，染色深，核型较规则，核仁清楚。

1990年在伦敦会议上增加了M0(急性髓细胞白血病微分化型)亚型，诊断标准如下：形态学上呈原始细胞特征，核仁明显，胞浆透明，嗜碱性，无嗜天青颗粒及Auer小体，髓过氧化物酶(MPO)及苏丹黑B阳性细胞＜3%。在电镜下MPO(＋)，CD33或CD13等髓系标志可呈(＋)。淋巴系抗原为阴性，但有时CD7＋，TdT＋。

FAB分型标准简便易推广，各型与疗效和预后相关，得到广泛认可。光镜下对细胞形态学和细胞化学方法识别局限。单克隆抗体免疫分型的应用，可以使90%的急性白血病得到确诊。80%患者有染色体核型异常，应用高分辨分带技术，发现与FAB分型相关。随着分子生物学等研究的进展，对急性白血病发生的分子机制有了深入的认识，发现一些特异的、与疾病诊断和预后密切相关的基因改变。因而有条件的实验室采用了形态学(morphology)、免疫学(immunology)、细胞遗传学(cytogenetics)和分子遗传学(molecular genetics)结合的分型，即MICM分型。

2000年，WHO根据近年来白血病研究进展，按照急性白血病中存在的染色体变化，结合细胞形态学观察，对急性白血病做了如下分类(表6-67-6)。

表6-67-6 急性白血病WHO分类

急性髓系白血病(AML)的WHO分类

1. AML伴再现性染色体易位
   (1) AML伴t(8;21)(q22;q22)，AML1(CBF-α)/ETO
   (2) APL[AML伴t(15;17)(q22;q11-22)和变异型；PML/RARα]
   (3) AML伴骨髓异常嗜酸粒细胞[inv(16)(p13;q22)或t(16;16)(p13;q22)，CBFβ/MYH1]
   (4) AML伴11q23(MLL)异常

笔记栏

续表

2. AML 伴多系病态造血
(1) 先前有骨髓增生异常综合征
(2) 先前无骨髓增生异常综合征
3. 治疗相关的 AML 和 MDS
(1) 烷化剂相关的
(2) 鬼臼毒素相关的
(3) 其他型
4. AML 无法分类
(1) AML 微分化型(M0)
(2) AML 未分化型(M1)
(3) AML 部分分化型(M2)
(4) 急性粒单核细胞性白血病(M4)
(5) 急性单核细胞性白血病(M5)
(6) 急性红白血病(M6)
(7) 急性巨核细胞性白血病(M7)
(8) 急性嗜碱细胞性白血病
(9) 急性全髓增生伴骨髓纤维化
急性淋巴细胞白血病(ALL)的 WHO 分类
1. B 细胞急性淋巴细胞白血病(细胞遗传学亚型)
(1) t(9;22)(q34;q11) BCR-ABL
(2) 11q23(MLL)重组
(3) t(1; 19)(q23;p13) E2A/PBX1
(4) t(12; 21)(p12;q22) ETV/CBFα
2. 前 T 细胞急性淋巴细胞白血病
3. Burkitt's 细胞白血病

案例 6-67-1

临床特点:

1. 患者,男,25 岁,乏力 1 个月,发热 3 天。

2. 病史特点:乏力,头晕,心悸,活动后加重为贫血表现;四肢骨、关节疼痛白血病细胞浸润症状;牙龈出血,鼻出血,出血倾向;发热,高至 38.5℃,感染症状。

3. 体征:重度贫血貌,眼睑苍白。全身皮肤散在出血点、紫癜,双下肢可见两处瘀斑等出血表现。双侧颈部、两腋下和两侧腹股沟可触及数枚肿大淋巴结,可活动,质韧,无压痛。胸骨压痛。脾肋下 4cm,质韧。

4. 血常规检查提示重度贫血,白细胞计数高,血涂片中可见大量原始和幼稚淋巴细胞,血小板减低。骨髓象显示增生极度活跃,粒系、红系增生受抑制,全片未见巨核细胞;原淋占 36%,幼淋占 49%,可见大量幼稚淋巴细胞,大小较均一。

临床诊断:

急性淋巴细胞白血病 L1 型。

【鉴别诊断】

(一) 骨髓增生异常综合征

此病 RAEB、RAEB-t 两型临床表现与急性白血病相似,全血细胞减少,外周血中见到原始和幼稚细胞,染色体异常,易于白血病混淆。但骨髓中原始细胞小于 30%。

(二) 类白血病反应

严重的感染患者,可有高热,血象中白细胞明显增多,可出现类白血病反应,一般无贫血和血小板减少。可找到感染病灶,给予抗感染治疗有效。骨髓检查尽管晚期和成熟细胞增高,但无异常增多的原始细胞,中性粒细胞碱性磷酸酶活力明显增高。

(三) 传染性单核细胞增多症

可有发热,病程短,能自愈。外周血中发现大量异形淋巴细胞,但非原始淋巴细胞,血清中嗜异性抗体效价升高。百日咳、传染性淋巴细胞增多症、风疹等病毒感染时,血象中淋巴细胞增多,淋巴细胞形态正常,病程短往往可自愈。

(四) 再生障碍性贫血及特发性血小板减少性紫癜

部分临床表现与急性白血病相似,可以有贫血、发热和出血,血象与白细胞不增多性白血病可能混淆,一般没有肝脾淋巴结不肿大,骨髓象有疾病的特殊改变,再障的有核细胞增生减低,无增多的白血病细胞。ITP 的骨髓象除巨核细胞成熟障碍,其他细胞系无异常改变。

(五) 急性粒细胞缺乏症恢复期

粒细胞缺乏症在经过治疗恢复期,骨髓中早幼粒细胞可一过性的增多。但该症多有药物和感染等明确的病因。血小板正常,原、幼粒细胞中不会有 Auer 小体。骨髓成熟粒细胞在短期内恢复正常。

【治疗】

近年来急性白血病的治疗取得了显著进展,临床研究主要目的是如何增加缓解率和治愈率,化疗使成人急性非淋巴细胞白血病和急性淋巴细胞白血病的完全缓解率分别达到 60%~85% 和 72%~77%,5 年无病生存率分别达到30%~

笔记栏

40%和50%。随着许多治疗新观念的提出，具有新作用机制的新药物被发现，如诱导分化剂、诱导凋亡剂和抗白血病疫苗等，非骨髓清除性干细胞移植等均使白血病治疗取得了令人满意的效果。

(一) 支持治疗

1. 感染的防治 白血病患者正常粒细胞减少和免疫功能低下，尤其在化疗、放疗后，极易发生各种感染。注意治疗环境的清洁消毒，患者自身要注意口腔卫生和肛周的清洁，减少感染。使用重组粒细胞集落刺激因子(G-CSF)和重组粒-吞噬细胞集落刺激因子(GM-CSF)可以促使粒细胞恢复，如发生感染在病原菌不明时，应及时地应用广谱抗生素治疗。而后可根据病原菌的药敏试验使用敏感抗生素。必要时可以静脉使用免疫球蛋白，增加患者的抵抗力。

2. 纠正贫血 严重贫血可输浓集红细胞，避免因重度贫血导致的重要脏器衰竭，增加患者对化疗的耐受性。

3. 控制出血 血小板过低而引起出血可输注浓集血小板悬液。弥散性血管内凝血引起的出血(如M3)，应给予肝素并补充凝血因子治疗。原发性纤溶出血可补充纤维蛋白原，并应用抗纤溶治疗。鼻及牙龈出血可用纱条填塞或明胶海绵局部压迫止血。

4. 保护重要脏器 由于白血病细胞大量破坏，特别在化疗时，血清和尿中尿酸浓度增高，易在肾小管形成结晶可引起尿酸性肾病，甚至急性肾功能衰竭。应鼓励患者多饮水并静脉给碳酸氢钠以碱化尿液。可给予别嘌呤醇100mg，每日3次，以阻断次黄嘌呤和黄嘌呤代谢，从而抑制尿酸合成。化疗时注意药物对肝脏、心脏的毒性作用，注意相应保护器官药物的应用。高白细胞白血病，易导致白血病细胞在肺脏等脏器的淤滞，可先行白细胞单采治疗然后化疗。化、放疗后患者常有消化道功能紊乱，注意营养不良发生，给予高蛋白、高热量、易消化食物，必要时予以静脉高营养，维持水、电解质平衡。

(二) 化疗

1. 化疗的目标 应用化疗的目的是控制白血病细胞的增殖和最大程度的杀灭白血病细胞，使正常的造血功能得以恢复。白血病的缓解取决于白血病对化疗药物的敏感程度和正常造血功能的恢复。所谓完全缓解，是指白血病的症状和体征消失，血象Hb≥100g/L(男)或90g/L(女及儿童)，中性粒细胞绝对值≥1.5×10^9/L，血小板≥100×10^9/L，外周血白细胞分类中无白血病细胞；骨髓中原粒细胞＋早幼粒细胞(原单核＋幼单核细胞或原淋巴＋幼淋巴细胞)≤5%，红细胞及巨核系正常。

目前化疗主要是应用联合化疗，由细胞周期特异性和非特异性药物联合组成。由于白血病细胞增殖周期大致为5天左右，所以每一化疗疗程为7～10天，使药物可以杀灭各个增殖周期的白血病细胞。化疗结束后大约经历1周左右的骨髓抑制期，而后周围血象血小板、中性粒细胞和血红蛋白依次恢复，再经过大约2周的骨髓恢复期。在此间歇期因白血病细胞倍增时间较长，所以正常造血细胞较白血病细胞先恢复。难以被化疗杀灭的静止期(G_0期)白血病细胞还可在间歇时进入增殖周期，有利于下次化疗。一般化疗间隔期为3周左右。

急性白血病的治疗分为诱导缓解期和缓解后治疗，缓解后的治疗有巩固、强化和维持治疗。未缓解时，体内的白血病细胞数量估计在10^{10}～10^{13}，完全缓解后体内白血病细胞数量估计在10^8～10^9以下。常规剂量的联合化疗一个疗程可使体内白血病细胞数量下降大约10^2～10^4，因而争取1～2个疗程达到完全缓解。完全缓解后巩固强化治疗，宜用2～3种化疗方案交替，至少4～6个疗程。化疗间歇逐渐延长，进入维持治疗，以便杀灭残存白血病细胞，防止复发，延长缓解期和无病生存期。

2. 化疗药物和方案 化疗药物根据药物的来源和化学结构可分为烷化剂、抗代谢药、抗肿瘤抗生素、植物类、激素类和杂类等。在联合化疗中通常以药物对细胞周期的作用特点来组合。所以根据药物对细胞增殖动力学的影响还可分为细胞周期非特异性药物(CCNSA)和细胞周期特异性药物(CCSA)；CCNSA杀灭处于各增殖周期细胞，对细胞的杀伤作用与细胞所处的增生状态无关；CCSA只杀伤增殖周期中某一特定周期的细胞(如S期，或M期)，分作用于有丝分裂期或作用于DNA合成期两类，见表6-67-7、表6-67-8。

表6-67-7 常用急性白血病化疗药物

药名	作用细胞周期	给药途径	主要毒副作用
环磷酰胺(CTX)	烷化剂 CCNSA	口服、静脉注射	骨髓抑制，恶心呕吐，脱发，出血性膀胱炎，肝损害
长春新碱(VCR)	抑制DNA的合成M期	静脉注射	末梢神经炎，消化道反应

续表

药名	作用细胞周期	给药途径	主要毒副作用
甲氨蝶呤(MTX)	叶酸抗代谢物 S期(自限性)	口服、静脉、鞘内注射	口腔及胃肠道黏膜溃疡,恶心呕吐,肝损害,骨髓抑制,巨幼红样变
左旋门冬酰胺酶(*L*-ASP)	阻滞蛋白合成 G_1→S期	静脉注射	发热,过敏,恶心呕吐,肝功损害,胰腺炎
6-硫代鸟嘌呤(6-TG)	干扰 DNA 合成 S期	口服	骨髓抑制,肝损害
6-巯基嘌呤(6-MP)	嘌呤抗代谢物 S期	口服	骨髓抑制,肝损害
阿糖胞苷(Ara-C)	嘧啶抗代谢物,抑制 DNA 聚合 S期	静脉、皮下、鞘内注射	口腔溃疡,消化道反应,脱发,骨髓抑制,巨幼红样变
柔红霉素(DNR)	阻滞 DNA 的合成 CCNSA	静脉注射	骨髓抑制,消化道反应,心肌损害,局部刺激
多柔比星(ADM)	阻滞 DNA 的合成 CCNSA	静脉注射	骨髓抑制,消化道反应,心肌损害,口腔黏膜炎,脱发
阿克拉霉素	同 DNR	静脉注射	同 ADM
米托蒽醌	同 DNR	静脉注射	骨髓抑制,肌损害,肝功能损害
高三尖杉酯碱(H)	干扰蛋白核糖体 CCNSA	静脉滴注、肌内注射	骨髓抑制,消化道反应,心脏毒性
依托泊苷(VP16)	阻滞有丝分裂 S期	静脉注射	骨髓抑制,肝功损害
鬼臼噻吩苷(Vm26)	同 VP16	静脉注射	骨髓抑制,肝功损害
安丫啶(AMSA)	阻滞 RNA 合成 CCNSA	静脉注射	骨髓抑制,消化道反应,肝功能损害
羟基脲	阻止胞啶酸还原为脱糖胞啶酸 S期	口服	消化道反应,口腔溃疡,骨髓抑制,巨幼红样变
泼尼松(P)	影响核酸合成 G_1→S 期 G_0期	口服	类库欣综合征,高血压,高尿酸血症,糖尿病
全反式维 A 酸	促分化剂	口服	皮肤干燥,脱屑,口角皲裂,恶心,呕吐,肝功能损害,维 A 酸综合征

表 6-67-8　成人急性白血病诱导缓解的几种联合化疗方案

药物	剂量(mg)	用　法	备　注
急性淋巴细胞白血病			
VP 方案			
VCR	1～2	第 1 天,每周 1 次,静脉注射	CR 可达 50%,至少 2～3 周,病情未改善改方案
P	40～60	每日分次,口服	
VDP 方案			
VCR	1～2	第 1 天,每周 1 次,静脉注射	CR74%
DNR	40～60	第 1～3 天,每日 1 次,静脉注射	
P	40～60	每日分次,口服	
VAP 方案			
VCR	1～2	第 1 天,每周 1 次,静脉注射	CR85%
ADM	40～60	第 1～3 天,每日 1 次,静脉注射	
P	40～60	每日分次,口服	
VDLP 方案			
VCR	1～2	第 1,8,15,22 天,静脉注射	CR 率 75%～92%
DNR	45	第 1～3,15～17 天,静脉注射	
L-ASP	5000～10000U	第19 天开始,每日 1 次,10 天,静脉注射	
P	40～60	每日分次,共四周,口服	
MVLD 方案			
MTX	50～100	第 1 天 1 次,静脉注射	每一疗程共 10 日,至少 5 个疗程
VCR	1～2	第 2 天 1 次,静脉注射	如病情许可,MTX 可逐渐加量对难治性及复发病例的 CR 为 79%
L-ASP	20000U	第 2 天 1 次,静脉滴注	
DXM	6.75	每日分次,共 10 日,口服	

笔记栏

续表

药物	剂量(mg)	用 法	备 注
急性非淋巴细胞白血病			
DA方案			
DNR或ADM	40～60	第1～3天,每日1次,静脉注射	每一疗程为7日,间歇1～2周,CR为35%～85%
Ara-C	150～200	第1～7天,每日1次,静脉滴注	
DAT方案			
DNR或ADM	40～60	第1～3天,每日1次,静脉注射	每一疗程为7日,间歇1～2周,CR为50%～85%
Ara-C	150～200	第1～7天,每日1次,静脉滴注	
6-TG	100～150	第1～7天,每日1次,口服	
HOAP方案			
VCR	2	第1天,静脉滴注	国内报告CR为60%,若去除H及VCR,则为AP方案
H	4～6	第1～7天,静脉注射	
Ara-C	150～200	第1～7天,静脉滴注	
P	40～60	每日分次,共7日,口服	
DAE方案			
DNR	40～60	第1～3天,每日1次,静脉注射	
Ara-C	150～200	第1～7天,每日1次,静脉滴注	
VP-16	100	第1～5天,每日1次,静脉滴注	

化疗药物均伴有一定程度的不良反应,具有不同的毒性谱。就白血病化疗的不良反应而言,除了最常见的骨髓毒性、消化道毒性之外,人体的许多脏器组织均会受到不同程度的损伤而产生多种多样的不良反应。世界卫生组织(WHO)将化疗药物的毒性分为急性和亚急性毒性(指用药后3个月以内的毒性)及慢性和后期毒性(指发生在用药后3个月到数年出现的毒性)。

3. 急性淋巴细胞白血病化疗 急性淋巴细胞白血病诱导缓解的经典方案是VP方案,即长春新碱+泼尼松。儿童完全缓解率高达80%～90%,成人的完全缓解率仅50%。该方案复发率比较高,须在VP方案上加左旋门冬酰胺酶(VLP方案),或柔红霉素(VDP方案),或四种药物同时应用(VDLP方案),可使成人完全缓解率提高到75%～92%。完全缓解后巩固强化治疗,继续维持治疗大约3～4年。强化治疗可用大剂量甲氨蝶呤,一疗程1～1.5g/m^2,第一日静脉滴注,维持24小时,停药后8～12小时以四氢叶酸钙解救,每次6～9mg/ m^2,肌内注射,每6小时一次,共8次。一般主张化疗间歇期需用巯基嘌呤和甲氨蝶呤交替长期口服。急性淋巴细胞白血病缓解时,需做中枢神经系统白血病的预防性治疗。

4. 急性非淋巴细胞白血病化疗 目前常用标准的诱导缓解方案是DA方案,缓解率可达65%～85%。柔红霉素(DNR)加阿糖胞苷(Ara-c)。国内常用的另一方案是高三尖杉和阿糖胞苷联合的HA方案,缓解率与DA方案相似。阿糖胞苷还常与米托蒽醌、阿克拉霉素、吡柔比星、鬼臼乙苷等组成联合方案。

急性早幼粒细胞白血病的治疗 我国血液病学者发现全反式维A酸(all-trans retinoic acid, ATRA),可促使急性早幼粒细胞白血病分化,即诱导分化治疗。20mg一日三次,大约4周左右可达完全缓解,可加用蒽环类为基础的化疗以减少白细胞一过性增高引发的维A酸综合征。缓解后单用ATRA治疗易复发,故缓解后应进行巩固强化治疗或与ATRA联合化疗交替维持治疗。此外,我国学者临床试用三氧化二砷对急性早幼粒细胞白血病进行诱导凋亡治疗,完全缓解率可达65%～98%,可用于复发的治疗。还可给予肝素或低分子肝素以防治极易合并的DIC。

巩固治疗可用原诱导方案加其他方案交替化疗,巩固4～6疗程;强化治疗可应用大剂量阿糖胞苷1.5～3g/(m^2 · d),每12小时一次,6～12次,缓解后一般需要2～3疗程强化。阿糖胞苷可单用,也可加其他药物(如柔红霉素、安丫啶、米托蒽醌等);用与原诱导方案无交叉耐药的新方案。每个月化疗一次,4～6疗程后可适当延长间歇时间,一般需2～3年,以根除微小残留白血病。停用化疗后,密切随访,如有复发再行治疗。

(三)中枢神经系统白血病的治疗

中枢神经系统白血病是最常见的髓外白血病,以急性淋巴细胞白血病尤为突出,其次还见

笔记栏

于急性单核细胞白血病和急性早幼粒细胞白血病。通常在缓解后开始预防性鞘内注射甲氨蝶呤，可每次单独鞘内注射甲氨蝶呤 10mg＋地塞米松 5mg 或阿糖胞苷 50mg＋地塞米松 5mg。如出现中枢神经系统白血病，则用甲氨蝶呤每次 10～15mg 鞘内注射，每周 2 次，直到脑脊液细胞数及生化检查恢复正常，然后改用每次 5～10mg 鞘内注射，每 6～8 周一次，随全身化疗结束而停用。甲氨蝶呤鞘内注射可引起急性化学性蛛网膜炎，可有发热、头痛及脑膜刺激征，加地塞米松可减轻反应。也可与阿糖胞苷交替用。同时可以考虑头颅部放射线照射和脊髓照射，但伴有骨髓抑制等不良反应。

（四）睾丸白血病治疗

药物对睾丸白血病疗效不佳，必须放射治疗，即使一侧睾丸肿大，也需采用两侧放疗。

（五）其他

老年白血病和过度虚弱者的常规化疗方案中剂量要相应减少。小剂量阿糖胞苷 12.5～25mg 静脉滴注或肌内注射，每日 1 次。还可用小剂量高三尖杉酯碱静脉滴注治疗。可用于治疗由 MDS 转化的白血病、低增生性白血病及继发性白血病。高白细胞白血病，病情危重，应立即用细胞分离机进行白细胞清除术，消除白细胞淤滞状态后再用化疗。对难治和复发病例可采用中剂量阿糖胞苷（1～2g/m^2，每 12 小时一次，连续 4 次）加用其他药物（如安丫啶、柔红霉素、米托蒽醌、依托泊苷或氟达拉宾等）。使用抗 CD33 的单抗治疗急性粒细胞白血病也已在临床试验中。

（六）骨髓和外周血造血干细胞移植

除伴有 t(15∶17) 的急性早幼粒细胞白血病，多数急性白血病患者只要有 HLA 匹配的同胞供髓者都应在第一缓解期内进行造血干细胞。患者年龄对骨髓移植的疗效有影响，一般认为，应控制在 50 岁以下为宜。

自体骨髓移植是在完全缓解后利用自己骨髓在大剂量放、化疗后进行移植。从完全缓解到自体骨髓移植的间隔时间以 6 个月以上为佳。存在的问题是移植后复发率较高，骨髓体外净化的问题尚未解决。与自体骨髓移植比较，自体外周血造血干细胞移植简便安全、混入的肿瘤细胞较少，骨髓的造血功能恢复较快。也有一定复发率。异基因外周造血干细胞移植发展较快。由于脐血中含大量造血干细胞，采集正常脐血、冷冻保存，可输给 MHC（主要组织相容性复合体）相同的患者，使之重建造血，由于脐血采集量的限制，目前主要用于体重较轻的儿童患者。

案例 6-67-1

处方及医生指导

1. 支持疗法：给予红细胞 4 单位，静脉点滴。抗生素静脉滴注，抗感染治疗。

2. 化疗：给予 VDLP 方案进行诱导缓解化疗。VCR 2mg，第 1，8，15，22 天，静脉注射；DNR 45mg，第 1～3，15～17 天，静脉注射；L-ASP 10000U，第 19 天开始，每日 1 次，10 天，静脉注射。

3. 给予止吐药物减少化疗所致呕吐的不良反应。

4. 进行脑脊液检查腰穿时注意脑脊液压力，检查脑脊液生化、细胞计数和离心涂片找白血病细胞。

5. 脑脊液检查同时给与甲氨蝶呤 10mg＋地塞米松 5mg 鞘内注射。预防中枢白血病发生。

化疗期间和化疗后，注意经常定期检查血常规，血小板等恢复时及时复查骨髓，了解骨髓的缓解情况。

【预后】

未经治疗的急性白血病患者平均生存期仅 3 个月左右。经过现代治疗方法，已有不少患者取得疾病缓解以至长期存活。急性淋巴细胞白血病中 1～9 岁患者预后较好，部分患者可以治愈。1 岁以下及 9 岁以上儿童、中青年和成年预后较差，60 岁以上更差。急性非淋巴细胞者亦然，随年龄增长而预后差，治疗前外周血白细胞 $>50\times10^9$/L 或（和）血小板 $<30\times10^9$/L 者，预后较差。M3 型经全反式维 A 酸治疗，预后较好。染色体异常，如急性髓细胞者有 5-、7-、5q-、7q-及超二倍体者，预后较差。而 t(15∶17)、t(8∶21) 和 Inv(16) 者预后较好，急性淋巴细胞白血病者有 t(9∶22) 者预后较差。此外，继发于放、化疗后的白血病后 MDS 转化的白血病、有多药耐药者，以及化疗后白血病细胞下降缓慢或需较长时间化疗才能缓解者，预后较差。

第三节　慢性粒细胞白血病

案例 6-67-2

患者，男，66 岁，因“腹胀、食欲减退 5 个月”入院。

笔记栏

患者5个月来无明显诱因出现腹胀、食欲减退。伴左上腹坠胀感。发病以来，常有低热，体重下降5公斤。夜间偶有盗汗。

体格检查：T 37.3℃，R 16次/分，P 79次/分，BP 127/85mmHg。神志清。无皮肤瘀点、瘀斑。无浅表淋巴结肿大。无胸骨压痛。双肺呼吸音清，心率79次/分，心律规整。腹软，无压痛，肝肋下未触及，脾肿大平脐部，质硬，无压痛，可触及脾切迹。

问题：

1. 该病例应首先考虑的诊断是什么？

2. 对于明确诊断来说，你认为还需要做哪些检查？

3. 做出诊断的主要依据有哪些？如何给出处理建议？

慢性粒细胞白血病（chronic myelocytic leukemia，CML）是一种造血干细胞恶性克隆增殖性疾病。病程发展较缓慢，表现为脾明显增大，甚至巨脾。外周学白细胞计数增高，分类中有不同分化阶段的粒细胞，以中幼粒、晚幼粒细胞和成熟细胞增高为主，90%以上的患者在受累的细胞系中可找到Ph染色体和BCR/ABL融合基因。

【临床表现和病程演变】

该病在各个年龄组均可发病，起病缓慢，男性多于女性。早期常无自觉症状，随着病情的发展，可出现不同程度的临床表现。CML整个病程分为三期，慢性期（CP）、加速期（AP）和急变期（BC）。

（一）慢性期（CP）

乏力、低热、多汗或盗汗、体重减轻等表现。由于脾肿大而感左上腹坠胀。脾肿大较为突出，就诊时可达脐或脐以下，质地坚硬，常有脾切迹。如果发生脾梗死则有脾区剧痛，压痛明显，并有脾摩擦音。约50%患者有肝轻度至中度肿大。部分患者有胸骨中下段压痛。经治疗病情缓解时，脾脏可缩小，病情发展时又可增大。一般可持续2～6年。

（二）加速期（AP）

常伴有发热、体质虚弱、进行性消瘦。部分患者伴有骨骼疼痛。脾脏持续进行性肿大。外周血或骨髓中原始细胞、嗜碱细胞增多，持续性血小板减少或增多。原用药物治疗难以控制疾病发展，克隆演化的细胞遗传学证据（即出现CML慢性期初诊时没有的额外遗传学异常）；成片成簇的巨核细胞增殖，伴有显著的网硬蛋白增多或胶原纤维化，和（或）明显的粒细胞发育异常等应考虑提示CML加速期。约持续1～1.5年。

（三）急变期（BC）

为CML的终末期，临床表现与急性白血病相似。多数病例为急粒变，20%～30%为急性淋巴细胞变，偶有单核细胞、巨核细胞及红细胞等类型的急性变。有患者就诊时即发现为加速器或急变期。急变后治疗的缓解率很低。白细胞极度增多时可发生“白细胞淤滞症”，表现为呼吸窘迫、头晕、神经精神症状和血栓形成等。急变后预后极差，往往数月内死亡。

案例6-67-2

1. 患者，男，66岁，腹胀、食欲减退5个月，伴左上腹坠胀感、低热、体重下降、盗汗。发病缓慢。

2. 脾肿大平脐部，质硬，无压痛，可触及脾切迹。除脾肿大外，其他症状不明显。

【实验室和辅助检查】

（一）血象

慢性期，外周血白细胞数明显增高常为20×10^9/L，甚至可高达100×10^9/L以上，外周血涂片中性粒细胞显著增多，可见各阶段粒细胞，以中幼粒、晚幼粒、杆状核粒细胞居多，原始粒细胞和早幼粒细胞小于5%，嗜酸、嗜碱粒细胞增多。慢性期血小板多在正常水平，部分患者血小板增多，晚期减少。部分患者外周血中出现晚幼红细胞。

（二）骨髓

骨髓增生明显至极度活跃，红系、髓系和巨核细胞均可增生，以髓系细胞增生为主，粒∶红比例可增至10∶1～20∶1，中性中幼、晚幼及杆状核粒细胞明显增多。原粒细胞不超过10%。嗜酸、嗜碱粒细胞比例增高。红系细胞相对减少。巨核细胞正常或增多，晚期减少。骨髓易发生干抽现象。骨髓活检示各系细胞增生旺盛、网硬蛋白增加。有不同程度的骨髓纤维化。

中性粒细胞碱性磷酸酶（NAP）活性减低或呈阴性反应。活性恢复和提示治疗有效，合并细菌性感染时可稍增高。

（三）细胞遗传学及分子生物学改变

90%以上的慢性粒细胞白血病患者的骨髓

笔记栏

中期分裂细胞中出现 Ph 染色体，即 t(9;22)(q34;q11)，此为 9 号染色体长臂上 c-abl 原癌基因易位至 22 号染色体长臂断裂点集中区(BCR)而形成的 BCR/ABL 融合基因。其编码的蛋白为 P210。P210 具有增强酪氨酸激酶的活性，导致粒细胞转化和增殖。染色体核型分析、分带技术、染色体原位杂交术以及基因检查是肯定诊断的依据。RT-PCR 的检测技术可以提高检测的敏感性，对微小残留病灶的检测很有帮助。慢性粒细胞白血病在加速期或急变期易有附加染色体异常，例如＋8、双 Ph 染色体等。

(四) 血液生化

血清及尿中尿酸浓度增高，血清乳酸脱氢酶及溶菌酶增高。

案例 6-67-2

1. 血常规：WBC 122.0×10^9/L，粒细胞比例 90%；Hb157g/L；PLT 430×10^9/L。外周血片亦可见大量晚幼粒细胞、杆状核细胞。

2. 骨髓象：骨髓增生极度活跃，原始粒细胞＋早幼粒细胞占 6%；中性中幼粒细胞、晚幼粒细胞、杆状核细胞明显增多，多见嗜酸粒细胞和嗜碱粒细胞。红系增生可，巨核细胞 57 个。

3. 其他：NAP 阴性。染色体 t(9;22)(q34;q11)即 Ph(＋)。ABL/BCR 融合基因(＋)。

【诊断和鉴别诊断】

根据脾明显肿大，外周血白细胞持续增高和典型的外周血象、骨髓象变化，中性粒细胞碱性磷酸酶积分降低，Ph 染色体和 BCR/ABL 融合基因阳性可做出诊断。确诊后应予以准确的分期。分期标准如表 6-67-9。

表 6-67-9　国际骨髓移植登记组对 CML 分期标准

分期	临床表现
慢性期	无明显症状(治疗后) 无加速期或急变期的特点*
加速期	在白消安或羟基脲等常规治疗下难以控制白细胞数或加大剂量或停药间期缩短 白细胞倍增时间小于 5 天 骨髓或血中原粒细胞≥10% 骨髓或血中原粒细胞加早幼细胞≥20% 血中嗜碱粒细胞加嗜酸粒细胞≥20% 在白消安或羟基脲等常规治疗后贫血或血小板减少不改善 持续性血小板数增高 附加染色体异常(涉及新的克隆) 脾进行性肿大
急变期	骨髓或血中原粒细胞加早幼细胞≥30%

注：*骨髓中粒细胞增生并有 Ph 和(或)其他染色体异常

对于临床上符合慢性粒细胞白血病条件而 Ph 染色体阴性者，应进一步做融合基因检测。需鉴别的疾病如下：

(一) 类白血病反应

严重感染、恶性肿瘤等疾病常并发骨髓和血象类白血病反应。白细胞数增高，一般低于50×10^9/L，嗜酸粒细胞和嗜碱粒细胞不高。血小板和血红蛋白常正常。中性粒细胞碱性磷酸酶积分增高。可以发现有各自的原发病的病因和临床表现，原发病病情控制后，白细胞计数可恢复正常。

(二) 骨髓纤维化

原发性骨髓纤维化显著脾肿大，血象中白细胞增多，出现幼粒细胞和有核红细胞等，红细胞形态异常，特别是易见泪滴状红细胞。容易与 CML 混淆，但骨髓纤维化外周血白细胞大多不超过 30×10^9/L，波动不大，NAP 阳性。Ph 染色体阴性。

(三) 不典型慢性髓系白血病(aCML)

临床上与 Ph^+-CML 类似，但 aCML 的外周血嗜碱粒细胞较少(＜ 2%)；外周血幼稚粒细胞较少(10%～ 20%)，原粒细胞＜2%，有病态造血现象，单核细胞较多(≥1%～3%)；多有血小板减少；Ph 染色体和 BCR/ABL 融合基因阴性，可有 t(8;9)(p11;q32)；中数生存期短。可与 CML 鉴别。

(四) Ph 染色体阳性的其他白血病

Ph 染色体阳性急性淋巴细胞白血病需与无慢性期的 CML 急淋变相鉴别。两者临床表现相似，无慢粒的特征如巨脾，嗜碱粒细胞和血小板增多。无慢粒常见的异常染色体如双 Ph、i(17q)、＋ 8、22q-等更复杂的畸变。有约 50%的 Ph 染色体阳性急性淋巴细胞白血病患者 BCR 基因的断裂点与 CML 急性淋巴细胞变者不同，选用不同的引物进行检测可鉴别。

案例 6-67-2

临床特点：

1. 患者，男，66 岁，腹胀、食欲减退 5 个月。

2. 病史特点：5 个月腹胀、食欲减退，伴左上腹坠胀感。低热，体重下降。盗汗。

3. 体征：脾肿大平脐部，质硬，无压痛，可触及脾切迹。

4. 血常规：白细胞极度增高，外周血片大量晚幼粒细胞、杆状核细胞；血小板高。

5. 骨髓象：骨髓增生极度活跃，以明显增多的中性中幼粒细胞、晚幼粒细胞、杆状核细胞为特点，多见嗜酸和嗜碱粒细胞。原+早幼粒细胞>10%。

6. NAP 阴性，Ph 染色体(+)可与类白血病反应鉴别。ABL/BCR 融合基因(+)。

临床诊断：

慢性粒细胞白血病　慢性期。

【治疗】

治疗应做出总体计划，以往治疗目的在于取得血液学缓解，现在应取得细胞遗传学甚至分子生物学的缓解，即达到 Ph 染色体和 BCR/ABL 融合基因转为阴性。对 CML 慢性期患者不需急诊治疗，除非因巨脾、脾区疼痛或伴有“白细胞淤滞症”或白细胞数急剧增长。此时，可行白细胞单采分离、足量饮水保持每日尿量在 1500ml 以上和给予口服别嘌醇，碳酸氢钠静脉滴注以碱化尿液，减轻高尿酸血症和尿酸性肾病。

(一) 化疗

化疗可使大多数慢性粒细胞白血病达到血液学完全缓解，但患者的中数生存期(40 个月左右)并未得到改善。常规治疗 CML 的羟基脲或白消安虽可使约 80% CML 患者取得血液学缓解，但一般不能消灭 Ph 染色体。

1. 羟基脲　为当前首选化疗药物，是周期特异性(S 期)抑制 DNA 合成的药物，起效快，能使白细胞较快下降，但持续时间较短。用药后数天白细胞数就迅速下降，停药后又很快回升。剂量为 1～4g/d，分 2 或 3 次口服，根据血象调整用药剂量维持治疗。白细胞下降至 10×10^9/ L 左右用维持量，每日 0.5～1.5g。不良反应轻，有恶心、纳差、脱发、皮肤黏膜顽固性溃疡。对血小板的影响较小。可致红系巨幼样变。

2. 白消安(马利兰)　属烷化剂，作用于早期祖细胞。用药 2～3 周，外周血白细胞才开始减少，停药后白细胞及血小板减少可持续 2～4 周。故应注意调整剂量。常规剂量为 4～8mg/d，分次口服。待白细胞数降至 20×10^9/L 左右，剂量减半。降至 10×10^9/L 可暂停药观察。用药过量往往造成严重的骨髓抑制，且恢复较慢。血小板持续升高者可服白消安。长期用药可出现肺间质纤维化，皮肤色素沉着等。目前，临床上已很少应用此药。

3. 靛玉红和甲异靛　从中药当归芦荟丸的主要成分青黛中提取的药品。剂量为 75～150mg/d，分 3 次口服，用药后 20～40 天白细胞下降，约两个月可降至正常水平。不良反应有腹泻、恶心、骨和关节疼痛、浮肿等。甲异靛是我国首创的双吲哚抗肿瘤药。剂量由每日 50mg 逐渐加大至 100～150mg，缩脾作用强。甲异靛是慢性粒细胞白血病维持治疗的主要药物，其不良反应为骨关节疼痛。

4. 其他化疗　小剂量高三尖酯碱 1～2mg/d，静脉点滴，每日一次，7～14 天一疗程。小剂量阿糖胞苷(Ara-C)15～30mg/(m^2 · d)静脉滴注或皮下注射，不仅可控制病情，据报道有少数患者治疗后 Ph(+)细胞减少甚至转阴，故常与干扰素 α 联合应用。

(二) 生物学治疗

重组干扰素 α 治疗 CML 不仅能获得血液学缓解，部分患者还能取得遗传学缓解(Ph 染色体转阴)，治疗宜早期、大剂量及不间断应用(>6～8 个月，甚至数年)，目前国内一般采用 300 万单位，皮下注射，每星期 3 次或连续应用。干扰素 α 对加速期和急变期的患者无效。干扰素 α 可以单独应用或与化疗联合应用。据报道，干扰素 α 单独应用可使约 70%的患者获得血液学缓解，30%～40%患者可获得细胞遗传学缓解。不良反应为流感样症状，发热、寒战、疲乏、肌肉痛、脱发。长效干扰素(聚乙烯乙二醇干扰素)可减轻不良反应，增加疗效。

(三) 伊马替尼(格列卫)

格列卫适用于治疗 Ph(BCR/ABL)阳性的慢性期、急变期和加速期的慢性粒细胞白血病。目前国内外已广泛应用格列卫治疗 CML，不仅使慢性期患者获得血液学缓解和细胞遗传学缓解，而且可使干扰素治疗失败者以及加速期、急变期患者取得缓解，延长生存期。慢性期每日 400mg，加速期、急变期每日 600～800mg，一天一次口服。吃饭时服用同时饮大量的水。不良反应有外周血中性粒细胞减少和血小板减少和肝功能的变化。其他方面还有恶心、呕吐、腹泻、

笔记栏

肌痛、肌肉抽筋及皮疹。眼睑及下肢水肿，水肿是最常见的不良反应。极少者可有胸水、腹水及严重的剥脱性皮炎。

格列卫是一种特异地针对 BCR/ABL 酪氨酸激酶的靶向治疗药物，能阻断 ATP 连接 BCR/ABL 酪氨酸激酶，抑制酪氨酸激酶的活性，这可以抑制 ABL 将三磷酸腺苷上的磷酸基转移至含有酪氨酸残基蛋白的磷酸化基团的过程，预防 ABL 诱导的细胞增生、凋亡所需能量的传递。虽然野生型 ABL 信号传导通路众多，格列卫也能起到抑制作用，但是这种阻断现象在临床上并没有改变其他正常过程。格列卫除了抑制细胞内酪氨酸激酶 ABL 和 BCR/ABL 之外，还可以抑制其他两种酪氨酸激酶，即 PDGF-R 和 c-Kit 活性。报道 88%CML 慢性期患者使用格列卫在 30 个月时，保持疾病无进展，只有 5% 进入加速或急变期。

(四) 骨髓和外周血造血干细胞移植

异基因骨髓和外周血造血干细胞移植是当前唯一能治愈 CML 的方法。5 年无病生存率达 60%以上。移植应在 CML 慢性期缓解后尽早进行。患者年龄以 45～50 岁以下为宜。

(五) 脾放射

巨脾伴有胀痛或压迫症状明显者，可给予脾区放射治疗，可是症状的以缓解，但不能改变病程。

(六) 慢性粒细胞白血病急变的治疗

CML 急变的治疗以急性白血病治疗方法给予联合化疗，但诱导缓解率低，缓解后难以维持。取慢性期缓解时骨髓低温保存，作为急性变时自体骨髓移植用，虽部分患者可第二次进入慢性期，但维持时间短，多不超过 3 个月。

案例 6-67-2

处方及医生指导

1. 用细胞分离机做细胞单采：立即清除过高的白血病细胞，避免化疗时尿酸过高。

2. 5%葡萄糖盐水 1500ml＋5%碳酸氢钠 250ml 静脉滴注。水化碱化尿液，避免尿酸结晶并影响肾脏功能。

3. 别嘌醇 0.1mg 一日三次，口服。

4. 羟基脲 1.0 一日三次，口服。每两天查血象一次，根据血象调整用药剂量。注意药物的不良反应如恶心、脱发、黏膜溃疡等。

5. 干扰素 α 300 万单位，隔日一次，皮下注射。注意不良反应如发热、骨痛等。一般注射3～5 针后不良反应可逐渐消失。

6. 吲哚美辛 25mg 注射干扰素 α 前 30 分钟口服。减轻干扰素 α 的不良反应。不良反应消失后可停用。

【预后】

20 世纪 80 年代，Anderson 肿瘤中心统计 CML 患者中位生存期超过 5 年。目前认为，患者的年龄大、巨脾、白细胞数过高、原始细胞和早幼粒细胞的比例高、贫血程度重、血小板过高或低于正常、附加染色体异常均为预后不良因素。

第四节　慢性淋巴细胞白血病

案例 6-67-3

患者男，71 岁，因“发现左颈部肿块 2 个月”入院。

2 个月前偶然发现左颈部肿块，直径 2cm，质硬，活动，无压痛。发病以来，常有夜间盗汗，无发热。

体格检查：T 37.0℃，R 17 次/分，P 83 次/分，BP 129/79mmHg。神志清。无皮肤瘀点、瘀斑。左侧颈部、锁骨上可触及数枚直径 0.5～2.0cm 的肿大淋巴结，可活动，质硬，无压痛。胸骨压痛阴性。双肺呼吸音清，心率 83 次/分，心律规整。腹软，无压痛，肝肋下未触及，脾肋下 3cm，质硬，无压痛。

问题：

1. 该病例应首先考虑什么诊断？

2. 在未做出诊断时，你认为还应做哪些实验室检查？

3. 如何明确诊断？如何给出处理建议？

慢性淋巴细胞白血病(CLL)是由于单克隆性小淋巴细胞凋亡受阻、存活时间延长而导致的低度恶性疾病。这类细胞大量积聚在骨髓、血液、淋巴结和其他器官，最终使正常造血功能受到破坏。从细胞形态上类似成熟淋巴细胞，但是一种免疫学不成熟的、功能不全的细胞。CLL 大多数为 B 细胞性，极少为 T 细胞者。本病在欧美各国较多见，占白血病的 25%，而在我国、日本及东南亚国家较少见，仅占 3.4%。

笔记栏

【临床表现】

患者多系老年，男性多于女性。90%的患者在50岁以上发病。起病十分缓慢，常无自觉症状，许多患者因其查体或他疾病就诊时才被确诊。常见症状有乏力、食欲减退、疲倦，逐渐出现消瘦、低热、盗汗及贫血等。60%～80%患者有淋巴结肿大，淋巴结肿大常出现在颈部、锁骨上、腋下、腹股沟等处，肿大的淋巴结表面光滑、无压痛、质地中等，可移动。肿大的淋巴结压迫胆道或输尿管而出现阻塞症状。纵隔淋巴结肿大可压迫气管引起咳嗽。50%～70%患者有轻中度脾大，轻度肝大，但胸骨压痛少见。晚期患者可出现贫血、皮肤黏膜紫癜、血小板减少。CT扫描可发现肺门、腹膜后、肠系膜淋巴结肿大。T细胞CLL可出现皮肤增厚、结节以及红皮病等。由于免疫功能减退，常易并发反复呼吸道感染。约10%的患者可并发自身免疫性溶血性贫血。

案例 6-67-3

1. 患者男，71岁，偶然发现左颈部肿块2个月。起病缓慢，往往偶然发现。

2. 2个月前左颈部肿块，直径2cm，质硬，活动，无压痛。有盗汗。既往体健。

3. 左侧颈部、锁骨上可触及数枚肿大淋巴结，可活动，质硬，无压痛。脾轻度肿大，质硬，无压痛。

【实验室检查】

(一) 血象

外周血白细胞$>10\times10^9$/L，更高者可达$(30\sim200)\times10^9$/L，淋巴细胞≥50%，绝对值≥5×10^9/L(持续4周以上)。细胞形态以小淋巴细胞为主，可见少数幼淋巴细胞或不典型淋巴细胞，破碎细胞多见。中性粒细胞及其他正常白细胞均降低。随着病情的发展，贫血以及血小板减少逐渐明显。20%的患者合并自身免疫溶血性贫血，Coombs试验(+)。但有明显溶血性贫血者仅8%。

(二) 骨髓象

有核细胞增生明显或极度活跃，淋巴细胞≥40%，以成熟淋巴细胞为主。红系、粒系、巨核系细胞均减少，伴有溶血时幼红细胞可代偿性增生。

(三) 免疫分型

淋巴细胞表面标志具有单克隆性。半数患者可见单克隆蛋白。B细胞慢淋，小鼠玫瑰花结试验阳性，其轻链只有κ或λ链中的一种，膜表面免疫球蛋白(SmIg)弱阳性(IgM或IgD)，CD5、CD19、CD20、CD21阳性；CD10、CD22阴性。T细胞慢淋，其绵羊玫瑰花结试验阳性，CD2、CD3、CD8(或CD4)阳性。

(四) 染色体

50%～80%的患者有染色体异常。常规显带和荧光原位杂交(FISH)分析发现，以12、14号染色体异常多见。预后较好的染色体核型为13q-和正常核型；预后较差的染色体核型包括12号染色体三体(+12)、11q-和17p-；已检出的染色体异常还有6q-、13q畸变等。

(五) 基因突变

50%的CLL有免疫球蛋白可变区(IgV)基因突变发生，研究显示IgV突变发生在经历了抗原选择的记忆性B细胞(后生发中心)，此类病例生存期长；而无IgV突变者预后较差，此类CLL起源于未经抗原选择的原始B细胞(前生发中心)。IgV基因突变与CD38的表达呈负相关。约17%的B系CLL存在p53缺失，此类患者对烷化剂和抗嘌呤类药物耐药，生存期短。

案例 6-67-3

1. 血常规：WBC 47.0×10^9/L，淋巴细胞比例97.3%；Hb 107g/L；PLT 120×10^9/L。外周血片亦可见大量成熟淋巴细胞。

2. 骨髓象：骨髓增生极度活跃，粒系、红系增生可，巨核细胞15个；可见大量成熟淋巴细胞。

3. 其他：SmIg(+)，CD5(+)，CD19(+)，CD20(+)，CD21(+)；染色体$13q^-$。腹部CT：腹膜后多发肿大淋巴结。

【诊断与鉴别诊断】

根据临床表现，外周血中持续增高的淋巴细胞$>5\times10^9$/L，骨髓中淋巴细胞≥40%，单克隆淋巴细胞，有免疫学表面标志可做出诊断和分类。相鉴别的疾病如下。

(一) 病毒感染引起的淋巴细胞增多

淋巴细胞是多克隆性和暂时性的。随着感染控制淋巴细胞数恢复正常。

(二) 淋巴瘤细胞白血病

滤泡或弥漫性小裂细胞型淋巴瘤转化而来

的白血病易于与CLL易混淆。有原发病淋巴瘤的病史，细胞常有核裂并呈多形性；淋巴结和骨髓病理活检显示明显滤泡结构；免疫表型为SmIg、FMC7和CD10强阳性，CD5阴性。

(三) 幼淋巴细胞白血病(PLL)

病程较CLL为急，脾大明显，淋巴结肿大较少，白细胞数往往很高，血和骨髓涂片上有较多的(>55%)带核仁的幼淋巴细胞；PLL细胞高表达FMC7、CD22和SmIg；CD5阴性；小鼠玫瑰花结试验阴性。

(四) 毛细胞白血病(HCL)

全血细胞减少伴脾大者不难诊断，但有部分HCL的白细胞升高(10～30)×10^9/L，这些细胞有纤毛状胞浆突出物、抗酒石酸的酸性磷酸酶反应阳性，CD5阴性，高表达CD25、CD11C和CD103。

(五) 伴循环绒毛淋巴细胞的脾淋巴瘤(splenic lymphoma with circulating villous lymphocytes, SLVL)

为原发于脾的一种恶性淋巴瘤，多发生于老年人，脾大明显，白细胞数为(10～25)×10^9/L，血和骨髓中出现数量不等的绒毛状淋巴细胞，1/2～1/3的患者伴有血、尿单克隆免疫球蛋白增高。免疫标志为CD5、CD25、CD11C和CD103阴性；CD22和CD24阳性。脾切除有效，预后较好。

【临床分期】

分期的目的在于帮助选择治疗方案及估计预后。CLL常用的分期标准包括Binet和Rai分期，分别在欧洲和美国被广为采纳(表6-67-10)。

表6-67-10 慢性淋巴细胞白血病的Binet分期

分期	标准	中位存活期(年)
A	血和骨髓中淋巴细胞增多，<3个区域的淋巴组织肿大	>10
B	血和骨髓中淋巴细胞增多，≥3个区域的淋巴组织肿大	7
C	除与B期相同外，尚有贫血[Hb：男性<120g/L，女性<110g/L，或血小板减少(<25×10^9/L)]	2

注：全身共有5个区域，头颈部、腋下、腹股沟、脾、肝各为一个区域

案例6-67-3

临床特点：

1. 患者男，71岁，发现左颈部肿块2个月。

2. 病史特点：2个月前偶然发现左颈部肿块，既往体健。往往没有明显症状，偶然发现淋巴结大才就诊。

3. 体征：左侧颈部、锁骨上可触及数枚肿大淋巴结，可活动，质硬，无压痛。脾轻度肿大，质硬，无压痛。除淋巴结肿大和脾脏轻度肿大外，常常无明显体征发现。

4. 血常规：白细胞增高明显，外周血涂片见大量成熟淋巴细胞。血红蛋白和血小板正常。

5. 骨髓象显示：增生极度活跃，可见大量成熟淋巴细胞。

6. 其他：SmIg(+)，CD5(+)，CD19(+)，CD20(+)，CD21(+)；染色体13q⁻。腹部CT：腹膜后多发肿大淋巴结。

临床诊断：慢性淋巴细胞白血病(C期)。

【治疗】

需要根据临床分期和患者一般状况而定。A期患者一般无需治疗，定期复查即可。对B期，如有足够数量的正常外周血细胞且无症状，也可不治疗，定期随访，出现下述情况则应开始化疗。C期患者应予化学治疗(表6-67-11)。

表6-67-11 CLL化疗的指标

分期	指标
A期	一般无需治疗
B期	下述情况化疗： ①体重减少≥10%、极度疲劳、发热>38℃持续2周以上，盗汗； ②进行性脾大(左肋弓下>6cm)； ③淋巴结肿大：直径>10cm或进行性肿大； ④进行性淋巴细胞增生：2个月内增加>50%，或倍增时间<6个月； ⑤自身免疫性贫血和(或)血小板减少对糖皮质激素的治疗反应较差； ⑥骨髓进行性衰竭：贫血和(或)血小板减少出现或加重。
C期	应化疗

(一) 化学治疗

化疗能改善症状和体征。由于慢淋白血病细胞多数处于细胞增殖静止期(G_0期)，常选细胞周期非特异药物治疗。常用的药物为苯丁酸氮芥(chlorambucil, CLB)和氟达拉滨(fludarabine)，后者较前者效果更好。CLB有连续和间断两种用法。连续用药剂量为4～8mg/(m^2·d)，连用4～8周。其间需每周检测血象，调整药物剂量，防止过度抑制骨髓。间断用药为0.4～

笔记栏

0.7mg/kg,1 天或分成 4 天口服,然后根据骨髓恢复的情况,每 2～4 周为一循环。氟达拉滨的使用剂量一般为 25～30mg/(m^2 · d),连续五天静脉滴注,每 4 周重复一次。其他嘌呤类药物还有喷司他丁(pentostatine, DCF)和克拉屈滨(cladribine, 2-CdA),烷化剂还有环磷酰胺。还可用联合化疗如 COP、CHOP 等方案。烷化剂耐药者换用氟达拉滨仍有效。氟达拉滨和环磷酰胺联合(FC)是目前治疗难治复发性 CLL 的有效方案。

(二) 并发症治疗

由于低丙种球蛋白血症和中性粒细胞缺乏,患者极易感染,甚至严重感染导致死亡,应积极用抗生素控制感染或用静脉注射丙种球蛋白。并发自身免疫性溶血性贫血或血小板减少性紫癜者,可用糖皮质激素治疗。若仍无效且脾大显著者,可考虑脾切除,手术后红细胞、血小板可能回升,但血中淋巴细胞变化不大。

(三) 免疫治疗

CLL 细胞表面均有 CD52 的表达,阿来组单抗(campath-1H)是人源化的鼠抗人 CD52 单克隆抗体,所以 campath-1H 对 1/3 氟达拉滨耐药的 CLL 患者有效,但对肿瘤负荷高的淋巴结肿大患者效果差。该抗体能够清除血液和骨髓内的 CLL 细胞,用于维持治疗较理想。用法:静脉输注时初始剂量为 3mg/d,逐渐增至 20～30mg/d,每周 2～3 次,共 4～6 周,输注前可给予甲泼尼龙。其不良反应主要为骨髓抑制和免疫抑制所致的感染、出血和贫血,以及血清病样的过敏反应。

利妥昔单抗(rituximab)是人鼠嵌合型抗 CD20 单克隆抗体。对 CLL 有效,但效果不显著,因为 CLL 细胞表面 B 细胞分化抗原的密度较正常 B 细胞明显降低,需大剂量应用才可能有效。rituximab 可与化疗药物联合应用。用法为 rituximab 375mg/(m^2 · 周)×4 次,静脉输注。初次给药时,50mg/h 静脉输注,然后每小时增加 50mg 直至 375mg/m^2。Rituximab 与 campath-1H 相比,骨髓抑制和潜在的细胞免疫抑制作用均较弱。可有过敏等不良反应。

(四) 骨髓和外周血造血干细胞移植

在缓解期,采用自体干细胞移植治疗 CLL 可获得较理想的结果,患者体内的微小残留病灶可转阴,但数年内约有半数患者复发。AlloSCT 治疗 CLL,部分患者长期存活甚至治愈。老年患者,常规移植的预处理方案毒性大因而并发症多,采用以氟达拉滨为基础的 NST,减少死于并发症提高生存率。

案例 6-67-3

处方及医生指导

1. 氟达拉滨 30mg/(m^2 · d),连续五天静脉滴注,每 4 周重复一次。注意复查血象。

2. 注意防治感染,有感染发热时给予抗生素治疗。感染控制困难时,可同时给免疫球蛋白静脉滴注。

3. 支持疗法:贫血时可给予输红细胞,血小板低导致出血时,可给予输注血小板。中性粒细胞过低,可给予 G-CSF,刺激白细胞恢复。

【预后】

CLL 是一种异质性疾病,病程长短不一,可长达 10 年以上,平均为 3～4 年。主要死亡原因为骨髓衰竭导致的严重出血、贫血或感染以及全身衰竭。CLL 临床尚可发生转化(Richter 综合征),病情进展迅速,出现类似幼淋巴细胞白血病的血象、出现大细胞淋巴瘤的病理学结构等化疗反应低,缓解期短,中位生存期仅 5 个月。不到 1%的患者向 AL 转化。小于 40 岁,早期细胞>50×10^9/L,骨髓活检为弥漫性者预后差;就诊前无症状期越长,生存期越长。

推荐阅读

Goldman JM., Melo JV. 2003. Mechanisms of disease: chronic myeloid leukemia—advances in biology and new approaches to treatment. N Engl J Med, 349:1451～1464

Pui C-H, Evans WE. 2006. Drug therapy: treatment of acute lymphoblastic leukemia. N Engl J Med, 354:166～178

Pui C-H, Relling MV, Downing JR. 2004. Mechanisms of disease: acute lymphoblastic leukemia. N Engl J Med, 350:1535～1548

(汪洪毅)

第68章 淋巴瘤

> **案例 6-68-1**
>
> 患者，女，56 岁，右颈部无痛性肿块 2 个月。
>
> 患者 2 个月前无意中发现右颈部蚕豆大小的肿块，且逐渐增大，无疼痛，未引起注意。近 1 周出现腹部胀痛、下腹部包块，伴发热，无规律，体温最高可达 39℃，盗汗等症状。无咳嗽、咳痰，无腹泻、便血，无骨关节疼痛和皮肤黏膜出血现象，精神尚可，体重略下降，睡眠及大小便正常。既往有“甲状腺纤维瘤”史，2001 年行手术切除。
>
> 体格检查：T 38℃，P 92 次/分，R 20 次/分，BP 120/75mmHg。无贫血外观，全身皮肤未见皮疹及出血点，无黄染，右颈部可触及多个淋巴结，大小约 2～5cm，质地中等，无压痛，有的可活动，有的粘连，局部皮肤正常，巩膜无黄染，胸骨无压痛，两肺呼吸音清，未闻及干湿啰音，心率 92 次/分，心律齐，心音正常，腹平软，肝脾肋下未触及，右下腹可触及一大小约 4cm×5cm 包块，境界不清，不活动。
>
> **问题：**
>
> 1. 分析淋巴结肿大可能的原因。
> 2. 为了确定诊断，应进行哪些检查。
> 3. 请为患者进行分型及分期。
> 4. 如何治疗。

淋巴瘤（lymphoma）是一组起源于淋巴结和淋巴组织的恶性肿瘤，淋巴细胞受特定抗原刺激后逐步转化为不同类型的淋巴瘤细胞。临床特征为无痛性进行性的淋巴结肿大和局部肿块，常伴有发热、消瘦、盗汗、皮肤瘙痒等全身症状，晚期可出现肝脾肿大、贫血及恶病质。

淋巴瘤可起源于机体的任何部位，其中淋巴结、扁桃体、脾及骨髓是最易受累及的部位。由于病变部位和范围不同，淋巴瘤的临床表现具有多样性。当淋巴瘤浸润血液和骨髓时可形成淋巴瘤细胞白血病。

淋巴瘤是血液系统常见恶性肿瘤，占全部肿瘤发病率的 4%，且呈逐年增多的趋势。我国淋巴瘤的发病率尚无确定资料，约为 2.2/10 万，男性约为 1.39/10 万，女性约为 0.84/10 万，男性多于女性；本病可发生在任何年龄，发病高峰年龄为 20～40 岁；城市的发病率高于农村。我国淋巴瘤死亡率为 1.5/10 万，排在恶性肿瘤死亡的第 11～13 位。

按组织病理学改变淋巴瘤可分成霍奇金淋巴瘤（Hodgkin lymphoma，HL）和非霍奇金淋巴瘤（non Hodgkin lymphoma，NHL）两大类，我国 HL 仅占淋巴瘤的 8%～11%。

【病因和发病机制】

淋巴瘤的病因和发病机制不完全清楚，但病毒学说颇受重视。

1. EB 病毒 EB 病毒是疱疹病毒家族中的一种 DNA 病毒。1964 年，Epstein 等首先从非洲儿童 Burkitt 淋巴瘤组织传代培养中分离出 Epstein-Bar（EB）病毒。认为这种病毒可引起人类 B 细胞的恶变，而致 Burkitt 淋巴瘤。80%以上 Burkitt 淋巴瘤患者血清中 EB 病毒抗体滴度明显增高，而非 Burkitt 淋巴瘤患者滴度增高者仅 14%。普通人群中滴度高者发生 Burkitt 淋巴瘤的机会也明显增多，因此 EB 病毒可能是 Burkitt 淋巴瘤的病因。EB 病毒存在于 95%以上的地方性 Burkitt 淋巴瘤和大约 20%的非地方性 Burkitt 淋巴瘤中，EB 病毒与 HL 关系极为密切。

2. 反转录病毒 20 世纪 70 年代，从成人 T 细胞淋巴瘤/白血病患者中分离出来一种 C 型 RNA 肿瘤病毒并命名为Ⅰ型人类 T 细胞白血病/淋巴瘤病毒（HTLV-Ⅰ），该病毒可使培养的淋巴样细胞不死亡，而受感染的人类宿主细胞则可诱发恶性肿瘤。日本发现成人 T 细胞淋巴瘤/白血病有明显的家族集中趋势，且呈季节性地区性流行，在成人 T 细胞淋巴瘤/白血病发病高的地区有 HTLV-Ⅰ的流行，因此 HTLV-Ⅰ被证明是成人 T 细胞淋巴瘤/白血病的病因。它流行于日本的北海道和美国的加勒比海地区。另一种反转录病毒 HTLVⅡ近年被认为与 T 细胞皮肤淋巴瘤（蕈样肉芽肿）的发病有关。Kaposi 肉瘤病毒（Human herpes virus）也被认为是原发于体腔的淋巴瘤（primary body cavity lymphoma）的病因。

3. 幽门螺杆菌 胃黏膜淋巴瘤是一种 B 细胞黏膜相关的淋巴样组织（MALT）淋巴瘤，幽门螺杆菌抗原的存在与其发病有密切的关系，抗幽

笔记栏

门螺杆菌治疗可改善其病情，幽门螺杆菌可能是该类淋巴瘤的病因。

4. 物理化学因素 电离辐射可引起本病的发生，在日本广岛和长崎等地遭受原子弹影响人群，淋巴瘤的发病率明显增高，接受放化疗治疗的恶性肿瘤患者淋巴瘤的发病率升高。

5. 免疫功能低下 患者的免疫功能低下与淋巴瘤的发病有关，近年来发现遗传性或获得性疫缺陷患者伴发淋巴瘤较正常人群为高，器官移植后长期应用免疫抑制剂而发生恶性肿瘤者，其中1/3为淋巴瘤。某些自身免疫性疾病，如桥本氏甲状腺炎、类风湿性关节炎等淋巴瘤的发生率比一般人群高。

6. 染色体异常 90%以上的患者有克隆性染色体异常，更重要的是有许多重复出现的染色体异常与组织学和免疫表型相关。t(14;18)(q32;q21)在滤泡性淋巴瘤多见，t(3;22)(q27;q11)或t(3;14)(q27;q32)弥漫性大B细胞淋巴瘤，t(8;14)(q24;q32)Burkitt淋巴瘤的特征性标志，t(11;14)(q13;q32)多见于套细胞淋巴瘤，t(11;18)(q21;q21)多见于黏膜相关性淋巴样组织淋巴瘤。

【病理和分型】

淋巴瘤的典型淋巴结病理学特征为正常淋巴结结构消失，组织学可见淋巴细胞和(或)组织细胞的肿瘤性增生，纤维膜受到侵犯，细胞分裂指数增高。

(一) 霍奇金淋巴瘤

病理组织学特征有两大类细胞：肿瘤性细胞和反应性细胞。反应性细胞包括淋巴细胞、嗜酸粒细胞、组织细胞、浆细胞、中性粒细胞、成纤维细胞和血管内皮细胞等，是构成本病的主要背景成分；肿瘤性细胞特征为Reed-Sternberg(RS)细胞。典型RS细胞体积较大，约20～60μm，形态极不规则，胞浆丰富，嗜双色性，核外形不规则，可呈双核性、多叶核或多核，核染质粗细不等，具有特殊巨大的嗜酸性核仁。RS细胞稀疏地散落在混合的反应性细胞群落中，所占比例小于总细胞1%～2%。RS细胞对HL诊断具有重要作用，但并非HL所特有，在反应性疾病或其他肿瘤中也可见到。RS细胞的起源迄今为止尚未完全确定，目前被认为是一种高度异常、激活的淋巴细胞，仅表达少量T或B细胞相关抗原。典型的RS细胞大部分表达CD30(Ki-1)、CD15(deu-M1)，35%～45%患者RS细胞表达CD19和CD20。

HL的分型早年一直采用1965年Rye会议的分型方法(表6-68-1)。1994年，国际淋巴瘤研究组介绍了一种最新的分型法，被称为“REAL”(revised European American lymphoma classification)分型法。2001年，WHO在REAL基础上制定了造血和淋巴组织肿瘤病理学和遗传学分型方案(表6-68-2)。现将有关霍奇金淋巴瘤的分类列表简述如下。

表6-68-1 HL分型(Rye会议，1965年)

类型	病理组织学特点	临床特点
淋巴细胞为主	结节性浸润，主要为中小淋巴细胞，RS细胞少见	病变局限，预后较好
结节硬化型	交织的胶原纤维将浸润细胞分隔成明显结节，RS细胞较大呈腔隙型。淋巴、浆、中性及嗜酸粒细胞多见	年轻人多见，诊断时多为Ⅰ、Ⅱ期，预后可
混合细胞型	纤维化伴局限坏死，浸润细胞呈多形性，伴血管增生和纤维化。淋巴、浆、中性及嗜酸粒细胞与较多的RS细胞混同存在	有播散倾向，预后相对较差
淋巴细胞消减型	主要为组织细胞浸润，弥漫性纤维化及坏死，RS细胞数量不等，多形性	老年多见，诊断时多为Ⅲ、Ⅳ期，预后差

表6-68-2 WHO(2001)造血和淋巴组织肿瘤分型：霍奇金淋巴瘤

类型	病理组织学特点	临床特点
结节性淋巴细胞为主型霍奇金淋巴瘤(NLPHL)	结节性浸润，主要为中小淋巴细胞，无“经典”RS细胞，可见称为爆米花样细胞的变异型RS细胞	病变局限，预后较好
典型霍奇金淋巴瘤		
富于淋巴细胞典型霍奇金淋巴瘤(LRCHL)	结节性浸润，主要为中小淋巴细胞，可见“经典”RS细胞	病变局限，预后较好
结节硬化型霍奇金淋巴瘤(NSHL)	交织的胶原纤维将浸润细胞分隔成明显结节，RS细胞较大呈腔隙型，淋巴、浆、中性及嗜酸粒细胞多见	年轻人多见，诊断时多为Ⅰ、Ⅱ期，预后可

笔记栏

续表

类型	病理组织学特点	临床特点
混合细胞型霍奇金淋巴瘤（MCHL）	纤维化伴局限于坏死，浸润细胞呈多形性，伴血管增生和纤维化。淋巴、浆、中性及嗜酸粒细胞与较多的RS细胞混同存在	老年及儿童多见，有播散倾向，预后相对较差
淋巴细胞消减型霍奇金淋巴瘤（LDHL）	主要为组织细胞浸润，弥漫性纤维化及坏死，RS细胞数量不等，多形性	老年多见，诊断时多为Ⅲ、Ⅳ期，预后差

国内以混合细胞型为最常见，结节硬化型次之，其他各型均较为少见，各型并非固定不变，部分患者可发生类型转化，仅结节硬化型较为固定，HL的组织分型与预后有密切的关系。

（二）非霍奇金淋巴瘤

正常淋巴结结构破坏，淋巴滤泡和淋巴窦可以消失，增生或浸润的淋巴瘤细胞成分单一排列紧密，聚成肿瘤细胞团块。NHL是一组异质性疾病，包括多种形态特征、免疫表型、生物学规律、发展速度和治疗反应各不相同的类型。关于NHL的分类经过多年的演进，1982年美国国立癌症研究所制定了NHL“工作分型”(Working Formulation，WF)（表6-68-3）。

表6-68-3　NHL的工作分型

低度恶性淋巴瘤
小细胞型淋巴瘤(SLL)
滤泡性，小裂细胞为主型淋巴瘤(FSCL)
滤泡性，小裂细胞与大细胞混合型淋巴瘤(FML)
中度恶性淋巴瘤
滤泡性大细胞型淋巴瘤(FLL)
弥漫性小裂细胞为主型淋巴瘤(DSCL)
弥漫性小裂细胞与大细胞混合型淋巴瘤(DML)
弥漫性大细胞型淋巴瘤(DLL)
高度恶性淋巴瘤
免疫母细胞型淋巴瘤(IBL)
淋巴母细胞型淋巴瘤(LBL)（曲折核或非曲折核）
小无裂细胞型淋巴瘤(SNC)（Burkitt或非Burkitt淋巴瘤）
其他
复合型淋巴瘤，蕈样肉芽肿病，组织细胞型淋巴瘤，髓外浆细胞瘤，未能分型及其他

WF基本上属于形态学分型，未能反映淋巴瘤细胞的免疫表型（T细胞或B细胞来源），也未能将近年来运用单克隆抗体、细胞遗传和基因探针等新技术而发现的新病种包括在内。2001年，WHO新分类(2001)是比较科学和合理的分类法（表6-68-4）。WHO按肿瘤的细胞来源确定类型，淋巴组织肿瘤中包括白血病和淋巴瘤在内。WHO淋巴瘤分类中各类型的侵袭性（表6-68-5）。

表6-68-4　淋巴组织肿瘤WHO新分类(2001年)

B细胞淋巴瘤
前B细胞肿瘤
前体B淋巴母细胞白血病/淋巴瘤(B-ALL/LBL)
成熟（周围）B细胞淋巴瘤
B-慢性淋巴细胞性白血病/小淋巴细胞性淋巴瘤(B-CLL/SLL)
B-细胞幼淋巴细胞白血病(B-PLL)
淋巴浆细胞淋巴瘤(LPL)
脾边缘区B细胞淋巴瘤，±绒毛状淋巴细胞(SMZL)
多毛细胞白血病(HCL)
浆细胞骨髓瘤/浆细胞瘤(PCM/PCL)
结外边缘区B细胞淋巴瘤，黏膜相关性淋巴样组织结外边缘区淋巴瘤(MALT-MZL)
结型边缘区B细胞淋巴瘤，±单核细胞样B细胞(MZL)
滤泡性淋巴瘤(FL)
套细胞淋巴瘤(MCL)
弥漫性大B细胞淋巴瘤(DLBLC)
伯基特(Burkitt)淋巴瘤(BL)
T细胞和NK细胞肿瘤
前体T细胞肿瘤：
前体T淋巴母细胞淋巴瘤/白血病(T-LBL/ALL)
成熟（周围）T细胞肿瘤
T-细胞幼淋巴细胞性白血病(T-PLL)
T-大颗粒淋巴细胞白血病(T-LGL)
侵袭性NK细胞白血病(ANKCL)
成人T细胞淋巴瘤/白血病(ATCL/L)
结外NK/T细胞淋巴瘤，鼻型(NK/TCL)
肠病型T细胞淋巴瘤(ITCL)
肝脾γδT细胞淋巴瘤
皮下脂膜炎样T细胞淋巴瘤
蕈样肉芽肿/Sézary综合征(MF/SS)
间变性大细胞淋巴瘤(ALCL)，T和裸细胞，原发皮肤型
周围T细胞淋巴瘤，非特指型(PTCL-NOC)
血管免疫母细胞性T细胞淋巴瘤(AITCL)
间变性大细胞性淋巴瘤(ALCL)，T和裸细胞，原发系统型
霍奇金淋巴瘤(HL)
结节性淋巴细胞为主型霍奇金淋巴瘤(NLPHL)
典型霍奇金淋巴瘤
结节硬化型霍奇金淋巴瘤，1级和2级(NSHL)
富于淋巴细胞典型霍奇金淋巴瘤(LRHL)
混合细胞型霍奇金淋巴瘤(MCHL)
淋巴细胞消减型霍奇金淋巴瘤(LDHL)

笔记栏

表 6-68-5 WHO淋巴瘤分类中各类型的侵袭性

B细胞肿瘤	T和NK细胞肿瘤
惰性淋巴瘤	
B-CLL/小淋巴细胞淋巴瘤	蕈样肉芽肿/SS
淋巴浆细胞性淋巴瘤	成人T细胞白血病(慢性)
脾边缘区淋巴瘤	T细胞颗粒淋巴细胞白血病
滤泡性淋巴瘤(Ⅰ、Ⅱ级)	
MALT型结外边缘区细胞淋巴瘤	
毛细胞白血病	
侵袭性淋巴瘤	
B细胞前淋巴细胞白血病	外周T细胞淋巴瘤，非特殊型
滤泡性淋巴瘤(Ⅲ级)	血管免疫母细胞性淋巴瘤
套细胞淋巴瘤	肠道T细胞淋巴瘤
浆细胞瘤/骨髓瘤	结外NK/T细胞淋巴瘤，鼻型
弥漫性大B细胞型淋巴瘤	间变性大细胞淋巴瘤(T、裸细胞)
	肠病型T细胞淋巴瘤
	皮下脂膜炎样T细胞淋巴瘤
	成人T细胞白血病(急性)
高度侵袭淋巴瘤	
前B淋巴母细胞性白血病/淋巴瘤	前T淋巴母细胞性白血病/淋巴瘤
伯基特淋巴瘤	

WHO分型方案中较常见的非霍奇金淋巴瘤包括以下几种。

1. 边缘区淋巴瘤(marginal zone lymphoma，MZL) MZL是指发生在淋巴滤泡及滤泡外套结构之间的淋巴瘤。系B细胞来源，免疫表型是成熟B细胞，膜表面免疫球蛋白、CD19、CD20、CD22阳性，而CD5、CD10、CD23、CD11c和周期素D1阴性。在WF中被列入小淋巴细胞型或小裂细胞型。临床经过较缓慢，属于“惰性淋巴瘤”。

(1) 淋巴结边缘区B细胞淋巴瘤(MZL)：MZL系发生于淋巴结边缘区的淋巴瘤，其细胞形态类似单核细胞，亦称为“单核细胞样淋巴瘤”，病变多局限于头部和颈部淋巴结，对局部治疗有反应。

(2) 脾边缘区淋巴瘤(splenic marginal zone lymphoma，SMZL)：原发于脾脏的B细胞NHL，伴有毛状淋巴细胞，肿瘤细胞从皮质的小淋巴细胞到边缘区的大细胞都有，通常有骨髓和血液受累，而无周围淋巴结病变。

(3) 黏膜相关性淋巴样组织结外边缘区淋巴瘤(mucosa-associated lymphoid tissue lymphoma，MALTL)：主要累及胃肠道和唾液腺的结外淋巴瘤，多数患者表现为上皮组织的Ⅰ期或Ⅱ期淋巴结外病变，包括桥本甲状腺炎、Sjögren综合征以及与幽门螺杆菌相关的胃淋巴瘤。占所有B细胞肿瘤的7%～8%，原发性胃淋巴瘤的50%。该类型患者t(11;18)移位的发生率较高，可能会向弥漫性大B细胞淋巴瘤转化。

2. 滤泡性淋巴瘤(follicular lymphoma，FL) FL是发生于生发中心的淋巴瘤，包括滤泡性小裂细胞型(Ⅰ级)、滤泡性混合细胞(小裂细胞、大细胞)型(Ⅱ级)和滤泡性大细胞型(Ⅲ级)，系B细胞来源，膜表面免疫球蛋白、CD10、CD19、CD20阳性，Bcl-2阳性，而CD5、CD23、CD43或CD11c阴性，周期素D1阴性。临床可累及淋巴结、骨髓、肝和脾，60%～80%具有t(14;18)染色体易位导致bcl-2基因的重排，约占成人NHL的22%，在低度恶性淋巴瘤中约占70%，有可能发展为弥漫性大细胞淋巴瘤，属于“惰性淋巴瘤”。

3. 套细胞淋巴瘤(mantle cell lymphoma，MCL) MCL发生于滤泡外套的淋巴瘤，在WF中常被列入弥漫性小裂细胞型，系B细胞来源，表达膜表面免疫球蛋白、CD5、CD20、CD43阳性，周期素D1、Bcl-2阳性，CD10、CD23阴性。常有t(11;14)，在NHL中占3%～10%，以中、老年男性居多，多数患者就诊时已达Ⅲ期或Ⅳ期，有肝脾淋巴结肿大，易侵犯Waldeyer环。本型发展迅速，化疗缓解率低，尚无治愈的方法，平均生存时间为3～5年，属于“侵袭性淋巴瘤”。

4. 弥漫大B细胞淋巴瘤(diffuse large B cell lymphoma，DLBCL) DLBCL是最常见的侵袭性NHL，占成人NHL40%左右，表达经典的B细胞相关抗原CD19、CD20和CD22，不表达CD5或CD10。50%～75%可表达膜表面免疫球蛋白，30%患者表达Bcl-2，常伴有t(3;14)，本型发展较快，恶性程度较高，但蒽环类药物联合化疗可使80%左右患者达CR，无复发生存可达50%。

5. 伯基特淋巴瘤(Burkitt lymphoma，BL) 伯基特淋巴瘤由形态一致的小无裂细胞组成，细胞大小介于大淋巴细胞与小淋巴细胞之间，当侵犯血液和骨髓时即为急性淋巴细胞白血病L3型，细胞表达膜表面免疫球蛋白、CD10、CD19、CD20、Ki-67，而不表达CD5、CD23，BCL-2阴性，常伴有t(8;14)，伯基特淋巴瘤通常见于儿童，流行区常表现为颌骨受累，非流行区常表现为腹部病变，对放化疗敏感，可有良好疗效，甚可治愈，ALL-L3预后较差。属高度侵袭性淋巴瘤。

6. 蕈样肉芽肿/Sèzary综合征(mycosis fungoides/Sèzary syndrome，MF/SS) 蕈样肉芽

笔记栏

肿/Sèzary综合征为皮肤T细胞淋巴瘤，为辅助性T淋巴细胞的恶性增殖，细胞表达CD2、CD3、CD4、CD5，而CD25阴性，并有T细胞受体基因重排，属惰性淋巴瘤。临床常见MF，本病进展缓慢，临床分为三期：红斑期、斑块期和肿瘤期，表现为皮肤浸润红斑、湿疹、瘙痒、皮肤肿块、皮下结节等。SS为MF的白血病期，在外周血液中存在有Sèzary细胞，后期可侵犯淋巴结和内脏，为侵袭性皮肤T细胞淋巴瘤。

7. 周围T细胞淋巴瘤（peripheral T-cell lymphoma，PTCL） 所谓"周围性"是指T细胞已向辅助性T或抑制性T细胞分化，可表现为CD4或CD8阳性，而未化分的胸腺T细胞CD4、CD8均呈阳性。本型通常表现为大、小不典型淋巴细胞混合组成，在WF可能被列入弥漫性混合细胞型或大细胞型。本病成人多见，表现为全身性疾病，偶有嗜酸粒细胞增多、瘙痒症或噬血细胞综合征，属于侵袭性淋巴瘤。

8. 血管免疫母细胞型T细胞淋巴瘤（angio-immunoblastic T cell lymphoma，AITCL） 过去曾被认为是一种非恶性免疫性疾病，称作血管免疫母细胞性淋巴结病（angio-immunoblastic lymphadenopathy disease，AILD），近年来的研究确定为侵袭性T细胞淋巴瘤的一种。占所有NHL的1%～2%，多见于老年人，表现为发热、寒战、夜间盗汗、全身淋巴结肿大、瘙痒性皮疹、多克隆性免疫球蛋白增高、贫血、嗜酸粒细胞增多及Coombs试验阳性等，应用含多柔比星的化疗方案治疗。

9. 间变性大细胞淋巴瘤（anaplastic large cell lymphoma，ALCL） 也称为Ki-1淋巴瘤，细胞形态特殊，类似R-S细胞，有时可与霍奇金淋巴瘤混淆，细胞表达CD30（Ki-1），多数患者间变大细胞淋巴瘤激酶（ALK）阳性，常伴有t(2;5)染色体异常。临床有皮肤型和全身型。皮肤型预后较好，可能有自发性恢复；全身型在儿童和青少年多见，呈侵袭性，表现有全身症状，淋巴结外病变，肺和骨骼常受累，免疫表型为T细胞型或NK细胞型。约占NHL的2%～8%。

10. 成人T细胞淋巴瘤/白血病（adult T-cell leukemia/ lymphoma，ATL-L） ATL-L是周围T细胞淋巴瘤的一个特殊类型，与HTLV-Ⅰ病毒感染有关。临床表现为淋巴结肿大、肝脾肿大、皮肤浸润、高钙血症（有或无溶骨性病变）和间质性肺浸润，外周血出现多形性淋巴细胞，表现为成熟辅助性T细胞的免疫表型，表达CD2、CD3、CD4、CD5，而CD7阴性，血清HTLV-Ⅰ抗体阳性对确诊极为重要。患者通常伴有免疫缺陷，易发生机会菌感染，预后恶劣，中位存活期不足1年。本型我国少见。

笔记栏

【临床表现】

由于病变部位和范围不相同，临床表现很不一致。原发部位可在淋巴结，也可在结外的淋巴组织，如扁桃体、鼻咽部、胃肠道、脾、骨髓或皮肤。

（一）霍奇金淋巴瘤

HL疾病播散方式通常从原发部位向邻近淋巴结依次转移，越过邻近淋巴结向远处淋巴结区的跳跃传布较少见。主要见于青年人，儿童少见。发生率较NHL少，国外约占全部淋巴瘤中30%，我国发病率较低仅占8%～11%。

1. 全身症状 有发热、盗汗和体重减轻，其次皮肤瘙痒和乏力等，全身症状是预后不佳的表现。HL患者发热较常见，并有一定特点，约有30%～50%患者以原因不明的持续性发热为主要起病症状，1/6的患者可出现周期性发热。另一特征性表现为全身或局部皮肤瘙痒伴明显皮肤剥脱、皮肤增厚。约10%患者可出现饮酒后受累部位的淋巴结疼痛（饮酒痛），饮酒痛几乎是HL的一种特异性表现。约5%～16% HL患者好发带状疱疹。

2. 淋巴结肿大 无痛性和进行性淋巴结肿大是HL最常见的临床表现，首先侵犯淋巴结者占92%，而结外受侵者仅占8%。主要以颈部或锁骨上淋巴结肿大最多，其次为腋下及腹股沟淋巴结，常表现为多个邻近区域的淋巴结同时肿大。肿大淋巴结大小不等，常不对称，质硬如橡皮，无压痛，可活动也可相互粘连，并可有多个淋巴结融合成块，表面皮肤常无异常。少数患者可有深部淋巴结肿大，肿大淋巴结可压迫邻近器官产生相应的症状。纵隔淋巴结受累时可使上腔静脉受压导致面部肿胀和颈部及上胸部静脉怒张，压迫食管和气管可引起吞咽受阻和呼吸困难。腹腔淋巴结肿大可出现腹痛、腹部包块，挤压胃肠道引起肠梗阻，压迫输尿管可引起肾盂积水，硬膜外肿块导致脊髓压迫症等。

3. 淋巴结外病变 HL可侵犯各系统或器官：如肺实质浸润、胸腔积液、肝脾肿大、脊髓浸润、胸椎或腰椎破坏、骨髓的侵犯等，较NHL少见。

（二）非霍奇金淋巴瘤

NHL常原发累及结外淋巴组织，往往跳跃性播散，越过邻近淋巴结向远处淋巴结转移。大部分NHL为侵袭性，发展迅速，易发生早期远处扩散。有多中心起源倾向，有的患者在临床确诊时已播散全身。NHL是一组异质性疾病，临床表现呈多样性，可见于各年龄组，并随年龄增长而发病率增高，男性多于女性。

1. 全身症状 发热、盗汗、体重减轻及贫血等，全身皮肤瘙痒很少见。一般来说，NHL的全身症状不及HL多见，且多见疾病的晚期。

2. 淋巴结肿大 以浅表淋巴结肿大为首发表现者占60%～70%，颈部或锁骨上淋巴结肿大最常见，其次为腋下和腹股沟。低度恶性淋巴瘤时，淋巴结肿大多为分散、无粘连，易活动；而侵袭性或高度侵袭性淋巴瘤肿大的淋巴结常融合成块，可与基底及皮肤粘连，并可有局部软组织浸润。深部淋巴结肿大时可产生相应部位的浸润、压迫、梗阻或组织破坏的症状。

3. 淋巴结外病变 NHL病变范围很少呈局限性，约40%起源于结外淋巴组织，其中以咽淋巴环(Waldeyer环)最常见，占10%～15%，表现为腭扁桃体肿大或咽喉部肿块，吞咽困难。胸部以肺门及纵隔受累最多，半数有肺部浸润或胸腔积液。有15%的患者有胃肠受累，活检时大约1/2的患者有病变，可表现为厌食、恶心、呕吐、腹部肿块和腹痛。原发性胃肠道淋巴瘤中最常见的部位是胃，其次为小肠、直肠和结肠。约1/3的患者病程中可出现肝肿大和黄疸，1/2患者有脾脏受累。肾脏受累常于尸检中发现，较少有临床表现。5%～10%的患者可伴有中枢神经系统受累，表现为脊髓压迫、颅内占位等症状。皮肤浸润可出现红斑、湿疹、瘙痒、皮肤肿块、皮下结节。骨骼损害以胸椎及腰椎最常见，可引起溶骨性、硬化性病变。约10%的患者在疾病的晚期可累及骨髓发展成急性淋巴瘤细胞白血病。骨髓浸润大多由血源播散而来。

HL和NHL的临床表现十分相似，鉴别主要依靠组织学检查，但两者的临床表现也存在各自的特点(表6-68-6)。

表6-68-6 霍奇金淋巴瘤和非霍金淋巴瘤临床表现比较

临床表现	非霍金淋巴瘤	霍金淋巴瘤
发生部位	结外淋巴组织发生常见	通常发生于淋巴结
发展规律	血道扩散，非临近淋巴结发展	向临近淋巴结扩散
病变范围	常侵犯多处结外病变	常见局部淋巴结病变
骨髓侵犯	常见	少见
全身症状	晚期	常见
皮肤瘙痒	少见	常见
周期性发热	少见	常见
饮酒痛	少见	常见

案例6-68-1

1. 颈部淋巴结无痛性进行性肿大，肿大淋巴结部分粘连，局部皮肤无红肿热痛表现，并伴有腹痛和腹部包块。

2. 有发热、盗汗等全身症状。

【实验室检查】

(一) 血液检查

HL可有轻度或中度贫血，部分患者可出现白细胞增多、嗜酸粒细胞增多和血小板增多，少数患者直接抗人球蛋白试验(Coombs试验)阳性，骨髓受累、脾功能亢进或自身免疫异常可出现血细胞减少。NHL早期血象正常，或有白细胞增高、贫血，晚期并发急性淋巴瘤细胞白血病时可呈现白血病样血象改变。

疾病活动期有红细胞沉降率增快、血清乳酸脱氢酶(LDH)活性增高，血清β_2微球蛋白(β_2-MG)水平增高。红细胞沉降率变化虽是非特异性，但在随访时可能有预示疾病复发作用，LDH、β_2-MG水平与预后相关。碱性磷酸酶升高见于疾病晚期肝脏、骨骼或骨髓受累时，少数患者可出现单克隆IgG或IgM。

(二) 骨髓检查

可疑或新诊断的淋巴瘤患者应进行骨髓检查，有助于诊断和疾病分期。骨髓涂片找到R-S细胞是HL骨髓浸润的依据。NHL患者中骨髓受累的发生率在惰性淋巴瘤为20%～95%、侵袭性淋巴瘤约10%。如果有5%以上的肿瘤细胞浸润，骨髓受累可通过形态学检测发现，在少于5%时可进行流式细胞术、Southern印迹、PCR等检测技术发现骨髓中的肿瘤细胞。

(三) 病理学检查

淋巴瘤的诊断、分类、分型依赖组织病理学检查。活检是诊断淋巴瘤所必需的，包括受累淋巴结的切除活检或结外病变受累部位的手术活检。

1. 淋巴结活检 选择较大的淋巴结，完整地取出，避免挤压，切开后在玻片上做淋巴结印片，然后置于固定液中。淋巴结印片Wright染色后作细胞形态学检查，固定的淋巴结经切片和HE染色后做组织病理学检查。如多部位淋巴结肿大时应尽量避免行颌下及腹股沟淋巴结活检。深部淋巴结可依靠B超或CT引导下细针穿刺涂片做细胞形态学检查。

2. 淋巴细胞分化抗原检测 测定淋巴瘤细胞免疫表型可以区分B细胞或T细胞免疫表型，并可根据细胞表面的分化抗原了解淋巴瘤细胞的成熟程度。

3. 染色体和分子生物学 染色体易位有助于NHL分型诊断，与组织学和免疫表型相关。B细胞肿瘤常见于免疫球蛋白重链基因重排，大部分T细胞肿瘤则累及T细胞受体基因重排。

（四）影像学检查

对所有的淋巴瘤患者应进行胸部X线检查，以了解纵隔、肺门、胸腔积液及肺实质情况，如发现异常应做胸部CT扫描；腹部及骨盆的B超或CT扫描了解腹部和盆腔的淋巴结及肿块情况。Waldeter环受累的淋巴瘤常与胃肠道淋巴瘤有关，这类患者应行胃肠道的影像学检查，必要时可行淋巴管造影。

（五）剖腹探查

一般不易接受。在影像学检查发现有腹部肿块或淋巴结肿大，临床高度怀疑为淋巴瘤而又无浅表淋巴结或病灶可供活检的情况下，为明确诊断需行剖腹探查。剖腹探查内容包括脾切除、可疑部位淋巴结与肝活检等。

案例 6-68-1

1. 血常规：Hb 132g/L，WBC 2.5×10^9/L、N 0.697%、L 0.237%，M 0.066%，PLT 204×10^9/L，血涂片未发现异常细胞。

2. 骨髓象：增生活跃，粒系、红系、巨核系正常，未检见异常细胞。

3. 影像学检查：胸腹部CT扫描，纵隔、静脉旁、主动脉窗内见4～5个小淋巴结，腹腔肠系膜及腹膜后淋巴结广泛肿大融合。

4. 右颈部淋巴结活检及细胞免疫表型：淋巴结组织结构破坏，细胞异形性明显，可见核分裂。免疫组化：CD79a（+）、CD19（+）、CD20（+）、CD22（+）、Bcl_2（+）部分、CD43（+）部分。

5. 其他检查：ESR 83mm/h、LDH 394U/L、β_2-MG 3.72mg/L。

【分期】

临床分期是依照临床症状、体征、实验室检查及影像学检查结果，确定淋巴结区受侵的范围，目前仍按照Ann Ardor会议提出淋巴瘤的临床分期法进行分期和分组（表6-68-7）。

笔记栏

表 6-68-7 Ann Ardor 淋巴瘤临床分期

分期	病变范围
Ⅰ期	病变仅限于一个淋巴结区（Ⅰ）或淋巴结以外单一器官或部位的局部受累（ⅠE）
Ⅱ期	病变累及横膈同侧两个或更多的淋巴结区（Ⅱ），或病变局限侵犯淋巴结以外器官或部位及横膈同侧一个以上的淋巴结区（ⅡE）
Ⅲ期	膈上下均有淋巴结病变（Ⅲ），可以同时伴有脾累及（ⅢS），或淋巴结以外器官或部位局部受累（ⅢE），或两者均有（ⅢSE）
Ⅳ期	一个或多个淋巴结外器官或部位的广泛受累如骨髓、肺实质、胸膜、肝脏、骨骼、皮肤等，有或无相关淋巴结受累

分期记录符合：E：结外，X：直径10cm以上的巨块，M：骨髓，L：肺实质，P：胸膜，H：肝脏，O：骨骼，D：皮肤

分组：各期根据全身症状有无分为A或B两组，无症状者为A组，有症状者为B组。全身症状包括：①6个月内原因不明的体重减轻10%或以上；②38℃以上原因不明的发热；③盗汗。

【诊断和鉴别诊断】

（一）诊断

确诊有赖于组织学活检。对无痛性进行性淋巴结肿大患者需考虑淋巴瘤可能，要行淋巴结的活检进行病理学检查，如有皮肤损害者应行皮肤活检进行病理学检查，如全血细胞减少、血清碱性磷酸酶增高或骨骼病变者应行骨髓活检进行骨髓病理学检查。如发热待查患者，临床高度怀疑淋巴瘤而CT发现腹腔淋巴结肿大，但无浅表淋巴结或组织损害时，为明确诊断，需进行剖腹探查进行病理学检查。

淋巴瘤的诊断包括根据病理学检查结果做出的分类、分型诊断及根据病变累及的部位及范围做出的分期、分组诊断。

（二）鉴别诊断

淋巴瘤伴有浅表淋巴结肿大者应与慢性淋巴结炎、结核性淋巴结炎、淋巴结癌肿转移等相鉴别。以发热为主要表现的淋巴瘤需与结核病、败血症、传染性单核细胞增多症、结缔组织病、坏死性淋巴结炎、恶性组织细胞病等相鉴别。

案例 6-68-1

临床特点：

1. 患者女，56岁。无痛性进行性浅表淋巴结肿大2个月，伴发热、盗汗等全身症状。

2. 体征：T 38℃，右颈部可触及多个淋巴结，大小 2～5cm，质地中等，无压痛，可活动或粘连。肝脾肋下未及，右下腹触及 4cm×5cm 包块，境界不清，不活动。

3. CT 扫描示胸腹腔深部淋巴结广泛肿大融合。

4. 淋巴结活检示：淋巴结组织结构破坏，细胞异形性明显，可见核分裂。

5. 细胞免疫表型：CD79a（＋）、CD19（＋）、CD20（＋）、CD22（＋）、bcl_2（＋）部分。

临床诊断：弥漫性大 B 细胞淋巴瘤ⅢB。

【治疗】

（一）以化疗为主的化、放疗结合的综合治疗是淋巴瘤治疗的基本策略

1. 霍奇金淋巴瘤

（1）治疗原则

1）ⅠA、ⅡA 期：做全淋巴结照射；

2）ⅠB、ⅡB、ⅢA 期：采用全淋巴结照射，也可采用联合化疗；

3）ⅢB、Ⅳ期：联合化疗，辅以局部放疗。

（2）放射治疗：经典的放疗区域包括斗篷野照射、倒“Y”野照射。斗篷野照射包括颌下、颈部、锁骨上、锁骨下、腋窝、纵隔和肺门淋巴结；倒“Y”野照射包括膈下淋巴结、腹主动脉旁、盆腔及腹股沟淋巴结和脾脏。放疗区域除累及的淋巴结和组织以外，还应包括可能侵及的淋巴结和组织，实行扩野照射。病变在膈上采用斗篷野照射，膈下采用倒“Y”野照射，剂量为 30～40Gy，3～4 周为一疗程。局部照射剂量为 10～25Gy。小儿处于生长发育期，放射线易造成儿童发育延迟的永久性损害，放疗剂量宜低，放射野宜小。

（3）化学治疗：适用于需紧急解除压迫症状者，不能单用放射治疗者，放疗后复发的补救治疗及局部淋巴瘤放射治疗的辅助治疗以破坏照射范围以外的肿瘤隐匿性病灶。单一化疗药物可有部分患者获得完全缓解（CR），但两个或两个以上的药物联合应用可明显提高疗效。目前临床常用于治疗 HL 的化疗方案为 MOPP 方案（表 6-68-8），至少用 6 疗程；或一直至 CR，再额外增加两个疗程，CR 率为 80%，5 年生存率达 75%，长期无病生存（FDS）达 50%。另一个重要的方案为 ABVD 方案，对 MOPP 方案治疗失败的患者有效。也可 MOPP/ABVD 方案交替进行化疗。

表 6-68-8　霍奇金淋巴瘤的主要化疗方案

方案	药物	剂量	方法	应用日期	重复循环天数
MOPP	氮芥	$6mg/m^2$	IV	1,8	28
	长春新碱	$1.4mg/m^2$	IV	1,8	
	丙卡巴肼	$100mg/m^2$	PO	1～14	
	泼尼松	40mg/d	PO	1～14	
ABVD	多柔比星	$25mg/m^2$	IV	1,15	28
	博来霉素	$10mg/m^2$	IV	1,15	
	长春碱	$6mg/m^2$	IV	1,15	
	达卡巴嗪	$375mg/m^2$	IV	1,15	

ABVD 方案与 MOPP 方案的毒性作用不同，MOPP 方案的晚期并发症有不育症、免疫功能抑制、第二种恶性疾病、股骨头无菌性坏死等。ABVD 方案增加肺纤维化的危险，多柔比星有累及心脏毒性，总剂量达 400～450mg/m^2 时心肌受损常见。

2. 非霍奇金淋巴瘤　NHL 不是沿淋巴结区依次转移而是跳跃性播散，有较多结外侵犯和多中心起源，这种多中心发生的倾向使 NHL 的临床分期的价值和扩野照射的治疗作用不如 HL，决定其治疗策略应以联合化疗为主。

（1）惰性淋巴瘤治疗：惰性淋巴瘤进展缓慢，存活期长，患者可长年带瘤生存而无明显症状，诊断时约 50% 为全身病变。化疗只能取得肿块暂时缩小或缓解压迫症状，不能治愈患者，目前以姑息治疗为主。

局灶性病变（Ⅰ、Ⅱ期）：采用局部放疗，80% 可获得 10 年以上无病生存。

广泛性病变：可单药口服如环磷酰胺、苯丁酸氮芥、氟达拉滨或联合化疗如 COP 方案或 CHOP 方案（表 6-68-9）等以控制症状，使肿块缩小，缓解压迫症状。

表 6-68-9　NHL 常见联合化疗方案

方案	药物	剂量	途径	应用日期	重复循环天数
COP	环磷酰胺	$400mg/m^2$	PO	1～5	21
	长春新碱	$1.4mg/m^2$	IV	1	
	泼尼松	100mg	PO	1～5	
CHOP	环磷酰胺	$750mg/m^2$	IV	1	21
	阿霉素	$50mg/m^2$	IV	1	

笔记栏

续表

方案	药物	剂量	途径	应用日期	重复循环天数
	长春新碱	1.4mg/m²	IV	1	
	泼尼松	100mg	PO	1～5	
COP-BLAM	环磷酰胺	400mg/m²	IV	1	21
	多柔比星	40mg/m²	IV	1	
	长春新碱	1mg/m²	IV	1	
	泼尼松	40mg/m²	PO	1～10	
	甲基卞肼	100mg/m²	PO	1～10	
	博来霉素	40mg/m²	IV	14	
ProMACE-CytaBOM	环磷酰胺	400mg/m²	IV	1	21
	多柔比星	25mg/m²	IV	1	
	依托泊苷	120mg/m²	IV	1	
	泼尼松	60mg/m²	PO	1～14	
	阿糖胞苷	300mg/m²	IV	8	
	博来霉素	5mg/m²	IV	8	
	长春新碱	1.4mg/m²	IV	8	
	甲氨蝶呤	120mg/m²	IV	8	
	亚叶酸钙	25mg/m²	PO	9(q6h×4)	
	SMZco	2片	PO	bid	
MACOP-B	甲氨蝶呤	400mg/m²	IV	8,36,64	12周一个周期
	亚叶酸钙	15mg/m²	PO(q6h×4)	9,37,65	
	多柔比星	50mg/m²	IV	1,15,29,43,57,71	
	环磷酰胺	350mg/m²	IV	15,29,43,57,71	
	长春新碱	1.4mg/m²	IV	8,22,36,50,64,78	
	博来霉素	10mg/m²	IV	22,50,78	
	泼尼松	75mg/m²	PO	1～84(70天后逐渐减少)	
	复方新明磺	2片	PO	Bid	
m-BACOD	甲氨蝶呤	200mg/m²	IV	8,15	21
	亚叶酸钙	10mg/m²	PO(q6h×4)	9,16	
	博来霉素	4mg/m²	IV	1	
	多柔比星	45mg/m²	IV	1	
	环磷酰胺	600mg/m²	IV	1	
	长春新碱	1mg/m²	IV	1	
	地塞米松	6mg/m²	IV	1～5	
ESHAP	依托泊苷	40mg/m²	IV/2h	1～4	21
	甲泼尼龙	500mg/m	IV	1～4	复发性淋巴瘤
	阿糖胞苷	2g/m²	IV/3h	5	
	顺铂	25mg/m²	IV	1～4	
DHAP	顺铂	100mg/m²	IV	1	21
	阿糖胞苷	2g/m²	IV(q12h×2)	2	复发性淋巴瘤
	地塞米松	40mg/d	IV	1～4	

(2) 侵袭性淋巴瘤的治疗：侵袭性淋巴瘤发展快，恶性度较高，不论分期均应以化疗为主，对化疗残留肿块，局部巨大肿块或中枢神经系统累及可行局部放疗作为补充治疗。

目前，CHOP方案是治疗侵袭性淋巴瘤的标准方案，可使用40%左右的大细胞型淋巴瘤患者长期缓解或治愈。为了提高有效率和减少抗药性的产生，自20世纪80年代以来，相继提出了第二代治疗方案：COMLA、m-BACOD、M-BACOD等及第三代治疗方案：COP-BLAM、MACOP-B、ProMACE-CytaBOM等。曾有报道第二及第三代联合化疗方案疗效明显提高。但

笔记栏

20 世纪 90 年代以后，多项前瞻性随机对照研究比较常规化疗 CHOP 方案及第二、第三代化疗方案，发现 6 年后的反应率、治疗失败的时间和完全生存方面无差异，因此 CHOP 方案仍是最好的治疗方案。CHOP 方案每 3 周一疗程，4 个疗程不能缓解时应改变化疗方案。在取得 CR 后至少再加用两个疗程，共用 6～8 疗程。侵袭性淋巴瘤患者在接受 CHOP 方案化疗加受累区域的放疗比单用化疗者疗效更佳。有中枢神经系统受累或易有中枢神经系统受累倾向者，可在 CHOP 方案的基础上加用大、中剂量甲氨蝶呤。

侵袭性淋巴瘤在 CHOP 方案等治疗无效，或治疗完成后复发的患者可使用补救治疗方案如 ESHAP 方案、DHAP 方案治疗，可能提高 20%～40%适合移植的患者的长期无病生存率。NHL 常见的联合化疗方案见表 6-68-9。

(3) 高度侵袭性淋巴瘤的治疗：恶性程度高，早期即可出现远处播散，并常侵及骨髓和中枢神经系统，所以即使很早期的患者也应按Ⅳ期对待。

淋巴母细胞型淋巴瘤：有人主张按高危急性淋巴细胞白血病的治疗方案进行，其剂量要大、疗程要长，另外，自体或异基因造血干细胞移植是人们正在探索的治疗。

血管免疫母细胞性 T 细胞淋巴瘤：最常见于 10 岁或 20 岁左右的男性，易发生巨大的纵隔肿块，常伴有骨髓侵犯及中枢神经侵犯。应采用强烈的化疗方案予以治疗，可按高危急性淋巴细胞白血病的治疗方案进行治疗，包括诱导缓解、强化治疗及 1～3 年的维持治疗。

Burkitt 淋巴瘤：以儿童及青年多见，常有结外腹腔病变，易侵犯中枢神经系统。此型治疗应以高剂量、短程为主，大剂量环磷酰胺组成的化疗方案有治愈作用。

(二) 生物治疗

1. 单克隆抗体 淋巴瘤是人类用单抗治疗的第一个肿瘤。目前已用于临床的药物是抗-CD20 单克隆抗体（rituximab，美罗华）。Rituximab 是一种嵌合型抗体，由人免疫球蛋白 IgG 的 κ 链和鼠的可变区组成，主要适用于 CD20 阳性的 B 细胞淋巴瘤。NHL 大部分为 B 细胞性，HL 的淋巴细胞为主型也高密度表达 CD20。已有临床研究报告 CD20 单抗与 CHOP 等联合化疗方案合用治疗惰性或侵袭淋巴瘤可明显提高完全缓解率和延长无病生存时间，用法：375mg/m^2，每周 1 次，4 次为一疗程，对复发或难治性 CD20 阳性的 B 细胞淋巴瘤的有效率为 50%左右。

2. 干扰素 干扰素（IFN）是生物因子中第一个用于恶性肿瘤的治疗。对非侵袭性淋巴瘤在化疗后使用 INF-α 作为维持治疗，可延长患者无病生存期，但并非根治性治疗。对皮肤型 T 细胞淋巴瘤有效率可达 90%，使用剂量为 3×10^6～5×10^6 U/m^2 皮下注射，每周 3 次，连续数月。

3. 抗幽门螺杆菌治疗 胃黏膜相关淋巴样组织淋巴瘤可使用抗幽门螺杆菌的药物杀灭幽门螺杆菌，经抗菌治疗后部分患者淋巴瘤症状改善，甚至临床治愈。

(三) 造血干细胞移植

采用标准化疗方案可使 40%大细胞淋巴瘤的患者获长期存活或治愈，但还有 60%的患者不能缓解或复发而死亡。自体干细胞移植治疗复发者侵袭性淋巴瘤可使 40%～50%以上的患者获得肿瘤负荷缩小，18%～25%患者被治愈，比常规化疗增加长期生存率 30%以上。高危组淋巴瘤患者在获得 CR 后进行自体造血干细胞移植的 5 年无病生存率为 57%而化疗组为 39%。造血干细胞移植可适用于大细胞淋巴瘤化疗后取得 CR 后又复发者；首次复发后常规化疗再次取得 CR 者以及初治者按国际预后指数属高危或中高危者。通常要求 55 岁以下，重要脏器功能正常，可考虑全淋巴结放疗及大剂量联合化疗后进行异基因或自体造血干细胞移植，以期最大限度杀灭肿瘤细胞，取得较长期缓解和无病生存期。对传统化疗反应较慢惰性淋巴瘤患者进行自体造血干细胞移植其无病生存率并无改善。处于进展性阶段的淋巴母细胞性淋巴瘤患者进行标准化疗效果较差，在 CR1 或对化疗敏感的复发患者应选用自体造血干细胞移植。

HL 单独放疗后复发患者，再给予化疗仍有非常好的治愈，但受累广泛患者复发时和有全身症状者预后相对较差，可使造血干细胞移植。自身造血干细胞移植治疗 HL 首次复发的患者，5 年无病生存率为 50%～60%。

异体造血干细胞移植虽然可降低复发率，但移植相关死亡率较高，总的无病生存率与自体造血干细胞无差异，近年来倾向对化疗敏感的淋巴瘤在缓解期首选自体造血干细胞移植，对复发或难治者和具有高危倾向淋巴瘤可选用异基因造血干细胞移植。

案例 6-68-1

处方及医生指导

1. 选择联合化疗方案 CHOP 方案每 3 周一疗程，共用 6～8 疗程。

笔记栏

2. 完成4疗程后可加用倒"Y"野局部放疗。

3. 联合美罗华(rituximab)治疗，375mg/m²，每周1次，4次为一疗程或每次于CHOP方案前一天使用一次。

4. 必要时可选择造血干细胞移植。

5. 加强对症支持治疗。

【预后】

HL是目前可能治愈的恶性肿瘤之一，其预后与组织类型及临床分期紧密相关，淋巴细胞为主型预后最好，5年生存率为94.3%，结节硬化型和混合细胞型次之，淋巴细胞消减型预后最差，5年生存率仅为27.4%。Ⅰ期和Ⅱ期5年生存率在90%左右，而Ⅳ期为31.9%。

HL预后不良的因素除组织类型和临床分期外，广泛的纵隔受累和全身症状一直被认为是复发的独立预测因子。此外男性，年龄≥45岁，血红蛋白<105g/L，白细胞计数≥15×10^9/L，淋巴细胞计数<0.8×10^9/L或6%，白蛋白<40g/L等均与预后相关。

NHL常侵犯多处结外病变，基本上应视为全身性疾病，故临床分期对其并不十分重要，组织学亚型是一个重要的预后因素。此外，疾病晚期、全身症状、年龄>60岁、肿瘤的大小(大于10cm)和生长速度、结外病变特别是骨髓、纵隔、中枢神经系统受累均为预后较差的因素。1993年，Shipp等提出了淋巴瘤的国际预后指标(international prognostic index，IPI)(表6-68-10)，将NHL分为低危、低中危、高中危及高危四类。

表6-68-10 NHL的国际预后指标(IPI指标)

预后因素	预后较好	预后较差
年龄	<60岁	>60岁
分期	Ⅰ、Ⅱ级	Ⅲ、Ⅳ级
结外病变数	0,1处	>1处
体能状态(ECOG标准)	0,1级	2,3,4级
血清LDH	正常	升高

预后分级	不良因素数	CR率(%)	2年存活率(%)	5年存活率(%)
低危	0,1	87	84	73
低中危	2	67	66	50
高中危	3	55	54	43
高危	4,5	44	34	26

推荐阅读

Connors JM. 2005. Radioimmunotherapy—hot new treatment for lymphoma. N Engl J Med，352:496～498

Dave SS，Fu K，Wright GW，et al. 2006. The lymphoma/leukemia molecular profiling project. molecular diagnosis of burkitt's lymphoma. N Engl J Med，354:2431～2442

(汤爱萍)

第69章 浆细胞病

浆细胞病(plasma cell diseases)是浆细胞或浆细胞样淋巴细胞的单克隆性肿瘤,并能合成及分泌单克隆免疫球蛋白或轻链、重链的一组疾病。此组疾病的共同特征是:①骨髓和其他组织有单克隆浆细胞及浆细胞样淋巴细胞异常增生;②血或尿液中结构均一的单克隆免疫球蛋白或单克隆轻链、重链异常增多。

浆细胞来源于B细胞,在抗原的刺激下B细胞通过增殖、分化、成熟等过程发展成具有合成、分泌免疫球蛋白能力的浆细胞,以保护机体不受抗原的损害。在正常情况下机体经常受到各种抗原的刺激,必将形成多克隆性浆细胞,产生多克隆性免疫球蛋白。在浆细胞病时,由于一株浆细胞的异常增生形成巨大的单克隆浆细胞群,在患者血液中出现大量结构均一的免疫球蛋白或其轻链、重链,称为单克隆免疫球蛋白,又称M成分(monoclonal component),而其他浆细胞正常生长受抑,正常免疫球蛋白分泌减少。

M成分有以下三种类型:①结构相同免疫球蛋白分子;②游离轻链κ或λ链;③γ、α、μ、δ或ε等类型重链片段。在血清蛋白电泳图上呈现为基底狭窄的单峰,免疫电泳上表现为异常沉淀弧及两种轻链的不平衡。

浆细胞病在临床上可分为两大类:一类为具有明显临床和病理特征的恶性浆细胞病,临床表现由浆细胞恶性增生、浸润及其所分泌的单克隆免疫球蛋白直接引起。包括有多发性骨髓瘤、巨球蛋白血症、重链病、淀粉样变性。另一类为无明显临床表现的良性浆细胞病,其浆细胞分化良好,增生程度及分泌的单克隆免疫球蛋白水平增高有限,包括未定性单克隆免疫球蛋白血症(monoclonal gammopathy of unknow significance, MGUS)。本章将重点介绍多发性骨髓瘤。

多发性骨髓瘤

案例 6-69-1

患者,男,69岁。腰痛2年,头昏、乏力4个月,少尿1周。

患者于2年前始出现腰背酸痛,休息后疼痛可减轻,骨密度扫描示"骨质疏松",给予补钙治疗症状未见好转,且出现胸部及骨盆等部位骨骼疼痛。4个月前出现头昏、乏力,呈进行性加重,伴活动后心悸、气促等症状,无皮肤黏膜出血、发热,血象检查示Hb 76g/L、MCV 78fl、MCH 21pg、MCHC 256g/L,口服铁剂治疗无效,1周前出现颜面部及双下肢浮肿,尿量明显减少而入院。既往有"痔疾"史,有输血史。

体格检查:T 36.4℃,P 85次/分,R 20次/分,BP 120/60mmHg。精神差,中度贫血外观,浅表淋巴结未触及肿大,颜面部浮肿,胸骨叩击痛阳性,两肺呼吸音清,未闻及干湿啰音,心率85次/分,心律齐,心音尚可,心尖部可闻及2/6级收缩期杂音,腹软,无压痛,肝脾未触及,双肾区叩击痛阳性,$L_{1,2}$棘突有压痛及叩击痛,双下肢轻度浮肿。

问题:

1. 如何考虑该病例的诊断和鉴别诊断?
2. 为明确诊断应进行哪些相关检查?
3. 对于该患者应如何选择治疗方案?

多发性骨髓瘤(multiple myeloma, MM)是一种起源于生发中心B淋巴细胞的浆细胞异常增生的恶性肿瘤。表现为骨髓和其他组织有异常浆细胞(或称骨髓瘤细胞)的增殖,引起骨骼的破坏,并产生大量的单克隆免疫球蛋白(M蛋白),临床表现为骨痛、病理性骨折、贫血、高钙血症、肾功能损害、感染和出血。

多发性骨髓瘤是造血系统常见恶性肿瘤之一,其发病率约占造血系统肿瘤的10%,整个恶性肿瘤中的1%,多数在50岁以后发病,随着年龄的增加其发病率也明显升高。在美国,多发性骨髓瘤在血液肿瘤中的发病率已超过急性白血病,仅次于非霍奇金淋巴瘤,位居第二,在我国骨髓瘤的发病率约为1/10万。男女之比3∶2。

【病因和发病机制】

MM的病因迄今尚未完全明确。病毒感染、放射线、慢性抗原刺激、遗传因素等可能与MM的发病有关。人类八型疱疹病毒(HHV-

笔记栏

8)：属 γ-疱疹病毒，为双链 DNA 病毒，Said 等发现 MM 患者的骨髓活检标本中 HHV-8DNA 阳性率达 86%，推测 HHV-8 与 MM 的发生可能有关。此外，在遭受原子弹爆炸影响的人群和在职业性接受或治疗性接受放射线人群中 MM 的发病率显著高于正常人群。

MM 的发生发展涉及多种因素。细胞因子的异常表达不仅影响 MM 细胞的增殖、分化，还与 MM 的临床表现如体液免疫功能抑制、溶骨性病变/骨质疏松等有关。白介素(IL)-6 被认为是骨髓瘤细胞(MM 细胞)最主要的生长因子，IL-6 通过刺激增殖和抑制凋亡两种机制发挥支持 MM 细胞生长的作用，此外还有肿瘤坏死因子-α(TNF-α)、白介素-1β(IL-1β)、胰岛素生长因子-1(IGF-1)、血管内皮细胞生长因子(VEGF)等，它们的相互作用调节 MM 细胞的增殖、生存、耐药与迁移。

大多数患者有 c-myc 基因的转录及高水平的c-myc RNA 和蛋白质的表达，50%患者可发现 N-Ras 基因的突变，40%患者有免疫球蛋白重链基因(IgH)的原发易位(14q+)，分子生物学的异常可导致癌基因被激活，引起单克隆性浆细胞无限增殖。

【临床表现】

多发性骨髓瘤临床表现多种多样，多数患者起病缓慢，可长期无症状。主要表现有 MM 细胞增生、浸润和破坏以及 MM 细胞分泌大量单克隆免疫球蛋白所产生的症状与体征。

(一) 骨髓瘤细胞的浸润和破坏引起的临床表现

1. 骨骼疼痛和病理性骨折 骨骼疼痛常常是早期的和主要的症状。早期疼痛较轻，可为游走性或间歇性，随着病程进展可变为持续性剧烈疼痛。疼痛部位以腰骶部最常见，其次是胸肋骨及肢体，疼痛剧烈或突然加重常提示发生了病理性骨折。病理性骨折多发生于肋骨、下部胸椎及上部腰椎，其次为锁骨、胸骨。椎体压缩性骨折可出现截瘫或神经根损害。MM 细胞侵犯骨皮质、骨膜及邻近组织，可形成肿块，常发生胸肋骨、锁骨、头颅骨、脊椎等，呈多发性。胸、肋锁骨连接处发生串珠样结节为本病的特征。少数患者仅有单个呈囊状或肥皂样的骨骼损害，称为孤立性浆细胞瘤。

骨病变一方面是由于 MM 细胞在骨髓腔内无限增生侵犯骨骼和骨膜，影响骨皮质的血液供应，引起弥漫性骨质疏松和局限性骨质破坏；另一方面是由于细胞因子 IL-6、IL-1β 和 TNF-β 激活破骨细胞活化因子，导致骨质吸收。

2. 贫血和出血 贫血是本病的另一个常见临床表现，因贫血发生缓慢，早期症状多不明显，随着疾病的进展，晚期症状明显。导致贫血的原因是由于 MM 细胞在骨髓中不断的增生，引起正常的骨髓造血功能受抑使红细胞生成减少，此外肾功能不全、反复感染、营养不良等因素也会造成或加重贫血。

出血倾向在本病中也不少见，早期多表现为皮肤紫癜和黏膜渗血，晚期可发生内脏及颅内出血。出血可能与血小板的减少、凝血功能障碍和血管壁损伤等有关。大量单克隆免疫球蛋白覆盖于血小板表面及凝血因子表面，影响血小板功能及凝血因子功能，造成凝血功能障碍。

3. 髓外浸润 MM 细胞可累及肝脏、脾脏、淋巴结、肾脏、皮肤、脑脊膜和脑实质等，有时可伴有继发性浆细胞性白血病。半数 MM 患者可出现肝脏肿大、20%患者有脾肿大，一般均为轻度肿大，淋巴结肿大少见。皮肤损害可表现为瘙痒、红斑、坏疽样脓皮病、多毛等。神经系统受累可表现神经根痛、截瘫、颅神经损害、颅内压增高、精神症状、周围神经病变等。同时有多发性周围神经病变(polyneuropathy)、器官巨大症(oraganomegaly)、内分泌病变(endocrinopathy)，M 蛋白和皮肤病变(skin change)者称之 POEMS 综合征，主要见于 IgD 型 MM。

髓外浆细胞瘤是浆细胞直接侵犯骨外其他软组织，它可形成局部隆起，伴有或不伴有 M 蛋白分泌，但最终可发展为典型的 MM。

(二) M 蛋白引起的临床表现

1. 反复感染 感染是本病常见的初诊表现之一，也是晚期患者的主要死亡原因之一。感染部位以肺部最多见，其次为泌尿系统、消化系统和败血症，也可发生皮肤软组织感染。病原菌以革兰阴性杆菌为主，病毒感染以带状疱疹多见。本病易发生感染的原因是异常增生的 MM 细胞产生大量缺乏免疫活性的 M 蛋白，而正常多克隆浆细胞的增生抑制，使正常多克隆免疫球蛋白生成减少，致使机体免疫功能下降；此外，化疗药物及肾上腺皮质激素的使用也增加了发生感染的机会。

2. 肾功能损害 约 40%～70%的 MM 患者有肾脏病变，可为首发症状或在病程中发生，表现为浮肿、多尿、腰痛，蛋白尿、血尿，最终发展为肾功能不全，肾功能衰竭是 MM 的致死原因之一。产生机制：①由于 MM 细胞合成的异常免疫球蛋白的重链比例失调，轻链生成过多。游离轻链自肾小球滤过后被近曲肾小管重吸收，并

笔记栏

沉积于肾小管上皮细胞内，导致肾小管损害。临床以λ轻链引起肾脏损害更为多见；②高钙血症可引起尿钙增高和渗透性利尿，使血容量减低造成肾前性肾功能衰竭，同时钙沉积于肾引起间质性肾炎；③血尿酸过多、淀粉样变性、高黏滞综合征、骨髓瘤细胞浸润及高IL-6血症等均可引起肾脏损害。

3. 高黏滞综合征 由于大量M蛋白可导致血液的黏滞度增高，影响了血液循环和组织毛细血管的灌注，引起组织的缺血和缺氧，以脑、眼、肾、肢端最为明显。由于IgA有形成多聚物的倾向，所以IgA型MM患者易发生高黏滞性。常见症状有头昏、头痛、眼花、耳鸣、手足麻木，并可突然发生意识障碍，癫痫样发作，甚至昏迷。眼底检查可见视网膜静脉节段性扩张、纡曲呈腊肠状，伴有渗血、出血。血浆容量扩增可导致充血性心力衰竭。雷诺现象也可发生。

4. 淀粉样变性 以IgD型MM发生淀粉样变性者为多，淀粉样物质为免疫球蛋白轻链的N端片段，称之为AL淀粉样蛋白。淀粉样物质可聚集于体内各器官和组织的血管壁中，引起脏器肿大和功能异常。如舌肿大、腮腺肿大、皮肤增厚、心肌肥厚、心脏扩大、吸收不良、外周神经病变、肝脾肿大、肾功能不全等。淀粉样变性的诊断依赖组织活检和刚果红染色。

此外还有高钙血症和高尿酸血症等。

案例 6-69-1

1. 起病缓慢，腰痛、骨骼疼痛、椎体的压痛为主要表现。

2. 有小细胞低色素贫血存在，铁剂治疗无效。

3. 颜面部及双下肢浮肿，尿量明显减少。

【实验室检查】

实验室检查对MM的诊断、分型、临床分期及预后判断都有重要意义。

1. 血象 约2/3MM患者红细胞和血红蛋白有不同程度减少，常为正细胞正色素性贫血，红细胞常呈缗钱状排列。多数患者白细胞计数正常，但也可增高或减低，分类时常见淋巴细胞比例相对增多，可见少量幼粒、幼红细胞及少量MM细胞，如外周血MM细胞 2.0×10^9/L时，应诊断为浆细胞白血病。血小板计数可正常或减少。血细胞沉降率显著加快。

2. 骨髓象 MM细胞的出现是本病的主要特征，骨髓检查对本病诊断具有决定性意义。MM患者骨髓中浆细胞系异常增生，以原、幼浆细胞明显增多，可达骨髓有核细胞的15%以上。MM细胞大小形态不一，成堆出现，细胞质呈灰蓝色，胞质内可有少数嗜苯胺蓝颗粒，偶见嗜酸性包含体（Russell小体）和大小不等的空泡，核为圆形，可见双核、多核，核染色质较疏松，常有核仁1～3个，核旁淡染区不明显。MM细胞可呈灶性分布，单个部位骨髓穿刺不一定能检出MM细胞，有时需做多部位骨髓穿刺或骨髓活检。骨髓活检切片较涂片能更早期、更准确地显示骨髓腔内瘤细胞的情况。

3. 单克隆免疫球蛋白（M蛋白）检测 M蛋白增多是诊断MM重要依据之一。血清蛋白电泳可见球蛋白区域有一染色浓而密集、窄底高峰的M蛋白；因单克隆免疫球蛋白的类型不同M蛋白可出现在γ区（IgG、IgM）、β或α_2区（IgA）。免疫电泳表现为异常沉淀弧，正常免疫球蛋白明显减少。根据免疫电泳结果可确定M蛋白的种类及含量，从而对MM进行分型，即IgG型、IgA型、IgM型、IgE型、IgD型、轻链型、不分泌型、双克隆型。其中以IgG型最常见，占50%～60%，IgA型占15%～20%，轻链型占15%～20%，IgD型占1%～2%，不分泌型及双克隆性约占1%，IgM型和IgE型均较为罕见。

4. 尿液检查 常规检查常发现有蛋白尿、血尿、管型尿。具有诊断意义的是尿中出现本周蛋白，又称凝溶蛋白，为尿中游离的免疫球蛋白轻链。该蛋白在pH5.0的条件下，加热至50～60℃时出现沉淀，继续加热至90℃后又重新溶解，阳性率约为40%～50%。在尿蛋白电泳时在γ-β区附近形成一条致密的弓形沉淀弧。

5. 血液生化检查 约15%患者血钙升高，血磷一般正常，但肾功能不全时磷排出减少可引起血磷升高。碱性磷酸酶可正常或轻度升高。病程中、晚期可出现肌酐、尿素氮升高，内生肌酐清除率下降。在疾病活动和瘤细胞负荷较重时可出现β_2微球蛋白（β_2-MG）、C-反应蛋白（CRP）及乳酸脱氢酶（LDH）水平的升高，是预后不良的指标。此外，还可出现血液黏滞度增高、高尿酸血症。

6. X线检查和放射性核素扫描 绝大多数MM患者X线检查有异常改变，主要表现为凿孔状溶骨性损害、弥漫性骨质疏松或病理性骨折。病变好发于颅骨、脊柱、肋骨、骨盆、胸骨及股骨和肱骨的近端。

放射性核素扫描是应用^{99m}Tc-亚甲基二磷酸盐进行γ-骨显像，在溶骨性病变部位可见放射线浓集征象。该检查较X线敏感，可发现早期病变。

7. 免疫学和分子生物学检查 骨髓瘤细胞

笔记栏

通常表达 CD28、CD38、CD56、CD58、CD79a、CD138，而不表达 CD19、CD20。用多聚酶链反应(PCR)技术可检测到 80%的 MM 患者有免疫球蛋白重链基因重排。

案例 6-69-1

1. 血常规：Hb 76g/L、MCV 78fl、MCH 21pg、MCHC 256g/L，WBC 4.9×10^9/L、PLT 156×10^9/L，血涂片未发现异常细胞。

2. 骨髓象：增生明显活跃，粒系增减低，红系增生，成熟红细胞大小不等，无明显聚集现象，巨核系正常，浆细胞明显增多占 49%，可见幼浆、双核浆细胞及巨大瘤细胞。

3. X 线检查：头颅可见散在点状及小囊状的穿凿样骨质破坏区，边缘不清。

4. 放射性核素扫描：头颅多处，第 10、12 胸椎、第 1 腰椎片状放射性浓聚灶。

5. 血液生化检查：血清蛋白电泳正常，肝功能正常，Ca^{2+} 2.78mmol/L、BUN 14.8mmol/L、Cr 484μmol/L，血清铁蛋白>1700μg/L，血尿酸 572μmol/L，ESR 91mm/h、LDH 257U/L，β_2-MG >10mg/L。

6. 免疫电脉检测：血 IgG 9.87g/L、IgM 0.36g/L、IgA 1.11g/L、λ 0.99g/L、κ 6.63g/L、κ/λ 6.70，κ、κ/λ 值升高。尿 κ 5.15g/L。游离 κ 轻链。

7. 尿液检查：尿蛋白(+)，24 小时尿蛋白 4111.7mg，本周蛋白阴性。

【诊断和鉴别诊断】

典型的 MM 诊断并不困难，由于 MM 起病隐匿，临床表现复杂多样，且无特异性，极易漏诊和误诊，误诊率可达 54%～69%。当中老年患者出现以下一种或多种临床表现时应考虑是否存在 MM：①骨破坏症状：持续不可解释的背痛伴体重减轻和骨质疏松，提示脊髓/神经根压迫症状；②出现免疫力和(或)骨髓功能的下降，反复或持续的细菌感染；③持续红细胞沉降率或血黏度增高；④肾功能损害、原因不明蛋白尿；⑤高钙血症。

一个完整的 MM 诊断应包括免疫球蛋白类型、临床分期和分组。

(一) 诊断标准

1. 多发性骨髓瘤的诊断标准 见表 6-69-1。

表 6-69-1 多发性骨髓瘤的诊断标准

①骨髓中浆细胞>15%并有异常浆细胞(骨髓瘤细胞)或组织活检证实为浆细胞瘤

②血清中出现大量单克隆免疫球蛋白(M 成分)IgG>35g/L，IgA>20g/L，IgM>15g/L，IgD>2g/L，IgE>2g/L，或尿中单克隆免疫球蛋白轻链>1g/24h

③无其他原因的多部位溶骨性病变或广泛性骨质疏松

符合上述 3 项或符合①+②或①+③项，即可诊断为 MM

诊断 IgM 型 MM 时，除符合①和②项外，尚需具备典型的 MM 临床表现和多部位溶骨性病变

只具有①项和③项者属不分泌型 MM

仅有①和②项者须除外反应性浆细胞增多和意义未明单克隆免疫球蛋白血症

2. 惰性骨髓瘤的诊断标准 见表 6-69-2。

表 6-69-2 惰性骨髓瘤的诊断标准

符合诊断 MM 的标准但有下列限制：

①无或仅有≤3 处溶骨性病变，且无压缩性骨折

②单克隆免疫蛋白 IgG<70g/L，IgA<50g/L

③无临床症状或相关疾病征象：血红蛋白>100g/L，血钙正常，血肌酐<3mg/dl，无感染

3. 冒烟型骨髓瘤的诊断标准 见表 6-69-3。

表 6-69-3 冒烟型骨髓瘤的诊断标准

符合诊断 MM 的标准但有下列限制：

①无溶骨性病变

②骨髓中浆细胞占 10%～30%

4. 孤立性浆细胞瘤诊断标准 见表 6-69-4。

表 6-69-4 孤立性浆细胞瘤诊断标准

①单个浆细胞肿瘤

②不符合多发性骨髓瘤的诊断标准

③局部治疗后无单克隆免疫球蛋白血症的存在

④骨髓中浆细胞<10%

(二) 临床分期

多发性骨髓瘤的临床分期反映病程的早晚，并与治疗反应及预后密切相关，目前仍采用 1975 年 Durie-Salmon 临床分期系统(表 6-69-5)。当瘤细胞数量有限时，不引起临床症状，称临床前期，此期一般为 1～2 年。

表 6-69-5 多发性骨髓瘤分期标准

分期	分期标准	瘤细胞数($\times10^{12}/m^2$)
Ⅰ期	符合下述 4 项 (1) 血红蛋白>100g/L (2) 血清钙正常 (3) X 线检查无异常发现 (4) M 蛋白水平：IgG<50g/L，IgA<30g/L，轻链型尿中轻链<4g/24h	<0.6

笔记栏

续表

分期	分期标准	瘤细胞数（$\times10^{12}/m^2$）
Ⅱ期	既不符合Ⅰ期又不达Ⅲ期者	0.6～1.2
Ⅲ期	符合下述一项或一项以上者 (1) 血红蛋白<85g/L (2) 高钙血症 (3) 进展性溶骨病变 (4) M蛋白水平：IgG>70g/L，IgA>50g/L，轻链型尿中轻链>12g/24h	>1.2

每期又可再分为A组和B组：A组肾功能正常（血肌酐<176.8μmol/L）；B组肾功能不正常（血肌酐≥176.8μmol/L）。

（三）鉴别诊断

1. 反应性浆细胞增多症 机体慢性炎症、感染、肿瘤、结缔组织病等均可引起反应性浆细胞增多和免疫球蛋白水平增高。骨髓中成熟浆细胞增多，一般不超过10%，免疫球蛋白增高为多克隆性，免疫表型为$CD38^+$、$CD19^+$、$CD20^+$、$CD28^-$、$CD56^-$。

2. 未定性单克隆免疫球蛋白血症（MGUS） 原因不明的单克隆免疫球蛋白增多，无任何临床症状和体征，M蛋白升高的水平有限，且保持多年基本不变，IgG<30g/L、IgA<15g/L、IgM<15g/L、轻链型尿中轻链<1.0g/24h，骨髓浆细胞<10%且形态正常。少部分患者多年后可发展为MM或其他恶性浆细胞病。

3. 巨球蛋白血症 该病的特点为血清中出现大量单克隆免疫球蛋白IgM，骨髓中有淋巴细胞样浆细胞增生、浸润，无溶骨性病变存在。免疫表型为$CD19^+$、$CD20^+$、$CD56^-$。

4. 骨转移癌 有骨痛、溶骨性损害，但同时有成骨形成而形成混合性骨结构破坏，放射性核素扫描显示散在性的放射性浓集区，骨组织和骨髓检查可资鉴别。

5. 原发性系统性淀粉样变性 原发性系统性淀粉样变性是淀粉样物（即免疫球蛋白轻链）沉淀于舌、心、肾、肝、脾、消化道、神经系统等组织器官产生相应的临床表现，但骨髓中无骨髓瘤细胞浸润，无骨骼溶骨性病变。

6. 其他 肾病、重链病、淋巴瘤等均需与多发性骨髓瘤相鉴别。

案例 6-69-1

临床特点：

1. 患者，男，69岁。腰痛2年，头昏、乏力4月，少尿1周。

2. 体征：贫血外观，胸骨叩击痛阳性，$L_{1,2}$棘突有压痛及叩击痛，下肢水肿。

3. 小细胞低色素贫血，血清铁蛋白>1700μg/L，铁剂治疗无效。

4. 骨髓象：浆细胞明显增多占49%，可见幼浆、双核浆细胞及多核巨大瘤细胞。

5. 免疫电脉检测：血清κ、κ/λ值升高。尿κ增高。游离κ轻链。

临床诊断：多发性骨髓瘤κ轻链型Ⅲ期B组。

【治疗】

多发性骨髓瘤为进展性疾病，自然病程约6～12个月，常规化疗可使40%～70%患者病情得到有效控制，中位生存期为3～4年，近年开展的大剂量化疗联合造血干细胞移植明显提高了缓解率，但未能有效地防止耐药和复发，MM仍然是一种不能治愈的疾病。目前化疗仍是MM最主要的治疗手段。

（一）化学治疗

目前多发性骨髓瘤的化疗以联合化疗为主，可分为初治患者的诱导化疗和达到平台期后的维持治疗。

1. 初始治疗 初始治疗的目的是降低肿瘤负荷、缓解症状、达到稳定的平台期。首选MP方案和VAD方案（表6-69-6），70岁以上的MM患者及大部分不打算进行造血干细胞移植治疗的患者首选MP，有肾衰表现需要快速起效及打算进行造血干细胞移植治疗的患者以VAD作为主要的初始化疗方案。常用方案见表6-69-6。

表 6-69-6 MM常用化疗方案

方案	药物	剂量	途径	时间及程序
MP	美法仑	8mg/(m²·d)	po	d 1～4
	泼尼松	1～2mg/(kg·d)	po	d 1～4
				每4～6周重复一次
M2	长春新碱	1.2mg/(m²·d)	iv	d 21
	卡莫司汀	0.5mg/(kg·d)	iv	d 1
	美法仑	8mg/(m²·d)	po	d 1～4
	环磷酰胺	400mg/(m²·d)	iv	d 1
	泼尼松	1mg/(kg·d)	po	d 1～7
		0.5mg/(kg·d)	po	d 8～14
				每35天重复一次
VAD	长春新碱	0.4mg/(d·24h)	iv	d 1～4
	多柔比星	10mg/(m²·d)	iv	d 1～4

续表

方案	药物	剂量	途径	时间及程序
	地塞米松	40mg/d	po	d 1～4、d9～12、d 17～20 每28～35 天重复一次
EDAP	依托泊苷	60～100mg/(m^2·d)	iv	d 1～4
	地塞米松	40mg/d	po/iv	d 1～5
	阿糖胞苷	1000mg/m^2	iv	d 5
	顺铂	20mg/(m^2·d)	iv	d 1～4 每4 周重复一次
FMD	氟达拉宾	25mg/(m^2·d)	iv	d 1～3
	米托蒽醌	10mg/m^2	iv	d 1
	地塞米松	20mg/d	po	d 1～5

2. 维持治疗 进入稳定/平台期的 MM 患者可选择仅仅随访联合维持治疗，维持治疗一般选择激素、干扰素，如心、肝、肾、肺功能较好者可进大剂量化疗联合自体造血干细胞移植。

(二) 双磷酸盐

双磷酸盐是一种破骨细胞的特异性抑制剂，对 MM 患者可通过抑制骨质破坏和肿瘤生长以减轻疼痛，近年来是治疗肿瘤性骨病的常用药物。对于 MM 患者，无论是否存在明显的骨损害均可进行双磷酸盐治疗。骨质疏松、溶骨性病变的患者静脉使用帕米磷酸盐 90mg，静脉滴注时间至少 2 小时，每月一次。对于有肾功能损害者需调整双磷酸盐的治疗剂量、输注时间和给药的间隔时间。口服氯屈磷酸盐 1600mg/d 和静脉给帕米磷酸盐均有效。双磷酸盐治疗可在患者的病情好转后才考虑停药。

(三) 造血干细胞移植(SCT)

常用的方法为自体造血干细胞移植(ASCT)，ASCT 治疗 MM 优于传统化疗，对于进展期、一般状况良好的 MM 患者，若初始治疗有效或治疗后病情稳定可考虑进行移植治疗。

(四) 沙利度胺(Thalidomide，国内商品名反应停)

在 20 世纪 50～60 年代沙利度胺用于治疗孕妇的晨吐，由于造成了几乎是历史上最严重的药物不良反应而停用。1998 年，FDA 批准沙利度胺治疗结节性红斑狼疮，现在沙利度胺作为免疫调节药物用于治疗多种疾病如慢性 GVHD、类风湿关节炎等，同时作为抗血管生成的药物治疗某些肿瘤如胶质瘤、黑色素瘤、肾细胞、卵巢、前列腺和乳腺癌，Kaposi 肉瘤和 MM。

沙利度胺用于治疗 MM 作用机制有：①抑制 MM 细胞和骨髓基质细胞(BMSCs)分泌 VEGF 对抗血管新生活性；②直接诱导 MM 细胞的凋亡；③阻断 MM 细胞与 BMSCs 的黏附作用；④抑制 MM 细胞和BMSCs细胞因子的分泌和生物活性；⑤提高自然杀伤细胞活性进一步杀伤 MM 细胞。主要用于化疗或移植后复发及难治性 MM 患者，大多数人使用剂量在 300～400mg/d，起效的中位时间 3～8 周，单用有效率为 25%，与化疗联合用药约 75%。主要有镇静、疲劳、便秘、皮疹、外周神经炎及深静脉血栓形成等毒不良反应。

(五) 蛋白酶体抑制剂 PS-341(bortezomib，Velcade)

PS-341 是一种合成的高选择性的硼酸盐蛋白酶体抑制剂，直接作用于 MM 细胞并诱导耐药的 MM 细胞凋亡，克服 IL-6 对 MM 细胞的保护，并增强地塞米松的抗 MM 活性。在骨髓微环境中该药可抑制 MM 细胞与 BMSCs 的黏附，抑制 MM 细胞与 BMSCs 的黏附所触发的 IL-6 的转录及分泌，以及骨髓血管的新生。用于难治性、复发性 MM 的治疗。

(六) 三氧化二砷(As_2O_3)

As_2O_3作用于骨髓微环境可减少 MM 细胞与 BMSCs 的结合，抑制由 MM 细胞黏附所诱导的 IL-6 及 VEGF 的分泌，阻断 MM 细胞黏附于 BMSCs 后的增殖作用，并可诱导耐药 MM 细胞凋亡，加用地塞米松可克服 IL-6 的抗凋亡效应。

(七) 支持治疗

支持治疗在本病的治疗上占有重要地位，不容忽视。包括鼓励患者进行适度活动，应用止痛剂或局部放疗达到止痛效果，脊椎有病变者应睡加软垫的木板硬床，发生病理性骨折时则应限制活动并配备矫正性支架加以保护。保护肾功能是重要支持治疗之一，应适当补液、保证尿量 1500～2500ml/d，避免使用对肾脏有毒性药物。及时处理高钙血症、高尿酸血症、高黏滞血症，纠正贫血、控制出血及早防治感染等。

案例 6-69-1

处方及医生指导

1. 患者有肾功能不全存在，以 VAD 作为初始化疗方案。

2. 酌情输血纠正贫血，红细胞生长素 1 万 U、肌内注射、每周 3 次。

笔记栏

3. 避免使用对肾脏损害的药物，高钙血症可肌内注射或静脉注射降钙素 50U/d。高尿酸血症可口服别嘌醇 300mg/d。

4. 睡加软垫的木板硬床。

5. 加强对症支持治疗。

【预后】

与本病预后有关的因素有：临床分期、免疫球蛋白分型、浆细胞分化程度、血清 β_2 微球蛋白水平、血清乳酸脱氢酶水平等。应用常规 MP 方案治疗，约 5%患者可达完全缓解，缓解期一般不超过 18 个月，临床病程只能持续平均 3 年。导致患者死亡的主要原因是感染、肾功能衰竭、骨髓瘤进展所致全身衰竭或多器官衰竭。约有 5%患者转变为急性浆细胞白血病。

推荐阅读

Barlogie B，Tricot G，Anaissie E，et al. 2006. Thalidomide and hematopoietic—cell transplantation for multiple myeloma. N Engl J Med，354：1021～1030

Kyle RA，Rajkumar SV. 2004. Drug therapy：multiple myeloma. N Engl J Med，351：1860～1873

（汤爱萍）

第70章 恶性组织细胞病

案例 6-70-1

患者，男，44岁，农民。不规则发热1个月，面色苍白、呼吸困难1周。

患者于半个月前始出现不规则发热，体温在38～40℃之间，并伴有大汗，四肢酸软，全身无力，在当地经头孢唑啉、头孢哌酮/舒巴坦、左氧氟沙星、阿米卡星等抗炎治疗效果欠佳，自服退热药对乙酰氨基酚等，体温可短时间下降。1周前渐感面色苍白，呈进行性加重，并伴有咳嗽、呼吸困难，但无咳痰及咯血，骨骼及关节疼痛，皮肤黏膜无出血。发病来精神差、食欲下降，大小便正常。

体格检查：T 38.4℃，P 95次/分，R 20次/分，BP 105/70mmHg。神志清楚，轻度贫血外观，皮肤未见出血点及皮疹，颈部及腋部可触及多个0.5～2cm大小淋巴结，可活动，无压痛，巩膜轻度黄染，结膜苍白，胸骨无叩击痛，双肺中下野叩诊变浊、呼吸音减弱、未闻及干湿啰音，心界不大，各瓣膜区未闻及杂音，心律齐，腹软，无压痛，未触及包块，肝肋下2cm，质地中等，轻压痛，脾肋下4cm，移动性浊音阴性，四肢关节无红肿，双下肢无浮肿。

问题：

1. 该患者临床特点有哪些？
2. 如何考虑诊断方向？
3. 明确诊断需进行哪些检查？
4. 本病例需与哪些疾病相鉴别？

恶性组织细胞病(malignant histiocytosis, MH)是单核-吞噬细胞系统异常增生的恶性疾病，主要累及骨髓、肝、脾、淋巴结和其他组织。临床表现为高热、肝脾和淋巴结肿大、全血细胞减少和进行性衰竭，病情凶险，预后不良。

1939年，Scott和Robb-Smith报道了4例淋巴结及肝脾肿大、贫血、白细胞减少、发热和消瘦的患者，并称之为组织细胞髓性网状细胞增生症(histiocytic medullary reticulosis, HMR)，我国郁知非等于1959年首次报道了该病。1964年，秦光煜等以"网状细胞增生症"的名称报道27例患者的病理发现，故自该年起在我国将之称为恶性组织细胞病。由于组织细胞学的研究进展，原认定的网状细胞实为组织细胞，而非真正的网状细胞，于1966年Rappaport给该病提出了一个新发病名恶性组织细胞病，此后我国也改用了该病名。但在20世纪80年代后，由于细胞免疫表型检测手段的应用，有学者提出本病恶性细胞来源于淋巴细胞，并对MH的诊断提出了质疑，认为所谓的"MH"实质为"噬血细胞淋巴组织细胞增生症"(hemophagocytic lymphohistiocytosis, HLH)或为"间变性大细胞淋巴瘤"(anaplastic large-cell lymphoma, ALCL)，而真正源于单核-吞噬细胞系统恶化的真性MH极为罕见。到目前为此，国内外学者对MH恶性细胞的来源尚未统一，暂保留原有含义范围，待更明确及统一认识后再做必要的更正。

MH可侵犯任何年龄组，年龄在2～74岁之间，男性较女性更常见。

【病因与发病机制】

目前尚不清楚。可能与免疫功能缺陷、病毒感染、环境因素和遗传因素等有关。

【病理特点】

本病具有比较特征性的病理特点，表现为组织器官受到异常的组织细胞浸润，浸润细胞有巨大怪异常组织细胞、单核样组织细胞、淋巴样组织细胞、免疫母细胞样组织细胞及吞噬细胞，这些细胞混杂存在，松散排列，呈灶性或片状分布，不聚成肿瘤细胞团块。肝脏、脾脏、淋巴结等是最易受累的器官，也可侵犯肺、皮肤、肾、消化道黏膜肌层和浆膜层等。组织结构可以部分或全部破坏，浸润病灶可以出现粟粒样病灶和小的肉芽肿，但不形成瘤块。

【临床表现】

由于单核-吞噬细胞系统分布广泛，临床表现随受累器官损害不一而错综复杂。一般有两大类临床表现：一是恶性组织细胞在骨髓中增殖，导致正常造血功能障碍所致的表现；二是恶性组织细胞浸润器官和组织引起的表现。

笔记栏

(一) 正常骨髓造血功能受抑制表现

发热常是首发症状,多数表现为高热、少数为低热或中度发热,热型常不规则,并持续不退,抗生素治疗无效。面色苍白、乏力是因贫血所致,呈进行性加重;可表现有出血倾向,以皮肤瘀点、瘀斑,鼻出血,牙龈出血,月经增多多见,严重者可致颅内出血。主要是由于恶性组织细胞在骨髓腔中增殖并吞噬血细胞,影响正常造血功能障碍,导致血小板减少。

(二) 恶性组织细胞的浸润引起的表现

肝、脾和淋巴结常表现为轻度或中度肿大,病程后期可出现黄疸。胃肠道受浸润时可引起腹痛、腹泻、腹部包块、消化道出血、肠梗阻或肠穿孔。肺部浸润时出现咳嗽、咯血,X线胸片示片状模糊阴影,或纵隔肺门淋巴结肿大、胸腔积液。恶性组织细胞浸润皮肤可出现特异性皮肤损害,受累部位出现浸润性斑、结节、丘疹、溃疡、肿块和剥脱性红皮肤,多见于四肢。神经系统受累可表现为肢体麻木、脑神经病变、截瘫或颅内压增高。

案例 6-70-1

1. 起病急,以发热为主要症状,抗生素治疗效果欠佳。
2. 有咳嗽、呼吸困难等呼吸系统症状及相应体征。
3. 有贫血、黄疸的临床表现。
4. 有肝脾淋巴结肿大。

【实验室检查】

1. 血象 90%以上患者有贫血和血小板减少,晚期呈全血细胞减少,并随着病情加重全血细胞减少越显著,约有半数在外周血片末端边缘可见少量异常组织细胞,也可见幼粒-幼红细胞。

2. 骨髓象 骨髓增生程度与异常组织细胞浸润的程度相关,一般为增生活跃,如果增生减低,表明病情严重。大多数患者骨髓有组织细胞浸润及组织细胞明显吞噬现象,由于病变呈灶性分布很不均匀,有时可多次骨髓穿刺均未能找到异常组织细胞。异常组织细胞一般可分为:①异常组织细胞:胞体较大,外形不规则,有伪足样突起,胞质丰富,呈深蓝色,可有空泡,核呈圆形、椭圆或不规则形,偶有双核,核染色质细致或呈网状,核仁显隐不一。②多核巨组织细胞:胞体大,外形不规则,胞质呈浅蓝,通常有3~6个核或核呈分叶状,核仁或隐或显。③吞噬型组织细胞:胞体大,外形不规则,单核或双核,核呈椭圆,核染色质疏松,核仁隐约可见,胞质丰富,含有被吞噬的成熟红细胞、幼红细胞、血小板、中性粒细胞等。其他细胞尚有单核样组织细胞、淋巴样组织细胞和浆细胞样组织细胞等。异常组织细胞和多核巨组织细胞对MH有诊断意义,而吞噬型组织细胞缺乏特异性诊断价值。

3. 组织病理检查 如果骨髓象不能提供诊断,可做肝、脾、淋巴结及其他受累组织病理切片,可见各种异常组织细胞浸润,成片状或灶性松散分布,组织结构破坏。

4. 组织化学染色 异常组织细胞的化学染色表现为酸性磷酸酶阳性、可被酒石酸抑制,糖原弱阳性弥漫反应,非特异性酯酶阳性、可被氟化钠所抑制,过氧化物酶阴性。中性粒细胞碱性磷酸酶阳性率及积分明显减低。溶菌酶阳性、α1-抗胰蛋白酶阳性、α1-抗凝乳蛋白酶阳性。

5. 免疫学和分子生物学 大多数异常组织细胞表达:CD11b、CD11c、CD14、CD15、CD33、CD36、CD68和MAC-387。不表达T或B淋巴细胞标志物和淋巴细胞基因(免疫球蛋白或T淋巴细胞受体)重排。

案例 6-70-1

1. 血常规:Hb 92g/L、WBC 3.1×10^9/L、PLT 43×10^9/L,血涂片未发现异常细胞,中性粒细胞碱性磷酸酶7%,积分11分。
2. 骨髓象:增生活跃,粒系增生,中幼阶段比值偏高,呈核左移现象,红系减低,巨核细胞35个,血小板散在少见。组织细胞增多,吞噬型组织细胞、单核样组织细胞、淋巴样组织细胞易见,可见异常组织细胞,片尾偶见多核巨组织细胞。免疫组化CD11b、CD11c、CD14、CD15、CD68阳性。
3. X线检查:双侧胸腔中等量积液,两肺无实变。
4. 超声波检查:肝脾肿大。
5. 血液检查:血清总蛋白62g/L、白蛋白34g/L、球蛋白28g/L、STB 28.3μmol/L、CB 8.1μmol/L、UCB 20.3μmol/L、ALT 110U/L、AST 87U/L、ALP253U/L、BuN 5.7mmol/L、Cr 165μmol/L,血清铁蛋白1430μg/L,ESR 45mm/h。血细菌培养、肥达反应、结核抗体、PPD试验阴性,乙肝、丙肝病毒学检查阴性,抗核抗体、类风湿因子阴性,ASO正常。

笔记栏

【诊断和鉴别诊断】

目前本病诊断主要依靠临床表现、细胞形态学或组织病理检查。由于本病的临床表现复杂，且缺乏特异性，初诊时较易漏诊及误诊。对不明原因的长期发热而不能以感染性疾病解释者，尤其是伴有全血细胞减少和肝、脾、淋巴结肿大时，应考虑本病可能。确诊必须找到一定数量的异常组织细胞或多核巨组织细胞，由于骨髓不一定受累且病变呈灶性分布，因此一两次检查阴性不能除外 MH，需多部位重复穿刺检查。目前国内的诊断标准见表 6-70-1。

表 6-70-1　MH 的诊断标准

①临床表现：长期发热，以高热为主，伴进行性全身衰竭，肝、脾、淋巴结肿大，还可有黄疸、出血、皮肤损害和浆膜腔积液
②实验室检查：全血细胞减少，血片或骨髓片中有异常组织细胞和(或)多核巨细胞细胞存在
③受累组织病理切片可见异常组织细胞浸润，组织结构破坏
凡具备①＋②或①＋③且能排除反应性组织细胞增多症者即可诊断为 MH

诊断必须强调临床表现的重要性，有临床表现又有形态学支持则可确诊，临床怀疑而无形态学变化不能排除本病，应反复进行多部位骨髓穿刺及可能的活体组织病理检查，有形态学特点但与临床表现不符者，需与反应性及其他组织细胞增生性疾病相鉴别。

1. 反应性组织细胞增多症　有明显的原发病存在，如感染性疾病、变态反应性疾病、恶性肿瘤性疾病均可引起反应性组织细胞增多症，一般呈良性过程，原发病去除后，增生的组织细胞可自然消失。骨髓象有数量不等的组织细胞，大多为成熟型或单核样及淋巴样组织细胞、吞噬型组织细胞，无异常组织细胞和多核巨细胞，针对病因治疗有很好的效果。

2. 间变性大细胞淋巴瘤　在间变性大细胞淋巴瘤中的淋巴组织细胞型，其主要由组织细胞组成，同时伴有不同数量的大间变性淋巴细胞、小淋巴细胞和浆细胞，并可有组织细胞吞噬血细胞现象，与 MH 在临床上、组织病理上易发生混淆，但瘤细胞通常表达 CD30，尤其是大细胞表面常呈强阳性，CD2、CD4 阳性。

案例 6-70-1

临床特点：

1. 患者为中年男性。长期发热 1 个月，抗生素治疗效果欠佳。

2. 黄疸、肝脾淋巴结肿大、浆膜腔积液。

3. 全血细胞减少，中性粒细胞碱性磷酸酶明显低于正常。

4. 骨髓象：异常组织细胞，片尾偶见多核巨组织细胞。免疫组化 CD11b、CD11c、CD14、CD15、CD68 阳性。

临床诊断：

恶性组织细胞病。

【治疗】

目前尚缺乏有效的治疗方法，一般采用抗肿瘤药物的联合化疗。化疗方案有：COPP 方案、CHOP 方案等，每月间隔给药。本病常进展迅速，并且大多数患者不能长期缓解。

案例 6-70-1

处方及医生指导

1. 加强对症支持治疗：长期高热、进食较差，给予能量、电解质的补充，注意纠正酸碱平衡紊乱。

2. 避免使用肝脏损伤的药物，加强护肝治疗。

3. 给予联合化疗：COP 或 CHOP 方案。

【预后】

恶性组织细胞病大多数发病急、病程较短，生存期小于 6 个月者占 87.1%，主要死亡原因为全身衰竭、出血及感染。少数死于肝肾功能衰竭或心力衰竭。

推荐阅读

Schmidt D. 2001. Malignant histiocytosis. Curr Opin Hematol, 8:1～4

（汤爱萍）

第71章 骨髓增生性疾病

骨髓增生性疾病(myeloproliferative disease,MPD)是一组克隆性造血干细胞增殖性疾病,其共同特征是血细胞生成增加,表现为骨髓中一系或多系髓系细胞的有效性增生,成熟基本正常,外周血表现为粒细胞、红细胞和(或)血小板增多。临床经过缓慢、隐匿,可无症状或有低热、消瘦、多汗,常有肝脾肿大、出血倾向、血栓形成及髓外化生(extramedullary metaplasia),最终可导致骨髓衰竭或向急性白血病转化。

2001年,WHO将MPD分为:慢性粒细胞白血病、慢性中性粒细胞白血病、慢性嗜酸粒细胞白血病/高嗜酸粒细胞综合征、真性红细胞增多症、原发性血小板增多症、原发性骨髓纤维化和MPD不能分类。本组疾病发病原因不详,除CML中bcr/abl融合蛋白有激酶活性外,其他MPD的分子水平发病机制还知之甚少。推测骨髓的多能干细胞在向不同方向细胞分化过程中,受不明原因刺激而产生失控性、持续性的增殖病变。

本组疾病的发病、临床表现、病情转归有某些共同特征,见表6-71-1。

表6-71-1 MPD的共同特征

1. 病变发生在多能造血干细胞,克隆性增生为其特征
2. 各病以骨髓某系细胞恶性增殖为主,同时有累及其他系统造血细胞的表现,细胞成熟无显著异常
3. 各病症之间可共同存在或相互转化,最终进展为骨髓衰竭或转化为急性白血病
4. 细胞增生还可发生于脾、肝、淋巴结等髓外组织,即髓外化生

本章重点介绍真性红细胞增多症、原发性血小板增多症、原发性骨髓纤维化。

第一节 真性红细胞增多症

红细胞增多是单位体积外周血中红细胞(RBC)数、血红蛋白(Hb)与血细胞比容(Hct)明显高于正常。男性RBC>6.0×10^{12}/L、Hb>170g/L、Hct>0.54,女性RBC>5.5×10^{12}/L、Hb>160g/L、Hct>0.5即为红细胞增多。红细胞增多可分相对性增多和绝对性增多两大类,前者为血浆容量减少,血液浓缩,红细胞量相对增多,后者为红细胞量绝对增多。按发病原因,绝对红细胞增多以可分为原发性和继发性。

案例6-71-1

患者,女,55岁。面色潮红1年,嘴角歪斜2周。

患者于1年前始出现面色潮红,呈进行性加重,伴疲乏无力,四肢麻木感,经常眩晕,未引起重视。2周前嘴角歪斜,双下肢乏力,行走不便,曾于当地CT检查提示多发性脑梗死,Hb 221g/L,而转入我院。既往有"高血压病"、"冠心病"史。

体格检查:T 36.8℃,P 75次/分,R 20次/分,BP 165/98mmHg。发育正常,营养中等,颜面部潮红,眼结膜充血,口唇发绀,左侧鼻唇沟变浅,伸舌偏左,巩膜无黄染,浅表淋巴结未触及肿大,胸骨无叩击痛,心肺检查未见异常,腹软,肝肋下可触2cm,脾肋下可触6cm,无触痛,左上肢肌力Ⅱ级,下肢肌力Ⅲ级。

问题:

1. 该患者属于哪类疾病,依据是什么。
2. 选择哪些有意义的实验室检查。
3. 如何进行治疗。

真性红细胞增多症(polycythemia vera,PV)是一种获得性克隆性多能干细胞的骨髓增殖性疾病,表现为红系的明显增生且不受正常红系造血调节的限制,常伴有粒系及巨核细胞系增生,临床表现为皮肤黏膜红紫、肝脾肿大等症状,外周血红细胞数绝对增多,常伴有白细胞总数及血小板数增多。本病起病隐匿,病程进展缓慢,多数发生在50~60岁之间,属中老年性疾病,男性患者稍高于女性,发病率是0.1~2.6/10万。

【病因和发病机制】

真性红细胞增多症的病因和发病机制仍不清楚。认为本病是多能造血干细胞克隆性疾病,其克隆起源已被女性杂合子中的X染色体的多态性标记葡萄糖-6-磷酸脱氢酶(G-6-PD)所证实。某一PV患者同时为G-6-PD缺乏的杂合子,所有造血干细胞表达A型G-6-PD,而非造血细胞则是A型及B型G-6-PD,提示病变在多能干细胞水平。本病的发病机制可能为:①红细

笔记栏

胞克隆性增殖:PV患者的骨髓单个核细胞进行红细胞集落生成单位(CFU-E)培养,不加红细胞生成素(EPO)也能形成红细胞集落,而正常细胞则必须加EPO才能生成红细胞集落,前一类细胞为红细胞生成失控引起肿瘤性变化的标志;②红系祖细胞对EPO的敏感性增强;③多能干细胞异常、细胞凋亡机制等也参与了PV的发生。约1/4的患者初诊时有核型异常,随着病情进展其发生率增加,认为其发病可能与造血干细胞单一基因突变有关。

【临床表现】

患者起病缓慢,大多患者不能说明具体发病时间,有的在血常规检查时或出现了合并症时才诊断。临床表现与血液循环中和红细胞增多,血容量增加、血液黏度增加,血流缓慢及栓塞有关。

1. 皮肤表现 患者突出特征表现为皮肤、黏膜红紫,特别是面颊部、口唇、眼结膜、手掌等处更为明显,约有40%的患者出现皮肤瘙痒,淋浴后更明显,可能与组胺增多有关。

2. 神经系统表现 60%～80%患者可有神经系统症状,早期可出现头痛、头晕、疲乏、耳鸣、多汗、眼花、健忘等,有时出现肢端麻木与刺痛、视力障碍、眩晕等,少数患者以脑血管意外为首发症状,是本病最严重并发症之一。

3. 血栓形成与出血 血栓形成是PV最常见的并发病,发生于约1/3的患者,以脑血管意外最常见,其次为心肌梗死、深静脉血栓和肺栓塞。有的患者表现为一过性脑缺血、浅表血栓性静脉炎、肠系膜动静脉血栓,肝静脉血栓形成引起Budd-Chiari综合征等。

皮肤瘀斑及黏膜出血也是常见的并发症,约1/4的患者可出现皮肤瘀斑、牙龈出血、鼻出血、咯血、月经过多及手术后渗血不止。一般出血量不大。产生出血原因与组织缺氧、血管内皮细胞损伤及血小板质和量的异常有关。

4. 肝脾肿大 约有40%～50%患者肝脏肿大,70%～90%患者脾脏肿大,肿大的程度不同,一般脾肿大较肝肿大明显,其程度随病情进展而增加。

5. 消化系统表现 约10%～16%患者合并有消化性溃疡,与组胺增多,刺激胃腺壁细胞分泌大量胃酸有关。此外还可因肝脾肿大而出现上腹部发胀、饱满感、疼痛感。

6. 其他 骨髓细胞过度增生引起核酸代谢增加,常导致血尿酸水平增高,并可发生痛风或尿路、胆道形成尿酸性结石。由于血容量增加、血液黏度增加使心脏负荷增加引起充血性心力衰竭。

本病临床病程可分为三期,见表6-71-2。

表6-71-2 PV的临床病程分期

1. 红细胞增生期(多血期):骨髓红系增生,外周血红细胞明显增多,部分患者白细胞及血小板也增多,持续数年,约半数进入骨髓纤维化期
2. 骨髓纤维化期及髓样化生:肝脾脏等出现髓外造血,骨髓广泛网硬蛋白和胶原纤维化,血象处在正常代偿阶段
3. 骨髓衰竭期:全血细胞减少

案例6-71-1

1. 起病缓慢,以面色潮红、四肢麻木、眩晕、多发性脑梗死主要症状。

2. 有肝脾肿大。

3. 外周血血红蛋白增高Hb 221g/L。

【实验室检查】

1. 血象 红细胞数大多在(6～10.0)×10^{12}/L,血红蛋白多为170～240g/L,可呈小细胞低色素(由于缺铁),网织红细胞常无明显增加;约2/3患者出现白细胞数增多,多在(10.0～30.0)×10^9/L,并伴有核左移,可见中、晚幼粒细胞和嗜酸、嗜碱粒细胞;1/2患者有血小板数增高,在(300～1000)×10^9/L之间,伴有畸形血小板存在,血小板寿命轻度缩短,黏附、聚集功能均减低。约70%患者可出现中性粒细胞碱性磷酸酶增高。出血时间、凝血酶原时间、部分凝血活酶时间及纤维蛋白含量一般正常。

2. 骨髓象 各系造血细胞显著增生,巨核细胞增生明显,粒红比例下降,铁染色显示储存铁减少。在晚期,骨髓可出现"干抽"。骨髓活检显示三系细胞均增生,脂肪细胞为造血细胞所替代,胶原纤维增生。

3. 血容量及血液黏滞度 全血容量增加,红细胞总容量增加,血浆容量一般正常;血液黏滞性增加,红细胞沉降率明显缓慢。

4. 血液生化 部分患者可有血尿酸及组胺增加,血清维生素B_{12}及维生素B_{12}结合能力增加,血清铁减低,血液及尿中红细胞生成素减少,动脉血氧饱和度正常。

5. 其他检验 10%～20%患者存在细胞遗传学异常,以+8、+9、20q-、13q-和1q-最多见,核型异常作为克隆性标记。PV患者骨髓有内源性红系集落,即不加EPO时在体外可形成CFU-E。

笔记栏

案例 6-71-1

1. 血常规：Hb 225g/L、MCV 76.6 fl、MCH 25.9 pg、MCHC 338g/L、RBC 8.7×10^{12}/L、WBC 20.72×10^{9}/L、PLT 524×10^{9}/L，血涂片中性杆状核粒细胞6%、中性分叶核粒细胞71%、可见有核红细胞及晚幼粒细胞。中性粒细胞碱性磷酸酶阳性率67%，积分182分。

2. 骨髓象：增生明显活跃，粒系增生占31%，细胞形态正常，红系明显增生占53%，细胞形态正常，巨核细胞67个，血小板成堆易见。

3. 超声波检查：肝脾肿大。

4. 血液检查：动脉血氧饱和度正常、血清铁蛋白 195μg/L，ESR 2mm/h，血尿酸 477μmol/L，β_2-MG 2.84mg/L，血清维生素 B_{12} 742pg/ml、维生素 B_{12} 结合能力 2370pg/ml。

【诊断及鉴别诊断】

典型病例根据临床表现及实验室检查诊断并不困难，但对于早期临床表现不典型者诊断不易确立。

(一) 诊断

WHO关于PV诊断标准见表6-71-3。

表 6-71-3 PV的诊断标准(WHO)

主要标准：
- A1：红细胞容量增加(超过正常预期均值25%)，或男性Hb>185g/L，女性Hb>170g/L
- A2：无继发性红细胞增多症的原因
- A3：脾肿大
- A4：骨髓细胞无Ph染色体、bcr/abl融合基因，但可有克隆性遗传学异常
- A5：体外培养有内源性红系集落形成

次要标准：
- B1：血小板增多>400×10^9/L
- B2：白细胞增多>12×10^9/L
- B3：骨髓活检示全骨系增生以红系和巨核系增生明显
- B4：血清EPO减少

具有A1+A2+任何A项或A1+A2+B项中任何2项均可诊断PV

(二) 鉴别诊断

诊断PV需排除因呕吐、腹泻、多汗、利尿等机体脱水导致血容量减低、血液浓缩而产生的相对性红细胞增多和其他众多疾病引起的绝对红细胞增多，如慢性缺氧状态(发绀性先天性心脏病、高原病、肺部疾患等)、肾脏病变、肿瘤、皮质醇增多症等(表6-71-4)。

表 6-71-4 各类红细胞增多症的鉴别要点

	真性红细胞增多症	继发性红细胞增多症	相对性红细胞增多症
病因	不明	慢性缺氧状态或异常红细胞生成素增高	血液浓缩、血浆容量减少
脾肿大	有	无	无
血细胞压积	增加	增加	无
全血容量	增加	增加	减少
白细胞数	增加	正常	正常
血小板数	增加	正常	正常
动脉血氧饱和度	正常	减低或正常	正常
NAP	增高	正常	正常
骨髓涂片	全血增生	红系增生	正常
血清维生素 B_{12}	增高	正常	正常
EPO水平	降低	增高	正常
内源性CFU-E生长	有	无	无

案例 6-71-1

临床特点：

1. 女性，55岁。面色潮红、口角歪斜2周。

2. 体征：BP 165/98mmHg。鼻唇沟变浅，伴舌偏左，肝脾肿大。左上肢肌力Ⅱ级，下肢肌力Ⅲ级。

3. 全血细胞增多，以红细胞增多为主，中性粒细胞碱性磷酸酶增高。

4. 骨髓象：增生明显活跃，以红细胞系增生为主，细胞形态正常。

5. 血液检查：动脉血氧饱和度正常，血清维生素 B_{12}、维生素 B_{12} 结合能力增高。

临床诊断：

真性红细胞增多症。

【治疗】

目前尚无特效治疗，大多采用综合治疗。PV的治疗主要是使红细胞容量及全血容量降低，以清除临床症状及防止可能发生的合并症。

(一) 静脉放血

本法可在短期内降低红细胞容量，从而减轻症状，可单独应用或与其他治疗联合使用。静脉放血每次200～400ml，1周2～3次，直至Hct<0.45。近年来可采用红细胞单采术，一次去除

笔记栏

800～1000ml 红细胞，可使 Hct 迅速达正常范围。维持治疗可每 1 个月以上放血一次。但对老年、心血管功能受损的患者采用小量多次放血更适合。静脉放血简单、易行、安全，但其不降低白细胞及血小板，反可使血小板继续增多；反复静脉放血可造成铁的缺乏，宜加注意。

（二）化学治疗

1. 羟基脲 该药是非烷化剂的抗代谢药物，通过抑制胸腺嘧啶脱氧核苷掺入 DNA 从而抑制 DNA 合成，是 PV 治疗中常用的骨髓抑制剂。它对骨髓抑制作用持续时间短，临床需连续使用，剂量为15～20mg/(kg・d)。治疗有效率约 70%，不良反应较小。

2. 白消胺（马利兰） 属烷化剂，通过抑制 DNA 合成，阻碍细胞分裂，达到抑制骨髓造血。该药产生的骨髓抑制作用持续时间长，应间歇或小剂量给药，剂量为 2～4mg/d。个别患者可出现骨髓增生不良和肺纤维化。

3. 高三尖杉酯碱 常用剂量为 2～4mg/d 肌内注射或静脉滴注，每天 1 次，连续或间歇应用直至红细胞比容及血红蛋白降到正常。高三尖杉酯碱使真核细胞内多聚糖体解聚，抑制蛋白合成，对红细胞系的 DNA 合成也有抑制作用，有效率约 70%。

4. 其他药物 苯丁酸氮芥（瘤可然）4～6mg/d、环磷酰胺 100～150mg/d、苯丙酸氮芥（美法仑）4～6mg/d 口服给药，缓解后改为维持量。这类药物均属烷化剂疑有转化为急性白血病的问题，目前不推荐使用。

（三）放射性核素磷

^{32}P 为放射性核素 β 射线，是一种选择性内照射疗法，主要通过损伤 DNA 和 RNA 来达到抑制细胞生成作用，是最初治疗 PV 的有效方式之一，有效率为 80%。

（四）α-干扰素

α-干扰素能抑制多能造血祖细胞和定向造血祖细胞的增殖，同时抑制血小板衍生生长因子，减轻骨髓纤维组织增生，并能有效缓解 PV 的皮肤瘙痒症状。剂量为 300 万 U/次，皮下注射，3 次/周，疗程 1 年以上，有效率为 70%～80%。目前不认为该药可导致白血病。

（五）氯米喹酮（anagrelide）

为喹唑啉酮衍生物，可抑制环核苷酸磷酸二酯酶，以及抑制磷脂酶 A2 阻碍花生四烯酸的产生。它选择性抑制巨核细胞成熟，减少血小板生成，有效控制患者的血小板数量，而对白细胞无影响。当血小板持续增多在 1500×10^9/L 以上，尤其伴有出血、血栓或微血管症状时，可考虑应用本药。

笔记栏

（六）对症治疗

伴有高尿酸血症、痛风性关节炎、尿酸性肾病患者，在使用细胞毒性药物的同时可合用别嘌醇，100～300mg/d，并大量饮水，避免进食高尿酸食物，痛风性关节炎可用秋水仙碱。当血小板 $>1000\times10^9$/L 可适当选用抗血小板药物阿司匹林、双嘧达莫等抑制血小板功能减少、血栓形成和血栓栓塞事件发生。皮肤瘙痒可试用抗组胺类药物，如阿司咪唑、西咪替丁等（表 6-71-5）。

表 6-71-5 真性红细胞增多症的治疗

治疗	优点	缺点
静脉放血	危险低	不能控制血小板或白细胞增多
羟基脲	控制白细胞和血小板增多，致白血病的危险较低	需连续治疗
白消胺	易于服用，延长缓解时间，致白血病可能不高	过量引起骨髓受抑时间长，有致白血病的危险，长期使用引起肺和皮肤毒性
^{32}P	无患者依从性，对血小板和白细胞增多控制时间长	昂贵和相对不方便，中等致白血病危险
苯丁酸氮芥	易于服用，可良好控制血小板和白细胞增多	致白血病危险性高
干扰素	致白血病的可能性低，对瘙痒有作用	不方便，昂贵，常有不良反应
氯米喹酮	选择性作用于血小板	只选择作用于血小板

案例 6-71-1

处方及医生指导

1. 静脉放血，静脉放血每次 200～400ml，1 周 2～3 次。

2. 羟基脲，剂量为 15mg/(kg・d)，口服，每日三次。

3. 高尿酸血症：鼓励多饮水，别嘌醇，300mg/d，分三次口服。

4. α-干扰素：剂量为 300 万单位/次，皮下注射，3 次/周。

【预后】

本病发展缓慢，如无合并症，病程可达 10～20 年。不过最终可发生白血病或骨髓纤维化、骨髓衰竭。血栓形成是最常见的死亡原因，其次是白血病、其他肿瘤、出血和衰竭。

第二节　原发性血小板增多症

血小板增多指外周血血小板>400×10⁹/L。引起血小板增多的病因很多，分为两大类：原发性和继发性，后者可因感染、肿瘤、出血、溶血、创伤、脾切除后等因素诱发。

案例 6-71-2

患者，男，78 岁，退休干部。左侧肢体活动障碍 2 周，皮肤瘀斑 6 天。

患者于 2 周前突然出现左侧肢体活动障碍，伴头昏、乏力，无头痛、呕吐、意识障碍、抽搐等，MRI 提示为基底多发性急性梗死，给予改善脑循环、抗血小板聚集等药物治疗（阿司匹林、尼莫地平），6 天前出现全身皮肤瘀斑，并逐渐加重，但无发热，骨关节疼痛等症状，精神差，大小便正常。

体格检查：T 36.3℃，P 84 次/分，R 22 次/分，BP 120/75mmHg。神志清楚，痛苦面容，全身皮肤多处可见大片状瘀斑，以躯干部为主，背部有一 20cm×20cm 皮下血肿，浅表淋巴结未触及肿大，左侧鼻唇沟变浅，伴舌偏左，胸骨无叩击痛，心肺检查未见异常，腹软，肝肋下未触及，脾肋下 3.5cm，左上肢肌力Ⅰ级，下肢肌力Ⅲ级，门诊血象检查示：WBC 24×10^9/L、Hb 91g/L、PLT 1349×10^9/L。

实验室检查：

1. 血常规：Hb 87g/L、MCV 84.5 fl、MCH 34.7 pg、MCHC 353g/L、RBC 2.93×10^{12}/L、WBC 25.2×10^9/L、PLT 1528×10^9/L。中性粒细胞碱性磷酸酶 85%，积分 289 分。

2. 骨髓象：增生明显活跃，粒系增生，细胞形态正常，红系明显增生、细胞形态正常，巨核细胞 143 个，血小板成片、成堆易见。

3. 超声波检查：肝脾肿大，肩胛下混合性肿块考虑皮下血肿。

4. 血液检查：血清铁蛋白 784.5μg/L，β_2-MG 5.1mg/L，LDH 616.2U/L，APTT 29.6s、PT 11.6s、Fg2.31g/L、3P（－），AFP、CEA 正常。

问题：

1. 该患者的临床特点有哪些？
2. 明确诊断的疾病是什么？
3. 需与哪些疾病鉴别？
4. 如何选择治疗方案？

原发性血小板增多症（primary thrombocythermia PT）也称为“出血性血小板增多症”，系一种多能造血干细胞的克隆性疾病，其特征为骨髓中巨核细胞过度增生、外周血小板数量持续增多并可伴有质量异常。临床主要表现为出血倾向和血栓形成。本病较少见，发病多为中年以上，男女发病率无明显差异。

【病因与发病机制】

到目前为止尚未发现明确的病因，也未发现特征性的染色体异常和基因异常，为克隆性多能干细胞疾患。突变发生在分化主要倾向于巨核-血小板系的多能干细胞，导致骨髓中巨核细胞持续增殖，血小板生成增多。体外研究证明，患者骨髓巨核细胞集落形成单位数量增加，而且在缺乏外源性生长因子的条件下仍可形成巨核细胞集落形成单位，部分患者血浆中血小板生成素（TPO）水平增高。

【临床表现】

原发性血小板增多症患者起病较为缓慢，有 1/2～2/3 患者可无症状，偶然机会发现血小板增多。部分患者可出现头晕、疲劳、乏力、失眠、低热、盗汗、体重减轻等症状，80%患者有脾肿大，一般为轻度至中度肿大，部分患者可有肝脏的轻度肿大。

1. 出血　产生出血的原因与血小板内在缺陷有关：血小板黏附和聚集功能减退、血小板 5-羟色胺含量不足、血小板因子Ⅲ的释放减低等。特点多是发生于浅表部位自发性出血或是轻微外伤后出血，最常见的出血部位是鼻、牙龈及与胃肠道黏膜。年龄较大、血小板特别增多者易发生出血的危险。

2. 血栓形成　PT 患者易发生脾静脉、肠系膜静脉、下肢深静脉血栓形成，可引起相应的临床症状，下肢动脉血栓形成可引起间歇性跛行。此外，栓塞还发生在脑、心、肝、肾、肺、盆腔等部位并产生相应症状。

【实验室检查】

1. 血象　血小板计数多在（1000～3000）×10⁹/L，血小板形态体积较大，偶见有核巨核细胞碎片，外周血网织血小板增加。白细胞计数

笔记栏

轻度增多，多在（10～30）×10^9/L，分类中以中性分叶核细胞为主，偶见幼粒细胞。中性粒细胞碱性磷酸酶积分增高。少数患者红细胞计数增多。

2. 骨髓象 各系细胞均明显增生，以巨核细胞增生尤为显著，常有巨大的巨核细胞，伴成簇出现，血小板聚集成堆。骨髓活检可出现网硬蛋白轻度增加。

3. 血小板及凝血功能试验 血小板黏附功能及腺苷二磷酸、肾上腺素诱发的血小板聚集功能异常，血小板因子Ⅲ有效性降低。凝血检查一般正常。

4. 其他 血尿酸、乳酸脱氢酶及溶菌酶可升高，部分患者可出现假性高钾血症。

【诊断及鉴别诊断】

原因不明的血小板持续增多＞1000×10^9/L、骨髓巨核细胞增多、脾脏肿大并有出血倾向或血栓形成是诊断本病的依据。

（一）诊断

WHO关于PT诊断标准见表6-71-6。

表6-71-6 PT诊断标准（WHO）

诊断条件：
①持续血小板600×10^9/L。
②骨髓活检显示：主要是巨核细胞增生伴巨大的巨核细胞增多。

续表

排除条件：
①无PV的证据。
②无CML的证据。
③无MF的证据。
④无MDS的证据。
⑤无反应性血小板增多的证据。

（二）鉴别诊断

原发性血小板增多症需与继发性血小板增多症（表6-71-7）、其他骨髓增生性疾病（表6-71-8）相鉴别。

表6-71-7 原发性和继发性血小板增多症的鉴别要点

鉴别点	继发性血小板增多症	原发性血小板增多症
病因	继发于某些病理或生理因素	不明
病期	常为暂时性	持续性
血小板计数	一般＜1000×10^9/L	常＞1000×10^9/L
血小板生成时间	一般正常	正常或轻度缩短
血小板形态和功能	一般正常	常不正常
骨髓巨核细胞	轻度增多	显著增多并可见幼稚巨核细胞
脾肿大	常无	常有
白细胞计数	一般正常	常增多
血栓和出血	少见	常见

表6-71-8 各类骨髓增生性疾病的特点

	PT	PV	CML	MF
临床表现	出血为主，有血栓形成	高血容量综合征，栓塞	贫血、出血为主	贫血
脾肿大	轻至中度	轻至中度	中至重度	中至重度
红细胞计数（×10^{12}/L）	轻度升高	＞6.0	正常或偏低	低于正常
粒细胞计数（×10^9/L）	＜50	＜50	＞50	10～20
血小板计数（×10^9/L）	显著增高	正常或增多	正常或偏低	低于正常
其他	异形血小板		幼稚粒细胞	外周血幼红、幼粒细胞，滴状红细胞
NAP	大多增高	增高	降低	增高
骨髓象	巨核细胞系增生为主，见可幼巨核细胞增多	红细胞系增生	粒细胞系增生为主，可见各阶段粒细胞	增生减低，活检可见纤维化
病程中骨髓	常发生	常发生	少数发生	全部发生纤维化
转成急粒	极少	5%～30%	80%	5%～20%
髓外化生	25%	20%	少	常见
Ph染色体或bcr/abl基因	少数阳性	阴性	阳性	少数阳性
中位生存期	＞10～15年	10～15年	3～4年	5年

【治疗】

PT目的是减少血小板数量以控制和预防出血、血栓形成和栓塞。对于具有出血、血栓病史者，血小板控制的目标值为低于 400×10^9/L，其他患者血小板控制在低于 600×10^9/L 即可。

1. 羟基脲 羟基脲能有效控制血小板数，并能减少 PV 患者血栓形成的发生率。开始 15～30mg/(kg·d)口服，一般在4～8星期内使血小板数接近或降至正常范围，而后减为维持量，维持剂量大小及时间长短因人而定。

2. 干扰素 能直接抑制巨核细胞克隆性增生并导致巨核细胞体积成倍减少，对巨核细胞前体细胞也有抗增殖作用。剂量为300万单位/次，皮下注射，每周3次，大多数患者的血小板在1～2个月内接近或降至正常水平。

3. 烷化剂 可控制巨核细胞系的过度增生，使血小板数降至正常水平。白消胺4～6mg/d、环磷酰胺100～200mg/d、美法仑4～6mg/d口服，均有一定疗效。但有诱发白血病的可能。

4. 血小板单采术 可迅速减少血小板数量、改善症状。通常用于并发急性危及生命的血栓与出血并发症患者，在紧急情况下采用，根据病情和需要决定血小板置换次数和间隔时间。可刺激血小板生成加快，引起血小板反弹，不宜长期应用，多与作用快的化疗药物羟基脲同时使用。

5. 氯咪喹酮 氯咪喹酮主要作用是抑制巨核细胞的发育、成熟，从而达到降低血小板的作用。推荐剂量为0.5mg或1mg，口服，每日2～4次，该药不影响白细胞数，停药后血小板数将迅速回升。

6. 放射性核素 ^{32}P 为治疗本病的重要手段，效果显著，见效快，可口服或静脉注射，首次剂量为 11.1×10^7～14.8×10^7 Bq，必要时3个月后可重复使用。

7. 对症治疗 血小板计数过高易并发血栓形成，可口服阿司匹林、双嘧达莫、吲哚美辛等药物降低血小板黏附和聚集能力，预防血栓形成。

切脾一般禁忌，因手术可使病情恶化，促使血栓形成。

【预后】

患者大部分呈良性过程，中位生存期常在10～15年以上，重要器官的血栓形成或出血为本病主要死亡原因。部分患者可转变为真性红细胞增多症、慢性粒细胞白血病、骨髓纤维化。

第三节 原发性骨髓纤维化

案例 6-71-3

患者，男，71岁，农民。头昏、乏力、消瘦1年，骨痛2周。

患者于1年前始出现头昏、乏力，面色苍白，皮肤发黄，纳差等症状，并出现体重进行性下降，约10kg，无皮肤黏膜出血、发热等症状，未引起重视，近2周来患者全身骨痛，呈游走性，曾于当地多次骨穿干抽。

体格检查：T 36.8℃，P 80次/分，R 20次/分，BP 108/60mmHg。神志清楚，精神稍差，重度贫血外观，皮肤巩膜轻度黄染，皮肤未见瘀点、瘀斑，浅表淋巴结未触及肿大，颈软，胸骨无叩击痛，两肺呼吸音清，心率80次/分，心律齐，肝肋下未触及，脾肿大：A线6cm、B线9cm、C线0cm，双下肢轻度浮肿。

问题：

1. 患者的临床表现提供了哪些诊断线索？
2. 明确诊断需进行哪些实验室检查？
3. 需与哪些疾病进行鉴别？
4. 如何进行治疗？

原发性骨髓纤维化（primary myelofibrosis，MF）是骨髓造血组织被弥漫性增生的纤维组织所替代，从而影响正常的造血功能，并伴有髓外造血（或称髓外化生），主要在脾，其次在肝、淋巴结。临床上表现为脾脏显著肿大，外周血出现幼红、幼粒细胞及泪滴状红细胞，骨髓呈干抽现象。本病起病缓慢，多见于50～70岁之间，男女发病相等。

【病因和发病机制】

病因及发病机制目前尚不完全清楚。目前认为MF是造血干细胞疾病，表现为骨髓多能造血干细胞、骨髓巨核系造血前体细胞及巨核细胞受不明因素反复刺激而产生单克隆或肿瘤样增生；而成纤维细胞增生为非克隆性，是对多能干细胞、造血细胞异常增生的反应性表现。异常巨核细胞增生及巨核细胞α颗粒中多种纤维相关生长因子：血小板衍生生长因子（PDGF）、转化生长因子β、上皮生长因子、内皮细胞生长因子和成纤维生长因子的释放，引起反应性、广泛性骨髓成纤维细胞及胶原纤维组织的过度增生，导致骨髓纤维化的发生。

【病理】

本病的主要病理表现为骨髓纤维化及脾脏、肝脏、淋巴结等部位的髓外造血。骨髓纤维化的发生是由中心逐渐向外周发展，先从脊柱、肋骨、锁骨、骨盆、股骨的近端骨骺开始，逐渐向四肢骨骺远端及长骨发展。骨髓病理特征为骨髓成纤维细胞、网状纤维、胶原纤维增多，按骨髓纤维化程度分为三期：①全血细胞增生期：骨髓除纤维组织增生外，各系造血细胞增生，以巨核系和粒系细胞增生为主，造血细胞占70%以上，纤维化程度较轻；②骨髓萎缩与纤维化期：纤维组织增生突出，可见到胶原纤维、骨小梁稍增多，造血细胞占30%；③骨髓纤维化终末期，骨髓以骨质和骨小梁为主，约占骨髓的30%，纤维组织及骨质硬化组织均显著增生，髓腔狭窄，造血细胞除巨核细胞可能见到增多外，其他造血细胞显著减少。脾、肝、淋巴结均可出现髓样化生，有幼粒、幼红及巨核三系细胞增生，类似于骨髓涂片，特别是巨核细胞明显增生。

【临床表现】

1. 症状 1/4患者在诊断时无显著的自觉症状，偶因体检被发现。主要有代谢亢进症状：乏力、低热、盗汗、体重下降、心悸、气促等；脏器肿大引起的压迫症状：腹胀、纳差、左上腹或中上腹饱胀感、沉重感或肿块下坠感，伴有脾周炎或脾梗死时可导致左上腹剧烈疼痛，骨髓纤维化严重时还可出骨骼疼痛。晚期可表现严重贫血和出血。

2. 体征 几乎所有在患者确诊时均有脾肿大，巨脾是本病特征，脾脏质硬、表面光滑无结节，脾脏肿大程度和病程早晚有一定正相关。约有2/3患者肝肿大，一般为轻至中度肿大，有10%～20%合并有肝硬化。

案例 6-71-3

1. 起病缓慢起病急示多发性脑梗死，以贫血为主要表现，伴有为进行性消瘦、骨痛等症状。

2. 有明显脾肿大。

3. 骨髓“干抽”。

【实验室检查】

1. 血象 呈中、重度贫血，一般为正常细胞正常色素性，成熟红细胞大小不一，可见异形红细胞、有核红细胞，泪滴状红细胞的存在对本病诊断有价值，网织红细胞的轻度升高。白细胞数增多或正常，很少超过$50\times10^9/L$以上，分类中有幼稚细胞存在。血片中出现幼粒、幼红细胞是本病的特征之一，大部分患者中性粒细胞碱性磷酸酶活性增高。血小板计数高低不一，早期血小板数可增多，随着病情发展而减少，涂片可见巨大血小板和异常血小板。在疾病的晚期可出现全血细胞减少。

2. 骨髓象 骨质坚硬，常呈“干抽”现象。病程早期骨髓有核细胞增生，特别是粒系和巨核系细胞增生明显，后期增生低下。骨髓活检是诊断本病不可缺少的重要依据。活检标本示细胞增生，主要是粒系和巨核系细胞增生明显，红系细胞增生程度不一，网状纤维和胶原纤维增多，随着病情进展，纤维化程度加重，血细胞逐渐减少，但巨核细胞数可保持不变或异常增多。

3. X线检查 30%～70%的患者有骨质硬化征象（或称“毛玻璃样”现象）：骨质密度增高，并伴有斑点状透亮区，骨小梁变粗，骨髓腔狭窄，骨膜呈不规则增厚等。

4. 细胞遗传学 40%患者有造血细胞染色体异常，最常见的有1q三体以及13号、20号染色体长臂缺失等。

5. 血液生化检查 血清中尿酸、乳酸脱氢酶、碱性磷酸酶和高密度脂蛋白水平升高，红细胞沉降率轻度增快。

案例 6-71-3

1. 血常规：Hb 46g/L、MCV 85 fl、MCH 31.7pg、MCHC 351g/L、Rct 2.84%、WBC $3.36\times10^9/L$、PLT $190\times10^9/L$，血涂片检见有核红细胞、晚幼粒细胞、泪滴状红细胞。中性粒细胞碱性磷酸酶45%，积分91分。

2. 骨髓象：增生减低，粒系以成熟阶段为主，红系增生偏低，成熟红细胞大小明显不等，并见较多泪滴状红细胞，巨核细胞正常，血小板小堆及散在可见。骨髓活检：纤维结缔组织，未见造血细胞。

3. 血液检查：ESR 51mm/h，血尿酸629.4μmol/L，β_2-MG 3.78mg/L，AFP、CEA、SF、肝肾功能、电解质正常。

4. B超脾明显肿大，实质回声均匀，门静脉直径不宽，肝未见异常，胆囊少许泥沙样结石。心电图胸片正常。

【诊断及鉴别诊断】

凡中年以上有不明原因的巨脾，外周血出现幼粒、幼红细胞、泪滴状红细胞，骨髓呈现“干抽”现象应考虑本病可能，进一步行骨髓活检以明确诊断。MF根据临床表现和血液学改变可分为

笔记栏

纤维化前期和纤维化期。

(一) 诊断

国内诊断标准见表6-71-9。

表6-71-9 原发性骨髓纤维化的诊断标准

①脾肿大
②贫血，外周血涂片可见幼粒、幼红细胞，红细胞形态异常明显伴泪滴样红细胞
③骨髓穿刺多次"干抽"或"增生低下"
④脾、肝、淋巴结病理检查有造血灶
⑤骨髓活检病理切片显示胶原纤维及网状纤维明显增生
上述第⑤项为必备，其他4项中任何2项，并能排除继发性骨髓纤维化者即可诊断

(二) 鉴别诊断

1. 继发性骨髓纤维化 有明显病因，多见于癌肿骨髓转移、播散性结核杆菌感染等。主要区别是在于找到原发病灶，并随着原发病的好转，骨髓纤维化症状可缓解，甚至消失。

2. 与其他骨髓增生性疾病鉴别 见表6-71-8。

案例 6-71-3

临床特点：

1. 患者男，71岁。

2. 以贫血为主要表现，伴有进行性消瘦、骨痛等症状，脾明显肿大。

3. 外周血可见幼粒、幼红细胞，较多泪滴状红细胞。

4. 骨髓多次"干抽"，增生减低，网状纤维和胶原纤维增多。

5. 未发生有其他疾病存在。

临床诊断：原发性骨髓纤维化。

【治疗】

目前尚无特异性治疗，多采用综合治疗以改善血象、减轻髓外造血和骨髓纤维化。

1. 雄激素和糖皮质激素 严重贫血者可给予雄激素治疗，雄激素能提高EPO水平，加快骨髓幼红细胞成熟和释放，常用的药物有睾酮、司坦唑醇等。血小板减少者可用达那唑，200mg，每日3次。激素治疗疗程不短于3个月。有明显溶血性贫血时可使用糖皮质激素治疗。

2. 化疗 适用于有白细胞、血小板增多，脾明显肿大和各种全身症状者。羟基脲是最常用且疗效较好的药物，可使肝脾缩小，改善盗汗、体重减轻等全身症状，0.5～1.0g/d口服，3～4周后改维持量。其他药物还有白消安等也有一定作用。

3. 干扰素(INF) INF具有抑制髓系及红系细胞的增生的能力，并能通过抑制异常增生的巨核细胞减少PDGF的分泌，影响纤维细胞增生。

4. 脾切除 存在以下情况者可考虑作脾切除：①脾肿大且伴有脾区疼痛；②输血需要量过大或难治性溶血性贫血；③严重血小板减少；④门静脉高压。切脾后肝脏代偿性髓外造血加快，肝迅速肿大；血小板可增多，增加血栓栓塞危险等，是否切脾需权衡利弊慎重考虑。

5. 异基因造血干细胞移植 目前，认为异基因造血干细胞移植可能是唯一能根治本病或延长病患者生存期的方法。年龄在40岁以下，全身状态较好者，可早期进行移植。

6. 其他治疗 沙利度胺通过抑制血管内皮细胞生长因子和成纤维细胞生长因子而表现为抗血管新生作用，在多发性骨髓瘤治疗中取得了较好疗效，现也试用于MF的治疗。全反式维A酸、维生素 D_3、骨化三醇[1,25-$(OH)_2D_3$]均有抗纤维化作用，亦可应用，但疗效不定。

案例 6-71-3

处方及医生指导

1. 输注红细胞。

2. 雄激素，丙酸睾酮50mg，肌内注射，每日一次。

3. 高尿酸血症：鼓励多饮水，别嘌醇，300mg/d，分三次口服。

4. 骨化三醇[1,25-$(OH)_2D_3$]。

【预后】

本病进展缓慢，病程长短不一，中位生存期为5年。预后不良的因素有患者年龄、贫血严重程度、细胞遗传学异常。死亡的主要原因为感染、出血及脾切除后并发症。约20%患者最后可转化为急性白血病。

推荐阅读

Campbell PJ, Green AR. 2006. Mechanisms of disease: the myeloproliferative disorders. N Engl J Med, 355:2452～2466

Silver RT. 2005. Treatment of polycythemia vera with recombinant interferon alpha (rIFNalpha) or imatinib mesylate. Curr Hematol Rep, 4:235～237

Tefferi A; Spivak JL. 2005. Polycythemia vera: scientific advances and current practice. Semin Hematol, 42:206～220

Thiele J, Kvasnicka HM, Schmitt-Graeff A, et al. 2002. Follow-up examinations including sequential bone marrow biopsies in essential thrombocythemia (ET): a retrospective clinicopathological study of 120 patients. Am J Hematol, 70:283～291

(汤爱萍)

笔记栏

第72章 出血性疾病概述

出血性疾病是由于血管、血小板及凝血机制任何一方的缺陷导致的疾病，在临床上表现为自发性出血或轻微外伤后出血不止。正常的止血机制具有保护机体在轻微损伤后防止其大量出血的生理功能，任何一方面的缺陷均可能导致出血性疾病。

【正常止血、凝血机制】

正常的止血、凝血机制见图 6-72-1。

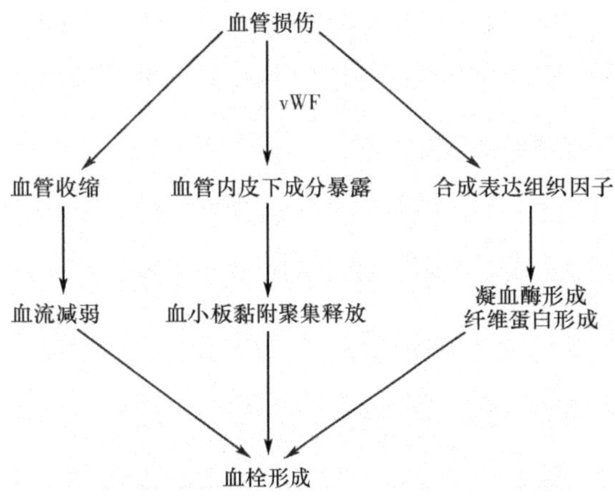

图 6-72-1　正常的止血、凝血机制

(一) 血管因素

血管壁的结构和功能是否正常和止血有密切关系，而血管壁的结构与血管周围组织的正常与否也有关系。血管在止血中的作用有：

(1) 血管生理性反应性收缩。血管的舒缩受神经、体液及局部因素控制，当创伤时，血管收缩，使血流减慢，有利于凝血物质局部积聚及血小板黏附。

(2) 表达并释放 von Willebrand 因子（von Willebrand Fator，vWF）导致血小板黏附。vWF 是一个大分子糖蛋白，存在于血浆及内皮下组织，它是血小板黏附于内皮下组织的桥梁。

(3) 表达并释放组织因子，启动外源性凝血。

(4) 释放组织型纤溶酶原激活剂（tissue-plasminogen activator，t-PA），激活纤溶系统。

(二) 血小板因素

血小板来源于骨髓巨核细胞，受血小板生成素调节；在循环血流中未活化的血小板为碟形无核细胞，直径约 2～3μm。有其他细胞所没有的特异性结构，如 α 颗粒和致密体，前者含有纤维蛋白原、vWF、血小板第 4 因子（platelet factor-4，PF_4）、血小板衍生生长因子、β-血小板球蛋白等；后者含有大量钙离子及二磷酸腺苷、三磷酸腺苷、5-羟色胺等生物活性物质。血小板第 3 因子（platelet factor-3，PF_3）位于细胞膜中，是一种磷脂蛋白复合物，在血液凝固中起催化作用。血小板表面有许多受体，当受体和相应配体结合后，血小板即被激活，引起血小板聚集及释放。

血小板的止血功能包括：①黏附并聚集形成白色血栓；②释放 PF_3，参与凝血反应；③释放血栓烷 A_2，收缩血管，诱导血小板聚集；④活化血小板直接激活 FⅫ、FⅪ。血小板黏附、聚集、释放及促凝活性等。

(三) 凝血机制

近年来凝血系统的研究获得了较快进展。虽然凝血过程反应仍以瀑布学说为骨架，即一个凝血因子以另一个凝血因子为底物的连锁反应。但近年来对这方面添补了许多内容。目前被国际上公认的凝血因子共有 12 个，统一采用罗马数字编号（表 6-72-1）。

凝血过程分为三个阶段：凝血活酶生成期；凝血酶生成期；纤维蛋白生成期。凝血过程见图 6-72-2。

表 6-72-1　血液凝血因子组成及特点

因子	常用名称	血浆中浓度(mg/L)	生物半寿期(h)	凝血中的作用
Ⅰ	纤维蛋白原	2000～4000	90	形成纤维蛋白的前体
Ⅱ	凝血酶原	200	60	能转变为凝血酶，促进纤维蛋白原成为纤维蛋白，激活因子Ⅴ、Ⅷ
Ⅲ	组织因子	0	—	与血栓调理素结合，激活蛋白C

笔记栏

续表

因子	常用名称	血浆中浓度(mg/L)	生物半寿期(h)	凝血中的作用
Ⅴ	易变因子	5～10	12～36	作为Ⅹa的辅因子,形成Ⅹa/Ⅴa/组织因子的复合物,激活凝血酶原;血小板α颗粒中也有因子Ⅴ;可被蛋白C灭活
Ⅶ	稳定因子	0.5～2	6～8	维生素K依赖因子;因子Ⅶ/组织因子形成复合物,激活因子Ⅹ及Ⅸ;因子Ⅶ被Ⅹa激活后,活性增强
Ⅷ	抗血友病球蛋白(AHG)	0.1	8～12	与因子Ⅴ有相同的作用特点;Ⅷa为Ⅸa的辅因子,形成Ⅸa/Ⅷa/磷脂复合物后,激活Ⅹa;被蛋白C灭活;在血浆内与vW因子结合在一起
Ⅸ	Christmas因子,血浆凝血活酶成分(PTC)	3～4	12～24	维生素K依赖因子;因子Ⅸa被激活后,与因子Ⅷ/因子Ⅸ/磷脂形成复合物,激活Ⅹa
Ⅹ	Stuart Prower因子	6～8	48～72	维生素K依赖因子 因子Xa/Va磷脂的复合物激活凝血酶原
Ⅺ	血浆凝血活酶前质(PTA)	4～6	48～84	因子Ⅺa在有Ca^{2+}时激活Ⅸ;在血循环中因子Ⅺa与高分子量激肽原结合成复合物
Ⅻ	接触因子Hageman因子	2.9	48～52	被带负电荷的表面或激肽释放酶激活;在内源系统中Ⅻa激活激肽释放酶及因子Ⅺ
ⅩⅢ	纤维蛋白稳定因子	25	72～120	在纤维蛋白单体的肽键间形成交叉联合,稳定纤维凝块
Fletcher因子 激肽释放酶原(Pre-k)		1.5～5	35	被Ⅶa激活形成激肽酶;在血液中与高分子量激肽原结合成复合物
Fitzgerald因子 高分子量激肽原(HMWK)		7.0	144	在血循环内与因子Ⅺ及激肽释放酶原形成复合物吸附在负电荷表面

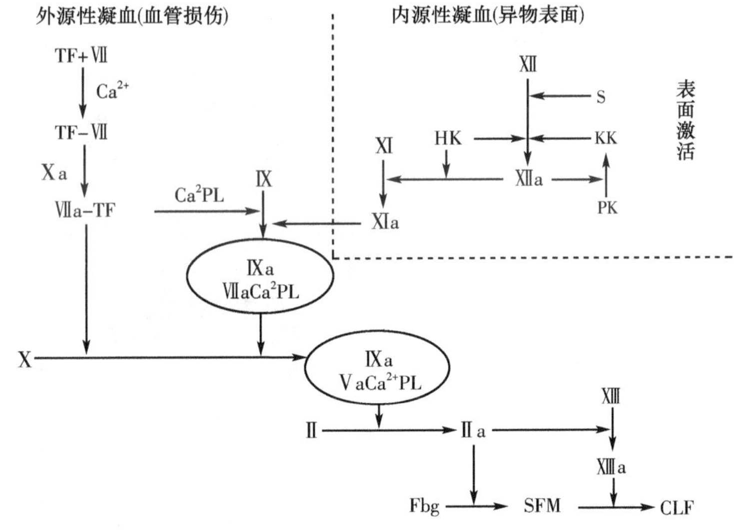

图 6-72-2 凝血过程的内源性与外源性途径示意图

注:TF:组织因子,PL:细胞膜磷脂,PK:激肽释放酶原,KK:激肽释放酶,S:激活剂,HK:高分子激肽原,Fbg:纤维蛋白原,SFM:可溶性纤维蛋白单体,CLF:交联的纤维蛋白

1. 凝血活酶生成

(1) 由组织因子启动的凝血活化途径:当损伤的组织或被刺激的细胞所含的组织因子暴露于血浆时,因子Ⅶ激活它两个底物因子Ⅹ和Ⅸ。因子Ⅶ在非活化状态下就有某些内源酶活性。在钙离子存在下,组织因子和因子Ⅶa结合,形成复合物。且因子Ⅶa起着加速和放大因子Ⅹa和Ⅸa生成的作用。

(2) 由表面接触启动的凝血活化途径:它是基于当血浆暴露于各种带阴电荷的物质表面时可启动凝血。接触活化凝血反应的中心是因子Ⅻa,它不仅是内源凝血瀑布反应的启动酶,同时也是血浆激肽系统、纤溶系统及前血管紧张肽原酶的启动因子。表面带阴性电荷的物质包括高岭土、玻璃、连接组织和胶原制品、焦磷酸、尿酸结晶、内毒素、硫酸葡聚糖等。近年来硫酸脂、脂

笔记栏

性黏多糖及肝素等也具有接触活化作用受到重视。另外，血小板也可接触活化凝血途径而不需要通过因子Ⅻ。

2. 凝血酶生成 凝血酶原至少可通过两条途径转变成凝血酶。一条是凝血酶原作为凝血酶的底物被激活；另一条是凝血酶原被FXa激活后，精323-异亮324位点发生裂解，生成中间产物前凝血酶2(pre-2)，同时释放活性肽片段，pre-2需被因子Ⅹa进一步水解而成为凝血酶。由因子Ⅹa作用的凝血酶原活化途径可能是生理途径。凝血酶是凝血瀑布中心反应的产物，在凝血酶原酶催化下，凝血酶原转变成凝血酶(图6-72-3)。

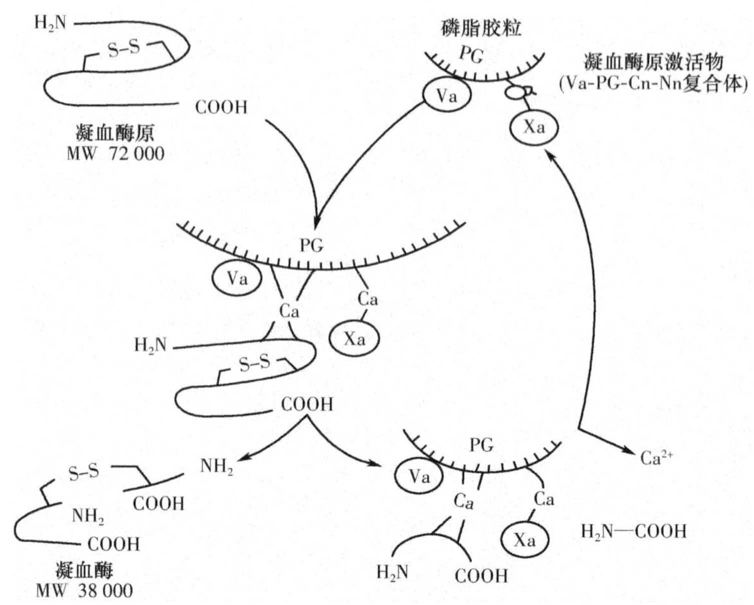

图6-72-3 凝血酶生成的途径

3. 纤维蛋白生成 这是凝血反应的最后阶段，见图6-72-4。

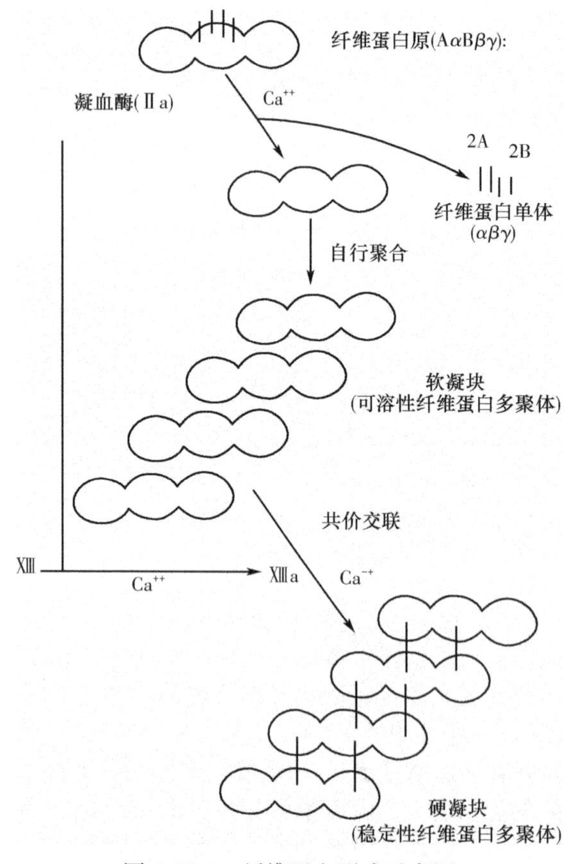

图6-72-4 纤维蛋白形成示意图

近年来，随着该领域内研究的不断深入，人们对凝血过程的认识又有了进一步的补充和发展，更加强调外源性凝血途径在病理生理过程中的作用和地位，凝血共同途径前移，并认为两条凝血途径并不是完全独立而是相互密切联系的，在机体的整个凝血过程中可能发挥不同的作用。

(四) 抗凝系统

凝血反应的每个阶段都受到相应抑制物制约而达到反馈调节作用。与此作用相关的生理性抑制物质组成了抗血液凝固系统。主要包括：

1. 丝氨酸蛋白酶抑制物

(1) 抗凝因子-Ⅲ：占抗凝血酶活性75%，抑制Ⅱa和Ⅹa的活性，对Ⅸa及Ⅺa以及其他丝氨酸蛋白酶也有明显的抑制作用，其抗凝活性与肝素密切相关。

(2) 肝素：黏多糖类物质，由肺或肠黏膜肥大细胞合成。通过抗凝因子Ⅲ起作用，还有促进内皮细胞释放t-PA，增强纤溶活性。

2. 蛋白C/蛋白S系统 蛋白C是依赖维生素K糖蛋白，必须转变成具有丝氨酸蛋白酶活性的形式，即活化的蛋白C才能发挥抗凝作用。活化的蛋白C在其辅因子蛋白S存在下灭活因子Ⅷa和Ⅴa，从而影响因子Ⅹ激活酶和凝血酶原酶的形成，对凝血进行调节。

3. 组织因子途径抑制物（tissue factor pahway inhibitor，TFPI） TFPI是一种单链糖蛋白，由血管内皮细胞产生；既直接抗Ⅹa又可直接与组织因子/因子Ⅶa复合物结合并在因子Ⅹa参与下和钙离子存在下对其进行灭活。

（五）纤维蛋白溶解系统

纤维蛋白溶解系统（fibrinolytic system）简称纤溶系统，是指纤溶酶原（plasminogen，PLG）经特异性激活物使其转化为纤溶酶（plasmin，PL），以及PL降解纤维蛋白和其他蛋白质的过程。纤溶过程是一系列蛋白酶催化的连锁反应，是正常人体的重要生理功能，它与血液凝固存在着既矛盾又统一的动态平衡关系，其主要作用是将沉积在血管内外的纤维蛋白溶解而保持血管畅通，防止血栓形成或使已形成的血栓溶解，血流复通。纤溶系统激活途径可分为内激活途径和外激活途径，内激活途径主要是通过内源凝血系统的有关因子裂解PLG形成PL的过程；外激活途径主要是指t-PA和尿激酶型纤溶酶原激活剂（u-PA）使PLG转变为PL的过程，又称药物依赖途径，激活纤溶系统的制剂如链激酶、尿激酶、重组t-PA注入体内，使PLG转变成PL（图6-72-5）。

纤溶酶使纤维蛋白（原）降解产生Bβ1-42，X、Y、D、E碎片，D二聚体等降解产物，也能分解各种凝血因子、血浆蛋白等（图6-72-6）。

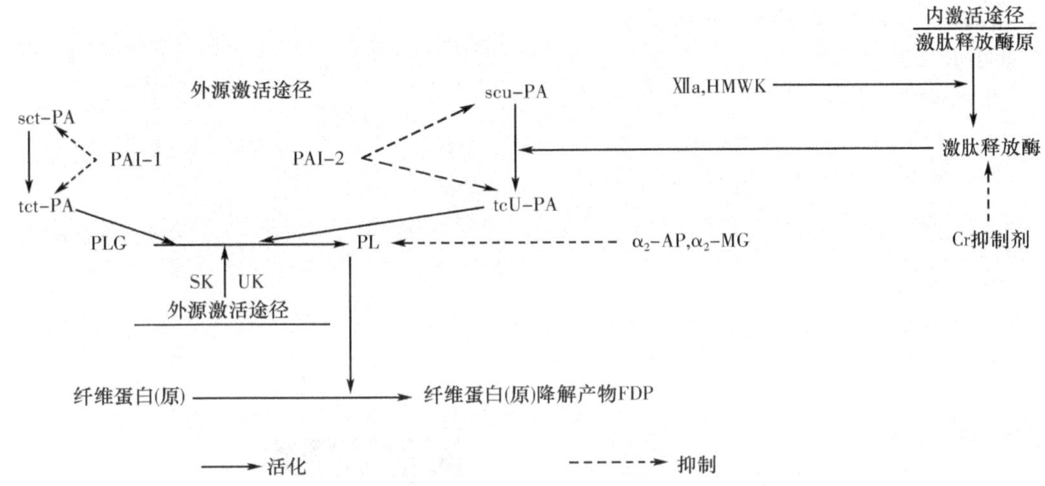

图6-72-5 纤溶系统激活途径

Sct-PA：单链t-PA；tct-PA：双链tPA；Scu-PA：单链尿激酶型纤维蛋白原解产物；tcu-PA：双链尿激酶型纤维蛋白原解产物

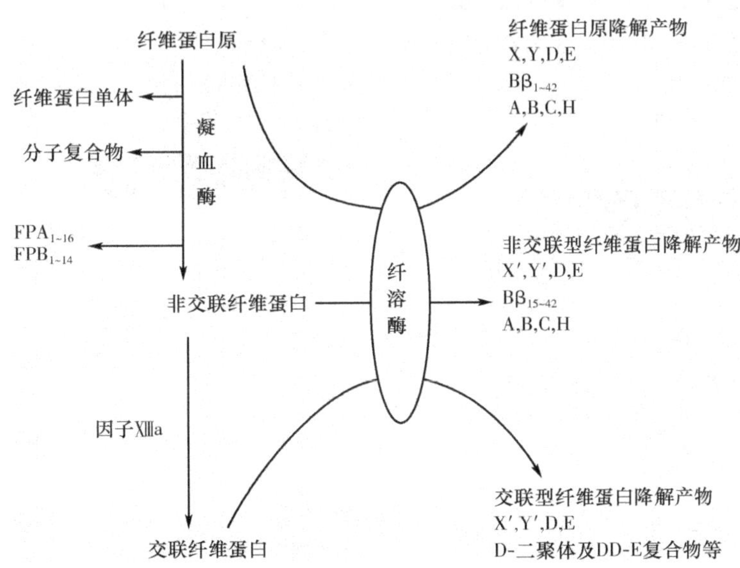

图6-72-6 纤溶系统激活后纤维蛋白（原）降解

【出血性疾病的分类】

根据导致临床出血的主要病理环节，出血性疾病可分类为：

（一）血管因素引起的出血性疾病

1. 遗传性 遗传性出血性毛细血管扩张症。

2. 获得性 感染、化学物质、药物、代谢因素（如 Vit C 缺乏等）。

3. 过敏性 过敏性紫癜。

4. 其他 单纯性紫癜、机械性紫癜、老年性紫癜。

（二）血小板因素引起的出血性疾病

1. 血小板减少

（1）生成减少：再障、白血病、化疗、药物、感染。

（2）血小板破坏或消耗增加：ITP、药物性免疫性血小板减少性紫癜、输血后紫癜、DIC、TTP。

2. 血小板增多

（1）原发性血小板增多症。

（2）继发性血小板增多：继发于慢粒、脾切后、感染、创伤等。

3. 血小板功能异常

（1）遗传性：血小板无力症、巨大血小板病。

（2）继发性：药物、肝病、尿毒症、异常球蛋白血症等。

（三）凝血功能障碍引起的出血性疾病

（1）遗传性：血友病、血管性血友病以及其他先天性凝血因子缺乏症。

（2）获得性：严重肝病、尿毒症、维生素 K 缺乏症、DIC、SLE、异常蛋白血症等。

（四）抗凝及纤维蛋白溶解异常

（1）药物使用过量：肝素、豆素类、溶栓药。

（2）蛇咬伤。

（3）抗 FⅧ、FⅨ抗体形成。

（五）复合因素引起的出血性疾病

见于 DIC、重症肝病。

【出血性疾病的诊断】

出血性疾病是许多不同疾病的一个共同表现，诊断必须临床表现和实验室检查结果综合分析才能作出正确的诊断，有些出血性疾病只有通过实验室检查方能确诊。

笔 记 栏

（一）病史

如自幼即有出血，轻微损伤、外伤或小手术后流血不止，应考虑为遗传性出血性疾病；成年后出血应考虑获得性为多，需查找原发病；皮肤、黏膜紫癜伴腹痛、关节痛且血小板正常者应考虑过敏性紫癜；皮肤黏膜紫癜、月经量多、血小板计数低则需考虑血小板减少性紫癜，以女性为多，详见表 6-72-2。

表 6-72-2 血管和血小板性疾病与凝血性疾病的临床鉴别

临床表现	血管和血小板性疾病（ITP 为代表）	凝血性疾病（血友病为代表）
家族史	少见	多见
性别	女性多见	男性
出血诱因	自发居多	外伤后
出血部位	皮肤、黏膜	内脏、肌肉
瘀点瘀斑	多见	罕见
深部血肿	少见	多见
关节腔出血	罕见	多见
疾病过程	短但反复发作	常终身
	出血持续<48h	外伤时出血不重，过后大出血持续>48h
	压迫止血有效	输入特殊因子才有效

（二）体格检查

应注意出血的性状和部位。过敏性紫癜好发于两下肢及臀部，大小不等，对称分布，且可伴有皮疹及荨麻疹；血小板减少性紫癜或血小板功能障碍性疾病常为针尖样出血点，呈全身散在性分布；坏血病表现为毛囊周围出血；遗传性毛细血管扩张症有唇、舌及面颊部有血管痣，肝脾肿大，淋巴结肿大、黄疸等；可提供临床上原发病诊断。

（三）实验室检查

出血有关的检查很多，应首先选用简单易行的筛选试验将出血性疾病进行初步归类诊断。

1. 筛选试验（表 6-72-3）

表 6-72-3 出血性疾病筛选试验

检查项目	血管异常	血小板异常	凝血异常
血小板计数	正常	↓或正常	正常
出血时间	正常或↑	↑	正常
束臂时间	N 或不良	不良	正常
凝血时间	正常	正常	↑或正常
APTT	正常	正常	↑
PT	正常	正常	↑或正常
TT	正常	正常	↑

2. 特殊检查 凡上述过筛试验尚不足以澄清诊断时,可考虑进行一些特殊检查。应根据临床表现及筛选试验的结果选择特殊检查的项目。

如多次检查发现血小板计数过低或过高,则应做骨髓象检查,以了解巨核细胞及血小板生成情况。如发现出血时间延长而血小板计数正常者应按图 6-72-7 所示程序进行确诊检查。

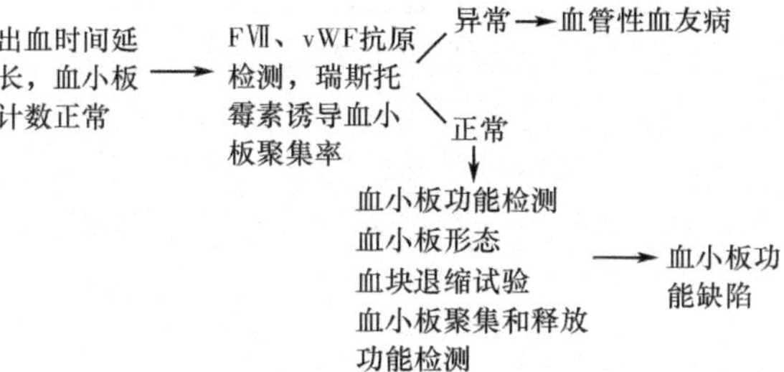

图 6-72-7 血小板计数正常时出血性疾病实验诊断步骤

部分用于出血性疾病诊断的特殊检查简介如下:

(1) 血小板黏附功能:一般用玻璃珠柱法,计数黏附前后的血小板数,算出黏附率。

(2) 血小板聚集功能:加入肾上腺素、ADP、胶原、凝血酶、瑞斯托霉素等不同诱聚剂,测定聚集的第一波及释放反应引起的第二波聚集的速度及强度。

(3) 凝血酶原时间纠正试验(表 6-72-4)。

表 6-72-4 凝血酶原时间纠正试验

	凝血酶原↓	因子Ⅴ↓	因子Ⅶ↓	因子Ⅹ↓
患者血浆	↑	↑	↑	↑
+正常血浆	纠正	纠正	纠正	纠正
+吸附血浆	不纠正	纠正	不纠正	不纠正
+正常血清	不纠正	不纠正	纠正	纠正

(4) 简易凝血活酶生成试验纠正试验(表 6-72-5)。

表 6-72-5 简易凝血活酶生成试验纠正试验

	血友病甲	血友病乙	血友病丙
患者血浆	↑	↑	↑
+正常血浆	纠正	纠正	纠正
+正常血清	不纠正	纠正	纠正
+吸附血浆	纠正	不纠正	纠正

(5) 凝血因子活动度测定:将测定标本加入已知凝血因子缺乏的标本中,根据凝血时间延长的程度与正常对照比较,确定凝血因子活动度。自有凝血因子单抗后,用免疫法测定更好。有关循环性抗凝物质增多,弥散性血管内凝血或继发性纤维蛋白溶解亢进可做抗凝系统有关检查:AT-Ⅲ、TAT、PC、FDP、3P、纤溶酶原、FPA、D-二聚体、t-PA。

【诊断步骤】

(1) 确定是否是出血性疾病。

(2) 是否为先天性、遗传性疾病。

(3) 大致区分是血管性、血小板性,还是凝血障碍性疾病。

(4) 进一步判断是哪一个环节异常。

应按照:先常见病、多发病,后少见病;先易后难;先普通或特殊的原则。

【治疗】

(一) 病因治疗

对获得性的出血性疾病,必须针对病因,进行积极处理,才能达到治疗的目的。药物性的血小板减少较常见,需引起足够重视,要合理用药;肝病引起的需积极改善肝功能。对遗传性出血性疾病一类,目前尚缺乏根治措施,基因治疗尚未普遍应用。应强调预防外伤,必要手术时,需补足缺乏的凝血因子,保证手术中及术后不发生出血,直至伤口愈合为止。现已有基因工程合成的凝血因子可利用。

(二) 止血问题

必须针对性选择,避免滥用止血药。血管性、血小板性出血则应用压迫止血、改善血管通透性药物、免疫抑制剂、补充血小板等;凝血因子缺乏则主要应用替代补充、纤溶亢进则抗纤溶等。

(刘 红)

第73章 血管性紫癜

第一节 过敏性紫癜

案例 6-73-1

患者，女，15岁，因四肢皮疹1周，腹痛伴便血1天入院。

患者1周前洗澡时发现两下肢散布红色皮疹，上肢同样也有散在皮疹，皮疹略高出皮面，不痒。当时无牙龈出血，无其他黏膜出血，无关节疼痛，未做任何治疗。1天前，患者突然出现腹痛，以脐周为主，随后便血一次，色暗红，量约100g。患者2周前有上呼吸道感染史，当时无发热，1周后自行好转。起病前无进食海鲜食物史，无遗传病史。

体格检查：T 37℃，P 68次/分，BP 100/60mmHg，神志清楚，面色红润，全身皮肤散布红色皮疹，以双下肢伸侧为甚，为对称性，巩膜无黄染，口腔黏膜无出血点，浅表淋巴结无肿大。心肺未见异常，腹部平软，全腹无压痛、反跳痛及肌紧张，肝脾肋下未触及。四肢关节无红肿，活动自如。

问题：

1. 根据以上主诉及体格检查，首先应考虑作何诊断？
2. 应与哪些疾病做鉴别？
3. 如何鉴别？

【定义和分类】

过敏性紫癜是一类血管变态反应性出血性疾病，是一种常见的血管性紫癜，也称许兰-亨诺紫癜(Schonlein-Henoch purpura)。本病由于机体对一些物质产生变态反应，引起小血管炎，毛细血管壁的通透性及脆性增高而引起出血。临床除有特征的下肢对称性皮肤出血外，常有关节炎、腹痛及肾炎等并发症。本病春秋两季发病多，以儿童及青少年为多见。

【病因】

致病因素较多，与本病发生关系密切的有：

(一) 细菌和病毒感染

是引起本病最常见原因，以溶血性链球菌所致的上呼吸道感染最多见。在病程中或痊愈后，再次患上呼吸道感染常使病情加重或导致复发。此外，结核杆菌、金黄色葡萄球菌、肺炎球菌及伤寒杆菌亦可导致本病发生。有学者给过敏性紫癜患者注射内源性或外源性细菌滤出液，注射局部或其他部位有出血发生，证实本病发生与机体对细菌过敏有关。病毒感染常见于流感、麻疹、风疹、水痘、流行性腮腺炎和肝炎病毒等。

(二) 寄生虫感染

也是本病较常见的致病因素。主要机制是机体对寄生虫的代谢产物和幼虫死后释放的异体蛋白等过敏。以蛔虫最多见，其次为钩虫、丝虫、血吸虫、鞭虫、疟原虫及阴道滴虫等。

(三) 食物因素

主要有牛奶、蛋类、鱼、虾、蟹、鸡肉及羊肉等。为特异体质对动物蛋白过敏所致。此外，巧克力及咖啡豆也可引起本病。

(四) 药物因素

如青霉素、链霉素、氯霉素、红霉素、磺胺类、解热镇痛药类、碘化物、对氨柳酸、异烟肼、苯巴比妥类、水合氯醛、安宁、阿托品、麻黄碱、洋地黄制剂、奎尼丁、氢氯噻嗪、硫氧嘧啶、奎宁、人工合成的雌激素、丙酸睾酮、胰岛素、枸橼酸乙胺嗪(海群生)，以及金、汞、砷、铋制剂等。

(五) 其他诱发因素

如寒冷刺激、花粉吸入、外伤、昆虫叮咬、结核杆菌试验、预防接种、更年期以及精神因素等。

案例 6-73-1

两周前有上呼吸道感染史。

【发病机制】

本病的发病机制为变态反应，可有两类情况：①速发型变态反应：由致敏原与体内蛋白质结合，形成抗原。产生的IgE抗体吸附在肥大细胞上，释放出组胺及慢反应物质(SRS-A)。这类

笔记栏

物质引起小动脉及毛细血管扩张，血管通透性增加。②免疫反应：是由于抗原抗体复合物的形成所致。这类可溶性、小分子的复合物可刺激嗜碱粒细胞释放组胺及5-羟色胺，也可沉着于血管壁及肾小球的基膜上激活补体，引起组织损伤。

病理变化是毛细血管及小动脉血管壁的纤维样坏死血管周围有浆液渗出及炎性细胞浸润。以上病变主要发生于皮肤，但也可发生于心、肺、肝、颅内的血管，引起器官损害及出血。肾脏病变是本病病理变化的两个重要方面，轻型的病例表现为肾内局灶性病变，仅有蛋白尿；病变进展时，肾小球毛细血管基膜有广泛的增殖性病变，反复发作时，肾小球基膜及黏合质上有大量纤维蛋白、IgG、IgA及补体C3等沉着，出现肾功能不全；严重者肾小球毛细血管有灶性坏死及血小板血栓形成，肾小管上皮细胞肿胀、管腔堵塞。

【临床表现】

多数患者在发病前1～3周有全身不适、低热、乏力等前源症状，随后出现典型临床表现。可分以下几种类型：

(一) 单纯皮肤型

以皮肤紫癜为首发症状最为多见。皮肤紫癜对称分布，分批出现，反复发作于四肢及臀部，尤以双下肢伸侧为甚，少数累及面及躯干部。紫癜出现前可有皮肤瘙痒，随后出现小型荨麻疹或红色圆形丘疹，高出皮面，颜色逐渐增深，呈紫红色，压之不褪色。重者可发生水肿、溃疡及局部坏死。个别病例可伴有荨麻疹及血管神经性水肿，后者多发生于头面部。

(二) 关节型

除皮肤紫癜外，尚有关节肿痛，有时局部有压痛。多发生在膝、踝和腕关节等处，疼痛可呈游走性。关节腔可有渗液，但不留后遗症。

(三) 腹型

除皮肤紫癜外，还伴有腹痛、腹泻，甚至呕血、便血等胃肠道症状。腹痛常位于脐周、下腹部及全腹部，以突然发作的绞痛为特点，有时甚为剧烈。

(四) 肾型

除皮肤紫癜外，还兼有蛋白尿、血尿，甚至出现管型尿。少数病例尚有少尿、浮肿及高血压。

(五) 混合型

皮肤紫癜合并上述两种以上临床表现。

体征：典型的皮肤紫癜及相应皮损。

案例 6-73-1

1. 患者两下肢散布红色皮疹，上肢同样也有散在皮疹，皮疹略高出皮面，不痒，对称性。

2. 腹痛，以脐周为主，便血一次。

【实验室检查】

(1) 约半数患者束臂试验阳性。

(2) 白细胞轻至中度增高，可伴有嗜酸粒细胞增多。出凝血时间、血小板计数、血块收缩时间及各项凝血因子活动度均正常。多数患者血沉轻度增快。

(3) 肾脏受累者尿中可出现蛋白、红细胞或管型，肾功能不全者血尿素氮及肌酐增高。

(4) 有寄生虫感染者，大便中可查出虫卵。腹型者呕吐物及大便潜血可阳性。

(5) 抗链球菌溶血素“O”可增高。约半数患者血清IgA升高。

(6) 骨髓检查正常。

案例 6-73-1

1. 血常规：Hb 110g/L，WBC 7×10^9/L，N 0.70，L 0.257，E 0.043；PLT 130×10^9/L。

2. 尿常规：隐血(+)，蛋白(+)；

3. 束臂试验阳性。

【诊断】

(1) 发热、感染及全身不适等前驱症状。

(2) 皮肤分批出现对称分布、大小不等、高出皮面及压之不褪色的丘疹样紫癜。

(3) 部分患者同时伴有腹痛及关节痛和尿异常改变。

(4) 血小板计数、止血功能及骨髓象正常。

(5) 除外其他出血性疾患。

过敏性紫癜的诊断标准见表6-73-1。

表 6-73-1 过敏性紫癜的诊断标准

1. 近期内有病毒、细菌、寄生虫感染或食品、药物等过敏史
2. 反复出现皮肤紫癜，可有腹痛、便血(腹型)、关节肿痛(关节型)及血尿、浮肿(肾型)
3. 紫癜对称分布于四肢伸侧及臀部，可有斑丘疹、荨麻疹、血管神经性水肿，可有坏死及溃疡，多次发作后留下色素沉着
4. 血象及骨髓象正常，偶见嗜酸粒细胞增加

笔记栏

续表

5. 若肾脏受累，尿中可见红细胞、蛋白及颗粒管型，少数患者可转为慢性肾炎，甚至发展为尿毒症
6. 出血时间、凝血时间、血小板计数、血块收缩时间均为正常。毛细血管脆性试验阳性

案例 6-73-1

临床特点：

1. 患者，女，15岁，四肢皮疹1周，腹痛伴便血1天。

2. 病史特点：患者2周前有上呼吸道感染史，患者1周前洗澡时发现两下肢散布红色皮疹，上肢同样也有散在皮疹，皮疹略高出皮面，不痒。1天前，患者出现腹痛，以脐周为主，随后便血一次，色暗红，量约100g。

3. 体征：全身皮肤散布红色皮疹，以双下肢伸侧为甚，为对称性，全腹无压痛，反跳痛及肌紧张，肝脾肋下未触及。四肢关节无红肿，活动自如。

4. 实验室检查：血常规正常。尿常规：隐血(+)，蛋白(+)，束臂试验阳性。

临床诊断：

过敏性紫癜(混合型)。

【鉴别诊断】

不典型病例，特别是在紫癜出现之前即有腹痛、便血、关节痛及尿改变者应与下列疾病进行鉴别。

(一) 单纯皮肤型与血小板减少性紫癜相鉴别

后者主要为皮肤黏膜出血，不规则分布，无关节及肾炎等症状(结缔组织疾病所致者除外)，出血时间延长，血块收缩不佳，血小板计数减少，骨髓中巨核细胞异常。

(二) 关节型与风湿热相鉴别

若关节肿痛发生在紫癜之前并伴有发热，需与风湿热相鉴别。后者在关节症状出现前后常有环状红斑或皮下结节。血沉增快，抗链球菌溶血素"O"多阳性。

(三) 腹型需与急性阑尾炎、坏死性小肠炎相鉴别

急性阑尾炎的腹痛为麦氏点持续性疼痛，进行性加剧。局部有肌紧张、压痛及反跳痛，外周血白细胞及中性粒细胞增高。坏死性小肠炎患者全身中毒症状重，伴有腹胀、压痛及反跳痛，外周血白细胞及中性粒细胞增高，大便中有脓细胞及红细胞。

【并发症】

(一) 肾脏并发症

肾脏并发症肾脏受累绝大多数发生在紫癜出现后的2个月内，其中以1周以内最常见。其发病率及其程度是决定本病预后的重要因素。

(二) 神经系统并发症

其发病率为2.6%～6.9%，主要为脑血管痉挛、颅内出血及多发性神经炎等。临床表现有剧烈头痛、呕吐、烦躁不安、谵妄抽搐、瘫痪以及昏迷等。

(三) 其他合并症

极少数患者可伴有心肌炎、胸膜炎、肺出血、哮喘、喉头水肿、虹膜炎以及肠套叠等。

【治疗】

(一) 去除致病因素

清除感染灶是治愈本病的关键环节，尤其是扁桃体炎及其他部位的慢性感染灶应及时处理。有寄生虫感染者应服驱虫药。慎用或禁食可能导致本病的药物及食品。

(二) 一般治疗

1. 抗组胺药 此类药物能降低机体对组胺的反应和毛细血管通透性，可减轻症状，常用药物为赛庚啶、氯苯那敏(扑尔敏)及阿斯咪唑(息斯敏)等。

2. 改善血管通透性的药物 如维生素C及曲克芦丁等，可增强毛细血管抗力，降低毛细血管通透性及脆性。

(三) 糖皮质激素

可抑制抗原抗体反应，减轻炎症渗出，改善毛细血管通透性。对软组织肿胀、关节肿痛及腹痛症状的改善，以及对肾病型和镜下血尿疗效较好。对其他类型疗效不肯定。用法：泼尼松30～40mg/d，口服。严重者可用氢化可的松100～200mg/d，或地塞米松10～20mg/d，静脉滴注。

(四) 对症治疗

1. 腹痛 皮下注射阿托品及山莨菪碱

笔记栏

(654-2)等解痉剂。

2. 浮肿、尿少 可用利尿剂及脱水剂。肾功能不全者可用血液透析等处理。

3. 脑部并发症 可用大剂量糖皮质激素静脉滴注，颅内压增高者选用甘露醇等脱水剂。

4. 消化道出血 可用奥美拉唑等治疗，出血量多者给予输血。

（五）免疫抑制剂

对紫癜肾采用其他方法无效时可用免疫抑制剂，与肾上腺糖皮质激素合用常能提高疗效。常用药物：环磷酰胺每日2～3mg/kg，口服连用数周至数月，对肾病综合征疗效较好。硫唑嘌呤每日2～3mg/kg。在用药过程中要根据血象变化调整剂量。

（六）血浆置换

对严重胃肠道受累者及暴发性紫癜，应用此法可获得明显效果，可能与除去血中部分免疫复合物有关。

（七）中医中药

中医药治疗在缩短病程、防止复发等方面有效，常用的有：驱风散、银翘解毒丸、防风通圣丸等。

案例 6-73-1

处方及治疗方案

1. 去除致病因素：防止感冒。
2. 肾上腺糖皮质激素治疗：地塞米松10mg/d，静脉滴注。
3. 抗组胺类药物：赛庚啶2mg，每日三次。
4. 维生素C 3g/d，静脉滴注。
5. 复方路丁：2片，每日三次。

【疗效】

疗效判断参考标准：①痊愈：症状、体征消失，1年内无复发；②有效：治疗后症状、体征消失或明显好转，但1年内有1次以上复发；③无效：症状、体征无改善。

【预后】

本病常可自愈，但少数可复发。病程长者可达数年之久。本病预后大多良好，死亡率低于5%。主要死亡原因为肾功能衰竭、中枢神经系统并发症、肠套叠及肠梗阻等。

【预防】

经常参加体育锻炼，增强体质，预防感冒，积极清除感染灶，禁用与本病发生有关的食品及药物。

第二节 遗传性出血性毛细血管扩张症

遗传性出血性毛细血管扩张症(hereditary hemorrhagic telangiectasis)系常染色体显性遗传性疾病，是一种血管壁有发育及结构异常的疾病，多在20～30岁之间发病，部分在儿童期即可发病。以皮肤、黏膜以及内脏的多发性毛细血管或小动脉、小静脉扩张和病变部位反复出血为特征，肝脏常受累。

【病因及病理】

本病病变部位在血管壁，表现为毛细血管扩张、动静脉畸形和动脉瘤。血管壁变薄、弹力纤维缺乏、平滑肌缺乏、毛细血管壁和小动脉壁仅由一层内皮细胞组成，血管迂曲或扩张有时仅有内皮细胞的退行性变，使内皮细胞连接缺损，病变血管可因轻微的外力，或血管内血流压力作用即可发生破裂而出血。以皮肤和黏膜，尤其是手背、颜面、阴囊等部位多见。

肝脏病理变化主要是动静脉畸形，造成动静脉分流，一般无肝细胞坏死和炎性细胞浸润，主要变化有：①合并肝纤维化或肝硬化的肝血管扩张；②仅有肝硬化而无血管扩张；③仅有肝血管扩张而无肝纤维化、肝硬化。

【临床表现】

最突出的症状是受累血管破裂出血，常在同一部位反复出血。儿童期多见鼻出血，到青少年期鼻出血渐趋好转，而内脏出血机会增加，以胃肠道出血最多见，其他可有咯血、血尿、眼底出血、月经过多、蛛网膜下腔出血等。

肝脏受累，因流经肝动静脉瘘的血流量增多而出现肝肿大，可有肝区疼痛及一定程度的压痛，局部有时可触及一搏动性肿块，触之有震颤，能闻及连续性血管杂音。

动静脉瘘的分流可产生高动力循环状态，并可产生高排量充血性心力衰竭，可因肺的动静脉瘘而引起低氧血症、继发性红细胞增多症。慢性失血或频繁而大量出血可致缺铁性贫血。

笔记栏

【实验室及其他辅助检查】

实验室检查无特异性发现。束臂试验可阳性，甲皱毛细血管镜检查可发现高度扩张与扭曲成团的血管襻，且对针刺无收缩反应。血管造影有确诊价值。常见到受累血管的扩张、扭曲，静脉相有小结节状造影剂存留，另有早期的静脉充盈，提示有动静脉分流。B型超声常可见肝内血管扩张，有时可见血管的明显搏动。放射性核素扫描可见肝脏有效放射性缺损区。CT可见到血管的扭曲、扩张等改变。

【诊断】

阳性家族史、毛细血管扩张及同部位的反复出血为本病特征，血管造影有确诊价值。

【治疗】

(一) 止血

体表出血以压迫止血为主，内脏出血者考虑用卡巴克洛(安络血)以助小血管收缩，用垂体后叶素降低内脏血管内压力。也可手术缝合或切除病灶。

(二) 输血

仅用于大量失血者，但不宜过量，避免血压过高而使出血难止。

(三) 补充铁剂

适用于慢性失血性贫血患者。

(四) 其他

肝动脉栓塞可用于治疗肝动静脉瘘。β-受体阻滞剂可改善高动力循环状态，降低肝血流量，使分流量减少。

第三节　单纯性紫癜

案例 6-73-2

患者，女，25岁。两下肢反复瘀点瘀斑两年。

患者两年来反复出现的瘀点瘀斑，可自行消退，平时无牙龈、鼻腔出血，月经量不多，但月经期瘀点瘀斑加重。

体格检查：T 36.5℃，P 68次/分，BP 110/66mmHg，面色红润，双下肢可见4枚瘀斑，口腔黏膜无出血点，浅表淋巴结无肿大。心肺未见异常，腹部平软，全腹无压痛、反跳痛及肌紧张，肝脾肋下未触及。四肢关节无红肿，活动自如。

问题：

1. 根据以上主诉及体格检查，首先应做何诊断？

2. 应与哪些疾病做鉴别？

单纯性紫癜(simple purpura)是一种常见不明原因的皮肤紫癜，多见于女性，主要发生于生育年龄的妇女。临床特点为皮肤紫癜，以下肢为主，月经期可加重。对全身健康无影响。

【病因与发病机制】

本病的病因与发病机制目前尚不完全明确，可能与毛细血管壁异常(血管脆性增高)和血小板功能障碍有关，因其家庭成员中可能有易发瘀斑者，有人认为可能与遗传因素有关。

【临床表现】

临床表现为自发性轻微的皮肤细小瘀点及大小不等的瘀斑，常见于下肢及臂部，反复发作，瘀点及瘀斑分布不均，不高出皮肤也不痒，出现瘀斑前局部可有微微疼痛。不经治疗，可自行消退，留下青黄色，以后逐渐消失。易发作于月经期。少数患者在月经期可有牙龈少量出血，月经期量稍多，但无大出血。

案例 6-73-2

1. 患者，女，25岁。

2. 因两下肢反复瘀点瘀斑两年就诊，反复出现的瘀点瘀斑，可自行消退。

3. 平时无牙龈鼻腔出血，月经量不多，但月经期瘀点瘀斑加重。

4. 体格检查：双下肢可见4块瘀斑，口腔黏膜无出血点，浅表淋巴结无肿大，肝脾肋下未触及。

【实验室检查】

(1) 束臂试验阳性或阴性。

(2) 血小板计数、各种出血及凝血试验无明显异常，少数患者血小板对ADP，肾上腺素诱导的聚集反应异常。

笔记栏

案例 6-73-2

1. 血常规：HB 120g/L，WBC 5.1×10^9/L，N 0.64，L 0.327，PLT 129×10^9/L。

2. 束臂试验阳性。

3. 出血及凝血试验无明显异常。

【诊断】

(1) 平素健康，大多下肢出现瘀斑，不经治疗，可自行消退。

(2) 束臂试验阳性或阴性。但血小板计数、其他各种出血及凝血试验无明显异常。

(3) 能排除其他原因引起的紫癜。

案例 6-73-2

临床特点：

1. 患者，女，25 岁。两下肢反复瘀点瘀斑两年。

2. 病史：反复出现瘀点瘀斑，可自行消退，平时无牙龈、鼻腔出血，月经量不多，但月经期瘀点瘀斑加重。

3. 体征：双下肢可见 4 块瘀斑，口腔黏膜无出血点，肝脾肋下未触及。四肢关节无红肿。

4. 实验室检查：血常规无异常，出血及凝血试验无明显异常，束臂试验阳性。

临床诊断：

单纯性紫癜。

【治疗】

本病一般不需治疗，以解释病情为主，应避免服用阿司匹林或含阿司匹林药物。可用维生素 C、曲克芦丁改善毛细血管通透性。

（刘　红）

第74章 血小板减少性紫癜

案例 6-74-1

患者，男，16岁，因“全身皮肤瘀点伴口腔鼻腔出血不止2天”入院。

患者2天前全身皮肤出现瘀点，同时伴有口腔、鼻腔黏膜出血不止，无发热及无关节疼痛，未做任何治疗即来院。患者3周前有上呼吸道感染史，曾发热至39℃，3天后热退。起病前否认进食海鲜食物史，自幼无出血倾向，无遗传病史。

体格检查：T 37℃，P 68次/分，BP 100/60mmHg，面色苍白，全身皮肤散在瘀点瘀斑，口腔、鼻腔黏膜有多个出血点，浅表淋巴结未触及。心肺未见异常，腹部平软，全腹无压痛、反跳痛及肌紧张，肝脾肋下未触及。四肢关节无红肿，活动自如。

问题：

1. 根据以上主诉及体格检查，首先应做何诊断？

2. 如何分型？

3. 如何治疗？

【定义和分类】

血小板减少性紫癜可以分为原发性血小板减少性紫癜[又称特发性血小板减少性紫癜(idiopathic thrombocytopenic purpura，ITP)]及继发性血小板减少性紫癜(又称获得性血小板减少症)。特发性血小板减少性紫癜是无明显外源性病因引起的血小板减少，但大多数是由于免疫反应引起的血小板破坏增加，故又称为自身免疫性血小板减少性紫癜，其特点是血小板寿命缩短，骨髓内巨核细胞数正常或增多，患者的血清或血小板表面常存在抗血小板抗体。根据发病机制、诱发因素、病情和病程，ITP可分为急性型与慢性型两类。继发性血小板减少性紫癜是继发于其他疾病引起的血小板减少，涉及的病种相当多。如药物性免疫性血小板减少症、其他免疫性血小板减少症如Evans综合征，慢性淋巴细胞性白血病，各种急性白血病，淋巴瘤，系统性红斑狼疮，类风湿性关节炎，甲状腺机能亢进等；巨核细胞生成不良性血小板减少症，如再生障碍性贫血与骨髓病性疾病；理化因素抑制骨髓，选择性抑制巨核细胞的因素，先天性巨核细胞生成不良等；无效性血小板生成；血小板生成素缺乏；周期性血小板减少症；脾脏病引起的血小板减少；血栓性血小板减少性紫癜；感染性血小板减少病等。本章重点讲述特发性血小板减少性紫癜。

【病因及发病机制】

急性型ITP多发生在病毒感染或上呼吸道感染的恢复期，如风疹、麻疹、水痘、腮腺炎等。患者血清中有较高的抗病毒抗体，血小板表面相关抗体明显增高，故认为是病毒抗原引起的。发病机制可能是包括病毒改变了血小板膜糖蛋白的结构，使其抗原性发生改变，形成自身抗体破坏血小板；病毒抗体通过分子模拟机制与血小板表面糖蛋白发生交叉反应，或激活补体系统引起血小板破坏；病毒抗原与特异抗体结合形成免疫复合物，沉积到血小板或巨核细胞上使其破坏增多。

慢性型ITP病因尚不明确，目前认为是由于血小板结构抗原变化引起的自身抗体所致。发病前常无前驱感染史，80%～90%患者有血小板表面相关抗体(PAIg)，其中95%为PAIgG，2/3为PAIgG和PAIgM同时存在，少数为PAIgA或血小板相关补体3(PAC3)。多数抗体直接作用于血小板膜糖蛋白Ⅱb/Ⅲa，使血小板寿命缩短和功能改变。已经证实脾脏是血小板抗体产生的主要场所，慢性型ITP患者脾脏所产生的IgG比对照组要高7倍左右，脾脏内单核-吞噬细胞又能清除致敏血小板，清除率与IgG含量呈正相关。少数切脾后血小板不上升，可能是由于致敏血小板在肝内被清除。慢性型ITP常发生于育龄妇女，妊娠期容易复发，表明雌激素参与ITP发病，可能是雌激素增加脾脏对血小板的吞噬和破坏作用。血小板和巨核细胞的抗原结构相似，因此，ITP患者的抗血小板抗体不仅能与血小板相关抗原结合，也作用于巨核细胞上的相关抗原，损害巨核细胞生成血小板。血小板动力学研究发现ITP巨核细胞数和血小板更新率是正常人的2～9倍，但仍不能与血小板的破坏相抵，提示存在血小板无效生成。血小板在体外能诱导淋巴细胞转化，辅助性与抑制性T细胞比例失调，提示在ITP发病中可能

笔记栏

也存在细胞免疫的异常。

> **案例 6-74-1**
> 1. 患者，男，16 岁；
> 2. 3 周前有上呼吸道感染史。

【临床表现】

本病以皮肤黏膜下及其他部位出血为主要表现。

(一) 急性型

多见于儿童，发病前 1～3 周常有上呼吸道及其他病毒感染史。起病急骤，出血严重。突发广泛的皮肤黏膜出血点或成片瘀斑，甚至皮下血肿。皮肤瘀点多为全身性，分布均匀。常伴有鼻出血、牙龈出血，口腔可有血疱。可见胃肠和泌尿道出血，偶见结膜下、视网膜出血，颅内出血少见，但有生命危险。如患者头痛、呕吐，要警惕颅内出血的可能。脾脏常不肿大，血小板显著减少。病程多为自限性，80%以上患者可自行缓解，平均病程 4～6 周，少数可迁延半年或数年以上转为慢性。成人 ITP 中急性型不到 10%。

(二) 慢性型

多见于成人，病程为 6 个月以上。起病缓，出血症状轻，程度与血小板计数有关，一般仅见皮肤瘀点或瘀斑反复发作性出现，或常见鼻出血、齿龈出血、结膜出血等其他出血倾向。女性患者可以月经过多或子宫出血为主要表现。长期反复大量出血而引起贫血者，可出现低热、乏力、头昏、失眠及脾肿大等。

> **案例 6-74-1**
> 1. 全身皮肤瘀点伴口腔、鼻腔出血不止。
> 2. 全身皮肤散在瘀点瘀斑，口腔鼻腔黏膜有多个出血点。
> 3. 肝脾肋下未触及。

【实验室检查】

(一) 血常规

急性型血小板减少严重，血小板计数常<20×10^9/L，慢性 ITP 一般在(30～80)$\times10^9$/L 之间。贫血与血失量成比例。白细胞计数大多正常，急性型常有嗜酸粒细胞及淋巴细胞增多。慢性型周围血涂片可见巨大及畸形血小板，网织血小板也明显增多，表明血小板更新加速。

(二) 骨髓检查

骨髓巨核细胞数正常或增多，表现为成熟障碍，慢性型增多显著，急性型幼巨核细胞增多，但产生血小板巨核细胞均明显减少。多数患者巨核细胞集落形成单位(CFU-MK)正常，部分生成减少。

(三) 血小板相关抗体(PAIg)测定

80%～90%患者 PAIgG 升高。急性型的 PAIgG 比慢性型更高，急性型升高为暂时性。缓解期患者持续高水平 PAIgG，提示血小板还在被破坏，容易复发。切脾后 PAIgG 降至正常，如仍然升高则表示抗体主要在肝脏产生，或有副脾存在。

(四) 止血和凝血功能检查

均因血小板质与量的异常引起，表现为出血时间延长，血块退缩不佳，束臂试验阳性，血清凝血酶原消耗不良。凝血酶原时间及凝血时间均正常。放射性核素^{51}铬(Cr)或^{111}铟(In)测定，血小板寿命缩短。

> **案例 6-74-1**
> 1. 血常规：Hb 91g/L，WBC 6.1×10^9/L，N 0.63，L 0.357，PLT 9×10^9/L。
> 2. 尿常规：隐血(+++)，蛋白(+)。
> 3. 骨髓检查：巨核细胞数增多，表现为成熟障碍，幼巨核细胞全片可见 68 个，产板巨核细胞为 0。
> 4. PAIgG 537ng/ml，PAIgA 正常，PAIgM 正常。

【诊断】

根据病史、皮肤黏膜出血症状，血小板减少，血小板寿命缩短，巨核细胞总数增加或正常，血清中检出抗血小板抗体，无明显肝、脾及淋巴结肿大，并排除其他引起血小板减少的疾病即可诊断为血小板减少性紫癜。

> **案例 6-74-1**
> 临床特点：
> 1. 患者，男，16 岁。
> 2. 病史：患者 3 周前有上呼吸道感染史，2 天前全身皮肤出现瘀点，同时伴有口腔、鼻腔黏膜出血不止。

笔 记 栏

3. 体征：面色苍白，全身皮肤散在瘀点瘀斑，口腔鼻腔黏膜有多个出血点，浅表淋巴结未触及，肝脾肋下未触及，四肢关节无红肿，活动自如。

4. 辅助检查：血常规提示轻度贫血，PLT 9×10^9/L，尿隐血(+++)，骨髓提示巨核细胞数增多，表现为成熟障碍，产板巨核细胞为0，PAIgG明显增高。

临床诊断：

特发性血小板减少性紫癜，急性型。

【鉴别诊断】

临床常需与以下疾病鉴别：

(一) 再生障碍性贫血

表现为发热、贫血、出血三大症状，肝、脾、淋巴结不大，与ITP伴有贫血者相似，但一般贫血较重，白细胞总数及中性粒细胞多减少，网织红细胞不高。骨髓红、粒系统生血功能减低，巨核细胞减少或极难查见。

(二) 急性白血病

ITP特别需与白细胞不增高的白血病鉴别，通过血涂片中可见各期幼稚白细胞及骨髓检查即可确诊。

(三) 过敏性紫癜

为对称性出血斑丘疹，以下肢为多见，血小板不少，一般易于鉴别。

(四) 红斑性狼疮

早期可表现为血小板减少性紫癜，有怀疑时应检查抗核抗体及狼疮细胞可助鉴别。

(五) Wiskortt-Aldrich综合征

除出血及血小板减少外，合并全身广泛湿疹并易于感染，血小板黏附性减低，对ADP、肾上腺素及胶原不发生凝集反应。属隐性遗传性疾病，男婴发病，多于1岁内死亡。

(六) Evans综合征

特点是同时发生自身免疫性血小板减少和溶血性贫血，Coomb试验阳性，病情多严重，多数患者经激素或脾切除治疗有效。

(七) 血栓性血小板减少性紫癜

见于任何年龄，基本病理改变为嗜酸性栓塞小动脉，以前认为是血小板栓塞，后经荧光抗体检查证实为纤维蛋白栓塞。这种血管损害可发生在各个器官。临床上表现为血小板减少性出血和溶血性贫血，肝脾肿大，溶血较急者可发热，并有腹痛、恶心、腹泻甚至出现昏迷、惊厥及其他神经系统症状。网织红细胞增加，周围血象中出现有核红细胞。血清抗人球蛋白试验一般阴性。可显示肾功能不良，如血尿、蛋白尿、氮质血症、酸中毒，预后严重。

(八) 继发性血小板减少性紫癜

严重细菌感染和病毒血症均可引起血小板减少。各种脾肿大疾病、骨髓受侵犯疾病、化学和药物过敏和中毒，溶血性贫血均可伴有血小板减少，应仔细检查，找出病因，与ITP鉴别。

【治疗】

(一) 一般疗法

急性病例主要于发病1～2周内出血较重，因此，发病初期应减少活动，避免创伤，尤其是头部外伤，重度者卧床休息。应积极预防及控制感染，阿司匹林可致出血亦须避免。给予足量液体和易消化饮食，避免口腔黏膜损伤。若出血严重或疑有颅内出血者，为减少出血倾向，常输新鲜血或血小板，仅可作为严重出血时的紧急治疗。因患者血中存在抗血小板抗体，输入的血可很快破坏，寿命短暂(几分钟至几小时)，故输血或血小板不能有效提高血小板数。但有人认为输入血小板后可迅速降低毛细血管脆性，而减轻出血倾向。慢性病例出血不重或在缓解期均不需特殊治疗，但应避免外伤，预防感染。

(二) 肾上腺皮质激素

是治疗本病的首选药物。作用机制包括：①抑制单核-吞噬系统的吞噬功能，延长与抗体结合的血小板寿命；②抑制抗体生成，抑制抗原抗体反应，减少血小板破坏，增加血小板有效生成；③降低毛细血管脆性。以泼尼松效果最好，常用剂量为1mg/(kg·d)，分3次口服。少数可选用泼尼松龙或氢化可的松。多数患者用药数天后出血停止，2周左右血小板上升，3～4周后逐渐减量至每天用5～10mg维持，3～6个月后停药。约70%～90%患者有不同程度缓解，15%～60%患者血小板恢复正常。常规剂量无效时加大剂量可能有效。停药后复发者，可重新用药。

(三) 脾切除疗法

脾切除是治疗本病有效方法之一。作用机制是减少血小板抗体生成，消除血小板破坏场

笔记栏

所。脾切除指征与相对禁忌证见表 6-74-1。切脾有效者，术后出血迅速停止，术后 24～48 小时内血小板上升，10 天左右达高峰，50%～90%患者可获得完全和持续缓解，其余患者血小板有一定程度上升和出血改善，部分病例切脾无效或术后数年复发，可能因肝脏破坏血小板或与副脾存在有关。对切脾无效或复发时，可再用激素治疗。

表 6-74-1　脾切除的适应证和相对禁忌证

脾切除的适应证
①经过皮质激素和各种内科治疗无效，病程超过 6 个月以上者
②激素治疗虽有效，但停药或减量后复发，或需较大剂量(泼尼松 30mg/d 以上)维持才能控制出血者
③激素治疗有禁忌证
④有颅内出血倾向，经内科治疗无效者
脾切除的相对禁忌证
①ITP 首次发作，尤其是儿童
②患有心脏病等严重疾病不能耐受手术
③妊娠妇女患 ITP
④5 岁以下患儿切脾后可发生难以控制的感染

(四) 免疫抑制剂

适用于激素治疗或脾切除无效者，或不宜用激素和(或)脾切除患者。作用机制是抑制单核-吞噬细胞的吞噬功能，抑制细胞和体液免疫反应，增加血小板生成。

可试用：①长春新碱 0.5～1mg/m^2 加生理盐水 500～1000ml 缓慢静脉滴注，时间大于 9 小时，连用4～6 周为 1 疗程。用药后血小板可见上升，但多数患者停药后又下降，仅少数可长期缓解。因疗效短暂，故较适用于手术前准备。②环磷酰胺 2～3mg/(kg・d)口服或每次 300～600mg/m^2 静脉注射，每周 1 次。有效时多在 2～6 周，如 8 周无效可停药。有效者可继续用药4～6 周。③硫唑嘌呤 1～3mg/(kg・d)，一般一个月后方可显效。这些免疫抑制剂可与皮质激素合用。

(五) 大剂量丙种球蛋白

大剂量丙种球蛋白的作用：①抑制自身抗体的产生；②抑制单核-吞噬细胞的 Fc 受体的功能；③保护血小板免被血小板抗体附着。其适应证见表 6-74-2。疗效在 60%左右，能快速升高血小板，但不能持久。首次剂量 400mg/kg 静脉滴注，连续 5 天，维持量 400mg/kg 每 1～6 周一次，约70%～80%的患者可提高血小板计数。

表 6-74-2　大剂量丙种球蛋白治疗的适应证

①并发严重出血的急性重症 ITP；
②慢性 ITP 患者手术前准备；
③难治性 ITP

(六) 抗 D 抗体

对 Rh(+)患者可以给予抗 D 抗体治疗，推荐剂量为 25～50μg/kg，可 1 天或分 2 天给与，有效率 80%。

(七) 其他药物

炔羟雄烯异噁唑(达那唑 Danazol，DNZ)为人工合成雄激素，治疗顽固性慢性 ITP 患者，短期效果尚好，维持效果时间较短。

(八) 血浆置换

对严重患者亦可进行血浆置换。血浆置换可减少循环中抗体和免疫复合物，使血小板上升，但费用昂贵。

(九) 中药治疗

肿节风对升高血小板有一定疗效。

(十) 抗幽门螺杆菌治疗

最新的研究提示幽门螺杆菌感染是本病的发病原因之一，因而对难治性 ITP，可给予抗幽门螺杆菌治疗。美国修订的 ITP 治疗指南已增加了抗幽门螺旋杆菌的治疗。

案例 6-74-1

处方及治疗方案

1. 大剂量丙种球蛋白：0.4g/(kg・d)，连用 5 天。

2. 肾上腺糖皮质激素治疗：泼尼松龙 120mg/d，静脉滴注。

3. 止血药物：酚磺乙胺(止血敏)3g/d，静脉滴注。

4. 输血小板。

【预后】

急性 ITP 多有自限性，预后良好。临床统计约有 80%的病例没有经过治疗，在半年内可自愈，一般病程为 4～6 周。患者痊愈后很少复发。本病的病死率约为 1%，多是因颅内出血而亡。但慢性 ITP 未见有自然缓解者。

推荐阅读

Cines DB, Blanchette VS. 2002. Medical progress: immune thrombocytopenic purpura. N Engl J Med, 346: 995～1008

George JN. 2006. Thrombotic thrombocytopenic purpura. N Engl J Med, 354: 1927～1935

(刘　红)

笔记栏

第75章 凝血障碍性疾病

第一节 血友病

案例 6-75-1

患者，男，14岁，因"右侧髋关节血肿伴疼痛2天"入院。

患者两天前与他人轻微碰撞后感右侧髋关节疼痛，后右侧髋关节出现血肿，并逐渐增大未做任何治疗即来院。患者自幼即有轻微碰撞后肌肉及关节等部位出血病史。家族中，其舅舅有类似病史。

体格检查：T 37.2℃，P 88次/分，BP 106/60mmHg，神志清楚，口腔鼻腔黏膜未见出血，浅表淋巴结未触及。心肺未见异常，腹部平软，全腹无压痛，反跳痛及肌紧张，肝脾肋下未触及。右侧髋关节表面青紫，可见5cm×10cm大小血肿，活动受限，膝关节明显畸形，但无红肿及压痛。

问题：

1. 患者为血友病的哪种类型？
2. 严重程度如何判断？

【定义和分类】

血友病（haemophilia）为一组遗传性凝血功能障碍的出血性疾病，其原意是"嗜血的病"，就是说这种患者由于经常严重出血，要靠紧急输血以挽救生命，成了"以血为友"的疾病。其共同的特点是凝血活酶生成障碍，凝血时间过长，终身具有轻微创伤后出血倾向。依其凝血因子缺乏不同分为：A（甲）型血友病（缺乏Ⅷ凝血因子）、B（乙）型血友病（缺乏Ⅸ凝血因子）、C（丙）型血友病（缺乏Ⅺ凝血因子），其中A型约占80%～85%，B型约占15%～20%，C型血友病患者少见且症状轻微，属于个体隐性遗传，男女均会出现症状。

【遗传方式与发病机制】

先天性因子Ⅷ缺乏为典型的性联隐性遗传，由女性传递，男性发病，控制因子Ⅷ凝血成分合成的基因位于X染色体。患病男性与正常女性婚配，子女中男性均正常，女性为传递者；正常男性与传递者女性婚配，子女中男性半数为患者，女性半数为传递者；患者男性与传递者女性婚配，所生男孩半数有血友病，所生女孩半数为血友病，半数为传递者。约30%无家族史，其发病可能因基因突变所致。因子Ⅸ缺乏的遗传方式与血友病甲相同，但女性传递者中，因子Ⅸ水平较低，有出血倾向。因子Ⅺ缺乏，导致血液凝血活酶形成发生障碍，凝血酶原不能转变为凝血酶，纤维蛋白原也不能转变为纤维蛋白发生出血。

Ⅷ因子（FⅧ）是血浆中的一种糖蛋白，它包含着分子质量较大的高分子多肽和分子质量较小的低分子多肽两部分。高分子多肽是由常染色体基因控制的血管性血友病因子（vWF）和第Ⅷ因子抗原部分（ⅧR：Ag），低分子多肽由性染色体基因控制，属于促凝成分（Ⅷ：C）。血友病甲的患者血浆中有同正常人FⅧ分子质量相似抗原性和亚分子结构也相似的物质，但由于患者X染色体上基因缺陷，使其不能产生正常的Ⅷ：C，FⅧ：C缺乏是血友病甲的发病基础。FⅧ：C只占FⅧ复合物中的1%，其生理功能主要是形成内源性凝血活酶，血浆中含量约为50μg/L。FⅧ：C活性的正常值为50%～150%。劳动、剧烈运动、注入肾上腺素和应激状态均能使血浆FⅧ：C水平增高，FⅧ：C输入体内后，其半寿期仅12h。

FⅧ的基因定位于X染色体长臂末端的二区8带（xq^{28}），全长186kb，FⅧ的mRNA大小为9kb，翻译蛋白质由2351个氨基酸残基组成的前体多肽，主要合成部位是肝脏、脾脏和淋巴结。应用克隆技术、DNA顺序技术及探针杂交技术等已测得血友病甲基因突变的类型及位置，目前检测到的FⅧ基因突变的类型大致有以下几种：点突变、缺失，插入重复和碱基置换影响的RNA剪接的突变。FⅨ的基因定位于X染色体长臂末端xq^{26-q}，FⅨ也在肝内合成，合成需要有维生素K参与。FⅨ遗传性合成减少或缺乏或者由于变异是血友病乙的发病基础。

案例 6-75-1

1. 患者，男，14岁。
2. 患者自幼即有轻微碰撞后肌肉及关节等部位出血病史。
3. 家族中，其舅舅有类似病史。

笔记栏

【临床表现】

出血症状为本病主要的表现。出血特点是延迟、持续而缓慢的渗血,可自发出血,但主要是轻伤后出血不易停止。因子Ⅷ、Ⅸ缺乏出血较重,出血的程度与患者血浆中凝血因子活性水平有关。因子浓度越低,出血越严重。二者临床表现无差别;因子Ⅺ缺乏症状轻,自发性出血者甚少见。

(一) 皮肤黏膜出血

最常见,多发生于轻伤之后,出现顽固的持续性渗血,可长达数日或数周之久,如鼻出血及拔牙后出血。

(二) 肌肉出血

皮下及肌肉出血可形成血肿,多于外伤后数日始形成。时间久者血肿周围可形成伪包膜,称血友病性血囊肿,压迫和破坏周围组织。

(三) 关节出血

为血友病的特有症状,发生率约70%~80%,轻型患者少见。主要发生于血友病甲,各关节均可累及,依次为膝、踝、髋、肘、腕、肩及手指小关节,先有疼痛和压痛,继之肿胀。轻者无后遗症,重者关节强直及畸形,相应部位肌肉萎缩。

(四) 内脏出血

血尿、消化道出血亦较常见,但较上三者为少。颅内出血发生率为2.5%~7.8%,死亡率高,一般在硬膜外出血或蛛网膜下腔出血。

根据出血轻重与血浆中凝血因子活性的水平,将本病分为四型。

1. 重型 血浆中Ⅷ因子活性<1%,常在2岁以前就出血,甚至结扎脐带时出血不止。患者出血部位多且严重,常有皮下、肌肉及关节等部位的反复出血,关节内血肿畸形多见。

2. 中间型 Ⅷ因子活性为1%~5%,起病在童年时期以后,以皮下及肌肉出血居多,亦有关节出血,但反复次数较少,严重程度也轻于重型。

3. 轻型 因子Ⅷ活性为5%~25%,出血多在青年期,由于运动、拔牙或外科手术后出血不止而被发现,出血轻微,可以正常生活,参加运动,偶尔发生关节血肿。

4. 亚临床型 只有大手术后才发生出血,实验室检查可以证实为本病,因子Ⅷ活性为25%~40%。

一般而言,凡出血症状出现越早,病情越重,随年龄的增长出血症状可逐渐减轻,有时可出现无出血症状的缓解期。

> **案例 6-75-1**
>
> 1. 患者与他人轻微碰撞后右侧髋关节出现血肿,并逐渐增大。
>
> 2. 自幼即有轻微碰撞后肌肉及关节等部位出血病史。
>
> 3. 体格检查:右侧髋关节表面青紫,可见5cm×10cm大小血肿,活动受限,膝关节明显畸形,但无红肿及压痛。

【实验室检查】

(一) 常规检查

出血时间、血小板计数、血块回缩、凝血酶原时间、凝血酶时间及纤维蛋白原定量均正常。凝血时间(试管法)在重型血友病延长(Ⅷ:C浓度低于1%~2%时延长,>4%可正常)。

(二) 初筛试验

1. 凝血酶原消耗试验(PCT) 正常>25秒,<20秒为异常。

2. 部分凝血活酶时间(APTT) 是敏感的过筛试验。一般以35~45秒为正常范围,超过正常对照10秒以上有意义。Ⅻ、Ⅴ、Ⅹ、凝血酶原和纤维蛋白原减少时也可延长,必须加以鉴别。

3. 简易凝血活酶生成试验(STGT) 正常值为10~14秒,>15秒为异常。

(三) 确诊试验

简易凝血活酶生成试验,方法简单,用于本病的诊断,结合纠正试验可以鉴别血友病的类型,见第72章表6-72-5。

(四) 因子活性测定

采用一期法,将已知有关因子缺乏的血浆作为基质血浆,加入兔脑浸出液、白陶土悬液、氯化钙及不同稀释度血浆,按凝固时间制成有关因子活性曲线。然后对受检标本进行换算,以确定病情程度,根据Ⅷ:C百分率分型,重型<2%,中型2%~5%,轻型6%~25%,亚临床型>45%。

(五) 因子ⅧR:Ag的测定

血友病甲患者血浆中含量正常或增高。

(六) 基因诊断

应用于对传递者及产前的检查。方法有

笔记栏

DNA重组技术检测及限制性内切酶片段长度多态性(RFLP)分析等。

案例 6-75-1

1. 血常规：Hb 10g/L，PLT 130×10^9/L。

2. 出血时间、凝血时间正常。

3. APTT 89秒。

4. 简易凝血活酶生成试验纠正试验：可被正常血浆纠正。

5. Ⅷ：C活性测定6%。

【诊断与鉴别诊断】

(一) 诊断

1. 临床表现

(1) 男性患者，有或无家族史。有家族史者符合X连锁隐性遗传规律。女性纯合子型发病极为少见。

(2) 关节、肌肉、深部组织出血，可呈自发性。关节反复出血可引起关节畸形，深部组织反复出血可引起假性肿瘤(血囊肿)。

2. 实验室检查

(1) 凝血时间(试管法)正常或延长。

(2) APTT：重型明显延长，轻型稍延长，亚临床型正常；血友病甲患者延长的APTT能被正常新鲜血及吸附血浆纠正；血友病乙患者延长的APTT则能被正常血清纠正，但不能被吸附血浆纠正。

(3) 血小板计数、出血时间、血块收缩正常。

(4) 凝血酶原时间(PT)正常。

(5) 因子Ⅷ促凝活性(Ⅷ：C)或因子Ⅸ促凝活性(Ⅸ：C)明显低下。

(6) 血管性血友病因子抗原(vWF：Ag)正常，Ⅷ:C/vWF：Ag明显降低。

(二) 鉴别诊断

血友病必须与以下疾病鉴别：

1. 血管性血友病 为常染色体显性遗传，一般为杂合子，两性均可发病。出血好发于黏膜和内脏，很少累及关节腔及肌肉深部，罕见关节畸形。同时出血时间延长，阿司匹林耐量试验阳性，血小板黏附率(玻璃珠法)降低，对瑞斯托霉素血小板无凝集反应，血浆中因子Ⅷ：C/ⅧR：Ag的比例增高或正常，血浆中vWF缺乏或减少。

2. 获得性FⅧ减少 常见于甲亢、弥散性血管内凝血等疾病，以往无出血史，无家族史，两性均可发病，临床上伴有原发病症状和体征，凝血因子的减少除FⅧ外尚有其他因子不足。

3. 外源性凝血因子(Ⅱ、Ⅴ、Ⅶ、Ⅹ)缺乏所引起出血 很少见于关节腔内，凝血酶原时间延长。

案例 6-75-1

临床特点：

1. 男，14岁，因右侧髋关节血肿伴疼痛2天入院。患者自幼即有轻微碰撞后肌肉及关节等部位出血病史。家族中，其舅舅有类似病史。

2. 体格检查：口腔、鼻腔粘膜未见出血，浅表淋巴结未触及。心肺未见异常，腹部平软，全腹无压痛，肝脾肋下未触及。右侧髋关节表面青紫，可见5cm×10cm大小血肿，活动受限，膝关节明显畸形。

3. 血常规：Hb 10g/L，PLT 130×10^9/L；出血时间、凝血时间正常；APTT 89秒；简易凝血活酶生成试验纠正试验：可被正常血浆纠正；Ⅷ:C活性测定6%。

临床诊断：

血友病A型，轻型。

【治疗】

(一) 局部止血治疗

包括局部压迫、放置冰袋、局部用血浆、止血粉、凝血酶或明胶海绵贴敷等。

(二) 替代疗法

目前仍为血友病的主要治疗方法。目的是将患者血浆FⅧ、FⅨ水平提高到止血水平。通常的治疗原则为：对于轻度出血的止血水平需要将FⅧ：C的活性提高至正常人的30%；重度出血需提高至50%。对于威胁生命的出血，如颅内出血、腹膜后出血、严重损伤出血、外科手术等，应及时补充因子FⅧ：C至50%以上，术后应维持7～10天。应用的制剂：

1. 输血浆 为轻型血友病的首选有效疗法。新鲜血浆和新鲜冰冻血浆含有所有的凝血因子。因子Ⅷ：C不稳定，生物半衰期为8～12小时。替代疗法一般需要12～24小时输注一次；病情严重者8～12小时一次。因子Ⅸ较稳定，可输5天以内的库存血，一次最大安全量为10～15ml/kg。输注1000ml血浆可使因子Ⅷ提高正常的20%～25%，不易达到25%以上。因子Ⅸ易弥散至血管外，输血浆15～20ml/kg，仅

笔记栏

可使之升高5%～10%,故对严重出血,必须用因子Ⅸ浓缩剂。因子Ⅺ不易弥散,一次输血浆7～20ml/kg,可使因子浓度提高30%～50%,且可持续1～2天,对重症出血可达止血浓度。维持量可酌情每12小时或每日5～10ml/kg。

需要输入的凝血因子理论值计算法:

需要输入的血浆量(ml)=(要求达到的血浆水平%－测得的血浆%)×血浆容积。

血浆容积(L)=体重(kg)×0.07×(1－血细胞比容%)

计算出理论值后,尚需根据弥散和生物半寿期以及实际有效率,决定是否需用首剂负荷量以及间隔多少时间补充一次。

2. 冷沉淀物 所含因子Ⅷ较新鲜血浆高5～10倍。必须冷冻干燥存于－20℃下,室温下放1小时活性即丧失50%,故应于1小时之内输完。适用于轻型和中型患者。具有效力大而容量小的优点。

3. 中纯度因子Ⅷ制剂 已被广泛用于临床,因子Ⅷ活性可提高25倍以上。4℃冰箱保存,用时加蒸馏水溶解静脉滴注,用于重度血友病。国外已有高纯度因子Ⅷ。不良反应:病毒感染,抗FⅧ抑制物产生。Ⅷ:C抗体一旦出现,会给血友病甲治疗带来很大困难,因输注的FⅧ很快被中和,要加大剂量才可能有效。可试用环磷酰胺、泼尼松等免疫抑制剂或大量冷沉淀物及抗纤溶药治疗。

4. 凝血酶原复合物浓缩剂 每瓶200U,相当于200ml血浆中含有因子Ⅸ,适用于血友病乙。轻型出血每次5～10U/kg,中度出血每次30U/kg,重度出血50U/kg,连用4～5日或伤口愈合。

(三) 1-去氨基-8-右旋-精氨酸加压素(1-desamino-8-D-arginine vasopressin,DDAVP)

是一种人工合成的抗利尿激素的同类物质,可使血管内皮细胞释放ⅧR:Ag,而Ⅷ:C的升高与ⅧR:Ag上升有关,可使Ⅷ:C增加2～3倍,但对严重血友病无效,常用于轻型血友病甲及血管性假血友病。0.3～0.5μg/kg,以30ml生理盐水稀释后在20分钟内静脉点滴完毕。12小时后重复一次,每疗程2～5次,亦可局部应用,但剂量需加大。不良反应包括心率过快、颜面潮红、抗利尿作用。DDAVP可促进纤溶酶活化素的释放,激活纤溶系统,故应同时应用6-氨基己酸1g,每日3次,口服,也可先用1g静脉注射,后改为口服。

(四) 肾上腺皮质激素

改善毛细血管通透性,对控制血尿、加速急性关节积血的吸收及对有Ⅷ因子抗体的患者有一定疗效,可与输血浆及浓缩剂合用。

(五) 抑制纤维蛋白溶解药物

可保护已形成的血凝块不溶解,与替代疗法同时合用,可减少输血或FⅧ的量。常用药物有:6氨基己酸0.1g/kg,口服,每日3～4次,或4～6g溶于100ml 5%葡萄糖液或盐水中静脉滴注,半小时内滴完;氨甲环酸250mg,口服,每日3～4次或250～500mg,每天1～2次静脉滴注。有血尿及脑出血者禁用。

(六) 炔羟雄烯异噁唑(danazol,达那唑)

每日400～600mg,可提高Ⅷ因子活性水平,减少出血。

(七) 基因治疗

近年来,血友病B的基因治疗已由实验室转向临床,所采用的策略都是在患者的体细胞中增加一个与致病基因相对应的、有功能的外源基因,并通过这个基因的表达产物来弥补生理缺陷,以达到治疗的目的。

案例6-75-1

处方及治疗方案

1. FⅧ浓缩剂200U静脉滴注,8小时一次。

2. 肾上腺糖皮质激素治疗:泼尼松龙80mg/d。

3. 6-氨基己酸6g静脉滴注。

4. 血肿局部压迫、放置冰袋。

【预防】

(1) 开展传递者的诊断咨询工作,在妊娠早期进行基因诊断,对血友病胎儿终止妊娠。

(2) 避免创伤或较重的体力活动,尽量避免肌肉或皮下注射和手术。静脉穿刺后至少压迫5分钟以防出血。

(3) 禁服影响血小板功能的药物,如阿司匹林、保泰松、吲哚美辛、双嘧达莫等。

(4) 如必须施行手术,术前做好充分准备,充分估计凝血因子缺乏程度,手术中补充达到需要止血的浓度,替代疗法必须维持到创口完全愈合。

(5) 需要时可间歇输注FⅧ浓缩剂以预防出血。

第二节 血管性血友病

案例 6-75-2

患者，女，17岁，因月经量多伴牙龈鼻腔反复出血两年就诊。

体格检查：神志清楚，轻度贫血貌，口腔黏膜无出血点，全身皮肤未见瘀斑，浅表淋巴结无肿大，肝脾肋下未触及。四肢关节无红肿、畸形，活动自如。

血管性血友病（von willebrand disease，vWD）是因患者血浆内缺乏血管性血友病因子或其分子结构异常导致凝血功能障碍的出血性疾病。典型病例的表现为：出血时间延长，血小板对玻璃珠的黏附性减低及对瑞斯托霉素聚集功能减弱或不聚集。vWD是一类较常见的遗传性出血性疾病，男女都可罹病，多数患者为常染色体显性遗传，少数为常染色体隐性遗传，vWF基因位于第12号染色体。

【病因及发病机制】

本病的基本缺陷在于血浆因子的合成障碍。正常人血浆中的Ⅷ因子是一种相对分子质量高达100万～200万的糖蛋白，含低分子量及高分子量两种成分。低分子量具有凝血活性（Ⅷ：C），而高分子量成分具有Ⅷ因子的相关抗原（ⅧR：Ag）及vW因子（ⅧR：vWF），这三种成分的合成部位，控制其合成的基因位点及遗传方式均不相同，Ⅷ：C由肝脾或单核细胞所合成，受X染色体遗传控制，在血友病甲中Ⅷ：C活性降低，为性染色体隐性遗传。ⅧR：Ag及ⅧR：vWF由内皮细胞、巨核细胞及血小板合成，由常染色体遗传。正常血浆vWF值为10mg/L，其活性由一系列血浆多聚体产生，多聚体的相对分子质量约40万～2000万以上，存在于血浆，血小板内及血管内皮下，血浆vWF浓度轻度下降或高分子质量多聚体选择性丧失，可使血小板黏附功能降低。当vWF基因有位点突变时，血浆中vWF的量及（或）质的异常，亦可伴Ⅷ：C活性降低，即发生了vWD。

【分型】

vWD在临床上存在着遗传变异型。根据因子ⅧR：Ag的生化特点及其功能将vWD分成：Ⅰ型、ⅡA型、ⅡB型、ⅡM型、ⅡN型、Ⅲ型。Ⅰ型多见，约占vWD的3/4，表现为因子ⅧR：Ag数量缺乏，各种聚合物的含量均减少，因子Ⅷ所有活性均降低，但结构正常，为常染色体显性遗传。Ⅰ型中分为常染色体隐性或显性遗传两种，前者较少见，临床表现极严重。血浆中ⅧR：Ag消失或少于0.1%，也不能因注射DDAVP而提高。Ⅱ型者vWF中较大分子质量的多聚体缺乏，结构可能有微小异常伴功能降低。其中vWF与血小板结合明显降低者为ⅡA型；与血小板GPIb结合明显增加者为ⅡB型；多聚体结构异常，影响与血小板GPIb亲和力者为2型；vWF量与结构正常，但与FⅧ结合区有突变而亲和力降低者为2N型。vWF几乎完全缺失者为3型。

【临床表现】

临床表现为出血倾向，鼻出血、齿龈出血、胃肠道出血，拔牙或外科手术没有严重出血，妇女月经量多，产后常有大量出血。常发生于儿童期，随年龄的增长，出血的严重程度可逐渐减轻。常染色体隐性遗传（Ⅰ型）的病例出血严重，可危及生命。关节出血多在外伤后发生，不遗留永久性关节畸形，与血友病甲不同，唯Ⅲ型vWD可发生自发性关节和肌肉出血而致残。

案例 6-75-2

1. 患者，张某，女，17岁。
2. 因月经量多伴牙龈、鼻腔反复出血两年就诊。
3. 轻度贫血貌，全身皮肤未见瘀斑，四肢关节无红肿，畸形，活动自如。

【实验室检查】

出血时间延长为本病主要特点，轻型患者出血时间可以正常，需反复多次检查。重型者出血时间可长达半小时左右。阿司匹林耐量试验阳性，可作为本病轻型或亚临床型的一种诊断方法。血小板计数正常，血小板黏附率减低，血小板对瑞斯托霉素聚集功能异常，重症者几乎不发生聚集。Ⅷ：C和ⅧR：Ag含量正常或减低，用放射免疫电泳法及SDS聚丙乙酰凝胶电泳法可分析因子vWF不同分子量的聚合物。白陶土部分凝血活酶时间正常，凝血活酶生成不良。

案例 6-75-2

1. 血常规：Hb 90g/L，WBC 6.1×10^9/L，PLT 169×10^9/L。
2. 阿司匹林耐量试验阳性。
3. 血小板黏附率48.2%，较正常降低。
4. APTT 35秒。

笔记栏

【诊断与鉴别诊断】

本病诊断要点：自幼有皮肤、黏膜出血史，出血随年龄增长而减轻；约半数病例有家族史，为常染色体不完全显性遗传；出血时间延长，阿司匹林耐量试验阳性；血小板黏附率降低及对瑞斯托霉素聚集功能减弱或不聚集；Ⅷ：C降低，vWF抗原减少。

本病应与下列疾病相鉴别：

(一) 血小板型血管性血友病

本病为一类血小板功能异常，血小板与血浆内的vW因子亲和性增加，因而使血浆内的vW因子缺乏，引起类似血管性血友病的表现，需加以区别。本病常合并有血小板减少。患者血小板对低浓度的瑞斯托霉素聚集反应增强，可有自发性血小板聚集。如加入正常人的血小板则聚集功能恢复正常。

(二) 获得性血管性血友病

见于系统性红斑狼疮、淋巴增生性疾病、血管增生性疾病及肾上腺肿瘤。临床表现除原发病症状外，出血倾向与遗传性vWD相似，vW因子也有明显减少。在少数病例中可找到抗vW因子的抗体。本病尚需与轻型血友病甲区别。

(三) 血友病甲

FⅧ：C缺乏是血友病甲的发病基础，血浆Ⅷ：CAg与Ⅷ：C平行减少，阿司匹林耐量试验，血小板黏附率正常。

案例 6-75-2

临床特点：

1. 患者，女，17岁。

2. 病史特点：月经量多伴牙龈、鼻腔反复出血两年，无家族史。

3. 体征：轻度贫血貌，全身皮肤未见瘀斑，四肢关节无红肿、畸形，活动自如。

4. 辅助检查：血常规提示轻度贫血，血小板计数正常，阿司匹林耐量试验阳性，血小板黏附率较正常降低，部分凝血活酶时间正常。

临床诊断：

血管性血友病。

【治疗】

(一) 一般治疗

禁用阿司匹林、保泰松、吲哚美辛、双嘧达莫(潘生丁)及低分子右旋醣酐、前列腺素E_1等可影响止血、凝血机能的药物，以防加重出血。

(二) 口服避孕药

如复方炔诺酮等，可使月经过多及持续时间延长的症状显著改善。

(三) 纤溶抑制物

如6-氨基己酸(EACA)每日口服4～5g，每6小时一次，可减轻黏膜出血，对月经过多也有效。本病中局部纤维蛋白溶解是许多组织尤其是黏膜出血的原因之一。

(四) 输新鲜血

补充缺乏的Ⅷ因子，为有效的止血措施。输血后ⅧC在12～24小时内逐渐升高，使出血倾向得到控制，但血小板瑞斯托霉素聚集作用及ⅧR：Ag在输血完毕后即迅速降低，所以输血对三者的效应不相一致。严重病例应补充冷沉淀制剂，剂量为30～50U/kg，每24～48小时注射一次，有良好的疗效。因子Ⅷ浓缩制剂中缺少与vWF活性有关的高分子聚合物，所以不能纠正出血缺陷，故不作为首选药物。

(五) DDAVP

可明显增高血浆因子Ⅷ活性，用于治疗轻症或中、重度病例，但对严重病例无效。0.3～0.5μg/kg，溶于20～30ml生理盐水，缓慢静脉注射。因可激活纤溶系统，需与氨甲环酸、EACA合用。可使因子Ⅷ(Ⅷ：C及ⅧR：Ag)的水平提高2～3倍，注射后30～60分钟达到高峰，可以制止局部鼻出血及拔牙等小手术出血。为维持因子Ⅷ浓度最初2～4天内每8～12小时1次，经鼻腔内滴入的剂量为0.25ml(每ml含1300μg)，每日2次。不良反应有暂时性面部潮红及水滞留。

(六) 手术问题

本病原则上应避免手术，必须手术时应在术前及术后输注新鲜血，血浆或因子Ⅷ浓缩物，以补充缺乏的因子。

案例 6-75-2

处方及治疗方案

月经期口服妇康片，8片/日，每3天减1/3。

【预后】

本病出血症状随年龄增长可减轻，严重病

笔记栏

例，经过适当的治疗，一般预后尚好。

第三节　维生素K缺乏症

案例 6-75-3

患者，女，47 岁。因“牙龈出血，反复出现皮肤瘀点瘀斑伴慢性腹泻 1 年”就诊，2 年前患者因小肠扭转曾行小肠大部切除术。

体格检查：神志清楚，消瘦，轻度贫血貌，全身皮肤散在瘀点，浅表淋巴结无肿大，肝脾肋下未触及。四肢关节无红肿，畸形，活动自如。

维生素 K 缺乏症是由于维生素 K 缺乏引起的凝血障碍性疾病。维生素 K 于 1929 年被发现。天然维生素 K 为脂溶性，包括维生素 K_1（叶绿酮）来源于植物，菠菜、花椰菜中含量丰富；维生素 K_2（甲萘醌）由动物肠道细菌合成，肝内含量丰富；人工合成的水溶性维生素 K 包括维生素 K_3（亚硫酸氢钠甲萘醌）及 K_4（乙酰甲萘醌）。

【病因与发病机制】

维生素 K_1 于远端小肠主动转运吸收，维生素 K_2 在末端回肠及结肠被动扩散吸收，均需胆汁、胰液参加，并与乳糜微粒结合，由淋巴系统转运至全身，储存于肝脏、皮肤和肌肉，并以葡萄糖醛酸苷形式自尿排出。

维生素 K 控制着凝血因子Ⅱ、Ⅶ、Ⅸ和Ⅹ在肝内的形成。其他的依赖维生素 K 的凝血因子是蛋白质 C、蛋白质 S 和蛋白质 Z，蛋白质 C 和 S 是抗血凝素。维生素 K 辅助的谷氨酸残基 γ 羧化还发生于骨、牙、肾、皮肤、肝和乳腺等组织的蛋白质分子，在骨骼中即为调节钙在骨基质中沉积的骨钙蛋白，在肾脏中此蛋白质也与钙的重吸收功能密切相关，维生素 K 还参与细胞的氧化还原过程。维生素 K 的每日需要量约为 1μg/kg，缺乏引起低凝血酶原血症，表现为凝血缺陷和出血。

新生儿的维生素 K 营养处于危险之中，因为胎盘转运脂质相对不足；新生儿肝脏对凝血酶原的合成尚未成熟；母乳维生素 K 的含量低，仅含 1～3μg/L；新生儿肠道出生后头几天是无菌的。维生素 K 缺乏引起新生儿出血性疾病，一般见于产后 1～7 天，可表现为皮肤、胃肠道、肠内出血，最严重的病例可颅内出血，可见于产后 1～3 个月，通常伴有吸收不良和肝脏疾病。如果母亲曾摄取乙内酰脲抗惊厥剂、头孢抗生素或香豆素抗凝剂，出血性疾病的危险性均会增加。母乳喂养的婴儿维生素 K 缺乏仍是世界范围内婴儿发病率和死亡率的主要原因。

健康成人原发性维生素 K 缺乏并不常见。成人不会缺乏维生素 K 是因为维生素 K 广泛分布于植物和动物的组织中，维生素 K 循环保存了维生素，正常肠道内微生物菌丛合成萘醌。

下列原因可导致维生素 K 缺乏症。

（一）吸收障碍

（1）胆盐缺乏如胆总管梗阻、胆瘘、术后胆汁引流导致胆盐缺乏，或长期服用矿物油润滑剂，使脂溶性维生素 K 吸收障碍。

（2）各种肠道病变：吸收不良综合征，胃肠道大部切除术后等。

（3）长期服用广谱抗生素，抑制肠道细菌生长，使肠道合成维生素 K_2 减少。

（二）利用障碍

严重肝功能损害，口服抗凝药如华法林（warfarin），新抗凝（sintron）及双香豆素（dicoumarol）等化学结构与维生素 K 类似物，可抑制维生素 K 参与合成活化有关凝血因子的作用。维生素 K 缺乏或口服上述抗凝药均可致血中异常凝血酶原形成，异常凝血酶原谷氨酸残基未能 γ 羧化，不能与 Ca^{2+} 结合，不能黏附磷脂，不能激活，无凝血功能。

案例 6-75-3

1. 患者，女，47 岁。

2. 2 年前因小肠扭转曾行小肠大部切除术。

【临床表现】

出血是主要表现，不论其原因是膳食摄入量不足或药物对维生素 K 的拮抗。主要表现为轻重不一的出血症状，常见表浅的皮肤紫癜和瘀斑、鼻出血、齿龈渗血、黑便、月经过多、痔疮出血和创面术后渗血等，深部组织血肿、关节腔出血等罕见，偶有颅内出血，危及生命。穿刺部位或切口渗血可见于外伤以后，威胁生命的颅内出血则可见于婴儿。临床特点为起病急，出血症状重，常有颅内出血而致颅内压增高及神经系统症状，病情危重，严重颅内出血常遗留后遗症。

案例 6-75-3

1. 牙龈出血，反复出现皮肤瘀点瘀斑 1 年。

2. 轻度贫血貌，全身皮肤散在瘀点。

笔记栏

【实验室检查】

凝血酶原活力和其他维生素K依赖因子降低，表明维生素K缺乏或拮抗。凝血酶原时间和部分促凝血酶原激酶时间通常延长，血纤维蛋白原水平、凝血酶、血小板计数和出血时间均在正常范围。维生素K缺乏最敏感的指标是在血浆中出现脱-γ-羧基-凝血酶原（DCP），它可用适合的抗体进行测定，健康者血浆中无。

案例 6-75-3

1. 血常规：Hb 80g/L，WBC 5.1×10^9/L，PLT 159×10^9/L。

2. PT 19秒，较正常延长，维生素K试验可纠正。

3. APTT 55秒，较正常延长。

【诊断】

根据症状、体征和病史可疑诊为维生素K缺乏的可能，当凝血酶原时间和部分促凝血酶原激酶时间延长时即可确诊。治疗性试验有助于排除肝脏病患，如果给以可注射的维生素K_1 1mg可在2～6小时内明显增加凝血酶水平，则不可能是肝脏疾病。

案例 6-75-3

临床特点：

1. 患者，女，47岁。

2. 病史特点：牙龈出血，反复出现皮肤瘀点瘀斑伴慢性腹泻1年，2年前因小肠扭转曾行小肠大部切除术。

3. 体征：消瘦，轻度贫血貌，全身皮肤散在瘀点。

4. 辅助检查：血常规提示轻度贫血，血小板计数正常，PT延长，维生素K试验可纠正，APTT延长。

临床诊断：

维生素K缺乏症。

【治疗】

一般患者口服维生素K_4 4mg每日2～3次，或维生素K_1每日10～20mg肌肉或静脉注射，注射速度<5mg/min，因在维生素K_1注射时，可发生类似于过敏的严重反应，包括休克以及心跳呼吸骤停。在术前、肝功能严重损害或应用香豆素类抗凝药时，剂量可增至100～200mg。合并颅内出血患儿除静脉注射维生素K_1 5～10mg外，应适时应用新鲜血浆10～15mg/kg或凝血酶原复合物。新生儿如大剂量应用维生素K，可引起溶血性贫血、高胆红素血症，多发生于母亲或患儿曾接受维生素K治疗者、G-6-PD缺乏、维生素E血浓度低下者。

案例 6-75-3

处方及治疗方案

维生素K_1 20mg，肌内注射/日。

【预防】

单纯母乳喂养而母亲少食含维生素K丰富食物，或双胎、早产及患有慢性肝胆疾病小儿，易导致维生素K缺乏。因此，哺乳期母亲应多食含维生素K丰富食物，如猪肝、黄豆、菠菜、卷心菜。而对有用上述药物的孕妇及小儿，双胎、早产儿，患有肝炎、先天性胆道闭锁的小儿则应生后补充维生素K，有人推荐给新生儿常规使用维生素K_1 0.5～1mg，以预防低凝血酶原血症，降低产外伤所致的颅内出血的发生率。服用抗惊厥药物的妊娠妇女分娩前2周应每天补充维生素K_1 20mg，以预防胎儿出血。有肝病、长期腹泻小儿，每周注射维生素K_1 0.5～1mg一次。

第四节　严重肝病与出血

肝脏是凝血因子生成促凝血物质清除的主要器官，由于肝脏生物合成和清除功能的不足，在严重肝病时可以有各种止血和凝血功能的异常。

【发病机制】

肝脏在出凝血中的作用有：几乎合成全部的凝血因子（除凝血Ⅷ因子外）；是清除多种活化凝血因子的场所；制造纤溶酶原；制造抗纤溶酶，以免发生过度的纤维蛋白溶解；清除循环中的纤溶酶原激活物，防止纤维蛋白过度溶解。多种严重肝病凝血障碍主要表现为：凝血因子合成减少；凝血因子消耗增多：失代偿性肝硬化、急性肝功能衰竭时常并发DIC，DIC发生后，凝血因子消耗增多；循环中抗凝血物质增多：肝病时血循环中类肝素物质、FDP产生增多；易发生原发性纤维蛋白溶解：肝病时血循环中抗纤溶酶减少，不能充分地清除纤溶酶原激活物，从而增强了纤维蛋白溶解酶的活力；血小板量数量减少、功能异常：将近一半急性肝功能衰竭患者和肝硬变患者

笔记栏

血小板数目严重减少，肝病时血小板功能异常表现为释放障碍、聚集性缺陷和收缩不良。因此，严重肝病患者多伴有止血、凝血异常，出血是最常见的临床表现。

【临床表现】

许多严重的肝病伴有出血倾向，胃肠道出血常起源于局部病变，如食管静脉曲张、胃溃疡、胃肠炎。严重的全身出血可并发于外科手术，包括活检、拔牙和其他小手术。肝炎患者往往在清晨刷牙、洗脸时发现自己的牙龈或鼻子出血，有时发现在咬过的食物上留有血迹，女患者还可能出现月经过多。这种出血现象在慢性肝炎患者中特别普遍。重症肝炎患者的出血现象就更严重，除了鼻子、牙龈和皮肤出现瘀斑以外，还有呕血或排柏油样便。重型肝炎患者还可能出现弥散性血管内凝血，这是一种严重的出血现象，应该引起重视，详见第 76 章。

【实验室诊断】

肝病凝血功能的实验室异常随原发病的病因和严重程度而变化，可以从无黄疸性肝炎的轻微凝血酶原时间延长到严重的失代偿肝硬化所见的各种凝血异常。对肝病患者进行出血倾向评估时，PT 延长率：急性肝炎 20%～25%，慢性肝炎 26%～51%，肝硬化 71%，重症肝炎 90%。APTT 延长率：急性肝炎 10%～15%，慢性肝炎 15%～51%，肝硬化 82%～85%，重症肝炎 85%～100%。对凝血因子进行测定，因子Ⅶ是最早开始降低也是降低最多的因子，最后及减少最少的是因子 V，当 Fg 小于 1g/L 时，提示预后不佳。诊断肝病时，对观察病情和判断预后有价值的指标是：

(1) 因子Ⅶ:C 和Ⅷ：C 减低，先于肝功能异常，可作为肝病早期诊断的指标之一。

(2) Fg 和因子Ⅴ：C 减低，反映肝病严重，或进入肝硬化。

(3) 异常凝血酶原增高是诊断原发性肝癌参考指标之一。

(4) 因子Ⅷ：C 和 vWF：Ag 水平越高，反映肝病越严重，因子Ⅷ：C 降低提示并发 DIC。

(5) 因子ⅩⅢa：Ag、ATⅢ水平低于 35%或 PLG 的水平低于 20%提示预后不佳。

肝病时常呈多个因子的联合变化，故需综合分析。

【治疗】

(一) 补充维生素 K_1

注射 10～200mg 可以改善约 30%肝脏疾病患者的某些凝血异常，但凝血酶原时间在最初的良好反应后可重新变为延长。

(二) 替代治疗

1. 新鲜冷冻血浆 20～30ml/kg。

2. 浓缩的维生素 K 依赖的凝血因子 可应用在肝病患者出血的替代治疗，但在浓缩物中含有微量激活的凝血因子，尤其是因子Ⅸa 和Ⅹa，病变肝脏难以将它们完全清除，加上患者常有抗凝血酶Ⅲ减少，因此，浓缩物的输注可导致血栓栓塞或 DIC，临床仅限于有致命性出血的肝病患者使用。

3. 抗凝血酶浓缩物 在少数急性肝坏死包括合并妊娠和严重获得性抗凝血酶Ⅲ缺乏的病例使用有效。

(三) DDAVP

可减轻某些肝硬化患者凝血异常。

(四) 抗纤溶药物

在有纤维蛋白原溶解症的患者有使用指征，另外，EACA 治疗和预防急性手术后出血可能有效。

(五) 肝素

使用可以使纤维蛋白原的代谢正常化，常联合凝血酶原复合物使用。这种组合是在这些可产生血栓的浓缩物瓶内加少量正常血浆和肝素，可灭活激活的蛋白酶和减少这些浓缩物血栓的危险。

推荐阅读

Mannucci PM, Tuddenham EGD. 2001. Medical progress: the hemophilias-from royal genes to gene therapy. N Engl J Med, 344:1773～1779

Mannucci PM. 2004. Drug therapy: treatment of von willebrand's disease. N Engl J Med, 351:683～694

(刘 红)

第76章 弥散性血管内凝血

案例 6-76-1

患者，男，64岁。车祸后神志不清多发性骨折伴多脏器损伤2小时。

体格检查：T 35.2℃，P 145次/分，R 50次/分，BP 40/20mmHg。神志不清，张口呼吸，脉搏细速，双侧瞳孔对光反应迟钝。口腔、鼻腔出血，腹部左下肢皮肤表面可见大片瘀斑，肢端发冷、青紫，CT示脑挫裂伤，X线示胸部肋骨多处骨折，左下肢多处开放性骨折，B超示脾破裂。边输血抗休克边进行手术，术后血压一度恢复正常，3小时后出现腹部手术切口处渗血不止，多处注射针孔持续渗血，血压又降至50/20mmHg，少尿。

问题：

1. 试述DIC的发病机制。
2. 如何分期？
3. 如何治疗？

【定义和分类】

弥散性血管内凝血（disseminated intravascular coagulation，DIC）可发生在许多疾病的病理过程中，它不是单独的疾病，而是由于多种病因所引起的一种复杂的病理过程和临床综合征。其特征是微循环内发生广泛的血小板凝集和纤维蛋白沉积，导致弥漫性微血栓形成、继发性凝血因子和血小板的大量被消耗，以及纤维蛋白溶解亢进，从而引起微循环障碍、出血、溶血、器官损害等一系列严重的临床表现。急性弥漫性血管内凝血的病情进展迅速，如不及时治疗往往危及生命，慢性的症状常隐匿。

【病因及发病机制】

引起DIC的病因很多，常见病因如下。

（一）感染

流行性出血热、出疹性病毒感染（天花、水痘、麻疹）、巨细胞病毒感染、革兰阴性杆菌感染（胆道感染、伤寒、暴发性细菌性痢疾、败血症等）、革兰阳性球菌感染（溶血性链球菌引起的暴发性紫癜、金黄色葡萄球菌败血症等）均可并发DIC。感染引起DIC的病理生理是极为复杂的。感染后，血管内皮细胞损伤，大量内毒素及组织因子进入血液内均影响凝血功能。

（二）妊娠并发症

羊水栓塞、胎盘早剥、死胎滞留、流产感染宫内、引产、先兆子宫破裂均可并发DIC，原因可由于血液中存在高凝状态，血液中的凝血因子含量增高。产科意外的发生是由于羊水或具有组织因子活性的胎盘组织进入母体血液。

（三）大量组织损伤与手术

大面积烧伤、严重的复合性外伤、体外循环、胸部，以及盆腔、前列腺手术等。

（四）肿瘤及血液病

如前列腺癌、肺癌、消化道各种黏液腺癌（尤其是广泛移转的晚期肿瘤）、各种急性白血病（尤其是早幼粒细胞白血病）、血栓性血小板减少性紫癜、溶血性贫血。癌肿细胞能分泌大量组织因子，一些癌细胞还可分泌蛋白酶及一类黏蛋白物质与DIC发生可能也有关系。癌肿时容易发生的因素还包括长期卧床、并发感染、化疗药物抑制血小板生成、癌肿肝内转移及肝功能不良等。

（五）心、肺、肾、肝等内脏疾患

肺源性心脏病、发绀型先天性心脏病、严重的心力衰竭、肝硬化、急性或亚急性肝坏死、急进性肾小球肾炎、溶血尿毒综合征、出血坏死性小肠炎、出血坏死性胰腺炎、糖尿病酸中毒、系统性红斑狼疮、结节性动脉周围炎等结缔组织病均可并发DIC。

（六）其他

各种原因引起的休克、输血及输液反应、中暑、肾移植后排斥反应、毒蛇咬伤、巨大血管瘤、药物反应及中毒等。

案例 6-76-1

患者，男，64岁，因车祸后神志不清多发性骨折伴多脏器损伤。

DIC的发病机制极为复杂，各种病因发生DIC的病理生理不完全相同，但主要是由于凝血

笔记栏

酶及纤溶酶两者形成所引起的后果,在体内产生许多凝血和纤溶活性的物质(图 6-76-1)。

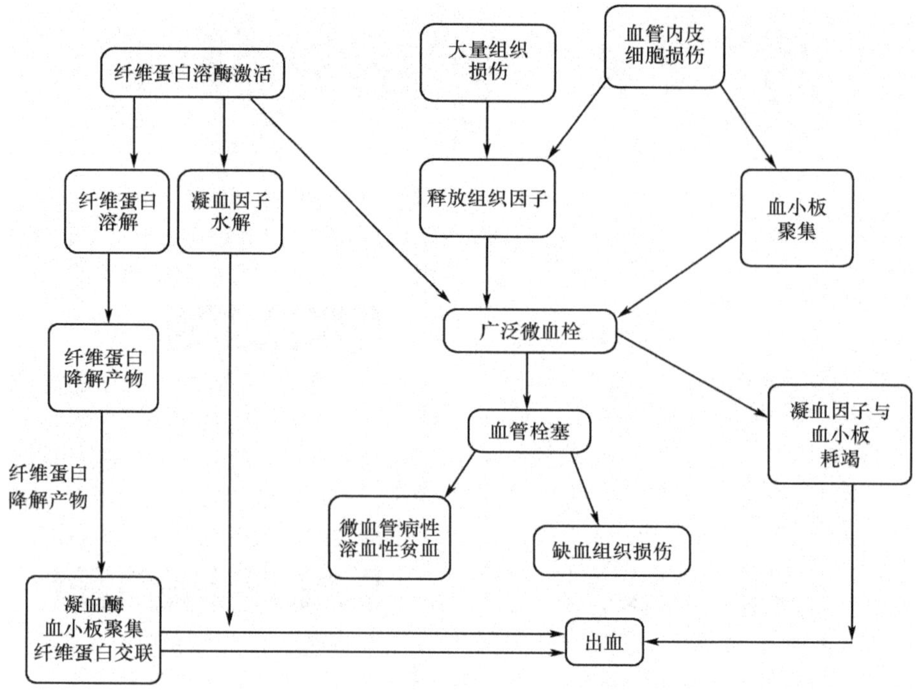

图 6-76-1 DIC 的发病机制

【病理和病理生理】

1. 微血栓形成 是 DIC 最基本和最特征的病理变化。发生部位广泛,主要为纤维蛋白血栓及纤维蛋白-血小板血栓。

2. 凝血功能异常 ①初发高凝期:DIC 早期改变;②消耗性低凝期:出血倾向明显,PT 显著延长,血小板及多种凝血因子低下。③纤溶亢进期:多在 DIC 后期,也可与凝血系统激活同时出现。

3. 微循环障碍 毛细血管微血栓形成、血容量减少、血管舒缩功能障碍等因素造成微循环障碍。

【分型】

(一) 根据 DIC 发生快慢分

1. 急性型 常在数小时至一、二天内发生,临床表现以休克和出血为主,病情迅速恶化,分期不明显。多见于严重感染、急性溶血、严重创伤、急性移植排斥反应等。

2. 亚急型 常在数日至几周内逐渐发病,多见于癌症扩散、死胎滞留等。

3. 慢性型 发病缓慢,病程可达数月或更长,临床表现不明显,出血轻微、休克少见,常表现为器官功能障碍。多见于恶性肿瘤、结缔组织病、慢性溶血性贫血。

(二) 根据代偿情况分

1. 失代偿型 凝血因子和血小板消耗占优势,数量减少,临床表现为出血、休克,多见于急性型 DIC。

2. 代偿型 凝血因子和血小板的生成和消耗基本平衡,临床表现不明显或轻微,多见于轻度 DIC。

3. 过度代偿型 凝血因子和血小板生成超过消耗,临床表现不明显,多见于慢性或恢复期 DIC。

【临床表现】

轻微的 DIC 病例可能仅有化验检查的异常,而临床表现并不明显。急性型起病急而重,主要表现为出血、休克、栓塞及溶血四个方面,可伴有肝、肾、肺、中枢神经系统严重的功能障碍。

(一) 出血

出血是急性 DIC 的主要表现。常为突然发生大量广泛的出血。出血可随原发病的部位及性质而不同。皮肤出血呈一处或多处的大片瘀斑或血肿。产科意外有大量的阴道流血,在手术中发生时,伤口可渗血不止或血不凝固。在局部注射的部位则有针孔持续渗血。严重的病例也可有胃肠道、肺或泌尿道出血。特殊少见的暴发性紫癜多发生于感染后2～4周，特别是儿童流行性脑膜炎的患者从皮肤紫癜可发展成界限清楚的紫黑色皮肤坏死及下肢坏疽，出血以两下肢及臀部为主。

(二) 微血管栓塞症状

DIC的基本病理特征为微循环血管内有广泛纤维蛋白和(或)血小板血栓形成。各组织器官均可受累，常见有：

1. 皮肤血栓栓塞 最多见，指端、趾端、鼻尖、耳郭皮肤发绀，皮肤斑块状出血性坏死，干性坏死等。

2. 肾血栓形成 常有腰痛，少尿、无尿、氮质血症等急性肾功能衰竭表现最常见。

3. 肺血栓形成 呼吸困难、发绀、咯血、严重者可发生急性肺功能衰竭。

4. 胃肠道血栓形成 胃肠道出血、恶心、呕吐与腹痛。

5. 脑血栓形成 烦躁、嗜睡、意识障碍、昏迷、惊厥、颅神经麻痹及肢体瘫痪。

(三) 低血压及休克

见于严重的病例，是病情严重、预后不良的征兆。表现为肢端发冷、青紫、少尿和血压下降。以血管内皮损伤引起的DIC较为多见，休克的程度与出血量不成比例。DIC引起休克的原因：①微循环血栓形成，回心血量降低；②血管活性物质释放：因子Ⅻ及纤溶酶均可使血中激肽释放酶原转变为激肽释放酶，继而使激肽原转变为缓激肽，引起小血管张力减低，血浆渗出，使血循环量减少；③出血减少了血容量。一旦休克发生后又可加重DIC，形成恶性循环，引起器官功能障碍。

(四) 溶血

常较轻微，一般不容易觉察。因微血管病变，红细胞通过时遭受机械性损伤，变形破裂而发生溶血。临床上可有黄疸、贫血、血红蛋白尿。

案例 6-76-1

1. 车祸后神志不清多发性骨折伴多脏器损伤。

2. 体格检查：T 35.2℃，P 145次/分，R 50次/分，BP 40/20mmHg。神志不清，张口呼吸，脉搏细速，双侧瞳孔对光反应迟钝，口腔、鼻腔出血，腹部左下肢皮肤表面可见大片瘀斑，肢端发冷、青紫。

3. 术后3小时后出现腹部手术切口处渗血不止，多处注射针孔持续渗血，血压50/20mmgHg，少尿。

【实验室检查】

实验室检查是DIC诊断的重要依据。实验室检查分为两部分：初步的化验项目包括血小板计数，部分凝血活酶时间(APTT)，凝血酶原时间(PT)，纤维蛋白原的含量测定及凝血酶时间(TT)。

(一) 血小板计数

PLT＜100×10^9/L有诊断价值，特别是进行性降低。因血小板减少在临床上可见于很多疾病，因此对本病诊断的特异性不高。

(二) 凝血酶原时间(PT)

DIC时因子Ⅰ、Ⅱ、Ⅴ、Ⅶ和Ⅹ等均减少，故PT延长。超过正常对照3秒以上有意义。因其阴性率高，如果结果正常，亦不能除外DIC的诊断。

(三) 部分凝血活酶时间(APTT)

除因子Ⅶ和ⅩⅢ外，任何一个凝血因子缺乏都可使APTT延长。正常35～45秒，超过正常对照10秒以上有意义。DIC的高凝期APTT缩短，在消耗性低凝血期APTT延长。如果同时测得PT及APTT均延长，对DIC的诊断意义则更大。

(四) 纤维蛋白原定量(Fg)

正常值为2～4g/L。DIC时被消耗，＜1.5g/L有意义。但在感染、妊娠、恶性肿瘤、创伤或休克等“应激”状态下，纤维蛋白原量可增加，此时所谓正常量实际已有所降低，因而观察发现其进行性减少有意义。

(五) 凝血酶时间(TT)

反映凝血第三阶段的试验，正常16～18秒，比正常对照延长3秒以上有诊断价值。DIC时纤维蛋白原减少及FDP增加，所以TT延长。其测定结果受肝素治疗影响。

如果上述结果全部符合诊断，DIC就可以确定。但是，如果结果并不全部符合，就要考虑到假阴性或假阳性的可能，需做以下进一步的检查。

(一) 有关纤溶活性的检测

优球蛋白溶解时间(ELT)，血凝块溶解速度可反映纤溶酶活力，正常为60～120分钟，＜70分钟，提示纤溶亢进。

笔记栏

(二) 有关纤维蛋白降解产物的检测包括

1. 血浆副凝固试验 DIC时凝血酶作用下形成的纤维蛋白单体与继发性纤溶形成的FDP结合形成一种可溶性复合物，当遇到鱼精蛋白或乙醇时，复合物分离，纤维蛋白单体又自行聚合成絮状物或胶状物，这种不经凝血酶作用而引起的凝聚现象称副凝，阳性证实FDP存在。鱼精蛋白副凝试验(3P试验)见于DIC的早期。假阳性率高，局部血管内凝血亦可阳性，DIC晚期为阴性。

2. FDP免疫学测定 FDP的X、Y、D、E碎片仍具有纤维蛋白原的某些抗原决定簇，故能与抗纤维蛋白原血清发生特异性抗原抗体反应。FDP的免疫学检查方法较多，以乳胶凝集试验(半定量法)最为快速简便，正常值<10mg/L。

3. D-二聚体 D-二聚体可直接证实凝血酶对纤维蛋白原的作用和存在纤维蛋白降解的产物，以证实DIC继发性纤溶的存在，并可与纤维蛋白原降解产物鉴别，也有助于排除肝病引起的凝血障碍。检测结果较3P试验、乳胶凝集试验可信。

(三) 一些凝血因子、蛋白的检测

V、ATⅢ、蛋白C及蛋白S含量的测定。

(四) 红细胞形态学观察

有微血管病性溶血性贫血的病例，血片上可见碎裂、畸形红细胞。

> **案例 6-76-1**
>
> 1. 血小板计数65×10⁹/L，2小时后血小板计数降至45×10⁹/L。
>
> 2. 可见破碎红细胞。
>
> 3. APTT 63秒，PT 27秒，血浆Fg含量<1.0g/L。
>
> 4. 3P(+)，D-二聚体(+)。

【诊断与鉴别诊断】

(一) 诊断标准

DIC国内的诊断标准见表6-76-1。

表 6-76-1 DIC的诊断标准

(一) 临床表现

1. 存在易引起DIC的基础疾病
2. 有下列两项以上表现
   (1) 多发性出血倾向；
   (2) 不易用原发病解释的微循环衰竭或休克；

续表

   (3) 多发性微血管栓塞的症状、体征，如皮肤、皮下、黏膜栓塞坏死及早期出现的肾、肺、脑等脏器功能不全；
   (4) 抗凝治疗有效。

(二) 实验室检查

1. 主要诊断指标：有下列3项以上异常：
   (1) 血小板数低于100×10⁹/L或呈进行性下降(肝病DIC时血小板数低于50×10⁹/L)；
   (2) 血浆Fg含量<1.5g/L或呈进行性下降，或>4g/L(肝病DIC时<1g/L)；
   (3) 3P试验阳性或血浆FDP>20mg/L(肝病DIC时超过60mg/L)或D-二聚体阳性；
   (4) PT缩短或延长3秒以上(肝病患者延长5秒以上)，或呈动态变化；或APTT缩短或延长10秒以上；
2. 疑难、特殊病例应有下列实验室检查1项以上异常：
   (1) 纤溶酶原含量及活性降低；
   (2) AT含量、活性及vWF水平降低(不适应于肝病)；
   (3) 血浆因子Ⅷ：C活性<50%；
   (4) 血浆凝血酶-抗凝血酶复合物(TAT)或凝血酶原碎片1+2(F_{1+2})水平升高。
   (5) 血浆纤溶酶-纤溶酶抑制物复合物(PIC)升高；
   (6) 血、尿纤维蛋白肽A(FPA)升高。

(二) 鉴别诊断

1. 原发性纤溶 是由于某些原因(手术、产科意外等)造成纤溶酶原激活物增多，纤溶抑制物减少，致使血液中纤溶酶活性增高，纤维蛋白原及其他凝血因子被降解。原发性纤溶比DIC远为少见，其血小板计数、红细胞形态和血浆抗凝血酶Ⅲ均正常。

2. 不伴有DIC的肝病 无血栓形成，休克较少见，红细胞形态无异常，3P试验(-)，D-二聚体(-)。

> **案例 6-76-1**
>
> 临床特点：
>
> 1. 患者，男，64岁，车祸后神志不清多发性骨折伴多脏器损伤。
>
> 2. 体征：T 35.2C，P 145分，R 50次/分，BP 40/20mmHg，神志不清，张口呼吸，脉搏细速，双侧瞳孔对光反应迟钝。口腔、鼻腔出血，腹部左下肢皮肤表面可见大片瘀斑，肢端发冷、青紫，手术切口渗血不止。
>
> 3. 辅助检查：CT示脑挫裂伤，X线示胸部肋骨多处骨折，左下肢多处开放性骨折，B超示脾破裂。

4. 实验室检查：血小板计数 65×10^9/L，两小时后血小板计数降至 45×10^9/L，可见破碎红细胞。APTT 63 秒，PT 27 秒，血浆 Fg 含量<1.0g/L，3P(+)，D-二聚体(+)。

临床诊断：复合伤(车祸后)，DIC。

【治疗】

(一) 病因或原发病的治疗

DIC 的发展主要是由于病因的发展、不能控制引起，因而针对原发病进行治疗是对 DIC 治疗成功与失败的关键。有严重感染的病例，必须用大量抗生素控制感染。对由产科意外引起的，必须清除子宫内容物如死胎、胎盘等，甚至切除子宫。有严重创伤或蛇咬的病例必须彻底清理创口。

(二) 支持疗法

必须与病因治疗同时进行，包括对与 DIC 同时存在的缺氧、血容量不足、低血压、休克等努力加以纠正，提高疗效。

(三) 抗凝治疗

抗凝治疗是终止 DIC 病理过程、减轻器官功能损伤、重建凝血-抗凝平衡的重要措施。

1. 肝素 肝素应用的适应证与禁忌证见表 6-76-2。

表 6-76-2 肝素应用的适应证与禁忌证

适应证
①严重出血，DIC 诱因又不能迅速去除；
②DIC 的高凝期，或不能确定分期，可先给肝素，后用抗纤溶药及补充凝血因子，或同时应用上述几种制剂；
③慢性及亚急性 DIC。
禁忌证
①颅内或脊髓内出血；
②伴有血管损伤及新鲜创面，如消化性溃疡；
③肝病并 DIC；
④DIC 后期，以纤溶为主者；
⑤蛇毒所致的 DIC。

用法：首次剂量：1mg/kg 静脉推注，以后 0.5mg/kg，每 6 小时静脉滴注 1 次。1 小时内滴完，疗程宜短，一般 1～2 天。预防 DIC 剂量宜小，0.25～0.5mg/kg，每 12 小时皮下注射一次。

治疗可根据疗效反应加以调整，凝血时间应控制在 20～30 分钟，APTT 维持在正常值的1～2.5 倍为宜，凝血时间如>30 分钟，提示肝素过量，应停用，如出血加重，可用鱼精蛋白静脉注射中和肝素，一般按1∶1 用药 1mg 中和 100U 肝素，每次不超过 50mg。小剂量肝素治疗，每 12 小时皮下注射 2500U，可以达到同样疗效。不必要进行严格的实验室监测，使用安全，无出血并发症。对治疗有效的病例，血浆中的纤维蛋白原含量可在治疗后 1～3 天恢复正常。

2. 血小板聚集抑制剂 适用于病情较轻或诊断尚不十分肯定者，亦可和肝素联合应用，多用双嘧达莫(潘生丁)400～600mg/d，分三次口服。

3. 抗凝血酶制剂 如水蛭素，合成的丝氨酸蛋白酶抑制剂如 Gabexate mesilate、Mafemostat，国外已开展临床研究，疗效待进一步证实。

(四) 纤溶抑制剂

应用于 DIC 晚期，这类药物对 DIC 的应用应慎重，存在抑制代偿性继发性纤溶，使病情加重的危险。纤溶亢进的病例，全血血块溶解及优球蛋白溶解试验显著缩短者可选用。如不能确定血管内凝血过程是否已中止，可同时并用小剂量肝素。

1. 6-氨基己酸 首剂 4～6g 溶于 100ml 生理盐水或葡萄糖液中 15～30 分内滴完，以后每小时 1g，可持续 12～24 小时。口服每次 2g，3～4 次/日。可连续服用数日。

2. 对羧基苄胺 每次 100～200mg，加 5% 葡萄糖或生理盐水，每日最大剂量 600～800mg。口服每次 250～500mg，一日 2～3 次。每天最大剂量为 2g。

3. 氨甲环酸 静脉注射或静脉滴注，每次 250～500mg，每日 1～2 次，每日总量 1～2g。口服 0.25g，3～4 次/日。

(五) 血液及凝血因子的补充

在 DIC 中，对被消耗的血小板凝血因子及抗凝成分必须给与补充以控制出血。但这项治疗的进行，必须十分仔细谨慎，以免增加发生血栓的潜在危险，起“火上加油”，适得其反的作用。出血严重或以继发纤溶为主时，应适当补充。输血，输凝血酶原复合物，输纤维蛋白原，每输入 1g 纤维蛋白原，可使血中浓度升高 0.1g/L；输血小板悬液维持血小板计数不低于20×10^9/L。注射维生素 K_1 40mg/d，以供维生素 K 依赖凝血因子合成。如 DIC 病因未去除，可与小量肝素并用。补充疗法进行后，必须定时随访血小板计数、血浆纤维蛋白含量测定、PT 及 APTT 检查，必要时可每 8 小时复查一次；观察补充后的疗效，直至血液中缺乏成分达到接近或完全正常的水平。

案例 6-76-1

处方及治疗方案

1. 输血，新鲜血浆，输血小板。

2. 手术治疗：切脾，开放骨折处清创、引流、固定。

3. 抗生素静脉滴注。

4. 低分子右旋糖酐，碳酸氢钠抗休克。

【预后】

DIC 死亡率 50～80%，病因不同，死亡率不尽相同，去除病因早期治疗尤为重要。

推荐阅读

Levi M, ten Cate H. 1999. Current concepts: disseminated intravascular coagulation. N Engl J Med, 341:586～592

Russell JA. 2006. Drug therapy: management of sepsis. N Engl J Med, 355:1699～1713

（刘　红）

第77章 血栓性疾病

案例 6-77-1

患者，女，28 岁，因“下肢肿胀，疼痛 1 周”就诊。

半个月前曾足月娩出一男婴，出血量不多，有习惯性流产史，有时有关节疼痛。

体格检查：T 37.5℃，P 88 次/分，BP 110/66mmHg，神志清楚，面色红润，口腔无溃疡，右下肢明显红肿。血管超声示股静脉内可见血栓形成。

问题：

1. 患者血栓形成的机制？
2. 如何预防？

止血和抗血栓是正常人体内生理平衡的两种机制，既保证了正常循环的通畅，又能在创伤情况下完成良好的止血功能。一旦平衡失调就会发生出血或血栓。血栓形成（thrombosis）是指在一定条件下，血液有形成分在血管（多数为小血管）形成栓子，造成血管部分或完全堵塞、相应部位血供障碍的病理过程。血栓栓塞（thromboembolism）是血栓由形成部位脱落，在随血流移动的过程中部分或全部堵塞某些血管，引起相应组织和（或）器官缺血、缺氧、坏死（动脉血栓）及淤血、水肿（静脉血栓）的病理过程。以上两种病理过程所引起的疾病，临床上称为血栓性疾病。

血栓形成或栓塞是导致心、脑和外周血管事件的最后环节，是致死和致残的直接原因，严重威胁人类的生命健康。

【病因与发病机制】

本病的病因及发病机制十分复杂，迄今尚未完全阐明，但近年的研究表明血栓性疾病的发生、发展主要与下列六种因素有关。

（一）血管内皮损伤

当血管内皮细胞因机械（如动脉粥样硬化）、化学（如药物）、生物（如内毒素）、免疫及血管自身病变等因素受损伤时，可促使血栓形成。其发病机制为：①内皮损伤、内皮细胞组织因子（TF）过度表达及释放，外源性凝血途径激活；②血管完整性破坏，因子Ⅻ（FⅫ）激活内源性凝血途径启动；③血小板黏附、聚集、释放反应增加；④内皮细胞受损，ET 释放，致血管收缩、血流受阻（图 6-77-1）。

（二）血液流变学异常

各种原因引起的血液黏滞度增高、红细胞变形能力下降等，均可导致全身或局部血流淤滞、缓慢，为血栓形成创造条件。如高纤维蛋白原血症、高脂血症、脱水、红细胞增多症等。它可通过以下机制促进血栓形成：①红细胞聚集成团，形成红色血栓；②促进血小板与内皮的黏附及聚集，增强血小板活性；③损伤血管内皮，启动凝血过程。

（三）血小板数量增加，活性增强

各种导致血小板数量增加、活性增强的因素，均有诱发、促进血栓性疾病发生的可能性，如血小板增多症、机械、化学、生物及免疫反应等导致的血小板破坏加速等。其致病机制与激活凝血反应等密切相关。目前认为血小板因素在动脉血栓形成（如心肌梗死）的发病中有更为重要的地位。

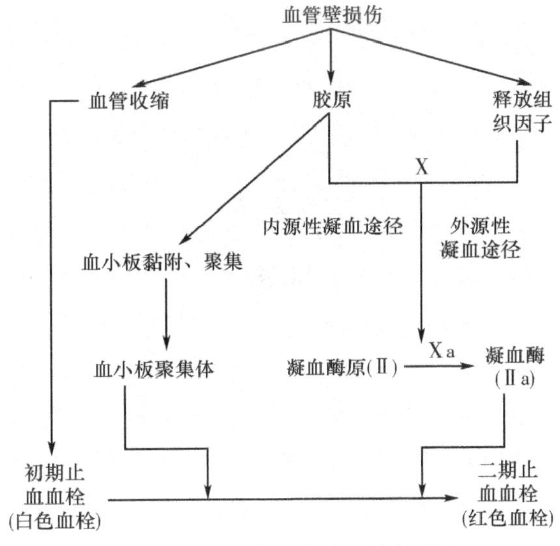

图 6-77-1　血管损伤后血栓的形成

（四）血液凝固性增高

在多种生理及病理状态下，人体凝血活性可显著增强，表现为某些凝血因子水平升高或活性增加，如妊娠、高龄及创伤感染等所致的应激反应、高脂血症、恶性肿瘤等。而高凝状态是血栓性疾病的发病基础。

(五) 抗凝活性减低

人体生理性抗凝活性减低是血栓形成的重要条件。引起人体抗凝活性减低的常见原因有：①抗凝血酶Ⅲ(antithrombin, ATⅢ)减少或缺乏，多由ATⅢ基因突变所致；②遗传性蛋白C(PC)及遗传性蛋白S(PS)缺乏症；③因子V(FV)Leiden突变引起的活化蛋白C抵抗现象(APC-R)，近年研究发现，在欧美白人反复发生深静脉血栓(deep vein thrombosis, DVT)形成或有阳性家族史的DVT患者中，APC-R的发生率高达60%；④肝素辅因子Ⅱ(HC-Ⅱ)缺乏症等。

(六) 纤溶活力降低

临床常见有：①纤溶酶原结构或功能异常，如异常纤溶酶原血症等；②纤溶酶原激活剂(PA)释放障碍；③纤溶酶活化剂抑制物过多。这些因素导致人体对纤维蛋白的清除能力下降，有利于血栓形成及扩大。

【血栓栓塞性疾病的分类】

血栓的主要构成为血小板、白细胞、红细胞和纤维蛋白。按性质与组成可分为六类：血小板血栓、白色血栓、红色血栓、混合性血栓、微血栓、感染性血栓。仅以血小板聚集而成的栓子常发生于微血管；血小板栓子伴有纤维蛋白构成白色血栓，见于动脉粥样硬化斑块；红色血栓多发生于静脉，局部血流缓慢为先决条件；混合血栓最常见，包含所有四种成分，可见于动脉、静脉或心脏部位；微血栓由紧密的纤维蛋白束组成，主要见于DIC；感染性血栓以内皮损伤为基础，血栓中有白细胞或细菌聚集。

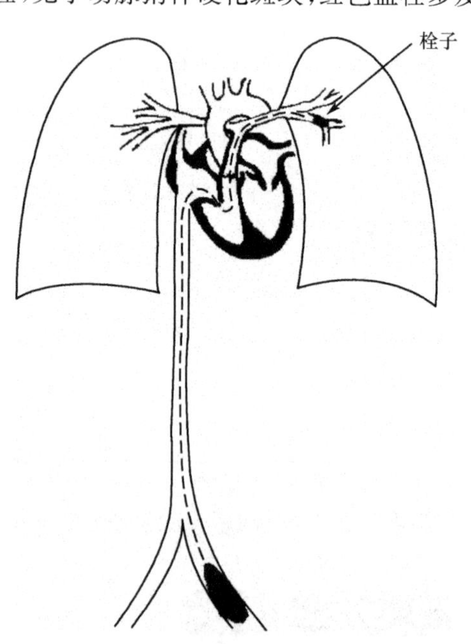

图 6-77-2　静脉血栓形成：从深静脉血栓形成到肺栓塞

临床上将血栓分为动脉血栓、静脉血栓、动静脉血栓和微血管血栓，一般而言，血小板活化是动脉血栓形成的基础，凝血-抗凝异常血流缓慢易造成静脉血栓。其中，急性冠脉综合征(ACS)是动脉粥样血栓的典型表现。深静脉血栓是导致肺栓塞的最主要原因，临床上90%以上的肺栓塞是由下肢DVT脱落引起(图6-77-2)。在临床上应加强对危险因素的识别，评价发生DVT和肺栓塞的危险程度(表6-77-1)，及时采取适当的预防措施。血栓性疾病的临床分类见表6-77-2。

表 6-77-1　血栓形成的危险分层

危险度类别	低危	中危	高危
普通外科手术	年龄<40岁	年龄>40岁	年龄>60岁
	手术时间<30min	手术时间>30min	手术时间>60min
	无危险因素	无其他危险因素	存在其他危险因素
矫外、创伤手术	小创伤	下肢石膏固定	髋、膝手术，髋骨骨折，多处创伤
内科情况	妊娠	心衰、中风、肿瘤	长期卧床
发生率(%)			
远端DVT	2	10～40	40～80
近端DVT	0.4	6～8	10～15
症状性PE	0.2	1～2	5～10
致死性PE	0.002	0.1～0.8	1～5

表 6-77-2　血栓性疾病的临床分类

累及血管	相关疾病	
动脉血栓	动脉粥样硬化 糖尿病 血栓闭塞性脉管炎 骨髓增殖性疾病	脑血栓形成、心肌梗死 真性红细胞增多症、血小板增多症
静脉血栓	肺血栓栓塞 深部静脉血栓形成 肝、门静脉系统 肾静脉 髂股静脉 浅表静脉血栓形成	相关病因：手术、感染、烧伤、器官移植、心力衰竭； 肥胖、年老、制动血栓性静脉炎
动-静脉血栓	结缔组织疾病 抗磷脂综合征 恶性肿瘤 医源性	手术、导管、低温麻醉、血管缝合 药物：口服避孕药、抗纤溶药

续表

累及血管	相关疾病
微血栓	DIC
	急性呼吸窘迫综合征
	血栓性血小减少性紫癜(TTP)
	溶血尿毒综合征(HUS)
	肾炎
	视网膜中央动脉阻塞
	突发性耳聋

【临床表现】

因血栓形成的血管类型、部位、血栓形成速度、血管堵塞程度以及有无侧支循环而异。

(一) 静脉血栓形成

最为常见,常见于深静脉如腘静脉、股静脉、肠系膜静脉及门静脉等。多为红细胞血栓或纤维蛋白血栓。主要表现有:血栓形成的局部肿胀、疼痛;血栓远端血液回流障碍:如远端水肿、胀痛、皮肤颜色改变、腹水等;血栓脱落后栓塞血管引起相关脏器功能障碍,如肺梗死的症状、体征等(图 6-77-2)。

(二) 动脉血栓形成

多见于冠状动脉、脑动脉、肠系膜动脉及肢体动脉等,血栓早期多为血小板血栓,随后是纤维蛋白血栓。临床表现有:发病多较突然,可有局部剧烈疼痛,如心绞痛、腹痛、肢体剧烈疼痛等;相关部位组织缺血、缺氧所致的器官、组织结构及功能异常,如心肌梗死、心力衰竭、心源性休克、心律失常、意识障碍和偏瘫等;血栓脱落形成脑栓塞、肾栓塞、脾栓塞等相关的症状及体征;供血组织缺血性坏死引发的临床表现,如发热等。

(三) 微血栓形成

常见于 DIC/TTP 及溶血尿毒综合征(HUS)等。临床表现往往缺乏特异性,主要为皮肤黏膜栓塞性坏死、微循环障碍及器官功能障碍。

【诊断】

血栓形成的过程基本上可以分两个阶段,一为血栓形成前状态(高凝状态)和血栓形成初期,二为血栓形成期。后者血栓造成脏器缺血、坏死,临床表现突出,诊断较容易;而前者有血栓形成倾向或血栓尚不足以影响脏器的血液供应,临床表现轻微,诊断困难。迄今尚无一个特异性指标能正确地诊断血栓形成。

本病的诊断要点如下:

(一) 存在高凝或血栓前状态的基础疾病

如动脉粥样硬化、糖尿病、肾病、妊娠、易栓症、近期手术及创伤、长期使用避孕药等。

(二) 症状、体征

各种血栓形成及栓塞的症状、体征。

(三) 影像学检查

1. 血管超声 能对血栓精确定位,是一项可取的非创伤性诊断技术。

2. 血管造影 能显示血管内血栓的部位。但由于其是创伤性检查,部分患者碘过敏,检查本身可损伤血管内皮引起血栓形成,故此项检查受一定的限制。

3. CT 和 MRI 可清晰、精确诊断实质脏器中血栓形成的梗死病灶,但对肢体血管血栓形成的诊断不理想。

(四) 实验室检查

可根据上述血栓形成的 6 个主要因素,结合患者病情择项进行检查,包括凝血功能、血小板数量与功能、纤溶系统、血管壁与内皮细胞等。预示血栓形成前高凝状态的实验检查对于血栓的早期诊断尤为重要。

1. 血液流变学测定 包括全血黏度、红细胞电泳等。

2. 血小板激活指标 当血小板活化后可释放一系列物质,测定这些物质可了解血小板活化情况。如 TXB_2、β-TG、PF4、GMP-140 等。国外现已进行活化血小板单克隆抗体检测,特异性高。

3. 血小板聚集率 该项指标增高,表示易形成血栓。

4. 凝血酶调节蛋白(TM) 正常情况下有抗凝作用,如其作用减弱,有利于血栓形成。

5. 血浆中的抗凝指标 如 AT-Ⅲ、蛋白 C、蛋白 S。缺乏或减少有利于血栓形成。

6. 纤溶指标 纤溶酶原和纤溶酶活性、t-PA、PAI 活性、纤维蛋白肽 A、肽 B 测定,缺乏或异常有利于血栓形成。

7. 内皮素-1 检测(ET-1) ET-1 是平滑肌强力收缩剂,可显示血管内皮的损伤情况。

案例 6-77-1

1. 患者,女,28 岁。

2. 病史特点:因下肢肿胀,疼痛 1 周就诊。半个月前曾足月娩出一男婴,出血量不多,有习惯性流产史,有时有关节疼痛。

笔记栏

3. 临床特点：口腔无溃疡，右下肢明显红肿。

4. 辅助检查：全血黏度(＋＋＋)，血小板聚集率增高，抗磷脂抗体(＋)，抗核抗体(＋)，抗 Smith 抗体(＋)，血管超声示股静脉内可见血栓形成。

临床诊断：系统性红斑狼疮，抗磷脂抗体综合征，右下肢静脉血栓形成。

问题：

结合 DVT 和肺栓塞的危险程度，该患者有哪些特点？

【治疗】

(一) 治疗基础疾病

如防治动脉粥样硬化、控制糖尿病及感染等。

(二) 一般治疗

卧床休息，肢体静脉血栓形成者应抬高患肢。

(三) 对症治疗

包括止痛、纠正器官功能衰竭等。

(四) 抗血栓药物治疗

血栓栓塞性疾病的常用药物主要包括抗血小板、抗凝和溶栓药物。

1. 抗血小板药物治疗 血小板激活的方式主要有三种：ADP 受体兴奋、花生四烯酸代谢、PAF 释放，所造成的结果包括GPⅡb/Ⅲa的表达、PF_3 的形成和凝血过程的启动。因此封闭 ADP 受体、阻断花生四烯酸代谢、拮抗GPⅡb/Ⅲa是抗血小板治疗的重点(分类见表 6-77-3)。

表 6-77-3 抗血小板药物的分类

抑制血小板花生四烯酸代谢
磷脂酶 A_2 抑制剂：阿托品、氢化可的松、E-5510 等
环氧化酶抑制剂：阿司匹林、吲哚美辛、布洛芬、保泰松、苯磺唑酮
TXA_2 合成酶抑制剂：咪唑类药物
血小板膜受体抑制剂
糖蛋白原受体(GPⅡb/Ⅲa)：阿昔单抗、替罗非班
ADP 受体：噻氯吡啶、氯吡格雷
胶原受体(GPⅠa-Ⅱb)：GKWEWGGPK 九肽
增加血小板核苷酸的代谢
cAMP 兴奋剂：前列腺素 E
磷酸二酯酶抑制剂：双嘧达莫
其他
西罗他唑、钙拮抗剂、PAF 拮抗剂

(1) 阿司匹林：不可逆地抑制环氧化酶 1 和 2，从而阻断 TXA_2 的合成。这种作用持续影响到血小板的一生，约 7～10 天。目前，多数人认为以小剂量即50～100mg/d 足以抑制血小板的聚集，个别患者可应用 300mg/d，再大剂量可抑制血管内皮细胞花生四烯酸代谢，PGI_2 的合成减少，反而有利于血栓形成。

(2) 双嘧达莫：能抑制 ADP 诱导的血小板聚集，使血小板 cAMP 增高；增强动脉壁合成前列环素；促进 NO 的释放。应用剂量口服 25～50mg，每日三次，也可 200～400mg/d 加生理盐水或 5%葡萄糖液滴注。

(3) ADP 受体阻断剂：代表药物为噻氯吡啶(ticlopidine)，常用剂量为 250mg/d，在心绞痛、闭塞性周围动脉疾病及缺血性脑卒中的患者中显示出良好疗效，该药的不良反应有腹泻和中性粒细胞减少。氯吡格雷是噻氯吡啶的更新换代产品，应用剂量为 75mg/d，不良反应较少。

(4) 血小板膜 GPⅡb/Ⅲa 抑制剂：①单克隆抗体：封闭纤维蛋白原受体，抑制血小板的黏附和聚集。可以在冠脉手术时局部给药，然而严重的出血危险性不容忽略，如阿昔单抗。②替罗非班(tirofiban)是纤维蛋白原 RGD(精氨酸-甘氨酸-天冬氨酸)序列的非肽类物。

2. 抗凝治疗

(1) 肝素：广泛的抗凝活性是通过与 AT-Ⅲ结合、放大 AT-Ⅲ的作用而实现的，对凝血酶的抑制作用强，其适应证主要为预防和治疗各种动静脉血栓栓塞性疾病、DIC 及血栓前期的高凝状态、急性缺血性脑血管综合征、心绞痛及周围血管疾病。一般分三种剂量：①小剂量，24 小时成人用量为 6 000～12 000U，每 8～12 小时分次应用，不必血液学监测。多用于冠心病、心绞痛、高凝状态及预防性给药。②中剂量，24 小时总量为 20 000U 左右，持续静脉滴注或每 4～6 小时分次给药，适用于血栓栓塞性疾病和 DIC。③大剂量，比中剂量增加 1 倍左右，需监测凝血功能，以 APTT 延长不超过正常的 1.5～2.5 倍为宜，适用于肺栓塞。肝素的疗程一般不超过 10 天。肝素的主要不良反应是出血、血小板减少、过敏反应，长期用药可引起注射部位皮肤坏死和骨质疏松。肝素所致血小板减少症的发生率约 5%，轻型为肝素对血小板的直接作用所致，用药 2～4 天内发生，停用后很快恢复；重型因肝素依赖性抗血小板抗体所致，初用者 4～15 天内发生，再次用药在 2～9 天出现，常伴有血栓栓塞和出血，预后不佳。

(2) 低分子量肝素(LMWH)：指相对分子质量低于 12 000 的肝素，其特点有：①通过 AT-

笔记栏

Ⅲ抑制Ⅹa的作用较强，所以临床出血倾向较小；②皮下注射吸收完全，生物利用度高，半衰期较长，抗血栓能力强；③与PF4的亲和力低而不发生中和反应。其适用于不稳定型心绞痛、急性脑梗死、DIC、血液透析及防治深部静脉血栓和肺栓塞。

(3) 口服抗凝药：主要是香豆素类衍生物和茚二酮衍生物。前者包括苄丙酮香豆素（华法林）、双香豆素、新抗凝等，其中华法林应用最广，该类药物抑制维生素K还原酶的活性而影响维生素K的再利用，在体内影响Ⅱ、Ⅶ、Ⅸ、Ⅹ因子的羧基化而起抗凝作用；后者在结构上类似维生素K，起竞争性拮抗作用。口服抗凝药的优点是口服有效，作用时间长，但奏效慢，不易控制，多数用于预防。对一般人群，华法林的起始剂量应选择人群的平均维持剂量，西方人常为4～5mg/d，中国人常为2～3mg/d，对华法林敏感人群，起始剂量应低于平均维持剂量。鉴于抗凝因子PC、PS亦为维生素K依赖，且华法林对PC、PS的影响先于凝血因子，所以华法林治疗早期可能有血栓形成倾向，应合用肝素3～5天，以起到抗凝效应。口服抗凝剂的主要不良反应是出血，可补充维生素K_1，必要时输注凝血酶原复合物或新鲜血浆，偶有皮肤坏死和胆汁滞留性黄疸。使口服抗凝药敏感性增高的因素有：①老年人；②肝功能损害；③发热，甲状腺功能亢进；④服用广谱抗生素、磺胺药、吲哚美辛、保泰松、水杨酸、氯喹、西咪替丁、别嘌醇、奎尼丁、利血平、甲状腺素、胰高糖素、苯磺唑酮等。以下原因可影响该药的疗效：①肠道吸收差；②黏液性水肿；③服用巴比妥类、肾上腺皮质激素、雌激素、灰黄霉素、利福平、苯妥英钠等。口服抗凝剂主要用于高凝状态、心脏换瓣术后、心房颤动、急性心肌梗死、深静脉血栓形成、大手术或分娩后等情况。在维生素K依赖凝血因子中Ⅶ半衰期最短，口服抗凝剂最先影响Ⅶ水平，可用反映外源性凝血过程的PT、INR作为观察指标，预防性抗凝要求INR在1.5～2.5，治疗性抗凝INR为2.5～3.5。

(4) 合成性戊糖类物质：如方达帕鲁(fondaparinux/Arixtra)。该药是人工合成的抗凝血酶药物，具有较之以往抗血栓药物更多的益处，拥有非常理想的药代动力学，比低分子量肝素起效更快，半衰期更长，固定剂量，一天一次用药即可。该药在大型骨科手术预防静脉血栓栓塞中进行了大量研究，总体的静脉血栓栓塞并发症明显下降。对于ACS的治疗，戊糖的效果正在试验研究中。

3. 溶栓治疗 目前已广泛应用于治疗急性心肌梗死、肺栓塞、深静脉血栓形成、外周动脉血栓形成等。

(1) 第一代溶栓药物

1) 尿激酶(UK)：由尿中提取或组织培养人肾细胞制成，是直接的纤溶酶原激活剂，体内半衰期约15分钟，无抗原性及过敏反应，一半被肾脏清除，其余由肝脏分解。临床应用参考剂量：急性心肌梗死为200万～300万U；肺栓塞和新鲜深静脉血栓，15万～30万U在12～24小时内滴注；急性四肢端缺血，可用导管介入血栓局部，每小时滴注37万～75万U，后根据纤维蛋白原含量加以调整。

2) 链激酶(SK)：是由β溶血性链球菌产生提取的一种单链蛋白，有间接的纤溶酶原激活作用，形成纤溶酶。由于SK为细菌产物，在治疗后8～9天产生大量抗SK抗体，并在体内维持4～6个月，因此部分患者接受治疗后出现血压下降或皮肤潮红等过敏现象，故主张先注射少量链激酶以观察反应并中和部分抗体，然后用足够剂量静脉滴注。急性心肌梗死以150万U静脉滴注60～90分钟；肺栓塞和新鲜静脉血栓形成先大剂量25万U静脉滴注20分钟，继以每小时10万U速度静脉滴注24～72小时；急性四肢缺血症状经动脉导管在血栓附近以5 000U/h的速度滴注，直至好转。

(2) 第二代溶栓药物

1) 重组组织纤溶酶原激活物(rt-PA)：rt-PA于血管内皮细胞中合成，在组织器官中以子宫、卵巢、前列腺、淋巴结、肺脏含量最为丰富。rt-PA来源于黑色素瘤培养液中大肠杆菌的DNA重组，选择性激活血凝块纤溶酶原，半衰期6～8分钟，应持续静脉滴注3～4小时。该药无抗原性及过敏反应，大剂量应用时可出现低纤维蛋白原血症，全疗程总量应低于100mg。据报道，rt-PA与肝素或阿司匹林联用疗效优于单用。

2) 重组单链尿激酶(rscu-PA)：由血、尿或条件培养液中提取，半衰期很短，只能静脉滴注，价格昂贵，目前仅小规模临床应用。

3) 乙酰化纤溶酶原-链激酶复合物(APSAC)：是一种经cDNA重组技术制成的链激酶-纤溶酶原复合物的改良型溶栓剂，其本质为选择性长效SK制剂，半衰期长，可一次性静脉推注给药，可提高纤溶效果的选择性，缺点是可引起过敏反应和被抗体中和活性。治疗急性心肌梗死的推荐剂量为30mg，在5分钟内一次推注。

(3) 第三代溶栓药物：指正在开发中的新型药物，目的是提高选择性溶栓效果和延长天然型

笔记栏

溶栓药物的半衰期，以减少药物的剂量，包括改造自然型 t-PA 的分子结构、组建嵌合型（t-PA 和 scu-PA）溶栓剂、单抗导向溶栓剂、葡激酶的开发等。

（五）介入疗法及手术治疗

对重要脏器（如心、脑）新近形成的血栓或血栓栓塞（动脉血栓 6 小时，静脉血栓 6 天），可通过导管将溶栓药物注入局部，以溶解血栓，恢复正常血液供应。对陈旧性血栓经内科治疗效果不佳而侧支循环形成不良者，可考虑手术治疗，即手术取出血栓或切除栓塞血管段并重新吻合。部分无法或者不适合于抗凝治疗的深静脉血栓患者需要放置下腔静脉滤器预防肺栓塞的发生，指征包括抗凝失败、抗凝过程中易发生出血、血小板减少症、皮肤坏死、药物反应、患者依从性差等。

案例 6-77-1

处方及治疗方案

1. 患肢抬高。

2. 低分子量肝素 0.5 万 U 深部皮下注射，每隔 12 小时一次，连用 5 天。

3. 华法林的首剂剂量为 4mg/d，维持量为 2mg/d。

【预防】

对患者及家族成员进行有关高凝状态医学知识教育，包括常见的诱发因素、临床特征、实验室诊断和防治措施等。避免和消除血栓性疾病的诱发因素，包括增加活动、注意饮食、避免外伤等。若有以下情况之一者，应进行阶段性或长期的抗凝药物干预：高凝状态伴妊娠、分娩、手术和口服避孕药物者；女性患者既往有血栓栓塞发作史者；有二次血栓形成史患者；有以上两种情况并存者。

预防的药物包括肝素、低分子肝素、华法林等。有动脉血栓形成者、可加用阿司匹林和氯吡格雷。药物选用的种类、剂量、用药方式等与血栓形成相关因子、既往血栓大小、部位、发生频率以及就诊单位的血液学监测条件密切相关，应予以重视。

推荐阅读

Arepally GM, Ortel TL. 2006. Heparin-induced thrombocytopenia. N Engl J Med, 355:809～817

Bates SM, Ginsberg JS. 2004. Treatment of deep-vein thrombosis. N Engl J Med, 351:268～277

Di Nisio M, Middeldorp S, Büller HR. 2005. Drug therapy: direct thrombin inhibitors. N Engl J Med, 353: 1028～1040

（马依彤　刘　红）

第78章 脾功能亢进

案例 6-78-1

患者，男性，42 岁。因“上腹不适、头昏、乏力 3 个月”入院。

患者半年前饮酒后突发呕血，外院治疗好转，并诊断为“慢性乙型病毒性肝炎、肝硬化”。近 3 个月来感食欲不振，食后上腹闷胀不适，头昏、乏力，无明显心悸气促等。二便正常，体重无明显下降。既往发现乙肝病毒携带史 8 年。

体格检查：T 36.2℃，P 80 次/分，R 19 次/分，BP 124/80mmHg。一般情况可，发育正常，营养中等，神清合作。皮肤巩膜无黄染，皮肤无瘀斑瘀点，浅表淋巴结未及。头颈心肺无异常。腹平坦，未见腹壁静脉曲张，腹软，无压痛，肝胆未及，脾大，左锁骨中线肋下 5cm 可触及，质中，无触痛；移动性浊音阴性，肝肾区无叩痛。肠鸣音正常。

门诊检验：血常规 Hb 68g/L，RBC 2.58×10^{12}/L，WBC 2.8×10^{9}/L，N 0.47，L 0.44，M 0.08；MCV 90fl，MCH 27.5pg，MCHC 316g/L，PLT 32×10^{9}/L。

问题：

1. 该患者最可能的诊断是什么？
2. 为明确诊断，应做哪些实验室检查？
3. 治疗建议是什么？

脾功能亢进（hypersplenism，简称脾亢）指由各种不同的疾病引起脾脏肿大、血细胞减少、骨髓造血细胞代偿性增生的综合征。多数脾切除后血象正常或接近正常，症状缓解。

【病因】

引起脾大的原因很多，可分为原发性和继发性，原发性是指原因不明的脾功能亢进，继发性是指在原发疾病的基础上并发脾功能亢进，继发性脾功能亢进的常见原发疾病很多（见表 6-78-1）。

表 6-78-1 继发性脾功能亢进的常见原发疾病

1. 感染性疾病
亚急性感染性心内膜炎、结核病、病毒性肝炎、传染性单核细胞增多症、组织胞浆菌病、疟疾、血吸虫病、黑热病、布鲁菌病等
2. 风湿性疾病
类风湿关节炎、系统性红斑狼疮、结节病等
3. 充血性脾大
充血性心力衰竭、缩窄性心包炎、Budd-Chiari 综合征、肝硬化、门静脉或脾静脉血栓形成等
4. 血液系统疾病
(1) 遗传性溶血性贫血
遗传性球形红细胞增多症、遗传性椭圆形红细胞增多症、海洋性贫血及镰状细胞贫血等
(2) 自身免疫性血细胞减少
特发性血小板减少性紫癜、免疫性溶血性贫血、免疫性中性粒细胞减少症
(3) 浸润性脾大
白血病、淋巴瘤、骨髓增生性疾病、恶性组织细胞病、脂质贮积病及淀粉样变性等

【发病机制】

脾是单核-吞噬细胞系统的重要组成部分。脾具有血细胞的生成、储存和破坏、参与抗原处理和抗体产生等多种功能。这些功能的实现归于两种机制：红髓中血液的滤过和巨噬细胞的监视功能；白髓中抗体的合成功能。但脾的主要功能是作为血液的滤器，将有缺陷的血细胞和异物分子阻留在巨噬细胞床，为巨噬细胞所清除。这一功能的实现是通过将进入脾脏的部分血流（约 5%～10%）分流到红髓，缓慢地渗过一个布满巨噬细胞的网状滤过床（巨噬细胞床）。如血流中含有细菌、异物、表面覆盖了抗体及补体的细胞，将充分地与巨噬细胞接触并被其吞噬。这部分的血液再经过静脉窦中内皮细胞间 1～3μm 的狭缝回到小静脉而重新进入血循环。红细胞和白细胞的直径约 6～15μm，必须经过很好地变形后才能通过静脉窦的狭缝。因此，当血液流经狭缝时，衰老、受损、变形能力下降的有缺陷红细胞或颗粒可受到机械阻留并被巨噬细胞吞噬。脾通过阻留与吞噬的机制过滤血液，使血液净化，保证循环中血细胞的质量。而大部分进入脾的血液则快速地从小动脉经一个内覆规则内皮细胞的管道进入静脉窦，这部分的血液不经滤过或成分改变。脾还有一定的储血作用。但由于人类的脾包膜收缩性很差，所以，调节血容量的作用有限。此外，循环中的大部分中性粒细胞可附着在脾边缘，约 1/3 的血小板也暂时滞留在脾脏。

笔记栏

脾亢常常发生在细胞或组织成分增加或血管充盈使脾体积增大时。脾大时，增加了经过红髓的血量，使脾脏对正常和异常的血细胞过度阻留而被破坏。充血性脾大时（如门脉高压），巨噬细胞过滤床增大的程度比浸润性脾大（如白血病）更显著，也伴有更多的正常细胞扣留。脾大时对白细胞及血小板的阻留作用也增大。阻留在脾的白细胞、血小板生存时间几乎正常，当机体需要时可缓慢动员再利用。由于肿大的脾脏阻留过多的血细胞，使循环中血细胞减少，可致骨髓造血代偿性增生。脾大可伴随血浆容量增加使血液稀释。所以，脾亢时的贫血，除红细胞阻留破坏增加外，血液稀释也是其机制之一。

脾血流量增加，使脾静脉超负荷，引起门静脉压增高。后者又可使脾进一步肿大，脾血流量再增加，形成恶性循环。

【临床表现】

（一）原发疾病表现

继发性脾亢者，有其基础疾病相应的临床表现。

（二）脾亢表现

1. 脾肿大 多数为轻到中度肿大，常无症状，在体检时发现。少数为巨脾，脾大可达盆腔，并过中线。脾明显肿大时可有左上腹坠胀感和一侧睡眠不适，胃肠受压可有消化道症状。如有左上腹疼痛伴摩擦感，常提示脾梗死可能。在疟疾或成人红细胞异常者，如球形红细胞增多症，可因红细胞滞留突然增多而出现脾急剧增大和疼痛，并伴有突然加重的贫血。

2. 血细胞减少 外周血三系细胞减少可产生贫血、感染和出血等临床表现，但多数患者虽有粒细胞和血小板的减少，而无严重的感染和出血表现。临床表现的轻重常受原发病的影响，如肝脏疾病引起的脾亢，同时有肝功能减退和凝血功能障碍，出血可较严重。

案例 6-78-1

1. 患者起病缓慢，半年前呕血史，曾诊断为“慢性乙型病毒性肝炎、肝硬化”。近3个月来食欲不振，食后上腹闷胀不适，头昏、乏力。既往发现乙肝病毒携带史8年。

2. 体检：脾中度肿大。

3. 血常规：Hb 68g/L，RBC 2.58×10^{12}/L，WBC 2.8×10^{9}/L，N 0.47，L 0.44，M 0.08；MCV 90fl，MCH 27.5pg，MCHC 316g/L，PLT 32×10^{9}/L。

患者有消化道症状、脾大、全血细胞减少，既往乙肝病毒携带史。首先应考虑可能有脾功能亢进，原发病可能系肝脏疾病。

应进一步行肝功、骨髓、肝炎抗原抗体、胃镜或上消化道钡餐、腹部超声波或CT等检查，以明确诊断。

【实验室检查】

1. 血象 血细胞一系、二系或三系不同程度地减少，细胞形态往往正常。早期以粒细胞和血小板减少为多，晚期全血细胞减少。血细胞减少的程度与脾大程度不一定平行。

2. 骨髓 增生活跃或明显活跃，表现为相应细胞系的增生，可伴有成熟障碍。

3. 其他 继发性脾亢者有基础疾病相应的实验室改变。

案例 6-78-1

实验室检查：

1. 血象：Hb 68g/L，RBC 2.58×10^{12}/L，WBC 2.8×10^{9}/L，N 0.47，L 0.44，M 0.08；MCV 90fl，MCH 27.5pg，MCHC 316g/L，PLT 32×10^{9}/L；Rtc 0.01。

2. 骨髓：有核细胞增生明显活跃（Ⅱ级），粒、红、巨核三系均增生。

3. 血生化：白蛋白 30g/L，球蛋白 34g/L，白/球＝0.9，前白蛋白 93.4mg/L，胆碱酯酶 3278U/L，总胆汁酸 17.8μmol/L，AST 82U/L，ALT 77U/L；总胆红素 43.3μmol/L，结合胆红素 22.8μmol/L，非结合胆红素 20.5μmol/L；总胆固醇 2.15mmol/L。肾功能正常。

4. 凝血功能：PT 14.0s（对照 12.5s）；APTT 32.1s（对照 30.0s）；TT 12.9s（对照 12.0s）；FIB 1.62g/L。

5. 肝炎抗原抗体：HBsAg（＋），HBsAb（－），HBeAg（－），HBeAb（＋），HBcAb（＋），抗 HAV-IgM（－），抗 HCV（－），抗 HEV-IgM（－）。

6. 腹部超声：肝实质回声增粗增强——肝损伤可疑征象；门静脉增粗，脾大，脾静脉增粗；腹腔少量积液。

7. 腹部CT：肝硬化并门脉高压，脾大，腹水形成。

8. 上消化道钡餐：食道静脉曲张（中下段），胃底静脉曲张。

【诊断】

脾大、血细胞减少和骨髓相应细胞系的增生是脾亢的典型三联征。继发性脾亢者除对脾亢进行诊断外,还应进行原发病的诊断。脾亢的国内诊断标准(1991)见表 6-78-2,以前三条为重要。

表 6-78-2 脾亢的诊断标准

(1) 脾大,轻度肿大肋下未触及者,应以超声波、放射性核素显像或 CT 等方法检测
(2) 外周血中血细胞一系、二系或三系同时减少
(3) 骨髓造血细胞增生活跃或明显活跃,部分可伴成熟障碍
(4) 脾切除后血象接近或恢复正常
(5) ^{51}Cr 标记红细胞或血小板注入体内后,脾区体表放射性比率大于肝 2~3 倍,提示红细胞或血小板在脾内过度阻留或破坏

案例 6-78-1

临床特点:

1. 病史及体征:患者男性,42 岁。既往有乙肝病毒携带史。缓慢起病,半年前呕血史,曾诊断为"慢性乙型病毒性肝炎、肝硬化"。近 3 个月来有食欲不振,食后上腹闷胀不适,头昏、乏力等症状;脾中度肿大。

2. 实验室及辅助检查:外周血全血细胞减少;骨髓增生明显活跃,粒、红、巨核系均增生;肝功能异常;乙型病毒性肝炎抗原抗体:HBsAg(+),HBeAb(+),HBcAb(+);腹部 CT:肝硬化并门脉高压、脾大、腹水形成。上消化道钡餐:食道及胃底静脉曲张。

临床诊断:

(1) 继发性脾功能亢进。

(2) 乙肝后性肝硬化,肝功能失代偿期。

【治疗】

(一) 治疗原发病

对于继发性脾亢者应积极治疗原发病。

(二) 脾切除

原发性脾亢或继发性脾亢原发病治疗不能奏效而原发病允许时,可考虑脾切除治疗(表 6-78-3)。

表 6-78-3 脾亢脾切除的禁忌证

①脾大明显,造成严重的压迫症状
②严重的溶血性贫血
③显著的血小板减少而致出血者
④粒细胞极度减少并伴反复感染者
⑤有门静脉血栓形成者
⑥原发性脾亢

脾切除后可引起继发性血小板增多症,对于卧床或老年患者有引起血栓并发症的危险。脾切除后,因去除了具有血液过滤及产生抗体的器官,使患者易发生感染,尤其在 5 岁以下儿童,易发生致命性的败血症。所以对幼年、老年及长期卧床的患者要特别慎重。

案例 6-78-1

治疗建议:

患者应积极治疗原发病,若原发病治疗不理想,全血细胞减少进一步加重,可考虑脾切除治疗。

推荐阅读

Ross AGP, Bartley PB, Sleigh AC, et al. 2002. Current concepts: schistosomiasis. N Engl J Med, 346:1212~1220

(何 勤)

第79章 输血和输血反应

案例 6-79-1

患者,男性,48岁。因"诊断慢性再生障碍性贫血6年,乏力明显、鼻出血及皮肤瘀斑瘀点1周"入院。

患者6年前无明显诱因出现面色苍白,皮肤瘀点,曾在我院经血液及骨髓等检查后诊断为"慢性再生障碍性贫血"。予"司坦唑醇、达那唑、丙酸睾酮、环孢素"等药物治疗,因肝损伤而自行停药治疗。病情时轻时重,迁延反复,曾多次输注红细胞及血小板治疗。近1周来感头昏、乏力明显,有鼻出血及下肢皮肤瘀点。无发热,饮食及二便尚可。

体格检查:T 36.7℃,P 98次/分,R 20次/分,BP 100/70mmHg。面色苍白,神清合作。皮肤黏膜苍白无黄染,下肢皮肤散在瘀点,浅表淋巴结不大。胸骨无痛压痛,双肺呼吸音清,心率78次/分,律齐,无杂音。腹平软,无压痛,肝脾未及,肝肾区无叩痛,肠鸣音正常。脊柱四肢无异常。

患者入院后实验室检查结果如下:

(1) 血象:Hb 56g/L,RBC 1.09×10^{12}/L,Hct 18.3%;WBC 2.5×10^{9}/L,N 0.47,L 0.48,M 0.05;MCV 92.7fl,MCH 34.6pg,MCHC 339g/L;PLT 4×10^{9}/L;Rtc 0.014,Rtc绝对值 15.26×10^{9}/L。

(2) 其他实验室检查:二便常规正常;肝肾功能正常;胸部X线及腹部超声波检查无异常。

入院后第二天上午患者鼻出血,予鼻腔填塞止血。当日下午4点给患者输注浓缩红细胞和血小板治疗,以纠正贫血及防治出血。于血小板和红细胞输注结束后约15分钟,患者突然出现畏寒、寒战,发热,并伴皮肤瘙痒。体检:T 39.5℃,P 118次/分,R 22次/分,BP 120/70mmHg。全身皮肤出现大小不等的红色风团疹。心肺腹无异常。

问题:

1. 患者输血后的情况应做何诊断?
2. 应给患者什么处理?
3. 如何预防再次发生类似情况?

笔记栏

输血(transfusion)是一种临床常用的治疗方法,对改善病情、提高疗效、减少死亡具有重要意义。输血可按血液的来源分为自体输血(autologous transfusion)和血型相同的同种异体输血;按输血的成分可分为全血输注及成分输血。成分输血是指把全血用物理或化学的方法分离后,制成各种纯度较高、浓度较大的血液制品,如红细胞、血小板、血浆等,以供临床使用。目前在临床上,成分输血几乎已取代全血输注。

输血的目的主要是通过补充血液成分的丢失、过多破坏或缺乏,置换输血从血液中清除有害物质等方法,以恢复和维持正常的血液功能。虽然输血是临床上重要的治疗方法之一,但输血可引起许多并发症,有的甚至是致命性的。因此,严格掌握输血适应证,严格执行献血和输血相关的各项法律法规,是减少输血不良反应的必要保证。

【血细胞的抗原性】

红细胞抗原和抗体的研究奠定了输血医学的基础。人红细胞表面有许多结构可以被缺乏此结构的个体免疫系统识别为抗原。这些红细胞抗原或是碳水化合物或是蛋白质,基于结构和抗原决定簇的相似性被归类于某一血型系统。其他的血细胞成分和血浆蛋白也具有抗原性,能引起同种异基因免疫,产生抗另一个体的血型抗原的抗体。这些抗体被称为同种异基因抗体(alloantibodies)。

红细胞表面抗原即为血型,目前已知有26个红细胞血型系统,由200多个抗原组成。在输血医学中最重要的血型系统是1900年发现的第一个血型系统,即ABO血型系统。决定ABO血型系统表型的基因位于染色体9p上,以共显性方式遗传。ABO血型系统有A、B、AB和O四种血型,其血型抗原属碳水化合物,以鞘糖脂或糖蛋白的形式存在于细胞膜上,也以糖蛋白的形式被分泌到血浆和体液中。ABO血型系统之所以重要是因为所有个体都要针对他们缺乏的抗原产生抗体。在ABO血型系统中,O型红细胞膜无A和B抗原,血浆中有抗A和抗B抗体;AB型红细胞膜有A和B抗原,血浆中无抗A和抗B抗体;A型红细胞膜有A抗原,血浆中有抗

B抗体;B型红细胞膜有B抗原,血浆中有抗A抗体。Rh系统是输血医学中第二个重要的血型系统。Rh是红细胞最大的血型系统,含有40多种抗原,最主要的表型由C、c、D、E、e 5个决定簇组合成。Rh的E/e、D、C/c基因位于1号染色体上以串联的方式排列,并作为一个单体型方式遗传。Rh系统中最重要的是D抗原,因为D抗原是抗原性很强的同种抗原。含D抗原者为Rh阳性,不含D抗原者为Rh阴性。我国汉族Rh阴性者<1%,西方人约为15%。Rh阴性的个体通过输血或怀孕接触到D抗原阳性红细胞后,可产生抗D同种抗体。

白细胞膜上的抗原最重要的是人类白细胞抗原(HLA),还有红细胞血型抗原及白细胞特异抗原。血小板膜上有HLA抗原、红细胞血型抗原及血小板特异抗原。血浆也有20多个抗原系统,100多种抗原。

血液的成分复杂,有100多个血型系统,500多种抗原。除单卵双生外,没有两个人的血液免疫原性完全相同。通常所说的"同型",仅指ABO血型相同而已,而其他的血型系统仍为异型。因此,输全血易使受血者发生同种异基因免疫,产生同种异基因抗体,输血次数越多,产生抗体越多,发生的不良反应也越复杂。

【输血前检查】

输血前检查是保证输血安全的必要措施之一。输血前受血者首先要做定型检查,以确定ABO及Rh血型。用标准的抗A、抗B、抗D血清测定受血者红细胞的ABO和Rh血型为正定型;反定型是用已知的A、B型红细胞和Rh阳性的O型红细胞测定受血者血清中的同种抗体。

定型后用受血者血清进行筛选检查,以识别抗其他红细胞抗原的同种抗体。O型红细胞具有大多数血型系统的主要抗原,将受血者的血清与已知O型红细胞混合,通过观察凝集的结果以识别受血者体内是否存在某种特异性的同种抗体。

定型及筛选检查后,选择适当的ABO和Rh血型的血液与受血者进行交叉配血检查。与受血者做交叉配血的血液必须ABO相容,即没有患者所具有的同种抗体相应的抗原。交叉配血是用供者红细胞与受血者血清和供者血清与受血者红细胞进行反应,以排除因其他血型不合引起的溶血反应。交叉配血证实没有任何主要的不相容抗原存在时,此血液可用于该患者输注。

【血液制品及应用】

(一)全血

指未经分离、加工含有血细胞及血浆中各种成分的血液。采集后加入抗凝保存液于4℃保存。全血既有携氧能力又有扩张血容量效应,可用于失血量达全血容量25%以上的急性失血患者。全血在保存中会发生血小板功能下降、凝血因子变性、红细胞2,3-DPG降低使Hb与氧的亲和力增高等变化,且全血中含有多种具有抗原性的细胞及蛋白成分,多次输注后可能产生同种异基因抗体,使以后输血或器官移植发生困难。另外,血液是一种宝贵的资源,应综合利用才能节约血源。因此,应尽量避免输注全血,提倡输注成分血。

自体输血是指将血从患者体内取出保存后回输给患者(可用于非紧急手术患者),或在外科手术中丢失的血立即回输。自体输血无输血反应,还可避免供受者间的感染,也节约了血源。

(二)成分输血

1. 红细胞 临床上约80%以上的输血为需要红细胞。红细胞制品是全血经沉降法或离心法移去血浆层,去除或不去除白细胞与血小板层制备。主要有下列成分:

(1)浓缩红细胞:为最常用的血液制品,血细胞比容为70%±5%。主要用于贫血患者,当Hb<60~70g/L时,可使心、肝、肾等重要脏器功能障碍,是输注浓缩红细胞的主要禁忌证。

(2)洗涤红细胞:是用生理盐水反复洗涤浓缩红细胞,去除了血浆及大部分的白细胞和血小板制成。主要用于某些溶血性贫血的输注,如自身免疫性溶血性贫血、阵发性睡眠性血红蛋白尿等。但因洗涤过程在开放系统中进行,因此洗涤红细胞必须在24小时内输注。

(3)少白细胞的红细胞:是用过滤或沉淀的方法将浓缩红细胞中的白细胞除去90%以上制成。用于多次输血患者,以避免巨细胞病毒感染或因白细胞抗体引起的发热性输血反应。

(4)冰冻红细胞:是将浓缩红细胞冷冻于-80℃以下,可保存3~10年。主要用于稀有血型红细胞的保存备用。

2. 血小板 全血用离心法或血细胞分离机单采法制备而成。血小板减少症是出血的危险因素,为减少因血小板减少而发生的出血常需要输注血小板。预防性输注的血小板阈值是$10\times10^9/L$,但对于有合并症、出血高风险的重症患者,输注血小板阈值应适当提高。进行有创性操

笔记栏

作，血小板应达到 50×10^9/L 以上。经过多次输血的患者可能产生针对许多 HLA 和血小板特异性抗原的同种免疫性抗体，使患者血小板输注后血小板计数可能增加很少或不增加，出现无效性血小板输注。

3. 白细胞 曾用于短期骨髓造血功能难以恢复，有中性粒细胞缺乏（$<0.5\times10^9$/L）、合并严重感染、强效抗生素治疗无效的患者。但白细胞的采集及保存均有困难，很难采集到足够数量的白细胞。而且，白细胞输注的临床研究没有明确的结果，白细胞输注的不良反应较多，如发热、急性肺损伤、同种抗体产生、输血相关的移植物抗宿主病等。因此，随着细胞因子的广泛应用，现临床上已很少使用白细胞输注。

4. 血浆成分

（1）新鲜血浆和新鲜冰冻血浆（FFP）：新鲜血浆为采集全血后 6 小时内分离的血浆，含有血浆蛋白及全部的凝血因子。FFP 为新鲜血浆在 −20℃以下冰冻保存 1 年内的血浆，成分与新鲜血浆基本相同。主要用于补充凝血因子，亦可用于补充血容量、纠正低蛋白血症、体外循环及血浆置换等。

（2）冷沉淀：是新鲜冰冻血浆在 1～5℃条件下不溶解的白色沉淀物。主要含因子Ⅷ、纤维蛋白原、血管性血友病因子（vWF）、纤维连接蛋白、因子ⅩⅢ等。用于血友病 A、血管性血友病、纤维蛋白原缺乏症及因子ⅩⅢ缺乏症等。

（3）凝血酶原复合物（PPSB）：用健康人新鲜血浆提取制备，含凝血酶原、因子Ⅶ、Ⅸ、Ⅹ、Ⅺ。常用于肝病出血、血友病 B 及上述凝血因子缺乏所致的出血性疾病。

（4）白蛋白：用乙型肝炎疫苗全程免疫后的健康人血浆制备。常用于血容量减少性休克、脑水肿、低蛋白血症等。

（5）抗血友病球蛋白（因子Ⅷ）：是因子Ⅷ浓缩剂，1U 相当于 1ml 新鲜血浆的因子Ⅷ含量。用于血友病 A 的替代治疗。

（6）静脉注射用免疫球蛋白：用血浆免疫球蛋白纯化后制得，主要为 IgG。常用于防治病毒感染、低球蛋白血症、特发性血小板减少性紫癜、自身免疫性溶血性贫血等免疫性疾病。

（7）纤维蛋白原：用于低或无纤维蛋白原血症。

【输血反应及处理】

输血反应（transfusion reaction）是指在输血过程中或之后，受血者出现了不能用原发病解释，并与输血相关的异常表现或疾病。虽然严格执行了献血、输血的相关法律和法规，输血前严格检验和复核，但输血不良反应仍有可能发生。所以，必须严格掌握输血的适应证，尽量避免不必要的输血，并依法输血，以减少输血不良反应。

笔记栏

输血反应按发生的机制可分为两大类：①免疫介导的输血反应，如发热反应、过敏反应、溶血性输血反应、输血后紫癜、输血相关的移植物抗宿主病等；②非免疫性输血反应，如细菌污染、输血传播疾病、大量输血反应、长期输血反应等。

（一）发热性非溶血性输血反应

是输血反应中最常见的。特征是畏寒、寒战、发热，体温可高达 39～41℃，持续数小时后体温下降。除外其他原因引起的发热后可诊断为此病。其原因主要为同种免疫反应，即多次输血后，受血者产生抗白细胞和抗血小板的抗体，再次输血时发生抗原抗体反应。症状轻者可予减慢输血速度观察处理。症状重者，应停止输血，物理或药物降温处理。反复输血者使用滤除白细胞的红细胞制品可减少这类发热反应的发生率。输血前使用异丙嗪可降低或减少发热反应。

（二）过敏反应

亦是常见的输血反应。表现为皮肤瘙痒或荨麻疹，重者出现血管神经性水肿、喉头痉挛、支气管痉挛、呼吸困难、过敏性休克等。此类反应与输注成分中的血浆蛋白有关。常发生于有过敏体质、IgA 缺陷、多次输血后产生抗血清球蛋白抗体的患者中。根据患者病情的程度予以减慢或停止输血，给予抗组胺药，肾上腺素皮下注射，应用糖皮质激素等。有喉头水肿及休克者，应积极抢救喉头水肿和过敏性休克。

（三）溶血性输血反应

是指输入的红细胞（少数为受血者的红细胞）在受血者体内发生异常破坏引起的反应。发生率低，但危险性大，尤其是急性溶血性输血反应，死亡率高。急性溶血性输血反应可表现为寒战、发热、气促、心悸、血红蛋白尿、腰背痛、血压下降等休克表现，急性溶血及导致红细胞破坏的免疫复合物可引起肾功能损害和急性肾功能衰竭，大量红细胞破坏释放出的内容物可激活凝血系统引起 DIC。急性溶血性输血反应主要见于血型不合的输血、受血者有溶血性疾病等。应立即停止输血，送标本进行血型及溶血的有关检查。保持静脉通道通畅，严密监测体温、脉搏、呼吸、血压、肝肾功能、水电解质平衡及凝血的各项指标，应用糖皮质激素、积极抢救休克、防治急性肾功能衰竭和 DIC 等。慢性溶血性输血反应又称为延迟性溶血性输血反应，常发生于以前被红细胞同种抗原致敏过的患者中，表现为输血数日后出现黄疸、尿色深，网织红细胞可增高，直接Coombs试验可阳性。多数症状较轻，可不必特殊处理，重者处理基本同急性溶血性输血反应。

(四) 输血后紫癜

是因同种异基因抗血小板抗体所致。表现为输血小板7～10天后出现与输血相关的血小板减少及皮肤紫癜，女性多见。再次输血小板可加重血小板减少及紫癜，应避免。泼尼松疗效不佳，静脉免疫球蛋白治疗可中和这些抗血小板抗体，或用血浆置换可清除这些抗体。

(五) 输血相关的移植物抗宿主病

移植物抗宿主病(graft versus host disease，GVHD)是异基因造血干细胞移植常见的并发症，来自供者的淋巴细胞不能被有免疫缺陷的受者清除而在受者体内植入并增殖，与受者组织发生免疫反应，引起GVHD。GVHD由供者T淋巴细胞介导，它把宿主的HLA抗原视为异物，引发免疫反应。有免疫缺陷的受者(如接受放化疗、移植治疗及有免疫缺陷的患者)输注携有淋巴细胞的血液制品时，可能发生输血相关的GVHD。此外，接受近亲新鲜血的免疫功能正常受血者也有可能发生输血相关的GVHD。输血相关的GVHD多出现在输血后3～30天。表现为高热、皮疹、腹泻、肝功能异常、骨髓发育不全和全血细胞减少。输血相关的GVHD对免疫抑制剂疗效差，死亡率高。应避免近亲输血，对于可能发生输血相关的GVHD的患者在输血前应用γ射线(15～30Gy)照射血液制品，可预防本病。

(六) 细菌污染

输入细菌污染的血可引起细菌感染性疾病。虽然少见，但后果严重。在采血、运输、保存和输注的任一环节中，若无菌操作不当均可引起细菌污染。也可见于血小板浓缩液在室温下保存后输注。临床表现取决于细菌的种类、毒力及输入数量。轻者主要为发热。若输入大量含革兰阴性杆菌的血制品会引起严重反应，表现为寒战、高热、呕吐、腹痛、腹泻及内毒素所致的休克和DIC，往往难以纠正。应立即停止输血，做病原微生物检查，积极强有力的抗感染治疗、抗休克治疗。在采血、保存、运输和输注的各个环节中严格规范操作，可减少这类反应的发生。

(七) 输血传播疾病

输血可以传播多种疾病，尤其是病毒感染，如病毒性肝炎、获得性免疫缺陷综合征、巨细胞病毒感染、EB病毒感染、人类T淋巴细胞病毒1型感染等，亦可传播梅毒、疟疾等疾病。

严格执行献血和输血的各项法律和法规，使用高敏感性的检测方法，对血液制品进行病毒灭活处理等，可减少这类疾病的发生。

(八) 大量输血后并发症

血液成分有较好的容量扩张效应，输血过快、过多可引起血容量负荷过重，导致心衰和肺水肿。尤其是原有心肺疾病、严重贫血、血浆蛋白过低或老年体弱的患者。预防应掌握输血的适应证，控制输血量及速度。对有此风险的患者一次输血量不宜超过300ml，并尽可能使用浓缩红细胞，以减轻容量负荷。此类患者输血时应监测输血量和输注速度，出现心衰和肺水肿时停止输血，取半卧位并吸氧，予利尿剂、必要时给予洋地黄类药物等进行相应的处理。

大量输注库存血还可能引起高钾血症、空气栓塞、枸橼酸中毒所致的低钙血症、血小板及凝血因子下降所致的出血综合征等，均应给予相应的治疗。

(九) 铁超负荷

450ml红细胞含铁250～300mg，输注50U(1U为450ml全血)的红细胞后可发生含铁血黄素沉着症。长期反复输血治疗的患者可能发生体内铁负荷过重，引起血色病。过多的铁沉积在内分泌腺(尤为甲状旁腺、垂体和胰腺)、心、肝等重要器官，引起这些器官的功能障碍。预防应严格掌握输血禁忌证，长期反复接受输血治疗的患者，有铁负荷过重时应用去铁胺等铁螯合剂治疗。

案例 6-79-1

临床特点：

1. 患者，男，48岁，慢性病程。确诊为再生障碍性贫血6年，因乏力明显、鼻出血及皮肤瘀斑点1周再次入院。多次输注过红细胞及血小板治疗。近期无发热。既往无其他病史。入院时面色及皮肤黏膜苍白，下肢皮肤散在瘀斑。

2. 血象示全血细胞减少，网织红细胞绝对值减少。

3. 输注浓缩红细胞和血小板后，突然出现畏寒、寒战，发热，T 39.5℃，并伴皮肤瘙痒及红色风团疹。

临床诊断：

1. 发热性非溶血性输血反应，输血相关性过敏反应。

笔记栏

2. 非重型再生障碍性贫血。

处理建议：

1. 给患者行血培养检查，监测体温、脉搏、呼吸、血压等生命体征。

2. 物理或药物降温。

3. 异丙嗪及糖皮质激素抗过敏处理。

4. 若体温持续不降或下降后再升高，应考虑有感染可能，立即予抗生素抗感染治疗。

5. 再次输血应输注滤除白细胞的血液制品，输血前予异丙嗪或糖皮质激素预防发热性反应。

推荐阅读

Blajchman MA, Vamvakas EC. 2006. Focus on research: the continuing risk of transfusion-transmitted infections. N Engl J Med, 355:1303～1305

Goodnough LT, Bach RG. 2001. Anemia, transfusion, and mortality. N Engl J Med, 345:1272～1274

（何　勤）

笔记栏

第80章 造血干细胞移植

案例 6-80-1

患者，男，34岁。3年前因乏力、腹胀、低热，入院查体发现脾脏增大平脐、质坚实、平滑无压痛，外周血白细胞$>45\times10^9$/L。经血常规、骨髓象、免疫学及分子生物学检查确诊"慢性粒细胞白血病慢性期"。用羟基脲、干扰素及对症支持等治疗半年后临床表现、血象、骨髓象提示疾病缓解，健康情况良好，各组织器官功能正常。患者有一弟一妹，经HLA配型其妹相合。医生建议尽快行异基因造血干细胞移植。并于2年前由其妹提供骨髓造血干细胞行异基因骨髓移植，至今情况良好，已正常生活工作。

问题：

1. 该患者为何被建议尽快行异基因造血干细胞移植？
2. 造血干细胞移植是如何实施的？

造血干细胞移植（hematopoietic stem cell transplantation，HSCT）是指对患者进行全身照射、化疗和免疫抑制预处理后，将正常供体或自体的造血细胞（hematopoietic cell，HC）经血管输注给患者，使之重建正常的造血和免疫功能。HC包括造血干细胞（hematopoietic stem cell，HSC）和祖细胞（progenitor）。HSC具有增殖、分化为各系成熟血细胞的功能和自我更新能力，维持终身持续造血。HC表达CD34抗原。

1965年，一例急淋患者获得骨髓移植成功。经过近40年的不断发展，HSCT已成为临床重要的有效治疗方法，每年全世界移植病例数都在增加，移植患者无病生存最长的已超过25年。1990年，美国E.D Thomas医生因在骨髓移植方面的卓越贡献而获得诺贝尔医学奖。

【造血干细胞移植的分类】

按HC取自健康供体还是患者本身，HSCT被分为异体HSCT和自体HSCT。异体HSCT又分为异基因移植和同基因移植。后者指遗传基因完全相同的同卵孪生间的移植，供受者间不存在移植物被排斥和移植物抗宿主病（graft-versus-host disease，GVHD）等免疫学问题，此种移植几率仅约占1%。按HSC取自骨髓、外周血或脐带血，又分别分为骨髓移植（bone marrow transplantation，BMT）、外周血干细胞移植（peripheral blood sterm cell transplantation，PBSCT）和脐血移植（cord blood transplantation，CBT）。按供受者有无血缘关系而分为有血缘移植（related transplantation）和无血缘移植（unrelated donor transplantation，UDT）。按人白细胞抗原（human leukocyte antigen，HLA）配型相合的程度，分为HLA相合、部分相合和半相合（haploidentical）移植。

异体移植可产生移植物抗白血病作用（GVL），因此长期无病存活或根治机会较多。但宿主排斥移植物（HVG）及移植物抗宿主病（graft versus host disease，GVHD）又增加了移植风险。且花费大，合并症多，风险高，但复发率相对低。相对而言，自体移植安全性大些，但较易复发。

【造血干细胞移植的主要适应证】

（一）非恶性病

①重型再生障碍性贫血（SAA）：美国西雅图的结果显示，移植后8年无病生存率（DFS）为90%。对年龄<40岁的重或极重型再障有HLA相合同胞者，宜首选HSCT。②重型海洋性贫血：HLA相合同胞HSCT的DFS为72%，但有肝大和门静脉纤维化者影响疗效。③重型联合免疫缺陷病：DSF为70%～80%。④其他疾病：从理论上讲，HSCT能够治疗所有先天性淋巴造血系统疾病和酶缺乏所致的代谢性疾病，如Fanconi贫血、镰状细胞贫血、戈谢病等；对严重获得性自身免疫病的治疗也在探索中。

（二）恶性病

①造血系统恶性疾病：HSCT后5年生存率详见各病有关章节。一般而言，CML、MDS、CLL多采用异体移植；AML、ALL异体、自体移植均可采用；淋巴瘤、骨髓瘤多采用自体移植，也可进行异体移植。②其他实体瘤：如神经母细胞瘤、乳腺癌、睾丸癌、小细胞肺癌、卵巢癌、儿童肉瘤等，对放疗、化疗敏感者也可考虑做自体HSCT。

笔记栏

【人白细胞抗原(HLA)配型与供体选择】

HLA基因位于人6号染色体短臂(6p21)上，HLA-Ⅰ类和HLA-Ⅱ类抗原与BMT密切相关。HLA-A、B和C属Ⅰ类抗原，DR、DQ、DO、DN和DP属Ⅱ类抗原。临床上常指的三个抗原为A、B和DR。过去HLA分型用血清学方法，现多采用DNA基因分型。无血缘关系间的配型，必须用高分辨分子生物学方法。HLA相合的重要性已获公认。如HLA不合，GVHD和宿主抗移植物反应(host-versus graft reaction，HVGR)均增加。同胞间HLA相合几率为25%，供体首选HLA相合同胞(identical siblings)，次选HLA相合无血缘供体(matched unrelated donor，MUD)。若有多个HLA相合者，则选择年轻、男性、巨细胞病毒(cytomegalovirus，CMV)阴性和红细胞血型相合者。目前，有血缘关系HLA部分相合的造血干细胞移植研究已取得初步成效，这预示着在不久的将来，有望解决供者来源的问题。

案例 6-80-1

患者，男性，35岁，慢性粒细胞白血病慢性期缓解期，病程半年。有一HLA配型相合的同胞妹妹。具备行异基因造血干细胞移植的条件。

【造血干细胞的采取】

(一) 骨髓

骨髓采集已是常规成熟的技术。按患者体重，(2～4)×10^8/kg有核细胞数为一般采集目标值。为维持供髓者血流动力学稳定、确保其安全，一般在抽髓日前14天预先保存供者自身血，在手术中回输。少数情况下供者需输异基因血液时，则须将血液辐照25～30Gy，灭活淋巴细胞后输注。供受者红细胞血型大不合(如A→O)时，为防急性溶血反应，需先去除骨髓血红细胞。对自体BMT，采集的骨髓血需加入冷冻保护剂，液氮保存或－80℃深低温冰箱保存，待移植时复温后迅速回输。

(二) 外周血

在通常情况下，外周血液中的HC很少。当使用造血生长因子G-CSF或GM-CSF10～16μg/(kg·d)后或在化疗后恢复期，血中$CD34^+$ HC显著升高，甚至可达1000倍，这一升高的过程称为动员(mobilization)。正常供体在应用造血因子的第4～6天，可通过血细胞分离机采集外周血单个核细胞，采集物中的$CD34^+$细胞＞2×10^6/kg，通常可保证快速而稳定的造血重建。

(三) 脐带血

脐血中的HC和免疫细胞均相对不成熟，CBT后GVHD相对少。因细胞总数相对少，不植活者相对多，造血重建速度较慢，对大体重儿童和成人进行CBT正在探索中。

【预处理方案】

预处理是患者在移植前必须接受的治疗。预处理的目的为：①清除基础疾病；②抑制受体免疫功能以免排斥移植物。预处理主要采用全身照射(total-body irradiation，TBI)、细胞毒药物和免疫抑制剂。根据预处理的强度，移植又分为传统的清髓性造血干细胞移植和非清髓性造血干细胞移植(non-myeloablative hematopoietic stem cell transplantation，NST)。后者又称为小移植(mini-transplantation)。NST主要适用于疾病进展缓慢、肿瘤负荷相对小，且对GVL较敏感、不适合常规移植、年龄较大(＞50岁)的患者。

常用的预处理方案有：①TBI分次照射总剂量为12Gy，并用CTX60mg/(kg·d)连续2天，或VP-16 60mg/kg。②白消安1mg/(kg·6h)连用4天＋CTX50mg/(kg·d)连用4天，或60mg/(kg·d)连用2天；有报告该方案中白消安的血浆浓度＞917ng/ml时，CML复发率低；③CBV方案[CTX＋卡莫司汀(BCNU)＋VP－16]常用于自体移植；④BEAM方案(BCUN＋VP－16＋Ara－C＋美法仑)常用于淋巴瘤。预处理方案还可使用异环磷酰胺、米托蒽醌、多柔比星、顺铂、卡铂、紫杉醇。自体移植和同基因移植治疗恶性病并无GVL作用，预处理剂量应尽量大些，且选择药理作用协同而不良反应不重叠的药物。

【移植相关并发症及处理】

(一) 成分输血及支持治疗

HSCT在造血重建前需输成分血支持。血细胞比容≤0.30或Hb≤70g/L时需输红细胞；有出血且血小板小于正常或无出血但血小板≤20×10^9/L(也有相当多单位定为≤10×10^9/L)时需输血小板。为预防输血相关的GVHD，所

笔记栏

有含细胞成分的血制品均须照射 25～30Gy，以灭活淋巴细胞。使用白细胞滤器可预防发热反应、血小板无效输注、GVHD 和 HVGR、输血相关急性肺损伤，并可降低感染及恶性病的复发率，减少 CMV 和 EBV 及 HTLV-I 的血源传播。保证营养的输入和能量支持。

(二) 早期并发症及处理

1. 化学治疗早期毒性 不同的预处理产生不同的毒性。通常有恶心、呕吐及皮肤红斑。口腔黏膜炎常出现在移植后 5～7 天，多需阿片类药物镇痛；继发疱疹感染者应用阿昔洛韦和静脉营养支持，7～12 天"自愈"。高剂量 CTX 可致出血性膀胱炎，采用大量补液、碱化尿液、美司钠(mesna)和膀胱冲洗防治；罕见急性出血性心肌炎。移植后 5～6 天开始脱发。氯硝西泮或苯妥英钠能有效预防白消安所致的药物性惊厥。急性出血性肺损伤可表现为弥漫性间质性肺炎，需用高剂量糖皮质激素治疗。

2. 感染 移植后由于全血细胞减少、粒细胞缺乏、留置导管、黏膜屏障受损、免疫功能低下，导致感染相当常见。常采取以下措施预防感染：①保护性隔离；②住层流净化室；③无菌饮食；④胃肠道除菌；⑤免疫球蛋白定期输注(用至移植后 100 天)；⑥医护人员勤洗手，戴口罩、帽子、手套，穿隔离衣等。

(1) 细菌感染：由于早期发现并迅速联合使用足量广谱杀菌性抗生素，细菌感染致死者已罕见。但应警惕由温和链球菌引起的感染，其预后凶险。

(2) 病毒感染：移植后单纯疱疹病毒Ⅰ型和Ⅱ型感染常见。阿昔洛韦 5mg/kg，每 8 小时 1 次静脉滴注治疗有效。不少单位对单纯疱疹血清学阳性患者预防性应用阿昔洛韦 1600mg/d，分次口服至移植后 30 天。为预防晚期带状疱疹病毒激活(激活率为 40%～60%)，应延长使用阿昔洛韦至 1 年。

CMV 感染是最严重的移植后病毒性感染并发症，多发生于移植后第 35～100 天。CMV 感染的原因是患者体内病毒的激活或是输入了 CMV 阳性的血液。对供受体 CMV 均为阴性的患者，必须只输 CMV 阴性的血液。CMV 病表现为间质性肺炎(interstitial pneumonia，IP)、CMV 肠炎、CMV 肝炎和 CMV 视网膜炎。CMV 间质性肺炎临床起病急、进展快，表现为呼吸困难、呼吸频率快、末梢发绀、低氧血症、发热和血流动力学改变，胸片呈弥漫性间质性改变。必须迅速高流量面罩或正压给氧，静脉用更昔洛韦(ganciclovir，GCV)和免疫球蛋白(intravenous immune globulin，IVIG)。其剂量和疗程为：①诱导期共 21 天：GCV 5mg/kg 静脉滴注，每 12 小时 1 次，IVIG 500mg/kg 静脉滴注，隔天 1 次；②维持直至停用免疫抑制剂：GCV 5mg/(kg·d)静脉滴注，每周用 5 天，IVIG 500mg/(kg·w)静脉滴注。停药过早间质性肺炎容易反复。GCV 的不良反应为粒细胞减少(可用G-CSF或GM-CSF 治疗)和血肌酐上升。如 GCV 的不良反应大，患者无法耐受或 CMV 对 GCV 耐药(即 GCV 治疗 21 天后肺泡灌洗液 CMV 仍阳性，或治疗 1 周后低氧血症和发热无减轻)，可换用磷甲酸钠(foscarnet) 90mg/kg，加入生理盐水 500ml 中静脉滴注 2 小时，每天 2 次，连用 7 天后改为每天 1 次维持治疗。该药的主要不良反应是肾毒性。CMV 间质性肺炎的死亡率较高，应动态观察。在 CMV 病出现前应对 CMV 阳性患者早期干预治疗，予 GCV 5mg/(kg·d)，每周用 5 天至移植后 100 天。

(3) 真菌感染：氟康唑 200～400mg/d 口服预防用药，降低了念珠菌的感染。但致命性的曲霉菌感染和氟康唑耐药的其他真菌(如克柔念珠菌)感染仍具有挑战性，两性霉素 B、伊曲康唑、伏立康唑(voriconazole)、乙酸卡泊芬净(caspofungin acetate)等属有效药物。

(4) 卡氏肺囊虫肺炎：移植前一周起即预防性服用复方磺胺甲噁唑 SMZco，每天 4 片，每周用 2 天至免疫抑制剂停用，可显著预防肺孢子虫病。

3. 肝静脉闭塞病 肝静脉闭塞病(veno-occlusive disease of the liver, VOD)其临床特征为不明原因的体重增加、黄疸、右上腹痛、肝大、腹水。发病率约 10%，确诊需肝活检。主要因肝血管和窦状隙内皮的细胞毒损伤并在局部呈现高凝状态所致。高峰发病时间为移植后 16 天，一般都在 1 个月内发病。患者移植时肝功能异常，接受了 HBV 或 HCV 阳性供体的 HC 容易发生 VOD。VOD 的治疗以支持为主，轻、中型 VOD 可自行缓解且无后遗症。约 25%～30% 的 VOD 为重型，预后恶劣，多因进行性急性肝功能衰竭、肝肾综合征和多器官衰竭而死亡。有报道，低剂量肝素 100U/(kg·d)持续静脉滴注连用 30 天和熊去氧胆酸预防 VOD 有效。

4. 移植物抗宿主病(GVHD) GVHD 是异基因 HSCT 后最严重的并发症，由供体 T 细胞攻击受者同种异型抗原所致。1966 年，Billingham 描述了产生 GVHD 的三个要素：①移植物中含免疫活性细胞；②受体表达供体没有的组织抗原；③受体处于免疫抑制状态不能将移植物排斥掉。即使供受体者间 HLA 完全相合，还存在次要组织相容性抗原不相合的情况，仍有

笔记栏

30%的机会发生严重的 GVHD。产生 GVHD 的风险因素包括：供受体间 HLA 相合程度、有无血缘关系、性别差异、年龄、基础疾病及其所处状态、GVHD 预防方案、感染、组织损伤。急性 GVHD(acute GVHD，a GVHD)发生于移植后 100 天内，100 天出现的则为慢性 GVHD (chronic GVHD，cGVHD)。典型的 a GVHD 发生在移植后 2～4 周，表现为皮肤红斑和斑丘疹、持续性厌食和(或)腹泻、肝功能异常(胆红素、ALT、AST、ALP 和 GGT 升高)。组织活检虽有助于确诊，但临床诊断尤为重要。a GVHD 的临床严重程度分Ⅰ～Ⅳ度(表 6-80-1、表 6-80-2)。

表 6-80-1 急性移植物抗宿主病时组织器官的受累程度

受累程度	皮肤(体表面积计算按烧伤面积表计算)	肝血总胆红素 μmol/L(mg/dl)	消化道(成人每天腹泻量 ml)
+	斑丘疹<25%体表面积	34～51(2～3)	500～1000
++	斑丘疹占 25%～50%体表面积	51～103(3～6)	1000～1500
+++	全身红皮病	103～257(6～15)	>1500
++++	水疱和皮肤剥脱	>257(>15)	腹痛和(或)肠梗阻

表 6-80-2 急性移植物抗宿主病的临床分级

临床分级(度)	皮肤	肝	消化道	功能损害
Ⅰ(轻)	+～++	0	0	0
Ⅱ(中)	+～+++	+	+	+
Ⅲ(重)	++～+++	++～+++	++～+++	++～+++
Ⅳ(极重)	++～++++	++～++++	++～++++	++～++++

Ⅰ度不需治疗，Ⅱ～Ⅳ度影响生存及预后，需迅速积极治疗。但 GVHD 治疗效果不理想，aGVHD 的预防就更为重要，主要方法有两种：免疫抑制剂和 T 细胞去除。常用的药物预防方案为环孢素(CsA)联合甲氨蝶呤(MTX)，CsA 至少用 6 个月，MTX 10mg/m^2 于移植后 1、3、6 和 11 天共静脉注射 4 次。CsA 移植后先用 3～4mg/(kg・d)静脉滴注，待消化道反应过去后改为每天早上 2mg/(kg・d)口服，维持血浓度在 30～200ng/ml。血清肌酐大于 177μmol/L (2mg/dl)时需停药；移植 40 天后每周减少 CsA 剂量 5%。CsA 通过对钙调磷酸酶的作用而阻断 IL-2 的转录，从而阻断 IL-2 依赖性的 T 细胞增殖和分化。CsA 的不良反应有：肾功能损害、胆红素升高、高血压、高血糖、头痛、多毛、牙龈增生、脆甲、痤疮、恶心、呕吐、低镁血症、癫痫等。此外，他克莫司(tacrolimus，FK-506)、糖皮质激素、麦考酚吗乙酯(mycophenolate mofelil，MMF)、抗胸腺细胞球蛋白(ATG)等也可作为预防用药。从移植物中去除 T 细胞也是有效预防 GVHD 的方法，如密度梯度离心、T 细胞单抗、CD34$^+$ 细胞阳性选择等。

aGVHD 治疗常较困难。首选药物为甲泼尼松1～2mg/(kg・d)。其他常用药物有 ATG、抗 T 细胞或 IL-2 受体的单克隆抗体、抗肿瘤坏死因子抗体、MMF、CsA、FK-506。

移植后生存期超过 6 个月的患者，约 20%～50%合并 cGVHD。cGVHD 好发于年龄大、HLA 不相合、无血缘移植、PBSCT 和有 aGVHD 者。cGVHD 的临床表现类似自身免疫性疾病表现，如系统性硬化病、皮肌炎、面部皮疹、舍格仑综合征、关节炎、闭塞性细支气管炎、胆管变性和胆汁淤积。治疗常用的免疫抑制剂为泼尼松和 CsA 分别单用或联合应用，二者隔日交替治疗可减少不良反应。此外，沙利度胺(反应停)、MMF、甲氧沙林(补骨脂素)联合紫外线照射、浅表淋巴照射也有一定效果。cGVHD 者易合并感染，因此应同时注意预防感染。

(三) 晚期并发症

①白内障：主要与 TBI 有关，糖皮质激素和 CsA 也可促进其发生；②白质脑病：主要见于合并 CNSL 而又接受反复鞘内化疗和全身高剂量放、化疗者；③内分泌紊乱：甲状腺和性腺功能降低、闭经、无精子生成、不育、儿童生长延迟；④继发肿瘤：少数患者几年后继发淋巴瘤或其他实体瘤，也可继发白血病或 MDS。

【植活证据】

从 BMT 日起，中性粒细胞多在 4 周内回升至>0.5×10^9/L，而血小板回升至≥50×10^9/L 的时间多长于 4 周。应用 G-CSF 5μg/(kg・d)，可缩短中性粒细胞>0.5×10^9/L 的时间 5～8 天。PBSCT 造血重建快，中性粒细胞和血小板恢复的时间分别为移植后 8～10 天和 10～12 天。CBT 造血恢复慢，一项 562 例无血缘 CBT

笔记栏

的结果显示：81%的患者于移植后42天中性粒细胞恢复，而85%的患者血小板恢复延迟至180天，并有10%的CBT未能植活。HLA相合的BMT或PBSCT，植活率高达97%～99%。GVHD的出现也是临床植活证据；可根据供、受者间性别、红细胞血型和HLA的不同，分别通过细胞学和分子遗传学（FISH技术）方法、红细胞及白细胞抗原转化的实验方法取得植活的实验室证据，对于上述三相均相合者，则可采用短小重复序列（STR）、PCR技术分析取证。

案例 6-80-1

患者行异基因骨髓移植后21天出现X染色体及其妹的DNA可变重复区（D1S80等）顺序及DNA片段，血型由患者原来的“O”型转为其妹的“B”型。移植后第三周出现皮肤红斑、腹泻及胆红素轻度增高，经处理恢复正常。于移植后60天出院。一年前已开始正常工作。

表 6-80-3　恶性血液病造血干细胞移植后5年生存率（%）

疾病	CML			CLL	MDS	AML		ALL		MM	首次复发/	二次缓解期
	CP	AP	BP/BC			CR_1	CR_2	CR_1	CR_2		NHL	HL
异基因移植	70	40	15	50	45	55～66	40	50	40	30	40	40
自体移植						50	30	40	30	35	40	50

【疗效及展望】

部分患者移植后复发，多发生于移植后3年内，复发者治疗较困难，预后也较差。在移植后采用IL-2或供体淋巴细胞等免疫治疗可减少微小残留病灶，降低复发率。二次移植对少数复发病例适合。

HSCT的成功开展使很多患者长期存活（表6-80-3）。大多数存活者身体、心理状况良好，多能恢复正常工作、学习和生活。约10%～15%的存活者存在社会心理问题，cGVHD是影响生存质量的主要因素。由于我国限制人口增长是基本国策，因此进一步研究开展无血缘关系移植及有血缘的HLA不全相合移植（如单倍体移植）意义重大。随着移植技术的不断改进及相关学科的不断发展，HSCT必将能治愈更多的患者。

推荐阅读

Copelan EA. 2006. Medical progress: hematopoietic stem-cell transplantation. N Engl J Med, 354:1813～1826

Petersdorf EW, Hansen JA, Martin PJ, et al. 2001. Major-histocompatibility-complex class I alleles and antigens in hematopoietic-cell transplantation. N Engl J Med, 345:1794～1800

（杨　凌）

第七篇

内分泌系统疾病

第81章 概 论

内分泌系统是由人体内分泌腺及某些脏器中内分泌组织构成的一个体液调节系统，其主要功能是在神经支配和物质代谢反馈调节基础上合成和分泌或释放微量活性物质——内分泌激素，经血液循环运送至远处组织，与靶细胞的特异性受体结合后发挥调节作用(内分泌)，或在局部发挥作用(旁分泌)，或反馈作用于自身细胞(自分泌)等方式，调节人体的代谢过程、脏器功能、生长发育、生殖衰老等生理活动，维持机体内环境的相对稳定，以适应机体内、外环境的变化。

【内分泌腺和激素分泌细胞】

(一) 内分泌腺

人体的内分泌腺主要包括：下丘脑、神经垂体、松果体、腺垂体、甲状腺、甲状旁腺、内分泌胰腺(包括胰岛和胰岛外的激素分泌细胞)、肾上腺和性腺(睾丸和卵巢)。

(二) 胺前体摄取和脱羧(amine precursor uptake and decarboxylation，APUD)细胞系统

主要分布于脑、胃肠、胰和肾上腺髓质。在其他组织中也散布有数目不等的APUD细胞，主要合成和分泌肽类和胺类激素。

(三) 组织的激素分泌细胞

如心房肌细胞分泌心钠素(ANP)、脂肪细胞分泌瘦素(leptin)、血管内皮细胞分泌内皮素等。

【激素】

(一) 激素的分类

目前已知的激素有200余种。一般根据激素的化学结构将其分为四类。

1. 肽类激素和蛋白质激素 亦称为含氮激素，均由氨基酸残基组成分子的一级结构。由前激素原基因编码，转录mRNA后在核糖体翻译出肽链，形成的前激素原再经裂肽酶作用和化学修饰加工，形成具有生物活性的激素。不同肽类激素的肽链数差别甚大。此类激素主要有胰岛素、生长激素、促肾上腺皮质激素(ACTH)和降钙素(CT)等。

2. 类固醇激素 其化学本质为类固醇，由胆固醇衍化而来。此类激素主要有糖皮质激素、雄激素、雌激素、孕激素和活性维生素D_3等。

3. 胺类激素 由氨基酸合成转化而来，主要包括由酪氨酸转化而来的肾上腺素、去甲肾上腺素和多巴胺；由色氨酸转化而来的血清素和褪黑素等。

4. 氨基酸类激素 由氨基酸衍生而来，如甲状腺素(T_4)和三碘甲状腺原氨酸(T_3)，由酪氨酸经碘化、耦联而成。

(二) 激素的分泌与转运

激素的分泌呈生物节律性，不同激素的节律周期不甚相同。有的激素分泌呈脉冲式分泌，或有昼夜变化，分泌节律性受许多因素影响。激素分水溶性和非水溶性，前者的转运无需依赖转运载体，后者则需转运载体，激素的转运载体多为蛋白质。激素到达靶组织后与转运载体分离，以

笔记栏

游离的形式产生生物学效应。

(三) 激素降解与转换

激素通过血液、淋巴液和细胞外液而转运到靶细胞部位发挥作用,多数在肝、肾和外周组织降解为无活性的代谢产物,故肝、肾功能减退往往影响激素的灭活。肽类激素的半衰期短,一般为3～7min,而非水溶性激素,如甲状腺激素、类固醇激素与转运蛋白结合其半衰期可延长。激素浓度和转运蛋白结合量、亲和力均可影响其结合型和游离型激素的比值。游离型激素可进入细胞内发挥其生物作用并参与激素合成的反馈调节。肽类激素经蛋白酶水解;甲状腺激素经脱碘、脱氨基、解除耦联;而类固醇激素经还原、羟化并转变为葡萄糖醛酸结合的水溶性物质由胆汁和尿中排出。激素的分泌、在血中与蛋白结合及其最终降解使激素水平保持动态平衡。

(四) 激素的作用机制

根据激素受体所在的部位不同,可将激素作用机制分为作用于细胞膜受体和作用于细胞质或核内受体两类。

1. 作用于细胞膜受体 细胞膜受体有四类。此类激素种类很多,作用机制比较复杂,可以通过磷酸化和非磷酸化途径介导各种生物效应。激素与受体结合后形成激素-受体复合物,可使受体发生构象改变和二聚体化,从而产生第二信使,如cAMP、cGMP、Ca^{2+}、IP_3、DAG,激活蛋白激酶,使细胞质蛋白磷酸化,并可通过转录因子磷酸化在细胞核内调控基因表达,从而引起细胞代谢改变和细胞生长与分化。

2. 作用于核受体和细胞质受体 类固醇激素、1,25-$(OH)_2D_3$、甲状腺激素等的生物作用是通过调节靶基因的转录来实现的。靶细胞以扩散、主动摄取或转位等方式使类固醇激素进入细胞内,与受体结合后形成激素-受体复合物,受体发生变构效应,形成的"活性复合物"与DNA结合部位结合,导致相关的基因活化(或抑制)、mRNA转录和蛋白质合成,后者改变细胞的功能或引起细胞的生长、分化等反应。这类激素受体主要位于细胞核和细胞浆,但同时也存在细胞膜结合位点(膜受体),这可能是此类激素具有快速效应的分子基础。激素-受体复合物与DNA作用后,激素与受体因亲和性下降而离解,激素被灭活,而受体可被再循环利用。

【内分泌系统的调节】

(一) 内分泌系统的反馈调节

下丘脑、垂体与靶腺(甲状腺、肾上腺皮质和性腺)之间存在反馈调节。腺垂体在下丘脑的释放或抑制激素的调节下分泌相应促激素,刺激其靶腺,促进靶腺激素的合成和分泌,后者又反作用于下丘脑和腺垂体,对其相应激素起抑制或兴奋作用,称为反馈调节。起抑制作用为负反馈,兴奋作用为正反馈。生理状态下,下丘脑、垂体和靶腺激素的相互作用处于相对平衡状态(图7-81-1)。如促肾上腺皮质激素释放激素(CRH)通过垂体门静脉刺激垂体促肾上腺皮质激素(ACTH)

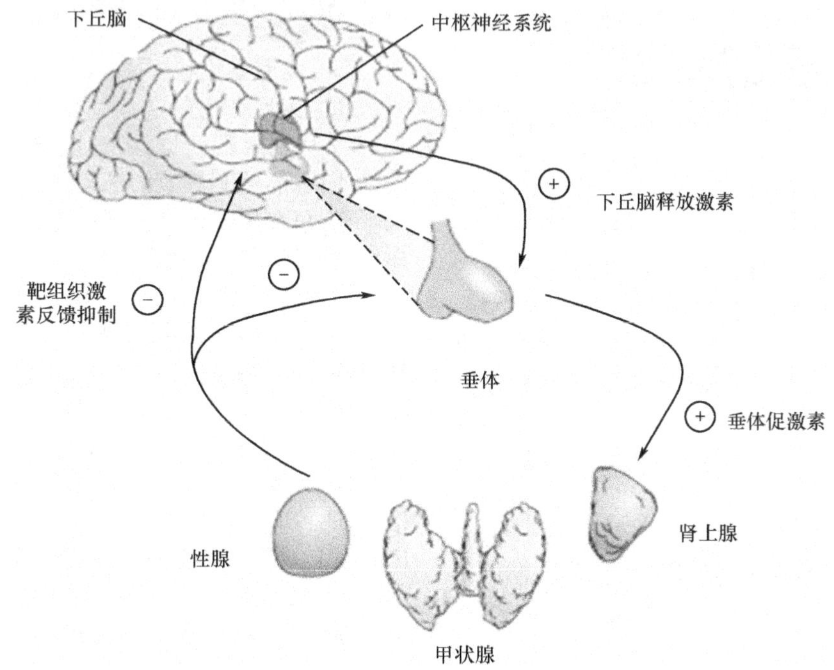

图7-81-1 下丘脑-垂体-靶腺轴反馈调节示意图

笔 记 栏

细胞分泌 ACTH，ACTH 兴奋肾上腺皮质束状带分泌皮质醇，使血液皮质醇浓度升高，升高的皮质醇反过来又作用于下丘脑，抑制 CRH 的分泌，并在垂体部位抑制 ACTH 的分泌，从而减少肾上腺分泌皮质醇，维持三者之间的动态平衡。反馈控制是内分泌系统的主要调节机制，使相处较远的腺体之间相互联系，彼此配合，保持机体内环境的稳定性。反馈调节现象还存在于内分泌腺和体液、代谢物质之间，如血糖升高可刺激胰岛 B 细胞分泌胰岛素，抑制胰岛 A 细胞分泌胰高血糖素，而血糖过低则抑制胰岛素分泌，刺激胰高血糖素分泌。

(二) 神经系统与内分泌系统的相互调节

内分泌系统由神经系统通过下丘脑而调节，神经系统也受内分泌系统调节，两者关系非常密切。下丘脑含有重要神经核，具有神经分泌细胞的功能，可以合成释放激素和抑制激素，通过垂体门静脉系统进入腺垂体，调节腺垂体各种分泌细胞激素的合成和分泌。下丘脑视上核及室旁核分泌血管加压素（抗利尿激素）和催产素，经过神经轴突进入神经垂体，储存并由此向血液释放。下丘脑是联系神经系统和内分泌系统的枢纽，又受中枢神经系统其他各部位的调控，神经细胞具有传导神经冲动的能力，它们可分泌多种神经递质，如去甲肾上腺素、乙酰胆碱、5-羟色胺、多巴胺、酪氨酸等，通过突触后神经细胞表面的膜受体，影响神经分泌活动。内分泌系统对神经系统包括下丘脑也有调节作用。神经系统是许多激素的重要靶器官，性激素对性行为的影响充分说明了这一点。

(三) 免疫系统和内分泌功能

神经内分泌系统对机体免疫有调节作用，而免疫系统也能调节神经内分泌系统的功能。在免疫细胞膜表面有多种神经递质及激素的受体，神经内分泌系统通过其递质或激素与淋巴细胞膜表面受体结合介导免疫系统的调节，如糖皮质激素、性激素、前列腺素 E 等可抑制免疫应答，而生长激素、甲状腺激素和胰岛素能促进免疫应答；乙酰胆碱、儿茶酚胺及 5-羟色胺等神经递质对免疫应答的影响因免疫细胞的种类不同而作用各异。免疫系统在接受神经内分泌系统调节的同时，亦有反向调节作用。近年发现，神经内分泌细胞膜上有免疫反应产物如白细胞介素、胸腺素等细胞因子的受体，免疫系统也可通过细胞因子对神经内分泌系统的功能产生影响。

笔 记 栏

【内分泌系统疾病】

(一) 分类和病因

内分泌系统疾病是由多种原因所致功能和形态的异常。按病变部位可分为原发性和继发性，前者指靶腺和组织本身病变所致，后者指继发于垂体或下丘脑的各种病变；按功能可分为亢进、减退和正常（表 7-81-1）。

表 7-81-1　内分泌功能异常的病因

内分泌功能状态	病因
功能减退	
原发性	腺体本身的肿瘤、炎症、切除、放射、浸润、坏死、血液供应不足等，或由于先天性酶系异常、受体基因缺陷、自身免疫等
继发性	继发于垂体或下丘脑的各种病变
功能亢进	
原发性	腺体本身肿瘤、增生、酶系异常、自身免疫等
继发性	继发于垂体或下丘脑的各种病变
异位激素分泌增多	肺癌、胸腺癌、胰腺癌等引起的异源性促肾上腺皮质激素综合征等
功能正常但组织异常	甲状腺腺瘤、肾上腺异位瘤等
激素抵抗	受体和(或)受体后缺陷

(二) 诊断原则

完整的内分泌疾病诊断应包括功能诊断、病理诊断和病因诊断三个方面。

1. 功能诊断

(1) 典型症状和体征（详见各章节）。

(2) 实验室检查

1) 代谢紊乱证据：各种激素可以影响不同的物质代谢，包括糖、脂质、蛋白质、电解质和酸碱平衡，可测定基础条件下的有关血糖、血脂谱、血钠、钾、钙、磷、碳酸氢根等。

2) 激素分泌情况

A. 尿中激素及其代谢产物排泄量，如 24h 尿游离皮质醇（UFC），17-羟、17-酮类固醇，醛固酮、香草基杏仁酸（VMA）等，应同时测定肌酐量，使测定结果具有可比性。

B. 空腹 8～12h 后血中激素浓度测定，如血清 GH、PRL、ACTH、TSH、LH/FSH、TT_3、FT_3、TT_4、FT_4、皮质醇、醛固酮、睾酮、雌激素、孕酮、甲状旁腺素、胰岛素、儿茶酚胺等；一般在基础状态下，测定垂体和靶腺两方面的激素水平，如 ACTH 和皮质醇、TSH 和 T_4 可帮助了解其功能和病变部位。

C. 因激素呈脉冲性分泌，尤其是促性腺激素和性腺激素，最好相隔15～30min抽一次血，共3次并等量混合后进行测定。

3）内分泌动态功能试验

A. 兴奋试验：多适用于功能减退的情况，可估计激素的储备功能，应用促激素试验探测靶腺的反应，如ACTH、TSH兴奋试验等。

B. 抑制试验：多适用于功能亢进的情况，观察其正常反馈调节是否消失，有无自主性激素分泌过多，是否有功能性肿瘤存在，如地塞米松抑制试验、T_3抑制试验等。

C. 代谢试验：如氮、钙、磷、镁、钾、钠等的平衡试验，有助于代谢性疾病的诊断。

判断激素水平时，应考虑患者年龄、性别、营养状况、有无用药或是否处于应激状态以及取血时间等，并结合临床情况，力求准确。

2. 病理诊断 包括病变性质和病变部位的确定。

（1）影像学检查：如蝶鞍X线平片、分层摄影、CT、MRI可鉴定下丘脑-腺垂体疾病、肾上腺肿瘤、胰岛肿瘤等。一般认为，MRI观察病变与临近的组织关系较CT为优。由于内分泌腺体的病变微小，选用薄层（<3mm）和动态扫描可提高阳性检出率或使病变显示得更清楚。代谢性骨病首先选用骨骼X线片和骨密度检查。

（2）放射性核素检查：^{131}I、^{123}I、^{99m}Tc用于甲状腺扫描；^{99m}Tc-甲氧基异丁基异腈（MIBI）用于甲状旁腺扫描；采用^{131}I-胆固醇和^{131}I-间碘苄胍（^{131}I-MIBG）扫描用于肾上腺皮质扫描和嗜铬细胞瘤的诊断。

（3）超声检查：高分辨B超检查可用于甲状腺、肾上腺、胰腺、性腺和甲状旁腺肿瘤的定位，但肿瘤或结节直径小于0.5cm则难以检出，较大肿块可在超声引导下进行穿刺活检。

（4）静脉导管检查：当临床症状提示有某种激素分泌增多，而以上定位检查又不能精确定位时可考虑用此方法鉴别，其中对异位激素分泌综合征的诊断特别有用，激素水平最高的部位一般就是病变的部位。

（5）选择性动脉造影：对于肿瘤直径较小，不能用CT和MRI等方法做出定位时可采用此方法。

3. 病因诊断 通过细针穿刺细胞学检查或活检标本组织病理检查，有助于疾病的初步诊断，而手术后切除的组织病理检查，结合肿瘤的生物学行为特征，可对疾病做出最后诊断；分子病理学方法和免疫组化染色有助于激素成分的鉴定和激素分泌细胞的分类；测定血浆中存在的相关自身抗体，可确定疾病与自身免疫有关；染色体检查可确定疾病是否由染色体畸变引起；用分子生物学技术可明确一些内分泌肿瘤、代谢酶缺陷和许多激素不敏感综合征或过敏感综合征的分子病因。

【内分泌病防治原则】

（一）预防

许多内分泌疾病是可以预防的，如缺碘性甲状腺肿可用碘化食盐达到防治目的；席汉综合征可以通过加强围生期医疗保健来防治；一些内分泌疾病的危象只要加强对患者及其家属的教育，尽早诊断，遵循治疗，消除诱发因素等，防治其发展是完全可能的。

（二）治疗

1. 内分泌腺功能亢进的治疗

（1）手术治疗：手术切除导致功能亢进的肿瘤或增生组织。

（2）放射治疗：深度X线、直线回归加速器、γ刀、X刀等用于内分泌肿瘤的治疗。

（3）药物治疗：用药物抑制激素的合成和（或）释放，是治疗内分泌功能亢进的常用方法，如咪唑类和硫脲类药物阻碍甲状腺碘的氧化和酪氨酸碘化，减少甲状腺激素的合成，治疗Graves病（GD）；奥曲肽抑制多种激素（GH、PRL、胰岛素等）的分泌；溴隐停抑制PRL、GH的分泌并有缩小肿瘤的作用等。以靶腺激素抑制促激素的合成和分泌，如甲状腺激素抑制促甲状腺激素等。采用化疗缓解恶性内分泌肿瘤患者的症状，如双氯苯二氯乙烷（米托坦）治疗肾上腺皮质癌、链佐星治疗胰岛B细胞癌等。但必须注意，药物治疗只能改善症状，对病因无根治作用。

（4）核素治疗：某些内分泌腺有浓聚某种化合物（一般为激素合成的底物或底物类似物）的功能，故可用核素标记的该化合物达到治疗目的，如用^{131}I治疗GD，用^{131}I标记的胆固醇治疗肾上腺皮质肿瘤等。

（5）介入治疗：近年来采用动脉栓塞的放射介入治疗肾上腺、甲状腺、甲状旁腺和胰岛肿瘤也取得较好疗效。

2. 内分泌腺功能减退的治疗

（1）激素替代治疗：补充激素的生理需要量，如甲状腺功能减退者用甲状腺激素，肾上腺皮质功能减退者用皮质激素或皮质醇等，替代治疗应尽可能模拟生理节律给药。应当注意的是有些激素的需要量随体内、外环境变化而波动，如在应激时，所需要的糖皮质激素的量应成倍增加。

（2）药物治疗：有些化学药物可刺激某种激素分泌或增强某种激素的作用，可用于治疗某些内分泌功能减退症，如氯磺丙脲、卡马西平、氢氯噻嗪等可治疗中枢性尿崩症；磺脲类或胰岛素增敏剂治疗糖尿病等。

（3）器官、组织或细胞移植：如全胰腺或部分胰腺（胎胰）、胰岛或胰岛细胞移植治疗1型糖尿病。

3. 病因治疗 对于由结核病所致的肾上腺皮质功能减退症患者应采用抗结核治疗。目前病因已经明确的内分泌疾病为数不多，或病因虽明了，但病变已不可逆。许多内分泌肿瘤的发生与一些原癌基因的激活或肿瘤抑制基因的失活有关，对这些内分泌肿瘤正在尝试采用基因治疗。

（阎胜利）

笔记栏

第82章 垂体瘤

案例 7-82-1

患者，女，29岁，已婚，不孕5年，闭经、溢乳1年。

患者5年前婚后始无明显诱因月经量少，呈点滴出血，行经期仅1～2天。因月经不调和婚后不孕曾就诊于多处医院妇产科，先后行诊断性刮宫、输卵管通水通气和人工周期治疗，月经仍少及不规则。1年前始闭经，并每于触摸乳房时可见少量乳汁溢出，开始未介意，因乳汁溢出渐多而来诊。患者平素健康，其丈夫行男科各项检查均正常。

体格检查：血压115/80mmHg，脉搏76次/分，体态匀称，体重66kg，身高167cm。甲状腺不大。心肺听诊无异常。双乳房发育正常，未触及包块，轻微按压乳头可见乳汁溢出。阴毛呈女性分布，外阴发育正常。

问题：

1. 该患者最可能的诊断？
2. 为明确诊断应做哪些实验室检查？
3. 如何明确诊断？如何处理？

垂体瘤（pituitary tumours）是一组来自垂体前叶和后叶及胚胎期颅咽管囊残余鳞状上皮细胞发生的肿瘤。临床上有明显症状者约占颅内肿瘤的10%，无症状在尸解时被发现者较多。其中以来自前叶的垂体腺瘤占大多数，来自后叶的星形细胞瘤或神经节神经瘤等及垂体转移癌均属罕见。部分患者因其他疾病而做头颅CT或MRI检查时意外发现的垂体肿瘤称为垂体意外瘤。本章主要讨论较常见的垂体瘤。

【分类】

（一）按内分泌功能分类

具有分泌生物活性激素功能的垂体瘤可按其分泌的激素不同而命名，如PRL瘤、GH瘤、ACTH瘤、TSH瘤、LH/FSH瘤及混合瘤等。其中PRL瘤最常见，约占50%～55%，其次为GH瘤20%～23%，ACTH瘤5%～8%，TSH瘤与LH/FSH瘤较少见。肿瘤可为单一激素性或多激素性。不具备激素分泌功能的垂体瘤称为无功能垂体腺瘤，占20%～25%。

（二）按影像学检查和手术所见分类

根据肿瘤扩展情况及发生部位可分为鞍内、鞍外和异位三种；根据肿瘤的大小可分为微腺瘤（直径＜10mm）和大腺瘤（直径＞10mm）两种；根据肿瘤的生长类型可分为扩张型和浸润型两种，后者极为少见。

（三）按术后病理检查分类

术后病理组织切片进行免疫细胞化学分析能查出肿瘤分泌激素的类型，用垂体激素原位杂交技术能检测出组织切片中该激素特异性mRNA，可用来作为垂体腺瘤免疫组化的辅助诊断。在一般情况下，根据免疫组化结果在高倍光镜下就可将不同的腺瘤进行分类，必要时亦可根据肿瘤细胞的超微结构特征来协助分类。

90%垂体瘤为良性腺瘤，少数为增生，极少数为癌。多数为单个、小的呈球形或卵圆形，表面光滑，大者呈不规则结节状，有包膜，可侵蚀和压迫视交叉、下丘脑、第三脑室和附近的脑组织和海绵窦。微腺瘤在临床上常仅有内分泌症状或无症状。

【病因与发病机制】

垂体瘤的病因与发病机制尚未完全阐明。现认为垂体瘤的发展可分为起始和促进阶段。在起始阶段，垂体细胞自身缺陷是起病的主要原因；在促进阶段，下丘脑调控失常等因素发挥重要作用，即某一垂体细胞发生突变，导致原癌基因激活和（或）抑癌基因的失活，然后在内外因素的作用下，单克隆的突变细胞不断增殖，逐渐发展为垂体瘤。

（一）垂体瘤细胞自身内在缺陷

运用分子生物学技术已弄清大多数有功能及无功能腺瘤是单克隆源性，即来源于某单个突变细胞的无限制增殖。发生突变的原因为原癌基因的激活和（或）抑癌基因的失活。已查明的主要癌基因有GSP、GIP2、RAS、HST及PTTG等，主要抑癌基因有MEN-1、p53、NM23及$CDKN_2A$等。

笔记栏

(二) 旁分泌与自分泌功能紊乱

下丘脑的促垂体激素和垂体内的旁分泌或自分泌激素可能在垂体瘤形成的促进阶段起一定作用。GHRH有促进GH分泌和GH细胞有丝分裂的作用。分泌GHRH的异位肿瘤可引起垂体GH瘤。某些生长因子如PTH相关肽(PTHrP)、血小板衍化生长因子(PDGF)、转化生长因子α和β(TGF-α和TGF-β)、IL、IGF-1等在不同垂体瘤中都有较高水平的表达,它们可能以旁分泌或自分泌的方式促进垂体瘤细胞的生长和分化。

(三) 下丘脑调节功能紊乱

下丘脑抑制因子可减弱肿瘤生长。肾上腺性Cushing综合征患者在做肾上腺切除术后,皮质醇对下丘脑CRH分泌的负反馈抑制减弱,CRH分泌增多,易发生ACTH腺瘤(Nelson综合征)。慢性原发性甲状腺功能减退症患者也常发生垂体TSH瘤。这些都说明缺乏正常的靶腺激素负反馈机制及随后的下丘脑调节功能紊乱对垂体腺瘤的发生可以起促发作用。

【临床表现】

主要包括两大类:一是肿瘤向鞍外扩展致垂体周围组织结构压迫的表现,这类最为多见;二是垂体激素分泌异常,或激素分泌增多引起临床上相应的垂体激素分泌亢进表现,或因肿瘤周围的正常垂体组织受压和破坏使激素分泌减少,表现为继发性性腺、甲状腺和肾上腺皮质功能减退症。

(一) 垂体周围组织压迫症状

此组症状除头痛外多属晚期表现。

1. 头痛 约见于1/3～2/3的患者,初期不甚剧烈,以胀痛为主,可有间歇性加重。头痛部位多在两颞部、额部、眼球后或鼻根部,系由于肿瘤压迫或侵蚀硬脑膜或鞍隔膜或牵拉血管外膜神经纤维所致。当肿瘤穿破鞍隔后,疼痛可减轻或消失。肿瘤压迫邻近的痛觉敏感组织如硬脑膜、大血管壁等,可引起剧烈头痛,呈弥漫性,常伴有呕吐。肿瘤侵入下丘脑、第三脑室,阻塞室间孔可引起颅内压增高,使头痛加剧。

2. 视神经通路受压 肿瘤向鞍上前方扩展时常压迫视神经、视交叉和(或)视神经束而可引起双颞侧、同侧或1/4视野缺损等,视力常减退,甚至失明。眼底检查可见视神经色泽浅淡,视乳头萎缩。视力减退和视野缺损的出现时间及严重程度不一定平行。少数患者发生阻塞性脑积水及视神经乳头水肿系由于颅内压增高,视网膜静脉回流障碍所致。

3. 下丘脑疾病综合征 肿瘤向上生长可影响下丘脑功能和结构,出现尿崩症、睡眠异常、食欲亢进或减退、体温调节异常、自主神经功能失常、性早熟或性腺功能减退、性格改变等。

4. 海绵窦综合征 肿瘤向蝶鞍两侧扩展压迫海绵窦时可引起第Ⅲ、Ⅳ及Ⅵ对颅神经受压,引起眼睑下垂、眼外肌麻痹和复视,第Ⅴ对颅神经的眼支和上颌支可受累而发生神经麻痹、感觉异常等。

5. 脑脊液鼻漏 肿瘤向下发展侵蚀蝶鞍鞍底与蝶窦时,可造成脑脊液鼻漏,常合并脑膜炎。

6. 垂体卒中 在肿瘤发展的基础上可发生垂体瘤内出血、梗死而发生垂体急性出血征群(垂体卒中)。垂体卒中起病急骤,表现为额部或一侧眶后剧痛,可放射至面部,并迅速出现不同程度的视力减退,严重者可在数小时内双目失明,常伴眼外肌麻痹,尤以第Ⅲ对颅神经受累最为多见,也可累及第Ⅳ、Ⅵ对颅神经。严重者还可出现神志模糊、定向力障碍、颈项强直甚至昏迷。有的患者出现急性肾上腺皮质功能衰竭的表现。CT示蝶鞍扩大。诱发因素多为外伤、放射治疗等,亦可无明显诱因。

(二) 激素分泌异常症状

1. 垂体激素分泌减少 垂体瘤患者垂体激素分泌减少的表现一般较轻,进展较慢,直到腺体有3/4被毁坏后,临床上才出现明显的腺垂体功能减退症状。其中性腺功能减退约见于3/4的患者。男性患者稍肥胖,其脂肪分布类似女性体型。腋毛、阴毛稀少,毛发稀疏、细柔,男性患者的阴毛呈女性分布。女性患者有闭经或月经稀少,性欲减退;男性除性欲减退、性功能障碍外,尚可出现生殖器萎缩,睾丸变软、较小。甲状腺功能减退不如性腺功能减退常见,但亚临床型甲状腺功能减退症较为多见。如不出现严重的应激状态,肾上腺皮质功能通常可以维持正常,但由于垂体ACTH储备不足,在应激时可出现急性肾上腺皮质功能减退(肾上腺危象)。出现垂体前叶功能减退症的垂体瘤患者面容苍白,皮肤色素较浅,可能与黑色素细胞刺激素的分泌减少有关。

2. 垂体激素分泌增多 由于肿瘤分泌的垂体激素不同,临床上呈相应的垂体激素分泌增多的表现。

(1) 巨人症与肢端肥大症:由于GH腺瘤分泌过多GH所致。发生在青春期前、骨骼未融合者可表现为巨人症(gigantism),发生在青春期

笔记栏

后、骨骺已融合者表现为肢端肥大症(acromegaly),发生在骨骺融合前后的患者表现为巨人症,兼有肢端肥大症的外貌,称为肢端肥大性巨人症(acromegalic gigantism)。

(2) 库欣综合征:由于垂体 ACTH 瘤分泌过多 ACTH 引起,表现为双侧肾上腺皮质增生,外周血皮质醇增高(Cushing 病)。

(3) 闭经-溢乳综合征:由于垂体瘤分泌过多 PRL,或由于肿瘤向蝶鞍上扩展使下丘脑泌乳素释放抑制因子(PIF)分泌减少所致。女性患者的典型症状为闭经、溢乳和不育。早期多表现为单侧或双侧乳腺触摸性溢乳、月经紊乱,一些患者以继发性闭经为首发症状。男性患者可表现为性欲减退、乳腺发育、溢乳、阳痿和不育等。

(4) 垂体性甲状腺功能亢进症:垂体 TSH 瘤引起,罕见。临床表现为甲状腺功能亢进、甲状腺肿大及血清 TSH 水平显著增高,且不被 TRH 兴奋。

(5) Nelson 综合征:双侧肾上腺被全切后,原已存在的 ACTH 瘤进行性增大,分泌大量 ACTH 和(或)MSH(为 ACTH 与 β-LPH 的片段)。除库欣综合征的原有表现外,主要特征为全身皮肤色素沉着呈进行性加重及垂体瘤逐渐增大产生的压迫症状,血清 ACTH 及 MSH 明显增高(图 7-82-1)。

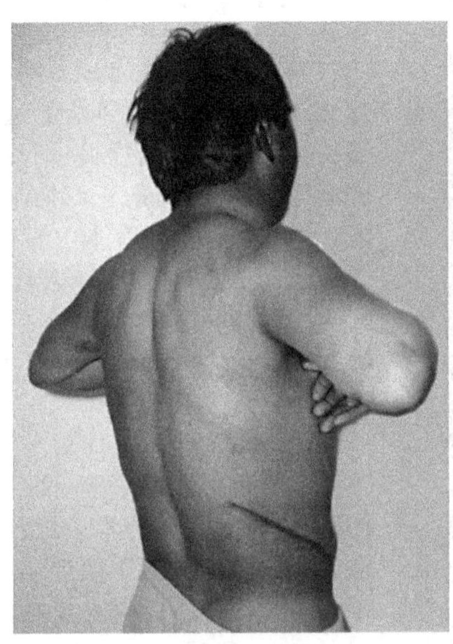
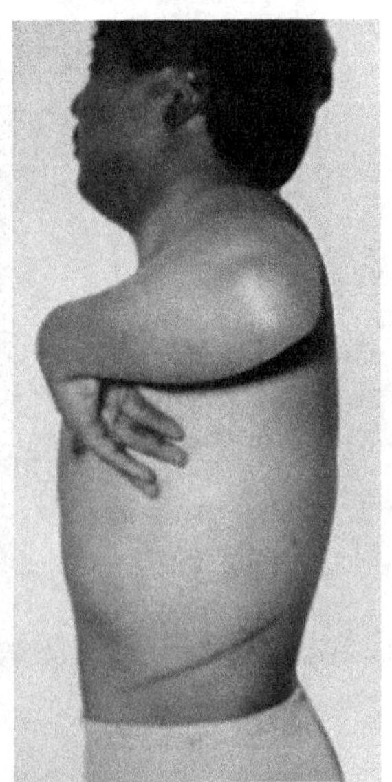

图 7-82-1 Nelson 综合征

案例 7-82-1

1. 月经量少、不孕 5 年,近 1 年闭经、触摸乳房时有溢乳。

2. 乳房发育正常,轻微按压有乳汁溢出。

【实验室和辅助检查】

(一) 下丘脑-垂体-靶腺功能检查

可根据患者的临床表现选择相应的垂体激素基础值测定及其动态试验(详见各有关章节)。泌乳素瘤患者血清 PRL 一般>200μg/L,如>300μg/L,在排除生理妊娠及药物性因素(如吩噻嗪类抗精神病药、三环类抗抑郁药、甲氧氯普胺、甲基多巴和雌激素等)后,即使影像学检查无异常,也可诊断为 PRL 瘤。由于肿瘤细胞的激素分泌呈自主性以及腺垂体激素分泌的影响因素多,呈脉冲式释放,一般单凭 1~2 次激素测定的结果难以明确诊断,需多次测定,有时需结合动态试验综合评价垂体内分泌功能状态。

(二) 影像学检查

1. 头颅 X 线片 典型垂体瘤的 X 线表现为蝶鞍扩大(蝶鞍可向各方向增大),鞍壁变薄,鞍底变阔,前后床突变细,甚至缺损,彼此分开,使鞍口扩大,鞍底腐蚀下陷,有时肿瘤稍偏于一侧,可使一侧鞍底明显下陷(呈现双鞍底)。前床突被侵蚀是由于颈内动脉被肿瘤压向骨组织,颈内动脉的搏动所致。后床突变薄,甚或缺如。

2. CT 和 MRI 普通 X 线检查不能诊断者及垂体微腺瘤需要进行高分辨率 CT 和 MRI 及其增强显像才能做出正确的定位诊断。高分辨率 CT 和 MRI 可显示直径大于 3mm 的微腺瘤。垂体瘤的影像学检查宜首选 MRI,因其能更好地显示肿瘤及其与周围组织的解剖关系(图 7-82-2)。

案例 7-82-1

1. 患者女，29 岁，已婚，不孕 5 年，闭经、溢乳 1 年。

2. 病史特点：婚后 5 年月经量稀少、不孕，近 1 年闭经、触摸乳房时有溢乳。妇科检查排除子宫、卵巢、输卵管病变。

3. 体格检查：正常女性性征，轻微按压乳房有乳汁溢出。

4. 实验室及辅助检查：血清 PRL 690μg/L，730μg/L；垂体 MRI 示微腺瘤。

临床诊断：垂体泌乳素微腺瘤。

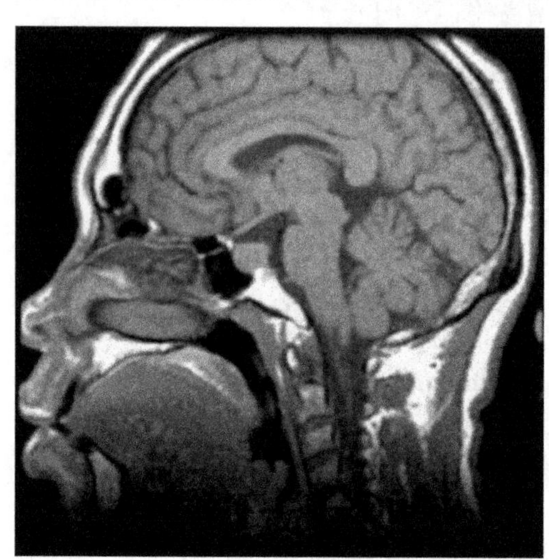

图 7-82-2　垂体大腺瘤

3. 其他检查　视力、视野检查可以了解肿瘤向鞍上扩展的程度。

【诊断与鉴别诊断】

(一) 诊断

垂体瘤的诊断主要依据临床症状及体征、垂体影像学检查以及内分泌功能检查(包括相应靶腺功能检查)进行综合判断。垂体瘤的诊断应包括三部分：①垂体瘤的确定；②明确垂体瘤类型和性质；③了解垂体功能及其周围组织受累情况。

(二) 鉴别诊断

蝶鞍增大者应与空泡蝶鞍综合征鉴别。原发性者多见于中年多产妇，内分泌功能试验大多正常或轻微异常，蝶鞍呈球形增大，无骨质破坏等发现，CT 扫描往往可获确诊；继发性者有垂体瘤等手术或放射治疗史，不难鉴别。

功能性腺瘤有相应的临床表现，实验室检查可资鉴别。无功能性腺瘤应注意除外鞍旁多种疾病，如颅咽管瘤较多见于小儿及青少年，半数以上有鞍上钙化，其他包括垂体外肿瘤(脑膜瘤、胶质瘤和各种转移癌等)、血管瘤、炎症与肉芽肿等，神经症状较明显且早于内分泌功能异常，CT 等检查可协助诊断，蝶鞍大小可正常或增大，垂体功能正常或偏低。

案例 7-82-1

1. 血清 PRL 690μg/L，次日复查为 730μg/L。

2. 垂体 MRI 示微腺瘤。

【治疗】

垂体瘤的治疗方法主要有手术治疗、药物治疗和放射治疗，治疗方法的选择主要依据垂体肿瘤的类型而定。治疗目标为：①切除肿瘤或抑制肿瘤组织生长；②纠正或抑制肿瘤分泌过多的激素；③恢复和保存垂体功能；④减轻或消除肿瘤对邻近组织结构的影响；⑤激素的替代治疗；⑥防止肿瘤的复发。

(一) 手术治疗

除 PRL 瘤外，其他的垂体瘤首选手术治疗。不仅在于彻底切除肿瘤，而且还要尽力保留正常的腺垂体组织，避免术后出现垂体前叶功能减退症。鞍内肿瘤一般采用经蝶显微外科手术切除。手术治愈率为 70%～80%，复发率为 5%～15%，有功能垂体腺瘤术后内分泌症状可有明显好转甚至消失，并发症少，死亡率较低。对于大腺瘤向鞍上及鞍外生长者，要考虑开颅手术，但手术治愈率低，术后并发症(如尿崩症和腺垂体功能减退症)较多，死亡率较高。术后需辅以放疗或药物治疗，伴垂体功能低下者尚需激素替代治疗。

(二) 放射治疗

垂体放射治疗可阻止肿瘤进一步生长并最终使分泌增多的激素水平下降。放疗取得疗效的时间较长，不像手术治疗那样较快地使肿瘤缩小和激素水平恢复正常。因此，常规垂体放疗原则上不单独使用，常与手术或药物配合应用，手术切除不彻底者以及术后复发者可考虑垂体放疗。

放射治疗的类型较多，目前较多采用深度 X 线、钴-60 或高能重粒子治疗(质子束、α 粒子束)、一般总剂量为 40～50Gy，4～5 周为一疗程。此外尚有内照射法，在手术时用 ^{32}磷胶体物(如 Cr^{32}P04 胶体混悬液)、金-198 胶灌注入鞍内

笔记栏

或金-198、钇-90 植入。γ 刀立体放射治疗适用于垂体瘤在内的颅内深部肿瘤或生长缓慢的微腺瘤。术后辅以放疗者垂体功能减退症出现的可能性更大。垂体功能减退症在放疗后很长一段时间内仍可发生，因此应监测放疗后患者的垂体内分泌功能状态，以便及时给予相应激素替代治疗。

(三) 药物治疗

按腺垂体功能情况，药物治疗分为两组：

1. 腺垂体功能亢进者

(1) 溴隐亭(bromocryptine)：为多巴胺受体激动剂，可抑制 PRL 分泌，恢复下丘脑-垂体促性腺激素的周期性分泌，恢复卵巢对促性腺激素的反应性，消除闭经和不育。剂量可从 2.5mg/d 开始，分 2 次，进食时服，以后逐渐增加剂量，但每周不超过 1.25～2.5mg/d，直到临床奏效。溴隐亭的常见不良反应是恶心和直立性低血压。溴隐亭可使 80%～90%的 PRL 微腺瘤患者恢复正常的 PRL 水平。60%～75%的大腺瘤患者用溴隐亭治疗后不仅 PRL 恢复正常，并且肿瘤的缩小程度在 50%以上。术前应用有利于手术切除，而术后长期应用可预防肿瘤的复发和高 PRL 血症。不同患者对溴隐亭治疗反应程度不一。溴隐亭能刺激正常垂体释放 GH，但在肢端肥大症时却能抑制其分泌，剂量较大，约每日 7.5～60mg 以上。

(2) 赛庚啶(cyprodeptadine)：为血清素受体抑制剂，可抑制血清素刺激的 CRH 释放，对 Cushing 病及 Nelson 综合征有效，一般每日 24～32mg，有嗜睡、多食等不良反应。

(3) 生长抑素类似物：奥曲肽(octreotide)或兰乐肽(lanreotide)能较特异地抑制 GH 的合成和分泌，其抑制 GH 分泌的活性比生长抑素强 20 倍，可治疗 GH 瘤，使 2/3 以上的肢端肥大症患者的 GH 水平恢复正常，20%～50%的患者肿瘤缩小，同时对 TSH 腺瘤和 LH/FSH 瘤亦有治疗作用。该药不良反应较小，可出现注射部位疼痛，腹部痉挛性疼痛，胆石症和暂时性脂肪泻。现已制成长效奥曲肽，每月注射一次即可。

2. 腺垂体功能减退者

根据靶腺受损的情况，给予适当的激素替代治疗。

案例 7-82-1

治疗建议：

1. 首选药物治疗，溴隐停每日 2.5mg 开始，分 2 次，进食时服，以后逐渐增加剂量，但每周不超过 1.25～2.5mg/d，直到临床奏效。

2. 对溴隐停治疗反应差或用药后不良反应明显，不能或不愿意继续药物治疗时，可选择经蝶窦垂体微腺瘤手术切除。

【预后】

经蝶显微外科手术切除垂体腺瘤的疗效可达 60%～90%，垂体微腺瘤易于完全切除，手术疗效较理想，手术死亡率为 0.4%～2%。采用经颅手术切除垂体瘤主要为解除视神经、视交叉受压、挽救视力和视野，而内分泌功能紊乱很难纠正，向蝶窦伸展的肿瘤手术死亡率为 4%～5%。复发者如能及时诊断和手术或放疗，其有效率可在 80%以上。

推荐阅读

Farrell WE. 2006. Pituitary tumours: findings from whole genome analyses. Endocr Relat Cancer, 13: 707～716

Kerr C. 2003. Endonasal surgery for pituitary tumours replaces 40-year standard. Lancet Oncol, 4(3): 135

Minniti G, Esposito V, Piccirilli M, et al. 2005. Diagnosis and management of pituitary tumours in the elderly: a review based on personal experience and evidence of literature. Eur J Endocrinol, 153: 723～735

(阎胜利)

第83章 腺垂体功能减退症

案例 7-83-1

患者，女，32岁，已婚。消瘦、乏力、畏寒2年，加重1年

患者于1年前无明显诱因出现体重逐渐减轻，由64kg降到54kg，体质逐渐下降，疲乏无力，伴明显食欲不振，大便干结，平素怕冷，头晕，脱发，上述症状以冬季为重，无口渴、多饮、多食、多尿。近1年上述症状加重，不能坚持正常上班，在当地医院就诊，中药治疗效果不显著来诊。5年前因前置胎盘难产，分娩一男婴，产后大出血致出血性休克，输血1500ml。产后即无乳，闭经至今，性欲逐渐低下。

体格检查：T 35.8℃，P 108次/分，R 22次/分，BP 85/60mmHg，身高1.66m，体重52kg。慢性病容，黄白面色。浅表淋巴结未触及，皮肤干燥、肤色变浅。毛发稀疏，眉毛、腋毛及阴毛稀少。睑结膜苍白，甲状腺不大，乳房萎缩。双肺听诊无异常。心界略小，心率108次/分，律整，心音低，未闻及病理性杂音。舟状腹，无包块，肝脾未触及。手足发凉，双下肢胫前明显压陷性水肿。

问题：

1. 该患者病史有何特点？应考虑何诊断？
2. 应做哪些实验室检查证实诊断？
3. 如何治疗？

腺垂体功能减退症(hypopituitarism)是由于原发于垂体病变或继发于下丘脑病变引起的一种或多种腺垂体激素分泌不足所致的临床综合征。最常见的病因为垂体腺瘤和产后垂体缺血性坏死。成年人腺垂体功能减退症又称西蒙病(Simmond disease)，生育期妇女因产后出血所致垂体缺血性坏死所致者，称席汉综合征(Sheehan syndrome)，本病较多见于女性。如儿童期发病，因生长发育障碍而发生垂体性矮小症。

【病因与发病机制】

腺垂体功能减退症的发生可由于：①垂体病变，使腺垂体激素分泌减少；②下丘脑病变，使下丘脑的各种腺垂体激素释放激素或因子的分泌受到阻碍；③下丘脑-垂体之间的联系(垂体门脉系)中断，下丘脑的促垂体前叶激素不能到达腺垂体。当下丘脑促腺垂体激素的分泌减少或不能到达垂体时，腺垂体细胞因得不到兴奋而功能减退。由垂体本身病变引起者称为原发性腺垂体功能减退症，由下丘脑病变或垂体门脉系统障碍引起者称为继发性腺垂体功能减退症。

(一) 血管病变

产后腺垂体坏死及萎缩是引起女性腺垂体功能减退症最常见的病因。妊娠期腺垂体增生肥大，血供丰富。分娩后，腺垂体增生肥大的因素突然消失，于是腺垂体迅速复旧，腺垂体血流量减少。如分娩时发生大出血或周围循环衰竭，供应腺垂体及垂体柄的动脉发生痉挛而致闭塞，垂体门脉系的血源供应断绝，腺垂体血流量更低，特别容易造成腺垂体发生缺血性坏死。由于垂体后叶的血液供应不是依靠垂体门脉系统，产后垂体坏死一般不累及后叶，少数患者同时累及后叶而并发尿崩症。

除产后垂体缺血性坏死外，其他血管病变偶尔可为腺垂体功能减退症的病因，如糖尿病血管病变、海绵窦血栓形成、颞动脉炎、颈动脉瘤等。

(二) 垂体及下丘脑肿瘤

肿瘤为引起腺垂体功能减退症的重要病因，成年人最常见为垂体腺瘤，儿童最常见为颅咽管瘤。此外，其他下丘脑-垂体部位肿瘤也可引起本病。

(三) 感染

各种病毒、细菌、真菌等感染引起的脑炎、脑膜炎、结核、流行性出血热、梅毒或疟疾等均可引起下丘脑垂体损伤而导致功能减退。

(四) 手术、创伤和放射治疗

垂体肿瘤切除、对头颈部肿瘤(如鼻咽癌、上颌窦癌)做放射治疗后均可引起本症。严重颅脑创伤、颅底骨折、垂体柄挫伤可阻断神经与门脉系统的联系而导致腺垂体和神经垂体功能减退症。

(五) 全身性疾病

白血病、淋巴瘤、黄色瘤、结节病、血色病等

笔记栏

也可并发腺垂体功能减退症。结节病可有广泛的下丘脑浸润，引起腺垂体功能减退，而垂体本身并无明显损害。

（六）营养不良

各种原因引起的严重营养不良，如神经性厌食可引起腺垂体功能减退症。

（七）遗传性（先天性）腺垂体功能减退

先天性腺垂体功能减退主要有两种，一是由于调节垂体发育的基因突变或缺失所致，由于腺垂体发育不良而导致垂体激素分泌不足。二是由于先天性下丘脑、垂体或其附近的脑组织畸形累及垂体所致。

（八）其他

空泡蝶鞍、自身免疫性垂体炎可引起本病。长期大剂量糖皮质激素治疗也可抑制下丘脑CRH-垂体ACTH，突然停药可出现医源性腺垂体功能减退，表现为肾上腺皮质功能减退。严重的神经衰弱日久也可伴有轻度的腺垂体功能减退。

（九）特发性腺垂体功能减退症

一部分腺垂体功能减退症患者无明显病因可查，可能是由于某种自身免疫现象导致垂体退化萎缩。

案例 7-83-1

5年前因前置胎盘难产，产后大出血致出血性休克，输血1500ml。

【临床表现】

（一）腺垂体功能减退的表现

本症的临床表现严重程度取决于腺垂体组织毁坏的程度。一般说来，腺垂体组织毁坏达95%，临床表现为重度，丧失75%为中度，丧失60%为轻度，丧失50%以下者不致出现腺垂体功能减退症状。腺垂体多种激素分泌不足的现象大多逐渐出现，一般先出现泌乳素、促性腺激素、生长激素分泌不足的症状，继而促甲状腺激素，最后促肾上腺皮质激素分泌不足的症状，有时肾上腺皮质功能减退的出现可早于甲状腺功能减退。

1. 促性腺激素和泌乳素分泌不足的症状 分娩后表现为乳房不胀，无乳汁分泌，长期闭经与不育为本症的特征。毛发常脱落，尤以腋毛、阴毛明显，眉毛稀疏。男性患者胡须稀少，性欲减退或消失，阳痿，睾丸松软缩小，肌力减退。女性生殖器萎缩，宫体缩小，会阴和阴道黏膜萎缩，常伴阴道炎。如发生在青春期前可表现第二性征发育不全。

2. 促甲状腺激素分泌不足的症状 属继发性甲状腺功能减退，但较原发性者轻。患者面色苍白，眉发稀疏，腋毛、阴毛脱落，皮肤干燥、细薄而萎缩或浮肿，但较少有黏液性水肿者；表情淡漠，反应迟钝，畏寒、声音哑，记忆力及智力减退，有时幻觉妄想，精神失常，甚而躁狂。心率缓慢，心电图示低电压，可出现T波平坦、倒置。心脏多不扩大，往往反而缩小，可与原发性甲状腺功能减退鉴别。

3. 促肾上腺皮质激素分泌不足的症状 促肾上腺皮质激素缺乏时，糖皮质激素所受影响最严重，皮质醇分泌明显减少，而盐皮质激素醛固酮所受影响不如糖皮质激素严重。患者虚弱、乏力，食欲减退，恶心呕吐，上腹痛，体重降低，心音微弱，心率缓慢，血压降低，不耐饥饿，易出现低血糖表现，机体抵抗力差，易于发生感染，感染后容易发生休克、昏迷。

4. 生长激素分泌不足的症状 成人主要表现为容易发生低血糖，儿童可引起生长障碍。

5. 黑素细胞刺激素分泌不足的症状 黑素细胞刺激素和促肾上腺皮质激素都有促使皮肤色素沉着的作用，本病患者由于此二激素均缺乏，故肤色较淡，正常色素较深的部位，如乳晕、腹中线的颜色变淡更为显著，与慢性肾上腺皮质功能减退症的色素沉着相反。

（二）原发病有关的病史及临床表现

产后垂体坏死的患者有分娩时大出血、昏厥、休克或并发严重感染史。产后极度虚弱，无乳、乳房不胀、闭经，逐渐出现性功能减退以及甲状腺、肾上腺皮质功能减退的症状。垂体肿瘤引起者，可有头痛、视力障碍，有时可出现颅内压增高综合征。病变累及下丘脑时可出现神经性厌食或多食，饮水增多或渴感减退或无渴感，白天嗜睡、夜间失眠，原因不明的发热或低体温，性欲减退或亢进，精神变态，间脑性癫痫、抽搐等。其他由于手术、创伤、炎症等引起者，各有其特殊病史。

（三）垂体危象及昏迷

本病患者如未获得及时诊断和治疗发展至后期，往往可因各种应激如感染、腹泻、呕吐、失水、饥饿、受寒、中暑、手术、外伤、麻醉、酗酒及各种镇静安眠和降血糖等药物作用下而发生垂体危象（pituitary crisis）及昏迷。垂体危象可呈多

笔记栏

种临床类型:①低血糖型;②高热型(>40℃);③低温型(<30℃);④低血压、循环虚脱型;⑤水中毒型;⑥混合型。各种类型可伴有相应的症状,突出表现为消化系统、循环系统和神经精神方面的症状,出现精神失常、谵妄、头疼、抽搐、循环衰竭、休克、高热、低温、恶心、呕吐、低血糖、昏厥、昏迷等症状。

案例 7-83-1

1. 该患者体重逐渐减轻,体质下降,疲乏无力,食欲不振,头晕、大便干结,平素怕冷,以冬季为重。产后即无乳,闭经至今,性欲逐渐低下。

2. T 35.8℃,BP 85/60mmHg,P 108次/分,身高1.66m,体重52kg。慢性病容、黄白面色、睑结膜苍白。皮肤干燥、肤色变浅。毛发稀疏,眉毛脱落,腋毛及阴毛稀少。乳房萎缩。心界略小,心音低,舟状腹,手足发凉,双下肢胫前明显压陷性水肿。

【实验室检查和辅助检查】

腺垂体功能情况可通过测定垂体激素及其靶腺激素来反映,兴奋试验不仅有助于了解相应的靶腺激素的储备及反应性,还有助于判断病变部位在下丘脑或垂体。

(一) 下丘脑-垂体-性腺轴功能检查

女性患者主要测定血 LH、FSH、E_2;男性患者测定血 LH、FSH、睾酮。黄体生成激素释放激素(LHRH)兴奋试验可协助定位诊断,如静脉注射 LHRH 100~200μg 后于 0、30、45、60min 抽血测 FSH、LH,正常多在 30~45min 时出现高峰,如 FSH、LH 升高,但反应较弱或推迟提示病变在下丘脑,如无反应,提示为腺垂体功能减退。

(二) 下丘脑-垂体-甲状腺轴功能检查

T_3、T_4、FT_3、FT_4、TSH 均低于正常,疑为下丘脑病变时,需做 TRH 兴奋试验。

(三) 下丘脑-垂体-肾上腺皮质轴功能检查

24 小时尿 17-羟皮质类固醇、游离皮质醇和血皮质醇均低于正常,血 ACTH 可降低。CRH 兴奋试验有助于确定病变部位,垂体分泌 ACTH 功能正常者,静脉注射 CRH 1μg/kg 后,15min ACTH 可达高峰,垂体 ACTH 分泌功能减退者的反应减退或无反应。

(四) 下丘脑-垂体-生长激素轴功能检查

80%~100%的患者 GH 储备功能降低,故此项检查对于轻型、部分性腺垂体功能减退症患者的诊断意义较大。但正常人的 GH 呈脉冲式分泌,有昼夜节律,且受年龄、饥饿、运动等因素影响,故一次性测定血清 GH 水平并不能反映 GH 的储备能力。必要时可做 24 小时尿 GH 测定(优于一次性血清 GH 测定)。生长激素释放激素(GHRH)兴奋试验可进一步明确病变部位。

CT、MRI 检查有助于了解腺垂体-下丘脑的病变部位、大小、性质以及与邻近组织的关系,可用于判断原发性疾病的原因。

案例 7-83-1

1. Hb 90g/L,FBG 3.2mmol/L,血钠 125mmol/L。

2. FT_3 3.0pmol/L、FT_4 10.7pmol/L、TSH 0.2mU/L;皮质醇上午 8 时 152nmol/L,下午 4 时 60nmol/L、ACTH<6pg/ml;雌二醇<55pmol/L; FSH<1IU/L、LH<3IU/L。

3. 垂体 MRI 未见明显改变。

【诊断与鉴别诊断】

(一) 诊断

本病诊断主要根据详细的病史询问、临床症状及体格检查结合实验室检查和影像学资料进行全面分析,但应与下列疾病鉴别。

案例 7-83-1

1. 患者女,32 岁,已婚,消瘦、乏力、畏寒 2 年,加重 1 年。

2. 病史特点:5 年前因前置胎盘难产,产后大出血致出血性休克。产后即无乳,闭经至今,性欲低下。消瘦,体质下降,疲乏无力,食欲不振,大便干结,平素怕冷,以冬季为重。

3. 临床特点: T 35.8℃, BP 85/60mmHg,身高 1.66m,体重 52kg。慢性病容、黄白面色。肤色变浅。毛发稀疏,眉毛脱落,腋毛及阴毛稀少。乳房萎缩。心界略小,心音低。舟状腹,手足发凉,双下肢胫前明显压陷性水肿。

4. 辅助检查:Hb 90g/L,FBG 3.2mmol/L,血钠 125mmol/L。FT_3 3.0pmol/L、FT_4

笔记栏

10.7pmol/L、TSH 0.2mU/L；皮质醇上午8时152nmol/L，下午4时60nmol/L、ACTH <6pg/ml；雌二醇<55pmol/L；FSH<1IU/L、LH<3IU/L。垂体MRI未见明显改变。

临床诊断：腺垂体前叶功能减退症（席汉综合征）。

(二) 鉴别诊断

1. 神经性厌食 神经性厌食患者由于神经紊乱及营养不良可影响垂体功能，出现某些类似腺垂体功能减退的症状。但本病多为20岁前后的女性，有精神刺激史，其消瘦程度较腺垂体前叶功能减退为重，精神抑郁、固执，性功能减退、闭经或月经稀少、第二性征发育差。而腋毛、阴毛往往并不脱落。内分泌功能除性腺功能减退较明显外，其余的垂体功能检查正常。

2. 多发性内分泌腺功能减退症 患者有多种内分泌腺功能减退，但其病因不是由于腺垂体功能减退，而是由于多个内分泌腺原发的功能减退。主要鉴别依据是本症患者靶腺对垂体促激素兴奋试验皆无反应，腺垂体激素水平升高；而腺垂体功能减退症患者靶腺对垂体促激素兴奋试验往往有延迟反应，腺垂体激素水平降低。Schimidt综合征患者有皮肤色素加深及黏液性水肿，而腺垂体功能减退者往往皮肤色素变淡，黏液性水肿罕见。

【治疗】

(一) 病因治疗

腺垂体功能减退症由多种原因所致，应针对病因治疗。垂体腺瘤可视情况采用手术或放疗，下丘脑部位肿瘤应手术治疗，其他炎症、肉芽肿病变等可做相应治疗。对于出血、休克引起的缺血性垂体坏死，关键在于预防。

(二) 激素替代治疗

腺垂体激素价格昂贵，需注射，应用不便，有些制剂如促甲状腺激素长期应用后可产生抗体。当周围内分泌腺萎缩严重时，垂体促激素往往不能奏效。因此，下丘脑和腺垂体激素替代治疗仅限于GH和ACTH，LHRH主要用于下丘脑性性功能减退者的治疗。大多数患者主要是靶腺激素替代治疗。治疗过程中应先补充糖皮质激素，然后再补充甲状腺激素，以防发生肾上腺危象。

1. 补充糖皮质激素 首选氢化可的松（可的松、泼尼松等需经肝脏转化为氢化可的松），剂量应个体化，较重病例每日30mg（相当于可的松37.5mg，泼尼松7.5mg），服法应模仿生理分泌，上午8时服全日量的2/3，下午2时服1/3。如有高热、感染、手术、创伤等应激时，需增加剂量，必要时可静脉滴注氢化可的松，应激因素控制后，在数日内递减至原来维持量。

2. 补充甲状腺激素 可用甲状腺片，从小剂量开始，每日20～40mg，在数周内逐渐增至60～120mg，分次口服。如用左旋甲状腺素，开始每日25μg，每2周增加25μg直至每日75～100μg。对合并冠心病、老年尤其心脏功能欠佳者，应避免加量过快或剂量过大，以免发生心绞痛和（或）心功能不全。因单用甲状腺激素可加重肾上腺皮质功能不全，故在用甲状腺激素之前或至少同时应合用糖皮质激素。

3. 补充性激素 育龄期女性患者可做人工周期治疗，可维持第二性征和性功能，如每晚睡前服己烯雌酚0.5～1mg，连续20日，以后改为每日肌内注射黄体酮10～20mg，连续5日，或口服甲羟孕酮（安宫黄体酮）每日4～8mg，连服5日。必要时可用人绝经期促性素（HMG）或绒毛膜促性素（HCG）以促进生育。如下丘脑疾病引起者还可用LHRH（以输液泵作脉冲式给药）和氯米芬，以促进排卵。

男性患者可肌内注射丙酸睾酮，每周2次，每次25～50mg；或甲睾酮，每日20～30mg口服或舌下含服。用药后可改善性功能，促进第二性征发育，增强体力。亦可联合应用HMG和HCG或LHRH，以促进生育。

(三) 垂体危象治疗

应根据病史和体检，迅速判断昏迷的病因和类型，立即进行针对性治疗，同时积极寻找诱因予以去除。抢救过程中禁用或慎用吗啡等麻醉剂、巴比妥安眠剂、氯丙嗪等中枢神经抑制剂及各种降血糖药物，防止诱发或加重昏迷。

1. 补充葡萄糖 先静脉注射50%葡萄糖40～60ml，继以10%葡萄糖液或葡萄糖生理盐水静脉滴注，以抢救低血糖症和失水。

2. 补充氢化可的松 100mg氢化可的松加入500ml葡萄糖液内静脉滴注，第一个24小时用量200～300mg，有严重感染者，必要时还可增加。如无感染、严重刺激等急性并发症，而为低温型昏迷，则氢化可的松的用量不宜过大，否则有可能抑制甲状腺功能，使昏迷加重。

3. 有失钠病史（如呕吐、腹泻）**及血容量不足表现者** 应静脉滴注5%葡萄糖生理盐水，需用盐水量视体液丢失量及血容量不足严重程度而定。

4. 有发热感染者 应积极采用有效抗生素治疗。有感染性休克者，除补液、静脉滴注氢化可的松外，还需用升压药物。对高热者，用物理降温法，慎用药物降温。

5. 对水中毒患者 如能口服，立即给予泼尼松10～20mg，不能口服者，可用氢化可的松50mg溶于25%葡萄糖溶液40ml缓慢静脉注射，继以氢化可的松100mg溶于5%或10%葡萄糖液250ml内静脉滴注。

6. 对低温型患者 应予保温或热水浴疗法、电热毯等将患者体温回升至35℃以上，注意避免烫伤，并开始用小剂量糖皮质激素和甲状腺激素治疗。

（四）一般治疗

提供合理的饮食，保障营养的供给，患者应给予高热量、高蛋白、高碳水化合物、高维生素饮食。适当补充钠、钾、氯，但不宜过度饮水。尽量避免感染、过度劳累和应激刺激。

案例 7-83-1

1. 首先补充肾上腺皮质激素 泼尼松7.5mg，模仿生理分泌，上午8时服5mg，下午2时服2.5mg。嘱患者如有高热、感染等应激时，需增加剂量或及时到医院就诊，必要时可静脉滴注氢化可的松。

2. 在应用泼尼松数日后补充甲状腺激素 左旋甲状腺素25μg/d，2周后可增至50μg/d，1月后根据患者临床表现改善情况结合复查FT_3、FT_4和TSH调整药物剂量。

3. 因患者为育龄期女性，可行性激素替代治疗，维持第二性征和改善性功能。每晚睡前服己烯雌酚1mg，连续20日，后改为每日肌内注射黄体酮10mg，连续5日。

【预后】

本病预后视病因有所不同。垂体或其附近肿瘤引起者预后较差，患者可发生严重的视力障碍及颅内压增高。产后垂体出血引起者，如得到及时适当的激素替代治疗，患者生活和工作的能力可望接近正常；如得不到及时诊断和治疗，则往往丧失劳动力，并可因多种原因诱发危象。腺垂体功能减退患者的生活质量下降，死亡率为正常人群的1.3～2.2倍，主要原因为与GH缺乏有关的心血管疾病。

推荐阅读

Aimaretti G, Ambrosio MR, Di Somma C, et al. 2005. Residual pituitary function after brain injury-induced hypopituitarism: a prospective 12-month study. J Clin Endocrinol Metab, 90: 6085～6092

Ascoli P, Cavagnini F. 2006. Hypopituitarism. Pituitary, 9: 335～342

van Aken MO, Lamberts SW. 2005. Diagnosis and treatment of hypopituitarism: an update. Pituitary, 8: 183～191

（阎胜利）

笔 记 栏

第84章 肢端肥大症与巨人症

案例 7-84-1

患者,女,58岁。手足肥大、面部变形8年,头痛2年,加重伴视力减退3个月。

患者于8年前始无明显诱因手足逐渐增宽增大,鞋号由原来36号增至41号,面部变长变丑,皮肤粗厚。体力逐渐减弱,伴口渴、多饮、多尿。2年前间断性出现额部及颞部头痛,口服"止痛片"后头痛可以忍受。近3个月来发作频繁,全头痛,呈持续性钝痛,服用"止痛片"效果不如从前,无喷射性呕吐、发热,乏力明显加重但无肢体活动障碍,伴视力明显减退且视物不全,头痛缓解后视力障碍仍不恢复,遂来诊。患者5年前发现血压高,血压波动在150～170/95～110mmHg之间。无神经性头痛史,否认高血压家族史。

体格检查:BP 170/110mmHg,P 110次/分,T 36.5℃,R 24次/分,身高1.65m,神志清楚。面部宽长,额纹明显,双眉弓、颧骨明显突出,下颌长,耳鼻大,唇厚舌大。颈软,全身皮肤增厚,多油脂。甲状腺Ⅱ°大。双肺呼吸音粗,未闻及啰音。心界扩大,心律齐,心率110次/分。肝肋下2.5cm,无触痛。手足宽大粗厚,双下肢无浮肿,四肢肌力正常。生理反射存在,病理反射未引出。

问题:

1. 该患者有哪些临床特征?
2. 应考虑何诊断?
3. 需做哪些实验室和辅助检查?
4. 如何处理?

肢端肥大症(acromegaly)和巨人症(gigantism)是由于垂体生长激素(GH)瘤(somatotropinoma,GH-prducing adenoma)或垂体GH细胞增生、GH持久过度分泌所引起。发生在青春期后骨骺已融合者表现为肢端肥大症,发生在青春期前骨骼未融合者可表现为巨人症,发生在骨骺融合前后的患者表现为巨人症,兼有肢端肥大症的外貌,称为肢端肥大性巨人症(acromegalic gigantism)。

【病因与发病机制】

(一) 病因

引起垂体GH分泌增多的病变可位于下丘脑、垂体、甚至颅外,大多为原发性垂体肿瘤,其中主要由多分泌颗粒或少分泌颗粒的GH细胞或泌乳-生长激素细胞(mammosomatotrophs,MS)构成。多分泌颗粒的GH细胞及泌乳-生长激素瘤生长缓慢,因此常患病多年难于发现。但少分泌颗粒的GH细胞腺瘤生长迅速,易发生局部浸润。可导致肢端肥大症和巨人症的垂体癌十分罕见。异源性GHRH分泌综合征见于胰腺、肺、肾上腺、乳腺、卵巢和神经节等垂体外肿瘤大多数能分泌GHRH,可导致肢端肥大症。

(二) 发病机制

垂体GH腺瘤形成的机制不明。很多证据支持垂体腺瘤为单克隆来源。约40%的GH瘤与体细胞的G蛋白(Gs)异常有关,最常见为Gs蛋白的Arg 201和Glu 227位点突变,使腺苷环化酶处于持续性兴奋状态,继之细胞内cAMP水平增高,通过cAMP使蛋白磷酸化及细胞生长和分化,导致GH分泌瘤的发生。也有人提出肢端肥大症可能系下丘脑GHRH过多或生长激素释放抑制激素不足,使垂体GH细胞受到持久的刺激,形成垂体肿瘤。异源性GHRH分泌的患者其垂体常常增生,头部CT扫描及MRI检查能发现垂体增大,但一般无肿瘤。

【临床表现】

起病甚缓慢,早期无症状,身体逐渐发生改变。患者的临床表现因性别、发病年龄、肿瘤大小、激素分泌等不同而异。主要有由于GH分泌过多和垂体瘤对蝶鞍周围结构压迫所引起的两大类临床表现。

(一) GH过度分泌

1. 身高 由于GH的过度分泌,促进骨骼生长发育,长骨的纵向生长加速。GH瘤如发生于骨骺融合前,身高明显高于同龄儿童,超过正

笔记栏

常范围的2SD以上，一般至青春期发育完成后，达到1.8m(女性)及2.0m左右。

2. 骨骼 高GH血症发生于骨骺融合后者，长骨不能延长，但骨增宽增厚，致肢端肥大症患者特征性外貌变化。眶上嵴、颧骨及额骨增生肥大、眉弓外突。鼻窦及额窦可显著增大。下颌骨增大突出，致牙齿分开、咬合错位。枕骨粗隆凸出，咽喉增大增宽。四肢长骨变粗，四肢大关节软骨增厚。手脚掌骨宽厚如铲状，手指关节骨增生，手指足趾增宽，指端呈簇状，平底足，此在X片上具诊断特征性。骨关节病和关节痛发生率较高，累及肩、髋、膝关节、腰骶椎，关节活动障碍、僵硬，脊柱后突并发桶状胸，换气功能障碍，可促使肺部疾病的发生。

3. 皮肤及软组织 在过量的GH作用下，肢端肥大症患者开始表现为面部、手足等部位的软组织增厚，患者自觉鞋、帽、手套嫌小，不断增码(图7-84-2)。随后全身皮肤变厚变粗及软组织增生肥大，与骨骺改变共同形成肢端肥大症的特殊面容(图7-84-1)。皮肤改变以头面部最明显，颜面皮肤及软组织增厚，额部有深皱褶，皮肤线纹减少，头皮过度增生，并有深褶呈回状。皮脂腺增生肥大并过度分泌，皮肤多油脂。汗腺肥大，患者大量出汗(为病情活动的重要指征)。毛囊扩大，若同时有肾上腺雄激素分泌过多，女性患者可表现多毛。患者鼻肥大、唇厚舌大、声带厚长，扁桃体、悬雍垂及软腭增厚，声音变低沉，女性声音变粗，睡眠时出现鼾声。鼻内组织增生可引起呼吸受阻或嗅觉减退。外耳肥厚、鼓膜增厚，可使咽鼓管阻塞，偶伴耳鸣、耳聋。

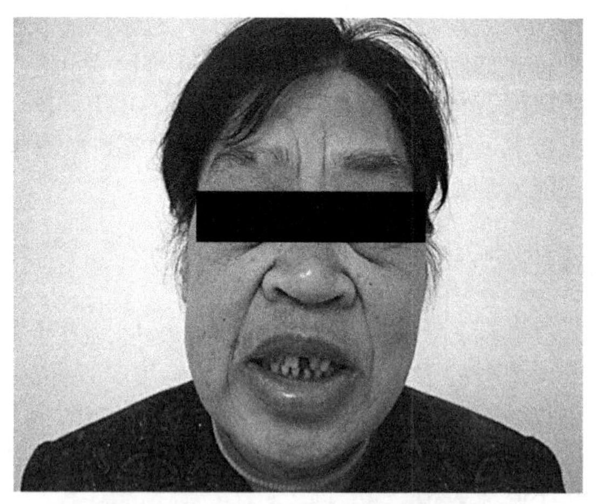

图7-84-1 肢端肥大症典型面部表现

4. 糖代谢 GH分泌过多可拮抗胰岛素作用，引起糖代谢异常。35%～50%合并糖耐量减退(IGT)，9%～23%合并继发性糖尿病。肢端肥大症患者糖代谢异常与高GH血症的持续时间及IGF-1的水平有关。肢端肥大症也可与原发性糖尿病合并存在。GH的脂解和生酮作用只有在明显的低胰岛素血症时才发生。

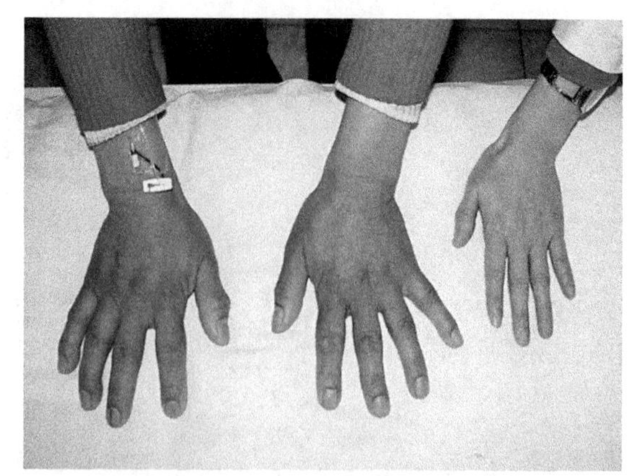

图7-84-2 肢端肥大症手肥大粗厚(与正常人对比)

5. 心血管系统 心血管系统病变是肢端肥大症患者的最主要死因之一。30%～63%合并高血压，高血压一般较轻，但高血压与血GH水平间不一定存在相关关系。38%～70%有心肌肥厚(主要是左心室肥厚)，少数患者可发展为心力衰竭。由于GH对碳水化合物及脂质代谢的作用，肢端肥大症患者过早有动脉粥样硬化，病期10年以上的患者可发生心肌梗死或心律失常。肢端肥大症患者的高血压、心力衰竭或心律失常对常规治疗有效，而且限制钠摄入及利尿药比原发性高血压更敏感。

6. 呼吸系统 肢端肥大症患者肺部疾病发生率高，肺功能异常，肺活量降低，可有上呼吸道和小气道狭窄，从而增加呼吸道感染、喘鸣和呼吸困难，可有睡眠呼吸暂停综合征，与舌大后脱垂、吸气性咽下部塌陷有关，因而增加患者死亡率。

7. 精神神经肌肉系统 患者情绪不稳定、暴躁易怒、多汗、精神紧张，女性患者常由于外貌男性化而发生精神抑郁，性格改变。长期肢端肥大症患者常诉耐力减低，表现为轻度近端肌萎缩无力，血清肌酸激酶浓度正常，肌电图示肌病样改变，但无激惹现象。部分患者有正中神经受压导致的腕管综合征。患者即使不并发糖尿病也可发生多发性周围神经病变，导致肢体远端肌肉萎缩及明显肌无力。

8. 生殖系统 患者可伴有PRL分泌过多，女性患者月经紊乱、闭经、溢乳、不育。疾病早期男性生殖器肥大，性欲可增强，但以后多逐渐减退，发展成阳痿。

9. 其他 肢端肥大症患者可有$1,25(OH)_2D_3$水平增高，肠道吸收钙增加和高尿钙、尿结石增加。若有高钙血症应考虑伴有甲状旁腺功能亢进症(多发内分泌腺瘤病)。高磷血症与肾小管磷再吸收增加有关。此外,骨转换增加,促进骨质疏松的发生。结肠息肉及结肠、直肠癌发生率增高,可能与 GH 和 IGF-1 的促有丝分裂作用有关。

(二) 压迫症状

垂体 GH 瘤可引起头痛、视物模糊、视野缺损、眼外肌麻痹、复视等临床表现,其对蝶鞍附近结构压迫的方向和程度与蝶鞍的大小、形状及鞍隔完整情况有关。垂体 GH 瘤多为大腺瘤,生长迅速,较多发生出血、梗死或坏死,导致垂体卒中(见垂体瘤章)。

案例 7-84-1

临床特征:

1. 8 年前始手足逐渐增宽增大,鞋号增大,面部变长、变丑,皮肤粗厚。5 年前体力逐渐减弱,伴口渴、多饮、多尿,发现血压高。

2. 慢性、进行性加重的头痛 2 年,初期位于额部、颞部,近 3 个月全头持续性钝痛,乏力明显加重,伴视力明显减退且视物不全。

3. BP 170/110mmHg,P 110 次/分,面部宽长,额纹明显,双眉弓、颧骨明显突出,下颌长,耳鼻大,唇厚舌大。全身皮肤增厚,多油脂。甲状腺Ⅱ°大。心界扩大,心律齐,心率 110 次/分。肝肋下 2.5cm,无触痛。手足宽大粗厚。

【诊断与鉴别诊断】

(一) 诊断

典型病例,仅凭身高、典型外貌、肢端肥大等全身征象已能诊断。但早期病例不典型者,诊断较为困难,必须结合内分泌代谢紊乱证据和影像学检查,随访观察,方可明确诊断。

1. 内分泌基本检查

(1) 血清 GH:人 GH 呈脉冲式分泌,具昼夜节律分泌特征,但受运动、应激及代谢变化的影响。肢端肥大症患者的 GH 分泌丧失昼夜节律性,但仍保持着间断的脉冲式分泌。垂体 GH 瘤大多呈 GH 自主性分泌,其血浓度的个体差异较大,故仅一次血 GH 测定不能作为诊断依据。测定血 GH 谱是确诊 GH 过度分泌的较佳方法。肢端肥大症患者血 GH 基础值比正常人升高数倍至数十倍。GH 水平测定还有助于判断治疗效果和预后。

(2) 尿 GH:尿 GH 的测定能反映一段时间内的 GH 分泌量,且与血 IGF-1 呈正相关。肢端肥大症患者 24 小时或 12 小时尿 GH 排泌量常较正常人高50~100 倍。

(3) 血 IGF-1:血清 IGF-1 水平是反映慢性 GH 过度分泌的最优指标,由于血 IGF-1 浓度在 24 小时变化很小,可作为检测肢端肥大症病情活动与否以及治疗是否有效的实用指标。

2. 动态试验

(1) 口服葡萄糖抑制试验:为临床确诊肢端肥大症和巨人症最常用的试验,亦为目前判断各种药物、手术及放射治疗疗效的金标准。患者口服 75g 葡萄糖,分别于口服葡萄糖前 30 分钟,服葡萄糖后 30、60、90 和 120 分钟采血测 GH 浓度。正常人于服葡萄糖 120 分钟后,GH 降至 2μg/L 或更低,男性(<0.05μg/L)比女性(<0.5μg/L)降低显著。多数肢端肥大症患者 GH 水平不降低,呈矛盾性升高,GH 水平对葡萄糖刺激无反应或部分被抑制。

(2) GHRH 兴奋试验:静脉注射 GHRH 100μg,分别于注射前 15 分钟和注射后 0、15、30、45、60、75、90、105 及 120 分钟测血 GH 浓度。一般将 GH 水平高于其基础值 2 倍作为阳性依据。大多数垂体性肢端肥大症患者对 GHRH兴奋反应与正常人相似。

(3) TRH 兴奋试验:正常人对静脉注射 TRH 200~500μg 无 GH 分泌反应,肢端肥大症患者多有反应,对轻型肢端肥大症的诊断价值有限。肢端肥大症患者的 GH 分泌能被 TRH 兴奋,表明有残留肿瘤组织,故可用来预测手术后复发的可能性。TRH 兴奋试验有时发生严重的不良反应,偶可诱发垂体 GH 瘤出血,亦不能鉴别 GH 瘤和异源性 GHRH 瘤。

(4) 精氨酸抑制试验:精氨酸可能通过抑制生长抑素(SS)使 GH 分泌增加,但肢端肥大症活动期可表现为抑制反应。

(5) 多巴胺抑制试验:正常情况下,多巴胺(通过下丘脑)间接促进 GH 分泌,GH 瘤患者在应用多巴胺后,GH 分泌受抑制。静脉注射用量为每分钟 5μg/kg,于注射后 0、15、30、60、90、120 分钟采血测 GH,GH 瘤患者的平均抑制率可达 70%。

3. 影像检查

(1) 颅骨 X 线摄片:多数肢端肥大症患者蝶鞍显著扩大,鞍底呈双重轮廓,肿瘤巨大时可破坏鞍背和鞍底。

(2) 蝶鞍区 CT 及 MRI:可以有效地检出肢端肥大症患者的垂体异常。MRI 在显示垂体瘤

笔记栏

的周围关系、肿瘤内出血、坏死、囊性变和微腺瘤方面较 CT 更敏感(图 7-84-3)。

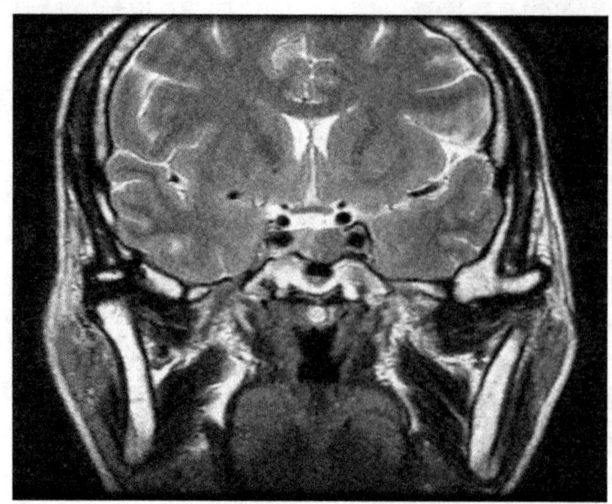

图 7-84-3 MRI 示垂体腺瘤

案例 7-84-1

1. 激素测定:血清 GH 37μg/L;口服葡萄糖抑制试验:服糖后 120 分钟 GH<0.5μg/L;多巴胺试验:GH 明显受抑制。

2. 血糖测定:FBG 9.3mmol/L,2h BG 15.8mmol/L。

3. 颅脑 MRI:垂体可见 2.0cm×1.5cm×1.5cm 肿瘤。

(二)鉴别诊断

1. 体质性巨人 常有家族史,可能与遗传有关。身高虽远高于正常人,但身体各部发育较匀称。性发育无异常,骨龄无延迟,蝶鞍不扩大。血浆 GH 不增高,无代谢障碍。

2. 青春期发育提前 其特征是生长发育迅速,身高超过正常标准,性发育提前,过早出现第二性征,女性乳腺发育与月经初潮均提前。无内分泌及神经系统病征,最终身高与正常人相近。

3. 手足皮肤骨膜肥厚症 该症较少见,多发生于青年男性。其外表与肢端肥大症相似,以手足、颈、面部皮肤肥厚而多皱纹为特征,面部多皮脂溢出、毛孔增大、多汗,手、脚增大等。患者还可有非特征性多关节病变。X 线可显示典型的增生性骨关节病,但垂体 CT 显示无肿瘤,血 GH 正常。

案例 7-84-1

1. 患者,女,58 岁,手足肥大、面部变形 8 年,头痛 2 年,加重伴视力减退 3 个月。

2. 病史特点:手足逐渐增宽增大,面部变长、变丑。额部和颞部头痛呈慢性、进行性加重,发展为近期全头持续性顿痛,伴视力明显减退且视物不全。平时口渴、多饮、多尿。

3. 临床特点:BP 170/110mmHg,面部宽长,额纹明显,双眉弓、颧骨明显突出,下颌长,耳鼻大,唇后舌大。全身皮肤增厚,多油脂。心界扩大,心率 110 次/分。肝肋下 2.5cm。手足宽大粗厚。

4. 实验室及辅助检查:血清 GH 37μg/L;口服葡萄糖抑制试验:服糖后 120 分钟 GH<0.5μg/L;多巴胺试验:GH 明显受抑制。血糖测定:FBG 9.3mmol/L,P2hBG 15.8mmol/L。颅脑 MRI 显示垂体 2cm×1.5cm×1.5cm 肿瘤。眼底检查示视野缺损,双颞侧偏盲。

临床诊断:垂体生长激素瘤,肢端肥大症,继发性糖尿病。

【治疗】

肢端肥大症是一种慢性进展性疾病,不仅降低患者的生活质量,而且对全身各器官都有不同程度的影响,可因并发心血管疾病和呼吸道疾病使死亡率增加 2~3 倍。因此,早期诊断和治疗可以有效地改善患者的预后。肢端肥大症的治疗目的是:①去除或破坏肿瘤或抑制其生长,消除压迫症状;②改善或恢复肿瘤引起的 GH 功能亢进症状、体征及代谢改变;③保留残留垂体的正常功能;④预防肿瘤复发。主要治疗措施是手术、放射、药物和联合治疗。

(一)手术治疗

手术治疗是肢端肥大症患者首选的治疗手段,尤其对于垂体微腺瘤,目前大多数采用经蝶显微外科切除垂体瘤。对于体积较大、已造成神经压迫症状的垂体腺瘤,手术可以解除肿瘤对邻近神经组织的压迫;对有些患者,GH 水平极高,手术治疗并不能使其 GH 水平恢复正常,可考虑在切除肿瘤甚至部分切除肿瘤后再加放射、药物治疗,以更好地控制病情。手术并发症有脑脊液鼻漏、动脉损伤、出血、术后视力缺失、尿崩症、鼻窦炎、鼻炎、鼻中隔穿孔、腺垂体功能减退症等。

(二)放射治疗

作为术后仍有残余肿瘤的辅助治疗,防止肿瘤细胞生长,减少激素合成和分泌。放疗的缺点是不能迅速使肿瘤缩小、改善视力及减少 GH 的分泌。放疗包括常规高电压照射、α 粒子照射和

笔记栏

质子束放疗。放疗主要不良反应是在放疗数年后可发生腺垂体功能减退症。γ刀为立体放疗，适用于垂体小病变，可防止视交叉、视神经和海绵窦结构的损伤，但疗效尚待证实。

(三) 药物治疗

药物治疗主要适用于：①不能手术或不愿手术者；②不能放疗或不愿放疗者；③手术或放疗效果不佳或复发者。治疗肢端肥大症的药物有两大类：多巴胺能激动剂和生长抑素类制剂，两类药物均抑制 GH 细胞释放 GH，但对腺瘤细胞本身并无破坏作用，需要长期使用。

1. 多巴胺能激动剂 多巴胺能激动剂能刺激正常人 GH 的分泌，约半数肢端肥大症患者的 GH 分泌可被多巴胺及其激动剂所抑制，其抑制机制尚不清楚，对同时分泌 PRL 的 GH 瘤患者最有效。临床上最常用溴隐亭，为避免不良反应的发生，以小剂量开始逐渐增加剂量，一般每日剂量 20～30mg 左右，最大剂量可达 60mg/d，每6～12 小时口服一次。约三分之一患者无效。不良反应有恶心、呕吐、头晕、乏力、直立性低血压、精神症状、眩晕等。溴隐亭只是抑制 GH 的分泌，并不破坏肿瘤，所以停药后可复发，因此宜在术后或同时给予放疗。

2. 生长抑素类似物 奥曲肽为八肽长效生长抑素类似物，比 SS 的作用强 20 倍，皮下注射半衰期为 113 分钟，可使 GH 受抑制达 8 小时，对 GH 的释放抑制作用强而持久。奥曲肽 50～100μg，每日 2～3 次，皮下注射。以后根据血 GH 水平调整剂量，最高剂量可达每日 1500μg。治疗 1 周后大多数患者的多汗、头痛、关节痛、疲乏无力及感觉异常等症状有不同程度缓解，久之则完全消失。皮肤增厚、软组织肿胀、肢端肥大也可改善，垂体大腺瘤可缩小。不良反应多为胃肠功能紊乱，胆结石是奥曲肽治疗的最严重的不良反应。

兰乐肽(lanreotide)为近年人工合成的缓释生长抑素类似物，对腺垂体细胞的生长抑素受体的亲和力高于天然生长抑素，比奥曲肽对 GH 有更高的选择性抑制作用。兰乐肽 1 次注射后，其作用可维持 2 周。一般每 2 周肌内注射兰乐肽(30～90)mg/次，根据血 GH 和 IGF-1 水平调整剂量。用药早期有一过性局部痛疼和红肿及短期的脂肪泻等，部分患者出现无症状性胆结石。更多治疗的长期临床疗效和安全性有待进一步观察。

总之，为达到满意治疗垂体瘤所致肢端肥大症或巨人症患者，往往需要多种治疗措施的相互配合，以提高治疗效果。对于异位 GHRH 综合征的治疗，应做相关肿瘤切除和(或)化疗等。

案例 7-84-1

治疗建议：

1. 首选手术治疗，因患者垂体肿瘤为大腺瘤，应选择开颅经额切除肿瘤。

2. 因患者血糖、血压均高，应首先控制血糖和血压，为手术做准备。控制血糖用胰岛素。

3. 因患者垂体肿瘤为大腺瘤，且已经向鞍上生长，出现邻近组织受压征象(视野缺损)，应在术前和术后监测腺垂体其他激素及其相应靶腺激素状况(如 TSH、FT_3、FT_4、ACTH 和皮质醇等)和神经垂体激素(ADH)，以及时发现和处理垂体性甲状腺功能减退症、肾上腺皮质功能减退症和中枢性尿崩症。

4. 同样由于垂体大腺瘤，手术治愈率低，根据手术情况确定术后是否需辅以放疗或药物治疗。药物治疗可选用溴隐亭逐渐调整剂量，如用量较大，患者不能耐受或效果不佳者，可选用奥曲肽 100μg，每日 2 次，皮下注射。

推荐阅读

Ezzat S, Serri O, Chik CL, et al. 2006. Canadian consensus guidelines for the diagnosis and management of acromegaly. Clin Invest Med, 29: 29～39

Melmed S, Casanueva FF, Cavagnini F, et al. 2002. Consensus. Guidelines for acromegaly management. J Clin Endocrinol Metab, 87: 4054～4058

(阎胜利)

笔 记 栏

第85章 尿崩症

案例 7-85-1

患者，男，40岁。烦渴、多饮、多尿，逐渐加重1个月。

患者于1月前始多尿，每日小便10余次，每日尿量约8L，尿色淡如清水。口渴明显、大量饮水，喜冷饮，每日饮水量约4暖瓶。因夜尿4～5次，频繁饮水和排尿，严重影响患者睡眠。不伴有尿急、尿痛及血尿，无饥饿感和明显多食。开始未介意，近来逐渐加重来诊。既往健康，否认颅脑外伤手术放疗史，无糖尿病家族史。

体格检查：P 78次/分，BP 120/80mmHg，发育正常，神志清，略显疲倦，无脱水貌。全身皮肤弹性可，浅表淋巴结无肿大。口唇稍干。心肺听诊未及异常。腹软，肝脾肋下未及。

问题：

1. 该患者可能患什么病？
2. 在明确诊断之前，应作哪些实验室检查？
3. 如何治疗？

尿崩症(diabetes insipidus)是由于下丘脑-神经垂体病变引起抗利尿激素(antidiuretic hormone，ADH)又称精氨酸加压素(arginine vasopressin，AVP)分泌和释放不足(中枢性尿崩症)，或者肾脏病变引起肾远曲小管和集合管上皮细胞对ADH反应缺陷(肾性尿崩症)而引起的一组临床综合征，主要表现为多尿、烦渴、多饮、低比重尿和低渗尿。本章重点介绍中枢性尿崩症。

【病因】

病因可分为继发性、遗传性和特发性三大类(表7-85-1)。

表 7-85-1 尿崩症的病因

中枢性尿崩症	肾性尿崩症
特发性	继发性
继发性	药物(锂制剂、地美环素)
下丘脑、垂体手术	电解质紊乱(高血钙、低血钾)
头部外伤	梗阻
下丘脑、垂体或鞍旁的肿瘤	血管性疾病(镰型细胞病)
肿瘤	肉芽肿(结节病)
肉芽肿	肿瘤(肉瘤)
感染(脑炎、脑膜炎)	浸润(淀粉样变性)
先天性畸形	遗传性
缺血	X连锁隐性(AVP_2-受体基因突变)
动脉瘤	常染色体隐性(水通道蛋白Ⅱ基因突变)
血肿	
炎症	
化学性中毒(河豚毒、蛇毒)	
自身免疫	
遗传性	
常染色体显性(AVP-NPⅡ基因)	

(一)中枢性尿崩症

1. 特发性 病因不明者约占50%～60%。此型患者的下丘脑视上核与室旁核内神经元数目减少，Nissil颗粒耗尽，AVP合成酶缺陷，垂体后叶缩小。

2. 继发性 中枢性尿崩症可继发于下列原因导致的下丘脑-垂体后叶损害：

(1) 颅脑外伤或手术后：因损伤部位及严重程度不同可表现为暂时性、永久性和三相性。脑垂体术后常为暂时性；如手术造成正中隆突以上的垂体柄受损、神经垂体或下丘脑严重受损可引起永久性尿崩症；神经垂体受损引起三相性，即急性期(4～5天)尿量明显增加，尿渗透压下降；中间阶段为抗利尿期，由于AVP从受损的轴突大量释放，尿量迅速减少，尿渗压上升；第三阶段为永久性尿崩症。

(2) 肿瘤：包括原发于下丘脑、垂体或鞍旁的肿瘤，如垂体瘤、颅咽管瘤、胚胎瘤、松果体瘤、胶质瘤和脑膜瘤，或继发于乳腺癌、肺癌、直肠癌和白血病等恶性肿瘤转移等。

(3) 感染性疾病：如结核、梅毒、脑炎、脑膜炎等。

(4) 浸润性疾病：如结节病、肉芽肿病(如Wegener肉芽肿)、组织细胞增多症、类肉瘤等。

(5) 血管病变：动脉瘤、主动脉冠状动脉搭桥等。

(6) 其他：自身免疫性病变也可引起尿崩症，血清中存在针对下丘脑AVP细胞的自身抗体。

3. 遗传性 遗传方式可为X-连锁隐性、常

笔记栏

染色体显性或常染色体隐性遗传。X-连锁隐性遗传方式者多由女性遗传，男性发病，杂合子女孩可有尿浓缩力差，一般症状轻，可无明显多饮多尿。现已发现一部分家族性中枢性尿崩症患者存在 AVP-神经垂体素Ⅱ（neurophysin Ⅱ，NPⅡ）基因突变，为常染色体显性遗传。Wolfram 综合征，临床症侯群包括尿崩症、糖尿病、视神经萎缩和耳聋，为一种常染色体隐性遗传疾病，常为家族性，患者从小多尿，本症可能因为渗透压感受器缺陷所致。

（二）肾性尿崩症

1. 遗传性 AVP-V_2受体基因突变可导致肾性尿崩症，呈 X-性连锁隐性遗传方式，由女性遗传，男性发病，多为家族性。

2. 继发性 肾性尿崩症可继发于多种疾病导致的肾小管损害，如慢性肾盂肾炎、阻塞性尿路疾病、肾小管性酸中毒、肾小管坏死、淀粉样变、骨髓瘤、肾脏移植与氮质血症。代谢紊乱如低钾血症、高钙血症也可导致肾性尿崩症。多种药物可致肾性尿崩症，如庆大霉素、头孢唑啉钠、氟哌酸、阿米卡星、链霉素、大剂量地塞米松、过期四环素、碳酸锂等。

【发病机制】

AVP 主要由视上核神经元和室旁核神经元合成分泌，然后沿下行纤维束通路至垂体后叶储存，待需要时释放入血。AVP 的释放受血浆渗透压感受器和血浆容量的调节。当血浆渗透压升高或严重血容量减少时，可使 AVP 释放增多；反之，AVP 释放减少。AVP 随血至肾脏远曲小管和集合管，与细胞膜受体结合，使腺苷环化酶激活，cAMP 增多，激活蛋白激酶，促进管腔上的膜蛋白磷酸化，促进水孔蛋白-2（aquaporin，AQP-2）表达，水的通透性增加，使水分顺着渗透压差从管腔进入渗透压较高的肾间质中，然后进入血液调节体内水代谢，维持体液平衡（抗利尿作用）。

当某种原因导致血浆渗透压感受器的敏感性受损，或下丘脑视上核、室旁核合成分泌 AVP 减少或异常，或视上核、室旁核的神经元到垂体后叶的轴突通路受损以及垂体后叶受损时便引起中枢性尿崩症。由于肾脏病变引起肾远曲小管、集合管上皮细胞 AVP 受体和（或）水孔蛋白及受体后信息传递系统缺陷，对 AVP 不反应或反应减弱即可引起肾性尿崩症。

【临床表现】

尿崩症可见于任何年龄，以青壮年多见，男女之比为 2∶1。起病常较急，起病日期明确。最显著的症状是多尿，24h 尿量可多达 5～10L，甚至更多。尿比重多在 1.001～1.005，尿渗透压 50～200mOsm/L，明显低于血浆渗透压（300mOsm/L±10mOsm/L）。尿色淡如清水。长期多尿可导致膀胱容量增大，因此排尿次数有所减少。部分患者症状较轻，24h 尿量在 2.5～5L，如限制饮水，尿相对比重可超过 1.010，尿渗透压可超过血浆渗透压，达 290～600mmol/L，称为部分尿崩症。

由于低渗性利尿，血浆渗透压常较高，兴奋口渴中枢，患者因烦渴而多饮、喜冷饮，多数患者除了因饮水、小便次数多影响生活质量外，可正常生活、学习和工作。但当病变累及下丘脑口渴中枢时，口渴感消失，或由于手术、麻醉、颅脑外伤等原因，患者处于意识不清状态，如不及时补充水分，可出现严重失水、血浆渗透压与血清钠明显升高，表现极度软弱、发热、精神症状、谵妄甚至死亡。

中枢性尿崩症可伴有腺垂体功能减退症。当患者合并肾上腺皮质功能减退时，由于增加了非渗透性 AVP 分泌及减少了肾小球滤过率，多尿症状可较轻。而患者接受糖皮质激素补充治疗后，多尿症状反而加重。继发性中枢性尿崩症可有原发病的临床表现。

先天性肾性尿崩症较罕见，出生后即有多尿，常被母亲发现尿布更换频繁、多饮，如未及时发现，多因严重失水、高钠血症和高渗性昏迷而夭折。如能幸存，可有生长缓慢，成年后症状减轻或消失。因患者在婴儿期反复出现失水和高渗，可致智力迟钝和血管内皮受损，颅内血管可有弥漫性钙化。继发性肾性尿崩症尚有原发疾病的临床表现，多见于成年人，主要表现为多尿，特别是夜尿增多，多饮，较少因失水引致严重后果。

案例 7-85-1

1. 多尿、烦渴、多饮 1 个月，每日小便 10 余次，尿量超过 8L，尿色淡如清水。口渴明显、大量饮水，喜冷饮，每日饮水量约 4 暖瓶。

2. 查体除略显疲倦，口唇稍干外，无阳性发现。

【实验室和辅助检查】

（一）尿量

尿量超过 2500ml/d 称为多尿，尿崩症患者尿量多可达 4～20L/d，比重常在 1.005 以下，部

笔记栏

分性尿崩症患者尿比重有时可达 1.010。

(二) 血、尿渗透压

患者血渗透压正常或稍高(正常值为 290～310mmol/L),尿渗透压多低于 300mmol/L(正常值为 600～800mmol/L),严重者低于 60～70mmol/L。

(三) 血浆 AVP 测定

正常人血浆 AVP(随意饮水)为 2.3～7.4 pmol/L(RIA 法),禁水后可明显升高。尿崩症患者 AVP 水平低于正常,在禁水试验中动态观察血浆 AVP 水平更有意义。中枢性尿崩症,无论是在基础状态还是在禁水所致的高渗状态下,血浆 AVP 都不能升高。肾性尿崩症,基础状态时 AVP 可测出或偏高,高渗状态时血浆 AVP 水平明显升高而尿液不能浓缩。精神性多饮患者基础状态时血浆 AVP 减低或正常,高渗状态时尿渗透压与血浆 AVP 水平成比例地升高。

(四) 禁水 加压素试验

1. 原理 正常人禁水后血浆渗透压升高,循环血量减少,二者刺激垂体后叶 AVP 释放,使尿量减少,尿比重及尿渗透压升高,而血浆渗透压变化不大。尿崩症患者由于 AVP 缺乏,禁水后尿量仍多,尿比重和尿渗透压仍低。

2. 方法 禁水前测体重、血压、脉率、尿比重、尿渗透压及血浆渗透压。试验开始后应严密监视,每小时重测上述指标(血浆渗透压除外),持续 8～12h,视病情轻重而定。待尿渗透压达到平顶状态时,测定血浆渗透压,而后立即皮下注射水剂加压素 5U,再留取尿液测定 1～2 次尿量和尿渗透压。

3. 结果 正常人禁水后体重、血压、血浆渗透压变化不大(<295mmol/L),尿渗透压可大于 800mmol/L。注射加压素后,尿渗透压升高不超过 9%。精神性多饮者接近或与正常人相似。中枢性尿崩症患者禁水后体重下降>3%,严重者可有血压下降、烦躁等症状。根据病情轻重可分为部分性尿崩症和完全性尿崩症。部分性尿崩症血浆渗透压平顶值不高于 300mmol/L,尿渗透压可稍超过血浆渗透压,注射加压素后尿渗透压可继续上升,完全性尿崩症血浆渗透压平顶值大于 300mmol/L,尿渗透压低于血浆渗透压,注射加压素后尿渗透压升高超过 9%,甚至成倍升高,AVP 缺乏程度越重,增加的百分比越多。肾性尿崩症患者在禁水后尿液不能浓缩,注射加压素后仍无反应。本法简单、可靠,但须在严密观察下进行,以免在禁水过程中出现严重脱水。

笔记栏

(五) 高渗盐水试验

正常人静脉注射高渗盐水后,血浆渗透压升高,AVP 大量释放,尿量明显减少,尿比重增加。尿崩症患者滴注高渗盐水后尿量不减少,尿比重不增加,但注射加压素后,尿量明显减少,尿比重明显升高。本试验对高血压和心脏病患者有一定危险,现已少用。

(六) 其他检查

继发性中枢性尿崩症需测定视力、视野、蝶鞍摄片、头颅 CT、MRI 等,以明确病因。

案例 7-85-1

1. 尿相对比重:连续 3 次分别为 1.004、1.003 和 1.005。

2. 血浆渗透压 300～310mmol/L 之间;尿渗透压 180～200mmol/L 之间。

3. 血浆 AVP 测定<2.3 pmol/L(RIA 法)。

4. 禁水-加压素试验:禁水 8h,尿量减少不明显,尿相对比重在 1.003～1.006 之间,尿渗透压 200～230mmol/L 之间,血浆渗透压 300mmol/L。注射水剂加压素后,尿量明显减少,尿渗透压上升至 350mmol/L。

5. 头颅 MRI 检查未见异常。

【诊断和鉴别诊断】

(一) 诊断

典型的尿崩症诊断不难,凡有烦渴、多饮、多尿及低比重尿者应考虑本病,必要时可进行禁水加压素试验及血、尿渗透压测定,多可明确诊断。尿崩症诊断成立后,应进一步鉴别其性质为中枢性或肾性尿崩症,并根据临床表现及检查结果区分部分性尿崩症与完全性尿崩症,以指导治疗。

1. 中枢性尿崩症诊断要点

(1) 尿相对量多,可达 8～10L/d 或更多。

(2) 低相对比重尿,尿相对比重低,多在 1.005～1.003 以下;尿渗透压低于血浆渗透压,一般低于 200mmol/L。部分性中枢性尿崩症患者经至少 2 次禁饮后尿比重达 1.012～1.016,达尿相对比重峰值的尿渗透压/血浆渗透压比值大于 1,但小于 1.5。

(3) 禁水、高渗盐水试验等兴奋 AVP 释放的刺激不能使尿量减少,也不能使尿比重和尿渗透压显著增高。

(4) 应用 AVP 治疗,尿量减少,尿比重及尿渗透压升高。

2. 肾性尿崩症诊断要点

(1) 有可引起继发性肾性尿崩症的原发性疾病病史或家族史。

(2) 遗传性肾性尿崩症患者多出生后即有症状，婴儿患者有尿布更换频繁、多饮、发育缓慢或不明原因发热。

(3) 尿浓缩功能减低，尿相对比重<1.010，尿渗透压低，多低于300mmol/L。

(4) 禁水加压素试验尿液不能浓缩，注射加压素后仍无反应。继发性者除尿浓缩功能减退外，其他肾功能亦有损害。

案例 7-85-1

1. 患者男，40岁，烦渴、多饮、多尿，逐渐加重1个月余。

2. 临床特点：多尿，每日小便10余次，尿量超过8L，尿色淡如清水，口渴多饮，每日饮水量约4暖瓶。查体略显疲倦，口唇稍干。

3. 实验室和辅助检查：低相对比重、低渗压尿；禁水后尿量不减少，尿相对比重和尿渗透压也无显著增高，注射加压素后尿量减少，尿相对比重及尿渗透压升高；血浆AVP水平明显降低。

临床诊断：特发性中枢性尿崩症（完全性）。

(二) 鉴别诊断

尿崩症应与以多尿为主要表现的疾病相鉴别(表 7-85-2)。

表 7-85-2 中枢性尿崩症，肾性尿崩症与精神性多饮的鉴别

	中枢性尿崩症	肾性尿崩症	精神性多饮
发病年龄	多为20岁以下	多出生后即有症状	成人
性别比例	男=女	男性多见	女>男
症状	多尿——多饮	较中枢性尿崩症轻	多饮——多尿
自然病程	持续性多饮多尿	成年后症状减轻	间歇性多饮多尿
病因	下丘脑、垂体受损	家族遗传史	癔症、神经衰弱
随机血AVP	减低	正常或升高	减低或正常
随机血浆渗透压	轻度升高或正常	轻度升高或正常	低
随机尿渗透压	低	低	低
禁水后血浆渗透压	增高	增高	正常或轻度升高
禁水后尿渗透压	低	低	增高
对AVP反应	好	无反应	不好，有时加重
对高渗盐水反应	无反应	无反应	好

【治疗】

(一) 中枢性尿崩症

1. 病因治疗 针对各种不同的病因，积极治疗有关原发性疾病。

2. 药物治疗 轻度尿崩症患者仅需多饮水，如长期多尿，每日尿量大于4L时，因可能造成肾脏损害而致肾性尿崩症而需要药物治疗。

(1) 抗利尿激素制剂

1) 1-脱氨-8-右旋精氨酸血管加压素(DDAVP，desmopressin)：为人工合成的精氨酸加压素类似物，为目前治疗尿崩症的首选药物。DDAVP抗利尿作用强，无血管加压作用，不良反应少。DDAVP可由鼻黏膜吸入，每日2次，每次10～20μg(儿童患者每日1次，每次5μg)。去氨加压素(弥凝，minirin)为第一个肽类激素口服剂型，每次0.1～0.2mg，用量视病情而定，每日2～3次。部分患者也可睡前服用一次，以控制夜间排尿和饮水次数，得到足够的睡眠和休息。肌内注射制剂每毫升含4μg，每日1～2次，每次1～4μg(儿童患者每次0.2～1μg)。由于个体对DDAVP反应性不一，剂量必须个体化，防止水中毒发生。

2) 长效尿崩停(鞣酸加压素油剂)：每毫升油剂注射液含5U，首次从0.1～0.2ml开始肌内注射，必要时可加至0.2～0.5ml，疗效持续5天～7天，具体剂量因人而异，应视病情从小剂量开始，逐渐调整用药剂量与间隔时间。长期应用2年左右可因产生抗体而减效，过量则可引起水中毒。

笔记栏

3）垂体后叶素水剂：每次5～10U，每日2～3次，皮下注射，作用时间仅维持3～6h，每日需多次注射，多数患者不能坚持用药。主要适用于脑损伤或手术时出现的尿崩症。注射后有头疼、恶心、呕吐及腹疼不适等症状。

（2）其他抗利尿药物

1）氢氯噻嗪（双氢克尿噻）：每次25～50mg，每日3次，可使尿量减少约一半。其作用机制可能是由于尿中排钠增加，体内缺钠，肾近曲小管水重吸收增加，到达远曲小管的原尿减少，因而尿量减少。适用于轻型或部分性尿崩症及肾性尿崩症。服药过程中应限制钠盐摄入。长期服用可能会损害肾小管浓缩功能，需长期补钾，易引起胃肠道副反应、血糖、血尿酸水平升高。

2）氯磺丙脲：每日剂量不超过0.2g，早晨一次口服。其作用机制可能是刺激AVP释放，加强AVP作用于远曲小管上皮细胞受体，增加AVP的周围作用。本药可引起严重低血糖，也可引起水中毒，应予注意。

3）卡马西平：能刺激AVP分泌，使尿量减少。每次0.2g，每日2～3次。其作用不及氯磺丙脲。不良反应有粒细胞减少、肝损害、疲乏、眩晕等。

（二）肾性尿崩症

由药物引起或代谢紊乱所致的肾性尿崩症，只要停用药物，纠正代谢紊乱，就可以恢复正常。如为家族性，治疗相对困难，可限制钠盐摄入，应用噻嗪类利尿剂、前列腺素合成酶抑制剂如吲哚美辛（消炎痛）等药物治疗。

案例 7-85-1

药物治疗：首选去氨加压素（弥凝），先从小剂量开始，每次0.1mg，睡前口服，以控制夜间排尿和饮水次数，保证患者足够的睡眠休息。根据患者尿量和饮水等症状改善情况，结合监测尿比重，逐渐调整药物剂量，必要时每日2～3次服用。注意避免药物服用剂量过大引起水中毒。

【预后】

预后取决于病因，轻度脑损伤或感染引起的一过性尿崩症可完全恢复，颅内肿瘤或全身性疾病所致者，预后不良。特发性尿崩症常属永久性，在足够水分供应和抗利尿治疗下，通常可以基本维持正常生活。

推荐阅读

VERBALIS JG. 2002. Vasopressin V2 receptor antagonists. J Mol Endocrinol, 29: 1～9

Iolascon A, Aglio V, Tamma G, et al. 2006. Characterization of two novel missense mutations in the AQP2 gene causing nephrogenic diabetes insipidus. Nephron Physiol, 105: p33～p41

（阎胜利）

第 86 章　抗利尿激素不适当分泌综合征

案例 7-86-1

患者，女，65 岁，食欲差、乏力 2 个月，加重伴嗜睡 3 天。

患者于 2 个月前无明显诱因出现食欲减退，伴轻度恶心，偶有轻微呕吐，无腹疼、不发热。因初期症状不显著，患者未在意。后上述症状逐渐加重，伴有明显的乏力，曾在当地医院就诊，按“慢性胆囊炎”处理（具体不详），效果不明显。3 天前，患者不思饮食，明显恶心，呕吐，并出现嗜睡来诊。既往有慢性支气管炎 10 余年，每于冬天咳嗽、咳痰、喘息加重，天气转暖后上述症状明显减轻或消失。

体格检查：T 37.6℃，P 110 次/分，R 24 次/分，BP 115/70mmHg，神志尚清，嗜睡状态，能正确回答问题。全身皮肤黏膜无水肿。浅表淋巴结未及肿大。口唇微绀。颈软，气管居中。桶状胸，双肺呼吸音低，右腋下可闻及细小水泡音。心率 110 次/分，心律规整，心音低钝稍远，未闻及杂音。腹软，肝脾肋下未触及。双手杵状指，双下肢胫前无压陷性水肿。双下肢肌力Ⅲ～Ⅳ级，膝腱反射降低，病理反射未引出。

问题：

1. 该患者可能患什么病？
2. 应考虑选择哪些实验室和辅助检查？
3. 应与哪些疾病鉴别？
4. 如何治疗？

抗利尿激素不适当分泌综合征（syndrome of inappropriate secretion of antidiuretic hormone，SIADH），是由于体内抗利尿激素（ADH）或 ADH 样物质分泌异常增多或其活性作用过强，且不受血容量所制约，从而导致水潴留、尿钠排出增多和稀释性低钠血症的临床综合征。

【病因与发病机制】

SIADH 常见病因为恶性肿瘤、呼吸系统及神经系统疾病、药物等，少数患者无明显原因，为特发性（表 7-86-1）。

表 7-86-1　SIADH 的病因

产生 ADH 的恶性肿瘤
上皮细胞癌（支气管肺癌、十二指肠癌、胰腺癌、前列腺癌）、胸腺瘤、间皮瘤、淋巴瘤、Ewing 瘤
肺部疾病
哮喘、肺炎（病毒性、细菌性、霉菌性）、气胸、正压通气、急性呼吸衰竭、结核
中枢神经系统疾病
脑膜炎、脑炎、Cuillain-Barre 综合征、头部外伤、脑血管意外、脑脓肿、脑部肿瘤（不产生 ADH）、脑积水、新生儿缺氧、呼吸窘迫综合征、躁狂症、急性间歇性卟啉病
药物
升压素及其类似物、催产素、长春新碱、环磷酰胺、氯磺丙脲、卡马西平、安妥明、三环类抗抑郁药、单胺氧化酶抑制剂
特发性

（一）恶性肿瘤

小细胞肺癌、胰腺癌、恶性淋巴瘤、网状细胞肉瘤、十二脂肠癌、胸腺癌、膀胱癌、前列腺癌等可合成及释放 ADH 或 ADH 样物质引起SIADH。其中以小细胞型肺癌所致最多见（约占 80%）。

（二）非肿瘤性肺部疾病

在多种肺部疾病中以细菌和病毒性肺炎和阻塞性肺部疾病并发 SIADH 最为常见。可能的机制是：胸内压增加、低氧血症和高碳酸血症引起肺小血管收缩，导致肺血管阻力增加，使静脉回心血量减少，兴奋左心房、颈静脉窦压力感受器，通过迷走反射刺激中枢，中枢“误判”为血容量减少而释放 ADH。低氧血症、高碳酸血症还可通过外周感受器和压力感受器改变中枢对 ADH 释放的渗透性抑制，使 ADH 分泌。另外，感染的肺组织，如严重肺结核本身可合成和释放 ADH 样物质。

（三）中枢神经系统疾病

脑外伤、脑脓肿、脑肿瘤、硬膜下血肿形成、蛛网膜下腔出血、脑血栓形成、脑萎缩、脑部急性感染、结核性或其他脑膜炎等都可引起 SIADH。上述中枢神经系统疾病可直接或间接刺激下丘脑视上核、室旁核及神经垂体使 ADH 分泌或释

笔 记 栏

放过多；或损伤渗透压感受器，血浆渗透压降低不能通过该感受器抑制 ADH 分泌。颅内出血、炎症或颅压升高等破坏了下丘脑神经垂体通路中细胞的通透性，使 ADH 的释放不依赖于血浆渗透压的变化，ADH 过量分泌。急性颈髓损伤也常并发 SIADH。

(四) 药物

氯磺丙脲、氯贝丁酯、卡马西平、全身麻醉药、巴比妥类等药物可刺激 ADH 释放；氯磺丙脲还可增加 ADH 的活性。噻嗪类利尿剂因其排钠利尿使 GFR 下降，同时刺激 ADH 分泌。抗癌药物如长春新碱、环磷酰胺也可刺激 ADH 释放。

(五) 其他

二尖瓣狭窄分离术后，因左心房压力骤减刺激容量感受器，可反射性地使 ADH 分泌增加。肾上腺皮质功能减退症、黏液性水肿、腺垂体功能低下等疾病，由于低血容量或肾脏排自由水受损也可引起 SIADH。少数患者可能系肾小管对 ADH 的敏感性增加所致。

SIADH 的特点是血浆渗透压下降时 ADH 不被抑制，仍然持续大量分泌，ADH 使肾远曲小管和集合管对水的重吸收增加，由此导致自由水清除率不适当地降低，尿钠排出量和尿渗透压不适当地增加，导致稀释性低钠血症和血浆渗透压下降，大量水向细胞内转移，导致全身细胞水肿。脑细胞水肿可引起明显的神经系统症状。SIADH是水潴留而不伴有组织间隙水肿。低钠血症伴有尿钠排出不适当增加这一矛盾现象的可能机制为：①ADH 过多可通过肾脏潴水作用使细胞外液容量增加，使心房利钠肽分泌增加，尿钠排出增多；②细胞外液容量增加及渗透压的降低可影响球管平衡，近球小管对 NaCl 的重吸收减少，导致尿钠排出增加。③细胞外液容量增加使醛固酮分泌减少，肾脏潴钠能力随之减弱，使尿钠排出增加。由于过多 ADH 的持续分泌，虽然细胞外液已处于低渗状态，但尿液仍被不适当地浓缩，因此尿渗透压高于血浆渗透压。

【临床表现】

SIADH 多继发于其他疾病，起病隐匿，症状和体征无特异性，易被临床忽视。除有原发病引起各种症状和体征外，主要表现为水潴留和尿钠排出增多引起的稀释性低钠血症和水中毒。

临床症状的轻重与 ADH 分泌量有关，同时取决于水负荷的程度。多数患者在限制水分时，可不表现典型症状。但如予以水负荷，则可出现水潴留和低钠血症表现，其取决于低钠血症的严重程度和发生速度。通常血钠>130mmol/L时，无明显症状和体征；血钠下降至 120mmol/L 以下时，可出现食欲减退、恶心、呕吐、软弱无力、嗜睡、继而神志模糊；当血钠下降至 110mmol/L 以下时，可出现肌力减退、腱反射减弱或消失、划跖试验阳性、延髓麻痹，可有抽搐发作；当血钠进一步下降至 90～105mmol/L 时，上述症状明显加重，并可出现严重水中毒的神经系统症状，患者陷于昏迷，如不及时处理，可导致死亡。SIADH 的主要临床特征是水潴留而不伴有水肿，血压一般正常。

笔记栏

案例 7-86-1

1. 食欲减退，恶心，呕吐逐渐加重，伴有明显的乏力，出现嗜睡。

2. 既往有慢性支气管炎病史。

3. T 37.6℃，P 110 次/分，R 24 次/分，BP 115/70mmHg，嗜睡状态，口唇微绀。桶状胸，双肺呼吸音低，右腋下可闻及细小水泡音。心率 110 次/分，心音低顿稍远。双手杵状指，双下肢胫前无压陷性水肿。双下肢肌力Ⅲ～Ⅳ级，膝腱反射降低，病理反射未引出。

【实验室检查】

(一) 血清钠、血浆渗透压和尿渗透压

血清钠一般低于 130mmol/L。血浆渗透压随血钠下降而降低，常低于 270mmol/L，血清氯化物降低。血钠< 130mmol/L 时，尿钠常>30mmol/L。尿渗透压升高，常高于血浆渗透压。

(二) 血浆 ADH 测定

血浆 ADH 相对于血浆渗透压呈不适当的升高。部分病例血浆 ADH 可降低甚至测不出，可能由于引起疾病的为 ADH 样物质或肾脏对 ADH 的敏感性升高。

(三) 水负荷 ADH 抑制试验

患者于短时间内大量饮水(于半小时内按 20ml/kg 饮水)，正常人因 ADH 释放减少，大量排尿，于 5 小时内可有饮水量的 80%排出，尿渗透压即可低于 100mmol/L，尿渗透压低于血浆渗透压。SIADH 患者排尿量<饮水量的 40%，尿渗透压>血浆渗透压。一般当血钠>125 mmol/L 时才可做此试验，否则有诱发水中毒的危险。

(四) 血生化

由于血液被稀释,血清氯化物、尿素氮、肌酐及尿酸等浓度降低。

案例 7-86-1

1. 血生化检查:血钠 117mmol/L,血钾 3.0mmol/L,血氯 80mmol/L;BUN 4.2mmol/L,Cr 55umol/L,尿酸 215μmol/L。

2. 尿钠 63mmol/L,尿渗透压 660mmol/L;血浆渗透压 252mmol/L。

3. 胸部X线片:右肺上叶可见 2.0cm×2.5cm×3.0cm 肿块,右侧肺门淋巴结增大。

【诊断和鉴别诊断】

(一) 诊断

1. 主要依据 ①低钠血症(常低于130mmol/L)。②尿钠增加,常超过 30mmol/L。③血浆渗透压降低(常低于 270mmol/L)。④尿渗透压高于血浆渗透压。⑤水负荷 ADH 活性不受抑制。⑥血浆 ADH 增高,对 SIADH 的诊断有重要意义。在正常情况下,当细胞外液处于低渗状态,ADH 释放被抑制,血浆 ADH 常明显降低或测不出,但本症患者,血浆 ADH 常不适当地增高。⑦无浮肿,肾功能、甲状腺及肾上腺皮质功能正常。

2. 病因诊断 首先考虑恶性肿瘤的可能性,特别是小细胞肺癌,有时可先出现 SIADH,以后才出现肺癌的 X 线表现。其次应除外中枢神经系统疾病、肺部感染等,注意询问相关药物的用药史。

案例 7-86-1

1. 患者女,65 岁,食欲差、乏力 2 个月,加重伴嗜睡 3 天

2. 病史特点:进行性食欲减退,恶心,呕吐,伴明显乏力,出现嗜睡。既往有慢性支气管炎病史。

3. 临床特点:T37.6℃,P 110 次/分,R 24 次/分,BP 115/70mmHg,嗜睡状态,口唇微绀。桶状胸,右腋下可闻及细小水泡音。双手杵状指,双下肢肌力Ⅲ~Ⅳ级,膝腱反射降低。

4. 辅助检查:稀释性低钠血症(血钠 117mmol/L);尿钠增加(63mmol/L);低血浆渗透压(252mmol/L);尿渗透压(360mmol/L)高于血浆渗透压;无浮肿。胸部X线片:右上肺肺癌并肺门淋巴结转移。

临床诊断:右上肺癌(小细胞型),抗利尿激素不适当分泌综合征。

(二) 鉴别诊断

1. 与其他原因引起的低钠血症鉴别 如肝硬化腹水、充血性心力衰竭等,除原发病表现外,常有浮肿、尿钠低、醛固酮高,或有腹水、肝脏肿大。SIADH 患者无浮肿、尿钠高,醛固酮低。

2. 甲状腺功能减退症 有时也可出现低钠血症,可能由于 ADH 释放过多或由于肾不能排出稀释尿所致。但患者常伴有黏液性水肿等表现,结合甲状腺功能检查不难鉴别。

3. 肾失钠所致低钠血症 慢性肾上腺皮质功能减退症、失盐性肾病、Fanconi 综合征、利尿药等均可导致肾小管重吸收钠减少,可同时有低血钠和高尿钠。除原发病表现外,常有血容量不足和低血压等表现,可根据有关症状和实验室检查进行鉴别。

4. 胃肠消化液丢失 如腹泻、呕吐及胃肠道、胆道、胰腺造瘘或胃肠减压等都可丢失大量消化液而致低钠血症,原发疾病史和尿钠常低于30mmol/L 有助于鉴别。

5. 脑性盐耗综合征(cerebral salt wasting syndrome, CSWS) 本症是在颅内疾病的过程中肾脏不能保存钠而导致进行性尿钠从尿中大量流失,并带走过多的水分,从而导致低钠血症和细胞外液容量的下降。CSWS 的主要表现为低钠血症、尿钠增高和低血容量;而 SIADH 是正常血容量或血容量轻度增加,这是与 CSWS 的主要区别。此外,CSWS 对钠和血容量的补充有效,而限水治疗无效,反而使病情恶化。

【治疗】

(一) 病因治疗

及早治疗原发病。恶性肿瘤所致者经手术、放疗或化疗后,SIADH 可减轻或消失,肿瘤复发时症状可再出现,因此 SIADH 是否消失可作为判断肿瘤是否根治的佐证。肺结核及肺炎经治疗好转,SIADH 常随之消失。中枢神经系统疾病所致者常为一过性,随着原发疾病的好转而消失。药物引起者需立即停药,停药后 SIADH 可迅速消失。

笔记栏

(二) 纠正水负荷过多和低钠血症

维持血电解质正常水平

(三) 限制摄水量

对控制症状十分重要。对于一般轻度的SIADH患者，严格限制饮水量，停用妨碍水排泄的药物来纠正低血钠。饮水量一般限制在0.8～1.0L/d，症状即可好转，体重下降，血清钠与渗透压随之增加，尿钠排出减少。

(四) ADH 分泌抑制或(及)活性拮抗药物

地美环素可拮抗 ADH 对肾小管上皮细胞受体中腺苷酸环化酶的作用，可用于癌肿等异源性 ADH 分泌，每日常用量 600～1200mg，分 3 次口服，可于 1～2 周内缓解低钠血症，但有肝肾毒性，可产生光敏皮疹症与二重感染，肝肾功能衰竭者禁用。呋塞米 40～80mg/d，同时给予 NaCl 3g/d，补充钠丢失。苯妥英钠可抑制下丘脑分泌 ADH，对有些患者有效，但作用短暂。

(五) 急诊处理

对严重低钠血症伴神志错乱、惊厥或昏迷等严重水中毒症状者，需立即抢救。

(1) 呋塞米 1mg/kg 静脉注射，必要时重复使用，必须注意纠正因呋塞米引起的低钾或其他电解质平衡紊乱。

(2) 静脉滴注高渗盐水，纠正血钠浓度和血浆渗透压，控制中枢神经系统症状。根据尿钠排泄情况，以每小时 3%氯化钠溶液 1～2ml/kg 的滴速补充钠的丢失。注意防止肺水肿和维持电解质平衡，低钠血症的纠正切勿过快，第一个 24 小时内血钠升高幅度不能超过 12mmol/L，一般血钠初步恢复至 125mmol/L 左右，患者病情改善，应减慢速度，或停止高渗盐水滴注，继续采用其他治疗措施，以免发生由于纠正低钠速度过快所造成的严重神经并发症渗透性脑桥脱髓鞘病变。该病变表现为低钠血症纠正后出现神志改变，惊厥、呼吸障碍、低血压、最终出现假性延髓麻痹、四肢瘫痪、吞咽困难等。

(3) 当血钠浓度和渗透压已初步恢复后，如需补液时，可用等渗盐水，但不可应用 5%葡萄糖溶液，此后应限制水分摄入，以防 SIADH 复发。

案例 7-86-1

1. 患者血钠明显降低，已有明显水中毒症状，需采取以下措施急诊处理：①严格限制水摄入量在 0.8L/d，停用妨碍水排泄的药物；②呋塞米 60mg 静脉注射，必要时重复使用，注意监测血钾；③以每小时 3% NaCl 1ml/kg 的速度静脉滴注，纠正血钠浓度和血浆渗透压。第一个 24 小时内血钠升高幅度不能超过 12mmol/L，血钠水平升至 125mmol/L 后减慢速度或停止高渗盐水滴注。注意监测血钠，切勿过快纠正低钠血症，防止渗透性脑桥脱髓鞘病变和肺水肿，维持电解质平衡。

2. 待患者低钠血症纠正，病情稳定后，争取及早行肺癌根治术，根据手术及病理情况决定是否需辅以化疗和放疗。

3. 如患者无手术可能，可选用地美环素 600mg/d，分 3 次口服，注意监测肝肾功能。

【预后】

SIADH 的预后取决于基础疾病。由药物、肺部感染、中枢神经系统可逆性疾病所致者，常为一过性，预后良好。由恶性肿瘤如肺癌、胰腺癌等所致者，预后较差。

推荐阅读

Baylis PH. 2003. The syndrome of inappropriate antidiuretic hormone secretion. Int J Biochem Cell Biol, 35: 1495～1499

Siragy HM. 2006. Hyponatremia, fluid-electrolyte disorders, and the syndrome of inappropriate antidiuretic hormone secretion: diagnosis and treatment options. Endocr Pract, 12: 446～457

(阎胜利)

第 87 章 甲状腺肿

案例 7-87-1

患者王某，女，27岁，因发现颈部增粗6个月，加重伴憋气1个月于2006年3月12日入院。

患者于6个月前发现颈部增粗，未在意，1个月前自觉颈粗明显，伴憋气感。无颈部疼痛，无心慌，无怕热多汗，饮食正常，睡眠可，在外未行任何诊治而入院。患者平素体健，无传染病史及药物过敏史，无疫地居留史，25岁结婚，丈夫体健，3个月前生育，母乳喂养，婴儿发育正常。家族中无类似疾病患者，居住地无集中发病现象。

体格检查：T 36.7℃，P 80次/分，R 20次/分，BP 120/70mmHg。发育正常，营养良好，神志清，精神可，查体合作。全身皮肤无黄染，浅表淋巴结无肿大，眼睑无浮肿，眼球无突出，颈软，气管居中，双侧甲状腺Ⅱ度大，质软，表面光滑，无触痛。双肺呼吸音清，心率80次/分，律规整，未闻及杂音，周围血管征阴性。腹膨隆，无压痛，肝、脾未触及。脊柱、四肢无畸形，生理反射存在，病理反射未引出。

问题：

1. 首先考虑什么诊断？
2. 为明确诊断，应做哪些检查？
3. 如何治疗？

甲状腺肿(goiter)是指良性甲状腺上皮细胞过度增生形成的甲状腺肿大，其中非炎性和非肿瘤原因且不伴临床甲状腺功能异常的称为单纯性甲状腺肿。甲状腺呈弥漫性或多结节性肿大，女性多见，女性与男性之比为7～9∶1。可呈地方性分布，常为缺碘所致，称为地方性甲状腺肿；也可散发，主要因甲状腺激素生物合成和分泌的障碍所至，称为散发性甲状腺肿。

【病因】

1. 合成甲状腺激素原料(碘)的缺乏 是引起单纯性甲状腺肿的主要原因，在我国离海较远的山区，如云贵高原和陕西、山西、宁夏等地，由于山区中土壤碘盐被冲洗流失，以至食物及饮水中含碘不足，故得此病者较多，又称为地方性甲状腺肿。为使甲状腺产生甲状腺激素，正常成人每日需碘约100mg，婴幼儿每日35～40mg，1～10岁小儿每日需要60～100mg。在缺乏原料碘，而甲状腺功能仍需维持正常需要的情况下，垂体前叶促甲状腺激素的分泌就增加，因而促使甲状腺发生代偿性肿大。

2. 甲状腺激素的需要量增加 在青春期、妊娠期、哺乳期和绝经期、身体的代谢旺盛、甲状腺激素的需要量增加，造成碘相对不足，引起长时期的促甲状腺激素的过多分泌，亦能促使甲状腺肿大。这种肿大是一种生理现象，常在成人或妊娠哺乳期后自行缩小。

3. 甲状腺激素生物合成和分泌的障碍 部分单纯性甲状腺肿的发生是由于腺激素生物合成和分泌过程中某一环节的障碍，如致甲状腺肿物质中的过氧酸盐、硫氧酸盐、硝酸盐等可妨碍甲状腺摄取无机碘化物；磺胺类药、硫脲类药以及含有硫脲类的蔬菜(萝卜、白菜)能阻止甲状腺激素的合成。由此而引起血中甲状腺激素的减少。因此，也就增强了垂体前叶促甲状腺激素的分泌，促使甲状腺肿大。同样，隐性遗传的先天缺陷如过氧化酶或蛋白水解酶等的缺乏，也能造成甲状腺激素生物合成或分泌障碍，而引起甲状腺肿。

案例 7-87-1

患者女性，发病时处于妊娠期，现处于哺乳期，甲状腺激素需要增加，易出现甲状腺肿大。

【病理】

甲状腺呈弥漫性或结节性肿大，但为非炎症性和非肿瘤性改变。切面有结节、纤维化、出血及钙化等多种病灶存在。最显著的病理改变是滤泡的高度扩张，充满大量胶体，而滤泡壁细胞变为扁平，这显示了甲状腺功能不足的现象。早期呈弥漫性肿大，重量60～1000g不等，血管增多，腺细胞肥大；随着病情进展，甲状腺因不规则增生或再生，逐渐出现大小不等，质地不一的结节；至后期部分腺体可发生坏死、出血、囊性变、纤维化或钙化。

笔记栏

【临床表现】

单纯性甲状腺肿一般不呈功能上的改变,故一般无全身症状。

较大的甲状腺肿,可以压迫邻近器官,而引起各种压迫症状。

1. 压迫气管 比较常见,自一侧压迫,气管向他侧移位或变弯曲;自两侧压迫,气管变为扁平。由于气管内腔变窄,出现堵塞感、憋气及呼吸不畅,当气管直径缩小到正常的1/3时,可出现呼吸困难,患者常不能平卧,尤其胸骨后甲状腺肿更为严重。气管壁长期受压,可以软化,诱发肺气肿及支气管扩张,严重者导致右心室肥大,甚至可能引起窒息。

2. 压迫食管 比较少见。仅胸骨后甲状腺肿可能压迫食管,引起吞咽时不适感,但不会引起梗阻症状。

3. 压迫颈深部大静脉 可引起头颈部血液回流障碍,此种情况多见于位于胸廓上口大的甲状腺肿,特别是胸骨后甲状腺肿。临床出现面部青紫、肿胀,颈部和胸前表浅静脉的明显扩张。

4. 压迫喉返神经 可引起声带麻痹,发生声音嘶哑。

5. 压迫颈部交感神经 同侧瞳孔扩大,严重者可引起Horner综合征(眼球下陷、瞳孔变小、眼睑下垂)。

甲状腺可为弥漫性或结节性肿大,质地较软,表面光滑,病程长者质地较硬。

案例7-87-1

1. 颈部增粗为主要症状,后期伴憋气感,为压迫气管所致。无怕热,多食等高代谢表现。

2. 双侧甲状腺Ⅱ度大,质软,表面光滑,无触痛。

【实验室和其他检查】

1. 血清T_3、T_4 基本正常,T_3/T_4的比值常增高。

2. 血清TSH 正常或略高,这可能是因为TSH增高导致甲状腺肿的阶段已经过去,只遗留甲状腺肿,也可能是因为甲状腺细胞对TSH敏感性增强所致。

3. 甲状腺超声 通过超声检查有助于明确甲状腺的形态、大小和功能,可帮助探及触诊不到的细小结节。

4. 甲状腺核素扫描 帮助评估甲状腺的功能状态,以发现甲状腺内是否存在自主功能结节。一般为弥漫性表现,"冷结节"可能为结节囊性变,"热结节"多为自主功能性结节。

5. CT或MRI 对于胸骨后甲状腺肿可采用CT或MRI明确其与邻近组织的关系及与颈部甲状腺的延续情况。

案例7-87-1

1. 血清FT_3、FT_4:FT_3 6.04pmol/L,FT_4 15.79pmol/L

2. 血清TSH 2.41mIU/L

3. 甲状腺超声:甲状腺弥漫性增大,回声强弱不均匀,血流丰富。

【诊断】

单纯性甲状腺肿结节囊性变一般无全身症状,较大者出现压迫症状,甲状腺可为弥漫性或结节性肿大,血清T_3、T_4基本正常,血清TSH正常或略高。

甲状腺肿可分为三度:视诊未发现肿大,但触诊能及者为Ⅰ度;既能看到,也能触到,但肿大不超过胸锁乳突肌外缘者为Ⅱ度;肿大超过胸锁乳突肌外缘者为Ⅲ度。

案例7-87-1

1. 女性患者,发现颈部增粗6个月,加重伴憋气1个月。居住地无集中发病现象。

2. 发病时处于妊娠期,现处于哺乳期,提示甲状腺激素需要增加。

3. 体格检查:双侧甲状腺Ⅱ度大,质软,表面光滑,无触痛。

4. 辅助检查:血清FT_3、FT_4、TSH均正常。甲状腺超声示甲状腺弥漫性增大。

临床诊断:单纯性甲状腺肿。

【鉴别诊断】

单纯性甲状腺肿结节囊性变时,核素扫描为"冷结节",易误诊为亚急性甲状腺炎或甲状腺癌,应行甲状腺细针穿刺活检鉴别。

此外还应与桥本甲状腺炎相鉴别,后者甲状腺更坚硬,且不规则,血清中存在高滴度的抗甲状腺抗体。

【治疗】

1. 弥漫性甲状腺肿的患者 适合应用甲状腺激素治疗,可补充内生甲状腺激素的不足,抑制甲状腺增生,起始剂量为干甲状腺片每日

40～160mg，或左甲状腺素每日 100μg，逐渐加量，疗程 3～6 个月。

2. 多结节性甲状腺肿 应在进行甲状腺激素治疗前进行血清 TSH 测定或 TRH 兴奋实验，以确定是否存在功能自主性。如能排除功能自主性，可应用甲状腺激素治疗，剂量要偏小，如左甲状腺素起始剂量不超过 50μg，逐渐加量。

3. 手术治疗 如有以下情况者，应及时行手术治疗，施行甲状腺大部切除术。

(1) 已发展成结节性甲状腺肿者。

(2) 压迫气管、食管、喉返神经或交感神经节而引起临床症状者。

(3) 胸骨后甲状腺肿。

(4) 巨大甲状腺肿，影响工作生活者。

(5) 结节性甲状腺肿继发有功能亢进者。

(6) 结节性甲状腺肿疑有恶变者。

案例 7-87-1

治疗：

1. 观察病情变化，停止哺乳后多可自行缓解。

2. 饮食调节：可进食含碘较高的食品，如海带、紫菜等。

3. 如停止哺乳后甲状腺仍肿大，可给予左甲状腺素每日 100μg，逐渐加量，疗程 3～6个月。

4. 上述治疗无效且压迫气管症状明显时可行手术治疗。

【预防】

为预防地方性甲状腺肿，我国从 20 世纪 60 年代开始使用加碘食盐，至 1996 年开始全民食盐碘化，现行国家标准规定食盐加碘浓度为 (35±15)mg/kg，此措施有助于降低地方性甲状腺肿及呆小症的发病率，在应用过程中要定期监测尿碘水平。

案例 7-87-1

预防指导：

1. 妊娠、哺乳期应注意含碘食物的补充，如海带、紫菜等。

2. 我国已实行全民食盐碘化，有助于减少因碘缺乏所致甲状腺肿的发生。

推荐阅读

Hegedus L, Bonnema SJ, Bennedbaek FN. 2003. Management of simple nodular goiter: current status and future perspectives. Endocr Rev, 24: 102～132

Krohn K, Fuhrer D, Bayer Y, et al. 2005. Molecular pathogenesis of euthyroid and toxic multinodular goiter. Endocr Rev, 26: 504～524

（韩学文）

第88章 甲状腺功能亢进症

案例 7-88-1

患者，女，35 岁，怕热、多汗、心慌、消瘦、手颤 3 个月余。

患者于 3 个月前因家庭成员意外创伤受刺激后出现怕热、多汗、心慌、手颤，伴有食欲亢进，大便次数增加，体重明显减轻，近来症状加重，来我院就诊。自发病以来，焦虑、心烦易怒、失眠。既往体健，其母亲曾患“甲亢”。

体格检查：T 37.4℃，P 108 次/分，R 27 次/分，BP 145/75mmHg。发育正常，明显消瘦，精神兴奋。皮肤潮湿、多汗，双眼突出，眼睑水肿，结膜充血。颈软，甲状腺Ⅱ度肿大，质软，无压痛，双侧上极均可闻及血管杂音。双肺呼吸音清，心率 108 次/分，律齐，第一心音亢进。腹软，肝脾肋下未及。双手细颤，双下肢无水肿。病理反射阴性。

问题：

1. 该患者应首先考虑何诊断？

2. 在明确诊断之前，应该做哪些实验室和辅助检查？

3. 如何明确诊断？如何给出处理建议？

甲状腺毒症（thyrotoxicosis）是指组织暴露于过量甲状腺激素条件下发生的一组临床综合征。根据甲状腺的功能状态，甲状腺毒症可分为甲状腺功能亢进类型和非甲状腺功能亢进类型（表 7-88-1）。甲状腺功能亢进症（hyperthyroidism，简称甲亢）是指甲状腺腺体本身产生甲状腺激素过多而引起的甲状腺毒症，其病因包括弥漫性毒性甲状腺肿（Graves disease）、结节性毒性甲状腺肿和甲状腺自主高功能腺瘤（Plummer disease）。本章主要讨论 Graves 病。

表 7-88-1 甲状腺毒症的常见原因

甲状腺功能亢进症：
1. 弥漫性毒性甲状腺肿（Graves 病）
2. 桥本甲状腺毒症（Hashitoxicosis）
3. 新生儿甲状腺功能亢进症
4. 多结节性毒性甲状腺肿
5. 甲状腺自主高功能腺瘤（Plummer disease）
6. 滤泡状甲状腺癌
7. 碘致甲状腺功能亢进症（IIH）
8. HCG 相关性甲状腺功能亢进症（绒毛膜癌、葡萄胎等）
9. 垂体 TSH 瘤或增生致甲状腺功能亢进症
非甲状腺功能亢进类型：
1. 亚急性肉芽肿性甲状腺炎（亚急性甲状腺炎）
2. 亚急性淋巴细胞性甲状腺炎（无痛性甲状腺炎）
3. 慢性淋巴细胞性甲状腺炎
4. 产后甲状腺炎（PPT）
5. 甲状腺炎外源激素替代
6. 异位甲状腺激素产生（卵巢甲状腺肿等）

Graves 病

Graves 病（也称 Basedow 病、Parry 病，GD）由 Parry 于 1825 年首次报道，Robert Graves 和 von Basedow 分别于 1835 年和 1840 年详细报道。GD 是甲状腺功能亢进症的最常见病因，约占全部甲亢的 80%～85%。本病是常见病和多发病，其发病率约为 15/10 万～50/10 万。女性显著高发（4～6∶1），高发年龄为 20～50 岁。临床主要表现为：①甲状腺毒症；②弥漫性甲状腺肿；③眼征。

【病因和发病机制】

目前公认本病的发生与自身免疫有关，它与慢性淋巴细胞性甲状腺炎等同属于器官特异性的自身免疫性甲状腺病（autoimmune thyroid diseases，AITD）。它可与 1 型糖尿病、慢性特发性肾上腺皮质功能减退症、恶性贫血、萎缩性胃炎、特发性血小板减少性紫癜等器官特异性自身免疫病伴发，也可与系统性红斑狼疮、类风湿关节炎、重症肌无力等非器官特异性自身免疫病伴发。GD 有显著的遗传倾向，目前发现它与 HLA 类型有关：白种人与 HLA-B8 和 HLA-DR3 相关；黑种人与 HLA-B17 相关；中国人与 HLA-BW46、HLA-B5 相关。

GD 免疫功能异常的发病机制尚不清楚。

笔记栏

目前有下述学说：①免疫耐受系统障碍：胸腺或外周环节清除自反应 T 细胞的功能丧失，导致这类自反应 T 细胞攻击甲状腺组织。②甲状腺细胞表面免疫相关性蛋白（如 HLA-DR、B7、ICAM-1 等）的异常表达，使其成为抗原呈递细胞，诱发和加重针对甲状腺的自身免疫反应。③由遗传背景决定的特异性抑制性 T 细胞功能的缺陷，导致辅助性 T 细胞和 B 细胞功能增强。

环境因素可能参与了 GD 的发生，如细菌感染、性激素、应激和锂剂等都对本病的发生和发展有重要影响。耶尔森肠杆菌（*Yersinia enterocolitica*）感染与 GD 的关系受到重视，该细菌因具有与 TSH 受体相类似的蛋白序列而可能成为共同抗原，针对它的抗体与 TSH 受体有交叉反应，但是目前尚无足够的证据说明耶尔森肠杆菌感染可能引起 GD。

GD 的体液免疫研究的比较深入。GD 患者的血清中存在针对甲状腺细胞 TSH 受体的特异性自身抗体，称为 TSH 受体抗体（TSH receptor antibodies，TRAb）。TSH 受体是 G-蛋白耦联受体家族的一种，由 744 个氨基酸组成，相对分子质量为 84kD。该蛋白为一单肽链分子，其结构特征是肽链的 7 个穿膜肽段在细胞膜内外各形成三个肽段环袢，羧基端位于细胞内，氨基端的 1～418 个氨基酸位于细胞外。TRAb 分为三种类型，即 TSH 受体刺激性抗体（thyroid-stimulating antibody，TSAb）、TSH 刺激阻断性抗体（TSH-stimulating blocking antibody，TSBAb）和甲状腺生长免疫球蛋白（thyroid growth immunoglobulins，TGI），它们与 TSH 受体结合的具体部位可能不同。TSAb 与 TSH 受体结合，并通过腺苷酸环化酶-cAMP 和（或）磷脂酰肌醇-Ca^{2+} 信号传导途径产生类似 TSH 的生物学效应，即甲状腺细胞增生、甲状腺激素合成及分泌增加，是 GD 发病的直接原因，95％未经治疗的 GD 患者 TSAb 阳性，母体的 TSAb 也可以通过胎盘，导致胎儿或新生儿发生甲状腺功能亢进。TSBAb 与 TSH 受体结合则阻断 TSH 与受体的结合，抑制甲状腺细胞增生和甲状腺激素产生。GD 患者可有刺激性和阻断性抗体并存，其甲状腺功能的结果取决于何种抗体占优势，临床上 GD 患者自发性发生甲状腺功能减退与血清 TSBAb的出现相关。TGI 与甲状腺 TSH 受体结合，其生物学效应与 TSBAb 不同，它仅刺激甲状腺增生，不引起甲状腺功能亢进。除 TRAb 外，50％～90％的 GD 患者也存在其他针对甲状腺的自身抗体，如甲状腺过氧化物酶抗体（thyroperoxidase antibodies，TPOAb）、甲状腺球蛋白抗体（thyroglobulin antibodies，TGAb）。GD 患者存在 TPOAb 和 TGAb 进一步支持本病的属于自身免疫病的学说，临床观察发现存在高滴度 TPOAb 和 TGAb 的患者在治疗中易于发生甲状腺功能减退。

GD 的细胞免疫学研究近年来进展较快。辅助性 T 细胞（Th）根据其分泌细胞因子的不同，分类为Ⅰ型辅助性 T 细胞（Th1）和Ⅱ型辅助性 T 细胞（Th2），Th1 细胞导致细胞免疫反应，Th2 细胞导致体液免疫反应。一种观点认为 GD 是 Th2 型疾病，即由抗体介导的免疫反应致病；但是来自 Graves 眼病眶后组织的 T 细胞却主要产生白介素-2（IL-2）、干扰素 γ（IFN-γ）和肿瘤坏死因子 α（TNF-α），属于 Th1 型疾病，即由细胞免疫损伤致病。

Graves 眼病（Graves ophthalmopathy，GO）患者血循环中存在针对眶后成纤维细胞的自身抗体和针对眼外肌的自身抗体，但是这两种抗体都只能作为疾病活动的标志，缺乏直接致病作用的证据。GD 与 GO 的临床相关性促使学者们寻找两个器官的共同抗原。已发现 GO 的眶后脂肪组织内存在合成 TSH 受体细胞外肽链的 mRNA；体外实验证实前脂肪细胞能够被刺激转化为表达 TSH 受体的脂肪细胞，后者成为 GO 的自身抗原，也是 GD 和 GO 的共同抗原。

案例 7-88-1

1. 患者青年女性，年龄 35 岁，此期为甲亢的高发年龄。

2. 其母亲曾患甲亢，因此具有遗传因素。

3. 因家庭成员意外伤害造成精神创伤。

【病理】

甲状腺呈不同程度的弥漫性肿大。甲状腺滤泡上皮细胞增生，呈高柱状或立方状，滤泡腔内的胶质减少或消失，滤泡间可见不同程度的与淋巴组织生发中心相关的淋巴细胞浸润。这些淋巴细胞的构成特点是以 T 细胞为主，伴少数 B 细胞和浆细胞。浸润性突眼者的眶后组织中有脂肪细胞浸润，纤维组织增生，大量黏多糖和糖胺聚糖沉积，透明质酸增多，淋巴细胞和浆细胞浸润，同时眼肌纤维增粗，纹理模糊，肌纤维透明变性、断裂和破坏。胫前黏液性水肿者局部可见黏蛋白样透明质酸沉积，肥大细胞、巨噬细胞和成纤维细胞浸润。

【临床表现】

（一）甲状腺毒症的表现

见相关疾病

（二）高代谢综合征

甲状腺激素分泌增多和交感神经兴奋性增高导致新陈代谢增加，患者常有明显疲乏无力、怕热多汗、皮肤潮湿、体重锐减。

（三）精神神经系统

多言好动、紧张焦虑、烦躁易怒、失眠、记忆力减退。

（四）心血管系统

心悸、胸闷气短、心动过速、第一心音亢进。由于交感神经兴奋性增高和周围循环扩张导致收缩压升高、舒张压降低，脉压增大。合并甲状腺功能亢进性心脏病时，出现心律失常（常见心房颤动）、心脏扩大和心力衰竭。

（五）消化系统

多食易饥，稀便、排便次数增加。严重者可以有肝功能异常，偶有黄疸。

（六）肌肉骨骼系统

主要是甲亢性周期性瘫痪（thyrotoxic periodic paralysis，TPP），亚洲青年男性好发，发病诱因包括剧烈运动、高碳水化合物饮食、注射胰岛素等，病变主要累及下肢，发作时可有低钾血症，病程呈自限性。少数患者发生甲亢性肌病，多累及近心端的肩胛和骨盆带肌群。有少数患者可在甲亢发生的前、后或同时伴发重症肌无力，重症肌无力和GD同属于自身免疫性疾病。

（七）造血系统

周围血淋巴细胞比例增加，单核细胞增加，但是白细胞总数减低。可以伴发血小板减少性紫癜和轻度贫血。

（八）生殖系统

女性月经减少或闭经。男性阳痿，偶有乳腺增生。

（九）甲状腺肿

大多数患者有程度不等的甲状腺肿大。甲状腺肿大为弥漫性、对称性，质地早期较软，病程长者质地较硬。无压痛。甲状腺上下极可触及震颤，闻及血管杂音。

（十）眼征

眼征可分为两类：一类为单纯性突眼，病因与甲状腺毒症所致的交感神经兴奋性增高有关；另一类为浸润性突眼，即GO，病因与眶后组织的自身免疫炎症有关。单纯性眼征包括下述表现：①轻度突眼：突眼度不超过18mm；②Stellwag征：瞬目减少，炯炯有神；③上睑挛缩，睑裂增宽；④von Graefe征：双眼向下看时，上睑不能随眼球下落，出现白色巩膜；⑤Joffroy征：眼球向上看时，前额皮肤不能皱起；⑥Mobius征：双眼看近物时，眼球辐辏不良。浸润性突眼指眼球显著突出超过18mm，少数患者仅有单侧突眼；患者自觉症状有眼内异物感、胀痛、怕光、流泪、复视、视力下降；查体见眼睑肿胀，结膜充血水肿，眼球活动受限，严重者眼球固定，眼睑闭合不全、角膜外露而形成角膜溃疡，甚至失明。美国甲状腺学会（ATA）提出的Graves病眼征的分级标准如表7-88-2所示。

表7-88-2 Graves病眼征的分级标准

（美国甲状腺学会）

级别	眼部表现
0	无症状和体征
1	上睑挛缩、Stellwag征、von Graefe征
2	有症状和体征，软组织受累
3	突眼（>18mm）
4	眼外肌受累
5	角膜受累
6	视力丧失（视神经受累）

【Graves病特殊的临床表现和类型】

（一）甲状腺危象

甲状腺危象（thyroid crisis）是甲状腺毒症急性加重的表现，发生原因可能与循环血液中甲状腺激素水平增高、心脏和神经系统的儿茶酚胺受体数目增加、敏感性增强有关。主要诱因包括感染、手术、放射性碘治疗、严重创伤、心肌梗死等。临床表现为原有的甲亢症状加重，包括高热（39℃以上）、心动过速（140～240次/分）、伴心房颤动等心律失常、烦躁不安、呼吸急促、大汗淋漓、恶心呕吐、腹泻等，严重者出现虚脱、休克、嗜睡、谵妄、昏迷，部分患者有心力衰竭。

（二）甲状腺功能亢进性心脏病

主要表现为心律失常、心脏扩大和心力衰竭，少数患者可有二尖瓣脱垂、心绞痛或心肌梗

笔记栏

死。多发生在老年患者，长期患严重甲亢的青年患者也可能发生。在部分老年甲亢患者中，心房颤动可以作为本病的首发症状，而其他甲亢症状不典型，有心房颤动的老年甲亢患者易发生心力衰竭。

(三) 淡漠型甲状腺功能亢进症(apathetic hyperthyroidism)

多见于老年患者。起病隐袭，甲状腺毒症、甲状腺肿和眼征均不明显。主要表现为明显消瘦、心悸、乏力、神志淡漠、厌食、腹泻。可伴有心房颤动、心力衰竭。临床上患者常因明显消瘦而被误诊为恶性肿瘤，因心房颤动被误诊为冠心病，所以老年人不明原因的突然消瘦、心房颤动时应考虑本病。

(四) 三碘甲腺原氨酸(T_3)型和甲状腺素(T_4)型甲亢

仅有血清 T_3增高和甲状腺毒症称为 T_3型甲亢，占甲亢病例 5%，在碘缺乏地区和老年人群中常见，病因包括 GD、毒性结节性甲状腺肿等。仅有血清 T_4增高的甲状腺毒症称为 T_4型甲亢，主要发生在碘致甲亢和伴全身性严重疾病的甲亢患者中，后者由于 5′脱碘酶受到抑制，T_4在周围组织转换为 T_3减少，所以 T_3不高。

(五) 亚临床甲状腺功能亢进症

即血清 T_3、T_4正常，但是 TSH 减低。患病率为 2%～16%，病因包括 GD、结节性甲状腺肿和自主性高功能腺瘤等，也可能是甲亢在早期或恢复期的表现。本症与心血管病和骨质疏松症的关系受到关注。

(六) 妊娠期甲状腺功能亢进症

包括以下几个方面：①妊娠期由于甲状腺激素结合球蛋白增高，引起血清 TT_4和 TT_3增高，所以妊娠期甲亢的诊断应以血清 FT_4、FT_3和 TSH 为标准；②一过性妊娠呕吐甲亢：绒毛膜促性腺激素（HCG）在妊娠三个月时水平达到高峰，它与 TSH 有相同 α 亚单位、相似的 β 亚单位和受体亚单位，过量的 HCG 能够刺激 TSH 受体引起妊娠期甲亢，其中包括一过性妊娠呕吐甲亢（transient hyperthyroidism of hyperemesis gravidarum，THHG）；③新生儿甲亢：母体的 TRAb 可以透过胎盘刺激胎儿的甲状腺引起新生儿甲亢；④产后由于免疫抑制的解除，GD 易于发生，称为产后 GD；⑤产后甲状腺炎：早期也表现为甲亢，是由于甲状腺滤泡炎性破坏、甲状腺激素漏出所致。

(七) 胫前黏液性水肿

属于自身免疫病，约 5%的 GD 患者伴发本症。多发生在胫骨前下 1/3 部位，也见于足背、踝关节、肩部、手背等处，皮损大多为对称性。早期皮肤增厚、变粗，有大小不等的棕红色或红褐色突起不平的斑块或结节，边界清楚。直径 5～30mm 不等，皮损周围的表皮稍发亮，病变表面及周围可有毳毛增生，可伴感觉过敏或减退，或伴瘙痒；后期皮肤粗厚，如橘皮或树皮样，皮损融合，有深沟，下肢粗大似象皮腿。

(八) Graves 眼病

25%～50%的 GD 患者伴有不同程度的眼病。5%的患者以眼病为主，称为甲状腺功能正常型 Graves 眼病（euthyroid Graves ophthalmopathy，EGO）。眼征达到 4 级（包括 4 级，见表 7-88-2）以上者称为 Graves 眼病（Graves ophthalmopathy，GO），又称甲状腺相关性眼病（thyroid-associated opthalmopathy，TAO）。GO 多见于男性，单眼受累的病例占 GO 的 10%～20%。甲亢与 GO 发生顺序的关系是：两者同时发生者占 43%，甲亢先于 GO 发生者占 44%。

【实验室和辅助检查】

主要包括三大类：甲状腺激素测定、甲状腺自身抗体测定和甲状腺的影像学检查。反映甲状腺功能的血清激素包括血清 TSH、TT_4、TT_3、FT_4、FT_3。血清 TSH 是反映甲状腺功能的最敏感指标，它的改变发生在 T_4、T_3水平改变之前，特别是超敏 TSH 测定方法（也称第三代 TSH 测定）产生以后，它在诊断甲亢中的作用显得尤为突出。亚临床甲状腺功能异常时仅有血清 TSH 的改变，血清甲状腺激素正常。血清 TT_4、TT_3由于受循环中甲状腺激素结合球蛋白的浓度的影响，其诊断价值低于血清 FT_4、FT_3。甲状腺影像学检查主要包括^{131}I 摄取率和甲状腺放射性核素扫描。随着 TSH 和甲状腺激素测定方法的改进，^{131}I 摄取率已经不作为诊断甲亢的必备检查，现在^{131}I 摄取率主要用于甲状腺功能亢进症所致的甲状腺毒症与炎症所致的漏出性甲状腺毒症的鉴别诊断（前者增高，后者减低）。甲状腺放射性核素扫描主要用于甲状腺结节和肿瘤的诊断和鉴别诊断。

(一) 血清总甲状腺素(TT_4)

T_4全部由甲状腺产生，血清中 99.96%的 T_4以与蛋白结合的形式存在，其中 80%～90%与甲状腺激素结合球蛋白（TBG）结合，所以血清

笔记栏

TBG 量以及与激素结合力的变化都会影响测定结果。甲亢时 TT_4 增高。放射免疫法（RIA）成人正常值为 65～156nmol/L，免疫化学发光法（ICMA）成人正常值为 58.1～154.8nmol/L。

（二）血清总三碘甲状腺原氨酸（TT_3）

T_3 20%由甲状腺产生，80%在外周组织由 T_4 转换而来。血清中 99.6%的 T_3 以与蛋白结合的形式存在，所以本值同样受到 TBG 含量的影响。RIA 法成人正常值为 1.8～2.9nmol/L，ICMA法成人正常值为 0.7～2.1nmol/L。

（三）血清游离甲状腺素（FT_4）、游离三碘甲状腺原氨酸（FT_3）

尽管 FT_4 仅占 T_4 的 0.025%，FT_3 仅占 T_3 的 0.35%，但它们与甲状腺激素的生物效应密切相关，是实现该激素生物效应的主要部分，所以是诊断临床甲亢的首选指标。RIA 法 FT_4 成人正常值为 9～25pmol/L，ICMA 法 FT_4 成人正常值为 9～23.9pmol/L；RIA 法 FT_3 成人正常值为 3～9 pmol/L，ICMA 法 FT_3 成人正常值为 2.1～5.4pmol/L。

（四）促甲状腺激素（TSH）测定

血清 TSH 浓度的变化是反映甲状腺功能最敏感的指标。国内普遍应用的免疫化学发光法（ICMA）属于第三代 TSH 测定法，检测灵敏度达到 0.001mU/L，成人正常值 0.3～4.8mU/L。TSH 也是诊断亚临床型甲亢和亚临床型甲减的主要指标。

（五）促甲状腺激素释放激素（TRH）兴奋试验

静脉注射 TRH 400μg，分别于注射前、注射后 15、30、60、90、120 分钟采血，测定血清 TSH。正常人 TSH 水平较注射前升高 3～5 倍，高峰出现在 30 分钟，并且持续 2～3 小时。甲亢时，血清 T_3、T_4 浓度增高，反馈抑制垂体 TSH 释放，故在注射 TRH 后 TSH 分泌反应被抑制或者反应降低。

（六）^{131}I 摄取率

盖革计数管测定的 ^{131}I 摄取率正常值为 3 小时 5%～25%，24 小时 20%～45%，高峰在 24 小时出现。甲亢时 ^{131}I 摄取率改变为总摄取量增加，摄取高峰前移。本方法目前主要用于甲状腺毒症病因的鉴别：甲状腺功能亢进类型的甲状腺毒症 ^{131}I 摄取率增高；非甲状腺功能亢进类型的甲状腺毒症 ^{131}I 摄取率减低。

笔记栏

（七）促甲状腺激素受体抗体（TRAb）

是鉴别甲亢病因、诊断 GD 的重要指标之一。新诊断的 GD 患者 75%～96%TRAb 阳性，全部患者平均阳性率为 30%～40%。TRAb 包括刺激性（TSAb）和抑制（TSBAb）两种抗体，而检测到的 TRAb 仅能反映有针对 TSH 受体的自身抗体存在，不能反映这种抗体的功能。

（八）甲状腺刺激抗体（TSAb）

是诊断 GD 的重要指标之一，TSAb 不仅与 TSH 受体结合，而且这种抗体能产生对甲状腺细胞的刺激作用。测定原理：TSAb 与 TSH 受体结合，通过腺苷酸环化酶-cAMP 途径产生类 TSH 的生物学效应，使 cAMP 水平增加。85%～100%的 GD 新诊断患者 TSAb 阳性，TSAb 的活性平均在 200%～300%。一般来说，存在高滴度 TRAb 的患者 TSAb 也阳性。

（九）眼部电子计算机 X 线体层显像（CT）和磁共振显像（MRI）

眼部 CT 和 MRI 用于排除其他原因所致的突眼，测量突眼的程度，评估眼外肌受累的情况，有助于对比病情的变化和评估治疗的有效性。

案例 7-88-1

1. 甲状腺功能：TSH＜0.005mIU/L，FT_3 18.5pmol/L，FT455.6pmol/L，TPOAb 214IU/ml。

2. 血常规：WBC 5.22×10^9/L，RBC 4.49×10^{12}/L，PLT 210×10^9/L，N 42.0%，L 45.0%，M10.5%。

3. 甲状腺彩超：甲状腺弥漫性增大，血流丰富，流速增高。

4. 甲状腺 ^{131}I 摄取率：3 小时 53.0%，24 小时 43.14%。

【诊断与鉴别诊断】

诊断的程序是：①确定有无甲状腺毒症；②确定甲状腺毒症是否来源于甲状腺功能亢进；③确定引起甲状腺功能亢进的原因，如 GD、结节性毒性甲状腺肿等。

（一）甲状腺功能亢进症的诊断

①高代谢症状和体征；②甲状腺肿伴或不伴血管杂音；③血清 FT_4 与 FT_3 增高、TSH 减低。具备以上三项诊断即可成立。应注意的是，淡漠型甲亢的高代谢症状和甲状腺体征不明显，仅表

现为明显消瘦或心房颤动，尤其在老年患者；T_3型甲亢仅有血清 T_3增高。

(二) GD 的诊断

①甲亢诊断成立；②甲状腺肿大呈弥漫性；③伴浸润突眼；④TRAb 和 TSAb 阳性；⑤其他甲状腺自身抗体阳性；⑥胫前黏液性水肿。具备①②项者诊断即可成立，其他 4 项进一步支持诊断确立。

(三) 甲状腺功能亢进所致的甲状腺毒症与甲状腺炎导致甲状腺激素漏出所致的甲状腺毒症的鉴别

两者均有临床甲状腺毒症表现、甲状腺肿和血清甲状腺激素水平升高。而病史、甲状腺体征和^{131}I 摄取率是主要的鉴别手段。前者^{131}I 摄取率增高，摄取高峰前移；后者^{131}I 摄取率减低，并呈现动态变化(详见本篇第 10 章)。

(四) 甲亢所致的甲状腺毒症的原因鉴别

GD、结节性毒性甲状腺肿和甲状腺自主高功能腺瘤分别占病因的 80%、10%和 5%。伴有浸润性突眼、TRAb 和 TSAb 阳性、胫前黏液性水肿等支持 GD 的诊断。不典型的 GD 应与结节性毒性甲状腺肿和甲状腺自主高功能腺瘤相鉴别。鉴别的主要手段是甲状腺放射性核素扫描和甲状腺 B 超。

案例 7-88-1

1. 患者青年女性，35 岁。

2. 病史特点：患者于 3 个月前因受刺激后出现怕热、多汗、心慌、手颤，伴有食欲亢进，大便次数增加，体重明显减轻。自发病以来，焦虑、心烦易怒、失眠。既往身体健康，其母亲曾患甲亢。

3. 临床特点：T 37.4℃，P 108 次/分，BP 145/75mmHg。明显消瘦，精神兴奋。皮肤潮湿、多汗，双眼突出，眼睑水肿，结膜充血。甲状腺Ⅱ度肿大，双侧上极均可闻及血管杂音。心率 108 次/分，律齐，第一心音亢进。双手细颤。

4. 辅助检查：TSH<0.005mU/L，FT_3 18.5pmol/L，FT_4 55.6pmol/L，TPOAb 214 IU/ml。

甲状腺彩超：甲状腺弥漫性增大，血流丰富，流速增高。甲状腺^{131}I 摄取率：3 小时 53.0%，24 小时 43.14%。

临床诊断：Graves 病。

【治疗】

目前尚不能对 GD 进行病因治疗。有三种疗法可被采用，即抗甲状腺药物(ATD)、放射性碘和手术治疗。ATD 的作用是抑制甲状腺激素的合成与释放，放射性碘和手术则是通过破坏甲状腺组织减少甲状腺激素的产生来达到治疗目的。

(一) 抗甲状腺药物(ATD)

ATD 治疗是甲亢的基础治疗，但是单纯 ATD 治疗的治愈率仅有 40%左右，复发率高达 50%～60%。ATD 也用于放射性碘和手术治疗的辅助治疗。常用的 ATD 分为硫脲类和咪唑类两类，硫脲类目前主要有丙硫氧嘧啶(propylthiouracil，PTU)；咪唑类目前主要有甲巯咪唑(methimazole，MMI，他巴唑)和卡比马唑(carbinmazole，甲亢平)。PTU 血浆半衰期为 60 分钟，具有在外周组织抑制 T_4转换为 T_3的独特作用，因此发挥作用较 MMI 迅速，控制甲亢症状快，但是必须保证 6～8 小时给药一次；MMI 血浆半衰期为 4～6 个小时，在甲状腺内停留时间长，一天的剂量可以顿服。

1. 适应证 ①病情轻、中度患者；②甲状腺轻、中度肿大；③年龄<20 岁；④孕妇、高龄或因其他原因不适宜手术者；⑤手术或放射性碘治疗前的准备用药；⑥手术后复发且不适合放射性碘治疗者。

2. 剂量与疗程 (以 PTU 为例，如用甲巯咪唑则剂量为 PTU 的 1/10)①初治期：300～450mg/d，分 2～3 次口服，持续 6～8 周，每 4 周复查血清甲状腺激素水平一次。T_4的血浆半衰期在一周左右，而且甲状腺内储存激素释放的时间约两周，所以 ATD 开始发挥作用多在 4 周左右。临床症状缓解后开始减量。②减量期：每 2～4周减量一次，每次减量 50～100mg/d，3～4 个月减至维持量。③维持期：50～100mg/d，维持治疗时间为 12～18 个月。由于 TSH 能够刺激甲状腺细胞表面免疫相关抗原分子的异常表达，TSH 增高可能加重甲状腺肿和突眼，因此有学者主张在 ATD 治疗中合用左旋甲状腺素(l-T_4)，以免血清 TSH 升高，抑制甲状腺自身免疫过程，但其临床疗效报告尚不一致。

3. 不良反应 ①粒细胞减少：ATD 可以引起白细胞减少，发生率约为 10%左右，严重者可发生粒细胞缺乏症。主要发生在治疗开始后的 2～3 个月内，外周血白细胞低于 3×10^9/L 或中性粒细胞低于 1.5×10^9/L 时应当停药。甲亢本身也可以引起白细胞减少，需要注意区分。治疗

笔记栏

前和治疗后每周需要检查血白细胞。②皮疹：发生率约为2%～3%。可用抗组胺药治疗，若皮疹严重应及时停药，以免发生剥脱性皮炎。③胆汁淤积性黄疸、血管神经性水肿、中毒性肝炎、急性关节痛等不良反应较为罕见，如发生则需立即停药。

4. 停药指标 主要依据临床症状、体征和实验室检查：①症状消失，体征明显好转；②甲状腺激素和TSH正常，TSAb转为阴性；③ATD维持治疗18个月。

(二) 放射性碘(radioactive iodine，RAI)治疗

其机制是服用^{131}I后主要被甲状腺所摄取而且主要释放出β射线，β射线在组织内的射程仅有2mm，仅破坏甲状腺组织细胞，不会累及毗邻组织，包括甲状旁腺。

1. 适应证 ①中度甲亢、年龄25岁以上；②对ATD过敏或长期治疗无效，或治疗后复发者；③合并心、肝、肾疾病不宜手术或不愿接受手术者。

2. 禁忌证 ①妊娠、哺乳期妇女；②年龄25岁以下；③有严重心、肝、肾功能衰竭或活动性肺结核；④外周血白细胞低于3×10^9/L或中性粒细胞低于1.5×10^9/L；⑤重症浸润性突眼；⑥甲状腺危象。

3. 剂量 根据估计甲状腺组织重量和甲状腺最高^{131}I摄取率计算剂量，一般主张每克甲状腺组织一次给予^{131}I 2.6～3.7MBq(70～100μCi)。对于病情较重者，先用MMI控制症状，注意此时不宜用PTU，因为停药后它会在数周或数月内抑制甲状腺摄取^{131}I，而MMI的这种抑制作用在24小时后消失。待症状减轻后，停ATD5～7日后给予^{131}I。这类患者的^{131}I的治疗量应当增大至每克甲状腺组织3.75～5.60MBq(100～150μCi)。治疗后2～4周症状减轻，甲状腺缩小，体重增加，3～4个月甲状腺功能恢复正常。80%患者可以一次治愈，未治愈者6个月后进行第二次治疗。

4. 并发症 ①甲状腺功能减退：国内报告治疗后一年内的发生率为4.6%～5.4%，以后每年递增1%～2%，较国外低。甲减发生的原因与电离辐射损伤和继发自身免疫损伤有关。对于接受RAI治疗的患者，定期监测甲状腺功能十分重要。RAI引起的甲状腺功能减退分为暂时性和永久性两类，后者要给予甲状腺激素终生替代治疗。②放射性甲状腺炎：发生在摄^{131}I后的7～10天。严重者可给予糖皮质激素治疗。对于个别患者，RAI治疗可诱发甲状腺危象。③有时可加重浸润性突眼，必要时可加用糖皮质激素预防与治疗。

(三) 手术治疗

1. 适应证 ①中、重度甲亢，长期服药无效或停药后复发，或不能长期服药者；②甲状腺巨大，有压迫症状；③胸骨后甲状腺肿伴甲亢；④结节性甲状腺肿伴甲亢。

2. 禁忌证 ①伴严重浸润性突眼；②合并严重心、肝、肾、肺疾病，不能耐受手术；③妊娠前3个月和第6个月以后。

3. 手术方式 通常为甲状腺次全切除术，两侧各留下2～3g甲状腺组织，治愈率约60%。主要并发症是甲状旁腺损伤导致甲状旁腺功能减退和喉返神经损伤，发生率为1%～2%，术后甲亢复发率在7%～8%左右。

(四) 其他药物治疗

1. 复方碘溶液 复方碘化钠溶液仅在手术前和甲状腺危象时使用，属于暂时性。另外，减少碘摄入量是治疗甲亢的基础之一，过量碘的摄入会加重和延长病程，增加复发的可能性，所以甲亢患者应当食用无碘食盐，忌用含碘药物。

2. β受体阻滞剂 作用机制是：①阻断甲状腺激素对心脏的兴奋作用；②阻断外周组织T_4向T_3转化，用于甲亢初治期，可较快控制甲亢的临床症状。通常应用普萘洛尔每次10～40mg，每天3～4次。对于有支气管疾病者，可选用β_1受体阻断剂，如阿替洛尔、美托洛尔等。

(五) 甲状腺危象的治疗

①针对诱因治疗，尤其注意预防感染和作好术前准备。②抑制甲状腺激素合成：首选PTU，首次剂量600mg口服或经胃管注入，以后给予200mg，每8小时口服一次，待症状缓解后改用一般治疗剂量。③抑制甲状腺激素释放：服PTU 1～2小时后再加用复方碘溶液5～10滴，每8小时一次；或碘化钠1.0g加入5%葡萄糖盐水溶液中静脉滴注24小时，以后视病情逐渐减量，一般使用3～7日。如果对碘剂过敏，可改用碳酸锂0.5～1.5g/d，分3次口服，连用数日。④普萘洛尔20～40mg、每6～8小时口服一次，或1mg稀释后静脉缓慢注射。普萘洛尔有抑制外周组织T_4转换为T_3的作用。⑤氢化可的松100mg加入5%～10%葡萄糖盐水中静脉滴注，每6～8小时一次。⑥降低血浆甲状腺激素：在上述常规治疗效果不满意时可选用腹膜透析、血液透析或血浆置换等措施迅速降低血浆甲状腺激素浓度。⑦降温：高热者

笔记栏

予物理降温，避免用乙酰水杨酸类药物。⑧其他支持治疗。

(六) 浸润性突眼的治疗

①高枕卧位，限制食盐，给予利尿药减轻水肿。②1%甲基纤维素或0.5%氢化可的松滴眼，睡眠时使用抗生素眼膏，加盖眼罩预防角膜损伤。③早期使用免疫抑制剂：泼尼松 60～90mg/d，分 3 次口服，持续 2～4 周，以后的 4～12 周逐渐减量。严重病例可应用甲泼尼龙 0.5～1.0g加入生理盐水静脉滴注，隔日一次，连用 2～3 次后改为口服泼尼松。也可以试用环磷酰胺、环孢霉素等其他免疫抑制剂。④严重突眼、角膜溃疡或压迫性视神经病变者，可行眼眶减压术或球后放射治疗，以减轻眶内和球后浸润。泼尼松效果不佳时，可改用球后放射治疗，通常给予 20Gy 剂量，分 10 次在两周内进行。⑤控制甲亢首选 ATD 治疗，因手术和^{131}I 治疗可能加重浸润性突眼。⑥可合用 l- T_4或甲状腺片，以预防甲状腺功能减退加重突眼。

(七) 妊娠期甲亢的治疗

①ATD 治疗：可以在妊娠全程给予 ATD 治疗。因为 ATD 可以通过胎盘影响胎儿的甲状腺功能，故密切监测孕妇的游离甲状腺激素水平对确定治疗所需的 ATD 剂量十分重要。因 PTU 通过胎盘和进入乳汁的比例均少于 MMI，故首选 PTU。PTU 初治剂量 300mg/d，维持剂量 50～150mg/d 对胎儿是安全的。血清 FT_4应当维持在正常值的上限水平或稍高于正常水平，避免过度治疗。另外，在妊娠的后六个月，由于妊娠的免疫抑制作用，ATD 的剂量可以减少。分娩以后，免疫抑制解除，甲亢易复发，ATD 的需要量也增加。②一般不宜手术治疗，若择期手术治疗，经 PTU 治疗控制甲亢症状后，可在妊娠中期做甲状腺次全切除。③ATD 治疗同时合用 l-T_4不能预防胎儿甲减发生，因后者通过胎盘的量极少，不能防止 TSH 升高。④妊娠期禁忌 RAI 治疗。⑤妊娠期禁忌普萘洛尔治疗。

(八) 甲亢性心脏病的治疗

首先应针对甲状腺毒症治疗，尽快使甲状腺功能恢复正常。可选择放射性碘治疗，不适合放射性碘治疗的患者使用 TAD 治疗。β受体阻断药普萘洛尔具有迅速减慢心率、缩小脉压、减少心排血量的作用，对于控制心房颤动的心室率有明确效果，由于甲亢所致的代谢率增加，普萘洛尔应用剂量要相对增大，可 30～60mg，每 8 小时一次。其他还可给予抗心力衰竭治疗，如地高辛和利尿药。

案例 7-88-1

治疗建议：

1. 注意休息，必要时服用镇静剂。
2. 低碘高热量饮食。
3. PTU 100mg，每日 3 次。
4. 普萘洛尔 10mg，每日 3 次。
5. 必要时放射性碘治疗。

推荐阅读

Biondi B, Palmieri EA, Klain M, et al. 2005. Subclinical hyperthyroidism: clinical features and treatment options. Eur J Endocrinol, 152: 1～9

Watson SG, Radford AD, Kipar A, et al. 2005. Somatic mutations of the thyroid-stimulating hormone receptor gene in feline hyperthyroidism: parallels with human hyperthyroidism. J Endocrinol, 186: 523～537

Weetman AP. 2000. Medical Progress: Graves' Disease. N Engl J Med, 343: 1236～1248

（韩学文）

笔记栏

第89章 甲状腺功能减退症

案例 7-89-1

患者,女性,37岁。颜面部浮肿1年余,全身浮肿伴腹胀2个月余。

1年多前患者无明显诱因出现颜面部浮肿,晨起明显,无自发缓解倾向,遂到当地县医院检查,诊断为"肾炎",给予氢氯噻嗪25mg,口服,3次/日,治疗效果不明显,后因腹部不适自行停用;2个月前,患者感觉全身明显浮肿、腹胀、乏力,到当地县医院再次以"肾炎"给予利尿、输注白蛋白等治疗15天,效果差,遂转院。患者自发病以来,无头痛、头晕,无恶心、呕吐,无视力下降及视野缺损。精神正常,饮食、睡眠欠佳,白天睡眠多,食欲差,大便正常,体重明显增加约15公斤。

体格检查:T 36.8℃,P 76次/分,R 18次/分,BP 110/80mmHg,身高165cm,体重为73kg,发育正常,营养中等,神清语利,查体合作。面色苍白,眼睑浮肿,甲状腺无肿大。听诊双肺呼吸音清晰,未闻及干湿性罗音。心率76次/分,律齐,心脏各瓣膜区听诊未闻及杂音。肝脾肋下未触及,腹部叩诊浊音,移动性浊音(+),双性浊音(+),双下肢水肿。生理反射存在,病理反射未引出。

问题:

1. 该病例首先考虑什么诊断?

2. 为了明确诊断,应做哪些实验室检查?

3. 应做哪些鉴别诊断?如何处理?

甲状腺功能减退症(hypothyroidism),简称甲减,是指由于各种原因引起的体内甲状腺激素合成、分泌或生物效应不足,导致机体的代谢和身体的各个系统功能减低而引起的临床综合征。按起病年龄可分为三种类型:功能减退始于胎儿或新生儿者称呆小病;起病于青春期发育前儿童者,称幼年型甲减;起病于成年者为成年型甲减。甲状腺功能减退症根据病变的部位不同,又可以分为原发性(甲状腺性)甲减,继发性(垂体性)甲减、三发性(下丘脑性)甲减以及因为末梢对甲状腺激素作用抵抗所致的甲减。其中原发性(甲状腺性)甲减最常见,约占全部甲减患者的96%。

【病因与发病机制】

甲减的发病机制因类型和病因不同而各异。呆小病有地方性及散发性两种。地方性呆小病见于地方性甲状腺肿流行区,因母体缺碘,供应胎儿的碘缺乏,以致甲状腺发育不全和激素合成不足。散发性呆小病见于各地,病因不明。母亲既不缺碘又无甲状腺肿等异常,可能由于甲状腺发育不全或缺如以及甲状腺激素合成障碍等原因发病。幼年型甲减的病因与成人患者相同。成年型甲减可分为TH缺乏、TSH缺乏、TRH缺乏和周围组织对TH不敏感四类,TH缺乏患者又分为原发性和继发性两种原因。原发性者病因不明,故又称"特发性",可能与甲状腺自身免疫性病变有关,此组病例较多发生甲状腺萎缩,约占甲减发病率的5%。继发性者有以下几种原因:①由于手术切除、放射性碘或放射线治疗引起甲状腺破坏;②甲状腺炎,以慢性淋巴细胞性甲状腺炎最为常见;③伴甲状腺肿或结节的甲减,以慢性淋巴细胞性甲状腺炎多见;④甲状腺内广泛病变,多见于晚期甲状腺癌和转移性肿瘤;⑤药物,以抗甲状腺药物治疗过量,摄入碘化物过多,使用阻碍碘化物进入甲状腺的药物,如过氯酸钾、碳酸锂等多见。TSH缺乏患者常因肿瘤、手术、放疗和产后垂体缺血性坏死所致。TRH缺乏可由下丘脑肿瘤、肉芽肿、慢性疾病或放疗等引起。TH不敏感综合征常呈家族发病倾向,常染色体显性或隐性遗传。大多数是由于TH受体基因突变、TH受体减少或受体后缺陷所致。

案例 7-89-1

1. 甲状腺B超显示:结节性甲状腺肿(右)。

2. 伴甲状腺肿或结节的甲减,以慢性淋巴细胞性甲状腺炎多见。

【临床表现】

甲状腺激素减少引起机体各系统功能减低及代谢减慢,症状多无特异性,病情严重时出现典型甲减的临床表现。

1. 一般表现 畏寒、乏力、表情淡漠、反应

笔记栏

迟钝、动作缓慢、声音嘶哑、浮肿、体重增加、面色苍白、眼睑浮肿、唇厚舌大、皮肤变黄、少汗粗糙、毛发稀疏脱落、指(趾)甲脆而增厚等。

2. 神经系统 智力减退，记忆力、注意力、理解力和计算力均减弱，听力下降，感觉灵敏度降低。检查时常见腱反射及松弛时间延长。

3. 循环系统 可有心悸、气短，下肢浮肿多为非凹陷性，检查时可见心脏扩大、心动过缓，严重时可伴有心包、胸腔或腹腔等浆膜腔积液。

4. 消化系统 食欲减退，胃酸分泌减少，胃肠蠕动减弱，可出现顽固性便秘。

5. 血液系统 20%～30%患者可出现贫血，一般为正红细胞型或小细胞低色素性贫血也可有巨红细胞型贫血。

6. 生殖系统 性欲减退，男性患者常有阳痿，女性患者可有月经不调、不易受孕。

案例 7-89-1

1. 面色苍白，眼睑浮肿，下肢水肿，体重增加。

2. 腹腔积液。

【实验室和辅助检查】

甲状腺功能减退症的实验室检查主要是甲状腺功能检查，包括血清总甲状腺素(TT_4)、血清总三碘甲状腺原氨酸(TT_3)、血清游离甲状腺素(FT_4)、血清游离三碘甲状腺原氨酸(FT_3)及血清促甲状腺素(TSH)检查。本病患者血清 T_3、T_4降低，尤其是 TT_4、FT_4明显降低，由于甲状腺激素分泌减少，对 TSH 的反馈性抑制作用减弱，故血清中 TSH 水平通常增高。其次尚有甲状腺摄取同位素^{131}I 明显降低。此外，患者常有轻度至中度的贫血；基础代谢率常明显降低；血清胆固醇明显升高，低密度脂蛋白及高密度脂蛋白均升高；泌尿系统检查有肾血流量降低，水利尿反应降低，可出现轻度蛋白尿，血尿酸升高；心电图示低电压，Q-T延长，T 波低平；X 线检查示心影向两侧扩大；多普勒检查可见心包积液征等。

案例 7-89-1

1. FT_3：2.383pg/ml(2.76～6.3pg/ml)。

2. FT_4：6.23ng/ml(10.42～24.32ng/ml)。

3. TSH：12.01μIU/ml(0.35～5.50μIU/ml)。

4. 白蛋白 11.4g/L，总蛋白：31.2g/L。

5. 甲状腺 B 超显示：结节性甲状腺肿(右)。

【诊断】

典型甲状腺功能减退症不难诊断，较为可靠的症状和体征为不耐寒冷，脑力和体力活动缓慢，皮肤增厚干燥，温度低，眶周肿胀，无表情，心率缓慢；实验室检查 T_3、T_4降低，特别是 TT_4、FT_4和^{131}I 摄取率明显降低，以及血清胆固醇测定等均有助于诊断。对于轻症或不典型患者，测定血清中 T_3、T_4及 TSH 水平有助于诊断。

案例 7-89-1

1. 颜面部浮肿 1 年余，全身浮肿伴腹胀 2 个月余。

2. 面色苍白，眼睑浮肿，下肢水肿，体重增加，腹腔积液。

3. FT_3：2.383pg/ml(2.76～6.3pg/ml)；FT_4：6.23ng/ml(10.42～24.32ng/ml)。

TSH：12.01μIU/ml(0.35～5.50μIU/ml)。

【治疗】

甲状腺功能减退症的主要治疗方法是甲状腺激素的替代治疗。总原则是：小剂量开始，缓慢加量，达有效剂量后长期维持。维持剂量可随病情变化，季节更替等而有所变动。

成人型甲减替代疗法效果显著，并需终身用药。

1. 甲状腺片 从小剂量开始，15mg/d，最终剂量为 120～240 mg/d，当自觉症状好转，脉率恢复正常，治疗见效可将剂量减量至约 90～180 mg/d，来作为维持量。如在治疗过程中出现胸闷、心悸、烦躁、多梦、多汗、乏力、心动过速、心律失常等症状，应把甲状腺片减量或暂时停用。

2. l-T_4 替代剂量为每日 1.5～2.0 μg/kg。初始剂量可先给予 1/2 量，1～2 周后逐渐加量；如合并心脏病或慢性肺部疾患则初始剂量应更小，加量应更缓慢，如 l-T_4 25～50μg/d，每月增加 25～50μg，以免诱发或加重其心脏病变。

对任何老年甲减患者，若其患有缺血性心脏病或至少有隐性心脏病存在时，应坚持给低剂量及缓慢的加量方法。因老年人代谢需要量较年轻人低故所需剂量偏小。初始 l-T_4 12.5～25μg/d，每 2～4 周增加 12.5～25μg，渐达每日 5μg/kg，以后每两个月调整一次剂量，直到达到满意的临床缓解及激素血药浓度，并需经常监测心电图，以免发生心肌缺血及心律紊乱。必须强

笔记栏

调指出，因药物所致心肌缺血，心力衰竭或致死性心律失常发生的危险性远远高于甲减状态持续存在的危险性。

发育期青少年甲减时应尽快达到有效治疗剂量，以免影响生长发育。剂量一般为每日 2～2.5μg/kg(理想体重)，如无心肺疾患，可开始即按此剂量给药，数日内血清 T_4 可达正常范围，T_3 正常一般需 2～4 周，血 TSH 浓度降至正常则需 6～8 周，以后可以此作为基础调整剂量，以求达到较满意的临床及生化效果。

案例 7-89-1

l-T4 50μg/d，后逐渐增加剂量到 100μg/d，患者症状明显好转出院。

【预防】

先天性呆小病和缺碘性甲状腺肿是可预防性疾病，饮食碘供应不足是引起地方性甲状腺肿和呆小病的主要原因，食用碘盐是最常用最有效的补碘方法。胎儿、新生儿甲减的预防主要依赖于大力推广现代筛查诊断方法。进行宫内或出生后的早期诊治，将明显减少新生儿先天性甲减的发生，改善其不良预后。成人甲减，有一部分是由于手术切除或使用 ^{131}I 治疗甲亢引起，手术时必须保留足够的甲状腺组织或严格掌握 ^{131}I 用量，避免切除过多和剂量过大所致的医源性甲减。此外，在临床工作中要加强对不典型甲减的诊治，避免误诊误治。

推荐阅读

Kopp P.2002. Perspective: Genetic defects in the etiology of congenital hypothyroidism.Endocrinology, 143: 2019～2024

Mazzaferri EL, Robbins RJ, Spencer CA, et al.2003.A concensus report of the role of serum thyroglobulin as a monitoring method for low－risk patients with papillary thyroid carcinoma.J Clin Endocrinol Metab, 88: 1433～1441

Ladenson PW, Singer PA, Ain KB, et al.2000. American Thyroid Association guidelines for detection of thyroid dysfunction. Arch Intern Med, 160: 1573～1575

(韩学文)

笔 记 栏

第90章 甲状腺炎

甲状腺炎(thyroiditis)不少见,包括了一组炎症性及非炎症性疾病。关于本症的命名及分类目前虽有不少描述和介绍,均不够理想。通常甲状腺炎的分类既反映本病起病的急慢,也说明病程的长短,即所谓急性、亚急性及慢性甲状腺炎,它们彼此之间的内在联系不多,发展和转化关系也不明确,各自具有不同的病因、发病机制、病理改变、临床特点和预后转归。

按起病快慢可分为急性化脓性、亚急性甲状腺炎[包括肉芽肿性和淋巴细胞性或无痛性(寂静型)甲状腺炎]、慢性甲状腺炎[包含慢性淋巴细胞性(桥本甲状腺炎)和慢性纤维性甲状腺炎(侵袭性纤维性或Riedel甲状腺炎)]。还有辐射后、寄生虫、结核、梅毒等感染所引起的甲状腺炎。无痛性甲状腺炎可进一步分为散发性和产后性(表7-90-1)。

表7-90-1 甲状腺炎的分类

类型	病因	组织学所见	发生频率	最终结局
桥本甲状腺炎	自身免疫	伴有生发中心的淋巴细胞浸润,纤维化及有Hurthle细胞改变	常见	甲减症
亚急性肉芽肿性甲腺炎	病毒	有巨细胞浸润的微脓肿和滤泡破裂	约为桥本甲状腺炎的1/40	大多治愈,少数可发生甲减
亚急性无痛性甲状腺炎	免疫	有滤泡破坏淋巴细胞性浸润		大多治愈,少数持续甲状腺肿及甲减约75%恢复,持续甲状腺肿及甲减
散发性甲状腺炎	—	—	不常见	
产后甲状腺炎	—	—	为产后妇女的5.5%	恢复正常
急性化脓性甲状腺炎	细菌	由细菌或真菌生成脓肿	罕见	

急性化脓性甲状腺炎和Riedel甲状腺炎非常少见,其他类型的甲状腺炎更为罕见。

第一节 亚急性非化脓性甲状腺炎

亚急性甲状腺炎(subacute thyroiditis)曾命名为肉芽肿性、巨细胞性或de Quervain甲状腺炎,其发病原因是由于病毒对甲状腺的感染所致,病前患者常先有上呼吸道感染。本病是一种可以自行恢复的甲状腺感染性疾病。

【流行病学】

有报道,本病有季节性的发病倾向,发病还有地区性的集聚表现。临床上本病不太常见,有不少轻型患者可能误诊为咽炎,临床表现不典型、未能检出者估计不在少数。本症在女性较男性多3～6倍,好发年龄在30～50岁之间,儿童少见。

【病因学】

腮腺炎病毒与一些亚急性非化脓性甲状腺炎病例的发病有关,因为在一些患者的血液中,发现有较高浓度的流行性腮腺炎病毒抗体;在被侵及的甲状腺组织中,已直接培养出了流行性腮腺炎病毒。此外,柯萨奇病毒、流感病毒、埃可(ECHO)病毒及腺病毒等均可以引起本病。有些病例,在病程的急性期常有甲状腺自身免疫的证据存在。根据对HLA的研究结果,本病患者可能有病毒易感性基因组,故易患病。本病发病过程是暂时的,仅有极少数患者最终发展为甲状腺功能减低。

【病理生理】

甲状腺滤泡上皮的破坏及滤泡完整性的丧失,是亚急性甲状腺炎病理生理的主要结局。已经生成的甲状腺激素与异常的碘化物质,一起从滤泡释入血中,足以使血清中的T_4及T_3升高,临床上产生甲状腺功能亢进,并抑制了TSH的分泌。由于滤泡上皮的破坏,TSH无法使甲状腺增加对放射性碘的摄取,致使放射性碘摄取率减低,新的甲状腺激素不能合成。在疾病的后期,滤泡内储存的以前生成的激素已排尽,血中

笔记栏

的 T_3 及 T_4 浓度下降，有时降至甲状腺功能减低水平，而 TSH 上升，常可高于正常。如病情不再活动，甲状腺摄碘率可高于正常一段时间。最终，随着甲状腺激素分泌的恢复，血中 T_3、T_4 升高，TSH 浓度下降至正常范围。

【病理解剖】

本病很少进行病理活体或针吸细胞学检查。如做手术探查，可见甲状腺与被膜或临近的肌肉粘连，不易分开，这和纤维性甲状腺炎所见不同。病变组织为黄色或白色，较正常为硬。腺体常两侧对称性肿大，但也可能不对称，仅一叶明显。病变可以仅局限于甲状腺，也可扩展至被膜表面。在大体上，因病变质硬、色苍白，与正常甲状腺之间缺乏清楚界限，与癌肿时所见相似。

亚急性甲状腺炎的组织学特点，与桥本甲状腺炎（HT）不同。病变表现为片状分布。由于病期的不相同，在甲状腺中，各片之间的表现也不相同。在受侵犯区，滤泡内以单核细胞浸润为主，在被侵及的滤泡内，显示上皮破裂，胶质部分或完全消失，基膜断裂。此种病情程度时的组织病理学表现与桥本甲状腺炎时所见类似。特征性的表现为滤泡的胶质构成中央核，周边围以多形核巨细胞，因此，本病又称为“巨细胞”甲状腺炎，在间质细胞内，可以见到胶质，或见到巨细胞内有胶质吞噬（colloidophagy）。滤泡改变进而形成肉芽肿。由于病期的不同，滤泡间的纤维组织以及间质组织的炎性反应表现也不同。电镜观察见滤泡细胞基膜增厚，一些细胞呈柱状，有脂肪包涵体。随着病情的不断好转、病变的消退，甲状腺组织恢复正常。

【临床表现】

本病特征性的表现为甲状腺部位有逐渐发生的或骤然发生的疼痛，严重病例伴有发热，患者在转动头部或吞咽时疼痛加重，并可向耳部、下颌或枕骨部位放射，如同上述这些部位本身的疾病所引起的症状。但是，如果患者缺少甲状腺局部疼痛，并不能排除亚急性甲状腺炎诊断，因为在有病理证实的病例中，曾见到可以不伴有甲状腺部位的疼痛。本病可以有声音嘶哑及吞咽困难。多数患者的症状于病后 3～4 天内达到高峰，也有不少患者，起病缓慢，超过 1～2 周。在病后的 1 周内，约半数患者可伴有甲状腺功能亢进表现，包括兴奋、怕热、心慌、颤抖及多汗等，这些症状是由于急性炎症时从甲状腺向血中释放出过量的甲状腺激素引起的。患者常常诉说心悸、神经过敏及倦怠，倦怠常非常明显，这是本病的特点之一。病情轻者常被误诊，严重者可见到全身有急性病表现，症状可存在数月。触诊时，不少患者的甲状腺呈轻度至中度肿大，质地硬，伴有结节，有剧烈触痛，常可见到一叶甲状腺受侵较另外一叶严重，在受侵犯的甲状腺上的皮肤有发红、温暖。有时可见到侵犯病灶在几周内转向腺体的其他部位，或见最初受侵部位疼痛消失。病情起伏波动持续 3～6 周，多于几个月内消退，不遗留甲状腺功能异常，有些患者在病后会出现暂时性的甲状腺功能减低表现。有不少患者病情好转以后，在数月内可再次或可有多次病情复发或加重，少数最终变为甲状腺功能减退。

本症有些不典型的临床类型值得注意。北京协和医院在 1960 年以来收治的 143 例亚急性甲状腺炎患者中，有 11 例初诊时起病不典型，曾误认为其他疾病，归纳这些临床表现有几种类型：颈部发现结节就诊的有 6 例，其中 4 例为无痛性肿物；2 例肿物有疼痛，生长快，疑为甲状腺癌；耳咽部症状（耳鸣、耳痛、失音及声音嘶哑等）3 例；发热待查（其中 1 例反复发热 1 年半）2 例。这些患者最终是通过实验检查和临床过程或是组织病理检查诊断本病的。

【实验室及辅助检查】

亚急性甲状腺炎实验室检查所见随病期的不同而不同（表 7-90-2）。在急性期，血沉增快非常明显，血沉正常不支持亚急性甲状腺炎的活动期。血中白细胞正常或中等程度升高。

亚急性甲状腺炎是“低摄取甲状腺毒症”的原因之一，低摄取的甲状腺功能亢进的其他原因中，还有寂静型甲状腺炎、医源性甲状腺功能亢进及碘引起的甲亢等。本病初发时，不论血中 T_3 及 T_4 正常或升高，甲状腺的放射性碘摄取率显示均低于正常，此时血中基础 TSH 是受抑制的。临床上，甚或仅有一部分甲状腺受损时，其放射性摄碘率也可低于正常。偶可见到，一些轻型患者中，在未受损害的腺体扫描时显示放射性碘的摄取仍旧存在，但此种情况非常少见，故当见到患者放射性碘摄取率正常时，对活动性亚急性甲状腺炎的诊断应提出怀疑。在典型病例，血中抗甲状腺过氧化物酶抗体及抗甲状腺球蛋白抗体常常测不出来，或仅显示滴度略微升高。

当病情处在甲状腺功能减低期，血中 T_4 及 T_3 均降低，TSH 升高。在恢复期，放射性碘摄取率恢复正常或稍有增高，血中 T_3 及 T_4 也恢复至正常水平。

笔记栏

表 7-90-2　亚急性非化脓性甲状腺炎不同病期的实验检查

病期	T4	T3	TSH	^{131}I 摄取率	其他检查
甲亢期	↑	↑	↓	低(0～2%)	荧光扫描示甲状腺内含碘量减少
甲减期	↓	↓	↑	低	荧光扫描甲状腺内碘含量增加
恢复期	正常	正常	正常	可恢复正常	甲状腺内碘含量达高而平的水平

甲状腺超声检查显示甲状腺低回声，在病情进展时见到低回声区有进一步扩展，甲状腺体积在增加。

【鉴别诊断】

亚急性甲状腺炎需要与甲状腺结节的急性出血、慢性淋巴细胞性甲状腺炎的急性发病、寂静型或无痛性甲状腺炎及急性化脓性甲状腺炎相鉴别。在多发性结节性甲状腺肿的出血形成结节时，不难鉴别，因为此时可以触及甲状腺无触痛的结节；而出血至单个甲状腺结节时，则鉴别较困难。上述两种类型的出血中，病变以外的甲状腺组织的功能仍然存在，其血沉少有明显升高。慢性淋巴细胞性甲状腺炎急性发病可伴有甲状腺疼痛及触痛，但腺体多是广泛受侵犯，血中抗甲状腺抗体大多升高。患者伴有甲亢表现时，需要与毒性弥漫性甲状腺肿鉴别，然而后者甲状腺摄取^{131}I 率多是升高的。伴有甲亢的无痛性甲状腺炎，有减低的放射性摄碘率，病理示慢性甲状腺炎，而无巨细胞存在时，常称为高功能甲状腺炎(hyperthyroiditis)，与无痛性甲状腺炎的鉴别较困难，化验时血沉不增快，抗甲状腺抗体明显升高，提示为前者。急性化脓性甲状腺炎时，可见到身体其他部位有脓毒病灶，甲状腺的邻近组织存在明显的感染反应，白细胞明显升高，并有发热反应。急性化脓性甲状腺炎的放射性碘摄取功能仍然存在。亚急性甲状腺炎很少需要与甲状腺广泛受侵犯的甲状腺癌相鉴别，因为二者的临床及实验室检查所见很不相同。

【治疗】

亚急性甲状腺炎有多种治疗措施，包括硫脲类药、促甲状腺激素及抑制剂量的甲状腺激素。采用这些药物影响疾病过程的证据，尚不能令人认同。对本病无特殊治疗。治疗包括两方面：减轻局部症状和针对甲状腺功能异常的影响。一般来说，大多数患者仅对症处理即可。对轻型病例，采用阿司匹林或其他止痛药，如用对乙酰胺基酚 0.5g，每日 3～4 次，或用水杨酸盐 0.65g，每 4 小时 1 次，可控制症状；如使用 48 小时无效，在病情严重病例，如疼痛、发热明显者，可短期用其他非类固醇抗炎药或应用糖皮质类固醇激素，如泼尼松，通常为每次 10mg，每日 3 次，最多可用至 40mg/d，可迅速缓解临床症状，约有 5%的患者需用皮质激素来减轻症状，持续用药 1～2 周，甚或 4～8 周，以后逐渐减量，共用 6～8 周。如患者在用泼尼松 24～48 小时无反应，亚急性甲状腺炎的诊断应再评定。在治疗中追踪观察血沉改变，可指导用药。如病情需要，再次开始用泼尼松仍然有效。然而，皮质激素并不会影响本病的自然过程，如果皮质激素用后撤减药量过多、过快，反而会使病情加重。也有人提出，如果糖皮质激素连续使用，所用剂量以使患者不出现症状，直至其放射性碘摄取率恢复正常为宜，可能避免病情复发。患者伴有甲状腺功能亢进时，一般不采用抗甲状腺药治疗，通常采用非特异的药物，如 β 受体阻滞剂普萘洛尔，每日最多 30mg，常可奏效。因本病伴甲亢是暂时的，且甲状腺摄碘率低，不是放射碘治疗的指征。这些药物主要是破坏甲状腺激素的合成，但亚急性甲状腺炎血中过多的甲状腺激素是来源于被破坏了的滤泡漏出的 T_4和 T_3，而不是由于合成和分泌增多所致，无需使用硫脲类抗甲状腺药。本病的甲减期也常是暂时的，通常甲减症状不明显，所以不需要甲状腺激素替代治疗。此时 TSH 分泌增加对甲状腺功能的恢复是重要的。除非患者甲减症状明显，否则甲状腺激素治疗应当禁忌。甲减病情轻者无需处理。但也有人主张有甲状腺功能减低时，可用甲状腺制剂，如 L-型甲状腺素钠 0.1～0.15mg/d，可防止由 TSH 升高引起的病情再度加重。病情较重者，可用甲状腺激素替代一段时间。约有 10%的患者可发生永久性甲状腺功能减低，需要长期甲状腺替代治疗。有称中药对本病急性期有较好的治疗效果。

【预防】

增强机体抵抗力，避免上呼吸道感染和咽炎，对预防本病发生有重要意义。

【预后】

本病的预后良好，可以自然缓解。一些患者在病情缓解后，数月内还可能再次或多次复发，反复发作虽不常见，但在临床上仍可能遇到，但最终甲状腺功能回至正常。然而，甲状腺局部不适可持续存在几个月。通常，在病后数周或数月，大多数患者甲状腺功能指标均恢复正常，而

笔记栏

滤泡贮碘功能的恢复却很慢，可以长达临床症状完全缓解以后的1年以上。永久性甲状腺功能低减的发生率不到10%，在以前曾有甲状腺手术或同时有自身免疫性甲状腺炎的患者容易有这种结果。极少数病例可发展为慢性淋巴性细胞性甲状腺炎或毒性弥漫性甲状腺肿。

第二节　慢性淋巴细胞性甲状腺炎

案例 7-90-1

患者，女，35岁。颈粗1年余。

患者于1年前发现颈粗，未诊治，半年前出现怕冷，声音粗，体重较前增加，并感乏力、睡眠多，并伴打鼾，憋气；无颈部、咽部疼痛不适，无多食、烦躁易怒、失眠多梦，无心慌、多汗等症状，近一个月来感乏力、憋气较前加重，为求进一步诊治入院。

体格检查：T 36.7 ℃，P 60次/分，R 18次/分，BP 120/70mmHg，发育正常，营养中等，神清语利，甲减面容。全身皮肤黏膜未见黄染，无出血点。甲状腺Ⅱ°肿大，峡部肿大，质硬，无压痛，未闻及血管杂音；胸廓对称，双肺呼吸音清晰，心率60次/分，心律齐，各瓣膜区未闻及杂音，腹部平软，肝脾肋下未触及，脊柱四肢无畸形，双下肢无水肿。

问题：

1. 该病例首先应该考虑何诊断？
2. 在明确诊断之前，应做哪些实验室检查？
3. 如何明确诊断？如何给出处理建议？

慢性淋巴细胞性甲状腺炎包括两种类型：一为甲状腺肿型，即桥本甲状腺炎（Hashimoto thyroiditis，HT）；另一为甲状腺萎缩型，即萎缩型甲状腺炎（atrophic thyroiditis，AT）。它们都属于自身免疫性甲状腺炎。桥本甲状腺炎是自身免疫性甲状腺炎的一种常见类型，多见于30～50岁女性，起病隐匿，发展缓慢，病程较长，主要表现为甲状腺肿大，多数为弥漫性，少数可为局限性，部分以颜面、四肢肿胀起病。

【病因及发病机制】

本病的特点是血中可检出高效价的抗甲状腺抗体，因此认为是一种器官特异性自身免疫性疾病，具有一定的遗传倾向，HT与HLA-B8相关，AT与HLA-DR3相关。HT和AT患者存在高滴度的TPOAb和甲状腺球蛋白抗体（TgAb），AT患者可存在TSBAb。尽管一些专家认为TSBAb可阻断TSH与其受体结合，导致甲状腺萎缩，出现甲减，但是HT和AT患者的TSBAb平均阳性率分别为12%和33%，这样的阳性率尚不能将甲减的原因完全归于TSBAb，细胞免疫损伤可能是本病导致甲减发生的主要原因。碘摄入量是影响本病发生的重要环境因素，随碘摄入量增加，HT和AT的患病率显著增加。动物实验发现碘摄入量变化可影响具有自身免疫遗传倾向动物的实验性自身免疫性甲状腺炎的发病率和病情程度。干扰素α可以导致自身免疫性甲状腺炎，这种情况易发生于甲状腺自身抗体阳性者。

【病理】

HT患者的甲状腺常呈轻、中度弥漫性肿大，可出现结节，质地坚硬；显微镜下可见明显的淋巴细胞、浆细胞浸润和纤维化，大多数病例有淋巴滤泡形成，伴有生发中心。AT患者的甲状腺萎缩，可见广泛的纤维化和淋巴细胞浸润。

【临床表现】

本病为最常见的自身免疫性甲状腺病之一，美国报道发病率占人群的3%～4%。慢性淋巴细胞性甲状腺炎多见于中年人，高发年龄在30～50岁，但任何年龄组均可累及。女性发病率显著高于男性，约为3倍。起病隐匿而缓慢，甲状腺中度肿大，质地坚硬是HT的首发症状，临床50%的HT病例出现甲减；AT的首发症状是甲减，可有少数病例表现为HT样甲状腺肿伴甲亢，称为桥本甲亢（Hashitoxicosis），少数病例也可伴浸润性突眼，后期可出现甲减。

案例 7-90-1

1. 起病缓慢，颈粗1年，怕冷，声音粗，体重较前增加，乏力、睡眠多，打鼾，憋气半年。
2. 甲减面容，甲状腺Ⅱ°肿大，质硬，无压痛，未闻及血管杂音；提示HT伴甲减。

【实验室检查】

1. 抗甲状腺抗体　甲状腺球蛋白抗体（TGAb）、甲状腺微粒体抗体（TMAb）、甲状腺过

笔记栏

氧化物酶抗体(TPOAb)。甲状腺功能正常时,TPOAb 和 TGAb 滴度显著增高,是最有意义的诊断指标。

2. 甲状腺功能检查 可依据不同的临床类型而表现为正常、亢进或减退。50%的 HT 患者发生甲减,血清 FT_3、FT_4 减低,TSH 显著增高。部分病例仅发生亚临床甲减,即血清 FT_3、FT_4 正常,TSH 轻度增高。

3. ^{131}I 摄取率 疾病晚期 ^{131}I 摄取率减低。

4. 甲状腺扫描 显示分布不均匀或有冷结节改变。

5. 甲状腺细针穿刺活检 可呈现相应的组织学改变。

> **案例 7-90-1**
>
> 1. 甲状腺功能:FT_3 2.04pmol/L(2.8~7.1pmol/L),FT_4 3.95pmol/L(12~22pmol/L),TSH > 100mU/L(0.27~4.2mIμ/L);
>
> 2. 抗甲状腺抗体:TPOAb 382.3U/ml(0~34U/ml);
>
> 3. ^{131}I 摄取率:3 小时:2.04%,24 小时:8.78%;
>
> 4. 甲状腺细针穿刺活检:显微镜下可见明显的淋巴细胞、浆细胞浸润和纤维化,有淋巴滤泡形成,伴有生发中心。

【诊断】

中年女性如有弥漫性甲状腺肿大,质地坚硬,特别是伴有锥体叶肿大时,无论甲状腺功能如何,均应疑及本病。如 TPOAb 和 TGAb 滴度显著增高,诊断即可成立;对抗体增高不显著的病例应当做甲状腺细针穿刺检查。甲状腺萎缩伴甲减,TPOAb 和 TGAb 滴度显著增高时,AT 诊断即可成立。坚硬的甲状腺肿要与甲状腺癌鉴别。

> **案例 7-90-1**
>
> 1. 患者,女,35 岁,颈粗 1 年余。
>
> 2. 病例特点:中年女性,起病缓慢,颈粗 1 年,怕冷,声音粗,体重较前增加,乏力、睡眠多,伴打鼾,憋气半年。
>
> 3. 临床特点:甲状腺中度肿大,质地坚硬,峡部肿大,是慢性淋巴细胞性甲状腺炎常见的体征。
>
> 4. 辅助检查:甲状腺功能检查提示甲减,甲状腺抗体显著增高,吸碘率降低,甲状腺细针穿刺符合慢性淋巴细胞性甲状腺炎
>
> 临床诊断:慢性淋巴细胞性甲状腺炎。

【治疗】

仅有甲状腺肿者一般不需要治疗。

(一) 甲状腺激素制剂

发生临床甲减或亚临床甲减时,可用甲状腺制剂,效果良好。每日可服甲状腺片 80~120mg/d 或 L-甲状腺素 100~150μg/d,具体剂量应根据甲状腺功能,甲状腺肿大程度,患者年龄及心血管系统状况而定。一般在用药 2~4 周后,症状可改善,甲状腺缩小,此时可适当减少剂量,维持 1~2 年,甚至更长。

(二) 抗甲状腺药物

若伴有甲亢则可适当应用抗甲状腺药物,剂量不宜过大,并监测甲状腺功能,及时调整剂量或停药。此外,还可根据甲亢程度,加用适量甲状腺片,以改善甲状腺肿大及压迫症状。不采用手术和放射碘治疗,以免加速甲减的发生。

(三) 糖皮质激素

在甲状腺肿大明显,压迫症状显著,病情进展迅速的患者,可考虑使用,以期在短期内获得较好的疗效。可用泼尼松每日 30mg,获效后即可减量,一般用药期为 1~2 个月,病情稳定后用甲状腺片维持。

若治疗无效,则应重新审定诊断,除外甲状腺瘤或淋巴瘤,必要时可采用手术治疗。

> **案例 7-90-1**
>
> 处方及医生指导
>
> 1. 甲状腺激素制剂:L-甲状腺素每日 50μg,根据甲状腺功能调整剂量。
>
> 2. 糖皮质激素,泼尼松每日 30mg,递减。

第三节 产后甲状腺炎

> **案例 7-90-2**
>
> 患者,女,28 岁,产后乏力、食欲减退 5 个月余。
>
> 患者于 5 个多月前产后出现乏力,食欲减退,且进行性加重,体重不减反增,伴面黄,怕冷,反应较前迟钝,遂来我院就诊。
>
> 体格检查:T 36.2℃,P 65 次/分,R 20 次/分,BP 120/80mmHg,贫血貌,全身皮

笔 记 栏

肤、黏膜、淋巴结未见异常。眼睑浮肿，甲状腺Ⅱ度肿大，质韧、无压痛，未闻及血管杂音。双肺无异常，HR65 次/分，律齐，心音有力，未闻及杂音。腹软，肝、脾未及肿大。双下肢非凹陷性水肿。未引出病理反射。

问题：

1. 对该患者首先考虑什么诊断？
2. 为明确诊断应做哪些检查？
3. 明确诊断后，如何治疗？

产后甲状腺炎(postpartum thyroiditis, PPT)是发生在产后的一种亚急性自身免疫性甲状腺炎。与HT的区别是本病发生在产后，病程呈自限性，甲状腺内淋巴细胞浸润轻，无生发中心形成。

【病因】

妊娠时母体为了保护携带父体MHC抗原的胎儿免于被免疫排斥，免疫系统采取了一种妥协的免疫抑制状态。产后这种免疫抑制消失，诱发具有潜在甲状腺自身免疫病倾向的妇女发生PPT。

【临床表现】

目前各国报道的发病率从1.9%～16.7%不等。原因是存在地域差别，TSH测定方法不同，并受到随访的频度和时间等因素的影响。本病经历三个阶段。

1. 甲亢期 产后6周～6个月发生一过性甲亢，一般持续2～4个月。发生的原因是由于甲状腺细胞炎症损伤，甲状腺激素从甲状腺滤泡漏出进入血循环，导致血清甲状腺激素水平增高、血清TSH降低，出现甲状腺毒症的表现。

2. 甲减期 一般持续1～3个月。此时甲状腺滤泡储存的激素已经漏尽，损伤的甲状腺细胞又不能制造足够的激素，所以发生甲减。

3. 恢复期 经过自身修复，甲状腺细胞功能恢复，产生足够的激素，甲状腺功能恢复正常，但是有20%左右的患者其甲减不能恢复而发展为永久性甲减。

案例 7-90-2

1. 患者为产后妇女。

2. 逐渐出现乏力、食欲减退伴体重增加、怕冷。

并不是所有病例都有三期的表现，具有三期表现者约占26%，仅有甲亢表现者约占38%，仅有甲减表现者约占36%。部分患者甲状腺轻、中度肿大，质地中等，但无触痛。

【实验室和辅助检查】

早期患者血清T_3、T_4水平和^{131}I摄取率呈现与亚急性甲状腺炎相似的“分离曲线”，大多数患者TPOAb阳性。

案例 7-90-2

1. 血常规：Hb 80g/L，WBC 5.2×10^9/L，RBC 2.45×10^{12}/L，MCV 109fl。

2. 甲状腺功能：TSH 100μIU/ml，FT_3 3.5pmol/L，FT_4 2.5pmol/L，TPOAb 600IU/ml

【诊断】

诊断依据为：

(1) 妊娠前和妊娠中无甲状腺功能异常病史。

(2) 产后一年之内发生甲状腺功能异常(亢进、减退或两者兼有)。

(3) 甲亢期^{131}I摄取率减低。

(4) 血清TRAb阴性，PPT诊断可以成立。

【鉴别诊断】

1. 亚急性无痛性甲状腺炎 无妊娠诱因，80%发生在30～40岁妇女，与碘缺乏地区补充碘剂有关。临床以甲亢的症状为首发，部分病例发展进入一过性甲减期。

2. 产后Graves病 产后一年之内发生的甲亢，^{131}I摄取率增高，TRAb阳性。

案例 7-90-2

1. 患者，女，28岁，产后逐渐出现食欲减退、乏力5个月余。

2. 病史特点：产前无甲状腺病史，产后逐渐出现食欲减退、乏力5个月余，伴体重增加、反应较前迟钝、怕冷等。

3. 查体发现：贫血貌，眼睑浮肿；甲状腺Ⅱ度肿大，质韧、无压痛，未闻及血管杂音；心率较慢，双下肢非凹陷性水肿。

4. 辅助检查：血常规提示大细胞性贫血；甲状腺功能提示甲减。

临床诊断：产后甲状腺炎(甲减期)。

【治疗和预后】

甲亢期呈现自限性经过，一般不需要抗甲状腺药物治疗，症状严重者可给予普萘洛尔对症治疗。甲减期可给予左旋甲状腺素片替代治疗。应当定期监测甲状腺功能，对永久性甲减患者给予终身替代治疗。

案例 7-90-2

治疗方案及指导

1. 甲状腺素替代治疗，从小量开始，逐渐加量。

2. 随访，据病情调整药量。

3. 建议患者的婴儿查甲状腺功能。

推荐阅读

Pearce EN，Farwell AP，Braverman LE. 2003. Thyroiditis. N Engl J Med. 348：2646～2655

Allen EM，Hsueh WC，Sabra MM，et al. 2003. A genome-wide scan for autoimmune thyroiditis in the old order amish：replication of genetic linkage on chromosome 5q11. 2-q14. 3. J Clin Endocrinol Metab，88：1292～1296

（韩学文）

笔记栏

第91章 Cushing综合征

案例 7-91-1

患者,女,25岁,未婚。面部痤疮、进行性肥胖2年。

患者2年前无明显诱因出现面部痤疮,体重进行性增加,共增加12kg。伴失眠、乏力、月经紊乱,月经周期2~4个月,经量减少。曾经在外院拟诊为"痤疮,月经失调"治疗无效。近6个月偶出现双小腿肌肉阵发性抽搐,持续数分钟后自行缓解,面部痤疮不断增多,双大腿皮肤出现紫纹,为进一步诊治而收入院。起病以来精神、胃纳好,大小便正常。既往无使用糖皮质激素史,无酗酒史。

体格检查:T 36.5℃, P 75次/分, R 18次/分,BP 126/78mmHg。身高160cm,体重68kg,呈向心性肥胖,满月脸,多血质貌,面部满布痤疮,水牛背,皮肤体毛浓密,双上肢散在瘀斑,双大腿内侧见大片紫纹。甲状腺不大,双肺呼吸音清,未闻及干湿性啰音。心界不大,心率75次/分,节律整齐,各瓣膜听诊区未闻及杂音。腹平软,肝脾肋下未触及肿大,移动性浊音阴性,双下肢无水肿。

问题:

1. 该病例有哪些特征性的面部表现和其他相应的体征?
2. 这些临床表现对我们诊断有何提示?
3. 该病例如何诊断?需要做哪些实验室检查?
4. 如何治疗?最适宜的治疗方案是什么?

Cushing综合征(Cushing's syndrome)又称皮质醇增多症(hypercortisolism)是因多种病因造成肾上腺分泌过多糖皮质激素,临床以高皮质醇血症为特征,表现为满月脸、多血质外貌、痤疮、向心性肥胖、继发性高血压、糖尿病和骨质疏松等。

【病因和发病机制】

Cushing综合征的病因分为ACTH依赖性和ACTH非依赖性两大类。ACTH依赖性指的是下丘脑-垂体或垂体以外的某些肿瘤组织分泌过量的ACTH或CRH,促使双侧肾上腺皮质增生,并分泌过量皮质醇。ACTH非依赖性是指肾上腺皮质肿瘤或增生,自主地分泌过量皮质醇。

(一)病因与分类

一般按病因分类(表7-91-1)。

表7-91-1 Cushing综合征的病因分类

ACTH依赖性Cushing综合征	ACTH非依赖性Cushing综合征
垂体性Cushing综合征(Cushing病)	肾上腺肿瘤
垂体ACTH腺瘤	肾上腺腺瘤
垂体ACTH细胞增生	肾上腺皮质癌
异位ACTH综合征	肾上腺皮质增生

(二)各种类型的病因与临床特点

1. 垂体性Cushing综合征 即Cushing病,最为常见,约占Cushing综合征的70%。女性患者明显多于男性,可见于任何年龄。

垂体病变最多见者为ACTH微腺瘤,80%~90%的腺瘤直径<10mm,切除微腺瘤可治愈,另部分人切除微腺瘤后仍可复发,可能与下丘脑垂体功能失调有关。ACTH微腺瘤并非完全自主性,仍可被大剂量外源性糖皮质激素抑制,也可受CRH(ACTH释放素)和(或)血管加压素兴奋。约10%患者为ACTH大腺瘤,临床上出现垂体瘤占位的症状及视交叉受压迫的表现,蝶鞍受侵蚀,并可有鞍外扩展;其中一部分为侵袭性,侵犯邻近组织,少数为恶性肿瘤,伴远处转移。另少数患者垂体无腺瘤,而呈ACTH细胞增生,可能原因为下丘脑功能紊乱,CRH分泌过多,或是蝶鞍附近神经系统肿瘤或其他部位肿瘤分泌CRH所致,导致双侧肾上腺皮质弥漫性增生。但仍有很多垂体ACTH细胞增生找不到肯定原因。一部分患者呈大结节性增生,结节直径一般在0.4cm以上。此类患者的病程较长,发病年龄较弥漫性增生患者约大10岁。一部分患者大剂量地塞米松抑制试验不能得到满意抑制;而对外源性ACTH,大多数患者有反应。有学者认为此型在长期ACTH兴奋下肾上腺皮质由弥漫性增生转为大结节性增生,后者逐渐变为自主性,不依赖ACTH。

笔记栏

2. 异位 ACTH 综合征 异位 ACTH 综合征是由于垂体以外的恶性肿瘤产生大量 ACTH 或 ACTH 类似物，刺激肾上腺皮质增生，分泌过量的皮质类固醇所致。在大型病例分析中，异位 ACTH 综合征约占 Cushing 综合征的 10%～20%。异位分泌的 ACTH 肿瘤一般都具有自主性，不受 CRH 兴奋，也不被糖皮质激素抑制。引起异位 ACTH 综合征的肿瘤，按发病率的高低依次为：小细胞肺癌、支气管类癌、胸腺癌、胰腺癌（胰岛细胞癌、类癌）、嗜铬细胞瘤、神经母细胞瘤、神经节细胞瘤、甲状腺髓样癌及其他较少见的肿瘤（如卵巢、睾丸、前列腺、乳腺、甲状腺、肾、胆囊、食管、胃、阑尾、肛管等）。临床上可分为两型：①缓慢发展型：肿瘤恶性度较低，如类癌，病史可达数年，临床表现及实验室检查类似 Cushing 病；②迅速进展型：肿瘤恶性度高，发展快，临床不出现典型 Cushing 综合征表现，但皮肤色素沉着、水肿、低血钾和碱中毒，血 ACTH、血及尿皮质醇升高特别明显。

3. 肾上腺皮质腺瘤 约占 Cushing 综合征的 15%～20%。多见于成人，男性相对较多见。腺瘤体积较小，直径大多 3～4cm，生长较慢，一般多为单个，偶为双侧腺瘤。由于腺瘤自主分泌皮质醇，引起血皮质醇升高，反馈抑制下丘脑-垂体，使血 ACTH 水平降低，因此腺瘤外同侧肾上腺及对侧肾上腺萎缩。腺瘤分泌的皮质醇不受外源性糖皮质激素抑制，对外源性 CRH、ACTH 一般也无反应。

4. 肾上腺皮质癌 占 Cushing 综合征 5% 以下，病情重，进展快。瘤体体积大，切面常见出血、坏死，肿瘤浸润可穿过包膜，呈浸润性生长，易早期转移至淋巴结、肺、肝等处。临床上可表现为显著高血压、低血钾（与去氧皮质酮增多有关），因癌分泌大量的雄激素，女性患者男性化明显，呈多毛、痤疮、阴蒂肥大。可有腹痛、背痛和侧腹痛，体检有时可触及肿块，位于左侧者可使肾向下移位，转移至肝者伴肝大。

5. 不依赖 ACTH 的双侧小结节性增生 此病又称 Meador 综合征或原发性色素性结节性肾上腺病（primary pigmented nodular adrenal disease，PPNAD），是皮质醇增多症的罕见类型。一部分患者的临床表现同一般 Cushing 综合征；另一部分为家族性，呈显性遗传，往往伴面、颈、躯干皮肤及口唇、结膜、巩膜着色斑及蓝痣，还可伴皮肤、乳房、心房黏液瘤、睾丸肿瘤、垂体生长激素瘤等，称为 Carney 综合征。肾上腺体积正常或轻度增大，含多个结节，小者仅显微镜下可见，大者直径可达 5mm。发病机制为：①遗传：连锁分析示相关基因位于 2p16，此基因的功能可能为一原癌基因，某种生长因子或持续激活的生长因子受体或受体后效应器发生突变，也可能为抑癌基因突变失去功能；②免疫：有报道部分患者血中可检出兴奋性类固醇激素合成、促肾上腺细胞生长的免疫球蛋白。但未发现有其他自身免疫病并存。本病常有如下特点：①多发生于青少年；②通常为大结节样增生；③血 ACTH 水平极低；④大剂量地塞米松抑制实验不能抑制皮质醇的分泌。

6. 不依赖 ACTH 的肾上腺大结节性增生 双侧肾上腺增大，重量由 24～500g 或更多，含有多个直径在 5mm 以上的良性结节。病因尚不明确，并非由于 ACTH 分泌过多，垂体 CT 或 MRI 常无异常发现，有个别病例可查到兴奋性 G 蛋白（Gs）的 α 亚基发生兴奋性的体细胞突变；个别病例清晨血浆皮质醇不高，但在进食后增高，认为是由于抑胃肽促进皮质醇分泌；个别病例注射血管加压素后血浆皮质醇增加一倍，已知正常肾上腺皮质细胞上有加压素 Via 型受体的表达。有学者认为一部分病例可由 Cushing 病转变而成。本症的特点：①肾上腺组织增生明显；②血和 24h 尿皮质醇水平增高；③血 ACTH 低或检测不出来；④大部分患者对大剂量地塞米松无反应。

【病理生理】

由于长期血皮质醇水平升高，导致蛋白质、脂肪、糖、电解质代谢发生严重紊乱，机体对感染抵抗力降低，以及糖皮质激素干扰其他多种内分泌激素的分泌。此外，ACTH 分泌过多以及其他肾上腺皮质激素分泌的过多所引起相应的临床表现见图 7-91-1。

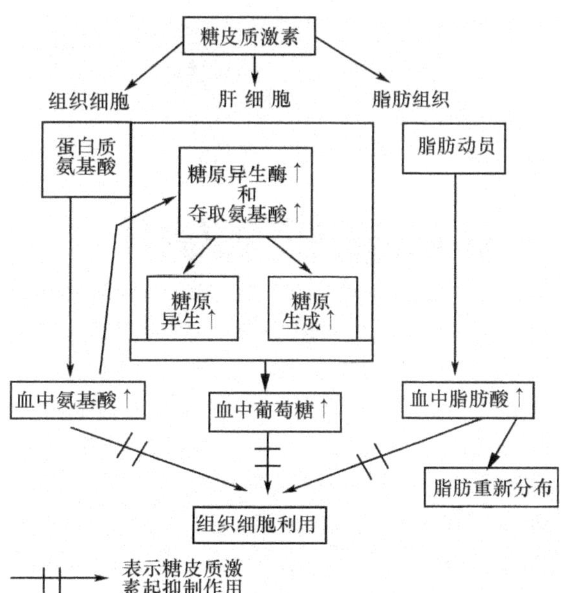

图 7-91-1 糖皮质激素对物质代谢的作用

【临床表现】

(一)向心性肥胖、满月脸、多血质

面圆而呈暗红色,胸、腹、颈、背部脂肪增厚。至疾病后期,因肌肉消耗,四肢显得相对瘦小。满月脸、水牛背、悬垂腹和锁骨上窝脂肪垫是Cushing综合征的特征性表现。皮质醇对脂肪代谢的作用是动员脂肪,促进三酰甘油分解为甘油磷酸及脂肪酸,同时抑制脂肪合成,阻止葡萄糖进入脂肪细胞转化为脂肪。同时皮质醇促进糖异生,升高血糖,刺激胰岛素分泌增加。因机体不同部位的脂肪组织对皮质醇和胰岛素的敏感性不同,四肢对脂肪分解作用占优势,加上蛋白质分解的作用,使四肢肌肉萎缩,而显得相对瘦小。多血质与皮肤菲薄,微血管易透见,皮质醇刺激使红细胞数、血红蛋白增多有关(图7-91-2,图7-91-3)。

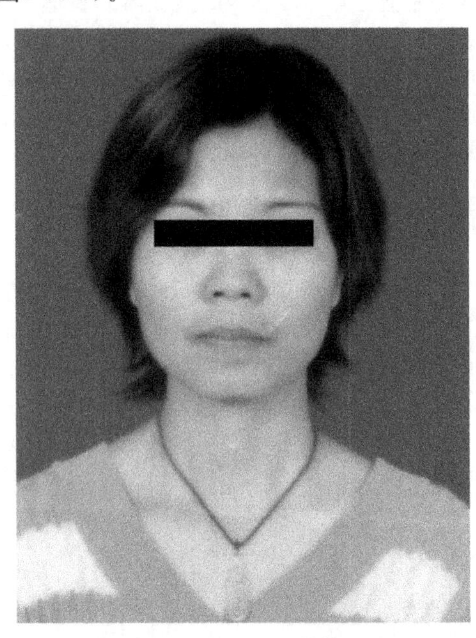

图7-91-2 患病前

(二)蛋白质代谢紊乱的表现

皮质醇促进蛋白质分解,同时抑制氨基酸被脂肪、肌肉、皮肤、骨骼肌等组织摄取而合成蛋白质,使机体处于负氮平衡。因此,临床上可见皮肤萎缩变薄,微血管脆性增加,轻微损伤即可引起瘀斑,伤口不易愈合。皮肤弹性纤维断裂,于下腹两侧、大腿外侧等处出现紫红色条纹。手、脚、指(趾)甲、肛周常出现真菌感染。异位ACTH综合征者及较重Cushing病患者皮肤色素沉着加深。

笔记栏

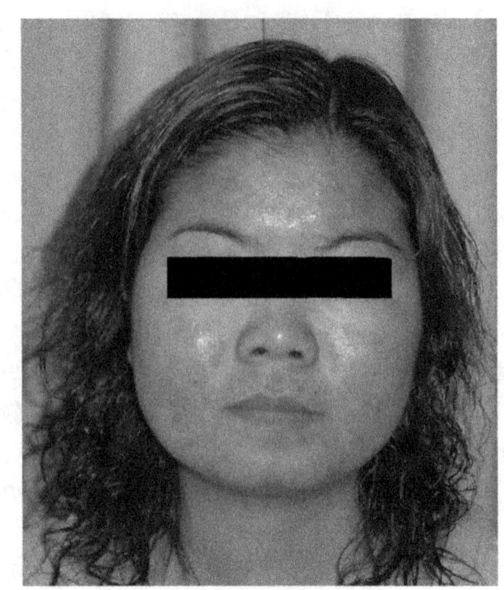

图7-91-3 患病后

(三)糖代谢紊乱的表现

皮质醇使糖异生作用增强,并对抗胰岛素的降血糖作用。一半以上的患者出现糖耐量减退或继发性糖尿病。

(四)高血压

血压升高为本病常见的临床表现,发生率可达75%以上。血压升高的因素:①皮质醇可加强去甲肾上腺素对心血管的收缩作用;②皮质醇中间代谢产物,如11-去氧皮质酮、皮质酮、18-羟去氧皮质酮造成体内水钠潴留;③促进肝脏产生血管紧张素原增加,进而转化为血管紧张素Ⅱ。血压升高的严重程度不一,若长期得不到良好的控制,常伴有动脉硬化和肾小管硬化。长期高血压可并发左室肥大、心力衰竭和脑血管意外。由于凝血功能异常、脂代谢紊乱,易发生动静脉血栓,使心血管并发症发生率增加。

由于11-β羟类固醇脱氢酶受抑制,血皮质醇不能转化为可的松,从而出现皮质醇的盐皮质激素样作用,导致低血钾及低氯性碱中毒。在异位ACTH综合征和肾上腺皮质癌的患者,低钾性碱中毒尤为明显,常可以此与Cushing病进行鉴别。

(五)骨质疏松

继发性骨质疏松是Cushing综合征常见的并发症,见于50%的患者,以胸、腰椎、骨盆较为明显,表现为腰背痛及病理性骨折。其机制是:皮质醇直接作用于成骨细胞,抑制骨形成;间接作用于卵巢、睾丸,抑制性激素的分泌;蛋白质分解增加,促进胶原和骨基质分解,使钙盐沉积困难。

(六) 对感染抵抗力减弱

长期皮质醇分泌增多使免疫功能减弱，到达炎症区病灶的单核细胞、中性粒细胞移行能力减弱；巨噬细胞对抗原的固定、吞噬和杀伤能力减弱；抗体的形成也受到抑制。容易合并各种感染，如肺部感染，化脓性细菌感染不容易局限化，可发展成蜂窝织炎、菌血症、败血症。患者在感染后，炎症反应往往不显著，呈低热，易于漏诊而造成严重后果。

(七) 造血与血液系统改变

皮质醇刺激骨髓，使红细胞生成增多，血红蛋白含量增高，出现多血质貌，皮质醇刺激中性粒细胞增多，而嗜酸粒细胞减少。

(八) 性功能障碍

女性患者由于肾上腺皮质醇激素产生过多以及皮质醇对垂体促性腺激素的抑制，大多出现经量减少、月经不规则或停经。痤疮常见，出现男性化表现，如乳房萎缩、生胡须、喉结增大、阴蒂肥大，在肾上腺癌的患者更为明显。男性患者性欲可减退，阴茎缩小，睾丸变软，此与大量皮质醇抑制垂体促性腺激素有关。

案例 7-91-1

1. 患者，青年女性，病史 2 年，主要症状为进行性体重增加，尤以面部、腹部增加为主伴痤疮、月经紊乱、闭经。

2. 查体显示的面部特征有：满月脸、痤疮、多血质，其他显著特征还有：水牛背、锁骨上窝脂肪隆起、两大腿外侧见有紫纹。

【诊断与鉴别诊断】

Cushing 综合征的诊断原则是：首先应确定是否为皮质醇增多症；其次应明确皮质醇增多症属于 ACTH 依赖性还是 ACTH 非依赖性；最后应做出定位诊断即明确病变部位在垂体、垂体外其他组织的肿瘤还是肾上腺本身。

(一) 高皮质醇血症的确定

1. 典型的临床表现。

2. 实验室检查。

(1) 血皮质醇测定及其昼夜节律变化：本病患者血浆皮质醇水平增高且昼夜节律消失，早晨皮质醇水平正常或轻度升高，晚上入睡后 1 小时开始升高且与早晨水平相当。昼夜节律的消失比单次血皮质醇测定的意义更大。

(2) 24 小时尿游离皮质醇(UFC)测定：正常状态下游离皮质醇主要通过肾小球虑过，排泄量较恒定。当血中皮质醇水平过高，循环中的皮质醇与蛋白结合处于饱和时，尿中游离皮质醇排泄量即增加。24 小时尿游离皮质醇反映了机体皮质醇分泌状态，不受情绪、应激等对瞬间血皮质醇水平的影响，优于尿 17-OHCS。

(3) 尿 17-OHCS 和尿 17-酮类固醇（17-KGS)：测定尿 17-OHCS 排泄量可估计肾上腺皮质功能状态，17-KGS 可检测到皮质醇代谢产物的种类更多，但两种均受到食物、药物等因素影响。

(二) 确定是否为 ACTH 依赖的血皮质醇增多(病因和定位诊断)

1. 血 ACTH 测定 测定 ACTH 值可区分 ACTH 依赖性还是非依赖性。ACTH＜10pg/ml 则为非 ACTH 依赖性，而 Cushing 病和异位 ACTH 综合征患者 ACTH 水平明显升高，测定值＞20pg/ml 应进一步做大剂量地塞米松抑制实验或 CRH 兴奋实验，并对垂体及有关器官做 CT 或 MRI。

2. 大剂量地塞米松抑制试验 地塞米松 8～25mg，分 3 次口服或午夜一次口服 8mg，次晨测血皮质醇或尿游离皮质醇或尿 17-OHCS，抑制为前对照值的 50%以下，提示 Cushing 病的诊断，敏感性达 80%，肾上腺瘤或癌或异位 ACTH 综合征不受抑制。

3. CRH 兴奋试验 当临床表现与影像学检查不能鉴别垂体性 ACTH 瘤或异位 ACTH 综合征，可注入 CRH，以血皮质醇较基础值升高超过 20%或 ACTH 较基础值升高超过 35%为阳性，Cushing 病对 CRH 刺激 ACTH 水平显著升高，而异位 ACTH 综合征多无反应。

4. 影像学检查 肾上腺 B 超可发现大多数肾上腺肿瘤，可作为首选。对肿瘤较小或结节样病变以及绝大多数肾上腺肿瘤可在薄层 CT 扫描或 MRI 中发现，如 CT 不能清楚地鉴别肾上腺肿块，可用 T2 加权 MRI 鉴别肾上腺癌。影像学显示一侧肾上腺皮质萎缩，提示非对称大结节性肾上腺增生。

蝶鞍部 CT 冠状扫描，以 2mm 薄层切面加增强及矢状位重建的方法对垂体微腺瘤的检出，可使 CT 扫描的敏感性提高 50%，MRI 对垂体微腺瘤的敏感性较 CT 稍高，可达 60%。

对疑诊异位 ACTH 综合征的患者，应常规行胸部正侧位 X 线片、胸部 CT 以及胃肠、腹部、盆腔探查。

不同病因引起的 Cushing 综合征的鉴别见表7-91-2。

笔 记 栏

表 7-91-2　不同病因 Cushing 综合征的实验室及影像学检查

	Cushing 病	肾上腺皮质腺瘤	肾上腺皮质癌	异位 ACTH 综合征
尿17-OHCS(μmol/24h)	中度增多，约 55～83	同 Cushing 病	明显增高，约 110～138	较肾上腺癌更高
尿17-KGS(μmol/24h)	中度增多，69μmol/24h 左右	正常或增高	明显增高，可达 173 以上	明显增高，173 以上
血、尿皮质醇	轻中度升高	轻中度升高	重度升高	较肾上腺癌更高
大剂量地塞米松抑制试验	多数能被抑制，少数不能被抑制	不能被抑制	不能被抑制	不能被抑制，少数可被抑制
血浆 ACTH	清晨略高于正常，晚上不像正常那样下降	降低	降低	明显增高，低度恶性者可轻度增高
CRH 兴奋试验	正常或过度反应	无反应	无反应	无反应，少数有反应
蝶鞍区和肾上腺 CT 或 MRI	鞍背增大，大多示微腺瘤，双侧肾上腺增生	肾上腺肿瘤侧显像，增大	肾上腺肿瘤侧显像	双侧肾上腺增生或正常

(三) 鉴别诊断

1. 肥胖症　患者可有高血压、糖耐量减低、月经少或闭经，腹部可有条纹（大多数为白色，有时可为淡红色，但较细）。但尿游离皮质醇不高，血皮质醇昼夜节律保持正常。

2. 多囊卵巢综合征　也可表现为多毛，肥胖，闭经，甚至高血压，糖耐量降低，24 小时尿 17-OHCS 增高，但血皮质醇不高且有正常的昼夜节律，对地塞米松抑制试验反应正常。

> **案例 7-91-1**
>
> 1. 皮质醇 8am：27.48 μg/dL，5pm：29.98μg/dl，0am：25.99μg/dl，尿 17-OHCS 15.1mg/24h 17-KGS 12.2 mg/24h；ACTH <10pg/ml。
>
> 2. 肾上腺 B 超：在右侧肾上腺探及 2.3cm×2.7 cm 低回声密度影，边清；肾上腺 CT：右侧肾上腺区见一类椭圆形类结节软组织占位，边缘较清，其内密度较均匀，平扫 CT 值 36Hu，增强动脉期为 58 Hu，门脉期为 125 Hu，病灶涉及 2 个层面，最大层面大小约为 2.6cm×2.5cm，考虑右侧肾上腺瘤。

【治疗】

应根据不同的病因作相应的治疗。

(一) Cushing 病

1. 经蝶窦切除垂体微腺瘤　手术创伤小，并发症较少，可最大限度地保留垂体的分泌功能，为治疗本病的首选疗法。大部分患者摘除瘤后可治愈，少数患者手术后可复发。术后可发生暂时性垂体-肾上腺皮质功能不足，需补充糖皮质激素，直至垂体-肾上腺功能恢复正常。

2. 如经蝶窦手术不能发现并摘除垂体微腺瘤　或某种原由不能做垂体手术，对病情严重者，可作一侧肾上腺全切，另一侧肾上腺大部分或全切除术，术后以激素替代治疗，并做垂体放疗，最好用直线加速器治疗。如不做垂体放疗，术后发生 Nelson 综合征的可能性较大。

对垂体大腺瘤患者，需做开颅手术治疗，尽可能切除肿瘤，并在术后辅以放射治疗。

3. 影响神经递质的药物　可做辅助治疗，对于催乳素升高者，可试用溴隐亭治疗。此外，还可用血清素拮抗药赛庚啶、γ-氨基丁酸促效剂丙戊酸钠治疗本病以及 Nelson 综合征，可取得一些效果。

4. 经上述治疗仍未满意奏效者可用阻滞肾上腺皮质激素合成的药物　必要时做双侧肾上腺切除术，术后激素替代治疗。

(二) 肾上腺腺瘤

腺瘤大多为单侧性，手术切除可获根治，近年已有用腹腔镜切除一侧肿瘤可加速手术后的恢复。术后需较长期使用氢化可的松（每日约 20～30mg）或可的松（每日约 25～37.5mg）作替代治疗。在肾上腺功能逐渐恢复时，可的松的剂量也随之递减，大多数患者于 6 个月至 1 年或更久可逐渐停用替代治疗。

(三) 肾上腺腺癌

应尽可能早期做手术治疗。未能根治或已有转移者用药物治疗，可用皮质醇合成抑制剂米托坦（O，P'-DDD）以减少肾上腺皮质激素的产生量。

笔记栏

（四）异位 ACTH 综合征

应治疗原发性恶性肿瘤，视具体病情做手术、放疗和化疗。如能根治，Cushing 综合征可以缓解；如不能根治，则需要用肾上腺皮质激素合成阻滞药以减轻临床症状。

（五）药物治疗

抑制肾上腺皮质激素合成的药物 有以下数种：①双氯苯二氯乙烷（米托坦，O，P'-DDD）：可使肾上腺皮质束状带及网状带萎缩、出血、细胞坏死，但不影响球状带。主要用于肾上腺癌和 Cushing 病放疗的辅助用药。开始每天 2～6g，分 3～4 次口服，在治疗一个月后，大部分患者的尿 17-羟、尿皮质醇排量下降。如疗效不明显，可增至每日 8～10g，继续服用 4～6 周，直到临床缓解或达到最大耐受量，以后再减少至无明显不良反应的最大维持量。用药期间为避免肾上腺皮质功能不足，可适当补充糖皮质激素。因 O，P'-DDD对外源性类固醇代谢也有影响，故补充量应比正常替代量稍大。此药的不良反应有食欲不振、恶心、嗜睡、眩晕、头痛、乏力等。②美替拉酮（SU 4885，metyrapone）：能抑制肾上腺皮质 11β-羟化酶，从而抑制皮质醇的生物合成，每天2～6g，分 3～4 次口服，可降低血皮质醇含量，使症状缓解。此药的不良反应可有食欲减退、恶心、呕吐等。用此药后，形成大量的 11-脱氧皮质醇等中间产物，以致尿中 17-生酮类固醇或 17-羟排量显著增加，故观察疗效需以血皮质醇为指标。③氨鲁米特（aminoglutethimide）：此药能抑制胆固醇转变为孕烯醇酮，使皮质激素的合成受阻，对肾上腺癌不能根治的病例有一定疗效，每日用量为 0.75～1.0g，分次口服。④酮康唑（ketoconazole）：可使皮质醇类固醇产生量减少，开始时每日 1 000～1 200mg，维持量每日 600～800mg，此药有一定毒性。少数患者可出现严重肝功能损害，治疗过程中需观察肝功能。用此药后睾酮的合成也可减少；但另一方面也可由于减少了皮质醇的分泌，减轻了对垂体促性腺激素的抑制，睾酮的分泌也可稍增加。

（六）Cushing 综合征患者进行垂体或肾上腺手术前后的处理

因患者原来血浆皮质醇的水平甚高，一旦切除分泌激素的垂体或肾上腺病变，皮质醇分泌量锐减，有发生急性肾上腺皮质功能不全的危险，故手术前后需要妥善处理。于麻醉前静脉注射氢化可的松 100mg，以后每 6 小时 1 次 100 mg，次日起剂量渐减，5～7 天可视病情改为口服生理维持剂量。剂量和疗程应根据疾病的病因，手术后临床状况及肾上腺皮质功能检查而定。

案例 7-91-1

1. 该例 Cushing 综合征的病因及定位均已明确，单侧肾上腺瘤以手术为首选，手术切除即可获根治。

2. 患者行右肾上腺腺瘤摘除术，于右肾上腺背侧切除 2.5cm×2.5cm×2.5cm 的肿瘤，呈黄色，包膜清，病理证实为肾上腺腺瘤。术中及术后以氢化可的松 100mg/d 补充并逐渐减量。

【预后】

预后主要取决于病因和是否得到有效合理的治疗，经有效治疗后，病情可逐渐好转。如病程已久，肾的血管已有不可逆的损害者，则血压不易下降到正常。癌的疗效取决于是否早期发现及能否完全切除。腺瘤如早期切除，预后良好。Cushing 病患者治疗后的疗效不一，应定期观察有无复发，或有无肾上腺皮质功能不足。

推荐阅读

Newell-Price J，Bertagna X，Grossman AB，et al. 2006. Cushing's syndrome. Lancet，367：1605～1617

Shomali ME，Hussain MA. 2000. Cushing's syndrome：from patients to proteins. Eur. J. Endocrinol，143：313～315

（武 革）

第92章 原发性慢性肾上腺皮质功能减退症

案例 7-92-1

患者，男性，35岁，已婚。因进行性皮肤色素沉着8个月，头晕、呕吐2天，于2004年9月2日收入院。

患者于8个月前无明显诱因出现全身皮肤色素沉着，以口唇、肢端关节及双手背皮肤明显，伴全身乏力、夜间盗汗、消瘦，近8个月来体重减轻约20kg，偶有纳差、恶心。近半年来常易"感冒"，在当地医院疑"胃病"多次服中药治疗无效，近因"身体虚弱"多次进补中药，2天前服"壮阳药"后出现头晕、恶心、呕吐、上腹部闷痛，为进一步诊治来诊收住院。起病以来睡眠欠佳，性欲减退。既往10年前曾患有"颈部淋巴结结核"，未服抗结核药物治疗；2个月前在当地医院查胸片提示"双肺浸润型肺结核"，未正规抗结核治疗。入院前在外院检查上腹部CT显示：左肾上腺椭圆形病灶，大小3.1cm×2.0cm，增强扫描呈中度强化；查B超显示：左肾上腺低回声团块影。

体格检查：T 36.8℃，R 24次/分，P 80次/分，BP 96/68 mmHg。发育正常，营养欠佳，体型消瘦，体重指数17kg/m^2。全身皮肤多处见色素沉着，以口唇、舌面、牙龈、乳晕、肛周、四肢指趾、大关节皱折处皮肤明显，头发眉毛稀疏，胡须缺如，颈前区淋巴结可扪及肿大3粒，咽无充血，扁桃体不大，气管居中。胸廓对称无畸形，双肺呼吸音清，无干湿性啰音。心界不大，心率80次/分，律齐，心音低钝，无病理性杂音。剑突下轻压痛，肝脾不大，双肾区无叩击痛，移动性浊音阴性，肠鸣音正常。脊柱无畸形，四肢肌力、肌张力正常，生理反射正常，病理反射未引出。

问题：

1. 该病例首先应考虑什么诊断？

2. 为明确诊断之前，应做哪些实验室检查？

3. 应进行哪些鉴别诊断？合理的治疗方案是什么？

笔记栏

原发性慢性肾上腺皮质功能减退症(primary chronic adrenocortical hypofunction)又称Addison病，系由于双侧肾上腺的绝大部分被毁损所致。由下丘脑-垂体病变引起者，称为继发性慢性肾上腺皮质功能减退症。本章重点阐述Addison病。

【病因】

(一) 自身免疫性肾上腺炎

炎症因子介导的免疫损伤双侧肾上腺皮质，肾上腺呈纤维化缩小，伴淋巴细胞、浆细胞、单核细胞浸润，髓质一般不受毁坏。约75%患者血中可检出抗肾上腺的自身抗体。近半数患者伴其他器官特异性自身免疫病，称为自身免疫性多内分泌综合征(autoimmune polyendocrinopathy disease，APS)。多见于女性(约70%)，而不伴其他内分泌腺病变的单一性自身免疫性肾上腺炎多见于男性。APS有两种类型。APSⅠ型见于儿童，平均起病年龄12岁，主要表现为肾上腺功能减退，甲状旁腺功能减退及黏膜皮肤白念珠菌病，性腺(主要是卵巢)功能低下，偶见慢性活动性肝炎、恶性贫血。此综合征呈常染色体隐性遗传。肾上腺自身抗体所针对的抗原为类固醇激素侧链裂解酶及17-羟化酶。APSⅡ型见于成人，平均起病年龄24岁，主要表现为肾上腺功能减退、自身免疫性甲状腺病(慢性淋巴细胞性甲状腺炎、甲状腺功能减退症、Graves病)、1型糖尿病呈显性遗传，与HLA-B8、DR3、DR4等位基因有关联。自身抗体的抗原为21-羟化酶。

(二) 肾上腺结核

以往肾上腺结核为本病最常见的病因，在我国近年来又有上升的趋势，但尚无系统资料。多由血行播散所致，常先有或同时有其他部位结核病灶如肺、肾、肠等，结核反复感染致患侧肾上腺增大，为上皮样肉芽肿及干酪样坏死病变所替代，继而出现纤维化病变，肾上腺体积可缩小，随后大部分患者出现肾上腺钙化。

(三) 其他病原菌感染

真菌感染的病理过程与结核性者相近。艾滋病后期可伴有肾上腺皮质功能减退，常由巨细胞病毒感染引起坏死性肾上腺炎，多为隐匿性，一部分可有明显临床表现。严重脑膜炎球菌感染可引起急性肾上腺皮质功能减退症。严重败血症，如铜绿假单胞菌感染，尤其于儿童可引起肾上腺内出血伴功能减退。

(四) 其他少见病因

双侧肾上腺切除、放射治疗破坏、血管栓塞(包括介入栓塞)、恶性肿瘤转移、淋巴瘤、白血病浸润、淀粉样变性、肾上腺酶系抑制药如美替拉酮、氨鲁米特、酮康唑或细胞毒药物如双氯苯二氯乙烷(米托坦，O，P'-DDD)的长期应用等。

案例 7-92-1

1. 既往10年前曾患有“颈部淋巴结结核”，未服抗结核药物治疗；2个月前在当地医院查胸片提示“双肺浸润型肺结核”，未正规抗结核治疗；近来有全身乏力、消瘦、夜间盗汗等结核中毒症状。

2. 上腹部CT显示：左肾上腺椭圆形病灶，大小3.1cm×2.0cm，增强扫描呈中度强化；查B超显示：左肾上腺低回声团块影。

3. 结合临床表现和影像学结果考虑结核系本案例的主要病因。

【临床表现】

起病隐匿，病情逐渐加重，主要临床表现为糖皮质激素和盐皮质激素分泌不足所致。

(一) 特征性表现

全身皮肤黏膜色素沉着，呈棕褐色，于暴露处、摩擦处、乳晕、瘢痕等处尤为明显，黏膜色素沉着见于齿龈、舌部、颊黏膜等处。色素沉着的机制见图7-92-1。而垂体功能减退所致继发性肾上腺皮质功能减退者，肤色苍白(ACTH、MSH及LPH正反馈作用减弱)，可资鉴别。

(二) 其他症状

其他症状包括：①神经精神系统：虚弱，疲乏，表情淡漠，重者嗜睡、意识模糊，可有精神失常。②消化系统：食欲减退，嗜咸食，胃酸过少，消化不良，体重减轻；有恶心、呕吐和腹泻者，提示病情加重。③心血管系统：血压降低，心脏缩小，心音低钝；常有头昏、眼花和直立性晕厥。④泌尿系统：肾排泄水负荷的能力减弱，在大量饮水后可出现稀释性低钠血症；由于糖皮质激素缺乏及血容量不足，抗利尿激素的释放增多，出现低钠血症。⑤生殖系统：女性阴毛腋毛减少或

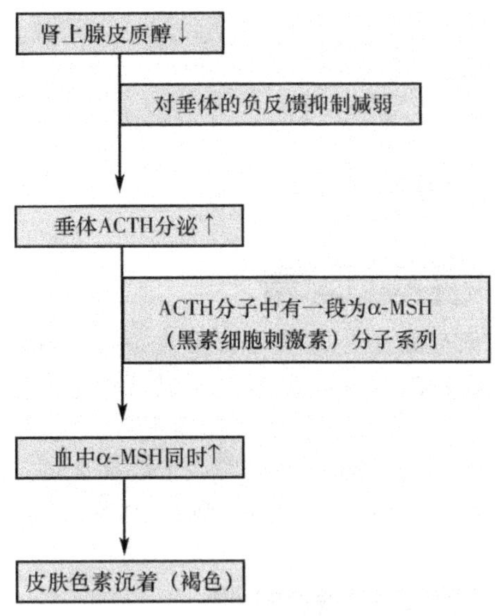

图7-92-1 色素沉着的机制

脱落、稀疏，月经失调或闭经，但病情轻者仍可生育；男性常有性功能减退。⑥代谢障碍：糖异生作用减弱，肝糖原耗损，可发生低血糖症状。⑦对感染、外伤等各种应激的抵抗力减弱，在发生这些情况时，可出现肾上腺危象。⑧当病因为结核且病灶活动或伴有其他脏器活动性结核者，可出现常有低热、盗汗等症状，体质虚弱，消瘦更为明显。如本病与其他自身免疫病并存时，则伴有相应疾病的临床表现。

(三) 肾上腺危象

危象为本病急剧加重的表现。常发生于感染、创伤、手术、分娩、过劳、大量出汗、呕吐、腹泻、失水或突然中断肾上腺皮质激素治疗等应激情况下。表现为恶心、呕吐、腹痛或腹泻、严重脱水、低血压等循环衰竭的表现，精神失常、常有高热、低血糖症、低钠血症，血钾可高可低。如不及时抢救，可发展至休克、昏迷、死亡。

案例 7-92-1

1. 患者出现全身进行性皮肤色素沉着，以口唇、舌面、牙龈、乳晕、四肢指趾关节、肛周以及易暴露处、易摩擦处皮肤明显，此乃本病最具有特征性的表现所在。

2. 患者常诉身体虚弱、精神疲乏、头晕、恶心、呕吐、纳差、怕冷等症状。尚有头发眉毛稀疏，胡须缺如，性欲减退，近半年无性生活等多系统表现。

3. 患者其基础血压明显偏低，营养欠佳，消瘦、体重指数低，心音低钝。住院期间患者曾一度因“感冒”应激出现明显血容

量不足、频繁呕吐、精神失常，考虑存在肾上腺危象。

【实验室检查】

（一）血液生化

可有低血钠，血钾可正常或升高。当脱水严重时低血钠可不明显，如很明显需考虑肾功能不全或其他原因。由于糖皮质激素有促进肾、肠排钙作用，少数患者可有轻度或中度高血钙。脱水明显时有氮质血症，可有空腹低血糖，糖耐量试验示低平曲线。

（二）血常规检查

常有正细胞正色素性贫血，少数患者合并有恶性贫血。白细胞分类示中性粒细胞减少，淋巴细胞相对增多，嗜酸粒细胞明显增多。

（三）激素检查

检查血中相关激素含量。

（四）基础血、尿皮质醇降低

尿17-羟一般低于正常，少数也可接近正常。

（五）血浆基础ACTH测定

原发性肾上腺皮质功能减退者明显增高，而继发性肾上腺皮质功能减退者，血浆皮质醇下降，ACTH水平也明显低于正常。

（六）ACTH兴奋试验

静脉滴注ACTH 25U，维持8小时，观察尿17-羟和(或)皮质醇变化。原发性肾上腺皮质功能减退症的患者，因内源性ACTH已达到最大程度地刺激肾上腺分泌皮质醇，因此给予外源ACTH不能再进一步的刺激皮质醇的分泌，给药后血浆皮质醇水平不上升，继发性肾上腺皮质醇功能减退症者，血皮质醇不上升，尿17-OHCS呈低反应或延迟反应。而正常反应者，兴奋后第一天较对照日增加1～2倍，第二天增加1.5～2.5倍。

（七）影像学检查

胸片检查显示心脏缩小，肾上腺区X线摄片、CT检查在结核病患者可示肾上腺增大及钙化影。其他感染、出血及转移性病变在CT扫描时也示肾上腺增大，而自身免疫病所致者肾上腺不增大。

笔记栏

案例7-92-1

1. 血电解质：Na^{+} 110mmol/L，CL^{-} 81mmol/L，Ca^{2+} 1.01mmol/L，K^{+} 3.9mmol/L；空腹血糖2.6mmol/L。血常规：WBC 9.5×10^{9}/L，N0.53，L0.41，Hb 89g/L。

2. 基础血皮质醇(CTS)：1.39ug/L，血浆基础ACTH 1105pg/ml，垂体泌乳素(PRL)：52.9μg/L，睾酮(T)：34.9nmol/L；尿17-OH 1.89mg/dl、17-KS 2.33 mg/dl，ACTH兴奋试验第二天、第三天血CTS分别为1.17μg/L和1.25μg/L，提示肾上腺皮质储备功能不足。

3. 上腹部CT显示：左肾上腺椭圆形病灶，大小3.1cm×2.0cm，增强扫描呈中度强化；查B超显示：左肾上腺低回声团块影。经抗结核治疗9个月后复查上述病灶完全吸收。

【诊断】

首先应确立是否为慢性肾上腺皮质功能减退症。可根据典型的临床表现：如有特征性的皮肤黏膜色素沉着、乏力、纳差、消瘦和低血压、低血钠等，可提供诊断Addison病的线索，但上述临床表现并非Addison并所特有，慢性肝病及一些消耗性疾病也可有类似共同的症状，因此确诊需要实验室检查。

（一）血、尿皮质醇

血皮质醇基础值及24h尿皮质醇、17-OHCS均可低于正常值。

（二）ACTH水平

是鉴别原发性与继发性肾上腺皮质功能减退症的重要指标。

（三）ACTH兴奋试验

为筛选本病和最具诊断价值的实验方法，可行快速ACTH兴奋试验，了解肾上腺皮质的储备功能。

（四）病因和并发症的诊断

应确立原发性肾上腺皮质功能减退症的病因，可行相关自身抗体的检测，肾上腺B超、CT、MRI的检查。

（五）其他病的鉴别

慢性肝炎、结核病、消化道恶性肿瘤、神经性厌食消瘦等可行相应的实验室检查以资鉴别。

案例 7-92-1

1. 患者,男性,35岁,已婚。

2. 全身进行性皮肤色素沉着,以口唇、舌面、牙龈、乳晕、四肢指趾关节、肛周以及易暴露处、易摩擦处皮肤明显。伴精神疲乏、头晕、恶心、呕吐、纳差、怕冷,性欲减退,头发眉毛稀疏,基础血压偏低,营养欠佳,体重低,心音低钝。

3. 基础血皮质醇水平低,尿17-OHCS、17-KGS水平偏低,血浆基础ACTH明显升高,明显低钠血症,空腹血糖偏低。ACTH兴奋试验结果提示肾上腺皮质储备功能不足。上腹部CT显示:左肾上腺椭圆形病灶,大小3.1cm×2.0cm,增强扫描呈中度强化;查B超显示:左肾上腺低回声团块影。

4. 临床诊断:右肾上腺结核,Addison病。

【治疗】

(一)基础治疗

1. 健康教育 使患者明了疾病的性质,应终生使用肾上腺皮质激素替代补充,平时采用适当的基础量以补充生理需要,在有并发症时根据具体情况适当加量。患者身上应带有卡片,写明姓名、地址,说明自己为肾上腺皮质功能不全患者,一旦被发现神志不清,病情严重,应立即送医院救治。

2. 激素替代治疗 糖皮质激素替代:根据身高、体重、性别、年龄、体力劳动强度等,确定一合适的基础量。并模仿激素分泌周期在清晨睡醒时服全日量的2/3,下午4时服1/3。常用试剂:氢化可的松10～30mg或可的松12.5～25mg;泼尼松,为人工合成的糖皮质激素,其对糖代谢作用较可的松增强5倍,但盐代谢作用相对减弱,剂量为2.5～7.5mg。判断糖皮质激素替代治疗是否恰当,很大程度上可根据患者的症状和体征,应尽量替代个体化适合的激素用量,以改善症状为目的。

3. 食盐及盐皮质激素 食盐的摄入量应充分,每日至少8～10g,如有大量出汗、腹泻时应酌加食盐摄入量,大部分患者在服用氢化可的松和充分摄盐下即可获满意效果。如患者仍感头晕、乏力、血压偏低,则需加用盐皮质激素,可每日口服9α-氟氢可的松,上午8时一次口服0.05～0.15mg,醋酸去氧皮质酮试剂,每日1～2mg或隔日2.5～5.0mg,肌内注射。如有水肿、高血压和低血钾则减量;反之可适当加量。

(二)病因治疗

如有活动性结核者,应给予积极抗结核治疗。补充替代剂量的肾上腺皮质激素并不影响对结核病的控制。如病因为自身免疫病者,则应检查是否伴有其他腺体功能减退,如存在需作相应治疗。

(三)肾上腺危象抢救

肾上腺危象为内科急症,应积极抢救。主要为静脉滴注糖皮质激素,补充盐水、葡萄糖及治疗存在的应激状态。

1. 补充糖皮质激素 立即静脉注射氢化可的松或琥珀酸氢化可的松100mg,使血皮质醇浓度达到正常人在发生严重应激时的水平。以后每6小时加入补液中静脉滴注100mg,最初24小时总量约400mg,第2、3天可减至300mg,分次静脉滴注。如病情好转,继续减至每日200mg,继而100mg。呕吐停止,可进食者,可改为口服。当口服剂量减至每日50～60mg以下时,应加用9α-氟氢可的松。

2. 纠正脱水和电解质紊乱 危象患者液体损失量可达细胞外液的1/5,故于初治的第1、2日内应迅速补充生理盐水每日2 000～3 000ml。对于以糖皮质激素缺乏为主,脱水不甚严重者补盐水量适当减少。补充葡萄糖液以避免低血糖。

3. 去除诱因及支持疗法应积极抗感染。

(四)外科手术或其他应激时治疗

正常人在发生较重应激时,每天皮质醇分泌量可达100～300mg,因而Addison病患者在发生严重应激时,应每天给予氢化可的松总量约300mg。大多数外科手术应激为时短暂,故可在数日内逐步减量,直到维持量。术前积极纠正水和电解质紊乱。较轻的短暂应激,每日给予氢化可的松100mg即可,以后按情况递减。

案例 7-92-1

处方及医生指导

1. 去除病因:严格足疗程抗结核治疗。明显低钠血症时鼓励患者高钠饮食,病情稳定后改为普通饮食。

2. 激素替代治疗:可的松30mg/d,分早上20mg,下午10mg,病情稳定后逐渐减量。患者住院期间曾因应激出现血容量不足（肾上腺危象）短期使用氢化可的松（150～300mg/d）及大量补液（主要是盐水）处理。

3. 加强支持治疗及对症处理。

推荐阅读

Cooper MS，Stewart PM.2003.Current concepts：Corticosteroid insufficiency in acutely ill patients. N Engl J Med，348：727～734

Akselsen E，Huseby ES，Undlien DE，et al. 2004. Polymorphisms in the cytotoxic T lymphocyte antigen-4 gene region confer susceptibility to addison's disease. J Clin Endocrinol Metab，89：3474～3476

（武　革）

第93章 原发性醛固酮增多症

案例 7-93-1

患者，男，62岁。反复头晕胸闷8年，加重伴夜尿增多、双下肢乏力1年。

患者于8年前经常出现头晕、头痛，初始并未在意，于体检时发现血压偏高，以后多次量血压在150～170/95～100mmHg，最高达180/100mmHg，服"伲福达"2粒/日，效果不好。近一年来夜尿增多，约3～4次，经常感双下肢乏力，尤上楼时明显，时有胸前区闷痛。在当地医院就诊，多次查血钾偏低，最低为2.3mmol/L，今为进一步诊治入院。既往无糖尿病史，无高血压家族史，无烟酒嗜好。

体格检查：T 36.5℃，P 80次/分，R 18次/分，BP 170/85mmHg。神志清，发育正常，皮肤黏膜无黄染，无瘀斑，浅表淋巴结未及肿大，头颅五官无畸形，颈软，气管居中，甲状腺无肿大，两肺呼吸音清，未闻及干湿啰音。心界不大，心率80次/分，律齐，心尖区可闻及2/6级收缩期吹风样杂音。腹平软，肝脾未及，腹部未闻及血管杂音，双下肢无浮肿，双下肢腱反射减弱，病理征(－)。

问题：

1. 本例的诊断应如何考虑？

2. 原发性高血压所致的继发性醛固酮增多症应如何与原发性醛固酮增多症鉴别？

3. 应做哪些实验室检查来明确诊断？

原发性醛固酮增多症(primary aldosteronism，简称原醛症)是1955年由Conn首先从大量原发性高血压患者中发现的一种内分泌性高血压类型，又称为Conn综合征，是由于肾上腺皮质病变(肿瘤或增生)致醛固酮分泌增多，引起潴钠排钾，血容量扩张而抑制了肾素-血管紧张素活性。其临床表现主要有三组特征：①高血压症候群；②低血钾症候群，以肌无力及周期性瘫痪较常见；③失钾性肾病。生化检查示低血钾，尿钾增多，血醛固酮升高而肾素活性降低。

【病因】

(一) 醛固酮瘤(aldosterone-produ-cing adenoma，APA)

最多见，约占原醛症的60%～90%，多为一侧腺瘤，直径大多介于1～2cm，包膜完整，切面呈金黄色，由大量透明细胞组成。在电镜下，瘤细胞线粒体嵴呈小板状，显示小球带细胞的特征。

(二) 特发性醛固酮增多症(idiopathic hyperaldosteronism，IHA，简称特醛症)

为第二多见的类型，约占10%～20%。双侧肾上腺病变为肾上腺小球带增生，有时伴结节。病因不明，可能与对血管紧张素Ⅱ的敏感性增强有关，血管紧张素转换酶抑制剂可使患者醛固酮分泌减少，高血压、低血钾改善，而对醛固酮瘤患者作用不明显。血清素拮抗药赛庚啶可使特醛症患者醛固酮分泌减少，提示在本型中存在着经血清素介导的兴奋醛固酮分泌的因素。

(三) 糖皮质激素可治性醛固酮增多症(glucocorticoid remediable aldosteronism GRA)

多于青少年期起病，可为家族性或散发性，家族性者以常染色体显性方式遗传。肾上腺呈大、小结节性增生，临床有高血压和不同程度的低血钾。血醛固酮增多伴肾素活性不被抑制，与其他类型醛固酮增多症的关键区别是醛固酮的分泌受ACTH调控。其血浆醛固酮浓度与ACTH的昼夜节律平行，用生理替代性的糖皮质激素数周后可使醛固酮分泌量、血压、血钾恢复正常。本病的发病机制是同源染色体间遗传物质发生不等交换，编码11β-羟化酶与醛固酮合成酶的基因皆位于第8号染色体上，二者编码区的DNA有95%相同。正常时醛固酮合成酶基因在肾上腺小球带表达，受血管紧张素Ⅱ调控；11β-羟化酶在束状带表达，受ACTH调控。在GRA中11β-羟化酶基因5′端调控序列和醛固酮合成酶基因的编码序列融合形成一嵌合基因，此基因产物

笔记栏

具有醛固酮合成酶活性，在束状带表达，其表达受 ACTH 而不受血管紧张素Ⅱ控制。

(四) 醛固酮癌

少见，不到 1%，为分泌大量醛固酮的肾上腺皮质癌，同时还分泌糖皮质激素、雄激素。肿瘤体积大，直径多在 5cm 以上，切面常显示出血，坏死。

【病理生理】

过量醛固酮引起潴钠、排钾，钠的潴留导致细胞外液扩张，血容量增多，血管壁内皮及血循环钠离子浓度增加，血管对去钾肾上腺素的反应加强等原因引起高血压。细胞外液扩张达一定程度后，引起体内排钠系统的反应，肾近曲小管重吸收钠减少，心钠肽分泌增多，从而使钠代谢达到近于平衡的状态，避免了细胞外液的进一步扩张和出现水肿、心力衰竭。大量失钾引起一系列神经、肌肉、心脏及肾的功能障碍。细胞内钾离子丢失后，钠、氢离子增加，细胞内 pH 下降，细胞外液氢离子减少，pH 上升呈碱血症。碱中毒时细胞外液游离钙减少，加上醛固酮促进尿镁排出，故可出现肢端麻木和手足搐搦。由于钠的潴留导致细胞外液与血容量增多，使入球小动脉内压上升反而抑制球旁细胞与致密斑细胞分泌肾素，故醛固酮水平升高而肾素水平降低(图 7-93-1)。

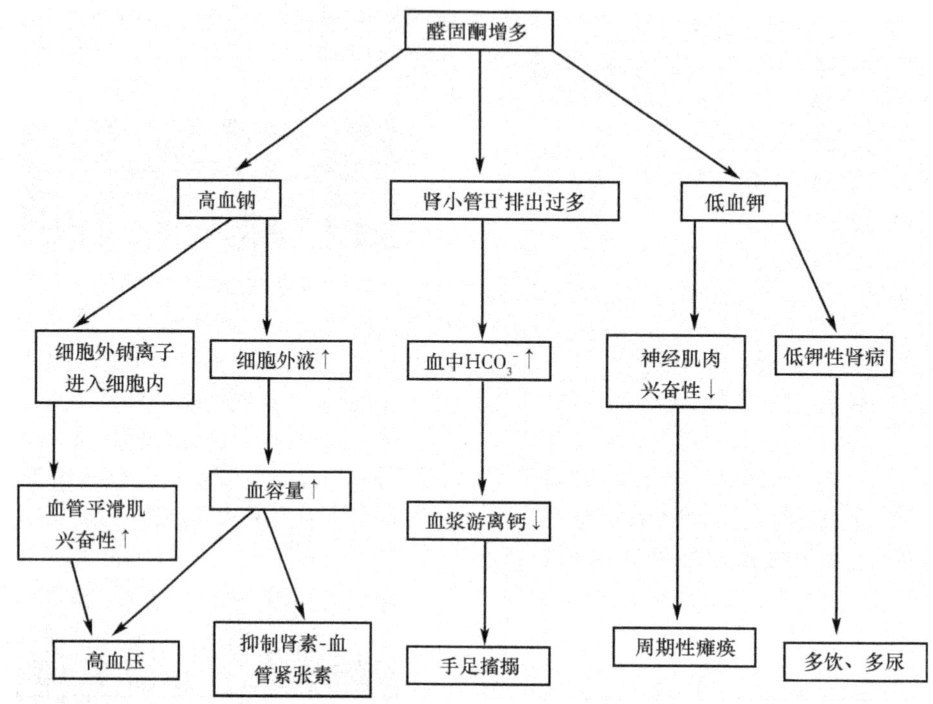

图 7-93-1　醛固酮增多时对机体的影响

【临床表现】

(一) 高血压

为最早且最常见的症状，可早于低血钾症候群 3～4 年发生。一般呈缓慢进展的良性过程，大多在 170/100mmHg 左右，患者主诉头晕、头痛、耳鸣，酷似一般的高血压病，但对常规的降压药疗效不佳。随着病情进展，血压渐高。部分患者可出现脑卒中。

(二) 神经肌肉功能障碍

①肌无力及周期性瘫痪：血钾愈低，肌肉受累愈重。常见诱因为劳累，或服用氢氯噻嗪、呋塞米等促进排钾的利尿药。麻痹多累及下肢，严重时累及四肢，也可发生呼吸、吞咽困难。麻痹时间短者数小时，长者数日或更久，补钾后麻痹即暂时缓解，但常复发。②肢端麻木，手足搐搦。在低钾严重时，由于神经肌肉应激性降低，手足搐搦可较轻或不出现，而在补钾后，手足搐搦变得明显。此组表现与低血钾引起代谢性碱中毒有关，碱血症时血中游离钙减少，醛固酮亦促进钙、镁排泄。

(三) 肾脏表现

①慢性失钾致肾小管上皮细胞呈空泡变性，浓缩功能减退，伴多尿，尤其夜尿多，继发口渴、多饮；②常易并发尿路感染；③久病者肾小动脉硬化导致尿蛋白增多，少数发生肾衰竭。

笔 记 栏

(四) 心脏表现

①心电图呈低血钾图形：QT间期延长，T波增宽，降低或倒置，U波明显，T、U波相连成驼峰状。②心律失常：较常见者为期前收缩或阵发性室上性心动过速，最严重时可发生心室颤动。

(五) 其他表现

儿童患者有生长发育障碍，与长期缺钾等代谢紊乱有关。缺钾时胰岛素的释放减少、作用减弱，可出现糖耐量减低。

案例 7-93-1

1. 缓慢起病，经常性头晕、头痛，偶于体检时发现血压升高，逐渐出现夜尿明显增多，伴下肢无力。以后多次就诊，发现血钾降低。

2. 无高血压病家族史，常规抗高血压治疗效果欠佳。

【实验室检查】

(一) 血、尿生化检查

①低血钾：一般在2～3mmol/L，严重者更低。低血钾往往呈持续性，也可为间歇性。早期患者血钾正常。②高血钠：血钠一般在正常高限或略高于正常。③碱血症：血pH和CO_2结合力为正常高限或略高于正常。④尿钾高：在低血钾条件下(低于3.5mmol/L)，尿钾仍在25mmol/24h以上，提示肾脏失钾为本病特征之一。⑤尿钠排出量较摄入量为少或接近平衡。

(二) 尿液检查

①尿pH为中性或偏碱性；②尿比重较为固定而减低，往往在1.010～1.018之间，少数患者呈低渗尿。

(三) 醛固酮测定

血尿醛固酮增高是本病特征性表现。但多种因素可影响其测定值，如血钾过低时，醛固酮升高常不明显，血浆醛固酮分泌亦呈昼夜节律，清晨时最高，入睡时最低。钠摄入量，体位对血浆醛固酮亦有明显影响，立位时可显著升高其水平，故采集标本时，应力求规范。方法：普食(含钠160mmol/24h，钾60mmol/24h)，一周后空腹卧位取血，然后立位2小时再取血。正常成人参考值：血浆醛固酮卧位时50～250pmol/L，立位时80～970pmol/L。

(四) 肾素、血管紧张素Ⅱ测定

醛固酮高而肾素、血管紧张素Ⅱ低为原醛症的特点，即使在低钠饮食，利尿剂及直立等因素的刺激下也不能明显升高。正常参考值前者为(0.55±0.09)pg/(ml·h)，后者为(26.0±1.9)pg/ml。经肌内注射呋塞米(0.7mg/kg体重)并在取立位2小时后，正常人血肾素、血管紧张素Ⅱ较基础值增加数倍，兴奋参考值分别为(3.48±0.52)pg/(ml·h)及(45.0±6.2)pg/ml。原醛症患者兴奋值较基础值只有轻微增加或无反应。醛固酮瘤患者肾素、血管紧张素受抑制程度较特发性原醛症更显著。血醛固酮升高而肾素-血管紧张素系统受抑制是原醛症的特征，因此血浆醛固酮浓度与血浆肾素活性的比值(A/R)是一项重要的诊断指标。文献报道正常人A/R比值上限为17.8，绝大多数醛固酮瘤和特醛症的患者A/R比值大于20～25，如A/R比值大于50诊断的敏感性和特异性均大于90%。

(五) 螺内酯试验

螺内酯可拮抗醛固酮对肾小管的作用，每日320～400mg(微粒型)，分3～4次口服5周后，可使本症患者的电解质紊乱得到纠正，收缩压下降可达20mmHg。但不能区别醛固酮增多是原发还是继发性，现已不作为常规诊断，但有较好的预后价值。

【诊断与病因诊断】

高血压及低血钾的患者，血及尿醛固酮高，而血浆肾素活性、血管紧张素Ⅱ降低，螺内酯能纠正电解质代谢紊乱并降低高血压，则诊断可初步成立。由于腺瘤患者对手术效果满意，而大多数增生病例不需手术治疗，因此进一步明确病因鉴别醛固酮瘤及特发性原醛症或是少见病因甚为重要。可从以下几个方面进行原醛症的病因鉴别。

(一) 动态试验

主要用于鉴别醛固酮瘤与特醛症。

1. 上午直立位前后血浆醛固酮浓度变化 正常人在隔夜卧床，上午8时测血浆醛固酮，继而保持卧位到中午12时，血浆醛固酮浓度下降，这与ACTH的昼夜节律变化有关。当立位时，由于站立后肾素-血管紧张素升高的作用，血浆醛固酮上升。特发性醛固酮增高症患者基础醛固酮可轻度升高，立位后血浆醛固酮上升明显，主要由于患者站立后血浆肾素有轻度升高，加上此型对血管紧张素的敏感性增强所致。醛固酮瘤患者基础血浆醛固酮明显升高，而立位后则无明显上升，反而下降，这是因为肾素-血管紧张素系统受抑制而不被兴奋，故立位后也不能升高。

2. 赛庚啶试验 血清素具有兴奋醛固酮分泌的作用，赛庚啶为血清素拮抗药，口服 8mg 赛庚啶前及服后每半小时抽血，共 2 小时，测血浆醛固酮。大多数特醛症患者血浆醛固酮下降 110pmol/L 以上，或较基值下降 30%，多数患者在服后 90 分钟时下降最明显，平均下降约 50%。醛固酮瘤患者血浆醛固酮无变化。

3. 地塞米松抑制试验 当原醛患者在青少年发病，有高血压和低血钾家族史，立位试验血浆醛固酮无明显升高或反常下降，CT 或 MRI 未发现肾上腺异常，则应考虑 GRA，可行地塞米松抑制试验，每天口服地塞米松 2mg，共 3～4 周。于用药过程中患者血-尿醛固酮水平被抑制，当血醛固酮水平在服药后较服药前抑制达 80%以上有意义。但要注意醛固酮瘤和特发性醛固酮增高症患者在服药后血醛固酮水平也呈一过性抑制，但 2 周后醛固酮的分泌不再被抑制而复升高，因此地塞米松抑制试验观察时间不可过短，否则亦造成对 GRA 的误诊。

(二) 影像学检查

可协助鉴别肾上腺腺瘤与增生或肾上腺癌，并可确定腺瘤的部位。

1. 肾上腺 CT 和 MRI 高分辨率的 CT 可检出直径小至 5mm 的肿瘤，但较小的肿瘤如果完全被正常组织所包围时，则检出较为困难。有时肾上腺增生伴大结节者可被误诊为肿瘤，需注意鉴别，特发性醛固酮增高症在 CT 扫描时表现为正常或双侧弥漫性增大。MRI 也可用于醛固酮瘤的定位诊断，有认为 MRI 对醛固酮瘤检出的敏感性较 CT 高，但对肾上腺肿瘤的分辨率并不优于 CT(图 7-93-2)。

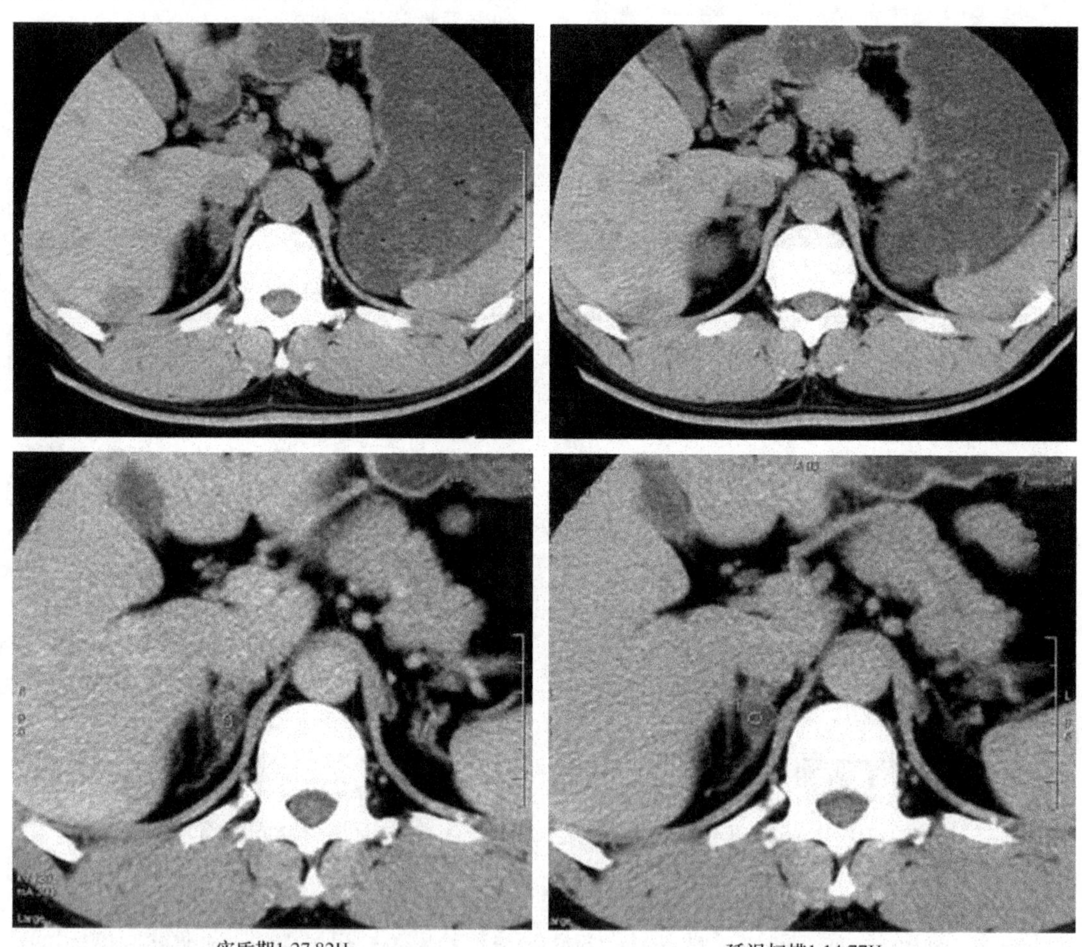

图 7-93-2 肾上腺瘤的 CT 显像

2. 肾上腺 B 型超声检查 对直径大于 1.3cm 以上的醛固酮瘤可显示出来，小腺瘤则难以和特发性增生相鉴别。

笔记栏

3. 放射性碘化胆固醇肾上腺扫描和显像 根据^{131}I 标记的胆固醇可被肾上腺摄取的原理，用扫描法显示腺瘤及增生组织中^{131}I 浓集的部位。如一侧肾上腺有放射性浓集，表示该侧有腺瘤。一般腺瘤直径在1cm以上者，大多能做出正确定位。如两侧皆有放射性浓集，提示为双侧增生。有时双侧肾上腺放射性可以不对称，一侧浓、一侧淡，可误诊为腺瘤，必要时可在地塞米松抑制后再做扫描或照相，如一侧显像表示为腺瘤，双侧显像为增生。

(三) 肾上腺静脉血激素测定

如上述方法皆不能确定病因，可考虑肾上腺静脉导管术采双侧肾上腺静脉血测定醛固酮/皮质醇比值，此法有助于确定单侧或双侧肾上腺醛固酮分泌过多，同时测定皮质醇可确定静脉导管是否插到肾上腺静脉。另外，静脉插管时还可同时行ACTH兴奋试验，若为醛固酮瘤，则ACTH兴奋后，腺瘤侧静脉血中醛固酮/皮质醇比值显著增加，而对侧及周围静脉血中无明显变化。

【鉴别诊断】

对于有高血压、低血钾的患者，鉴别诊断极为重要，误诊将导致错误的治疗。需加以鉴别的疾病有以下数种。

(一) 伴高血压、低血钾的继发性醛固酮增多症

肾素活性过高所致继发性醛固酮增多症可伴高血压、低血钾，需与原醛症鉴别。肾素过多症又可分为原发性或继发性。原发性者由分泌肾素肿瘤所引起，继发性者因肾缺血所致。

1. 分泌肾素的肿瘤 多见于青年人，高血压、低血钾皆甚为严重，血浆肾素活性很高，据以上特点可与原醛症相鉴别。分泌肾素的肿瘤可分为两类：①肾小球旁细胞肿瘤；②肾外肿瘤，主要为Wilms瘤及卵巢肿瘤。肾小球旁细胞瘤可采用肾静脉插管取血测肾素活性以确定肿瘤在哪一侧，但肿瘤体积常很小，难以定位，治疗可做选择性肿瘤切除或肾切除，药物治疗可用血管紧张素转换酶抑制剂。

2. 继发性肾素增高所致继发性醛固酮增多 主要包括以下疾病：①高血压病的恶性型，肾普遍缺血，可引起肾素增多，部分患者可呈低血钾。患者舒张压多高于130～140mmHg，进展快，常有氮质血症或尿毒症，视网膜渗出，视神经乳头水肿，视力减弱，伴头痛、发作性抽搐，一般无碱中毒，由于肾功能不良，可有酸中毒。②肾动脉狭窄所致高血压，进展较快，血压较高，部分患者在上腹中部或肋脊角区可闻及血管杂音。由全身性、多发性大动脉炎所致者可在颈部、腋部听到血管杂音或一侧桡动脉搏动减弱或不能触及，放射性核素肾图示患者功能异常。肾动脉造影可确诊。③一侧肾萎缩、结缔组织病（如结节性多动脉炎）也可引起严重高血压及低血钾。

(二) 非醛固酮所致盐皮质激素过多综合征

患者呈高血压、低血钾性碱中毒，肾素-血管紧张素系统受抑制，但血、尿醛固酮不高，反而降低。按病因可再分为2组。

1. 真性盐皮质激素过多综合征 患者因合成肾上腺皮质激素酶系缺陷，导致产生大量具盐皮质激素活性的类固醇（去氧皮质酮，DOC）。可由以下两种酶缺陷引起：

(1) 17-羟化酶缺陷：出现以下生化及临床异常：①性激素（雄激素及雌激素）的合成受阻，于女性（核型为46，XX者）引起性幼稚症，于男性（核型为46，XY者）引起假两性畸形，外生殖器类似女性，可作为女孩养育，但至青春期无性发育，两侧腹股沟可触及结节，如作活检则可发现为发育不良的睾丸；②糖皮质激素合成受阻，血、尿皮质醇低，血17-羟孕酮低，血ACTH升高；③盐皮质激素合成途径亢进，伴孕酮、DOC、皮质酮升高，引起潴钠、排钾、高血压、高血容量，抑制肾素-血管紧张素活性，导致醛固酮合成减少。

(2) 11β-羟化酶缺陷：引起以下生化及临床症状：①血、尿皮质醇低，ACTH高；②雄激素合成被兴奋，男性呈不完全性早熟，伴生殖器增大，女性出现不同程度男性化，呈假两性畸形；③11β-羟化酶阻滞部位前的类固醇：DOC产生增多，造成盐皮质激素过多综合征。

上述两种酶系缺陷皆伴有双侧肾上腺增大，可被误诊为增生型醛固酮增多症，甚至有误行肾上腺切除术者。

2. 表象性盐皮质激素过多综合征（apparent mineralocorticoid excess，AME） 其病因为先天性11β-羟类固醇脱氢酶（11β-HSD）缺陷。临床表现近似原醛症，包括严重高血压、明显的低血钾性碱中毒，多见于儿童和青年人。可发生抗维生素D的佝偻病，此由于盐皮质激素活性所致高尿钙。此病用螺内酯治疗有效，但此药的抗雄激素及抗孕激素作用限制了其长期应用，尤其是儿童、少年患者。用地塞米松部分患者可奏效。发病机制为先天性11pβ-羟类固醇脱氢酶缺陷。糖皮质激素受体（GR）与盐皮质激素受体（MR）的结构甚为相近，按理皮质醇可与MR结合，并使之激活，但在正常时，于肾小管上表细胞处11β-HSD使皮质醇转变为皮质素，从而使皮质醇灭活，不能发挥盐皮质激素活性。而在AME

笔记栏

中，11β-HSD有缺陷，皮质醇得以作用于MR，引起盐皮质激素过多的临床表现。患者尿17-羟及游离皮质醇排出量远较正常为低，但血浆皮质醇正常，这是由于皮质醇的灭活、清除减慢，每日分泌量减少。此外，尿中皮质素代谢物/皮质醇代谢物比值降低。甘草的活性成分甘草次酸可抑制11β-HSD活性，长期大量使用可引起药源性AME。

（三）Liddle综合征

此病为一常染色体显性遗传疾病，患者呈高血压、肾素受抑制，醛固酮低，并常伴低血钾，用螺内酯无效，表明病因非盐皮质激素过多。阻止肾小管上皮细胞重吸收钠并排泄钾的药物，如阿米洛利、氨苯蝶啶可纠正低血钾，降低血压。现知此症的病因为上皮细胞钠通道的异常，此通道由α、β、γ三个亚基组成，为肾单位远端钠重吸收的限速因素，已发现本症患者可发生β亚基或γ亚基突变，突变使通道处于激活状态，导致钠重吸收过多及体液容量扩张。治疗可用阿米洛利10mg，每日服2～3次，或氨苯蝶啶100mg，每日服3次，待血钾、血压恢复正常后，改用维持量，前者2.5～5mg，每日服2～3次，后者50mg每日服1～2次，按血压，血钾水平调整剂量。

案例 7-93-1

1. 入院后血钾检测3次，分别为2.26mmol/L、2.81mmol/L和2.36mmol/L；血钠检测3次，分别为144mmol/L、147.5mmol/L和145.8mmol/L；24h尿钾检测2次，分别为51.52mmol和54.10mmol。

2. 尿17-OHCS 10.39mg/24h，17-KGS 11.5mg/24h，VMA 8.8ng/24h。

3. 卧位血浆醛固酮197pg/ml、347pg/ml（正常值：卧位29.4～161pg/ml）；肾素0.01ng/(ml·h)、0.13ng/(ml·h)［正常值：0.1～5.5ng/(ml·h)］；血管紧张素Ⅱ 34.3pg/ml（正常值：28～52pg/ml）

4. 肾上腺CT：右侧肾上腺内见卵圆形低密度结节影，大小1.2cm×1.5cm，边界清，内密度均匀，CT值4.29HU。注射造影剂后未见明显强化。左侧肾上腺呈"人"字形，形态大小正常，密度均匀。

5. 临床诊断：右侧肾上腺醛固酮瘤，原发性醛固酮增多症。

对于原因不明的低钾血症尤其是合并高血压患者，应按图7-93-3的思路进行诊断：

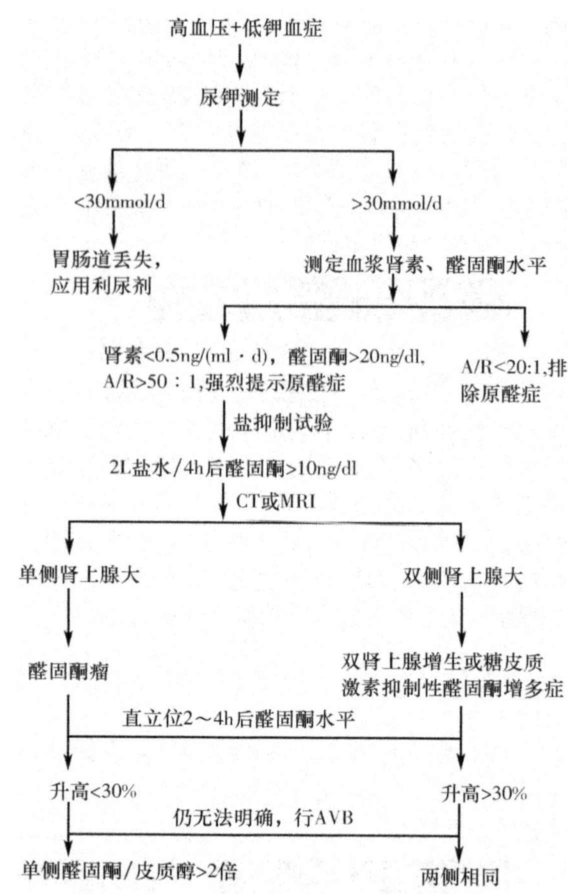

图7-93-3 原发性醛固酮增多症的诊断流程图

注：A/R为醛固酮/肾素，AVB为肾上腺造影

【治疗】

醛固酮瘤的根治方法为手术切除。特发性增生者以往做大部分肾上腺切除术，但手术效果差，目前采用药物治疗。有时难以确定为腺瘤或特发性增生，可先用药物治疗，继续观察，定期做影像学检查，有时原来未能发现的小腺瘤，在随访过程中可显现出来。

（一）手术治疗

切除醛固酮腺瘤。术前宜低盐饮食，用螺内酯做准备，以纠正低血钾，并减轻高血压。每日螺内酯120～240mg，分次口服，待血钾正常，血压下降后，减至维持量时，即进行手术。手术前可根据患者情况及手术方式酌情短期用醋酸可的松100 mg，术中静脉滴注氢化可的松100～300mg，术后逐步递减，约一周后停药。腺瘤手术效果较好，术后电解质紊乱得以纠正，多尿、多饮症状消失，大部分患者血压降至正常。对于原发性肾上腺增生的患者，可行肾上腺大部分切除术或单侧肾上腺切除术，手术效果较好，若术前无法明确鉴别特醛症和原发性肾上腺增生，则可行螺内酯试验，对该试验反应良好的患者(血钾上升,血压下降)预示手术效果较好。对于极少数单侧肾上腺增生者,可行增生侧肾上腺切除术,手术效果良好。

(二)药物治疗

对于不能手术的肿瘤患者以及特醛症患者宜用螺内酯治疗,初次剂量200～400mg/d,分3～4次口服,渐减量为40mg/d以维持疗效。长期应用螺内酯可阻断睾酮合成及雄激素的外周作用,出现男性乳腺发育、勃起功能障碍、女性月经不调等不良反应,可改为阿米洛利或氨苯蝶啶,以助排钠潴钾。前者因阻断肾远曲小管的钠通道,后者可减少远曲小管钠的重吸收,减少钠钾交换,必要时加用降血压药物。钙拮抗剂可使一部分原醛症患者醛固酮产生量减少,血钾和血压恢复正常,因为醛固酮的合成需要钙的参与。对特醛症患者,血管紧张素转换酶抑制剂也可奏效。

对GRA,可用糖皮质激素治疗,通常成人用地塞米松每日0.5～2mg,用药后3至4周症状缓解,一般血钾上升较快而高血压较难纠正,可加用其他降血压药治疗,如钙拮抗剂等。也有作者推荐更小剂量的地塞米松,如每日0.3～0.75mg,以避免类Cushing综合征。于儿童,地塞米松的剂量约为0.05～0.1mg/(kg·d),也可用氢化可的松12～15mg/m^2体表面积,分3次服用,后者对儿童生长发育的影响较小。

案例 7-93-1

行右肾上腺腺瘤切除,术后病理诊断右肾上腺醛固酮瘤。

【预后】

与病因和病理类型有关。醛固酮癌预后较差,发现时往往已失去手术根治机会,化疗药物如双氯苯二氯乙烷(米托坦)、氨鲁米特、酮康唑等可暂时减轻醛固酮分泌过多所致的临床症状,但对病程演进无明显改善。

推荐阅读

Mulatero P, Morello F, Veglio F. 2004. Genetics of primary aldosteronism. J Hypertens, 22:663～670

Mattsson C, Young WF Jr. 2006. Primary aldosteronism: diagnostic and treatment strategies. Nat Clin Pract Nephrol, 2:198～208

(武 革)

第94章 嗜铬细胞瘤

案例 7-94-1

患者男，43岁。发作性头痛、心悸、大汗、胸闷6年，吐字不清，左侧肢体无力2天。

患者6年前开始无明显诱因出现发作性头痛、心悸，伴胸闷、大汗淋漓，每次发作约持续数分钟，平均约1个月发作1次，发作后曾测血压180/100mmHg左右，平时服用"复方降压片"等，血压于未发作时多数在130/90mmHg左右，近2年来发作较频繁，3天左右发作1次。2天前突发头痛，大汗，吐字不清，左侧肢体乏力，即来院急诊，行头颅CT检查，示"右基底节区出血"，为进一步治疗收入院。

体格检查：T 37.0℃、P 80次/分、R 20次/分、BP 130/80mmHg。神清，查体欠合作。无发绀，伸舌右偏，右侧鼻唇沟变浅。颈稍抵抗，左上肢肌力Ⅳ级，左下肢肌力Ⅲ级，左侧 Babinski 征、Gordon 征和 Hoffmann 征均阳性。

问题：

1. 该病例的高血压有何特点？首先考虑何诊断？为什么？

2. 应做哪些实验室检查来明确诊断？

嗜铬细胞瘤(Pheochromocytoma)是肾上腺髓质以及其他任何肾上腺素能系统的嗜铬组织产生过多儿茶酚胺的肿瘤。临床上可以引起高血压及其他严重的心血管紊乱，并可引起全身多脏器代谢紊乱。嗜铬细胞瘤可发生于任何年龄，但多见于20～50岁的成年人，男女发病率无明显差异，在高血压患者中的发病率达0.3%～0.5%。多数患者可成功切除肿瘤而治愈，但少数严重者病情凶险，变化多端，约有10%为恶性肿瘤。

【嗜铬细胞瘤的分布和生化特征】

在胚胎发育时由交感神经干分出的嗜铬细胞一部分形成肾上腺髓质，另一部分沿着主动脉形成腰主动脉副节或颈动脉副节，还有一部分散在于腹膜后结缔组织及其他部分的交感神经节或交感神经丛内。上述组织功能上相同，均受交感神经支配，称交感嗜铬系统。交感嗜铬系统的细胞无论存在于何处，不论是原始的或是成熟的，均有可能发展成嗜铬细胞瘤。因而嗜铬细胞瘤既可发生于肾上腺，也可发生于沿主动脉分布的其他部位。其中85%以上来源于肾上腺髓质，右侧多于左侧，绝大多数为单个腺瘤，10%左右来源于肾上腺外的其他交感神经系统的嗜铬细胞，肾上腺外嗜铬细胞瘤多位于腹内，以腹膜后主动脉旁最为多见。

交感嗜铬系统产生的重要生物活性物质统称儿茶酚胺，包括多巴胺、肾上腺素和去甲肾上腺素。肾上腺髓质的嗜铬细胞瘤大多分泌去甲肾上腺素，其次为肾上腺素，但家族性者可以肾上腺素为主，尤其在早期肿瘤较小时；交感神经节后神经元以释放去甲肾上腺素为主，也可释放肾上腺素和多巴胺。

嗜铬细胞瘤还可产生多种肽类激素，并可引起嗜铬细胞瘤中一些不典型的症状，如血管活性肠肽、P物质可引起面部潮红；鸦片肽、生长抑素可引起腹胀、便秘；血管活性肠肽、血清素、胃动素可引起腹泻；神经肽Y可引起面色苍白、血管收缩；舒血管肠肽、肾上腺髓质素可引起低血压或休克等。此肿瘤还可释放嗜铬粒蛋白，测得此物质在血中高浓度，可协助诊断。

【临床表现】

嗜铬细胞瘤阵发或持续性分泌大量儿茶酚胺，作用于不同组织的α或β肾上腺能受体，产生不同的效应。由于肿瘤分泌的肾上腺素及去甲肾上腺素的量、比例及释放方式不同，临床表现可呈多样化且差异甚大。

(一) 高血压

是本病最常见和特征性的表现。由于肿瘤分泌的肾上腺素和去甲肾上腺素的比例不同，高血压可表现为阵发性、持续性，持续性亦可有阵发性加剧。50%左右的患者呈持续性高血压，而其中半数呈阵发性高血压。阵发性高血压具有特征性，常因精神刺激、剧烈运动、寒冷、饥饿或肿瘤区域受压迫诱发，发作时可出现眼花、视力模糊，肢体存在麻木、刺痛或灼热等异常感觉，肌肉震颤，腹部绞痛，耳鸣及听觉丧失，头晕、心悸、多汗，面色苍白、四肢厥冷等症状。体检患者可

笔记栏

出现恐惧、焦虑等情绪,瞳孔散大,心率增快,血压骤然上升,收缩压往往达200～300mmHg,舒张压亦明显升高,可达130～180mmHg(以释放去甲肾上腺素为主者更明显)。严重者可发生高血压脑病、急性左心衰、脑出血、蛛网膜下腔出血导致骤死。发作时间短至数秒、数分钟,也有长达1日者。发作频率开始时多为2～3个月一次,随病情的发展渐趋于频繁,可出现1日内数次发作,且最终由阵发性高血压转为持续性高血压。

持续性高血压的表现酷似高血压病,若得不到及时诊治,可出现诸多高血压心血管系统的严重并发症,如心脏扩大、心力衰竭、冠状动脉硬化、脑血管病变、眼底改变等。

(二)代谢紊乱

1. 糖耐量减低 高浓度的儿茶酚胺可刺激胰岛α受体,抑制胰岛素分泌;并可作用于肝脏α受体和β受体致使糖原异生和肌糖原分解增加,周围组织利用葡萄糖减少,导致血糖升高。80%的嗜铬细胞瘤患者合并糖代谢紊乱,导致继发性糖尿病的约占10%～24%。当肿瘤切除后,血糖可降至正常。

2. 脂代谢紊乱 儿茶酚胺升高可促进脂肪分解,当脂肪分解氧化不全时,出现血酮体升高及尿酮体,若同时出现糖尿病性酮症酸中毒较容易误诊。

3. 基础代谢率升高 高浓度的儿茶酚胺可促进代谢亢进,患者基础代谢率显著升高,临床表现上酷似甲状腺功能亢进。但由于皮肤血管收缩,皮温降低,导致产热大于散热,患者可出现发热。

4. 白细胞升高。

(三)其他表现

1. 直立性低血压和休克 少数患者无明显高血压,甚至出现直立性低血压和休克,或高血压与低血压交替出现,其机制尚不清楚,可能与大量儿茶酚胺引起心肌炎、心肌坏死,诱发严重心律失常,心力衰竭导致心排血量骤减或瘤体分泌大量多巴胺,抵消了去甲肾上腺素的升血压作用;如肿瘤分泌大量肾上腺素,引起肾上腺能β受体兴奋,外周血管扩张。

2. 消化道症状 儿茶酚胺可抑制内脏平滑肌收缩,使肠蠕动减慢,出现便秘、腹胀;还可引起胃肠壁血管闭塞性动脉内膜炎,出现剧烈腹痛、穿孔、胃出血等急腹症表现。

3. 泌尿系统 长期持续性高血压可使肾血管损伤,最终导致肾功能衰竭。位于膀胱壁的嗜铬细胞瘤,排尿时可诱发高血压危象,部分患者有无痛性血尿。

案例 7-94-1

1. 高血压呈发作性,发作时剧烈头痛,胸闷,心悸伴大汗淋漓,血压高达180/100mmHg,平时血压不高。初始一月余发作一次,随病程进展发作越发频繁。

2. 平时服用"复方降压片",效果欠佳,于入院前血压骤升并发"脑基底节出血",中年发病,阵发性高血压伴剧烈头痛,心悸,大汗,对常规降压药治疗无效,且病情渐发展,出现脑血管意外。

【诊断与鉴别诊断】

(一)诊断

一般认为,持续性血压升高的患者同时存在以下几种情况时,应考虑嗜铬细胞瘤的可能性:①45岁以下;②血压波动大;③伴头痛、心悸、多汗症状明显的患者;④伴基础代谢率升高而除外甲状腺功能亢进的患者;⑤伴发作性低血压或直立性低血压的患者;⑥伴血糖升高的患者;⑦降压药治疗效果差的顽固性高血压患者。

(二)血、尿儿茶酚胺及其代谢物测定

1. 尿儿茶酚胺及其代谢物香草基杏仁酸(vanillylmandelicacid, VMA) VMA是肾上腺素和去甲肾上腺素的最终代谢产物。正常值:尿儿茶酚胺为1～42μg/24h;尿VMA为5～44μmol/24h。

2. 甲氧基肾上腺素(metanephrine, MN)、甲氧基去甲肾上腺素(normetanephrine, NMN)及二者的总和(TMN) 正常值:血浆MN为60～310pmol/L;血浆NMN为90～570pmol/L;尿TMN为1.5～4.6μmol/24h。

3. 去甲肾上腺素 正常值:血浆为380～2.365pmol/L;尿为59～470nmol/24h。

4. 肾上腺素 正常值:血浆为0～380pmol/L;尿为0～109nmol/24h。

持续性高血压型患者尿儿茶酚胺、VMA、MN、NMN及TMN均升高,常在正常高限的两倍以上,以MN的敏感性和特异性最高。阵发性者平时儿茶酚胺升高可不明显,而于发作后才高于正常,故需测定发作后血或尿儿茶酚胺,后者可以每毫克肌酐量或以时间单位计排泄量。

应注意,患者情绪焦虑、运动后、吸烟、显著肥胖、肾功能衰竭、酸中毒、休克、低血糖、颅内压升高、摄入含咖啡因的饮料,以及应用左旋多巴、甲基

多巴、拉贝洛尔、普萘洛尔(心得安)、四环素等药物可导致假阳性结果。

(三) 药理试验

对于持续性高血压患者，一般血、尿儿茶酚胺及其代谢产物已明显增高，不必要再做激发试验。当临床上疑为嗜铬细胞瘤的阵发性高血压患者，在血压正常的发作间歇期，可考虑行药理试验。

1. 激发试验

(1) 组胺试验

1) 方法：组胺 10～25μg 加入生理盐水 0.5ml，快速静脉推注，在 15 分钟内每分钟测血压、心率各 1～2 次。

2) 意义：注射后 1～4 分钟内收缩压升高 60mmHg 以上，舒张压升高 30mmHg，并出现阵发性高血压发作的症状为阳性，同时留取 4 小时尿送检儿茶酚胺及代谢产物。

(2) 胰高糖素试验：胰升糖素仅可刺激嗜铬细胞瘤分泌儿茶酚胺，对正常肾上腺髓质无刺激作用，不良反应较组胺少且轻，可作为首选。

1) 方法：在患者空腹时快速静脉注射胰升糖素 1.0mg，注射后每 30 秒钟测血压 1 次，连续 5 分钟，以后每分钟测血压 1 次，连续 10 分钟。

2) 意义：嗜铬细胞瘤患者在静脉注射胰高糖素后 15 秒钟左右血压骤然升高。收缩压升高 35mmHg，舒张压升高 25mmHg 以上者为阳性。

(3) 可乐定试验：可乐定是中枢性 α_2 肾上腺能激动剂，可减少神经的儿茶酚胺释放，但不抑制嗜铬细胞瘤的儿茶酚胺释放，可资鉴别。

1) 方法：口服可乐定 30mg，服药前和服药后 1、2、3 小时采血测定儿茶酚胺水平可抑制到正常范围，嗜铬细胞瘤患者儿茶酚胺水平不被抑制。

2) 意义：收缩压在 1～2 分钟内上升 20mmHg 为阳性。

2. 药物阻滞试验 适用于持续性高血压、阵发性高血压发作期，或激发试验阳性的患者，当血压高于 170/110mmHg 时实行。

酚妥拉明试验

(1) 方法：酚妥拉明 5mg(儿童 1mg)静脉注射，于 1 分钟内注完，每 30 秒钟测血压 1 次，连续 3 分钟，以后每分钟测血压 1 次，直至血压恢复原有水平。本试验可诱发低血压休克，因而血压低于 150/110mmHg 患者禁用如发生可加快输液速度，补充血容量，并应准备去甲肾上腺素防止意外。

(2) 意义：注射后在 5 分钟内，收缩压下降 35mmHg 以上，舒张压下降 25mmHg 以上者，和注射后 15 分钟内不能恢复原始水平者为阳性。

笔记栏

(四) 定位检查

1. B 超 作为肾上腺及肾上腺外肿瘤定位检查，简易且无创伤性方法，对直径 1cm 以上的肾上腺髓质肿瘤，阳性率较高，但直径小于 1cm 的肿瘤检出率较低。

2. CT 扫描 本法无创伤性，对 90%以上的肿瘤可准确定位，由于瘤体出血、坏死，CT 显示常呈不均质，但静脉注射造影剂有可能引起高血压发作，因而检查前应使用 α 受体阻断剂控制高血压(图 7-94-1)。

3. MRI 患者无需注射造影剂，不暴露于放射线中，因而可用于孕妇的检查。MRI 可显示肿瘤与周围组织的关系及某些组织学特征，有助于鉴别嗜铬细胞瘤和肾上腺皮质肿瘤。

4. ^{123}I /^{131}I 间碘苄胍(MIBG) 闪烁扫描 MIBG 是胍乙烷的芳烷基衍生物，与去甲肾上腺素结构相似，是去甲肾上腺素运载体的基质。肾上腺素能囊泡可浓集被放射性核素标记的 MIBG，故可显示儿茶酚胺的肿瘤，适用于转移性、复发性或肾上腺外肿瘤，并可显示其他的神经内分泌瘤。

5. 静脉导管分段血样检查 如上述方法皆未能确定肿瘤位置，可行静脉导管术，在不同部位采血，根据所测儿茶酚胺的浓度差别，确定肿瘤的位置。

(五) 鉴别诊断

本病需与一些伴交感神经亢进和(或)代谢状态异常的疾病相鉴别，包括：①冠心病所致心绞痛、心率失常；②其他疾病所致焦虑状态；③不稳定性原发性高血压；④伴阵发性高血压的疾病，如脑瘤、脊髓结核、急性血卟啉病、铅中毒等；⑤围绝经期综合征；⑥甲状腺功能亢进症；⑦糖尿病。

嗜铬细胞瘤诊断程序如图 7-94-2 所示。

案例 7-94-1

1. 三大常规，肝肾功能，电解质均正常。

2. 血皮质醇：17.5μg/dl (7am)：10.8 μg/dl(5pm)，血 ACTH：15.3pg/ml。

3. 3 次 24 小时尿 VMA 分别为：25.6mg/24h，20.9mg/24h 和 24.1mg/24h。

4. 肾上腺 CT 平扫加增强扫描：右侧肾上腺区见软组织肿物，截面最大径 4.8cm×5.9cm，边缘光整，与周围组织分界清，肿物中央见不规则低密度坏死区，拟嗜铬细胞瘤。

诊断：右侧肾上腺嗜铬细胞瘤，右基底节出血。

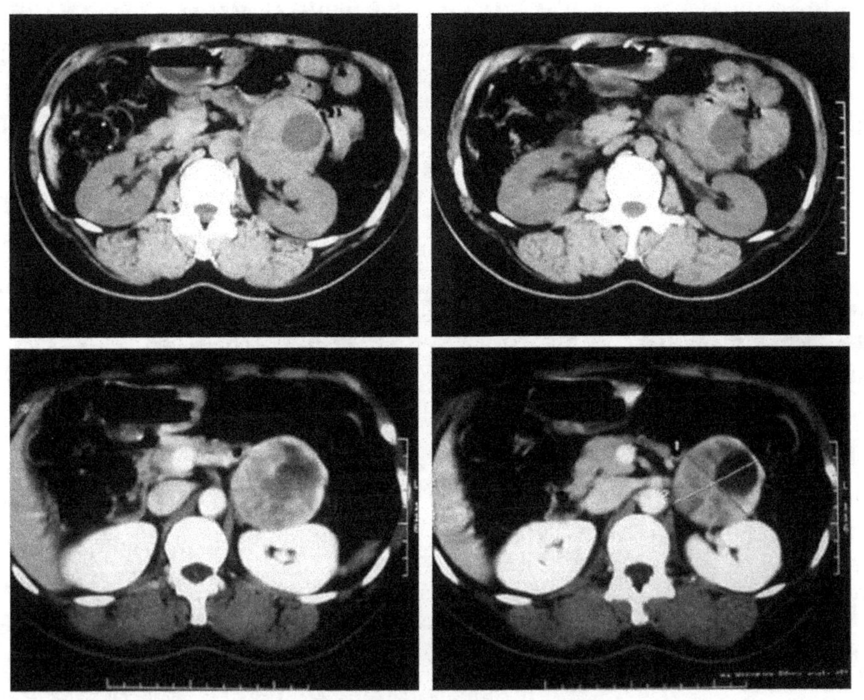

图 7-94-1　嗜铬细胞瘤的 CT 显像

女性，33 岁，2 年前无诱因下反复出现头痛，为搏动性头痛，每次持续 10～20 分钟，伴恶心呕吐；1 年前起伴心悸，血压：166/113mmHg。

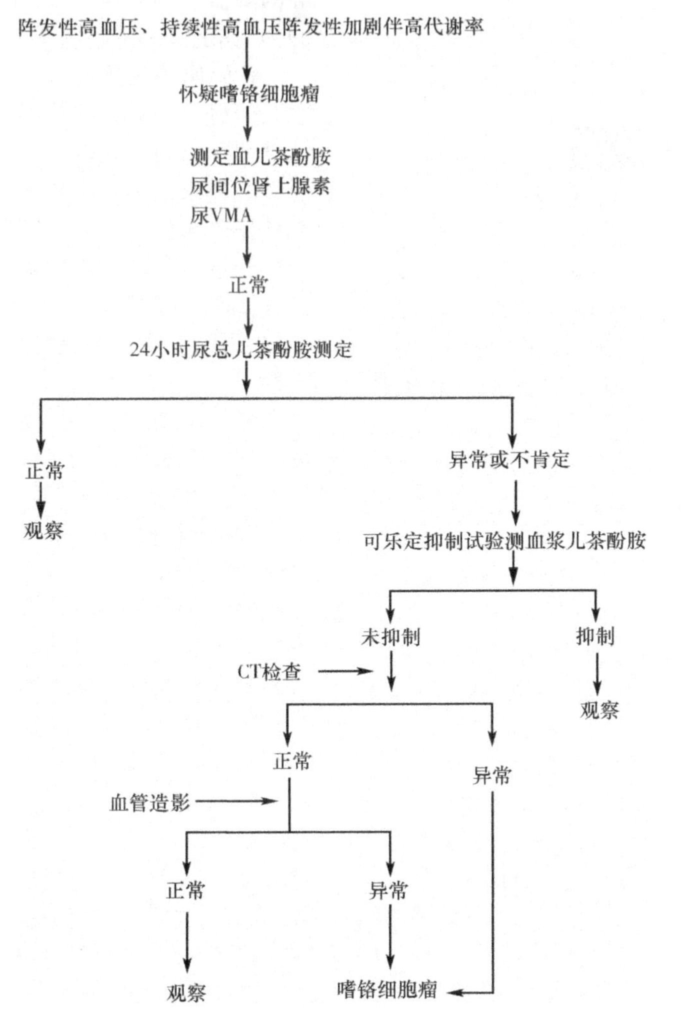

图 7-94-2　嗜铬细胞瘤诊断程序示意图

笔 记 栏

【治疗】

对大多数良性嗜铬细胞瘤，手术切除是唯一疗效肯定的治疗手段。但手术前必须使病情稳定。应用α受体阻断药使血压下降，减轻心脏的负担，并扩大患者原来缩减的血管容量，是减少术中高血压危象及术后低血压发生的必须治疗。

(一) 高血压危象的处理

(1) 卧床休息，急性左心衰竭时采取半坐卧位。

(2) 立即静脉缓慢推注酚妥拉明(phentolamine)1～5mg，每5分钟1次，同时密切观察血压，当血压下降至160/100mmHg左右即停止推注，继之以10～15mg溶于5%葡萄糖生理盐水500ml中，或硝普钠100mg溶于5%葡萄糖生理盐水500ml缓慢静脉滴注。

(3) 如出现快速型心律失常，可在α受体阻断剂起效后，以β受体阻断剂来控制。常用普萘洛尔，以0.1～0.2mg/min的速度作静脉注射，或艾司洛尔按0.5mg/kg静脉注射1分钟，然后用0.1～0.3mg/(kg·min)的速度静脉滴注维持。

(4) 充分使用α受体阻断剂后，要注意补充足够的血容量，可根据肺动脉楔压进行补充。

(二) 患者的常规处理

α肾上腺素能受体阻断药。

1. 酚苄明(phenoxybenzamine，氧苯苄胺) 作用时间较长(半衰期36小时)，口服有效的开始时每日2次，每次10mg，以后逐渐加量直到持续性高血压者血压得到控制，阵发性高血压者发作得到防治。一般每日30～40mg，病情特别重，儿茶酚胺分泌量特别多者，有时需用到60mg或更多。酚苄明的不良反应为直立性低血压，鼻黏膜充血。有时由于α受体被阻滞后β受体活性增强而出现心动过速和心律失常。

2. 哌唑嗪(prazosin) 相对选择性的α受体阻断剂，可避免全部α受体阻滞的不良后果，如明显的低血压和心动过速。哌唑嗪的作用时间较短，半衰期约3～4小时，可较灵活调节用量。在治疗开始前，宜先给患者口服0.5mg或1mg做药物试验，随即观察血压数小时。以了解患者的反应。如血压下降甚少，收缩压和舒张压分别下降不超过10mmHg，此类患者估计需药量较大，开始可每天6mg，逐渐增至每天10mg，有用到16mg者。另一些患者对此药甚为敏感，服1mg后，血压明显下降，可出现头晕，胸紧缩感，重者甚至需补充生理盐水，此类患者每日用量不到6mg即足以控制病情。

3. β受体阻断剂 在α受体阻断剂充分起效后，可给予β受体阻断剂，主要用以控制快速型室上性心律失常。普萘洛尔20～40mg，每6～8小时给药1次。近年来，新一代的β受体阻断剂艾司洛尔、阿替洛尔、比索洛尔等也被用于控制高血压和控制心律失常，获得满意效果。

4. 其他降压药物的使用 舌下含服钙拮抗药硝苯地平10mg，可用以治疗骤发高血压危象。

(三) 手术治疗

手术治疗是目前最确切的治疗手段，而术前准备对手术成功与否至关重要。术前准备应达到以下目标：①血压小于160/90mmHg；②术前2周内无ST段或T波变化，15分钟内室性早搏不超过1次。在手术治疗前，α受体阻断药的应用一般不得少于2周，虽然酚苄明作用时间较长，仍宜用到手术前一日为止，以免手术时出现血压骤升。术前β受体阻断剂不作为常规应用，如患者有心动过速或心律失常方采用。在用β受体阻断药前，须先用α受体阻断剂使血压下降，单独使用β受体阻断剂，由于阻断β受体介导的舒血管效应可使血压升高，甚至发生肺水肿，尤其是分泌肾上腺素为主的患者。

切除嗜铬细胞瘤有一定危险性，必须在有经验的外科医师和麻醉师主持下施行。术前应用镇静剂和肌肉松弛剂来减少焦虑，避免引起儿茶酚胺的释放过多。在麻醉诱导期，手术过程中，尤其在接触肿瘤时，可出现急骤血压升高和(或)心律失常。对血压骤增者，可采用酚妥拉明静脉推注，继之以静脉滴注或用硝普钠静脉滴注。对心律失常者，可用β受体阻断剂或其他抗心律失常药，如利多卡因等。

嗜铬细胞瘤被切除后，血压一般降至90/60mmHg。如血压低、心动过速、尿量减少，提示血容量不足，应及时补充适量全血或血浆，必要时也可静脉滴注适量去甲肾上腺素，但不可用缩血管药来代替补充血容量。而血压下降不明显，则往往提示尚有未被切除的肿瘤组织。术后数小时患者可能出现低血糖，这种一过性的低血糖是由于血中儿茶酚胺浓度骤然下降，引起一过性高胰岛素血症所致，可予24小时维持静脉滴注葡萄糖来纠正。

嗜铬细胞瘤切除后，血压多能恢复正常，但在手术后第1周，血压仍可偏高，同时尿、血儿茶酚胺也可偏高。其原因可能为手术后的应激状态，或是患者原来体内储存的儿茶酚胺较多，因此在手术后1个月左右，根据血压状态和血、尿儿茶酚胺，方能更准确地判断治疗效果。小部分患者手术后仍有高血压，可能因合并原发性高血

笔记栏

压，或儿茶酚胺长期增多损伤血管所致。

（四）恶性嗜铬细胞瘤的治疗

恶性嗜铬细胞瘤一般对放疗和化疗不敏感，可用抗肾上腺素药作对症治疗。因此，链佐星治疗的效果不一。也可用酪氨酸羟化酶抑制剂 α-甲基间酪氨酸阻碍儿茶酚胺的生物合成。^{131}IMIBG治疗可获一定效果，用后血压可下降，儿茶酚胺的排出量减少。

案例 7-94-1

1. 入院后经降压，止血，脱水，改善脑血管循环，营养脑细胞处理等治疗，病情逐渐好转，肌力明显恢复，出院继续恢复治疗，并予哌唑嗪 1mg，每日 2～3 次，1 周后加服普萘洛尔 10mg，每日 3 次。

2. 经上述治疗一个月，高血压发作次数减少，血压持续在 130～120/90mmHg，治疗三个月，偶有激动时发作 2 次。再次入院一周后血压调整较稳定，行右肾上腺瘤体摘除术，术后病理诊断为：嗜铬细胞瘤。

【预后】

良性嗜铬细胞瘤，经手术切除大多可治愈，手术后复发率小于 10%，75%患者的血压可恢复正常，约 25%的患者仍保持高血压状态，使用常规降压药可以很好地控制。恶性嗜铬细胞瘤 5 年存活率小于 50%，因此术后需定期复查。已发生转移的恶性嗜铬瘤的预后不一，转移最常见的部位为骨骼、肝、淋巴结、肺，其次为脑、胸膜、肾等，重者在数月内死亡，5 年生存率约为 45%，也有生存 20 年的报道。

推荐阅读

Lenders JWM, Pacak K, Walther MM, et al.2002.Biochemical diagnosis of pheochromocytoma: which test is best? JAMA,287:1427

Neumann HP, Bausch B, McWhinney SR, et al.2002.Germline mutations in nonsyndromic pheochromocytoma. N Engl J Med,346:1459～1466

Tsuru N, Ushiyama T, Suzuki K.2005.Laparoscopic adrenalectomy for primary and secondary malignant adrenal tumors.J Endourol,19:702～708

Sawka AM, Jaeschke R, Singh RJ, et al.2003. A comparison of biochemical tests for pheochromocytoma: Measurement of fractionated plasma metanephrines compared with the combination of 24-h urinary metanephrines and catecholamines. J Clin Endocrinol Metab,88:553～58

（武　革）

第95章 原发性甲状旁腺功能亢进症

案例 7-95-1

患者，女，42岁，两侧季肋部疼痛10年，加重3天。

患者10年前无明显诱因出现两侧季肋部疼痛，局部有压痛，无其他骨关节疼痛，未给予治疗。但逐渐加重，偶有四肢无力，并出现胸阔变形，但四肢活动可。入院前3天无诱因出现肾绞痛、血尿，伴有多尿，夜尿多。发病以来无浮肿及尿少，精神尚可，体重无改变。

体格检查：T 37℃，P 85次/分，R 18次/分，BP 125/85mmHg，发育正常，神志清楚，精神可。右侧甲状腺下极可触及2.5cm×1.5cm质韧、表面光滑和边界清楚的结节性肿物。胸部呈后凸畸形，双肺呼吸音清晰，心律规整，心率85次/分，心音有力，未闻及杂音。腹部平软，肝脾肋下未及。双下肢肌肉萎缩。生理反射存在，病理反射未引出。

问题：

1. 该病例首先应考虑做何诊断？

2. 在明确诊断之前，应做哪些实验室检查？

3. 如何明确诊断？如何给出处理建议？

原发性甲状旁腺功能亢进症是由于甲状旁腺本身病变（肿瘤或增生）引起的甲状旁腺素（PTH）合成和分泌过多，通过其对骨与肾的作用，导致高钙血症和低磷血症。本病是少见病，患者诊断大多数被拖延，一般从发病到确诊要3～5年，都是高钙血症所致的合并症出现后才注意到。

【甲状旁腺功能亢进的分类】

甲状旁腺功能亢进症（hyperparathyroidism）（简称甲旁亢）分为原发性、继发性、三发性和假性四种。继发性甲旁亢是由于各种原因导致的低钙血症，刺激甲状旁腺，使之增生肥大，分泌过多PTH所致，常见于肾功能不全、骨软化症、小肠吸收不良和维生素D缺乏与羟化障碍等疾病。在继发性甲旁亢的基础上，由于腺体受到持久的刺激，部分增生组织转变为腺瘤，自主性地分泌过多PTH，称为三发性甲旁亢。假性甲旁亢是指某些恶性肿瘤（如肺、肝、肾和卵巢等恶性肿瘤）分泌类PTH多肽物质，至高钙血症。

【病理生理】

该病的主要紊乱是相对血钙水平而言有不适当的PTH分泌。由于甲状旁腺大量分泌PTH，使骨钙溶解入血，引起高钙血症；PTH还可促进肾脏25-(OH)D_3转化为1,25-$(OH)_2D_3$，后者促进肠道钙的吸收，进一步加重高钙血症。同时，肾脏对无机磷再吸收减少，尿磷排出增多，血磷降低。PTH过多分泌是由于细胞增生所致，细胞数量的增多使PTH的分泌不受抑制。当PTH分泌轻度增高，引起骨转换增加和皮质骨骨密度低而不影响松质骨。在较高浓度时，PTH引起骨膜下骨吸收甚至髓质纤维化和囊性变（棕色瘤和纤维囊性骨炎）。过多的PTH使血钙持续增高。若肾功能完好，尿钙排泄增加出现高尿钙。骨基质分解，黏蛋白、羟脯氨酸等代谢产物自尿排泄增多，形成尿路结石和肾钙盐沉着症，加重肾脏负担，影响肾功能，甚至发展到肾功能不全。血钙过多还可发生钙在软组织沉积，导致迁徙性钙化，钙在软组织（如软骨、关节滑膜、肌腱、韧带、肺等）沉积，可引起关节部位疼痛。高浓度的钙离子可刺激胃泌素分泌，胃壁细胞分泌胃酸增加，形成高胃酸性多发性胃十二指肠溃疡；激活胰管内胰蛋白酶原，引起自身消化和胰腺的氧化应激反应，发生急性胰腺炎。

【病因】

大多原发性甲旁亢的病因尚不完全明了。约85%的病例是由于腺瘤引起，绝大多数是单个腺瘤。约10%的病例是甲状旁腺增生，常累及四个腺体，多有家族史，属于三种不同的常染色体显性遗传病（MEC-Ⅰ型、Ⅱ型和家族性低尿钙性高血钙）。腺癌较为少见。

案例 7-95-1

患者，女，42岁，右侧甲状腺下极可触及2.5cm×1.5cm质韧、表面光滑和边界清楚的结节性肿物。

笔记栏

【临床表现】

本病多见于20～50岁的成年人，40岁以后发病率显著增加，女性2倍于男性。起病缓慢，临床表现多种多样。检测血钙和PTH有助于早期发现本病。

1.高钙血症 血钙增高所引起的症状可影响多个系统。中枢神经系统可出现记忆力减退，情绪不稳定，轻度个性改变，抑郁，嗜睡；有时由于症状无特异性，患者可被误诊为神经官能症。神经肌肉系统可出现倦怠，四肢无力，以近端肌肉为甚，可出现肌萎缩，常伴有肌电图异常，神经系统症状的轻重与高钙血症的程度有关。严重时可出现明显精神症状如幻觉、狂躁，甚至昏迷。消化系统可出现食欲减退、腹胀、消化不良、便秘、恶心和呕吐。也可引起急性胰腺炎。因为高钙血症可引起血清胃泌素增高与胃酸分泌增高，本病常可出现十二指肠溃疡。

2. 骨骼系统 患者早期可出现骨痛，主要位于腰背部、髋部、肋骨与四肢，局部有压痛。后期主要表现为纤维囊性骨炎，可出现骨骼畸形与病理性骨折，身材变矮，行走困难，甚至卧床不起。部分患者可出现骨囊肿，表现为局部骨质隆起。X线发现除弥漫性脱钙外，可有指骨膜下皮质吸收与颅骨斑点状脱钙。

3. 泌尿系统 长期高钙血症可影响肾小管的浓缩功能，出现多尿、夜尿、口渴等，还可出现肾结石与肾实质钙化。肾结石主要为草酸钙与磷酸钙组成。可出现反复发作的肾绞痛与血尿。X线发现结石可为双侧性，可在短期内增多或增大。尿路结石可诱发尿路感染或引起尿路梗阻，如不及时治疗，可演变成慢性肾盂肾炎，进一步影响肾功能。肾钙质沉着症可导致肾功能减损，最后可引起肾功能不全。

4. 甲状旁腺危象 重症甲状旁腺功能亢进症的患者受到应激后，症状可加剧，发生甲状旁腺危象(parathyroid storm)，表现乏力、厌食、恶心、呕吐、多尿、失水、虚脱以及神志改变，甚而昏迷。血钙明显增高可超过16mg/dl，尿素氮升高。患者可出现低钾低氯性碱中毒。心电图示QT时间缩短，伴传导阻滞。

> **案例 7-95-1**
>
> 1. 起病缓慢，反复两侧季肋部疼痛10年，肾绞痛、血尿，伴有多尿，夜尿多3天。
>
> 2. 右侧甲状腺下极可触及2.5cm×1.5cm质韧，表面光滑边界清楚结节性肿物。胸部呈后凸畸形。

【实验室与辅助检查】

(一) 血

1. 早期血钙大多增高 对诊断最有意义。血钙如多次超过2.7mmol/L，应视为疑似病例，超过2.8mmol/L意义更大。早期病例的血钙增高程度较轻，且可呈波动性，故应多次测定。血钙经常维持于正常水平，在本病中是极罕见的。但肾功能不全时血磷上升后血钙常降低，血钙浓度与血清甲状旁腺素浓度和甲状旁腺肿瘤重量之间存在平行关系。

2. 血磷多数低于1.0mmol/L 但诊断意义不如钙增高，特别在晚期病例肾功能减退时，磷排泄困难，血磷可被提高。

3. 血清PTH测定 90%患者的血清PTH和钙均明显高于正常值。如仅有血钙增高而PTH基本不增高则应考虑癌症或其他原因所致的血钙增高，继发性甲旁亢时血PTH也可明显增高，但血钙多数正常或偏低。

PTH的测定可采用放射免疫法(RIA)，主要测定PTH的中段或羧基端，系非活性片段，虽与临床有良好相关，但可受肾功能不全的干扰。故而目前争取采用双部位免疫放射测量(IRMA)法测定PTH全分子，则临床相关良好，结果不受肾脏病的干扰，能很好分辨正常，甲旁减，原发性甲旁亢以及肿瘤所致血钙过高症。

4. 血浆1,25-$(OH)_2D_3$ 本病中过多PTH可兴奋肾1α-羟化酶活性而使血浆1,25$(OH)_2D_3$含量增高。国内一组血清正常值：冬季(13.2±3.8)ng/ml，夏季(18.9±6.5)ng/ml。

5. 血清碱性磷酸酶在单纯表现为尿结石者 早期可正常，但有骨病表现者几乎均有不同程度的增高，超过12金氏单位，有时可达70金氏单位以上。

6. 血清抗酒石酸酸性磷酸酶(tartrate resistance acid phosphatase，TRAP) 在骨吸收和骨转换增高时，血清TRAP浓度增高。在本病中血清TRAP常成倍增高，手术治疗如成功，可于术后1～2周内明显下降，甚至达正常。北京协和医院一组正常值为(7.2±1.9)IU/L。

(二) 尿

尿钙、磷排泄量增加。主要因为血钙过高后肾小管滤过增加，尿钙也增多。患者低钙饮食3天后(每日摄钙低于150mg)，24小时尿钙排泄仍可在200mg以上，而正常人则在150mg以下；如在普通饮食下进行，则本病尿钙常超过250mg。但尿钙排泄量可受维生素D和日光照

笔记栏

射强弱以及有无尿结石等许多因素影响，故估价尿钙意义时应作具体分析。收集尿时应予酸化，以免钙盐沉淀影响结果。如有尿路感染，尚有蛋白尿、脓尿、血尿等发现。此外，尚可发现尿中cAMP及羟脯氨酸排泄增多，后者增多系骨质吸收较灵敏指标。

（三）皮质醇抑制试验

给予患者口服氢化可的松50mg，一日3次，共10天。大量糖类皮质激素具有抗维生素D的作用（抑制肠道吸收钙等），可降低由结节病、维生素D中毒、多发性骨髓瘤、转移癌或甲状腺功能亢进症引起的血钙过高，而对本病所致的血钙过高则无作用。

（四）X线检查

X线片上所见的主要改变为：①骨膜下皮质吸收、脱钙；②囊肿样变化较少见；③骨折及（或）畸形。全身性骨骼如骨盆、颅骨、脊柱或长短骨等处的脱钙、骨折和畸形等改变均常见于本病，但以指骨内侧骨膜下皮质吸收、颅骨斑点状脱钙，牙槽骨板吸收和骨囊肿形成为本病的好发病变（阳性率80%），有助于诊断。少数患者尚可出现骨硬化和异位钙化，这种骨骼的多形性改变，可能与甲状旁腺激素对破骨细胞和成骨细胞的作用，降钙素的代偿和病变的腺体呈间歇性活动有关。X线中尚可见到多发性反复发生的尿路结石及肾钙盐沉着对诊断均有价值。

案例 7-95-1

1. 实验室检查：血钙3.26mmol/L，血磷0.57mmol/L，血碱性磷酸酶升高，24小时尿钙15mmol，24小时尿磷为64mmol。

2. 骨骼摄片：颅骨骨板松化和板障内多发碎骨片，有小囊状透亮区、肋骨、胸椎骨，双手骨质、双侧髋骨及股骨头骨质疏松。B超示：甲状腺右叶下极可见2.6cm×1.6cm实性低回声结节，考虑为甲状旁腺腺瘤。

【诊断】

本病诊断主要根据其临床表现与实验室检查。如患者屡发活动性尿路结石或肾钙盐沉着；X线片有骨膜下皮质吸收、脱钙，甚而囊肿形成，尤其是累及上述好发部位时。实验室检查有血钙过高，平均在10.8～11.0mg/dl以上；PTH增高；尿钙增多，血磷过低。临床上基本可确定。需要时可做皮质醇抑制实验等。

案例 7-95-1

1. 患者，女，42岁，两侧季肋部疼痛10年，加重3天。

2. 病史特点：起病缓慢，反复两侧季肋部疼痛10年，肾绞痛、血尿，伴有多尿、夜尿增多3天。

3. 临床特点：右侧甲状腺下极可触及2.5cm×1.5cm质韧，表面光滑、边界清楚、结节性肿物。胸部呈后凸畸形。

4. 实验室检查：血钙3.26mmol/L，血磷0.57mmol/L，血碱性磷酸酶升高，24小时尿钙15mmol，24小时尿磷为64mmol。辅助检查：骨骼摄片：颅骨骨板松化和板障内多发碎骨片，有小囊状透亮区、肋骨、胸椎骨，双手骨质、双侧髋骨及股骨头骨质疏松。B超示：甲状腺右叶下极可见2.6cm×1.6cm实性低回声结节，考虑为甲状旁腺腺瘤。

临床诊断：右侧甲状旁腺腺瘤，原发性甲状旁腺功能亢进症。

【治疗】

本病以手术治疗为主，仅在高血钙症等病变轻微（在2.9mmol/L以下），或年老、体弱（如有重度肾功能衰竭）不能进行手术时，可试用药物治疗。

（一）甲状旁腺肿瘤的定位

初次手术时，有经验的外科医师，基本可顺利解决，不一定需要特殊的定位检查，但可做简易检查，如食道吞钡、B超等。有创性的定位检查，如动脉造影颈静脉插管、分段取样检测PTH浓度（引流肿瘤的标本含有高浓度激素），主要用于初次探查因肿瘤异位等特殊困难而失败，拟做二次探查的患者中。

（二）手术探查和治疗

探查时必须详细寻找四枚腺体，以免手术失败。术中需做冰冻切片鉴定。如属腺瘤，应切除腺瘤，但须保留一枚正常腺体；如属增生，则应切除其中三枚，第四枚腺体切除50%左右。异位的腺体，多数位于纵隔，可顺沿甲状腺下动脉分枝追踪搜寻，常不必打开胸骨。如手术成功，血清PTH浓度及血尿钙、磷异常代谢可获得纠正，血磷可于术后迅速升至正常，血钙亦可在1～3天后下降至正常范围内。在伴有明显骨病者，则因术后钙、磷大量沉积于脱钙的骨骼，血钙可于术后1～3天内降至过低水平(5～8mg/dl),反复出现口唇麻木和手足搐搦,可静脉注射10%葡萄糖酸钙10ml,每日2～3次,有时每日需要量可多至100ml或30～50ml溶于500～1000ml 5%葡萄糖液内静脉点滴,症状于3～5天内可得改善。如低钙持续1个月以上,提示有永久性甲状旁腺功能减退的可能,需补充维生素D。如补钙后,血钙正常而仍有搐搦,尚需考虑补镁(详见甲状旁腺功能减退症)。手术成功后血钙、磷多数可望在一周内恢复正常,但碱性磷酸酶则在骨骼修补期间,可长期持续升高。手术后如有复发、则需再次手术。

(三)其他

术后对骨病及尿结石仍需进一步处理,以期恢复劳动力:①骨病变于术后宜进高蛋白、高钙、高磷饮食,并补充钙盐,每日3～4g;②尿路结石应积极排石或于必要时做手术摘除。

(四)甲状旁腺危象治疗

主要由血钙过高引起。血钙如>13mg/dl,应立即进行处理。

1. 根据失水情况补充生理盐水 开始每2～4小时静脉滴注1L,视心、肾功能而定。

2. 在控制失水和补液时 可能出现血钾过低,故每日观察血、尿钾、钠、镁和钙数次,必要时血酸碱度,以便随时纠正电解质紊乱。

3. 利尿剂 在补充血容量基础上,可使用呋塞米(但不可用噻嗪类药物),每次静脉注射或口服40～100mg。

4. pamidronate 系破骨细胞介导骨质吸收抑制剂,系一新型的焦磷酸盐类似物。每日静脉注射60～90mg,在多数患者中于数周内有明显降钙作用。

5. 降钙素 可在数分钟内通过破骨细胞受体降低骨钙、磷和羟磷灰石盐的释放。2～8U/(kg·d),皮下或肌肉注射。

6. 血液透析可迅速降低血钙。

7.尽早手术切除异常组织。

案例 7-95-1

处方及医生指导

1. 手术切除肿瘤。

2. 术后若出现血钙过低,反复出现口唇麻木和手足搐搦,可静脉注射10%葡萄糖酸钙10ml,每日2～3次;血钙正常而仍有搐搦,尚需考虑补镁。

3. 术后宜进高蛋白、高钙、高磷饮食,同时积极排石。

推荐阅读

Boonen S, Vanderschueren D, Pelemans W, et al. 2004. Primary hyperparathyroidism: diagnosis and management in the older individual. Eur. J. Endocrinol, 151: 297～304

Bilezikian JP, Silverberg SJ. 2004. Asymptomatic Primary Hyperparathyroidism. N Engl J Med, 350: 1746～1751

Marx SJ. 2000. Medical Progress: Hyperparathyroid and Hypoparathyroid Disorders. N Engl J Med, 343: 1863～1875

Yen TW, Wilson SD, Krzywda EA, et al. 2006. The role of parathyroid hormone measurements after surgery for primary hyperparathyroidism. Surgery, 140: 665～672

(刘 宏)

第96章 甲状旁腺功能减退症

案例 7-96-1

患者，女，45岁，因"四肢麻木伴发作性抽搐1年，再发1周"入院。

患者于1年前无明显诱因出现四肢麻木，伴抽搐，发作时为双侧拇指内收，掌指、腕肘关节屈曲，指间关节伸展，双足强直性伸展，全身肌肉颤动、僵直。伴有口吐白沫，无意识障碍，无大小便失禁，每次持续数分钟后可自行停止。1周前上述症状再发，发作情况同前。无甲亢、手术及颈部放疗史。

体格检查：T 37℃，P 76次/分，R 18次/分，BP 120/80mmHg。神志清楚，精神可，消瘦，全身皮肤未见皮疹及出血点，无黄染，浅表淋巴结无肿大。颈软，胸廓对称无畸形，双肺呼吸音清晰，心律规整，心率76次/分，心音有力，未闻及杂音。腹部平软，肝脾肋下未触及。脊柱四肢无畸形，活动自如。生理反射存在，病理反射未引出。

问题：

1. 该病例首先应考虑做何诊断？
2. 在明确诊断之前，应做哪些实验室检查？
3. 如何明确诊断？如何给出处理建议？

甲状旁腺功能减退症（hypoparathyroidism）（简称甲旁减）是指甲状旁腺素（PTH）分泌过少和（或）效应不足而引起的一组临床综合征。临床常见类型有特发性甲旁减、继发性甲旁减和低血镁性甲旁减，少见类型包括假性甲旁减等。其临床特点是手足抽搐、癫痫样发作、低钙血症和高磷血症。

【病理生理】

由于PTH缺乏，破骨作用减弱，骨吸收降低；同时因1,25$(OH)_2D_3$形成减少而肠道钙吸收减少；肾脏钙重吸收减少而尿钙排出增加，但当血钙降至约1.75mmol/L以下时，尿钙浓度显著降低甚至不可测到。由于肾脏排磷下降，血磷增高。低钙血症和高磷血症是甲旁减的临床生化特征。由于PTH缺乏，尿cAMP降低，但注射外源性PTH后，尿cAMP立即升高。血清钙浓度降低主要是钙离子浓度降低，当达到一定程度时，神经肌肉兴奋性增加，出现手足抽搐，甚至惊厥。长期低钙血症可引起白内障，甚至神经节钙化，皮肤、毛发、指甲等外胚层病变，在儿童可影响智力发育。

笔记栏

【病因】

PTH合成、释放以及与靶器官受体结合的过程中，任何一个环节的障碍都可引起甲旁减。

1. PTH生成不足　有特发性和继发性两种原因。前者为少见病，多成散发性，可有家族史。可能与自身免疫有关，可检出甲状旁腺抗体并可伴有肾上腺抗体、甲状腺抗体或胃壁细胞抗体。后者主要由于手术后甲状旁腺功能减退（甲状腺或颈部手术误将甲状旁腺切除或损伤所致），也可由于颈部放射治疗引起。

2. PTH分泌受到抑制　严重低镁血症可暂时抑制PTH分泌，引起可逆的甲旁减，因为镁离子是PTH释放所必需的。缺镁时，血清PTH明显降低或不能测出。补充镁离子后，血清PTH立即上升。低镁血症还影响PTH对周围组织的作用。高钙血症的孕妇的亲生儿可出现甲旁减，可能是由于母亲高钙血症抑制胎儿甲状旁腺功能所致，出生后出现暂时或永久性甲旁减。

3. PTH作用障碍　由于靶细胞对PTH反应缺陷（PTH抵抗），导致甲状旁腺增生，PTH分泌增多，称为假性甲旁减。本病为一种遗传性疾病，致病基因定位于20q13.11，其主要与GTP结合蛋白的α亚基有关。

案例 7-96-1

患者，女，45岁，无甲状腺功能亢进、手术及颈部放疗史。

【临床表现】

甲旁减的症状主要取决于低钙血症的程度与持续时间，血钙下降速度也具有重要作用。

(一) 神经肌肉症状

由于神经肌肉应激性增加所致。轻者仅有感觉异常，出现四肢刺痛、发麻、手足痉挛僵硬。当血钙降到一定水平(2mmol/L 以下)可出现手足抽搦，典型表现为双侧对称性，掌指、腕肘关节屈曲，指间关节伸展，拇指内收，形成鹰爪状。双足强直性伸展，膝、髋关节屈曲。严重患者可出现全身骨骼肌、平滑肌痉挛，发生喉头、支气管痉挛、窒息等危象。心肌累及可出现心动过速，心电图示 QT 间期延长，主要为 ST 段延长，伴异常 Q 波。膈肌痉挛可出现呃逆。有些患者，特别是儿童可出现惊厥或癫痫样全身抽搦，如不伴有手足抽搦，常可误诊为癫痫大发作。上述症状可由于由感染、过劳和情绪因素诱发，女性在经期前后更易发作。

血钙在 1.75～2.0mmol/L 左右，临床上可没有明显抽搦，称为隐性抽搦症。下列实验可使隐性者显示其病情：

1. 面神经叩击实验(Chevostek 征)　以手指弹击耳前面神经外表皮肤，可引起同侧口角和鼻翼抽搐，重者同侧面部肌肉亦有抽搐。

2. 束臂加压实验(Trousseau 征)　以血压计橡皮袋包绕于上臂，袋内打气，以维持血压在收缩压与舒张压之间，减少以至停止上臂静脉回流 3 分钟，可引起局部手臂抽搐。

(二) 精神症状

发作时常有不安、焦虑、抑郁、幻觉、定向失常、记忆减退等症状，少有神志丧失。

(三) 外胚层组织营养变性及异常钙化症候群

甲旁减为时过久，可出现皮肤粗糙、干燥、色素沉着、毛发脱落、指(趾)甲脆软萎缩，甚至脱落；眼内晶状体可发生白内障。病起于儿童期，可出现牙齿钙化不全，牙釉质发育障碍，成黄点、横纹等病变。长期慢性低钙血症头颅摄片可发现基底结钙化，骨质较正常质密，有时小脑亦可钙化。

(四) 心脏表现

长期低血钙可致心肌严重受损，乃至甲旁减性心脏病。

(五) 几种特殊性甲旁减的类型及主要特点

1. 甲状旁腺激素正常的甲旁减(假-假性甲旁减，PPHP)　又称 Albright 遗传性骨营养不良(AHO)。本病的特点是体态异常，如身材矮小，圆脸，短指(趾)畸形。甲状旁腺功能和生化检查均正常，对外源性 PTH 反应也正常。

2. 假性甲状旁腺功能减退(PHP)　PHP 是一种罕见的家族性甲状旁腺疾病，其特点是先天性发育异常，伴有体态异常，血 PTH 高于正常，基本缺陷是靶器官对 PTH 不起反应。典型的先天性发育异常有：身材矮小，圆脸，斜视，肥胖，短颈，短指(趾)，第 4 掌骨短，智力低下。临床类型如下。

(1) PHP1a 型：本型常呈家族性发病，其遗传基础为鸟嘌呤核苷结合蛋白(Gs)缺乏，Gs 活性下降明显抑制细胞内环磷酸腺苷(cAMP)的产生，出现 PTH 抵抗的表现。这一亚型的患者几乎均有体态异常。还常可伴有其他内分泌异常，如原发性甲状腺功能减退，性腺功能减退，轻重程度不一，轻者需做激发试验才能确诊。绝大多数患者基础促甲状腺激素(TSH)水平升高，且对 TRH 呈过强反应，发生甲减的机制可能是 TSH 有原发性抵抗。

(2) PHP1b 型：本型 Gs 活性正常，大多数患者无 AHO 表型。除了对 PTH 有抵抗外，常无其他内分泌试验异常。

(3) PTH2 型：本型的特点是有甲旁减的生化表现，血 TPH 增高，PTH 可使肾脏靶细胞生成 cAMP，故尿 cAMP 正常，但 cAMP 后不能进一步发挥生理效应，故肾排磷反应低于正常。

3. PHP 伴纤维囊性骨炎　有些生化上有甲旁减、但血清 PTH 升高的患者，同时具有 PTH 过多的骨骼改变，如纤维囊性骨炎，这可能是一种独立的疾病，为选择性肾缺陷。

4. 假性特发性甲旁减　主要缺陷是 PTH 前体转变为活性 PTH 过程发生障碍，从甲状旁腺释放没有生物活性的 PTH 前体或片断，测血 PTH 浓度升高。患者有甲旁减的表现。

案例 7-96-1

1. 起病缓慢，四肢麻木伴发作性抽搐进行性加重。

2. 发作时为双侧拇指内收，掌指、腕肘关节屈曲，指间关节伸展，双足强直性伸展，全身肌肉颤动、僵直。

【实验室检查】

1. 血　血钙常降到 2.0mmol/L 以下，主要是钙离子浓度的降低。血钙降低者宜同时测定血浆蛋白质，以除外因为蛋白质浓度低下而引起钙总量降低。成人患者血磷上升到 60mg/L 左右，幼年患者中，浓度更高。血清碱性磷酸酶正常或减低。血清免疫活性甲状旁腺素(iPTH)水

笔记栏

平增高或降低。

2. 尿 当血钙浓度降到 1.75mmol/L 时，尿钙浓度显著降低或消失。尿磷低于正常。

3. Ellsworth-Howard 试验 肌内注射 PTH 200U，每 6 小时一次，历时 3 天后，正常人尿磷增加 5 倍以上，尿 cAMP 增加；甲旁减患者尿磷增加，血钙、磷恢复正常，尿 cAMP 增加；假性甲旁减尿磷不增加，血钙、磷无变化。

4. 心电图 呈低钙改变，QT 间期延长，T 波低平而小，传导阻滞。

【影像学检查】

X 线检查可见全身或局部骨密度增加，外生骨疣，长骨骨皮质增厚，颅骨骨板增宽；颅骨可见基底节钙化，但阳性率较低。颅脑 CT 检查容易发现钙化斑，钙化发生的频度依次为苍白球、尾状核、壳核、视丘、额叶、齿状核、小脑皮质及脑干中部。

案例 7-96-1

1. 血清钙 2.15mmol/L，血尿氯、镁、磷正常。

2. 头颅 CT 及甲状旁腺 CT 未见异常。

【诊断】

本病常有手足抽搦反复发作史。Chevostek 征与 Trousseau 征阳性。实验室检查如有血钙降低（常低于 2mmol/L）、血磷增高，且能排除肾功能不全者，诊断基本可以确定。如血清 PTH 测定结果明显降低或不能测得，或滴注外源性 PTH 后尿磷与尿 cAMP 显著增加，诊断可以肯定。特发性甲旁减患者临床常无明显病因发现，可有家族史。手术后甲旁减常发生于甲状腺或甲状旁腺手术后。

案例 7-96-1

1. 患者，女，45 岁，因四肢麻木伴发作性抽搐 1 年，再发 1 周。

2. 病史特点：起病缓慢，四肢麻木伴发作性抽搐进行性加重。

3. 临床特点：发作时为双侧拇指内收，掌指、腕肘关节屈曲，指间关节伸展，双足强直性伸展，全身肌肉颤动、僵直，为缺钙的常见的体征。

4. 辅助检查：血清钙 2.15mmol/L；血尿素氯、镁、磷正常；头颅 CT 及甲状旁腺 CT 未见异常。

临床诊断：甲状旁腺功能减退症。

【治疗】

治疗目标是控制病情，缓解症状，血钙纠正至正常低限或接近正常，血磷下降，防止手足抽搦发作与异位钙化。

（一）抽搦期发作

严重的低钙血症引起手足搐搦、喉痉挛、惊厥或癫痫大发作。应立即静脉推注 10% 葡萄糖酸钙或氯化钙 10～20ml，缓慢注射，必要时 1～2 小时后重复给药。搐搦严重、顽固难以缓解者，可采用持续静脉滴注钙剂，10% 葡萄糖酸钙 100ml（含元素钙 930mg）稀释于生理盐水或葡萄糖液 500～1 000ml 内，速度以每小时不超过元素钙 4mg/kg 体重为宜，定期监测血清钙水平，使之维持在＞2.00mmol/L（8mg/L）即可，避免发生高钙血症，以免出现致死性心律紊乱。

（二）间歇期处理

1. 宜进高钙低磷饮食 不宜多进乳品、蛋花及菜花等食品。

2. 钙剂 应长期口服，每日进元素钙 1～1.5g，葡萄糖酸钙、乳酸钙、氯化钙和碳酸钙中分别含元素钙 9.3%、13%、27% 和 40%。少数病例单纯服钙即可纠正低钙血症，常与维生素 D 等药物同时使用。

3. 维生素 D 及其衍生物

（1）维生素 D_2 或 D_3：口服后储存于脂肪组织和肝脏，缓慢释放发生作用，服药后 1～2 周或更久后才起效，停药 0.5～4 个月方完全失效。

（2）双氢素变固醇：其作用较维生素 D_2 或 D_3 强，起效时间和作用消失时间都短，故更为有效和安全。一般从小量开始，逐渐递增，当血清钙总值达 2.0mmol/L，肢体麻木和抽搐等症状消失时，以此作为维持量。

（3）$1\alpha(OH)D_3$：适用于肝脏功能正常的患者。摄入体内后，通过肝脏 25-羟化酶的作用，形成 $1,25(OH)_2D_3$ 后才发挥作用。此药生效快速，停药后作用消失也快。

（4）$1,25\text{-}(OH)_2D_3$（又名 calcitriol，即钙三醇）：对肝功能损害者也有效。剂量为 0.25～1μg/d。服钙剂和维生素 D 制剂时，应定期监测血钙和磷水平以及尿钙排量，谨防高钙血症和泌尿系统结石的发生。

4. 磷结合剂 如氢氧化铝和噻嗪类利尿剂可作为辅助治疗药物。前者用于血钙水平升至正常，但血磷仍高，＞1.93mmol/L，可服磷结合剂改善高血磷症和预防迁移性软组织钙化。噻嗪类利尿剂用于血钙水平＜2mmol/L 而已有高

笔 记 栏

尿钙症者。

5. 补镁 对伴有低镁血症者，应立即补充镁，25%的硫酸镁 10～20ml 加入 5%葡萄糖盐水 500ml 中静脉滴注，或用 10%溶液肌内注射，剂量视血镁过低程度而定。

6. 甲状旁腺移植 对药物治疗无效或已发生各种并发症的甲旁减患者可考虑同种异体甲状旁腺移植治疗。

案例 7-96-1

处方及医生指导

1. 高钙低磷饮食。

2. 药物治疗：每日补充葡萄糖酸钙 6～12g，分次口服；口服 1,25-$(OH)_2D_3$，每天 0.25～1μg。

3. 药物治疗无效或已发生各种并发症者可考虑甲状旁腺移植治疗。

推荐阅读

Levine MA, Germain-Lee E, Jan de Beur S. 2003. Genetic basis for resistance to parathyroid hormone. Horm Res, 60 Suppl 3:87～95

Potts JT. 2005. Parathyroid hormone: past and present. J Endocrinol, 187:311～325

Strewler G.J. 2000. Mechanisms of disease: the physiology of parathyroid hormone-related protein. N Engl J Med, 342: 177～185

（刘 宏）

第97章 多发性内分泌腺瘤

第一节 多发性内分泌腺瘤1型

案例 7-97-1

患者，女，30岁。因“发胖、乏力、胸闷5年”入院。

患者5年前无明显原因出现渐发胖，体重增加10多kg，伴乏力、胸闷，时有心悸，持续时间不定；夜尿增多，每晚5～7次，每日尿量约3 000～4 000ml，无尿急、尿痛、腹痛、腹泻。14年前在当地县医院行子宫肌瘤切除术；13年前发现颈前有一拇指大的肿物，尔后渐增大，大小约4cm×4cm×3cm的结节肿物，随吞咽上下活动，边界清楚，血T_3、T_4、rT_3、TSH均正常，诊为“甲状腺腺瘤”，行手术摘除，病理报告为“甲状腺腺瘤”病愈出院。11年前颈前再次出现肿物及渐增大，易怒，血T_3、T_4、rT_3、TSH均正常，于9年前诊断为“甲状腺腺瘤”，再次行甲状腺瘤切除术。家族中无类似疾病病史。

体格检查：T 37℃，P 120次/分，R16次/分，BP 180/100mmHg，身高148cm，体重55kg。发育正常，营养中等，神志清楚，精神可，多血质，向心性肥胖，满月脸，多毛，双眼Ⅰ度突出，甲状腺无肿大，胸廓对称无畸形，双肺呼吸音清晰，心率120次/分，律整。腹部膨隆，有粉红色皮痕，肝脾肋下未及。脊柱四肢无畸形，活动自如，生理反射存在，病理反射未引出。

问题：

1. 该病例首先应考虑做何诊断？
2. 在明确诊断之前，应做哪些实验室检查？
3. 如何明确诊断？如何给出处理建议？

多发性内分泌腺瘤病（multiple endocrine neoplasia，MEN）是指一个人先后或同时发生两个或两个以上的内分泌腺肿瘤（或增生），病情可轻可重，病程可缓可急。MEN可分2种类型：MEN 1和MEN 2，后者又分为MEN 2A、MEN 2B。典型的MEN 1主要包括甲状旁腺、胰岛和垂体肿瘤，但临床表现极为不一。

【发病机制】

MEN1是遗传性疾病，呈家族性发病，故其病因与基因异常有关，但致病基因尚未克隆出来。通过遗传连锁分析已知MEN 1致病基因定位在11号常染色体的长臂上，即11q13带，编码一含610个氨基酸的蛋白质，称为“多发性内分泌腺瘤蛋白(menin)”，唯一在多种组织表达的核蛋白。Menin的正常功能尚不明确，根据MEN1中menin基因缺陷的状况推测其为一肿瘤抑制基因。基因缺陷常产生一截短并失去功能的menin。在MEN1肿瘤组织中常发现menin另一等位基因也发生缺失，从而在肿瘤组织中menin两个等位基因都发生突变，一个是遗传的，全身细胞存在，另一个是在一些出现肿瘤的特定组织中发生的获得性突变，在这些组织中，menin两个等位基因均丧失，导致细胞增殖，发生肿瘤。约20%散发性甲状旁腺腺瘤及一部分散发性胰腺内分泌癌、肺类癌亦可出现menin基因突变，但此突变只发生在肿瘤组织而不见于患者的正常细胞，故不形成疾病家族性集聚现象。

案例 7-97-1

可能有某种肿瘤因子参与了基因组，使这些内分泌器官的共同神经外胚层前体细胞出现异常而使这些器官发生肿瘤，临床上往往先出现一种病变，再出现另一些内分泌腺的不正常。

【临床表现】

MEN 1的症状和体征取决于累及患者肿瘤的类型。

1. 甲状旁腺功能亢进 为MEN 1病变中最常见并最早出现者，弥漫性增生或多发性腺瘤多见。无症状性高血钙为最常见表现。甲旁亢所致的高钙血症可加重同时并存的胃泌素瘤患者症状及血胃泌素升高。

2. 肠胰内分泌瘤 胃泌素瘤伴有难治性和复合性消化性溃疡（卓-艾综合征）。MEN 1中

笔记栏

胃泌素瘤的特点为体积小、多中心，且可为异位性，不一定位于胰腺内，多位于十二指肠黏膜下。多数患者溃疡呈多发性，部位不典型，出血、穿孔和梗阻发生率相应高。

胰岛素瘤多为多灶性，偶有单发腺瘤，切除一个腺瘤后易复发；多为良性肿瘤，恶变者可发生肝转移；临床表现多为发作性低血糖。

其余为胰升血糖素瘤、舒血管肠肽瘤及类癌，这些肿瘤通常为恶性，临床表现与单个相应肿瘤相同。

3. 垂体肿瘤 分泌生长素或生长素和催乳素，受累患者有肢端肥大症，临床上与散发性类型没有区别。少数分泌 ACTH，引起库欣病，其余大多为无功能。肿瘤局部扩张可致视力损害和头痛以及垂体功能减退。

MEN1 综合征患者甲状腺和肾上腺腺瘤和腺瘤性增生较少见。

案例 7-97-1

1.起病缓慢，发胖、乏力、胸闷；夜尿及尿量增多。

2.13 年前发现颈前有一拇指大的肿物，尔后渐增大，大小约 4cm×4cm×3cm 的结节肿物，随吞咽上下活动，边界清楚，血 T_3、T_4、rT_3、TSH 均正常，病理报告为“甲状腺腺瘤”9 年前再次诊断为“甲状腺腺瘤”。

3.BP 180/100mmHg，身高 148cm，体重 55kg；多血质，向心性肥胖，满月脸，多毛，双眼 I 度突出，甲状腺无肿大；心率 120 次/分，腹部膨隆，有粉红色皮痕。

4.血皮质醇 544.3nmol/L[正常值(276±66) nmol/L]，血浆 ACTH18pmol/L(正常值 18pmol/L)，血醛固酮正常，血 K^+ 3.04mmol/L，Na^+ 145mmol/L，Cl^- 102.5mmol/L；血 T_3、T_4、TSH，血总胆固醇明显增高，糖耐量低减。

5.ECG：左室高电压，部分 T 波低平；肾图左肾排泄延长，内生肌酐清除率 77L/24h 尿；肾上腺 CT：左肾上腺上方见一直径 2.2cm 软组织影密度均匀，边界清楚。

【诊断】

对一些提示性症状的患者的病史：消化性溃疡，腹泻，肾结石，低血糖和垂体功能减退以及检查视野缺损，肢端肥大症和皮下脂肪瘤。应测血清钙、甲状旁腺素、胃泌素和催乳素。当需要时，垂体 CT 或 MRI 亦应进行。胰腺胰岛素分泌 B 细胞瘤通过证明空腹低血糖伴有高胰岛素血症而确立诊断。胃泌素分泌非 B 细胞肿瘤可有高基础胃泌素水平，对钙滴注示有过度反应和灌注胰泌素后有胃泌素反常升高而确立诊断。高基础胰多肽或胃泌素或对标准餐这一激素过度反应，可能是 MEN 1 综合征累及胰腺的早期症状。生长素增加，不能被葡萄糖所抑制而确立肢端肥大症诊断。

案例 7-97-1

1. 患者，女，30 岁。因发胖、乏力、胸闷 5 年。

2. 病史特点：起病缓慢，发胖、乏力、胸闷；夜尿及尿量增多。13 年前发现颈前有一拇指大的肿物，而后渐增大，大小约 4cm ×4cm × 3cm 的结节肿物，随吞咽上下活动，边界清楚，血 T_3、T_4、rT_3、TSH 均正常，病理报告为“甲状腺腺瘤”9 年前再次诊断为“甲状腺腺瘤”。

3. 临床特点 BP 180/100mmHg，身高 148cm，体重 55kg；多血质，向心性肥胖，满月脸，多毛，双眼 I 度突出，甲状腺无肿大；心率 120 次/分，腹部膨隆，有粉红色皮痕。

4. 辅助检查：血皮质醇 544.3nmol/L (正常值 276±66nmol/L)，血浆 ACTH 18pmol/L(正常值 18pmol/L)，血醛固酮正常，血 K^+ 3.04mmol/L，Na^+ 145mmol/L，Cl^- 102.5mmol/L；血 T_3、T_4、TSH 均正常，血总胆固醇明显增高，糖耐量低减 。ECG：左室高电压，部分 T 波低平；肾图左肾排泄延长，内生肌酐清除率 77L/24h 尿；肾上腺 CT：左肾上腺上方见一直径 2.2cm 软组织影密度均匀，边界清楚。

临床诊断：MEN1 型。

【治疗】

甲状旁腺和垂体病主要是外科治疗。胰岛细胞瘤较难处理，因为病变小，难以发现，多发性病变常见。如单个肿瘤不能找到，为了足够控制高胰岛素血症需做全胰切除。二氮嗪可用于低血糖处理中的辅助治疗，而链佐星和其他细胞毒药物可通过肿瘤缩小而改善症状。

胃泌素分泌非 B 细胞肿瘤治疗复杂。对所有患者尽可能定位和切除肿瘤。如不可能，则用奥克肽，中子泵阻滞剂常常能获得消化性溃疡症状的缓解；H_2 阻滞剂同样可用，但效果差。

案例 7-97-1

处方及医生指导：行手术治疗。

笔记栏

【MEN 1 的筛查】

对患 MEN 1 者的家族成员应做全面的病史采集及体检。重要的实验室检查为血钙浓度测定，从 15 岁开始定期检查，此外催乳素、胃泌素及空腹血糖测定也有助于诊断。

案例 7-97-1

筛查建议

筛查一级家族中的类似基因携带，为超前诊断提供可靠依据。

第二节　多发性内分泌腺瘤 2 型

案例 7-97-2

患者，女，42 岁。因"肾上腺切除术后 30 年、甲状腺切除术后 8 年，阵发性头痛 20 天"入院。

患者 30 年前因阵发性头痛，血压升高，在当地医院检查发现左侧肾上腺占位，行左侧肾上腺切除术，术后病理：左侧肾上腺嗜铬细胞瘤，术后血压恢复正常。8 年前因发现颈部肿块在当地医院就诊，CT 检查：双侧甲状腺占位，右侧肾上腺占位；行双侧甲状腺部分切除术，病理不详；行右侧肾上腺切除术，术后病理证实：右侧肾上腺嗜铬细胞瘤。一年前出现头晕，当时血压 150mmHg/(90～100)mmHg，未服用药物治疗。20 天前突发阵发性头痛，发作时面色苍白，大汗淋漓，伴恶心，有濒死感，持续约 5 分钟后缓解，当日发作 7～8 次，当地医院腹部 B 超示：腹腔内实质性肿块。家族中无类似疾病病史。

体格检查：T 37℃，P 88 次/分，R16 次/分，BP180mmHg/110mmHg。神清，发育正常，营养中等，体形消瘦，查体合作，对答切题，体位自主，皮肤偏黑，无黄染，全身浅表淋巴结未及明显肿大。颈部及腹部可见陈旧性手术疤痕，全腹无明显压痛，心肺无殊，双下肢无浮肿，神经系统检查无明显异常。

多发性内分泌腺瘤 2 型为一常染色体显性遗传疾病。MEN 2 可分为 MEN 2A、MEN 2B。MEN 2A 临床表现包括甲状腺髓样癌、嗜铬细胞瘤及甲状旁腺功能亢进症；MEN 2B 则包括甲状腺髓样癌、嗜铬细胞瘤及一些身体异常表现，但甲状旁腺功能亢进症少见。

【发病机制】

MEN 2 是一种常染色体显性遗传性疾病，RET 原癌基因突变是该病的遗传基础。

MEN 2A 突变基因定位于人 10q11.2，编码一种属于酪氨酸激酶受体超家族的跨膜蛋白。目前已知有许多突变位点，但主要位于第 11 外显子 634 与第 10 外显子 609、611、618、620 这 5 个编码半胱氨酸(Cys)的密码子上。这些突变位点都位于 RET 胞外区，突变使 RET 活性二聚体的形成增加，其机制可能是由于 Cys 之间本可正常地形成分子内二硫键，但突变使 Cys 被其他氨基酸取代，Cys 无法在分子内配对，而与邻近分子的 Cys 配对，从而使 RET 二聚体化，从而激发酪氨酸激酶自动磷酸化，进而活化 MAPK 途径，诱导细胞增生过度以至癌变。

MEN 2B 患者的 RET 基因突变不涉及 MEN 2A 中的半胱氨酸及家族性甲状腺髓样癌中的氨基酸，其突变主要发生在甲硫氨酸变为苏氨酸，另一较少见的是丙氨酸突变为苯丙氨酸；突变所引起的变化主要涉及 RET 酪氨酸激酶底物特异性的变化，突变的 RET 转而可激活其他胞浆内酪氨酸激酶的底物磷酸化而促进细胞生长。

案例 7-97-2

分子生物学检查：RET 原癌基因第十一外显子 634 密码子存在 TGC/CGC 突变，编码的氨基酸由 Cys(半胱氨酸)变为 Arg(精氨酸)。

【临床表现】

MEN 2A 的临床表现包括甲状腺髓样癌、嗜铬细胞瘤及甲状旁腺功能亢进症；MEN 2B 则包括甲状腺髓样癌、嗜铬细胞瘤及一些身体异常表现，但甲状旁腺功能亢进症少见。

【甲状腺髓样癌】

为 MEN 2 中最常见并最早出现的病变，而且是决定病程进展的最重要因素。甲状腺髓样癌的病理演变开始为产生降钙素的甲状腺滤泡旁细胞增生，以后发展为癌，常为多中心性，并集中于甲状腺上 1/3 处。甲状腺髓样癌在 MEN 2B 综合征中特别倾向侵犯性，可见于很年幼儿童。甲状腺髓样癌的扩散最初在甲状腺内，继而累及区域性淋巴结，之后可转移至肝、肺、骨骼。

笔记栏

五肽胃泌素或静脉滴注钙可促使血浆降钙素明显升高。

【嗜铬细胞瘤】

多位于肾上腺，常为双侧性，几乎总是良性。通常产生肾上腺素，肾上腺素排泄增加可以是疾病早期唯一的异常。患者的高血压一般阵发性多于持续性，和通常散发性不一样；继发于嗜铬细胞瘤高血压危象常见。

【甲状旁腺功能亢进症】

甲状旁腺增生像MEN1综合征一样，甲状旁腺功能亢进常累及多个腺体，以弥漫性增生或多发性腺瘤形式存在。临床表现主要有高血钙、肾结石、肾钙化或肾衰。MEN 2中甲旁亢对外科手术的疗效较好。

MEN2B综合征突出的症状是大多数(非全部)有黏膜神经瘤。神经瘤外表像发光小肿瘤，分布在唇、舌和口腔黏膜上；眼睑、巩膜和角膜亦常累及。厚眼睑和弥漫性增厚口唇是特征。胃肠道运动异常的症状(便秘、腹泻和偶见巨结肠)亦常见，这是由于弥漫性肠道神经节瘤所致。还可出现Marfan综合征体态，脊椎骨骼异常(前突、后突、侧突)，弓形足，足马蹄内翻。

案例 7-97-2

1. 起病缓慢，30年前出现阵发性头痛，血压升高；8年前出现颈部肿块；一年前出现头晕，当时血压150mmHg/(90～100)mmHg；20天前阵发性头痛再发，伴有面色苍白，大汗淋漓，伴恶心，有濒死感，持续约5min后缓解，当日发作7～8次。

2. 查体：BP180mmHg/110mmHg。

3. 血降钙素580pg/ml、PTH227pg/ml、血钙3.02mmol/L、血磷0.72mmol/L、24h尿肾上腺素：114μg/24h。

4. 颈部CT(平扫+增强)：左侧甲状腺区可疑低密度影；双侧甲状腺后下方异常结节。甲状腺B超：左侧甲状腺占位，右侧甲状旁腺腺瘤。上腹部CT(平扫+增强)：双肾上腺区占位，考虑嗜铬细胞瘤复发；右肾结石，右输尿管上段结石伴右肾积水，右肾盂、输尿管扩张 ^{131}I-MIBG：右肾上腺嗜铬细胞瘤复发，左肾上腺复发可能。腹部MRA(平扫+增强)：双侧肾上腺占位；右肾盂扩张明显，右肾盂积水。KUB+IVP：右肾、输尿管结石伴右肾积水，右输尿管上段扩张。

【诊断】

根据年龄、家族史及病史特别是有无甲状腺肿块、颈部淋巴结肿大、高血压、心悸、出汗、大便情况、肾绞痛、骨痛等，观察唇、舌、口腔黏膜、眼睑有无肿块等及实验室检查可做出初步诊断，甲状腺髓样癌可行病理学检查，分子遗传学及影像学检查亦有助于诊断。

案例 7-97-2

1. 患者，女，42岁；肾上腺切除术后30年、甲状腺切除术后8年，阵发性头痛20天。

2. 病史特点：起病缓慢，30年前出现阵发性头痛，血压升高；8年前出现颈部肿块；一年前出现头晕，当时血压150mmHg/(90～100)mmHg；20d前阵发性头痛再发，伴有面色苍白，大汗淋漓，伴恶心，有濒死感，持续约5min后缓解，当日发作7～8次。

3. 临床特点：BP 180mmHg/110mmHg为嗜铬细胞瘤常见的体征。

4. 辅助检查：血降钙素580pg/ml、PTH 227pg/ml、血钙3.02mmol/L、血磷0.72mmol/L尿电解质、24h尿肾上腺素114μg/24h。颈部CT(平扫+增强)：左侧甲状腺区可疑低密度影；双侧甲状腺后下方异常结节。甲状腺B超：左侧甲状腺占位，右侧甲状旁腺腺瘤。上腹部CT(平扫+增强)：双肾上腺区占位，考虑嗜铬细胞瘤复发；右肾结石，右输尿管上段结石伴右肾积水，右肾肾盂、输尿管扩张 ^{131}I-MIBG：右肾上腺嗜铬细胞瘤复发，左肾上腺复发可能。腹部MRA(平扫+增强)：双侧肾上腺占位；右肾盂扩张明显，右肾盂积水。KUB+IVP：右肾、输尿管结石伴右肾积水，右输尿管上段扩张。

临床诊断：MEN2A型。

【治疗】

已识别基因携带者，主张在婴儿期或儿童早期进行预防性甲状腺切除和一旦诊断确立，所有患者应做甲状腺切除，如有嗜铬细胞瘤，应先于甲状腺手术前进行手术切除。

笔记栏

案例 7-97-2

处方及医生指导

1. 酚苄明口服，血压控制在(130～140)mmHg/(80～100)mmHg，监测血电解质情况并及时对症处理。

2. 手术治疗。

【筛查】

由于 RET 基因突变的部位有限，对患 MEN2 者的家族成员应争取成员做基因检测，远较以往测定降钙素的筛查方法可靠。

案例 7-97-2

筛查建议：

筛查一级家族中的类似基因携带。

推荐阅读

Lambert LA，Shapiro SE，Lee JE，et al.2005.Surgical treatment of hyperparathyroidism in patients with multiple endocrine neoplasia type 1. Arch Surg，140：374～382

Moore FD，Dluhy RG. 2005. Prophylactic Thyroidectomy in MEN-2A—A Stitch in Time? N Engl J Med，353：1162～1164

Skinner MA，Moley JA，Dilley WG，et al.2005.Prophylactic Thyroidectomy in Multiple Endocrine Neoplasia Type 2A. N Engl J Med，353：1105～1113

（刘　宏）

笔记栏

第98章 伴瘤内分泌综合征

伴瘤内分泌综合征是指起源于非内分泌组织的肿瘤产生了某种激素，或是起源于内分泌腺的肿瘤除产生内分泌腺正常时分泌的激素外，还释放其他激素；通过产生激素而导致相应临床表现的出现，又称为异位激素综合征。

【异位分泌激素的性质和种类】

异位激素主要为多肽激素，大多数多肽激素可由起源于非内分泌恶性肿瘤产生。与正常多肽激素相比，异位激素具有以下特点。

(1) 由于肿瘤细胞内基因转录、剪接，蛋白质加工的功能不完善，往往合成激素的前体物、片断或亚基，有时缺乏氨基端信号肽而不能分泌出细胞。

(2) 瘤细胞缺乏激素分泌的调控机制，因而其分泌多不受控制，多补能被抑制。

(3) 垂体糖蛋白激素(FSH，LH，TSH)极少由垂体外肿瘤产生，胰岛素也未发现由胰腺外肿瘤产生。不过绒毛膜促性腺激素(HCG)可由非滋养层细胞肿瘤产生。

【发病机制】

目前，尚未阐明，可能与以下机制相关。

(1) 伴异位激素分泌的肿瘤大多起源于分布在体内多处的一个弥散性神经内分泌细胞系统。这些细胞大多由神经嵴外胚层衍化而来，具有共同的组织化学及结构善的特征，称为APUD (amine precursor uptake and decarboxylation)细胞系。此类细胞广泛分布于肺、胃肠道、甲状腺、胰腺、肾上腺髓质、乳腺、前列腺等。此类肿瘤可产生的异位激素包括ACTH、降钙素、舒血管肠肽、生长激素释放激素、促肾上腺皮质激素释放激素等。另一类起源于鳞状上皮，产生的活性肽主要是甲状旁腺相关蛋白、血管加压素。

(2) 伴瘤激素与肿瘤生成之间的关系：①某种癌基因可直接激活某一激素基因的转录。②伴瘤激素可自分泌或邻分泌的方式刺激肿瘤细胞的生长，使能高度分泌此种激素的细胞选择性过度生长。③激素分泌可作为肿瘤细胞增殖的后果。这些激素原来即存在与有关的细胞中，对组织分化、增殖以及器官的形成建成等起作用，在肿瘤发生、细胞增殖过程中，激素的产生大增。④肿瘤组织，如小细胞肺癌中一种对肺组织内神经内分泌细胞分化必需的转录因子(HASH)的异常表达与异位激素的产生有关。

【临床表现】

(一) 异位ACTH综合征

异位ACTH综合征主要见于燕麦细胞支气管肺癌(约占半数)，不同部位的类癌，另外有胰岛癌、甲状腺髓样癌 、嗜铬细胞瘤、神经母细胞瘤等。此外肺腺癌、鳞状细胞癌、甲状腺髓样癌也可以引起。

本综合征有两种类型：

1型：主要为燕麦细胞癌，多见于男性。由于病程短，病情重。消耗严重不出现向心性肥胖、紫纹等库欣综合征的特征性症状，而主要表现为明显的色素沉着、高血压、浮肿、严重的低血钾伴肌无力、糖尿病伴烦渴、多饮多尿体重减轻、血浆ACTH和皮质醇增高明显。

2型：主要是肺、胰、肠类癌，还有嗜铬细胞瘤。这类肿瘤病程较长，病情较轻。且类癌体积较小，临床上可表现为：较典型的库欣综合征。需和垂体性的Cushing病相鉴别。有明显的低血钾性的碱中毒。类固醇性的糖尿病常见，色素沉着较垂体性库欣病多见。血浆ACTH、皮质醇和尿17-羟也明显较垂体性者高。此两型一般均不受8mg/d地塞米松抑制。

肺癌患者治疗困难，预后凶险，诊断明确时往往已不能手术，仅可以联合化疗。类癌在明确诊断后宜争取手术切除，同时可给少量泼尼松以防止危象，对症治疗包括补充钾盐，控制糖尿病。

(二) 伴瘤高钙血症

高钙血症是恶性肿瘤患者最常见的内分泌并发症，称为肿瘤相关性高钙血症。引起高钙血症的原因有：①癌瘤骨转移，使骨质破坏，骨钙直接进入血液；②肿瘤分泌异源性PTH或PTH相关肽；③肿瘤分泌除PTH或PTH相关肽以外的其他促进骨质吸收的物质(如破骨细胞活化因子)；④骨化三醇的产物增多；⑤淋巴瘤组织可高表达1α-羟化酶，引起骨化三醇增加而引起高钙血症。

笔记栏

无骨转移而伴高钙血症的肿瘤最多见者为鳞状细胞肺癌、肾腺癌，其次为乳癌，子宫颈鳞状细胞癌，卵巢、胰腺肿瘤，较少见者为阴道、食道、结肠鳞状细胞癌，前列腺、膀胱、肝癌。高钙血症程度较轻者，无明显症状，常为肿瘤患者作系统性检查是偶然发现。重者出现厌食、恶心、呕吐、便秘、腹胀、口渴、多尿、疲乏无力、心律失常、倦睡、抑郁、精神错乱、昏迷等症状。

治疗主要争取及早切除原发肿瘤，或用放疗、化疗。治疗高钙血症应增加进水量、静脉滴注生理盐水。

血清钙高于 3.25mmol/L，有意识障碍或肾功能受损者应采用二磷酸盐、糖皮质激素、降钙素，分别或联合用药。

（三）异位抗利尿激素综合征

常见于肺癌，主要是燕麦细胞癌和未分化小细胞癌，鳞状细胞癌、腺棘皮癌也可引起。较少见于胸腺癌、胰腺癌、膀胱癌等。出现稀释性低钠血症，轻度低钠血症可无明显症状，当血钠明显下降是(<120mmol/L)，即出现肌力减退，腱反射消失，呈木僵状态，或有抽搐发生，以至昏迷。

治疗包括原发肿瘤治疗和纠正低钠血症，应限制每日进水量在 1L 以内。低钠血症严重并有神经症状时可在密切观察下慎用 3%～5%高渗盐水，或合用呋塞米。地美环素可抑制水重吸收，每日 0.6～1.2g，分 3 次口服，可纠正低钠血症，需注意引起氮质血症的可能。

（四）伴瘤低血糖症

许多胰外肿瘤可伴发低血糖症。最常见的有两类：①低度恶性或良性的结缔组织肿瘤，包括纤维肉瘤、间皮瘤、神经纤维瘤；②原发性肝癌。其他较少见的有肾上腺癌、支气管癌、胆管癌、假黏液瘤等。胰外肿瘤发生低血糖的机制与分泌 IGF-2 有关，肿瘤细胞还可产生 IGF-2 前体物，同时血中约 IGF-2 结合的蛋白减少，游离的 IGF-2 增多，有利于 IGF-2 与胰岛素受体结合并将其激活，使外周组织摄取葡萄糖增加，肝输出葡萄糖减少，导致低血糖。临床表现与胰岛素瘤所致低血糖相似，病情常严重，多见于饥饿时或呈自主性，且不易以多次进食防止发生。发作时血糖低，血胰岛素也低。

治疗主要切除肿瘤；低血糖发作时需进食或持续滴注葡萄糖。有时大剂量糖皮质激素或静脉滴注胰升血糖素可有效。

（五）异位人绒毛膜促性腺激素综合征

产生异位人绒毛膜促性腺激素（HCG）的肿瘤有肺部肿瘤（表皮样癌、分化不良小细胞癌、小支气管肺泡癌）、肝母细胞癌、肾癌、肾上腺皮质癌。具有活性的 HCG 在男孩引起性早熟，在成年男性引起男子乳腺发育，在成年女性一般不引起症状，有时可有不规则子宫出血。HCG 可与 TSH 受体呈低亲和性结合，高浓度 HCG 可激活 TSH 受体而引起甲状腺功能亢进症。

治疗主要是切除原发肿瘤，或用放疗、化疗。引起甲亢者可用抗甲状腺药物加以控制。

（六）非垂体肿瘤所致肢端肥大症

垂体以外的肿瘤可因分泌生长素释放激素（GHRH）或生长素（GH）导致肢端肥大症者称为非垂体肿瘤所致肢端肥大症。最常见的肿瘤是类癌，其次为胰岛细胞瘤、小细胞肺癌、嗜铬细胞瘤、子宫内膜癌、甲状腺髓样癌、旁神经结瘤。非垂体肿瘤所致肢端肥大症的临床特征与垂体 GH 瘤所致相同，常有典型肢端肥大症表现，可伴有肿瘤局部压迫症状、糖耐量异常、胃泌素瘤、甲旁亢、Cushing 综合征等表现。

治疗主要切除肿瘤，无法手术切除时，可用奥曲肽治疗。

（七）非垂体肿瘤产生催乳素

少见，肺癌、肾癌可产生催乳素，女性可引起溢乳及闭经，男性可导致性功能低下及乳房发育。治疗主要切除肿瘤，无法手术切除者，可行对症处理。

（八）肿瘤产生肾素引起高血压

肾肿瘤、小细胞肺癌、肺腺癌、肝，胰、卵巢癌可产生肾素。临床上表现为高血压、低血钾、醛固酮分泌增多。治疗主要切除肿瘤，无法手术切除者，可用螺内酯或血管紧张素转换酶抑制剂治疗。

（九）肿瘤所致骨软化症

间充质肿瘤，偶尔前列腺癌、肺癌可引起骨软化症伴严重低磷血症及肌无力。治疗主要切除肿瘤，亦可用骨化三醇（罗钙全）治疗缓解症状。

【诊断】

临床诊断依据：①肿瘤与内分泌综合征同时存在，而肿瘤又非发生与正常时分泌该激素的内分泌腺；②肿瘤伴血或尿中激素水平异常升高；③激素分泌呈自主性，不能被正常反馈所抑制；④排除其他可引起有关综合征的原因；⑤肿瘤经特异性治疗后，激素水平下降，内分泌综合征症

笔记栏

状缓解。

当患者出现上述情况时,需进一步完善各项检查:①血中嗜铬粒蛋白A测定;②放射性核素标记的奥曲肽闪烁显像术;③胸、腹部影像学检查;④必要时可考虑分区分段选择行静脉采样测定激素水平等;明确有无肿瘤及肿瘤的具体定位。

(刘 宏)

第八篇 代谢疾病和营养疾病

第99章 总 论

新陈代谢是人体生命活动的基础，在生命的过程中，有不断的体内外物质交换和物质在体内的一系列转变，称为物质代谢过程。进入人体的营养物质通过消化、吸收、转运、同化转变为自身组织的一部分，称为合成代谢；代谢物质由细胞组织分解，运送而排出体外，称为分解代谢。这两个过程在不同的生命阶段有所不同，生长发育期，合成代谢常大于分解代谢，蛋白质大量合成，身体逐渐成长、成熟。到成年期，氮质等物质代谢呈正平衡，体重渐增加，体力精神旺盛。中年人大多处于合成代谢和分解代谢相对平衡状态，故体重相对稳定，体力精神常充沛。老年人分解代谢大于合成代谢，蛋白质或氮质代谢呈负平衡，体重渐趋减轻，体力精神渐趋衰退。中间代谢是指营养物质进入机体后在体内合成和分解代谢过程中的一系列化学反应。中间代谢中如果某一环节出现障碍，可引起代谢疾病。营养物质不足、过多或比例不当，则引起营养疾病。代谢疾病和营养疾病关系密切，往往并存，彼此又有一定影响。

【营养素的生理】

生物体为维持生命活动及保证生长和生殖所需的外源物质称为营养素（表 8-99-1）。营养素由碳水化合物、蛋白质、脂肪、水、矿物质和维生素等要素组成；其中水、矿物质为无机物，碳水化合物、蛋白质、脂肪和维生素为有机物。矿物质中除含量较多的常量元素外，还有含量较少但对生命活动有重要作用的微量元素。营养素通过进食的方式进入体内，在消化液、酶、激素等作用下，大多数分子量较大的营养物都在消化道先转变为分子量较小的可溶性营养素，再经肠道上皮细胞吸收入血，到达肝和周围组织被利用，合成物质或提供能量。人体的进食行为受神经所调控，并与种族、文化、家庭、经济条件及市场供应有关。营养物质的消化、吸收、代谢和排泄受基因调控，从酶、激素和神经内分泌水平进行调节。碳水化合物、蛋白质、脂肪是人体最重要的能源物质，三者可以在体内互相转化，脂肪产热37.7kJ/g(9kcal/g)，碳水化合物和蛋白质产热16.7kJ/g(4kcal/g)。碳水化合物为组成能量消耗的重要部分，大约60%可吸收的碳水化合物是以植物淀粉即多糖类形式存在，其他则以蔗糖、乳糖、果糖等存在于果类、乳类中。脂肪除富含能量外，三酰甘油也作为重要组织的衬垫物质，起支持和缓冲作用。磷脂和胆固醇是形成细胞内膜和外膜的主要成分，磷酸肌醇酯也是细胞信号传导的重要物质。胆固醇也是形成许多重要物质的底物，包括胆酸、类固醇激素和维生素D等。蛋白质为组成机体的主要成分，是组成身体细胞的必要成分，摄入的蛋白质许多还被合成为各种激素或神经传导物质，还可以转化为葡萄糖形成能量，以及转化为糖原或三酰甘油作为能量储存。

表 8-99-1　人体所需的营养物质

蛋白质
必需氨基酸：异亮氨酸、亮氨酸、赖氨酸、蛋氨酸、苯丙氨酸、苏氨酸、色氨酸、缬氨酸
半必需氨基酸：组氨酸（为婴幼儿所必需）精氨酸
非必需氨基酸：可在体内合成
糖类　可在体内合成，但实际上大部分需由体外供给
脂类
必需脂肪酸：亚油酸、亚麻酸、花生四烯酸
非必需脂肪酸：可在体内合成
无机元素

笔记栏

续表

主要元素：钠、钾、钙、镁、磷、氯、硫、碳、氢、氧、氮
微量元素：铁、锌、铜、锰、钴、碘、铬、镍、钒、锡、钼、硒、氟、矽、砷
维生素
维生素 B_1、B_2、B_6、B_{12}，烟酸、叶酸、泛酸、生物素、维生素 C、维生素 A、维生素 D、维生素 E、维生素 K
水

【营养疾病和代谢疾病的病因】

（一）营养疾病

1. 供给量不足 战争、饥荒、贫穷或环境因素造成的食物供应不足；食物品种单调、偏食造成的膳食不平衡；精神因素造成的进食过少；烹调不当造成的营养丧失常常是引起本病的原因。在某些山区和内地一些地区因饮水、食盐和食物中缺乏碘而引起地方性甲状腺肿；长期食用精白米引起脚气病等。

2. 需要量增加

（1）先天性酶缺陷：运输维生素 B_{12} 的球蛋白先天性缺乏引起维生素 B_{12} 吸收不良，1α 羟化酶先天性缺陷而引起佝偻病。

（2）后天获得性因素

1）生理需要生长发育期、妊娠期和哺乳期，人体对各种营养素需求增加，如供给不足则引起贫血和发育不良。

2）疾病发热、甲状腺功能亢进症、肿瘤、半乳糖慢性消耗性疾病、手术后及胃肠道性疾病，机体需要营养物质增加，如供应不足可致营养缺乏。

3）环境和职业因素高温、低温、高原环境或接触有毒物质的工作人员，对某些营养素需要量增加。

（二）代谢疾病

1. 遗传因素 大多数是由于细胞内酶系缺陷或膜转运异常所致，具有遗传倾向。酶系缺陷可导致代谢产物缺失或过多，中间产物堆积或转变为毒性代谢物，产生相应的病理改变和临床表现。如半乳糖血症，是由于第 17、9 和 1 染色体上基因异常，在半乳糖转变为葡萄糖过程中，缺乏半乳糖激酶或半乳糖-1-磷酸尿苷转移酶，或二磷酸尿苷半乳糖-4-差向酶引起。其结果导致血液、尿液和组织中的半乳糖及其代谢产物水平升高，并有白内障、肝硬化、肾小管功能异常和智能障碍等临床表现。膜转运异常多为特定功能的膜载体蛋白缺陷所致，如胱氨酸尿症、肾性糖尿、家族性高胆固醇血症等。糖尿病、肥胖症、痛风等也各有其遗传因素。

2. 环境因素 食物中毒、药物反应、理化因素、创伤、感染、器官疾病、精神疾病等是造成代谢障碍的常见原因。肾功能衰竭时全身代谢紊乱常很严重，酸性代谢产物滞留时引起代谢性酸中毒，维生素 D 在 C_1 位上不能羟基化，常引起抗药性维生素 D 缺乏症和继发性甲状旁腺功能亢进症。肾小管功能紊乱常导致肾小管性酸中毒伴失钾、失钠、失钙、失磷和高氯性代谢性酸中毒和代谢性骨病等。

肺功能衰竭时 CO_2 排出受阻而潴留，发生呼吸性酸中毒伴代谢性酸中毒，换气过度则发生呼吸性碱中毒。任何原因引起的高热均有热能代谢紊乱，常伴体温增高而发生的全身性代谢失常，有失水失钠。如发热较久常有负氮平衡，引起消瘦、乏力等现象。

【营养疾病和代谢疾病的临床特点】

1. 营养病和代谢病各有其特点 营养病多与营养物质的供应情况、饮食习惯、生活条件与环境因素、消化功能、生理或病理等因素有关。先天性代谢病常有家族史和环境诱发因素，以及发病年龄和性别等特点。详细的询问病史可发现这类疾病。

2. 早期病变临床上不一定有症状 待病理生理变化明显时常有典型症状。如糖尿病早期仅有糖耐量异常，大多无症状，后期则并发或伴发多种脏器病变，包括心血管、肾、眼底、神经等全身广泛病理改变，早期轻症治疗可逆转，但晚期严重者多呈不可逆性。

3. 由于营养代谢产物 （如糖、脂肪、蛋白质、电解质等）广泛存在于人体内，广泛影响全身脏器和组织，但临床表现则可以某些器官或组织受累较为突出。

4. 长期营养和代谢异常常影响生长、发育、成熟和衰老过程 代谢病大多为家族性疾病，有遗传倾向。如糖尿病、肥胖症、痛风、高脂蛋白血症中Ⅱa、Ⅲ、Ⅳ型、半乳糖血症、苯酮酸尿、半胱氨酸尿、肾性糖尿等。

【营养疾病和代谢疾病的诊断】

应根据营养病和代谢病其特有的症状和体征，进行详细的病史询问和体格检查。实验室检查是确诊营养病和代谢病的依据，对临床早期患者更有价值。常规检查包括血、尿、粪及其他生化检查以及物质代谢的正常或异常产物等。除

笔记栏

一般常规检查外，其他如尿酸、酮酸、丙酮酸、铜、铁等代谢异常亦须测定血及尿中含量，必要时尚可做多种特殊试验，如糖耐量试验、氮平衡、水、钠、钾、钙、磷平衡试验等。有遗传因素者还须观察和随访并做染色体检查等。

【营养疾病和代谢疾病的防治】

（一）营养疾病

1. 积极消除诱发营养缺乏病的因素 如国家推出的全民食盐碘化使地方性甲状腺肿得到有效控制，1997年，中国营养学会公布《中国居民膳食指南》以摄取合理营养促进健康，有助于指导人民群众防治营养疾病。

2. 轻度营养素供给不足采取饮食治疗为主 营养素制剂为辅的原则，采取有营养的平衡膳食；对中、重度营养缺乏病，饮食中应提供高蛋白、高热量、高维生素膳食，并且补充较大剂量的营养素制剂，必要时给予全肠道外营养。

（二）代谢疾病

1. 预防 提倡优生优育，做好遗传咨询和生育指导，减少遗传性代谢病的患病率。对于如糖尿病等疾病早期严格控制可防止微血管病变所引起的并发症。

2. 治疗

（1）避开和限制环境因素：例如葡萄糖-6-磷酸脱氢酶（G-6-PD）缺乏症的患者，不进食蚕豆和对乙酰氨基酚、阿司匹林、磺胺、伯氨喹等药物；苯丙酮尿症患者限制进食含苯丙氨酸食物等。

（2）替代治疗：例如蛋白质缺乏症补充蛋白质；血友病患者给予抗血友病球蛋白等。

（3）调整治疗：例如用皮质醇治疗先天性肾上腺皮质增生症；用别嘌醇抑制尿酸生成以缓解痛风；以青霉胺促进肝豆状核变性患者铜排出等。

（王季猛）

笔记栏

第100章 糖尿病

案例 8-100-1

患者，男，54 岁，夜间口渴 2 年，乏力、体重减轻、视物模糊 1 个月。

患者 2 年前无明显诱因出现夜间口渴，饮水后症状缓解，每日饮水量约 4 000ml，夜间尿量稍增多，每日尿量约 3 000～4 000 ml，未加注意。1 个月前患者出现疲乏无力，尤在活动后明显加重，体重减轻，从 1 个月前的 85kg 减轻到目前的 75kg，并出现有间歇视物模糊。1 个月来，饭量较前稍增多，偶有饥饿感。既往患者有肥胖和边缘性高血压病史 10 年，母亲和兄长有糖尿病和高血压病史。

体格检查：P 84 次/分，R 20 次/分，BP 140/92mmHg，体重指数（BMI）26kg/m^2，发育正常，营养中等，神志清楚，颈软，气管居中，甲状腺无肿大，双肺呼吸音清，未闻及啰音，心界无扩大，心率 84 次/分，律齐，A_2亢进，腹平软，肝、脾无肿大，腹部无压痛，脊柱四肢无畸形，双下肢稍凹陷性水肿，生理反射存在，病理反射未引出。

问题：

1. 该患者应考虑何种诊断？诊断分哪几步进行？

2. 在明确诊断之前，应做哪些实验室检查？

3. 明确诊断后，如何处理？

糖尿病是由于环境和遗传因素所造成的一组由于胰岛素分泌不足和(或)胰岛素生物效应降低所致的以高血糖为特征的代谢紊乱综合征。临床上可出现典型的三多一少(多饮、多食、多尿和消瘦)症状和急性代谢紊乱(酮症酸中毒及非酮症高渗性昏迷等)以及慢性并发症(视网膜及眼病变、肾病变、神经病变、心脑血管病变、皮肤病变、合并各种感染等)。

糖尿病患病率在世界范围内尤其在发展中国家迅速增加。据世界卫生组织(WHO)统计，全球目前有超过 1.5 亿糖尿病患者，到 2025 年将增加到 3 亿。随着经济的迅速发展，人民生活水平的不断提高、人口的老龄化和生活方式的改变，我国患病率亦逐年增加；从 1980 年调查的 0.6%到 1994 年的 2.5%，1996 年增加到 3.2%；预计到 2005 年可能增加到 5%。糖尿病带来的危害主要是它的并发症：心脑血管病变带来的死亡率增高和由于糖尿病视网膜病变、糖尿病肾病、糖尿病足带来的致残率增高，给社会和经济带来沉重的负担，糖尿病已成为继心脑血管疾病和肿瘤之后的第三大慢性非传染性流行性疾病。

【分类】

1999 年，WHO 根据美国糖尿病协会(ADA)提出的关于糖尿病分型标准的建议对糖尿病进行了新的分类。新的分类主要建立在病因基础上，将糖尿病分为四大类型，即 1 型糖尿病、2 型糖尿病、其他特殊类型和妊娠期糖尿病(表 8-100-1)。

表 8-100-1 糖尿病病因学分类（WHO，1999）

1 型糖尿病（胰岛 B 细胞破坏，常导致胰岛素绝对缺乏）
A. 自身免疫性（急发型、缓发型）
B. 特发性
2 型糖尿病（从胰岛素抵抗为主伴胰岛素相对不足到胰岛素分泌不足为主伴胰岛素抵抗）
其他特异型
A 胰岛 B 细胞功能基因异常
第12 号染色体，肝细胞核因子 1α(HNF-1α)基因突变(MODY3)
第 7 号染色体，葡萄糖激酶（GCK）基因突变(MODY2)
第20 号染色体，肝细胞核因子 4(HNF-4α)基因突变(MODY1)
线粒体 DNA
其他
B 胰岛素作用基因异常
A 型胰岛素抵抗
矮妖精貌综合征（Leprechaunism）
Rabson-Mendenhall 综合征
脂肪萎缩性糖尿病
其他
C 胰腺外分泌疾病：胰腺炎、创伤/胰腺切除术后、胰腺肿瘤、胰腺囊性纤维化、血色病、纤维钙化性胰腺病及其他
D 内分泌疾病：肢端肥大症、库欣综合征、胰高糖素瘤、嗜铬细胞瘤、甲状腺功能亢进症、生长抑素瘤、醛固酮瘤及其他

笔 记 栏

续表

E 药物或化学制剂所致：Vacor(N-3 吡啶甲基 N-P 硝基苯尿素)、喷他脒、烟酸、糖皮质激素、甲状腺激素、二氮嗪、α-肾上腺素能激动剂、噻嗪类利尿剂、苯妥英钠、α-干扰素及其他
F 感染：先天性风疹、巨细胞病毒感染及其他
G 免疫介导的罕见类型：僵人（stiff-man)综合征、胰岛素自身免疫综合征、胰岛素受体抗体及其他
H 可伴糖尿病的遗传综合征：Down 综合征、Klinefelter 综合征、Turner 综合征、Wolfram 综合征、Friedreich 共济失调、Huntington 舞蹈病、Laurence-Moom-Beidel 综合征、强直性肌营养不良、卟啉病、Prader-Willi 综合征及其他
妊娠糖尿病

【病因和发病机制】

糖尿病病因除极少数清楚外，大多病因未明。不同糖尿病类型病因也不尽相同。

（一）1 型糖尿病

有胰岛 B 细胞严重破坏，引起胰岛素绝对缺乏，有自发性酮症酸中毒倾向。有两类三种亚型。自身免疫性 1 型糖尿病指存在自身免疫机制参与发病的 1 型糖尿病，按起病急缓分为急发型和缓发型，后者又称为成人迟发性自身免疫性糖尿病（latent autoimmune diabetes in adults，LADA)。特发性 1 型糖尿病的患者具有免疫介导性糖尿病的表现而无明显的病因学发现，呈现不同程度的胰岛素缺乏，频发酮症酸中毒，自身抗体始终为阴性；特发性糖尿病主要来自非洲或南亚某些种族，发病率较低，遗传性较强，与 HLA 无关联。

1 型糖尿病的病因和发病机制尚未完全明了，目前认为与遗传因素、环境因素及自身免疫因素有关。

1. 遗传因素　这种类型的糖尿病与 HLA（人类白细胞组织相容性抗原）有很强的关联，90%～95%的 1 型糖尿病患者携带 HLA-DR_3、-DR_4 或-DR_3/-DR_4 抗原，但 HLA-DR_3、-DR_4 抗原携带人群只有 0.5%才发生 1 型糖尿病，提示 HLA-DR_3、-DR_4 是 1 型糖尿病发生的背景条件。1 型糖尿病易感性基因位于 HLA-DQ 位点，当 HLA-DQB 链 57 位是门冬氨酸，为 1 型糖尿病的抵抗基因时，患病风险性降低，可能是门冬氨酸与抗原结合能力较弱且不引发免疫应答。当细胞表面表达为 HLA-DQA52 精氨酸及-DQB57 非门冬氨酸，即 DQA52Arg + 纯合子及 DQB57Asp-纯合子时，患病的相对风险最高。

2. 环境因素

(1) 病毒感染：已发现的病毒有腮腺炎病毒、柯萨奇病毒、风疹病毒、巨细胞病毒、脑炎和心肌炎病毒及肝炎病毒等与 1 型糖尿病有关。病毒导致 1 型糖尿病发病的机制有：①病毒进入胰岛 B 细胞，直接破坏胰岛 B 细胞；②病毒进入胰岛 B 细胞后使细胞生长速度减慢，寿命缩短，导致胰岛 B 细胞数量减少；③病毒抗原在 B 细胞表面表达，引发自身免疫应答，导致 B 细胞破坏。

(2) 化学物质：对胰岛 B 细胞有毒性作用的化学物质或药物（如 vacor、四氧嘧啶、链佐星、喷他脒等）侵入胰岛 B 细胞，导致 B 细胞破坏。

(3) 饮食因素：有报道以牛奶喂养的婴儿以后发生 1 型糖尿病的风险性高，有人认为与牛奶与胰岛 B 细胞表面某些抗原相似有关。

3. 自身免疫因素　表明 1 型糖尿病为自身免疫疾病的证据有：①患者血清中存在胰岛细胞抗体（ICA)、胰岛素抗体（IAA)、谷氨酸脱羧酶抗体（GADA)和酪氨酸磷酸酶抗体 IA-2 和 IA-2B；②1 型糖尿病患者淋巴细胞表面 HLA-Ⅱ类抗原 DR_3、DR_4 频率显著增高，HLA-Ⅱ类抗原系统是免疫遗传学标志；③这些患者容易伴发其他类型的自身免疫病，例如 Graves 病、桥本甲状腺炎、Addison 病、白癜风、恶性贫血等；④新诊断的 1 型糖尿病患者尸检时发现胰岛中大量淋巴细胞浸润的“胰岛炎”；⑤1 型糖尿病患者外周血细胞中，具有杀伤力的 T 淋巴细胞 CD8 数量显著增加。

正常情况下，Ⅱ类抗原基因只在 B 淋巴细胞、激活的 T 淋巴细胞、巨噬细胞及内皮细胞的表面表达，不在胰岛 B 细胞表面表达。

病毒感染或其他环境因素（如婴儿牛乳喂养等）可诱导 B 细胞上 HLA-Ⅱ类抗原异常表达及 HLA-I 类抗原过度表达，使 B 细胞具备了抗原呈递功能。尤其 HLA-DQ_α52 是精氨酸以及 DQ_β57 是非天门冬氨酸的情况下，B 细胞成为抗原呈递细胞，使 TH 细胞激活。活化的 TH 细胞释放各种细胞因子包括白细胞介素-2（IL-2)及干扰素 γ(interferon-gamma，INFγ)。IL-2 刺激 B 淋巴细胞产生特异性免疫球蛋白抗体。INFγ 激活自然杀伤细胞（NK)损伤携带特异抗原及 HLA-I 类抗原的靶细胞。细胞毒性 T 细胞在产生 INFγ 的同时，对携带特异抗原及 HLA-I 类抗原的靶细胞亦有直接损伤作用。B 细胞作为靶细胞其本身的组织成分成为自身免疫应答的杀伤目标。血清中出现胰岛细胞抗体、胰岛素自身抗体及谷氨酸脱羧酶抗体等作为自身免疫的标志。

自身免疫应答过程中，巨噬细胞产生的 IL-1，肿瘤坏死因子 α(TNF-α) 等的刺激下，巨噬细胞、淋巴细胞、肝细胞及胰岛B细胞可表达一氧化氮诱生酶，生成过量的NO，对胰岛B细胞有直接的杀伤作用。

(二) 2型糖尿病

2型糖尿病是一种发病机制较为复杂的异质性代谢性疾病，病因和发病机制目前不明，但以下几个观点是肯定的：①2型糖尿病由遗传和环境因素共同引起；②2型糖尿病是多个基因相互作用引起的多基因疾病，各参与基因的作用程度不同；③2型糖尿病的发病机制都涉及胰岛素分泌受损和胰岛素抵抗，而两者又均受遗传和环境因素的影响。

1. 遗传因素 遗传倾向较1型糖尿病更明显，多无HLA相关性遗传机制，而呈多基因隐性遗传。单卵双胞患2型糖尿病一致率为90%。国外报道2型糖尿病阳性家族史占25%～50%，我国报道一级直系亲属患2型糖尿病阳性率为17.04%。

各个基因对糖代谢的影响程度不同，起主要作用者为主要基因(major gene)，作用较小者为次要基因(minor gene)；各个致病易感基因作用于胰岛素敏感性，可促进糖尿病发生于不同的糖代谢环节。

胰岛B细胞功能缺陷(胰岛素分泌不足)和胰岛素抵抗是2型糖尿病的基本特征；引起这两方面的基因突变或基因表达异常是2型糖尿病遗传因素的主要原因。

(1) 胰岛B细胞功能缺陷：与胰岛B细胞功能障碍有关的因素有：①葡萄糖激酶缺陷。②线粒体缺陷。③胰岛素原加工障碍至胰岛素生成减少及高胰岛素原血症，后者的生物活性远低于胰岛素。④胰岛素基因点突变，产生变异胰岛素(mutant insulin)而使其生物活性低下。⑤胰淀粉样肽在胰岛的异常分泌导致胰岛中淀粉样物质沉积，40%～90%2型糖尿病患者的胰岛有淀粉样物质沉积，从而影响B细胞合成与分泌胰岛素。

(2) 胰岛素抵抗：胰岛素抵抗(insulin resistance)是指胰岛素在正常水平时刺激靶细胞摄取和利用葡萄糖的生理效应显著减弱；或者是靶细胞摄取和利用葡萄糖的生理效应正常进行，需要超常量的胰岛素。致胰岛素抵抗的主要因素有：①葡萄糖转运蛋白(GLUT4)。在胰岛素作用下GLUT4可加速葡萄糖的易化转运过程。GLUT4数量减少或活性降低可导致受体后胰岛素抵抗。②胰岛素受体基因突变。胰岛素与其受体α亚基结合后，激活酪氨酸激酶，刺激β亚基酪氨酸残基磷酸化，从而传递多种信息而产生生物效应。现已鉴定了近40种突变，胰岛素受体基因突变后，造成不同部位的受体或受体后胰岛素抵抗。

靶细胞受体及受体后缺陷，造成胰岛素抵抗，代偿性使胰岛素分泌增高，导致高胰岛素血症；血液中胰岛素浓度升高，通过降调节(down regulation)使受体数量减少；胰岛素抵抗更趋严重，胰岛B细胞功能渐趋衰退，血浆胰岛素水平也开始下降。在2型糖尿病发病机制中，胰岛素抵抗占主要地位。

2. 环境因素 人群2型糖尿病的发病率受环境因素的影响，流行病学研究表明年龄、肥胖程度、饮食习惯、体力活动是最主要的影响因素。

(1) 年龄：年龄是2型糖尿病确立的一个独立危险因素，我国1994年全国25万人口糖尿病普查资料显示25～34岁患病率是0.30%，35～44岁是1.41%，45～54岁是3.71%，55～64岁是7.11%，表明糖尿病的患病率随年龄的增加而增高。不同年龄糖尿病的发病率不同可能和肥胖程度及遗传易感性有关，明显肥胖者在较年轻时2型糖尿病发病率即升高，随后发病率急剧下降；而相对较瘦者2型糖尿病的发病率相应较晚。老年人组织器官的老化，尤其在胰腺、肌肉、肝脏等组织，一方面使胰岛分泌功能下降，影响胰岛素的分泌，另一方面产生胰岛素抵抗，影响到胰岛素的作用，都可使血糖异常升高。

(2) 肥胖：随着现代生活水平的不断提高和生活方式的改变，肥胖的患病率日见增高。肥胖的发生也是遗传因子和环境因子共同作用的结果。许多资料表明遗传在肥胖发病中起重要作用，双亲中一方有肥胖者，其子女肥胖患病率为50%，而双亲均为肥胖者，子女肥胖的患病率达到80%。体重指数和皮下脂肪主要由环境因素决定，遗传因素对内脏型脂肪积蓄的影响较对皮下脂肪的影响为大。与肥胖有关的基因可能有：和骨骼肌胰岛素抵抗有关的一些代谢酶基因如糖原合成酶(GS)基因、胰岛素受体底物-1(IRS-1)基因，影响脂肪组织正常平衡控制的基因如β_3-肾上腺受体基因、瘦素(leptin)受体基因，这些容易致脂肪储存的基因，在饥饿的情况下表现"节俭基因"型，储存能量，有利于生存；而在大量进食的情况下则易导致肥胖，引起胰岛素抵抗和糖尿病。

(3) 饮食习惯：多个前瞻性研究未表明摄入过多葡萄糖与糖尿病发病有关。研究表明，每日脂肪摄入量增加40g者，患2型糖尿病的风险率明显增高；高脂食物致2型糖尿病发病增高的可能机制是：①能量摄入增加致肥胖；②高脂食物致糖原储存或脂肪氧化缺陷使游离脂肪酸水平

笔 记 栏

增高及促进胰岛素抵抗；③高脂食物改变细胞膜组成致膜流动性改变；④高脂食物致胰岛素介导信号传递及胰岛素作用发生改变。

(4) 体力活动：体力活动量与糖尿病发生有关，运动量低者要比运动量高者糖尿病发生率高2～3倍。现代生活方式中体力劳动强度减少是导致2型糖尿病患病率增高的一个重要因素；运动不足不仅引起肥胖，而且可使肌肉组织胰岛素抵抗增强，降低外周组织对胰岛素的敏感性，导致糖耐量降低。

(三) 其他特殊类型的糖尿病

这一类别按病因及发病机制分为8种亚型。

目前已知一些类型的糖尿病与B细胞功能中的单基因缺陷相关联。有代表性的是青年人中的成年发病型糖尿病(简称MODY)。MODY的特点是：①诊断糖尿病时年龄＜25岁；②至少5年内不需用胰岛素治疗；③无酮症倾向；④空腹血清C肽≥0.3nmol/L，葡萄糖刺激后＞0.6nmol/L；⑤有3代或3代以上常染色体显性遗传史。

现在已经证实在MODY患者，不同染色体的基因位点上出现异常，最常见的一种与第12号染色体的肝细胞核转录因子(HNF)-1α基因发生突变有关(MODY3)；MODY2是第7号染色体上的葡萄糖激酶(GCK)基因；MODY1是第20号染色体上的肝细胞核转录因子(HNF)-4α；MODY4是13号染色体上的胰岛素启动因子1基因(IPF-1)；MODY5为肝细胞核转录因子(HNF)-1β；MODY6为神经原性分化因子/β细胞E-盒转录激活物2(NeuroD1/BETA2)；NeuroD1/BETA2是转录因子bHLH(basic Helix-Loop-Helix)家族的组织特异性成员，也是胰岛素基因转录的重要调控因子。

另一种因B细胞遗传性缺陷引起的是线粒体tRNALeu(UUR)基因突变糖尿病，由于突变发生在线粒体tRNA亮氨酸基因中的3243位点上，导致了A到G的转换。其临床特点为：①母系遗传，即家族内女性患者的子女均可能得病，而男性患者的子女均不得病；②神经性耳聋；③呈不典型2型糖尿病，发病早，B细胞功能逐渐减退，自身抗体阴性；④可伴有其他神经、肌肉表现。遗传因素也可引起胰岛素作用异常而导致糖尿病的发生。与胰岛素受体突变有关的代谢异常，可从高胰岛素血症、轻度高血糖到严重的糖尿病不等。胰腺外分泌疾病、一系列内分泌疾病、药物或化学物质引起者实际上为继发性糖尿病。

(四) 妊娠期糖尿病(GDM)

在确定妊娠后，若发现有各种程度的糖耐量减低或明显的糖尿病，不论是否需用胰岛素或仅用饮食治疗，也不论分娩后这一情况是否持续，均可认为是GDM(除外既往有糖尿病史者)。GDM与遗传有关，表现为胰岛素敏感性降低，容易出现围生期疾病导致高危妊娠，大部分GDM妇女分娩后血糖恢复正常，但有3%～5%妇女在产后5～10年转化为糖尿病。

【病理及病理生理】

(一) 病理

1型糖尿病约50%～70%病例有胰岛炎，表现为胰岛周围淋巴细胞和单核细胞浸润。胰岛B细胞数量显著减少。

2型糖尿病胰岛病理改变特征为淀粉样变性，在光镜下可见淀粉样物质沉积。胰岛B细胞数量中度或无减少，胰高糖素分泌细胞增加。

糖尿病大血管病变的病理改变为大、中动脉粥样硬化和中、小动脉硬化，与非糖尿病者基本相同。

糖尿病微血管病变是指微小动脉和微小静脉之间管腔直径＜100μm的毛细血管及微血管网。糖尿病微血管病变常见于视网膜、肾、肌肉、神经、皮肤等组织，尤以视网膜出现微血管瘤及肾小球微血管基膜增厚最具特征。

糖尿病神经病变(diabetic neuropathy)以外周神经和自主神经轴突变性为基本病变，伴节段性或弥漫性脱髓鞘；病变也可累及神经根、椎旁交感神经节和颅神经。

(二) 病理生理

糖尿病时胰岛素分泌和(或)胰岛素作用缺陷致胰岛素绝对或相对不足，引起一系列的代谢紊乱。

1. 葡萄糖 由于胰岛素不足，导致：①已糖激酶活性减低，葡萄糖生成6-磷酸葡萄糖减少，致糖酵解通路、磷酸戊糖旁路及三羧酸循环减弱，ATP合成减少，能量供给不足。②糖原合成酶活性减低，糖原合成减少。③葡萄糖进入细胞内减少，使肝、肌肉和脂肪组织摄取利用葡萄糖的能力降低。④拮抗胰岛素激素作用增强，肝糖异生增加，糖原分解增加，空腹及餐后肝糖输出增加。

2. 脂肪代谢 由于胰岛素不足，导致：①脂蛋白酯酶生物合成减少及丙酮酸脱氢酶系活性降低，抑制丙酮酸生成乙酰辅酶A，故脂肪合成

笔记栏

减少；②脂肪分解代谢加强，血中非酯化脂肪酸增多；③酮体生成增加：激素敏感性脂酶活性增强，脂肪动员和分解加速，血游离脂肪酸增多；因再酯化通路受到抑制，脂肪酸与辅酶A结合生成脂肪酰辅酶A，经β氧化生成乙酰辅酶A。因草酰乙酸生成不足，乙酰辅酶A进入三羧酸循环受阻而大量缩合成乙酰乙酸，进而转化为丙酮和β羟丁酸，三者统称酮体。当酮体生成超过组织利用和排泄能力时，大量酮体堆积形成酮症，进一步可发展至酮症酸中毒。

3. 蛋白质代谢 由于胰岛素不足，导致：①肝、肌肉等组织摄取氨基酸减少，蛋白质合成代谢减弱、分解代谢加速，导致负氮平衡。②肌肉内支链氨基酸分解代谢增快，在氧化过程中使丙氨酸生成增加，致糖异生增加。③血浆中成酮氨基酸浓度增高，在肝脏中脱氨转化成酮体，加重酮症及酮症酸中毒。成糖氨基酸浓度降低，合成蛋白质能力降低，导致患者乏力、消瘦、组织修复和抵抗力降低，儿童生长发育障碍和延迟。

【临床表现】

(一) 糖尿病自然病程

ADA将糖尿病的自然病程分为三个临床阶段见表8-100-2，即正常糖耐量(NGT)、葡萄糖调节受损［IGT和(或)IFG］及糖尿病阶段，任何类型糖尿病自然病程中均需经过此三个临床阶段，并在糖尿病阶段都要经过不需要胰岛素、为代谢控制需用胰岛素及为生存必须用胰岛素的渐进性过程。糖尿病分期可帮助理解糖尿病的发展过程，使患者尽早获得有效治疗，延缓或逆转病情。

表8-100-2 糖尿病自然病程

分期 / 类型	正常血糖	高血糖			
	正常葡萄糖耐量	葡萄糖调节受损 IGT和(或)IFG	糖尿病		
			不需用胰岛素	需用胰岛素控制高血糖	需用胰岛素维持生命
1型	←——	——	——	——	——→
2型	←——	——	——	——----	----→
其他特殊类型	←——	——	——	——----	----→
妊娠期糖尿病	←——	——	——	——----	----→

糖尿病临床分期

在一般情况下，——→或←——所示范围为可逆性，而----→一般为不可逆性

(WHO专家委员会报告，1999年)

(二) 代谢紊乱症候群

临床表现典型的“三多一少”症状：因为血糖升高后渗透性利尿引起多尿，继而因失水、口渴而多饮。由于胰岛素不足，患者体内葡萄糖不能利用，脂肪分解，蛋白质分解增加，肌肉逐渐消瘦，疲乏无力，体重减轻，儿童生长发育迟缓。为补充体内的能量不足，患者常易饥、多食。1型患者大多起病较快，病情较重，症状明显，常以酮症或酮症酸中毒为首发症状。10～15年以上长期高血糖者，常出现各种慢性并发症，后果严重。2型患者多数起病缓慢，病情相对较轻，甚至表现无症状，偶在体检时被发现。一般症状有消瘦、皮肤瘙痒，女性表现为外阴瘙痒。高血糖可使眼房水、晶体渗透压改变而引起屈光改变致视物模糊。急性应激(重症感染、心肌梗死、脑卒中、创伤、麻醉、手术等)可诱发非酮症糖尿病高渗性昏迷或酮症酸中毒。长期病程可出现各种慢性并发症，在糖尿病大血管病变中，心、脑血管病变尤为重要。

(三) 慢性并发症

糖尿病慢性并发症包括大血管并发症(冠心病、脑血管疾病和周围血管疾病等)及微血管并发症(肾病、神经病变和视网膜病等)见表8-100-3。可单独或同时出现，是导致糖尿病死亡和致残的最主要原因。

表8-100-3 糖尿病慢性并发症

眼部病变
视网膜病变(非增殖性、增殖性)
白内障
黄斑病
青光眼
屈光改变

续表

虹膜睫状体炎
肾脏
肾小球毛细血管内硬化症
感染
肾盂肾炎
肾周脓肿
肾乳头坏死
肾小管坏死:造影检查后(尿路造影、动脉造影)
神经系统
周围神经病变
末梢、对称性感觉丧失
运动神经病变
足下垂、腕下垂
多发性单神经病变(糖尿病性肌萎缩)
颅神经病变
Ⅲ、Ⅳ、Ⅵ、Ⅶ颅神经病变
自主神经病变
直立性低血压
静息状态下心动过速
汗闭或半边出汗
胃肠神经病变
胃轻瘫
糖尿病性腹泻
泌尿生殖系统病变
无张力膀胱
阳痿(可能继发于骨盆血管病变)
脑血管病变
脑梗死
脑出血
皮肤
糖尿病皮肤病(胫前色素斑)
糖尿病类脂性坏死
念珠菌病
心血管系统
心脏病
心肌梗死
心肌病
足部坏疽
足和腿溃疡(神经性、缺血性)
骨髓炎
骨与关节
糖尿病性手关节病

续表

Dupuytren 挛缩
夏科关节
少见的感染
坏死性筋膜炎
坏死性肌炎
毛霉菌脑膜炎
气肿性胆囊炎
恶性外耳炎

1. 糖尿病慢性并发症发生的机制 糖尿病慢性并发症累及多种器官组织,其发病机制十分复杂,发病机制涉及以下几个方面:①山梨醇旁路代谢增强:醛糖还原酶(AR)的作用是将葡萄糖转化为山梨醇,后者又被山梨醇脱氢酶(SDH)转化为果糖,这一途径称为山梨醇旁路;当血糖升高时刺激AR活性明显增强,使山梨醇旁路激活,致过量山梨醇在细胞内积聚。山梨醇不能自由通过细胞膜且亲水性极强,导致细胞内高渗与水肿而直接损害细胞结构与功能。破坏细胞内蛋白成分与酶系统,导致细胞膜 Na^+-K^+-ATP酶活性下降,细胞内 K^+、氨基酸、肌醇等含量减少。而 Na^+、Ca^{2+} 等增加,使细胞内环境及代谢平衡遭到破坏。最终致器官组织不可逆病理损害与功能紊乱。尤其是晶体、神经组织、肾脏。肌醇为传递神经信息的重要介质,其缺乏亦必然导致神经功能障碍。②蛋白非酶糖化:血糖的增加使细胞内和细胞外蛋白质经非酶促化糖基化作用形成糖基化终末产物(AGEs),非酶促化糖基化是由于葡萄糖与蛋白质上氨基酸族群相互作用的结果,AGEs已证明是一种交联蛋白(即胶原,细胞外基质蛋白);它加速动脉粥样硬化,促使肾小球功能紊乱,降低一氧化氮合成,诱导内皮细胞功能紊乱,改变细胞外基质成分和结构,这些产物的聚集引起肾小球滤过功能下降。③蛋白激酶C激活:高糖增加二酰基甘油的形成,激活蛋白激酶C;PKC改变内皮细胞和神经元上纤维蛋白,Ⅳ型胶原,收缩蛋白和细胞外基质蛋白基因的转录。④氨基己糖通路激活:高糖激活氨基己糖通路生成6-磷酸果糖,6-磷酸果糖是糖基化作用和产生蛋白聚糖的一种基质,氨基己糖通路的激活可能通过蛋白的糖基化作用或者是通过改变转移生长因子或纤溶酶原激活物抑制因子的基因表达来改变某些功能,例如内皮的一氧化氮合成等。糖尿病慢性并发症发生的机制见图8-100-1。

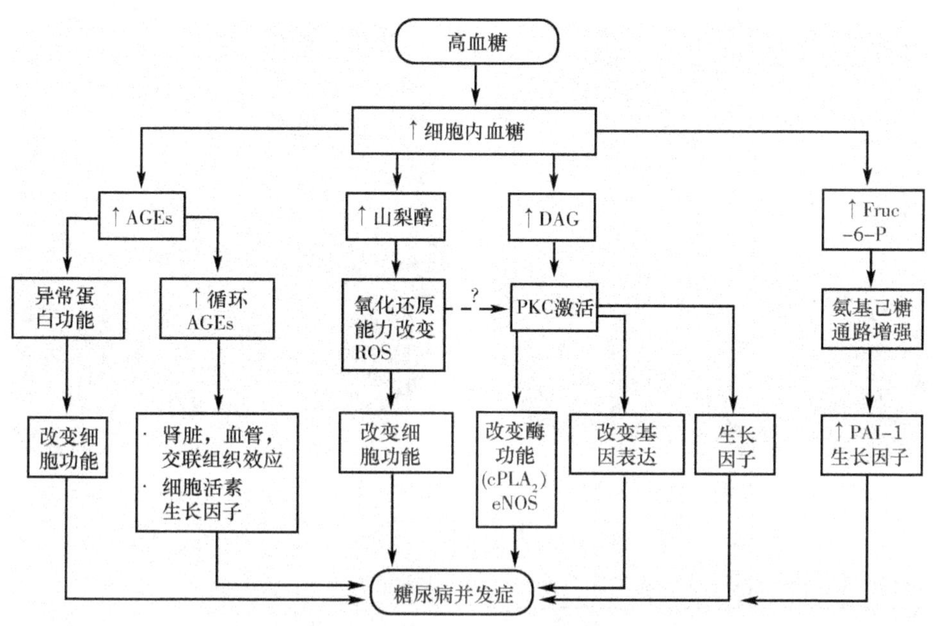

图 8-100-1　糖尿病相关并发症可能的分子机制

AGEs：糖基化终末产物；PKC：蛋白激酶C；DAG：二酰基甘油；$cPLA_2$：磷脂酶A；eNOS：内皮一氧化氮合酶；ROS：活性氧；Fruc-6-P：6磷酸果糖；PAI-1：纤溶酶原激活物抑制因子-1

2. 大血管病变　糖尿病大血管病变是动脉粥样硬化发展加速形成的，大、中动脉粥样硬化主要侵犯主动脉、冠状动脉、大脑动脉、肾动脉和肢体外周动脉等，临床上引起冠心病、缺血性或出血性脑血管病、高血压。肢体外周动脉粥样硬化常以下肢动脉病变为主，表现为下肢疼痛、感觉异常和间歇性跛行，严重者可致肢体坏疽。

3. 微血管病变

(1) 糖尿病肾病：糖尿病肾病的病理改变主要为弥漫性肾小球硬化和结节性肾小球硬化，结节性肾小球硬化有高度特异性。常见于病史超过10年的患者，是1型糖尿病患者的主要死亡原因，在2型糖尿病，其严重性仅次于冠心病和脑梗死。糖尿病肾病的发生发展可分为五期，见表8-100-4。

表 8-100-4　糖尿病肾病的临床分期

分期	名称	临床特征	GFR	蛋白尿
Ⅰ期	肾小球高滤过期	肾脏体积增大，肾小球内压增加	升高	无
Ⅱ期	无临床表现的肾损害期(正常蛋白尿期)	肾小球基膜增厚	稍高于正常	正常或运动后蛋白尿
Ⅲ期	早期糖尿病肾病期(微量白蛋白尿期)	肾小球有弥漫或/和结节性硬化改变	基本恢复正常	UAER在20～00μg/min
Ⅳ期	临床糖尿病肾病期(临床蛋白尿期)	水肿、大量蛋白尿、高血压	下降	>200μg/min
Ⅴ期	肾衰竭期	肾单位大多损害，血肌酐、尿素氮升高，为终末期肾病	明显下降	明显蛋白尿

注：GFR：肾小球滤过率。UAER：尿白蛋白排泄率；UAER在20～200μg/mim相当于30～300mg/24h

严格代谢控制可防止或延缓临床肾病的发生。微量白蛋白尿期应用血管紧张素转换酶抑制剂(ACEI)和(或)血管紧张素Ⅱ受体拮抗剂(ARB)可减轻微量白蛋白尿。抗高血压治疗可延缓肾小球滤过率的下降速度，减少蛋白质摄入量对延缓肾功能不全有利。

(2) 糖尿病性视网膜病变：糖尿病视网膜病变是糖尿病患者失明的主要原因，各型糖尿病视网膜病变患病率随患病时间和年龄的增长而上升。99%的1型糖尿病和60%的2型糖尿病，病程在20年以上的患者，几乎都有不同程度的视网膜病变。

糖尿病视网膜病变根据眼底改变分为非增殖型(背景型)、增殖型和糖尿病性黄斑水肿。非增殖型糖尿病视网膜病变是一种早期改变(见图8-100-2A)，增殖型改变是一种进展型改变(见图8-100-2B)。黄斑水肿可以和上述两型同时存在。糖尿病视网膜病变的临床分期见表8-100-5。

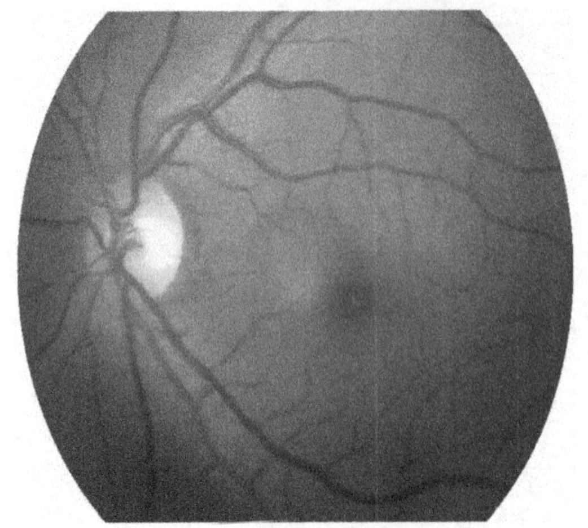

图 8-100-2A　非增殖性视网膜病变

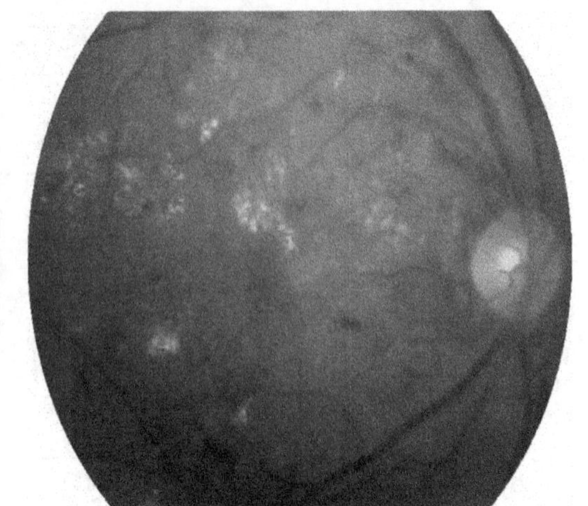

图 8-100-2B　增殖性视网膜病变

表 8-100-5　糖尿病视网膜病变的临床分期

期别		视网膜病变
非增殖型（背景型）		
Ⅰ	有微血管瘤并有小出血点	（+）较少，不易数；（++）较多，易数
Ⅱ	有黄白色“硬性渗出”或并有出血点	（+）较少，不易数；（++）较多，易数
Ⅲ	有白色“软性渗出”或并有出血点	（+）较少，不易数；（++）较多，易数
增殖型		
Ⅳ	眼底有新生血管并可有玻璃体出血	
Ⅴ	眼底有新生血管和纤维增生	
Ⅵ	眼底有新生血管和纤维增生，并发视网膜剥离	

注：（+）较少，不易数和（++）较多，易数均包括出血病变

合并糖尿病视网膜病变患者，往往合并有糖尿病肾病及神经病变。严格控制血糖和血压是防治视网膜病变的基本措施，应努力使空腹血糖及餐后血糖均接近正常水平。出现糖尿病视网膜病变患者应尽早应用胰岛素治疗。并可试用活血化瘀中药。对增殖性视网膜病变患者尽早应用激光治疗，争取保存视力。

除视网膜病变外，眼的其他病变包括糖尿病引起黄斑病、白内障、青光眼、屈光改变、虹膜睫状体病变等。

（3）糖尿病性心肌病：心脏微血管病变和心肌代谢紊乱可引起心肌广泛灶性坏死等损害，称为糖尿病心肌病，可诱发心力衰竭、心律失常、心源性休克和猝死。

（4）糖尿病神经病变：醛糖还原酶活性增强致多元醇旁路代谢旺盛，细胞内山梨醇积聚和果糖浓度增多使渗透压增高，导致细胞内水分增多，细胞肿胀，是糖尿病神经病变发生的主要因素。

糖尿病神经病变以多发性周围神经病变最为常见，通常为对称性，下肢较上肢明显，常见症状为肢端麻刺感、灼热感、踏棉垫感及感觉迟钝等，呈手套或袜套样分布，有时痛觉过敏；随后出现肢体痛，呈隐痛、刺痛或烧灼样痛，夜间及寒冷加重。电生理检查可发现感觉和运动神经传导速度减慢。早期腱反射亢进，后期减弱或消失；震动感减弱或消失，触觉和温度觉有不同程度减弱。单一神经病变主要累及脑神经（Ⅲ动眼神经、Ⅳ滑车神经、Ⅵ展神经），以Ⅲ、Ⅵ脑神经较多见，第Ⅲ脑神经瘫痪表现为同侧上眼睑下垂和眼球运动障碍，第Ⅵ脑神经瘫痪表现为同侧眼球内斜视；也可累及股神经、腓神经、尺神经、正中神经。单一神经病变常急性起病，多呈自限性。

神经根病变较少见，可致胸、背、腹、大腿等部位疼痛和感觉障碍，需与脊椎及椎间盘疾患相鉴别。老年患者偶见多发性神经根病变所致的肌萎缩。

自主神经病变较常见，且出现较早，表现有排汗异常（无汗、少汗或多汗等）；腹胀、腹泻、便秘等胃肠功能失调；持续性心动过速和直立性低血压（立、卧位收缩压相差超过 30mmHg 可诊断）等心血管自主神经功能紊乱表现；排尿无力致膀胱残余尿量增加，后期膀胱瘫痪，出现尿失禁和尿潴留等泌尿系统表现，易合并尿路感染；阳痿较常见，也可出现逆向射精。

（5）糖尿病皮肤病变：糖尿病时皮肤改变多种多样。较常见的有：①糖尿病性水疱病：多见于病程长、血糖控制不佳及伴有多种并发症者。水疱多突然发生而无任何自觉症状，多在四肢末端，也可见于前臂或胸腹部；水疱位于上皮内或上皮下，边界清楚，周边无充血等炎性反应，壁薄透明，内含清亮液体，易渗漏，常在 2～4 周内自

笔记栏

愈，不留瘢痕，但可反复发作。②糖尿病性皮肤病：为圆形或卵圆形的暗红色平顶小丘疹，在胫前呈分散或群集分布，发展缓慢，可产生鳞屑；后期可发生萎缩和色素沉着。③糖尿病脂性渐进性坏死：少见，多见于女性患者，可出现在糖尿病之前。早期病变呈圆形或卵圆形橙色或紫色斑块，边界清，无痛，多发生在胫前部，也可发生于手背或足背，对称；后期斑块中央皮肤萎缩凹陷。周边隆起有色素沉着，外伤后易成溃疡。

4. 感染　糖尿患者常发生疖、痈、化脓性汗腺炎等皮肤化脓性感染。皮肤真菌感染（足癣、甲癣、体癣）很常见，若继发化脓性感染可导致严重后果。真菌性阴道炎和巴氏腺炎是糖尿病女患者常见的合并症，多为白色念珠菌感染，血糖控制不佳时易反复发生，其临床症状如外阴瘙痒、白带过多可以是糖尿病的首发症状。男性外生殖器白色念珠菌感染导致龟头包皮炎，好发于包皮过长者。红癣系微小棒状杆菌引起的皮肤感染，表现为境界清楚的红褐色斑片，广泛分布于躯干和四肢。膀胱炎和肾盂肾炎常见于女性患者，常反复急性发作，大多转为慢性。肾乳头坏死少见，急性型的典型表现为寒战高热、肾绞痛、血尿和坏死的肾乳头组织从尿中排出，有时可出现急性肾衰竭，病死率高。急性气肿性胆囊炎较多见于糖尿病患者，为非结石性胆囊炎，病情较重；致病菌以梭形芽孢杆菌最常见，大肠埃希杆菌、链球菌次之。

糖尿病合并肺结核的发病率高于非糖尿病人群，病变多呈渗出干酪性，易形成空洞，扩展播散较快，下叶病灶也较多。

5. 糖尿病足　糖尿病患者因末梢神经病变，微血管病变及动脉粥样硬化致下肢动脉供血不足以及细菌感染等多种因素，引起足部疼痛、皮肤深溃疡（见图 8-100-3）、肢端坏疽等病变，统称为糖尿病足。由于神经营养不良和外伤的共同作用，可引起营养不良性关节炎（Charcot 关节），好发于足部和下肢各关节，受累关节有广泛骨质破坏和畸形。肢端坏疽又可分为干性坏疽、湿性坏疽和混合性坏疽；是导致糖尿患者截肢致残的最主要原因。

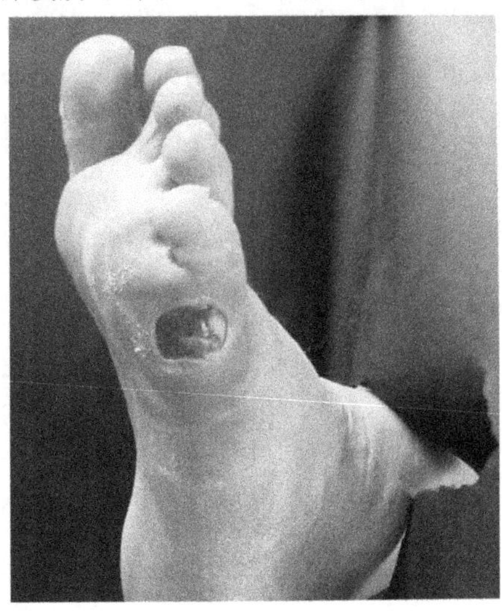

图 8-100-3　足底溃疡

【实验室检查】

（一）尿糖测定

尿糖阳性可作为诊断糖尿病的线索，但不能作为诊断依据，尿糖阴性也不能排除糖尿病的可能。目前应用较广的是葡萄糖氧化酶的尿糖试条，可做半定量测定。在肾脏功能正常的情况下，尿糖与血糖呈正比关系，尿糖可反映体内葡萄糖水平，但糖尿病肾疾患时肾糖阈升高，血糖虽已轻度或中度升高，尿糖仍阴性；妊娠时肾糖阈降低，血糖正常时尿糖可呈阳性。应注意进行鉴别。在多数情况下 24 小时尿糖总量与糖代谢紊乱程度一致，可作为判定血糖控制情况的一项参考指标。

（二）血浆葡萄糖（血糖）测定

血糖升高是诊断糖尿病的主要依据，目前多用葡萄糖氧化酶法测定。标本采取静脉全血、血浆或血清葡萄糖测定。可用血糖仪测定毛细血管全血葡萄糖，但不作为诊断糖尿病的依据，而可用于监测血糖、评价疗效。一次血糖测定（空腹血糖、餐后 2h 血糖或随机血糖等）仅代表瞬间血糖水平，称点值血糖；一日内多次血糖测定（三餐前后及睡前，如疑有夜间低血糖，加测 3Am 血糖）可更准确反映血糖控制情况。

（三）糖化血红蛋白 Alc（HbA1c）和糖化血浆蛋白（果糖胺测定）

糖化血红蛋白是血红蛋白生成后与糖类经非酶促反应结合而形成，它的合成过程缓慢，且相对不可逆性，持续 3 个月以上（红细胞平均寿命约 120 天），其量与血糖浓度呈正比，其中以 HbA1c 为主。HbA1c 在总血红蛋白中所占的比例能反映取血前 8～12 周的平均血糖水平，参考值范围为 4%～6%，与点值血糖相互补充，作为糖尿病血糖控制的监测指标。测定 HbA1c 的方法主要有 4 种（离子交换层析法、电泳法、亲和层析法和免疫测定法），以高效液相分析（HPLC）为最可靠。

果糖胺与糖化血红蛋白变化相类似，人血浆蛋白（主要是白蛋白）与葡萄糖化合产生果糖胺。果糖胺测定可反映近 2～3 周的平均血糖水平。HbA1c 用于评价糖尿病代谢控制效率优于果糖

笔记栏

胺，但果糖胺用于糖尿病治疗的中、短期（2～3周）疗效评价可能优于 HbA1c；当血清白蛋白为50g/L时，果糖胺正常值为1.5～2.4mmol/L。HbA1c和果糖胺测定一般不能作为糖尿病的诊断依据。

（四）葡萄糖耐量试验

未达到糖尿病诊断标准而血糖又高于正常者，需进行口服葡萄糖耐量试验（OGTT）。试验前3天不限制饮食和正常体力活动，避免使用影响糖代谢的酒精和药物，试验前禁食10～16h，但不超过16h，其间可以饮水。取空腹血标本后，受试者饮用含有75g无水葡萄糖（或82.5g含水葡萄糖）的水溶液250～300ml，在5min内饮完，儿童按每公斤体重1.75g葡萄糖服用，总量不超过75g。在服糖后0.5h、1h、2h和3h采取血标本。

（五）OGTT胰岛素及C肽释放试验

用于糖尿病分型的辅助诊断及判断病情的严重程度，也可协助诊断胰岛素瘤。正常人基础血浆胰岛素浓度为5～20mU/L，口服葡萄糖后30～60min上升至高峰，可为基础值的5～10倍，3h后降至基础水平。1型糖尿病时胰岛素基础值低，常在0～5mU/L，葡萄糖刺激后无明显增加，呈低平曲线。2型糖尿病时，胰岛素呈延迟释放，胰岛素分泌曲线呈现不同程度的升高，但与血糖增高不成比例，表明患者的外周组织对胰岛素不敏感并存在相对性胰岛素缺乏，葡萄糖利用障碍。

肝脏摄取C肽很少（＜10%），外周血中C肽摩尔浓度为胰岛素的5～10倍。正常人基础血浆C肽水平约为500pmol/L，不受外源胰岛素的影响，能较准确的反应B细胞功能。

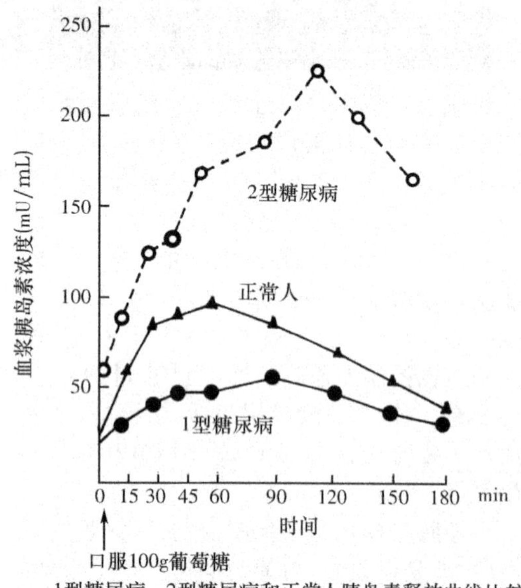

1型糖尿病、2型糖尿病和正常人胰岛素释放曲线比较

图8-100-4　OGTT胰岛素释放试验

（六）其他

包括血浆总胆固醇、低密度脂蛋白胆固醇、高密度脂蛋白胆固醇和三酰甘油，为早期发现糖尿病肾病，尿微量白蛋白排泄率也应列为常规。怀疑有糖尿病酮症酸中毒时应测定尿、血酮体、pH和电解质浓度。怀疑1型糖尿病时可测定胰岛B细胞自身抗体。

【诊断和鉴别诊断】

诊断分三步进行：①首先根据WHO标准（表8-100-6）确定是否患糖尿病；②然后对做出糖尿病诊断者在排除继发性等特异型糖尿病后根据病史、体征、胰岛素和C肽释放试验，糖尿病自身抗体等做出1型或2型糖尿病的诊断；③根据病史、体征及实验室检查对有无合并症及伴发疾病做出判定。

表8-100-6　WHO糖尿病诊断标准（1999年）

1. 糖尿病症状＋任意时间血浆葡萄糖水平≥11.1mmol/L（200mg/dl）或
2. 空腹血浆葡萄糖≥7.0mmol/L（126mg/dl）或
3. OGTT试验中，2小时血浆葡萄糖≥11.1mmol/L（200mg/dl）

注：1. 空腹血浆葡萄糖≥6.1而＜7.0mmol/L为空腹血糖受损（IFG）；

2. 2小时血浆葡萄糖≥7.8而＜11.1mmol/L为糖耐量受损（IGT）；

3. 以上均系静脉血浆葡萄糖值，空腹的定义为在采取血标本前至少8h未进食

如受检者无多尿、烦渴、多饮等糖代谢紊乱症状，血糖测定值仅略高于上述诊断标准，应复查血糖或做OGTT，如血糖值仍为临界水平，可暂不诊断糖尿病，以后复查，明确诊断。

确定糖尿病诊断后，应排除继发性等特异型糖尿病、药物对糖代谢的影响及各种应激和急性疾病时伴有的高血糖症等。详细询问病史，全面细致的体格检查，配合必要的实验室检查，一般不难鉴别。

案例8-100-1

1. 患者，男，54岁。

2. 实验室检查：

OGTT＋胰岛素释放试验

	0h	0.5h	1h	2h	3h
血糖(mmol/L)：	9.8	13.5	15.6	14.3	14.9
胰岛素mU/L：	34.5	68.6	78.4	85.3	65.4

HbA1c：8.9%

血脂(mmol/L)：TC：5.8 TG：3.4 HDL-C：0.85 LDL：3.4

肾脏功能：尿素 55.5mmol/L，肌酐 98.2 μmol/L，尿酸 450μmol/L，UAER：98μg/mim

眼部检查：眼底动脉硬化，有轻度白内障

患者临床特点：①中年男性，有糖尿病和高血压家族史；②查体血压高，心脏听诊主动脉第二心音亢进；③有典型的"三多一少"的病史；④血糖增高，OGTT 各点值血糖均高，胰岛素释放试验表明胰岛素释放曲线为高峰延迟，血脂：TG，LDL 增高，HDL-C 降低，血尿酸增高；⑤眼底有动脉硬化，轻度白内障。

诊断：

1. 2 型糖尿病 糖尿病肾病(早期糖尿病肾病期)。

2. 高血压病。

3. 冠心病。

4. 高尿酸血症。

5. 白内障。

【治疗】

(一) 治疗目标

由于糖尿病的病因和发病机制尚未完全明了，目前还缺乏有效的针对病因的治疗方法。目前仍采取综合治疗的方法，强调早期治疗、长期治疗和个体化的原则。治疗的目标是：①纠正代谢紊乱，消除高血糖引起的症状；②尽可能使患者获取正常的生活质量与工作能力，保障儿童的正常生长发育；③预防和延缓慢性并发症的发生和发展。

医生应该确定每一患者血糖控制目标，并为获取目标监测和治疗相关的并发症，应向患者提供充分教育和药物资源。1 型和 2 型糖尿患者个体的关怀需要一支训练有素的队伍。这支队伍成功的关键是所有需要获取适宜糖尿病处理的患者的参加、投入和热情。健康关怀队伍的成员包括：专业护士，内分泌、糖尿病专科医生，营养师。当患者有并发症时，其他专科包括神经、肾脏、血管外科、心血管内科、眼科和足部专科医师也同样需要参与。

关于糖尿病控制的目标目前尚无统一规定。表 8-100-7 为亚洲-太平洋地区 2 型糖尿病政策组制定的控制目标。

表 8-100-7 糖尿病控制目标(亚洲-太平洋地区 2 型糖尿病政策组)

指标		理想	良好	差
血糖(mmol/L)	空腹	4.4～6.1	≤7.0	>7.0
	非空腹	4.4～8.0	≤10.0	>10.0
HbA1c(%)		<6.5	6.5～7.5	>7.5
血压(mmHg)		<130/80	>130/80	≥140/90
体重指数(kg/m²)	男性：	<25	<27	≥27
	女性：	<24	<26	≥26
TC(mmol/L)		<4.5	≥4.5	≥6.0
HDL-C(mmol/L)		>1.1	1.1～0.9	<0.9
TG(mmol/L)		<1.5	1.5～2.2	≥2.2
LDL-C(mmol/L)		<2.6	2.6～3.30	>3.30

糖尿病综合防治主要包括五方面，即糖尿病教育、饮食治疗、体育锻炼、药物治疗(口服降糖药、胰岛素等)和血糖监测。

(二) 糖尿病教育

糖尿病教育者是一些在糖尿病教育方面有专门技巧的健康关怀专职人员(护士、营养师或药剂师)。重要的糖尿病关怀教育的内容包括：血糖自我监测，尿酮的监测，胰岛素的应用，疾病期糖尿病的处理指导，低血糖的处理，足和皮肤的护理，运动之前、之中和之后糖尿病处理，危险因素的监测等。

(三) 饮食治疗

饮食治疗是糖尿病治疗的基础，既往营养教育提倡限制饮食，为患者不易接受。现代的实践已有较大的改变，例如现在的营养治疗包括可以获取蔗糖食物以及寻求减轻例如高血脂和高血压这样一些危险因素的食物，而不是一味强调 2 型糖尿病患者减轻体重为唯一目的。同其他糖尿病治疗一样，营养治疗需要调整以满足个体糖尿病患者的目标。营养治疗教育是糖尿病关怀的重要部分，通过有规律的患者教育，糖尿病关怀应该得到加强。一般来说适宜的营养治疗对1型和2型糖尿病患者是类似的(表8-100-8)。在合适的总热量、食物成分、规律的餐次等要求的基础上，有利于控制血糖、维持理想体重、控制脂代谢紊乱。

表8-100-8 对所有糖尿病患者的营养推荐

- 蛋白质提供15%～20%热量/日(肾病患者为10%)；
- 饱和脂肪<10%热量/日(LDL增高者<7%)；
- 多不饱和脂肪<10%热量/日；
- 根据医学的需要和个人的耐受，60%～70%热量分配给碳水化合物和单不饱和脂肪，糖所占指数并不重要；
- 使用稍甜食物包括蔗糖可以接受；
- 一般健康人群推荐：纤维素(20～35g/d)和钠(≤3000mg/d)；
- 胆固醇摄取≤300mg/d；
- 一般人群应限制饮酒，糖尿患者也应同样限制。酒精可以增加低血糖的危险，饮酒的同时应进食。

1. 营养素的热量分配

2. 制定每日总热量 首先按患者身高计算出理想体重，理想体重(kg)＝身高(cm)－105；然后根据理想体重和工作性质，参考原来的生活习惯等因素，计算每日所需总量(表8-100-9)。

表8-100-9 糖尿病患者每天每公斤体重所需热量[kJ/(kg·d)]

劳动强度	消瘦	正常	超重或肥胖
卧床休息	83.7～104.7	62.8～83.7	62.8
轻度体力劳动	125.6	104.7	83.7
中度体力劳动	146.5	125.6	104.7
重度体力劳动	167.4	146.5	125.6

3. 制定食谱 每日总热量及营养素组成确定后，根据各种食物的产热量确定食谱。每克碳水化合物和蛋白质分别产热16.8 kJ，每克脂肪产热37.8 kJ。根据生活习惯、病情和配合药物治疗的需要，可按每日三餐分配为1/5、2/5、2/5或1/3、1/3、1/3；也可按4餐分配为1/7、2/7、2/7、2/7。

4. 其他 儿童生长发育期及妊娠或哺乳期应适当补充维生素和微量元素。

(四)体育锻炼

充沛的体力活动可加强心血管的功能，提高胰岛素的敏感性，改善血压和血脂。有规律的经常运动可改善血糖的控制并减少胰岛素的用量。运动治疗应成为所有糖尿病患者糖尿病管理方案中必不可少的组成部分。

笔记栏

运动治疗的原则是适量、经常化和个体化，每日至少30分钟中等强度的运动，如慢跑、快走、骑自行车、羽毛球、游泳等，根据年龄、健康状况、经济、文化及个人爱好选择喜好的运动方式，运动强度可根据运动1小时后的心率与预期最大心率间关系(有自主神经病变者不适用)来估计(表8-100-10)。

表8-100-10 运动强度和心率

强度	最大心率(%)
非常轻	<35
轻	35～54
中等	55～69
强	78～89
非常强	>90
最强	100

1型糖尿病和2型糖尿病在病情稳定的情况下，均可以进行运动，运动前应仔细检查有无糖尿病并发症，凡35岁以上或1型糖尿病病史大于15年，或2型糖尿病病史大于10年，或有糖尿病并发症，均应在运动前对心血管疾病进行评估。有增殖性视网膜病变患者不适合从事负氧运动、阻力运动、跳跃运动和包括憋气动作的运动。有神经病变患者应避免负重和需要足部反复活动的运动项目。

(五)药物治疗

1. 磺脲类口服降糖药(SUs) SUs与位于胰岛B细胞膜上的磺脲类药物受体(SUR)结合后，关闭ATP敏感钾离子通道(K_{ATP})，细胞内的钾离子外流减少，细胞膜去极化，开放钙离子通道，细胞内钙离子增加，促进胰岛素释放，其降血糖作用有赖于尚存在相当数量有功能的胰岛B细胞组织(表8-100-11)。

主要适应证：2型糖尿病患者用饮食治疗和体育锻炼不能使病情获得良好控制；如已应用胰岛素治疗，其每日用量在20～30U以下；也可与双胍类、α葡萄糖苷酶抑制剂、噻唑烷二酮类药物合用。本类药物不适用于1型糖尿病患者，2型糖尿病患者合并严重感染、酮症酸中毒、高渗性昏迷、进行大手术、伴有肝肾功能不全，以及合并妊娠的患者。

SUs有多种，第一代药物有甲苯磺丁脲(D-860)、氯磺丙脲、醋磺已脲、妥拉磺脲等。第二代药物有格列本脲(优降糖)、格列吡嗪(吡磺环已脲)、格列齐特(甲磺吡脲)、格列波脲(甲磺冰脲)和格列喹酮等。目前趋势是较多选用第二代药物。应根据病情轻重、年龄等因素来选择药物，年老患者应尽量用短、中效药物，以减少低血糖的发生。各种 SUs 作用的特点见表 8-100-11。氯磺丙脲因其毒性不良反应较大已较少使用。格列喹酮的代谢产物由胆汁入肠道，很少经过肾排泄，故可以用于肾功能不全者。格列吡嗪和格列齐特有增加血纤维蛋白溶解活性、降低血小板过高黏附性和聚集，有利于减轻或延缓糖尿病血管并发症的发生。

SUs 治疗应从小剂量开始，甲苯磺丁脲通常每次服 0.5～1.0g，1 日 3 次于三餐前服。第二代药物于早餐前 1/2 小时一次口服，根据尿糖和血糖测定结果，按治疗需要每数天增加剂量 1 次，或改为早、晚餐前两次服药，直至病情取得良好控制。应用 SUs 治疗在 1 个月内效果不佳者称为原发性失效，多见于肥胖的 T2DM 患者。如先前能有效地控制血糖，而于治疗后 1～3 年失效者，称为继发性失效。发生继发性失效时，应排除可能存在的诱因，如应激、饮食和运动不当等，经处理后如病情仍未得到良好控制，可考虑加用二甲双胍、α 葡萄糖苷酶抑制剂，改用胰岛素或加用胰岛素联合治疗。通常不联合应用 2 种 SUs 制剂。

表 8-100-11　磺脲类降糖药的主要特点及应用

名称	片剂量(mg)	剂量范围(mg/d)	服药次数/d	作用时间(h)	肾脏排泄(%)
第一代					
甲苯磺丁脲	500	500～3 000	2～3	6～12	
氯磺丙脲	250	100～500	1	60	
第二代					
格列本脲	2.5～5	1.25～20	1～2	16～24	50
格列吡嗪	5	2.5～30	1～2	12～24	89
格列齐特	80	40～240	1～2	12～24	80
格列波脲	25	12.5～100	1～2	12～24	70
格列喹酮	30	30～180	1～2		5
第三代					
格列美脲	1	1～8	1	10～20	60

SUs 的不良反应主要是低血糖，与剂量过大、饮食不配合、使用长效制剂或同时应用增强 SUs 降血糖作用的药物等有关。尤其多见于肝、肾功能不全和老年患者，并有可能在停药后低血糖仍反复发作。严重低血糖或反复发作可引起中枢神经系统不可逆损害或致死。低血糖昏迷经处理后虽然神志清醒，仍有再度陷入昏迷的可能，应严密观察 1～2 天。其他不良反应有恶心、呕吐、消化不良、胆汁淤积性黄疸、肝功能损害、白细胞减少、粒细胞缺乏、再生障碍性贫血、溶血性贫血、血小板减少、皮肤瘙痒、皮疹和光敏性皮炎等。这些不良反应虽少见，但一旦出现，应立即停药，并积极给予相应治疗。

2. 非磺脲类　此类药物也作用在胰岛 B 细胞膜上的 K_{ATP}，但结合位点与 SUs 不同，降血糖作用快而短，模拟胰岛素生理性分泌，主要用于控制餐后高血糖。可单独或与二甲双胍、胰岛素增敏剂联合使用。有两种制剂。

(1) 瑞格列奈：为苯甲酸衍生物，与 36kDa 蛋白质特异结合后起作用。于餐前或进餐时口服，每次 0.5～4mg，从小剂量开始，按病情逐渐调整剂量，不进餐不服药，用药较灵活，最大剂量不应超过 16mg。

(2) 那格列奈：为 D-苯丙氨酸衍生物，其刺激胰岛素分泌的作用有赖于血糖水平，故低血糖发生率低。常用剂量为每次 120mg 餐前口服。

3. 双胍类　该类药主要作用机制包括提高外周组织（如肌肉、脂肪）对葡萄糖的摄取和利用；通过抑制糖原异生和糖原分解，降低过高的肝葡萄糖输出；降低脂肪酸氧化率；提高葡萄糖的转运能力；改善胰岛素敏感性，减轻胰岛素抵抗。治疗 2 型糖尿病可降低过高的血糖，降低体重，不增加血胰岛素水平，对血糖在正常范围者无降血糖作用，单独用药不引起低血糖，与 SUs 合用则可增强其降血糖作用。

双胍类主要用于治疗 2 型糖尿病，尤其是超重和肥胖者的第一线用药。可单用或联合其他药物。它不单独用于治疗 1 型糖尿病，若 1 型糖尿病患者在应用胰岛素基础上，如血糖波动较大，加用双胍类有利于稳定病情。

双胍类禁用于糖尿病并发酮症酸中毒，急性感染，充血性心力衰竭，肝肾功能不全或有任何缺氧状态存在者。也不宜用于孕妇和哺乳期妇女。

笔记栏

儿童不宜服用，除非明确为肥胖的2型糖尿病及肯定存在胰岛素抵抗。年老患者慎用，药量酌减，并监测肾功能。

常见不良反应主要为胃肠道反应，如口干、口苦、金属味、食欲降低、恶心、呕吐、腹泻等，采用餐中或饭后服药或从小剂量开始可减轻不良反应，不少患者坚持服用一段时间后，不良反应可减轻或消失。严重的不良反应是乳酸性酸中毒，若发生应按急症处理，如严格掌握适应证，用药得当及剂量合适，一般发生的机会很少。

双胍类药物主要有二甲双胍（甲福明），通常500～1500mg/d，分2～3次口服，最大剂量不超过2g/d。苯乙双胍（降糖灵）现少用，剂量50～150mg/d，分2～3次服用。

4. α葡萄糖苷酶抑制剂（AGI） 食物中淀粉、糊精和双糖（如蔗糖）的吸收需要小肠黏膜刷状缘的α-葡萄糖苷酶，AGI抑制这一类酶可延迟碳水化合物吸收，降低餐后的高血糖，可作为T2DM第一线药物，尤其适用于空腹血糖正常（或不太高）而餐后血糖明显升高者。可单独用药或与SUs、双胍类合用。T2DM患者在胰岛素治疗基础上加用AGI有助于降低餐后高血糖。常见不良反应为胃肠反应，如腹胀、排气增多或腹泻，经治疗后可减轻。单用本药不引起低血糖，但如与SUs或胰岛素合用，仍可发生低血糖，且一旦发生，应直接应用葡萄糖处理，进食双糖或淀粉类食物无效。本药在肠道吸收甚微，故无全身毒性不良反应，但对肝、肾功能不全者仍应慎用。不宜用于有胃肠功能紊乱者，也不宜用于孕妇、哺乳期妇女和儿童。AGI有两种制剂：①阿卡波糖：每次50mg（最大剂量可增加到100mg），每日3次；②伏格列波糖：每次0.2mg，每日3次。AGI应在进食第一口食物后服用。饮食成分中应有一定量的碳水化合物，否则AGI不能发挥作用。

5. 胰岛素增敏剂 本类药为噻唑烷二酮（TZD）类，又称格列酮类。主要通过结合和活化过氧化物酶体增殖物激活受体γ（一种在代谢控制中起关键作用的受体，PPARγ）起作用。PPARγ受体被激活后通过诱导脂肪生成酶和与糖代谢调节相关蛋白的表达，促进脂肪细胞和其他细胞的分化，并提高细胞对胰岛素作用的敏感性，减轻胰岛素抵抗。可单独或联合其他口服降糖药物治疗T2DM患者，尤其胰岛素抵抗明显者。但不宜用于治疗T1DM、孕妇、哺乳期妇女和儿童。现有两种制剂：①罗格列酮：用量为4～8mg/d，每日1次或分2次口服；②吡格列酮：用量为15～30mg/d，口服每日1次。本类药物的主要不良反应为水肿，有心力衰竭倾向或肝病者慎用。

6. 胰岛素治疗

（1）适应证：主要有：①1型糖尿；②糖尿病酮症酸中毒、高渗性昏迷和乳酸性酸中毒伴高血糖时；③合并重症感染、消耗性疾病、严重的糖尿病并发症；④中型和大型外科手术；⑤妊娠和分娩；⑥2型糖尿患者经饮食及口服降血糖药治疗未获得良好控制；⑦继发性糖尿病。

（2）类型：胰岛素制剂具有三个主要特征，即作用时间、纯度和来源。按起效作用快慢和维持作用时间，胰岛素制剂可分为速（短）效、中效和长（慢）效三类。速效有普通（正规）胰岛素（RI），皮下注射后发生作用快，但持续时间短，是唯一可经静脉注射的胰岛素，可用于抢救糖尿病酮症酸中毒。中效胰岛素有低精蛋白胰岛素（NPH，中性精蛋白锌胰岛素）和慢胰岛素锌混悬液。长效制剂有精蛋白锌胰岛素注射液（PZI，鱼精蛋白锌胰岛素）和特慢胰岛素锌混悬液。几种制剂的特点见表8-100-12。速效胰岛素主要控制餐后高血糖；长效胰岛素无明显作用高峰，主要提供基础水平胰岛素。

表8-100-12 常用胰岛素制剂及其作用特点

胰岛素制剂	起效时间(h)	峰值时间(h)	有效作用时间(h)	药效持续时间(h)
超短效胰岛素(IA)	0.25～0.5	0.5～1.5	3～4	4～6
短效胰岛素(RI)	0.5～1	2～3	3～6	6～8
中效胰岛素(NPH)	2～4	6～10	10～16	14～18
长效胰岛素(PZI)	4～6	10～16	18～20	20～24
预混胰岛素				
70/30(70%NPH30%RI)	0.5～1	双峰	10～16	14～18
50/50(50%NPH50%RI)	0.5～1	双峰	10～16	14～18

胰岛素有动物胰岛素、人胰岛素和胰岛素类似物，人胰岛素和胰岛素类似物比动物来源的胰岛素更少引起免疫反应。

当从动物胰岛素改用人胰岛素制剂时，发生低血糖症的危险性增加，应相应减少胰岛素用量。胰岛素制剂类型、种类、注射技术、注射

笔记栏

部位、患者反应性的差异、胰岛素抗体形成等均可影响胰岛素的起效时间、作用强度和作用维持时间。腹壁注射吸收最快，其次分别为上臂、大腿和臀部。在某些患者需要混合使用速、中效胰岛素，可按患者情况选用。预混胰岛素最常用的是含30%短效和70%中效以及短、中效各含50%的制剂。此外，胰岛素"笔"形注射器可以使用速效、中效或预混胰岛素，使用方便且便于携带。

(3) 治疗原则和方法：无论哪一种类型糖尿病，胰岛素治疗应在一般治疗和饮食治疗的基础上进行，并监测病情，按治疗反应情况，治疗需要做适当调整。

1) 1型糖尿病的治疗：应用多种组合方案使机体达到接近生理状态下胰岛素分泌。首先以速效胰岛素每餐前20～30分钟皮下注射，每日3次(每餐前)或4次(每餐前加睡前)，而后监测每日4次血糖(空腹和每餐后2小时)或每日7次血糖(每餐前、每餐后加睡前)，根据血糖浓度调整胰岛素剂量，直至血糖达到或接近正常水平后改为每日2次胰岛素注射：①每日2次中效胰岛素(NPH)；②每日2次预混胰岛素注射。每日总的剂量与注射速效胰岛素时相同。初次用药时应小心确定初始剂量。对体重超过或低于理想体重20%以内、近期无感染、病情相对稳定的T1DM患者，初始剂量约0.5～1.0U/(kg·d)。在疾病早期或相对稳定阶段(蜜月期)，胰岛素剂量常较小，若近期有急性并发症或伴发病则用量增加。维持机体昼夜基础胰岛素水平约需全天胰岛素剂量的40%～50%，剩余部分按需要分别用于每餐前。应为患者制订一个执行计划，并按病情调整方案，以达到良好控制，自我监测血糖并记录是实现这一目标的保证。

2) 2型糖尿病的治疗：2型糖尿病患者同时存在胰岛素分泌缺陷和胰岛素作用缺陷，表现在第一相分泌减弱或消失，高峰延迟；胰岛素对葡萄糖刺激的反应敏感性降低，体内高血糖不能刺激适当的胰岛素分泌；严重者整个胰岛素分泌能力降低；胰岛素抵抗使整个机体对胰岛素的需要量增加。高血糖纠正后这些缺陷可得到改善。通常，FPG＜7.8mmol/L者不需要胰岛素治疗。FPG在7.8～11.1mmol/L者，若需胰岛素治疗，可于睡前注射中效胰岛素制剂，早晨可加或不加小剂量，或每天注射1～2次长效制剂，以维持基础胰岛素水平。重度者(FPG＞11.1mmol/L)可每天注射2次中效胰岛素制剂，或用预混制剂。T2DM由于有较明显胰岛素抵抗，有时初始剂量偏大，血糖控制后胰岛素剂量可减少，若胰岛素用量＜30U/d时，提示可改用口服药治疗。极重型病例(FBG＞13.9～16.7mmol/L,)，应按与T1DM类似的方案治疗。老年患者用胰岛素治疗时应给予特别注意。

采用强化胰岛素治疗方案后，有时早晨空腹血糖仍然较高，其可能的原因有：①"黎明现象"(down phenomenon)：即夜间血糖控制良好，也无低血糖发生，仅于黎明一段短时间出现高血糖，其机制可能为皮质醇、生长激素等胰岛素拮抗激素分泌增多所致；②Somogyi效应，即在夜间曾有低血糖，继而发生低血糖后的反应性高血糖。夜间多次(于0、2、4、6、8时)测定血糖，有助于鉴别早晨高血糖的原因。强化胰岛素治疗的另一种方法是持续皮下胰岛素输注(CSII，俗称胰岛素泵)，放置速效胰岛素的容器通过导管分别与针头和泵连接，针头置于腹部皮下组织，用可调程序的微型电子计算机控制胰岛素输注，模拟胰岛素的持续基础分泌(通常为每小时0.5～2U)和进餐时的脉冲式释放，胰岛素剂量和脉冲式注射时间均可通过计算机程序的调整来控制。采用强化胰岛素治疗时，低血糖症发生率可增加，应注意避免、及早识别和处理。

3) 胰岛素的抗药性和不良反应：各种胰岛素制剂因含有一定量的杂质，故有抗原性和致敏性，并与胰岛素制剂的种属有关。牛胰岛素的抗原性最强，其次为猪胰岛素，人胰岛素最弱。人体多次接受胰岛素注射约1个月后，血中可出现抗胰岛素抗体。临床上只有极少数患者表现为胰岛素抗药性，即在无酮症酸中毒也无抗胰岛素抵抗因素存在的情况下，每日胰岛素需要量超过100U或200U。此时应改用单组分人胰岛素速效制剂。有时每日剂量可达1 000U以上，并可考虑应用糖皮质激素(如泼尼松每日40～80mg)及口服降血糖药联合治疗。

胰岛素的主要不良反应是低血糖反应，与剂量过大和(或)饮食失调有关，多见于1型糖尿病患者，尤其是接受强化胰岛素治疗者。糖尿病患者及家属应熟知此反应，尽早发现并处理。注意识别Somogyi效应，以避免发生胰岛素剂量调节上的错误。胰岛素治疗初期可因钠潴留作用而发生轻度水肿，但可自行缓解而无需停药。部分患者注射胰岛素后视力模糊，为晶状体屈光改变，常于数周内自然恢复。

胰岛素过敏反应由IgE引起。通常表现为局部过敏反应，先在注射部位痛痒，继而出现荨麻疹样皮疹，全身性荨麻疹少见，可伴恶心、呕吐、腹泻等胃肠症状。罕见严重过敏反应(如血清病、过敏性休克)。处理措施包括更

笔记栏

换胰岛素制剂种属，使用抗组胺药和糖皮质激素，以及脱敏疗法等。严重过敏反应者需停止或暂时中断胰岛素治疗。脂肪营养不良是少见的局部不良反应，在注射部位呈皮下脂肪萎缩或增生，停止在该部位注射后可缓慢自然恢复，为防止其发生，应经常更换注射部位。使用高纯度或人胰岛素制剂后则过敏反应和脂肪营养不良甚少发生。

7. 胰腺移植和胰岛细胞移植 治疗对象大多为1型糖尿病患者，单独胰腺移植（节段或全胰腺）可解除对胰岛素的依赖，改善生活质量。1型糖尿病患者合并糖尿病肾病情功能不全是进行胰肾联合移植的适应证。

【预防】

随着经济发展和都市化生活的普及，糖尿病及其并发症已成为日趋严重危害人民健康的重大问题。因此，应在各级政府和卫生部门领导下，发动社会支持，共同参与糖尿病的预防、治疗、教育、保健计划。通常预防工作分为三级，一级预防是避免糖尿病发病；二级预防是及早检出并有效治疗糖尿病；三级预防是延缓和（或）防治糖尿病并发症。提倡健康饮食加合理运动，防止肥胖。有条件的地方应组织筛查出IGT人群，在IGT阶段进行干预处理，应用健康饮食、合理运动和药物干预（二甲双胍和阿卡波糖）有可能延缓和减少向糖尿病的转变。

案例 8-100-1

处方及医生指导

1. 接受糖尿病教育。

2. 饮食和运动：根据标准体重、肥胖程度和体力活动量计算每日所需热量并换算成食物；低盐、低脂、低蛋白饮食。根据兴趣和爱好选取适宜的运动方式。

3. 可给与双胍类加胰岛素增敏剂，监测血糖，根据血糖调整药物剂量。应用血管紧张素转换酶抑制剂（ACEI）或（和）血管紧张素受体抑制剂（ARB）减轻微量白蛋白尿。

4. 进一步检查心脏B超，必要时心导管检查。监测尿酸浓度。

糖尿病酮症酸中毒

案例 8-100-2

患者，男性，12岁。口渴、多饮、多尿、体重减轻1个月，突发恶心、呕吐、嗜睡1天。

患者于1个月前不明原因出现口渴、多饮、多尿，每日饮水量约5 000～6 000ml，出现不明原因消瘦，体重在1个月内减少10公斤，近数日上述症状加重，于昨日突发恶心、呕吐、嗜睡而抬送入院。

体格检查：T 37.2℃，P 110次/分，R 30次/分，BP 80/50mmHg，嗜睡，体瘦，皮肤弹性差，双肺呼吸音粗，呈深大呼吸，心界无扩大，心率110次/分，腹平软，无压痛反跳痛，生理反射存在，病理反射未引出。

实验室检查：血糖28.4mmol/L，尿酮阳性，CO_2 CP 13.8mmol/L，血 K^+ 3.3mmol/L，血 Na^+ 138.4mmol/L。

糖尿病酮症酸中毒（DKA）是最常见的糖尿病急性并发症，多发生于1型糖尿病患者，严重酮症酸中毒可导致死亡，一旦发生，应积极抢救治疗。

【诱因】

常见的诱因有感染、胰岛素治疗中断或不适当减量、饮食不当、创伤、手术、妊娠和分娩，有时可无明显诱因。

【病理生理】

（一）酸中毒

糖尿病代谢紊乱加重时，脂肪动员和分解加速，大量脂肪酸在肝经β氧化产生大量乙酰乙酸、β-羟丁酸和丙酮，三者统称为酮体。当酮体生成量剧增，超过机体的处理能力，便发生代谢性酸中毒。

（二）严重失水

①高血糖可加重渗透性利尿，大量酮体从肾、肺排出又带走大量水分；②蛋白质和脂肪分解加速，大量酸性代谢产物排出，加重水分丢失；③厌食、恶心、呕吐等胃肠道症状，体液丢失，使水分大量减少。

（三）电解质平衡紊乱

渗透性利尿的同时使钠、钾、氯、磷酸根等离子大量丢失；酸中毒使钾离子从细胞内释出至细胞外，经肾小管与氢离子竞争排出导致失钾，但由于失水致血液浓缩，故治疗前血钾浓度可正常或偏高，随着治疗进程，补充血容量、注射胰岛素、纠正酸中毒后，可发生严重低血钾。

笔记栏

(四) 携带氧系统失常

酸中毒时，低 pH 使血红蛋白和氧的亲和力降低，血氧离解曲线右移，以利于向组织供氧(直接作用)。另一方面，酸中毒时，2,3-DPG 降低，使血红蛋白与氧的亲和力增加，血氧离解曲线左移(间接作用)。

(五) 周围循环衰竭和肾功能障碍

严重失水，血容量减少，加上酸中毒引起的微循环障碍，若能及时纠正，最终可导致低血容量性休克，血压下降。肾灌注量的减少，引起少尿或无尿，严重者发生肾衰竭。

(六) 中枢神经功能障碍

在严重失水、循环障碍、渗透压升高、脑细胞缺氧等多种因素综合作用下，引起中枢神经功能障碍，出现不同程度的意识障碍、嗜睡、反应迟钝，以至昏迷，后期可发生脑水肿。

【临床表现】

(一) 症状

多数患者在发生意识障碍前数天糖尿病症状加重，甚至出现食欲减退、恶心、呕吐、乏力、头晕、头痛。随后出现嗜睡、烦躁，直至昏迷。

(二) 体征

部分患者有轻、中度脱水，尿量减少，皮肤弹性差，眼球下陷，脉细速，血压下降，至晚期时各种反射迟钝甚至消失，嗜睡以至昏迷。

少数患者表现为腹痛，酷似急腹症，易误诊，应予注意。

案例 8-100-2

1. 患者，男性，12 岁。

2. 出现明显多饮、多尿、消瘦病史；一日内突然出现恶心、呕吐、嗜睡症状。

3. 体格检查有脱水(血压降低、皮肤弹性差)和酸中毒(深、大呼吸)表现。

【实验室检查】

(一) 尿

尿糖、尿酮体强阳性。当肾功能严重损害而阈值增高时，尿糖、尿酮体阳性程度与血糖、血酮体数值不相称。可有蛋白尿和管型尿。

(二) 血

血糖>16.7mmol/L，血酮体增高，CO_2CP 降低，轻者为 13.5～18.0mmol/L，重者在 9.0mmol/L以下。pH<7.35。碱剩余负值增大(低于－2.3mmol/L)。阴离子间隙增大。血钾正常或偏低，尿量减少后血钾可偏高，治疗后可出现低钾血症。血钠、血氯降低、血尿素氮和肌酐常偏高。血浆渗透压轻度上升，白细胞数升高，中性粒细胞比例升高。

案例 8-100-2

1. 血糖 28.4mmol/L。

2. 尿酮阳性。

3. CO_2CP 13.8mmol/L。

4. 血 K^+ 3.3mmol/L，血 Na^+ 138.4 mmol/L。

【诊断与鉴别诊断】

对昏迷、酸中毒、失水、休克的患者，均应考虑 DKA 的可能性，尤其对原因不明意识障碍、呼气有酮味、血压低而尿量仍多者，应及时做有关化验以争取及早诊断、及时治疗。少数患者以 DKA 作为糖尿病的首发表现，某些病例因其他疾病或诱发因素为主诉容易误诊或漏诊。有些患者 DKA 与尿毒症或脑卒中共存而使病情更为复杂，应注意辨别。此外，应重视与低血糖昏迷、高渗性非酮症糖尿病昏迷及乳酸性酸中毒之间的鉴别，根据临床表现特征、细致的体格检查和及时做必要的实验室检查，鉴别不难(表 8-100-13)。

表 8-100-13　糖尿病性昏迷的鉴别诊断

	糖尿病酮症酸中毒	糖尿病高渗性昏迷	乳酸性酸中毒
发病诱因	胰岛素剂量不足，减量或停用，患者对胰岛素耐受增大，感染，创伤，分娩	药物(降压利尿剂、糖皮质激素、免疫抑制剂)，失水，急性感染，肝、肾功能不全	服用双胍类降糖药，如二甲双胍或苯乙双胍；肝、肾功能不全
发病年龄	多见于 30 岁前	多见于 50 岁后	多见于 50 岁后

笔 记 栏

续表

	糖尿病酮症酸中毒	糖尿病高渗性昏迷	乳酸性酸中毒
前驱症状	显著口渴，多饮，多尿，体重减轻，明显疲乏，胃肠症状（恶心、呕吐、腹痛）	可有疲乏，头痛，胃肠症状	发病急，全身疲乏，胃肠症状
体征	失水（＋＋＋），苹果气味，呼吸深快（Kussmaul 呼吸），心动过速，低血压	失水（＋＋＋＋），无苹果气味，无深大呼吸，明显低血压，有惊厥、震颤等神经体征	失水（＋＋），无苹果气味，明显过度呼吸，低血压，心动过速，体温降低
实验室检查			
血糖	明显增多	明显增多	正常或稍多
尿酮	明显增多	无	正常或稍多
血糖	增高	明显增高	正常、降低或稍高
血乳酸	稍高	稍高	显著增高
血酮	增高	正常	正常或稍高
血钠	降低或正常	升高	降低或正常
血渗透压	稍高	显著增高	不高

案例 8-100-2

临床特点：

1. 12 岁男童，出现明显多饮、多尿、消瘦病史；一日内突然出现恶心、呕吐、嗜睡症状。

2. 体格检查有脱水（血压降低、皮肤弹性差）和酸中毒（深、大呼吸）表现。

3. 实验室检查血糖高，尿酮阳性，CO_2CP 低。

诊断：1 型糖尿病，酮症酸中毒。

【防治】

治疗糖尿病，使病情得到良好控制，及时防治感染等并发症和其他诱因，是主要的预防措施。

对单纯酮症，需密切观察病情，按血糖、尿糖测定结果，调整胰岛素剂量，给予输液。并持续至酮症消失。

对 DKA 应立即进行抢救，可根据以下原则结合实际情况灵活运用。

（一）输液

患者常有重度失水，可达体重 10％以上。首先使用生理盐水，补液总量可按原体重 10％估计。如无心力衰竭，开始时补液速度应较快，在 2 小时内输入 1 000～2 000ml，以后根据血压、心率、每小时尿量、末梢循环情况以及必要时根据中心静脉压，决定输液量和速度。前 8 小时约输入 1 000～2 000ml。24 小时输液总量达 4 000～5 000ml，严重失水者可达 6 000～8 000ml。如治疗前已有低血压或休克，应输入胶体溶液并采用其他抗休克措施。对年老或伴有心脏病、心力衰竭患者，应在中心静脉压监护下调节输液速度及输液量。当血糖降至 13.9mmol/L 左右时改输 5％葡萄糖液或 5％葡萄糖生理盐水，并在葡萄糖液内加入速效胰岛素。

（二）胰岛素治疗

采用小剂量胰岛素治疗方案（每小时每公斤体重 0.1U 速效胰岛素）。通常将普通胰岛素加入生理盐水中持续静脉滴注，在滴注前可先推 10～20U 胰岛素，亦可采用间歇静脉注射或间歇肌内注射，剂量仍为每小时每公斤体重 0.1U。需每 1～2 小时检测血糖、钾、钠和血酮等。当血糖降至 13.9mmol/L 时，改输 5％葡萄糖液并加入普通胰岛素（按每 3～4g 葡萄糖加 1U 胰岛素计算）。若治疗前血钠偏高，胰岛素用量可相对加大些，以避免因血糖下降缓慢致输注氯化钠时间过长，增加钠和氯的入量。但血糖下降速度不宜过快，以每小时降低 6.1mmol/L 为宜。尿酮体消失后，根据患者尿糖、血糖及进食情况调节胰岛素剂量或改为每 4～6 小时皮下注射普通胰岛素 1 次。然后逐渐恢复平时的治疗。

（三）纠正电解质及酸碱平衡失调

患者经输液和注射胰岛素后，酸中毒可逐渐纠正，不必补碱。严重酸中毒有抑制呼吸中枢和中枢神经功能、诱发心律失常的危险故应给予相应治疗。但补充碳酸氢钠过多过快可诱发或加重脑水肿的危险，故补碱应慎重。如血 pH 降至

笔记栏

7.1 以下，或 CO_2 结合力低于 11.1mmol/L 可用 5%$NaHCO_3$ 125ml，用注射用水稀释成 1.25% 溶液，静脉滴注。如血 pH＞7.1 或 CO_2CP＞11.1mmol/L 可暂不予补碱。

DKA 患者体内有不同程度缺钾，如治疗前血钾水平已低于正常，开始治疗时即应补钾，前 2～4 小时通过静脉输液每小时补钾约 13～20mmol/L(相当于氯化钾 1.0～1.5g)。如治疗前血钾正常，每小时尿量在 40ml 以上，可在输液和胰岛素治疗的同时开始补钾。若每小时尿量少于 30ml，宜暂缓补钾，待尿量增加后再补。如治疗前血钾水平高于正常，暂不补钾。治疗过程中，需定时监测血钾水平，如有条件最好用心电图监护，结合尿量，调整补钾量和速度。病情恢复后仍应继续口服钾盐数天。

（四）处理诱发病和防治并发症

无论患者有无感染均应给予相应抗生素治疗，严重感染患者应针对病菌积极处理。对于有休克、心力衰竭、心律失常及肾功能衰竭者应做相应处理。

脑水肿病死率甚高，应着重预防、早期发现和治疗。脑水肿常与脑缺氧，补碱过早、过多、过快，血糖下降过快等因素有关。如经治疗后，血糖有所下降，酸中毒改善，但昏迷反而加重，或虽然一度清醒，但烦躁、心率快、血压偏高、肌张力增高，应警惕脑水肿的可能，可采用脱水药如甘露醇、呋塞米以及地塞米松等治疗。

（五）护理

良好的护理是抢救 DKA 的一个重要环节。应按时清洁口腔、皮肤，预防褥疮和继发性感染。细致观察病情变化，准确记录神志状态、瞳孔大小和反应、呼吸、血压、心率、出入量等。

案例 8-100-2

处理：

1. 特别护理，记录 24 小时出入量，监测血压、呼吸、脉搏等生命体征，监测血糖、CO_2CP、血、尿酮体；预防感染，注意口腔卫生。

2. 快速输注生理盐水，按每小时每公斤体重 0.1U 加入胰岛素进行输注；待血糖降至 13.8mmol/L 以下时，再输注 5% 葡萄糖。

3. 纠正电解质紊乱，防止并发症。

推荐阅读

Clement S，Braithwaite SS，Magee MF，et al.2004.Management of diabetes and hyperglycemia in hospitals.Diabetes Care，27：553～591

Fonseca V.2006. Management of diabetes in the hospital.Rev Cardiovasc Med，7 (Suppl2)：S10～17

Knowler WC，Barrett-Connor E，Fowler SE，et al.2002.For the DIABETES PREVENTION PROGRAM RESEARCH GROUP.Reduction in the incidence of type 2 diabetes with lifestyle intervention or metformin. N Engl J Med，346：393～403

Saltiel AR，Kahn CR. Insulin signalling and the regulation of glucose and lipid metabolism. Nature. 2001，414：799～806

（王季猛）

第101章 低血糖症

案例 8-101-1

患者，男，45岁。晨起突发神志不清2小时。

患者家属述昨晚喝酒后入睡，于今日早晨6点家人呼叫其起床时，呼之不应；于早晨8点急送入急诊科；急查血糖1.3mmol/L，静脉推注50%葡萄糖40ml后渐清醒。患者既往体健，无头颅外伤史，无高血压及心脏病病史。平时不喝酒，仅节假日及与朋友聚会时喝少量酒(50～150ml左右)。

体格检查：T 36.4℃，P 100次/分，R 24/分，BP100/60mmHg。发育、营养良好，神清，瞳孔等圆等大，双肺呼吸音正常，心界无扩大，心率100次/分，律齐，未闻及杂音，腹平软，无压痛反跳痛，未触及包块，四肢肌力、肌张力正常，病理反射未引出。

低血糖最常见的原因是服用治疗糖尿病的药物和其他药物，包括酒精。但是，一些其他的疾患包括终末期器官衰竭和脓毒败血症、内分泌功能不全、大的间质瘤、胰岛细胞瘤和遗传代谢紊乱同样可以引起低血糖。低血糖一般指血浆葡萄糖水平低于2.5～2.8mmol/L。因低血糖引起的症状和生理反应很广泛，血糖的阈值仍然要依据临床特征。因此，做出低血糖的诊断主要依据Whipple三联征：①有持续的低血糖症状；②血浆葡萄糖浓度低；③在血浆葡萄糖水平升高后，症状缓解。低血糖在严重和持久的情况下可以致命，在任何伴有意识障碍和癫痫发作的患者，都应该引起重视。

【全身血糖平衡和反调节】

在生理状况下葡萄糖成为脑组织几乎唯一的代谢能源，而其他器官，除了葡萄糖，还可以使用脂肪酸来产生能量。脑组织不能合成葡萄糖，并且仅仅储备维持几分钟的糖原储存；因此，需要通过便利的灌流从动脉持续补充葡萄糖。当血浆葡萄糖浓度下降至生理范围以下时，由血供应到脑的葡萄糖转运不充分，不足以满足脑的能量代谢和功能。幸运的是，丰富的生理机能代谢能防止和迅速纠正低血糖。

尽管有广泛的食物摄取和运动的变化，血浆葡萄糖水平仍维持在一个狭小的范围即3.3～8.3mmol/L。这种精确的平衡需要葡萄糖流向循环的动态调节，以迅速改变不同组织的葡萄糖利用。正常情况下，饮食是最主要的葡萄糖来源；但是在餐间或者空腹的情况下，血糖最先是通过糖原分解和糖异生来维持的。大多数人肝糖原的储备充分，足以维持血浆葡萄糖水平8～12小时，但如果运动使葡萄糖的需要增加或由于疾病、饥饿使糖原的储备耗竭，这个期限将缩短。

当糖原的储备耗竭后，主要通过肝脏和肾脏组织糖的异生来产生葡萄糖。糖异生需要从肝脏、肌肉和脂肪组织产生的前体来协调补充。肌肉提供乳酸、丙酮酸、丙氨酸和其他氨基酸，在脂肪组织的三酰甘油分解为甘油(一种糖异生的前体)，脂肪酸为糖异生产生乙酰辅酶A，并为组织(脑组织除外)提供有选择的能源。

葡萄糖的产生以及在周围组织的摄取和利用是通过激素、神经通路和代谢信息网络进行精细的调节。在控制糖的产生和利用的因素中，胰岛素起优先和中心的作用。在空腹状态下，胰岛素被抑制，允许增加肝脏和肾脏的糖异生，通过肝糖原分解增加糖的产生；低胰岛素水平同样减少周围组织对糖的摄取和利用，导致糖异生前体的释放和提供可选择性能源。在进食的情况下，胰岛素从胰岛B细胞释放改变了这个过程，糖原分解和糖异生被抑制，因而减少了肝脏和肾脏糖的输出；周围组织对葡萄糖的摄取和利用则增加，脂肪分解和蛋白质分解被抑制；由于物质转变为糖原、三酰甘油和蛋白质而促进了能量的储存。其他激素，例如胰高血糖素、肾上腺素、生长激素和可的松在正常的生理环境下作用较小，但是在低血糖反应的情况下，这些激素极其重要。

当葡萄糖水平接近和达到低血糖范围时，反调节激素反应特征性顺序发生，胰高糖素是这些反应中第一位和最重要的，它促使糖原分解和糖异生。肾上腺素在低血糖急性反应时同样起着重要作用，特别是当胰高糖素不充分的情况下，它也刺激糖原分解和糖异生，通过胰岛素敏感组织限制血糖的利用。当低血糖延长时，生长激素和可的松同样减少糖的利用和促使糖的产生(见图8-101-1)。

笔记栏

在不同的反调节激素反应发生的情况下，葡萄糖阈值在健康人相当类似。尽管如此，这些阈值是动态性的并受近期代谢事件的影响。糖尿病控制较差的患者，在较高的血糖水平时可能有低血糖的症状，反复发生的低血糖可能发生在糖尿病或胰岛素瘤的个体，因为症状和反调节激素改变了低血糖反应的阈值。

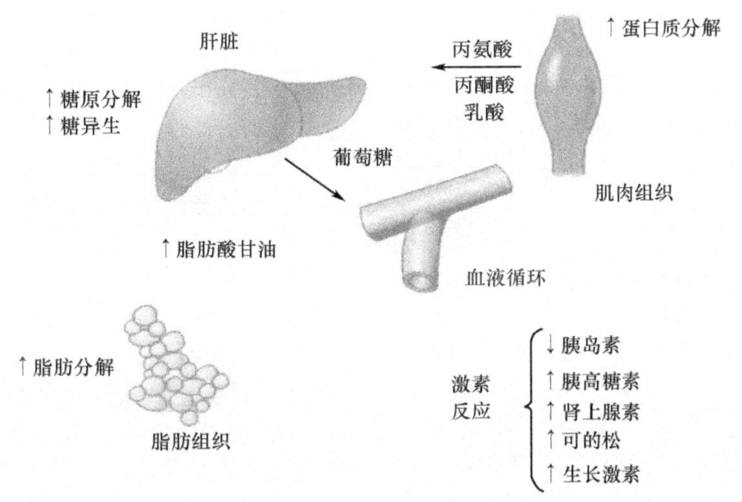

图 8-101-1　葡萄糖代谢和反调节激素途径对空腹和低血糖反应的概貌

【病因】

低血糖传统上分为餐后低血糖和空腹低血糖(表 8-101-1)。但是在临床上，糖尿病治疗所导致的低血糖是最常见的病因，因此，在考虑其他原因引起的低血糖之前，这个观点应该强调。

表 8-101-1　低血糖症的临床分类

一、空腹(吸收后)低血糖
1. 药物　胰岛素、磺脲类药物及饮酒、喷他脒、喹宁、水杨酸盐及其他
2. 重症疾病 肝衰竭、心力衰竭、肾衰竭、脓毒血症、营养不良症
3. 升高血糖激素缺乏 皮质醇、生长激素、胰高糖素及肾上腺单一激素缺乏或多种激素缺乏
4. 非胰岛 B 细胞肿瘤
5. 内源性高胰岛素血症
(1) 胰岛 B 细胞疾病:肿瘤(胰岛素瘤)、PHHI*、其他
(2) 胰岛素分泌过多(如磺脲类药物所致)
(3) 自身免疫性低血糖:胰岛素抗体、胰岛素受体抗体、胰岛 B 细胞抗体(?)异位胰岛素分泌(?)
6. 婴儿和儿童低血糖:新生儿低血糖、儿童酮症性低血糖
二、餐后(反应性)低血糖
1. 碳水化合物代谢酶的先天性缺乏:遗传性果糖不耐受症、半乳糖血症
2. 特发性反应性低血糖症
3. 滋养性低血糖症(包括倾倒综合征)
4. 肠外营养(静脉高营养)治疗
5. 功能性低血糖症

* PHHI:婴幼儿持续性高胰岛素血症性低血糖症(persistent hyperinsulinemic hypoglycemia of infancy)

(一) 反应性低血糖

餐后(反应性)低血糖仅仅发生在餐后并且是自限性的。餐后低血糖发生在碳水化合物代谢中某些罕见酶缺乏的儿童，如果糖不耐受和半乳糖血症。反应性低血糖同样发生在经历胃手术的个体，允许食物迅速从胃通过到小肠。这种类型的滋养性低血糖导致迅速的餐后血浆葡萄糖水平升高和肠道内肠降糖素的释放，引起过度的胰岛素反应随之发生低血糖。给予 α-糖苷酶抑制剂以延缓碳水化合物从肠道的吸收，可以考虑用于反应性低血糖的治疗。

如果餐后紊乱自发性发生，在诊断低血糖之前应该被提醒引起注意。实际上，低血糖的自我诊断通过在葡萄糖吸收后发现“低”静脉血葡萄糖浓度而得到证实。口服葡萄糖耐量试验不应该在这种情况下应用，在口服 100g 葡萄糖负荷后，5% 正常无症状的个体血浆葡萄糖降至 2.4mmol/L，很难确定低血糖是基于这种试验的结果。餐后低血糖的诊断推荐在典型的混合餐后 Whipple's 三联征。在某些个体反复出现餐后症状的原因不清楚，可能是对食物吸收的正常自主反应特别强烈。

笔 记 栏

（二）空腹低血糖

空腹低血糖的原因有很多。除了糖尿病治疗中胰岛素或磺脲类药物剂量过大外，乙醇的使用也可以引起低血糖的发生。败血症和肾功能衰竭也常常合并低血糖。内分泌缺陷性疾病，非B细胞肿瘤和内源性高胰岛素血症（常见于胰岛素瘤）引起的低血糖较少见。某些酶代谢缺乏引起的低血糖十分少见，但近年来在儿童中越来越多。

1. 药物 如果不是因为低血糖，通过给予足够的胰岛素（或者任何有效的药物）降低血浆葡萄糖浓度到正常范围或以下，糖尿病应该是相当容易治疗的。但由于目前胰岛素替代治疗的缺陷，患有1型糖尿病的个体，在与之相关的高胰岛素血症又伴随低血糖的结果这一阶段，总处于进行性的危险之中。为取得接近正常的血糖控制，每周可能要经历几次无症状或是有症状的低血糖发作，血浆葡萄糖水平可能有10%的次数<2.8mmol/L。这些患者在一年之中平均有一次的严重发作，常常表现癫痫发作和昏迷。尽管后来可以完全苏醒，但持续的认知缺陷已经发生。大约2%～4%1型糖尿病的死亡是由于低血糖所引起。对低血糖恐惧可能同样导致精神障碍的发病率增高。2型糖尿病尚有胰岛素和胰高血糖素分泌反应，可有低血糖后高血糖应答，严重低血糖相对少见，但仍然可以发生在用胰岛素和磺脲类药物治疗的患者。暂时的、轻微的低血糖可以见于应用短效磺脲类药物和瑞格列奈或那格列奈的患者，它们同样是通过增加胰岛素的分泌而起作用。服用长效磺脲类药物，如氯磺丙脲、格列本脲可以有持续24～36小时的严重低血糖的发作。

与磺脲类药物及快速促胰岛素分泌剂（如瑞格列奈，那格列奈）相比，其他的口服降糖药，如双胍类（二甲双胍），α糖苷酶抑制剂（阿卡波糖，倍欣），噻唑烷二酮（罗格列酮，比格列酮），并不促进胰岛素分泌而引起低血糖的发生。然而，使用这些药物可以降低血糖，必然减少胰岛素的用量。它们可以通过其他的途径引起低血糖。接受α糖苷酶抑制剂治疗的患者若进食复合碳水化合物可以出现低血糖，所以必须进食单糖而不能是复合的碳水化合物。噻唑烷二酮类药物和二甲双胍与胰岛素或促胰岛素分泌剂共同使用时可以诱发低血糖。

乙醇可以阻碍糖异生但不阻碍糖原分解。乙醇性低血糖常在大量饮酒并进食很少食物数天后肝糖原大量消耗出现典型表现。此时低血糖具有重大意义，死亡率高达10%。由于低血糖发生在后且常常可排除进一步乙醇消耗，血中乙醇水平和血浆葡萄糖浓度并不平行。

Pentamidine（喷他脒）常用于肺孢子虫肺炎和其他寄生虫感染。它对胰岛B细胞有毒性作用。由于喷他脒可以引起早期胰岛素释放，大约10%接受喷他脒治疗的患者可以出现低血糖，继而有发展为糖尿病的倾向。喹宁也可刺激胰岛素的分泌。然而在使用喹宁治疗疟疾患者时发生高胰岛素血症而出现低血糖的具体机制仍有争议。水杨酸及磺脲类药物也可以引起低血糖，但比较少见。

2. 严重疾病 肝脏是内源性糖生成的主要部位，迅速而广泛的肝脏功能损害（如严重中毒性肝炎）可以引起空腹低血糖。有报道心衰患者发生低血糖，但其具体机制不清，可能与心衰时肝脏淤血有关。尽管肾脏是产生糖的器官，肾衰患者发生低血糖的原因并不能简单的归于生糖不足，有人报道糖原生成前体动员不足可能引起肾衰患者出现低血糖。

败血症有时也可以发生低血糖，但其原因是多方面的，如内源性糖产生受损，肝脏低灌注状态，肝脏、脾脏、回肠等富含巨噬细胞的组织及肌肉中细胞因子诱导葡萄糖利用增加。败血症患者常常有营养不足。长期饥饿可发生低血糖，可能与全身脂肪储备消耗、随后糖原生成前体（如氨基酸）的损耗而引起葡萄糖利用增加有关。

3. 内分泌功能低下 未接受治疗的肾上腺皮质功能减退（Addison病）或垂体功能低下的患者较长时间禁食后可以发生低血糖。慢性肾上腺皮质功能减退可以出现厌食、体重下降等症状，导致葡萄糖生成增加和糖原消耗。皮质功能减退患者多伴有低葡萄糖前体水平，说明糖原消耗过程中底物限制对葡萄糖生成反应有重要作用。这也可能是皮质功能减退患者出现空腹血糖降低的原因。在儿童患者中生长激素缺乏可以引起低血糖。垂体功能低下的患者中，延长禁食，葡萄糖利用率增加（如运动、妊娠）或葡萄糖产生减少（如饮酒后）等情况均可以引起低血糖。患者如果有垂体或肾上腺疾病史而无其他引起低血糖疾病的病史，出现空腹低血糖，则要建议监测皮质激素或生长激素分泌的水平。

4. 非胰岛B细胞瘤 非胰岛细胞瘤低血糖见于较大的间质或其他组织肿瘤（如肝脏肿瘤、肾上腺皮质肿瘤、类癌）。其血糖动员模式类似于高胰岛素血症的患者，但在低血糖状态下胰岛素的分泌受到抑制。在大多数的非胰岛B细胞瘤患者中不完整的胰岛素样生长因子（IGF）Ⅱ产生过多引起低血糖。即使总IGFⅡ的水平并未持续升高，但循环中游离IGFⅡ的浓度很高，

笔记栏

IGFⅡ诱导低血糖是通过胰岛素或IGFⅠ受体起作用。

5. 内源性高胰岛素血症 内源性胰岛素分泌过多可引起低血糖，其常见的病因包括：①原发性胰岛B细胞疾病，如单个胰岛B细胞瘤(胰岛素瘤)、多个胰岛素瘤，在婴儿及儿童患者中的无解剖相关的功能性B细胞疾病；②使用B细胞促分泌剂如磺脲类药物，理论上B细胞刺激性自身抗体也可以引起低血糖；③胰岛素自身抗体；④异位胰岛素分泌。以上这些疾病比较少见。当健康人出现低血糖且排除了其他引起低血糖的原因(如：相关药物使用、严重疾病、内分泌缺陷或非胰岛B细胞瘤)我们才考虑胰岛素瘤的诊断。当然同时要排除意外或无意服用了磺脲类药物。

内源性高胰岛素血症的基本病理生理改变是胰岛素分泌不能随着血糖的降低而减少。这可以通过测定胰岛素、胰岛素原及C肽(与胰岛素等分子量释放的一种物质)。患者空腹状态下出现低血糖症状且血糖≤2.5mmol/L时血浆胰岛素≥36pmol/L和血浆C肽≥0.2 mmol/L即可诊断。胰岛素和C肽水平并不增高(相当于正常血糖时水平)但在空腹低血糖时相对增高。同样，在胰岛素瘤患者体内胰岛素原水平也有增加。由于磺脲类药物可以刺激胰岛素分泌，其引起的葡萄糖、胰岛素、C肽分泌模式的改变不能与原发性胰岛B细胞疾病引起的改变鉴别。而血中或尿中发现磺脲类药物可以鉴别。胰岛素自身抗体引起的自身免疫性低血糖，由于胰岛素缓慢与抗体分离使血糖下降。血浆总胰岛素及游离胰岛素水平明显增高，血中出现胰岛素抗体具有鉴别意义。自身免疫性低血糖十分罕见。胰岛素受体的自身抗体也可以引起低血糖，常伴有其他自身免疫性疾病。

胰岛素瘤临床上较为少见，大多是良性肿瘤，因此也是可治疗的潜在致命性低血糖的病因之一。年发病率大约1/250 000，60%为女性患者。散发病例的平均发病年龄为50岁。多发性内分泌腺瘤Ⅰ型患者的年龄多在30岁左右。>99%的胰岛素瘤位于胰腺实质内，体积较小(1～2cm)，大约5%～10%的胰岛素瘤为恶性，并可以出现其他部位的转移。

大多数的胰岛素瘤患者就诊的主要原因是反复发生的低血糖，而不是局部肿块引起的症状。而且由于反复发生低血糖使血糖的阈值下调，胰岛素瘤患者血糖很低时才出现低血糖的症状和体征。症状性低血糖可发生于清晨早餐前，但多出现在运动后。少数也可以出现在餐后，但这些患者同时也有空腹低血糖的情况。

过去曾使用动脉造影进行定位，但有假阳性和假阴性的情况出现。因此临床多用非侵入性的检查手段如电子计算机体层摄影(CT)或磁共振成像MRI，可发现45%～75%的肿瘤。对部分患者术前的超声检查有一定的价值。术中超声检查敏感性高，并且能发现一些触诊不能发现的肿瘤。单个胰岛素瘤可通过外科切除治愈。抑制胰岛素分泌的药物苯甲噻二嗪和长效生长抑素衍生物奥曲肽可用于治疗不能手术患者的低血糖。

【临床表现】

低血糖的症状可以分为两个方面，神经源性低血糖和自主神经反应。神经源性低血糖直接由于中枢神经系统神经元葡萄糖耗竭所引起症状包括行为改变、精神不振、疲劳、头晕、思维迟钝、神经错乱、幻觉、躁动、行为怪僻、癫痫发作、意识丧失，如果神经低血糖严重和持续将导致死亡。低血糖引起的自主神经反应包括肾上腺素能症状，如心悸、震颤、惊恐，以及胆碱能的症状，如出汗、饥饿、感觉异常。肾上腺素能症状是由神经节后神经元释放去甲肾上腺素和肾上腺髓质释放肾上腺素所引起。出汗增加是由于胆碱能神经纤维引起。糖尿患者一般认识低血糖的典型症状，但对其他原因引起的低血糖少见症状很少认知。症状由于低血糖反复发作而不明显。

低血糖常见的体征包括苍白和出汗，典型的可有心率和血压升高，但这些体征可能不明显；神经源性低血糖表现尽管没有特异性，但却是有价值的征象。短暂的局部神经缺陷偶尔发生。

【诊断】

成年患者证实发生低血糖就要根据病史、体格检查、实验室资料进行合理的分析以进一步明确病因。而对于未证实的自发性低血糖，门诊患者则建议其夜间禁食或饥饿试验，有时可以诱发低血糖的发生。除了确诊低血糖外，还需紧急治疗；低血糖病因(机制)的诊断对于选择预防性治疗是非常关键的，诊断程序见图8-101-2。

(一) 低血糖症的诊断

怀疑低血糖的患者常常需要紧急治疗，在给予葡萄糖之前，应尽可能抽血了解血糖水平，有说服力的低血糖诊断必须符合Whipple三联征，因此抽取血糖的理想时间是在伴有低血糖症状发作的时候，当患者没有低血糖的症状时，并不除外早期低血糖的诊断。如果没有记录到低血糖的发作，则建议门诊患者进行过夜饥饿或禁食

笔记栏

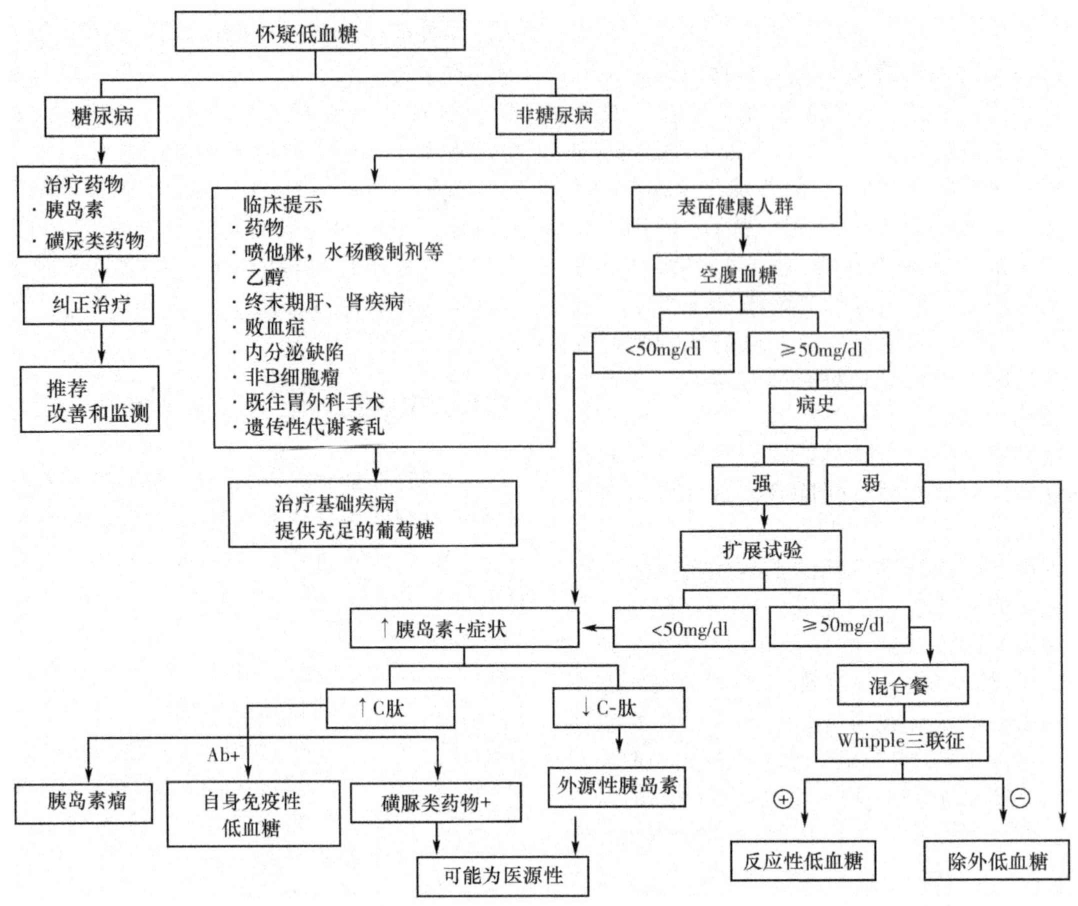

图 8-101-2 低血糖的诊断流程

实验，有时可以诱发低血糖的发作从而诊断。如果临床高度怀疑低血糖，则可进行延长的饥饿试验(48～72 小时)进行诊断。这些诊断试验均应在医院中进行，并对患者进行仔细的观察，一旦血糖降至 2.5mmol/L 以下出现低血糖的症状时终止实验。在患者注射葡萄糖或进食前一定要采血测定血糖。

(二) 胰岛素不适当过多分泌的证据

正常人空腹血浆胰岛素在 24μU/ml 以下，胰岛素瘤患者超过正常，可达 100～220μU/ml。胰岛素释放指数对确定胰岛素不适当分泌更有意义，血浆胰岛素与同一血标本测定的血糖值之比值称胰岛素释放指数，正常人此比值＜0.3，多数胰岛素瘤患者＞0.4，可至 1.0 以上。如胰岛素释放指数达不到上述标准，对这些血糖很低而胰岛素不很高的患者，还可计算胰岛素释放修正指数，以确定诊断，其计算公式为：胰岛素释放修正指数＝血浆胰岛素×100/(血糖－30)(血浆胰岛素单位为 μU/ml，血糖单位为 mg/dl)，正常人多低于 50，胰岛素瘤大于 85。胰岛素瘤患者因胰岛素合成过于旺盛，胰岛素原比值升高，C 肽含量也增高，对鉴别外源胰岛素所致低血糖症有意义。

成年患者出现低血糖，应通过病史、体格检查及实验室结果推断可能引起低血糖的机制和进一步诊断评估。当低血糖的原因不清楚时，还可测定磺脲类药物、可的松、乙醇浓度。

案例 8-101-1

实验室检查：大、小便常规和血常规正常；肝肾功能和电解质正常；心电图正常；脑电图正常；B 超示肝、胆、脾、胰未见明显异常；血糖 3.9mmol/L，血浆胰岛素 160μU/L。

入院后第二天清晨叫醒后出现嗜睡和神智模糊，急查血糖为 1.7mmol/L，推注葡萄糖后症状缓解。

CT 示胰腺中部一 1cm×2cm 占位性病变；结合临床(有 Whipple 三联征：有神经源性低血糖表现，神智模糊，嗜睡、昏迷；血糖低于 2.5mmol/L 以下；推注葡萄糖，血糖升高后症状缓解)；考虑胰岛 B 细胞瘤。

笔记栏

【治疗】

(一) 紧急处理

患者出现低血糖并能进食时,建议患者服用糖片、含糖液体、蛋糕或食物。开始建议服用20g的葡萄糖。患者发生低血糖并出现神经系统症状不能进食,则要羟嗪(安他乐)治疗,静脉滴注5%葡萄糖液体同时静脉推注25%～50%的葡萄糖,某些不能建立静脉通道患者,尤其是1型糖尿病患者可以皮下或肌内注射胰高血糖素1mg。胰高血糖素可以刺激糖原分解增高血糖,但对于糖原缺乏的个体(如酒精性低血糖)胰高血糖素治疗无效。胰高血糖素也可以刺激胰岛素分泌,因此在2型糖尿病患者出现低血糖应用胰高血糖素的效果会降低。以上治疗方式只能短暂的升高血糖,应该建议患者尽早进食贮备充分的糖原。

(二) 频发低血糖的预防

预防频发低血糖要求理解低血糖的发生机制。停用那些可以引起低血糖的药物或减少用量。要注意磺脲类药物引起的低血糖可以在停药后数小时或数天内再次出现。治疗潜在的严重疾病、补充氢化可的松或生长激素治疗相应的低血糖。非B细胞瘤引起的低血糖可以进行外科手术或放疗、化疗治疗,即使不能治愈肿瘤也能缓解低血糖发作。相应患者服用糖皮质激素或生长激素后可以缓解低血糖的发作。外科手术切除可以治愈胰岛素瘤引起的低血糖。对于不能手术的胰岛素瘤患者和非肿瘤胰岛B细胞疾病可用二氮嗪或奥曲肽治疗。自身免疫性低血糖的治疗是否使用糖皮质激素仍有争议,但它是一种自限性疾病。当以上治疗方法失败时则建议患者经常进食避免饥饿状态。某些患者必须睡前进食未煮熟的淀粉类食物或夜间胃内注射葡萄糖。

案例 8-101-1

治疗:低血糖的抢救,轻症患者可进食糖果、含糖液体、蛋糕或食物。重症患者(有神志改变)静脉推注葡萄糖或皮下注射1mg胰高血糖素。

胰岛素瘤的治疗,主张手术切除肿瘤;对于不能手术的胰岛素瘤患者和非肿瘤胰岛B细胞疾病可用二氮嗪或奥曲肽治疗。

推荐阅读

Conrad SC, Mastrototaro JJ, Gitelman SE.2004.The use of a continuous glucose monitoring system in hypoglycemic disorders. J Pediatr Endocrinol Metab,17(3):281～288

Service FJ. 1995. Hypoglycemic disorders. N Engl J, Med, 332:1144～1152

(王季猛)

第102章 血脂异常

案例 8-102-1

患者，女，47岁。有糖尿病史5年，无冠心病、周围血管病及冠心病家族史。体重超重9kg，18个月前停经。饮食中40%为脂肪，运动少。有轻度劳力性呼吸困难，无胸痛。口服降糖药物治疗。不吸烟。

体格检查：发育正常，身高157.5cm，体重61.6kg，P 81次/分，R 20次/分，BP 145/90mmHg，皮肤、黏膜无异常。颈软，颈静脉不怒张，甲状腺无肿大，双肺呼吸音清，未闻及啰音，心界无扩大，心率81次/分，心律齐，心音正常，腹平软，肝、脾无肿大，腹部无压痛，脊柱四肢无畸形。生理反射存在，病理反射未引出。

实验室检查：总胆固醇6.9mmol/L，HDL-C 1.1mmol/L，三酰甘油9.7mmol/L，血糖13.0 mmol/L，尿糖(++)，蛋白(-)。甲状腺功能正常，心电图正常。

问题：

1. 该患者的LDL-C应为多少？
2. 其LDL-C的目标值应为多少？
3. 如何治疗？

血脂是血浆中的中性脂肪(三酰甘油和胆固醇)和类脂(磷脂、糖脂、固醇、类固醇)的总称，广泛存在于人体中。它们是生命细胞的基础代谢必需物质。血脂中的主要成分是三酰甘油和胆固醇，其中三酰甘油参与人体的能量代谢，而胆固醇则主要用于合成细胞浆膜、类固醇激素和胆汁酸。

血脂高于正常人上限即为高脂血症(hyperlipidemia)，主要是指血脂代谢异常导致的血浆中胆固醇和(或)三酰甘油水平升高 。由于血脂在血中以脂蛋白形式运输，实际上高脂血症也可以认为是高脂蛋白血症(hyperlipoproteinemia) 。近年来血清胆固醇升高，特别是低密度脂蛋白胆固醇与冠心病发病的关系越来越受到重视。通过饮食或药物来降低低密度脂蛋白胆固醇水平，能够减少冠心病的发病，延缓冠心病进展和减少冠心病的死亡率。

【脂蛋白的分类和组成】

由于三酰甘油和胆固醇都是疏水性物质，不能直接在血液中被转运，同时也不能直接进入组织细胞中。它们必须与血液中的特殊蛋白质和极性类脂(如磷脂)一起组成一个亲水性的球状巨分子，才能在血液中被运输，并进入组织细胞。这种球状巨分子复合物就称作脂蛋白(lipoprotein)。脂蛋白的功能是在体液(血浆、组织液和淋巴)和组织间运送血脂(主要是三酰甘油、胆固醇酯和脂溶性维生素)。

血浆各种脂蛋白具有大致相似的基本结构，即由两部分组成：核心和外壳。核心是不溶于水的三酰甘油和胆固醇酯，外壳则是少量蛋白质和极性磷脂及游离胆固醇，以单分子层借其非极性的疏水基团与内部的疏水链相联系，其极性基团朝外，呈球状。

血浆脂蛋白因所含脂类及蛋白质的量不同，其密度、颗粒大小、表面电荷、电泳行为及免疫性均有不同，利用不同的方法可将脂蛋白分为若干类。目前常用的超速离心法是根据脂蛋白在一定密度的介质中进行超速离心时漂浮速率不同而进行分离的方法。由于蛋白质的比重较脂类大，因而脂蛋白中的蛋白质含量越高，脂类含量越低，其密度则越大；反之，则密度低。根据相对密度不同，血浆脂蛋白可分为5类：乳糜微粒(chylomicrons，CM)、极低密度脂蛋白(very low density lipoproteins，VLDL)、中间密度脂蛋白(intermediate-density lipoproteins ，IDL)、低密度脂蛋白(low-density lipoproteins，LDL)及高密度脂蛋白(high-density lipoproteins，HDL)。CM及VLDL主要以三酰甘油为内核，LDL及HDL则主要以胆固醇酯为内核。这五类脂蛋白的密度依次增加，而颗粒则依次变小。LDL通常可以再分为3个亚类，即LDL_1、LDL_2和LDL_3。LDL_1为大而轻的LDL，而LDL_3则为小而致密的LDL(small denisity LDL，sLDL)。sLDL因为小易进入动脉壁内，所以具有更强的致动脉粥样硬化作用。HDL又可再进一步分为两个亚组分，即HDL_2和HDL_3。HDL的蛋白质/脂类比值最高，故大部分表面被蛋白质分子所覆盖，并与磷脂交错穿插。

笔记栏

血浆脂蛋白主要由蛋白质、三酰甘油、磷脂、胆固醇及其酯组成。各类脂蛋白都含有这四类成分，但其组成比例及含量却大不相同，见表8-102-1。

表 8-102-1　脂蛋白分类及其成分

脂蛋白	密度(g/dl)	脂质(%)*			主要载脂蛋白
		胆固醇	三酰甘油	磷脂	
CM	<0.950	2～7	80～95	3～9	B_{48}、AⅠ、AⅡ
VLDL	0.950～1.006	5～15	55～80	10～20	B_{100}、E、CⅠ、CⅡ、CⅢ
IDL	1.019～1.019	20～40	20～50	15～25	B_{100}、E
LDL	1.019～1.063	40～50	5～15	20～25	B_{100}
Lp(a)	1.050～1.082	40～50	5～15	20～25	B_{100}、(a)
HDL	1.063～1.210	15～25	5～10	20～30	AⅠ、AⅡ

* 剩余的百分率部分由载脂蛋白组成

载脂蛋白：血浆脂蛋白中的蛋白质部分称载脂蛋白(apolipoprotein，Apo)，迄今已从人血浆分离出Apo有20种之多。主要有Apo A、B、C、D及E五类，其中Apo A又分为AⅠ、AⅡ、AⅣ及AⅤ；Apo B又分为B_{100}及B_{48}；ApoC又分为CⅠ、CⅡ、CⅢ及CⅣ。不同脂蛋白含不同的载脂蛋白。如HDL主要含Apo AⅠ(几乎所有的HDL)及Apo AⅡ(2/3的HDL)；LDL几乎只含Apo B_{100}；VLDL除含Apo B_{100}以外，还有Apo CⅠ、CⅡ、CⅢ及E；CM含Apo B_{48}而不含Apo B_{100}。载脂蛋白不仅在结合和转运脂质及稳定脂蛋白的结构上发挥重要作用，而且还调节脂蛋白代谢关键酶的活性，参与脂蛋白受体的识别，在脂蛋白代谢上发挥极为重要的作用(表8-102-2)。

表 8-102-2　主要载脂蛋白的特性

载脂蛋白	主要来源	脂蛋白	功能
Apo A-Ⅰ	小肠、肝	HDL，CM	HDL的结构成分；LACT的激活物
Apo A-Ⅱ	肝	HDL，CM	HDL的结构成分
Apo A-Ⅳ	小肠	HDL，CM	未知
Apo B-48	小肠	CM	CM的结构蛋白
Apo B-100	肝	VLDL，IDL，LDL，Lp(a)	VLDL，IDL，LDL，Lp(a)的结构蛋白；LDL受体的配体
Apo C-Ⅰ	肝	CM，VLDL，HDL	不明
Apo C-Ⅱ	肝	CM，VLDL，HDL	LPL的辅因子
Apo C-Ⅲ		CM，VLDL，HDL	抑制脂蛋白结合到受体
Apo H	肝	CM残粒，IDL，HDL	LDL受体的配体

【脂蛋白代谢】

(一) 外源性通路

外源性通路指饮食中血脂的转运，主要与餐后状态下饮食中脂肪的吸收及分布到组织有关。饮食中的脂肪在小肠腔内被胰腺脂肪酶水解为三酰甘油，后者与胆酸乳化形成微粒。而饮食中的胆固醇和视黄醇在肠上皮细胞通过加上脂肪酸分别被酯化形成胆固醇酯和视黄醇酯。此外，肠壁细胞还能合成载脂蛋白如Apo B_{48}和ApoAⅠ，这样在高尔基体内，脂质与载脂蛋白共同形成新的CM，实质就是一种脂肪滴。CM排泌到乳糜管，然后经由胸导管直接进入体循环，在抵达肝脏之前被外周组织充分利用，其中在脂肪组织和肌肉的毛细血管内，CM中的三酰甘油被脂蛋白酯酶(lipoprotein lipase，LPL)水解，释放出游离脂肪酸。Apo CⅡ是LPL的辅酶，可以激活毛细血管内皮细胞上的LPL。释放的游离脂肪酸被邻近细胞摄取进一步被氧化，或被脂肪细胞摄取再酯化为三酰甘油储存。三酰甘油的水解使CM减小，其表面亲水成分(胆固醇和磷脂)转变为HDL，剩下的颗粒，即CM残粒(chylomicron remnants)。在Apo E介导下，CM残粒结合到LDL和(或)LDL受体相关蛋白上，并在肝细胞内被分解代谢。结果，饮食中的三酰甘油以脂肪酸形式被递送给脂肪细胞和肌肉细胞利用，而饮食中的胆固醇由肝脏摄取，用于形成胆汁酸、组成细胞膜和作为脂蛋白胆固醇再次排泌返回到血循环中或者以胆固醇排泄到胆汁中(图8-102-1)。

正常人空腹12小时后，血液中仅存很少的

笔记栏

CM。CM 的转运和代谢异常可能易患动脉粥样硬化，而餐后高脂血症可能是冠心病的一个危险因素。CM 及其残粒可以被从血液中迁移入血管壁的单核细胞衍化的巨噬细胞摄取进一步转变成泡沫细胞，即是动脉粥样硬化最早的细胞损害。

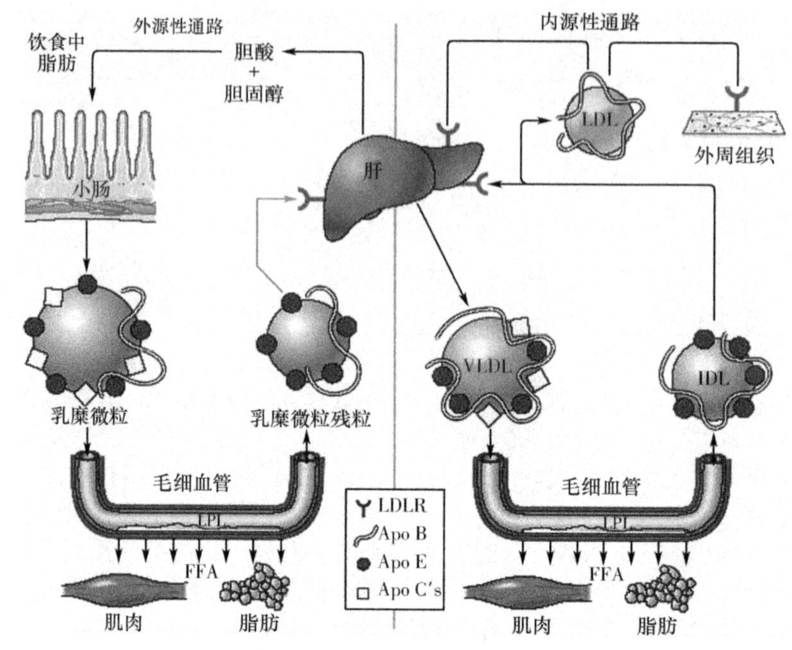

图 8-102-1 脂蛋白外源性和内源性代谢通路

外源性通路转运饮食中的血脂到外周组织和肝脏。内源性代谢通路转运肝脏脂肪到外周组织。LPL：脂蛋白酯酶；FFA：游离脂肪酸；LDLR：低密度脂蛋白受体

（二）内源性通路

内源性通路是指脂质从肝脏运送到外周组织和从外周组织运送回肝脏。主要指肝分泌和代谢 VLDL 成 IDL 及 LDL。VLDL 颗粒在蛋白组成上与 CM 相似，但含 Apo B_{100} 而非 Apo B_{48}，具有较高的胆固醇和三酰甘油比率（约为 1mg 胆固醇比 5mg 三酰甘油）。

在肝脏中，由肝脏合成或者从血浆摄取的三酰甘油和胆固醇被磷脂和 Apo B_{100} 包裹在一起，形成 VLDL 并被分泌到血浆中。在血浆中又有 Apo E 及 Apo C 系列加入到 VLDL 颗粒。三酰甘油在血浆中被 LPL 水解后，释放出游离脂肪酸，VLDL 颗粒逐渐缩小，最后转变成 VLDL 残粒，即 IDL，IDL 中的三酰甘油继续被水解后转变成 LDL，在这一转化过程中，Apo B_{100} 是唯一留在 LDL 颗粒表面的载脂蛋白，其他的载脂蛋白转移到另外的脂蛋白。大部分血浆 LDL 被肝脏摄取以 LDL 受体介导的胞吞作用被清除，小部分被送到外周组织，主要是肾上腺和性腺，这些腺体需要胆固醇作为类固醇激素合成的前体。在大多数个体，LDL 中的胆固醇占血浆总胆固醇的 70%左右。LDL 分解代谢的 70%～80%是通过 LDL 受体，它几乎存在于体内所有细胞的表面，是决定血浆 LDL 胆固醇水平的主要因素。血浆 LDL 胆固醇和 Apo B_{100} 水平增加是动脉粥样硬化的危险因素（图 8-102-1）。

脂蛋白(a)[lipoprotein (a)，Lp(a)]在血脂、蛋白组成上与 LDL 很相似，仅多含一个载脂蛋白(a)。Lp(a)的密度和颗粒都比 LDL 大。载脂蛋白(a)在肝脏合成，通过二硫键连接到 Apo B_{100}。

（三）HDL 代谢和胆固醇逆转运

所有有核细胞合成胆固醇，但仅肝细胞可有效地代谢和排泌胆固醇。胆固醇的主要清除途径是直接或转化为胆酸后排泌到胆汁。周围组织细胞的胆固醇通过 HDL 介导的过程从胞浆膜转运到肝，称胆固醇的逆转运。

含 Apo AⅠ的 HDL 在肝脏和小肠中合成，由磷脂、游离胆固醇和 Apo AⅠ组成。HDL 转运外周组织细胞中的胆固醇回肝脏的过程大致有 3 个步骤：①细胞内胆固醇的外流：在 HDL 与细胞表面的受体结合后，在胆固醇转运子 ABCA1的介导下，细胞内的胆固醇移至表面进入 HDL；②胆固醇的酯化：在卵磷脂-胆固醇乙酯转移酶（LCAT）的作用下，HDL 内的游离胆固醇被酯化，便于 HDL 摄取更多的游离胆固醇；③胆固醇的清除：通过胆固醇酯转运蛋白（CETP）将 HDL 中的胆固醇转运到富含三酰甘

油的 Apo B 脂蛋白（在摄食和空腹状态下分别为 CM，VLDL），这些脂蛋白连同胆固醇酯一起通过肝脏上的受体介导进入肝脏被清除。至此，HDL 介导的胆固醇的逆转运（从外周组织到肝脏）即告完成。HDL 胆固醇酯的清除还有另外一条途径，即 HDL 与清道夫受体 B1（由肝细胞和合成类固醇激素的细胞所表达的一种受体）相互作用后，HDL 胆固醇酯中的胆固醇被选择性的转移至肝细胞和合成类固醇激素的细胞中，而 HDL 中的其他成分不被转移。HDL 介导的胆固醇的逆转运被认为是 HDL 防治动脉粥样硬化的主要机制（图 8-102-2）。

【血脂异常的分型】

（一）血脂异常的 WHO 分型

根据血中不同种类的血脂紊乱，1970 年 WHO 修正原先 Fredrickson 等人的分类，临床上把高血脂症分为六种类型（表 8-102-3）。

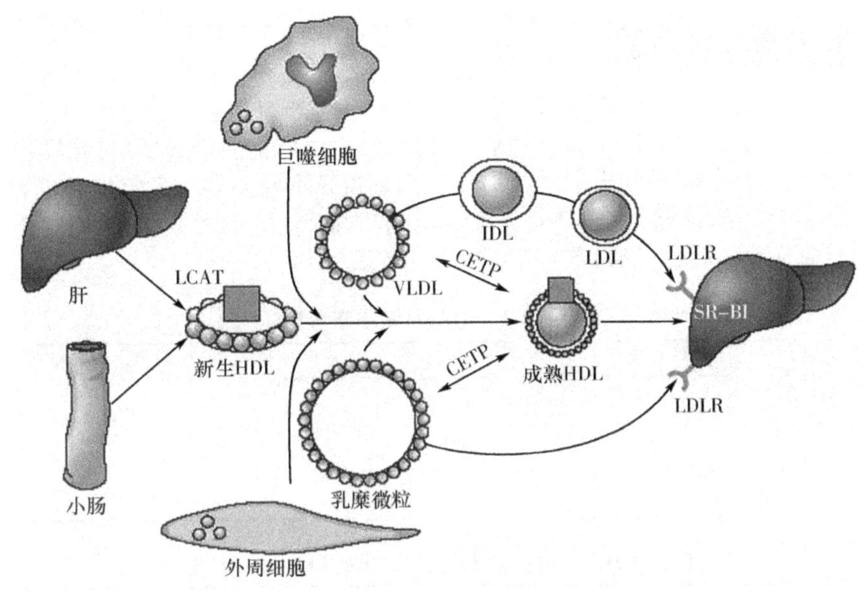

图 8-102-2　HDL 代谢及胆固醇逆转运

这个代谢途径从外周转运多余的胆固醇到肝脏，排入胆汁。肝脏和小肠产生新生 HDL。从巨噬细胞及其他外周细胞获得胆固醇，并经 LACT 酯化后形成成熟 HDL。HDL 胆固醇在肝脏可通过 SR-B1 选择性吸收。或 HDL 胆固醇酯可通过 CETP 转化为 VLDL 及乳糜微粒，被肝吸收。

LACT：卵磷脂-胆固醇乙酯转移酶。CETP：胆固醇酯转运蛋白。

Ⅰ型，即家族性高 CM 血症或家族性高三酰甘油血症是由于 CM 过高而造成三酰甘油升高。

Ⅱ型，即家族性高胆固醇血症（familial hypercholesterolemia，FH）是由于 LDL 升高造成总胆固醇升高。又分为Ⅱa 型和Ⅱb 型。

Ⅱb 除了有总胆固醇升高，尚伴有轻度到中度的因为 VLDL 升高造成的三酰甘油升高。

Ⅲ型，是由于 CM 残粒与 IDL 堆积造成的胆固醇及三酰甘油升高。

Ⅳ型，是由于 VLDL 升高造成的三酰甘油升高，也常伴有轻度到中度的胆固醇升高现象，不过 LDL 正常。

Ⅴ型，即混合性高脂血症或混合性高三酰甘油血症 是由于 CM 与 VLDL 升高造成的 TG 升高，伴有轻度胆固醇升高。

表 8-102-3　不同种类的血脂紊乱的特点

类型	脂蛋白	脂质	载脂蛋白	血浆外观	原因	易发病
Ⅰ	CM↑	TC →/↑ TG↑↑↑	B_{48}↑ A↑	奶油上层 下层透明	LPL 活性降低； Apo CⅡ缺乏	冠心病
Ⅱa	LDL↑	TC↑↑ TG →	B_{100}↑	透明或 轻度混浊	LDL 受体缺陷或活性降低；	冠心病
Ⅱb	LDL↑ VLDL↑	TC↑↑ TG↑	B_{100}↑ CⅡ↑CⅢ↑	透明	VLDL 合成旺盛且转成 LDL 增加	冠心病

笔 记 栏

续表

类型	脂蛋白	脂质	载脂蛋白	血浆外观	原因	易发病
Ⅲ	IDL↑	TC↑↑ TG↑↑	CⅡ↑CⅢ↑ E↑	奶油上层 下层混浊	LDL代谢速度低	冠心病
Ⅳ	VLDL↑	TC→/↑ TG↑↑	CⅡ↑CⅢ↑	混浊	VLDL合成旺盛及降解能力下降	冠心病
Ⅴ	CM↑ VLDL↑	TC↑ TG↑↑	CⅡ↑↑ CⅢ↑↑ E↑↑	奶油上层 下层混浊	LPL活性降低;CM/VLDL降解少	胰腺炎

TG:三酰甘油; TC:总胆固醇

↑示浓度升高;↑↑/↑↑↑明显升高;→浓度正常;↓浓度降低

(二)血脂异常的临床分型

WHO对高脂蛋白血症的分型只是描述异常脂蛋白表现的一种简称,并不提示特定疾病,所以称为表型分类。该分型过于繁杂,所以目前临床多采用简易分型法,将脂代谢异常简单地分为高胆固醇血症、高三酰甘油血症、混合型高脂血症(胆固醇和三酰甘油均升高)、低高密度脂蛋白血症等四类(表8-102-4)。根据10多年来国内外有关血脂方面丰富的循证医学证据,吸收国际上血脂异常防治经验,结合我国人群血脂异常特点,2007年出台的《中国成人血脂异常防治指南》将4类脂代谢异常又予以细分(表8-102-5)。

表8-102-4 血脂异常临床分型

分型	TC	TG	HDL-C	相当于WHO表型
高胆固醇血症	增高			Ⅱa
高三酰甘油血症		增高		Ⅳ,Ⅰ
混合型高脂血症	增高	增高		Ⅱb,Ⅱ,Ⅳ,Ⅴ
低HDL-C血症			降低	

表8-102-5 中国血脂分层标准 mg/dl (mmol/L)

	TC	LDL-C	HDL-C	TG
合适范围	<200 (5.18)	<130 (3.37)	≥40(1.04)	<150 (1.70)
边缘升高	200~239 (5.18~6.19)	130~159 (3.37~4.12)		150~199 (1.70~2.25)
升 高	≥240 (6.22)	≥160 (4.14)	≥60(1.55)	≥200 (2.26)
减 低			<40(1.04)	

【血脂异常的病因及发病机制】

根据高脂血症的发病原因,通常分为原发性和继发性高脂血症。

(一)原发性高脂血症

原发性高脂血症是指排除了全身系统性疾病所引起的血脂异常。多具有家族聚集性,有明显遗传倾向。如WHO分型中的Ⅰ型和Ⅱa型均为常染色体显性遗传性疾病,Ⅲ型为常染色体隐性遗传性疾病。此外尚有多基因家族性高胆固醇血症,有关的基因缺陷尚不清楚,常常同一家族不同成员中血清胆固醇、三酰甘油或两者同时呈轻度至中度的升高。除了上述各种外,还有一些其他类型家族性高脂血症。如家族性混合型高脂血症、家族性Apo B_{100}缺陷症、家族性胆固醇酯转运蛋白缺陷症、家族性脂蛋白酶缺乏症、家族性高α-脂蛋白血症、家族性高Lp(a)血症等。

(二)继发性高脂血症

继发性高脂血症是指由于全身系统性疾病所引起的血脂异常。如肥胖症、糖尿病、肾脏疾病、酒精中毒等。

1. 肥胖 肥胖时,游离脂肪酸增加与胰岛素抵抗促使胰岛素分泌亢进,而导致VLDL和三酰甘油增加。

2. 糖尿病 糖尿病是一种慢性、复杂的代谢性疾病,体内胰岛素缺乏或功能下降时,肝脏合成VLDL亢进,LPL活性降低,CM、VLDL的分解量减少,出现高三酰甘油血症和低HDL血症的特征。

3. 肾脏疾患 肾病综合征时发生高脂血症较为常见,发病率在70%左右,主要由脂蛋白降

笔记栏

解障碍和合成过多所致。当尿蛋白量少时，以降解障碍为主，而当尿蛋白量超过 10g/d 时，则脂蛋白合成增多为主要机制。尿毒症时由于 LPL 活性降低，VLDL 降解减少致血清 VLDL 水平增高，表现为Ⅳ型高脂蛋白血症。此外，肾移植术后、持续性血液透析和腹膜透析、糖尿病肾病、高血压肾病等也可发生高脂血症。

4. 甲状腺功能减退 甲状腺功能减退导致代谢紊乱的最重要的临床特点之一是脂质代谢紊乱，主要表现为高三酰甘油血症、高胆固醇血症和高 LDL 血症等。三酰甘油和 LDL 水平升高与甲状腺功能有关。其特征为甲状腺激素不足时，肝脏 LDL 受体减少出现高胆固醇血症，LPL 和肝酯酶(HL)活性降低，使 VLDL 和 IDL 降解减少，致血清 LDL 水平增高。

5. 酒精中毒 每日大量饮酒致酒精中毒可产生轻至中度 VLDL 增高和高三酰甘油血症，严重者可伴疹状黄色瘤，脂血性视网膜病，甚至胰腺炎。

6. 药物 由药物引起的继发性高脂血症称为药源性高脂血症。如利尿剂和β受体阻滞剂可引起血浆胆固醇和(或)三酰甘油水平升高。

【临床表现和诊断】

(一) 病史

所有常规体检及怀疑或确定有心血管疾病的患者，都应该检查血脂水平，并积极寻找脂质紊乱的病史。通常患者在发病之前已通过常规体检得知。许多早发性心血管疾病的家族史也很有价值。有明确的心血管病病史，特别在年轻的男性和经期的女性，高度提示脂蛋白的紊乱。此外，应该询问可能导致脂蛋白异常的疾病的症状和体征，同时寻找其他冠心病的危险因素，包括吸烟、高血压、低 HDL-C(＜40mg/dl)、早发冠心病家族史(直系亲属中发病时间男性＜55 岁，女性＜65 岁)、年龄(男性≥45 岁，女性≥55 岁)等。

(二) 体征

大多数脂质异常的患者没有特殊的体征。但一些严重的脂质紊乱患者，可以出现由于脂质在真皮内沉积所引起的黄色瘤。如 WHO 分型中Ⅰ、Ⅳ、Ⅴ型患者可发现疹性黄色瘤；Ⅱ型患者可发现特征性的跟腱黄色瘤；Ⅲ型患者出现早发角膜环，皮肤黄色瘤，尤其是特征性的掌纹和肘上部黄色瘤。

(三) 实验室检查

临床上检测血脂常规检查总胆固醇和三酰甘油。但为了更精确地预测冠心病的危险性，应加做脂蛋白分析，测定 VLDL、LDL 和 HDL。直接测定 LDL 需要繁琐的离心技术。因此，在三酰甘油水平＜4.5mmol/L 的个体，LDL 胆固醇浓度可间接通过血浆总胆固醇减去 HDL 和 VLDL 胆固醇来估算。HDL 胆固醇可在 VLDL 和 LDL 化学沉淀后加以测定，VLDL 胆固醇估计为血浆三酰甘油水平除以 5。因此，LDL 胆固醇＝总胆固醇－(HDL＋三酰甘油/5)(此处所有测定值用 mg/L 表示)。血脂测定要求患者在空腹状态下进行，以避免进食对血脂浓度造成的影响。胆固醇、LDL-C 和 HDL-C 受饮食影响较小，而三酰甘油受饮食影响较大，所以要求在禁食 12～14 小时后进行检测。最好采用血清进行血脂测定。由于血清脂质水平每天都在波动，所以在至少相隔两周的两次检查中发现血脂异常才能确诊。此外，已知某些疾病会对血脂浓度产生暂时性的影响，包括急性心肌梗死、中风急性期和感染或炎性疾病，大手术和妊娠也对血脂水平有一定影响。

案例 8-102-1

由于患者的三酰甘油过高，＞4.5mmol/L，故不能计算其 LDL-C 数值。

【治疗】

对于确诊为血脂紊乱的患者，根据临床上是否有冠心病或其他部位动脉粥样硬化疾病及有无危险因素，结合血脂水平，全面评价，决定治疗措施及血脂的目标水平。具体步骤为：①测定血清脂蛋白水平；②明确临床有无明确的动脉硬化证据；③确定有无冠心病的危险因子，包括年龄、性别、家族史、吸烟、高血压、糖尿病等；④全面评价，决定是否开始治疗及治疗措施。

(一) 危险评估

2007 年《中国成人血脂异常防治指南》建议按照有无冠心病及其等危症、有无高血压、其他心血管危险因素的多少结合血脂水平综合评估心血管病的发病危险，将人群进行危险性高低分类，用于指导临床开展血脂异常的干预。心血管病主要危险因素包括：高血压(BP≥140/90mmHg 或接受降压药物治疗)；吸烟；肥胖(BMI≥28kg/m^2；低高密度脂蛋白胆固醇血症(HDL-C＜40mg/dl)；早发缺血性心血管病家族史(一级男性亲属发生心肌梗死时＜55 岁，一级女性亲属发病时＜65 岁)；年龄(男性≥45 岁，女性≥55 岁)。冠心病及其等危症是指非冠心病者10年内发生主要冠脉事件的危险与已患冠心病者同等，新发和复发缺血性心血管病事件的危险>15%。包括有临床表现的冠脉以外动脉的动脉粥样硬化，其中包括缺血性脑卒中、周围动脉疾病、腹主动脉瘤和症状性颈动脉病（如TIA）等；糖尿病；高血压合并≥3项缺血性心血管病危险因素者。血脂异常的危险分层见表8-102-6。

表8-102-6 血脂异常的危险分层

	TC 200～239 mg/dl 或 LDL-C 130～159mg/L	TC≥240 mg/dl 或 LDL-C≥160 mg/dl
无高血压，且其他危险因素*数<3	低危（<2.5%）	低危（<5%）
高血压，或其他危险因素数≥3	低危（<5%）	中危（5%～10%）
高血压，且其他危险因素数≥1	中危（5%～10%）	高危（10%～15%）
冠心病及其等危症	高危（>15%）	高危（>15%）

* 危险因素见正文所述。括号内百分数指1名50岁的人今后10年发生缺血性心血管病的绝对危险。

TC、LDL-C：1mg/dl×0.0259=mmol/L

（二）治疗目标

国内外目前对于高脂血症的治疗方案主要包括非药物治疗和药物治疗两方面，开始治疗标准值及治疗目标值见表8-102-7。

表8-102-7 高脂血症患者的开始治疗标准值及治疗目标值 mg/dl（mmol/L）

	生活方式疗法开始标准	药物疗法开始标准	治疗目标值
低危	TC ≥240 (6.22)	TC≥270 (6.99)	TC<240 (6.22)
	LDL-C≥160(4.14)	LDL-C≥190(4.92)	LDL-C<160 (4.14)
中危	TC≥200(5.18)	TC≥240(6.22)	TC<200(5.18)
	LDL-C≥130 (3.37)	LDL-C≥160(4.14)	LDL-C<130 (3.37)
高危	TC≥160(4.14)	TC≥160(4.14)	TC<160(4.14)
	LDL-C≥100(2.59)	LDL-C≥100(2.59)	LDL-C<100(2.59)
极高危	TC≥120(3.11)	TC≥160(4.14)	TC<120(3.11)
	LDL-C≥80(2.07)	LDL-C≥80(2.07)	LDL-C<80(2.07)

注：极高危指急性冠状动脉综合征或缺血性心血管病合并糖尿病

案例 8-102-1

对糖尿病患者，无论有无其他心血管危险因素，LDL-C的目标值为2.59mmol/L。

（三）非药物治疗

包括饮食和其他生活方式的调节，用于预防血脂过高，也是高脂血症治疗的基础。饮食调节适用于预防和治疗对象，其目的是保持合适的体重，降低过高的血脂，兼顾其他不健康的饮食结构，如限制食盐量。饮食调节的方式是控制总热卡量；减低脂肪，尤其是胆固醇和饱和脂肪酸的摄入量；适当增加蛋白质和碳水化合物的比例；减少饮酒和戒烈性酒。其他非药物治疗措施包括运动锻炼和戒烟。

早期发现血脂异常，特别是对于年轻人和绝经期前的妇女等还没有发现血管疾病的人群特别有益，完全可以通过改变生活方式和饮食疗法按情况及时进行处理。患有乳糜微粒血症的患者，必须严格限制外源性脂肪的摄入。VLDL的增高，主要是内源性三酰甘油增多，要限制总热量，减轻体重，减少糖类的摄入，减少饮酒或戒烈性酒。饮食治疗对降低LDL-C有一定作用，但体内的胆固醇主要是靠自身合成的，以LDL-C增高为主的Ⅱ型高脂血症患者单靠饮食治疗难以回到正常。

笔记栏

（四）药物治疗

对于非药物治疗效果不好，或达到药物治疗开始的标准者，可根据其个人特点、血脂水平、所具有的危险因素等情况，在医生的指导下合理选择和使用调脂药物。调脂药物种类繁多，作用途径及机制也很不相同，归纳起来大致可分为：①抑制内源性胆固醇的合成；②抑制VLDL和LDL的合成；③促进LDL的降解；④阻断胆汁酸的肝肠循环。其具体类型有：

1. 三羟基三甲基戊二酰辅酶A（HMG-CoA）还原酶抑制剂 又称他汀类药物。机体胆固醇主要来源于体内的自身合成，HMG-CoA还原酶是机体组织合成胆固醇的限速酶。HMG-CoA

还原酶抑制剂具有与 HMG-CoA 还原酶类似的结构，可强有力地竞争性抑制此酶的活性，有效地降低内源性胆固醇的合成，并代偿性促进肝细胞 LDL 受体的合成，增加对血浆 LDL 的摄取，从而降低血浆胆固醇水平。因为胆固醇夜间合成最多，故推荐他汀类药物在睡前服用。他汀类药物具有明确的降脂作用，尤其是降低血浆胆固醇的作用显著（22%～42%），同时也降低三酰甘油（10%～35%）和升高 HDL-C（4%～8%）；能显著降低冠心病患者的总死亡率，并在冠心病的一级预防和二级预防中发挥重要作用。此外，他汀类药物还可以通过改变内皮功能、减轻炎症反应、稳定斑块和减少血栓形成，从而改善冠心病患者预后。

目前在我国常用的他汀类药物有：普伐他汀（pravastatin），10～40mg；辛伐他汀（simivastatin），10～40mg；氟伐他汀（fluvastatin），10～40mg；洛伐他汀（lovastatin），10～80mg；阿托伐他汀（atorvastatin），10～40mg。除阿托伐他汀可以在任何时间服药外，其他药物每晚一次口服。

他汀类药物主要的不良反应为转氨酶升高、肌肉疼痛甚至横纹肌溶解。高龄、体型瘦小、慢性肾功能不全者容易发生，与其他调脂药合用时也应特别小心。

2. 贝特类 贝特类药物能增强 LPL 的活性，并且通过激活过氧化物酶体增殖物激活型受体 α（PPARα），从转录水平诱导 LPL 表达，促进 VLDL、CM、IDL 等富含三酰甘油的脂蛋白颗粒中 TG 成分的水解。此外，激活的 PPARα 刺激 LPL、Apo AⅠ和 Apo AⅡ基因的表达，以及抑制 Apo CⅢ基因的表达，增强 LPL 的脂解活性，有利于去除血液循环中富含三酰甘油的脂蛋白，降低血浆三酰甘油和提高 Apo AⅠ、Apo AⅡ和 HDL-C 水平，并且使 LDL 亚型由小而密向大而轻转变。贝特类药物包括吉非贝齐（gemfibrozil），0.6g，2 次/日；非诺贝特（fenofibrate），0.1g，3 次/日；苯扎贝特（benzafibrate），0.2g，3 次/日。此类药物主要用于高三酰甘油血症，可以减少高浓度三酰甘油患者并发胰腺炎的可能。贝特类药物的不良反应包括胃肠道反应、肌炎所致的肌痛、肝功能异常等。

3. 烟酸及其衍生物 作为一种水溶性维生素，其作用机制是抑制脂肪组织细胞的脂解酶活性，降低 VLDL 的合成，继而也降低了其转化产物 LDL 的水平。烟酸还可使内源性胆固醇合成减少，同时能增加组织胆固醇的转运，使 HDL-C 水平升高，可用于大多数高脂蛋白血症和 HDL 降低患者的治疗。在降脂药物中，烟酸增加 HDL 作用最强，治疗剂量开始 0.1g，3 次/日，最大量 1～2g，3 次/日。阿昔莫司（acipimox）为烟酸衍生物，调脂的作用较烟酸强，不良反应相对降低，常用量0.25g，3 次/日。烟酸的主要不良反应是皮肤潮红、胃肠不适，活动性消化性溃疡禁用。因它能降低糖耐量，使血中尿酸增加并影响肝功能，所以糖尿病、痛风及肝功能不全者禁用。

4. 胆酸隔离剂 此类药物主要是阻断胆汁酸的肝肠循环，在肠道内能与胆酸呈不可逆结合，因而阻碍胆酸的肝肠循环，促进胆固醇向胆汁酸的转化并随大便排出体外，阻断胆汁酸中胆固醇的重吸收，从而使血浆胆固醇水平降低。还可以增加肝细胞表面 LDL 受体的合成，促进肝细胞对 LDL 的摄取，其结果是血浆 LDL-C 下降。

此类药物主要有考来烯胺（cholestyramine，消胆铵）4～5g，3～4 次/日；考来替泊（colestipol，降胆宁）4～5g，3 次/日，从小剂量开始。主要用于高胆固醇血症，长期服用可降低冠心病的发病率和死亡率，但可引起 VLDL 浓度增加5%～20%，因此有明确高三酰甘油血症患者不宜单用此药。不良反应包括便秘、胃肠道反应、出血、胆石症、肝功能异常、眩晕、焦虑等。

5. 其他 主要包括鱼油制剂（ω-3 脂肪酸），适用于轻度高三酰甘油血症。弹性酶、普罗布考、泛硫乙胺（pantethine）等药物也有降脂作用，但机制均不明确。

（五）药物联合治疗

当治疗严重遗传性脂代谢紊乱，如家族性高胆固醇血症时，即便使用他汀类药物，通常单药不能达到满意的血浆脂蛋白浓度。这种情况可以考虑药物联合治疗。对不太严重的病例，为了减少单药治疗引起的剂量相关毒性，可用低剂量的两种药物联合以达到互补的效果。常用于联合治疗的降脂药物为胆酸隔离剂，其优点是它们不被胃肠道吸收，很少引起药物相互作用。他汀类药物联合贝特类或者烟酸及其衍生物时，需严密观察可能出现的不良反应的增强。

服药期间应定期随诊，在开始药物治疗后4～6周内，应复查血清胆固醇、三酰甘油和 HDL-C，根据血脂改变而调整用药。若经治疗后血脂已降至正常，则继续用药，以后每 3～6 个月复查血脂，并同时复查肝、肾功能等。如果血脂未能降至正常，则应改用其他药物，或考虑联合用药。

案例 8-102-1

治疗：

先应采用非药物治疗，如改变生活方式或饮食治疗，此类患者体力活动及减轻体重效果明显；3个月后复查血脂，如体重减轻、血糖正常，三酰甘油仍高，可采用贝特类治疗，有条件应直接测定LDL-C水平以确定下一步治疗。

推荐阅读

American Medical Association. 2001. Executive summary of the third report of the National Cholesterol Education Program (NCEP) expert panel on detection, evaluation, and treatment of high blood cholesterol in adults (adult treatment panel III). JAMA, 285: 2486～2497

Goff DC, Bertoni AG, Kramer H, et al. 2006. Dyslipidemia prevalence, treatment, and control in the multi-ethnic study of atherosclerosis (MESA): gender, ethnicity, and coronary artery calcium. Circulation, 113: 647～656

（李万根　刘世明）

第103章 肥胖症

案例 8-103-1

患者，女，19岁，体重逐渐增加5年。

患者自5年前开始体重逐渐增加，至今共增加20kg，平时不喜欢活动，稍微活动即气促，易疲劳。父亲肥胖。

体格检查：BP 127/77mmHg，身高1.58m，体重74kg，腰围84cm，臀围76cm，无紫纹。甲状腺不大，肺、心脏无异常。肝脾未触及。双下肢无水肿。

问题：

1. 此患者诊断肥胖症能否成立？
2. 需要进行哪些鉴别诊断？
3. 请给出治疗方案。

肥胖症(obesity)系指由于热量摄入超过消耗所致的体内脂肪堆积过多、体重增加和(或)体内脂肪分布异常，是常见的营养障碍性疾病。肥胖可由许多疾病引起，根据病因分为单纯性与继发性两类。单纯性肥胖是指只有肥胖而无任何器质性疾病的肥胖症。本章重点介绍单纯性肥胖症。

单纯性肥胖的发病率在世界各国有所不同。就目前采用的WHO成人分类标准进行评价，肥胖呈全球流行的趋势也已显而易见，且这种流行趋势正在加速，已经对世界上大多数地区产生了巨大影响。据估计，目前全球大约有2.5亿BMI超过30的成年肥胖者。随着我国国民收入的增加，饮食结构的改变，在我国人群中肥胖患病率确有增加趋势，如北京市20～74岁人群中，男性超重率38%，女性为32%，上海市40岁以上成人中34%超重。但确切的患病率尚有待于大规模人群的抽样调查才能作出评估。WHO已经把肥胖症作为一种威胁公众健康的慢性疾病来重点防治，2003年我国制订了“中国成人超重和肥胖症预防控制指南”。

【病因和发病机制】

大脑通过三种方式调节能量的平衡：对饥饿和过饱的感知、影响能量消耗的速率和调节影响能量储存的激素。下丘脑是控制能量代谢的中枢，感知各种内外信号的变化并及时调整使能量代谢平衡。目前认为起作用的主要是瘦素，它主要作用于下丘脑的两类神经元：一类神经元分泌鸦片-黑素-促皮质素原，与分解代谢、减重有关；另一类神经元分泌神经肽Y，刺激合成代谢和体重增加。瘦素的综合作用使分解代谢占优势。瘦素抵抗特别是脑的瘦素抵抗导致能量代谢失衡是导致肥胖症的关键，肥胖症患者中瘦素抵抗是其主要特征之一。其他的信号包括促肾上腺皮质激素释放激素、胰腺分泌的胰岛素和肠道分泌的肠促胰酶肽等。

肥胖是多基因与环境共同作用的结果。被收养者的体重指数(body mass index，BMI)更接近生父母而不是养父母；不论共同还是分开生活，同卵双生者的BMI比双卵双生更接近，这些现象说明肥胖与基因有关。遗传对不同部位脂肪的影响不同，对皮下脂肪的影响小，而对内脏脂肪的影响可达30%。但是截至目前，对肥胖候选基因的认识有限。已经发现与肥胖症有关的单基因突变有6种：瘦素基因、瘦素受体基因、鸦片-黑素-促皮质素原基因、激素原转换酶-1基因、黑皮素受体-4基因和过氧化物酶体增殖物激活受体γ基因。另外，部分研究发现Pima印第安人β_3肾上腺素能受体的基因多态性与肥胖及肥胖相关的并发症有关，但是在其他种族如何尚不得而知。“节俭基因”可能是一般肥胖症的遗传基础。在漫长的人类进化过程中，食物常常不能得到保证，节俭基因保证了人类一旦得到充足的食物时能够迅速将其转化为脂肪储存起来供今后利用。在经济高速发展、食物供应充足的今天，这种基因的存在容易使脂肪过度储存，肥胖也就成为了必然的结果。环境对肥胖的影响越来越明显，即使有肥胖基因易感性的人如果严格限制饮食也不会肥胖。运动量、文化因素都影响肥胖的流行。在发达国家，社会经济底层的人易于肥胖，而在发展中国家，经济状态好的妇女更易于肥胖。儿童肥胖则与吃零食、高热量食品摄入多和静坐时间长(如看电视)有关。

【临床表现】

肥胖症主要表现为体内脂肪含量过多，体态臃肿、行动迟缓、气喘、疲劳、睡眠困难和关节痛等。另外有肥胖合并症的表现，如睡眠呼吸暂停综合征、下肢水肿、蜂窝织炎、静脉血

笔记栏

栓、麻醉和手术风险、糖尿病、心血管病、高血压、痛风、胆结石和肾结石。肥胖症者多种恶性肿瘤的发生率增高，如男性患者的大肠癌、女性的子宫内膜癌和乳腺癌等。除此之外，肥胖者还常表现出异常的心理反应，如自卑、焦虑、抑郁、敌对情绪、内疚以及躯体症状。另外患者会逃避社会，以避免尴尬和受到歧视。按脂肪组织的分布，肥胖通常有两种体形，脂肪主要分布于腹腔和腰部者称为中心性肥胖，因为常见于男性，所以又叫男性型肥胖，俗称“苹果形”；脂肪主要分布于下腹部、臀部和大腿者，因为常见于女性，所以又叫女性型肥胖，俗称“梨形”。中心性肥胖与多种代谢紊乱有关。

【判断指标】

(一) 体重指数(BMI)

是临床应用最广的判断肥胖的指标。BMI＝体重/身高^2(kg/m^2)。一般认为，BMI超出正常，则与心血管疾病的患病和死亡风险呈正相关。

(二) 腰围(waist circumference，WC)

是反映脂肪总量和脂肪分布的指标，WHO推荐的测量方法是：被测者站立，双脚分开25～30cm，体重均匀分配。测量位置在水平位髂前上嵴和第12肋下缘连线的中点。测量者坐在被测者一旁，将测量尺紧贴软组织，但不能压迫，测量值精确到0.1cm。

(三) 腰臀比(waist hip ratio，WHR)

是腰围和臀围的比值。臀围是环绕臀部最突出点测出的身体水平周径。由于与肥胖并发症相关的主要是腹腔内脂肪，身体下部(臀部和腿部)的脂肪则不然，而且腰围较腰臀比更简单可靠，所以现在倾向于用腰围代替腰臀比预测向心性脂肪含量。

此外，CT和MRI是评估体内脂肪分布的最准确方法，但是因为价格昂贵不能常规开展。身体密度测量法、生物电阻抗法、双能X线吸收法也可以用于体脂的测量。

【诊断】

超重和肥胖诊断标准是依据人群所测指标与心血管疾病危险因素和病死率的相关程度，并参照人群统计数据而制定。由于种族和文化差异，显然任何一个标准并不适合所有人群，不同的地区和组织应有不同的标准。

笔 记 栏

(一) BMI

2003年我国制订的“中国成人超重和肥胖症预防控制指南”推荐的标准见表8-103-1。

表8-103-1　中国成人超重和肥胖症标准

分级	BMI(kg/m^2)
体重过低	＜18.5
体重正常	18.5～23.9
超重	24～27.9
肥胖	≥28

(二) 腰围

中国肥胖问题工作组的建议为：男性WC≥85cm，女性WC≥80cm为腹部脂肪蓄积的诊断界值。

肥胖症的诊断同时还要考虑：①家族史：是否有肥胖、心血管疾病、高血压和糖尿病等家族史；②个人史：如体重变化、饮食习惯、应激因素、体力活动、饮酒量、吸烟及药物使用情况，以及其他会妨碍体力活动或者体力下降的疾病。妇女需明确是否处于妊娠或哺乳期；③是否存在其他共患疾病，如2型糖尿病、高血压和血脂异常。

【鉴别诊断】

主要是和各种病态肥胖如皮质醇增多症、多囊卵巢综合征的鉴别。

案例8-103-1

患者，女，19岁。5年前开始体重逐渐增加，至今共增加20kg，稍微活动即气促，易疲劳。父亲肥胖。

体格检查：身高1.58m，体重74kg，BMI 38 kg/m^2，腰围84cm，臀围76cm，无体毛增多，无皮肤紫纹。

实验室检查：尿酸556μmol/L；ACTH 8:00为8.9pmol/L，16:00为4.6 pmol/L，24:00为3.0 pmol/L；对应的皮质醇分别为358 nmol/L、206 nmol/L和42 nmol/L；小剂量地塞米松抑制后，ACTH为2.2 pmol/L，皮质醇为22.5 nmol/L；睾酮2.1(参考值0.5～3.8) nmol/L，空腹胰岛素34.5mIU/L，B超显示卵巢正常。

诊断：单纯性肥胖症，高尿酸血症。

【治疗】

减肥可以迅速改善负重和代谢性疾病症状及临床后果。研究表明，体重减少5%～10%可显著降低肥胖相关疾病的发病危险，减肥到一定程度后，有些并发症可能得到治愈。但无论对医师还是患者来说，减轻体重都是最难达到的目标之一。因为脂肪的积累总是由于摄取的热量超过消耗的热量，所以治疗也是针对这两个环节，主要是减少进食，增加运动，并持之以恒；必要时辅以药物或手术治疗。要克服抑郁情绪和自卑心理，自信的接受减肥方案。具体治疗应因不同个体不同情况选择不同的治疗方案。

(一) 行为疗法

通过宣传教育使患者及其家属对肥胖症及其危害性有正确认识从而配合治疗、采取健康的生活方式、改变饮食和运动习惯，自觉地长期坚持，是肥胖症治疗的首位及最重要的基础。主要是限制热量摄入和改变饮食模式。每日比原来减少 500～1 000kcal，一般每天女性 1000～1200kcal、男性 1 200～1 600kcal 即可。极低热量饮食(400～800kcal/d)可以使体重迅速降低，但是只适用于严重肥胖或者其他方法失败的情况下使用，而且必须在医疗监护下进行，此法停用后体重又会增加。要自我检测饮食习惯，避免进食时看电视和听收音机，减少高热量食品，严格遵从一日三餐，控制主餐间进食的冲动，拒绝餐间点心、夜宵和休闲食品。饮食的合理构成极为重要，须采用混合的平衡饮食。每天每公斤可给予蛋白质 0.8g～1.2g，糖类 150g～200g，其余热量由脂肪提供，但宜避免动物性脂肪与饱和脂肪酸含量高的脂肪。鼓励多吃新鲜水果、蔬菜及全谷类食品，饮食中应含有足量维生素、所需的矿物质和微量元素，适当增加膳食纤维、非吸收食物及无热量液体以满足饱腹感，尽量少饮或不饮酒。

增加体力活动是减轻和维持体重的另一重要手段。由于肥胖的人过多的运动容易造成关节和肌肉的损伤，所以靠高强度的运动减肥是不科学、不现实的。轻、中度运动只要坚持就能取得成效，步行、骑车、爬楼梯等日常运动就是很好的办法，游泳既有运动量又不损伤关节，也是一种很好的运动方式。

(二) 药物疗法

节食和运动不能使体重显著降低的患者可考虑使用减肥药。2003 年我国制订了“中国成人超重和肥胖症预防控制指南”，建议用药物减重的适应证为：①食欲旺盛，餐前饥饿难忍，每餐进食量较多；②合并高血糖、高血压、血脂异常和脂肪肝；③合并负重关节疼痛；④肥胖引起呼吸困难或有阻塞性呼吸睡眠暂停综合征；⑤BMI≥24 kg/ m² 并有上述合并症情况，或 BMI≥28 kg/ m² 不论是否有合并症，经过 3～6 个月单纯控制饮食和增加活动量处理仍不能减重 5%，甚至体重仍有上升趋势者，可考虑用药物辅助治疗。药物减重的目标是：①使原体重减轻 5%～10%，最好能逐步接近理想体重；②减重后维持体重不再反弹；③使降血压、降血糖和调节血脂药物能更好的发挥作用。下列情况不宜应用减肥药：①儿童；②孕妇和乳母；③原有对该类药物不良反应者；④正在服用其他选择性血清素再摄取抑制剂。

各种减肥药每年平均减轻体重不超过 5 kg。1 年以后继续应用是否能够取得进一步的效果、停药后的体重变化都还不明确，药物联用的效果也不清楚。在现有减肥药中，目前应用较多的是西布曲明(sibutramine)和奥利司他(orlistat)。

1. 西布曲明 是 5-羟色胺和去甲肾上腺素再摄取抑制剂，抑制食欲。推荐剂量 10～30mg/d。不良反应包括轻微的心率增快和血压升高、神经过敏和失眠。许多肥胖症患者有心血管方面的问题，这使服用西布曲明的危险性增高，应予注意。

2. 奥利司他 是脂肪酶抑制剂，减少脂肪的吸收。一般可以减少 30%的三酰甘油的吸收，在膳食疗法的基础上可以进一步减少能量的摄入。推荐剂量 120mg，每日 3 次。不良反应包括腹泻、胃肠胀气和消化不良，长期使用可能影响脂溶性维生素的吸收。

(三) 外科疗法

对于保守治疗疗效不好的重度肥胖症患者，减肥手术可以提供最佳的远期效果，还可降低某些肥胖相关疾病的发病危险，并存疾病如糖尿病、高血压、高血脂和睡眠呼吸暂停等可以得到改善或缓解，生活质量提高。采用可调节胃箍(gastric banding)进行的胃成形术和胃旁路术，前者通过减小胃的容积减少饮食量，保留了胃肠的连续性，所以不会出现吸收不良；后者则会出现铁和维生素 B_{12} 的缺乏，需要进行补充。近年采用胃内球囊治疗，安全有效，短期内也可有效减轻体重。

(四) 中医药疗法

中药、针灸和耳穴贴压等均有一定疗效，可以试用。

案例 8-103-1

治疗方案

建议此患者严格控制饮食，1 200 kcal/d；增加运动量；并使用奥利司他，120mg，每日 3 次，每周测定体重。

笔记栏

【预防】

肥胖症的预防需要包括政府、学术界等多方机构和部门参与，要大力宣传肥胖症的危害，改变“肥胖说明营养好”、“肥胖代表富贵”和“将军肚，有风度”等传统观念，提倡健康生活方式，强调体力活动，选择健康食品，使家庭、学校、工作单位、医疗机构和社区等都成为预防肥胖症的场所。

代谢综合征

代谢综合征(metabolic syndrome，MS)是一组与心血管病发病危险相关联的多种代谢异常的群集。最早由 Reaven 于 1988 年提出，用于描述以胰岛素抵抗为基础的多种代谢紊乱的聚积，包括高胰岛素血症、高血压、高三酰甘油、高血糖等，当时称为“X 综合征”，以后又称“胰岛素抵抗综合征”、“多代谢综合征”。由于代谢综合征并不能仅仅以胰岛素抵抗进行解释，因此 1998 年 WHO 专家组将其命名为“代谢综合征”。

MS 是遗传和环境因素共同作用的结果，其中摄取高热量膳食和运动减少是主要的环境因素。MS 的确切发病机制尚不清楚，最早认为胰岛素抵抗是 MS 的病理基础，但是近来发现并非所有的 MS 都有胰岛素抵抗。目前认为中心性肥胖是重要致病因素。

从 1999 年开始，包括 WHO 在内的多个组织提出了不同的 MS 的诊断标准。中华医学会糖尿病学分会 2004 年提出关于代谢综合征的建议，2005 年国际糖尿病联盟在综合了来自世界各个相关领域的专家意见的基础上颁布了代谢综合征的诊断标准，见表 8-103-2～表 8-103-4。

表 8-103-2　WHO 的 MS 的诊断标准(1999 年)

2 型糖尿病或糖耐量异常(IGT)合并其他任何 2 项；如果糖耐量正常，必须有其他任何 3 项：
1. 2 型糖尿病或 IGT；
2. BMI＞30kg/m^{2}和(或)腰臀比男性＞0.9，女性＞0.85；
3. TG≥1.7mmol/L 和(或)HDL-C 男性＜0.9mmol/L，女性＜1.0mmol/L；
4. 正在接受降压治疗或 BP≥140/90mmHg；
5. 其他：微量白蛋白尿，即过夜尿白蛋白分泌率≥20mg/min(30mg/g Cr)。

表 8-103-3　中华医学会糖尿病学分会 MS 的诊断标准(2004 年)

具有下列 4 项中的任何 3 项：
1. BMI≥25kg/m^2；
2. TG≥1.7mmol/L 和(或)HDL-C 男性＜0.9mmol/L，女性＜1.0mmol/L；
3. FPG≥6.1mmol/L 或负荷后 2hPG≥7.8mmol/L 或已确诊为糖尿病；
4. BP≥140/90mmHg 和(或)已经确诊为高血压病并治疗。

表 8-103-4　国际糖尿病联盟 MS 的诊断标准(2005 年)

中心性肥胖(以腰围表示)合并以下 4 项指标中任何 2 项：
1. TG 升高：≥1.7mmol/L，或已接受相应治疗；
2. HDL-C 水平降低：男性＜1.0mmol/L，女性＜1.3mmol/L，或已接受相应治疗；
3. BP 升高：收缩压≥130mmHg 或舒张压≥85mmHg，或已接受相应治疗；
4. FPG 升高：FPG≥5.6mmol/L，或此前已诊断 2 型糖尿病；如果 FPG≥5.6mmol/L，则强烈推荐口服葡萄糖耐量试验(OGTT)。

注：①中心性肥胖的腰围切点由于存在种族差异，对于不同种族要应用不同的腰围切点：中国人的腰围切点是，男性≥90cm，女性≥80cm；②OGTT 在诊断代谢综合征时并非必需

代谢综合征是 2 型糖尿病和心血管疾病的高危因素，早期干预代谢综合征，有助于 2 型糖尿病和心血管疾病的防治。对 MS 的防治主要是改变生活方式，对充分的生活方式干预后仍不足以使代谢综合征各组分恢复正常或合并心血管疾病的高危人群，则需要采用药物治疗。目前尚没有能同时改善各种紊乱的药物，胰岛素增敏剂噻唑烷二酮类虽然理论上针对 MS 的基本环节胰岛素抵抗，但是除了降低血糖明显外，对其他紊乱的改善并不明显。目前的治疗仍然是针对各个组分的综合治疗，从而减少心血管病风险。

推荐阅读

Aitman TJ. 2003. Genetic medicine and obesity. N Engl J Med，348：2138～2139

Opie L H. 2007. Metabolic syndrome. Circulation，115：e32 ～e35

Steinbrook R. 2004. Surgery for severe obesity. N Engl J Med，350：1075～1079

Yanovski SZ，Yanovski JA. 2002. Drug therapy：obesity. N Engl J Med，346：591～602

(李万根)

笔 记 栏

第104章 痛风

案例 8-104-1

患者，男，59岁，左踇趾关节痛7小时入院。

患者昨天晚上饮酒约150ml，今天凌晨因左踇趾关节痛而醒来，无发热，自服阿司匹林后稍好转，现入院进一步检查。1年前体检时发现血尿酸稍高于正常，未予重视。左踇趾关节无外伤史。

体格检查：BP 135/85 mmHg，BMI 28 kg/m^2，眼睑无水肿。耳郭无结节。左踇趾关节红肿，局部皮温高，触痛明显，其他关节正常。下肢无水肿。

问题：

1. 此患者首先考虑何诊断？
2. 需要做何检查以明确诊断？需要和哪些疾病鉴别？
3. 有哪些药物可以选择？

痛风(gout)是长期嘌呤代谢紊乱和(或)尿酸排泄减少致使尿酸结晶沉积于组织而引起的一组综合征。该综合征包括痛风性关节炎、痛风石、尿酸性泌尿系结石及少见的痛风性肾病。近年来，随着生活水平的提高，饮食结构的改变(如摄入热量、高嘌呤食品增加)、饮酒量（尤其是啤酒类）增加以及活动量减少导致肥胖和代谢综合征患者增加，高尿酸血症和原发性痛风的发病率也明显增加。痛风和高尿酸血症大多是由遗传和环境两方面的因素相互作用所引起的。

【病因和发病机制】

人体内的嘌呤主要以嘌呤核苷酸的形式存在，而尿酸则是嘌呤核苷酸的分解代谢产物。嘌呤和尿酸的代谢途径见图8-104-1。人体的尿酸80％来源于体内氨基酸、核苷酸及其他小分子化合物的合成及核酸的分解代谢，20％来源于外源性的富含嘌呤或核蛋白的食物。

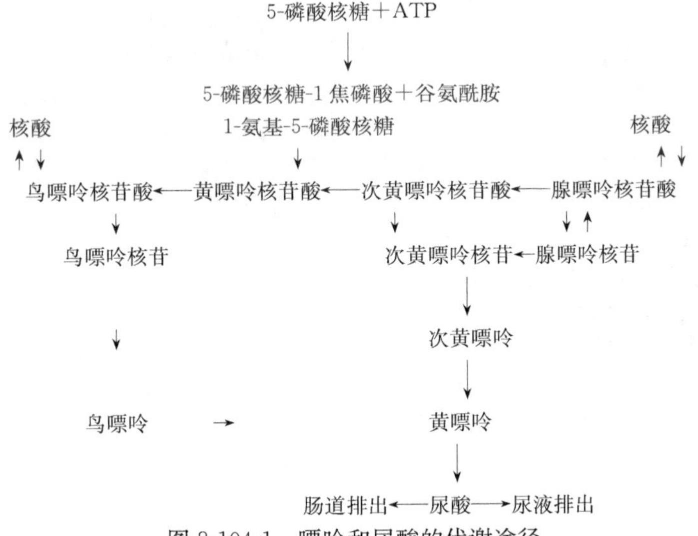

图 8-104-1　嘌呤和尿酸的代谢途径

血液中尿酸（pH 7.4，37℃）溶解度为380μmol/L，超过此浓度时尿酸盐即可形成结晶沉积在组织中，当造成关节炎和(或)肾病、肾结石时称为痛风。血尿酸升高与嘌呤代谢紊乱、合成过量尿酸和肾脏对尿酸的排出减少有关。尿酸结晶在关节滑囊液中沉淀形成针状尿酸盐，白细胞吞噬尿酸盐微结晶后释放炎性因子(如IL-1等)和水解酶，导致白细胞坏死，释放出更多的炎性因子，引起关节软骨溶解和软组织损伤，引起痛风性关节炎急性发作。尿酸沉积在肾脏的髓质和锥体等部位，周围白细胞和巨噬细胞浸润，引起慢性间质性肾炎。一般病情进展缓慢，晚期可因肾小管变性、萎缩和肾小球硬化导致肾功能减退。尿酸结晶沉积在肾脏引起肾结石，其形成与血尿酸浓度、尿中尿酸排泄量及尿pH有关。血尿酸浓度越高及尿pH越低则越易形成结石，结石易继发尿路感染。

痛风分原发性痛风和继发性痛风两大类。

笔记栏

原发性痛风有两方面原因：

1. 尿酸排泄减少 90%的患者由于尿酸排泄减少，原因包括肾小球滤过减少、肾小管重吸收增多和分泌减少。

2. 尿酸产生过多 10%患者由于尿酸产生过多，主要因为嘌呤代谢酶的缺陷，现已知有两种与性连锁的遗传相关的先天性嘌呤代谢异常症，即次黄嘌呤-鸟嘌呤磷酸核糖转移酶(HGPRT)缺乏型和1-焦磷酸-5-磷酸核糖(PRPP)合成酶活性过高型，女性为携带者，男性发病。若低嘌呤饮食5天后，每日排出尿酸超过3.57mmol/L(600mg)，可以认为是尿酸生成过多。

某些血液病引起的尿酸产生过多，如慢性溶血、红细胞增多症、骨髓增生性疾病及放疗和化疗；肾脏清除减少，如肾功能减退、药物或中毒所致尿酸排泄减少等为继发性痛风。本章主要介绍原发性痛风。

【临床表现】

约95%的患者为男性，多见于中老年人，女性只占5%左右，而且多发生在绝经后。肥胖者居多，且多有家族史。按照痛风的自然病程可分为无症状高尿酸血症期、急性关节炎期、间歇期和慢性关节炎期。

(一) 无症状高尿酸血症期

本期的特点是血尿酸水平增高，很多患者在首次痛风发作前很多年就已经有血尿酸水平增高。尿酸水平越高，痛风发作的危险越大，但有些患者痛风发作时血尿酸水平并不增高，还有些患者虽然血尿酸水平很高，但从未发作过痛风。

(二) 急性关节炎发作期

痛风首次发作通常在40岁左右。寒冷、劳累、饥饿、饮酒、暴饮暴食、进食高嘌呤食物和局部感染等为常见的诱因。起病急骤，关节明显肿胀，皮肤发红发亮，灼热、剧痛难忍，常于午夜、凌晨惊醒，疼痛于数小时达到高峰，数天或数周内自行缓解，关节活动恢复正常，皮肤脱屑。60%～70%首发于蹰趾及第一跖趾关节，其余依次为足跟、踝关节、膝关节、肘关节、腕关节和指关节。反复发作逐渐影响多个关节，大关节受累时可有关节积液，最终造成关节畸形。

(三) 间歇期

此期通常无明显症状，血尿酸水平可增高或正常，如血尿酸水平持续增高，痛风发作会愈加频繁，且持续时间更长，症状更重。

笔记栏

(四) 慢性关节炎期

未经治疗或治疗不规则者，急性痛风性关节炎反复发作，逐渐进展为慢性关节炎。发作逐渐频繁，疼痛逐渐加剧，受累关节逐渐增多，晚期出现关节畸形和功能受限。痛风石形成或关节症状持续不缓解是此期的临床特点。痛风石为隆起于皮下、外观为芝麻到鸡蛋大小的黄白色赘生物，表面菲薄，破溃后排出豆渣样白色粉末状或糊状物，经久不愈，但较少继发感染。典型部位在耳郭，也常见于足趾、手指、腕、踝和肘等关节周围。

(五) 肾脏并发症

1. 尿酸性尿路结石 20%～25%的患者并发尿酸性尿路结石，可有肾绞痛、血尿及尿路感染症状。X线平片大多不显影，而B超检查可有发现。

2. 痛风性肾病 早期为间歇性蛋白尿和镜下血尿，逐渐出现夜尿增多，尿比重下降，肾功能不全，临床表现为浮肿、高血压等，最终发展为尿毒症。

3. 急性高尿酸肾病 短期内出现血尿酸浓度迅速增高，尿中有结晶、血尿、白细胞尿，最终出现少尿、无尿，急性肾功衰竭，死亡。

(六) 伴发病

痛风经常伴发肥胖症、高血压病、冠心病、血脂异常和糖尿病等，胰岛素抵抗作为这些疾病共同的发病基础，称为代谢综合征，是心血管疾病的危险因素。

案例 8-104-1

中年男性，起病前曾饮酒，急骤起病，左蹰趾关节明显红肿、剧痛、凌晨惊醒。曾发现血尿酸高于正常。

体格检查：BP 135/85 mmHg，BMI 28 kg/m^2。左拇趾关节红肿，触痛明显。

【实验室与辅助检查】

(一) 血尿酸测定

采用尿酸酶法检测。正常男性为150～380μmol/L，女性100～300μmol/L，绝经后接近男性。若男性＞420μmol/L，女性＞350μmol/L可诊断为高尿酸血症。血尿酸受多种因素影响，应反复测定。

(二) 尿尿酸测定

低嘌呤饮食5天后，尿酸排泄量仍大于每天3.6mmol(600mg)，可以认为尿酸生成增多。

(三) 关节滑囊液检查

通过关节腔穿刺抽取关节滑囊液，在偏振光显微镜下可见滑囊液或白细胞中有双折光的针状尿酸盐结晶。急性关节炎期有90%以上的阳性率，普通光镜下也可发现针状或棒状结晶，还可看到白细胞吞噬结晶的现象，但是阳性率低。慢性期可穿刺或活检痛风石内容物，可发现与上述滑囊液检查同样形态的尿酸盐结晶。

(四) X线检查

早期仅有软组织肿胀，关节显影正常。随病情的进展，关节软骨缘破坏，骨质呈穿凿样或虫蚀样缺损。

(五) CT或MRI检查

沉积在关节内的痛风石，CT扫描表现为灰度不等的斑点状影像，MRI检查显示低到中等度的块状阴影。

(六) 超声检查

可以发现X线不显影的尿酸性尿路结石。

(七) 尿常规检查

发生肾损害者可出现低比重尿、血尿和蛋白尿。偶见管型尿。

(八) 血液检查

急性发作期可有白细胞升高，血沉增快。肾功能损害者有不同程度BUN和Cr升高及轻、中度贫血。

案例 8-104-1

血尿酸594μmol/L，血沉30mm/1小时末，类风湿因子(−)，ASO(−)，WBC 8.5×10⁹/L，Hb 110g/L，空腹血糖4.4mmol/L，三酰甘油2.6 mmol/L。B型超声波检查未发现双肾和尿路结石。

【诊断和鉴别诊断】

中老年男性，常有家族史，一般在有诱因基础上，突然半夜出现典型关节疼痛。有下列三项之一者可以诊断：①反复发作的急性单关节炎和无症状间歇期、高尿酸血症及对秋水仙碱治疗有特效，首次发作一般为踇趾、跖趾关节炎，有的痛风患者可能在某个时期血尿酸正常；②关节滑囊液白细胞内有尿酸盐结晶；③痛风石活检有尿酸盐结晶。

急性痛风性关节炎需与以下疾病进行鉴别：

(一) 类风湿关节炎

中、青年女性多见，好发于四肢近端小关节，多关节受累，梭形畸形。血尿酸水平不高，类风湿因子常呈阳性。

(二) 假性痛风

由于关节软骨钙化所致，膝关节受累最多，发作无明显的季节性。血尿酸水平不高，关节液内见焦磷酸钙结晶或者磷灰石。

(三) 化脓性关节炎与创伤性关节炎

有关节外伤史，关节滑囊液无尿酸盐结晶，化脓性关节炎关节滑囊液可以培养出细菌；两者的血尿酸水平不高。

(四) 关节周围蜂窝织炎

关节周围组织明显红肿，畏寒、发热等症状较为突出，但是关节痛往往不如痛风显著，周围血白细胞明显升高，血尿酸水平正常。

案例 8-104-1

中年男性，起病前曾饮酒，急骤起病，左踇趾关节明显红肿、剧痛、凌晨惊醒。曾发现血尿酸高于正常。

体格检查：BMI 28 kg/m²，左踇趾关节红肿，触痛明显。

血尿酸594μmol/L，血沉30mm/1小时末，三酰甘油2.6 mmol/L。

诊断：痛风(急性关节炎期)，肥胖症，高三酰甘油血症。

【治疗】

痛风治疗的目的是控制急性痛风性关节炎症状，降低血尿酸，防止痛风石、肾结石的产生及预防急性发作。

(一) 一般治疗

痛风患者应采用低热能膳食，保持理想体重，同时避免高嘌呤食物(动物内脏，沙丁鱼、蛤、蚝和蟹等海味，其次为鱼虾类、肉类和豆类等)，选用低嘌呤食物如各种谷类制品、水果、蔬菜和奶制品，戒饮各种酒类，每日饮水量应在2 000 ml以上，以保证足够尿量，利于尿酸排泄。同时避免诱因，如暴食酗酒、受凉、过度疲劳、精神紧

笔 记 栏

张等，穿鞋要舒适，防止关节损伤，慎用影响尿酸排泄的药物等。

（二）无症状期的处理

对无临床症状的高尿酸血症，开始一般无需进行药物治疗，应进行生活方式调整以降低尿酸，并定期监测。如果非药物治疗不能使血尿酸降至正常，或者有明确家族史者，应使用药物将尿酸控制在正常范围，同时避免痛风的各种诱因。

（三）药物治疗

药物治疗应分期进行。

1. 急性期的治疗 以迅速缓解和消除症状为主。

(1) 秋水仙碱：抑制多核白细胞的趋化、增殖和吞噬尿酸盐结晶，抑制溶酶体的释放，提高关节腔内 pH，减少尿酸盐结晶析出。对尿酸的生成和排泄无影响。常用 0.5mg，每小时 1 次，或者 1mg，2 小时 1 次，直至疼痛缓解或者出现胃肠道反应。一般 48 小时内不超过 7 mg。通常在用药后 6～8 小时内症状可减轻，约 90% 24～48小时内完全缓解。值得注意的是，秋水仙碱的治疗剂量与中毒剂量十分接近，其不良反应除可引起恶心、呕吐、腹痛腹泻等胃肠道反应外，还有白细胞减少、再生障碍性贫血、肝细胞损害、脱发等，肾功能不全者慎用。

(2) 非甾体消炎药(NSAID)：通过抑制前列腺素合成、抑制磷酸二酯酶使 cAMP 增加而起到抗炎、镇痛作用。NSAID 亦可作为首选药，特别是不能耐受秋水仙碱者。常用的有吲哚美辛(indometacin)50mg，每 6 小时 1 次，症状减轻后 25mg，每日 3 次；布洛芬(ibuprofen)0.3～0.6g，每日 2 次；萘普生(naproxen)0.5，每日 1～2 次。此类药的共同不良反应为消化道反应，有活动性消化道溃疡、出血等禁用。

(3) 糖皮质激素：对秋水仙碱和 NSAID 类药物无效或者有严重不良反应者可以短期使用。泼尼松 10mg，每日 3 次，缓解后迅速减量或停用。疗程不超过 2 周。

此期不宜使用降低尿酸水平的药物，以免引起尿酸波动，延长发作时间。

2. 间歇期的治疗 目的是维持血尿酸于正常范围，减少急性发作，延缓或避免慢性关节炎、痛风石及肾脏病变的发生。降尿酸药物分为促进尿酸排泄药和抑制尿酸生成药，可参考患者 24 小时尿中尿酸排泄量来选用。低嘌呤饮食时尿酸排泄量大于 3.6mmol，或普通饮食时尿酸排泄量大于 4.8mmol 提示尿酸生成过多；反之被认为尿酸排泄减少。一般认为，尿酸排泄减少型占大多数，如肾功能正常或轻度受损，又无尿酸盐肾病及泌尿系结石，可选用促尿酸排泄药，常用的有：

(1) 丙磺舒(probenecid，羧苯磺胺)：用法及用量：0.25g，每日 2 次，可逐渐增加至最大 1g，每日 2 次。个别有皮疹、发热及胃肠道反应等不良反应，禁用于有尿路结石或肾功能减退者。

(2) 磺吡酮(sulfinpyrazone，苯磺唑酮)：用法及用量：50mg，每日 2 次，逐渐增加至 100mg，每日 3 次，最大剂量每日 600 mg。不良反应为胃黏膜损害。

(3) 苯溴马隆(benzbromarone)：具有较强的利尿酸作用。用法及用量：50mg，每日 1～2 次。偶有胃肠道反应，可用于伴发轻中度肾功能不全患者，但该药有肝毒性。

用上述药期间应服用碱性药物如碳酸氢钠使尿 pH 保持在 6.5 左右，以预防尿酸在肾脏组织形成结石(但碱性药物不可过量，以防钙质结石形成)，并应大量饮水，保持尿量。

(4) 抑制尿酸合成药：别嘌醇(allopurinol)为黄嘌呤氧化酶抑制剂，使次黄嘌呤和黄嘌呤不能转化为尿酸。用法及用量：100 mg，每日 1 次，逐渐加量至每日 2～3 次，最大剂量每天 600 mg。不良反应有过敏性皮炎，重者发生剥脱性皮炎，肝功能损害，急性肝细胞坏死，上消化道出血，骨髓抑制，粒细胞减少、血小板降低。肾功能不全者慎用。

事实上，尿酸排泄减少与尿酸产生过多同时存在的混合型并不少见，如血尿酸明显升高，痛风石形成或单用一类药物疗效不佳时，可采用两类药物联合治疗。降尿酸药物见效后改用维持量长期使用。应教育患者长期随诊，定期检测血尿酸及相关生化指标，以便及时调整用药，控制病情进展。切不可一次血尿酸化验正常即自行停药。

3. 伴发病的处理 目前倾向将原发性高尿酸血症划归在代谢综合征范围，后者是以胰岛素抵抗为基础的一组疾病，包括糖代谢异常、中心性肥胖、高血压、脂代谢紊乱、微量白蛋白尿等组分，这些均与心脑血管病的发生相关。所以应对以上各种代谢紊乱积极治疗。

案例 8-104-1

治疗方案：低嘌呤饮食并多饮水，局部制动和保暖，在做各种化验的同时，给予秋水仙碱0.5mg，每小时 1 次，4 小时后疼痛明显减轻，第二天完全缓解。

笔记栏

【预后】

目前尚不能根治，需维持治疗，有关节畸形者，生活质量受到一定影响，有肾功能损害者预后差。

推荐阅读

Becker MA, Schumacher HR, Wortmann RL, et al. 2005. Febuxostat compared with allopurinol in patients with hyperuricemia and gout. N Engl J Med, 353: 2450～2461

Terkeltaub RA. 2003. Gout. N Engl J Med, 349: 1647～1655

（李万根）

第105章 骨质疏松症

案例 8-105-1

患者女，65岁，因腰痛1天入院。

1天前无明显诱因出现腰痛，无下肢痛，无肉眼血尿。休息和按摩不能缓解。母亲72岁时发生过1次髋部骨折。

体格检查：P 67次/分，无突眼，眼睑无浮肿，口唇红润，甲状腺不大。输尿管行程无压痛，腰椎压痛明显。

问题：

1. 此患者首先考虑何诊断？
2. 为了明确诊断，需要做何检查？
3. 治疗方案如何？

骨质疏松症是骨强度下降和骨折危险性增高的代谢性骨病。骨强度包括骨密度（bone mineral density, BMD）和骨质量两个方面，后者主要由骨组织微结构、微损伤、骨矿化、骨转换水平、骨骼几何形状和骨材料特性等因素决定。骨质疏松症及骨质疏松性骨折是重要的公众健康问题。骨质疏松症可以分为原发性骨质疏松症和继发性骨质疏松症两大类，原发性骨质疏松症又分为绝经后骨质疏松症和老年性骨质疏松症。我国50岁以上的女性中，31.5%患有不同程度的骨质疏松症，但是得到及时诊断和治疗的比例很低。下面主要介绍原发性骨质疏松症。

【病因和发病机制】

骨组织不断进行着骨吸收和骨形成相耦联的动态骨转换过程。破骨细胞和成骨细胞分别负责骨吸收和骨形成。破骨细胞来自单核细胞-吞噬细胞系统。功能活跃的破骨细胞，有多个伪足，且很活跃。破骨细胞到达将被吸收的骨表面以后，紧贴于骨表面，分泌大量有机酸和初级溶酶体，大量水解酶进入细胞外分隔间，产生溶骨。成骨细胞起源于骨髓的多能干细胞，成熟的成骨细胞分泌骨钙素和碱性磷酸酶。成骨细胞的最主要功能是形成骨基质和调节破骨细胞的骨吸收作用，还具有合成分泌多种局部生长因子和细胞因子的能力，其本身又受多种因素的调节。成骨细胞被骨基质包埋后演变为骨细胞（osteocyte）。成骨细胞和破骨细胞间的信号传导主要依赖护骨素（osteoprotegerin, OPG）系统。OPG是由骨髓基质细胞和成骨细胞自分泌的一种糖蛋白，作用的靶分子就是骨髓基质细胞和成骨细胞自身细胞膜上的核因子κB受体激活因子的配体（receptor activator of nuclear factor-κB ligand, RANKL）。RANKL有跨膜型和分泌型两种，能和表达于破骨细胞膜上的受体核因子κB受体激活因子（receptor activator of nuclear factor-κB, RANK）结合，促使破骨细胞增殖和活化。RANK也是一种跨膜蛋白，位于破骨细胞膜上，是RANKL诱导破骨细胞分化和活化的唯一信号受体。RANK的主要功能是与RANKL结合，使破骨细胞内的NF-κB活化并且向核内转移，通过NF-κB的作用使破骨细胞活化，增加抗酒石酸酸性磷酸酶等溶骨酶的合成，使骨组织溶解和吸收。

目前认为骨质疏松症的发病与下列因素有关：

（一）遗传因素

主要影响峰值骨密度。遗传因素可以决定70%以上的峰值骨密度。已知与骨质疏松症有关的基因有：

1. 受体基因 如维生素D受体、雌激素受体、降钙素受体和钙敏感受体的基因等。

2. 激素和细胞因子基因 如甲状旁腺激素（PTH）、IL-6和IL-1的基因等。

3. 其他基因 如载脂蛋白E基因。

（二）绝经

绝经后骨质疏松症的发生机制仍不十分清楚，但是雌、孕激素的减少是关键因素。成骨细胞有雌、孕激素的受体，破骨细胞及其前体细胞有雌激素受体，雌、孕激素与受体结合后影响成骨细胞和破骨细胞功能。绝经通过影响各种骨细胞的凋亡而致成骨细胞寿命缩短和破骨细胞寿命延长。同时，雌激素抑制甲状旁腺素对骨的吸收作用，绝经后甲状旁腺素对骨的吸收的敏感性增加；雌激素刺激甲状腺C细胞分泌降钙素，绝经后降钙素的分泌和储备功能下降。

（三）衰老

女性的雌激素、男性的睾酮对维持骨量有重要作用，随着年龄增长，特别是女性绝经以后，

笔记栏

上述激素分泌减少。另外,衰老引起活动减少,日照减少,维生素D来源不足,钙摄入下降,继发甲状旁腺激素分泌增多,动员骨钙入血以保证血钙水平,骨吸收增加,但形成减少。肌力对男性骨量的维持有重要作用,老年男性肌力下降,可以引起骨量减少。

(四) 钙的摄入量

生长期钙的摄入不足影响峰值骨量,如果绝经后或者老年时钙的摄入低则更容易患骨质疏松症。国人的钙的摄入量每天约400mg,而中国营养学会推荐的每天钙的摄入量为800mg,所以骨质疏松症的危险性很高。

此外,长期吸烟、酗酒、大量饮用含咖啡因的饮料等不良生活习惯以及低体重都是骨质疏松症的危险因素。

【临床表现】

骨质疏松症较轻时无明显症状,常常在因为其他原因行X线检查时被发现。有时可以表现为疲乏和腰腿酸软等不适,严重时出现腰背部疼痛,提示有非外伤性骨折,常于上楼梯、下蹲和体位突然改变时发生。椎体的压缩性骨折引起身高缩短或者胸廓畸形。髋部骨折是骨质疏松最严重的并发症,骨折后第1年死亡率女性达20%,男性达30%,存活者中50%致残。

案例 8-105-1

1天前无明显诱因出现腰痛。休息和按摩不能缓解。母亲72岁时发生过1次髋部骨折。

体格检查:腰椎压痛明显。

【实验室和辅助检查】

(一) 骨形成指标

1. 血碱性磷酸酶和骨特异碱性磷酸酶 由成骨细胞分泌。在骨形成中,碱性磷酸酶可增加局部无机磷酸盐浓度,充当钙结合蛋白。

2. 血骨钙素 由成熟成骨细胞合成,是骨中最丰富的非胶原蛋白。是成骨活性的灵敏和特异性指标。

3. 血Ⅰ型前胶原羧基端前肽 在骨组织中与Ⅰ型胶原1∶1存在,所以能很好反映Ⅰ型胶原的合成速率,反映骨形成的量和速度。

(二) 骨吸收指标

1. 尿胶原吡啶啉、尿胶原脱氧吡啶啉 主要来源于骨吸收,是Ⅰ型胶原的分解产物,特异性较高。

2. 抗酒石酸酸性磷酸酶 可以作为破骨细胞活性和骨吸收的准确指数。

3. 尿Ⅰ型胶原N末端肽、C末端肽 是Ⅰ型胶原的降解产物,能敏感反映骨吸收,预测骨量丢失。

4. 尿羟脯氨酸、尿钙 因为影响因素多、缺乏特异性已很少应用。

(三) BMD的检查

1. 双能X线吸收测量(dual-energy X-ray absorptiometry ,DXA) 是目前性能最好、应用最广的装置,所以也是目前测量BMD的标准方法。DXA扫描范围广,速度快,可以测定任何部位,通常测量腰椎和股骨近端。

2. X线片 一般以腰椎出现骨皮质变薄、透过度增强和骨小梁减少时诊断为骨质疏松症。但是出现上述表现时骨丢失量已达20%～30%,所以难以用于早期诊断。

3. 其他 定量骨计算机断层扫描可以测定体积骨密度和分析骨小梁的结构,其结果与椎体骨折的发生率更相关,但是价格昂贵、射线暴露量大和重复性稍差,所以未常规开展。定量骨超声测得的超声速度和超声衰减与骨强度密切相关,但是只能测跟骨、指骨和胫骨,不能测腰椎和髋部等骨质疏松好发症部位。

【诊断和鉴别诊断】

目前我国尚无公认的国人的诊断标准,一般采用WHO推荐的女性的诊断标准,男性的诊断标准未定,可以参考女性的标准。诊断的指标主要是BMD及其T评分,后者指BMD的测定结果低于或者高于健康的同种族和同性别年轻人BMD平均值的标准差的个数。

正常:BMD的T评分高于－1;

骨量减少症(osteopenia):BMD的T评分在－1～－2.5之间;

骨质疏松症:BMD的T评分低于－2.5;

严重骨质疏松症:骨质疏松症伴一处或者多处骨折。

需要与原发性骨质疏松症鉴别的主要是继发性骨质疏松症(表8-105-1)。

笔 记 栏

表 8-105-1 原发性骨质疏松症与常见继发性骨质疏松症的鉴别

	原发性骨质疏松症	原发性甲旁亢	肾性骨病	骨软化	类固醇性骨质疏松症
病因	基因易感性 绝经/衰老	PTH 瘤	肾功能减退 肾小管酸中毒	VitD 缺乏	长期应用类 固醇激素
骨变化	BMD↓	BMD↓ 纤维囊性骨炎	BMD↓	BMD↓ 骨畸形	BMD↓ 股骨头坏死
血钙	→	↑	↓→	↓→	→
血磷	→	↓	↑↑	↓→	→
尿钙	↑→	↑	↑→	↓	↑
尿磷	→	↑↑	↓	→↓	→
PTH	→↑	↑↑	↑↑	↑↑	↓
骨钙素	↑→	↑	↑	→	→↑
尿吡啶酚	↑	↑	↑	→↑	↑
1,25-$(OH)_2D_3$	→↓	↑	↓	↓↓	↓

注：→正常，↑升高，↓降低

案例 8-105-1

DEXA 法测定 BMD 的结果为腰椎 2～4 T 值为－2.8，X 线片无腰椎骨折。促甲状腺素、甲状旁腺激素和肌苷均正常。

诊断：绝经后骨质疏松症。

【治疗】

预防重于治疗，因为骨小梁一旦断裂，目前尚无方法能够修复。对于骨质疏松症的防治，需要建立理想的骨峰值，尽早去除危险因素，及时给予有效的防治药物。骨质疏松症的治疗原则是缓解骨痛，改善功能，提高骨量，预防骨折。对于高转换型骨质疏松症(表现为骨吸收和骨形成指标升高)应该及早开始治疗。治疗骨质疏松症的药物有：

(一) 钙剂

是所有确诊骨质疏松症者的辅助治疗，增加钙摄入量可以减轻与年龄增长相关的甲状旁腺功能亢进症，并且可以增加新生骨的矿化过程。国人普通饮食中钙的含量大约只有营养学家推荐量的一半，所以随着年龄增加及女性绝经，最好另外补充钙剂，每日补充元素钙 400～800mg。钙的吸收主要在肠道，故钙剂补充以口服效佳。

(二) 维生素 D

可以促进小肠对钙的吸收，刺激成骨细胞活性，促进骨形成和骨矿化；还可以增强肌肉力量并减少跌倒的风险，从而降低骨折的发生率。常用制剂有阿法骨化醇，0.5～1μg/d，或者骨化三醇 0.25～1μg/d，治疗期间定期检测血钙。

(三) 二膦酸盐

对破骨细胞发挥细胞毒作用，诱导成骨细胞分泌抑制因子，阻断破骨细胞启动的破骨过程，抑制骨吸收。此类药是目前应用最广泛的抗骨质吸收药物，常被视为治疗绝经后骨质疏松症的一线药物。二膦酸盐类药物口服生物利用度仅 1%，故强调空腹单独服用，用药后 1 小时再进食，且服药后患者应保持半小时以上的坐或立位，这是因为二膦酸盐对食管有较强的刺激作用，对那些已有食管炎或消化性溃疡的患者应避免选用二膦酸盐。常用的二膦酸盐有：

1. 阿伦膦酸钠(alendronate) 35～70mg/w 或 5～10mg/d。与每天服药相比，每周一次服用可以降低发生食管炎的风险。

2. 利塞膦酸钠(risedronate) 35～70mg/w 或 5mg/d。

3. 依替膦酸二钠(etidronate) 0.2，每日 2 次，连用 15 天，然后服用钙剂 0.5，每日 1 次，连用 75 天。周期性服药重复上述治疗。

4. 帕米膦酸钠(pamidronate) 每次 30～60 mg 溶于 5%葡萄糖溶液 500 ml，4 小时静脉点滴，总量为 120～240 mg，可控制病情 1 年左右，用于对口服二膦酸盐不能耐受者。但是静脉用可以与钙形成螯合物沉积，故血栓栓塞性疾病、肾功能不全禁用。

(四) 选择性雌激素受体调节剂(selective estrogen receptor modulator，SERM)

通过与靶器官上的受体结合而选择性的激动或拮抗雌激素的作用，抑制骨吸收，但无雌激素的致癌作用。目前可用的是雷洛昔芬(raloxifene),60mg,每日1次,可以增加椎骨BMD,减少椎骨骨折的危险,但是对非椎骨骨折的危险没有作用。可能出现血栓、潮热和小腿痛性痉挛等不良反应。

(五)降钙素

作用机制是与破骨细胞上的受体结合后抑制破骨细胞活性。止痛效果好,可能出现恶心、呕吐和头晕等不良反应。常用制剂有:鲑鱼降钙素(calcitonin salmon),50～100U,皮下或肌内注射,每日或者隔日1次,6个月以上;鲑鱼降钙素鼻喷剂,100～200U,每日1次。治疗过程中补充钙剂。

(六)甲状旁腺激素(1～34)

增加成骨细胞活性,抑制凋亡,而且刺激IGF-1和胶原的产生。目前可用的是teriparatide,每日20μg,皮下注射,不良反应为高钙血症、恶心和肌肉痉挛。用于治疗严重的骨质疏松症。

(七)雌激素

曾经被认为是绝经后骨质疏松症的基本疗法,称为激素替代疗法。雌激素通过阻断破骨细胞的细胞因子信号传导而延缓骨质吸收,增加BMD。常用制剂有结合雌激素、雌二醇和尼尔雌醇。结合雌激素0.625mg/d;雌二醇贴皮剂50 μg/d;尼尔雌醇是国产的长效制剂,1～2mg/次,每2周一次。上述药物应用时可以配合安宫黄体酮,每6个月B超测子宫内膜厚度。雌激素的致癌作用一直是引人关注的问题,但只要选择好适应证,仍然可以应用,特别是伴有更年期症状时。禁忌证:乳腺小叶增生、子宫肌瘤和血栓倾向等。因为现在已有多种其他药物来治疗骨质疏松症,所以激素替代疗法的应用渐少。

案例8-105-1

治疗方案:

多晒太阳,多食含钙丰富食物如牛奶和虾皮,多活动。元素钙600mg/d,阿伦膦酸钠70mg/w。

【预防】

骨质疏松症的预防应该贯穿终生。主要是日晒、运动和充足的钙摄入,这些措施在青少年时期可以保证获得高的峰值骨量,在绝经后和老年期可以减少骨的丢失。

推荐阅读

Rosen CJ.2005.Postmenopausal osteoporosis. N Engl J Med,353:595～603

Raisz LG.2005.Screening for osteoporosis. N Engl J Med,353:164～171

Writing Group for the Womens Health Initiative Investigators.Risks and benefits of estrogen plus progestin in healthy postmenopausal women: Principal results from the Women's Health Initiative randomized controlled trial. JAMA. 2002,288:321～333

(李万根)

第九篇
结缔组织病和风湿性疾病

第106章 总 论

【概述】

风湿性疾病(rheumatic diseases 简称风湿病)是泛指影响骨、关节及其周围软组织,如肌肉、滑囊、肌腱、筋膜、神经等一组以内科治疗为主的疾病。风湿"Rheuma"原文是流动的意思,最早见于公元前400年《希波克拉底全集》(Hippocratic corpus)中《人体解剖》一书,当时认为风湿病是由一种冷湿的液体,自脑部流至关节腔或其他部位而引起的疼痛性疾病,这是最原始的在病因学上的液体论。随后根据病理、病因等,风湿病曾有过胶原病、结缔组织病、自身免疫性疾病等不同的命名。随着基础医学的不断发展,风湿病的研究不断的深入,风湿病学已成为一门新兴的学科,风湿病的范畴已超越过去的胶原病、结缔组织病、自身免疫性疾病等,目前认为不论其发病原因是免疫性的、感染性的、内分泌性的、退化性的、遗传性的、肿瘤性的等,风湿病可以是全身性或系统性,也可以是局限性的;可以是器质性的,也可以是精神性的或功能性的疾病。国外资料显示,在发达国家的日常医疗实践中,以风湿性疾患就诊的患者约占总门诊量的10%。

【风湿性疾病的分类及临床特点】

(一) 风湿病的分类

风湿性疾病目前尚无世界性统一分类。美国风湿病学学会于1993年从疾病的病因、组织学、病理学、生物化学、遗传学、免疫学以及临床学等不同角度进行归纳分类,分为10大类,包括了100多种疾病,简要介绍如下。

1. 弥漫性结缔组织病 包括类风湿关节炎、幼年类风湿关节炎、系统性红斑狼疮、多发性肌炎/皮肌炎、坏死性血管炎及其他血管炎、舍格仑综合征、重叠综合征及其他。

2. 与脊柱相关的关节炎 包括强直性脊柱炎、牛皮癣关节炎、赖特综合征、慢性炎症性肠病相关的关节炎等。

3. 退行性关节病 包括骨关节炎等。

4. 与感染因素有关的关节炎 包括细菌、病毒、真菌、寄生虫等直接感染引起的关节炎,由感染间接引起的反应性关节炎等。

5. 代谢及内分泌所致 包括痛风性关节炎、假性痛风、淀粉样变等。

6. 与肿瘤相关的风湿性疾病 包括滑膜肉瘤、多发性骨髓瘤等。

7.神经性疾病所致 包括神经病变性关节炎、腕管综合征、椎管狭窄等。

8.伴有关节表现的骨骼、骨膜及软骨疾病 包括骨质疏松、缺血性骨坏死等。

9.非关节性风湿病 包括软组织风湿症、肌腱炎、筋膜炎等。

10.其他 包括复发性关节炎、结节病、肉瘤样病等。

(二) 风湿病的临床特点

如上分类,风湿病达百余种,临床特点不可能是划一的。弥漫性结缔组织病是风湿性疾病的一大类,下面主要介绍它的一些临床特点。

(1) 属自身免疫性疾病:自身免疫性是弥漫性结缔组织病的发病基础。促发自身免疫性的病因不完全清楚,在各个结缔组织病的发病可能不完全相同,大致有遗传基础和环境因素中的病原体、药物、理化等多种因素。其发病机制可能与淋巴细胞活化有关,淋巴细胞通过胸腺选择后而进入周围淋巴器官(淋巴结、脾),T细胞的活

笔 记 栏

化不仅依赖其受体(TCR)能识别抗原递呈细胞所递呈的自身抗原和主要组织相容性复合体分子的复合物,同时必须有辅助因子的存在,活化后的T淋巴细胞可以分泌大量的致炎症性细胞因子造成组织的破坏,同时又激活B淋巴细胞产生大量的抗体,因而本病患者在实验室检查有大量自身抗体出现。

(2) 以血管和结缔组织慢性炎症的病理改变为基础。

(3) 病变累及多个系统、包括肌肉、骨骼系统。

(4) 同一疾病,在不同患者的临床和预后差异甚大。

(5) 对糖皮质激素的治疗有一定的反应。

(6) 其慢性病程和晚期累及多个器官损害造成医疗中许多难点,只有早期诊断,并进行合理治疗才能使患者得到良好的预后。

【病理】

风湿病的病理改变有炎症性反应及非炎症性反应病变,在不同的疾病其病变出现在不同的靶组织(受损最突出的部位),如表9-106-1所示,由此而构成其特异的临床症状。炎症性反应除痛风性关节炎是因尿酸盐结晶所导致外,其余的大部分因免疫反应引起,后者表现为局部组织出现大量的淋巴细胞、巨噬细胞、浆细胞浸润和聚集。血管病变是风湿病的另一常见共同的病理改变,亦以和血管壁炎症为主,造成血管壁的增厚、管腔狭窄使局部组织器官缺血,弥漫性结缔组织病的广泛组织损害和临床表现与此有关。

表9-106-1 风湿性疾病的病理特点

疾病	靶器官病变	
	炎症性	非炎症性
骨关节炎	关节软骨变性	
系统性硬化病	皮下纤维组织增生	
类风湿关节炎	滑膜炎	
强直性脊柱炎	附着点炎	
舍格仑综合征	涎腺炎、泪腺炎	
皮肌炎/多发性肌炎	肌炎	
系统性红斑狼疮	小血管炎	
血管炎病	不同的大小的动、静脉炎	
痛风	关节腔炎	

【病史采集】

风湿病是一个涉及多个学科、多个系统的疾病,其正确的诊断有赖于正确的病史采集和全身包括关节和脊柱的体格检查。因为风湿病可以分为以关节损害为主的关节病,包括类风湿关节炎、骨关节炎等,另一类是不限于关节的多脏器损害的系统性疾病,包括系统性红斑狼疮、血管炎等。详细询问关节病起病方式、受累部位、数目、疼痛的性质与程度、功能状况及其演变,同时了解关节以外的系统受累情况也是必不可少的病史内容。常见的临床症状有:

1. 疼痛 关节、软组织疼痛是风湿性疾患最常见的症状之一。疼痛发作的时间、性质、部位、伴随症状和缓解方式常能提供诊断线索。炎性疼痛往往在下午或晚间加重,而机械性损伤的疼痛往往是特殊动作相关的;夜间发作的第一跖趾关节剧烈的锥刺样、烧灼感的疼痛是痛风的特点;神经卡压的疼痛性质带有放射感,而血管性疼痛则可呈搏动性。疼痛可以分为局限性或全身性。全身性疼痛可见于风湿性多肌痛、纤维肌痛综合征等。疼痛的定位常需体检来进一步判定。

2. 僵硬和肿胀 僵硬是指经过一段静止或休息后(如清晨),患者试图再活动某一关节时感到不适,而且想要达到平时的关节活动范围和程度非常困难,常与关节的疼痛、肿胀相伴。骨关节炎表现为起始运动时出现的、为时短暂的僵硬,而类风湿关节炎则是持续性的僵硬(晨僵时间常超过1个小时);风湿性多肌痛可表现为严重的晨僵。关节肿胀往往意味着关节或关节周围组织的炎症,患者的自觉症状常在体征出现之前发生,因此结合疼痛、僵硬症状,将有助于早期诊断。

3. 疲乏、乏力和运动困难 疲乏是风湿性疾患最常见、也是最容易被忽视的症状。尽管疲乏可以是功能性的,可以见于非炎性风湿症,如纤维肌痛综合征;但在系统性红斑狼疮、类风湿关节炎等疾患,疲乏可以成为敏感的病情活动指标。患者常将疲乏主诉为"乏力",真正的乏力常常提示肌炎(肌病)或神经病变,其局部或全身、对称与否、近端或远端的分布有助于鉴别诊断。乏力、运动困难可伴随于疼痛、僵硬等症状出现。

4. 系统症状 风湿性疾病常有多系统受累,常见发热、体重下降、食欲减退等全身表现。

了解患者的年龄和性别对疾病的诊断有一定帮助,如强直性脊柱炎、Reiter综合征多见于青年男性,系统性红斑狼疮多见于育龄妇女,痛风多见于中年男性,骨关节炎多见于中老年者。

5. 病情经过往往体现了病理过程 退行性病变呈现缓慢、隐袭的发病经过;创伤则与相关事件有明确的联系;痛风等晶体性关节炎,多起病急骤(24小时内达到高峰),但有自限性,多于

笔记栏

1周左右缓解；反应性关节炎常在感染后数周内相继出现皮肤黏膜损害和关节炎；自身免疫性风湿病则多呈静止、活动交替，自发缓解、反复加重的慢性经过。

6. 治疗情况 如对抗生素、非甾体类抗炎药、激素等药物的反应，则可能为诊断和治疗方案的确定提供重要的依据。

既往史中不明原因的血细胞减少、浆膜炎、癫痫发作史，可能进一步提示系统性红斑狼疮的可能；饮酒史可以是痛风发作的重要因素，吸烟史与类风湿关节炎合并间质性肺炎关系密切，有冶游史需除外淋菌性关节炎、反应性关节炎；反复的自然流产史提示有抗磷脂抗体综合征可能；强直性脊柱炎、痛风、类风湿关节炎常有阳性家族史等。

【体格检查】

关节检查：检查要点在于受累关节有无红、肿、疼痛，有无关节畸形和功能障碍。关节肿胀的程度常以骨性标志为界，以判定其轻重。滑膜关节（如指关节）的滑膜炎呈梭形肿胀，常见于类风湿关节炎；而关节及其周围组织的弥漫性肿胀，伴有发红、发亮，称之为腊肠指/趾，见于晶体性关节炎等。关节丧失其正常的外形和活动范围受到限制，如手的掌指关节尺侧偏斜，关节半脱位，“天鹅颈”、“纽扣花”样畸形等，与软骨、骨质破坏和肌腱受累有关，在类风湿关节炎常见。手关节的检查，可以通过主动的握拳动作及双手合掌动作的完成情况来检查。正常腕关节被动的背伸和掌屈角度均分别为60～90度。肘关节的伸直和屈曲的活动范围为0～145度。肩关节可以通过两臂上举，两手置于枕后，双手背后三个简单动作来检测其上举、外展、后伸、内旋、内收等功能。颞颌关节可以通过张口动作有无受限检查，但硬皮病可仅因面部、口周皮肤绷紧而张口受限。脊柱强直的检查有立位的枕墙距、指地距，第四肋水平的胸廓最大活动度，脊柱前屈的Schober试验等。骶髂关节区的压痛，挤压两侧髂前上棘引发疼痛，“4”字腿试验阳性等，对诊断骶髂关节炎有一定意义；“4”字腿试验在髋关节病变时也为阳性。膝关节平卧位应能完全伸直，伸直至屈曲的活动范围0～135度，浮髌试验阳性说明关节积液，骨擦音的引出提示骨关节炎的可能。踝关节正常活动范围为背屈15度，跖屈55度。关节检查时应避免动作粗暴。

关节外其他系统检查：体格检查是对病史提供的信息的确证、补充和逻辑延伸，应做到全面而重点突出。患者的发育、营养状况，有无库欣征、贫血貌，步态等实际上常在问诊前即提供了初步的印象。而颊部蝶形皮疹与系统性红斑狼疮，眶周淡紫红色的水肿性红斑（“向阳性皮疹”）和Gottron征与皮肌炎，指端、颜面皮肤的绷紧变硬与硬皮病，银屑病皮疹与银屑病性关节炎，以及过敏性紫癜常见于双下肢的可触性紫癜，类风湿关节炎的类风湿结节，痛风常见于耳廓的痛风石，舍格仑综合征的“猖獗龋”（牙齿龋坏严重，成片脱落，残根发黑）等，对诊断的建立均极有帮助。而尤其对弥漫性结缔组织病而言，各系统的受累情况，重要脏器功能，以及严重合并症的有无，则直接关系到治疗方案和预后。

现将常见关节炎的关节特点和常见弥漫性结缔组织病的特异性临床表现分别列于表9-106-2和表9-106-3。

表 9-106-2 常见关节炎的关节特点

	RA	AS	OA	痛风	SLE
起病	缓	缓	缓	急骤	不定
首发	PIP MCP	腕、膝、髋、踝	膝、腰、DIP	大拇趾	手关节或其他部位
痛性质	持续性，休息后加重	休息后加重	活动后加重	痛剧烈，夜间重	不定
肿性质	软组织为主	软组织为主	骨性肥大	红、肿、热	少见
畸形	常见，明显影响功能	部分	小部分	少见	偶见
演变	对称性多关节炎	不对称下肢大关节炎，少关节炎	负重关节症状明显	反复发作	反复发作
脊柱炎和(或)骶髂关节病变	偶有	必有，功能受限	腰椎增生，唇样变	无	无

RA：类风湿关节炎；AS：强直性关节炎；OA：骨关节炎；SLE：系统性红斑狼疮；
PIP：近端指间关节；MCP：掌指关节；DIP：远端指间关节。

表 9-106-3　常见弥漫性结缔组织的特异性临床表现

病名	特异性表现
SLE	颊部蝶形红斑，蛋白尿，溶血性贫血，血小板减少，多浆膜炎
pSS	口、眼干、腮腺肿大、猖獗龋齿，肾小管性酸中毒，高球蛋白血症
皮肌炎	上眼睑红肿，Gottron 疹，颈部呈 V 形充血，肌无力
系统性硬化病	雷诺现象，指端缺血性溃疡，硬指，皮肤肿硬失去弹性
Wegener 肉芽肿	鞍鼻，肺迁移性浸润影或空洞
大动脉炎	无脉
白塞病	口腔溃疡、外阴溃疡、针刺反应

SLE：系统性红斑狼疮；pSS：原发性舍格仑综合征

【实验室检查】

风湿病实验室检查包括三大常规、血沉、C 反应蛋白（CRP）、蛋白电泳、免疫球蛋白、补体等常规项目。特殊检查包括：

（一）自身抗体

在风湿性疾病的范围内应用于临床的自身抗体主要有：抗核抗体谱、类风湿因子、抗中性粒细胞胞浆抗体、抗磷脂抗体、抗角质蛋白抗体等，对弥漫性结缔组织病的诊断有重要的意义。

1. 抗核抗体谱　抗核抗体是一总称，它代表了对细胞核内三大类抗原物质，即 DNA、组蛋白及非组蛋白起反应的各种自身抗体（表 9-106-4）。因此免疫荧光抗核抗体测定只是一种筛选试验，它不能具体反映哪一种核抗原的抗体存在，只有同时做各种核抗原的抗体检测，才能对临床诊断做出更有价值的判断。

表 9-106-4　抗核抗体谱的临床意义

抗体	相关性
抗 dsDNA 抗体	SLE(50%)特异性高
抗 ssDNA 抗体	SLE(70%)、其他风湿病或非风湿病，非特异性
抗组蛋白抗体	药物诱发狼疮（95%～100%）、SLE(70%)、RA(30%)、正常人(1%～2%)
抗 Sm	SLE(20%～30%) 标记性抗体
抗 u1RNP	MCTD(100%) SLE (30%)
抗 SSA/Ro	SS(70%) SLE(30%)
抗 SSB/La	SS(50%～60%) SLE(15%)
抗 Scl-70	SSc(15%20%) 标记性抗体
抗 Ku	SLE(70%) PM+SSc 重叠(55%)
抗着丝点抗体	SSc 中局限型(80%)标记性抗体
抗 PCNA	SLE(3%)
抗 RibP	SLE(10%)
抗 Jo1	PM/DM(20%)标记性抗体

SLE：系统性红斑狼疮；RA：类风湿关节炎；MCTD：混合性结缔组织；SS：舍格仑综合征；SSc：系统性硬化病；PM/DM：多发性肌炎/皮肌炎。

2. 类风湿因子（rheumatoid factor，RF）　类风湿因子是一种抗“改变了的”自身 IgG 的抗体。是针对 IgG Fc 段上抗原决定簇的抗体，因此也是一种自身抗体。RF 无特异性，但在类风湿关节炎患者中阳性率可达 70%左右，RF 阳性还可见 SLE，舍格仑综合征，混合性结缔组织病、系统性硬化症等自身免疫性结缔组织病和其他疾病，如某些病毒、细菌、寄生虫感染等，尤其在未控制的感染性心内膜炎患者中（见表 9-106-5）。正常人阳性率可达到 3%～5 %。RF 可分为 IgM 型和 IgG 型、IgA 型。目前临床检测常用的乳胶凝集试验是检测 IgM 型 RF。

表 9-106-5　可以出现 RF 阳性的疾病

慢性细菌感染	寄生虫病
亚急性细菌性心内膜炎	其他慢性炎症性疾病
麻风*	结节病
结核	牙周疾病
梅毒	肺间质性病变*
莱姆病	肝脏疾病*
病毒感染	冷球蛋白血症
风疹	高球蛋白性紫癜
巨细胞病毒	
传染性单核细胞增多症*	

*还可以出现 ANA 阳性

3. 抗中性粒细胞胞质抗体（antineutrophil cytoplasmic antibody，ANCA）　以正常人中性粒细胞为底物检测到的自身抗体，按所见荧光的图形，分为 c-ANCA（胞质型）和 p-ANCA（核质型）。本抗体对血管炎的诊断极有帮助，尤其是 c-ANCA 对于 Wegener 肉芽肿具有较高的特异性（98%）；p-ANCA 疾病特异性较差。ANCA 相关疾患见表 9-106-6。

表 9-106-6　ANCA 相关性疾病

ANCA 型	胞质内抗原	疾病
C-ANCA	蛋白酶 3（丝氨酸蛋白酶	Wegener 肉芽肿

笔记栏

续表

ANCA型	胞质内抗原	疾病
p-ANCA	髓过氧化酶(+)	特发性新月体肾炎
		Churg-Strauss综合征
		显微镜下多血管炎
	髓过氧化酶(-)	Crohn病
		溃疡性结肠炎
		慢性活动性肝炎
		原发性硬化性胆管炎
		原发性胆汁性肝硬化

4. 抗磷脂抗体 临床上常用的有抗心磷脂抗体(antiphospholipid antibody)和狼疮抗凝物两种测定方法。抗磷脂抗体综合征(antiphospholipid antibody syndrome)是指存在抗心磷脂抗体二次阳性(间隔8周)和(或)有狼疮抗凝物者,伴有动脉或静脉血栓栓塞,或习惯性流产者,可有血小板减少。本综合征可分为原发性和继发性,后者出现在系统性红斑狼疮等多种自身免疫病中。

5. 抗角质蛋白抗体谱 是一组不同于RF而对类风湿关节炎有较高特异性的自身抗体。抗核周因子(APF)、抗角质蛋白抗体的靶抗原为细胞骨架的基质蛋白,即聚角蛋白微丝蛋白,其抗体AFA与APF、AKA均可出现在类风湿关节炎的早期。环瓜氨酸多肽(CCP)段是聚角质蛋白微丝蛋白的主要抗原,以人工合成的CCP所测到的抗CCP抗体在类风湿关节炎较AFA有更好的特异性与敏感性。

(二) HLA-B27

人类白细胞抗原Ⅰ类分子B27(HLA-B27)与有中轴关节受累的脊柱关节病存在密切的关联。在强直性脊柱炎患者中,HLA-B27阳性率高达90%以上;但目前该病的诊断标准中,未包括HLA-B27。HLA-B27亦见于反应性关节炎、Reiter综合征等其他疾患,正常人群中也有10%的阳性率。

(三) 滑液检查

在一定程度上反映了关节滑膜炎症(表9-106-7)。滑液的白细胞计数有助于区分炎性、非炎性关节病变和化脓性关节炎。当白细胞超过8×10^9/L,且中性粒细胞占50%以上时,提示炎性关节炎;在此标准以下非炎性病变可能性大;白细胞$(50\sim100)\times10^9$/L以上提示化脓性关节炎。上述标准必须结合临床,如细胞计数大于100×10^9/L,亦可见于:Reiter综合征、痛风、RA假性化脓性关节炎。滑液应及时送检,以免晶体(CPPD)溶解和细胞自溶,在滑液中找到尿酸盐结晶或细菌培养阳性分别有助于痛风、化脓性关节炎的确诊。关节穿刺的禁忌证为局部皮肤感染、出血性疾病及患者不合作。

表9-106-7 关节滑液的分析

疾病	白细胞计数$\times10^9$/L	分类	偏振光显微镜下
骨关节炎	<1~2	单核细胞/淋巴细胞	—
创伤性关节炎	<1~2	单核细胞/淋巴细胞	—
类风湿关节炎	5~50	中性粒细胞	—
痛风	5~75	中性粒细胞	—
假性痛风	5~75	中性粒细胞	—
化脓性关节炎	50~100以上	中性粒细胞	—

【辅助检查】

(一) 影像学

X线平片检查是最常用的影像学诊断方法,有助于关节病变的诊断和鉴别诊断,亦能随访了解关节病变的演变。早期可仅有软组织肿胀,近关节骨质疏松;典型的病变可见骨、软骨、软组织钙化,关节间隙狭窄,关节侵蚀,新骨形成(硬化、骨赘),软骨下囊肿,纤维性、骨性关节强直等。其他的影像学检查尚有关节电子计算机体层显像(CT),在骶髂关节炎的诊断和分级中应用最为广泛;磁共振显像(MRI)对肌肉、韧带、肌腱、滑膜、软骨、骨的成像有其特点,对软组织损伤(半月板损伤、旋袖撕裂)、缺血性骨坏死、骨髓炎、脊柱病变,以及早期微小的骨侵蚀是灵敏可靠的方法。放射性核素骨扫描通常可提供炎性关节炎、骨肿瘤的信息,但特异性较差。血管造影在结节性多动脉炎、大动脉炎可以明确诊断和病变范围。但它属创伤性检查,故在临床应用有一定的限制性。

(二) 病理学检查

活组织检查所见的病理改变如狼疮带试验对系统性红斑狼疮、肾组织活检对于狼疮性肾炎的病理分型、肌活检对于多发性肌炎/皮肌炎、唇腺炎对舍格仑综合征、关节滑膜病变对不同病因所致的关节炎都有着重要的意义。病理结果必须结合临床才能作出判断。如临床考虑巨细胞(颞)动脉炎,该病变多呈节段性、跳跃性分布,病理可能呈阴性结果,因而不宜轻易排除诊断;解决办法是取材足够、连续切片,积极治疗、必要时

笔记栏

重复活检(病变在激素治疗两周或更长时间仍可检出)。再如肾活检呈节段性坏死性肾小球肾炎伴细胞新月体形成,可见于Wegener肉芽肿、显微镜下多血管炎、SLE、Goodpasture综合征、特发性急进性肾小球肾炎、亚急性细菌性心内膜炎等。需要结合临床、有关特异性自身抗体(ANCA,抗基膜抗体,抗核抗体谱)、免疫荧光等资料进行鉴别。

(三)关节镜

是通过直视来观察关节腔表层结构的变化。目前多应用于膝关节。本检查对关节病的诊治和研究均有一定的作用。在某些情况下,直视下可以鉴别关节病的性质。其治疗有滑液引流(化脓性关节炎),关节腔灌洗清除破坏的软骨碎片、残物(骨关节炎),滑膜的剔除(类风湿关节炎)等。进行本项检查时一定要注意无菌操作,避免发生感染。

【诊断】

风湿性疾病的临床表现纷繁复杂,首先应建立对该类疾病的模式辨识(disease pattern recognition)概念,并在诊查过程中遵循关节表现和关节外表现两条主线。关节受累的模式辨识主要回答三个问题:①有无炎症表现?②多少关节受累?③有什么特殊关节受累?炎性关节病变的特点包括:关节红、热、肿胀,晨僵持续30分钟以上,血象、血沉、CRP和关节滑液分析等辅助检查有助于进一步判断。关节受累的多少可分为单关节、寡关节(2~4个关节)、多关节(≥5个关节),在此基础上再可分为对称、不对称,有无中轴关节受累,急性、慢性等不同类型及其组合。其中急性单关节炎应考虑感染性关节炎、晶体性关节炎、创伤、复发性风湿症、反应性关节炎,亦可见于感染性心内膜炎。慢性单关节炎亦可见于结核、真菌感染、晶体介导的慢性关节炎、单关节类风湿关节炎、血清阴性脊柱关节病以及包括骨关节炎在内的非炎性关节病。慢性多关节炎/寡关节炎,如为对称性,则多为类风湿关节炎、系统性红斑狼疮、成人Still病等炎性关节炎;如为非对称性,多为血清阴性脊柱关节病,或晶体性关节炎。不同疾病选择性地累及不同关节。

总之,应充分认识到风湿性疾患的复杂多变,如临床上并不少见的未分化结缔组织病、未分化脊柱关节病、重叠综合征的情况即反映了这个问题的普遍性。只有提高临床思维能力,才能提高诊查水平和防治效果。概括风湿性疾病的临床思维中的几个"要点",一名优秀的医生应当在临床中将其发挥和拓展:①完整的病史和系统的查体是正确诊断的关键。②对于存在多系统损害、不能用其他原因解释的患者,应考虑系统性风湿病的可能;对于存在系统性风湿病的患者,对于发热、多系统损害的表现,则首先应排除感染。③急性单关节炎应力争进行滑液分析,以排除感染、晶体性关节炎;慢性单关节炎(>8周)则应考虑滑膜活检。④风湿病大多是侵犯多系统、多器官的疾病,而又往往缺乏单一能与其他疾病区分的独特特征,症状上因之相互重叠,化验检查亦然,故临床上常应用的风湿病分类标准(常被简称为诊断标准),多是采用一些临床表现,包含症状及化验检查的组合,因之敏感性和特异性不可能是100%。因之,虽然分类标准不能说全无临床意义,但不能决然认为符合该标准者即是该病,不符合该标准者即不是该病。医生的鉴别及判断应是占第一位。

【防治】

风湿性疾病多为慢性病,治疗目的是改善疾病预后,保持其关节、脏器的功能,解除有关症状,提高生活质量。治疗措施包括教育、物理治疗、矫形、锻炼、药物、手术等。

(一)药物治疗

治疗的原则是早期诊断和尽早合理、联合用药。常用的抗风湿病药物如下:

1. 非甾体类抗炎药(non-steroid anti-inflammatory drugs,NSAIDs) 因可抑制环氧化酶,从而抑制花生四烯酸转化为前列腺素,能较迅速的产生抗炎止痛作用,对解除疼痛有较好效果,但不能改变疾病的病程。临床上常用的有布洛芬、萘普生、双氯芬酸、吲哚美辛等。该类药物对胃肠道和肾脏有不良反应。选择性作用于环氧化酶-2(COX-2)的非甾体抗炎药,如塞来昔布对胃肠道不良反应明显减少,而疗效与传统的NSAIDs相当。

2. 缓解病情抗风湿药(disease modifying anti-rheumatic drugs,DMARDs) 此类药物多用于类风湿关节炎及血清阴性脊柱关节病。对病情有一定控制作用,能够改善并维持关节功能、减轻滑膜炎症,防止或明显降低关节结构破坏的进展。该类药物起效较慢,故又称慢作用药。常用的有氯喹或羟氯喹、柳氮磺胺吡啶、甲氨蝶呤、来氟米特、青霉胺、金制剂等。其中金制剂和青霉胺由于不良反应较多,临床应用已日趋减少。

3. 细胞毒药物 此类药物通过不同途径产生免疫抑制作用,主要用于系统性红斑狼疮、血管炎等弥漫性结缔组织病的治疗,对改善这些疾

笔记栏

病的预后有很大的作用。常用的有环磷酰胺、甲氨蝶呤、硫唑嘌呤、霉酚酸酯、环孢素等。该类药物的不良反应较多且较严重,如骨髓抑制、性腺损害、胎儿致畸和肝肾毒性等。

4. 糖皮质激素 具有强有力的抗炎作用,明显地改善了系统性红斑狼疮等结缔组织病的预后,但不能根治这些疾病。其众多的不良反应随剂量加大及疗程延长而增加,主要为继发感染、向心性肥胖、糖尿病、动脉硬化、上消化道出血、缺血性骨坏死等。故在应用时要权衡其疗效和不良反应,并强调用药个体化。

5. 生物制剂 抗肿瘤坏死因子(TNF-α)的生物制剂:嵌合人-鼠的抗 TNF-α 的单克隆抗体(infliximab),可溶性 TNF-α 受体与免疫球蛋白 Fc 的融合蛋白(etanercept),在治疗类风湿关节炎等中已取得了令人瞩目的进展。生物靶向治疗在未来的风湿病治疗中可能将发挥更大的作用。

(二) 外科疗法

包括不同的矫形手术、滑膜切除、人工关节置换等。手术不能从根本上控制疾病的发展,但有助于改善晚期关节炎患者的关节功能和提高生活质量。

(三) 辅助性治疗

丙种球蛋白、血浆置换、血浆免疫吸附等,有一定的疗效。但不能脱离药物等治疗,可用于有一定指征的风湿病患者。

(四) 其他治疗

包括物理、康复、职业训练、心理等治疗,是本类疾病综合治疗的不可少的部分。

【进展与展望】

风湿病学(rheumatology)是内科各专业中最年轻的学科,但也是发展迅速的一门学科。目前风湿性疾病的研究热点和方向主要集中在发病机制的探索、新的诊疗手段的开发和生物靶向治疗。

自身免疫性风湿病的病因及发病机制方面:免疫学发病机制和寻找致病基因是自身免疫病的两大主要方向。以 SLE 为例,其自身免疫异常的表型具有高度多样性,包括免疫耐受缺损、淋巴细胞凋亡障碍、T/B 细胞功能调节障碍、NK 细胞功能缺损、补体缺陷、免疫复合物清除障碍、细胞因子分泌调节障碍等,几乎涉及整个免疫系统。

风湿性疾病具有以下遗传学特征:①低外显或不完全外显;②遗传异质性;③表型模拟;④多基因遗传;⑤非遗传因素。风湿病初期的遗传学研究主要集中于 MHC 区域,随着人类基因组计划的迅速发展及新的分析技术产生,加之结合基因扫描的结果,一些新的候选基因被认为与 SLE 相关。如补体 C1q、甘露糖结合蛋白(mannose binding protein,MBP)、FcrRⅡ、FcrRⅢ、IL-10、IL-6、核糖基转移酶、细胞毒性 T 细胞相关抗原 4(CTLA-4)、脱氧核糖核酸酶Ⅰ(DNaseI)和 bcl-2 等基因。此外,MHC 区域 HLA- B27-DR3 单体型已在白种人中被证实是 SLE 风险因子。总的来说,风湿病的发生是环境因素在一定遗传背景下作用的结果,但是风湿性疾病属于复杂的遗传性疾患,这虽然增加了研究的难度,但免疫相关分子的多态性依然是今后的研究热点。

风湿病新的诊断方法方面:原有的 ANA 和 ENA 抗体还不能满足临床的需要,新的诊断方法目前集中在新自身抗原的寻找和高通量的自身抗体的检测方法的建立。近来,蛋白组学迅猛发展,使高通量筛查自身抗原已经成为可能,同时也为自身抗体芯片的研发打下了基础。

新的安全有效的治疗方法方面:随着对发病机制的认识,相应的一些靶向生物治疗已经应运而生,如嵌合人-鼠的抗 TNF-α 的单克隆抗体(infliximab)和可溶性 TNF-α 受体与免疫球蛋白 Fc 的融合蛋白(etanercept)治疗 RA 取得了巨大成功;抗 CD320、CD22 抗体已经用于治疗狼疮和狼疮肾炎。未来的生物靶向治疗将集中在抑制 T 细胞的共刺激反应、抑制补体活化、增加调节细胞和免疫耐受治疗等方面,如能明显降低抗 ds-DNA 抗体滴度的耐受原 LJP 394 已经进入临床,T 细胞疫苗也已经在研究中。此外,抗 CD4、CD40L、IL-6R、IL-10、IFN 和补体 C_5 抗体等抗体将成为新的生物治疗的靶点,这些抗体都可以从不同的环节阻断自身免疫性疾病的病理生理链,从而达到治疗的作用。

另外,自体和异体干细胞移植也是治疗方向之一,干细胞定向分化的研究使免疫系统重建和器官克隆成为可能,这是基因治疗风湿病的良好开端,也是根治风湿病的必由之路。

过去的 30 年来,风湿病患者经过化学药物的治疗,预后已经显著改善,但是患者仍然面临病情复发、器官慢性损害和药物的不良反应。因此,发展能改善病情、减少激素使用量、不良反应小的新药或新方法还是十分迫切的。应该看到风湿病学近 20 年来已经获得了长足的进步,随着免疫学、分子生物学和干细胞技术的进展,我们会对风湿病的发病机制会有更深刻的了解,预期对风湿病患者的诊断和治疗方面也将有新的突破。

(陶　怡)

笔记栏

第107章 类风湿关节炎

案例 9-107-1

患者，女，53 岁，因"全身关节肿痛 12 年"入院。

12 年前无明显诱因出现双膝关节红肿，疼痛，渐累及双踝、双足，双手、腕、肘、肩、颈椎、足跟及下颌关节，呈对称性红肿，疼痛，双手、腕、膝关节晨僵明显，持续 1 小时以上。双手指、足趾、双膝逐渐出现关节变形，活动受限，行走困难。起病以来，无伴脱发、口腔溃疡、皮疹等。

体格检查：BP 140/90mmHg，T 37.5℃，神志清醒，精神可，全身皮肤未见皮疹及出血点，无黄染，轻度贫血貌，浅表淋巴结无肿大。颈软，胸廓对称无畸形，双肺呼吸音清晰，心律规整，心率 96 次/分，未闻及杂音。腹部平软，肝脾肋下未及。双手掌指关节、近端指间关节肿胀变形，双膝肿胀，皮肤温度稍高，浮髌征阴性，双足趾关节畸形，活动障碍。

问题：

1. 你首先应考虑做何诊断？

2. 在明确诊断之前，应做哪些实验室检查？

3. 如何明确诊断？如何给出处理建议？

类风湿关节炎（rheumatoid arthritis，RA）是一种以慢性破坏性关节病变为特征的全身性自身免疫病。本病以双手、腕、膝、踝和足关节的对称性多关节炎为主。可伴有发热、贫血、皮下结节及淋巴结肿大等关节外表现，血清中可出现多种自身抗体。未经正确治疗的类风湿关节炎可迁延不愈，甚至导致关节畸形。

类风湿关节炎的发病率为 22～60/10 万，患病率为 0.34%。在北美印第安人的 Pima 等部落的患病率高达 5%。在芬兰，本病的患病率达 2%。遗传因素可能与患病率的不同有关。

类风湿关节炎可发生于任何年龄，发病高峰在30～50岁。女性多发，男女之比为 1∶3。

【病因】

类风湿关节炎是一种抗原驱动、T 细胞介导及遗传相关的自身免疫病。感染和自身免疫反应是类风湿关节炎发病的中心环节，而内分泌、遗传和环境因素等则增加了患者的易感性。

1. 感染因素 已经证明某些病毒和细菌微生物可通过其体内的抗原性蛋白或多肽片段介导类风湿关节炎患者的自身免疫反应。例如，EB 病毒（Epstain-Barr virus）的 gp110 糖蛋白以及结核分枝杆菌（mycobacterium tuberculosis）的热休克蛋白等与 HLA-DRβ1＊0401 及＊0404 等有共同的氨基酸序列，并可能通过分子模拟机制诱发类风湿关节炎。此外，77%的类风湿关节炎患者滑膜中有细小病毒（parvovirus）B19 基因，所有活动性滑膜炎患者的滑膜组织均表达 B19 抗原 VP-1，而骨关节炎及健康对照组无 VP-1 表达。表明 B19 可能在类风湿关节炎的致病中发挥作用。

与类风湿关节炎有关联的病毒还包括巨细胞病毒（cytomegly virus，CMV）、肝炎病毒及多种反转录病毒，如慢病毒、Ⅰ型人 T 细胞病毒（HTLA-1）、Ⅰ型和Ⅱ型人类免疫缺陷病毒（HIV-1）等。尽管这些病毒在类风湿关节炎中有较高的检出率，但是，它们在本病致病中的机制尚待研究。

2. 遗传因素 遗传因素与本病的发生有关，单卵双生子同患类风湿关节炎的几率为 27%，而异卵双生子的几率则为 13%，均远高于普通人群。研究证明，某些 HLA-DRβ1 和 T 细胞受体基因的表达与类风湿关节炎的免疫学异常有关。

3. 内分泌因素 类风湿关节炎患者体内雄激素及其代谢产物水平明显降低。更年期女性类风湿关节炎的发病率明显高于同龄男性及老年女性。研究证明，滑膜的巨噬细胞及记忆 T 细胞均有雌激素结合蛋白，雌激素或其代谢产物可通过各自的结合蛋白或受体对类风湿关节炎的发生和演变产生影响。

4. 其他因素 已经证明，寒冷、潮湿、疲劳、外伤、吸烟及精神刺激均可能诱导易感个体发生类风湿关节炎。

【发病机制】

本病是一种多因素疾病。由易感基因参与、

笔 记 栏

感染因子及自身免疫反应介导的免疫损伤和修复是类风湿关节炎发病及病情演变的基础。抗原多肽通过抗原提呈细胞激活 T 细胞，导致其他免疫细胞的活化、免疫球蛋白、致炎性细胞因子以及氧自由基等炎症介质产生增多，进而引起血管炎、滑膜增生、软骨及骨破坏等类风湿关节炎的特征性病理变化(图 9-107-1)。

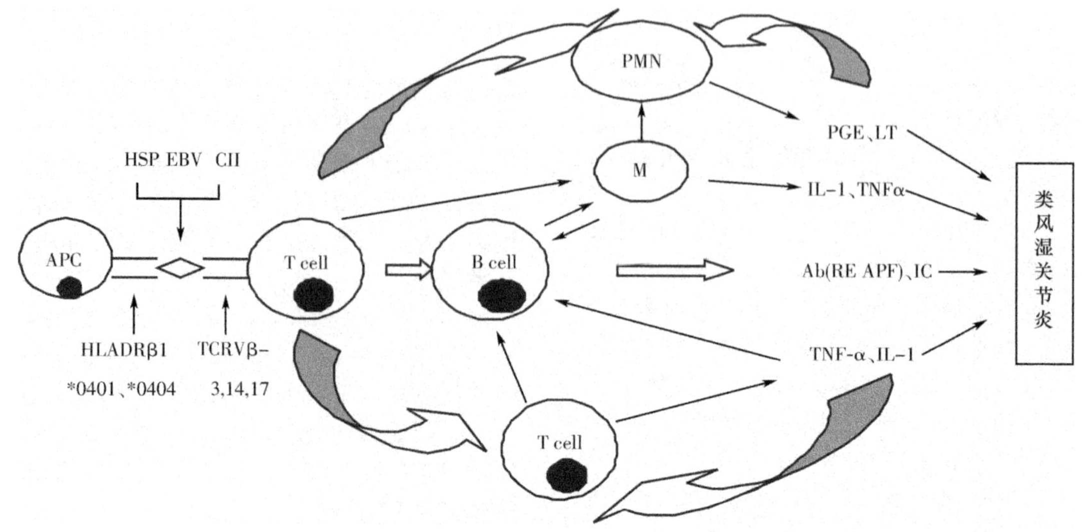

图 9-107-1 类风湿关节炎发病机制示意图

* APC：抗原提呈细胞；T：T 细胞；B：B 细胞；M：单核细胞；PMN：多形核白细胞；HLA：人类白细胞抗原；TCR-Vβ：T 细胞受体 β 链可变区；HSP：热休克蛋白；EBV：EB 病毒；CII：II 型胶原蛋白；IL：白细胞介素；TNF-α：肿瘤坏死因子 α；Ab：抗体；RF：类风湿因子；APF：抗核周因子；IC：免疫复合物；PGE：前列腺素 E；LT：白三烯

类风湿关节炎的发病与 HLA-DR、DQ 和 DP 位点的关系密切。患者多携带 HLA-DRβ1、＊0401、＊0404等亚型，其 β 链第 70～74 位氨基酸为一段共同序列：谷氨酰胺-赖氨酸/精氨酸-精氨酸-丙氨酸-丙氨酸(QK/RRAA)，被称为类风湿关节炎共同表位(shared epitope)，并在 RA 的发病中发挥了关键作用(表 9-107-1)。该共同表位是 HLA-DRβ1 的抗原结合槽(antigen binding groove)的主要构成序列，其中含有两个带正电荷的氨基酸(KR 或 RR)，提示类风湿关节炎的抗原或自身抗原可能为携带负电荷的多肽，并通过分子模拟(molecular mimicry)或模糊识别(promiscous recognition)机制诱发自身免疫反应。

T 细胞是类风湿关节炎滑膜组织中的主要炎性细胞，其中大多数为 $CD4^+$ 细胞，而 $CD8^+$ T 细胞相对较少。而滑膜内 T 细胞多携带记忆 T 细胞的表型，如 CD45 RO^+、CD45 RB^+，说明滑膜内的 T 细胞曾受抗原驱动，处于“静止”或激活前状态。

此外，B 细胞、单核细胞及巨噬细胞等在类风湿关节炎的发病及病变演化中也发挥了重要作用。这些细胞作为抗原提呈及自身抗体来源细胞参与类风湿关节炎滑膜炎性病变过程。

【病理】

类风湿关节炎的基本病理改变是滑膜炎。主要表现为滑膜的血管增生和炎性细胞浸润以及滑膜炎导致的滑膜、软骨乃至软骨下骨组织的破坏。同时，患者可有皮肤及内脏血管的淋巴细胞、单核细胞等致炎细胞浸润。

早期的滑膜病变为滑膜水肿、纤维蛋白沉积及滑膜衬里细胞的增生和肥大。随病变进展淋巴细胞可迁移至滑膜并形成以血管为中心的灶性浸润。病变早期以 $CD4^+$ T 细胞为主，$CD8^+$ T 和 B 细胞较少，周围可有巨噬细胞。类风湿结节的特征是结节中心纤维素样坏死，外周是上皮细胞浸润及纤维组织形成。

类风湿关节炎滑膜的病理特征是血管翳(pannus)形成，即一种以血管增生和炎性细胞浸润为特征的肉芽组织(图 9-107-2)，电镜下可见增生的滑膜呈指状突起。血管翳和软骨交界处可见血管、单个核细胞及成纤维细胞侵入软骨内，形成“血管翳-软骨交界区(pannus-cartilage junction)”。血管翳可逐渐覆盖软骨，导致其变性和降解，从而形成“血管翳-骨交界区(pannus-bone junction)”，引起骨侵蚀和破坏。血管翳的早期为细胞浸润和血管增生，局部可有基质金属蛋白酶增多、蛋白多糖减少及细胞因子分泌增加等。晚期则以纤维增生为主。

笔记栏

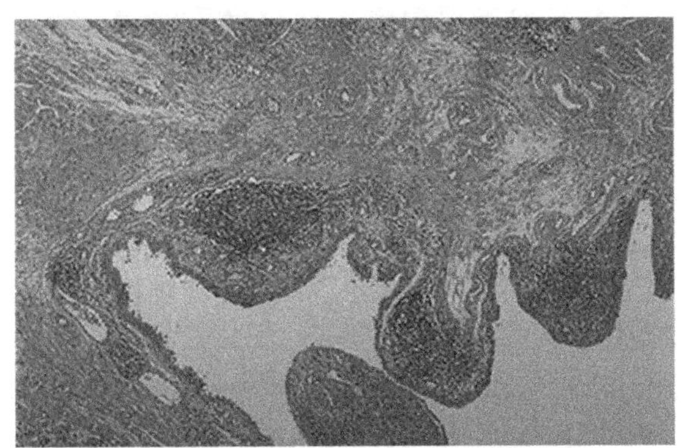

图 9-107-2 类风湿关节炎的血管翳改变

【临床表现】

类风湿关节炎可首先出现一个或多个关节肿、痛，或伴有乏力、低热、肌肉酸痛等症状。部分患者可起病较急，在几天内出现典型的关节症状。临床上，患者可有关节受累和关节外表现。

(一) 关节表现

1. 疼痛及压痛 关节疼痛(pain)及压痛(tenderness)往往是本病最早的表现。关节疼痛的最常见部位是双手近端指间关节、掌指关节、腕关节，但也可累及肘、膝、足等。其特点为持续性和对称性关节疼痛和压痛。

2. 肿胀 关节肿胀(swelling)是由于关节腔积液、滑膜增生及组织水肿而致。以双手近端指间关节、掌指关节及腕关节最常受累，但可发生于任何关节。

3. 晨僵 晨僵(morning stiffness)是指关节部位的发紧和僵硬感。这种感觉在清晨起来时明显，在活动关节后改善。晨僵可见于多种关节炎。但是，在类风湿关节炎最为突出。

4. 关节畸形(joint deformity) 晚期患者可出现关节破坏和畸形。由于滑膜、软骨破坏、关节周围支持性肌肉的萎缩及韧带牵拉的综合作用引起关节半脱位或脱位。关节畸形最常见于双手近端指间关节、掌指关节及腕关节，如天鹅颈样畸形(图 9-107-3)及纽扣花畸形(图 9-107-4)等。

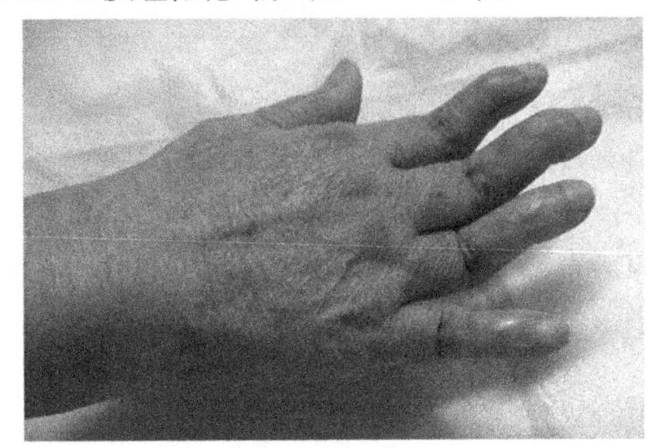

图 9-107-3 类风湿关节炎患者关节“天鹅颈样畸形”改变

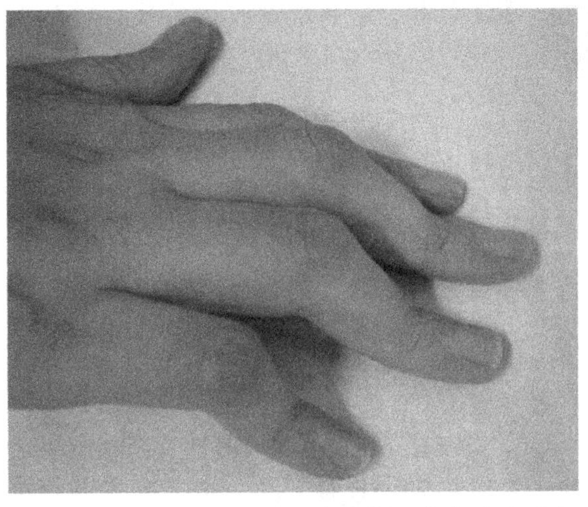

图 9-107-4 类风湿关节炎患者关节“纽扣花畸形”改变

5. 骨质疏松(osteoporosis) 在本病患者相当常见，随病程延长而发生率上升。其发生机制可能和成骨细胞功能减低、溶骨作用增加及钙吸收减少有关。

(二) 关节外病变

1. 类风湿结节 类风湿结节(rheumatoid nodules)见于 5%～15%的患者，多发于尺骨鹰嘴下方，膝关节及跟腱附近等易受摩擦的骨突起部位。但也可发生在胸膜、心包、心内膜。还可见于中枢神经系统、巩膜和肺组织等。一般为直径数毫米至数厘米的硬性结节，不易活动，无疼痛或触痛(图 9-107-5)。

临床上可见到一种特殊类型的表浅性类风湿结节，其体积较小，多发，分布表浅。多见于手指、前臂、尾骨及踝关节附近。

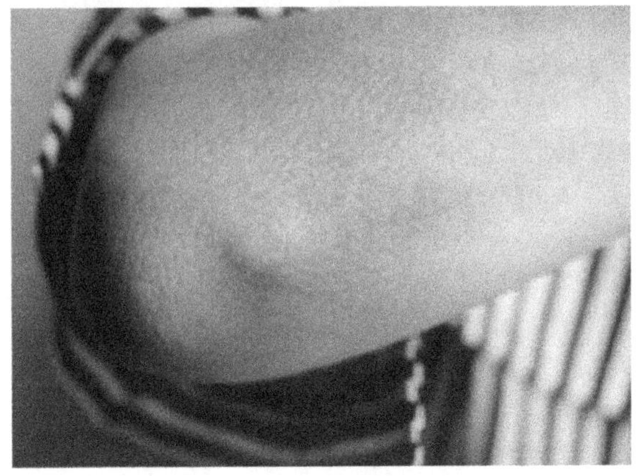

图 9-107-5 位于肘关节的类风湿结节

2. 血管炎 重症类风湿关节炎者可出现血管炎(vasculitis)。病理上可见坏死性小动脉或中等动脉病变。临床上出现指(趾)坏疽、梗死、皮肤溃疡、紫癜、网状青斑、多发性单神经炎、巩膜炎、角膜炎、视网膜血管炎或肝脾肿

笔记栏

大。多伴有淋巴结病变及骨质破坏。组织中免疫复合物沉积及血清类风湿因子阳性。

3. 心脏 心脏损害可出现于病程的任何阶段，多见于伴发类风湿关节炎、血管炎及类风湿因子阳性者。患者可出现心包炎、心内膜炎及心肌炎。心包炎的发生率可达10%。

4. 胸膜和肺 10%～30%的类风湿关节炎患者可出现这些损害，其中肺间质纤维化及胸膜炎最为常见。常见的胸膜和肺损害包括胸膜炎、肺间质纤维化、肺类风湿结节、间质性肺炎、肺血管炎及肺动脉高压。

5. 肾损害 本病可出现膜性及系膜增生性肾小球肾炎、间质性肾炎、局灶性。肾小球硬化及淀粉样变性。肾淀粉样变发生率约为5%～15%。表现为持续性蛋白尿，肾组织活检可见淀粉样蛋白沉积及血清抗淀粉样蛋白P抗体阳性。

6. 神经系统损害 患者可伴发感觉型周围神经病、混合型周围神经病、多发性单神经炎、颈脊髓神经病、嵌压性周围神经病及硬膜外结节引起的脊髓受压等。神经病变多因免疫复合物和补体等致炎因子引起的血管炎或神经末梢变性及脱髓鞘而致。

7.淋巴结病 在病程中30%的类风湿关节炎患者可有淋巴结肿大。且多伴有病情活动、类风湿因子阳性和血沉增快。淋巴结活检可见生发中心 $CD8^+$ T细胞浸润。

8.其他关节外表现 患者可伴发因血管炎、淀粉样变而致的胃肠道、肝脏、脾及胰腺损害，也可出现巩膜炎、角膜炎及继发性眼干燥症。

（三）类风湿关节炎的特殊类型

1. 成人Still病 成人Still病（adult onset Still's disease）主要表现为反复发热、关节痛或关节炎、一过性皮疹及白细胞增高等。可有淋巴结和（或）脾肿大及肝功异常，而类风湿因子阴性。

2. Felty综合征 Felty综合征（Felty syndrome）是指类风湿关节炎伴有脾肿大及白细胞减少。该综合征见于1%的类风湿关节炎患者，多伴有贫血、血小板减少、血沉增快、类风湿因子及HLA-DR4阳性。部分病例抗核抗体或抗组蛋白抗体阳性。

3. 缓解型血清阴性对称性滑膜炎伴凹陷性水肿综合征（Syndrome of remitting seronegative symmetric synovitis with pitting edema，RS3PE）

该综合征是一种特殊类型的类风湿关节炎。其特征是突发的手背或足背的凹陷性水肿、腕关节滑囊炎及手指屈肌腱鞘炎。病变亦可累及足及踝关节。RS3PE患者的类风湿因子多为阴性，X线片提示的关节破坏较少见。

4. 回纹型风湿症 回纹型风湿症（palindromic rheumatism）主要表现为反复急性发作的关节炎。以单个或少数关节起病，可持续数小时至数天，发作间期关节完全正常。随病情进展，发作期逐渐延长，而间歇期变短。30%以上的患者在病初为单关节受累，半数以上患者可出现多关节病变，甚至畸形。部分患者类风湿因子阳性，血沉增快或HLA-DR4阳性。

案例 9-107-1

1. 慢性起病，双膝、双踝、双足，双手、腕、肘、肩关节呈对称性红肿、疼痛，并累及颈椎、足跟及下颌关节，双手、腕、膝关节晨僵明显，持续1小时以上。双手指、足趾、双膝出现关节变形，活动受限，行走困难。

2. 掌指关节、近端指间关节、足趾关节等小关节对称性肿胀、畸形是常见体征，也可累及膝、踝、腕、下颌、颈椎等关节，活动期可伴低热。

【实验室和辅助检查】

实验室检查有助于诊断、评价疾病的活动性及预后。

（一）血清及细胞学检查

1. 自身抗体

（1）类风湿因子：类风湿因子（rheumatoid factor，RF）可分为IgM、IgA、IgG及IgE四型，是类风湿关节炎血清中针对IgGFc片段上抗原表位的一类自身抗体（autoantibodies），类风湿因子阳性的患者较多伴有关节外表现，如皮下结节及血管炎等。IgM型RF阳性率为60%～78%。

（2）其他自身抗体：近年来，在类风湿关节炎患者血清中新发现了抗核周因子及抗环状胍氨酸肽抗体等多种自身抗体。这些抗体的检测对类风湿关节炎的诊断均有一定意义（表9-107-1）。

表 9-107-1 类风湿关节炎的自身抗体

名称	阳性率(%)	特异性(%)
类风湿因子	60～78	86
抗核周因子	48～66	92
抗聚丝蛋白抗体	47～69	93
抗角蛋白抗体	44～73	90
RA_{33}抗体	25～47	99
抗环状胍氨酸肽抗体	47～82	96
SA抗体	34～45	98
抗Ⅱ型胶原抗体	30～63	94

笔记栏

2. HLA-DRβ1（HLA-DR4/DR1） HLA-DR4 和(或)DR1 见于 48%～87%的患者，依种族不同而异。该基因在国内 RA 患者的携带率约为 50%。患者的骨质破坏、类风湿结节及血管炎等表现与 HLA-DR4 及 DR1 密切相关。

3. 急性时相反应物 本病活动期可有 C 反应蛋白、血沉、淀粉样蛋白 A、淀粉样蛋白 P 及 α_2-巨球蛋白等急性时相蛋白升高。

(1) C-反应蛋白：C-反应蛋白(C-reactive protein，CRP)与病情活动指数、晨僵时间、握力、关节疼痛及肿胀指数、血沉和血红蛋白水平密切相关。病情缓解时 CRP 下降。

(2) 血沉：血沉(erythrocyte sedimentation rate，ESR)是反映病情的指标之一。病情缓解时可恢复至正常。但约有 5%的类风湿关节炎患者在病情活动时血沉并不增快。

4. 血液学改变患者可伴有贫血 以正细胞低色素性较常见，多与病情活动程度有关。病情活动时可有血小板升高，在病情缓解后降至正常。患者的外周血白细胞变化不尽一致，活动期可有白细胞及嗜酸粒细胞轻度增加。

(二) 滑液

类风湿关节炎患者的滑液多呈炎性特点，白细胞总数可达 10×10^9/L。在早期类风湿关节炎患者，滑液内单个核细胞占多数。补体 C3 水平多下降，而 C3a 和 C5a 则可升高。滑液内可测出类风湿因子、抗Ⅱ型胶原抗体及免疫复合物。

(三) 影像学

1. X 线检查 典型的 X 线表现是近端指间关节的梭形肿胀、关节面模糊或毛糙及囊性变。晚期出现关节间隙变窄甚至消失。本病的早期可见关节周围的骨质疏松，在晚期可由关节炎症及废用而致普遍性骨质疏松(图 9-107-6)。

2. CT CT 检查对关节间隙的分辨能力优于 MRI。对需要分辨关节间隙、椎间盘、椎管及椎间孔的类风湿关节炎患者可选用 CT 检查。

3. MRI MRI 可很好地分辨关节软骨、滑液及软骨下骨组织，对早期发现关节破坏很有帮助。已经证明，发病 4 个月内即可通过 MRI 发现关节破坏的迹象。

(四) 关节镜及针刺活检

关节镜(arthroscope)及针刺活检(needle biopsy)的应用已日趋广泛。关节镜对诊断及治疗均有价值，针刺活检是一种操作简单、创伤小的检查方法。

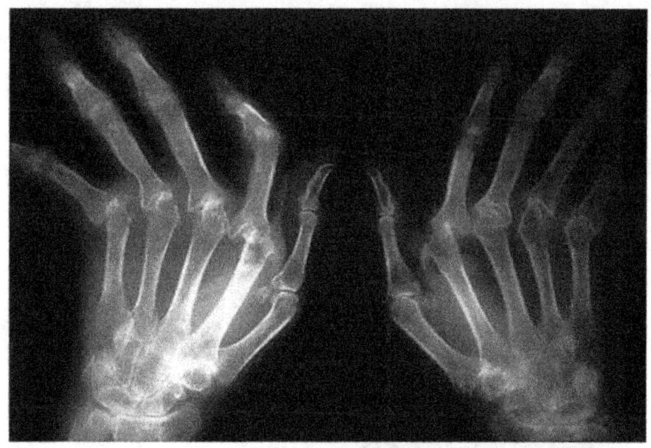

图 9-107-6 类风湿关节炎双手 X 线改变

双手各小关节骨性关节面模糊，关节间隙变窄，掌指关节指骨侧骨质膨大，软骨下骨吸收。关节半脱位明显，手指变形

> **案例 9-107-1**
>
> 1. 血清学检查：RF 90.3IU/ml，CRP 0.81mg/L，血沉(ESR-1) 34.0mm/h
>
> 2. ANA 阴性；抗 ds-DNA 阴性；抗 DNP 阴性；AKA(++++)
>
> 3. 双手掌正斜位 X 线结果：双手掌构成骨明显骨质疏松，双侧腕骨可见多个小囊状骨质破坏，腕关节面模糊，关节间隙狭窄。双手指多数指间关节肿胀，指间关节间隙稍变窄，部分关节面下见小囊状骨质破坏，以近侧指间关节明显，其中左侧第 2、3、4 指，右侧第 2、3、4 指多数指间关节呈半脱位改变。

【诊断及鉴别诊断】

(一) 诊断

本病的诊断主要依据病史及临床表现。结合血清学及影像学检查，诊断一般不难。但是，对不典型病例则需要详尽的临床资料及辅助检查。1987 年，美国风湿病学院制订的类风湿关节炎的分类标准仍被国际上采用(表 9-107-2)。符合 7 项条件中至少 4 项者可诊断类风湿关节炎。上述标准的敏感性为 94%，特异性为 89%。对早期、不典型及非活动性类风湿关节炎患者容易漏诊。

表 9-107-2 美国风湿病学院 1987 年修订的类风湿关节炎分类标准

1. 晨僵，持续至少 1 小时(≥6 周)
2. 至少三个关节区的关节炎。关节肿痛涉及双侧近端指间关节、掌指关节、腕关节、肘关节、跖趾关节、踝关节、膝关节共 14 个关节区中至少 3 个区(≥6 周)

笔记栏

续表

3. 手关节炎、关节肿胀累及腕关节、掌指关节或远端指间关节(≥6周)
4. 对称性关节炎。同时出现左、右两侧的对称性关节炎(近端指间关节、掌指关节及跖趾关节不要求完全对称)(≥6周)
5. 皮下结节
6. 类风湿因子阳性(所用方法在正常人的检出率<5%)
7.手和腕关节X线片显示受累关节骨侵蚀或骨质疏松

(二) 鉴别诊断

在类风湿关节炎的诊断中需与以下疾病进行鉴别:

1. 骨关节炎 骨关节炎(osteoarthritis)不同于类风湿关节炎,其特点包括:①中、老年人多发,起病缓慢。②膝、髋、手及脊柱关节易受累,而掌指、腕和其他关节较少受累。③活动后疼痛加重。④晨僵小于半小时。⑤手部可见Heberden和Bouchard结节,膝关节有摩擦感。⑥无皮下结节及血管炎等关节外表现。⑦类风湿因子、抗核周因子及角蛋白抗体阴性。

2. 反应性关节炎 反应性关节炎(reactive arthritis)的特点为:①青年男性多见。②起病急,发病前常有肠道或泌尿道感染史。③以外周大关节(尤其下肢关节)非对称性受累为主,少数长期不愈者可伴有骶髂关节受损。④关节外表现为眼炎、尿道炎、龟头炎、溢脓性皮肤角化病及发热等。⑤本病患者的HLA-B27,多阳性。⑥类风湿因子阴性。

3. 强直性脊柱炎 强直性脊柱炎(ankylosing spondylitis)的病因、病理、临床表现及治疗均不同于RA,是一种以侵犯骶髂及脊柱关节为特点的全身性关节病。其主要特点是:①青年男性多发,起病缓慢。②以骶髂及脊柱关节受累为主,或伴有下肢大关节的非对称性肿胀和疼痛。③常伴有大转子、跟腱、脊肋关节等肌腱或韧带附着点疼痛等肌腱端病的表现。④关节外表现多为虹膜睫状体炎、心脏传导阻滞及主动脉瓣闭锁不全等。⑤X光片可见骶髂关节侵蚀、破坏或融合。⑥90%以上的强直性脊柱炎患者为HLA-B27抗原阳性。⑦类风湿因子阴性。⑧有家族发病倾向。

4. 银屑病关节炎 银屑病关节炎(psoriatic arthritis)根据临床特点可将本病分为5型,其中多关节炎型和类风湿关节炎很相似。但是,本病患者血清类风湿因子阴性。关节受累比类风湿关节炎少,有特征性银屑疹和指甲病变。

5. 系统性红斑狼疮 少数系统性红斑狼疮(systemic lupus erythematosis)在临床上酷似类风湿关节炎。常以双手或腕关节炎为首发症状,并可表现为近端指间关节肿胀和晨僵等。但是,这些患者往往关节外表现较多,如发热、疲乏、皮疹、血细胞减少、蛋白尿、抗dsDNA抗体或抗核抗体阳性等。

案例 9-107-1

1. 中老年女性,慢性起病,全身关节肿痛12年。

2. 病史特点:12年前出现双膝关节红肿,疼痛,后渐累及双踝、双足、双手、腕、肘、肩、颈椎、足跟及下颌关节,对称性红肿,疼痛,双手、腕、膝关节晨僵明显。双手指、足趾、双膝关节变形,活动受限,行走困难。

3. 临床特点:双手指关节肿大变形,双膝肿胀,双足趾关节变形,关节活动障碍。

4. 辅助检查:RF 90.3IU/ml ,ESR-1 34.0mm/h ,ANA (-) ,AKA(+++)。手X线片改变:有骨质疏松,双腕及指间关节间隙狭窄明显,关节面下见小囊状骨质破坏,多数指间关节呈半脱位改变。

临床诊断:类风湿关节炎。

【治疗】

类风湿关节炎的治疗原则包括:①早期治疗:即早期应用慢作用抗风湿药(slow action antirheumatic drugs,SAARDs)或称缓解病情抗风湿药(disease modifying antirheumatic drugs,DMARDs)。②联合用药:对重症患者应联合应用两种以上慢作用抗风湿药,以使病情完全缓解。③治疗方案个体化:应根据患者的病情特点、对药物的作用及不良反应等选择个体化治疗方案。④功能锻炼。在治疗的同时,应强调关节的功能活动。

(一) 一般治疗

关节肿痛明显者应强调休息及关节制动,而在关节肿痛缓解后应注意关节的功能锻炼。理疗及外用药对缓解关节症状有一定作用。

(二) 药物治疗

药物治疗主要包括非甾体类抗炎药、缓解病情抗风湿药、糖皮质激素、生物制剂及植物药等(表9-107-3)。

表 9-107-3 类风湿关节炎的主要治疗药物

分类	药物
非甾体抗炎药	布洛芬、双氯芬酸、塞来昔布萘丁美酮、美洛昔康、依托度酸
缓解病性抗风湿药	柳氮磺吡啶、羟氯喹、金诺芬、青霉胺、甲氨蝶呤、来氟米特、环孢素 A、硫唑嘌呤
糖皮质激素	泼尼松、甲泼尼龙、醋酸曲安西龙、得宝松
植物药	帕夫林、正清风痛宁、雷公藤

1. 非甾体抗炎药 非甾体抗炎药(non-steroid anti-inflammatory drugs, NSAIDs)又称一线抗风湿药,是类风湿关节炎治疗中的常用药物。此类药物主要通过抑制炎症介质的释放和由此引起的炎症反应过程而发挥作用,能缓解症状,并不能阻止疾病的进展。因此,应用非甾体抗炎药的同时,应加用慢作用抗风湿药。

(1) 布洛芬:布洛芬(ibuprofen)有较强的解热镇痛和抗炎作用,胃肠道的不良反应少。治疗剂量为 1.2～2.4g/d,分次服用。同类药物还有托美丁(tolmetin)及酮洛芬(ketoprofen)等。

(2) 双氯芬酸:双氯芬酸(diclofenac)的解热镇痛和抗炎作用比吲哚美辛强 2.5 倍,是阿司匹林的 30～50 倍。口服剂量为 75～150mg/d,分次服用。

(3) 萘丁美酮:萘丁美酮(nabumetone)是一种长效抗风湿药物。抗炎作用与抑制前列腺素的合成、白细胞凝聚及钙转运有关。萘丁美酮具有 COX-2 倾向性抑制的特性,胃肠道不良反应较轻。每日用量 1000mg。

(4) 美洛昔康:美洛昔康(meloxicom)是一种与吡罗昔康类似的烯醇氨基甲酰,为 COX-2 倾向性抑制剂。其用法为每天 7.5～22.5mg,胃肠道不良反应较少。

(5) 依托度酸:依托度酸(etodolac)是另一种倾向性 COX-2 抑制剂,胃肠道不良反应较少,每日剂量 200～400mg,分 2 次口服。

(6) 塞来昔布:塞来昔布(celecoxib)是以 1,5-双吡醇为基础结构的化合物,为选择性 COX-2 抑制剂。很少引起胃肠道不良反应,每日剂量 200～400mg。

上述药物的治疗作用及耐受性因人而异,至少应服用 1～2 周后才能判断其疗效。效果不佳者可换用另一种非甾类化学结构的药物。但是,应避免同时口服两种以上的 NSAIDs。

2. 缓解病情抗风湿药及免疫抑制剂 缓解病情抗风湿药(disease modifying antirheumatic drugs, DMARDs)及免疫抑制剂一般起效缓慢,对疼痛的缓解作用较差。但是,可减缓或阻止关节的侵蚀及破坏。目前常用的药物如下。

(1) 柳氮磺吡啶:柳氮磺吡啶(sulfasalazine)能减轻关节局部炎症和晨僵,可使血沉和 C 反应蛋白下降,并可减缓滑膜的破坏。本品一般从小剂量开始,逐渐递增至每日 2～3g。用药后 1～2个月可起效。

柳氮磺吡啶的不良反应有恶心、腹泻、皮疹、白细胞减低、肝酶升高等,但一般停药或减量后可恢复正常。

(2) 甲氨蝶呤:甲氨蝶呤(methotrexate)是二氢叶酸还原酶的抑制剂,可抑制细胞增殖和复制。是目前国内外治疗类风湿关节炎的首选药物之一。一般主张小剂量及长疗程。每周 7.5～20mg,一次口服、静脉注射或肌内注射。最大剂量每周不超过 20mg。通常在用药 4～8 周后起效。甲氨蝶呤的不良反应有恶心、口炎、腹泻、脱发、肺炎、肝酶升高、肝及肺纤维化以及血液学异常等。小剂量叶酸或亚叶酸与甲氨蝶呤同时使用,可减少甲氨蝶呤的毒不良反应而不影响疗效。

(3) 羟氯喹:羟氯喹(hydroxychloroquine)易进入细胞核和溶酶体,其细胞内浓度高、治疗效果好。常用剂量为羟氯喹 0.2～0.4g/d。可由小剂量开始,1～2 周后增至足量。不良反应有恶心、呕吐,头痛、肌无力、皮疹及白细胞减少,偶有视网膜病变。

(4) 金制剂:金制剂(Gold salts)包括注射和口服两种剂型。两者的临床效果相近。国内常用的金制剂为金诺芬(auranofin),商品名为瑞得。服法为 3mg,每日 2 次,或 6mg 每日 1 次。病情控制后仍需长期维持治疗。不良反应主要有皮疹和腹泻。个别患者可见白细胞减少和蛋白尿等。

(5) 青霉胺:青霉胺(D-penicillamine)可使血浆中巨球蛋白的二硫键断裂而发生解聚,使类风湿因子滴度下降,抑制淋巴细胞转化,使抗体生成减少,稳定溶酶体酶,并与铜结合而抑制单胺氧化酶的活性。

一般每日口服 125～250mg,然后增加至每日500～750mg。用药 4～6 周后见效,疗效与金制剂相似。青霉胺的不良反应有恶心、呕吐、口腔溃疡、味觉丧失等。个别患者出现蛋白尿、血尿、白细胞或血小板减少等。

(6) 环孢素 A:环孢素 A(cyclospirin A)可抑制 $CD4^+$ 和 $CD8^+$ T 细胞的 IL-2 表达以及 IFN-γ 和 IL-4 的血浆水平。同时,还可降低 B 细胞活性、CD40 信号以及抑制钙依赖性蛋白磷酸化。

本品可明显缓解关节肿痛及晨僵,并可降低血沉、C 反应蛋白及类风湿因子滴度,使滑膜破

笔记栏

坏减缓。常用剂量为2.5～5mg/（kg·d）。环孢素A可引起胃肠道症状、头痛、感觉异常及肝酶升高等。在少数患者可引起肾毒性，一般减量后可逐渐恢复。

（7）来氟米特：来氟米特（Leflunomide）为一种新的抗代谢性免疫抑制剂，它可以抑制二氢乳清酸脱氢酶（DHODH）和酪氨酸激酶的活性。来氟米特主要通过抑制嘧啶通路，进而干扰DNA的合成，使细胞分裂在G_1期受阻。

主要不良反应为胃肠道反应、皮疹、疲乏无力、白细胞减低和肝功能损害等，对有慢性活动性肝炎或乙肝感染的患者不宜使用。

3. 糖皮质激素 糖皮质激素（corticosteroid，简称激素）是类风湿关节炎治疗中的“双刃剑”。若用法得当，激素可有效地减轻炎症、缓解病情，否则可引起明显的不良反应。一般说来，激素不作为治疗RA的首选药物。但在下述四种情况可选用激素：①类风湿血管炎：包括多发性神经炎、Felty综合征、类风湿肺及浆膜炎等。②过渡治疗：在重症类风湿关节炎患者，可用小量激素缓解病情，待慢作用抗风湿药起效后减量。③经正规慢作用抗风湿药治疗无效的患者。④局部应用：如关节腔内注射可有效缓解关节的炎症。

近年的研究认为，小剂量泼尼松（≤7.5～10mg/d）可缓解类风湿关节炎患者的关节症状，并可减缓关节的侵蚀性改变。一般可5～15mg/d，病情缓解后将激素减量至≤7.5mg/d，甚至低至2.5mg/d。

4. 免疫及生物治疗 免疫及生物治疗（immuno-biologic therapy）包括：①针对细胞因子等的靶分子免疫治疗，如TNF-α抑制剂、IL-1受体拮抗剂等。②以去除血浆中异常免疫球蛋白及免疫细胞为主要目的的免疫净化疗法，如血浆置换、免疫吸附及去淋巴细胞治疗等。这些方法针对性地干扰RA发病及病变进展的主要环节，可能有较好的缓解病情作用。

5. 植物药 目前，已有多种用于类风湿关节炎的植物药制剂，如白芍总苷、雷公藤及正清风痛宁等。部分药物对缓解关节肿痛、晨僵均有较好的作用。但是，长期缓解病变的作用尚待进一步研究。雷公藤能明显抑制性腺功能，故育龄期患者不宜使用，正清风痛宁也有过敏性皮疹、骨髓抑制等副反应，需要定期随访。

近年来，国内外学者一致认为早诊断、早治疗是RA治疗的关键所在，治疗方案推荐2～3个DMARDs早期联合应用，而甲氨蝶呤是最常使用的DMARDs。

（三）外科治疗

对于经正规内科治疗无效及严重关节功能障碍的患者，外科治疗（surgical management）是有效的治疗方法，范围包括肌腱修补术、滑膜切除及关节置换术等。

案例 9-107-1

处方及医生指导

1. 一般治疗：关节肿痛者应休息及制动、物理治疗等。关节肿痛缓解后应行关节功能锻炼。

2. 药物治疗：

（1）非甾体抗炎药：如双氯芬酸（扶他林）75～150mg/d。

（2）慢作用抗风湿药：MTX15mg/w，如效果不佳可合用柳氮磺吡啶2～3g/d或羟氯喹0.2～0.4g/d。

（3）糖皮质激素：泼尼松10mg/d。

（4）免疫及生物治疗：TNF-α抑制剂、IL-1受体拮抗剂等。

【预后】

近年来，随着慢作用抗风湿药的正确使用以及新疗法的不断出现，已使类风湿关节炎的预后明显改善。若能早期诊断、规范化治疗，类风湿关节炎患者均可得到控制，甚或完全缓解。

推荐阅读

O'Dell JR. 2004. Drug therapy: therapeutic strategies for rheumatoid arthritis. N Engl J Med, 350: 2591～2602

Scott DL, Kingsley GH. 2006. Tumor necrosis factor inhibitors for rheumatoid arthritis. N Engl J Med, 355: 704～712

（陶 怡）

笔记栏

第108章 系统性红斑狼疮

案例 9-108-1

患者，女，17岁。因反复皮下出血伴浮肿半年，加重伴胸痛1周于2001年8月13日入院。

患者于半年前无明显诱因出现皮下出血点，以大腿内侧为主，四肢、躯干散在分布，伴面色苍白、头晕、乏力。间有全身肌肉酸痛，伴双下肢轻度浮肿，无尿少、肉眼血尿、泡沫尿，无发热、皮疹、口腔溃疡，未做任何诊治。1周前自觉上述症状加重，头晕明显，并出现右侧胸痛，深呼吸时加重，排泡沫样尿而入院。患者既往无传染病接触史及药物过敏史。月经近半年来经期较既往延长，无血块、痛经。其父母及兄身体均健康、无遗传病史。

体格检查：T 37℃，P 96次/分，R 18次/分，BP 125/70mmHg，发育正常，营养中等，神志清楚，精神可，贫血貌，结膜口唇苍白、全身皮肤未见皮疹及出血点，无黄染，浅表淋巴结无肿大。眼睑无浮肿，咽部稍红，口腔黏膜见2个直径约0.5～1cm口腔溃疡，扁桃体不大，颈软，胸廓对称无畸形，右下肺叩诊浊音，左肺呼吸音清晰，右下肺呼吸音减弱，未闻及干湿性啰音。心界不大，心律规整，心率96次/分，心音有力，未闻及杂音。腹部平软，无压痛，肝脾肋下未及。脊柱四肢无畸形，活动自如，指(趾)甲床苍白，双下肢轻度凹陷性浮肿。

问题：

1. 该病例首先考虑什么诊断？
2. 在明确诊断之前，应做哪些实验室检查？
3. 如何明确诊断？应做出什么处理？

系统性红斑狼疮(systemic lupus erythematosus，SLE)是自身免疫介导的，以免疫性炎症为突出表现的弥漫性结缔组织病。血清中出现以抗核抗体为代表的多种自身抗体和多系统累及是SLE的两个主要临床特征。本病好发于生育年龄女性，多见于15～45岁年龄段，女∶男之比为7～9∶1。

【红斑狼疮的类型】

(一) 皮肤红斑狼疮

临床上将仅有皮肤损害而没有累及脏器损害的类型称为皮肤型狼疮(最常见的是盘状红斑狼疮)。

(二) 系统性红斑狼疮

符合1982年ACR或1997年ACR修订的诊断标准。也是本章节重点讲述的内容。

(三) 药物性红斑狼疮

有些狼疮患者在用药后首次发病，被称为药物诱发型狼疮。药物诱发型狼疮的病情常没有系统性红斑狼疮那样严重，而且患者在停药后病情即可好转或痊愈。

(四) 混合性结缔组织病或重叠型综合征

可能5%～10%能满足美国风湿学会系统性红斑狼疮诊断标准的患者也能满足其他自身免疫性疾病如硬皮病、皮肌炎、多发性肌炎或类风湿关节炎(潜在性关节变形性关节炎)的美国风湿病学会诊断标准。如这些患者又有特异性自身抗体如抗核糖核蛋白(RNP)抗体存在，则这类患者患有混合性结缔组织病(mixed connective tissue disease，MCTD)。如这一类患者不具有上述特异性抗体，那么可认为该患者患有交叉型或重叠型综合征。

(五) 未分化型

最后还有些患者虽具有狼疮的相关症状、体征或实验室检测异常，但不能满足任何一种风湿性疾病的标准。可归类为未分化结缔组织病。

【病因】

(一) 遗传

(1) 流行病学及家系调查资料表明SLE患者第1代亲属中患SLE者8倍于无SLE患者家庭。单卵双胞胎患SLE者5～10倍于异卵双胞胎的SLE发病率。然而，大部分病例不显示有遗传性。

笔记栏

(2) 近年对人类SLE和狼疮鼠动物模型的全基因组扫描和易感基因定位的工作提示，SLE的发病是多基因相互作用的结果。有HLA-Ⅲ类的C2或C4的缺损，HLA-II类的DR2、DR3频率异常。它们的异常又和自身抗体种类和症状有关，如DR2/DQ1(与抗Ro相关)，DR3/DQ2(与抗R0、La相关)，DR2/DR6(7)(与抗Sm相关)。DR4则减少SLE与狼疮肾炎的易感性。最近认为HLA以外的易感基因有1q23、1q41～42及染色体2、3、4、6等多个部位。

(二) 环境因素

1. 紫外线 日光照射不但可以使SLE皮疹加重，而且可以引起疾病复发或恶化，被称为光敏感现象。紫外线可以使上皮细胞核的DNA解聚为胸腺嘧啶二聚体，后者具有很强的抗原性，可刺激机体的免疫系统产生大量自身抗体。

2. 药物 含有芳香族胺基团或联胺基团的药物(如肼屈嗪、普鲁卡因胺等)可以诱发药物性狼疮(drug-induced lupus)。虽然药物性狼疮不等同于SLE，目前还缺乏有力的证据说明引起药物性狼疮的药物会使SLE病情加重，但药物性狼疮的临床表现和部分血清学特征类似SLE。因此，SLE患者应慎用这类药物。

3. 微生物病原体、过敏等 许多间接的依据提示SLE可能与某些感染因素有关，尤其是病毒感染，并可能通过分子模拟或超抗原作用，破坏自身耐受性。另外，任何过敏均可能使SLE病情复发或加重。社会与心理压力对SLE也常产生不良的影响。

(三) 雌激素

生育年龄女性患者明显高于男性，在更年期前阶段为9∶1，儿童及老人为3∶1。

【发病机制及免疫异常】

发病机制尚未完全明确。认为是：

(一) B细胞功能亢进

过度增生活化，产生大量多种自身抗体，尤其是抗DNA抗体与相应抗原形成免疫复合物及免疫复合物清除障碍是造成大量组织损伤的重要原因。

(二) Th1/Th2失衡

T细胞亚群对B细胞过度辅助，存在抗淋巴细胞抗体等。

(三) NK细胞异常

细胞毒性下降，对B细胞抗体的抑制作用丧失，辅助作用增强，细胞因子产生异常。

(四) 自身耐受丧失

SLE患者对自身组织耐受丧失，然后产生抗体。

【病理】

光镜下的病理变化：①结缔组织的纤维蛋白样变性：是由免疫复合物和纤维蛋白构成的嗜酸性物质沉积于结缔组织所致；②结缔组织的基质发生黏液性水肿；③坏死性血管炎(图9-108-1)。疣状心内膜炎(Libman-Sack endocarditis)是心瓣膜的结缔组织反复发生纤维蛋白样变性，而形成的疣状赘生物，是SLE特征性的病理表现之一。其他特征性病理表现包括：①苏木紫小体：由抗核抗体与细胞核结合，使之变性形成嗜酸性团块；②"洋葱皮样"病变：小动脉周围出现向心性的纤维组织增生。但是，上述特征性的病理表现阳性率并不高。SLE免疫病理包括皮肤狼疮带试验，表现为皮肤的表真皮交界处有免疫球蛋白(IgG、IgM、IgA等)和补体(C3c、C1q等)沉积，对SLE具有一定的特异性。狼疮性肾炎的肾脏免疫荧光亦多呈现多种免疫球蛋白和补体成分沉积，被称为"满堂亮"。

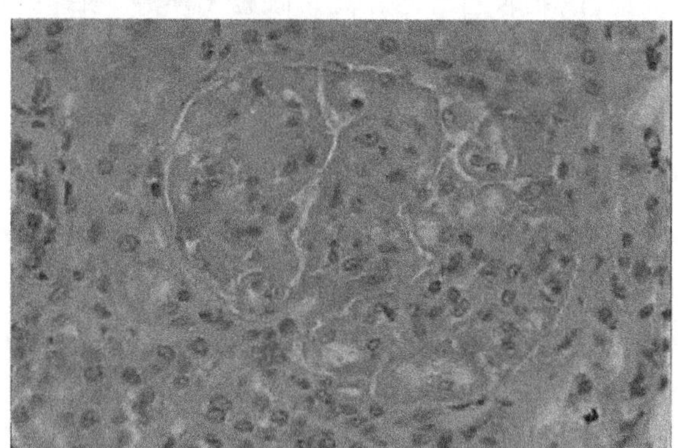

图9-108-1 光镜下狼疮性肾炎肾小球改变，可见粉红色的纤维蛋白样变性和浓集的毛细血管袢，所谓"电线袢"，周围的肾小管不明显

【临床表现】

临床表现多样和错综复杂，患者间临床表现差异较大。多数呈隐匿起病，开始仅累及1～2个系统，表现轻度的关节炎、皮疹、隐匿性肾炎、血小板减少性紫癜等，部分患者长期稳定在亚临床状态或轻型狼疮，部分患者可由轻型突然变为重症狼疮，更多的则由轻型逐渐出现多系统损害；也有一些患者发病时就累及多个系统，甚至

笔记栏

表现为狼疮危象。SLE的自然病程多表现为病情的加重与缓解交替。

(一)全身表现

SLE患者常常出现发热,可能是SLE活动的表现,但应除外感染因素,尤其是在免疫抑制治疗中出现的发热,更需警惕。疲乏是SLE常见但容易被忽视的症状,常是狼疮活动的先兆。

(二)皮肤与黏膜

在鼻梁和双颧颊部呈蝶形分布的红斑(图9-108-2)是SLE特征性的改变。SLE的皮肤损害包括光敏感、脱发、手足掌面和甲周红斑、盘状红斑(图9-108-3)、结节性红斑、脂膜炎、网状青斑和雷诺现象等。SLE皮疹无明显瘙痒,明显瘙痒则提示过敏,免疫抑制治疗后的瘙痒性皮疹应注意真菌感染。接受激素和免疫抑制剂治疗的SLE患者,若出现不明原因局部皮肤灼痛,有可能是带状疱疹的前兆。SLE口腔溃疡或黏膜糜烂常见。在免疫抑制和(或)抗生素治疗后的口腔糜烂,应注意口腔真菌感染。

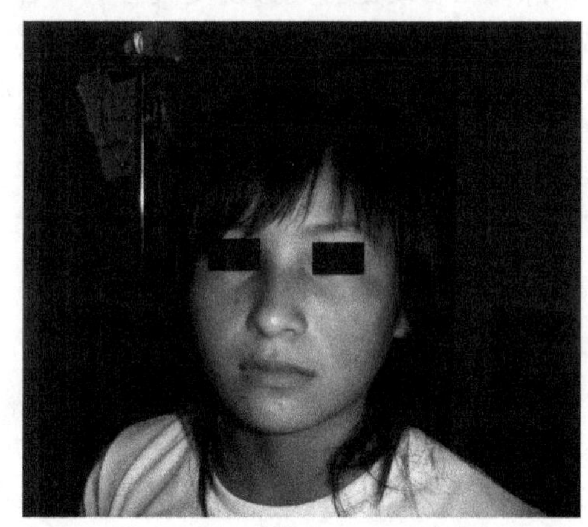

图9-108-2 蝶形红斑

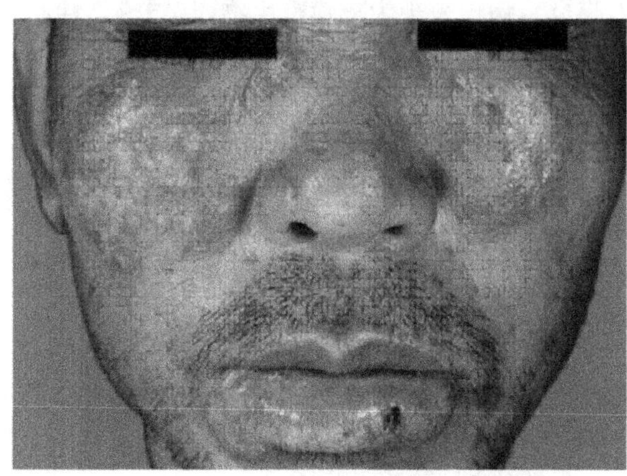

图9-108-3 盘状红斑

(三)关节和肌肉

常出现对称性多关节疼痛、肿胀,通常不引起骨质破坏。激素治疗中的SLE患者出现髋关节区域隐痛不适,需注意无菌性股骨头坏死。SLE可出现肌痛和肌无力,少数可有肌酶谱的增高。对于长期服用激素的患者,要除外激素所致的肌病。

(四)肾脏损害

又称狼疮性肾炎(lupus nephritis, LN),表现为蛋白尿、血尿、管型尿,乃至肾功能衰竭。50%~70%的SLE病程中会出现临床肾脏受累,肾活检显示几乎所有SLE均有病理学改变。LN对SLE预后影响甚大,肾功能衰竭是SLE的主要死亡原因之一。WHO将狼疮肾炎的肾小球病变分六型,LN的病理分型对于估计预后和指导治疗有积极的意义(表9-108-1):通常Ⅰ型和Ⅱ型的预后较好,Ⅳ型和Ⅵ型预后较差。但LN的病理类型是可以转换的,Ⅰ型、Ⅱ型和Ⅲ型可能转变为Ⅳ型,Ⅳ型可以转变为Ⅴ型,Ⅳ型经过免疫抑制剂的治疗,也可以有良好的预后。肾脏病理还可提供LN活动性的指标(表9-108-2)。活动性指标高者,肾损害进展较快,但积极治疗可以逆转;慢性指标提示肾脏不可逆的损害程度,药物治疗只能减缓而不能逆转慢性指数的继续升高。

表9-108-1 国际肾脏病学会/肾脏病理学会(ISN/RPS)狼疮性肾炎分型(2003年)

Ⅰ型	轻微系膜性LN(光镜正常,免疫荧光和电镜可见系膜区免疫复合物沉积)
Ⅱ型	系膜增殖性LN
Ⅲ型	局灶性LN(<50%的小球受累。应列出活动性、硬化性病变及其程度)
Ⅳ型	弥漫节段性(IV-S)或弥漫性球性(IV-G)LN(≥50%的小球受累,应列出纤维素样坏死,新月体及其程度)
Ⅴ型	膜性LN(如可合并III型或IV型LN,应予分别诊断)
Ⅵ型	晚期的硬化性LN(≥90%的小球表现为球性硬化,且不伴残余的活动性病变)

注:应列出小管萎缩、间质炎症和纤维化的程度,及动脉硬化或其他血管病变的程度

表9-108-2 狼疮性肾炎肾组织活动性指标

急性指标	慢性指标
肾小球细胞增殖性改变	肾小球硬化
纤维素样坏死/核破裂	纤维性新月体
细胞性新月体	肾小管萎缩
白细胞浸润	间质纤维化
透明血栓	
间质炎症改变	

（五）神经系统损害

又称神经精神狼疮。轻者仅有偏头痛、性格改变、记忆力减退或轻度认知障碍；重者可表现为脑血管意外、昏迷、癫痫持续状态等（表 9-108-3）。存在上述表现并除外感染、药物、代谢性等继发因素的情况下，结合影像学、脑脊液、脑电图等检查可诊断神经精神狼疮。以弥漫性的高级皮层功能障碍为表现的神经精神狼疮，多与抗神经元抗体、抗核糖体 P 蛋白（Ribsomal P）抗体相关；有局灶性神经定位体征的精神神经狼疮，又可进一步分为两种情况，一种伴有抗磷脂抗体阳性；另一种常有全身血管炎表现和明显病情活动，在治疗上应有所侧重。横贯性脊髓炎在 SLE 不多见，一旦发生横贯性脊髓炎，应尽早积极治疗。否则造成不可逆的损伤。表现为下肢瘫痪或无力伴有病理征阳性。脊髓的磁共振检查可明确诊断。本病应和中枢神经结核分枝杆菌或真菌感染相鉴别。因中小血管炎而引起的外周神经病变在本病较为少见。

表 9-108-3　19 种常见的神经精神狼疮表现

中枢神经系统表现	周围神经系统表现
无菌性脑膜炎	格林-巴利综合征
头痛	自主神经系统功能紊乱
癫痫发作	重症肌无力
急性精神错乱	颅神经病变
脑血管病	
焦虑	单神经病变
脱髓鞘综合征	
认知障碍	多发性神经病变
脊髓病变	
情绪失调	神经丛病变
运动障碍	
精神障碍	

（六）血液系统表现

SLE 常出现贫血和（或）白细胞减少和（或）血小板减少。贫血可能为慢性病贫血或肾性贫血。短期内出现重度贫血常是自身免疫性溶血所致，多有网织红细胞升高，Coombs 试验阳性。SLE 本身可出现白细胞减少，治疗 SLE 的细胞毒药物也常引起白细胞减少，需要鉴别。SLE 的白细胞减少一般发生在治疗前或疾病复发时，多数对激素治疗敏感；细胞毒药物所致的白细胞减少，其发生与用药相关，恢复也有一定规律。血小板减少与血小板抗体、抗磷脂抗体以及骨髓巨核细胞成熟障碍有关。部分患者在起病初期或疾病活动期伴有淋巴结肿大和（或）脾肿大。

（七）肺部表现

SLE 常出现胸膜炎，如合并胸腔积液，其性质为渗出液。年轻患者（尤其是女性）的渗出性浆膜腔积液，除结核外应注意 SLE 的可能性。SLE 肺实质浸润的放射学特征是阴影分布较广、易变，与同等程度 X 线表现的感染性肺炎相比，SLE 肺损害的咳嗽症状相对较轻，痰量较少，一般不咯黄色黏稠痰，如果 SLE 患者出现明显的咳嗽、黏稠痰或黄痰，提示呼吸道细菌性感染。结核感染在 SLE 表现常呈不典型性。在持续性发热的患者，应警惕血行播散性粟粒性肺结核的可能，应每周摄胸片，必要时应行肺高分辨率 CT（HRCT）检查，结合痰、支气管-肺泡灌洗液的涂片和培养，以明确诊断，及时治疗。SLE 所引起的肺间质性病变主要是处于急性和亚急性期的肺间质磨玻璃样改变和慢性肺间质纤维化，表现为活动后气促、干咳、低氧血症，肺功能检查常显示弥散功能下降。少数病情危重者、伴有肺动脉高压者或血管炎累及支气管黏膜者可出现咯血。SLE 合并弥漫性出血性肺泡炎死亡率极高。SLE 还可出现肺动脉高压、肺梗死、肺萎缩综合征（shrinking-lung syndrome）。后者表现为肺容积的缩小，横膈上抬，盘状肺不张，呼吸肌功能障碍，而无肺实质、肺血管的受累，也无全身性肌无力、肌炎、血管炎的表现。

（八）心脏表现

SLE 患者常出现心包炎，表现为心包积液，但心包填塞少见。SLE 可有心肌炎、心律失常，多数情况下 SLE 的心肌损害不太严重，但是在重症的 SLE，可伴有心功能不全，为预后不良指征。SLE 可出现疣状心内膜炎（Libman-Sack 心内膜炎），病理表现为瓣膜赘生物，其与感染性心内膜炎的区别在于疣状心内膜炎瓣膜赘生物最常见于二尖瓣后叶的心室侧，且并不引起心脏杂音性质的改变。通常疣状心内膜炎不引起临床症状，但可以脱落引起栓塞，或并发感染性心内膜炎。SLE 可以有冠状动脉受累，表现为心绞痛和心电图 ST—T 改变，甚至出现急性心肌梗死。除冠状动脉炎参加了发病外，长期使用糖皮质激素加速动脉粥样硬化和抗磷脂抗体导致动脉血栓形成，可能是冠状动脉病变的另两个主要原因。

（九）消化系统表现

SLE 可出现恶心、呕吐、腹痛、腹泻或便秘，其中以腹泻较常见，可伴有蛋白丢失性肠炎，并

笔记栏

引起低蛋白血症。活动期SLE可出现肠系膜血管炎，其表现类似急腹症，甚至被误诊为胃穿孔、肠梗阻而手术探查。当SLE有明显的全身病情活动，有胃肠道症状和腹部阳性体征（反跳痛、压痛），除外感染、电解质紊乱、药物、合并其他急腹症等因素，应考虑本病。SLE肠系膜血管炎尚缺乏有力的辅助检查手段，腹部CT可表现为小肠壁增厚伴水肿，肠袢扩张伴肠系膜血管强化等间接征象。SLE还可并发急性胰腺炎。SLE常见肝酶增高，仅少数出现严重肝损害和黄疸。

（十）其他

SLE的眼部受累包括结膜炎、葡萄膜炎、眼底改变、视神经病变等。眼底改变包括出血、视乳头水肿、视网膜渗出等，视神经病变可以导致突然失明。SLE常伴有继发性舍格仑综合征，有外分泌腺受累，表现为口干、眼干，常有血清抗SSB、抗SSA抗体阳性。

案例 9-108-1

1. 年轻女性，起病缓慢，出现皮下出血、头晕、乏力，浮肿、泡沫尿，胸痛等多系统损害症状；

2. 贫血貌[面色、结膜、口唇苍白，指（趾）甲床苍白]；口腔溃疡；右下肺叩诊浊音，听诊呼吸音减弱，提示存在胸腔积液；下肢轻度凹陷性浮肿。

【实验室和辅助检查】

（一）常规检查

活动期SLE的血细胞三系中可有一系或多系减少（需除外药物所致的骨髓抑制）；尿蛋白、红细胞、白细胞、管型尿等为提示临床肾损害的指标。血沉在活动期常增高；SLE的C反应蛋白通常不高，合并感染或关节炎较突出者可增高；血清补体C3、C4水平与SLE活动度呈负相关，常可作为病情活动性和治疗反应的监测指标之一。C4低下除表示SLE活动性外，尚可能是SLE易感性（C4缺乏）的表现。SLE还常出现高γ球蛋白血症。

（二）抗核抗体谱（ANAs）

抗核抗体谱出现在SLE的有ANA、抗dsDNA抗体、抗ENA（可提取核抗原）抗体。

1. 抗核抗体（ANA）　ANA实际上是一个谱系，是一系列抗细胞核内和细胞浆内抗原成分的抗体总称。免疫荧光抗核抗体（IFANA）是SLE的筛选检查。荧光图形与抗体所作用的抗原成分有关，可根据发光图形大致判断患者自身抗体的种类。对SLE的诊断敏感性为95%，特异性相对较低，为65%。除SLE之外，其他结缔组织病的血清中也常存在ANA，一些慢性感染也可出现低滴度的ANA。由于它的特异性低，其阳性不能作为SLE与其他结缔组织病的鉴别。常需做其他自身抗体的检查。

2. 抗双链DNA（ds-DNA）抗体　对SLE的诊断特异性为95%，敏感性为70%，它与疾病活动性及肾损害、血管炎有关，是诊断SLE的标记抗体之一。

3. 抗ENA抗体　是一组临床意义不相同的抗体。

（1）抗Sm抗体：诊断SLE的标记抗体之一。特异性达99%，但敏感性仅25%。有助于早期或不典型患者或回顾性诊断所用。该抗体的存在与疾病活动性无明显关系。

（2）抗RNP抗体：阳性率40%。对SLE诊断特异性不高。往往与SLE的雷诺现象和肌炎相关。

（3）抗SSA（Ro）抗体：阳性率30%，往往出现在SCLE、SLE合并舍格仑综合征及新生儿红斑狼疮的母亲。合并上述疾病时有诊断意义。

（4）抗SSB（La）抗体：阳性率10%，其临床意义与抗SSA抗体相同。

（5）抗核糖体P蛋白（rRNP）抗体：阳性率20%，血清中出现本抗体代表SLE的活动，同时往往指示有NP狼疮或其他重要内脏的损害。

（三）其他自身抗体

1. 抗磷脂抗体　包括抗心脂抗体、狼疮抗凝物、梅毒血清试验假阳性等对自身不同磷脂成分的自身抗体。结合其特异的临床表现可诊断是否合并有继发性抗磷脂抗体综合征。

2. 抗组织细胞抗体　与溶血性贫血有关的抗红细胞抗体；与血小板减少有关的抗血小板抗体；与神经精神性狼疮有关的抗神经元抗体。

3. 其他　20%～40%SLE患者出现血清类风湿因子阳性，少数的患者血清中出现抗中性粒细胞胞质抗体p-ANCA。

（四）肾活检病理

对狼疮肾炎的诊断、治疗和预后估计均有价值，尤其对指导狼疮肾炎的治疗有重要意义。

（五）影像学检查

有助于早期发现器官损害。如头颅MRI、CT对患者脑部的梗死性或出血性病灶的发现和治疗提供帮助；高分辨CT有助于早期肺间质性病变的发现。超声心动图对心包积液、心肌、心瓣膜病变、肺动脉高压等有较高敏感性而有利于早期诊断。

案例 9-108-1

1. 血常规：WBC 6.06×10^{9}/L，N 0.615(3.73×10^{9}/L)，L 0.314(1.9×10^{9}/L)，RBC 2.81×10^{12}/L，Hb 80g/L，Ret 8.7%(0.245×10^{12}/L)，PLT 80×10^{9}/L。

2. 尿常规：SG 1.015，pH 6.0，pRO 0.3g/L，BLD 25/μl，LEU（－），RBC 7/μl，WBC 9/μl，未见管型。

3. 尿红细胞位相：PRO(＋＋＋)，畸形 RBC 27500 个/ml，正形 0 个/ml，颗粒管型 0～2个/HP。

4. ESR73mm/h。Coomb's test(＋)

5. ANA(＋＋＋)，斑点型；ds-DNA(－)；ENA：RNP/Sm(－)，Sm(＋)，SSA(＋＋＋＋)，SSB(－)；

6. ACA：IgG（－），IgM（－），IgA（－）；PANCA(＋＋＋)，CANCA(－)。

7.胸片：右胸腔积液。

8.肾穿刺活检：光镜下，HE染色见27个肾小球，其中2个伴硬化。肾小球内可见散在炎细胞浸润，大部分肾小球毛细血管基膜(GBM)增厚，毛细血管腔变窄，且伴GBM溶解，部分肾小球伴系膜区增宽，部分肾小球伴节段性毛细血管内皮细胞增生；肾小管上皮部分显空泡变性，部分肾小管管腔内可见红细胞，局部区域见肾小管萎缩。肾间质伴炎细胞浸润，纤维组织增生，个别小动脉内膜增生。PAS及PASM见基膜厚及基膜空泡变性。Masson三色见多量嗜复红物沉积。免疫荧光：IgG(＋＋＋＋)，IgA(＋＋＋)，C1q(＋＋＋)，IgM(＋＋)，C4(＋＋)，Fib(＋)，荧光颗粒状，多呈连续性分布，主要沉积在基膜上皮下和系膜区，部分血管内膜IgG阳性。结合临床，病变符合狼疮性肾炎(V＋III型)。

【诊断】

1. 有多系统受累表现(具备上述两个以上系统的症状)和有自身免疫的证据，应警惕狼疮

由于SLE临床表现复杂多样，早期表现可不典型(见表9-108-4)。均需要提高警惕，避免诊断治疗的延误。

表 9-108-4 早期不典型 SLE 的表现

1. 原因不明的反复发热，抗炎退热治疗往往无效
2. 多发和反复发作的关节痛/关节炎，往往持续多年而不产生畸形
3. 持续性或反复发作的胸膜炎/心包炎
4. 抗生素或抗结核治疗不能治愈的肺炎
5. 不能用其他原因解释的皮疹/网状青紫/雷诺现象
6. 肾脏疾病或持续不明原因的蛋白尿
7.血小板减少性紫癜或溶血性贫血
8.不明原因的肝炎
9.反复自然流产或深静脉血栓形成或脑卒中发作

2. 诊断标准 目前普遍采用美国风湿病学会1997年修订的SLE分类标准。作为诊断标准SLE分类标准的11项中，符合4项或4项以上者，在除外感染、肿瘤和其他结缔组织病后，可诊断SLE。其敏感性和特异性均较高，分别为95%和85%。需强调指出的是患者病情的初始或许不具备分类标准中的4条。随着病情的进展而有4条以上或更多的项目。11条分类标准中，免疫学异常和高滴度抗核抗体更具有诊断意义。一旦患者免疫学异常，即便临床诊断不够条件，也应密切随访，以便尽早做出诊断和及早治疗。

表 9-108-5 美国风湿病学院推荐的 SLE 分类标准（1997 年）

1. 颊部红斑	固定红斑，扁平或隆起，在两颧突出部位
2. 盘状红斑	片状隆起于皮肤的红斑，黏附有角质脱屑和毛囊栓；陈旧病变可发生萎缩性瘢痕
3. 光过敏	对日光有明显的反应，引起皮疹，从病史中得知或医生观察到
4. 口腔溃疡	经医生观察到的口腔或鼻咽部溃疡，一般为无痛性
5. 关节炎	非侵蚀性关节炎，累及2个或更多的外周关节，有压痛，肿胀或积液
6. 浆膜炎	胸膜炎或心包炎
7.肾脏病变	尿蛋白＞0.5g/24小时或＋＋＋，或管型(红细胞、血红蛋白、颗粒或混合管型)
8.神经病变	癫痫发作或精神病，除外药物或已知的代谢紊乱
9.血液学疾病	溶血性贫血，或白细胞减少，或淋巴细胞减少，或血小板减少
10.免疫学异常	抗ds-DNA抗体阳性，或抗Sm抗体阳性，或抗磷脂抗体阳性(后者包括抗心磷脂抗体、或狼疮抗凝物阳性、或至少持续6个月的梅毒血清试验假阳性的三者中具备一项阳性)
11. 抗核抗体	在任何时候和未用药物诱发"药物性狼疮"的情况下，抗核抗体滴度异常

3. SLE病情活动性和病情轻重程度的评

估

(1) SLE 活动性表现：各种 SLE 的临床症状，尤其是新近出现的症状，均可提示疾病的活动。与 SLE 相关的多数实验室指标，也与疾病活动有关（表 9-108-6）。

表 9-108-6　提示 SLE 活动的主要指征

肌炎/疲乏、体重下降
血三系减少（需除外药物所致）
发热（需排除感染）
血沉增快
皮肤黏膜表现（新发红斑、脱发、黏膜溃疡）
肾脏受累（管型尿、血尿、蛋白尿、非感染性脓尿）
关节肿、痛
肾功能异常
胸痛（胸膜炎、心包炎）
低补体血症
血管炎
DNA 抗体滴度升高
头痛、癫痫发作、精神病、器质性脑病、视觉异常、颅神经病变、脑血管意外等（需排除中枢神经系统感染）

国际上通用的几个 SLE 活动性判断标准包括：SLEDAI（Systemic Lupus Erythematosus Disease Activity Index），SLAM（Systemic Lupus Activity Measure），OUT（Henk Jan Out score）等。其中以 SLEDAI 最为常用（见表 9-108-7），其理论总积分为 105 分，但实际绝大多数患者积分小于 45，活动积分在 20 以上者提示很明显的活动。

表 9-108-7　临床 SLEDAI 积分表

积分	临床表现
8	癫痫发作：最近开始发作的，除外代谢、感染、药物所致
8	精神症状：严重紊乱干扰正常活动。除外尿毒症、药物影响
8	器质性脑病：智力的改变伴定向力、记忆力或其他智力功能的损害并出现反复不定的临床症状，至少同时有以下两项：感觉紊乱、不连贯的松散语言、失眠或白天瞌睡、精神运动性活动↑或↓。除外代谢、感染、药物所致
8	视觉障碍：SLE 视网膜病变，除外高血压、感染、药物所致
8	颅神经病变：累及颅神经的新出现的感觉、运动神经病变
8	狼疮性头痛：严重持续性头痛，麻醉性止痛药无效
8	脑血管意外：新出现的脑血管意外。应除外动脉硬化
8	脉管炎：溃疡、坏疽、有触痛的手指小结节、甲周碎片状梗塞、出血或经活检、血管造影证实
4	关节炎：2 个以上关节痛和炎性体征（压痛、肿胀、渗出）
4	肌炎：近端肌痛或无力伴 CPK↑，或肌电图改变或活检证实
4	管型尿：HB、颗粒管型或 RBC 管型
4	血尿：＞5RBC/HP，除外结石、感染和其他原因
4	蛋白尿：＞0.5g/24h，新出现或近期↑
4	脓尿：＞5WBC/HP，除外感染
2	脱发：新出现或复发的异常斑片状或弥散性脱发
2	新出现皮疹：新出现或复发的炎症性皮疹
2	黏膜溃疡：新出现或复发的口腔或鼻黏膜溃疡
2	胸膜炎：胸膜炎性胸痛伴胸膜摩擦音、渗出或胸膜肥厚
2	心包炎：心包疼痛加上以下至少 1 项：心包摩擦音心包积液或心电图或超声心动图证实
2	低补体：CH50、C_3、C_4 低于正常低限
2	抗 ds-DNA 抗体增加：＞25%（Farr 氏法）或高于检测范围
1	发热：体温大于或等于 38℃，排除感染原因
1	血小板减少：小于 100×10^9/L
1	白细胞减少：小于 3.0×10^9/L，排除药物原因

SLEDAI 积分对 SLE 病情的判断：0～4 分 基本无活动，5～9 分 轻度活动，10～14 分 中度活动，≥15 重度活动

笔记栏

(2) SLE病情轻重程度的评估

1) 轻型SLE是指SLE诊断明确或高度怀疑，病情临床稳定，呈非致命性，SLE可累及的靶器官(包括肾脏、血液系统、肺脏、心脏、消化系统、中枢神经系统、皮肤、关节)功能正常或稳定，无明显SLE治疗药物的毒副反应。

2) 重型SLE是指有重要脏器累及并影响其功能的情况(表9-108-8)；狼疮危象(lupus crisis)则是指急性的危及生命的重型SLE。后者常包括急进性狼疮性肾炎、严重的中枢神经系统损害、严重的溶血性贫血、血小板减少性紫癜、粒细胞缺乏症、严重心脏损害、严重狼疮性肺炎、严重狼疮性肝炎、严重的血管炎等。

表9-108-8　重型SLE

脏器	受累特点
1. 心脏	冠状动脉血管受累，LIBMAN-SACKS心内膜炎，心肌炎，心包填塞，恶性高血压
2. 肺脏	肺动脉高压，肺出血，肺炎，肺梗死，肺萎缩，肺间质纤维化
3. 消化系	肠系膜血管炎，胰腺炎
4. 血液系统	溶血性贫血，粒细胞减少(WBC<1.0×10^9/L)，血小板减少(<50×10^9/L)，血栓性血小板减少性紫癜，动静脉血栓形成
5. 肾脏	肾小球肾炎持续不缓解，急进性肾小球肾炎，肾病综合征
6. 神经系统	抽搐，急性意识障碍，昏迷，脑卒中，横贯性脊髓炎，单神经炎/多神经炎，精神性发作，脱髓鞘综合征
7.其他	包括皮肤血管炎，弥漫性严重的皮损、溃疡、大疱，肌炎，非感染性高热有衰竭表现等

4. SLE的诊断治疗思路　正确的临床思维的指导对SLE的诊疗方案的拟订至关重要。SLE的诊断流程见图9-108-4。对于SLE的诊断和治疗应包括如下内容。

(1) 明确诊断。

(2) 评估SLE疾病严重程度和活动性，SLE活动性和病情轻重程度的评估是治疗方案拟订的先决条件。

(3) 拟订SLE常规治疗方案。

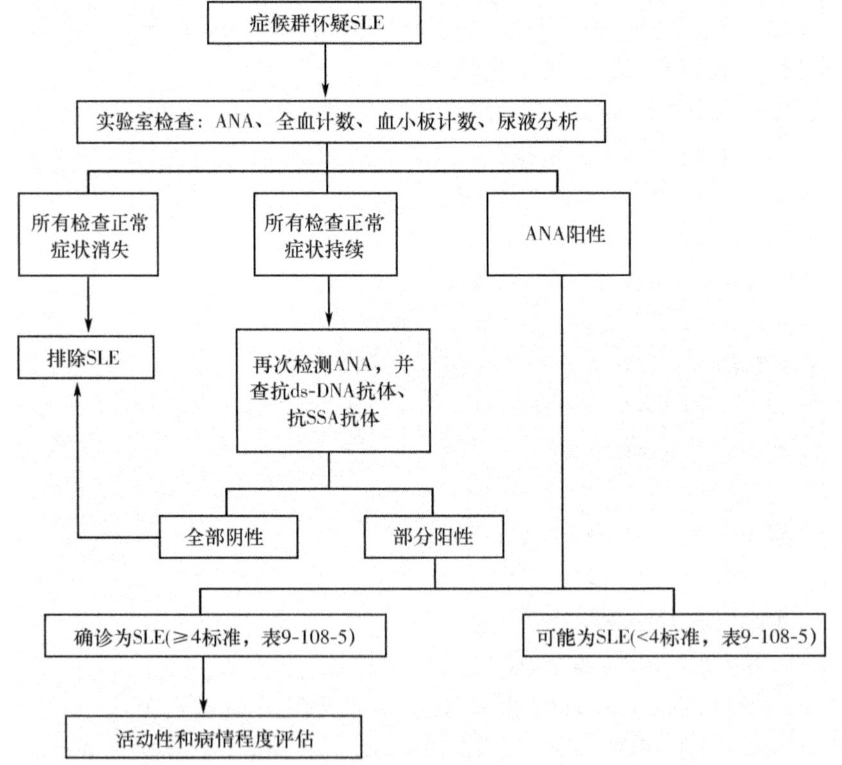

图9-108-4　SLE诊断流程图

(4) 处理难控制的病例。

(5) 抢救SLE危重症。

(6) 处理或防治药物不良反应。

(7) 处理SLE患者面对的特殊情况，如妊娠、手术等。

其中前3项为诊疗常规，后4项常需要有经验的专科医生参与和多学科的通力协作。

笔记栏

案例 9-108-1

1. 患者女性，17 岁，反复皮下出血伴浮肿半年，加重伴胸痛 1 周。

2. 病史特点：年轻女性，起病缓慢，出现皮下出血、头晕、乏力，浮肿、泡沫尿，胸痛等多系统损害症状。

3. 临床特点：贫血貌[面色、结膜、口唇苍白，指(趾)甲床苍白]；右下肺叩诊浊音，听诊呼吸音减弱，提示存在胸腔积液；下肢轻度凹陷性浮肿。

4. 辅助检查：血常规提示中度溶血性贫血(Coombs test 阳性)、血小板减少；尿液检查提示蛋白尿＋＋＋、肾性血尿；ANA(＋＋＋)；Sm(＋)；胸片提示右胸腔积液；肾活检病理的免疫荧光 IgG(＋＋＋＋)，IgA(＋＋＋)，C1q(＋＋＋)，IgM(＋＋)，补体 C4(＋＋)，Fib(＋)，荧光颗粒状，多呈连续性分布，主要沉积在基膜上皮下和系膜区，呈"满堂红"，病变符合狼疮性肾炎(V＋III 型)改变。

临床诊断：系统性红斑狼疮(急性活动期)(SLEDAI 17 分)。

【治疗】

(一) 一般治疗

1. 患者宣教正确认识疾病　消除恐惧心理，明白规律用药的意义，强调长期随访的必要性。避免在紫外线下过多的暴露，使用防紫外线用品，避免过度疲劳，自我认识疾病活动的征象，配合治疗、遵从医嘱，定期随诊。

2. 对症治疗和去除各种影响疾病预后的因素　如注意控制高血压，防治各种感染。

(二) 药物治疗

SLE 目前还没有根治的办法，但恰当的治疗可以使大多数患者达到病情的完全缓解。强调早期诊断和早期治疗，以避免或延缓不可逆的组织脏器的病理损害。SLE 是一种高度异质性的疾病，临床医生应根据病情的轻重程度，掌握好治疗的风险与效益之比，制定具体的治疗方案。

1. 轻型 SLE 的治疗　轻型的 SLE，虽有狼疮活动，但症状轻微，仅表现为光过敏、皮疹、关节炎或轻度浆膜炎，而无明显内脏损害者。治疗药物包括：

(1) 非甾体抗炎药(NSAIDs)可用于控制关节肿痛。服用时应注意消化性溃疡、出血、肾、肝功能等方面的不良反应。

(2) 抗疟药可控制皮疹和减轻光敏感，常用氯喹0.25mg，qd，或羟氯喹 0.4mg/d，分两次服。主要不良反应是眼底病变，用药超过 6 个月者，可停药一个月，有视力明显下降者，应检查眼底，明确原因。另外有心脏病史者，特别是心动过缓或有传导阻滞者禁用抗疟药。

(3) 短期局部应用激素治疗皮疹，但脸部应尽量避免使用强效激素类外用药，一旦使用，不应超过一周。

(4) 小剂量激素(如泼尼松≤10mg/d)可减轻症状。

(5) 权衡利弊必要时可用硫唑嘌呤、甲氨蝶呤或环磷酰胺等免疫抑制剂。应注意轻型 SLE 可因过敏、感染、妊娠生育、环境变化等因素而加重，甚至进入狼疮危象。

2. 重型 SLE 的治疗　治疗主要分两个阶段，即诱导缓解和巩固治疗。诱导缓解目的在于迅速控制病情，阻止或逆转内脏损害，力求疾病完全缓解(包括血清学、症状和受损器官的功能恢复)，但应注意过分免疫抑制诱发的并发症，尤其是感染、性腺抑制等。目前，多数患者的诱导缓解期需要超过半年，至 1 年才能达到缓解，不可急于求成。

(1) 糖皮质激素：具有强大的抗炎作用和免疫抑制作用，是治疗 SLE 的基础药。糖皮质激素对免疫细胞的许多功能及对免疫反应的多个环节均有抑制作用，尤以对细胞免疫的抑制作用突出，在大剂量时还能够明显抑制体液免疫，使抗体生成减少，超大剂量则可有直接的淋巴细胞溶解作用。激素的生理剂量约为泼尼松 7.5mg/d，主要能够抑制前列腺素的产生。由于不同的激素剂量的药理作用有所侧重，病情和患者间对激素的敏感性有差异，临床用药要个体化。一般地，重型 SLE 的标准剂量是泼尼松 1 mg/kg，每日 1 次，病情稳定后 2 周或疗程 8 周内，开始以每 1～2 周减 10%的速度缓慢减量，减至每日泼尼松 0.5 mg/kg 后，减药速度可按病情适当调慢；如果病情允许，维持治疗的激素剂量尽量小于泼尼松 10 mg/d。在减药过程中，如果病情不稳定，可暂时维持原剂量不变或酌情增加剂量或加用免疫抑制剂联合治疗。可选用免疫抑制剂，如环磷酰胺、硫唑嘌呤、甲氨蝶呤等的其中之一，联合应用以便更快地诱导病情缓解和巩固疗效，并避免长期使用较大剂量激素导致的严重不良反应。在有重要脏器累及的 SLE，乃至出现狼疮危象的情况下，可以使用较大剂量[≥2mg/(kg・d)]甚至使用甲泼尼龙(Methylprednisolone，

笔记栏

MP)冲击治疗，MP可用至500～1000mg，每天1次，加入5%葡萄糖250ml，缓慢静脉滴注1～2小时，连续3～5天为1疗程，疗程间隔期5～30天，间隔期和冲击后需每日口服泼尼松0.5～1mg/kg。疗程和间隔期长短视具体病情而定，用于特殊情况的危重患者抢救。甲泼尼龙冲击疗法对狼疮危象常具有立竿见影的效果，疗程和间隔期长短按病情因人而异。MP冲击疗法只能解决急性期的症状，疗效不能持久，必须与环磷酰胺冲击疗法配合使用，否则病情容易反复。

SLE患者使用的激素疗程较漫长，故应注意保护下丘脑-垂体-肾上腺轴，避免使用对该轴影响较大的地塞米松、康宁克通(商品名)等长效和超长效激素。激素的不良反应除感染外，还包括高血压、高血糖、高血脂、低钾血症、骨质疏松、无菌性骨坏死、白内障、体重增加、水钠潴留等。应记录血压、血糖、血钾、血脂、骨密度，胸片等作为评估基线，并定期随访。应注意在发生重症SLE，尤其是危及生命的情况下，激素的不良反应如股骨头无菌性坏死并非是使用大剂量激素的绝对禁忌。大剂量MP冲击疗法常见不良反应包括面部潮红、失眠、头痛、乏力、血压升高、短暂的血糖升高；严重不良反应包括感染、上消化道大出血、水钠潴留、诱发高血压危象、诱发癫痫大发作、精神症状、心律失常，有因注射速度过快导致突然死亡的报道，所以甲泼尼龙冲击治疗应强调缓慢静脉滴注60分钟以上；用药前需注意水-电解质和酸碱平衡。

(2) 环磷酰胺(Cyclophosphamide，CYC)：是主要作用于S期的细胞周期特异性烷化剂，通过影响DNA合成发挥细胞毒作用。其对体液免疫的抑制作用较强，能抑制B细胞增殖和抗体生成，且抑制作用较持久，是治疗重症SLE的有效药物之一，尤其是在狼疮性肾炎和血管炎的患者中，环磷酰胺与激素联合治疗能有效地诱导疾病缓解，阻止和逆转病变的发展，改善远期预后。目前普遍采用的标准环磷酰胺冲击疗法是：0.75～1.0g/m^2体表面积，加入生理盐水200ml中静脉滴注，每3～4周1次。多数患者6～12个月可以缓解病情而进入巩固治疗阶段，还常需要继续环磷酰胺冲击治疗，逐渐延长用药间歇期，至约三个月一次维持数年。过去认为环磷酰胺累积剂量不应超过9～12g以上，新近的研究提示，环磷酰胺累积剂量可以至30g，可以使LN的远期疗效更为巩固，且安全性并未由此降低。但是，由于各人对环磷酰胺的敏感性存在个体差异，年龄、病情、病程和体质使其对药物的耐受性有所区别，所以治疗时应根据患者的具体情况，掌握好剂量、冲击间隔期和疗程，既要达到疗效，又要避免不良反应。白细胞计数对指导治疗有重要意义，治疗中应注意避免导致白细胞过低，一般要求白细胞低谷不小于3.0×10^9/L。环磷酰胺冲击治疗对白细胞影响有一定规律，一次大剂量环磷酰胺进入体内，第3天左右白细胞开始下降，7～14天至低谷，之后白细胞逐渐上升，至21天左右恢复正常。对于间隔期少于3周者，更应密切注意监测血象。大剂量冲击前必须先查血常规。

除白细胞减少和诱发感染外，环磷酰胺冲击治疗的不良反应主要包括：性腺抑制(尤其是女性的卵巢功能衰竭)、胃肠道反应、脱发、肝功能损害，少见远期致癌作用(主要是淋巴瘤等血液系统肿瘤)，出血性膀胱炎、膀胱纤维化和膀胱癌在长期口服环磷酰胺治疗者常见，而间歇环磷酰胺冲击治疗罕见。

(3) 硫唑嘌呤：为嘌呤类似物，可通过抑制DNA合成发挥淋巴细胞的细胞毒作用。疗效不及环磷酰胺冲击疗法，尤其在控制肾脏和神经系统病变效果较差，而对浆膜炎、血液系统、皮疹等较好。用法每日1～2.5mg/kg，常用剂量50～100mg/d，即50mg每日口服1～2次。不良反应包括骨髓抑制、胃肠道反应、肝功能损害等。少数对硫唑嘌呤极敏感者用药短期就可出现严重脱发和造血危象，引起严重粒细胞和血小板缺乏症，轻者停药后血象多在2～3周内恢复正常，重者则需按粒细胞缺乏或急性再障处理。以后不宜再用。

(4) 甲氨蝶呤：二氢叶酸还原酶拮抗剂，通过抑制核酸的合成发挥细胞毒作用。疗效不及环磷酰胺冲击疗法，但长期用药耐受性较佳。剂量10～15mg，每周1次。主要用于关节炎、肌炎、浆膜炎和皮肤损害为主的SLE。主要不良反应有胃肠道反应、口腔黏膜糜烂、肝功能损害、骨髓抑制，偶见甲氨蝶呤导致肺炎和肺纤维化。

(5) 环孢素：可特异性抑制T淋巴细胞IL-2的产生，发挥选择性的细胞免疫抑制作用，是一种非细胞毒免疫抑制剂。在治疗SLE方面，对狼疮性肾炎(特别是Ⅴ型LN)有效，可用环孢素每日剂量3～5mg/kg，分两次口服。用药期间注意肝、肾功能及高血压、高尿酸血症、高血钾等，有条件者应测血药浓度，调整剂量，血肌酐较用药前升高30%，需要减药或停药。环孢素对LN的总体疗效不如环磷酰胺冲击疗法，而且价格昂贵、毒不良反应较大、停药后病情容易反跳。

(6) 霉酚酸酯：为次黄嘌呤单核苷酸脱氢酶的抑制剂，可抑制嘌呤从头合成途径，从而抑制淋巴细胞活化。霉酚酸酯治疗狼疮性肾炎有效，能够有效的控制Ⅳ型LN活动。每日剂量10～

笔记栏

30mg/kg体重，分2次口服。

3. 狼疮危象的治疗 治疗目的在于挽救生命、保护受累脏器、防止后遗症。通常需要大剂量甲泼尼龙冲击治疗，针对受累脏器的对症治疗和支持治疗，以帮助患者度过危象。后继的治疗可按照重型SLE的原则，继续诱导缓解和维持巩固治疗。

(1) 急进性肾小球肾炎：表现为急性进行性少尿，浮肿，蛋白尿/血尿，低蛋白血症，贫血，肾功能进行性下降，血压增高，高血钾，代谢性酸中毒等。B超肾脏体积常增大，肾脏病理往往呈新月体肾炎，多符合WHO的LN的Ⅳ型。治疗包括纠正水电解质酸碱平衡紊乱、低蛋白血症，防治感染，纠正高血压，心衰等合并症，保护重要脏器，必要时需要透析支持治疗。在评估SLE活动性和全身情况和有无治疗反指征的同时，应抓紧时机肾穿，判断病理类型和急慢性指标，制定治疗方案。对明显活动、非肾脏纤维化/硬化等不可逆病变为主的患者，应积极使用激素[泼尼松≥2 mg/(kg·d)]，并可使用大剂量MP冲击疗法。亦可加用CYC 0.4～0.8每2周一次冲击治疗。

(2) 神经精神狼疮：必须除外化脓性脑膜炎、结核性脑膜炎、隐球菌性脑膜炎、病毒性脑膜脑炎等中枢神经系统感染。弥漫性神经精神狼疮在控制SLE的基础药物上强调对症治疗，包括抗精神病药物(与精神科医生配合)，癫痫大发作或癫痫持续状态时需积极抗癫痫治疗，注意加强护理。ACL相关神经精神狼疮，应加用抗凝、抗血小板聚集药物。有全身血管炎表现的明显活动证据，应用大剂量甲泼尼龙冲击治疗。中枢狼疮包括横贯性脊髓炎在内，可试用地塞米松10mg＋甲氨蝶呤鞘内注射/wk治疗，共2～3次。

(3) 重症血小板减少性紫癜：血小板＜2万/mm^3，有自发出血倾向，常规激素治疗无效[1mg/(kg·d)]，应加大激素用量用至2mg/(kg·d)以上。还可静脉滴注长春新碱(VcR) 1mg，qwk×3～6次。静脉输注大剂量人体免疫球蛋白(IVIG)对重症血小板减少性紫癜有效，标准的IVIG疗法是：每日剂量0.4g/kg体重，静脉滴注，连续5天为1个疗程。IVIG一方面对SLE本身具有免疫治疗作用，另一方面具有非特异性的抗感染作用，可以对大剂量MP和环磷酰胺的联合冲击治疗所致的免疫力挫伤起到一定的保护作用，能够明显提高各种狼疮危象治疗的成功率。无骨髓增生低下的重症血小板减少性紫癜还可试用其他免疫抑制剂，如CYC，环孢素等。其他药物包括达那唑、他莫昔芬(三苯氧胺)、维生素C等，内科保守治疗无效，可考虑脾切除。

(4) 弥漫性出血性肺泡炎和急性重症肺间质病变：部分弥漫性出血性肺泡炎的患者起病可无咯血，支气管镜有助于明确诊断。本病极易合并感染，常同时有大量蛋白尿，预后很差。治疗迄无良策。对SLE肺脏累及应提高警惕，结合SLE病情系统评估、影像学、血气分析、纤维支气管镜等手段，以早期发现、及时诊断。治疗方面包括氧疗、必要时机械通气，控制感染和支持治疗。可试用大剂量MP冲击治疗，IVIG，血浆置换等。

(5) 严重的肠系膜血管炎：常需2mg/(kg·d)以上的每日激素剂量方能控制病情。应注意水电解质酸碱平衡，加强肠外营养支持，防治合并感染，避免不必要的手术、探查。一旦并发肠坏死、穿孔、中毒性肠麻痹，应及时手术治疗。

(三) 特殊治疗

免疫球蛋白治疗(IVIG)、血浆置换、免疫吸附(immunoadsorption)等治疗SLE，不宜列入诊疗常规，应视患者具体情况选择应用。

(四) 造血干细胞移植

选择对象为难治性SLE患者，入选有严格标准：危及生命的SLE患者，抗环磷酰胺的Ⅲ型或Ⅳ型肾小球肾炎，不能控制的血管炎(肺、心、脑)，依赖输血的血细胞减少症。常规治疗包括用大剂量的糖皮质激素和细胞毒药物3个月无效。所有器官有足够功能，可耐受整个移植过程所引起的不良反应。本治疗费用昂贵，仍需要进一步的研究来明确其疗效、缓解期维持时间以及能否使部分SLE得到根治。

(五) 妊娠生育

妊娠生育曾经被列为SLE的禁忌证。而今大多数SLE患者在疾病控制后，可以安全地妊娠生育。一般来说，在无重要脏器损害、病情稳定一年或一年以上，细胞毒免疫抑制剂(环磷酰胺、甲氨蝶呤等)停药半年，激素仅需小剂量时方可怀孕，多数能安全地妊娠和生育。非缓解期的SLE妊娠，存在流产、早产、死胎和诱发母体SLE病情恶化的危险。因此病情不稳定时不应怀孕。SLE患者妊娠后，需要产科和风湿科双方共同随访。出现SLE病情活动时，每日泼尼松≤30mg对胎儿影响不大，还可以根据病情需要加大激素剂量，泼尼松龙经过胎盘时被灭活，但是地塞米松和倍他米松可以通过胎盘屏障，影响胎儿。妊娠前3个月至妊娠期禁用环磷酰胺、甲

笔记栏

氨蝶呤等免疫抑制剂,因为这些药物均可能会影响胎儿的生长发育导致畸胎。对于有习惯性流产病史和抗磷脂抗体阳性的孕妇,主张口服低剂量阿司匹林(50mg/d),和(或)小剂量肝素抗凝防止流产或死胎。

案例 9-108-1

处方及医生指导

1. 一般治疗:避免过多的紫外光暴露,使用防紫外线用品,避免过度疲劳等。

2. 激素治疗:甲泼尼龙(Methylprednisolone,MP)500mg 冲击治疗,每天 1 次,加入 5%葡萄糖 250ml,缓慢静脉滴注 1~2 小时,连续 3 天后改予每日口服泼尼松 1mg/kg。

3. 标准环磷酰胺冲击疗法:0.75~1.0g/m^2体表面积,加入生理盐水 200ml 中静脉滴注,每 3~4 周 1 次。

4. 监测血象及注意水、电解质和酸碱平衡。

【预后】

与过去相比,SLE 的预后已显著提高。1 年存活率 96%,5 年存活率 85 %,10 年存活率已超过 75%。急性期患者的死亡原因主要是 SLE 的多脏器严重损害和感染,尤其是伴有严重神经精神性狼疮和急进性狼疮性肾炎者;慢性肾功能不全和药物(尤其是长期使用大剂量激素)的不良反应,包括冠状动脉粥样硬化性心脏病等,是 SLE 远期死亡的主要原因。血肌酐增高、持续性尿蛋白≥3.5g/24hr、肾脏病理慢性指数高等是狼疮性肾炎预后不良的指征。

案例 9-108-1

小结

1. SLE 好发于生育年龄女性,多系统受累及血清中出现多种自身抗体是它的两个主要临床特征。

2. 掌握临床思维,明确诊断后需评估 SLE 疾病严重程度和活动性,SLE 活动性和病情轻重程度的评估是治疗方案拟订的先决条件。

3. 根据病情制定相应治疗方案,注意治疗个体化,权衡治疗的风险与效益之比。

4. 密切监测病情变化,及时处理严重并发症;注意处理或防治药物不良反应。

推荐阅读

Guidelines for referral and management of systemic lupus erythematosus in adults. American College of Rheumatology Ad Hoc Committee on systemic lupus erythematosus guidelines. Arthritis Rheum. 1999. 42:1785~1796

Contreras G, Pardo V, Leclercq B, et a1. 2004. Sequential therapies for proliferative lupus nephritis. N Engl J Med, 350:971~980

(陶 怡)

第109章 血清阴性脊柱关节病

血清阴性脊柱关节病(seronegative spondyloarthropathies)或称脊柱关节病(spondyloarthropathies, SpA)是一组侵犯骶髂关节、脊柱和周围关节的慢性炎症性疾病的总称,主要包括强直性脊柱炎、银屑病关节炎、反应性关节炎与赖特(Reiter)综合征、炎性肠病性关节炎、未分化脊柱关节病等。该组疾病的临床表现常相互重叠。如果病情不能及时控制,可进行性发展至脊柱与关节强直,乃至脊柱及受累关节功能完全丧失,导致终生残疾。SpA 的主要临床特点见表9-109-1。

表 9-109-1 血清阴性脊柱关节病的主要临床特点

1. 基本病理改变为肌腱-骨附着点炎
2. 常累及骶髂关节和脊柱
3. 可伴有不对称性外周关节炎
4. 血清类风湿因子(RF)阴性
5. 与 HLA-B27 呈不同程度的相关
6. 有家族聚集倾向

第一节 强直性脊柱炎

案例 9-109-1

患者,男,25 岁。因"腰痛 10 个月余,左膝与右踝关节肿痛 1 个月"于 2005 年 5 月 16 日入院。

患者于10个月前于上呼吸道感染后出现腰痛,夜间为重,晨起时腰部僵硬,活动后减轻。病情进行性加重,伴双侧臀部、腹股沟酸痛。1 个月前患者出现左膝与右踝关节肿胀、疼痛,渐加重。当地医生拟诊"风湿性关节炎",予静脉滴注青霉素及阿司匹林治疗,病情无明显好转。1 年前患者双眼先后出现怕光、流泪、眼痛,疑为"巩膜睫状体炎",经局部应用氯霉素和泼尼松眼药水治疗,每侧眼睛症状持续约 2 周左右消失。患者无肝炎、结核病等传染病史。否认有传染病接触史及药物过敏史。其父亲系"强直性脊柱炎"患者,目前脊柱已明显畸形。

体格检查:T 37℃,P 86 次/分,R 26 次/分,体重 58kg,发育正常,营养中等,神志清醒,精神可,轻度贫血貌,右侧睑结膜充血。全身皮肤未见皮疹及出血点,皮肤、巩膜无黄染,浅表淋巴结无肿大。咽部稍红,扁桃体不大,颈软,胸廓对称无畸形,深呼、吸之胸围差为 2cm,双肺呼吸音清晰,心律规整,心率 86 次/分,心音有力,未闻及杂音。腹部平软,肝脾肋下未触及。脊柱生理弯曲消失,腰椎及骶髂关节有叩痛,双侧"4"字试验与 Schöber 试验阳性,脊柱左右侧弯受限。左膝与右踝关节明显肿胀,关节周围肌腱附着点处及右跟腱处有压痛。生理反射存在,病理反射未引出。

问题:

1. 首先应考虑何种诊断?

2. 在明确诊断之前,应做哪些实验室和辅助检查?

3. 本病例应与哪些疾病相鉴别? 如何治疗?

强直性脊柱炎(ankylosing spondylitis , AS)是 SpA 中最常见的病种,具有脊柱关节病原形之称。AS 的患病率在各国报道不一,美国为 0.13%~0.22%,日本本土人为 0.05%~0.2%,我国初步调查结果为 0.26%。

【病因】

迄今为止病因尚未完全明确。根据流行病学调查结果,多数学者认为 AS 发病与遗传和环境因素有密切的关系。已经证实 AS 的发病和 HLA-B27 有显著的关联性,AS 患者 HLA-B27 阳性率高达 90%~96%,而普通人群 HLA-B27 阳性率仅 4%~8%。但是,大约有 80%的 HLA-B27 阳性者并不发生 AS,而且有4%~10%的 AS 患者 HLA-B27 阴性,提示除 HLA-B27 外还有其他因素参与发病。近有学者发现 AS 的发生、发展可能还涉及 2 号染色体上的非 HLA 基因。

有研究发现 60%以上的 AS 患者出现肠道的亚临床炎症改变;血清学或细菌学检查表明 60%左右的 HLA-B27 相关的反应性关节炎主要由感染诱发。故目前认为感染,特别是肠道的革兰阴性杆菌感染在本病的发生、发展中起重要

笔记栏

作用。

【发病机制与病理】

由于AS的病因迄今未明，其发病机制也不完全清楚。一般认为本病的发生是遗传因素和环境因素综合作用的结果。分子模拟学说认为本病的发生是由于病原生物，如肠道的革兰阴性杆菌和HLA-B27分子存在共同的抗原表位，免疫系统在抗击外来病原生物时不能识别自身抗原表位，而导致持续的自身免疫反应及免疫病理损伤。受体学说则认为HLA-B27分子可能是某些病原微生物或其进入细胞后被裂解而产生的多肽抗原表位的受体，抗原呈递细胞表面的HLA-B27分子可将与其结合的多肽抗原呈递给免疫活性T细胞，进而激活自身免疫反应，引起机体脊柱关节以及眼部、心脏等部位的病变。近有研究表明AS病情的发生、发展与TNF-α基因的多态性以及血清中和骶髂关节局部TNF-α表达的上调有一定关系。

本病的基本病理改变为肌腱-骨附着点炎，骶髂关节是最常受累的部位；脊柱的“竹节样变”是AS晚期的典型表现之一(如图9-109-1)。外周关节滑膜、关节囊、韧带和肌腱可出现反复迁延的非特异性炎症，虹膜炎亦较常见。本病可引起主动脉根部局灶性中层坏死和环状扩张以及主动脉瓣膜尖缩短变厚，导致主动脉瓣关闭不全。

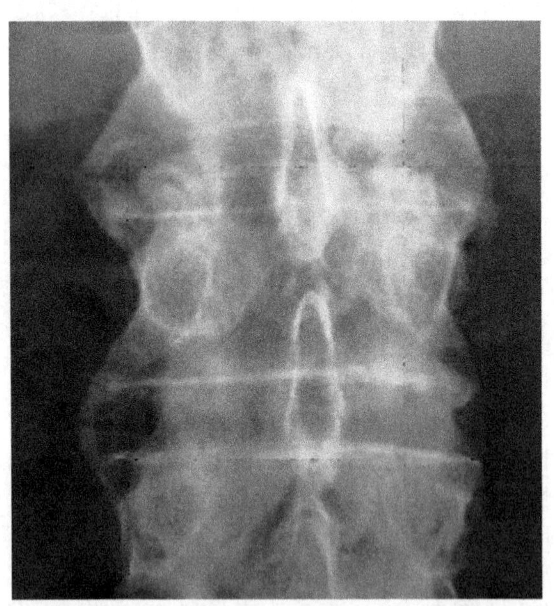

图9-109-1　强直性脊柱炎晚期脊柱的竹节样变

【临床表现】

本病好发于男性，男女之比约为5∶1，发病年龄通常在10岁～40岁，发病高峰年龄为20岁～30岁。一般起病隐匿，患者可于外伤、劳累或上呼吸道感染、肠道感染或尿路感染后发病。

(一) 脊柱与关节表现

约90%左右的AS患者有腰痛和晨僵。起初多为腰部隐痛或不适，逐渐出现腰背部或骶髂部位疼痛和发僵。腰痛于夜间或早晨起床时为重，活动后减轻是其突出特点。随着病情的进展，患者脊柱可发生自下而上的强直，并出现相应部位的疼痛、活动受限，一般由腰椎向胸颈部脊椎发展。20%左右的患者最终脊柱完全强直。

半数左右的患者一开始即累及周围关节，受累关节以膝、髋、踝和肩居多，腕、肘及手和足部小关节偶有受累。受累的外周关节常呈非对称性分布。可为单关节或2、3个关节受累，受累关节周围的肌腱附着点常有压痛。应特别注意髋关节病变，它是本病致残的主要原因，其余关节炎或关节痛多为一过性，很少引起关节破坏和残疾。

(二) 关节外表现

本病一般全身症状轻微，起病时可有食欲不振、低热、乏力、消瘦和贫血等症状。因跖底筋膜炎、跟腱炎(图9-109-2)，患者常有足底疼痛、足跟痛；由于胸肋关节、柄胸联合部位的附着点炎，患者可出现胸痛，胸廓扩展受限。眼色素膜炎见于1/4患者，单侧或双侧交替发生，常有自限性，可反复发作，严重者可致视力障碍。

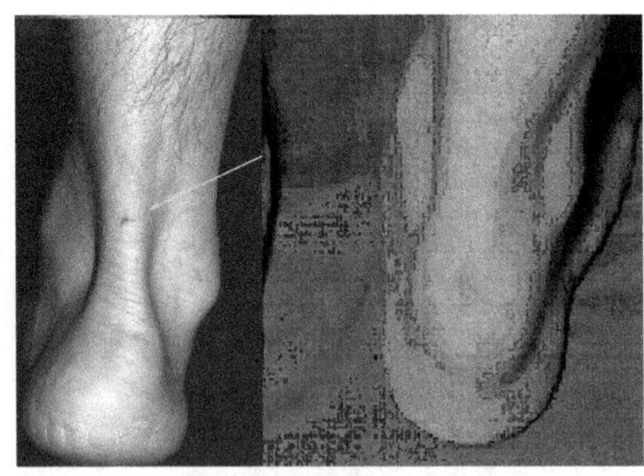

图9-109-2　强直性脊柱炎患者跟腱炎

【脊柱与关节功能检查】

随病情进展，可见AS患者腰椎前凸变平，脊柱在各个方向的活动均有不同程度的受限，胸廓扩展范围缩小，颈椎后突。下列几种方法可用于了解AS的病情进展情况及其对脊柱关节功能的损害程度。

(一)枕壁试验

患者立正姿势双足跟、臀部、背部贴墙，收颌，眼平视，测量枕骨结节与墙壁之间的水平距离。正常人可紧贴墙壁，距离为0。AS患者可因颈部僵直和(或)胸椎段后凸畸形，该间隙可增大至几厘米甚至10cm以上。

(二)胸廓扩展试验

患者取直立位，在第4肋间隙水平分别测量深吸气和深呼气时胸廓的胸围，两者之差的正常值＞5cm，AS患者由于椎旁肌肉痉挛，椎间韧带钙化，肋胸、肋椎横突关节受累，脊柱、胸廓活动度减少。

(三)Schöber试验

患者直立，在其背部正中线髂嵴水平作一标记，再垂直向上10cm作标记，向下5cm作标记。然后嘱患者保持双膝直立位并弯腰，测量上下两个标记间距离，正常增加距离＞5cm，增加＜4cm者为阳性。阳性者提示腰椎活动受限。

(四)Patrick试验

亦称"4"字试验，嘱患者仰卧，一腿屈曲并将足跟放置到对侧伸直的膝上。检查者一手压住直腿侧髂嵴，另一只手握住屈腿膝上搬、下压，若屈膝侧臀部出现疼痛则视为阳性，提示屈侧骶髂关节病变。

(五)骨盆侧压试验

患者侧卧，检查者从上方按压患者的髂嵴，如出现骶髂关节疼痛则视为阳性，提示骶髂关节炎。

【实验室检查和影像学检查】

(一)实验室检查

尚未发现特异性或标记性指标。血清及关节液中类风湿因子阴性，活动期患者血沉增快，C反应蛋白增高。90%以上的患者HLA-B27阳性。

(二)影像学检查

骶髂关节的影像学改变对诊断与鉴别诊断很有价值。一般先作X线平片，必要时再进行CT和(或)MRI检查。

1. X线平片检查 因本法经济简便，是AS影像学检查的首选方法。因AS最早的变化发生在骶髂关节，一般常规摄骨盆正位片，可显示骶髂关节、髋关节、坐骨以及耻骨联合等部位有无异常。通常根据骨盆X线片所见将骶髂关节的病变分为5级，其分级标准见表9-109-2。

表9-109-2 强直性脊柱炎骶髂关节X线分级标准

分级标准
0级为正常
Ⅰ级为可疑有骶髂关节炎
Ⅱ级有轻度骶髂关节炎，可见局限性侵蚀、硬化，但关节间隙正常
Ⅲ有中度骶髂关节炎，可见明显的骨质侵蚀、硬化、关节间隙增宽或狭窄、部分强直等1项或1项以上改变
Ⅳ级为严重异常，关节完全融合强直

2. CT检查 CT分辨力高，能发现骶髂关节轻微的变化，有利于早期诊断。对于临床可疑病例，X线平片未能显示明确的骶髂关节炎或Ⅱ级以上病变者应进行骶髂关节CT检查(图9-109-3)，以免漏诊。

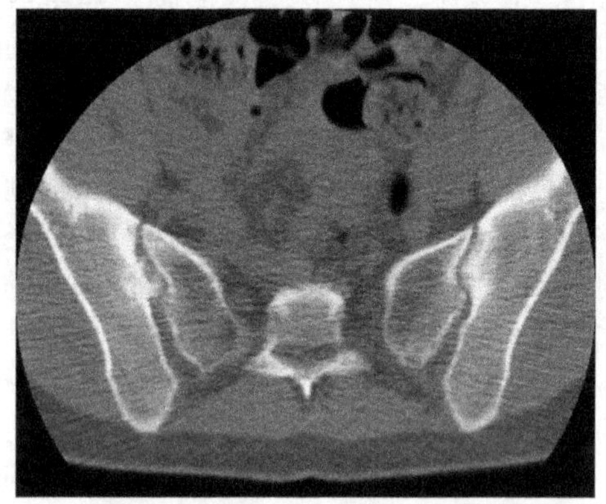

图9-109-3 患者CT显示双侧关节面中度侵蚀改变

3. MRI检查 MRI检查对了解软骨及周围软组织病变优于CT，能比CT更早发现骶髂关节炎，但需注意排除假阳性。因此项检查价格较贵，目前尚难作为常规检查项目。

案例9-109-1

1.患者血常规、尿常规正常，血沉110mm/h，C反应蛋白60mg/L。

2.血清RF阴性、ASO200U，HLA-B27阳性。

3.骨盆X线片示患者左侧骶髂关节有局限性侵蚀、硬化，关节间隙增宽；右侧骶髂关节有明显骨侵蚀、硬化，部分关节间隙增宽。

【诊断与鉴别诊断】

(一)诊断

目前诊断AS多数仍采用1984年修订的纽约标准，见表9-109-3。

笔记栏

表 9-109-3　强直性脊柱炎诊断标准(1984年修订的纽约标准)

1. 背痛的病程至少3个月,疼痛随活动改善,但休息不减轻
2. 椎在前后和侧屈方向活动受限
3. 胸廓活动度低于同年龄、同性别的正常人
4. 双侧骶髂关节炎Ⅱ～Ⅳ级或单侧骶髂关节炎Ⅲ～Ⅳ级

确诊标准:具备上述第4条,分别附加上述临床标准1～3条中任何1条,即可确诊为AS。

(二) 鉴别诊断

有许多种原因可引起慢性腰背痛、腰部僵硬不适等症状,几乎各个年龄段均可发生,需请注意与AS相鉴别。由外伤引起的腰背痛常有明确的外伤史,疼痛常于休息后减轻,活动后加重,不难鉴别。青少年患者应注意与风湿热引起的关节肿痛相鉴别。对于青壮年患者应注意排除外伤性腰痛和椎间盘突出症。早期AS,特别是以外周关节为首发症状者应与类风湿关节炎相鉴别;以慢性腰骶部疼痛和发僵为主要表现的青年女性应排除髂骨致密性骨炎;对于单侧骶髂关节病变者要注意同结核或其他感染性关节炎相鉴别。在诊断时还必须与骶髂关节炎相关的其他脊柱关节病,如银屑病关节炎、炎症性肠病关节炎或赖特综合征等相鉴别。

案例 9-109-1

1. 患者青年男性,腰痛、晨僵10月余,左膝与右踝关节肿痛1个月。有AS家族史。

2. 主要症状:腰痛、晨僵,活动后减轻,这是AS的典型症状。双眼先后出现怕光、流泪、眼痛,有自限性,符合AS眼部病变的特点。

3. 主要体征:下肢不对称性关节炎和关节周围肌腱附着点处及右跟腱处有压痛提示有肌腱附着点炎。双侧臀部酸痛,腰椎及骶髂关节有叩痛,双侧"4"字试验提示有双侧骶髂关节炎。Schöber试验阳性,胸廓活动度及脊柱侧弯受限,是AS的常见体征。

4. 有关检查:血沉增快,血浆C反应蛋白增高提示病情活动。HLA-B27阳性支持AS的诊断,血清RF阴性有助本例的鉴别诊断。骨盆X线片示患者左侧骶髂关节有Ⅱ级病变;右侧骶髂关节有Ⅲ级病变,符合AS引起的骶髂关节炎表现。

根据上述诊断标准本例可诊断为:强直性脊柱炎(活动期)。

笔记栏

【治疗】

目前对于AS尚无根治方法,但大多数患者如能及早诊断及正规治疗,完全可控制症状,改善预后。

(一) 一般治疗

对患者及其家属进行适当的AS诊治常识宣教是治疗成功的基础。可定期举办AS诊治常识讲座,使患者了解AS的可治性及治疗的长期性。长期治疗计划还应包括患者的社会心理和康复的需要。

(二) 药物治疗

1. 非甾类抗炎药　非甾类抗炎药(NSAID)可迅速改善患者腰背疼痛,减轻关节肿胀,缓解晨僵,是改善症状的首选药。应注意用药的个体化。NSAID常见的不良反应为消化道不良反应,故有消化道溃疡及出血史者及老年患者需谨慎。吲哚美辛对AS的疗效较好,睡前50mg对缓解夜间疼痛及晨僵明显,但需注意该药对胃、肾的毒性;双氯芬酸钠、萘丁美酮、美洛昔康,尼美舒利等对AS患者都有较好的疗效与安全性。疗程通常在3个月左右。

2. 改变病情抗风湿药　常用于治疗AS的改变病情抗风湿药(disease modifying anti-rheumatic drug, DMARD)有:柳氮磺胺吡啶(SASP)、甲氨蝶呤(MTX)、雷公藤多苷等。SASP可改善AS的外周关节滑膜炎,是目前国内治疗AS的首选药物,但对中轴关节病变的治疗作用尚需严格的长程对照观察。用量宜从小剂量开始,初始用量为每次0.25g,每日3次,一周后递增至每次0.5g,每日3次或每次1.0g,每日2次,维持治疗6个月～1年。如病情需要可延长治疗时间及治疗剂量,有报告每日口服3.0g SASP,其疗效优于2.0 g/d,但不良反应可随之增加。不良反应主要为消化道症状,但一般能耐受。皮疹、白细胞减少、镜下血尿及肝功能损害少见。

MTX是叶酸拮抗剂,国内外有许多治疗AS有效的报道。一般采用小剂量脉冲疗法(每周10～15mg在一日之内口服、肌内注射或静脉给药),单用或与SASP合用,其确切疗效尚待进一步评价。不良反应为白细胞降低,胃肠道不适,长期应用可引起肝损害等。

雷公藤多苷为我国首创的抗风湿药,它既有抗炎作用又有免疫抑制作用,近年国内用以治疗AS也取得一定疗效。可与MTX或SASP联合治疗。但应注意其对性腺的抑制,需生育者尤应注意。

3. 糖皮质激素 在使用NSAID不能控制AS病情时，可加用小剂量（≤10 mg/d）泼尼松，它可能对缓解疼痛有效。但如合并严重的关节外损害，如心肺受累，急性虹膜炎，激素的剂量可酌情增大，甚至可用甲泼尼龙15mg/(kg·d)冲击治疗连续3天。

4. 其他药物治疗 ①抗肿瘤坏死因子制剂：近年研究发现AS患者骶髂关节组织中存在的肿瘤坏死因子α（TNF-α）与局部炎症有关，国内外学者应用TNF-α单克隆抗体制剂（infliximab）以及重组人可溶性TNF受体融合蛋白（etanercept）治疗AS取得初步疗效，但其长期疗效及其对脊柱关节侵蚀病变的影响如何，尚待深入研究。②沙利度胺（thalidomide，反应停）：沙利度胺具有抗肿瘤坏死因子（TNF）-α等作用，可改善AS患者的临床症状以及血沉、C反应蛋白等实验室指标，可用于难治性AS的治疗，初始剂量为50mg/d，以后每10天增加1倍，至200mg/d维持。用量不足则疗效不佳，停药后症状容易复发。不良反应有嗜睡、白细胞减少、镜下血尿、肝功能异常以及外周神经炎等，应注意观察。

5. 局部治疗 在全身治疗的基础上，对骶髂关节、外周单发或少数关节的关节炎症难以控制时，可采用关节腔注射肾上腺皮质激素。对单发或多发的肌腱末端炎，可外用双氯芬酸二乙胺乳胶剂，辣椒碱软膏等。

（三）外科治疗

对于髋关节强直和畸形，严重影响髋关节功能的患者可进行人工全髋关节置换术。晚期严重脊柱畸形的患者可进行矫形术。

案例 9-109-1

治疗方案：

1. 对患者及其家属进行与AS诊治相关的知识教育，以取得患者及其家属较好的依从性，配合治疗方案的实施。劝导患者要谨慎而不间断地进行体育锻炼，保持正确的行走、坐卧姿势，以维护和改善脊柱关节功能。

2. 给予NSAID，以减轻腰痛、晨僵、关节肿痛等，考虑患者胃、肾等器官无基础病变，可首选吲哚美辛25mg，每日3次，如夜间疼痛及晨僵仍较明显，可于睡前给吲哚美辛栓剂50mg可较好缓解夜间疼痛及晨僵。如患者不能耐受吲哚美辛不良反应，可选用双氯芬酸钠或美洛昔康等NSAID，必要时加用胃黏膜保护剂或抑制胃酸分泌的药物。

3. 同时给予DMARD，可选用SASP每次0.5～0.75 g，每日3～4次，可改善AS的外周关节症状与体征；可考虑联合应用MTX每周10～15mg，在一日之内口服、肌内注射或静脉给药，可阻止或延缓病情的发展。

4. 根据病情及治疗条件和患者的经济状况选择适当的物理疗法。

5. 嘱患者应定期复查血常规、尿常规及肝功能等检查，以防严重不良反应发生。

【预后】

本病一般不危及生命，80%左右的患者经适当治疗后能生活自理，并能胜任一般工作。发生脊柱关节完全强直的仅是少数患者。累及髋关节者致残率较高，若发生颈椎骨折可危及生命。

第二节 其他血清阴性脊柱关节病

案例 9-109-2

患者男，35岁，因"右踝和左膝关节肿痛2个月，发现皮疹1个月"于2005年4月10日入院。

患者于2个多月前出现右踝和左膝关节疼痛，进行性加重，伴发热，体温在37.6℃～38.3℃，同时有尿频及尿道口烧灼感。当地医生按尿路感染予氧氟沙星及布洛芬治疗2周，体温降至正常，关节疼痛减轻，但停药后不久复发。1个月前患者发现右足第1～3跖趾关节伸侧皮肤出现红斑、丘疹，渐扩大并形成大小不等的红色结节，蔓延至右足背、足掌及趾甲周围，半月前发现阴茎、阴囊及腹股沟周围皮肤亦出现上述皮损，龟头出现溃烂。发病1周左右左眼充血，分泌物增多，当地医生诊断为"结膜炎"，给予氯霉素眼药水治疗5天后好转。无传染病接触史及药物过敏史。发病前3周左右有"尿痛、尿急、尿频"，服用诺氟沙星一周后症状消失。家族中无遗传病史。

体格检查：T 37.2℃，P 86次/分，R 20次/分，血压120/86mmHg，发育正常，营养中等，神志清楚。右足背、足掌、趾甲及右侧腹股沟周围和阴茎、阴囊皮肤可见大小不等的疱疹及红斑、丘疹及角化小结节，部分疱疹溃破，上有渗出物；龟头有浅表溃疡，尿道口充血，有少量黏液样分泌物。浅表淋巴结无肿大。左眼结膜显著充血，口腔黏膜未见溃疡，咽部稍红，扁桃体不大，颈软，胸廓对称无畸形，双肺呼吸音清晰，心律规整，心率86次/分，心音有力，未闻及杂音。腹部平软，肝脾肋下未及。脊柱四肢无畸形，左侧骶髂关节有压痛，左侧"4"字征阳性。左膝关节轻度肿胀，关节周围肌腱附着点有压痛，活动轻度受限，浮髌征阴性；右踝关节明显肿胀，压痛明显，左3～5趾呈"腊肠样"。神经系统未见异常。

一、赖特综合征和反应性关节炎

赖特综合征(Reiter's syndrome, RS)的名称源自最早报道该病的德国医生 Hans Reiter，原是指泌尿道、生殖道感染或痢疾后发生的关节炎、结膜炎和尿道炎三联征。一般将有上述三联症的患者称完全型 RS，只具备其中二联症的则称为不完全型 RS，不完全型 RS 比完全型更常见。

反应性关节炎(reactive arthritis，ReA)一般是指发生于泌尿道、生殖道或胃肠道感染后短期内出现的，伴有1种或1种以上关节外表现的无菌性关节炎。因为 ReA 和 RS 的病因、发病机制与临床表现都基本相同，现 ReA 和 RS 的名称已通用。

【病因】

RS 和 ReA 多发生于18～40岁，亦可发生于儿童及老年人。男女均可发病，确切病因及发病情况尚不清楚。目前认为引起肠道、泌尿生殖道、上呼吸道等部位感染的某些病原微生物可能是引起 RS 和 ReA 的病因，以细菌最为常见，许多 RS 患者见于志贺菌、沙门菌和弯曲菌引起的流行性或散发的腹泻或获得性泌尿生殖系感染之后。亦可由衣原体、病毒等病原微生物引起。

【发病机制】

RS 和 ReA 的发病机制尚不完全清楚，目前认为可能与感染、遗传及机体的免疫失调有关。有研究结果提示 RS 和 ReA 患者的发病可能是在遗传素质的基础上因为某些病原体激发机体的免疫系统发生异常的免疫反应，引起肌腱附着点炎及关节滑膜的非特异性炎症等病变。

笔记栏

【临床表现】

(一) 一般症状

本病的发病特点是起病较急，发病前1～6周有泌尿生殖道或胃肠道感染史。病初患者可有疲乏、肌肉疼痛、周身不适及低热，少数患者可有中度发热，甚至高热，应用一般退热药物效果不佳，对糖皮质激素较敏感，一般持续10～14天发热自行消退。

(二) 关节表现

所在 RS 和 ReA 患者均有关节症状，受累关节的表现轻重不一，轻者可仅感到关节疼痛，重者则可出现多关节肿痛，甚至关节大量积液，关节活动受限。典型的关节表现为尿道或肠道感染后1～6周发生的急性非对称单关节或少关节炎，以膝、踝和髋关节等下肢关节受累最为常见，有的患者可出现"腊肠指(趾)"(图9-109-4)。部分患者可出现下腰背和骶髂关节疼痛以及肌腱附着点炎。

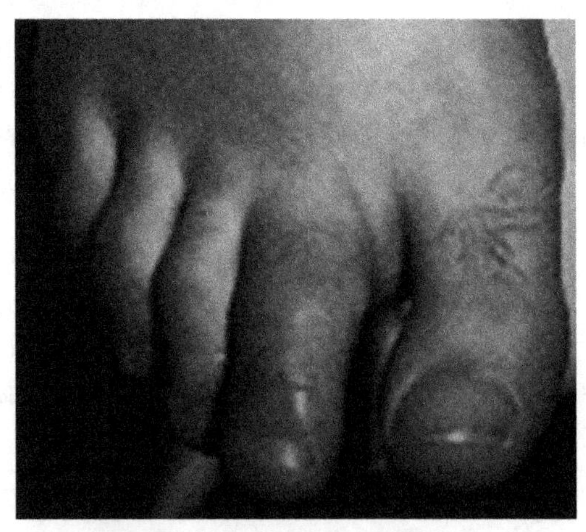

图 9-109-4　RS 患者的腊肠趾

(三) 皮肤黏膜病变

最具特征性的皮损是手掌及足底的溢脓性皮肤角化症，见于10%～30%的患者，其病变开始为红斑基底上清亮的小水疱，然后发展成斑疹、丘疹并形成角化小结。病变可累及掌、跖、甲周、阴囊、阴茎、躯干和头皮。本病亦可引起腭部、舌缘、口唇及颊部黏膜的无痛性溃疡。

(四) 泌尿生殖道表现

典型患者是在性接触或痢疾后7～14天发生无菌性尿道炎，男性患者有尿频、尿道烧灼感，尿道口红肿，可见清亮的黏液样分泌物，也可出现自发缓解的出血性膀胱炎或前列腺炎，部分患者可出现阴茎龟头和尿道口的浅小无痛性溃疡，常呈漩涡状，称为漩涡状龟头炎。女性患者可表现为无症状或症状轻微的膀胱炎和宫颈炎，白带可增多，少数可出现排尿困难。

(五) 眼部损害

大多数患者有眼部症状，可为本病的首发症状。主要表现有结膜炎、虹膜炎和角膜溃疡。约5%的患者发生单侧或双侧交替发作的虹膜炎，多于7天内消退。可持续数周。少数患者可出现全眼球炎，如不及时处理可引起视力障碍甚至失明。

(六) 其他表现

除上述表现外，本病可引起心脏传导阻滞，主动脉关闭不全，中枢神经系统病变及渗出性胸膜炎，个别患者可出现蛋白尿、镜下血尿等表现。

【实验室检查】

急性期可有白细胞增高，血沉增快，C反应蛋白升高。慢性患者可出现血清免疫球蛋白及补体水平的升高，血清RF及ANA均阴性。70%以上HLA-B27阳性。中段尿培养、大便培养及咽拭子培养有助于发现相关致病菌。

案例 9-109-2

1. 周围血白细胞计数为 11×10^9/L；尿常规可见白细胞(++)，尿蛋白(－)。
2. 血沉 90mm/h，C反应蛋白120mg/L。
3. 血清RF阴性、ASO 240U，HLA-B27阳性。
4. 中段尿培养无菌生长，PPD试验均阴性。
5. X线片示患者左侧骶髂关节间隙模糊；右踝和左膝关节周围软组织肿胀，关节间隙正常；右侧1～3趾跖关节间隙狭窄，骨质疏松，周围软组织肿胀。

【影像学检查】

X线平片和CT检查可见受累关节周围软组织肿胀或有轻度骨质疏松，在肌腱附着点可有骨质增生的表现。在部分慢性患者可发生关节面骨质侵蚀、骶髂关节炎或脊柱炎表现。MRI对肌腱端炎及早期骶髂关节炎的诊断敏感性高于X线平片和CT检查。

【诊断与鉴别诊断】

(一) 诊断

目前诊断本病尚无特异性诊断试验，亦无公认的诊断标准。一般认为以下肢、非对称性寡关节炎为突出表现的外周关节炎，若有前驱感染证据并排除其他已知原因的单关节或少关节炎应考虑本病。患者若以关节炎，尿道炎和结膜炎为临床特征，伴有旋涡状龟头炎、溢脓性皮肤角化病等较具特征性的临床表现，本病的诊断基本成立。习惯上将有典型的关节炎、结膜炎和尿道炎三联征者诊断为RS。而对由病原微生物感染后引起的无菌性关节炎，包括不完全型RS常诊断为ReA。

(二) 鉴别诊断

对于非典型患者需与强直性脊柱炎、化脓性关节炎、痛风性关节炎、关节结核及结核风湿症等相鉴别。

案例 9-109-2

本例主要特点：

1. 患者男，35岁，发病前3周有尿路感染史。
2. 有病程中有自限性结膜炎表现。
3. 有溢脓性皮肤角化症及龟头炎表现。
4. 有下肢不对称性寡关节炎和腊肠样趾以及肌腱附着点炎。
5. 左侧骶髂关节有压痛，X线片示左侧骶髂关节模糊，提示有左侧骶髂关节炎。
6. 周围象增高，血沉显著增快，C反应蛋白显著增高，尿白细胞(++)。
7. 血清RF阴性，ASO正常，HLA-B27阳性。

依据以上特点可排除风湿热引起的关节炎、银屑病性关节炎、炎症性肠病性关节炎、痛风性关节炎，化脓性关节炎、结核性关节炎的诊断亦无依据。

根据上述特点本例可诊断为“赖特综合征”。

【治疗】

以对症治疗为主。结膜炎往往自行消退。本病的急性期，可予抗生素治疗，常用药物为四环素类如四环素、多西环素等，疗程1个月左右。NSAID对缓解关节炎症、控制发热有效，常用药达1～3个月。严重病例在应用NSAID同时，可并用柳氮磺胺吡啶（SASP）或甲氨蝶呤（MTX），一般不主张使用口服及静脉、肌内注射糖皮质激素，对于应用上述方法治疗无明显效果者可给予10～20mg·d泼尼松，短期应用，症状缓解后应尽早减量。合并虹膜炎或虹膜睫状体炎的ReA可口服30～50mg/d泼尼松并进行眼科检查及治疗。

案例 9-109-2

治疗方案：

1. 患者应卧床休息，适当活动关节，受累关节炎症缓解后应尽早开始关节功能锻炼，以免引起肌肉废用性萎缩和关节纤维性强直。

2. 给予NSAID，以减轻关节肿痛，可选用双氯芬酸钠25～50mg，每日3次，可局部加用双氯酚酸凝胶，以增强疗效。

3. 同时给予SASP每次0.5～0.75 g，以阻止或延缓病情的发展。

4. 患者仍处于急性期，有尿路感染的表现，可选用一种喹诺酮类药物，如氧氟沙星每次200mg，每日2次，疗程2～4周。

根据病情及治疗条件和患者的经济状况选择适当的物理疗法。

嘱患者应定期复查血常规、尿常规及肝功能等检查，以防严重不良反应发生。

二、银屑病关节炎

银屑病关节炎（psoriatic arthritis，PsA）系指发生在银屑病患者的一种血清阴性炎性关节炎。其特征为：远端指间关节受累，分布常不对称。由于其主要的病理改变为关节的滑膜炎，因此常伴有关节肿胀，有时手指或足趾呈腊肠样肿。多数有明显的指甲病变如指甲顶针样凹陷，可有家族史。发病高峰在40岁，多缓慢起病，约1/3可有发热等全身表现。约2/3先有银屑病，5～10年后出现关节炎。15%～20%先有关节炎，10%两者同时发病。

【临床表现】

（一）关节表现

根据其主要临床特点可分为：

1. 单或少关节型 此型最多见，约占2/3，多为1个或数个指关节受累，呈非对称性关节肿痛伴腱鞘炎，可呈典型的腊肠指（趾）。

2. 不对称性关节炎型 远端指（趾）间关节为主，分布不对称，肿胀，疼痛及晨僵，部分关节畸形、强直，少数关节残毁。

3. 对称性关节炎型 近端指（趾）间关节及掌指关节为主，关节肿痛及晨僵，可致关节畸形及关节残毁，偶有RF（+）。

4. 残毁性关节炎型 侵犯跖骨、指骨或掌骨，可发展到严重的骨溶解，指节常有套叠现象及短缩畸形。常伴发骶髂关节炎。

5. 脊柱炎型 累及脊柱及骶髂关节，也常伴有周围关节炎，腰背痛及腰背部僵直。常单侧受累，X线为不对称性的脊椎旁骨化，50%～80% HLA-B27（+）。

（二）皮肤病变

根据其表现可分为以下几种类型：

1. 寻常型 最常见，好发于头皮及四肢伸侧。基本损害是红色丘疹，表面覆以多层银白色鳞屑，鳞屑刮去后可露出半透明的薄膜，刮去薄膜可见点状出血称Auspitz征。

2. 红皮病型 常由寻常型发展而来，全身皮肤潮红、浸润，表面大量鳞屑。

3. 脓疱型 少见，皮疹仅限于掌跖，也可发展至全身。针尖大小的无菌性小脓疱，基底潮红，有烧灼感。可周期性反复发作，病程迁延，病情较重。急性发作时有高热、畏寒、WBC上升。

（三）指甲病变

80% PsA有指甲病变，指甲异常是银屑病变关节炎的特征。表现为甲板增厚、浑浊，失去光泽，色泽发乌或有白甲，甲脱离，表面高低不平，有横沟及纵嵴（图9-109-5）。

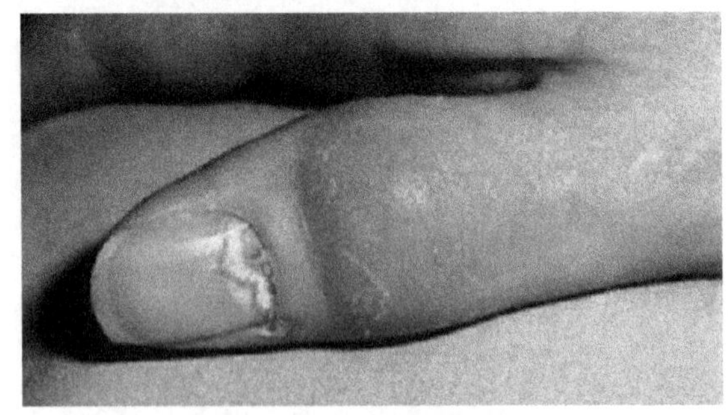

图9-109-5 PsA患者的指甲及甲周病变

【X线表现】

X线片下可见指（趾）骨末节远端有骨质溶解，使之变细，变尖，形成铅笔头样。指（趾）骨末节近端除有骨侵蚀外，还有骨质增生，膨大呈帽沿样。伴随第2指（趾）骨远端变细，形成铅笔帽

笔记栏

样。脊柱特征性表现是脊椎骨化即韧带钙化，两个邻近椎体中部之间的韧带骨化形成骨桥，呈不对称性分布。

【诊断与鉴别诊断】

一个脊柱关节病患者，如果有银屑病的特征，应考虑银屑病关节炎，诊断它需根据银屑病的皮肤损害和侵蚀性关节炎。对于仅有远端指间关节受累的银屑病关节炎需和骨性关节炎鉴别。

本病呈多关节炎型，尤其关节损害为对称性分布时需与类风湿关节炎相鉴别。而不对称性关节炎型和脊柱炎型 PsA 需与 AS 相鉴别。

【治疗】

对本病的治疗需兼顾到皮肤和关节两个方面。

1. 非甾类抗炎药 是治疗本病最常用的药物，阿司匹林、吲哚美辛、布洛芬，具有抗炎止痛作用，其对轻度和中度活动性关节炎疗效较好，但应注意少数患者在应用 NSAID 治疗过程中可使皮损加重。

2. 改变病情药 对多关节进行性加重的银屑病关节炎患者，应及早应用慢作用药物治疗。常用的有：①抗疟药：如氯喹和羟氯喹，应用过程中应注意其不良反应，需定期检查眼底。②甲氨蝶呤：被确定为银屑病关节炎的一种有效治疗药物，它可使皮肤和关节病变均得到改善。用法与治疗 AS 基本相同，疗程一般 3～6 个月或更长。③环孢素：是强效的免疫抑制剂，对各型银屑病均有不同程度的疗效，剂量为每日 2.5～5mg/kg，根据病情轻重选用不同剂量，病情好转后逐渐减至最小剂量维持。此药不可骤然停用，因易致复发。主要的不良反应是高血压及肾毒性，应注意监测。④SASP：对皮损和关节炎都有一定疗效。⑤雷公藤制剂：具有镇痛和抗炎及免疫抑制作用，对该病引起的皮损及关节炎都有一定疗效。

3. 糖皮质激素 对各型银屑病包括银屑病关节炎，均有明显的疗效，尤其是对病情活动，伴关节红肿、发热、血沉增快而一般治疗不能控制症状的患者应用有效，但减量过程中病情可复发，长期应用不良反应大，而且有些患者停激素后银屑病皮损可加重，甚至形成红皮病。因此，选用激素治疗本病要慎重。

三、炎性肠病性关节炎

约 10%～20%的溃疡性结肠炎或 Crohn 病患者可发生炎性肠病性关节炎（inflammatory bowel disease associated arthritis，IBDA）。主要临床表现为少关节、一过性、游走性和非对称性，病情反复发作和缓解可交替出现。大关节和下肢关节受累比小关节和上肢关节受累多见，膝、踝、足关节最常见。但任何外周关节均可受累，包括髋关节。尚可见腊肠指、肌腱端病。骶髂关节受累的发生率为 10%～20%，脊柱炎的发生率为 7%～12%。表现为腰背、胸、颈部或臀部疼痛，腰和颈部活动受限及扩胸范围缩小。手术治疗肠病并不影响骶髂关节炎及脊柱炎的病程。

IBDA 关节外表现主要见于活动性肠病，可出现皮肤、黏膜和眼病，以皮肤病变最常见。溃疡性结肠炎表现为比较严重坏疽性脓皮病，而 Crohn 病表现为结节性红斑。两种肠病均可见口腔溃疡、网状青斑、血栓性静脉炎和小腿溃疡。3%～11%的急性炎性肠病伴发前葡萄膜炎，单发一过性，但易复发。发热及体重下降也很常见。

长期慢性腹泻，结肠镜检查确诊为溃疡性结肠炎或 Crohn 病，如果满足脊柱关节病的标准，应诊断为 IBDA。

非甾类抗炎药可改善 IBDA 关节症状，但应注意药物对已有病变的肠道不良反应。SASP 对 Crohn 无效，而对溃疡性结肠炎和外周关节炎都有治疗作用。糖皮质激素口服或关节腔局部应用可减轻外周关节滑膜炎，但对骶髂关节和脊柱炎无益。

四、未分化脊柱关节病

未分化脊柱关节病（undifferentiated spondyloarthropathies，uSpA）是指有临床和（或）放射学表现提示脊柱关节病，而目前又不符合任一种肯定脊柱关节病（如 AS、PsA、ReA、Reiter、IBDA）诊断标准的患者。uSpA 不是一种独立的疾病，而是一组症状谱，可单独存在或联合存在，可有不同轻重、不同病程。目前以为 uSpA 主要含义如表 9-109-4 所示。

表 9-109-4 未分化脊柱关节病的含义

1. 某一肯定脊柱关节病的早期，以后分化成一肯定疾病如 AS、PsA 等；
2. 某一肯定脊柱关节病的“流产型”，以后不发展成为某一典型脊柱关节病；
3. 属一重叠综合征而不发展成某一肯定脊柱关节病；
4. 某一尚未被认识的脊柱关节病亚型。

本病临床表现为男性多发，平均年龄 16～

笔记栏

23岁。腰痛52%～80%，外周关节炎60%～100%，多关节炎40%，肌腱端病56%，足跟痛20%～28%，皮肤黏膜病16%，结膜炎/虹膜炎33%，泌尿系病变28%，炎性肠病4%，心脏受损8%。RF(−)100%。

诊断uSpA目前引用最多的是欧洲脊柱关节病研究所(ESSG)提出的脊柱关节病的分类标准如表9-109-5所示。

表9-109-5　1991年ESSG提出脊柱关节病分类标准

炎症性脊柱疼痛，或滑膜炎(不对称的或下肢为主的)加上至少1项下列指标：
1. 交替的臀部疼痛
2. 骶髂关节炎
3. 肌腱骨附着点病变
4. 阳性的家族史
5. 银屑病
6. 炎症性肠道疾病
7. 在关节炎起病前1个月有尿道炎、子宫颈炎或急性腹泻史

治疗uSpA应个体化给药，如症状和体征轻微则不需任何特殊治疗。缓解疼痛可用理疗或非甾类抗炎药，明显的关节肿胀和肌腱端病除全身用抗炎药物外，可关节腔或局部激素注射或封闭。单用非甾类抗炎药不足以控制病情的宜加用慢作用抗风湿药如SASP。全身性糖皮质激素应限于有高度活动性的患者。

推荐阅读

中华医学会风湿病学分会.2003.强直性脊柱炎诊治指南(草案). 中华风湿病学杂志，7(10)：641～644

中华医学会风湿病学分会.2004.赖特综合征诊治指南(草案). 中华风湿病学杂志，8(2)：111～113

中华医学会风湿病学分会.2004.银屑病关节炎诊治指南(草案).中华风湿病学杂志，8(3)：181～183

BOWNESS P. 2002. HLA-B_{27} in health and disease: A double-edged sword? Rheumatology (Oxford) .41:857

Gorman JD, Sack KE, Davis JC Jr.2002.Treatment of ankylosing spondylitis by inhibition of tumor necrosis factor. N Engl J Med.346:1349～1356

(李志军)

第110章 舍格仑综合征

案例 9-110-1

患者，女，42岁，因突发神志不清1天入院。

1天前因右髋关节疼痛在某医院治疗，出现频繁呕吐，突发呼吸心跳骤停，予心肺复苏抢救，并予呼吸机辅助呼吸，仍呈昏迷状态，为进一步诊治入院。起病以来，无心前区疼痛，无进行性呼吸困难，无抽搐。(未解大便，小便正常)。7年前不慎跌伤照X线片发现"右股骨头坏死"。

体格检查：T 39℃，P 120次/分，R 30次/分，BP 90/45mmHg。浅昏迷，呼吸机辅助呼吸。颈轻度抵抗，甲状腺不大。心肺腹检查均未见异常。各关节无红肿畸形。双下肢无浮肿。四肢肌张力增强，病理反射未引出。

辅助检查：尿 pH 8.0，血 pH 7.29，血钾 7.29mmol/L，血氯 125mmol/L，血钙 1.54～2.95mmol/L；24h 尿量 3250～7000ml/d，尿钾 105.93mmol/24h，尿钠 329.19mmol/24h，尿钙 7.75mmol/24h，尿氯 325.48mmol/24h；蛋白电泳：白蛋白 0.53～0.56，α1-球蛋白 0.02～0.05，α2-球蛋白 0.11～0.13，β-球蛋白 0.10～0.11，γ-球蛋白 0.18～0.19；免疫球蛋白 IgG 15.82g/L，IgA 3.69g/L，IgM 1.12g/L；CRP 28.98 mg/L，RF 93.9 IU/ml；ESR 115mm/h；胸片：双肺炎症；右侧第5肋，左侧第6、第7肋腋段骨折，右股骨颈陈旧骨折。

问题：

1. 怎样解释病理性骨折？针对这方面该进一步做哪些检查？

2. 尿、血的检查中反映出该患者存在什么问题？针对这方面该进一步做哪方面检查？

舍格仑综合征(Sjögren syndrome，SS)是一种以侵犯泪腺和唾液腺等外分泌腺、具有高度淋巴细胞浸润为特征的弥漫性结缔组织病。最常见的症状是口、眼干燥，且常伴有内脏损害而出现多种临床表现。本病分为原发性和继发性两类：后者指与某肯定的弥漫性结缔组织病(如类风湿关节炎、系统性红斑狼疮、系统性硬化症等)并存的舍格仑综合征。本章主要叙述原发性舍格仑综合征(primary Sjögren syndrome，pSS)。pSS在我国的患病率为0.29%～0.77%，以女性多发(男：女约为1：9)，发病年龄集中于30～60岁，而老年人群的患病率可高达3%～4%。

【病因】

pSS的病因至今不清，一般认为是感染因素、遗传背景、内分泌因素等多种病因相互作用的结果。某些病毒如EB病毒、丙型肝炎病毒、HIV等可能与本病的发生和延续有一定关系。病毒通过分子模拟交叉，感染过程中使易感人群或其组织隐抗原暴露而成为自身抗原，诱发自身免疫性甚至自身免疫病。而流行病学调查显示pSS具有明显的家族聚集倾向，该病患者的亲属易发生自身免疫性疾病，但在基因检测调查中尚未发现公认的HLA易感基因。

【发病机制】

pSS免疫功能紊乱为其发病及病变延续的主要基础。确切原因不明。由于唾液腺组织的管道上皮细胞起了抗原递呈细胞的作用。细胞识别后，通过细胞因子促使T、B细胞增殖，使后者分化为浆细胞，产生大量免疫球蛋白及自身抗体，同时NK细胞功能下降，导致机体细胞免疫和体液免疫的异常反应，进一步通过各种细胞因子和炎症介质造成组织损伤。

【病理】

本病主要累及由柱状上皮细胞构成的外分泌腺体。以唾液腺和泪腺的病变为代表，表现为腺体间质有大量淋巴细胞浸润并形成淋巴滤泡样结构，腺体导管的上皮细胞增生和肥大，腺体导管管腔扩张和狭窄等，小唾液腺的上皮细胞则有破坏和萎缩，功能受到严重损害。类似病变涉及其他外分泌腺体，如皮肤、呼吸道黏膜、胃肠道黏膜、阴道黏膜以及内脏器官具外分泌腺体结构的组织包括肾小管、胆小管、胰腺管等。血管受损也是本病的一个基本病变，如白细胞型或淋巴

笔记栏

细胞型血管炎、急性坏死性血管炎和闭塞性血管炎等。上述两种病变尤其是外分泌腺体炎症是造成本病特殊临床表现的基础。

【临床表现】

pSS多起病缓慢、隐匿,临床表现多样。

(一)局部表现

1. 口干燥症 因唾液腺病变而引起下述症状:①有70%~80%患者诉有口干,严重者因口腔黏膜、牙齿和舌发黏以致在讲话时需频频饮水,进食固体食物时必须伴流质送下等。②猖獗性龋齿,即出现多个难以控制发展的龋齿,表现为牙齿逐渐变黑继而小片脱落,最终只留残根(图9-110-1)。见于约50%的患者。是本病的特征之一。③成人腮腺炎,40%的患者唾液腺对称性肿大且反复发作,累及单侧或双侧,10天左右可自行消退,少持续性肿大。④舌可表现为舌痛,舌面干、裂,舌乳头萎缩而光滑,口腔可出现溃疡或继发感染。

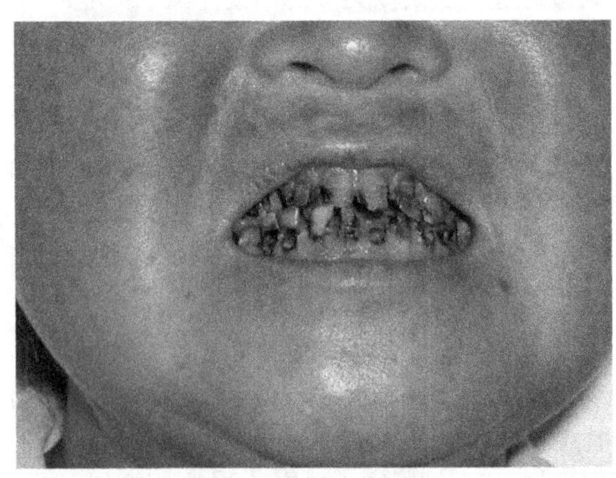

图9-110-1 猖獗性龋齿

2. 干燥性角结膜炎 因泪腺分泌的黏蛋白减少而出现眼干涩、异物感、少泪等症状,甚至哭时无泪,部分患者有眼睑反复化脓性感染、结膜炎、角膜炎等。严重者可致角膜溃疡,甚至穿孔、失明。

3. 其他浅表部位 如鼻、硬腭、气管及其分支、消化道黏膜、阴道黏膜的外分泌腺体均可受累,使其分泌减少而出现相应症状。

(二)系统表现

除口眼干燥表现外,患者还可出现全身症状,如乏力、低热等。约有2/3患者出现外分泌腺体外的系统损害。表现为:

1. 皮肤 约1/4患者有不同皮疹,病理基础为局部血管的受损。特征性表现为紫癜样皮疹,多见于下肢,为米粒大小边界清楚的红丘疹,压之不褪色,分批出现,每批持续时间约为10天,可自行消退而遗有褐色色素沉着。还可有荨麻疹样皮疹、结节红斑等。

2. 骨骼肌肉 70%~80%的患者有关节痛,10%发生关节炎;但关节破坏非本病的特点。肌炎见于约5%的患者,可有肌无力、肌酶谱升高和肌电图的改变。

3. 肾 据国内报道约有30%~50%患者有肾损害,其中35%为远端肾小管受累,引起Ⅰ型肾小管酸中毒,表现为周期性低钾麻痹、肾性软骨病、肾钙化。肾结石、肾性尿崩症。通过氯化铵负荷试验可见到约50%患者有亚临床型肾小管性酸中毒。近端肾小管损害较少见。部分患者的肾小球损害较明显,出现大量蛋白尿、低白蛋白血症甚至肾功能不全。

4. 肺 呼吸系统损害主要为肺功能异常,约50%患者有肺泡炎症,少数患者发生肺间质纤维化。临床上大部分无症状,重者出现干咳、气短,少数患者可因呼吸衰竭死亡。

5. 消化系统 胃肠道可因其黏膜层的外分泌腺体病变而出现萎缩性胃炎、胃酸减少、慢性腹泻等非特异性症状。肝损害见约25%的患者,临床上可无相关症状或出现肝功能损害等不同表现。另有部分患者可并发免疫性肝病,其中以原发性胆汁性肝硬化多见。慢性胰腺炎亦非罕见。

6. 神经系统 10%患者可因血管炎累及神经系统。以周围神经损害为多见,中枢神经发病率低。

7.血液系统 本病可出现白细胞减少或(和)血小板减少,严重者可有出血现象。本病出现淋巴瘤显著高于正常人群,发病率要比正常人高44倍。

案例9-110-1

进一步检查:全段甲状旁腺素(PTH)12.8~21.2pmol/L,降钙素(CT)29~31.4pmol/L。

甲状旁腺B超:右甲状旁腺增大,不排除甲状旁腺腺瘤。

甲状旁腺CT:右侧甲状旁腺后下软组织肿块,考虑右侧甲状旁腺腺瘤可能性大。

静脉肾盂造影:海绵肾,结合临床症状和实验室资料,可符合Ⅰ型肾小管酸中毒X线表现,双肾排泄功能尚好。

肾B超:符合海绵肾声像图。

笔记栏

问题：

经以上检查结果提示，患者同时存在有甲状旁腺功能亢进及Ⅰ型肾小管酸中毒，此时应进一步做哪方面检查？

【实验室和辅助检查】

1. 眼部检查

(1) Schirmer(滤纸)：试验(＋)，即≤5mm/5分(正常人为>5mm/5分)。

(2) 角膜染色(＋)：双眼各自的染点>10个。

(3) 泪膜破碎时间(＋)：即≤10秒(正常人>10秒)。

2. 口腔检查

(1) 唾液流率(＋)：即15分钟内只收集到自然流出唾液≤1.5ml(正常人>1.5ml)。

(2) 腮腺造影(＋)：即可见末端腺体造影剂外溢呈点状、球状的阴影。

(3) 唾液腺核素检查(＋)：即唾腺吸收、浓聚、排出核素功能差。

(4) 唇腺活检组织学检查(＋)：即在$4mm^2$组织内有50个淋巴细胞聚集则称为一个灶，凡示有淋巴细胞灶≥1者为(＋)。

3. 尿pH多次>6则有必要进一步检查肾小管酸中毒。

4. 周围血检测可以发现血小板低下，或偶有的溶血性贫血。

5. 血清免疫学检查

(1) 抗SSA抗体：是本病中最常见的自身抗体，见于70%的患者。

(2) 抗SSB抗体：有称是本病的标记抗体，见于45%的患者。

(3) 高免疫球蛋白血症：均为多克隆性，见于90%患者。

6. 其他如肺影像学 肝肾功能测定则可以发现有相应系统损害的患者。

案例 9-110-1

追问病史，患者8年前开始有关节痛和口、眼干燥的症状。

免疫学指标：抗SSA抗体(＋＋＋＋)，抗SSB(＋＋＋)，抗ANA抗体(＋＋＋)。

唾液腺同位素显像：双侧颌下腺，双侧腮腺摄取及排泄功能明显下降。

眼科内膜破裂试验：右眼5秒，左眼大于10秒；角膜荧光素试验(＋)。

问题：

该病例的诊断是什么？怎样以此诊断解释该病例的病情发展？

【诊断】

在临床工作中诊断pSS，尤其早期pSS则有赖于口干燥症及干燥性角结膜炎的检测、抗SSA和(或)抗SSB抗体、唇腺的灶性淋巴细胞浸润。尤其是后两项的检查特异性强，主观因素较少。

SS的诊断可根据2002年SS的国际分类(诊断)标准，见表9-110-1和表9-110-2。

表 9-110-1 舍格仑综合征分类标准的项目

1. 口腔症状：3项中有1项或1项以上
(1) 每日感口干持续3个月以上；
(2) 成年后腮腺反复或持续肿大；
(3) 吞咽干性食物时需用水帮助。
2. 眼部症状：3项中有1项或1项以上
(1) 每日感到不能忍受的眼干持续3个月以上；
(2) 有反复的沙子进眼或砂磨感觉；
(3) 每日需用人工泪液3次或3次以上。
3. 眼部体征：下述检查任1项或1项以上阳性
(1) Schirmer Ⅰ试验(＋)(≤5mm/5分)；
(2) 角膜染色(＋)(≥4 van Bijsterveld 计分法)。
4. 组织学检查：
下唇腺病理示淋巴细胞灶≥1($4mm^2$组织内至少有50个淋巴细胞聚集于唇腺间质者为一灶)。
5. 唾液腺受损：下述检查任1项或1项以上阳性；
(1) 唾液流率(＋)(≤1.5ml/15分)；
(2) 腮腺造影(＋)；
(3) 唾液腺同位素检查(＋)
6. 自身抗体：抗SSA或抗SSB(＋)(双扩散法)

表 9-110-2 上述项目的具体分类

1. 原发性舍格仑综合征：无任何潜在疾病的情况下，有下述2条则可诊断：
a.符合表9-110-1中4条或4条以上，但必须含有条目4(组织学检查)和(或)条目6(自身抗体)。
b. 条目3、4、5、6共4条中任3条阳性。
2. 继发性舍格仑综合征：患者有潜在的疾病(如任一结缔组织病)，而符合表9-110-1的条目1和2中任1条，同时符合条目3、4、5中任2条。
3. 必须除外：颈头面部放疗史，丙肝病毒感染，AIDS，淋巴瘤，结节病，GVH病，抗乙酰胆碱药的应用(如阿托品、莨菪碱、溴丙胺太林、颠茄等)。

【鉴别诊断】

本病需与以下疾病鉴别：

笔 记 栏

(1) 系统性红斑狼疮：鉴别要点是：本病多出现在中老年妇女，发热，尤其是高热的不多见，无蝶形颊疹，口眼干明显，肾小管酸中毒为其常见而主要的肾损，高球蛋白血症明显，低补体血症少见，预后良好。

(2) 类风湿关节炎：鉴别要点是：本病的关节炎症状远不如类风湿关节炎明显和严重，极少有关节骨破坏、畸形和功能受限。类风湿关节炎者很少出现抗 SSA 和抗 SSB 抗体。

(3) 非自身免疫病的口干：如老年性腺体功能下降、糖尿病性或药物性则有赖于病史及各个病的自身特点以鉴别。

案例 9-110-1

患者心跳骤停由外院转入，发现患者特点有三：①尿量多；②酸中毒；③尿 pH 值高；胸片提示骨脱钙明显，故考虑存在肾小管酸中毒和甲状旁腺功能亢进。因实验室检查提示 PTH 明显升高，甲状腺 B 超及 CT 均提示右侧甲状旁腺腺瘤可能。

Ⅰ型肾小管酸中毒是肯定的，其最常见的原因为舍格仑综合征。该患者经请眼科会诊，滤纸试验阳性，眼科内膜破裂试验右眼(+)角膜荧光染色(+)，存在泪腺干燥；而同位素唾液腺造影提示，口干燥表现，实验室检查示抗 SSA 抗体(++++)，抗 SSB(+++)，抗 ANA 抗体(+++)，故诊断为舍格仑综合征。另患者甲状旁腺功能亢进是原发还是继发，患者 PTH 升高，如为原发性应为高血钙，而此患者为低血钙，故考虑为继发性改变，即肾小管酸中毒低钙血症，继发甲状旁腺功能亢进。海绵肾是一个先天性疾病，临床比较少见，确诊依靠静脉肾盂造影。

【治疗】

本病目前尚无根治方法。主要是采取措施改善症状，控制和延缓因免疫反应而引起的组织器官损害的进展，以及继发性感染。

(一) 改善症状

1. 减轻口干较为困难 应停止吸烟、饮酒及避免服用引起口干的药物如阿托品等。保持口腔清洁，勤漱口，减少龋齿和口腔继发感染的可能。国外有服用副交感乙酰胆碱刺激剂如毛果芸香碱及其同类产品以刺激唾液腺中尚未破坏的腺体分泌，改善口干症状。它们有一定疗效但亦较多不良反应如出汗及尿频。

2. 干燥性角结膜炎可 给以人工泪液滴眼以减轻眼干症状并预防角膜损伤。有些眼膏也可用于保护角膜。国外有人以自体的血清经处理后滴眼。

3. 肌肉 关节痛者可用非甾体抗炎药。

(二) 纠正低血钾症

纠正低钾血症的麻痹发作可采用静脉补钾(氯化钾)，待病情平稳后改口服钾盐液或片。Ⅰ型肾小管酸中毒常有高氯血症，可用枸橼酸钾替代。有的患者需终身服用，以防低血钾再次发生。多数患者低血钾纠正后可正常生活和工作。

(三) 系统损害者应以受损器官及严重度而进行治疗

对合并有神经系统、肾小球肾炎、肺间质性病变、肝脏损害、血细胞低下尤其是血小板低下、肌炎等则要给予肾上腺皮质激素，剂量与其他结缔组织病治疗用法相同。对于病情进展迅速者可合用免疫抑制剂如环磷酰胺、硫唑嘌呤等。出现有恶性淋巴瘤者宜积极、及时地进行联合化疗。

案例 9-110-1

治疗措施

1. 补钾、补液。
2. 抗感染，治疗并发症。
3. 皮质激素、CTX 治疗。
4. 营养神经，保护角膜等措施，口服枸橼酸合剂，纠正酸中毒和低血钾。

【预后】

本病预后较好，有内脏损害者经恰当治疗后大多可以控制病情。如治疗不及时，亦可恶化甚至危及生命。病变仅局限于唾液腺、泪腺、皮肤黏膜外分泌腺体者预后好。内脏损害中出现进行性肺纤维化、中枢神经病变、肾功能不全、恶性淋巴瘤者预后较差。

推荐阅读

Ioannidis JP, Vassiliou VA, Moutsopoulos HM. 2002. Long-term risk of mortality and lymphoproliferative disease and predictive classification of primary Sjögren's syndrome. Arthritis Rheum., 46: 741～747

Ramos-Casals M, Font J. 2005. Primary Sjögren's syndrome: current and emergent aetiopathogenic concepts. Rheumatology (Oxford), 44: 1354～1367

MOUTSOPOULOS NM, MOUTSOPOULOS HM. 2001. Therapy of Sjögren's syndrome. Springer Semin Immunopathol, 23: 131～145

(陶　怡)

笔记栏

第11章 血管炎病

第一节 概 论

血管炎病(vasculitides)系由于血管壁炎症和坏死而导致多系统损害的一组自身免疫病。由于受累血管大小、种类及病理改变不同,临床表现与预后各异,因此是一组异质性疾病。同时因其血管病变呈多发性,常累及多个系统并影响脏器功能,故临床又统称为系统性血管炎(systemic vasculitis)。广义的血管炎包括原发性和继发性两大类,后者指血管炎继发于另一诊断明确的疾病,如感染、肿瘤、药物过敏、弥漫性结缔组织病(系统性红斑狼疮、舍格仑综合征、类风湿性关节炎)等。本章叙述的血管炎病系指原发性者。

【分类】

血管炎病的病因与发病机制尚未明确,临床表现复杂多样,且多缺乏具有明确诊断意义的临床与实验室检查指标,至今仍无满意的分类。目前临床广泛采用的血管炎病分类为1993年六国学者推出的Chapel Hill分类,即基于受累血管大小将血管炎病分为大血管血管炎(包括大动脉炎、巨细胞动脉炎或颞动脉炎)、中血管血管炎(包括结节性多动脉炎、川崎病)以及小血管血管炎(包括Wegener肉芽肿、变应性肉芽肿血管炎、显微镜下多血管炎、过敏性紫癜、原发性冷球蛋白血症血管炎、皮肤白细胞破碎性血管炎),此分类简单实用,适于临床工作,但未说明各种血管炎可累及不同大小的血管,也没有结合发病机制是其不足。

【病因和发病机制】

血管炎病的病因仍不明,发病机制亦复杂。

目前认为有遗传基础的易感者或有潜在免疫异常者在环境中的微生物或毒物作用下可能发生血管炎病。研究显示,Wegener肉芽肿与HLA-DR2、巨细胞动脉炎与HLA-DR4可能相关;临床已发现部分乙型或丙型病毒性肝炎患者有血管炎表现,而结节性动脉炎患者中1/3乙型肝炎病毒标志阳性,人类免疫缺陷病毒及巨细胞病毒感染者也常有血管炎的表现;Wegener肉芽肿患者2/3为金葡菌带菌者,而川崎病的发生与金葡菌或链球菌感染有关;这些病原微生物具有超抗原的性质,通过激发T淋巴细胞与B淋巴细胞活化以及形成免疫复合物,在一些具有不同遗传背景的个体导致血管炎病。近年发现部分血管炎病的发病与接触有机溶剂等化学毒物亦有关。

血管炎病的发病机制涉及机体的天然免疫系统与特异性免疫系统以及细胞免疫和体液免疫,并与中性粒细胞、巨噬细胞、内皮细胞、淋巴细胞等及其分泌的多种细胞因子有关。抗中性粒细胞胞质抗体(antineutrophil cytoplasmic antibody, ANCA)是首个被确认与血管炎病相关的自身抗体,ANCA针对的靶抗原主要是中性粒细胞胞质内的丝氨酸蛋白酶-3(PR3)、髓过氧化物酶(MPO)和弹性蛋白酶等,分别相当于间接免疫荧光测定ANCA时的所谓"胞浆型(c-ANCA)"和"核周型(p-ANCA)";在受到外来或自身抗原攻击后,巨噬细胞释放的白细胞介素-1(IL-1)、肿瘤坏死因子(TNF)等引发中性粒细胞胞质内PR3、MPO等靶抗原转移到细胞膜表面或细胞外,在黏附分子作用下附着于血管内皮细胞表面,继而ANCA与之结合促发中性粒细胞脱颗粒以及释放反应性氧分子、蛋白溶解酶等导致局部血管损害;ANCA与小血管血管炎中的Wegener肉芽肿、变应性肉芽肿血管炎、显微镜下多血管炎关系极为密切,也统称ANCA相关性血管炎,而在大、中血管炎ANCA很少阳性。血管内皮细胞在血管炎病的发生发展过程中不但是受攻击的靶细胞,也是炎症反应的积极参与者,外来抗原或缺氧、IL-1、TNF等刺激可活化内皮细胞,导致各种黏附分子表达和分泌,血管通透性及舒缩功能异常,促使血流中白细胞黏附于受损的内皮细胞,并可转移到内皮下的血管壁外引发局部炎症,同时活化的内皮细胞又可产生多种细胞因子参与血管壁的炎症细胞浸润以及管壁坏死与纤维化;多种血管炎病患者体内可出现抗内皮细胞抗体,通过补体途径或抗体介导的细胞毒作用致内皮细胞进一步损伤。此外致病性抗原抗体形成的免疫复合物沉积于血管壁引发炎症反应在过敏性紫癜、冷球蛋白血症等血管炎病的发病过程中具有重要作用。

笔记栏

【病理】

血管炎病的基本病理改变有:管壁中性粒细胞、淋巴细胞、巨噬细胞等炎症细胞浸润,在变应性肉芽肿血管炎可见嗜酸粒细胞;管壁弹力纤维层和平滑肌层损害,形成动脉瘤和血管扩张;管壁各层纤维素样增生和内皮细胞增生致血管腔狭窄。但在各个不同的血管炎病中,血管病理改变有多样性和重叠性,且并非所有同样大小血管皆出现相应病理改变,即使在同一受累血管中病变亦可呈节段性和跳跃性,影响病理活检的诊断和鉴别诊断。免疫荧光检查对明确肾脏肾小球病变的性质有助,由血管炎病所致者肾组织很少有免疫球蛋白和(或)补体沉积,免疫荧光检查为阴性。

【诊断】

血管炎病的诊断步骤应当包括:明确是否为血管炎病、血管炎的类别及其范围和程度、可能的病因。

完整采集病史和全面体格检查进行综合分析仍然是临床诊断的基础,各种血管炎受累血管种类大小及病理改变不同,临床表现纷繁多变,但常仍可找到各自相对特征性的特点,如多种小血管血管炎都可累及肾小球,出现蛋白尿、血尿及肾功能损害,但肾外症状各具不同,Wegener肉芽肿在肺部表现为迁移性浸润和薄壁空洞,变应性肉芽肿血管炎则为哮鸣音。

实验室检查、特别是多种自身抗体的检测在许多风湿性疾病的诊断中具有举足轻重的地位,但在血管炎病方面除 ANCA 外,目前尚缺乏特异性的诊断指标,临床上更多地用于排除其他风湿性疾病和继发性血管炎病。在 ANCA 阳性中,约 75%为 p-ANCA,特异性较差,其中 MPO-ANCA 阳性多见于显微镜下多血管炎及变应性肉芽肿血管炎,也可见于特发性新月体肾炎等,p-ANCA 阳性、但抗 MPO 抗体阴性可见于 Crohn 病、溃疡性结肠炎、慢性活动性肝炎、原发性硬化性胆管炎和原发性胆汁性肝硬化等;c-ANCA 阳性对 Wegener 肉芽肿具有相对较高的特异性,后者约 70%为 PR3-ANCA 阳性。其他如血沉增快、C 反应蛋白(CRP)和 γ 球蛋白增高等对血管炎病诊断无特异性,血沉增快、CRP 增高对判断疾病活动性有一定参考价值。

影像学检查对大、中血管炎病的诊断很有帮助。非创伤性的血管彩色多普勒可了解血管管腔的狭窄和管壁情况,并可随诊复查对照比较。血管造影对大动脉炎和巨细胞动脉炎的诊断以及判断病变范围是确切可靠的方法,对中血管血管炎也可提供诊断的有力依据,但属创伤性检查,临床应用有一定限制。

临床诊断困难者在血管受累或造影异常部位行病理活检是血管炎病得以确诊的金标准之一,根据受累血管的大小种类及其血管壁周围炎症改变的病理性质(坏死、肉芽肿或栓塞等)以及免疫荧光检查的特点,对血管炎病的诊断与鉴别诊断有重要价值;但应当指出,由于血管炎的病理改变并非均匀一致地分布,故血管活检应取足够的长度,并需做连续足够多的切片,且未见阳性发现的组织活检不能完全排除血管炎的可能。

为统一血管炎病的诊断和临床研究标准,国际上制定了一系列的诊断标准,目前床工作中应用最广的是美国风湿病学会(American College of Rheumatology, ACR) 1990 年发表的血管炎病分类诊断标准,对规范疾病诊断与协调临床研究发挥了重要作用,但任何分类标准的敏感性和特异性都不可能是 100%,皆有假阳性和假阴性,临床上对具体病例的诊断不应过分拘泥于所谓标准,尤其是早期病例,并需重视鉴别诊断和动态观察。

【治疗原则】

血管炎病一旦明确诊断即应积极治疗,其方案依不同血管炎病而异,包括病因治疗,如与感染有关的血管炎应积极防治病毒或细菌等病原微生物;糖皮质激素是血管炎病的基础治疗药物,其剂量和用法因不同血管炎病及其部位、活动性而异;伴有心、肺、肾等重要脏器受累者通常还需加用免疫抑制剂如环磷酰胺等,并需密切监测药物的不良反应;部分急性危重患者可考虑采用血浆置换、静脉注射大剂量丙种球蛋白等特殊治疗;对已导致血管狭窄或闭塞、影响脏器血供者可予血管内放置支架或血管外科手术处理;此外支持和对症治疗也是控制血管炎病的重要措施,可应用周围血管扩张剂、改善微循环药、抗血小板药以及必要时降压药等。

【预后】

血管炎病的预后与受累血管的大小、种类与部位、范围有关,重要器官的小动脉或微动脉受累者预后差,早期诊断和治疗是改善预后的关键,糖皮质激素和免疫抑制剂的合理应用已使血管炎病的预后明显改观。

笔记栏

第二节 大动脉炎

案例 9-111-1

患者，女，27 岁。因头晕 2 年，左上肢活动无力 6 个月于 1998 年 9 月 4 日入院。

患者 2 年前“感冒”后出现头晕，时有发热、乏力、耳鸣、视物模糊，在当地医院检查发现血压高（180/110mmHg），拟“高血压病”予口服多种降压药血压无明显降低。6 个月前头晕加重，并感左上肢活动无力、发凉、酸痛、麻木，无关节痛及皮疹，予针灸和理疗等无改善。平素体健。

体格检查：T 36.8℃，P 86 次/分，R 20 次/分，BP 180/104mmHg（右上肢）、110/70mmHg（左上肢），神志清楚，发育良好，营养中等，自动体位，检查合作。全身皮肤未见皮疹及出血点，无黄染，浅表淋巴结无肿大，咽部稍红，扁桃体不大，颈软，气管居中，甲状腺不肿大；胸廓对称无畸形，两肺呼吸音清晰，心率 86 次/分，律齐，未闻及杂音，左侧桡动脉和肱动脉搏动减弱，左上肢皮肤发凉，肌力降低，左锁骨上部可听到 3/6 级收缩期血管杂音；腹部平软，肝脾肋下未触及，未闻及血管杂音；脊柱四肢无畸形，活动自如，背部左肋脊角处有局限性血管杂音。生理反射存在，病理反射未引出。

问题：

1. 本例可能的诊断是什么？
2. 为明确诊断需要进一步做哪些检查？
3. 如何处理？

大动脉炎（Takayasu arteritis）指主动脉及其主要分支的慢性进行性非特异性炎症引起的不同部位动脉狭窄或闭塞，少数也可引起动脉扩张或动脉瘤，并出现相应部位缺血表现。1908 年，日本眼科医生高安（Takayasu）首先报告一例大动脉炎眼底表现，故又称高安病。本病累及主动脉弓及其分支最为多见，其次为降主动脉、腹主动脉或肾动脉，主动脉的二级分支如肺动脉、冠状动脉也可受累。因受累动脉不同，临床类型和表现多样。

大动脉炎病因迄今未明，一般认为与遗传因素、内分泌异常（雌激素分泌过多）、感染（包括链球菌、结核分枝杆菌或病毒等）后机体发生免疫功能紊乱有关。本病主要累及弹力动脉，即主动脉及其主要分支，约 84%患者病变侵及 2～9 支动脉，系由动脉中层及外膜开始、并波及内膜的全层动脉炎，早期血管壁为淋巴细胞和浆细胞浸润，偶见多形核中性粒细胞及多核巨细胞，进而管壁节段性不规则的增生和纤维化，由于血管内膜增厚，导致管腔不同程度狭窄或闭塞，偶合并血栓形成；部分因炎症破坏动脉壁中层，弹力纤维断裂及平滑肌坏死，致动脉局限性扩张或形成假性动脉瘤和夹层动脉瘤。临床上可分为活动期、慢性炎症期和疤痕缩窄期 3 期。

本病好发于亚洲和中东地区，西欧与北美少见，国外统计患病率 2.6/100 万，多见于青壮年女性，男女之比在日本为 1∶9.4，我国则为 1∶3.2，发病高峰年龄 15～30 岁，平均 22 岁，约 90%的患者在 30 岁以内发病，40 岁以后发病很少。

【临床表现】

（一）全身症状

起病时部分患者可有全身不适、易疲劳、发热、食欲不振、恶心、出汗、体重下降以及肌痛、关节炎和结节红斑等症状，可急性发作，也可隐匿起病。当局部症状或体征出现后全身症状可逐渐减轻或消失。

（二）局部症状体征及临床分型

按受累血管不同有各自器官缺血的症状和体征。根据病变部位可分为四种临床类型：

1. 头臂动脉型（主动脉弓综合征） 颈动脉与椎动脉狭窄和闭塞可引起头部不同程度缺血，出现头痛、眩晕、记忆力减退，视力减退、视野缩小甚至失明，嚼肌无力和咀嚼疼痛，脑缺血严重者可有反复晕厥、抽搐、失语、偏瘫或昏迷；少数患者因局部缺血产生鼻中隔穿孔，上腭及耳郭溃疡，牙齿脱落和面肌萎缩；上肢缺血可出现单侧或双侧上肢无力、间歇性活动疲劳、发凉、酸痛、麻木乃至肌肉萎缩。体检可发现颈动脉、桡动脉和肱动脉搏动减弱或消失（无脉征），约半数患者于颈部或锁骨上、下窝可闻及血管杂音，但杂音响度与狭窄程度之间并不完全一致，少数可伴有震颤；患侧上肢动脉血压低于健侧（收缩压差＞10mmHg）。

2. 胸腹主动脉型 由于下肢缺血出现无力，酸痛、皮肤发凉和间歇性跛行等，髂动脉受累时症状尤著；合并肺动脉狭窄者出现心慌、气短，少数患者发生心绞痛或心肌梗死；高血压为本型的重要临床表现，尤以舒张压升高明显，主要是肾动脉狭窄引起肾血管性高血压，此外胸降主动脉严重狭窄使心排出血液大部分流向上肢可引起节段性高血压，合并主动脉瓣关闭不全可致收缩期高血压等。体检时可于脊柱两侧、上腹部或

笔 记 栏

胸骨旁闻及血管杂音，下肢血压低于上肢，胸主动脉严重狭窄者胸壁可见表浅动脉搏动。

3. 广泛型 具有上述两种类型的特征，属多发性病变，临床上较常见，多数患者病变广泛，病情较重。

4. 肺动脉型 上述三型约50%同时合并肺动脉受累，单纯肺动脉受累罕见。临床上出现心悸、气短，晚期并发肺动脉高压、心功能衰竭；肺动脉瓣区可闻及收缩期杂音和第二心音亢进，肺动脉狭窄较重者一侧呼吸音减弱。

此外大动脉炎累及冠状动脉开口处可出现心绞痛，甚至心肌梗死；累及肠系膜动脉可有腹痛等腹部症状。

案例 9-111-1

1. 年轻女性，发病早期有“感冒”史，后反复头晕伴发热、乏力、耳鸣、视物模糊，检查发现血压明显增高，多种降压药对症治疗无效，并出现左上肢活动无力、发凉、酸痛、麻木。提示本例并非原发性高血压。

2. 体检 右上肢血压180/104mmHg、左上肢110/70mmHg，左侧桡动脉和肱动脉搏动减弱，左上肢皮肤发凉，肌力降低，左锁骨上部可听到3/6级收缩期血管杂音，背部左肋脊角处亦闻及局限性血管杂音。提示大动脉炎可能。

【实验室和影像学检查】

本病无特异性实验室检查指标。可见血沉增快、CRP增高，二者为病变活动的重要指标；部分患者抗链球菌溶血素“O”抗体(ASO)增高，白细胞或血小板增高，少数有高球蛋白血症，但均无特异性。血清抗主动脉抗体阳性可达91.5%，对诊断有一定帮助。我国资料显示本病中约40%有活动性结核，如发现活动性结核灶应抗结核治疗，对结核菌素试验强阳性反应者需仔细检查。

眼组织对缺血反应敏感，因血管狭窄头部供血减少可出现各种眼症状，尤其眼底变化最多见，如视网膜脉络膜炎、视网膜或玻璃体出血，甚至可见高安病典型眼底改变(视神经乳头周围动静脉花冠状吻合)。

胸部X线检查可发现轻度左心室扩大、升主动脉扩张或膨隆以及降主动脉内收、不光滑等；彩色多普勒超声可探查主动脉及其主要分支(颈动脉、锁骨下动脉、肾动脉等)狭窄或闭塞、瘤样扩张及血流速度改变等，但对其远端分支检查较困难。血管造影如动脉造影、数字减影血管造影(DSA)等可显示病变血管的部位、范围与程度；磁共振血管造影(MRA)除可协助诊断外，可显示受累血管壁的水肿情况，帮助判断疾病是否活动。

案例 9-111-1

1. 血常规 RBC 3.45×10^{12}/L，Hb 108g/L，WBC 11.8×10^{9}/L，PLT 140×10^{9}/L，血沉78mm/h。尿常规无异常。

2. 肝功能、肾功能正常范围，CRP 40mg/L(免疫扩散法，参考值<8 mg/L)，ASO 1∶800(正常<1∶400)，抗核抗体(−)(免疫荧光法)。

3. 彩色多普勒超声检查左侧颈动脉及左上肢动脉变细，内膜增厚，腔内血流变细，速度降低。

4. 腹部MRI示腹主动脉瘤呈梭形扩张，左侧肾动脉狭窄。

【诊断与鉴别诊断】

典型大动脉炎病例诊断不难，40岁以下、尤其是女性具有下列一项以上表现者应怀疑本病：①单侧或双侧肢体出现缺血症状，患侧动脉搏动减弱或消失，血压降低或测不出；②脑动脉缺血症状，伴单侧或双侧颈动脉搏动减弱或消失，颈部闻及血管杂音；③近期发生高血压或顽固性高血压，伴有腹部血管杂音；④不明原因低热，伴脊柱两侧或胸骨旁、脐旁或肾区血管杂音及四肢脉搏异常；⑤典型高安病眼底改变，应做全面检查以明确诊断或除外诊断。

临床诊断可参考ACR 1990年的大动脉炎分类标准(表9-111-1)，并需除外先天性主动脉缩窄、动脉粥样硬化、肾动脉纤维肌性结构不良、血栓闭塞性脉管炎、胸廓出口综合征以及其他血管炎病如白塞病、结节性多动脉炎等。

表 9-111-1 1990年大动脉炎分类诊断标准

① 发病年龄<40岁：出现症状或体征时年龄<40岁；
② 肢体缺血、间歇性跛行：活动时一个或多个肢体出现乏力、不适或症状加重，尤以上肢明显；
③ 肱动脉搏动减弱：一侧或双侧肱动脉搏动减弱；
④ 血压差>10mmHg：双侧上肢收缩压差>10mmHg；
⑤ 锁骨下动脉或主动脉血管杂音：一侧或双侧锁骨下动脉或腹主动脉闻及血管杂音；
⑥ 动脉造影异常：主动脉一级分支或上下肢近端的大动脉狭窄或闭塞，病变常为局灶或节段性，且不是由动脉硬化、纤维肌发育不良或类似原因引起。
符合上述6项中的3项或3项以上者可诊断本病。本标准诊断的敏感性90.5%，特异性97.8%

案例 9-111-1

1. 年轻女性，头晕2年，左上肢活动无力6个月。

2. 病史特点："感冒"后头晕伴发热、乏力、耳鸣、视物模糊，血压明显增高，多种降压药无效；后头晕加重，并出现左上肢活动无力、发凉、酸痛、麻木。

3. 临床特点：两上肢血压差异显著，左侧桡动脉和肱动脉搏动减弱，左上肢皮肤发凉，肌力降低，左锁骨上部可听到3/6级收缩期血管杂音，背部左肋脊角处闻及局限性血管杂音。

4. 辅助检查：彩色多普勒超声检查左侧颈动脉及左上肢动脉变细，内膜增厚，内径变小，腔内血流变细，速度降低。腹部MRI示腹主动脉瘤呈梭形扩张，左侧肾动脉狭窄。血沉明显增快，CRP增高。

临床诊断：大动脉炎(活动期)。

【治疗】

1. 控制感染 发病早期存在上呼吸道和肺部或其他脏器感染因素者应有效控制，对防止病变进展有一定意义；高度怀疑结核菌感染者应同时抗结核治疗。

2. 糖皮质激素 对活动期患者可用泼尼松(龙)30～60mg/d，维持3～4周病情好转后递减，直至病情稳定酌情维持治疗(5～10mg/d)。

3. 免疫抑制剂 对单纯糖皮质激素疗效欠佳者或为增强疗效可联合使用，常用药物为环磷酰胺、硫唑嘌呤或甲氨蝶呤，亦可选用雷公藤多苷；危重者可予环磷酰胺冲击治疗。应定期监测血象和肝肾功能等。

4. 支持对症治疗 应用周围血管扩张药、改善微循环药物、抗血小板与抗凝药物可部分改善临床症状，对血压高者应积极应用降压药控制血压。

5. 外科手术治疗 病变静止期患者如有重要血管狭窄或闭塞影响脏器供血可考虑手术治疗，如介入治疗、人工血管重建术、内膜血栓清除术、血管旁路移植术等。

案例 9-111-1

治疗建议：

1. 口服泼尼松50mg/d，早晨顿服或分次服用，维持3～4周后逐渐减量，每10～15天减原剂量的5%～10%，以血沉和CRP下降趋于正常为减量指标，至5～10mg/d时长期维持一段时间。

2. 如血常规及肝功能等情况允许，可予环磷酰胺口服，每日2～3mg/kg；必要时可冲击治疗，即0.5～1.0g/m^{2}体表面积，加入生理盐水250～500ml中静脉滴注，每4周1次。

3. 积极控制高血压，如应用钙通道阻滞剂、血管扩张剂等，单侧肾动脉狭窄者血管紧张素转化酶抑制剂或血管紧张素Ⅱ受体阻滞剂亦可应用，但需密切监测肾功能和血钾。

4. 地巴唑20mg，每日3次或妥拉唑林25～50mg，每日3次，阿司匹林75～100mg每日一次、双嘧达莫25～50mg，每日3次。

【预后】

20%大动脉炎病例是自限性的，发现时已稳定，如无并发症可随访观察。本病多呈慢性进行性经过，预后主要取决于高血压的程度及脑供血情况，由于受累动脉易形成侧支循环，故大多数患者预后良好，糖皮质激素联合免疫抑制剂积极治疗可改善预后。常见死亡原因为脑出血以及心、肾功能衰竭和手术并发症。

第三节　巨细胞动脉炎和风湿性多肌痛

案例 9-111-2

患者，女。67岁，因低热、四肢近端肌肉酸痛及右侧头痛3个月于2003年12月20日入院。

3个月前患者出现反复发热，自测体温多波动于37.5～38℃之间，伴四肢近端肌肉酸痛，晨起明显，举臂穿衣困难，不能下蹲，上下楼梯不便；后常感右侧颞部剧烈头痛和头皮触压痛，进食时有间歇性咀嚼疼痛和困难，同时自觉右眼视物模糊、右耳耳鸣和听力减退。有高血压病史6年，近2年服贝那普利和小剂量氢氯噻嗪控制良好。

体格检查：T 37.4℃，P 74次/分，R 18次/分，BP 140/82mmHg（左上肢）、136/80mmHg（右上肢），神志清楚，发育良好，体态较胖，自动体位，检查合作。全身皮肤无黄染及皮疹，浅表淋巴结不肿大，口眼无歪斜，双侧瞳孔等大等圆，对光反射存在，眼球活动自如，视力左眼0.8、右眼0.4^{+2}，沿右侧颞动脉走向见局部红斑，并有明显压痛，右侧颞动脉搏动减弱，颈软，两侧颈动脉搏动对称，气管居中，甲状腺不肿大；胸廓对称无畸形，两肺呼吸音稍粗，心率74次/分，律齐，未闻及杂音，两侧桡动脉搏动对称，腹部平软，肝脾肋下未触及；脊柱四肢无畸形，四肢肌力正常，两下肢近端肌肉有轻压痛；生理反射存在，病理反射未引出。

问题：

1. 本例可能的诊断是什么？
2. 为明确诊断要做哪些检查？
3. 如何处理？

巨细胞动脉炎（giant cell arteritis，GCA）是一种好发于50岁以上老年人、病因不明的系统性坏死性大动脉与中动脉血管炎，血管病变常呈节段性和多灶性或广泛性损害，主要累及主动脉弓起始部的动脉分支，亦可累及主动脉的远端动脉及其他中小动脉；早年病例几乎均为颞动脉受累，呈颞侧头痛、头皮及颞动脉触痛、间歇性下颌运动障碍和视力障碍，故又称为颞动脉炎（temporal arteritis）。GCA与风湿性多肌痛（polymyalgia rheumatica，PMR）密切相关，两者受累人群一致，常见于同一患者，提示两者具有相似的遗传背景和发病机制，但确切关系尚不清楚。

GCA血管炎症以中膜弹力层与内膜连接处最明显，常形成巨核细胞肉芽肿，呈节段性或斑块状分布，故亦称为肉芽肿性动脉炎，由于内膜增生、管壁增厚和血栓形成致使血管腔狭窄阻塞，造成组织缺血。PMR病理学研究较少，单纯PMR并无特殊病理学特点，部分病例受累关节有滑膜炎。

GCA患病率有显著地域差异，欧美部分地区统计50岁以上人群年发病率为28.6～53.7/10万，而PMR年发病率亦达52.5/10万，是西方老年人最常见的血管炎病。我国报道不多，但实际上可能并不少。

【临床表现】

GCA和PMR均发生在50岁以上老年人，平均发病年龄70岁（50～90岁），女性明显高于男性（2～4∶1），起病常隐匿缓慢，部分急骤。

GCA起病时的前驱全身症状可有发热（38℃左右）、乏力、关节肌肉酸痛、纳差、体重减轻等。依据受累血管不同可有轻重不等的临床表现：颞动脉和颅动脉受累出现头部症状，以头痛最常见，且半数以上为首发症状，表现为一侧或双侧颞部或枕后部剧烈疼痛，呈刀割样或烧灼样或持续性胀痛，伴有头皮触压痛、局部红斑或痛性结节，如沿颞动脉走向分布更具诊断价值；眼部常表现为黑矇、视力障碍、眼肌麻痹、复视甚或部分失明或全盲，眼动脉或后睫动脉受累引起缺血性视神经炎是失明最常见的原因，中央视网膜动脉阻塞及动脉炎所致枕部皮质梗死也可引起失明；2/3患者因面动脉炎致间歇性咀嚼不适或疼痛、下颌肌痉挛和下颌偏斜等，长时间咀嚼或谈话时患侧颞颌部明显疼痛、无力，严重的面动脉狭窄可导致下颌肌痉挛或舌部坏疽；约30%患者出现多种神经系统症状，颈动脉或椎动脉病变可出现发作性脑缺血、中风、偏瘫或脑血栓等，神经血管病变可引致继发性神经病变，表现为单神经炎、周围多神经炎、肢体末梢神经炎等；10%～15%累及躯体大血管，包括锁骨下动脉、腋动脉、肱动脉、冠状动脉、胸或腹主动脉、股动脉等，如上肢缺血表现为患侧麻木、无力、脉弱或无脉、血压降低或测不清，颈部及锁骨上、下窝可闻及血管杂音，冠状动脉病变可导致心肌梗死、心力衰竭、心肌炎和心包炎等。GCA患者中40%～60%同时伴有PMR。

PMR大多可单独存在。临床典型症状为颈部、肩胛带、骨盆带肌肉酸痛和僵硬，尤以晨起为著，可单侧或双侧，亦可局限于某一肌群，重者不能起床，上下肢抬举受限，不能下蹲，上下楼梯困难等，但肌压痛及肌力减弱不显著。与多发性肌炎不同，PMR活动困难并非真正肌肉无力，而是肌肉酸痛所致。

案例 9-111-2

1. 老年女性患者，低热伴四肢近端肌肉酸痛，晨起明显，举臂穿衣困难，不能下蹲，上下楼梯不便；后常感右侧颞部剧烈头痛和头皮触压痛，进食时有间歇性咀嚼疼痛和困难，同时右眼视物模糊，右耳耳鸣和听力下降。

2. 体检右眼视力下降，沿右侧颞动脉走向见局部红斑，并有明显压痛，右侧颞动脉搏动减弱，四肢肌力正常，两下肢近端肌肉有轻压痛，提示颞动脉炎合并风湿性多肌痛可能。

【实验室检查】

GCA和PMR均可有轻中度正细胞正色素性贫血，白细胞和血小板计数可增高，活动期血

笔记栏

沉显著增快、CRP增高,抗核抗体(ANA)和其他自身抗体及类风湿因子(RF)通常皆阴性。GCA亦有多克隆高球蛋白血症和α_2球蛋白增高,碱性磷酸酶及IL-6水平升高;PMR关节滑液分析呈非特异性轻微炎症性改变,肌酶谱、肌电图和肌肉活检正常,有别于多发性肌炎。

颞动脉活检是诊断GCA的可靠手段,应选择有触痛或有结节的部位,切取2～3cm长的颞动脉做连续病理切片,由于GCA病变呈跳跃分布,并受糖皮质激素治疗的影响,活检阳性率仅40%～80%,故活检阴性不能排除GCA诊断。

案例 9-111-2

1. 血常规 RBC 3.08×10^{12}/L, Hb 96g/L, WBC 10.4×10^9/L, PLT 225×10^9/L,血沉84mm/h。

2. 肝功能、肾功能正常范围, CRP 46mg/L, ANA(－)(免疫荧光法), RF(－), ANCA(－)(间接免疫荧光法)。

3. 肌酶谱和肌电图正常。

4. 右侧颞动脉活检示血管炎症改变,有大量单核细胞浸润,并见肉芽肿形成。

【诊断与鉴别诊断】

巨细胞动脉炎和风湿性多肌痛临床上并不少见,但易误诊或漏诊。50岁以上老年人有原因不明的发热和血沉明显增快、伴头皮触痛或颞动脉触痛或搏动减弱者应考虑GCA可能,颞动脉活检为肉芽肿性动脉炎即可确诊。临床诊断可参考ACR 1990年的分类标准(表9-111-2),需与中枢神经孤立性血管炎、大动脉炎、Wegener肉芽肿、结节性多动脉炎等疾病相鉴别。

表 9-111-2 ACR 1990 年巨细胞动脉炎分类诊断标准

① 发病年龄≥50岁:发病时年龄在50岁以上;
② 新近出现的头痛:新近出现的或出现新类型的局限性头痛;
③ 颞动脉病变:颞动脉压痛或触痛、搏动减弱,除外颈动脉硬化所致;
④ 血沉增快:魏氏法测定红细胞沉降率≥50mm/h;
⑤ 动脉活检异常:活检标本示血管炎,其特点为单核细胞为主的炎性浸润或肉芽肿性炎症,并且常有多核巨细胞。
符合上述5项中的至少3项可诊断为GCA。本标准诊断的敏感性93.5%,特异性91.2%

老年人有不明原因发热、血沉增快和不能解释的中度贫血,伴举臂、穿衣、下蹲及起立困难者要考虑PMR,临床诊断可根据以下特征:①发病年龄≥50岁;②颈部、肩胛部及骨盆部肌肉僵痛,至少2处,并伴晨僵,持续4周或4周以上;③红细胞沉降率≥50mm/h(魏氏法);④抗核抗体及类风湿因子阴性;⑤小剂量糖皮质激素(泼尼松10～15mg/d)治疗反应甚佳;⑥排除其他继发性多肌痛症。PMR应与类风湿关节炎、多发性肌炎、纤维肌痛综合征、结核等慢性感染鉴别,此外需排除多发性骨髓瘤、淋巴瘤或其他肿瘤,临床按PMR处理后仍需继续随访观察。

GCA与PMR关系密切,GCA早期可能出现PMR综合征表现,应特别注意寻找GCA血管炎的证据,以做出正确诊断。在PMR中若出现下列情况应注意是否合并GCA:小剂量糖皮质激素治疗反应不佳、颞动脉怒张、搏动增强或减弱并伴有触痛、出现头痛、头皮痛、视觉异常等,均需进一步做颞动脉超声、血管造影或颞动脉活检。

案例 9-111-2

1. 老年女性患者,低热、四肢近端肌肉酸痛及右侧头痛3个月。

2. 病史特点:低热伴四肢近端肌肉酸痛,晨起明显,举臂穿衣困难,不能下蹲,上下楼梯不便;后常感右侧颞部剧烈头痛和头皮触压痛,进食时有间歇性咀嚼疼痛和困难,同时右眼视物模糊,右耳耳鸣和听力下降。

3. 临床特点:右眼视力下降,沿右侧颞动脉走向见局部红斑,并有明显压痛,右侧颞动脉搏动减弱,四肢肌力正常,两下肢近端肌肉有轻压痛。

4. 辅助检查:血沉明显增快,CRP增高,ANA、RF及ANCA阴性,肌酶谱和肌电图正常。

5. 右侧颞动脉活检示血管炎症改变,有大量单核细胞浸润,并见肉芽肿形成。

临床诊断:右侧颞动脉炎合并风湿性多肌痛。

【治疗】

一旦明确GCA,为防止失明等严重并发症,即应给予足量糖皮质激素并联合免疫抑制剂,根据受累血管的部位、范围及程度等调整药物种类、剂量和疗程。通常起始治疗应用泼尼松(龙)每日1mg/kg口服,2～4周内头痛等症状多明显减轻;眼部病变反应较慢,可请眼科进行眼部局部治疗;必要时可应用甲泼尼龙冲击治疗。免疫抑制剂一般首选环磷酰胺,可予800～1000mg

笔记栏

静脉滴注，3～4 周 1 次，或静脉注射 200mg、隔日 1 次，或 100～150 mg 口服、每日 1 次，疗程和剂量依据病情和治疗反应而定，也可选用甲氨蝶呤或硫唑嘌呤。老年患者长期使用糖皮质激素和免疫抑制剂尤应加强监测，避免或减少不良反应。经上述治疗 4～6 周如病情得到基本控制、血沉接近正常时可考虑激素逐渐减量并维持治疗（泼尼松 5～10mg/d）；减量过快可使病情复发。免疫抑制剂的撤减亦应依据病情，稳定 1～2 年或更长时间后可停药观察。

对 PMR 患者做好解释工作、解除顾虑以及进行适当的肢体运动以防止肌肉萎缩是治疗的重要步骤。初发或较轻病例可试用非甾体抗炎药如吲哚美辛、双氯芬酸等，约 10%～20%可以控制症状。PMR 对糖皮质激素反应十分敏感，一般病例首选泼尼松 10～15mg/d 口服，1 周内症状即明显改善，血沉开始下降；对病情较重、发热、肌痛、活动明显受限者可予泼尼松 15～30mg/d，症状好转、血沉接近正常后逐渐减量，维持量 5～10mg/d，时间不应少于 6～12 个月，减量过早、过快或停药过早可致病情复燃或复发，但老年人长期使用糖皮质激素应特别注意不良反应及其并发症。对使用糖皮质激素有禁忌证或效果不佳、减量困难以及不良反应严重者，可联合使用免疫抑制剂如甲氨蝶呤 7.5～15mg/周，亦可用硫唑嘌呤或环磷酰胺等。

案例 9-111-2

治疗建议：

1. 口服泼尼松 60mg/d，早晨顿服或分次服用，维持 3～4 周症状减轻后逐渐减量，至 5～10mg/d 时可长期维持一段时间。

2. 如血常规及肝功能等情况允许，可予环磷酰胺 0.8g 加入生理盐水 500ml 中静脉滴注，每 4 周 1 次，连续 4～6 次后根据病情缓解情况和治疗反应可延长间隔时间。

3. 治疗期间需监测血尿常规、肝肾功能及血糖等。

4. 请眼科会诊协助予以眼部局部检查和治疗。

【预后】

GCA 预后随受累血管不同而异。影响大血管和有脑部症状者预后不良，失明也难以恢复。早期诊断与治疗预后良好。PMR 不发展为 GCA 预后较好，经过适当治疗病情可迅速缓解或痊愈，部分迁延不愈或反复发作，至后期也可出现肌肉废用性萎缩或肩囊挛缩等严重情况。

笔记栏

第四节　结节性多动脉炎

案例 9-111-3

患者，男性，47 岁。因“发热、小腿肌痛、间歇性跛行 2 年，头晕 6 个月”于 1995 年 4 月 23 日入院。

患者 2 年前不明原因反复发热，体温 38℃左右，伴疲乏、食欲不振，在当地医院经对症治疗后多可缓解，后常感小腿腓肠肌痛，并渐出现间歇性跛行，较长距离步行后更著，且时有睾丸肿胀疼痛。6 个月前感头晕、胀痛，在当地医院检查发现血压高（160/94mmHg）；发病以来体重下降 6kg。既往体健。

体格检查：T 37.2℃，P 76 次/分，R 18 次/分，BP 178/106mmHg，神志清楚，发育良好，体形消瘦，全身皮肤及巩膜无黄染，两下肢伸侧皮肤见多处紫癜，浅表淋巴结无肿大，颈软，气管居中，甲状腺不肿大；胸廓对称无畸形，两肺呼吸音清晰，心率 76 次/分，律齐，未闻及杂音，两侧桡动脉搏动对称，腹部平软，无压痛，肝脾肋下未触及；脊柱四肢无畸形，两小腿腓肠肌有明显压痛，双侧睾丸肿胀，可触及硬结，并有触痛。生理反射存在，病理反射未引出。

问题：

1. 本例可能的诊断是什么？
2. 为明确诊断要做哪些实验室检查？
3. 如何处理？

结节性多动脉炎（polyarteritis nodosa, PAN）是一种主要侵犯中小肌性动脉的坏死性血管炎，可累及机体任何器官，但以皮肤、关节、外周神经、胃肠道和肾脏受累最常见，病变呈节段性分布，好发于动脉分叉处，向远端扩散，部分向血管周围浸润，沿浅表动脉行径可扪及结节。

PAN 病因不明，可能与感染（特别是乙型肝炎病毒）、药物等有关。病理改变以血管中层最明显，为中小动脉的局灶性血管炎和全层坏死性炎症，急性期以多形核白细胞为主的多种细胞浸润和纤维素样坏死；随后为血管内膜增生，血管壁退行性改变，管腔内血栓形成。PAN 有两个重要的病理特点，其一是个体血管病变多样化，在极短距离的连续切片上病变可差别明显，其二急性坏死性病损和增殖修复性改变常共存。

本病临床少见，在美国发病率为 1.8/10 万，我国尚无相关统计。男性发病为女性的 2.5～4 倍，发病年龄多在 40 岁以上，起病可急骤或隐匿。

【临床表现】

PAN临床表现多种多样，轻者仅有局限性病变，严重者全身多器官受损，并迅速恶化，甚至死亡。

全身症状常有不规则发热，伴疲劳不适、头痛、食欲不振、体重下降等。

系统症状随受累器官不同而异：皮肤表现约见于20%～30%患者，可有血管性紫癜、痛性红斑性皮下结节、雷诺现象、网状青斑、远端指（趾）缺血或坏死等；约半数患者有关节肌肉表现，关节痛或关节炎、多发性肌痛和间歇性跛行；神经系统表现见于60%患者，以外周神经受累为主，表现为多发性单神经炎和多发性神经炎，根据受累神经不同出现诸如肢体感觉异常、腕（足）下垂等，亦可有脑组织血管炎，出现抽搐、意识障碍、脑血管意外等；肾脏为PAN最常见的受累器官，主要为肾脏血管损害，表现为蛋白尿、血尿、管型尿和高血压，可致肾脏多发性梗死和急性肾衰竭，但如见肾小球肾炎则应属显微镜下多血管炎；其他如胃肠道可见腹痛、腹泻、消化道出血、肠梗阻、肠坏死等，也可发生肝脏、胆囊、胰腺的炎症和坏死；心脏表现为心律失常、心绞痛、心脏扩大，甚至心肌梗死、心力衰竭，系导致死亡的主要原因之一；尸检发现80%的男性患者有附睾和睾丸受累，临床出现睾丸疼痛和硬结肿胀者约30%，女性可累及卵巢。

案例 9-111-3

1. 中年男性，2年来反复发热伴疲乏、食欲不振，常感小腿腓肠肌痛，并逐渐出现间歇性跛行，较长距离步行后更著，且时有睾丸肿胀疼痛，近6个月因头晕发现血压升高，发病以来体重下降6kg；

2. 体格检查：BP 178/106mmHg，体形消瘦，两下肢伸侧皮肤见多处紫癜，心肺无特殊，肝脾肋下未触及；两小腿腓肠肌有明显压痛，双侧睾丸肿胀，可触及硬结，并有触痛。提示血管炎可能。

【实验室检查】

可见轻度贫血、白细胞增多和轻度嗜酸粒细胞增多，血沉和CRP升高；肾脏损害者常有蛋白尿、镜下血尿、管型尿和肾功能异常；1/3患者乙型肝炎病毒表面抗原（HBsAg）阳性，部分循环免疫复合物阳性，补体降低，冷球蛋白阳性；少数患者可出现ANCA、主要是p-ANCA阳性，但对诊断本病均无特异性。

影像学检查对发现中等血管受累有助。彩色多普勒可探及受累血管的狭窄、闭塞或动脉瘤形成，但小血管探测困难；CT和磁共振对较大血管可发现灶性和节段性分布的病变及管壁水肿等；静脉肾盂造影可见肾梗死区有斑点状充盈不良；选择性血管造影可显示受累血管节段性狭窄或闭塞以及动脉瘤和出血征象，在不同器官同时发现病变时意义更大，但该项检查在肾功能严重受损者应慎用。

对病变组织器官活检发现典型病理改变可做出诊断。但由于病变的局灶性和节段性，活检有时可能得不到阳性结果，而对未受累的组织盲目进行活检无益。

案例 9-111-3

1. 血常规 RBC 3.25×10^{12}/L，Hb 103g/L，WBC 12.7×10^{9}/L，嗜酸粒细胞0.08，PLT 210×10^{9}/L，血沉54mm/h。尿常规蛋白（++），红细胞12～15/HP，颗粒管型4～6/LP，尿蛋白定量1.84g/d。

2. 肝功能正常范围，肾功能BUN 22.7mmol/L，Scr 232.6μmol/L，CRP 32mg/L，ANCA（-），乙型肝炎病毒标志物二对半均阴性。

3. 选择性血管造影见肾动脉分支有节段性狭窄和瘤样扩张。

4. 腓肠肌及皮肤活检示横纹肌基本正常，真皮内小动脉管壁及肌间部分小血管壁均见纤维素样坏死伴大量中性粒细胞浸润及少量单核细胞浸润，部分血管内膜增生，管腔内有血栓形成。

【诊断与鉴别诊断】

PAN临床表现复杂，缺少特征性表现，早期不易确诊，因此发现可疑病例应尽早做病理活检和血管造影以明确。对不明原因发热、腹痛、肾功能衰竭或迅速发展的高血压，疑似肾炎或心脏病患者伴有嗜酸粒细胞增多，不能解释的关节痛、肌无力与压痛、皮下结节、皮肤紫癜，原因不明的对称或不对称多发性周围神经炎应考虑PAN的可能。

临床诊断可参考ACR 1990年结节性多动脉炎的分类标准（表9-111-3），但应排除其他结缔组织病并发的血管炎以及各种感染、实质脏器疾病、冠心病与恶性肿瘤等，还应注意与显微镜下多血管炎、变应性肉芽肿性血管炎和冷球蛋白血症等相鉴别。

笔记栏

表 9-111-3 ACR 1990 年结节性多动脉炎分类诊断标准

① 体重下降：起病后体重下降≥4kg，无节食或其他因素；
② 网状青斑：四肢或躯干呈斑点及网状斑；
③ 睾丸痛或触痛：并非由于感染、外伤或其他因素所致；
④ 肌痛、无力或下肢触痛：弥漫性肌痛（不包括肩部、骨盆带肌）或小腿肌肉压痛；
⑤ 单神经炎或多发性神经炎：单神经炎、多发性单神经炎或多神经炎；
⑥ 舒张压＞90mmHg：出现舒张压＞90mmHg 的高血压；
⑦ 尿素氮或肌酐升高：血尿素氮≥14.3mmol/L 或血肌酐≥133μmol/L，非因脱水或梗阻所致；
⑧ 乙型肝炎病毒：HBsAg 或 HBsAb 阳性；
⑨ 动脉造影异常：显示内脏动脉闭塞或动脉瘤，除外动脉硬化、纤维肌发育不良或其他非炎症原因引起；
⑩ 中小动脉活检：血管壁有中性粒细胞或中性粒细胞和单核细胞浸润。

上述 10 项中至少有 3 项阳性者可诊断 PAN。本标准诊断的敏感性 82.2%，特异性 86.6%

案例 9-111-3

1. 中年男性，发热、小腿肌痛、间歇性跛行 2 年，头晕 6 个月。

2. 病史特点：2 年来反复发热伴疲乏、食欲不振，常感小腿腓肠肌痛，并渐出现间歇性跛行，较长距离步行后更著，且时有睾丸肿胀疼痛，近 6 个月因头晕发现血压升高(160/94mmHg)，发病以来体重下降 6kg。

3. 临床特点：血压增高，体形消瘦，两下肢伸侧皮肤见多处紫癜，两小腿腓肠肌有明显压痛，双侧睾丸肿胀，可触及硬结，并有触痛。

4. 辅助检查：轻度贫血、白细胞和嗜酸粒细胞轻度增多，血沉和 CRP 升高，尿液检查有蛋白尿、镜下血尿和管型尿。肾功能 BUN 22.7mmol/L，Scr 232.6μmol/L。选择性血管造影见肾动脉分支有节段性狭窄和瘤样扩张。

5. 腓肠肌及皮肤活检示横纹肌基本正常，真皮内小动脉管壁及肌间部分小血管壁均见纤维素样坏死伴大量中性粒细胞浸润及少量单核细胞浸润，部分血管内膜增生，管腔内有血栓形成。

临床诊断：结节性多动脉炎

【治疗】

应根据病情轻重、疾病的不同阶段、个体差异以及有无合并症而决定治疗方案，治疗前应尽可能地寻找包括感染、某些药物等在内的可能致病原因。目前的治疗主要是糖皮质激素和免疫抑制剂。

（一）糖皮质激素

系治疗本病的首选药物，泼尼松每日 1mg/kg 口服，病情缓解后逐渐减量维持，伴随剂量递减，减量速度越应缓慢，至每日或隔日口服 5～10mg 时长期维持一段时间（一般不少于 1 年）。病情严重如肾损害较重者可用甲泼尼龙 1.0g/d 静脉滴注 3～5 日冲击治疗。

（二）免疫抑制剂

通常首选环磷酰胺与糖皮质激素联合治疗，特别是对糖皮质激素抵抗或重症病例更应积极。环磷酰胺每日 2～3 mg/kg 口服或隔日 200mg 静脉注射，亦可按 0.5～1.0/m^2 体表面积静脉冲击治疗，每 3～4 周一次，连用 6～8 个月，以后每 2～3 个月一次至病情稳定 1～2 年。除环磷酰胺外也可应用硫唑嘌呤、甲氨蝶呤、苯丁酸氮芥，近年也有采用环孢素 A、霉酚酸酯、来氟米特等新型免疫抑制剂。应用过程中均应注意药物的不良反应。

（三）乙型肝炎病毒感染患者用药

不宜应用环磷酰胺等免疫抑制剂，与病毒复制相关者可小剂量糖皮质激素合并抗病毒药如阿糖腺苷、α-干扰素、拉米夫丁等治疗。必要时可试用霉酚酸酯。

（四）血管扩张剂与抗凝剂

如出现血管闭塞性病变可加用阿司匹林、双嘧达莫或低分子肝素、丹参等。对高血压患者应积极控制血压。

（五）免疫球蛋白和血浆置换

在应用糖皮质激素和免疫抑制剂基础上，重症患者可予大剂量免疫球蛋白冲击治疗，常用每日 200～400mg/kg 静脉滴注连续 3～5 天，必要时 3～4 周后重复。血浆置换术可短期内清除血液中大量免疫复合物，对重症患者有一定疗效。

案例 9-111-3

治疗建议：

1. 泼尼松口服每天 1mg/kg，病情缓解后渐减量，至 5～10mg/d 时长期维持。

2. 如血常规及肝功能等情况允许，可予环磷酰胺冲击治疗，即 0.5～1.0g/m^2 体表面积，加入生理盐水 250～500ml 中静脉

笔 记 栏

滴注，3～4周1次。

3. 积极控制高血压，如应用钙通道阻滞剂、血管扩张剂等。

4. 阿司匹林 50～100mg、双嘧达莫 25～50mg。

【预后】

PAN 的预后取决于是否有内脏和中枢神经系统的受累及其严重程度。未经治疗或诊断治疗延误者预后差，5年生存率小于10%，单用糖皮质激素治疗者5年生存率约50%，若能积极合理治疗10年生存率可达80%。多数患者死于发病后第1年，主要死亡原因是肾功能衰竭或免疫抑制剂引致的致命机会性感染。一般认为50岁以上、尿蛋白>1g/d、肾功能不全、有心肌病或胃肠道及中枢神经系统受累者死亡率明显升高。

第五节　显微镜下多血管炎

案例 9-111-4

患者，男，54岁，因发热、咳嗽、痰中带血1个月，血尿10天于1997年1月17日入院。

患者近1个月不规则发热，伴咳嗽，咳痰及痰中带血，在当地医院摄胸片示"右下肺浸润病灶"，拟肺部感染予青霉素治疗2周无好转，并常感两膝关节疼痛，活动时尤为明显。10天前发现尿液呈淡洗肉水样，且自觉尿量较平时减少，无尿路刺激征。既往体健。

体格检查：T 37.8℃，P 92次/分，R 22次/分，BP 132/84mmHg，神志清楚。两下肢远端皮肤见散在红色斑丘疹，浅表淋巴结未触及；右下肺呼吸音粗，可闻及细湿啰音，心率92次/分，律齐，未闻及杂音；腹部平软，肝脾肋下未触及，两肾区无叩击痛；脊柱四肢无畸形，两侧膝关节无肿胀和压痛，活动自如，两侧踝部及胫前有凹陷性压痕。

问题：

1. 本例可能的诊断是什么？
2. 为明确诊断要做哪些实验室检查？
3. 如何处理？

显微镜下多血管炎（microscopic polyangiitis，MPA）是一种主要累及小血管、包括小动脉、微小静脉、微小动脉和毛细血管的系统性坏死性血管炎，可侵犯全身多个器官，肾脏与肺部受累最多见，以坏死性肾小球肾炎和肺毛细血管炎为特征。病理上主要表现为局灶性坏死性全层血管炎，病变部位可见纤维素样坏死和多种细胞如中性粒细胞、淋巴细胞和嗜酸粒细胞的浸润，在肾脏除有肾小血管炎症外，特征性改变为坏死性新月体肾炎；免疫病理检查血管壁无或只有少量免疫复合物沉积。

本病男性多见，男女之比约2∶1，多在50～60岁发病，我国的确切发病率尚不清楚。

【临床表现】

MPA 常好发于冬季，多数有上呼吸道感染或药物过敏样前驱症状，非特异性全身症状有不规则发热、疲乏、皮疹、关节痛、肌痛、食欲不振和体重下降等。

70%～80%患者有肾脏受累，几乎都有血尿，30%为肉眼血尿，伴有不同程度的蛋白尿，高血压不多见或较轻，约半数患者呈急进性肾炎综合征，表现为坏死性新月体肾炎，早期出现肾衰竭；约半数有肺受累，表现为哮喘、咳嗽、咯血，可见肺部浸润和结节等；其他系统包括神经系统受累，表现为受累神经如腓神经、桡神经、尺神经等分布区域麻木疼痛和运动感觉障碍以及缺血性脑病等，消化道出现肠系膜血管缺血和消化道出血的表现如腹痛、腹泻、黑便等，心脏受累可有心力衰竭、心包炎、心律失常、心肌梗死等，耳、眼受累可出现耳鸣、中耳炎、神经性听力下降以及虹膜睫状体炎、巩膜炎、葡萄膜炎等，关节常出现肿痛，少数有关节渗出、滑膜增厚，部分患者有肾-皮肤血管炎综合征，典型皮肤表现为红斑、斑丘疹、红色痛性结节、湿疹和荨麻疹等。

案例 9-111-4

1. 中老年男性，近1个月不规则发热，伴咳嗽，痰中带血，当地医院胸片示"右下肺浸润病灶"，予青霉素治疗2周无好转，常感活动时膝关节疼痛；10天前发现尿液呈淡洗肉水样，且尿量减少。

2. 体检：T 37.8℃，两下肢远端皮肤见散在红色斑丘疹，右下肺呼吸音粗，可闻及细湿啰音，心率92次/分，律齐；肝脾肋下未触及，两肾区无叩击痛；两侧膝关节无肿胀和压痛，活动自如，两侧踝部及胫前有凹陷性压痕。

提示本例不是一般的肺部感染，有多系统损害的血管炎可能。

笔记栏

【实验室检查】

血常规检查可见与出血不相称的正常色素性贫血，白细胞总数、中性粒细胞和血小板可增高，γ-球蛋白升高，类风湿因子阳性，补体C3、C4正常，尿液检查有蛋白尿、镜下血尿及各种管型，且大多有肾功能异常，内生肌酐清除率下降、血尿素氮和肌酐升高。急性期血沉增快，CRP增高。60%～80%患者p-ANCA阳性，主要系MPO-ANCA，且滴度常与病变的活动度相关，是本病诊断、监测病情活动和预测复发的重要血清学指标。

案例 9-111-4

1. 血常规 RBC 2.37×10^{12}/L，Hb 73g/L，WBC 20.3×10^{9}/L，中性粒细胞0.88，PLT 366×10^{9}/L，血沉77mm/h。尿常规蛋白(+++)，红细胞满视野，白细胞6～8个/HP，红细胞管型4～6个/LP，尿蛋白定量2.24g/d。

2. 肝功能正常范围，肾功能BUN 26.1mmol/L，Scr 341.5μmol/L，内生肌酐清除率14.6 ml/min，CRP 64mg/L，p-ANCA(+)，MPO-ANCA(+)，c-ANCA(-)，ANA和RF(-)。

3. 肾脏B超：双肾大小正常范围，皮质回声增强，皮髓质结构稍紊乱。

4. 肾活检：10个肾小球中8个肾小球有毛细血管丛节段性纤维素样坏死伴纤维细胞性新月体形成，2个肾小球呈系膜细胞及基质增生，肾间质内有淋巴细胞、单核细胞浸润，小动脉和小静脉内膜纤维增生，免疫荧光检查未见免疫复合物沉积。

【诊断与鉴别诊断】

对有不明原因发热或肾损害(血尿和蛋白尿)的中老年患者应尽早检测ANCA及肾组织活检，有利于早期诊断。MPA尚无统一诊断标准，以下情况有助于诊断：①中老年，以男性多见；②具有上述起病的前驱症状；③肾脏损害如蛋白尿、血尿及急进性肾功能不全等；④伴有肺部或肺肾综合征的临床表现；⑤伴有关节、眼、耳、心脏、胃肠道等全身各器官受累表现；⑥p-ANCA阳性；⑦肾活检特征为肾小球毛细血管丛节段性纤维素样坏死、血栓形成和新月体形成，肺组织活检示肺毛细血管炎、纤维化；免疫病理学检查无或极少免疫复合物沉积具有重要诊断意义。

笔记栏

MPA需与结节性多动脉炎、变应性肉芽肿性血管炎、韦格纳肉芽肿、肺出血-肾炎综合征以及狼疮性肾炎等相鉴别。

案例 9-111-4

1. 中老年男性患者，发热、咳嗽、痰中带血1个月，血尿10天。

2. 病史特点：近1个月不规则发热，伴咳嗽，痰中带血，当地医院胸片示“右下肺浸润病灶”，予青霉素治疗2周无好转，常感活动时膝关节疼痛；10天前发现尿液呈淡洗肉水样，且尿量减少。

3. 临床特点：T 37.8℃，两下肢远端皮肤见散在红色斑丘疹，右下肺呼吸音粗，可闻及细湿啰音，两侧踝部及胫前有凹陷性压痕。

4. 辅助检查：中度贫血，白细胞和血小板增高，血沉和CRP升高，尿液检查有蛋白尿、血尿和红细胞管型，肾功能BUN 26.1mmol/L，Scr 341.5μmol/L，内生肌酐清除率14.6 ml/min，p-ANCA(+)，MPO-ANCA(+)，c-ANCA(-)。B超双肾大小正常范围，皮质回声增强，皮髓质结构稍紊乱。

5. 肾活检：肾小球有毛细血管丛节段性纤维素样坏死伴纤维细胞性新月体形成，肾间质内有淋巴细胞、单核细胞浸润，小动脉和小静脉内膜纤维增生，免疫荧光检查未见免疫复合物沉积。

临床诊断：显微镜下多血管炎。

【治疗】

MPA的治疗包括诱导和维持缓解以及复发的治疗。

诱导和维持缓解期首选糖皮质激素及免疫抑制剂联合治疗。泼尼松(龙)每日1mg/kg晨顿服或分次口服，通常4～8周后减量，病情缓解后根据不同个体情况予维持量(10～20mg/d)口服2年或更长时间；对于重症患者和肾功能进行性恶化者可采用甲泼尼龙冲击治疗，每日或隔日0.5～1.0g静脉滴注1次，3次为1个疗程，1～2周后视病情需要可重复，激素治疗期间应注意防治不良反应。免疫抑制剂最常用者为环磷酰胺，可每日2～3mg/kg口服12周；亦可采用静脉冲击疗法，0.5～1.0g/m^2体表面积每月1次，持续6个月，严重者用药间隔可缩短为2～3周，以后每3个月1次，至病情稳定1～2年或更长时间，用药期间需监测血常规和肝肾功能。其他如硫唑嘌呤、甲氨蝶呤亦可选用或于环磷酰胺诱导缓解后维持治疗用。近年有报道采用新型免疫抑制剂如霉酚酸酯或他克莫司治疗；合并感染、体弱、病重等原因导致无法使用糖皮质激素和免疫抑制剂时可静脉应用大剂量丙种球蛋白，对部分病例有效。对暴发性病例出现肺或肾功能衰竭、肺泡大量出血和肾功能急骤恶化者可予以甲泼尼龙和环磷酰胺联合冲击治疗，并在支持对症治疗同时采用血浆置换疗法，对肾功能衰竭、血肌酐明显升高宜联合血液透析治疗。少数进入终末期肾衰竭者需要依赖维持性透析或进行肾移植。

大多数 MPA 患者在停用免疫抑制剂后可能复发，典型复发发生于起病最初受累的器官，一般较初次发病温和，但也可能引起主要器官受损导致进一步的功能障碍；肾移植后亦可能复发。复发后仍可用糖皮质激素和免疫抑制剂治疗，如果患者还在初次治疗期间出现较温和的复发，可暂时增加泼尼松剂量控制病情，无效者可进行血浆置换。

案例 9-111-4

治疗建议：

1. 甲泼尼龙 0.5～1.0g 静脉滴注 qd×3d，随后口服泼尼松每天 1mg/kg，1～2 周后视病情需要可重复甲泼尼龙冲击治疗。病情缓解后口服泼尼松，并渐减量维持。

2. 如血常规及肝功能等情况允许，即予环磷酰胺冲击治疗，即 0.5～1.0g/m^2 体表面积，加入生理盐水 250～500ml 中静脉滴注，3～4 周 1 次。

3. 监测肾功能、电解质，有指征者及时进行血液净化治疗。

【预后】

未治疗的 MPA 患者预后差，5 年生存率仅 10%。经糖皮质激素联合免疫抑制剂治疗后本病 1 年生存率达 80%～100%，5 年生存率提高到 70%～80%。预后与患者年龄、就诊时的血肌酐水平及有无肺出血密切相关，死亡主要原因为感染、肾衰竭和肺出血。及早积极治疗对改善预后至关重要。

第六节　变应性肉芽肿血管炎

案例 9-111-5

患者，女，45 岁，因“反复哮喘发作 8 年，两下肢麻木疼痛乏力 6 个月”于 2001 年 3 月 24 日入院。

患者 8 年前一次“感冒”后出现哮喘发作，后常于受凉或剧烈运动后反复发生，伴低热、乏力、纳差，在当地医院就诊拟“支气管哮喘”予对症治疗控制不佳，仍时有发作。近 6 个月又渐感两下肢麻木疼痛，时有蚁走或针刺感，活动无力。

体格检查：T 36.9℃，P 84 次/分，R 20 次/分，BP 108/66mmHg，神志清楚。两下肢伸侧皮肤见多处不规则暗红色出血性丘疹，浅表淋巴结无肿大，咽部稍红，扁桃体不大，颈软，气管居中，甲状腺不肿大；胸廓稍膨隆，对称无畸形，两肺可闻及散在哮鸣音，心率 84 次/分，律齐，未闻及杂音，腹部平软，肝脾肋下未触及；脊柱四肢无畸形，两下肢肌力 4 级，远端不对称性感觉减退，双侧膝腱反射、跟腱反射减弱，病理反射未引出。

问题：

1. 本例可能的诊断是什么？
2. 为明确诊断要做哪些实验室检查？
3. 如何处理？

变应性肉芽肿血管炎（allergic granulomatosis angitis），又称 Churg-Strauss 综合征(CSS)，是一种累及小血管和中等口径血管的系统性血管炎，以过敏性哮喘、嗜酸粒细胞增多、发热和全身性肉芽肿血管炎为特征。病理学特点是坏死性血管炎，组织中有嗜酸粒细胞浸润和肉芽肿形成。

本病较少见，缺乏流行病学资料，确切患病率不清。可发生于任何年龄，平均发病年龄 44 岁，男性略多于女性，男女之比 1.3∶1。

【临床表现】

本病早期除一般性症状如发热、全身不适、关节痛、纳差、乏力外，较特异症状为呼吸道过敏反应，出现过敏性鼻炎、鼻窦异常、鼻息肉病及支气管哮喘等，多数患者一般在哮喘发作后 3～8 年左右才进展到血管炎期，相隔时间短者常提示预后不良；后者临床表现多种多样，如皮肤可见瘀斑、紫癜、皮下结节或溃疡，周围神经病变主要表现为单神经或多神经炎，中枢神经较少累及，心肌肉芽肿浸润或冠状动脉血管炎可致心律失常、心衰，为导致死亡的主要原因，腹部器官缺血或梗死致腹痛、腹泻、消化道出血或腹部包块，肾损害不少见，但多较轻，表现为镜下血尿和蛋白尿，肾功能衰竭或肾病综合征少见。

案例 9-111-5

1. 中年患者，反复哮喘发作8年，伴低热、乏力、纳差，在当地医院就诊拟“支气管哮喘”予对症治疗控制不佳；近6个月又渐感两下肢麻木疼痛，时有蚁走或针刺感，活动无力。

2. 体格检查：两下肢伸侧皮肤见多处不规则暗红色出血性丘疹，胸廓稍膨隆，两肺可闻及散在哮鸣音，两下肢肌力4级，远端不对称性感觉减退，双侧膝腱反射、跟腱反射减弱，病理反射未引出。

提示本例不是一般的支气管哮喘，有多系统损害的血管炎可能。

【实验室检查】

患者几乎均有外周血嗜酸粒细胞增多，3/4患者血清IgE升高，且与疾病严重程度相关，病程长者有轻中度正细胞正色素性贫血，血沉和CRP增高，补体成分多正常，尿常规可有蛋白尿和红细胞管型。约2/3患者ANCA阳性，且为p-ANCA，靶抗原主要为MPO，病情缓解后较快转阴。肺部X线检查半数患者在不同时期有一过性片状或结节性肺浸润或弥漫性间质病变，肺门淋巴结可肿大，约1/4有胸腔积液。病变组织活检示血管炎及坏死性肉芽肿，多伴有嗜酸粒细胞浸润。

案例 9-111-5

1. 血常规 RBC 2.91×10^{12}/L，Hb 92g/L，WBC 7.6×10^{9}/L，嗜酸粒细胞0.42，PLT 148×10^{9}/L，血沉67mm/h。尿常规蛋白（+），红细胞8～12个/HP，红细胞管型2～3/LP。

2. 肝功能、肾功能正常范围，CRP 52mg/L，IgE 0.026g/L（参考值0.001～0.009g/L），IgG、IgA、IgM及总补体活性和补体C3、C4正常范围；p-ANCA（+），MPO-ANCA（+）。

3. X线胸片：两肺见斑片状浸润阴影，两侧肋膈角变钝，提示少量胸腔积液。

【诊断与鉴别诊断】

有过敏性鼻炎或哮喘者出现发热、全身血管炎表现应高度疑诊本病，外周血嗜酸粒细胞增多、病变组织活检示肉芽肿性血管炎伴组织嗜酸粒细胞浸润则可确诊。临床诊断可参考美国风湿病学院（ACR）1990年变应性肉芽肿血管炎的分类标准（表9-111-4），应与结节性多动脉炎、超敏性血管炎、Wegener肉芽肿、慢性嗜酸粒细胞性肺炎等鉴别。

表 9-111-4 ACR 1990年变应性肉芽肿血管炎分类诊断标准

1.哮喘：有哮喘史或呼气时广泛的肺部高调啰音
2.嗜酸粒细胞增多：外周血白细胞分类嗜酸粒细胞>10%
3.单发性或多发性神经病：由于系统性血管炎所致的单神经病、多发单神经病或多发神经病变（手套、袜套样分布）
4.非固定性肺部浸润：由于系统性血管炎所致胸片上迁移性或一过性肺浸润
5.鼻旁窦病变：急性或慢性鼻旁窦疼痛或压痛史，或X线证实鼻旁窦区模糊
6.血管周围嗜酸粒细胞浸润：包括中动脉、小动脉或小静脉在内活检显示血管外有嗜酸粒细胞积聚
上述6项中符合至少4项者可诊断CSS。本标准诊断的敏感性85.0%，特异性99.7%

案例 9-111-5

1. 中年患者，反复哮喘发作8年，两下肢麻木疼痛乏力6个月。

2. 病史特点：反复哮喘发作8年，伴低热、乏力、纳差，在当地医院就诊拟“支气管哮喘”予对症治疗控制不佳；6个月前又渐感两下肢麻木疼痛，时有蚁走或针刺感，活动无力。

3. 临床特点：两下肢伸侧皮肤见多处不规则暗红色出血性丘疹，胸廓稍膨隆，两肺可闻及散在哮鸣音，两下肢肌力4级，远端不对称性感觉减退，双侧膝腱反射、跟腱反射减弱，病理反射未引出。

4. 辅助检查：轻度贫血，外周血嗜酸粒细胞显著增多，IgE增高，血沉和CRP增高，尿检有蛋白尿及镜下血尿和红细胞管型，p-ANCA（+），MPO-ANCA（+）。

5. X线胸片：两肺见斑片状浸润阴影，两侧肋膈角变钝，提示少量胸腔积液。

临床诊断：变应性肉芽肿血管炎。

【治疗】

本病治疗与其他血管炎相似，以糖皮质激素和免疫抑制剂为主。一般对糖皮质激素治疗反应良好，过敏症状和嗜酸粒细胞血症迅速消退，血管炎较快缓解，重症患者可予糖皮质

笔 记 栏

激素与环磷酰胺并用甚或联合冲击治疗，病情控制后继续予小剂量泼尼松口服维持。难治病例可考虑血浆置换和静脉应用大剂量免疫球蛋白等措施。

案例 9-111-5

治疗建议：

1. 泼尼松口服每天 1mg/kg，病情缓解后渐减量，并长期维持。

2. 如血常规及肝功能等情况允许，可联合使用环磷酰胺，隔日 200mg 静脉注射。

【预后】

在糖皮质激素应用之前，本病被认为是不治之症，主要死因为心衰和心肌梗死，哮喘发作频繁及全身血管炎进展迅速者预后不佳。大剂量糖皮质激素的应用乃至加用环磷酰胺以来使本病预后明显改善，5 年生存率从 25%上升至 50%以上。

第七节 Wegener 肉芽肿

案例 9-111-6

患者，男，45 岁，因发热、流脓涕、咳痰 5 个月，尿泡沫增多 2 个月，于 1996 年 6 月 23 日入院。

患者 5 个月前出现畏寒、发热，体温达 39℃，伴流脓涕、咳嗽、白色黏痰，时有痰中带血丝和间断呼吸困难，无明显盗汗，并感全身酸痛、乏力、纳差，在当地医院检查发现“鼻黏膜息肉”，CT 示“副鼻窦炎”，全胸片拟“支气管炎”，予多种抗生素治疗略有缓解；近 2 月发现尿泡沫明显增多，且久置仍不消退，无关节痛、皮疹，无明显尿量减少及肉眼血尿和尿路刺激征。既往体健。

体格检查：T 38.1℃，P 104 次/分，R 24 次/分，BP 136/82mmHg，神志清楚，消瘦，轻度贫血貌。两侧颧部有按压痛，浅表淋巴结不肿大，咽红，扁桃体Ⅰ度肿大，无脓性分泌物；两肺呼吸音粗，闻散在湿啰音，心率 104 次/分，律齐，未闻及病理性杂音，腹部平软，肝脾肋下未触及，无移动性浊音；脊柱及四肢关节无肿痛畸形。

问题：

1. 本例可能的诊断是什么？
2. 为明确诊断要做哪些实验室检查？
3. 如何处理？

Wegener 肉芽肿（Wegener's granulomatosis，WG）是一种系统性坏死性肉芽肿血管炎，病变累及小动脉、静脉及毛细血管，偶尔累及大动脉，病理上以血管壁的炎症为特征，主要侵犯上、下呼吸道和肾脏，典型临床表现为鼻和副鼻窦炎、肺病变和进行性肾功能衰竭。

本病病因迄今未明。发病率每年 0.4/10 万，任何年龄（5～91 岁）均可发生，但中年人多见，30～50 岁是本病的高发年龄，平均年龄为 41 岁，男女之比 1.6∶1。

【临床表现】

本病起病可缓可急，早期表现为全身性非特异性症状，如发热、全身不适、体重减轻、盗汗、关节痛和肌痛。

各系统表现依血管炎累及不同部位而异。超过 70%的患者以上呼吸道病变为首发症状，表现为慢性鼻炎、鼻窦炎致上呼吸道阻塞和疼痛、脓性或血性分泌物，严重者鼻咽部溃疡、鼻中隔穿孔，甚至鼻鞍部变形。下呼吸道受累是 WG 基本特征之一，半数起病时、总计 80%以上患者病程中出现肺部病变，常见症状为咳嗽、咯血以及胸闷、气短、胸痛，1/3 患者出现迁移性或多发性肺病变，X 线检查可见中下肺野结节和浸润，可有胸腔渗液，肺功能检查示肺活量和弥散功能下降。70%～80%患者在病程中出现不同程度的肾脏病变，常见的表现为血尿、蛋白尿、细胞管型，重者伴有高血压和肾病综合征，并可导致肾功能衰竭，是 WG 的重要死因之一。其他表现包括 52%患者有眼病变，出现眼球突出、视神经及眼肌损伤、结膜炎、角膜溃疡、虹膜炎、视网膜血管炎等；因咽鼓管阻塞致中耳炎可见脓性分泌物、神经性耳聋和传导障碍；近半数有皮肤病变，以皮肤紫癜最为常见，亦可有多形红斑、斑（丘）疹、瘀点（斑）、皮下结节、坏死性溃疡形成以及浅表皮肤糜烂等；70%患者有关节受累，多数表现为关节疼痛及肌痛，1/3 者可出现对称性或非对称性以及游走性关节炎；少数有心脏受累，出现心包炎、心肌炎和冠状动脉炎；约 1/3 的患者在病程中出现神经系统损害，以外周神经病变、主要是多发性单神经炎最常见，也可呈癫痫发作或精神异常。

案例 9-111-6

1. 中年男性，5 个月前畏寒、发热，伴流脓涕、咳嗽、白色黏痰，时有痰中带血丝和间断呼吸困难，并感全身酸痛、乏力、纳差，在当地医院检查发现“鼻黏膜息肉”，CT示“副鼻窦炎”，全胸片拟“支气管炎”，予多种抗生素治疗略有缓解；近2个月发现尿泡沫明显增多，且久置仍不消退。

2. 体检 T 38.1℃，P 104 次/分，消瘦，轻度贫血貌，咽红，两侧颧部有按压痛，扁桃体Ⅰ度肿大，两肺呼吸音粗，闻散在湿啰音，心率104次/分，律齐，未闻及病理性杂音，腹部平软，肝脾肋下未触及，四肢关节无肿痛畸形。

提示本例并非单纯的副鼻窦炎，有多系统损害的血管炎可能。

【实验室检查】

血沉增快、白细胞升高、轻度贫血、轻度高丙种球蛋白血症、类风湿因子低度阳性等均为非特异性改变。尿液检查异常包括镜下血尿、红细胞管型、白细胞尿和中等程度的蛋白尿，偶见肾病范围的蛋白尿，肾功能异常较多见，以血清尿素氮及肌酐升高为特点。在典型病例约90%为c-ANCA阳性，缺乏肾脏改变者阳性率70%左右，病情缓解时c-ANCA滴度下降甚或转阴，其他血管炎及结缔组织病c-ANCA阳性率甚低，因此该抗体可作为WG诊断与治疗观察的重要参考指标；无症状者亦可检测ANCA以及鼻窦和肺脏CT扫描协助诊断。

呼吸道及肾脏活检是诊断的重要依据。病理检查鼻窦及鼻病变组织呈坏死性肉芽肿和（或）血管炎，肺小血管壁有中性粒细胞及单个核细胞浸润，可见巨细胞、多形核巨细胞肉芽种，并可破坏肺组织形成空洞；肾脏病理为局灶性节段性新月体性坏死性肾小球肾炎，免疫荧光检测无或很少有免疫球蛋白及补体沉积。诊断困难者必要时可行胸腔镜或开胸直视活检以提供诊断的病理依据。

案例 9-111-6

1. 血常规 RBC 2.96×10^{12}/L，Hb 93g/L，WBC 12.2×10^{9}/L，PLT 215×10^{9}/L，血沉84mm/h。尿常规：蛋白（+++），红细胞20～30个/HP，白细胞6～8个/HP，红细胞管型4～6个/LP，尿蛋白定量2.57g/d。

2. 肝功能正常范围，肾功能BUN 17.8 mmol/L，Scr 243.7μmol/L，内生肌酐清除率30.2 ml/min，CRP 55mg/L，c-ANCA（+），p-ANCA（−），ANA和ENA（−）。

3. X线胸片：两肺纹理增粗，中下肺野见散在结节状影，双侧胸腔少量积液。鼻旁窦华氏位X线片示两侧上颌窦炎。B超双肾大小正常范围，皮质回声增强，皮髓质界限不清。

4. 右侧中鼻甲黏膜活检：上皮增生，黏膜下水肿，大量中性粒细胞浸润，并见坏死性肉芽肿病变和血管损害。

5. 肾活检：16个肾小球中9个肾小球呈局灶节段坏死性肾小球肾炎伴纤维上皮性新月体形成，肾小管上皮细胞灶性变性，间质水肿，有较多淋巴细胞、单核细胞和中性粒细胞浸润，免疫荧光检查阴性。

【诊断与鉴别诊断】

临床表现有上、下呼吸道病变与肾小球肾炎三联症、实验室检查c-ANCA阳性，组织病理检查呈坏死性肉芽肿炎者可确诊。但本病临床表现多样，对只有二联征或仅局限某一部位病变，且组织病理不典型或不能进行活检时诊断较困难。

临床诊断可参考ACR 1990年Wegener肉芽肿的分类标准（表9-111-5），需与败血症，特别是真菌和分枝杆菌感染、淋巴瘤性肉芽肿、显微镜下多血管炎、变应性肉芽肿血管炎、肺出血-肾炎综合征（Goodpasture syndrome）、复发性多软骨炎及恶性网状细胞增多症等鉴别。

表 9-111-5 ACR 1990年Wegener肉芽肿分类诊断标准

① 鼻或口腔炎症：痛或无痛性口腔溃疡、脓性或血性鼻分泌物；
② 胸部X线异常：胸片示结节、固定浸润病灶或空洞；
③ 尿沉渣异常：镜下血尿（RBC >5个/HP）或红细胞管型；
④ 病理：动脉壁、动脉周围或血管外区域有肉芽肿性炎症。

上述4项中符合2项或以上者可诊断WG。本标准诊断的敏感性88.2%，特异性92.0%。

笔记栏

案例 9-111-6

1. 中年患者，发热、流脓涕、咳痰5个月，尿泡沫增多2个月。

2. 病史特点：5个月前畏寒、发热，伴流脓涕、咳嗽、白色黏痰，时有痰中带血丝和间断呼吸困难，并感全身酸痛、乏力、纳差，在当地医院检查发现"鼻黏膜息肉"，CT示"副鼻窦炎"，全胸片拟"支气管炎"，予多种抗生素治疗略有缓解；近2个月发现尿面泡沫明显增多，且久置仍不消退。

3. 临床特点：T 38.1℃，P 104次/分，消瘦，轻度贫血貌，咽红，两侧颧部有按压痛，扁桃体Ⅰ度肿大，两肺呼吸音粗，闻散在湿啰音，心率104次/分，律齐，未闻及病理性杂音，腹部平软，肝脾肋下未触及，四肢关节无肿痛畸形。

4. 辅助检查：轻度贫血，血沉和CRP增高。尿常规中度蛋白尿及镜下血尿和红细胞管型，肾功能BUN 17.8mmol/L，Scr 243.7μmol/L，内生肌酐清除率30.2 ml/min，c-ANCA（+），p-ANCA（—），ANA和ENA（—）。X线胸片两肺中下野见散在结节状影。右中鼻甲黏膜活检见坏死性肉芽肿病变和血管损害。

5. 肾活检示局灶节段坏死性肾小球肾炎伴纤维上皮性新月体形成，免疫荧光检查阴性。

临床诊断：Wegener肉芽肿。

【治疗】

WG的治疗可分为诱导和维持缓解以及控制复发。轻型或局限型早期病例可单用糖皮质激素治疗，若疗效不佳应尽早使用免疫抑制剂环磷酰胺；对有肾脏受累或下呼吸道病变者开始治疗即应联合应用糖皮质激素与环磷酰胺。循证医学显示糖皮质激素加环磷酰胺联合治疗有显著疗效，特别是肾脏受累以及具有严重呼吸系统疾病的患者应作为首选治疗方案。但治疗终止后约50%的患者病情复发，因此需长期随访监测。

糖皮质激素泼尼松（龙）每日1～2mg/kg口服4～6周，病情缓解后逐渐减量并以小剂量维持。对严重病例如呼吸道病变伴低氧血症和肺泡出血、进行性肾功能衰竭、神经系统血管炎等可采用大剂量甲泼尼龙冲击治疗，每日15mg/kg，3～5天。

环磷酰胺是治疗本病的基本药物，每日2mg/kg口服或静脉注射，严重病例给予冲击治疗，1.0g，每3～4周1次，可使用1年或数年，多数患者需糖皮质激素与环磷酰胺联合治疗，可改善器官功能、延长生存期。活动期或危重病例可在糖皮质激素与环磷酰胺基础上采用血浆置换治疗。对环磷酰胺不能耐受或不能控制者可改用或加用硫唑嘌呤或甲氨蝶呤，对上述治疗效果不佳者可试用新型免疫抑制剂如环孢霉素、霉酚酸酯等，近年报道危重病例可合用大剂量静脉用丙种球蛋白（每日300～400 mg/kg，5～7天），也可试用肿瘤坏死因子-α受体阻滞剂如Infliximab和Etanercept等生物制剂。

对于病变局限于上呼吸道以及已用泼尼松和环磷酰胺控制病情者，可选用复方新诺明片进行抗感染治疗，能预防复发，延长生存时间。在使用免疫抑制剂和激素治疗时，应注意预防卡氏肺囊虫感染所致的肺炎，后者可能成为WG的重要死因。急性期患者如出现肾功能衰竭则需要透析，半数以上肾功能可能恢复。

案例 9-111-6

治疗建议：

1. 泼尼松口服每天1mg/kg，4～6周缓解后可渐减量并长期维持；必要时予甲泼尼龙0.5～1.0g静脉滴注qd×3d，随后口服泼尼松，1～2周后视病情需要可重复甲泼尼龙冲击治疗。

2. 如血常规及肝功能等情况允许，可予环磷酰胺冲击治疗，即环磷酰胺0.5～1.0g加入生理盐水250～500ml中静脉滴注，每3～4周1次。

【预后】

诊断延误或未经治疗的WG患者预后很差，平均生存期5个月，90%以上在2年内死亡，死因通常是呼吸衰竭或（和）肾功能衰竭。目前早期诊断与合理治疗已使预后明显改观，80%患者存活时间超过5年，大部分患者在合理治疗下能维持长期缓解。影响预后的主要因素是难以控制的感染和不可逆的肾脏损害。

第八节　超敏性血管炎

案例 9-111-7

患者，男，27岁，因发热、全身酸痛、两下

笔记栏

肢皮疹20天于1996年3月17日入院。

患者20天前因鼻塞流涕曾自服“感冒冲剂”，后出现发热、全身酸痛、乏力，两下肢胫前出现多处大小不等、略高出皮肤表面、紫红色、压之不褪色的皮疹，伴有瘙痒感，并数量增多，互相融合，且渐向大腿部蔓延，部分有血疱和破溃。既往体健，否认支气管哮喘、荨麻疹或药物食物过敏史。

体格检查：T 38.2℃，P 90次/分，R 22次/分，BP 126/76mmHg，神志清楚。两下肢胫前及大腿皮肤密布大小不等隆起性紫癜，部分表面有血疱和破溃，浅表淋巴结无肿大，咽部稍红，扁桃体不大，颈软，气管居中，甲状腺不肿大；双肺呼吸音清晰，心率90次/分，律齐，未闻及杂音，腹部平软，肝脾肋下未触及；脊柱四肢无畸形。

问题：

1. 本例可能的诊断是什么？
2. 为明确诊断要做哪些实验室检查？
3. 如何处理？

超敏性血管炎(hypersensitivity angiitis)又称白细胞破碎性血管炎(leucocytoclastic vasculits)或变应性血管炎(allergic vasculitis)，系由多种因素引起的、主要累及皮肤细小血管(尤其是毛细血管后静脉)，并以中性粒细胞浸润和其核破碎为病理特征的血管炎病。多由感染或药物和化学品引起，也可能与某些自身免疫病、淋巴增生性疾病或恶性肿瘤有关，不同病因所致者皮疹形态和系统症状雷同，组织病理改变也相似，发病机制主要与抗原刺激引起的Arthus反应或Ⅲ型变态反应有关。

【临床表现】

本病常呈急性发病，多见于青壮年，在接触某种致病因素后迅速出现各种皮损，如隆起性紫癜、荨麻疹、斑丘疹、结节、瘀斑等，部分有水疱、血疱或破溃及结痂，伴有瘙痒或疼痛感，愈合后遗留色素沉着，部位以双下肢最常见，其次为上肢和躯干，颜面部较少，可伴有全身症状如发热、肌痛、关节痛、口腔溃疡等。临床表现差异甚大，病情轻者仅见少数皮疹，重者不但皮疹严重，少数还可伴有内脏受累及损害，如蛋白尿、血尿、甚至肾功能不全以及肺炎、末梢神经炎、腹痛黑便等。

案例 9-111-7

1. 青年男性，“感冒”服药后出现发热、全身酸痛、乏力，两下肢胫前出现多处大小不等、略高出皮肤表面、紫红色、压之不褪色的皮疹，伴有瘙痒感，并数量增多，互相融合，且渐向大腿部蔓延，部分有血疱和破溃。

2. T 38.2℃，两下肢胫前及大腿皮肤密布大小不等隆起性紫癜，部分表面有血疱和破溃，提示血管炎可能。

笔记栏

【实验室检查】

实验室检查无特异性，可有血沉增快，血清补体正常或补体C4下降，偶见有嗜酸粒细胞增多。组织病理可见微静脉、微动脉、毛细血管壁中性粒细胞或淋巴细胞浸润，白细胞核破碎及血管壁纤维素样坏死。

案例 9-111-7

1. 血常规 RBC 4.15×10^{12}/L，Hb 121g/L，WBC 5.2×10^{9}/L，PLT 173×10^{9}/L，血沉62mm/h。尿常规蛋白(－)，红细胞3～5个/HP。

2. 肝功能、肾功能正常范围，补体正常，CRP 34mg/L，ANA(－)，RF(－)，ANCA(－)。

3. 皮肤活检：皮下组织血管管壁内及管壁周围中性粒细胞浸润和灶状坏死，并见白细胞破碎的核碎片，免疫荧光检查见免疫球蛋白和补体在血管壁沉积。

【诊断与鉴别诊断】

本病无特异性临床表现及实验室检查指标，诊断较困难，若皮肤活检有血管炎表现，且能找到诱发药物或化学品，脱离诱因后于数天或数周内消失，可以诊断。临床诊断可参考ACR 1990年超敏性血管炎的分类标准(表9-111-6)，需与过敏性紫癜、冷球蛋白血症、显微镜下多血管炎、低补体血症荨麻疹性血管炎等鉴别。

表 9-111-6 ACR 1990年超敏性血管炎分类诊断标准

1. 发病年龄＞16岁：出现症状时＞16岁；
2. 发病前服药史：出现症状前曾服用可疑药物；
3. 可触及的紫癜：皮肤一处或多处出现稍隆起的紫癜，压之不褪色，非血小板减少所致；
4. 斑丘疹：一处或多处，大小不等，扁平或高出皮面；
5. 小动脉或小静脉活检：皮肤小动脉或小静脉血管周围或血管外有中性粒细胞浸润。
上述5项中符合至少3项者可诊断超敏性血管炎。本标准诊断的敏感性70.0%，特异性83.9%。

案例 9-111-7

1. 患者青年男性，发热、全身酸痛、两下肢皮疹 20 天。

2. 病史特点：鼻塞流涕自服“感冒冲剂”后出现发热、全身酸痛、乏力，两下肢胫前出现多处大小不等、略高出皮肤表面、紫红色、压之不褪色的皮疹，伴有瘙痒感，并数量增多，互相融合，且渐向大腿部蔓延，部分有血疱和破溃。

3. 临床特点：T 38.2℃，两下肢胫前及大腿皮肤密布大小不等隆起性紫癜，部分表面有血疱和破溃。血沉和 CRP 增高，ANA(－)，RF(－)，ANCA(－)。

4. 皮肤活检：皮下组织血管管壁内及管壁周围中性粒细胞浸润和灶状坏死，并见白细胞破碎的核碎片，免疫荧光检查见免疫球蛋白和补体在血管壁沉积。

临床诊断：超敏性血管炎

【治疗】

需制定个体化治疗方案。首先应停止接触可疑过敏药物或化学品，如有感染需积极控制感染。皮损较重或伴有内脏损害者可用糖皮质激素(口服泼尼松 30～60mg/d)，羟氯喹或雷公藤多苷口服亦有较好疗效；对无皮肤溃疡的下肢皮肤血管炎可试用秋水仙碱 0.5mg，2～3 次/日。上述治疗无效或活动性病例还可试用氨苯砜(75～150mg/d)，皮肤坏死或糖皮质激素不能耐受者可考虑应用环磷酰胺或硫唑嘌呤等。

案例 9-111-7

治疗建议：

1. 泼尼松每天 30mg 口服，缓解后减量维持一段时间。

2. 如血常规及肝肾功能等情况允许，雷公藤多苷片 10～20mg、tid，由于具有性腺抑制的不良反应，拟生育者不宜使用。

3. 羟氯喹 0.2mg qd～bid，治疗前后应监测心电图，并定期检查眼底。

【预后】

本病在病因去除后可自限。国内报告部分病例若干年后可能诊断为 Wegener 肉芽肿或系统性红斑狼疮等，故对临床诊断超敏性血管炎者仍应加强随访观察。

第九节　白　塞　病

案例 9-111-8

患者男，38 岁，因“反复口腔及外阴溃疡 5 年，头痛、呕吐、吐词不清 13 小时”于 2002 年 3 月 17 日入院。

患者 5 年前无明显诱因出现口腔及外阴溃疡，伴烧灼疼痛感，在当地医院经局部对症治疗缓解，但后常复发，每年发作 4～6 次，每次持续 10 余天。入院前 13 小时突发头痛，伴恶心、呕吐胃内容物 2 次，并逐渐出现言语含混不清。

体格检查：T 36.6℃，P 84 次/分，R 20 次/分，BP 134/78mmHg，神志清楚，面部皮肤散在痤疮，口腔及会阴部见多个圆形或卵圆形溃疡，最大直径约 1.5cm，表面覆盖少许黄白色分泌物，浅表淋巴结未触及；两肺呼吸音清晰，心率 84 次/分，律齐，未闻及病理性杂音，腹部平软，肝脾肋下未触及，无移动性浊音；脊柱及四肢关节无肿痛畸形。神经系统检查：不全性运动性失语，四肢痛温觉正常，右下肢深感觉减退，四肢肌力与肌张力正常，腱反射存在，共济运动正常，病理征未引出，脑膜刺激征阴性。

问题：

1. 本例可能的诊断是什么？
2. 为明确诊断要做哪些实验室检查？
3. 如何处理？

白塞病(Behçet's disease，BD)是一种全身性慢性血管炎症性疾病，以复发性口腔溃疡、外阴溃疡、眼炎及皮肤损害为临床特征，可累及多个系统、病情反复发作和缓解交替的慢性疾病，根据内脏系统损害的不同可分为血管型、神经型、胃肠型等。病因和发病机制不明确，可能与遗传因素及病原体感染有关。病理检查皮肤黏膜、视网膜、脑、肺等受累部位可见血管炎改变，血管周围有炎症细胞浸润，严重者有血管壁坏死。

本病有较强的地域性，东亚、中东和地中海地区发病率较高，被称为丝绸之路病，我国北方部分地区调查发病率为 14/10 万，好发年龄为 16～40 岁，国外统计男性发病稍高于女性，我国则以女性居多，但男性患者眼、内脏与神经系统受累较女性高 3～4 倍，且病情重。

【临床表现】

本病全身各系统均可受累，但较少同时出现

笔记栏

多种临床表现,有时历经数年或更长时间才相继出现各种临床症状和体征。其基本症状包括:①复发性疼痛性口腔溃疡(Aphthous ulceration,阿弗他溃疡),98%以上患者为此为首发症状,也是诊断本病最基本的必备症状,每年发作至少3次,发作期间在颊黏膜、舌缘、唇、软腭等处出现多个痛性红色小结,继而形成此起彼伏、直径2~3mm溃疡,7~14天后自行消退而不留瘢痕。②生殖器溃疡,见于80%的患者,与口腔溃疡性状相似,但出现次数较少,数量亦少,但溃疡深大,愈合慢,常见于女性患者的大小阴唇或阴道,男性见于阴囊和阴茎,也可出现在会阴或肛门周围。③皮肤病变,发生率高(80%~98%),可呈结节性红斑、多形红斑、环形红斑、假性毛囊炎、痤疮样毛囊炎、浅表栓塞性静脉炎等不同表现,尤以结节性红斑最为常见且具有特异性,多在小腿对称性分布,呈铜板样大小红色有压痛的浸润性皮下结节,分批出现,逐渐扩大,7~14天转为暗红后自行消退或留有色素沉着。④眼炎,见于半数左右患者,男性明显多于女性,尤以年轻男性发病率更高,多在起病后的两年内,可先后累及双侧,最常见的眼部病变是葡萄膜炎或视网膜炎,可造成严重的视力障碍,致盲率可达25%,其他如角膜炎、疱疹性结膜炎、巩膜炎、脉络膜炎、视神经乳头炎等。

除上述基本症状外,部分患者因局部血管炎可引起内脏系统的病变:①消化道病变,又称肠白塞病,出现在许多发作期患者,从口腔到肛门的全消化道均可受累,以右下腹痛为常见,伴有局部压痛和反跳痛,其他如恶心、呕吐、吞咽困难、腹胀、腹泻等,胃肠道X线或内镜检查及手术探查显示基本病变为多发性溃疡,重者有溃疡出血、肠麻痹、肠穿孔、腹膜炎、瘘管形成等合并症。②神经系统病变,又称神经白塞病,见于约20%的患者,多在基本症状出现后数月到数年内出现,有发作与缓解交替的倾向,脑、脊髓的任何部位都可因小血管炎而受损,发病多急骤,临床表现随其受累部位的不同而异,可有脑膜脑炎、瘫痪、脑干损害、良性颅内高压、脊髓损害、周围神经受损等类型,神经病变的复发率和死亡率都很高。③心血管病变,见于10%的患者,可累及体内任何部位的大中动脉或静脉致血管炎,是致死致残的主要原因,大、中动脉炎出现动脉狭窄和动脉瘤,大、中静脉受累特点是除管壁炎症外尚有明显的血栓形成致静脉狭窄和梗阻,导致颜面或颈部肿胀、腹水、下肢浮肿、腹壁静脉曲张等,心脏受累少见,可出现主动脉瓣关闭不全、二尖瓣狭窄和关闭不全等。④关节炎,30%~50%患者有单关节或少数关节的肿痛,膝关节受累最为多见,可反复发作并自限,很少有关节畸形,HLA-B27阳性患者可有骶髂关节受累。⑤肺部病变,较少见,但大多病情严重,肺小动脉炎引起小动脉瘤或局部血管栓塞可出现咯血、胸痛、气短、肺栓塞等症状,有肺栓塞者预后不良,4%~5%可出现肺间质病变。⑥泌尿系统病变,较少见,表现为间歇性或持续性镜下或肉眼血尿与蛋白尿、肾性高血压,均不严重,多不影响肾功能。⑦附睾炎,5%患者出现单侧或双侧附睾肿大、疼痛和压痛,1~2周可缓解,易复发。此外,部分患者在疾病活动或有新的脏器受损时出现发热,以低热多见;女性妊娠期多数患者病情加重。

案例 9-111-8

1. 中年男性,5年前无明显诱因出现口腔及外阴溃疡,伴烧灼疼痛感,在当地医院经局部对症治疗缓解,但后常复发,每年发作4~6次,每次持续10余天。入院前13小时突发头痛,伴恶心、呕吐胃内容物2次,并逐渐出现言语含混不清。

2. 体检面部皮肤散在痤疮,口腔及会阴部见多个圆形或卵圆形溃疡,最大直径约1.5cm,表面覆盖少许黄白色分泌物,神经系统检查不全性运动性失语,右下肢深感觉减退,四肢肌力与肌张力正常,病理征未引出。提示白塞病可能。

【实验室检查】

本病无特异性实验室异常。抗核抗体谱、ANCA、抗磷脂抗体均无异常,补体水平及循环免疫复合物亦正常;活动期可有血沉增快,CRP升高,部分患者冷球蛋白阳性,HLA-B51阳性率57%~88%,与眼和消化道病变相关,40%患者抗PPD(结核菌素纯蛋白衍化物)抗体增高。脑CT及核磁共振检查对脑、脑干及脊髓病变有一定帮助,胃肠造影及内窥镜检查、血管造影及彩色多普勒有助诊断病变部位及范围,高分辨CT或肺血管造影、同位素肺通气/灌注扫描等有助肺部病变诊断。

针刺反应(pathergy test)是本病目前唯一特异性较强的试验,阳性率60%~78%,方法为消毒皮肤后用20号无菌针头在前臂屈面中部斜行刺入5mm沿纵向稍作捻转后退出,24~48小时后局部出现直径>2mm的毛囊炎样小红点或脓疱疹样改变为阳性,与疾病活动性相关。接受静脉穿刺或皮肤创伤后出现的类似皮损具有同样意义。

笔记栏

案例 9-111-8

1. 血常规：RBC 4.02×10^{12}/L，Hb 133g/L，WBC 7.8×10^9/L，PLT 166×10^9/L，血沉 44mm/h。尿常规无异常。

2. 肝功能、肾功能正常范围，CRP 32mg/L，ANA、ENA、ANCA（—），PPD 试验(—)。

3. 针刺反应阳性。

4. 头颅 CT 示左顶叶和颞叶、右颞叶以及小脑蚓部小片状低密度灶。

【诊断与鉴别诊断】

本病诊断目前多采用 1989 年国际白塞病委员会提出的标准：①反复口腔溃疡，每年至少有 3 次肯定的口腔溃疡出现；②反复外阴溃疡，经医师确诊或本人确有把握的外阴溃疡或瘢痕；③眼炎，包括前葡萄膜炎、后葡萄膜炎、视网膜血管炎、裂隙灯下的玻璃体内有细胞出现；④皮肤病变，包括结节性红斑、假性毛囊炎、丘疹性脓疱疹，未用过糖皮质激素的非青春期者出现痤疮样结节；⑤针刺试验呈阳性结果。上述 5 项中具备第 1 项、并有其余 4 项中的 2 项可诊断，本标准诊断的敏感性 91%，特异性 96%；其他与本病密切相关并有利于本病诊断的症状有关节炎和(或)关节痛、皮下栓塞性静脉炎、深静脉血栓、动脉血栓或动脉瘤、中枢神经病变、消化道溃疡、附睾炎、阳性家族史。本病的临床表现包括基本症状亦可在许多其他多种结缔组织病出现，应从病史、体检和有关实验室检查等方面详细分析与其他系统疾病加以鉴别。

案例 9-111-8

1. 患者中年男性，反复口腔及外阴溃疡 5 年，头痛、呕吐、吐词不清 13 小时。

2. 病史特点：5 年前无明显诱因出现口腔及外阴溃疡，伴烧灼疼痛感，后常复发，每年发作 4～6 次，每次持续 10 余天。入院前 13 小时突发头痛，伴恶心、呕吐胃内容物 2 次，并逐渐出现言语含混不清。

3. 临床特点：面部皮肤散在痤疮，口腔及会阴部见多个圆形或卵圆形溃疡，最大直径约 1.5cm，表面覆盖少许黄白色分泌物，神经系统检查不全性运动性失语，右下肢深感觉减退，四肢肌力与肌张力正常，病理征未引出。

4. 辅助检查：血沉及 CRP 增高，ANA、ENA、ANCA（—），PPD 试验（—），针刺反应阳性，头颅 CT 示左顶叶和颞叶、右颞叶以及小脑蚓部小片状低密度灶。

临床诊断：白塞病。

【治疗】

白塞病尚无公认的有效根治办法，目前的治疗主要是对症治疗、眼炎治疗和血管炎治疗等几个方面，多种药物均有效，但停药后大多易复发。

一般治疗包括急性活动期应卧床休息；发作间歇期应注意预防复发，如控制口咽部感染、避免进食刺激性食物；伴感染者可行相应的治疗。

对症治疗主要根据不同临床症状而予以相应处理，如非甾体抗炎药可用于缓解发热、皮肤结节红斑、溃疡疼痛以及关节炎症，秋水仙碱 0.5mg，每日 2～3 次对关节病变、结节性红斑及口腔和生殖器溃疡有一定效果，糖皮质激素制剂局部应用如软膏可用于口腔溃疡，眼药水(膏)对轻型前葡萄膜炎有一定疗效，重症眼炎者可在球结膜下注射肾上腺皮质激素。

内脏血管炎、急性中枢神经系统损害和眼炎主要是应用糖皮质激素和免疫抑制剂如苯丁酸氮芥、硫唑嘌呤、甲氨蝶呤或环磷酰胺等，可根据病变部位和进展选择药物的种类、剂量和途径，用药期间应注意严密监测不良反应。患者如有结核病或结核病史，PPD 皮试强阳性，可试行三联抗结核治疗至少 3 个月以上，并观察疗效。

重症肠白塞病并发肠穿孔时可行手术治疗，但术后复发率高达 50%，复发与手术方式及原发部位无关，故选择手术时应慎重；血管病变手术后也可于吻合处再次形成动脉瘤，故一般不主张手术治疗，采用介入治疗可减少手术并发症。眼失明伴持续疼痛者可手术摘除。手术后仍应继续应用免疫抑制剂以减少复发。

案例 9-111-8

治疗建议：

1. 泼尼松口服每天 1mg/kg，必要时予甲泼尼龙 0.5～1.0g 静脉滴注 qd×3d，随后口服泼尼松，1～2 周后视病情需要可重复甲泼尼龙冲击治疗。

2. 如血常规及肝功能等情况允许，可予环磷酰胺冲击治疗，即环磷酰胺 0.5～1.0g 加入生理盐水 250～500ml 中静脉滴注，每 3～4 周 1 次。

3. 对症处理，如脱水、神经营养、抗血小板凝聚等。

笔记栏

【预后】

本病一般呈慢性进程，缓解与复发可持续数周或数年，甚至长达数十年，大部分患者预后良好。然有眼病者可以使视力严重下降，甚至失明；胃肠道受累后引起溃疡出血、穿孔、肠瘘、吸收不良、感染等都是严重的并发症，死亡率很高；有中枢神经系统病变者死亡率亦高，存活者往往有严重的后遗症。大、中动脉受累后亦可因动脉瘤破裂、心肌梗死等而出现突然死亡者亦非罕见。

推荐阅读

Frankel SK, Sullivan EJ, Brown KK. 2002. Vasculitis: Wegener granulomatosis, Churg-Strauss syndrome, microscopic polyangiitis, polyarteritis nodosa, and Takayasu arteritis. Crit Care Clin, 18: 855～879

Langford CA. 2003. Treatment of ANCA-associated vasculitis. N Engl J Med, 349: 3～4

Langford CA. 2001. Treatment of polyarteritis nodosa, microscopic polyangiitis, and Churg-Strauss syndrome: where do we stand? Arthritis Rheum, 44: 508～512

（范亚平）

笔 记 栏

第112章 特发性炎症性肌病

案例 9-112-1

患者，男，45岁，因"四肢近端疼痛无力伴双侧上眼睑红斑5个月"于2003年5月6日入院。

患者入院前5个月于"感冒"后出现咳嗽，咳白色黏痰，同时伴吞咽费力，无发热，于当地医院给予静脉滴注氨基酸等治疗后病情未好转，并出现四肢近端疼痛乏力，行走、蹲起费力，同时发现双侧上眼睑出现紫红斑，当地医院查心肌酶CK 786U/L，肌电图未见异常，给予泼尼松30mg/d，口服，半个月后减至15mg/d，治疗1个月左右复查心肌酶CK下降至498U/L，症状好转而停用激素。入院前1个月病情反复，四肢力量迅速下降，吞咽困难，查心肌酶CK 2640U/L，同时发现双手及肘关节伸侧出现皮疹，当地医院予泼尼松50mg/d治疗无好转。患者既往身体健康，无否认有传染病接触史及药物过敏史。

体格检查：T 37.6℃，P 98次/分，R 28次/分，BP 128/90mmHg，体重60kg。神志清楚。双侧上眼睑轻度水肿，可见暗紫红斑，双侧肘关节及掌指、近端指间关节伸侧可见微暗的红斑及色素沉着斑，上有少量鳞屑。浅表淋巴结无肿大。口腔黏膜未见溃疡。双肺呼吸音粗糙，肺底部可闻及Velcro啰音；心律齐，心率98次/分，未闻及杂音。腹部平软，肝脾肋下未及。脊柱四肢无畸形，四肢肌肉萎缩明显，近端大肌群有明显压痛，上下肢近端肌力约Ⅰ级，远端肌力约Ⅳ级。生理反射存在，病理反射未引出。

问题：

1. 本例的诊断及其主要依据是什么？

2. 本例应做哪些实验室及有关辅助检查？

3. 如果诊断明确，应如何处理？

特发性炎症性肌病（idiopathic inflammatory myopathy，IIM）是一组病因未明的以横纹肌非化脓性炎症为主要病理特征的全身性自身免疫性疾病。基础和临床研究均表明本组疾病有高度的异质性，其主要临床类型如表9-112-1所示。因为本组疾病目前尚无统一的诊断标准，其发病率和患病率尚不太清楚。

表 9-112-1 炎症性肌病的主要临床类型

类型
1. 原发性多发性肌炎
2. 原发性皮肌炎
3. 儿童皮肌炎或多发性肌炎
4. 恶性肿瘤相关性皮肌炎或多发性肌炎
5. 其他结缔组织病伴发皮肌炎或多发性肌炎
6. 包涵体肌炎

多发性肌炎（polymyositis，PM）和皮肌炎（dermatomyositis，DM）约占成人IIM的70%，本章主要讨论这两种类型。

【病因和发病机制】

本病病因不明。感染因子、遗传背景、环境因素以及某些恶性肿瘤等都可能是引起本组疾病的诱因。

PM和包涵体肌炎可能主要由细胞免疫异常引起的免疫病理损伤所致。免疫病理检查发现该病患者的肌活检标本中$CD8^+$的单个核细胞包围和侵入肌肉纤维，其中大部分为细胞毒T细胞。在电子显微镜下可见$CD8^+$ T淋巴细胞黏附在肌纤维上，伸出触突穿过外表正常的肌内膜，提示这些细胞可能黏附在特殊的抗原上。$CD8^+$ T淋巴细胞内有穿孔素和颗粒酶，可引起肌细胞的渗透性溶解。亦有研究发现PM患者可能存在肌细胞的凋亡异常。

体液免疫异常可能在DM的发病过程中起较大的作用。研究发现细胞浸润主要在血管周围，浸润细胞为B细胞和$CD4^+$ T淋巴细胞，$CD8^+$ T淋巴细胞和穿孔素颗粒少见。提示在DM发病过程中$CD4^+$ T淋巴细胞起重要作用，该细胞可辅助B细胞产生抗体，抗体在补体的参与下损伤微血管，继而导致肌细胞的病变。

在IIM患者中，肌无力是肌细胞变性、坏死和肌肉纤维化的结果，但在一些患者中，组织检查未发现炎性细胞浸润或肌肉坏死，也有肌无力，提示肌肉收缩过程中能量代谢的异常或细胞膜缺陷可能也是肌无力的原因之一。

笔记栏

【临床表现】

PM/DM可发生于几乎所有年龄段，发病高峰年龄在50～60岁，女性患者约是男性的2倍。患者多数为缓慢起病、倦怠乏力、关节痛等，皮肤和肌肉症状为本病的两组主要临床表现，皮肤损害往往先于肌肉数周或数年发病，少数先有肌病，亦有皮损和肌病同时出现的。

(一) 肌肉表现

PM常累及四肢近端横纹肌，对称性四肢近端肌无力是本病的主要临床特点。通常患者感肌肉乏力，随后有肌肉疼痛、压痛和运动痛，进而由于肌力下降呈现各种运动功能障碍。一般多数有抬臂、头部运动或下蹲后站起困难，步态拙劣。有时由于肌力急剧衰减，可呈特殊姿态，如头部下垂、两肩前倾等，当咽、食管上部和腭部肌肉受累时，可出现声音嘶哑和吞咽困难，若膈肌和肋间肌受累，则可出现气急和呼吸困难；心肌受累可产生心力衰竭；眼肌受累可发生复视。亦有报道有重症肌无力样综合征，即无痛性肌软弱，在活动后加剧，病变肌肉质地可正常或呈柔韧感，但若肌肉发生纤维样变性质地则有硬或坚实感，病变肌肉上的皮肤可增厚或出现水肿。

(二) 皮肤表现

DM患者除有肌肉症状外还有皮肤损害。典型的皮损为以眼睑为中心，眼眶周围出现不同程度的水肿性紫红色斑片(图9-112-1)。随病程进展，四肢肘、膝、踝、掌指关节和指间关节伸面可出现紫红色丘疹，以后融合成斑块状，局部皮肤萎缩，有毛细血管扩张、色素减退和上覆细小鳞屑，即Gottron征；有些患者躯干亦可出现皮疹，呈弥漫性或局限性暗红色斑。个别患者在皮肤异色病样皮疹的基础上出现鲜红、火红或棕红色皮损，称"恶性红斑"，高度提示伴有恶性肿瘤。光敏感可见于75%～80%的DM患者，这些患者的皮疹多见于身体暴露部位，受日光照射后皮疹增多或加重，患者上胸部可出现"V"字形红斑，颈后背上部出现披肩状红斑，称为"披肩征"。患者在春、夏两季出现的皮疹较难控制。部分患者双手外侧掌面皮肤出现角化、裂纹，皮肤粗糙脱屑，同技术工人的手相似，称之为"技工手"。部分患者甲根皱襞可见不规则增厚，指甲两侧有暗紫色充血性皮疹。

(三) 其他症状与体征

约40%的PM/DM患者可出现发热，热型多不规则。可有关节痛，以肘、膝、肩和指关节较

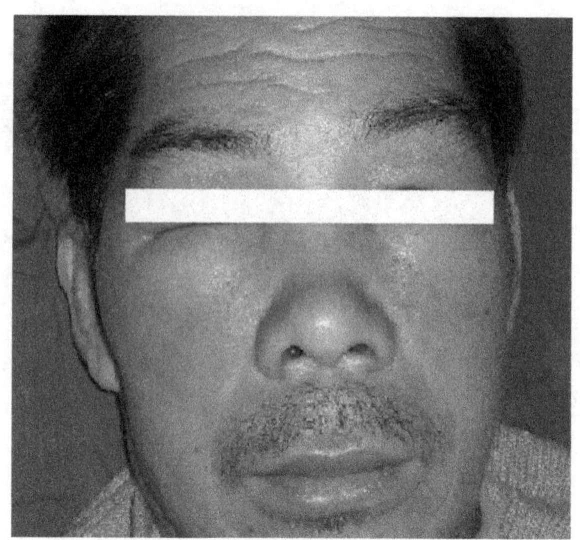

图9-112-1　皮肌炎的面部表现

常见，偶有关节畸形出现。少数患者颈部可触及成串肿大的淋巴结。30%左右的PM/DM患者累及心脏，可出现心动过速，心动过缓，心脏扩大，心房颤动，偶有发生心跳骤停者。近40%的PM/DM累及肺部，可有胸膜炎、间质性肺炎以及肺动脉高压表现。约1/3 PM/DM患者有轻度至中度肝肿大。10%～25%的IIM患者可与其他结缔组织病重叠发生，较常与系统性红斑狼疮、系统性硬化症、类风湿关节炎及原发性舍格仑综合征等疾病重叠。约8%的PM/DM可伴发恶性肿瘤，可先于恶性肿瘤1～2年，也可同时或晚于肿瘤出现肌炎表现。小儿发病前常有上呼吸道感染史，起病较急，可出现广泛的坏死性血管炎，在皮肤、肌肉、筋膜中发生弥漫或局限性钙沉着者较成人常见。

包涵体肌炎多见于老年男性，起病缓慢，除近端肌群外，远端肌群亦可受累，受累的肌群可呈不对称分布。肌电图可呈肌源性和神经源性损害。

【实验室和相关辅助检查】

(一) 一般检查

活动期血沉通常增快，血肌酸增高，肌酐下降，尿肌酸排泄增多。

(二) 血清肌酶谱异常

以肌酸磷酸激酶的增高最为常见，可达正常值的数十倍，该酶的增高对PM/DM的诊断和活动性判断既敏感又特异。醛缩酶、天门冬氨酸氨基转移酶、丙氨酸氨基转移酶、乳酸脱氢酶及其同工酶等均可出现不同程度的升高，但这些酶在

笔记栏

肝脏、胆道、心脏、肾等疾患时亦可异常升高，应注意鉴别。

（三）肌红蛋白

肌红蛋白为横纹肌的成分之一，横纹肌损伤时释放入血，经肾排出。肌炎时肌红蛋白升高，有时比肌酸磷酸激酶更敏感。缺点是血中浓度有明显的昼夜节律性波动，因此应固定采血时间。

（四）自身抗体

1. 抗合成酶抗体 抗合成酶抗体是一组包括抗 Jo-1、抗 PL-7、抗 PL-12、抗 OJ 和抗 EJ 等抗体的总称，抗原均为不同的 tRNA 合成酶。其中以抗 Jo-1 抗体阳性率最高，临床最常用。抗 Jo-1 抗体在 PM 中阳性率为 25%，在 DM 中阳性率为 7%。由于很少出现在其他结缔组织病中，因此抗 Jo-1 抗体被视为 PM/DM 的标记性抗体。具有抗合成酶抗体的肌炎患者常伴有肺间质病变、关节炎、雷诺现象、技工手、发热等表现，称为抗合成酶抗体综合征。

2. 抗 SRP 抗体 抗 SRP 抗体（anti-signal recognition particle antibody，抗 SRP 抗体）仅在不到 5%的多发性肌炎中出现。临床上以发病急、肌炎重、心脏受累、无皮疹、女性多见为特点，对治疗反应差，死亡率高，血清抗 SRP 抗体阳性的 PM 患者常死于心脏并发症。

3. 抗 Mi-2 抗体 主要见于皮肌炎，在皮肌炎中阳性率为 8%～20%。该抗体阳性的患者临床表现为发病较急、临床表现典型、常伴有 V 形征、披肩征、表皮过度生长，对治疗反应良好，预后较好。

4. 抗 PM-Scl 抗体 多见于系统性硬化症/多发性肌炎重叠患者，在多发性肌炎/皮肌炎中阳性率 10%～50%不等，而在系统性硬化症/多发性肌炎重叠伴肾炎患者阳性率达 80%以上。

（五）肌电图及肌活检

本病约 90%的患者出现肌电图异常，典型肌电图呈肌源性损害。肌活检发现有 2/3 左右有典型肌炎的病理改变，早期为肌纤维肿胀，横纹肌消失，肌浆透明化，肌纤维膜细胞核增多，淋巴细胞、巨噬细胞及浆细胞浸润。随着病情的进展，可发生肌纤维灶性或广泛性退行性变，部分或全部肌纤维坏死，并有巨噬细胞吞噬现象，肌纤维横断面粗细不一，间质纤维增生；束周肌纤维萎缩，小血管周围炎性细胞浸润和纤维化；最终可出现肌结构完全消失，代之以结缔组织。

案例 9-112-1

1.血常规、尿常规正常，ESR 80mm/h。

2.心肌酶谱：CK 2770.5U/L，CK-MB 512 U/L，AST 138.1 U/L，LDH 719.4 U/L，α-HBD 751.7 U/L，ALT 83.3 U/L，ALP 37.6 U/L。

3.胸片示：两肺纹理增多、增粗、模糊，双下肺有网格状变化，提示肺间质病变。

4.肌电图：肌源性损害。

5.血清抗核抗体阴性，抗 Jo-1 抗体阳性。

6.肌活检示：部分肌纤维肿胀，横纹肌消失，淋巴细胞、巨噬细胞及浆细胞浸润；肌纤维横断面粗细不一；血管周围炎性细胞浸润；可见肌纤维灶性退行性变及肌纤维坏死，并有巨噬细胞吞噬现象。

【诊断】

PM/DM 的诊断标准如表 9-112-2 所示。

表 9-112-2 PM/DM 诊断标准

1. 典型对称性近端肌无力表现
2. 肌酶谱升高
3. 肌电图检查示肌源性损害
4. 肌活检异常
5. 典型皮疹
具备前 4 条者可诊断为 PM。
具备上述 5 条者可诊断为 DM。
具备前 4 条中的 3 条为“很可能 PM”。
具备前 4 条中的 2 条加上第 5 条为“很可能 DM”。
仅具备前 4 条中的某 2 条者为“可能 PM”。
前 4 条中的某一条加第 5 条为“可能 DM”。

在诊断 PM/DM 之前，应排除肌营养不良、肉芽肿性肌炎、感染、重症肌无力、横纹肌溶解以及甲状腺、甲状旁腺、糖尿病等内分泌代谢疾病引起的肌病等；了解近期是否使用过可影响肌力的药物等情况。

案例 9-112-1

本例临床特点：

1. 中年男性，病程 5 个月，既往身体健康。

2. 主要症状：四肢近端大肌群疼痛无力；咳嗽，咳白色黏痰，吞咽费力。

主要体征：双侧上眼睑轻度水肿，可见暗紫色红斑，双侧肘关节及掌指、近端指间关节伸侧可见微暗的红斑及色素沉着斑，上有少量鳞屑；双肺呼吸音粗糙，肺底部可闻及 Velcro 啰音；四肢肌肉萎缩明显，近端大肌群有明显压痛，上下肢近端肌力约Ⅰ级，远端肌力约Ⅳ级。

3. 主要实验室检查：ESR 显著增快；心肌酶谱各项均有不同程度的增高，其中 CK 增高尤为显著；血清抗 Jo-1 抗体阳性。

4. 主要辅助检查：胸片示肺间质病变；肌电图示有肌源性损害。肌活检符合典型肌炎的病理改变。

根据上述特点，对照有关诊断标准可确诊为“皮肌炎并发肺间质病变”。

【治疗】

PM/DM 患者病情为进行性加重，很少有自行缓解的。需积极进行治疗干预，治疗方案应该个体化。目前首选药物为肾上腺糖皮质激素（激素），有效率在 60%～70%。使用激素治疗时，一般认为开始应较大剂量口服或静脉滴注。常用的激素为泼尼松或甲泼尼龙。泼尼松的剂量开始时成人应在 1～1.5mg/(kg・d)，儿童在 1.5～2.5mg/(kg・d)。可分三次口服，也可一次给与。根据肌肉症状好转情况，肌酶谱变化，适时调整激素用量，一般用药 3 周至 3 个月可见效果。许多患者需连续治疗 3～6 个月，肌力才能得到明显改善。待病情稳定后，可考虑试减激素，逐渐改为维持量。泼尼松的维持量一般为 5～15mg/d，至少维持 6 个月以上，常需维持 1～2 年甚至更长时间，才能再逐渐减量直至停药。若病情严重，肌酸肌酶显著升高的患者，口服泼尼松效果不好的，可考虑使用甲泼尼龙冲击治疗。重型病例，激素治疗效果不理想，或由于激素的不良反应不能耐受或不能坚持治疗者，可考虑使用免疫抑制剂，如甲氨蝶呤、硫唑嘌呤、环磷酰胺等。甲氨蝶呤可口服，亦可静脉给药，成人开始每周 10～15mg 逐渐加量至 25～50mg，儿童每周 2～3mg/kg；硫唑嘌呤一般为口服，2mg/(kg・d)；环磷酰胺每次 400～800mg 加入 100ml 盐水中，一般 3～4 周一次，静脉滴注，总量控制在 8～10g。

案例 9-112-1

本例处理方案：

1. 卧床休息，并适当进行肢体被动运动，以防肌肉萎缩，症状控制后应逐渐恢复主动运动和适当的体育锻炼。

2. 先予泼尼松 80mg/d，待肌力明显恢复后逐渐减量，每周递减初始量的 10%左右，减为初始剂量的一半时应放缓减量速度；泼尼松减至维持量 10mg/d 左右应至少维持 6 个月以上。

3. 如口服泼尼松效果不好的，病情继续恶化，可考虑使用甲泼尼龙冲击治疗。

4. 若上述治疗效果不佳，可考虑选用从甲氨蝶呤、硫唑嘌呤、环磷酰胺等免疫抑制剂中选用一种。

5. 注意加强支持疗法，防治肺部以及其他部位的感染。

6. 嘱患者注意自我监测药物的不良反应，应定期复查血常规、肝功能、心肌酶谱；必要时复查胸片或作肺部高分辨 CT。

【预后】

5 年生存率约 80.4%，影响预后的因素除病情本身外，最重要的是延误治疗造成的严重肌无力，发生呼吸衰竭以及不可逆性肌萎缩。主要死亡原因是肺部感染引起的呼吸衰竭。

推荐阅读

中华医学会风湿病学分会. 2004. 多发性肌炎和皮肌炎诊治指南(草案). 中华风湿病学杂志，(5)8：317～319

Oddis CV. 2002. Idiopathic inflammatory myopathy: management and prognosis. Rheum Dis Clin North Am, 28: 979～1001

Sultan SM. 2004. Clinical assessment in adult onset idiopathic inflammatory myopathy. Curr Opin Rheumatol, 16: 668～672

（李志军）

笔记栏

第113章 系统性硬化病

案例 9-113-1

患者,女 40 岁,因吞咽困难,双手肿胀发硬 3 个月于 2005 年 3 月入院。

患者无明显诱因于 3 个月前起渐出现吞咽困难,进食后平卧常出现胸部烧灼感,双手指渐肿胀发硬,遇冷刺激时,双手容易发紫。起病以来无关节疼痛、无皮疹、无肢体乏力等。

体格检查:T 37℃,P 78 次/分,R 23 次/分,BP 125/78mmHg。发育正常,营养中等,神志清楚,全身皮肤未见皮疹,浅表淋巴结无肿大,双肺呼吸音清,未闻干湿啰音,心率 78 次/分,律规整,腹平软,无压痛,肝、脾肋下未触及,双手指及手背皮肤肿胀发硬、横纹欠清、呈蜡样光泽,双手握拳困难,双下肢无浮肿。

问题:

1. 该病例属何种疾病?

2. 应重点检查哪些项目,以便进一步明确诊断?

3. 本病如何治疗?

【概述】

系统性硬化病(systemic sclerosis,SSc),曾称硬皮病,是一个原因不明的临床上以局限性或弥漫性皮肤增厚和纤维化为特征的结缔组织病。除皮肤受累外,它也可影响内脏(心、肺和消化道等器官)。本病女性多见,发病率大约为男性的 4 倍,儿童相对少见。本病的严重程度和发展情况变化较大,从伴有迅速发展且往往为致命的内脏损害的弥漫性皮肤增厚(弥漫性硬皮病),到仅有少部分皮肤受累(通常只限于手指和面部)等均可见到。

【病因和发病机制】

(一) 病因

一般认为与遗传易感性、环境、免疫等因素有关。

1. 遗传 部分患者有家族史、HLA-B8 的频率增加、亲属中抗核抗体及染色体异常的发生率高。

2. 环境因素 煤矿和金矿工人发病率较高,提示矽尘可能是危险因素。长期接触聚氯乙烯、有机溶剂等可诱发硬皮样皮肤改变与内脏纤维化。

3. 免疫异常 在系统性硬皮病可测出多种自身抗体,有些并具有特征性,但一般与发病机制关系不大。B 细胞活性的提高与辅助性 T 细胞功能的增强有关。后者尚可刺激淋巴细胞产生可溶性因子与其他单核细胞或巨噬细胞释放的介质一起对成纤维细胞的趋化、核分裂和胶原合成起调节作用。

(二) 发病机制

尚不清楚。目前认为上述的一些异常并不是互相孤立的,而是在相互影响下导致免疫功能失调,激活、分泌多种自身抗体、细胞因子等引起血管内皮细胞损伤和活化,进而刺激纤维细胞合成胶原的功能异常,导致血管壁和组织的纤维化。

【病理】

分早期(炎症期)和晚期(硬化期)。在早期损害中,胶原纤维束肿胀和均一化。胶原纤维间和血管周围有以淋巴细胞为主的浸润,血管壁水肿,弹力纤维破碎。晚期真皮明显增厚,胶原纤维索肥厚硬化,排列紧密,成纤维细胞减少。除血管周围外,炎性浸润几全消失。真皮内小血管壁增厚和硬化、管腔缩小,甚至阻塞。皮脂腺萎缩,汗腺减少。脂肪层变薄,皮下组织内大小血管壁均显著增厚,管腔狭窄。在系统型中,表皮萎缩,上皮脚消失,真皮深层和皮下组织中可见广泛钙质沉积。电镜检查患者皮肤显示有高度活性的成纤维细胞存在,这些细胞呈池状扩张,其中充满无定形物质。此外,由于胶原合成增加,细胶原纤维的比例明显增多。在系统型中,平滑肌包括食管肌组织的肌纤维束呈均一性、硬化和萎缩。肌纤维束间结缔组织增生,小血管壁增厚,管腔缩小或闭塞。心肌和肠壁肌可发生广泛性萎缩和纤维变性,心肌内中小血管呈广泛硬化。心内膜、心包、浆膜、食管和肠黏膜均可发生病理改变,早期为胶原的纤维蛋白样变性,伴炎

笔记栏

性浸润；陈旧性损害的胶原呈均一性和硬化。肺部显示广泛性间质和肺泡纤维化，并有囊性改变，肺内小动脉壁增厚。电镜下肺泡和微血管的基膜增厚，是气体交换障碍的原因。肾脏的主要变化为肾小叶间动脉内膜增生，肾小球入球动脉和血管丛纤维素样坏死，肾皮质梗死和肾小管变性（萎缩或扩张）。

【临床表现】

(一) 早期症状

起病隐匿，初期表现是雷诺现象和隐袭性肢端和面部肿胀，并有手指皮肤渐增厚。约70%的病例首发症状为雷诺现象，雷诺现象可先于硬皮病的其他症状（手指肿胀、关节炎、内脏受累）1～2 年或与其他症状同时发生。多关节病同样也是突出的早期症状。胃肠道功能紊乱（胃烧灼感和吞咽困难）或呼吸系统症状等，偶尔也是本病的第一个表现。患者起病前可有不规则发热、胃纳减退、体重下降等。

(二) 皮肤病变

为本病的标记性特点，几乎所有病例皮肤硬化都从手开始，手指、手背发亮、紧绷，手指褶皱消失，汗毛稀疏，继而面部、颈部受累。患者胸上部和肩部有紧绷的感觉，颈前可出现横向厚条纹，让患者仰头，患者会感到颈部皮肤紧绷，其他疾病很少有这种现象。面部皮肤受累可表现为面具样面容。口周出现放射性沟纹，口唇变薄，鼻端变尖。受累皮肤可有色素沉着或色素脱失。

皮肤病变可局限在手指（趾）和面部或向心性扩展，累及上臂、肩、前胸、背、腹和腿。有的可在几个月内累及全身皮肤，有的在数年内逐渐进展，有些呈间歇性进展，通常皮肤受累范围和严重程度在三年内达高峰。

临床上皮肤病变可分为水肿期、硬化期和萎缩期。水肿期皮肤呈非可凹性肿胀，触之有坚韧的感觉；硬化期皮肤呈蜡样光泽，紧贴于皮下组织，不易捏起；萎缩期浅表真皮变薄变脆，表皮松弛（图 9-113-1）。

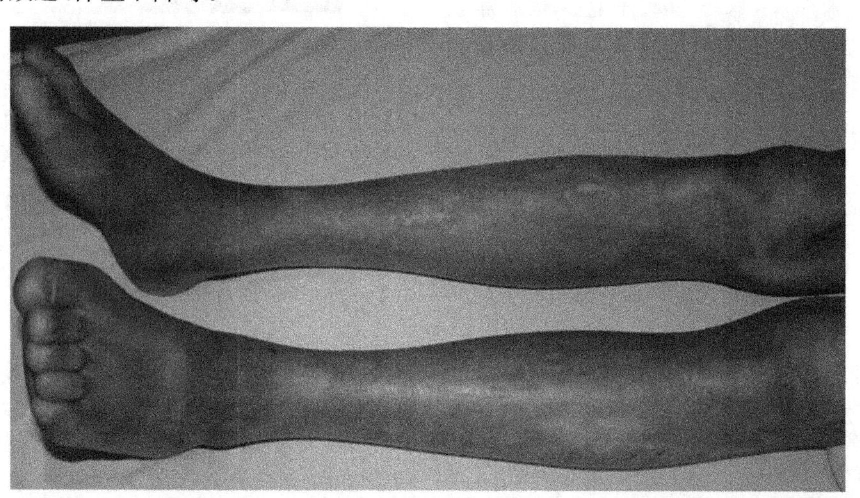

图 9-113-1　下肢硬皮病

(三) 骨和关节病变

多关节痛和肌肉疼痛常为早期症状，也可出现明显的关节炎。约 29%可有侵蚀性关节病。由于皮肤增厚且与其底下关节紧贴，致使关节挛缩和功能受限。由于腱鞘纤维化，当受累关节主动或被动运动时，特别在腕、踝、膝处，可觉察到皮革样摩擦感。长期慢性指（趾）缺血，可发生指端骨溶解。

(四) 消化系统病变

消化道受累为硬皮病的常见表现，仅次于皮肤受累和雷诺现象。消化道的任何部位均可受累。张口受限，舌系带变短，牙周间隙增宽，齿龈退缩，牙齿脱落，牙槽突骨萎缩。食道受累最为常见（90%），食道下部括约肌功能受损可导致胸骨后灼热感，泛酸。长期可引起糜烂性食管炎、出血、下食道狭窄等并发症。下 2/3 食管蠕动减弱可引起吞咽困难、吞咽痛。1/3 硬皮病患者食管可发生 Barrett 化生，这些患者发生狭窄和腺癌等并发症的危险性增高。小肠受累常可引起轻度腹痛、腹泻、体重下降和营养不良，营养不良是由于肠蠕动缓慢，微生物在肠液中过度增长所致，应用四环素等广谱抗生素常能奏效。偶可出现假性肠梗阻，表现为腹痛、腹胀和呕吐。与食管受累相似，纤维化和肌肉萎缩是产生这些症状的主要原因。肠壁黏膜肌层变性，空气进入肠壁黏膜下面之后，可发生肠壁囊样积气征。大肠累及后可发生便秘，下腹胀满，偶有腹泻。由于肠

笔记栏

壁肌肉萎缩，在横结肠、降结肠可有较大开口的特征性肠炎(憩室)，如肛门括约肌受累，可出现直肠脱垂和大便失禁。

(五) 肺部病变

在硬皮病中肺脏受累普遍存在。病初最常见的症状为运动时气短，活动耐受量减低，后期出现干咳。随病程增长，肺部受累机会增多，且一旦累及呈进行性发展，对治疗反应不佳。肺间质纤维化和肺动脉血管病变常同时存在，但往往是其中一个病理过程占主导地位。在弥漫性硬皮病伴抗 Scl-70 阳性的患者中，肺间质纤维化常常较重。在 CREST 综合征中，肺动脉高压常较为明显。肺间质纤维化常以嗜酸性肺泡炎为先导。在肺泡炎期，高分辨 CT 可显示肺部呈毛玻璃样改变，支气管肺泡灌洗可发现灌洗液中细胞增多。X 线胸片示肺间质纹理增粗，严重时呈网状结节样改变，在基底部最为显著。肺功能检查示限制性通气障碍，肺活量减低，肺顺应性降低，气体弥散量减低。体检可闻及细小爆裂音，特别是在肺底部。闭塞、纤维化及炎性改变是肺部受累的原因。肺部病变是本病死亡原因之一。

(六) 心脏病变

病理检查 80%患者有片状心肌纤维化。临床表现为气短、胸闷、心悸、水肿。临床检查可有室性奔马律、窦性心动过速、充血性心力衰竭，偶可闻及心包摩擦音。超声心动图显示约半数病例有心包肥厚或积液，但临床心肌炎和心脏压塞不多见。

(七) 肾脏病变

硬皮病的肾病变以叶间动脉、弓形动脉及小动脉为著，其中最主要的是小叶间动脉。血管内膜有成纤维细胞增殖，黏液样变，酸性黏多糖沉积及水肿。血管平滑肌细胞发生透明变性。血管外膜及周围间质均有纤维化。肾小球基膜不规则增厚及劈裂。硬皮病肾病变临床表现不一，部分患者有多年皮肤及其他内脏受累而无肾损害临床现象。有些在病程中出现肾危象，即突然发生严重高血压，急进性肾功能衰竭，如不及时处理，常于数周内死于心力衰竭及尿毒症。虽然肾危象初期可无症状，但大部分患者感疲乏加重，出现气促、严重头痛、视力模糊、抽搐、神志不清等症状。实验室检查发现肌酐正常或增高、蛋白尿和(或)镜下血尿，可有微血管溶血性贫血和血小板减少。患者出现肾损害症状为一恶兆。肾危象的预测因素有下列几点：①系统性硬皮病；②病程小于 4 年；③疾病进展快；④抗 RNA 多聚酶Ⅲ抗体阳性；⑤服用大量激素或小剂量环孢素；⑥血清肾素水平突然升高。

案例 9-113-1

患者出现了双皮肤肿胀、发硬，雷诺现象(双手遇冷刺激后，容易发紫)，均提示本病结缔组织受累明显，同时有吞咽困难，进食后平卧常出现胸前烧灼感的消化道症状，亦提示本病系统性损害明显，因此应考虑患者患有弥漫性结缔组织病。其皮肤改变符合了系统性硬化病的表现，应进一步作相关的检查。

【临床分型】

一般根据皮肤损害的范围，本病有下面几种分型：

(一) 弥漫性硬皮病(diffuse scleroderma)

除面部、肢体远端和近端外，皮肤增厚还累及躯干。

(二) 局限性硬皮病(limited scleroderma)

皮肤增厚限于肘(膝)的远端，但可累及面部、颈部。其中 CREST 综合征指手指软组织钙化(calcinosis)、雷诺现象(Raynaud'phenome-non)、食管功能障碍(esophageal dysmotility)、硬指(sclerodactyly)、毛细血管扩张(telangiestasis)，为本病的一个特殊类型。预后相对较好。

(三) 无皮肤硬化的硬皮病(sine scleroderma)

临床无皮肤增厚的表现，但有特征性的内脏表现和血管、血清学异常。

(四) 重叠(in overlap syndrome)

上述三种情况中任一种与诊断明确的类风湿关节炎、系统性红斑狼疮、多发性肌炎/皮肌炎同时出现。

(五) 未分化结缔组织病(undifferentiated connective tissue disease)

雷诺现象伴系统性硬化的临床和(或)血清学特点，但无系统性硬化的皮肤增厚和内脏异常。

【实验室检查】

(一) 一般化验无特殊异常

血沉可正常或轻度增快。贫血可由消化道

笔 记 栏

溃疡、吸收不良、肾脏受累所致,一般情况下少见。可有轻度血清白蛋白降低,球蛋白增高。

(二) 免疫学检测示血清抗核抗体(ANA)阳性率达 90%以上

核型为斑点型和核仁型。以 HEP-2 细胞作底片,在 CREST 综合征患者,约 50%~90%抗着丝点抗体阳性,在弥漫性硬皮病中仅 10%病例阳性。抗着丝点抗体阳性患者往往倾向于有皮肤毛细血管扩张和皮下钙质沉积,比该抗体阴性者的限制性肺部疾患少,且它的滴度不随时间和病程而变化,有助于硬皮病的诊断和分类。约 20%~40%系统性硬化症患者,血清抗 Scl-70 抗体阳性。约 30%病例 RF 阳性,约 50%病例有低滴度的冷球蛋白血症。

(三) 病理及甲褶检查

硬变皮肤活检见网状真皮致密胶原纤维增多,表皮变薄,表皮突消失,皮肤附属器萎缩。真皮和皮下组织内(也可在广泛纤维化部位)可见 T 淋巴细胞大量聚集。甲褶毛细血管显微镜下显示毛细血管袢扩张与正常血管消失。

案例 9-113-1

患者检查发现:

1. 血常规、尿常规、大便常规均正常,血沉 60mm/h,C 反应蛋白 80mg/L。

2. 免疫球蛋白:IgG 38g/L,IgA 10g/L,IgM 5.8g/L,肝、肾功能未见异常。

3. ANA1:160 斑点型 ENA 多肽抗体谱阴性。

4. X 线胸片:心、肺未见异常。

5. 右手背皮肤病理活检:真皮层胶原纤维肿胀、分离,血管壁水肿,周围有炎症细胞浸润。

【诊断与鉴别诊断】

(一) 诊断

1980 年,美国风湿病学会(ACR)提出的系统性硬化(硬皮病)分类标准。在保证临床研究病例的一致性方面起到了很重要的作用。但也应注意到,不是所有系统性硬化都满足这个标准,另一方面,其他疾病也可有近端皮肤硬化,该标准不包括局限性硬皮病、嗜酸性筋膜炎及各种类型的假性硬皮病:

1. 主要条件 近端皮肤硬化:手指及掌指(跖趾)关节近端皮肤增厚、紧绷、肿胀。这种改变可累及整个肢体、面部、颈部和躯干(胸、腹部)。

2. 次要条件

(1) 指硬化:上述皮肤改变仅限手指。

(2) 指尖凹陷性疤痕,或指垫消失:由于缺血导致指尖凹陷性疤痕,或指垫消失。

(3) 双肺基底部纤维化:在立位胸片上,可见条状或结节状致密影,以双肺底为著,也可呈弥漫斑点或蜂窝状肺。要除外原发性肺病所引起的这种改变。

判定:具有主要条件或两个以上次要条件者,可诊为系统性硬化。此外雷诺现象,多发性关节炎或关节痛,食道蠕动异常,皮肤活检示胶原纤维肿胀和纤维化,血清有 ANA、抗 Scl-70 抗体和抗着丝点抗体均有助于诊断。

(二) 鉴别诊断

本病应与硬肿病(scleredema)、嗜酸性筋膜炎(eosinophilic fasciitis)相鉴别。

1. 硬肿病 皮损多从头颈开始向肩背部发展,真皮深层肿胀僵硬。局部无色素沉着,亦无萎缩及毛发脱落表现,有自愈倾向。

2. 嗜酸性筋膜炎 多见于年轻人,剧烈活动后发病,表现为四肢皮肿胀、绷紧并伴有肌肉压痛、松弛。无雷诺现象,无内脏病变,抗核 抗体阴性,血嗜酸粒细胞增加。皮肤活检也可鉴别。

案例 9-113-1

患者病例特点:

1. 中年女性、起病缓慢,病程 3 个月

2. 以双手肿胀发硬、雷诺现象及消化道症状:吞咽困难、进食后胸部烧灼感为突出表现。体格检查除发现双手指及手背皮肤肿胀发硬、横纹欠清、呈蜡样光泽,双手握拳困难外,其余未见异常。

3. 实验室检查:血常规、尿常规、大便常规均正常;血沉 60mm/1h;C 反应蛋白 80mg/L;免疫球蛋白:IgG 38g/L,IgA 10g/L,IgM 5.8g/L;肝、肾功能未见异常;ANA1 160 斑点型,ENA 多肽抗体谱阴性。

4. X 线胸片:心、肺未见异常。

5. 右手背皮肤病理活检:真皮层胶原纤维肿胀、分离,血管壁水肿,周围有炎症细胞浸润。

患者双手皮肤损害完全符合系统性硬化病 ACR 分类标准,结合病理结果及其他临床表现,排除了嗜酸性筋膜炎、硬肿病等能引起皮肤肿胀发硬的疾病,系统性硬化病诊断明确。

笔记栏

【治疗】

本病尚无特效药物。皮肤受累范围和病变程度为诊断和评估预后的重要依据，而重要脏器累及的广泛性和严重程度决定它的预后。早期治疗的目的在于阻止新的皮肤和脏器受累，而晚期的目的在于改善已有的症状。

(一) 糖皮质激素

总的说来糖皮质激素对本症效果不显著，通常对炎性肌病、间质性肺部疾患的炎症期有一定疗效；在早期水肿期，对关节痛、肌痛亦有疗效。剂量为泼尼松30～40mg/d，连用数周，渐减至维持量10～15mg/d。对晚期特别有氮质血症患者，糖皮质激素能促进肾血管闭塞性改变，故禁用。免疫抑制剂疗效不肯定。常用的有环孢素A、环磷酰胺、硫唑嘌呤、甲氨蝶呤等，有报道对皮肤关节和肾脏病变有一定疗效，与糖皮质激素合并应用，常可提高疗效和减少糖皮质激素用量。体外实验表明γ-干扰素可减少胶原合成，开放试验显示肌内注射γ-干扰素可减少硬皮病皮肤的硬度。

(二) 青霉胺(D-penicillamine)

在原胶原转变成胶原的过程中，需要单胺氧化酶(MAO)参与聚合和交叉联结。青霉胺能将MAO中的铜离子络合，从而抑制新胶原成熟，并能激活胶原酶，使已形成的胶原纤维降解。但对其疗效有质疑。青霉胺从每日0.125g开始，空腹服用。一般2～4周增加0.125g/d，根据病情可酌用至0.75～1g/d。用药6～12个月后。服用本药约47%的患者会出现药物不良反应，29%的患者因此而停药。常见的不良反应有发热、厌食、恶心、呕吐、口腔溃疡、味觉异常、皮疹、白细胞和血小板减少、蛋白尿和血尿等。

(三) 对症治疗

1. 雷诺现象 劝患者勿吸烟，手足避冷保暖。可用硝苯地平控释片20mg，每日二次。氨氯地平是一个新的钙通道拮抗剂，作用与硝苯地平相同，但半衰期更长，每日5～10mg，顿服。如症状较重，有坏死倾向，可加用血管扩张剂哌唑嗪，开始剂量0.5mg，每日3～4次，可酌情逐渐增至1～2mg，每日3～4次。静脉给予前列腺素E1可缓解雷诺现象，治疗指端溃疡。一种新的制剂——用脂微粒包裹前列腺素已问市，据称可获较好疗效。丹参注射液(每毫升相当于原生药2g)8～16ml加入低分子右旋糖酐500ml内静脉滴注，每日一次，10次为一疗程，连续或间歇2～3疗程后，能阻止红细胞及血小板的聚集，降低血液黏滞性，改善微循环。双嘧达莫和小剂量阿司匹林均有抑制血小板聚集作用。手指坏疽部位可外用硝酸甘油贴膜。此外，血清紧张素受体拮抗剂Ketanserin 40mg，每日三次，或血清紧张素重新摄取抑制剂Fluoxetine对雷诺现象也有较好疗效。

2. 反流性食管炎 告知患者要少食多餐，餐后取立位或半卧位。可服用组胺受体阻断剂(西咪替丁或雷尼替丁等)或质子泵抑制剂(洛赛克等)降低胃酸。如有吞咽困难，可用多潘立酮等增加胃肠动力药物。腹部胀满可间断服用广谱抗生素。

3. 硬皮病患者应经常监测血压 发现血压升高应及时处理。早期控制血压增高，可预防肾危象出现。肾小血管受累会影响肾脏血液灌注，进而导致肾小球旁器释放肾素，通过血管紧张素Ⅱ的作用肾素可引起血管进一步收缩，形成一个恶性循环。在这种情况下，可用血管紧张素转换酶抑制剂如卡托普利、依那普利、贝那普利等药物。如发生尿毒症，需进行血液透析和肾移植。

(四) 其他

近年来国外采用口服内皮素受体拮抗剂和抗转移生长因子β_1(TGFβ_1)治疗硬皮病所致的肺动脉高压已取得一定疗效。经$CD34^+$细胞分选的外周造血干细胞移植治疗国内外均已用于临床。

【预后】

局限型预后一般较好，弥漫型出现肺、肾、心损害者预后差。

案例 9-113-1

治疗和指导：

1. 指导患者注意四肢保暖，禁止吸烟，禁止使用引起血管收缩的药物如β受体阻断剂等，防止雷诺现象加重，告知患者要少食多餐，餐后取立位或半卧位。防止食管反流。

2. 治疗

(1) 糖皮质激素：患者血沉、免疫球蛋白等炎症指标明显升高，皮肤肿胀，有血管炎表这些均是使用糖皮质激素的适应证。可使用泼尼松30mg/d。

(2) 抗纤维化处理：可适量使用秋水仙碱或青霉胺。

(3) 反流性食管炎处理：患者吞咽困

难、胸部烧灼感均提示本病引起食道平滑肌损害以致出现反流性食管炎表现，可给予质子泵抑制剂如奥美拉唑 20mg/d，及胃肠动力药多潘立酮 10mg tid。

（4）扩张血管治疗：针对雷诺现象，可给予可用硝苯地平控释片 20mg，每日二次，及静脉滴注复方丹参等处理。

（5）根据病情变化，酌情考虑使用免疫抑制剂。

推荐阅读

Charles C, Clements P, Furst DE. 2006. Systemic sclerosis: hypothesis-driven treatment strategies. Lancet, 367: 1683～1691

Del Galdo F, Artlett CM. 2006. T cells and B cells in the pathogenesis of systemic sclerosis: recent insights and therapeutic opportunities. Curr Rheumatol Rep; 8 (2): 123～130

Svegliati Baroni S, Santillo M, Bevilacqua F, et al. 2006. Stimulatory autoantibodies to the PDGF receptor in systemic sclerosis. N Engl J Med, 354: 2667～2676

（陶　怡）

笔 记 栏

第114章 骨性关节炎

案例 9-114-1

患者女，64 岁，因"双膝关节先后疼痛 3 年，加重并左髋关节痛 3 个月"于 2005 年 1 月 8 日入院。

患者入院前 3 年出现右膝关节疼痛，活动后加剧，休息后减轻，病初未予重视。发病半年左右，左膝亦出现疼痛，下楼时双膝疼痛加重，活动明显受限，当地医院给予"吲哚美辛"及局部外用膏药治疗，双膝关节疼痛一度缓解。入院前 3 个月患者随旅游团赴黄山旅游，下山时即感到双膝疼痛难忍，同时左髋关节也出现疼痛，行走困难。自服布洛芬无明显效果，近 2 周双膝关节出现肿胀，左膝为重，生活不能自理。病情中无明显晨僵，无发热、皮疹等表现。既往身体健康，无肝炎、结核病等传染病史。家族中无类似患者。

体格检查：T 36.4℃，P 68 次/分，R 26 次/分，血压 130/94mmHg，体重 90kg。体态肥胖。未见皮疹，未扪及皮下结节。浅表淋巴结无肿大。口腔黏膜未见溃疡，扁桃体不大。颈软，胸廓对称无畸形，双肺呼吸音粗，未闻及啰音；心律齐，心率 68 次/分，未闻及杂音。腹部平软，肝脾肋下未及。脊柱四肢无畸形，双下肢肌肉轻度萎缩，双膝关节肿胀，有压痛，左膝为著，双膝被动活动有骨擦感，左膝浮髌征阳性；左髋关节活动时疼痛明显，活动受限，其余关节无明显异常。生理反射存在，病理反射未引出。

问题：

1. 本例的诊断及其主要依据是什么？
2. 本例应做哪些实验室及有关辅助检查？
3. 如果诊断明确，应如何处理？

骨关节炎（Osteoarthritis，OA）又称骨关节病、退行性关节病和增生性关节炎等，是一种以关节软骨的变性、破坏及骨质增生为特征的慢性关节病，好发于中年人群。随着年龄增长，OA 的发病率逐渐增加，40 岁以上人群 OA 的患病率为 10%～17%，60 岁以上人群可达 50%，75 岁以上人群则高达 80%。因此，可以说 OA 是老年人最常见的风湿性疾病。OA 的发病在性别上有一定差别，女性较男性多见。OA 的主要临床表现为关节疼痛、僵硬、肿大、畸形及功能障碍，常伴有继发性滑膜炎。根据病因可分为原发性和继发性。本章主要讨论原发性 OA。

【病因】

原发性 OA 的病因目前尚不完全清楚，可能与下列因素有关。

（一）年龄

随着年龄的增长，软骨肥大增厚，营养供应不足，出现软骨变性、软骨细胞减少，软骨撕裂，Ⅰ型胶原取代Ⅱ型胶原。透明软骨变成纤维软骨，关节软骨的弹性和黏滞性下降。骨骼中无机物也逐渐增多，骨骼的弹力与韧性减低。在以上不利因素的基础上，易造成软骨细胞损伤，导致关节软骨和骨退行性病变。

（二）遗传因素

OA 患者多有家族聚集的倾向。髋关节、腕掌关节 OA 在白种人多见。对孪生 OA 患者的基因分析发现第二号染色体短臂上 23～35 区域基因突变与 OA 相关。OA 还可能与负责编码软骨中Ⅱ型胶原的Ⅱ型前胶原基因（COL2A1）有关。

（三）关节损伤和过度使用

任何原因引起关节形状异常都可改变关节负荷的传送，对关节软骨面局部的负荷和磨损增加，均可造成 OA。

（四）肥胖

肥胖增加了负重关节的负荷，体重增加和膝 OA 的发病率成正比。

（五）骨密度

当软骨下骨小梁变薄变硬时，其承受压力的能力下降。因此骨质疏松者出现 OA 的几率较高。

【发病机制】

OA 的发病与关节软骨的破坏和修复有关，

笔记栏

现认为本病是多种因素联合作用的结果，生物力学、生物化学、炎症及免疫学因素都参与了 OA 的发病过程。OA 的生化变化主要是影响软骨基质中Ⅱ型胶原和蛋白多糖这两种成分，表现为软骨细胞不能有效地补充蛋白多糖的降解，使蛋白多糖含量进行性减少和大分子蛋白多糖结构变化，软骨的弹性和硬度下降，容易出现软骨损伤。关节过度磨损，关节负荷过重或负荷不均还导致软骨细胞释放与软骨基质降解有关的基质金属蛋白酶(Matrix metalloproteinase)、丝氨酸蛋白酶、巯基蛋白酶和羧基蛋白酶等，使软骨基质成分降解破坏。酶和组织金属蛋白酶抑制剂平衡失调，导致关节软骨进行性破坏。在 OA 中，免疫细胞及免疫介质也从各个方面来影响软骨及骨的代谢过程。

【病理】

病变主要累及关节软骨、软骨下骨及滑膜等以及关节周围软组织。软骨变性为本病的基本病理变化，主要病理特点为关节软骨渐进性结构紊乱和变性，软骨细胞死亡，丧失正常的空间排列。初期肉眼见正常蓝色半透明的关节软骨局灶性表层变软，呈灰黄色，不透明，表面粗糙，常见于负重部位；其后软骨面出现微小裂隙、粗糙、糜烂，逐渐形成溃疡，软骨面凹凸不平；最终软骨全部脱失，软骨下骨板裸露，关节边缘软骨过度增生形成软骨性骨赘，继而软骨性骨赘骨化形成骨赘。镜下可见：常有局灶性软骨基质黏液样改变，软骨细胞减少，微小裂隙附近软骨细胞成堆增生；软骨糜烂、溃疡面可被结缔组织或纤维软骨覆盖，并有新生血管侵入。

【临床表现】

OA 是一种慢性、进行性关节病变，多累及负重关节和手部小关节，临床上以疼痛、变形或活动受限为主要表现。

(一) 症状

1. 关节疼痛 关节疼痛为最主要的症状，早期关节活动后出现疼痛、酸胀、不适，休息可以减轻或消失。初期昼重夜轻，为轻度至中度，间歇性疼痛。随后疼痛逐渐加重，呈持续性，夜间可痛醒。

2. 关节僵硬 多数晨僵时间较短，一般持续 5～15 分钟，不超过 30 分钟，可有短暂的关节胶黏感，活动后可缓解。

3. 功能障碍 表现为关节稳定性差，活动受限。膝关节或髋关节关节面常不对称或不吻合，表现为行走时失平衡，下蹲、下楼无力，不能持重等。

(二) 体征

1. 关节压痛 常局限于损伤严重的关节，在手 OA 比较明显，尤其是伴有滑膜炎时关节压痛明显，由于伴有炎症，关节局部皮温较高，但皮肤通常无充血表现。

2. 关节肿胀 主要由关节积液、滑囊增厚、软骨及骨边缘增生所致。后期呈硬性骨肥大，部分患者可扪及骨赘，偶有关节半脱位。

3. 关节畸形 在手指、足趾和膝关节可以触及无症状的骨性突起。由于大鱼际肌萎缩，第一掌骨底部骨质增生隆起，手部多个结节及近端和远端指间关节水平样弯曲可形成“蛇样畸形”。第一掌腕关节半脱位可形成方形手。

4. 骨摩擦感与关节摩擦音 主要见于大关节，以膝关节最为常见。关节活动或关节被动运动时可出现骨摩擦感及关节摩擦音。粗糙的摩擦感和摩擦音是关节软骨损伤，关节表面不平，骨表面裸露的表现。

5. 关节活动受限 根据受累关节的部位与程度，患者可出现持物、行走和下蹲困难，患者活动与工作能力均受到不同程度的影响，患者的生活质量显著下降。

(三) 好发部位

OA 好发于负重和易被磨损的关节，如手、膝、髋、足、颈椎和腰椎关节最易受累。主要好发于以下关节。

1. 手 关节疼痛、压痛和肿胀，手指僵硬可造成弹响指或扳机指。具有特征性的改变是 Heberden 结节和 Bouchard 结节。发生于手远端指间关节背面的骨性突出物称为 Heberden 结节(图 9-114-1)；手近端指间关节背面的骨性突出物称为 Bouchard 结节。掌指关节较少受累。

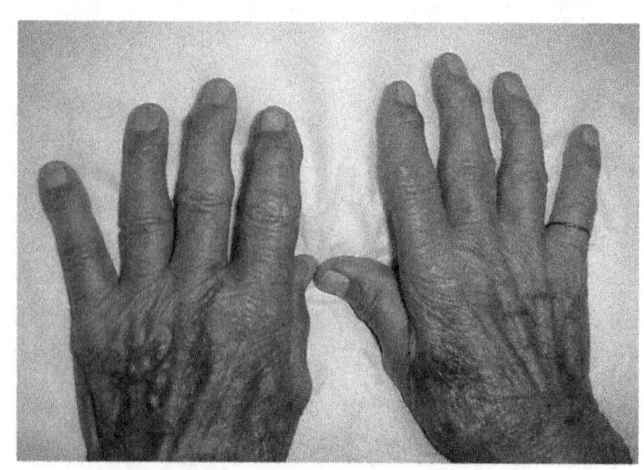

图 9-114-1 骨关节炎 Heberden 结节

笔记栏

2. 膝 主要表现为膝部疼痛、酸胀，双膝发软、无力，易摔倒，部分患者有明显的关节胶黏感；有局限性压痛及骨赘所致的骨肥大。有时伴有关节积液。关节活动时有骨响声及摩擦音。后期出现膝内翻或外翻，关节半脱位。

3. 髋 常表现为髋关节周围的隐袭性疼痛，跛行。疼痛多位于腹股沟或沿大腿内侧面分布，也有表现为臀部、坐骨区或膝部疼痛，初站立时加重，活动后稍有缓解。可出现内旋和伸直活动受限。

4. 足 以第一跖趾关节最常见，局部关节外形不规则，有疼痛、压痛和骨性肥大，可发生第一趾外翻畸形，活动受限。

5. 脊柱 常出现颈椎局部疼痛、压痛、活动受限，少数可引起头颈或肩部疼痛；还可出现神经受压表现及椎基底动脉供血不足的表现。腰椎亦较常受累，主要表现为腰椎旁软组织酸痛、胀痛、僵硬与疲乏感，弯腰受限，严重者压迫神经引起定位体征，腰椎骨质增生导致椎管狭窄者可出现间歇性跛行及马尾综合征。

(四) 特殊类型 OA

1. 原发性全身性 OA 根据其临床与流行病学特点可分为两种类型：①结节型：好发于中年女性，有家庭聚集现象。常累及远端指间关节和近端指间关节，特征性的改变是有 Heberden 结节和 Bouchard 结节。②非结节型：性别和家族聚集特点不明显。临床主要特点是常反复出现外周关节炎，重者可出现血沉增快及血浆 C 反应蛋白增高。

2. 侵蚀性炎症性 OA 常发生于绝经后女性，有家庭聚集倾向。主要累及远端及近端指间关节和腕掌关节。受累关节可出现疼痛和压痛，常反复急性发作，最终可导致关节的强直和畸形。急性期滑膜检查可见明显的增生性滑膜炎；X线下可见明显的骨赘形成，晚期可见明显的骨侵蚀及关节骨性强直表现。

3. 弥漫性特发性骨肥厚症 弥漫性特发性骨肥厚症（diffuse idiopathic skeletal hyperostosis，DISH）多发于男性，主要侵犯脊柱，可引起整个脊柱弥漫性骨质增生，椎旁肌腱、韧带附着点骨质增生，但一般不累及椎间小关节、骶髂关节和椎间盘；有时也累及到肘关节、指间关节等外周关节。典型表现为椎体前方韧带波浪状钙化，以胸椎常见。

4. 快速进展性 OA 好发于髋关节，引起该关节剧烈疼痛，活动受限；短期内可导致髋关节间隙明显变窄。也可累及其他关节，半年内关节间隙可减少 2mm 以上。

【实验室检查】

(一) OA 患者大多数血沉正常

在疾病活动时可轻度至中度增快，C 反应蛋白、血清淀粉样蛋白 A、α-酸性黏蛋白和触珠蛋白等急性时相反应蛋白可有轻度增高。病情活动时血清硫酸角蛋白水平和血清透明质酸水平增高，而滑液中透明质酸水平降低。滑液检查呈轻度炎性改变，滑液量增多，一般呈淡黄色、透明，偶有浑浊和血性渗出，黏稠度多正常或略降低，黏蛋白凝固多为正常。白细胞总数轻度升高，多在 2.0×10^9 L^{-1} 以下，分类以中性多叶核细胞为主。

(二) 影像学检查

1. X线检查 早期X线平片无改变，随后表现为关节间隙狭窄，宽度不均匀，但不形成骨性强直。软骨下骨板粗糙、密度不均，增生、硬化，骨性关节面下囊肿。骨刺或唇样突起。晚期出现关节半脱位及关节游离体等(图 9-114-2)。

案例 9-114-1

1. 血、尿常规正常，血沉 ESR 20mm/h，ASO 240U，RF 阴性，HLA-B27 阴性。

2. 左膝关节腔穿刺液检查：淡黄色、微浑，黏稠度略降低，黏蛋白凝集试验正常。有核细胞计数 1.6×10^9/L，中性多叶核细胞占 25%；红细胞 3.0×10^9/L。涂片找细菌及细菌培养均阴性。

3. X线片示：双膝关节间隙狭窄，关节面毛糙，关节面下有囊性透光区，关节面缘有骨刺形成，髌骨关节面凹凸不平，部分骨化，关节周围软组织肿胀。左髋关节间隙狭窄，髋臼边缘有骨赘形成，髋臼下有囊性变。

2. CT 与 MIR 检查 CT 对椎间盘病变的诊断明显优于 X 线平片。MIR 可早期显示关节软骨、韧带、半月板及关节腔积液等病变情况，如关节软骨病变，膝交叉韧带松弛变细，半月板变性、撕裂，滑囊和纤维囊病变等，有利于本病的早期诊断与鉴别诊断，有条件的患者可考虑选用。

【诊断】

根据患者的临床表现和影像学等辅助检查诊断 OA 并不困难。目前国内诊断手、膝和髋关节 OA 多采用美国风湿病学会 1995 年修订的 OA 分类标准诊断 OA(表 9-114-1～表 9-114-3)。

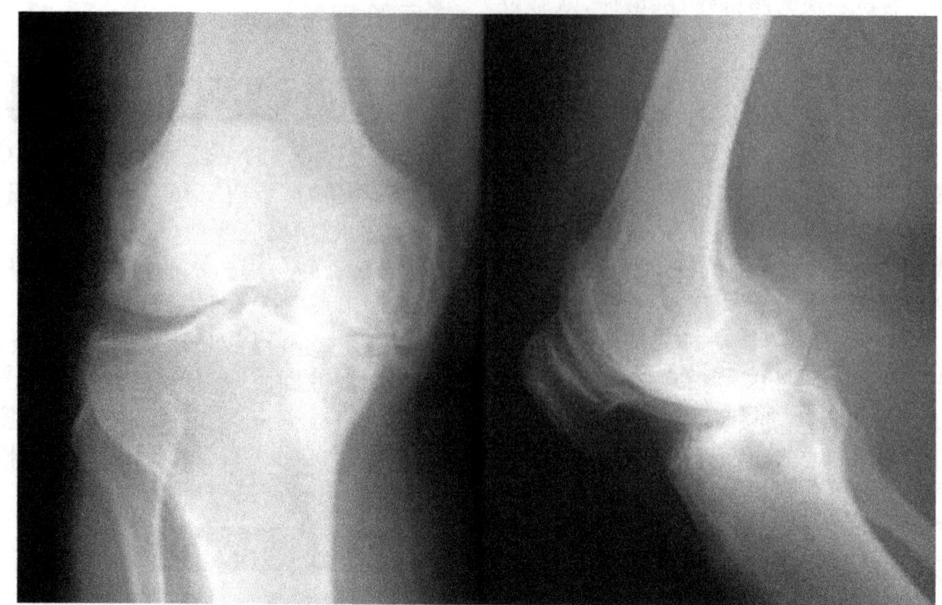

图 9-114-2 （膝骨并节炎 X 线正位片）膝骨节炎 X 线改变

表 9-114-1　手 OA 的分类标准

1. 近 1 个月来大多数日子手痛、发酸、晨僵
2. 10 个指定关节中骨性膨大关节≥2 个
3. 掌指关节肿胀≤2 个
4. 1 个以上远端指间关节肿胀
5. 以上 10 个指定的指关节中 1 个或 1 个以上关节畸形
具备以上 1、2、3、4 条或 1、2、3、5 条者可诊断手 OA。

注：10 个指定关节包括双侧第 2、3 指远端和近端指间关节及第 1 腕掌关节

表 9-114-2　膝 OA 的分类标准

临床标准：
1. 近 1 个月大多数时间有膝关节疼痛
2. 有骨摩擦音
3. 晨僵≤30 分钟
4. 年龄≥38 岁
5. 有骨性膨大
具备以上 1、2、3、4 条或 1、2、5 条或 1、4、5 条者可诊断膝 OA。
临床加 X 线片检查标准：
1. 一个月来大多数日子膝痛
2. X 线片示关节边缘骨赘
3. 关节液检查符合 OA
4. 年龄≥40 岁
5. 晨僵≤30 分钟
6. 关节活动时骨响声
具备以上 1、2 条或 1、3、5、6 条或 1、4、5、6 条者可诊断膝 OA。

表 9-114-3　髋 OA 的分类标准

临床加 X 线检查标准：
1. 近 1 个月来大多数日子出现髋痛
2. 血沉≤20mm/h
3. X 线示股骨头和(或)髋臼骨赘
4. X 线示髋关节间隙狭窄
具备以上 1、2、3 条或 1、2、4 条或 1、3、4 条者可诊断髋 OA。

案例 9-114-1

本例主要临床特点：

1. 患者系老年女性。

2. 双膝关节先后疼痛 3 年，加重并左髋关节痛 3 个月，活动后加重，休息后减轻，病情中无明显晨僵，无发热、皮疹等表现。

3. 体态肥胖。双膝关节肿胀，有压痛，左膝为著，双膝被动活动有骨擦感，左膝浮髌征阳性；左髋关节活动时疼痛明显，活动受限。

4. 血沉正常，RF 阴性，HLA-B_{27} 阴性。

5. 左膝关节液检查符合 OA 的特点。

6. X 线片示：双膝关节间隙狭窄，关节面毛糙，关节面缘有骨刺形成。左髋关节间隙狭窄，髋臼边缘有骨赘形成。

根据上述特点，对照膝、髋关节 OA 的分类标准本例可诊断为双膝 OA，左髋 OA。

【鉴别诊断】

典型的OA诊断一般不困难,但对于不典型OA需与类风湿关节炎、强直性脊柱炎、反应性关节炎、痛风和感染性关节炎以及肿瘤相关性风湿症等相鉴别。

(一)类风湿关节炎

好发于育龄期女性,以掌指关节、腕关节和近端指间关节最常受累,极少累及远端指间关节。晨僵时间多大于1小时,关节肿胀呈对称性,有皮下小结,RF阳性,滑液检查示炎性滑液表现,X线示软组织肿胀、骨质稀疏、关节间隙狭窄、囊性变、半脱位和强直。

(二)强直性脊柱炎

好发于年轻男性,主要表现为腰背疼痛、酸痛、僵硬,久坐或久卧后症状加重,活动后减轻。可伴有下肢不对称性大关节炎症,伴有关节外表现,包括眼炎、口腔溃疡、心脏损害等。HLA-B27多为阳性,X线示脊柱及骶髂关节损害。

(三)肿瘤相关性风湿症

某些恶性肿瘤,如肺癌、胃癌、结肠癌、乳腺癌、子宫和卵巢肿瘤、多发性骨髓瘤以及骨转移癌等可引起关节肿痛和骨骼疼痛等表现,有的关节症状出现在肿瘤引起的症状之前,因此对于50岁以上的关节痛患者应用NSAID治疗效果不佳的尤应注意。详细询问病史和进行细致的体验可发现一些诊断线索,及时进行相关部位的影像学或病理学检查,可明确或排除相关肿瘤。

【治疗】

本病的治疗目的在于缓解疼痛、阻止和延缓病情进展,保护关节功能,提高患者的生活质量。一般采用综合性治疗措施,包括关节保护性措施、理疗、药物治疗和外科治疗等,治疗方案应根据每个患者的具体情况而定。

(一)一般治疗

1. 患者教育 要告诉患者本病的治疗目的、原则、生活注意事项、锻炼方法以及常用药物的用法和不良反应等。

2. 关节保护性措施 要求患者适当休息、减肥,防止关节过度运动和过度负重,避免机械性损伤。

3. 理疗 可选用多种理疗形式,包括热敷、电疗、磁疗、汽疗、水疗和离子透入法等。针灸、按摩和推拿有一定的消炎、镇痛作用,可减轻症状。

(二)药物治疗

1. 控制症状药物 此类药物包括一般镇痛药、NSAIDs和糖皮质激素等,具有迅速镇痛和改善症状作用,但不影响OA病理进程和病变结构。对乙酰氨基酚对骨关节炎有良好的止痛作用,且费用较低,对于较轻的OA可考虑首选,每日剂量1.5～2.0g,分3～4次口服。NSAID是最常用的一类治疗骨关节炎的药物,剂量一般较治疗RA为小,宜选用对环氧化酶-2有选择性抑制倾向的品种,如尼美舒利0.1g口服,每日二次,美洛昔康15mg口服,每日一次等。

对于其他治疗无效的急性关节炎、肌腱炎行关节腔或病变局部注射糖皮质激素,可能短期有效。

2. 改变病情药物和软骨保护剂 此类药物能减缓或逆转OA软骨降解,缓解疼痛和改善关节功能,干扰OA病理过程。一般见效慢。但停药后疗效可持续一段时间,如透明质酸、硫酸基葡萄糖等属于此类。

(1) 透明质酸:透明质酸溶液的黏弹性及分子屏蔽作用大小和透明质酸的分子量及浓度有关。透明质酸的治疗作用表现为关节疼痛缓解,活动度增加及炎症消退。一般每周关节腔内注射一次,5次一个疗程,多数患者局部应用3次左右显效,维持时间可长达数周至数月。

(2) 硫酸氨基葡萄糖:外源性硫酸氨基葡萄糖(glucosamine sulfate)可补充软骨基质的丢失成分,抑制炎症过程,延缓OA的发展,缓解疼痛,改善OA患者关节的功能。本品口服易吸收,0.25～0.5g一天三次,连服4至12周,治疗2周后症状逐渐改善,但对硫酸氨基葡萄糖过敏者禁用。

(3) 戊聚糖多硫酸钠:戊聚糖多硫酸钠(sodium pentasan polysulfate)可抑制金属蛋白酶和粒细胞弹性蛋白酶活性,减弱白细胞产生细胞因子和前列腺素的能力,改善OA软骨下血液循环。一般为3mg/kg肌内注射,每周一次,四周为一个疗程。

3. 其他药物

(1) 骨重吸收剂:双磷酸盐可抑制胶原酶和前列腺素活性,改善糖蛋白的聚集,使软骨层增厚,并抑制破骨细胞活性,减少骨吸收。目前用于临床的有新一代双磷酸盐药物有氯甲双磷酸二钠(骨磷,clodronate)、帕米磷酸钠(博宁,pamidronate)、阿仑磷酸钠(固邦,alendronate)等。

(2) 生物制剂:临床研究表明胰岛素生长因子-1、转化生长因子b、白细胞介素-1受体拮抗

笔记栏

剂和肿瘤坏死因子-α受体拮抗剂等生物制剂能延缓和阻止 OA 软骨降解，增加软骨基质的合成，促进软骨的修复，但有待于进一步验证。

(三) 外科治疗

在内科治疗无效，并出现严重关节功能障碍时，为提高患者生活质量，可考虑外科治疗。根据病情可考虑选用关节镜下手术，关节矫形术或关节置换术。

案例 9-114-1

本例处理方案：

1. 卧床休息，并适当进行肢体被动运动，以防肌肉萎缩，症状控制后应逐渐恢复主动运动和适当的体育锻炼，增加含钙食物的摄入，减少脂肪和淀粉类、糖类食物的摄入，降低体重，以减轻关节负担。

2. 选用双氯芬酸钠每次 25mg，每天 3 次或萘丁美酮每次 0.5g，每天 2 次，用药 2 周左右酌情调整剂量或换用其他药物。

3. 加用硫酸氨基葡萄糖，每次 500mg，每日 3 次，以阻止或延缓病情进展。

4. 可予透明质酸钠 2ml 双膝关节腔内注射，每周 1 次，连用 5 次为一疗程，每次行关节腔穿刺前应尽量抽出关节积液。可减轻关节疼痛、保护关节软骨、促进关节功能恢复。

5. 治疗过程中可酌情选用理疗和辅助性器械，将有助于关节功能的恢复。

6. 嘱患者注意自我监测药物的不良反应，应定期复查血常规、尿常规、肝功能等；3 个月左右应复查髋、膝关节 X 线片以了解病变进展情况。

【预后】

大多数 OA 患者预后良好，但个别病例可导致关节畸形或关节功能严重障碍。与受累部位及病变程度有很大关系。

推荐阅读

中华医学会风湿病学分会.骨关节炎诊治指南(草案). 中华风湿病学杂志.2003，11：702～704

Felson DT.2006.Osteoarthritis of the knee. N Engl J Med，354:841～848

Lorenz H，Richter W.2006.Osteoarthritis：cellular and molecular changes in degenerating cartilage.Prog Histochem Cytochem，40:135～163

Moseley JB，O'Malley K，Petersen NJ，et al.2002.A controlled trial of arthroscopic surgery for osteoarthritis of the knee.N Engl J Med，347:81～88

（李志军）

笔记栏

第十篇 理化因素所致疾病

第115章 总论

一些对人体有害的物理、化学、生物等因素存在于人们生活的环境中，当接触剂量过大和(或)时间过长，可导致人体发生急性或慢性损害，甚至危及生命。

【物理因素所致疾病】

人体因接触有害的物理因素而引发的疾病统称为物理因素所致疾病。例如：高温环境下可引起中暑；较长时间处在低温环境中可造成冻僵；在高山、高原停留，因稀薄空气中氧分压低，可使人体缺氧，发生高原病；当人潜入深水时，由于水压过高，吸入空气中的大量氮气溶解在血液、组织中，若返回地面的速度过快，溶解在血液、组织中的氮气迅速释放出来，形成气泡阻塞血管，损伤骨骼和神经，从而发生减压病；长期接触高分贝噪声可发生神经性耳聋；长期接触强烈振动的机器会发生神经功能紊乱、血管痉挛而出现白指症和骨骼异常；电离辐射包括电磁辐射(γ射线、X射线)和粒子辐射(α粒子、β粒子、中子、质子、正电子等)，可干扰骨髓造血功能，使血细胞生成减少、比例失调，甚至引起再生障碍性贫血；高频可影响神经功能；微波可致白内障、视网膜损害；紫外线可引起电光性眼炎、雪盲和皮炎；各种形式的运动可刺激前庭神经引起的晕动病(晕车、晕船、晕飞机)；电击和淹溺，常致患者呼吸、心跳骤停。

【化学因素所致疾病】

因有害化学物质进入人体所引发的疾病统称为化学因素所致疾病。有害化学物可来自自然界，如高氟地区居民患氟骨症。毒物也可来自工业的“三废”污染，例如水俣病，该病是由于工厂废水中的汞沉积在海泥中，被微生物分解转化为甲基汞而二次污染水质，超量的甲基汞进入人体后迅速溶解在脂肪里，并且大部分聚集在脑部，黏附在神经细胞上，使细胞中的核糖核酸减少，从而引起细胞死亡。患者口齿不清、面部呆滞、手脚颤抖、神经功能失常，久治不愈，最后全身蜷曲而死。生产过程中意外泄漏大量有毒化学气体(例如氯气)可引起人、畜急性肺水肿，毒气甚至迅速扩散危及大批人群而造成重大伤亡。工业生产中长期接触有机溶剂、刺激性气体、窒息性毒物、农药等可发生慢性中毒。在家庭生活中，杀虫药、过量药物和清洁剂均是对人体有害的化学物，如果误服或故意吞服此类有害物质，会发生急性中毒。“吸毒”成瘾者常发生意外急性中毒事件。

【理化因素所致疾病的共同诊断原则】

理化因素所致疾病的发生往往与环境因素有关，有特定的临床表现，如果检测技术所及，大多能找到确切的病因，因此，诊断时应重视下列问题。

(一) 注意病因检测

目前对大部分理化因素都有检测方法，可以利用原子吸收分光光度法、气相色谱分析法或高效液相色谱分析法等检测环境中和人体体液中的毒物浓度以助确诊。此外，环境温度、海拔高度、海平面下深度、噪声强度、振动频率、辐射强度、放射剂量等都能测定。

(二) 掌握靶器官受损情况

各种理化因素都有其作用的靶部位，靶部位可以是一个或多个。有机磷杀虫药的靶分子是

笔记栏

神经系统的乙酰胆碱酯酶，而生鱼胆的靶器官是肾和肝；加速运动主要作用于前庭神经。诊治时需要弄清楚靶器官受损程度。危重患者常见多脏器损害。

（三）了解剂量-效应关系

剂量-效应规律是理化因素作用的基本规律，临床以接触剂量与疾病严重程度的相关性作为病因诊断的依据。

（四）流行病学调查分析

由于不少理化因素所致疾病是环境病或公害病，可能同一时间有多人发病。因而，当发现起病在同一时间、同一地点、具有同一临床表现的患者，俗称“三同人员”时，利用研究人群发病情况的流行病学调查方法，有助查明环境中存在的致病因素和发病个体的诊断。

结合接触史，综合临床表现，加上实验室检查证据，排除其他有类似临床表现的疾病，方可以做出诊断。

【理化因素所致疾病的共同防治原则】

（一）迅速脱离有害环境和解除危害因素

这是理化因素所致疾病的重要防治措施。毒物存在于体内或体外，可继续发挥其毒性作用，因而要尽力尽早清除。

（二）维持患者生命体征

理化因素所致疾病可产生严重的后果，影响意识、呼吸、心率、血压等生命征，因而要做好“生命八征”（体温、呼吸、心率、血压、意识、瞳孔、皮肤和尿量）监护，并采取有效的急救措施，使患者度过生存难关。例如，电击或淹溺致心跳骤停时，必须予以及时有效的心肺脑复苏，呼吸衰竭者应给予呼吸支持等。

（三）针对发病机制和病因的治疗

急性中毒时如有特殊解毒药，应尽早应用。物理因素所致疾病主要针对发病机制或症状进行治疗，例如中暑高热时降温；冻僵时予复温；急性高原病主要是给氧；减压病需要进入高压氧舱重新加压，再缓慢减压。

（四）对症治疗

理化因素所致疾病种类繁多，目前有特效疗法的为数有限。对症治疗可减少患者痛苦，促进早日康复。对危重患者而言，对症治疗意味着对重要脏器功能的复苏与维持。

【理化因素所致疾病的防治研究进展与展望】

在远古，人类已经知道自然界有些因素可以致命，但对这范畴的认识经历了漫长的历史过程。由于20世纪毒理学的兴起以及临床医学，特别是急救医学的发展，抢救中毒患者从一般的清除毒物和支持治疗发展到根据毒理进行对因解毒、引入血液净化技术清除毒物、利用高新医疗技术进行生命监护与器官功能支持。研究已经从器官水平到分子水平，21世纪发展至基因水平阐明发病机制。我国对中药解毒机制的研究为探索新的解毒疗法开拓了更多新路。物理因素所致疾病的研究起步较晚，对患者的治疗仍然有赖于脱离有害环境、对症处理和器官功能支持。近年，有关自然环境及生产环境中不利物理因素对人体的生理影响、人的适应性、适应不全所受伤害等方面的研究取得很大进展。例如发现高原居民在稀薄空气环境下，DNA各自进化出不同的排序以“应对缺氧”等。随着对发病机制研究的深入，探索针对性防治技术，提高诊治水平将是临床研究的方向。

本章主要讲述理化因素对身体健康危害的临床表现和救治，以学习急性中毒为主。

（陈晓辉）

笔记栏

第116章 物理因素所致疾病

第一节 淹 溺

淹溺(drowning)是指因水或其他液体进入呼吸系统或反射性引起喉痉挛发生窒息和缺氧，并处于临床死亡状态。从水中救出后暂时性窒息，尚有大动脉搏动者称为近乎淹溺(near drowning)。

【病因】

1. 落水后由于没有游泳能力或因某种原因丧失游泳能力可造成溺水 诱发因素有：①游泳时间过长，过度换气，体内CO_2及时过多，引起呼吸性碱中毒而出现手足搐溺，严重者可出现暂时性昏迷而发生溺水；②患有心脑血管疾病或其他疾病不能胜任游泳或游泳时疾病发作而致溺水。

2. 潜水员在潜水时潜水装备发生破损 以及潜水员过度疲劳、操作失误，使水灌入而造成溺水。

3. 潜艇或其他水上运输工具遇难沉没 或陆空交通工具失事落水，乘员逃脱不出或逃至水面未能及时获救，均可发生溺水。

【发病机制】

主要病理为急性窒息所产生的严重缺氧和高碳酸血症。溺水通常分为海水溺水和淡水溺水两种类型，两者在发病机制方面有共性又有各自的特殊性(见表10-116-1)。

表10-116-1 海水淹溺与淡水淹溺的比较

项目	海水淹溺	淡水淹溺
血液总量	减少	增加
血液浓缩或稀释	浓缩显著	稀释严重
红细胞破坏	很少	常见
血浆电解质变化	钠、钙、镁、氯离子增加	钾离子增加，钠、钙、氯离子减少
心室颤动	很少发生或不发生	多见
致死主要原因	急性肺水肿、脑水肿，心力衰竭	急性肺水肿、心室颤动、心力衰竭、急性脑水肿

1. 淡水淹溺 淡水较血浆或其他体液渗透压低。进入人体后迅速吸收到血循环，使血容量增加，严重病例可引起溶血，出现高钾血症和血红蛋白尿，可引起心律失常和急性肾功能衰竭。淡水吸入引起肺泡表面活性物质灭活，使肺顺应性下降、肺泡表面张力增加、肺泡容积急剧减少、肺泡塌陷萎缩、呼吸膜破坏，发生通气/血流比例失调。

2. 海水淹溺 海水含钠量是血浆的3倍以上，渗透压较高，吸入的海水不能吸收到血液循环，反而能使血液中的水进入肺泡腔，产生肺水肿、肺内分流，减少气体交换、出现低氧血症。此外，海水对肺泡上皮及肺毛细血管内皮细胞有化学损伤作用，能促使肺水肿发生。

人体溺水吸入淡水或海水后，尽管血容量、血电解质浓度和心血管功能变化不同，但都可引起肺顺应性降低、肺水肿、肺内分流、严重低氧血症和混合性酸中毒。有严重脑缺氧者，还可促使神经源性肺水肿发生。大多数淹溺者猝死的原因是严重心律失常。

【临床表现】

淹溺患者临床表现各异，与溺水持续时间长短、吸入水量多少、吸入水的性质及器官损害范围有关。轻者表现为一过性窒息症状，重者可有意识丧失、呼吸心跳停止，处于临床死亡状态。

1. 症状 近乎淹溺者可有头痛或视觉障碍、剧烈咳嗽、胸痛、呼吸困难、咳粉红色泡沫样痰。

2. 体征 ①面部青紫或苍白，眼球突出，眼结膜充血，四肢冰凉，血压测不出；②轻者呼吸表浅，肺部有湿啰音，重者可有抽搐、呼吸心跳停止；③口腔、鼻内充满泡沫状液体、泥沙、杂草及其他杂物；④胃部明显扩张，腹部膨隆。可合并肢体损伤、脑外伤、脊髓损伤和空气栓塞等。

【实验室检查】

1. 血常规 白细胞总数和中性粒细胞比例增高。

2. 血气分析 低氧血症和代谢性酸中毒。

3. 血生化 淡水淹溺者有低钠低氯低钙和低蛋白血症；海水淹溺者可有高钠高氯、高钾血症。

4. 尿液检查 蛋白尿、管型尿和血红蛋

笔记栏

白尿。

5. X线检查 轻者对称性肺门浸润，重者两肺弥散性肺水肿，伴有不同程度的炎性改变。

6. 心电图 常表现为窦性心动过速和非特异性ST—T改变，若出现室性心律失常，完全性心脏传导阻滞提示病情严重。

【诊断】

据落水淹溺史及临床表现，诊断无困难。应注意以下几点：①是海水还是淡水淹溺；②淹溺持续时间和抢救时间，尤其是心肺复苏时间；③体检时注意心跳呼吸，呼吸道是否通畅；④有无并发其他损伤。

【治疗】

（一）现场急救

1. 尽快从水中救出患者 迅速清除口鼻内异物，解开衣扣，保持呼吸道通畅，监测呼吸心跳情况。

2. 有呼吸、心跳者先行倒水 将患者俯卧，下腹垫高，头部下垂，并用手压其背部，使积水倒出。在急救过程中不能因过久的倒水而延误心肺复苏的时间。

3. 心跳呼吸已停止者立即给予心肺复苏 在心肺复苏的同时有条件者可给予静脉推注肾上腺素及呼吸兴奋剂。

（二）医院救治

1. 监测血压、心率、呼吸、体温等生命征。

2. 纠正缺氧 高流量吸氧，有条件者行气管插管或切开，予机械通气。

3. 复温 对于低体温者进行复温，包括体内体外温度。

4. 脑复苏 静脉滴注甘露醇脱水降低颅内压、缓解脑水肿；抽搐时用地西泮、苯巴比妥（鲁米那）等，有条件者给予高压氧治疗。

5. 处理并发症 对合并惊厥、心律失常、低血压、肺水肿、急性呼吸窘迫综合征、急性胃肠道出血、电解质紊乱和代谢性酸中毒应进行合理治疗。

6. 应用抗生素控制感染。

第二节 冻 僵

冻僵又称意外低体温（accidental hypothermia），是寒冷引起的以神经系统和心血管损害为主要表现的全身性疾病。通常在暴露寒冷环境（—5℃以下）后6小时内发病。

笔记栏

【病因】

冻僵多发生于在寒冷环境中逗留和工作时间过久，而其保暖御寒措施不足，陷埋于积雪或浸没于冰水等情况时也可发生。老人、婴儿、体质极度衰弱者和慢性心血管病，脑垂体前叶和甲状腺机能减退、脑血管意外后遗症患者，偶尔在温度过低的室内亦可发生冻僵。饥饿、疲劳、酒后等更易诱发本病。

【发病机制】

冻僵是寒冷刺激超过人体的耐受限度而引起的全身性伤害。正常在寒冷条件下，肾上腺素能交感神经兴奋使体表血管收缩以保持体温，同时通过运动神经增加肌肉张力和抖动来产生热量。但是所增加的热量都是有限的，仅比安静状态时增加40%～60%。寒冷使机体的氧耗量和每搏输出量增加，在5℃的环境中，氧耗量约增加3倍，心排血量增加95%。寒冷影响意识和思维活动，降低对外界的反应性和工作能力。当体温下降到35℃以下时影响脑和心脏功能，并妨碍葡萄糖等能量代谢。体温在26～33℃时，寒冷导致代谢进一步降低，使心跳减慢和心律失常，胰岛素抵抗，并可引起多器官功能障碍或衰竭；17～26℃时，血红蛋白与氧亲和力增高，氧释放减少，使组织缺氧；12℃时，细胞膜钠通道阻断，钠离子不能进入细胞内，使肌纤维无应激反应，并出现感觉和运动神经麻痹，周围血管扩张而导致失热，进一步引起体温下降，最终引起心脏停搏、呼吸停止，脑电活动停止。倘若低温为时较短，体温回升时神经和肌肉的功能可以恢复。如果低温持续数小时，神经和肌肉发生退行性变，即使体温恢复正常，其功能亦难以恢复。冻僵损伤血管内皮细胞，解冻后血管腔内易形成血栓和引起组织缺血性坏死。

【临床表现】

冻僵患者在受寒冷初期有头痛、不安、四肢肌肉和关节僵硬、皮肤苍白冰冷、心跳和呼吸加快、血压增高。体温低于33℃时有嗜睡、感觉和反应迟钝、记忆丧失、心跳和呼吸减慢、脉搏细弱。体温低于26℃，出现昏迷、心排血量减少、血压下降、心律失常，甚至发生心室颤动。肝细胞缺氧，影响葡萄糖代谢使血糖降低和血钾增高。体温20℃时会出现心跳或呼吸停止，瞳孔散大固定，心电图或脑电图成直线。低温还可引起胃黏膜糜烂和出血以及胰腺炎症。冻僵恢复后可出现血栓形成和组织缺血性坏死。

【治疗】

冻僵(全身冻伤)急救与治疗的关键是迅速恢复患者中心体温,防止并发症。

(一) 现场处理

迅速将患者移至温暖处,保持平卧位。搬动时要小心、轻放,避免碰撞后引起骨折。在未获得有确切的死亡证据前,必须积极抢救。

(二) 院内处理

1. 一般处理 低温患者通常处于脱水状态,复温后可能发生血容量减少和低血糖,应注意纠正;神志清楚者,静脉输注生理盐水及50%葡萄糖25g。反应迟钝者,静脉输注40~42℃生理盐水和葡萄糖溶液300~500ml,液体输注总量为20ml/kg,同时给予纳络酮和维生素B_1。

2. 复温技术 首先脱去湿冷衣服,将患者用棉被或毛毯裹好放置温暖环境。复温速度为0.3~2℃/h。对中、重度冻僵患者,可用电热毯、热水袋温暖全身,或浸泡于40~42℃温水浴,缓慢复温,复温速度为1~2℃/h。也可输注加热(37~44℃)液体或吸入加热(42~46℃)湿化氧气,或将各种灌洗液加热至40~42℃进行胃、直肠、腹膜腔(无氯化钾)灌洗升温,复温速度为0.5~1℃/h。体外循环是快速复温的重要措施,复温速度为10℃/h。此种方法对稳定轻、中度冻僵患者的心血管功能安全有效。

3. 心跳呼吸停止和心律失常的治疗 对于心跳呼吸停止的患者及早进行心肺复苏,酌情进行气管内插管或气管切开;并给予相应的药物进行复苏抢救。体温低于28℃出现心律失常,应先进行复温,然后再行药物或电复律治疗,否则无效。室上性心律失常通常在复温期间或24小时内可自行转复。

4. 积极处理并发症 积极纠正缺氧、血液浓缩、电解质紊乱和预防血栓形成、继发感染、脑水肿和肾功能衰竭、应激性溃疡、胰腺坏死、心肌梗死等并发症。

5. 监护 监测心脏功能,预防和治疗心律失常;进行动脉血气监测,纠正低氧血症和酸碱失衡;放置导尿管,观察尿量,监测肾脏功能;放置胃管,防止胃内容物误吸。

第三节 电 击

电流或电能量(静电)通过人体引起组织不同程度损伤或器官功能障碍,甚至发生死亡,称为电击(electrical injury)。

【病因】

电击常发生于违反用电操作规程或其他原因致人体直接接触电源,或在高压电和超高压电场中,电流或静电电荷经空气或其他介质电击人体。风暴、地震、火灾等灾害也可使电线断裂使人体意外触电。

【发病机制】

电损伤对人体的危害与接触电压高低、电流阻抗、电流类型、频率高低、通电时间、接触部位、电流方向和所在环境的气象条件都有密切关系。低电压和高电压都可使器官的生物电节律周期发生障碍,强电压(1000V以上)引起极严重的损伤,而低压(110~220V)的家用电亦可引起致命性损伤。骨和皮肤对电流通过的阻力最大,而肌肉、血管和神经的阻力最小,阻力可因环境潮湿而大大减低。同样能量条件下,交流电比直流电的危险性大,交流电有持续抽搐作用,能“牵引住”接触者,使其脱离不开电源。不同频率的交流电对人体的影响也不同,低频为50~60Hz时,易落在心脏应激期,从而引起心室颤动。如电流经胸部至手的径路比直立时手至足或跨立时手至足的径路危险性大。然而,直立时心肌损伤率增加,可能与电流通过组织的时间长,电流扩散较广有关。电流具有使肌细胞膜去极化作用,引起肌肉强烈收缩。中枢神经系统即使所接触的电流小于100mA,已可引起神经传导阻断,如累及脑干,呼吸迅速停止。

电流能量可转化为热量,可使局部组织温度升高,引起灼伤。触电后大肌群强直性收缩可发生脊椎压缩性骨折或肩关节脱位。

【临床表现】

(一) 全身表现

1. 轻型 如瞬间接触低电压、电流弱的电源时常出现精神紧张、面色苍白、表情呆滞、呼吸心跳加速。严重者可有晕厥、短暂的意识丧失,一般都能恢复,恢复后可能有肌肉痛,疲乏,头痛,神经兴奋及心律失常等。

2. 重型 可有心室颤动或心跳呼吸骤停,如不及时脱离电源立即抢救可造成死亡。另外,电击伤尚可引起各种内脏损伤。

笔 记 栏

(二)局部表现

主要为电烧伤。低电压引起的烧伤,时间短者伤口小,直径约 0.5～2cm 左右,呈椭圆形或圆形,焦黄及灰白色,创面干燥,常有进出口。一般不损伤内脏,截肢率低。

高压电引起典型的电接触伤有以下特点:①面积不大,但可深达肌肉、血管、神经和骨骼,有"口小底大,外浅内深"的特征。②有一处进口和多处出口。③肌肉组织常呈夹心性坏死。④电流可造成血管壁的变性坏死或血管栓塞,从而引起继发性出血或继发性坏死,故电烧伤的致残率很高。

(三)其他

电击后 24～48 小时常出现神经源性肺水肿、胃肠道出血、弥散性血管内凝血、烧伤处继发细菌感染。大约半数电击者有单侧或双侧鼓膜破裂。电击后数天到数月可出现神经系统病变(上升性或横断性脊髓炎、多发性神经炎),视力障碍;单侧或双侧白内障。孕妇遭电击后常发生死胎和流产。

【实验室检查】

1. 心电图表现 心室颤动是低电压触电后最常见的表现,是伤者致死的主要原因。心律失常也可表现为传导阻滞或房性、室性期前收缩、多源性或频发的室性期前收缩,可转化为室速或室颤。

2. 早期可出现肌酸磷酸激酶(CPK)及同功酶(CK-MB)、LDH、GOT 的活性增高,或血红蛋白尿、肌红蛋白尿等。

【治疗】

1. 即刻切断电源 发现触电后,首先迅速切断电源,或应用绝缘物使患者与电源断离,同时注意救助者触电。

2. 心肺复苏 对心跳呼吸停止者立即进行心肺复苏,给予基本的生命支持,有条件者给予气管插管,高浓度正压吸氧,以减少并发症和后遗症。对所有电击患者,应连续进行 48 小时心电血压监测,以便发现迟发性心律失常和休克。出现心律失常者应使用适当的抗心律失常药物;休克患者应根据患者全身状态、末梢循环、心率、中心静脉压、血细胞比容和每小时尿量来调整补液的质、量和速度。

3. 防治急性肾功能衰竭 应用乳酸林格液恢复循环容量,并维持尿量(50～75ml/h)。如果出现血红蛋白尿,尿量应维持在 100～150ml/h。静脉输注碳酸氢钠碱化尿液,应用甘露醇预防肌球蛋白性肾病。已发现急性肾衰竭者,治疗遵循急性肾功能衰竭的处理原则,必要时可予血液透析或腹膜透析。

4. 处理外科问题 对于广泛组织烧伤、肢体坏死和骨折者,应进行清创术或植皮和骨折肌体固定术等相应处置,应用破伤风抗毒素(3000U)预防破伤风,对继发感染者应给予抗生素治疗。

笔记栏

第四节 晕动病

晕动病(motion sickness)是晕船、晕车、晕机和由于摇摆、旋转、加速运动引起的一种疾病。

【发病机制】

晕动病的发病机制尚未完全明了,主要和前庭功能有关。前庭器的内耳膜迷路的椭圆囊和球囊的囊斑是感受上下和左右的直线运动,三个半规管毛细胞感受旋转运动。当囊斑或毛细胞受到过度运动刺激所引起的神经冲动,依次由前庭神经传至前庭神经核,再传到动眼神经核,引起眼球震颤;经前庭脊髓束至延髓外侧网状结构,引起呕吐、心率减慢、血压下降、通气过度、唾液分泌。本病的个体易感性差别很大,2～12 岁易感性最高。晕动病可能与视觉刺激有一定关系。通风不良、噪音、特殊气味、情绪因素、睡眠不足、过度疲劳、饥饿饱餐、内耳疾病等均可促发本病。

【临床表现】

本病常在乘坐交通工具数分钟至数小时后发生。起初唾液分泌增多,面色苍白、出冷汗,头晕,随后感觉上腹不适、恶心、呕吐、心动过缓,并可有呼吸深而慢、眼球震颤。严重呕吐者可引起失水和电解质紊乱、精神抑郁等。症状一般在停止运行或减速后数十分钟至几小时内减轻或消失。重复运动或加速运动后,症状又再度出现。但经多次发病后,症状反而可减轻,甚至不发生。

本病应与急性迷路炎、前庭神经炎、创伤后眩晕、椎基底动脉供血不足等疾病相鉴别。

【治疗】

将患者安排在通风良好、运动刺激最小、安静的位置,闭目仰卧或半卧,头部抬高固定。药物治疗包括抗胆碱药和抗组胺药,可单独应用,也可联合应用。

1. 抗胆碱药 氢溴酸东莨菪碱，0.3～0.6mg，每日3次。不良反应有口干、嗜睡、视力模糊。青光眼忌服。

2. 抗组胺药 ①盐酸美克洛嗪（敏克静）25mg，每日3次。不良反应有口干、疲乏、嗜睡、视力模糊。青光眼、哮喘、前列腺肥大者慎用。②茶苯海明（晕海宁、乘晕宁），25～50mg，每日3次。不良反应为嗜睡。③盐酸倍他司汀（抗眩啶）4～8mg，每日3次。

3. 苯二氮䓬类 地西泮2.5～5mg，乘车前半小时口服。不良反应有药物依赖、呼吸抑制。青光眼者慎用。

4. 如呕吐严重、脱水、低血压者，应静脉补充液体和电解质。

第五节 中 暑

中暑（heat illness）常发生在高温和湿度较大环境中，是以体温调节中枢障碍、汗腺功能衰竭和水电解质丢失过多为特征的疾病。根据发病机制和临床表现不同，通常将中暑分为热痉挛（heat cramp）、热衰竭（heat exhaustion）和热（日）射病（heat stroke或sun stroke）。上述三种情况临床上往往交叉重叠，相互伴随，很难截然分开，只不过是哪一种类型较为突出而已。

【病因】

引起中暑的原因很多，但概括起来可归结为对高温度高湿度环境的适应能力不足。在气温升高（>32℃）、湿度较大（>60%）环境中，由于长时间工作或强体力劳动，加之通风不良，又无充分防暑降温措施时，极易发生中暑。年老体弱、肥胖者往往首当其冲。促使中暑的原因有：①环境温度过高；②产热增加：如发热、甲状腺功能亢进和应用某些药物（如苯丙胺）。③散热障碍：如湿度较大、过度肥胖、穿透气不良的衣服等。④汗腺功能障碍：见于硬皮病、先天性汗腺缺乏症、广泛皮肤烧伤后瘢痕形成等。

【发病机制】

（一）中暑的机制

正常人腋窝温度在36～37.3℃，下丘脑体温调节中枢能控制产热和散热，通过出汗、蒸发、散热三种方式，以维持正常体温的相对恒定。当平衡被打破时，中暑就会发生。中暑的病理生理机制包括：①当体内热调节不当时，体温升高引起中枢神经系统兴奋，各内分泌腺体功能亢进，耗氧量增加，酶活力增强，促进新陈代谢增强，产热量增加；②体内热蓄积致中枢神经功能受损；③散热使大量出汗致使水代谢失调；④大量出汗致使电解质紊乱。

人体在高温中工作7天后，对热应激的适应能力会增强，可具有对抗高温的代偿能力，例如出汗量增加，而汗液钠含量较正常人少等。无此种代偿能力者，易发生中暑。

（二）高温对人体各系统影响

中暑损伤主要是体温过高（>42℃）对细胞的直接毒性作用，引起广泛性器官功能障碍。

1. 中枢神经系统 高热对大脑和脊髓的毒性作用能快速导致细胞死亡、脑水肿和局部出血、颅内压增高，甚至昏迷。小脑Purkinje细胞对高热毒性作用极为敏感，常发生构语障碍、共济失调和辨距不良。

2. 心血管系统 皮肤血管扩张引起血液重新分配，同时心排血量增多，因而心负荷加重。此外，高热能引起心肌缺血、坏死，以致促使发生心律失常、心功能减弱或心力衰竭，从而使心排血量降低，皮肤血管的血流量减少而影响散热。

3. 呼吸系统 热损伤肺血管内皮后会诱发ARDS。

4. 水、电解质代谢 正常人出汗最大速率为1.5L/h，热适应后的个体出汗速率是正常人的2倍。大量出汗常导致水和钠的丢失，使人体失水和失钠。

5. 肾 由于脱水、心血管功能障碍和横纹肌溶解等，导致急性肾功能衰竭。

6. 消化系统 中暑时，直接热毒性和胃肠道血液灌注减少可引起缺血性溃疡，易发生大出血。严重中暑患者，发病2～3天后几乎都会发生不同程度的肝坏死和胆汁淤积。

7. 血液系统 中暑严重患者，发病后2～3天可出现不同程度的弥散性血管内凝血（DIC）。

8. 肌肉 剧烈运动引起中暑时，由于肌肉局部温度增加、缺氧和代谢性酸中毒，常发生严重肌肉损伤、横纹肌溶解，导致血清肌酸激酶明显升高和高钾血症。

【临床表现】

中暑可分为热痉挛、热衰竭和热（日）射病。

1. 热痉挛 病变主要累及骨骼肌，表现为在剧烈运动，大量出汗后出现肌肉痉挛，多在活动停止后发生，数分钟后缓解。无明显体温升高。可能与严重体钠缺失（大量出汗和饮用低张液体）和过度通气有关。可为热射病的早期表现。

2. 热衰竭 在严重热应激情况时，由于体液和体钠丢失过多、补充不足，表现疲乏、无力、眩晕、恶心、呕吐、头痛。可有明显脱水征：如心动过速、低血压、直立性晕厥。呼吸增快、肌痉挛、多汗。体温可轻度升高。无明显中枢神经系统损害表现。多发生于老年人、儿童和慢性疾病患者。根据病情轻重不同，实验室检查可见血细胞比容增高、高钠血症、轻度氮质血症或肝功能异常。热衰竭可以是热痉挛和热射病的中介过程，如不治疗可发展成为热射病。

3. 热射病 是一种致命性急症，表现为高热（>40℃）和神志障碍。临床上分为两种类型：劳力性和非劳力性。劳力性主要是在高温环境下内源性产热过多；非劳力性主要是在高温环境下体温调节功能障碍引起散热减少。

（1）劳力性：多发生于高温度、高湿度和通风条件差的环境中进行重体力劳动或剧烈体育运动时。患者多为平素健康的年轻人，在劳动数小时后发病，约50%患者持续出汗，心率可达160～180次/分，脉压增大。此种患者可发生横纹肌溶解、急性肾衰竭、急性肝衰竭、DIC、多器官功能衰竭，甚至死亡。

（2）非劳力（或典型）性：在高温环境下，多见于居住拥挤和通风不良的城市老年居民。其他高危人群包括精神分裂症、帕金森病、慢性酒精中毒及偏瘫或截瘫患者。皮肤干热、发红，84%～100%的病例无汗，直肠温度常在41℃以上，最高可达46.5℃。病初可有各种行为异常或癫痫发作，继而可发生谵妄、昏迷、瞳孔对称缩小，终末期散大。严重者可出现低血压、休克、心律失常及心力衰竭、肺水肿、脑水肿，约5%病例发生急性肾衰竭，可有轻、中度DIC，常在发病后24小时左右死亡。

【实验室检查】

1. 血常规 可见血液浓缩，红细胞比积升高；尿常规有助于发现横纹肌溶解和急性肾衰竭；粪常规有助于发现缺血性溃疡引起的消化道出血。

2. 血生化检查 了解肝肾功能、心肌损伤及体内电解质平衡等情况。检测凝血功能注意DIC的发生。

3. 血液气体及酸碱平衡指标的检测。

4. 怀疑颅内出血或感染时，应行脑CT和脑脊液检查。

【诊断与鉴别诊断】

笔记栏

高热环境下，突然出现高热、皮肤干燥、无汗伴有中枢神经系统症状，就应该考虑中暑的诊断，直肠温度需在41℃以上。在热浪期，昏迷伴有体温过高时也应考虑中暑。但应与脑型疟疾、脑炎、脑膜炎、脑血管意外、脓毒症、甲状腺危象、伤寒及抗胆碱能药物中毒相鉴别。

【治疗】

抢救治疗原则：应立即脱离热环境，就地抢救，迅速降温，尽快采取措施降低患者体温，控制抽搐，纠正水电解质和酸碱失衡，积极处理心力衰竭、心律失常、休克、DIC等严重并发症。

（一）吸氧

提高动脉内血氧含量，减轻缺氧对脑细胞的损伤。

（二）降温

降温是治疗的关键，降温速度决定患者预后。通常应在1小时内使直肠温度降至37.8～38.9℃。

1. 体外降温 将患者转移到通风良好的低温环境，脱去衣服，冰袋放于头部及大血管处，或用降温毯进行降温。对无循环虚脱的中暑患者，可用冰水擦浴或将躯体浸入27～30℃水中传导散热降温。对循环虚脱者可采用蒸发散热降温，如用15℃冷水反复擦湿皮肤或同时应用电风扇、空气调节器。有条件者可将患者放置在特殊的蒸发降温房间。

2. 体内降温 体外降温无效者，用冰盐水进行胃或直肠灌洗，也可用4～10℃的5%GNS经股静脉向心性注入1000ml，或10℃无菌生理盐水进行腹膜透析或血液透析，或将自体血液体外冷却后回输体内降温。

3. 药物降温 地塞米松10mg静脉推注，据病情半小时后可重复应用1次。患者出现寒战时可应用氯丙嗪25～50mg加入500ml溶液中静脉输注1～2h，用药过程中监测血压。不主张使用阿司匹林和对乙酰氨基酚等解热镇痛类药，避免加重凝血和肝肾功能障碍。

（三）处理并发症

1. 昏迷 应保持呼吸道通畅，必要时进行气管内插管，呼吸机辅助呼吸。脑水肿和颅内压增高者常规静脉输注甘露醇1～2g/kg，15～20min输毕。有癫痫发作者，可静脉输注地西泮。

2. 心力衰竭与心律失常 应予对症治疗。心力衰竭合并肾功能衰竭有高钾血症时，应避免应用洋地黄类药物。

3. 休克 应静脉输注生理盐水或乳酸林格液恢复血容量，提高血压。必要时也可静脉滴注异丙肾上腺素提高血压。勿用血管收缩剂，以防影响皮肤散热。

4. 肝衰竭合并肾功能衰竭 为保护肾脏灌注，可静脉输注甘露醇。发生急性肾衰竭时，可行血液透析或腹膜透析治疗。肝衰竭者可行肝脏移植。应用 H_2-受体拮抗剂或质子泵抑制剂预防上消化道出血。

5. 弥散性血管内凝血 据病情输注新鲜冷冻血浆，或静脉滴注肝素。

6. 控制感染 使用敏感抗生素。

7. 纠正水、电解质酸碱平衡紊乱和高钾血症。

(四) 监测

包括体温、尿量、动脉血气分析、凝血酶原时间(PT)、激活的部分凝血活酶时间(APTT)、血小板计数和纤维蛋白原等。

第六节 高 原 病

发生在海拔 3000m 以上的地区，以缺氧为突出表现的一组疾病称为高原病(diseases of high altitude)。长期居住平原者移居或短期逗留高原均可发生高原病。

【病因】

高原的特征是大气压和氧分压降低，使人体发生缺氧。海拔 3000m 以上的地区，大气压力在 70.7kPa 以下，大气含氧量仅为海平面的 72%。随着海拔升高，吸入气中氧分压明显下降，氧供发生严重障碍。

【发病机制】

人从平原进入高原，为适应低氧环境，需要进行一些适应性调整，以维持毛细血管内血液与组织间必要的压力阶差。但对高原缺氧的适应能力有个体差异，过度缺氧和对缺氧反应迟钝者可发生适应不全，即高原病。高原适应不全的速度和程度决定了高原病发生的急缓和临床表现。

1. 急性高原反应 初次进入 3000m 以上高原地区，或从较低海拔地区进入另一更高海拔地区，在数小时至 1～2 天内出现的各种不适反应。由于缺氧、低温等自然环境，超出人体本身的代偿功能时，组织器官缺氧发生相应的改变，以耗氧较大的器官脑和心脏最为敏感，发病率在 60%～90%。

2. 急性高原性肺水肿 初次进入 3000～4000m 以上高原地区。多由于劳累、寒冷及上呼吸道感染而诱发，加上遗传因素及免疫功能等个体差异。高原缺氧，肺小动脉收缩，通过神经内分泌等产生的血管活性物质，外周小血管强烈收缩，中心循环负荷增加，肺毛细血管通透性增加，血细胞及液体外渗，甚至组织细胞坏死，血流淤滞，肺部发生播散性血管内凝血等因素相互影响，使肺动脉压急剧增加，有心负荷过重，致肺循环阻力进一步增加，导致肺水肿。

3. 急性高原性脑水肿 人体骤然进入高海拔区，产生严重脑缺氧、脑组织充血水肿的病理改变。脑水肿可能与严重缺氧引起的 ATP 减少有关。ATP 减少引起钠泵功能障碍，细胞内水钠潴留产生脑细胞水肿。

4. 慢性高原病 包括慢性高原反应、成人高原心脏病、高原高血压、高原红细胞增多症等。久居高原，人对缺氧环境进行适应。缺氧时血液在体内重新分布，以保证生命器官的血液供应。缺氧时冠状动脉扩张，以保证心脏的灌注，严重持续的缺氧可造成心肌损伤，使肺动脉阻力持续增加，形成肺动脉高压，持续的肺动脉高压时有心负荷加重发生肺原性心脏病。缺氧导致红细胞代偿性增多，血液黏度增加加重心脏负荷。缺氧使血中儿茶酚胺增多，垂体加压素和促肾上腺皮质激素分泌增加，并通过肾素-血管紧张素醛固酮系统活性增加等血压升高。

【临床表现】

(一) 急性高原病

通常发生于海拔 3000m 以上。可分为以下几种类型，但彼此又可互相交叉、并存。

1. 急性高原反应 很常见。表现为头痛、头昏、心悸、胸闷、胸痛、气短、厌食、恶心、呕吐、乏力，失眠、嗜睡、手足发麻等，一般在高原停留 24～48h 后症状缓解，数天后症状消失。少数人可发展成高原肺水肿和(或)高原脑水肿。

2. 高原肺水肿 是最常见且致命的高原病，通常在进入高原地区后 2～4 天内发生。常先出现急性高原反应，因过劳、寒冷、呼吸道感染而使症状进一步加重，出现呼吸困难、发绀、心动过速、端坐呼吸、咳白色或粉红色泡沫样痰。肺部可闻及干湿性啰音。

3. 高原脑水肿 是罕见但最严重的急性高原病。大多在进入海拔 3600m 以上地区 1～3 天后发病，表现为剧烈头痛、精神混乱、共济失调、幻听、幻视、言语障碍、定向力障碍，可发展为步态不稳、木僵或昏迷。

(二) 慢性高原病

较少见,主要发生在久居高原或少数世居海拔4000m以上的人,可表现以下几种临床类型:

1. 慢性高原反应 急性高原反应持续3个月以上不消退者。表现为头痛、头晕、失眠、记忆力减退、注意力不集中、心悸、气短,食欲不振、手足麻木,有时可有心律失常或短暂性晕厥,称为慢性高原反应。

2. 高原红细胞增多症 红细胞增多是继发于高原缺氧的常见表现,是一种生理性适应代偿反应。红细胞计数超过7×10^{12}/L,血红蛋白在180g/L以上,血细胞比容超过60%。患者常表现头晕、头痛、记忆力减退、失眠,颜面发绀或杵状指。由于血液黏滞性过高,可有脑微小血栓形成,引起短暂脑缺血发作。

3. 高原血压改变 世居或久居高原者通常血压偏低,血压低于90/60mmHg时,常伴有头痛、头晕、疲倦、失眠等神经衰弱症状。如果血压升高即可诊断高原高血压。临床表现与原发性高血压相似,但很少引起心肾损害。少数高原高血压患者可转变为高原低血压。

4. 高原心脏病 多见于高原出生的婴幼儿。成年人移居高原6~12个月发病。主要表现为心悸、气短、胸闷、咳嗽和右心衰竭。

【实验室和其他检查】

1. 血常规 急性高原病患者可有轻度白细胞增多;慢性者红细胞计数超过7×10^{12}/L,血红蛋白浓度超过180g/L,血细胞比容超过60%。

2. 动脉血气分析 高原肺水肿患者,动脉血气分析显示低氧血症、低碳酸血症和呼吸性碱中毒;高原心脏病者显示$PaCO_2$增高和低氧血症。

3. 心电图检查 急性发病者主要表现为窦性心动过速。慢性病患者可显示电轴右偏、肺型P波、右心室肥大劳损、T波倒置或右束支阻滞。

4. 胸部X线检查 高原肺水肿时显示双侧肺野有弥漫性斑片或云絮状模糊阴影。高原心脏病患者表现肺动脉突出,右肺下动脉干横径>15m,右心室增大。

5. 肺功能检查 急性高原性肺水肿时可显示小气道狭窄,阻力增加,顺应性下降,流速显著降低。慢性高原病患者肺活量下降,峰值呼气流速降低,每分通气量下降。肺动脉导管检查肺动脉压升高、右心房压升高,肺毛细血管楔压正常。

【诊断和鉴别诊断】

高原病的诊断依据:①进入海拔较高地区或高原地区后发病;②其症状与海拔高度、进入速度及有无适应明显相关;③经易地治疗或氧疗明显有效;④除外有类似高原病表现的相关疾病。

此外,不同临床类型的高原病尚应与急性胃肠炎、肺炎、高原支气管炎、肺栓塞、气胸、代谢性和中毒性脑病、脑血管意外、颅脑创伤真性红细胞增多症相鉴别。

【治疗】

(一) 急性高原反应

急性高原反应一般无需特殊治疗即可逐渐缓解。可给予镇静剂,卧床休息,吸氧后多可缓解。症状不缓解甚至恶化者,应将患者转运到低海拔区,下降300m症状即可明显改善。

(二) 高原肺水肿

高原肺水肿应早期充分吸氧(6~12L/min),能有效缓解呼吸急促、心动过速。绝对卧床,保暖。烦躁不安可给予镇静剂。氧疗无效时,应立即转运到低海拔区。大多数病例在海拔降低1500~3000m,两天后即可恢复。不能及时转运的患者,舌下含化或口服硝苯地平能降低肺动脉压、改善氧合作用并减轻症状。房颤时,可用洋地黄和抗血小板药物。通常经上述治疗后,24~48h内恢复。

(三) 高原脑水肿

应用通气面罩吸入40%~50%氧气(2~4L/min)。如出现共济失调,立即转运到低海拔地区,不能转运者应行便携式高压气囊治疗。给予脱水剂甘露醇合并利尿剂呋塞米等降低颅内压,并同时给予地塞米松8mg,静脉注射,继之4mg,每6小时1次。在最初24小时,尿量必须保持在900ml以上。昏迷患者注意保持气道通畅,必要时气管内插管。注意酸碱平衡情况。

(四) 慢性高原病

在可能情况下,应转运到海平面地区居住。夜间给予低流量吸氧(1~2L/min),能缓解症状。应用乙酰唑胺125mg,2次/日或甲羟孕酮(安宫黄体酮)20mg,3次/日,能改善氧饱和度。静脉放血可用作高原红细胞增多症临时治疗措施。

推荐阅读

Hackett PH, Roach RC. 2001. Current Concepts: High-Altitude Illness. N Engl J Med, 345:107~114

Voelkel NF. 2002. High-Altitude Pulmonary Edema. N Engl J Med, 346:1606~1607

(王其新)

笔记栏

第11章 化学因素所致疾病

第一节 中毒概论

中毒(poisoning)是指化学物质进入人体在效应部位达到一定量而引起损害的全身性疾病。引起中毒的化学物质称为毒物(poison)。根据毒物来源和用途分为:工业性毒物、药物、农药、有毒动植物。

根据接触毒物的毒性、剂量和时间,通常把中毒分为急性中毒和慢性中毒两类:①急性中毒:短时间内吸收大量毒物引起,起病急,病情重,变化快,需及时诊断和处理。②慢性中毒:长时间或多次少量毒物进入人体引起,起病慢,病程长,缺乏特异性诊断指标,容易误诊和漏诊。急性中毒在我国城市以镇静催眠药为主,农村多为有机磷农药。

【病因和中毒机制】

(一)病因

1. 职业性中毒 在生产过程中,不注意劳动安全保护,与有毒的原料、中间产物或成品密切接触而发生中毒;在有毒物品保管、使用、运输过程中违反安全防护制度,也可能发生中毒。

2. 生活性中毒 误食、意外接触有毒物质、用药过量、药物成瘾、自杀或谋害等情况致使过量毒物进入人体而引起中毒。

(二)中毒机制

1. 局部刺激腐蚀作用 强酸、强碱吸收组织中水分,并与蛋白质或脂肪结合,使组织细胞变性坏死。

2. 缺氧 一氧化碳、硫化氢、氰化物等窒息性毒物阻碍氧的吸收、转运或利用,使机体组织和器官缺氧。脑和心肌对缺氧最敏感,最易受损害。

3. 麻醉作用 脑组织和细胞膜脂类含量高,有机溶剂和吸入性麻醉剂亲脂性强,因而易通过血脑屏障进入脑组织,抑制脑功能。

4. 抑制酶活力 很多毒物或其代谢产物抑制酶的活力而产生毒性。有机磷杀虫药可抑制胆碱酯酶,氰化物抑制细胞色素氧化酶,重金属抑制含巯基酶活力等。

5. 干扰细胞或细胞器的生理功能 四氯化碳在体内经酶催化产生三氯甲烷自由基,作用于肝细胞膜中不饱和脂肪酸,产生脂质过氧化,导致线粒体、内质网变性,肝细胞坏死。

6. 受体竞争 如阿托品阻断毒蕈碱受体,产生毒性作用。

(三)毒物的吸收、代谢和排出

毒物可通过胃肠道、呼吸道、消化道、皮肤黏膜、静脉注射等途径进入人体,也可经眼、耳、胸腔、腹腔、直肠、尿道、阴道或创口等处进入体内。职业性中毒,毒物一般以粉尘、烟雾、气体等形态由呼吸道吸入;生活性中毒,除一氧化碳中毒外,多经口进入;少数脂溶性毒物,如有机磷农药、苯胺、硝基苯等可通过完整的皮肤黏膜侵入。

大多数毒物被吸收后进入血液分布于全身,在肝脏通过氧化、还原、结合、水解等作用代谢,多数毒物毒性降低,此过程称为解毒。但少数毒物如对硫磷可氧化为毒性更大的对氧磷。

毒物吸收后多数由肾脏排出,气体和易挥发毒物部分以原形经呼吸道排出,重金属(如铅、汞、锰)以及生物碱经消化道排出。少数毒物可经皮肤、乳汁、汗腺、唾液腺排出。

(四)影响毒物作用的因素、理化性质及与组织的亲和性

1. 毒物的性质 化学物质毒性与其化学结构关系密切,如空气中毒物颗粒越小、挥发性越大,吸入肺内量越多,毒性也越强。

2. 毒物个体易感性 个体对毒物敏感性常与患者性别、年龄、体质、健康状况、生活习惯及耐受性有关。

3. 毒物进入的途径、速度和进入量。

【临床表现】

各种中毒症状和体征取决于毒物的毒理作用和机体的反应性。

(一)体温

1. 体温升高 见于抗组胺药、抗胆碱药、可卡因等。

2. 体温下降 巴比妥类、镇静催眠药、麻醉

笔记栏

药等。

(二)皮肤黏膜表现

1. 发绀 致氧合血红蛋白不足而引起发绀,如麻醉药、有机溶剂、刺激性气体、亚硝酸盐等中毒。

2. 黄疸 四氯化碳、毒蕈或鱼胆等中毒可损害肝脏而致黄疸。蚕豆、硝基苯引起的溶血性黄疸。

(三)眼部表现

1. 瞳孔扩大 见于阿托品、莨菪碱类中毒。

2. 瞳孔缩小 见于阿片类、有机磷杀虫药、拟胆碱药等中毒。

3. 视神经炎 见于甲醇中毒。

(四)呼吸系统表现

1. 呼吸增快 如二氧化碳、水杨酸类、中枢兴奋剂中毒;刺激性气体引起肺水肿时,呼吸加快。

2. 呼吸减慢 见于阿片类、催眠药、一氧化碳中毒,严重呼吸抑制可导致呼吸麻痹。

3. 肺水肿 刺激性气体、有机磷杀虫药或百草枯等中毒可引起肺水肿。

(五)循环系统表现

1. 心动过速 阿托品类、拟肾上腺素药物。

2. 心动过缓 夹竹桃、乌头、蟾蜍、洋地黄、拟胆碱药、β-受体阻滞剂、钙通道阻滞剂。

3. 心搏骤停 洋地黄、奎尼丁、窒息性毒物、可溶性钡盐等。

4. 血压升高 苯丙胺类、烟碱、拟交感药物。

5. 血压下降 亚硝酸盐、氯丙嗪、降压药。

(六)神经系统症状

1. 昏迷 见于麻醉药、镇静催眠药、窒息性气体、有机磷杀虫药等中毒。

2. 谵妄 见于抗胆碱药、抗组胺药、乙醇中毒。

3. 惊厥 见于窒息性毒物、毒鼠强、有机氟农药、有机氯杀虫药等中毒。

4. 肌肉震颤 见于有机磷杀虫药、抗胆碱酯酶剂中毒。

5. 肌麻痹 见于河豚鱼、箭毒、肉毒中毒及神经毒类蛇咬伤。

6. 精神失常 见于一氧化碳、有机溶剂、阿托品类、毒蕈、乙醇等中毒,成瘾药物的戒断综合征等。

(七)消化系统表现

胃肠蠕动减少见于抗胆碱药物中毒。胃肠平滑肌兴奋、痉挛见于有机磷杀虫药中毒。

(八)泌尿系统表现

1. 尿色改变 使用亚甲蓝尿液呈蓝绿色;棕黑色见于苯胺、苯酚、萘、亚硝酸盐等中毒;樱桃红至棕红色见于安替比林、汞盐及引起血尿或溶血的毒物。

2. 尿液异常 显微镜下血尿或蛋白尿提示损害肾脏毒物中毒;结晶尿见于扑痫酮、磺胺等药的中毒。

(九)血液系统表现

1. 溶血性贫血 如砷化氢、苯胺、硝基苯等中毒。

2. 白细胞减少和再生障碍性贫血 见于氯霉素、抗癌药、苯等中毒。

3. 出血 阿司匹林、氯霉素、抗癌药物可抑制血小板生成,影响血小板功能而引起出血。

4. 血液凝固障碍 由肝素、水杨酸类、血液类蛇毒等引起。

(十)呼气、呕吐物特殊气味

酒精中毒者有酒味;氰化物中毒者有苦杏仁味;有机磷杀虫药、砷、铊中毒有蒜臭味;酚、来苏中毒有药皂味;硝基苯中毒有鞋油味;硫化氢、半-乙酰半胱氨酸中毒有臭鸡蛋味。

常见急性中毒综合征(acute toxidrome)见表10-117-1。

【诊断】

根据病史、临床表现做出初步诊断,加上现场调查毒物存在的证据,体内查出毒物或毒物作用后果的证据,并与其他症状相似的疾病进行鉴别,经过综合分析,最后做出病因诊断。

(一)毒物接触史

重点询问接触毒物种类、剂量、途径、起始时间、持续时间和环境。了解病前生活状况、精神状态、进食、饮酒、用药情况。搜集发病现场物品,包括呕吐物、剩余食物、可疑药瓶及盛放毒物容器、遗书、遗物等。对隐瞒歪曲病史者、服毒自杀者、神志不清、小孩、老年患者等,可询问现场目击者、陪同人员、患者亲属、同事、邻居等。怀疑食物中毒时,应调查同餐进食者有无类似症状发生。

笔记栏

表 10-117-1 急性中毒综合征

中毒综合征	症状和体征	毒物
胆碱能综合征	M样症状：流泪、流涎、多汗、痰多、腹泻、呕吐、二便失禁、瞳孔缩小、心动过缓 N样症状：肌肉震颤、肌无力、瘫痪 中枢神经系统症状：谵妄、惊厥、意识状态改变等	有机磷杀虫剂 氨基甲酸酯类 毛果芸香碱（毒扁豆碱、腾喜龙）
抗胆碱能综合征	皮肤干燥、潮红、瞳孔扩大、高热、谵妄、血压升高、心率快、肠鸣音减弱、尿潴留	阿托品、抗组胺药、东莨菪碱、曼陀罗
拟交感综合征	全身高度兴奋、高热、焦虑、谵妄、抽搐、瞳孔扩大、血压升高、心率增快	可卡因、苯丙胺、甲基苯丙胺及其衍生物、咖啡因、茶碱
阿片类药中毒综合征	昏迷、针尖样瞳孔、呼吸抑制、低体温、低血压、心率减慢、反射减弱	吗啡、可待因、海洛因、哌替定、芬太尼等
镇静催眠类药中毒综合征	反应迟钝、意识紊乱或昏迷、瞳孔缩小、低体温和低血压、呼吸心率减慢、腱反射减低、严重者肺水肿	镇静药、巴比妥类、苯二氮䓬类
三环抗抑郁药中毒综合征	先兴奋后昏迷、呼吸抑制、低血压、心律不齐、惊厥、肌震颤	三环抗抑郁药
水杨酸中毒综合征	意识改变、呼吸深快、心率增快、发热、呕吐、耳鸣	阿司匹林、水杨酸甲酯（冬青油）

（二）临床表现

毒物中毒的症状和体征多种多样，许多毒物中毒的表现是特征性，不同毒物中毒临床表现可能相近或重叠，同种毒物中毒表现也会有差别。有毒物接触史者，要分析症状特点、出现时间顺序是否符合某种毒物中毒临床表现的规律。根据主要症状重点扼要体查，注意检查神志、呼吸、脉搏、血压、瞳孔、皮肤黏膜等生命体征情况，在病情允许情况下，再补充做全面细致检查。急性中毒常可累及呼吸、循环、神经、消化、泌尿系统、血液等多个器官和系统，对有相似中毒综合征要认真鉴别诊断，综合分析。

（三）实验室检查

1. 一般实验室检查 血细胞计数、血糖、血清电解质、尿素氮、凝血酶时间、动脉血气分析和心电图等。

2. 毒物检验 有助于确定中毒物质和估计中毒的严重程度。常规采集血、尿、粪、呕吐物、剩余食物、遗留毒物、药物和容器等进行毒物分析。

3. 其他辅助诊断技术 部分酶的活性检测有助于诊断，如血液胆碱酯酶活力测定有助有机磷杀虫药的诊断。X线、CT、MR检查也对诊断、鉴别诊断和治疗提供依据。

【治疗】

（一）治疗原则

紧急抢救生命、维持生命体征平稳；脱离毒源，清除尚未吸收或已被吸收的毒物；应用特效解毒剂；对症治疗、预防并发症。

（二）急性中毒的治疗

1. 紧急抢救生命、维持生命体征平稳 积极监测和评估患者生命体征，如意识状态、呼吸、脉搏、血压、体温等。对威胁患者生命的情况优先处理，快速采取相应有效抢救措施，维持呼吸和循环功能稳定。昏迷患者，保持呼吸道通畅，若有呼吸抑制，予吸氧，必要时气管插管机械通气支持。惊厥时予地西泮、苯巴比妥等抗惊厥药治疗。休克者及时补充血容量，必要时应使用血管活性药。心律失常时合理给予药物控制，出现心跳骤停时立刻施行心肺复苏术。

2. 脱离毒源，清除尚未吸收或已被吸收的毒物

（1）脱离中毒现场：例如以呼吸道侵入的中毒，应迅速脱离现场，将患者转移至空气新鲜的地方。

（2）皮肤清洗：脱下污染的衣物，迅速用大量清水冲洗。

（3）眼的冲洗：立即用清水彻底冲洗，至少10分钟，不能用中和溶液滴眼。

（4）清除胃肠道毒物

1）催吐：神志清醒能合作的患者，尽早催吐。

A. 刺激催吐：用手指、压舌板等刺激咽后壁或舌根诱发呕吐。若胃内容物过稠不易吐出，先饮200～300ml温开水后再催吐，如此反复，直至呕吐物变清为止。

B. 药物催吐：吐根糖浆15～20ml加水200ml，口服20分钟后无呕吐时，可重复剂量。

催吐法禁用于昏迷、抽搐、惊厥、咽反射消

笔记栏

失、休克或原有严重心肺疾患及吞服腐蚀性毒物或石油蒸馏物(如汽油、煤油)的患者。

2)洗胃:越早、越彻底,预后越好。

A. 适应证:①服毒6小时内,催吐不彻底或不能催吐者;②部分毒物在胃停留时间长,但吸收缓慢,6小时后仍可洗胃;③服食毒物量大或毒物毒性强的患者。

B. 禁忌证:①有消化道出血或穿孔危险者;②严重食管静脉曲张者;③吞入强效腐蚀性毒物;④对休克、昏迷和抽搐患者,需控制症状并严密监护下谨慎洗胃,必要时先行气管插管,防止洗胃液误入气道。

C. 方法:洗胃时,患者取左侧头低卧位。一般选用粗胃管从口或鼻腔插入约50cm(经鼻插入可取发际至剑突的长度),抽出胃内容液约100ml留作毒物分析,再每次注入温开水200~300ml,反复冲洗至回收液澄清无味为止。洗胃液总量可达2L或以上。洗胃后拔除胃管,先将胃管尾部夹住后才拔出,以免误吸。需反复多次洗胃者,可暂保留胃管。如患者口服毒物量大,病情危重,插胃管洗胃困难,或饱餐后服毒,胃管反复被食物堵塞时,应迅速行剖腹胃造口洗胃术。

D. 选择适当洗胃液和注入液:一般情况,用清水洗胃。有条件的,选用适当的洗胃液。①保护剂:如牛奶、蛋清或米汤等,保护胃黏膜,用于吞服腐蚀性毒物者;②溶剂:吞服脂溶性毒物(如汽油或煤油等)时,先用液状石蜡150~200ml而使其溶解不被吸收,然后再洗胃;③氧化剂:用1∶5000高锰酸钾液,使毒物氧化失效,用于生物碱、镇静催眠药、阿片类、氰化物等中毒。高锰酸钾可腐蚀黏膜,不宜反复使用;④中和剂:吞服强酸时可用弱碱液(如镁乳、氢氧化铝凝胶等)中和。勿用碳酸氢钠,因其遇酸后生成二氧化碳,使胃肠道胀气而易致穿孔;吞服强碱时可用弱酸液(如食醋、果汁等)中和;⑤沉淀剂:使毒物变为溶解度低、毒性小的沉淀,如乳酸钙或氯化钙与氟化物或草酸盐作用生成氟化钙或草酸钙沉淀。

3)活性炭吸附:活性炭是最有效的强力口服吸附剂,能阻止毒物在胃肠道中的吸收,安全可靠,中毒后1~2h内使用疗效更佳。一般催吐或洗胃后,给予活性炭50~100g加水300~400ml配成混悬液,口服或胃管注入。严重中毒者可以反复多次给予。活性炭几乎可用于所有经口中毒患者以吸附残留毒物,如生物碱、巴比妥类、水杨酸类、苯酚、茶碱等,但活性炭不能吸附有色金属、无机盐(锂、砒)、乙醇、甲醇、硼酸、氰化物和腐蚀性物质(如强酸和强碱)。活性炭使用量过多易引起恶心、呕吐、误吸入肺、便秘或小肠梗阻等不良反应。

4)导泻:导泻可减少或避免肠道内毒物的停留和吸收。一般硫酸镁或硫酸钠15~20g溶于水中,也可20%甘露醇或25%山梨醇250ml洗胃后口服或经胃管注入。肾功能衰竭者不用含镁泻剂。导泻时要严密监测患者水、电解质平衡。

5)灌肠:适用于口服中毒超过6小时、抑制肠蠕动的毒物(颠茄类、阿片类)中毒及导泻无效者,腐蚀性毒物中毒不适用。方法:1%温肥皂水5000ml,多次灌洗。

(5)促进已吸收毒物排出

1)利尿和改变尿液酸碱度:多数毒物由肾排出,因此积极利尿是加速毒物排泄的重要措施。利尿时应严格监测体内的电解质变化和pH。急性肾衰竭患者不宜采用强化利尿。方法:

A. 快速大量静脉滴注5%~10%葡萄糖液,静脉注射呋塞米20~40mg。

B. 碱化尿液:碳酸氢钠1~2mmol/kg静脉注射,随后50~100mmol/kg静脉注射,监测血pH 7.50~7.55,尿液pH达7.0~8.0,能加速弱酸性化合物(如苯巴比妥、水杨酸等)离子化而不易在肾小管内重吸收。

C. 酸化尿液:静脉滴注维生素C 6~8g/天,使尿液pH为5.0,能加速某些弱碱性药物(如苯丙胺、士的宁等)排出。

2)血液净化疗法:是清除体内毒物及其代谢物的有效措施,适用于严重中毒、长时间昏迷、血液中毒物浓度明显增高、有并发症的患者。

A. 透析疗法:包括血液透析(hemodialysis)和腹膜透析(peritoneal dialysis)。透析疗法对血浆蛋白结合率低的小分子、水溶性毒物效果好,如甲酸、乙醇、乙醛、汞盐、砷、钾、长效苯巴比妥类、水杨酸类、茶碱等,氯酸盐、重铬酸盐中毒引起的急性肾功能衰竭首选血液透析。中毒12小时内透析效果较好,中毒时间太长,毒物与血浆蛋白结合后不易透出。

B. 血液灌流(hemoperfusion):患者血液通过含有活性炭或树脂的灌流柱,溶解在血液中的毒物被吸附清除后,血液再回输患者体内。适用于脂溶性或与血浆蛋白结合的毒物,如抗精神病药物、镇静催眠药、百草枯等。血液灌流时,血小板、白细胞、凝血因子、二价阳离子、葡萄糖也易被吸附,需监测和补充。

C. 血浆置换(plasmapheresis)及换血疗法:适用于游离或与蛋白质紧密结合的毒物,对生物碱(如蛇毒、毒蕈中毒、砷化氢等)中毒效果明显,但技术要求和价格高。

笔记栏

3）换血疗法：去除患者部分含有毒物的血液，补充等量的新鲜全血，目的是供应可以携带氧气的正常血红蛋白和减少血中毒物。可用于砷化氢、亚硝酸盐、硝基苯等中毒。此方法简单，不需要特殊设备，但需血量较大，有发生输血反应的可能。

4）氧疗：某些毒物可引起机体缺氧，应及时纠正。如一氧化碳中毒时，吸氧能加速碳氧血红蛋白的离解和一氧化碳的排除。目前，高压氧治疗也广泛用于急性中毒，如急性硫化氢、氰化物中毒和急性中毒性脑病。

3. 应用特效解毒药 部分毒物有特效解毒剂，使用时要严格用药指征、方法和剂量（见表10-117-2）。

表 10-117-2 常见毒物的特效解毒剂及使用方法

毒物	解毒药	剂量和方法
有机磷杀虫药	解磷定、盐酸戊乙奎醚、阿托品	详见本章第二节
抗胆碱药	毒扁豆碱、毛果芸香碱	毒扁豆碱 0.04mg/kg 静脉注射
阿片类	纳洛酮	0.4～0.8mg 静脉注射 2～3min 可重复
亚硝酸盐、苯胺	亚甲蓝（美蓝）	1%美蓝 5～10ml（1～2mg/kg）稀释后静脉注射
β受体阻滞药	胰高血糖素	初始：50～150μg/kg 静脉滴注，1～5mg/h 维持
钙通道阻滞药	氯化钙	初始：10%氯化钙 10ml 加于葡萄糖溶液 20ml 内缓慢静脉注射，20～50mg/（kg·h）维持静脉滴注
华法林	维生素 K_1	10～20mg 静脉注射（1mg/min）每日 3 次
异烟肼	维生素 B_6	等剂量对抗：如剂量不详，首剂 5g 静脉注射，然后 200～400mg 肌内注射或静脉注射
苯二氮䓬类	氟马西尼（安易醒）	详见本章第四节
甲醇、乙二醇	乙醇、叶酸	5%乙醇葡萄糖溶液 500ml 静脉滴注，叶酸 50mg 每 4 小时一次
氰化物	亚硝酸钠、硫代硫酸钠	3%亚硝酸钠溶液 10ml 缓慢静脉滴注，后用 25%～50%硫代硫酸钠 25～50ml 缓慢静脉注射
铅、锰	依第酸钙钠、二乙烯三胺、五乙酸三钠钙	依第酸钙钠每日 1g 肌内注射或静脉注射，3～4 天为一疗程
汞、砷、锑	二巯丙醇、二巯丁二钠、二巯丙磺钠	5%二巯丙磺钠 2～3ml 肌内注射，后每次 1～2.5ml 每 4～6 小时一次，2 天后改每日 2 次
氟乙酰胺	乙酰胺（解氟灵）	2.5～5.0g 肌内注射，每 6～8 小时一次
蛇毒	抗蛇毒血清	每次 3～5 支，稀释后静脉滴注，需皮试

4. 对症综合治疗，预防并发症 大部分急性中毒无特效解毒药，能否安全度过中毒急性期，对症综合治疗非常重要。急性中毒患者应卧床休息、保暖，注意监测生命体征稳定，维持循环容量、纠正电解质和酸碱平衡失常，静脉输液或鼻饲以维持营养。急性中毒的早期主要是针对呼吸衰竭、昏迷、惊厥、心律失常、心跳骤停、休克等作紧急对症处理，治疗方法详见相关章节。如出现肺水肿、脑水肿、急性肾功能衰竭、感染等并发症，应积极采取相应有效措施。同时要警惕迟发毒效应，早期防止处理。对自杀患者，心理治疗亦不容忽视。

第二节 有机磷杀虫药中毒

案例 10-117-1

患者李某，女，18 岁，因神志不清，流涎，气促 30 分钟入院。

患者因与其母争吵后而自闭房内，约 30 分钟后被家人发现倒地，神志不清，呕吐，大量流涎，气促，大小便失禁，身旁发现一标签为“对硫磷农药”的瓶子（规格为 100ml），内仍有大约 20ml 原液残留。遂送入院。

体格检查：T36℃，P60 次/分，R30 次/分，BP80/50mmHg。神志模糊，烦躁，呼吸及呕吐物有大蒜样臭味，全身皮肤多汗、湿冷，双瞳孔等大等圆，直径 1.5mm，对光反射弱，唇甲轻微发绀，口、鼻腔周围见大量白色泡沫样分泌物，呼吸浅促，双肺可闻及大量大、中湿啰音。HR 60 次/分，心音低钝，心律规整，未闻杂音。腹平软，肝、脾肋下未及，肠鸣音活跃。全身肌肉细颤，以胸部肌肉为著。生理反射存在，病理反射未引出。

问题：

1. 该病例应首先考虑什么诊断？

2. 应做哪些实验室检查有助于明确诊断、分级？

3. 如何快速做出抢救措施？

随着现代农业科学技术逐步推广应用，有机磷杀虫药(organophosphorous insecticides, OPI)被广泛地应用于农、林业。由于其对人畜均有毒性，在生产、运输、销售、储存，使用中防护不当，农作物残留，污染食物和意外服用均可导致中毒。OPI中毒是各国最常见的农药中毒之一，据统计我国每年平均有10万以上农药中毒患者，OPI中毒占80%以上。

OPI多为油状或结晶状，呈淡黄或棕色，微挥发性，具特殊蒜臭味。一般难溶于水(敌百虫除外)，易溶于多种有机溶剂，遇碱分解失效(敌百虫除外)，常用剂型有乳剂、油剂、粉剂和喷雾剂等。OPI毒性与其结构有关，依照不同的取代基毒性各有不同。按大鼠半数致死量(LD_{50})分为四类(见表10-117-3)。

表10-117-3 有机磷杀虫剂分类和半数致死量(LD_{50})

类别	剧毒	高毒	中度毒	低毒
经口LD_{50}(mg/kg)	<5	5～50	50～500	>500
吸入LD_{50}(mg/L,2h)	<0.2	0.2～2	2～20	>20
经皮LD_{50}(mg/kg,4h)	<20	20～200	200～2000	>2000
代表药	甲拌磷(3911)、内吸磷(1059)和对硫磷(1605)	甲基对硫磷、甲胺磷、氧乐果和敌敌畏等	乐果、倍硫磷、敌百虫、除线磷等	马拉硫磷、辛硫磷、氯硫磷等

【病因】

OPI可通过皮肤、黏膜、胃肠道和呼吸道吸收，职业性中毒见于生产或使用过程中操作错误或防护不当引起，生活性中毒见于进食受污染蔬菜、食物或水源，误服、投毒或服毒自杀。误用OPI治疗其他疾病，如皮肤病等亦常引起中毒。

【发病机制】

OPI吸收后迅速分布于全身各个器官，分布浓度高低依次为肝脏、肾、肺、脾、肌肉、脑，且可通过胎盘屏障。OPI主要在肝内代谢，经肝细胞微粒体氧化酶系统进行生物转化，氧化后产物毒性常增强，水解后毒性降低，如对硫磷氧化成对氧磷后毒性更强，但马拉硫磷在肝经酯酶水解而解毒。OPI代谢产物24小时内经尿排出，少量经肺代谢。

体内胆碱酯酶分真性和假性胆碱酯酶。前者主要存在于中枢神经系统灰质、红细胞、交感神经节和运动终板中，水解乙酰胆碱作用最强。后者又称丁酰胆碱酯酶，存在于中枢神经系统白质和血清、肝、肠黏膜下层和一些腺体中，能水解丁酰胆碱，但难以水解乙酰胆碱。中毒后OPI与胆碱酯酶酯解部位丝氨酸羟基结合，形成难以水解的磷酰化胆碱酯酶，使胆碱酯酶丧失分解乙酰胆碱的功能，体内乙酰胆碱大量蓄积，引起胆碱能神经先兴奋后抑制而出现一系列毒蕈碱样(M样症状)、烟碱样(N样症状)和中枢神经系统症状，严重者可昏迷甚至呼吸衰竭而死亡。胆碱能神经作用机制见图10-117-1。

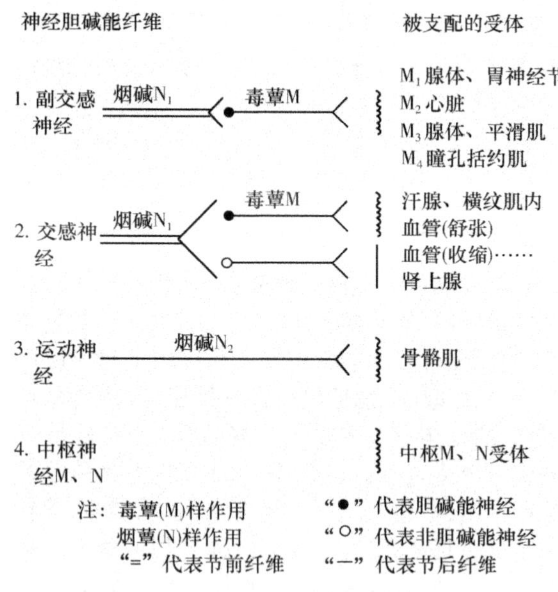

图10-117-1 胆碱能神经作用机制

神经末梢胆碱酯酶功能24小时后基本恢复；红细胞内的胆碱酯酶受抑制后直到红细胞再生，胆碱酯酶活性才恢复；假性胆碱酯酶抑制后恢复较快。

【临床表现】

(一) 急性中毒

主要表现为胆碱能综合征。急性OPI中毒

的临床表现与OPI种类、剂量、进入途径、摄入时间长短及个体身体状况密切相关。口服者10分钟至2小时内、呼吸道吸入30分钟后、经皮肤吸收2～6小时内出现症状。

1. M样症状 中毒后早期出现，主要因副交感神经末梢兴奋引起类似毒蕈碱作用，表现为：

(1) 外分泌腺分泌增强：多汗、流涎、口吐白沫、流泪、流涕。

(2) 内脏平滑肌痉挛：恶心、呕吐、腹痛、腹泻、大小便失禁。

(3) 瞳孔括约肌收缩：视物模糊、瞳孔缩小。

(4) 心脏和支气管副交感兴奋性增加：心率减慢，支气管痉挛及分泌物增多，出现咳嗽、气促、呼吸困难，严重者发生肺水肿或呼吸衰竭。

2. N样症状 乙酰胆碱累积于神经-肌肉接头处，导致面、眼、舌、四肢和全身横纹肌纤维束颤动，多见于面部肌肉、胸大肌及四肢肌肉，轻者仅在叩击腓肠肌后局部出现肌束震颤，重者全身肌肉纤颤或强直性痉挛，继而出现肌力降低和瘫痪，呼吸肌麻痹致周围性呼吸衰竭。

乙酰胆碱还作用于交感神经节，使其节后神经纤维末梢释放儿茶酚胺，可引起血压增高、心动过速或其他心律失常。

3. 中枢神经系统症状 乙酰胆碱作用于中枢神经M、N胆碱能受体，引起头晕、头痛、共济失调、烦躁不安、谵妄、惊厥抽搐或昏迷。

4. 局部损害 部分有机磷可引起过敏性皮炎，并可出现水泡和剥脱性皮炎，如敌敌畏、敌百虫等。有机磷杀虫药滴入眼部可引起结膜充血和瞳孔缩小。

(二) 中间综合征（intermediate syndrome）

发生率约为5%～10%。系指发生在急性OPI中毒胆碱能危象消失后，约在中毒症状缓解后1～4天，出现屈颈、抬头、外展上臂及屈髋困难、呼吸肌麻痹、呼吸困难等以肢体近端肌肉无力为特征的临床表现，累及脑神经者出现眼睑下垂、眼外展障碍和面瘫，严重者出现呼吸衰竭死亡。其发生机制可能与胆碱酯酶受到长期抑制，神经-肌肉接头突触后膜的功能有关。经综合救治后一般于4～18天可缓解。

(三) 有机磷杀虫药诱发迟发性神经病（organophophate-induced delayed neuropathy，OPIDN）

个别患者在重度中毒症状消失后2～3周发生迟发性神经损害，发生率约为5%，主要累及感觉运动神经，表现为下肢肌肉迟缓性瘫痪和四肢肌肉萎缩，出现下肢麻木、乏力、手足活动不灵等症状。目前认为此病变不是由胆碱酯酶受抑制引起的，而可能与OPI抑制神经靶酯酶、破坏能量代谢过程和损害轴索结构有关。

(四) 其他特殊临床表现

1. 迟发性猝死 在急性OPI中毒恢复期突然死亡，多出现于中毒后3～15天，其机制为OPI对心脏的迟发性毒作用，心电图表现Q—T间期延长，并发生尖端扭转型心动过速，导致猝死。口服乐果、内吸磷、对硫磷、敌敌畏、甲胺磷等中毒者，易引起心肌损害。

2. "反跳"现象 部分重度OPI中毒者经治疗症状明显缓解，于中毒后2～8天病情急剧恶化，重新出现OPI急性中毒症状，病死率>50%，临床上称之为"反跳"现象，其发病机制尚未完全清楚。目前认为可能与残留在皮肤、毛发和胃肠道的毒物继续吸收，解毒药减量过快或停药过早，大量输液及体内脏器功能严重损害有关。

案例 10-117-1

①患者为年轻女性，急性起病。②病史特点：有现场发现残留农药的药瓶为佐证，即可疑服农药病史。③具备胆碱能综合征的临床特点：呼吸促，神志模糊，烦躁，提示有中枢神经症状。双瞳孔缩小(直径1.5mm)，口腔、呼吸道分泌物多，双肺大量水泡音，提示有M样症状。皮肤湿冷，全身肌肉细颤，提示N样症状。④呼吸及呕吐物有大蒜样臭味，提示有特殊气味。

初步诊断：急性有机磷农药中毒。

【实验室和辅助检查】

1. 胆碱酯酶活性测定 是诊断OPI中毒的特异性指标，其活性对中毒程度、疗效判断及预后估计极为重要。

2. OPI代谢产物测定 对硫磷、甲基对硫磷中毒后尿中出现对硝基酚；敌百虫中毒后尿中出现三氯乙醇，因此，进行相关尿样检测可作为可靠的接触OPI的指标，有助于诊断。

3. 口服中毒的呕吐物或胃内容物可直接检出OPI。

4. 其他检查 重度中毒患者胸部X线可发现肺水肿影像。心电图常见心动过速或过缓、室性心律失常(严重者尖端扭转型室性心动过速)、Q—T间期延长。发生迟发性神经病时神经-肌电图检查可见失神经电位、多相电位增多，运动神经传导速度减慢，远端潜伏期延长，感觉神经

笔记栏

传导速度一般正常。

【诊断与鉴别诊断】

1. 诊断 根据患者有OPI接触史、以自主神经、中枢神经和周围神经系统症状为主的临床表现，结合胆碱酯酶活性的测定做出诊断。依照不同的临床表现及胆碱酯酶活性的高低分为轻、中、重度(见表10-117-4)。

表10-117-4 急性有机磷中毒的病情分度

	轻度	中度	重度
临床表现	M样症状为主	M和N样症状	典型M、N样和中枢神经系统症状
全血胆碱酯酶活性	50%～70%	30%～50%	<30%

2. 鉴别诊断 需与其他类型农药如拟除虫菊酯类、杀虫脒中毒鉴别，还需与蕈覃碱、河豚毒素中毒、中暑、食物或药物中毒、急性胃肠炎和脑炎相鉴别。

案例10-117-1

应做全血胆碱酯酶活性、呕吐物中毒物检测明确服用毒物的证据和中毒的严重程度。体查发现唇甲轻微发绀、呼吸促和双肺大量水泡音，应行胸部X线检测了解是否合并肺水肿。

实验室和辅助检查结果：①全血胆碱酯酶活性20%。②呕吐物中可检测到OPI。③胸部X线：符合肺水肿的X线改变。

临床诊断：急性有机磷农药中毒(重度)

根据：①有服有机磷农药病史。②胆碱能综合征的临床特点：M、N样症状、中枢神经表现和肺水肿的改变。③胆碱酯酶活性仅20%，呕吐物中可检测到OPI。

【治疗】

OPI中毒治疗原则为切断毒源，迅速清除毒物、及早应用足量解毒药和有效对症支持治疗。

(一) 切断毒源，清除毒物

立即撤离中毒现场，迅速脱去污染衣服，用肥皂水(敌百虫中毒禁用)彻底清洗污染的皮肤、毛发、指甲等，防止毒物继续吸收。口服中毒者应用清水，生理盐水、2%碳酸氢钠(敌百虫中毒禁用)或1/5000高锰酸钾溶液(对硫磷中毒禁用)反复洗胃，直至洗出液澄清为止。并予活性炭50～100g口服吸附毒物，每4小时一次或硫酸钠15～20g导泻。

医务人员在处置患者期间要注意自身的保护，带手套和口罩防止受毒物污染。

(二) 解毒药

应用原则：早期、足量、联合和持续

1. 抗胆碱药

(1) 阿托品(atropine)：能阻断乙酰胆碱对副交感神经和中枢神经系统的M受体作用，缓解M样症状，兴奋呼吸中枢，但无对抗N受体的作用。应用至M样症状消除或出现“阿托品化”(atropinization)(皮肤黏膜干燥、颜面潮红、瞳孔较前扩大不再缩小、心率增快和肺部湿啰音消失)，后减少用量、延长给药间隔时间；如出现神志模糊、烦躁、谵妄、惊厥、昏迷和尿潴留等症状，提示可能阿托品中毒，应停药观察。阿托品因不能阻断中枢神经的胆碱能毒蕈碱受体，对中枢神经症状无明显效果，故对重者可选用中枢作用较强的抗胆碱药苯那辛，首次可用4～10mg静脉滴注，根据病情可重复给药。

(2) 盐酸戊乙奎醚：新型选择性长效抗胆碱药，能同时拮抗M、N受体和中枢神经系统的症状，对支配心脏的M_2受体无作用。盐酸戊乙奎醚达量化指标为口干(口腔分泌物减少)、皮肤干燥、肺部啰音消失为标准。

2. 胆碱酯酶复活药 肟类化合物能使被抑制的胆碱酯酶恢复活性，其复活机制是通过亲核反应攻击磷酰化胆碱酯酶活性中心丝氨酸残基结合的磷酰化基团使其脱去，即去磷酰化，从而恢复乙酰胆碱酯酶活性。肟类化合物还具有“非胆碱酯酶重活效应”，通过调节中枢抑制递质和兴奋递质效应，抑制中枢和周围胆碱能突触释放乙酰胆碱，同时使M受体变构，降低它对乙酰胆碱的敏感性。常用药物有氯磷定、碘解磷定、双复磷等，对缓解N样症状疗效好，但各有差异。氯磷定和碘解磷定对内吸磷、对硫磷、甲胺磷、甲拌磷等中毒的疗效好，对敌百虫、敌敌畏等中毒疗效差，对乐果和马拉硫磷中毒疗效可疑；双复磷对敌敌畏、敌百虫中毒效果较好。OPI和胆碱酯酶结合24～48小时后成不可逆状态，称“胆碱酯酶老化”。胆碱酯酶复活药对已老化的胆碱酯酶无复活作用，故宜及早使用。对胆碱酯酶复活药疗效差的患者，应以抗胆碱能药物治疗为主。

中毒症状消失后可停用解毒药，并至少观察3～7天，解毒药的具体使用方法详见表10-117-5。

笔记栏

表 10-117-5 有机磷中毒解毒药的治疗方案

药名	轻度	中度	重度
抗胆碱能药物			
阿托品	首剂：1～2mg，皮下注射，q1～2h 阿托品化后：0.5mg，皮下注射，q4～6h	首剂：2～4mg，静脉注射，随后 1～2mg 静脉注射 q30min，阿托品化后：0.5～1mg，皮下注射，q4～6h	首剂：5～10mg，静脉注射，随后 2～5mg 静脉注射 q10～30min，阿化品化后：0.5～1mg，皮下注射，q2～6h
盐酸戊乙奎醚	1～2mg，肌内注射，q8～12h	2～4mg，肌内注射，q8～12h	4～6mg，肌内注射，q8～12h
胆碱酯酶复活剂			
氯解磷	0.5～0.75g 肌内注射/稀释后静脉注射	0.25～1.0g 肌内注射/稀释后静脉注射，0.5g 肌内注射/静脉注射 q2h，共 3 次	1～2g 稀释后静脉注射 q30～60min，共 2 次
碘解磷	0.4g 稀释后静脉注射，必要时 2h 后重复 1 次	0.8～1.2g 稀释后静脉注射，必要时每 2h 重复 1 次	1.2～1.6g 稀释后静脉注射，30min 后视病情重复用量，0.4g/h 维持至病情好转
双复磷	0.125～0.25g 肌内注射，必要时 2h 后重复 1 次	0.25～0.5g 肌内注射或静脉注射，2h 后酌情予 0.25g 静脉注射	0.5～0.75g 稀释后静脉注射，30min 后重复 0.5g

（三）对症治疗

重度 OPI 中毒者出现肺水肿或呼吸衰竭时应注意保持呼吸道通畅，正确氧疗及必要时应用机械通气，脑水肿应用脱水药和糖皮质激素，惊厥者给予地西泮，心律失常应行心电监护并及时应用抗心律失常药。危重患者可行血液净化治疗，如血液灌流，换血疗法等。对迟发性神经病者予神经营养治疗，可配合中、西医治疗，理疗及运动功能的康复治疗。

案例 10-117-1

治疗：

(1) 维持生命征稳定，保持呼吸道通畅，吸氧，监护。

(2) 清除毒物：脱去呕吐物污染的衣物并用肥皂水清洗呕吐物污染的皮肤，予清水洗胃，直至洗出液澄清，活性炭 50g～100g，每 4 小时一次或硫酸钠 15g～20g 导泻。

(3) 应用解毒药：阿托品 3～10mg 静脉滴注，每 10～30 分钟再静脉滴注 2～5mg，阿托品化后每 2～6 小时 0.5～1 mg 皮下注射（使用阿托品过程中应监测皮肤黏膜干燥程度、瞳孔大小、心率快慢和肺部啰音等指标以判断阿托品化程度）。碘解磷定 0.75～1g 释后缓慢静脉滴注，半小时重复给药，之后每小时静脉滴注 0.25g，病情好转，停药观察。

(4) 必要时予脱水药和糖皮质激素，经治疗病情仍危重可考虑尽早行血液净化治疗。

【预后】

轻、中度中毒者一般预后良好，无后遗症，重度中毒者可因肺水肿，呼吸肌麻痹，呼吸中枢衰竭死亡，或出现迟发性神经病遗留运动功能障碍。

第三节 毒鼠强杀鼠药中毒

案例 10-117-2

患者，男，32 岁，农民，因突发神志不清伴抽搐 15 分钟入院。

患者 15 分钟前与朋友聚餐时进食“熏肉、豆干”后，突然头晕、恶心、呕吐，继而神志不清，双眼上翻，口吐白沫，四肢抽搐，持续约 3 分钟，自行苏醒，事后不能回忆，有遗大小便，伴心悸、腹痛，无偏瘫，由邻居送本院急诊。送入院过程中再发作抽搐 2 次，性质同前。同进餐者有类似症状。既往史不详。

体格检查：T 36.8℃ P 110 次/分 R 26 次/分 BP 132/76mmHg 神志模糊，烦躁，检查不合作。双瞳孔等圆等大，对光反射迟钝，巩膜黏膜无黄染。双肺呼吸音清，未闻及干湿啰音，心率 110 次/分，心律规整，各瓣膜区未闻及杂音。腹平软，全腹无压痛及反跳痛，肝脾肋下未触及，肠鸣音亢进，四肢肌张力增高，腱反射稍亢进，病理征未引出。

问题：

1. 该病例首先应考虑哪些诊断？

2. 应做何实验室检查？如何明确诊断？

3. 如何抢救该患者？应做何种治疗？

毒鼠强(tetramine)是一种对人、畜均有剧烈毒性的灭鼠剂，由此所致的误食或蓄意投毒引起的人、畜伤亡事件在国内时有发生，严重威胁着人民的生命财产安全。我国已于1991年严禁此物用作灭鼠剂。

【病因】

1. 毒鼠强的理化特性 毒鼠强化学名称为“四亚甲基二砜四胺”，简称“四二四”，又名“鼠没命”、“三步倒”等。无臭，无味，白色粉末状，分子式 $C_4H_8O_4N_4S_2$，相对分子质量为248，为环状结构且性质稳定的小分子有机氮化学物。微溶于水，难溶于乙醇，完整皮肤不易吸收，经消化道或呼吸道黏膜快速吸收入血，以原形存于体内，很快均匀分布于各组织器官中，以原形从尿和粪便中排出，排泄缓慢。在环境和生物体内代谢缓慢，不易降解，易造成二次中毒。大鼠经口 LD_{50} 为0.1～0.3mg/kg，人的致死量为5～12mg。

2. 中毒的主要原因有意外中毒、投毒和服毒三种 意外中毒是误食了含毒鼠强的灭鼠诱饵粮或误将毒鼠强作调味料或灭鼠时不慎撒落入食物中，亦有进食被毒鼠强毒死的鸡、鸭、禽而致二次中毒的报道。投毒引起的中毒也不少，也有服毒自杀者。

【发病机制】

毒鼠强是中枢神经系统兴奋剂，其作用机制尚未完全清楚。目前认为毒鼠强是中枢神经系统抑制物 γ-氨基丁酸(GABA)的拮抗剂，与GABA竞争受体，可逆性阻断GABA与受体结合，中枢神经呈过度兴奋而导致强直性痉挛和惊厥，并可引起皮质放电产生癫痫大发作样抽搐或产生精神异常。同时，毒鼠强可直接作用于交感神经导致肾上腺素能神经兴奋或抑制体内单胺氧化酶和儿茶酚胺氧位甲基移位酶的活性，使其失去灭活肾上腺素和去甲肾上腺素的作用，导致中枢神经功能紊乱；另外毒鼠强还有类酪氨酸衍生物胺类作用，使肾上腺素作用增强。

【临床表现】

毒鼠强中毒潜伏期短，多在摄入后数分钟至30分钟内突然发病，一般无前驱症状，临床表现以神经系统症状为主的多系统损害。

1. 神经系统 初始症状有头痛、头晕、乏力，有的出现口唇麻木、酒醉感，重者有意识模糊、昏迷、躁动不安、四肢抽搐。临床上以反复发作且进行性加重的强直性抽搐和昏迷(癫痫样发作)为发病时的特征性表现。毒鼠强还直接作用于中枢致呼吸麻痹最终因呼吸衰竭而死亡。

2. 消化系统 最突出的表现是恶心、呕吐，此外有上腹不适、灼痛，严重者呕血或黑便。中毒后部分患者可出现肝脾肿大、压痛、叩击痛，肝功能异常。

3. 循环系统 有心悸、胸闷等症状，严重者有心源性休克、心力衰竭等。

4. 呼吸系统 轻者表现不突出，重者可出现肺水肿、呼吸衰竭。

5. 其他系统 毒鼠强中毒一般对肾脏影响不大，少数患者可出现血尿、蛋白尿，个别可出现急性肾功能衰竭。部分患者可有出血表现，如皮下出血、鼻出血、咯血等。

案例 10-117-2

患者为年轻男性，进餐后群体起病，发病急骤，疾病发生具“三同人员”特征(同一时间、同一地点和同一临床表现)；发病高度怀疑与食物引起的中毒相关；临床上常见的引起惊厥样发作并经胃肠道中毒的毒物为毒鼠强和有机氟农药；临床特点：为进食后突发出现神志不清及强直性四肢抽搐并呈反复发作，无神经系统疾病的定位体征(无偏瘫和病理征)。

初步诊断：昏迷抽搐查因：毒鼠强中毒？有机氟农药中毒？

【实验室检查】

1. 血、尿、呕吐物、胃液和可疑食物毒鼠强浓度测定 目前的检验方法主要有化学法、气相色谱法、气相色谱/质谱法。血、尿液中毒鼠强浓度与病情相关，尿中毒鼠强浓度一般高于血中浓度且消失较晚。

2. 血液生化检查 肌酸激酶(CK)、肌酸激酶同工酶(CK-MB)显著升高，部分患者丙氨酸氨基转移酶(ALT)、血钾、钠、氯、钙可出现异常，但均无特异性。

3. 心电图 可有窦性心动过速或过缓，同时可有心肌损伤或缺血改变。

4. 脑电图 轻者脑电图可无异常，重者可见癫痫样 θ 波和 δ 波，脑电图改变与病情密切相关，并随病情转归而动态演变，是判断中毒程度和病情一项较有意义的指标。

笔记栏

【诊断与鉴别诊断】

1. 毒鼠强中毒诊断要点 ①有毒鼠强接触史或摄入史，尤其是在进食后集体发病更有意义。②癫痫样大发作等中枢神经系统兴奋为主要临床表现，可伴有精神症状及心、肺等主要脏器功能损害。③血、尿、呕吐物等生物样品中检出毒鼠强。

诊断分级：①轻度中毒：出现头痛、头晕、恶心、呕吐和四肢无力等症状，可有肌颤或局灶性癫痫样发作，生物样品中检出毒鼠强。②中度中毒：在轻度中毒基础上，具有下列之一者：癫痫样大发作，精神病样症状(幻觉、妄想等)。③重度中毒：在中度中毒基础上，具有下列之一者：癫痫持续状态，脏器功能衰竭。

2. 鉴别诊断 除外其他以癫痫样大发作为主要临床表现的疾病，如原发性癫痫、中枢神经系统感染性疾病、脑血管意外等，特别要与氟乙酰胺中毒进行鉴别。氟乙酰胺中毒的主要症状如抽搐、惊厥与毒鼠强中毒相似，但氟乙酰胺中毒以阵挛性抽搐为特征，而毒鼠强中毒潜伏期短，病情重，氟乙酰胺中毒有特效解毒药乙酰胺。因此，对“灭鼠药”中毒出现抽搐惊厥者，要作鉴别诊断，主要依靠毒物分析。但毒物分析需要一定的时间，且一般医院不易做到，故对分辨不清者，可先给予解氟灵(乙酰胺)作诊断性治疗，以免错过氟乙酰胺中毒的治疗机会。

案例 10-117-2

应进行的实验室检查包括：

(1) 血 CK、CK-MB 和 ALT 的水平，血钾、钠、氯、钙等电解质。

(2) 立即进行食物及血、尿中毒物检测(毒鼠强和氟乙酰胺)。

(3) 心电图检查了解心电的情况，同时排除心源性脑缺血发作的可能。

但毒物分析需要一定的时间，且一般医院不易做到，故对分辨不清者，可先给予乙酰胺作诊断性治疗，以免错过氟乙酰胺中毒的治疗机会。

结果：

(1) 血 CK 973mmol/L、CK-MB 150mmol/L，提示心脏损害，ALT 250U/L，血钾、钠、氯、钙正常。

(2) 食物及血、尿中毒物：毒鼠强。

(3) 心电图检查：窦性心动过速，心肌缺血。

(4) 乙酰胺作诊断性治疗无效。

修正诊断：急性毒鼠强中毒(重度)。

诊断依据：①在进食后集体发病。②癫痫样大发作等中枢神经系统兴奋为主要临床表现，可伴有心脏损害的表现。③血、尿、食物中检出毒鼠强。

【治疗】

目前尚缺乏明确的特效解毒剂，主要采取对症支持治疗。对不能排除有机氟类杀鼠剂中毒者，在明确诊断前可使用乙酰胺。

1. 彻底清除体内毒物

(1) 催吐和洗胃：由于口服的毒鼠强在较长时间内仍附着在胃黏膜上，持续吸收，因此，对口服中毒 24 小时内，意识清的患者应立即催吐。意识不清的患者要反复洗胃至洗出液澄清，中、重度中毒患者洗胃后要保留胃管，24 小时内反复洗胃。

(2) 活性炭吸附和导泻：轻度中毒洗胃后立即给予活性炭 50g，中、重度中毒者洗胃后最初 24h 内，每 6～8h 使用活性炭 50g，以吸附残存在胃黏膜上的毒鼠强，其后可注入 50%硫酸镁导泻。

(3) 血液净化治疗：以血液透析联合血液灌流治疗效果最佳，中、重度中毒患者应尽早进行，经血液净化治疗后血液毒鼠强浓度下降，组织中的毒物重新释放入血，周期为 8h，因此还应多次进行，直至癫痫症状得到控制，病情稳定。

2. 镇静止痉

(1) 苯巴比妥：为预防强直性抽搐的基础用药，可与其他镇静止痉药合用。轻度中毒者每次 0.1 g，每 8h 肌内注射一次；中、重度中毒患者每次 0.1～0.2g，每 6h 肌内注射一次。抽搐停止后减量使用 3～7 天。

(2) 地西泮：癫痫大发作和癫痫持续状态的首选药物，成人每次 10～20mg，缓慢静脉注射。成人注射速度不超过 5mg/min，可重复使用，间隔时间在 15 分钟以上，注意呼吸抑制。

(3) 其他：癫痫持续状态超过 30 分钟，连续两次使用地西泮仍不能有效控制抽搐，应及时应用静脉麻醉剂(如硫喷妥钠)或骨骼肌松弛剂。

3. 积极防治呼吸衰竭与脑水肿 呼吸衰竭是毒鼠强中毒死亡的主要原因。对有急性肺水肿、呼吸道分泌物增多、频繁的强直性抽搐及大剂量使用镇静剂止痉的患者，则需尽早建立人工气道，保持气道通畅，必要时行机械通气。此外重视脑水肿的早期治疗，避免或减轻脑组织的损害，有抽搐的患者应使用甘露醇或呋塞米(速尿)脱水。

4. 对症支持治疗 密切监测心、脑、肺、肾等重要脏器功能，及时给予相应的治疗措施。

5. 关于二巯基丙磺酸钠 二巯基丙磺酸钠是广谱重金属解毒剂，有文献报道对毒鼠强中毒有较好的解毒作用，但是否是毒鼠强中毒的解毒

笔记栏

剂，目前存在较大争议，尚需进一步的研究证实。

【预防】

1. 堵住源头 加强对违禁鼠药管理力度是预防毒鼠强中毒的根本之策。

2. 大力宣传 广泛向群众宣传违禁鼠药的危害，普及科学灭鼠知识，向群众推荐高效、低毒、科学、价廉的灭鼠药。

案例 10-117-2

治疗：

即使毒物分析报告尚未回报，以下抢救措施应立即进行。

(1) 稳定生命征保持呼吸道通畅。

(2) 镇静止痉：地西泮 10～20mg 缓慢静脉注射；苯巴比妥钠 0.1～0.2g 每 6 小时肌内注射一次，并同时测呼吸情况，必要时气管插管，机械通气。

(3) 同时清除体内毒物：停留胃管，反复洗胃至澄清，胃管内注入活性炭 50g，并注入 50%硫酸镁 50～100ml 导泻，每 6～8 小时一次。

(4) 尽快行血液净化治疗，最好间隔 8 小时重复，直至临床症状完全控制。

(5) 对症治疗：脱水、利尿，保护心、肺、肾等功能。如呋塞米 10mg 静脉注射或 20%甘露醇 250ml 静脉滴注。

第四节 镇静催眠药中毒

案例 10-117-3

患者，女，36 岁，无业，因神志不清 1 小时由家人送院。

患者 1 小时前被家人发现倒卧在床上，呼之不应，床边见呕吐物以及“地西泮”和“苯巴比妥”的空药瓶，由家属送院。

既往有“神经衰弱”史，长期失眠，有服用安眠药习惯。近期因“情绪忧郁”曾流露自杀念头。

体格检查：T 36.8℃ P64 次/分 R10 次/分 BP 90/60mmHg，浅昏迷，呼吸浅慢，皮肤巩膜无黄染，双瞳孔等圆等大，直径 2.5mm，对光反射迟钝，双肺呼吸音清，未闻及干湿啰音，心率 64 次/分，律齐，各瓣膜区未闻及病理性杂音。腹平软，肝脾肋下未触及，肠鸣音稍亢进，四肢肌张力减弱，腱反射减弱，病理征未引出。

问题：

1. 应考虑做何诊断？
2. 做哪些主要实验室检查完善诊断？
3. 应作何急救处理？

镇静催眠药是一组中枢神经系统抑制药，巴比妥类和苯二氮草类是镇静催眠药中最常见的种类。

【病因】

镇静催眠药主要通过消化道、肌肉或静脉注射途径进入体内。镇静催眠药多为脂溶性，药物的吸收、分布、蛋白结合、代谢、排出以及起效和作用时间与其相关。脂溶性强的药物易通过血脑屏障，起效快，作用时间短，成为短效药；反之，则为长效药。大致分为巴比妥类、苯二氮草类和非巴比妥非苯二氮草类(见表 10-117-6)。大多数镇静催眠药中毒均为故意，如自杀、投毒等。

表 10-117-6 镇静催眠药药物的分类和半衰期

		镇静催眠药	半衰期(小时)
巴比妥类	极短效类	美索比妥、硫喷妥钠	<2
	短效类	司可巴比妥	2～3
	中效类	戊巴比妥、异戊巴比妥、异丁巴比妥	3～6
	长效类	苯巴比妥(鲁米那)	6～8
苯二氮草类	短效类	三唑仑、奥沙西泮	<5
	中效类	阿普唑仑、替马西泮	5～15
	长效类	氯氮草、地西泮、氟西泮	>30
非巴比妥非苯二氮草类	氨基甲酸酯类	甲丙氯酯(安宁)	6～17
	醛类	水合氯醛、副醛	7～10
	派啶酮类	格鲁米特(导眠能)	12.5
	环吡烙酮类	佐匹克隆	3.5～6
	咪唑并吡啶类	唑吡坦(思诺思)	2～4

【发病机制】

(一) 药代动力学

1. 巴比妥类 巴比妥类药物的中毒量和致死量因药物起效快慢、维持时间长短及机体耐受性而异，与短效巴比妥相比，长效巴比妥的脂溶性和蛋白结合率低，分布容积少，作用时间长。长效巴比妥的通透性受体内 pH 变化的影响，只有在非离子化状态下，才具有膜通透性。在酸性状态下药物呈离子化状态，利于巴比妥的渗透，而在碱性状态下药物呈非离子化状态，渗透降低，因此，碱化尿液可治疗长效巴比妥中毒。巴比妥类药物口服后在胃和小肠吸收，经肝内细胞色素 P450 微粒体酶系统代谢成无活性的物质，经肾排出。

2. 苯二氮革类 苯二氮革类药物的起效时间由胃肠道的吸收速度决定，达血药浓度高峰的时间一般为 1～3h。脂溶性比水溶性的苯二氮革类的吸收和起效快，在胃排空和联用乙醇的前提下，药物吸收更快。由于脂溶性药物吸收后从中枢神经快速再分布到外周脂肪组织，其作用时间较水溶性短。苯二氮革类药物经肝脏氧化和结合后，被分解成有活性的代谢产物，其作用时间较原药强，大多经肾排出。

3. 非巴比妥非苯二氮革类 大多数药物在肝脏生物转化后，被分解成代谢产物，大多经肾排出，部分通过粪便排出。

(二) 中毒机制

所有的镇静催眠药都有中枢神经抑制作用，大多数通过激活 γ-氨基丁酸（gamma-aminobutyric acid，GABA）产生中枢抑制作用，而不同种类药物的作用位点不同导致临床表现又各有其特点，如巴比妥类主要作用于网状结构上行激活系统，引起意识障碍，苯二氮革类则作用边缘系统，影响情绪和记忆力。

【临床表现】

(一) 急性中毒

1. 巴比妥类中毒 一次使用治疗剂量 5～10 倍的药物，即可引起急性中毒，吸收的药量超过其治疗量的 15 倍时，则有致命危险。口服长效巴比妥＞6mg/kg，短效巴比妥＞3mg/kg，即可出现毒性反应。

(1) 中枢神经系统抑制：轻度中毒出现嗜睡、共济失调、言语不清、步态不稳和反应迟钝等。中度有昏睡、浅昏迷和反射减弱等表现。重度中毒时表现为深昏迷、肌张力下降、腱反射消失。

(2) 呼吸抑制：呼吸浅慢、抑制或呼吸停止。

(3) 心血管表现：由于中枢性抑制使血管扩张，导致低血压。严重时可能并发非心源性肺水肿。

(4) 其他：瞳孔常常缩小，可出现低体温和皮肤病损。

2. 苯二氮革类中毒 此类药物的中枢神经系统抑制较巴比妥类轻，但一次用药量过大或反复给药致积蓄作用会发生中毒。轻度中毒时有意识模糊、头晕、头痛、言语不清、共济失调、恶心、呕吐及腱反射减弱等表现。严重者出现昏睡、昏迷和呼吸抑制。如果长时间的昏迷和呼吸抑制不能纠正，应考虑同时服用了其他镇静催眠药或乙醇等，并要排除颅内病变。

3. 非巴比妥非苯二氮革类中毒 症状与巴比妥类中毒相似，除了中枢神经抑制作用外，对其他系统均有损害，如水合氯醛中毒可引起严重胃炎、胃肠道出血、心律失常，甲丙氨酯出现严重的低血压。格鲁米特中毒时表现明显的抗胆碱能症状。甲喹酮会发生出血倾向。

(二) 镇静催眠药的滥用和戒断综合征

药物滥用(drug abuse)是指长期使用过量具有依赖性潜力的精神活性的药物，这种用药与公认医疗实践的需要无关，导致成瘾以及出现精神混乱和其他异常行为。长期使用镇静催眠药会出现耐药性和依赖性，突然停药或减量可引起戒断症状，表现为自主神经功能亢进、手部震颤加重、失眠、焦虑、恶心、呕吐、一过性视、触、听幻觉等，临床上称为戒断综合征。巴比妥类药物的戒断症状比较严重，一般在停药后 12～24 小时出现，而地西泮、氯氮革等长效药物在停药后 5～6 天才出现。

案例 10-117-3

(1)患者年轻女性，急性病程，病史有可疑服用“苯巴比妥”和苯二氮革类药物“地西泮”的证据；有镇静催眠药中毒综合征的特点：神经、呼吸和心血管系统抑制的表现（昏迷、呼吸浅慢和血压下降）。

初步诊断：急性镇静催眠药中毒（苯巴比妥和地西泮）

(2) 患者服用药物的量不详，病史中需补充可能服用药物的总量。

补充病史：家属发现患者床边有“地西泮”的药瓶有 2 个，每瓶总量为 2.5mg×100，和“苯巴比妥”1 瓶，5mg×100，估计患者最多服用地西泮 500mg 和苯巴比妥 500mg。

【实验室检查】

1. 血液生化检查 血糖、电解质、肝、肾功能、渗透压。

2. 血气分析 了解是否存在由于呼吸抑制所导致的缺氧或酸中毒。

3. 血液、尿液、胃液毒物分析 检出毒物有助于明确病因诊断。

4. X线检查 并发非心源性肺水肿患者应行胸片检查。因水合氯醛不透X线，疑服用者可做腹平片以鉴别。

5. 头颅CT 对昏迷的患者可行头颅CT检查了解颅内情况排除颅内病变导致的昏迷。

【诊断】

(一) 急性中毒诊断

1. 有使用药物的依据 症状在使用药物后出现。

2. 出现中枢神经抑制的临床表现 言语不清、协调不良、步态不稳、眼球震颤、注意力或记忆缺损、木僵或昏迷。

3. 且以上症状并非由躯体器质性疾病所致(低血糖昏迷、脑血管意外、糖尿病酮症酸中毒和高渗性昏迷等)。

4. 中毒者血、尿、胃内容物中可检测到药物。

(二) 镇静催眠药滥用和戒断综合征的诊断

长期使用中到高剂量的镇静催眠药，时间为数周以上，一旦停止用药或减少用量时，出现自主神经功能亢进、震颤、失眠、恶心呕吐、癫痫样发作等表现，并能排除躯体疾病或其他精神障碍。

案例 10-117-3

该患者应做的实验室检查包括血液生化检查(血糖、电解质、肝、肾功能、渗透压)和血气分析，排除低血糖昏迷、糖尿病酮症酸中毒和高渗性昏迷等躯体疾病所致的昏迷，同时评估患者内环境和肝肾功能的情况和了解是否存在由于呼吸抑制所导致的缺氧或酸中毒。血液、尿液、胃液毒物分析，检出毒物有助于明确病因诊断。

实验室检查结果：①血电解质和渗透压：Na^+ 148mmol/L，K^+ 4.8mmol/L，渗透压310Mosm/L，血糖6.8mmol/L，肝肾功能正常。②血气分析：pH：7.40，PaO_2 88mmHg，$PaCO_2$ 40mmHg，HCO_3^- 21.9mmol/L，BE－1.1mmol/L。③血、胃液中检出苯巴比妥和地西泮。

根据明确的服药史；神经、呼吸和心血管系统抑制的表现(昏迷、呼吸浅慢和血压下降)；排除其他躯体疾病；血、胃液中检出苯巴比妥和地西泮。因此，可以做出诊断。

临床诊断：急性镇静催眠药中毒(苯巴比妥和地西泮)。

【治疗】

(一) 急性中毒的治疗

1. 基本生命功能维持和监测

(1) 保持气道通畅，吸氧，深昏迷和呼吸抑制的患者行气管插管和机械通气。

(2) 维持血压：应输液补充血容量，如无效，给予血管活性药物，但水合氯醛中毒者避免使用多巴胺，因有增加致死性心律失常的危险。

(3) 心脏监护：如出现心律失常，给予抗心律失常药。

2. 清除未吸收的毒物

(1) 洗胃：口服中毒者应尽快催吐或洗胃，巴比妥类药物中毒超过5～6小时仍要洗胃，因该药物可致幽门痉挛，延长药物再胃内停留时间，加深中毒程度。洗胃后灌入活性炭悬液，并予硫酸钠导泻(忌用硫酸镁，以防加重中枢抑制)。若系灌肠引起中毒，应作洗肠治疗。

(2) 活性炭：对所有口服镇静催眠药中毒者，均推荐使用，每次50～100g，每4小时一次。

3. 促进已吸收的毒物排出

(1) 碱化尿液：仅对苯巴比妥等长效类巴比妥有效。

(2) 强力利尿：应用20%甘露醇或25%山梨醇静脉滴注，并加用呋塞米或其他利尿剂以加速毒物排出，维持尿量在100～200ml/h。

(3) 血液净化治疗：对摄入致死量药物和中毒症状严重的患者应及早应用。

4. 解毒剂的应用 怀疑苯二氮䓬类中毒者考虑使用氟马西尼(flumazenil)。氟马西尼是苯二氮䓬类拮抗剂，能通过竞争和逆转苯二氮䓬受体的中枢抑制作用。用法：0.2mg/min缓慢静脉注射，需要时重复注射，总量可达3～5mg。大剂量会导致兴奋、躁动和戒断等现象，甚至惊厥，尤其在合并其他药物中毒或苯二氮䓬长期滥用者。对使用总剂量达5mg而无效者，应该考虑患者的抑制状态并非由苯二氮䓬类药物引起。

笔记栏

案例 10-117-3

(1) 监测血压、心率、呼吸、体温等生命征。

(2) 彻底洗胃，洗胃后活性炭 50g 胃管注入，其后硫酸钠 15～20g 胃管注入。

(3) 氟马西尼 0.2mg 缓慢静脉注射。

(4) 予平衡液或葡萄糖盐水静脉滴注，维持充足血容量和稳定血压，必要时予多巴胺静脉滴注升压。

(5) 碳酸氢钠 1～2mmol/kg 静脉注射碱化尿液，随后 50～100mmol/kg 静脉滴注，监测血 pH<7.55，尿 pH7～8。血压稳定的情况下予 20%甘露醇 250ml 静脉滴注，呋塞米 20mg 静脉注射，利尿以加速毒物排出，维持尿量在 100～200ml/h。

(6) 立即进行血液净化治疗。

(7) 心理科协同治疗：患者有自杀的念头并付之行动，请心理科协同进行防自杀心理辅导。

5. 维持水、电解质平衡，治疗并发症 脱水和利尿后常会导致水、电解质紊乱，注意补充。

(二) 滥用和戒断综合征的治疗

1. 替代递减的脱毒治疗 对中短效的巴比妥类药物依赖可用长效的苯巴比妥或地西泮替代，然后缓慢递减，2～3 周完成。苯二氮䓬类依赖可用地西泮替代短效的药物，随后逐日递减。

2. 心理精神科治疗。

第五节 毒品中毒

案例 10-117-4

患者，男，30 岁左右，因神志不清 30 分钟入院。

患者于 30 分钟前被路人发现倒卧在公园的草丛边，神志不清，发绀，呕吐胃内容物，无抽搐，身边见用过的注射器，呼"120"送院。既往病史不详。

体格检查：T 36℃，P 60 次/分，R 8 次/分，BP 90/60mmHg，深昏迷，全身发绀，四肢见多处注射痕迹，未见外伤，双瞳孔呈针尖样大小，口鼻见污物，颈软，胸廓双侧对称，无畸形，呼吸浅慢，不规则，双肺呼吸音弱，未闻及干湿啰音，心率 60 次/分，律齐，未闻及杂音，腹平软，肝脾肋下未触及，脊柱四肢无畸形，生理反射消失，病理反射未引出。

问题：

1. 首先应考虑什么诊断？

2. 应该立即做何急救处理？

3. 急救过程中要做何检查完善诊断？

案例 10-117-5

患者，男，18 岁。因头痛、烦躁 1 小时入院。

患者 1 小时前在舞厅跳舞时出现头痛、烦躁不安、心悸、气促、口干、大汗、肌肉酸痛和头部不受控制左右摆动，无昏迷、抽搐、呕吐，由朋友送院。既往体健。

体格检查：T 37.8℃，P 120 次/分，R 26 次/分，BP 160/90mmHg，神志清，对答尚切题，躁动，查体不合作，大汗，头部不断左右摆动，双瞳孔等大等圆，直径 4.5mm，对光反射存在，胸廓双侧对称，无畸形，呼吸浅快，双肺呼吸音粗，未闻及干湿啰音，心率 120 次/分，律齐，未闻及杂音。

问题：

1. 作为接诊医生，你首先应考虑作何诊断？

2. 病史上应作何补充？

3. 该患者要做哪些主要的实验室检查？

4. 应作何急救处理？

毒品是指鸦片、吗啡、二醋吗啡(海洛因)、甲基苯丙胺(冰毒)、亚甲二氧基甲基苯丙胺(摇头丸)、大麻、可卡因以及国家规定管制的其他能够使人形成瘾癖的麻醉药品和精神药品。20 世纪 80 年代初期，随着我国对外政策的开放，曾一度禁绝的毒品问题又开始在我国境内重新泛滥起来。吸毒人数也不断上升。据有关部门统计，现阶段我国登记在册的吸毒人员有 79.1 万人，年龄集中在 20～40 岁之间。

毒品分类的方法通常有以下三种：

(1) 根据药物学原理，可分为麻醉药品和精神药品两大类。这也是国际上通用的、一般的分类方法。前者主要有：鸦片、吗啡、海洛因、可卡因等。后者主要有：麦色酰二乙胺(LSD)、苯丙胺等。

(2) 根据毒品的来源，可分为天然原生植物类、半合成类和合成类三种。

(3) 根据毒品对人体的作用，可分为镇静剂、兴奋剂和致幻剂。镇静剂主要有鸦片、海洛因等，兴奋剂包括有甲基苯丙胺、MDMA 和可卡因等；致幻剂的代表物质有色胺类(如裸盖菇素)、LSD、苯烷胺类(如麦司卡林)等。

毒品不仅严重危害人的身心健康，还引发其

他违法犯罪，破坏正常的社会和经济秩序，给社会造成巨大的经济损失，毒品中毒也逐渐成为临床医生常见的疾病。

一、阿片类药物急性中毒

阿片（opium）类药物主要有吗啡（morphine）、哌替啶（pethidine）、可待因（codeine）、二醋吗啡（海洛因，俗称"白粉"）、美沙酮（methadone）、芬太尼（fentanyl）、舒芬太尼（sufentanil）及二氢埃托啡（dihydroetorphine）等。

【发病机制】

此类药物通过激动中枢和外周的阿片受体，抑制突触神经递质而产生效应。阿片类药物兴奋 μ 和 κ 受体后产生中枢镇痛镇静、欣快、呼吸抑制和瞳孔缩小等效应，δ 受体激动后表现焦虑、幻觉和精神异常，影响 λ 受体出现精神愉快、镇痛和惊厥等反应。阿片类药物还能直接兴奋延髓化学感受区引起恶心、呕吐，降低呼吸中枢对二氧化碳张力的敏感性，抑制桥脑呼吸调节中枢。

阿片类药物可经口服、鼻吸或注射吸收，进入人体的途径不同起效时间各异，静脉滴注起效时间为10分钟、鼻黏膜吸入10～15分钟、肌内注射30～45分钟、口服90分钟。大多数阿片类药物进入人体后经肝脏代谢，由尿中排出，肝肾功能不全容易导致药物蓄积。吗啡中毒量为0.06g，致死量为0.25g；可待因中毒量为0.2g，致死量为0.8g。

【临床表现】

1. 中枢神经系统 轻者困倦、淡漠，重者木僵、昏迷；部分可能出现烦躁不安、幻觉、谵妄等，个别可能引起癫痫大发作，甚至惊厥。

2. 呼吸抑制 表现为呼吸频率减慢和发绀，中-重度中毒时呼吸频率仅4～6次/分，是导致患者死亡的主要原因。

3. 针尖样瞳孔 两侧对称，但在中毒后期或缺氧严重也可能不缩小，甚至扩大。哌替啶具阿托品样作用，不引起瞳孔缩小。

4. 其他 可出现低血压、休克、心动过缓、恶心、呕吐与体温下降等。

【并发症】

1. 非心源性肺水肿 海洛因中毒者常见，表现为呼吸频数、急促、发绀、咯粉红色泡沫痰、心动过速。

笔记栏

2. 感染 长期滥用者免疫力下降常合并各种感染，常见菌有金黄色葡萄球菌、链球菌、结核杆菌等，感染部位常见为注射局部的蜂窝积炎、静脉炎、肺炎、感染性心内膜炎（以右心心内膜炎多见）等。

3. 艾滋病（HIV）感染 吸毒者HIV发病率高，尤其是静脉注射吸毒人群。

4. 戒断综合征 在使用阿片类拮抗剂治疗急性中毒过程中，如果过度拮抗（over-shoot）阿片的作用，患者在意识恢复清醒后，可出现不安、易激惹、打哈欠、流涕、流泪、心动过速、血压升高、体毛竖立等表现戒断症状。

【实验室检查】

1. 病情严重者需检查血常规、血电解质、渗透压和血气分析。

2. 毒物检测 血、尿中可检出阿片类药物的浓度。

3. X线检查 疑有肺水肿和肺部感染者，应行胸部X线检查。

4. HIV检测 静脉毒品注射者，尤其有不洁针头使用史的成瘾者，应视为HIV高危人群，常规检测。

【诊断要点】

(1) 中毒者常有吸毒史或注射毒品的痕迹。

(2) 昏迷、针尖样瞳孔和呼吸抑制"三联症"是典型急性阿片类药中毒综合征的表现。

(3) 血、尿或胃内容物检测出毒品含量。

(4) 纳洛酮诊断性治疗有效。

【急性中毒的处理】

1. 紧急抢救生命、维持生命体征平稳 阿片类药物中毒的患者存在昏迷和呼吸抑制，因此，应尽早进行气道管理，保持呼吸道通畅，充分给氧，迅速纠正低氧血症，必要时应予人工辅助通气，迅速建立输液通路。

2. 清除毒物 口服中毒者应及早、彻底洗胃。因药物可致胃排空延迟，胃肠道动力下降，即使是中毒时间较长的患者仍应洗胃。洗胃后活性炭50～100g灌入胃内，并用硫酸钠和甘露醇导泻。对于已吸收的毒物，可采取利尿、血液透析等措施加速毒物的排出。

3. 解毒剂的应用 纳洛酮（naloxone）是阿片受体的纯拮抗剂，不仅能在1～2分钟内迅速逆转阿片类药物所致的昏迷和呼吸抑制作用，还可改善脑水肿、抽搐发作的作用，是抢救阿片类中毒的重要治疗措施，考虑阿片类药物急性中毒时应立即使用。

负荷用药：根据患者情况，使用盐酸纳洛酮首剂0.2～0.8mg静脉注射或肌内注射，可重复使用，静脉注射间隔2～3分钟，肌内注射间隔10分钟，直至神志转清；当总量达10mg而未见疗效时，则应考虑合并有缺氧、缺氧性脑损伤或合并其他药品、毒品中毒，需进一步检查排除其他疾病。

维持用药：纳洛酮的半衰期为20～60分钟，有效作用持续45～90分钟，较许多阿片类药物的半衰期和作用时间短，因此在患者昏迷和呼吸抑制逆转之后，还应继续使用小剂量纳洛酮维持，以免患者再次陷入昏迷。对阿片依赖中毒者，使用纳洛酮治疗清醒后，应尽快减量维持，以免引起严重的戒断症状。根据不同阿片种类及病情轻重调整剂量，采用间断静脉注射或静脉滴注等方式维持24小时左右，直至病情稳定。

4. 支持对症治疗 纠正水电解质酸碱平衡紊乱。

5. 防治并发症 出现非心源性肺水肿时给予畅通气道，吸氧，呼吸机辅助通气，适量使用毛花苷C，增加心肌收缩力或心排血量，糖皮质激素改善肺毛细血管通透性，减少渗出。有感染者予抗感染治疗。毒品成瘾、戒断综合征予戒毒治疗。

二、亚甲二氧基甲基苯丙胺（摇头丸）中毒

亚甲二氧基甲基苯丙胺（摇头丸，MDMA），又称“迷魂药”，属苯丙胺类兴奋剂的衍生物，具有苯丙胺样中枢兴奋和LSD样致幻作用。MDMA于1914年由德国Merck药厂合成，但一直未用于临床。20世纪90年代以来，MDMA作为一种“舞会药”在美国和欧洲一些国家的娱乐场所被广为滥用，现已波及包括亚洲许多国家在内的世界范围。MDMA被误认为成瘾性低和安全性高，且价格便宜，容易获得，因此，目前在青少年中滥用有增加的趋势。

【发病机制】

常见的滥用方式为口服，其他方式还有鼻吸和注射。服MDMA后在30～60分钟开始起效，高峰约在90分钟，并能持续8小时或更长。MDMA在体内代谢经*N*-脱甲基形成亚甲二氧基苯丙胺（MDA），MDA也有活性和药理作用，65%经肾排出。MDMA使突触前神经元释放5-羟色胺、多巴胺和去甲肾上腺素，并抑制这些递质的再摄取；MDMA也抑制单胺氧化酶，使以上递质的破坏减少，结果使大脑各区的突触5-羟色胺、多巴胺和去甲肾上腺素能神经递质明显增加，引起交感神经、5-羟色胺能兴奋。交感神经兴奋可造成多汗、瞳孔扩大、心动过速、血压增高和精神运动冲动增强；5-羟色胺能兴奋，则可出现感觉增强、失真、错觉等。另外，MDMA很可能由于5-羟色胺的异常，使机体体温升高和活动过度亢进。

【临床表现】

临床表现为拟交感综合征，主要与交感神经和5-羟色胺能兴奋相关。

1. 神经系统表现 轻度中毒者出现头痛、焦虑、烦躁不安、眩晕、视觉模糊、疲劳感、眼球震颤、嗜睡、昏睡等。中毒严重者可发生昏迷、持续癫痫状态、脑出血、呼吸衰竭等。

2. 心血管表现 血压上升、心动过速、心律失常、心悸、房室传导阻滞。严重者可发生血压骤降、肺水肿和心源性休克甚至心脏停搏等，并可因严重心律失常致死。凡患慢性心脏病者又服用MDMA则更易危及生命。

3. 对横纹肌的作用 肌张力增高、肌肉疼痛、痉挛、僵硬、牙关紧闭、磨牙，常由于头颈部肌肉有节律抽动导致头部不断左右摆动，似摇头状为本病的特征。严重时发生横纹肌溶解进而引起肾脏衰竭。

4. 其他 出现体温升高，如果体温过高、大量出汗、横纹肌溶解会导致高钠血症、高钾血症、代谢性酸中毒等。

【实验室检查】

1. 检查血电解质、渗透压和血气分析 判定是否存在脱水和酸碱失衡，部分患者可有高钠血症、渗透压增高和酸中毒。

2. 肌酸激酶（CK）、血肌酐和尿素氮 发生横纹肌溶解和肾功能损害时可升高。

3. 监测尿常规 脱水时可出现尿比重升高，尿pH监测还有助于评价碱化尿液的效果。

4. 毒理学检测尿中可检出MDMA 血中检出MDMA则可明确诊断。

5. 头部CT 对神志不清、有神经系统症状和体征者，应行头部CT检查，以鉴别颅内病变。

【诊断与鉴别诊断】

一般来求诊的都是中度中毒的患者，多数都

笔记栏

知道自己服用过 MDMA，所以确诊不困难，对病史不清、症状可疑的，医护人员应该想到 MDMA 中毒的可能。毒理学检测有助于明确诊断，还需与颅内病变以及其他疾病引起的高热、血压过高或神志变化相鉴别。

【治疗】

1. 维持生命体征平稳 保持呼吸道通畅，吸氧，监测血压、体温、心率、呼吸等生命征。

2. 清除毒物 口服中毒者常规采取洗胃、导泻、活性炭口服或胃管注入等措施。输液利尿促排泄。

3. 镇静和抗惊厥 首选苯二氮䓬类药物，轻者：地西泮 5～10mg 口服或 10mg 肌内注射；躁动明显时还可使用氟哌利多，起始剂量为 2.5～5.0mg 肌内注射；或予氯丙嗪 1mg/kg 肌内注射，每 4～6 小时一次。严重躁动和惊厥者用地西泮 0.2mg/kg（单次总量不超过 20mg）以 2mg/min 的速度静脉注射（注意呼吸抑制的不良反应），必要时可重复。若无效，可予苯巴比妥以 15～20mg/kg 静脉注射，速度不超过 100mg/min。根据临床情况调整剂量，镇静和抗惊厥药物治疗还有利于血压稳定。

4. 控制高血压 用硝普钠、硝酸甘油或酚妥拉明降压。

5. 降温 高热者必须立即降温，可安置于空调的环境下或用冷水擦浴，但应防止寒战，使肛温降到 38℃左右就可停止降温，以免体温过低，必要时还应使用药物降温。

6. 纠正水电解质和酸碱平衡紊乱 脱水或高钠血症时适量补液，维持正常血容量，保证脏器灌注，合并酸中毒时适量补碱。

7. 碱化尿液和利尿 碱化尿液的目的是防止在横纹肌溶解时发生急性肾功能衰竭，可静脉滴注碳酸氢钠，使尿 pH 达 7～8，密切监测血 pH，避免碱中毒。发生横纹肌溶解时易引起高血钾，还可使用甘露醇和呋塞米。

8. 加强护理 由于 MDMA 的药理作用及部分患者同时饮酒等原因，患者往往存在活动过度、冲动、自我约束力下降及幻觉和暴力倾向等表现，要密切观察，防止患者发生外伤。

【预防和教育】

毒品滥用是一个社会问题，需加强全民教育，尤其是对高危的青少年，把学校、家庭教育与社会预防结合在一起，形成一场公民教育运动，对毒品展开一场没有硝烟的战斗，毒品滥用、毒品中毒才能销声匿迹。

笔记栏

案例 10-117-4

问题 1：

作为接诊医生，你首先应考虑做何诊断？

解答：

①青年男性，急性发病，身边有使用过的注射器提示发病前有注射药物的可能；②有阿片类药中毒综合征：昏迷、呼吸抑制、双瞳孔呈针尖样大小的特征；③体表多处注射痕迹，提示有长期静脉吸毒可能；④查体未见外伤和神经系统定位体征，初步排除外伤和神经系统病变所致。

初步诊断：急性阿片类药物中毒。

问题 2：

应该立即做何急救处理？

解答：

①保持呼吸道通畅，人工呼吸囊辅助通气，高流量吸氧，必要时人工气道机械辅助通气治疗。②迅速建立输液通路。③建立输液通路后立即使用盐酸纳洛酮 0.8mg 静脉注射，每 2 分钟一次，直至神志转清，呼吸抑制改善（总量不超过 10mg）。④在患者昏迷和呼吸抑制逆转之后，予 5%葡萄糖氯化钠溶液或 0.9%氯化钠溶液 500ml 加纳洛酮 0.8mg 混合静脉滴注，持续 24 小时。

问题 3：

急救过程中要做哪些实验室检查完善诊断？

解答：

（1）急救过程中需做的实验室检查包括：血常规、血电解质、渗透压和血气分析、血、尿的毒理学检测（若纳络酮治疗有效可不做）。

实验室结果：血常规：WBC 13.8×10^9/L，N 0.80，L 0.20；电解质正常；血气分析：pH 7.20，PaO_2 50mmHg，$PaCO_2$ 50mmHg。血、尿检测出海洛因。

（2）本案例根据以下依据可做出病因诊断：①青年男性，因神志不清 30 分钟入院；②病史特点：急性病程，发病前有可疑注射药品的痕迹；③临床特点：有阿片类药中毒综合征的特征，昏迷、呼吸抑制、双瞳孔呈针尖样大小；④血、尿检测出海洛因（或纳洛酮治疗有效）。

临床诊断：急性阿片类药物中毒（海洛因）。

案例 10-117-5

问题 1：

作为接诊医生，你首先应考虑作何诊断？

解答：

①急性发病；②有拟交感综合征的表现——躁动、体温升高、瞳孔扩大、心动过速，血压升高等。③“摇头丸”特征性表现：头部不受控制左右摆动。

初步诊断：急性 MDMA 中毒（急性“摇头丸”中毒）

问题 2：

病史上应作何补充？

解答：

病史需补充服用药物病史。追问病史，患者的朋友补充曾经服用“摇头丸”2 粒。

问题 3：

该患者要做哪些主要的实验室检查？

解答：

需做的实验室检查包括：血电解质、渗透压、血气分析、CK 和肾功能；尿常规；血 MDMA 毒理学检测。

实验室结果：①血电解质和渗透压：Na^+ 150mmol/L，K^+ 4.8mmol/L，渗透压 325mmol/L。②血气分析：pH 7.35，PaO_2 98mmHg，$PaCO_2$ 30mmHg，HCO_3^- 21mmol/L，BE－3mmol/L。③血肌酐、尿素氮和磷酸肌酸激酶：Cr 78μmol/L，BUN 6.8mmol/L，CK 393mmol/L。④尿比重 1.020，尿 pH 5.4。⑤血中检测出 MDMA。

根据以下可明确诊断：①年轻男性，因头痛、烦躁 1 小时入院；②病史特点：急性发病，有服用“摇头丸”病史；③临床特点：有神经系统表现（烦躁不安、头部不受控制左右摆动），心血管表现（心悸、气促，心动过速，血压升高）和大汗、瞳孔扩大、发热等 MDMA 中毒的典型特征；④辅助检查：血钠和血渗透压增高，血肌酸激酶增加，血中检测出 MDMA。

临床诊断：急性亚甲二氧基甲基苯丙胺中毒（即急性“摇头丸”中毒）。

问题 4：

该患者应作何急救处理？

解答：

①监测血压、心率、呼吸、体温等生命征，该患者躁动明显注意发生外伤；②催吐后口服活性炭 50～100g，每 4 小时一次；③地西泮 10mg，肌内注射，或氟哌利多 5.0mg，肌内注射；④将患者安放在空调或风扇的环境下降温；⑤纠正高钠血症：鼓励患者多饮水，适量补液，维持充足血容量；⑥碱化尿液：碳酸氢钠 1～2mmol/kg 静脉注射，随后 50～100mmol/kg 静脉滴注，监测血 pH＜7.55，尿 pH7～8。

第六节　急性乙醇中毒

案例 10-117-6

患者，女，34 岁，已婚，工人，因酒后神志不清 30 分钟入院。

患者 30 分钟前饮 58 白酒约 400ml，其后出现恶心、呕吐，呕吐物为胃内容物，无咖啡样物，继而神志不清，呼吸浅慢，无伴抽搐、遗二便等，由家属送急诊。

既往体健，否认有精神病史，无烟酒、毒品等不良嗜好。

体格检查：T 35.5℃，P 100 次/分，R 11 次/分，BP 90/60mmHg，全身冰凉，深昏迷，双瞳孔等大等圆，直径 2.5mm，对光反射迟钝，口角见少许呕吐物，呼出气体有浓烈酒味，口唇轻度发绀，颈软，呼吸慢，不规则，双肺呼吸音弱，未闻及干湿啰音，心率 100 次/分，心律规整，未闻及杂音，腹软，肝、脾未触及，肠鸣音正常，膝反射消失，无病理征。

问题：

1. 首先考虑什么诊断？
2. 该患者应做哪些实验室检查？处于何种临床分期？
3. 如何抢救该患者？

急性乙醇中毒（Acute ethanol poisoning）是饮入过量乙醇或酒类饮料引起中枢神经系统由兴奋转为抑制状态，严重者出现昏迷、呼吸抑制及休克等。

【病因】

酒的有效成分是乙醇，是一种无色、易燃、易挥发的烃类羟基衍生物，具有醇香味，能溶于水和大多数有机溶剂。根据制作方法不同将酒分为三类：发酵酒、配制酒和蒸馏酒，各类酒所含的乙醇浓度不同，发酵酒（包括果酒、啤酒和黄酒

笔记栏

等）的乙醇含量多在20%以下；配制酒（青梅酒、玫瑰酒等）的乙醇含量很低；蒸馏酒又名烈性酒（如白酒、白兰地、威士忌）含乙醇40%～60%，日常乙醇中毒常为蒸馏酒引起。

【发病机制】

（一）乙醇的代谢

饮入的乙醇吸收迅速，其中25%由胃吸收，75%由小肠上段吸收，吸收后90%～98%在肝脏代谢、分解，其余由肾、肺和皮肤排出体外。乙醇在肝内先由乙醇脱氢酶氧化成乙醛，再由乙醛脱氢酶氧化成乙酸，乙酸转化为乙酰辅酶A进入三羧酸循环，最后代谢为CO_2和H_2O。约10%乙醇由线粒体乙醇氧化系统氧化。乙醇的代谢是限速反应，不同个体乙醇代谢速度有明显差别，健康人一次饮乙醇70～80g即出现中毒症状，对大多数成人来说致死量为一次摄入250～500g乙醇。

（二）急性中毒机制

1. 中枢神经系统抑制作用 乙醇具脂溶性，能迅速通过血脑屏障，小剂量时作用于脑细胞突触后膜苯二氮䓬-γ-氨基丁酸受体，对抑制性递质γ-氨基丁酸产生抑制作用，影响大脑皮质表现为兴奋，作用于皮层下中枢及小脑时出现共济失调。但血中乙醇浓度极高时，抑制延髓中枢，引起呼吸循环衰竭，甚至死亡。

2. 代谢异常 乙醇在肝脏代谢需氧化型烟酰胺腺嘌呤二核苷酸（NAD）做辅酶，生成还原型烟酰胺腺嘌呤二核苷酸（NADH）。因此大量饮酒后NADH/NAD比值增高，影响糖代谢，使得糖异生受阻而出现低血糖；还会引起乳酸升高、酮体蓄积导致代谢性酸中毒。

3. 循环系统的影响 乙醇通过影响心肌细胞的通透性，抑制Na^+，K^+-ATP酶和Ca^+-ATP酶的活性，破坏线粒体和肌浆膜结构，使脂肪酸代谢异常，阻碍心肌纤维蛋白合成，影响心肌能量代谢和兴奋-收缩耦联。

4. 消化系统的影响 乙醇对消化道黏膜有直接刺激作用，同时溶解脂蛋白，严重破坏胃黏液屏障，导致氢离子及胃蛋白酶的反弥散，发生急性胃黏膜病变而致出血。

【临床表现】

临床症状与患者饮酒量、个人耐受程度和血乙醇浓度有关。临床分期见表10-117-7。

表10-117-7 急性乙醇中毒的临床分期

临床分期	临床表现	血乙醇浓度（mmol/L）
兴奋期	眼部充血，颜面潮红或苍白，头痛、欣快感、言语增多、情绪不稳定、易激怒，可有粗鲁行为或攻击行动	11～33
共济失调期	口齿不清、语无伦次、视力模糊、眼球震颤、步态蹒跚、共济失调	33～54
昏迷期	昏睡、皮肤湿冷、口唇发绀、心率增快、血压降低、呼吸慢有鼾音，大小便失禁，严重者因呼吸麻痹、循环衰竭而致死亡	>54

此外，重症中毒患者常发生酸碱平衡和电解质失常、低血糖、吸入性肺炎、急性肺水肿、上消化道出血等。有的患者可发生急性肌病，表现为肌痛或伴有肌球蛋白血尿，甚至出现急性肾功能衰竭。

【实验室检查】

1. 血清和呼出气乙醇浓度 急性酒精中毒时呼出气中乙醇浓度与血中乙醇浓度相当。

2. 血清生化检查 可出现低血钾、低血镁、低血钙、低血糖、血酮等。

3. 动脉血气分析 急性中毒者可有不同程度的代谢性酸中毒、阴离子间隙增高，严重呼吸抑制时可出现低氧血症。

4. 心电图 可出现心律失常和ST—T改变。

【诊断与鉴别诊断】

1. 诊断 根据饮酒史、呼出气味、意识改变和血乙醇浓度测定做出诊断。

2. 鉴别诊断 急性乙醇中毒应与伴有意识障碍或昏迷的其他疾病相鉴别。如镇静催眠药或抗精神失常药中毒（尤其有自杀倾向者）、一氧化碳中毒、肝性脑病、中枢神经系统感染和脑血管意外等。尤其要与急性甲醇中毒，急性甲醇中毒除有与急性乙醇中毒类似的神经系统症状外，还以眼部损害和较严重的代谢性酸中毒为特征。

【治疗】

轻症者无需特殊处理；有共济失调者应休息，限制活动，以免发生外伤；兴奋躁动的患者加以约束，对烦躁不安或过度兴奋者可用小剂量地西泮，避免用吗啡、氯丙嗪、苯巴比妥类镇静药。

笔记栏

对重度中毒者应积极治疗。

1. 维持循环、呼吸功能 注意神志、呼吸、心率、血压、尿量和体温的监护，维持有效血容量，可静脉滴注0.9%氯化钠注射液和5%葡萄糖盐水溶液等；保证气道通畅，供氧充足，有呼吸抑制时行气管内插管或机械通气辅助呼吸。

2. 清除毒物 ①洗胃或导泻：由于乙醇吸收较快，胃黏膜损伤重，服用量少、服用时间长和症状轻的患者可不洗胃和导泻。如同时服用其他毒物、短时间大剂量摄入或症状重时予活性炭吸附或导泻，神志清醒者可用催吐法洗胃，神志障碍或昏睡者，可先行气管内插管后洗胃。②血液透析：指征为血乙醇含量＞108mmol/L；伴酸中毒或同时服用甲醇或怀疑伴有其他毒物摄入时；严重呼吸抑制。

3. 纳洛酮是阿片受体拮抗剂 在治疗急性乙醇中毒时主要拮抗β-内啡肽对中枢神经系统的抑制而达到治疗效果，是非特异的催醒药。用法：纳洛酮0.4～0.8mg静脉注射，必要时30分钟可重复使用。

4. 对症支持治疗 保暖，维持正常体温，维持水、电解质、酸碱平衡；补充足够热量，B族维生素和维生素C；适当使用保护胃黏膜药物。

【预防】

(1) 抓好宣传教育工作，避免短期内大量饮酒。

(2) 实行酒类专卖制度，以低度酒代替高度酒。

案例 10-117-6

问题 1：

作为内科医生，你首先考虑什么诊断？

解答：

①患者为年轻女性，急性起病；②病史特点：有短时间内饮入大量白酒的明确病史；③临床特点：昏迷状，口唇轻度发绀，伴有呼吸浅慢、不规则，低体温，低血压等表现是乙醇中毒的特征，呼出气体有酒精的特殊气味。

初步诊断：急性乙醇中毒。

问题 2：

该患者应做哪些实验室检查？处于何种临床分期？

解答：

(1) 该患者应进行下列实验室检查：①血清乙醇浓度；②血清电解质和生化检查；③动脉血气分析；④心电图。

(2) 结果：①血乙醇浓度为110mmol/L；②血清生化检查：血糖5.6mmol/L，血酮阳性，血钾、血镁和血钙正常；③动脉血气分析：pH 7.33，PaO_2 77.4mmHg，$PaCO_2$ 26.7mmHg，HCO_3^- 13.9mmol/L，BE －10.1mmol/L，AG 25mmol/L；④心电图：窦性心动过速。

(3) 根据患者临床特点：昏迷状，口唇轻度发绀，伴有呼吸浅慢、不规则，体温低，血压低；代谢性酸中毒，结合血乙醇浓度为110mmol/L，可判断患者处于急性乙醇中毒昏迷期。

问题 3：

如何抢救该患者？

解答：

①严密观察患者神志、血压、心率、呼吸、尿量等；②该患者中毒深，呼吸中枢抑制明显伴代谢性酸中毒和缺氧，因此应气管内插管，短期内人工辅助通气以维持生命；③插胃管，用生理盐水洗胃直至洗出液澄清；④补充有效血容量，静脉滴注0.9%氯化钠注射液和5%葡萄糖盐水和B族维生素和维生素C；必要时使用多巴胺；⑤纳洛酮0.4～0.8mg静脉注射，30分钟一次，直至神志转清；⑥适当使用制酸剂，如H_2受体阻滞剂；⑦若病情无改善尽快进行血液透析治疗。

第七节 毒蛇咬伤中毒

案例 10-117-7

患者，男，40岁，农民，因被蛇咬伤左足背6小时入院。

患者于6小时前在田间劳动时不慎被蛇咬伤左足背，即感疼痛，伤口迅速肿胀，渗血，周围组织很快发黑。当地医生曾敷草药治疗未能缓解，全身瘀斑增多，并出现神志模糊、气促，转入我院。起病来无呕吐咖啡样物、无血尿、无偏瘫。

患者平素体健，无药物过敏史。

体格检查：T 37℃，BP 80/50mmHg，P 105次/分，R 35次/分，神志模糊，呼吸急促，皮肤湿冷，全身皮肤黏膜无黄染，全身皮下大片瘀斑，左足高度肿胀，并有大片血水泡，部分破溃渗血，左足背有间距3.3cm牙痕2个，双瞳孔等圆等大，直径3mm，对

笔记栏

光反射迟钝,颈软,双肺呼吸音清,心率 105 次/分,律齐,腹平软,无压痛及反跳痛,肝脾肋下未及,腹水征阴性,肠鸣音存在。生理反射存在,病理反射未引出。

问题:

1. 首先考虑什么诊断?

2. 还要补充哪些病史?应做哪些实验室和辅助检查?

3. 如何明确诊断?如何处理?

蛇(snakes)是变温动物,遍布于世界各地,毒蛇约 500 种。我国有毒蛇约 50 种以上,主要有蝰蛇科、响尾蛇科、眼镜蛇科和海蛇科,主要分布在我国长江以南地区、长江流域和东南沿海地区。蛇咬伤常发生在夏、秋两季,咬伤部位以四肢多见,又以上肢最多见。

全世界每年约有 5 万~6 万人死于毒蛇咬伤,发达国家蛇咬伤病死率较低,不发达国家和地区较高。发生蛇咬伤者绝大多数为男性,常为年轻人,多见于农民、渔民、野外工作者及毒蛇饲养或研究人员。

【发病机制】

毒蛇口内有两个毒腺,毒腺有肌肉和神经分布,便于控制蛇毒(snake venom)排出量。蛇毒是毒蛇咬伤的主要致病因素。不同科系、同一科系不同种类或同一条毒蛇每次咬伤时射出的蛇毒成分也不尽相同。进入体内的蛇毒可分布到全身各组织,以肾脏为主,脑组织最少。

1. 蛇毒的理化特性

(1) 黏稠、透明或淡黄色液体。

(2) 主要成分:多种蛋白、毒酶和多肽的混合物。毒蛇咬伤中毒主要由蛇毒中的蛋白质引起,致命成分是小分子多肽。

(3) 同科属的蛇毒成分相似。

(4) 不稳定:遇酸、碱、热易变性、破坏。蛇毒由肝脏分解代谢,通过肾脏排泄。体内蛇毒作用可持续数天,72 小时后体内蛇毒含量已很少。

2. 蛇毒在体内过程

蛇毒牙 ⟶ 皮下组织 ⟶ 淋巴管、毛细血管 ⟶ 血循环 ⟶ 靶器官 ⟶ 全身中毒症状

3. 蛇毒分类与毒理 按其成分及毒理作用可分为:

(1) 神经毒素:见于银环蛇、金环蛇。蛇毒能阻断突触前和(或)突触后神经-肌肉传导,可导致脊髓前角细胞脂肪变性,肌纤维变性,引起肌肉弛缓性瘫痪,严重时导致呼吸衰竭。

(2) 血液毒素:见于蝰蛇、五步蛇、竹叶青蛇、烙铁头蛇和蝮蛇。包含有:①凝血素:可促进纤维蛋白原转化为纤维蛋白,也有的蛇毒能激活Ⅹ因子,在Ⅴ因子、钙离子、磷脂参与下形成凝血活素,使凝血酶原转为凝血酶,促进血凝,以上均可导致纤维蛋白及凝血酶系统消耗性血凝障碍,进而发展为弥散性血管内凝血。②出血毒素:能损伤毛细血管壁细胞间黏和物,使毛细血管通透性增加,血液渗至血管外。此类蛇毒也能破坏凝血活酶,蛋白酶还能增加出血毒的活性,导致被毒蛇咬伤者有不同程度的出血倾向。③溶血素:可致蛇咬伤者发生溶血。④卵磷脂酶、蛋白水解酶、透明质酸酶:多种毒蛇的毒腺分泌的蛇毒可含不同酶的成分,如蛋白水解酶不仅能溶解蛋白,促使蛇伤局部发生水肿、出血、坏死,还可影响纤维蛋白原转为纤维蛋白及凝血酶原转为凝血酶,也能促使组胺的释放,直接影响心血管系统;透明质酸酶则水解透明质酸,使细胞和纤维间的屏障损伤,通透性增加,促使毒物吸收入血并扩散;磷脂酶 A 可水解红细胞膜的磷脂并使卵磷脂转为溶血卵磷脂,使红细胞膜破裂而发生溶血,又能促使肥大细胞释放组胺、5-羟色胺,产生局部反应,也能使横纹肌痉挛,肌组织肿胀、溶解等。

(3) 混合毒素:以上两种毒理作用兼有,见于眼镜蛇、眼镜王蛇、海蛇。

【临床表现】

毒蛇咬伤的临床表现分三类:

(一) 神经毒所致临床表现

1. 局部表现 轻度麻木感,无渗出液、红肿,无疼痛感。

2. 全身表现 以骨骼肌呈弛缓性瘫痪为特征,先头颈部、眼肌受损,呈现眼睑下垂,也可出现复视;面肌受损,表现张口与吞咽困难、牙关紧闭;进而呼吸肌受损,发生呼吸困难,甚至呼吸停止。中毒者觉头晕、嗜睡、流涎、恶心、呕吐、听力下降,甚至大小便失禁,严重者有四肢抽搐、疼痛等全身异常的感受,危重者呈昏迷表现。

(二) 血液毒素所致临床表现

1. 局部表现 伤口局部严重肿胀,向近心端扩散,呈现皮肤瘀斑、水疱、血疱,有组织坏死和出血,伤口剧痛,可伴附近区域淋巴管炎、淋巴结炎、淋巴结肿痛。

2. 全身表现 可出现全身广泛皮下瘀斑、鼻出血、齿龈渗血;甚至出现内脏出血的表现,如咯血、呕血、便血或尿血,女性阴道流血等;也可

笔 记 栏

发生溶血性黄疸及血红蛋白尿，并可导致休克，乃至全身各主要脏器受损，如肝功能异常、心律失常、心力衰竭和急性肾功能衰竭；血栓形成者容易发生肺栓塞。

(三) 混合毒所致临床表现

本型发病急，局部和全身症状均较严重。

1. 局部表现 局部红肿，伤口剧痛，有水疱或血疱，皮肤瘀斑，组织坏死，很快向近心端蔓延。

2. 全身表现 四肢肌肉无力，全身肌肉疼痛，牙关紧闭，呼吸困难，心律失常，循环衰竭，少尿、无尿，意识障碍，甚至心搏呼吸停止。

【实验室和辅助检查】

1. 血、尿、大便常规和大便潜血 严重病例出现血红蛋白不同程度降低，中性粒细胞增多（20×10^9～30×10^9/L），血小板计数减少。有凝血功能障碍的患者尿中可出现红细胞和血红蛋白尿，大便潜血可呈阳性，严重者可出现黑便。

2. 酶联免疫吸附试验（ELISA） 能迅速检测患者伤口渗液、血清或组织中特异蛇毒抗原。

3. 出凝血功能检查 凝血酶原时间（PT）和部分凝血活酶时间（APTT）延长、血纤维蛋白及纤维蛋白原减少、血纤维蛋白降解产物（FDP）增多，D-二聚体阳性。

4. 肝、肾功能检查 可出现天门冬氨酸氨基转移酶（AST）、ALT 升高，肾功能损害，发生溶血时总胆红素和非结合性胆红素升高。

5. 心电图和心肌酶学检查 心电图可出现心肌损害，也可出现心肌酶升高。

【诊断】

1. 有被毒蛇咬伤后遗留的牙痕 典型的局部反应及全身中毒的临床表现，一般可做出诊断（图 10-117-2）。

2. 若现场有被抓住或打死的毒蛇，将有助于分析判断毒蛇的类型。

3. 所有患者应进行血、尿常规、血生化、肝肾功能和 DIC 的检查 以了解全身器官功能受损情况，且可通过了解患者是否存在溶血、DIC 等情况间接判断是否为血液毒素中毒。

4. 特异性免疫测定 酶联免疫吸附试验（ELISA）和放射免疫测定（radioimmunoassay，RIA）特异性、阳性率高的特点，测定伤口渗液、血清、脑脊液和其他体液中的特异蛇毒抗原，对早期诊断及鉴别诊断有价值。但需注意的是毒蛇咬伤超过 24 小时后常呈阴性。

5. 试验性诊断 对高度怀疑蛇咬伤者可试行中和毒素试验，即用单价抗蛇毒血清，皮试阴性后，常规静脉给药，若中毒症状有所控制，则有可能是本类毒蛇咬伤。

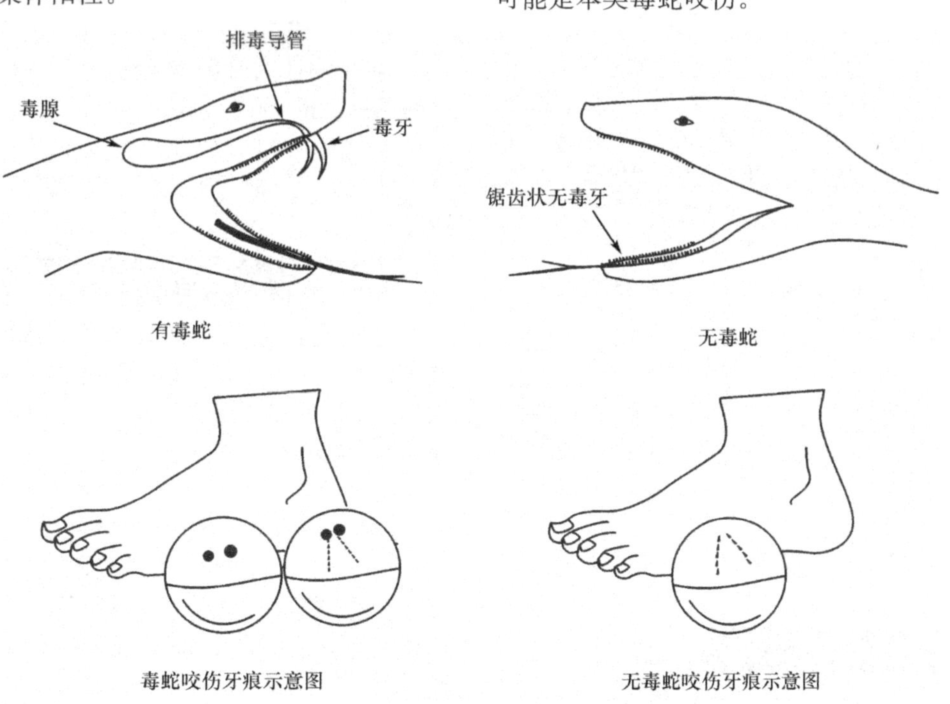

图 10-117-2 有毒和无毒蛇及咬伤牙痕

【治疗】

救治原则：迅速排毒并破坏伤口局部蛇毒；争分夺秒抢救威胁生命的危象，维持基本生命功能；尽早使用特异性抗蛇毒血清；防治可能发生的并发症。

（一）防止蛇毒继续吸收和扩散

（1）被蛇咬伤者应立即卧位，保持镇静，减少活动，由他人护送到医院。

（2）扎止血带：在被蛇咬伤后2～5分钟于伤口近心端4～5cm处用布条、绳、各种系带或止血带扎住，以阻断静脉和淋巴回流，每15～30分钟放松止血带1～2分钟，具备系统抢救条件后停止扎带，最好在2小时内停用止血带。

（3）伤口处理

1）冲洗蛇咬伤处：可选用清水、冷茶水、盐水、肥皂水、1∶5000高锰酸钾溶液、3%过氧化氢或0.02%呋喃西林溶液冲洗，然后用2%盐水湿纱布敷在伤口上。若为五步蛇、竹叶青或烙铁头毒蛇咬伤者，首先拔出残留毒牙，后用5%依地酸二钠溶液冲洗，其能抑制蛇毒中蛋白水解酶的活性，防止局部坏死。

2）灼烧伤口：紧急情况下可使用火柴头、烟头等烧灼伤口，本法能破坏蛇毒。

3）切开伤口排毒：于蛇咬伤24小时内将局部消毒后以牙痕为中心呈“十”字切划皮肤1～2cm或连贯两牙痕为限切划，深度不超过皮下组织，达到有淋巴液流出为宜。若局部呈水疱状，可在其周围作小“十”字形切口以利于排毒。若咬伤指、趾，则在指、趾间用粗针针刺排毒。但咬伤24小时后则不用上法，可行穿刺引流，自然流出毒液。

4）吸吮毒液：用吸乳器、拔火罐或吸引器于毒蛇咬伤的局部吸取毒液。

5）伤口周围敷蛇药：于毒蛇咬伤伤口近心端上2cm处皮肤涂一圈蛇药，但切勿涂伤口。

6）局部封闭：用0.25%普鲁卡因加地塞米松5mg于伤肢肿胀上方3～4cm或在扎止血带的上方行环形封闭。

7）局部降温：用冰或冷水湿敷咬伤的周围软组织。

（二）特殊解毒治疗

（1）口服各地生产的蛇药解毒片。

（2）应用抗蛇毒血清：本品分为单价和多价抗毒血清：选用本类药前需作过敏试验，过敏试验方法：取抗蛇毒血清0.1ml加生理盐水1.9ml混匀后，取0.1ml注入前臂伸侧皮内，观察10分钟，皮丘直径小于2cm、无红肿和伪足者为皮试阴性。防止用药过程中过敏，可予口服氯苯那敏等抗过敏药或静脉注射地塞米松2～5mg。

蛇毒血清皮试阴性：抗蝮蛇毒血清8000单位、抗五步蛇毒血清16 000单位、抗银环蛇毒血清10 000单位、抗眼镜蛇毒血清10 000单位和抗蝰蛇毒血清5000单位加生理盐水20～100ml缓慢静脉注射/静脉滴注。若在毒蛇咬伤2小时内，可在伤口周围用抗蛇毒血清5ml左右注射。

皮试阳性或可疑阳性：可试给抗蛇毒血清1～2ml加氢化可的松200mg或地塞米松5～10mg加入葡萄糖500ml中缓慢静脉滴注，每分钟20～30滴，严密观察其不良反应。如果无任何不适或异常不良反应，再逐渐将需要的治疗量加入输液中静脉点滴，同时给予抗组胺类药物。

（3）应用新斯的明对抗神经毒，辅助机体尽快恢复，降低死亡率。

（三）对症、支持治疗

1. 吸氧　一般先吸高浓度氧，鼻管吸氧即可。

2. 输液　以量出为入为原则。过多的输液可能加重中毒症状，引发心、肺、肾急性功能衰竭。

3. 纠正水电解质平衡和酸碱平衡紊乱。

4. 预防感染和破伤风　抗感染以青霉素为主，也可依病情同时用其他抗生素。应常规注射破伤风抗毒素，预防破伤风。

5. 休克　输入低分子右旋糖酐扩充血容量，可酌情加用血管活性药物如多巴胺、间羟胺等。

（四）并发症的治疗和脏器的保护

1. 若发生急性肝肾功能损害或凝血障碍及DIC时　以使用抗毒血清终止全身中毒反应治疗为主，一般无需特殊处理。如果脏器损害加重，应对症处理。

2. 急性肌膜间隙综合征　血循环及混合毒类毒蛇咬伤的患肢，常因肢体重度水肿压迫肌肉而致，应及时诊断，及早手术减压。

3. 呼吸、心力衰竭及心跳骤停的治疗　对神经毒中毒引起的呼吸中枢麻痹及神经肌肉麻痹引起的呼吸衰竭，应用呼吸机通气相当有效，常需使用8～30小时以上，但以不使用PEEP为好，以免加重心力衰竭。心力衰竭可使用洋地黄类药物如小剂量毛花苷C。心跳呼吸骤停按心肺复苏处理。

笔记栏

(五) 抢救过程中忌用下列药物

治疗中应禁用中枢抑制及肌肉松弛药物，如吗啡、氯丙嗪、巴比妥类、苯海拉明、箭毒、氯琥珀胆碱等；慎用抗凝药物，如肝素、枸橼酸钠、双香豆素等。

【预防】

(1) 毒蛇一般不主动咬人，遇蛇时应尽量避开。

(2) 清除住宅周围的杂草、乱石，填塞墙洞。

(3) 在野外工作，最好穿长靴或球鞋，持棍"打草惊蛇"。

(4) 外出旅游避免摸黑赶山路。

(5) 根据毒蛇出没及活动规律进行毒蛇穴居捕杀。

案例 10-117-7

问题 1:

你首先考虑什么诊断？

解答:

①有被蛇咬伤的病史；②有血液毒素导致的局部表现（伤口疼痛，伤口迅速肿胀，渗血，左足背有间距 3.3cm 牙痕 2 个）和全身表现（全身皮下大片瘀斑）以及休克（血压下降，神志模糊，呼吸急促，皮肤湿冷）的体征。

初步诊断：血液毒素类毒蛇咬伤中毒。

问题 2:

还要补充哪些病史？

解答:

①病史上应了解咬伤毒蛇的类型；②患者家属其后抓到毒蛇，经辨认为"五步蛇"。

问题 3:

应做哪些实验室和辅助检查？

解答:

患者考虑为血液毒素类毒蛇咬伤中毒，并有凝血功能障碍的临床表现，应进行下列检查：①血、尿、便常规和大便潜血；②出凝血功能检查；③肝、肾功能检查；④有条件时可进行酶联免疫吸附试验检测血清特异蛇毒抗原；⑤心电图和心肌酶学检查。

实验室结果：

(1) 血常规：WBC 23.20×10^9/L，N 0.98，RBC 3.43×10^{12}/L，Hb 112 g/L，PLT90×10^{12}/L。尿常规：有少量尿蛋白、红细胞。

(2) PT 20 秒，国际化标准比值(INR) 1.7，APTT 53 秒，纤维蛋白原 1.4g/L、FDP 16mg/L，D-二聚体阳性。

(3) 肝功能：AST 50mmol/L，ALT 160mmol/L，血清总胆红素 18μmol/L，肾功能正常。

(4) 心电图：窦性心动过速。

问题 4:

如何明确诊断？如何处理？

解答:

(1) 诊断依据：①起病急，进行性加重，有血液毒素类毒蛇——五步蛇咬伤的明确病史；②有血液毒素导致的局部表现和全身表现以及休克的体征。③实验室和辅助检查：白细胞升高，轻度贫血，PT 和 APTT 延长、血小板计数和血纤维蛋白及纤维蛋白原减少、FDP 增多，D-二聚体阳性，肝功能异常。

临床诊断：血液毒素类毒蛇咬伤中毒（五步蛇）。

(2) 救治措施：

A. 蛇咬伤局部处理：选用 0.02%呋喃西林溶液冲洗，局部消毒后以牙痕为中心呈"十"字切划皮肤 1～2cm。

B. 精制抗五步蛇蛇毒血清：静脉注射地塞米松 5mg；过敏试验阴性后精制抗五步蛇蛇毒血清 16 000 单位加生理盐水 40ml 缓慢静脉注射。

C. 对症支持和并发症的治疗：①鼻管吸高浓度氧；②输液：量出为入，可选 0.9%生理盐水或 5%葡萄糖注射液加维生素 C 500mg，静脉滴注；维生素 K_1 10mg，肌内注射，2 次/天；③抗休克：首先静脉输注低分子右旋糖酐扩充血容量，必要时加用升压药物如多巴胺等；④预防感染：依病情选用抗生素；⑤ 预防破伤风：使用破伤风抗毒素，皮试阴性后一次肌内注射 1500U。

D. 动态观察出凝血功能和出血情况，及护肝治疗。

第八节　急性一氧化碳中毒

案例 10-117-8

患者，女，29 岁，文员，因被发现不省人事 30 分钟入院。

患者于 30 分钟前洗浴时被家人发现晕倒在地、不省人事、呼之不应，家人立即将其抬出并放置于客厅沙发上，随后患者出现烦躁、乱语，呼吸急促，遂急送来诊，送院途中出现恶心、呕吐非咖啡样胃内容物多次，非喷射状。起病来无抽搐、二便失禁等。家人补充洗浴时用内排式燃气热水器，窗门关闭，在内停留时间约40分钟。

既往体健。

体格检查：T 37℃，P 106次/分，R 28次/分，BP 100/65mmHg 神志模糊，烦躁，体检欠合作。全身皮肤潮红，唇甲无发绀，双瞳孔等圆，等大，直径2.5mm，对光反射迟钝，颈软，双肺呼吸音清，未闻啰音。HR 106次/分，心律规整，未闻杂音。腹软，无压痛及反跳痛，肝脾肋下未及，肠鸣音正常，肌力和肌张力检查未能配合，生理反射存在，病理征未引出。

问题：

1. 首先应考虑为何诊断？
2. 该患者应做哪些辅助检查以明确诊断？
3. 该患者应采取何种抢救措施？

一氧化碳(carbon monoxide，CO)是含碳物质燃烧不完全产生的一种无色、无臭、无味的窒息性气体。相对分子质量28.01，比重0.967，微溶于水，易溶于氨水和乙醇等，遇氧燃烧生成CO_2，与空气混合爆炸极限为12.5%～74%。在生产和生活环境中吸入过量CO即可发生急性CO中毒(acute carbon monoxide poisoning)，是较为常见的生活性中毒和职业性中毒，我国每年急性CO中毒发病率和死亡率居各种职业性中毒之首。

【病因】

工业生产和生活燃料燃烧不完全产生大量CO并泄漏，环境通风不良和防护不当时，空气中CO浓度超过允许范围就可发生CO中毒。

1. 生活性中毒 我国北方冬天燃煤取暖时烟道堵塞或使用燃气热水器时浴室通风不良、长时间滞留密闭空调车内等情况常易引起CO中毒。CO吸入也是自杀的手段之一。

2. 职业性中毒 工业生产(炼钢、炼焦、烧窑等)及化工合成氨、甲醇、丙酮等过程中，炉门和窑门关闭不严、违反操作规程均可造成CO泄漏，引起CO中毒。机体接触或吸入有机溶剂二氯甲烷，可在体内转化成CO，导致CO中毒。天然瓦斯爆炸和煤气泄漏、失火时大量吸入浓烟可发生CO中毒。

【发病机制】

呼吸道吸入的CO经肺泡膜进入血液，与血红蛋白结合成没有携氧能力的碳氧血红蛋白(COHb)，CO与血红蛋白的亲和力比氧与血红蛋白的亲和力大230～270倍，且COHb的解离速度仅为氧合血红蛋白(oxyhemoglobin，HbO_2)的1/3600，COHb影响血红蛋白的携带氧能力；另一方面，COHb使HbO_2的氧解离曲线左移，从而阻碍了氧的释放、运输，导致全身细胞组织缺氧。此外，CO与心肌的肌红蛋白结合，使心肌收缩力下降，血压下降，加重组织缺氧。同时COHb与还原型的细胞色素氧化酶C和P450的活性结合，影响细胞呼吸和氧化过程，阻碍对氧的利用，以上诸因素共同作用，导致组织器官缺氧，代谢旺盛、缺乏侧支循环和需氧量大的器官如大脑和心脏最易受累。近年研究认为急性CO中毒后迟发脑病除与缺氧有关外，再灌注损伤、脂质过氧化和细胞凋亡等因素有关。

患者吸入CO的浓度越高，接触CO的时间越长，有贫血、甲亢或心脑肺基础疾病，则中毒的程度越严重。CO在体内不蓄积，98.5%以原形从肺排出，吸入新鲜空气时，血液COHb半衰期为4～5h；吸入纯氧为40～60分钟；吸入3个大气压的纯氧可缩至20分钟。

【临床表现】

急性CO中毒的临床表现主要是组织缺氧和直接细胞毒引起，脑缺氧的症状与体征是主要的表现。急性CO中毒的症状与血液中COHb浓度相关，同时与患者中毒前的健康状况有关，儿童、老年人和既往有心肺疾病的患者是高危人群。

(一)急性中毒

按中毒程度分为三级(表10-117-8)：

表10-117-8 急性一氧化碳中毒分级

分级	轻度中毒	中度中毒	重度中毒
临床表现	头痛、头晕、恶心、呕吐、心悸、全身乏力	在轻度中毒症状的基础上加重，出现呼吸困难、共济失调、意识模糊，甚至浅昏迷。皮肤、黏膜可呈“樱桃红色”，但少见	迅速出现抽搐、深昏迷，常并发脑水肿、肺水肿、呼吸衰竭、上消化道出血、休克、急性肾功能衰竭、心律失常等
血液COHb浓度	10%～20%	30%～40%	50%以上

笔记栏

(二) 急性CO中毒迟发脑病(delayed encephalopathy)

部分急性CO中毒患者意识恢复后，经过2～60天(一般为14天)的“假愈期”又出现一系列精神神经症状，表现为各种精神症状包括人格改变、锥体系(如单侧或双侧瘫痪等)或锥体外系表现(以Pan-Kinson综合征多见)，大脑皮质局灶性功能障碍(如失读、失语、癫痫发作等)，脑神经和周围神经损害(如视神经萎缩、听神经损害等)，这种现象称之为迟发脑病或神经精神后遗症。此现象的发生率约为3%～10%，近年来研究表明年龄40岁以上、昏迷时间长、有高血压病史、脑力劳动、精神刺激、脑CT异常者，易发生迟发脑病。

【实验室检查】

1. 血液COHb测定 中毒8小时内取血测定COHb浓度，是诊断CO中毒的特异性指标，并有助于分级和估计预后。

2. 脑电图检查 出现弥漫性低波幅慢波，与急性期病情不一定平行，恢复时间比临床恢复晚。动态观察对本病的诊断及预后有一定参考价值。

3. 大脑诱发电位 近年研究表明，正中神经体感诱发电位(简称SEP)、视觉诱发电位(VEP)、听觉诱发电位(BAEP)的异常对急性CO中毒及其迟发脑病的病情诊断、分级、损害定位、预后等方面有较高的临床价值。

4. 头部CT检查 脑水肿可见脑部有病理性密度减低区，对重度中毒及迟发脑病具有辅助定位诊断、评估病情的作用。

【诊断与鉴别诊断】

1. 诊断 根据CO暴露史，急性发生的中枢神经损害的临床表现和血液COHb测定可做出诊断。

2. 鉴别诊断 急性CO中毒应与脑血管意外、糖尿病酮症酸中毒及其他毒物、药物中毒引起昏迷相鉴别，病史、体检、血液COHb浓度测定及相关检查有助于鉴别。

【治疗】

治疗原则：迅速切断毒源撤离现场，尽快纠正缺氧，预防迟发脑病发生。

1. 迅速切断毒源 撤离中毒环境：发现中毒患者应立即切断毒源，如关闭煤气开关，开窗通风，将患者转移到空气清新的环境。救助人员在救助期间要注意自身的保护，避免吸入中毒或诱发CO爆炸。

2. 纠正缺氧 氧疗能加速血液COHb解离和CO排出，是治疗CO中毒最有效的方法。吸入含5% CO_2的氧气可加速COHb解离，增加CO排出。临床上根据病情轻重可予鼻导管、面罩吸氧或高压氧治疗，对严重呼吸衰竭及呼吸停止者应行气管插管，机械通气，危重者可考虑血浆置换。高压氧治疗CO中毒的疗效已被肯定，但高压氧治疗的适应证尚未统一，大多学者认为以下情况应予高压氧治疗：昏迷、有短暂性意识丧失、有心、脑和肺并发症、COHb＞40%的中、重度中毒患者。

3. 防治脑水肿 重度CO中毒后24～48h脑水肿达高峰，防治措施为降低颅内压和促进脑细胞代谢、恢复脑功能，包括：①脱水疗法：20%甘露醇(1.0～1.5g/kg)快速静脉滴注，6～8h一次。2～3天后症状改善减量。并可与50%葡萄糖60～100ml，或呋塞米20～40mg静脉注射交替使用。②糖皮质激素治疗：地塞米松10～30mg/d，疗程3～5天。③抽搐治疗：地西泮10～20mg静脉注射，抽搐停止后苯妥英钠0.5～1.0g静脉滴注，4～6h内可重复使用。④促进脑细胞代谢：常用药物有三磷腺苷、辅酶A、细胞色素C和大剂量维生素C等。

4. 防治并发症和后发症 加强对症及支持疗法，要注意水电解质及酸碱平衡，给予足够营养、防治感染，加强昏迷护理，预防褥疮。

【预后】

轻度中毒可完全恢复；中度中毒经积极治疗无任何后遗症；重度中毒常有神经精神后遗症，及早高压氧治疗可降低迟发脑病发生率。

案例10-117-8

问题1：

作为内科医生，你首先应考虑是何诊断？

解答：

①年轻女性，急性起病，平素健康；②病史中描述患者洗浴时用燃气热水器，内排式，且浴室的窗门关闭，提示有过量CO吸入的可能。③临床特点：有CO中毒导致机体缺氧的表现(神志变化、乱语，伴恶心、呕吐，呼吸稍促和心率增快)。

初步诊断：急性CO中毒。

问题 2:

该患者应做哪些辅助检查以明确诊断?

解答:

(1) 应进行的辅助检查包括:①血液 COHb 测定:应立即取血测定 COHb 浓度,并有助于诊断、临床疾病严重程度分级和估计预后。②头部 CT 检查:有助于诊断和鉴别诊断。

(2) 患者辅助检查结果回报:①COHb 浓度 38%。②头部 CT:平扫未见异常。

(3) 根据现有的病史、体格检查和辅助检查结果可得出病因诊断。

诊断依据:①年轻女性,急性起病,有过量 CO 吸入史;② 临床特点:有 CO 中毒导致机体缺氧的表现(神志变化、乱语,伴恶心、呕吐,呼吸稍促和心率增快)。③辅助检查:COHb 浓度 38%。

临床诊断:中度急性 CO 中毒。

问题 3:

该患者应采取何种抢救和治疗措施?

解答:

(1) 纠正缺氧:氧疗,予面罩吸入纯氧,病情允许时尽早做高压氧治疗。

(2) 监测神志、血压、心率、呼吸等生命征。

(3) 适当予脱水疗法及促进脑细胞代谢,恢复脑功能。如 20% 甘露醇静脉滴注或呋塞米静脉注射,三磷腺苷、辅酶 A 静脉滴注等。

推荐阅读

Gold BS, Dart RC, Barish RA. 2002. Current Concepts: Bites of Venomous Snakes. N Engl J Med. 347:347～356

Piantadosi CA. 2002. Carbon Monoxide Poisoning. N Engl J Med, 347:1054～1055

Tintinalli JE, Ruiz E, Krome RL. 1999. Emergency medicine. 北京:世界图书出版公司.

Heard K. 2005. Gastrointestinal decontamination. Med Clin North Am, 89:1067～1078

Kao LW, Nañagas KA. 2005. Carbon monoxide poisoning. Med Clin North Am. 89:1161～1194

(陈晓辉)

笔记栏

汉英名词对照

Alport 综合征　Alport syndrom
Barrett 食管　Barrett esophagus
Crigler-Najjar 综合征　Crigler-Najjar arsyndrome
CT 严重程度指数　CT severity index,CTSI
C 反应蛋白　C-reactive protein,CRP
Dubin-Johnson 综合征　Dubin-Johnson syndrome
D-二聚体　D-dimer,D-D
Evans 综合征　Evans syndrome
Fanconi 综合征　Fanconi syndrome
Gilbert 综合征　Gilbert's syndrome
Graves 眼病　Graves ophthalmopathy,GO
H_2 受体拮抗剂　H_2-receptor antagonist,H_2RA
HELLP 综合征　hemolysis, elevated liver enzymes and low platelet counts syndrome
IgA 肾病　IgA nephropathy
ST 段抬高型心肌梗死　ST-segment elevation myocardial infarction,STEMI
TNM　tumor,node,metastasis
TSH 刺激阻断性抗体　TSH-stimulating blocking antibody
TSH 受体刺激性抗体　thyroid-stimulating antibody, TSAb
TSH 受体抗体　TSH receptor antibodies,TRAb
Waldenström 巨球蛋白血症　Waldenström macroglobulinemia
Wegener 肉芽肿　Wegener's granulomatosis, WG
X 综合征　syndrome X
β_2受体激动剂　β_2 agonist
β_2微球蛋白　β_2 microglobulin
β 受体阻滞剂　β adrenergic receptor blocker

A

阿托品化　atropinization
癌胚抗原　carcinoembryonic antigen,CEA
艾森曼格综合征　Eisenmenger syndrome
爱布施泰因畸形　Ebstein's anomaly
氨基酸的代谢失衡　amino acid metabolic imbalance
氨中毒　ammonia intoxication
胺前体摄取和脱羧　amine precursor uptake and decarboxylation,APUD

B

白塞病 Behcet's disease,BD
白血病　leukemia
白血病前期　preleukemia,PL
柏-卡综合征　Budd-Chiari syndrome
伴循环绒毛淋巴细胞的脾淋巴瘤　splenic lymphoma with circulating villous lymphocytes, SLVL
伴有环形铁粒幼细胞的难治性贫血　refractory anemia with sideroblasts, RAS
伴原始细胞增多的难治性贫血　refractory anemia with excess blasts,RAEB
包涵体肌炎　inclusion body myositis,IBM
暴发性肝功能衰竭　fulminant hepatic failure,FHF
暴发性胰腺炎　fulminate pancreatitis
泵衰竭　pump failure
闭合性气胸　closure pnemothorax
闭塞性周围动脉粥样硬化　peripheral arteriosclerosis obliterans
边缘区淋巴瘤　marginal zone lymphoma,MZL
变异型心绞痛　variant angina pectoris
变异胰岛素　mutant insulin
变应性肉芽肿血管炎（Churg-Strauss 综合征） allergic granulomatosis（Churg-Strauss syndrome, CSS）
表象性盐皮质激素过多综合征　apparent mineralocorticoid excess,AME
丙型肝炎病毒　hepatitis C virus,HCV
病毒性心包炎　virus pericarditis
病毒性心肌炎　viral myocarditis
伯基特淋巴瘤　Burkitt lymphoma, BL
薄基膜肾病　thin basement membrane nephropathy
不成熟前体细胞异常定位　abnormal localization of immature precursor, ALIP
不明原因消化道出血　obscure gastrointestinal bleeding
不稳定型心绞痛　unstable angina pectoris, UAP
不稳定血红蛋白病　unstable hemoglobin disease

C

彩色多普勒血流显像　color Doppler flow imaging
蚕豆病　favism
产后甲状腺炎　postpartum thyroiditis,PPT
肠病性关节炎　enteropathic arthropathy
肠化生　intestinal metaplasia
肠结核　intestinal tuberculosis
肠内营养支持　enteral nutritional support
肠屏障功能障碍　bowel barrier dysfunction
肠外营养支持　parenteral nutritional support
肠易激综合征　irritable bowel syndrome, IBS
超敏性血管炎　hypersensitivity angiitis
晨僵　morning stiffness
成人 T 细胞白血病　adult T cell leukemia,ATL

成人 T 细胞淋巴瘤/白血病 adult T-cell leukemia/lymphoma, ATL-L
持续气道正压 continuous positive airway pressure, CPAP
创伤性血流动力学监测 invasive hemodynamic monitoring
垂体瘤 pituitary tumors
垂体危象 pituitary crisis
纯红细胞再生障碍性贫血 pure red cell aplasia, PRCA
磁共振胆胰管成像 magnetic resonance cholangiopancreatography, MRCP

D

大动脉炎,高安病 Takayasu's arteritis
呆小病 cretinism
代偿性红细胞增多症 erythrocytosis
代偿性抗炎反应综合征 compensatory anti-inflammatory response syndrome, CARS
代谢性碱中毒 metabolic alkalosis
代谢性酸中毒 metabolic acidosis
代谢综合征 metabolic sydrome
单纯性梅毒性主动脉炎 simple syphilitic aortitis
单纯性紫癜 simple purpura
单克隆抗体 monoclonal antibody
胆管细胞癌 cholangiocarcinoma
淡漠型甲状腺功能亢进症 apathetic hyperthyroidism
低分子量肝素 low molecular weight heparin, LMWH
低钾血症 hypokalemia
低钠血症 hyponatremia
低血糖症 hypoglycemia
骶髂关节炎 sacroilitis
地塞米松可抑制性原醛症 dexamethasone-suppressible hyperaldosteronism, DSH
地中海贫血 mediterranean anemia
电击 electrical injury
丁型肝炎病毒 hepatitis D virus, HDV
定向性冠状动脉斑块旋切术 directional coronary atherectomy, DCA
定向造血干细胞 committed hematopoietic stem cell
动脉导管未闭 patent ductus arteriosus, PDA
动态血压监测 ambulatory blood pressure monitoring
窦性停搏 sinus arrest
窦性心动过缓 sinus bradycardia
窦性心动过速 sinus tachycardia
毒性结节性甲状腺肿 toxic nodular goiter
多瓣膜病变 multivavular heart disease
多导睡眠图 polysomnography
多发性骨髓瘤 multiple myeloma, MM
多发性肌炎 polymyositis, PM
多发性内分泌腺瘤病 multiple endocrine neoplasia, MEN
多毛细胞白血病 hairy cell leukemia, HCL
多能造血干细胞 pluripotent hematopoietic stem cell, PHSC
多普勒超声心动图 Doppler echocardiography
多器官功能障碍综合征 multiple organ dysfunction syndrome, MODS
多器官衰竭 multiple organ failure, MOF

E

恶性贫血 pernicious anemia
恶性小动脉性肾硬化 malignant arteriolar nephrosclerosis
恶性组织细胞病 malignant histiocytosis
二尖瓣关闭不全 mitral incompetence, MI
二尖瓣前叶在收缩期向前运动 systolic anterior motion, SAM
二尖瓣狭窄 mitral stenosis
二维超声心动图 two-dimensional echocardiography

F

法洛四联症 tetralogy of Fallot
反流性食管炎 reflux esophagitis, RE
反应性关节炎 reactive arthritis
房间隔缺损 atrial septal defect, ASD
放射治疗,放疗 radiation therapy
非 ST 段抬高型心肌梗死 non-ST-segment elevation myocardial infarction, NSTEMI
非霍奇金淋巴瘤 non-Hodgkin lymphoma, NHL
非少尿型急性肾衰竭 non-oliguric acute renal failure
非小细胞肺癌 non-small cell lung cancer, NSCLC
非甾体抗炎药 non-steroidal anti-inflammatory drugs, NSAIDs
肥大细胞白血病 mast cell leukemia
肥厚型心肌病 hypertrophic cardiomyopathy, HCM
肥胖症 obesity
肺动脉瓣关闭不全 pulmonary incompetence
肺动脉瓣狭窄 pulmonary stenosis
肺动脉高压 pulmonary hypertension, PH
肺动脉口狭窄 pulmonic stenosis
肺梗死 pulmonary infarction, PI
肺结核 pulmonary tuberculosis
肺毛细血管楔嵌压 pulmonary capillary wedge pressure
肺脓肿 lung abscess
肺气肿 pulmonary emphysema
肺栓塞 pulmonary embolism, PE
肺萎缩综合征 shrinking-lung syndrome
肺性脑病 pulmonary encephalopathy
肺血栓栓塞症 pulmonary thromboembolism, PTE
肺炎 pneumonia

风湿热　rheumatic fever
风湿性多肌痛 polymyalgia rheumatica，PMR
风湿性疾病　rheumatic diseases
风湿性心脏病，风心病　rheumatic heart disease
风湿性心脏炎　rheumatic carditis
辅助呼吸　assisted respiration
负荷超声心动图　stress echocardiography
负压通气　negative pressure ventilation
副癌综合征　paraneoplastic syndrome
腹膜透析　peritoneal dialysis
腹腔积液　ascites
腹腔间隔室综合征　abdominal compartment syndrome，ACS

G

干细胞　stem cell
干细胞因子　stem cell factor
肝动脉栓塞　trans-arterial chemoembolization，TACE
肝肺综合征　hepatopulmonary syndrome，HPS
肝昏迷　hepatic coma
肝肾综合征　hepatorenal syndrome，HRS
肝特异性脂蛋白　liver specific membrane lipoprotein，LSP
肝细胞癌　hepatocellular carcinoma
肝性脑病　hepatic encephalopathy，HE
肝炎相关性再障　hepatitis associated aplastic anemia，HAAA
肝移植　liver transplantation
肝硬化　hepatic cirrhosis
肝掌　palmar erythema
感染性心内膜炎　infective endocarditis，IE
高功能甲状腺炎 hyperthyroiditis
高钾血症　hyperkalemia
高钠血症　hypernatremia
高尿酸血症　hyperuricemia
高血压　hypertension
高血压急症　hypertensive emergencies
高血压危象　hypertensive crisis
高压氧治疗　hyperbaric oxygen therapy
高原病　diseases of high altitude
功能性胃肠病　functional gasrtointestinal disorders
孤立性浆细胞瘤　solitary plasmocytoma
骨密度　bone mineral density，BMD
关节镜　arthroscope
冠状动脉腔内斑块旋切术　transluminal extraction atherectomy，TEA
冠状动脉旋磨术　rotational atherectomy，ROTA
冠状动脉造影术　coronary angiography，CAG
冠状动脉粥样硬化性心脏病　coronary atherosclerotic heart disease
过敏反应性气道炎症　allergic airway inflammation，AAI
过敏性休克　anaphylactic shock
过敏性紫癜　allergic purpura
过氧化物酶增殖体活化受体　peroxisome proliferator-activated receptor，PPAR

H

海洋性贫血　thalassemia
核因子-κB　nuclear factor-kappaB，NF-κB
核因子 κB 受体激活因子的配体　receptor activator of nuclear factor-κB ligand，RANKL
红细胞葡萄糖-6-磷酸脱氢酶缺乏症　erythrocyte glucose-6- phosphate dehydrogenase deficiency
红细胞生成素　erythropoietin，EPO
呼气末正压　positive end-expiratory pressure，PEEP
呼吸功　work of breathing
呼吸机相关肺炎　ventilator-associated pneumonia，VAP
呼吸监测　ventilatory monitoring
呼吸衰竭　respiratory failure
呼吸性碱中毒　respiratory alkalosis
呼吸性酸中毒　respiratory acidosis
呼吸支持　breath support
护骨素(osteoprotegerin，OPG)
护理院获得性肺炎　nursing home acquired pneumonia，NHAP
化脓性心包炎　purulent pericarditis
环形铁粒幼细胞性难治性贫血　refractory anemia with ringed sideroblasts，RAS
缓解病情抗风湿药　disease modifying antirheumatic drugs，DMARDs
缓解型血清阴性对称性滑膜炎伴凹陷性水肿综合征　syndrome of remitting seronegative symmetric synovitis with pitting edema，RS3PE
黄疸　jaundice
回纹型风湿症　palindromic rheumatism
混合型酸碱平衡紊乱　mixed acid-base disturbance
混合性拮抗反应综合征　mixed antagonists reponse syndrome，MARS
混合性休克　mixed shock
活化部分凝血活酶时间 activated partial thromboplastin time，APTT
获得性免疫缺陷综合征　acquired immune deficiency syndrome，AIDS
霍奇金淋巴瘤　Hodgkin lymphoma，HL

J

激动剂　agonist
激素替代疗法　homone replacement therapy，HRT
极重型再障　very severe aplastic anemia，VSAA
急进性肾小球肾炎　rapidly progressive glomerulonephritis，RPGN
急性 CO 中毒　acute carbon monoxide poisoning

急性白血病　acute leukemia
急性膀胱炎　acute cystitis
急性单纯性胃炎　acute simple gastritis
急性二尖瓣关闭不全　acute mitral insufficiency
急性非淋巴细胞白血病　acute non-lymphocytic leukemia, ANLL
急性肺损伤　acute lung injury, ALI
急性感染性心内膜炎　acute infective endocarditis, AIE
急性高原病　acute mountain sickness
急性冠状动脉综合征　acute coronary syndrome, ACS
急性呼吸窘迫综合征　acute respiratory distress syndrome, ARDS
急性间质性肾炎　acute interstitial nephritis
急性淋巴细胞白血病　acute lymphocytic leukemia, ALL
急性糜烂出血性胃炎　acute erosive hemorrhagic gastritis
急性尿道综合征 acute urethral syndrome
急性肾衰竭　acute renal failure, ARF
急性肾小管坏死　acute tubular necrosis, ATN
急性肾小球肾炎　acute glomerulonephritis
急性肾盂肾炎　acute pyelonephritis
急性髓细胞白血病　acute myelocytic leukemia, AML
急性胃炎　acute gastritis
急性心包炎　acute pericarditis
急性心肌梗死　acute myocardial infarction, AMI
急性心脏压塞　acute cardiac tamponade
急性胰腺炎　acute pancreatitis
急性乙醇中毒　acute ethanol intoxication
急性镇静催眠药中毒　acute sedatives-hypnotics poisoning
急性中毒综合征 acute toxidrome
急性左心衰竭　acute left-sided heart failure
急诊胃镜检查　emergency endoscopy
集落刺激因子　colony-stimulating factors, CSF
继发性肝癌　secondary carcinoma of liver
继发性高血压　secondary hypertension
继发性甲状旁腺功能亢进症　secondary hyperparathyroidism
继发性肾小球疾病　secondary glomerular disease
家族性高胆固醇血症 familial hypercholesterolemia, FH
甲亢性周期性瘫痪 thyrotoxic periodic paralysis, TPP
甲胎蛋白　alpha fetoprotein, AFP
甲状旁腺功能减退症　hypoparathyroidism
甲状旁腺功能亢进症　hyperparathyroidism
甲状旁腺素　parathyroid homone, PTH
甲状腺功能减退症　hypothyroidism
甲状腺过氧化物酶抗体　thyroperoxidase antibodies, TPOAb
甲状腺球蛋白抗体　thyroglobulin an-tibodies, TgAb
甲状腺生长免疫球蛋白　thyroid growth immunoglobulins, TGI
甲状腺危象　thyroid crisis
甲状腺相关性眼病　thyroid-associated ophthalmopathy, TAO
甲状腺炎　thyroiditis
甲状腺肿　goiter
假神经递质　false neurotransmitter
间变性大细胞淋巴瘤　anaplastic large cell lymphoma, ALCL
间质性肺疾病　interstitial lung disease, ILD
浆细胞白血病　plasma cell leukemia, PCL
浆细胞病　plasma cell disorders
交通性气胸　unclosure pneumothorax
拮抗剂　antagonist
结核性腹膜炎　tuberculous peritonitis
结核性心包炎　tuberculous pericarditis
结核性胸膜炎　tuberculous pleuritis
结节病　sarcoidosis
结节性多动脉炎　polyarteritis nodosa, PAN
戒断综合征　withdrawal syndrome
进展期胃癌　advanced gastric cancer
经导管射频消融术　radiofrequency catheter ablation, RFCA
经颈静脉肝内门体分流术 transjugular intrahepatic portosystemic shunt, TIPS
经皮冠状动脉介入治疗　percutaneous coronary intervention, PCI
经皮激光冠状动脉成形术　percutaneous laser coronary angioplasty, PLCA
经皮球囊二尖瓣成形术　percutaneous balloon mitral valvuloplasty, PBMV
经皮球囊冠状动脉成形术 percutaneous transluminal coronary angioplasty, PTCA
经皮球囊主动脉瓣成形术 percutaneous balloon aortic valvuloplasty, PBAV
经食管超声心动图　transesophageal echocardiography
经胸超声心动图　trans thoratic echocardiogram
静脉血栓栓塞　venous thromboembolism, VTE
静脉药瘾者心内膜炎　intravenous drug abuse endocarditis, IDEA
酒精性肝病　alcoholic liver disease, ALD
酒精性肝纤维化　alcoholic fibrosis
酒精性肝炎　alcoholic hepatitis
酒精性肝硬化　alcoholic cirrhosis
酒精性心肌病　alcoholic cardiomyopathy
酒精性脂肪肝　alcoholic fatty liver
局限性硬皮病　limited scleroderma
局灶性节段性肾小球硬化　focal segmental glomerulosclerosis

巨人症 gigantism
巨细胞动脉炎 giant cell arteritis
巨幼细胞贫血 megaloblastic anemia

K

卡氏肺孢子虫肺炎 pneumocystis carinii pneumonia
抗核抗体 antinuclear antibodies, ANAs
抗利尿激素不适当分泌综合征 syndrome of inappropriate secretion of antidiuretic hormone, SIADH
抗淋巴细胞球蛋白 antilymphocyte globulin, ALG
抗磷脂抗体 antiphospholipid antibody
抗磷脂抗体综合征 antiphospholipid antibody syndrome
抗酿酒酵母菌抗体 anti saccharomyces cerevisiae antibody, ASCA
抗凝治疗 anticoagulation therapy
抗蛇毒血清 antivenin
抗线粒体抗体 antimitochondrial antibodies, AMA
抗胸腺细胞球蛋白 antithymocyteglobulin, ATG
抗血小板治疗 antiplatelet therapy
抗中性粒细胞胞浆抗体 antineutrophil cytoplasmic antibody, ANCA
克罗恩病 Crohn's disease, CD
克山病 Keshan disease
口服葡萄糖耐量试验 oral glucose tolerance test, OGTT
溃疡性结肠炎 ulcerative colitis, UC
扩张型心肌病 dilated cardiomyopathy, DCM

L

狼疮危象 lupus crisis
狼疮性肾炎 lupus nephritis, LN
劳累型心绞痛 exertional angina
类风湿关节炎 rheumatoid arhritis, RA
类风湿结节 rheumatoid nodules
类风湿因子 rheumatoid factor, RF
冷凝集素综合征 cold agglutinin syndrome
冷球蛋白血症 cryoglobulinemia
黎明现象 dawn phenomenon
粒-单系集落刺激因子 granulocyte-monocyte colony-stimulating factor, GM-CSF
粒-巨噬细胞集落刺激因子 granulocyte-macrophage colony-stimulating factor, GM-CSF
粒细胞集落刺激因子 granulocyte colony-stimulating factor, G-CSF
粒细胞缺乏症 agranulocytosis
粒细胞肉瘤 granulocytic sarcoma
连续性肾脏替代疗法 continuous renal replacement therapy, CRRT
镰状细胞贫血 sickle cell anemia
链球菌感染后肾小球肾炎 post-streptococcal glomerulonephritis, PSGN
良性小动脉性肾硬化 benign arteriolar nephrosclerosis
临床电生理检查 clinical electrophysiological study
淋巴瘤 lymphoma
鳞状细胞癌 squamous cell carcinoma
流行性感冒 influenza
咯血 hemoptysis
滤泡性淋巴瘤 follicular lymphoma, FL
绿色瘤 chloroma

M

马方综合征 Marfan syndrome
慢性病毒性肝炎 chronic viral hepatitis
慢性病性贫血 anemia of chronic disease, ACD
慢性二尖瓣关闭不全 chronic mitral insufficiency
慢性肺源性心脏病 chronic pulmonary heart disease
慢性高原病 chronic mountain sickness
慢性高原反应 chronic high altitude reaction
慢性间质性肾炎 chronic interstitial nephritis
慢性粒单核细胞白血病 chronic myelomonocytic leukemia, CMML
慢性粒-单核细胞性白血病 chronic myelomonocytic leukemia, CMML
慢性粒细胞白血病 chronic myelocytic leukemia, CML
慢性淋巴细胞白血病 chronic lymphocytic leukemia, CLL
慢性淋巴细胞性甲状腺炎 chronic lymnphocytic thyroiditis, CLT
慢性肾衰竭 chonic renal failure
慢性肾小管间质性肾炎 chronic tubulointerstitial nephritis
慢性肾小球肾炎 chronic glomerulonephritis
慢性肾盂肾炎 chronic pyelonephritis
慢性肾脏病 chronic kidney disease
慢性胃炎 chronic gastritis
慢性心衰 chronic heart failure
慢性胰腺炎 chronic pancreatitis
慢性支气管炎 chronic bronchitis
慢性阻塞性肺疾病 chronic obstructive pulmonary disease, COPD
慢作用抗风湿药 slow action antirheumatic drugs, SAARDs
毛细血管内增生性肾小球肾炎 endocapillary proliferative glomerulonephritis
梅毒性心肌树胶肿 syphilitic gumma of myocardium
梅毒性心血管病 syphilitic cardiovascular disease
梅毒性主动脉瘤 syphilic aortic aneurysm
门静脉高压症 portal hyperte nion
弥漫大 B 细胞淋巴瘤 diffuse large B cell lymphoma, DLBCL
弥漫性毒性甲状腺肿 Graves disease, GD
弥漫性间质性肺疾病 interstitial lung disease, ILD

弥漫性特发性骨肥厚症　diffuse idiopathic skeletal hyperostosis, DISH
弥漫性硬皮病　diffuse scleroderma
弥散性血管内凝血　disseminated intravascular coagulation, DIC
泌乳素瘤　prolactinoma
免疫低下宿主肺炎　immunocompromised host pneumonia, ICHP
膜性肾病　membranous nephropathy
膜增生性肾小球肾炎　membranoproliferative glomerulonephritis

N

内镜下阴性的胃食管反流病，非糜烂性反流病　non-erosive reflux disease, NERD
内膜-中膜厚度 intima-media thickness, IMT
难治性贫血　refractory anemia, RA
难治性贫血伴原始细胞增多　refractory anemia with excess blasts, RAEB
难治性心衰　intractable heart failure
难治性血细胞减少伴多系增生异常　refractory cytopenia with multilneage dysplasia, RCMD
脑性盐耗综合征　cerebral salt wasting syndrome, CSWS
黏膜相关性淋巴样组织结外边缘区淋巴瘤　mucosa-associated lymphoid tissue lymphoma, MALTL
黏液性水肿性昏迷　myxedema coma
尿崩症　diabetes insipidus
尿毒症　uremia
尿路感染　urinary tract infection, UTI
凝血酶原时间　prothrombin time, PT
浓缩稀释试验　concentratIion dilutlon test
脓毒性休克　septic shock
脓毒症　sepsis

P

皮肌炎　dermatomyositis, DM
皮质醇增多症　hypercortisolism
脾边缘区淋巴瘤　splenic marginal zone lymphoma, SMZL
脾功能亢进　hypersplenism
贫血　anemia
扑翼样震颤　flapping tremor asterixis
葡萄糖耐量减退　impair glucose tolerance, IGT
普通感冒　common cold

Q

前负荷　preload
强直性脊柱炎　ankylosing spondylitis
桥本甲状腺炎　hashimoto thyoiditis, HT
轻型β海洋性贫血　β thalassemia minor
轻型急性胰腺炎 mild acute pancreatitis, MAP
全身性炎症反应综合征　systemic inflammation response syndrome, SIRS
全胃肠外营养　total parental nutrition
全血细胞减少　pancytopenia
醛固酮拮抗剂　aldosterone antagoist
醛固酮瘤　aldosterone-producing adenoma, APA
醛固酮增多症　hyperaldosteronism
缺碘性甲状腺肿　iodine deficiency goiter
缺铁性贫血　iron deficiency anemia, IDA
缺血性心肌病　ischemic cardiomyopaphy

R

热(日)射病　heat stroke
热痉挛　heat cramp
热衰竭　heat exhaustion
人工瓣膜心内膜炎　prosthetic valve endocarditis, PVE
人工心脏起搏　artificial cardiac pacing
容量负荷　volume load
溶栓治疗　thrombolytic therapy
溶血危象　hemolytic crisis
溶血性贫血　hemolytic anemia
舍格仑综合征　Sjögren syndrome, SS

S

三尖瓣关闭不全　tricuspid incompetence or tricuspid insufficiency
三尖瓣狭窄　tricuspid stenosis
上呼吸道感染　upper respiratory tract infection, URTI
上腔静脉阻塞综合征　superior vena caval obstruction syndrome
上消化道出血　upper gastrointestinal hemorrhage
社区获得性肺炎　community acquired pneumonia, CAP
射频消融术　radiofrequency ablation
深静脉血栓形成　deep venous thrombosis, DVT
肾病综合征　nephrotic syndrome
肾动脉栓塞　renal artery stenosis
肾动脉狭窄　renal artery stenosis
肾静脉血栓形成　renal vein thrombosis, RVT
肾小管间质性肾炎　tubulointerstitial nephritis
肾小管性酸中毒　renal tubular acidosis, RTA
肾小球沉积病　glomerular deposition disease
肾小球滤过率　glomerular filtration rate, GFR
肾性氨基酸尿　renal aminoaciduria
肾性尿崩症　nephrogenic diabetes insipidus, NDI
肾性糖尿　renal glucosuria
肾血管性高血压　real vascular hypertension
肾脏替代治疗　renal replacement therapy
肾脏移植　renal transplantation
渗出性心包炎　effusive pericarditis
渗透性腹泻　osmotic diarrhea
十二指肠溃疡　duodenal ulcer
食管癌　carcinoma of the esophagus
食管裂孔疝　hiatus hernia

食管胃静脉破裂出血　esophageal and gastric variceal bleeding
室间隔缺损　ventricular septal defect, VSD
室性期前收缩,室早　ventricular premature contractions, VPCs
室性心动过速　ventricular tachycardia
嗜铬细胞瘤　pheochromocytoma
嗜碱粒细胞白血病　basophilic leukemia
嗜酸性筋膜炎　eosinophilic fasciitis
嗜酸粒细胞白血病　eosinophilic leukemia
收缩性心衰　systolic heart failure
受体核因子 κB 受体激活因子　receptor activator of nuclear factor-κB , RANK
瘦素(leptin)
舒张性心衰　diastolic heart failure
输血　blood transfusion
输血反应　transfusion reaction
数字减影血管造影　digital substraction angiography, DSA
双能 X 线吸收测量　dual-energy x-ray absorptiometry, DXA
睡眠呼吸暂停综合征　sleep apnea syndrome, SAS
髓外化生　extramedullary metaplasia
缩窄性心包炎　constrictive pericarditis

T

糖尿病　diabetes mellitus
糖尿病神经病变　diabetic neuropathy
糖尿病肾病　diabetic nephropathy, DN
糖尿病酮症酸中毒　diabetic ketoacidosis, DKA
糖尿病心肌病　diabetic cardiomyopathy
糖尿病性大血管病变　diabetic macroangiopathy
糖尿病性微血管病变　diabetic microangiopathy
糖皮质激素可治性醛固酮增多症　glucocorticoid remediable aldosteronism ,GRA
套细胞淋巴瘤　mantle cell lymphoma, MCL
特发性肥厚型主动脉瓣下狭窄　idiopathic hypertrophic subaortic stenosis, IHSS
特发性肺纤维化　idiopathic pulmonary fibrosis, IPF
特发性慢性胰腺炎　idiopathic chronic pancreatitis
特发性醛固酮增多症,特醛症　idiopathic hyperaldosteronism, IHA
特发性血小板减少性紫癜　idiopathic thrombocytopenic purpura, ITP
特发性炎症性肌病　idiopathic inflammatory myopathy, IIM
特发性自体免疫性血小板减少性紫癜　idiopathic autoimmune thrombocytopenic purpura, IATP
体外生物人工肝支持系统　extracorporeal bioartificial liver support system
体重指数　body mass index, BMI
铁蛋白　ferritin
铁负荷过重　iron overload
铁粒幼细胞　sideroblast
铁粒幼细胞贫血　sideroblastic anemia
痛风　gout

W

蛙鱼降钙素　salmon calcitonin
外源性过敏性肺泡炎　extrinsic allergic alveolitis, EAA
外周型抗中性粒细胞胞浆抗体　anti-neutroghil cytoplasmic antibodies, p-ANCA
完全缓解　complete remission, CR
微量白蛋白尿　microalbuminria, MA
微小病变肾病　minimal change nephropathy
微血管病性溶血性贫血　microangiopathic hemolyticanemia
围生期心肌病　peripartum cardiomyopathy
萎缩型甲状腺炎 atrophic thyroiditis, AT
萎缩性胃炎　atrophic gastritis
未分化脊柱关节病　undifferentiated spondyloarthropathy
未分化结缔组织病 undifferentiated connective tissue disease
未分类的肾小球肾炎 unclassified glomerulonephritis
胃癌　gastric cancer
胃箍　gastric banding
胃溃疡　gastric ulcer, GU
胃泌素瘤　gastrinoma, Zollinger-Ellison 综合征
胃食管反流病　gastro-esophageal reflux disease, GERD
胃炎　gastritis
稳定型心绞痛　stable angina pectoris
无创脉搏氧饱和度　non-invasive pulse oximeter, NPO
无创性血流动力学监测　noninvasive hemodynamic monitoring
无菌性脓尿　sterile pyuria
无皮肤硬化的硬皮病　sine scleroderma
无痛性甲状腺炎　painless hyroiditis
无症状性蛋白尿和(或)血尿　asymptomatic proteinuria with or without hematuria
无症状性细菌尿　asymptomatic bacteriuria
无症状性心肌缺血　silent myocardial ischemia
戊型肝炎病毒　hepatitis E virus, HEV

X

西蒙病　Simmond disease
吸入疗法　inhalation therapy
吸收不良综合征　malabsorption syndrome
矽肺　silicosis
席汉综合征 Sheehan syndrome
系膜毛细血管性肾小球肾炎　mesangiocapillary glomerulonephritis

系膜增生性肾小球肾炎　mesangial proliferative glomerulonephritis
系统性红斑狼疮　systemic lupus erythematosus, SLE
系统性血管炎　systemic vasculitis
系统性硬化病　systemic sclerosis, SSc
细胞因子　cytokine, CK
细菌和(或)内毒素易位　bacterial/endotoxin translocation
下消化道出血　lower gastrointestinal hemorrhage
先天性非球形细胞性溶血性贫血　congenital nonspherocytic haemolytic anemia, CNSHA
先天性红系造血异常性贫血　congenital dyserythropoietic anemia
先天性肾上腺皮质增生症　congenital adrenal hyperplasia, CAH
先天性心脏病　congenital heart disease
纤维蛋白(原)降解产物　fibrin degradation products, FDPS
纤维蛋白性心包炎　fibrous protein pericarditis
显微镜下多血管炎　microscopic polyangiitis, MPA
限制型心肌病　resfrictive cardiomyopathy
腺癌　adenocarcinoma
腺垂体功能减退症　hypopituitarism
消化性溃疡　peptic ulcer
小动脉性肾硬化　hypertensive arteriolar nephrosclerosis
小淋巴细胞淋巴瘤　small lymphocytic lymphoma, SLL
小细胞肺癌　small cell lung cancer, SCLC
心包疾病　pericardial disease
心包肿瘤　pericardial neoplasm
心肺复苏　cardiopulmonary resuscitation
心肌病　cardiomyopathy
心肌冬眠　hibernating myocardium
心肌顿抑　stunning myocardium
心肌梗死后综合征　postinfarction syndrome
心肌疾病　myocardial diseases
心肌桥　myocardial bridging
心肌心包炎　myopericarditis
心肌炎　myocarditis
心力衰竭　heart failure
心律失常　cardiac arrhythmia
心室纤颤　ventricular fibrillation
心室晚电位　ventricular late potential
心室重构 ventricular remodeling
心血管神经症 cardiovascular neurosis
心源性休克　cardiogenic shock
心脏瓣膜病　valvular heart disease
心脏肌钙蛋白　cardiac troponin, cTn
心脏破裂　rupture of the heart
心脏损伤后综合征　post-pericardiostomy syndrome
心脏性猝死　sudden cardiac death, SCD
心脏移植　heart transplantation
心脏骤停　cardiac arrest
新生儿高胆红素血症　neomatal hyperbilirubinemia
新月体性肾小球肾炎　crescentic globerulonephritis
性早熟　precocious puberty
胸腔积液　pleural effusion
休克　shock
许兰-亨诺紫癜　Schonlein-Henoch purpura
选择性雌激素受体调节剂　selective estrogen receptor modulator, SERM
血管紧张素Ⅱ受体拮抗剂　angiotensin Ⅱ receptor blocker, ARB
血管紧张素转换酶抑制剂　angiotensin converting enzyme inhibitor, ACEI
血管扩张剂　vasodilator
血管免疫母细胞性T细胞淋巴瘤　angio-immunoblastic T cell lymphoma, AITCL
血管内超声成像　intravascular ultrasound image, IVUS
血管性血友病　von Willebrand disease, vWD
血管性血友病因子　vol Willebrand factor, vWF
血管炎　vasculitis
血管翳　pannus
血红蛋白M病　hemoglobin M disorder
血红蛋白Bart胎儿水肿综合征　Hemoglobin Bart hydrops fetalis syndrome
血红蛋白H病　hemoglobin H disease
血红蛋白M病　hemoglobin M disorder
血红蛋白病　hemoglobinopathy
血红蛋白尿　hemoglobinuria
血浆置换　plasma exchange, PE
血培养阴性感染性心内膜炎 culture-negative endocarditis
血清阴性脊柱关节病　seronegative spondyloarthropathies
血色病　hemochromatosis
血栓闭塞性脉管炎　thromboangitis obliterans
血栓前状态　prethrombotic state
血栓栓塞　embolism
血栓形成　thrombosis
血栓性静脉炎　thrombophlebitic
血栓性浅静脉炎 superficial thrombophlebitis
血栓性血小板减少性紫癜　thrombotic thrombocytopentic purpura, TTP
血小板无力症　thrombocytasthenia
血液灌流　hemoperfusion, HP
血液净化　blood purification
血液滤过　hemofiltration
血液透析　ehmodialysis
血友病　hemophilia
血脂异常　dyslipidemia
循环支持　circulatory support
蕈样肉芽肿/Sèzary综合征　mycosis fungoides/

Sèzary syndrome, MF/SS

Y

压力负荷 pressure load
亚急性感染性心内膜炎 subacute infective endocarditis, SIE
亚急性甲状腺炎 subacute thyroiditis
亚临床甲减 subclinical hypothyroidism
淹溺 drowning
炎性肠病性关节炎 inflammatory bowel disease associated arthritis, IBDA
炎症性肠病 inflammatory enterapathy
炎症性腹泻 inflammatory diarrhea
氧合血红蛋白 oxyhemoglobin , HbO_2
氧气治疗,氧疗 oxygen therapy
药物洗脱支架 drug eluting stent
药物性肝病 drug-induced liver disease, DILD
药物性狼疮 drug-induced lupus
药物性心肌病 drug-induced cardiomyopathy
一过性妊娠呕吐甲亢 transient hyperthyroidism of hyperemesis gravidarum, THHG
一过性食管下括约肌松弛 transient lower esophageal sphincter reaxation, TLESR
一级预防 primary prevention
医院获得性肺炎 hospital acquired pneumonia, HAP
医院内获得性心内膜炎 iatrogenic infective endocarditis, IIE
胰岛素抵抗 insulin resistance, IR
胰岛素瘤 insulinoma
胰腺癌 carcinoma of pancreas
胰腺假性囊肿 pancreatic pseudocyst
胰性疼痛体位 pancreatic posture
移植物抗宿主病 graft versus host disease, GVHD
遗传性出血性毛细血管扩张症 hereditary hemorrhagic telangiectasia, HHT
遗传性球形红细胞增多症 hereditary spherocytosis, HS
乙型肝炎病毒 hepatitis B virus, HBV
异常血红蛋白病 hemoglobino pathy
异常脂蛋白血症 dyslipoproteinemia
异基因造血干细胞移植 allogeneic hematopoietic stem cell transplantation
异位激素分泌综合征 ectopic hormonal syndrome
易栓症 thrombophilia
意外低体温 accidental hypothermia
银屑病关节炎 psoriatic arthritis
隐匿性肾小球肾炎 latent glomerulonephritis
隐匿性肾炎 latent glomerulonephritis
隐性消化道出血 occult gastrointestinal bleeding
应激相关性胃黏膜损伤 stress-related gastric mucosal injury
应激性溃疡 stress ulcer
婴幼儿持续性高胰岛素血症性低血糖症 persistent hyperinsulinemic hypoglycemia of infancy
硬化性肾小球肾炎 sclerosing glomerulonephritis
硬指 sclerodactyl
硬肿病 scleredema
幽门螺杆菌 Helicobacter pylori, H pylori
疣状心内膜炎 Libman-Sack endocarditis
有机磷杀虫药诱发迟发性神经病 organophophate-duced delayed neuropathy, OPDN
右心瓣膜感染性心内膜炎 right heart infective edndocarditis, RHIE
幼淋巴细胞白血病 prolymphocytic leukemia, PLL
原发性胆汁性肝硬化 primary biliary cirrhosis, PBC
原发性舍格仑综合征 primary Sjögren syndrome, pSS
原发性肝癌 primary carcinoma of the liver
原发性高血压 essential hypertension
原发性骨髓纤维化(症) primary myelofibrosis MF
原发性甲旁亢 primary hyperparathyroidism, PHPT
原发性慢性肾上腺皮质功能减退症 Addison disease
原发性色素性结节性肾上腺病 primary pigmented nodular adrenal disease, PPNAD
原发性肾上腺皮质功能减退症 primary adrenal insufficiency
原发性血小板增多症 primary thrombocythemia, PT
原发性硬化性胆管炎 primary sclerosing cholangitis, PSC
原发性支气管肺癌 primary bronchogenic carcinoma
晕动病 motion sickness
晕厥 syncope

Z

再生障碍性贫血 aplastic anemia, AA
再障危象 aplastic crisis
早发性重症急性胰腺炎 early severe acute pancreatitis, ESAP
早期胃癌 early gastric cancer
造血干细胞 hematopoietic stem cell
造血干细胞移植 hematopoietic stem cell transpantation, HSCT
造血生长因子 hemapoietic growth factor
张力性气胸 tension pneumothorax
真性红细胞增多症 polyeythemia vera, PV
阵发性冷性血红蛋白尿 paroxysmal cold hemoglubinuria
阵发性睡眠性血红蛋白尿 paroxysmal nocturnal hemoglobinuria, PNH
支气管肺泡灌洗 bronchial alveolar lavage, BAL
支气管扩张,支扩 bronchiectasis
支气管哮喘 bronchial asthma
肢端肥大性巨人症 acromegalic gigantism
肢端肥大症 acromegaly
脂肪泻 steatorrhea
致密沉积物性肾小球肾炎 dense deposit glomerulonephritis

致心律失常性右室心肌病 arrhythmogenic right ventricular cardiomyopathy, ARVC
中毒 poisoning
中毒性巨结肠 toxic megacolon
中毒综合征 toxidromes
中间型β海洋性贫血 β thalassemia intermedia
中间综合征 intermediate syndrome
中枢神经系统白血病 central nervous system leukemia, CNSL
中枢性尿崩症 central diabetes insipidus, CDI
中暑 heat illness
中心静脉压 central nevous pressure, CVP
中性粒细胞减少 neutropenia
终末期肾衰竭 end-stage renal disease, ESRD
重叠综合征 autoimmune overlap syndromes, overlapping syndromes
重型β海洋性贫血 β thalassemia major
重症急性胰腺炎 severe acute pancretitis, SAP
重症监护治疗病房 intensive care unit, ICU
重组组织型纤维蛋白溶酶原激活剂 recombined tissue-type plasminogen activator, rtPA
周围T细胞淋巴瘤 peripheral T-cell lymphoma, PTCL
主动脉瓣狭窄 aortic stenosis
主动脉夹层 aortic dissection
主动脉夹层动脉瘤 aortic dissecting aneurysm
主动脉内球囊反搏 intra-aortic balloon counterpulsation, IABP
主动脉缩窄 coarctation oaorta
紫癜 purpura
自发性气胸 spontaneous pneumothorax
自身抗体 autoantibody
自身免疫性肝炎 autoimnunc hemolytic, AIH
自身免疫性甲状腺病 autoimmune thyroid diseases, AITD
自身免疫性溶血性贫血 autoimnune hemolytic anemia, AIHA
自体瓣膜心内膜炎 native valve endocarditis, NVE
自体输血 autologous transfusion
阻塞性肺气肿 obstructive pulmonary emphysema